안뜰재활 4판

Vestibular Rehabilitation 4th Edition

KVPTA

Korean Vestibular Physical Therapy Association

Vestibular Rehabilitation Fourth Edition
ISBN: 978-0-8036-3970-6
The original English language work
has been published by: The F.A. Davis Company, Philadelphia, Pennsylvania

Library of Congress Control Number: 201494429

This Korean edition of ***Vestibular Rehabilitation Fourth Edition by Susan J. Herdman and Richard A. Clendaniel*** is published by arrangement with F. A. Davis Company.

Vestibular Rehabilitation Fourth Edition by Susan J. Herdman, Richard A. Clendaniel의 해당 한국어판은 F. A. Davis Company 와의 계약을 통해 학지사메디컬에서 출간 되었습니다.

안뜰재활 4판

Vestibular Rehabilitation 4th Edition

2023년 4월 30일 1판 1쇄 인쇄
2023년 5월 10일 1판 1쇄 발행

지은이 | Susan J. Herdman, Richard A. Clendaniel
옮긴이 | 대한전정물리치료학회
펴낸이 | 김진환
펴낸곳 | 학지사메디컬
04031 서울특별시 마포구 양화로 15길 20 마인드월드빌딩
대표전화_ 02-330-5188 팩스_ 02-326-0338
등 록 | 2010년 2월 8일 제313-2010-36호
메 일 | hakjisamd@hakjisamd.co.kr
홈페이지 | http://www.hakjisamd.co.kr

ISBN 979-11-92867-46-5 93510

가 격 | 49,000원

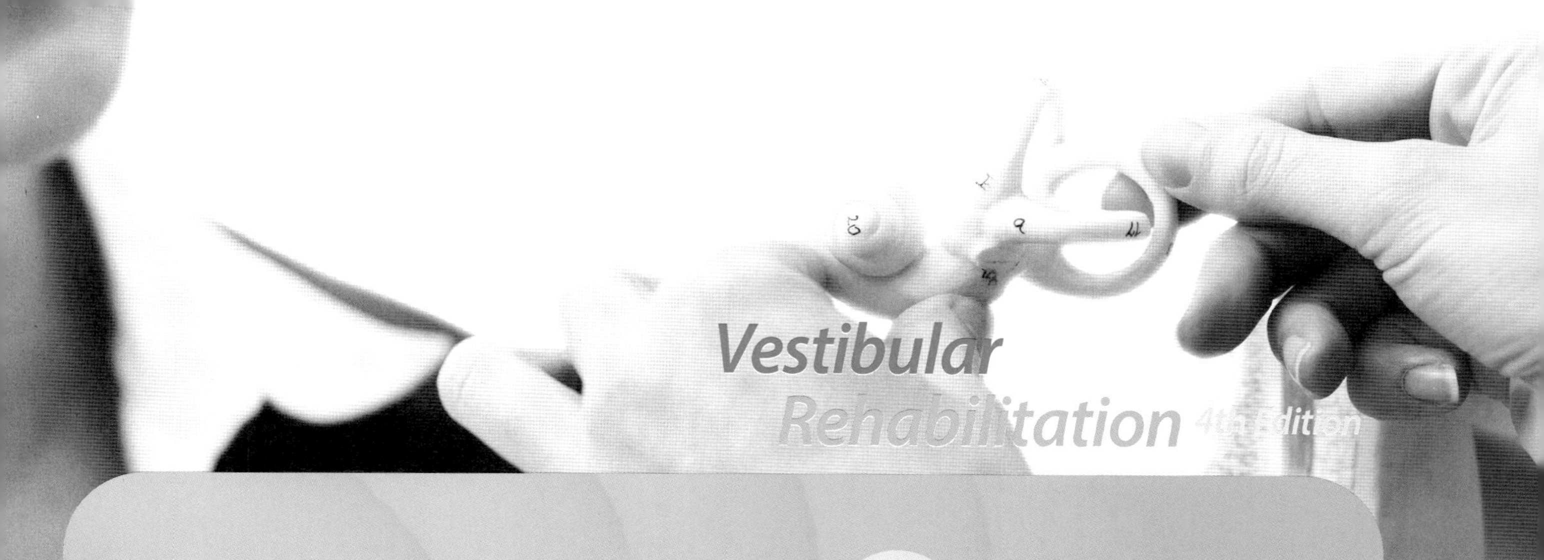

Vestibular Rehabilitation 4th Edition

안뜰재활 4판

Susan J. Herdman · Richard A. Clendaniel 공저
대한전정물리치료학회 공역

Susan J. Herdman, PT, PhD, FAPTA
Professor Emerita
Emory University School of Medicine
Emory University
Atlanta, Georgia

Richard A. Clendaniel, PT, PhD
Assistant Professor
Department of Community and Family Medicine
Doctor of Physical Therapy Division
Duke University School of Medicine
Duke University Medical Center
Durham, North Carolina

Steven L. Wolf, PT, PhD, FAPTA, Editor-in-Chief
Contemporary Perspectives in Rehabilitation.

학지사메디컬
HAKJISA MEDICAL

Contemporary Perspectives in Rehabilitation

Steven L. Wolf, PT, PhD, FAPTA, Editor-in-Chief

Fundamentals of Musculoskeletal Imaging, 4th Edition
Lynn N. McKinnis, PT, OCS

Pharmacology in Rehabilitation, 4th Edition
Charles D. Ciccone, PT, PhD

Modalities for Therapeutic Intervention, 5th Edition
Susan L. Michlovitz, PT, PhD, CHT, James W. Bellew, PT, EdD, and Thomas P. Nolan, Jr., PT, MS, OCS

Wound Healing: Alternatives in Management, 4th Edition
Joseph M. McCulloch, PT, PhD, CWS, FAPTA
Luther C. Kloth, PT, MS, CWS, FAPTA

For more information on each title
in the Contemporary Perspectives in Rehabilitation series,
go to www.fadavis.com

이 책은 내 인생에 찾아온 수많은 "우연"의 결과이다. 어느 날 우연히 나는 어느 환자의 병실로 들어가게 되었고 거기서 박사과정의 지도교수를 만났다. 또 우연히 몇 년 동안 어지럼 환자의 치료를 하지 않았으나 생애 첫 양성발작성체위현훈 환자를 만나게 되었고, 치료 후 환자의 끝없는 '감사'에 감동하여 지금에 이르게 되었다. 존스 홉킨스(Jons Hopkins) 병원과 NIH (National Institutes of Health)에서 일하게 된 우연한 행운, 네 명의 동료들과 앉아서 3~4년 정도만이라도 이 생활이 지속되길 기대하며 안뜰재활전문가과정(competency-based course in Vestibular Rehabilitation)을 계획하게 된 우연(이 과정은 현재까지 매해 열리고 있다), 내 인생에 많은 멋진 기회를 가져다준 우연, 내 인생에 수많은 멋진 사람들을 알게 한 우연. 그러나 이 모든 상황에 나를 이끈 것은 우연이 아니라 은혜일 것이다.

SJH

작업하는 내내 지지해준 가족, 이 책과 나의 교육에 기여한 동료들 그리고 나의 직업적 성장에 중요한 지식과 지도와 영감을 준 친구, 동료, 멘토 그리고 공동 편집자에게 이 책을 바치고 싶다.

RAC

역자 소개

대표역자

김 경　대구대학교

편집위원

권미경　안동과학대학교

김명권　대구대학교

배주한　구미대학교

성연범　안동과학대학교

손호희　부산가톨릭대학교

오태영　신라대학교

이전형　대구보건대학교

정형국　안산대학교

최유림　대구과학대학교

역자

권미경　안동과학대학교

김 경　대구대학교

김명권　대구대학교

김성호　신구대학교

남형천　경북전문대학교

배원식　경남정보대학교

배주한　구미대학교

성연범　안동과학대학교

손호희　부산가톨릭대학교

신형수　경운대학교

양경한　대전과학기술대학교

양회송　청암대학교

오태영　신라대학교

이건철　경남정보대학교

이병준　경복대학교

이상용　유원대학교

이연섭　대원대학교

이재홍　대구보건대학교

이전형　대구보건대학교

이진환　대구보건대학교

정진규　전남과학대학교

정형국　안산대학교

차현규　중부대학교

최유림　대구과학대학교

역자 서문

최근 첨단 의료기술과 인공지능의 발달로 평균수명이 연장되면서 노인 인구가 많이 증가하고 있다. 아울러 노인뿐만 아니라 청년 및 중장년층의 사람들이 원인 미상의 어지럼과 불균형 등을 호소하여 이비인후과 및 어지럼 전문병원을 방문하여 그에 적절한 의학적 진단 및 약물치료를 받고 있는 추세이다.

어지럼 및 불균형에 대한 치료는 몇 년 전부터 물리치료사들을 위한 전정물리치료학회를 중심으로 진행되고 있다. 많은 물리치료사 선생님들의 관심 속에서 강좌가 이어져 오고 있으며, 무엇보다 이비인후과 및 신경과의 분야에서도 안뜰재활을 위한 물리치료사 선생님들의 역할이 매우 중요해지고 있다. 이러한 흐름 속에서 이 도서는 새로운 분야에 대한 견식을 넓히고 취업에도 도움이 되는 지침서가 될 것이다.

이 책은 안뜰재활에 관한 4번째 판으로 국내 최초의 안뜰재활 교재이며 안뜰재활로 유명하신 미국의 Susan Herdman 교수님과 국내에 최초로 방문하신 Richard Clendanial 교수님께서 지은 책을 번역한 것이다. 총 31장으로 구성되어 있으며 안뜰계의 해부학 및 생리학, 안뜰계 질환, 안뜰계 진단 검사, 안뜰물리치료를 상세하게 설명하고 있다.

신경계의 일부분인 안뜰물리치료가 새로운 분야로서 물리치료 내에서 자리 잡기를 바란다. 어지럼 및 불균형 질환을 가지고 있는 환자들에게 정확한 진단검사 및 안뜰물리치료를 시행할 때, 이 교재를 통해 많은 내용을 배우고 전문 안뜰물리치료사의 영역을 넓혀가는 기회가 되기를 희망한다. 또한, 학생들에게는 안뜰재활에 관심을 갖고 지식의 폭을 넓히는 기회가 되길 바란다. 물리치료 관련 안뜰 의학용어에 대한 도서가 국내 최초로 출판되는 만큼, 의미 파악 및 번역에 있어 많이 부드럽지 못한 점이 있지만 차기 개정판에서 이를 보완할 것을 약속드린다.

마지막으로 이 책이 번역되어 출판되기까지 2년 이상의 오랜 기간이 걸렸지만, 그동안 물심양면으로 힘껏 도와주신 학지사메디컬 김진환 사장님 이하 임원분들과 편집부 직원들에게 감사드리고, 최선의 노력과 열정을 보여준 학회 임원진 및 번역에 참여하신 모든 교수님들께 진심으로 감사의 말을 전한다.

2023년 4월

역자 대표
대한전정물리치료학회장 **김 경**

저자 소개

Susan J. Herdman, PT, PhD, FAPTA
Professor Emerita
Emory University School of Medicine
Emory University
Atlanta, Georgia

Richard A. Clendaniel, PT, PhD
Assistant Professor
Department of Community and Family Medicine
Doctor of Physical Therapy Division
Duke University School of Medicine
Duke University Medical Center
Durham, North Carolina

감사의 말

이 책에 있는 정보를 이해하고 어지럼 환자들을 치료하는 방법에 능숙해지는 것에 어려움을 느끼는 모든 사람들에게 이러한 무력감에서 시작하는 것이 매우 흔한 일이라는 것을 말해주고 싶다. "안뜰재활"에 대해 배우던 초기에 페이 호락(Fay Horak)을 방문하였는데, 사람들이 어떻게 말초 안뜰결핍이 아닌 중추성 결핍이 있다는 것을 진단했는지를 듣고는 매우 어리둥절했었던 것을 기억한다. 그 이후로 "먼 길"을 왔다는 것을 깨달았지만, 여전히 배우고 있고 항상 그러기를 바란다고 덧붙이고 싶다. 그래서 물리치료사로서 오랜 세월 동안 만나고, 함께 일하고, 가르치고, 치료하고, 배울 수 있었던 것에 대해 많은 사람들에게 다시 한 번 감사의 마음을 전하고 싶다. 여기에는 안뜰재활 분야의 뛰어난 과학자 겸 임상의, 전 세계의 교사와 임상의, 학생들은 물론 환자들도 포함되어 있다. 모든 분들께 정말 감사하다는 말을 전하고 싶다.

SJH

안뜰재활 4판에서 지식과 전문 지식을 공유한 저자들에게 진심으로 감사를 표하고 싶다. 이 책이 어지럼을 앓고 있는 환자를 이해하고 치료하는 데 귀중한 자료가 되는 것은 모두 그들의 공헌이다. 또한 치료사가 하는 일에 대해 의문을 제기하고 도전하는 환자, 의사 그리고 학생들에게 감사하고 싶다. 왜냐하면 치료사로 하여금 치료법을 다시 생각하고, 계속해서 배우고, 안뜰장애를 앓고 있는 사람들을 위한 "최고의" 치료법을 계속 연구하도록 하는 동기를 유발하기 때문이다. 최고의 사람들로부터 배울 수 있는 축복을 받았고, 이 모든 사람들의 이름을 적는다면 많은 페이지가 필요하므로 말로 대신 전한다. 지난 몇 년간 가르쳐주신 모든 분들, 낸터킷(Nantucket)에서의 우연한 만남 그리고 나를 똑바로 이끄는 예사롭지 않은 통찰력에 감사드리고 싶다. 마지막으로, 지난 몇 년간 가족의 사랑과 지지, 격려에 큰 감사를 드린다.

RAC

저자 머리말

Benjamin Franklin은 "인생의 비극은 우리가 너무 빨리 늙고 너무 늦게 현명해진다는 것이다"라고 말한 적이 있다. 상당히 지혜로운 말이지만, 나는 그를 화나게 할 수 있는 적어도 한 가지 예외를 생각할 수 있다. 안뜰재활 초판이 출간된지 20년이 지났다는 것은 믿기 어렵다. 그러나 초판이 출간되었을 때만 해도 굉장히 학문적인 내용을 포함하고 있다고 생각하였다. 당시 어지럼과 안뜰손상을 보이는 환자를 평가하고 재활하는 치료는 선별된 소수만이 가능했고, 이 재활 분야는 전문 분야로 부상하지 않았다. Susan Herdman 박사는 안뜰질환을 가진 불행한 사람들의 삶의 질에 악영향을 미칠 수 있는 시각적 결핍, 두통 또는 기타 질환을 통해 발생하는 자세 손상을 더 잘 이해하고 치료하기 위해 재활 임상의들을 훈련시킬 필요성을 인식했다. 이 지식이 지난 20년 동안 이루어 낸 업적은 학생들과 임상의들의 꾸준한 관심이었다. 이 기간 동안 안뜰재활 초판은 이 분야의 전문가들을 위한 참고문헌이었으며, 모든 신경 재활학자들의 중요한 참고자료 역할을 담당하였다.

재활과 관련해서 현대적 관점 설립에 관여한 모든 기여자들은 스스로가 학문적 기반을 매우 든든하게 유지하고 있다는 것에 큰 자부심을 가진다. 즉, 과학적 근거를 가진 참고문헌, 문제해결 제시 그리고 신뢰할만한 가장 최근의 데이터 또는 치료법에 근거를 두었기 때문이다. 이 책은 의심할 여지없이 이 원칙을 고수하였고, 그 결과는 교사, 클리닉, 이를 배우는 학생들로부터 그 내용에 있어서 지속적인 신뢰를 받게 되었다. 책의 내용이 5년 간격으로 업데이트되고 있다는 사실은 이 책에 참여하는 기여자들의 헌신을 짐작하게 한다.

이 기간 동안, Herdman 박사는 지식이 풍부한 임상가들로 구성된 더 큰 국제 네트워크를 형성하였고, 그들 중 많은 사람들이 전 세계적으로는 아니더라도 미국에서 가장 인기 있고 강도 높은 안뜰재활 과정에 참여하였다. 한때 초보자로 여겨졌던 사람들 중 많은 수가 이제는 누군가를 가르칠 수 있는 위치에 있다. 이에 맞춰 Herdman 박사는 차세대 참여자들을 모았다. 안뜰재활 4판에 참여한 34명 중 14명이 처음 참여하는 사람들이며, 모두 후속 판에 지속적인 참여자가 될 수 있는 기술과 지식을 보유하고 있다.

3장(Laurie King), 6장(Anne Galgon), 7장(Natalia Ricci), 13장(Steve Benton), 14장(Rosalyn Schneider), 17장(Yew Ming Chan), 19장(Jeffrey Staab), 20장(Jeff Hoder), 24장(Jennifer Braswell Christy), 26장(Laura Morris and Kim Gottshall) 그리고 28장(Courtney Hall and Dara Meldrum)과 30장(Lisa Heusel-Gillig and Courtney Hall)을 읽을 때, 이들이 해당 본문의 단독 저자가 아닐 수 있지만, 이전 내용을 개정하려는 그들의 노력은 상당했으며 그 결과로 내용이 아주 탁월함을 알아주길 바란다.

이번 개정판에서는 특정 문제가 있는 환자가 어떻게 치료되는지를 설명하기 위해 모든 장이 개정되고 각각 새로운 증례가 포함되었다. 임상증례에 의한 사고 유발 및 문제 해결 방식은 근거 중심과 재활에 대한 현대적 관점의 기본 원칙에 바탕을 두었다.

이명에 초점을 둔 장, 앞반고리관 및 수평반고리관 양성발작성체위현훈의 평가 및 치료에 대한 새로운 접근법 그리고 한쪽 및 양쪽 안뜰기능저하 환자의 치료결과에 대한 데이터는 4판에 새로이 첨가된 부분이다. 만성 주관적 어지럼 환자의 관리는 이번 개정에 추가된 또 다른 사항이다. 이들은 만성 어지럼과 동작 민감성을 보이는 환자들로, 종종 다양한 수준의 불안과 공포 행동을 동반한다.

이번 개정판은 사고 후 부상에 의한 사고후증후군의 병인을 포함하여 머리외상으로 인해 촉발된 안뜰 문제를 가진 환자관리에 대한 장을 추가함으로써 더욱 최신의 내용을 다루게 되었다. 유감스럽게도 이 문제의 발생률이 심각하게 과소평가되어 왔다. 그렇다면 이러한 환자 범주는 안뜰재활 임상의에게 새로운 영역이 될 것이며, 치료 시 행동변화에 따른 치료적응 및 참여 강화가 필요할 것이다. 추가적으로 안뜰장애 환자의 치료를 위한 새로운 기술에 관한 정보도 포함되어 있다. 이러한 재활에는 새로운 바이오피드백 대안, 가상현실이나 위(Wii)와 같은 게임이 포함된다. 이러한 발전은 도전적이면서도 삶의 질을 높이기 위해 기능적 가소성을 획득하는 새로운 접근 방식을 발견하고 구현할 수 있는 기회가 될 것이다. 이러한 기술과 장치의 발전이 최적의 균형을 회복하고, 어지럼을 줄이거나 편두통의 개선을 위해 계속적으로 이어질 것이라 확신할 수 있다.

안뜰신경재활치료사와 전문의사들로 구성된 고도로 통합된 네트워크가 형성되어 있으며, 각 개정판마다 이러한 네트워크에 소속된 전문가들의 참여가 있었다. 이는 학생들을 위한 교재는 물론 의사와 비의사 등 모든 다른 전문가들이 함께 진행하는 강좌가 거의 없는 현실에서 이러한 통합과 참여는 매우 드문 일이다. 즉, 여기에 집합적으로 모이기 매우 어려운 전문가들로부터 좋은 기회인 것이다. 이전 서문에서 결론을 내렸듯이, 이렇게 전문적인 부분이 모인 합은 단순한 전체보다 훨씬 클 것이다.

Steven L. Wolf, Ph.D., PT, FAPTA, FAHA
Series Editor

저자 서문

안뜰재활 4판에는 몇 가지 추가 사항이 있다. 첫 번째로 Richard A. Clendaniel이 공동 편집자로 참여한 것이다. Richard는 안뜰재활, 안뜰기능검사, 안뜰생리학 분야에서 다년간의 경험을 가진 임상의, 교육자, 연구자이다. 이 분야에 대한 그의 공헌은 환자들뿐만 아니라, 많은 임상의와 연구자들에게도 도움이 되었다. 이번 판에서의 또 다른 안뜰재활의 변화는 비안뜰 어지럼 환자들에게 주시안정화 운동의 적용과 운동 프로그램에 새로운 기술을 접목하는 것을 뒷받침하는 근거를 포함한 안뜰재활의 새로운 영역을 탐구한 것이다.

안뜰재활의 임상적용은 모든 의료 서비스가 그렇듯이 앞으로 몇 년 동안 수많은 도전에 직면하게 될 것이다. 안뜰재활의 평가와 치료에 있어서 더 효율적이여야 하며, 기능 결과 척도의 적용을 통해 환자가 개선되고 있다는 근거를 제시해야 한다. 또한 특정 운동의 이점을 확립하거나 특정 운동이 유익하지 않다는 것을 입증하는 연구를 바탕으로 치료를 선택할 수 있어야 한다. 환자가 최적의 회복 수준에 도달했거나 도달하지 않았음을 측정한 결과를 바탕으로 추가 치료의 필요성에 대한 치료사의 의견을 지지할 수 있어야 한다. 그리고 신체적 문제와 그 결과뿐만 아니라 환자의 심리적 상태를 다룰 필요가 있다.

마지막 판 출간 이후, 안뜰결핍 환자의 치료를 뒷받침하는 근거가 증가하였다. 따라서 안뜰장애의 평가와 치료에 대한 이해를 반영하고 도전하기 위해 제시된 자료를 몇 개의 장으로 구성하였다. 새로운 장은 만성 주관적 어지럼 환자 관리에 대한 것으로 어지럼 환자의 심리적 문제에 대한 장을 잘 보완하는 것이다. 또 다른 장에서는 뇌진탕으로 인한 안뜰기능장애 환자의 관리라는 현재의 “주요 문제”를 다루고 있다. 마지막으로, 세 번째 새로운 장은 가상현실, 감각 대체 장치 그리고 새로운 치료 접근법이 반드시 요구되는 안뜰 이식과 같은 새로운 기술에 대한 내용을 정리하였다. 물론, 모든 장에는 이명 관리에서 앞반고리관 및 수평반고리관 양성발작성체위현훈에 대한 새로운 치료법에 이르기까지 새로운 자료가 모두 포함되어 있다. 평가와 치료에 대한 서로 다른 의견을 강조하는 “요점 및 반대점”을 일부 장에 추가하였다.

이 책은 이러한 모든 문제에 대한 기초를 제공하기 위해 고안되었으며, 모든 환자의 개선을 위해 임상에서 새로운 정보를 계속 적용할 수 있는 토대가 되기를 희망한다.

기여자

Steve Benton, AuD

Tinnitus Program Manager
Staff Audiologist
VA Medical Center
Decatur, GA

Thomas Brandt, MD, FRCP

Professor, Clinical Neurosciences
German Center for Vertigo and Balance Disorders
Ludwig-Maximilians-University
Munich, Germany

Yew Ming Chan, FRCS Edinburgh, FAMS

Senior Clinical Lecturer
Department of Otolaryngology
Yong Loo Lin Medical School,
Singapore Senior Otolaryngologist Consultant
Department of Otolaryngology
Singapore General Hospital

Jennifer Braswell Christy, PT, PhD

Associate Professor
Department of Physical Therapy
The University of Alabama at Birmingham
Birmingham, AL

Helen S. Cohen, EdD, OTR, FAOTA

Professor, Bobby R. Alford
Department of Otolaryngology – Head and Neck Surgery
Baylor College of Medicine
Houston, TX

Ian S. Curthoys, PhD

Professor, School of Psychology
Director, Vestibular Research Laboratory
The University of Sydney, NSW
Sydney, Australia

Marianne Dieterich, MD, FANA

Professor, Department of Neurology
University Hospital
Ludwig-Maximilians University of Munich
Munich, Germany

Michael Fetters, MD

Associate Professor and Chair
Department of Neurology
SRH Klinikum Karlsbad-Langensteinbach
Teaching Hospital of University of Heidelberg
Karlsbad, Germany

Anne K. Galgon, PT, PhD, NCS

Assistant Professor, Department of Physical Therapy
College of Health Professions and Social Work
Temple University
Philadelphia, PA

Kim Gottshall, PT, PhD, ATC

Director of Vestibular Assessment and Rehabilitation
San Diego Naval Medical Center
Dan Diego, CA

Timothy C. Hain, MD

Professor (Emeritus)
Private Practice
Chicago Dizziness and Hearing
Chicago, IL

Courtney D. Hall, PT, PhD

Research Health Scientist
Audiology and Vestibular Research Enhancement Award Program
Mountain Home VA Medical Center
Mountain, Home, TN and
Associate Professor
Department of Physical Therapy
East Tennessee State University
Johnson City, TN

기여자

G. Michael Halmagyi, MD, FRACP
Professor, The Department of Neurology
Director, Eye and Ear Research Unit
Royal Prince Alfred Hospital
Sydney, NSW, Australia

Janet Helminski, PT, PhD
Professor, Department of Physical Therapy
College of Health Sciences
Midwestern University
Downers Grove, IL

Lisa Heusel-Gillig, PT, DPT, NCS
Adjunct Faculty Member, DPT Program
Emory University School of Medicine
Senior Physical Therapist
Emory Dizziness and Balance Center
Emory University Healthcare
Atlanta, GA

Jeffrey M. Hoder, PT, DPT, NCS
Assistant Professor, Department of Neurology
Virginia Commonwealth University
Richmond, VA and
Program Director of Rehabilitation and Wellness
VCU Parkinson's and Movement Disorders Center
Richmond, VA

Fay Bahling Horak, PT, PhD
Professor of Neurology
Adjunct Professor of Bioengineering
Oregon Health and Science University
Portland, OR

Emily A. Keshner, PT, EdD
Professor and Chair, Department of Physical Therapy
College of Health Professions and Social Work
Temple University
Philadelphia, PA

Laurie A. King, PT, PhD
Assistant Professor, Neurology
Balance Disorders Laboratory
Oregon Health and Science University
Portland, OR

Rob Landel, PT, DPT, OCS, CSCS, FAPTA
Professor, Clinical Physical Therapy
Director, Doctor of Physical Therapy Program
Director, Clinical Residency
Programs Division of Biokinesiology and Physical Therapy at
Herman Ostrow School of Dentistry
University of Southern California
Los Angeles, CA

R. John Leigh, MD
Blair-Daroff Professor of Neurology
Case Western Reserve University
Cleveland, OH

Gregory F. Marchetti, PT, PhD
Associate Professor
Department of Physical Therapy
Rangos School of the Health Professions
Duquesne University
Pittsburgh, PA

Douglas E. Mattox, MD
William Chester Warren Jr., MD Professor of Otolaryngology
Chair, Department of Otolaryngology– Head & Neck Surgery
Emory University School of Medicine
Atlanta, GA

Dara Meldrum, PT, MSc, PhD
Lecturer
School of Physiotherapy
Royal College of Surgeons in Ireland
Dublin, Ireland

Laura Morris, PT, NCS
Physical Therapist Specialist, Mild Brain Injury program
Sinai Hospital of Baltimore
Baltimore, MD

Sharon H. Polensek, MD, PhD
Chief, Audiology and Speech Pathology
Atlanta VA Medical Center
Decatur, GA and
Assistant Professor of Neurology
Dizziness and Balance Center
Emory University Hospital Midtown
Atlanta, GA

Natalia A. Ricci, PT, PhD
Division of Otoneurology,
Department of Otolaryngology-Head and Neck Surgery,
Federal University of Sao Paulo
Sao Paulo, SP, Brazil

Rose Marie Rine, PT, PhD
Associate Professor
Marshall University School of Physical Therapy
Huntington, WV and
President, Specialty Therapy Source LLC
Jacksonville, FL

Rosalyn Schneider, BA
Research Assistant
Department of Neurology
Case Western Reserve School of Medicine
Cleveland, OH

Michael C. Schubert, PT, PhD
Associate Professor, Departments of Otolaryngology Head and Neck Surgery and Physical Medicine and Rehabilitation
Johns Hopkins University School of Medicine
Baltimore, MD

Neil T. Shepard, PhD
Professor of Audiology
Mayo Clinic College of Mediicne
Chair of Audiology and
Director of Dizziness and Balance Disorders Program
Mayo Clinic
Rochester, MN

Jeffrey P. Staab, MD, MS
Associate Professor of Psychiatry
Mayo Clinic College of Medicine
Department of Psychiatry and Psychology
Mayo Clinic
Rochester, MN

Ronald J. Tusa, MD, PhD
Professor, Departments of Neurology and Otolaryngology-Head and Neck Surgery, Emory University School of Medicine
Director, Dizziness and Balance Center, Emory Midtown Hospital, Atlanta, GA

Susan L. Whitney, DPT, PhD, NCS, ATC, FAPTA
Professor, Departments of Physical Therapy and Otolaryngology
University of Pittsburgh
Pittsburgh, PA

검토자

Heather D. Anderson, PT, DPT, NCS
Assistant Professor
Neumann University
Aston, PA

Susan Barker, PT, PhD
Professor
Misericordia University
Dallas, PA

Richard W. Bohannon, EdD, DPT, NCS, FAPTA, FAHA, FASNR, CEEAA
Professor
University of Connecticut
Storrs, CT

Yi-Po Chiu, PT, PhD
Assistant Professor
Louisiana State University Health Sciences Center
New Orleans, LA

Carolyn K. Craven, PT, DPT
Clinical Assistant Professor
University of Oklahoma Health Sciences Center
Oklahoma City, OK

Cheryl Ford-Smith, PT, DPT, MS, NCS
Associate Professor
Virginia Commonwealth University
Richmond, VA

Neeraj Kumar, MS, PT, PhD
Assistant Professor
Texas Tech University Health Sciences Center
Odessa, TX

Barbara S. Robinson, PT, DPT
Associate Professor
Missouri State University
Springfield, MO

Rachel D. Trommelen, PT, DPT, NCS
Assistant Professor
Louisiana State University Health Sciences Center
New Orleans, LA

목차

section 1 기능의 기본원칙 Fundamentals of Function

section 2 기능장애의 원리 Fundamentals of dysfunction

목차

4 section 의학적 · 수술적 관리 Medical and Surgical Management

목차

목차

section 1

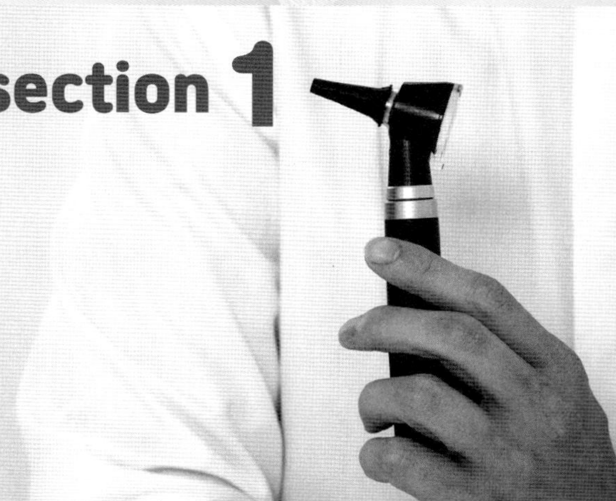

기능의 기본원칙

Fundamentals of Function

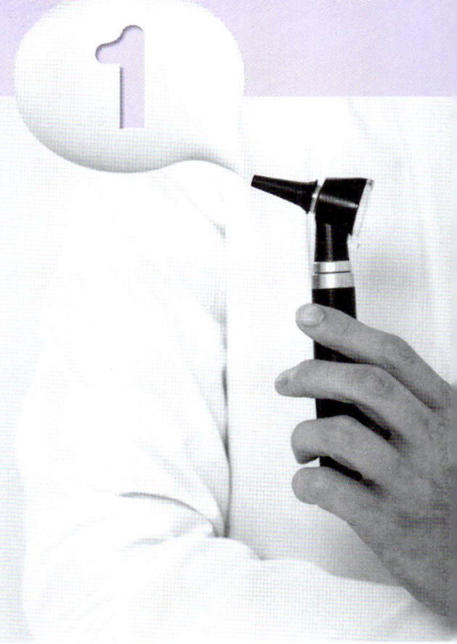

정상 안뜰계의 해부학 및 생리학

Anatomy and Physiology of the Normal Vestibular System

Timothy C. Hain, MD • Janet Helminski, PhD, PT

안뜰계의 목적
Purpose of the vestibular system

사람의 안뜰계는 신체의 자세와 움직임을 판단한다. 안뜰계로 들어오는 움직임에 관련된 정보들은 귀 안쪽에서 들어오는 정보(그림 1.1), 자세감각정보('고유수용성 감각'), 시각정보 그리고 수의적 움직임('운동 명령')에 대한 정보들이다. 이러한 많은 정보들은 중추신경계 처리장치인

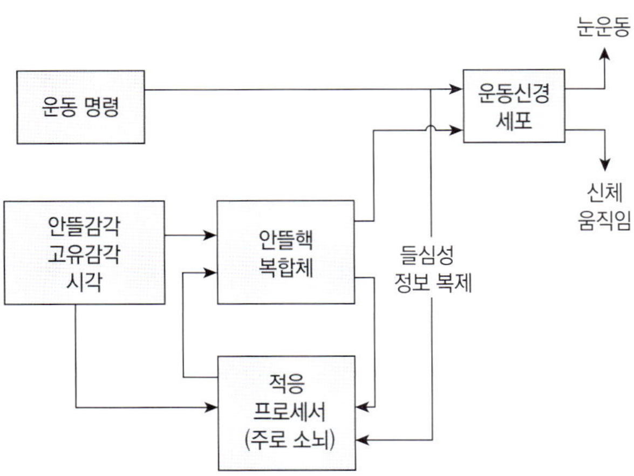

그림 1.1 안뜰계 구성을 보여주는 블록 다이어그램

'안뜰핵 복합체'가 통합하는데, 이 안뜰핵 복합체는 운동명령들을 발생시켜 눈과 몸을 움직이게 한다. 이러한 시스템은 보통 매우 정확하다. 이러한 정확성을 유지하기 위해 소뇌가 안뜰계를 감시하고 교정한다.

안뜰계의 눈과 몸 움직임 출력은 일반적으로 안뜰눈반사, 안뜰목반사, 안뜰척수반사와 같은 3가지 반사로 설명된다. 안뜰눈반사(vestibulo-ocular reflex, VOR)는 머리가 움직이는 동안 뚜렷한 시야를 확보하기 위한 눈 움직임을 발생시킨다. 안뜰목반사(vestibulocollic reflex, VCR)는 머리를 안정화시키기 위해 목근육조직을 조절한다. 안뜰척수반사(vestibulospinal reflex, VSR)는 머리와 자세안정성을 유지하기 위해 보완적인 몸 움직임을 발생시킴으로써 낙상을 방지한다. 이러한 반사들의 명명법, 예를 들면, '안뜰눈반사'는 귀 안쪽 자극에만 관련 있다고 생각할지도 모르지만, 이 모든 반사들을 일으키는 안뜰핵은 앞서 열거한 다른 감각자극을 처리하기도 한다.

예를 들면, 안뜰신경종양의 외과수술적 제거와 같은 말초 안뜰기능의 심각한 상실 이후에는 자세 조절과 눈운동 손실 등이 나타난다. 또한 머리가 움직이지 않을 때 눈의 자발적 떨림(눈떨림, nystagmus)과 몸이 똑바로 서 있지 못하고 기우는 현상이 나타난다. 머리가 움직일 때

는 시각과 자세의 불안정을 나타낸다. 머리를 움직이려는 경향 감소와 시각적 자극을 피함으로써 방향감각 상실 위험을 최소화하고, 더욱 세심하게 안정된 자세를 취함으로써 낙상 위험을 최소화하는데 목적을 둔 행동적 변화는 이러한 상실과 관련시켜 생각해 볼 수 있다.

안뜰장애로부터의 회복은 100년 이상 연구되어 왔다. 공간에서의 방향감각과 똑바로 설 수 있는 능력은 매우 중요한 기능이다. 따라서 다수의 안뜰회복 기전이 안뜰계를 지원한다는 것은 당연한 것이며 안뜰계의 회복과 적응 능력은 놀랍다! 뇌의 가소성은 원래의 기능을 회복하려는 신경의 적응성으로 이루어져 있다. 다른 감각자극의 대체나 내부 추정치로 이러한 가소성이 보완된다. 마지막으로 안뜰장애로 나타나는 여러 가지 문제를 피하기 위해 행동을 바꿀 수 있다.

충분한 시간이 주어질 경우, 대략 50%의 안뜰기능상실을 가진 사람들은 적응을 너무나 잘하기 때문에 일반 사람들이 안뜰장애가 없는 사람과 구별하기는 쉽지 않다. 그럼에도 불구하고 이런 사람들은 정상인과 동일한 상태로 회복되는 것이 매우 어려우므로 경험 많은 임상가의 경우에만 정상인과의 차이를 알 수 있을 것이다.

이번 장에서는 안뜰계의 해부학과 신경생리학에 대해서 기술하는데, 특히 재활과 관련된 측면에 주목할 것이다. 말초신경계 구조에서 중추신경계 구조까지 진행하는데, 안뜰의 신경생리학에서 나타나는 재활과 관련된 '고차원적인' 문제도 논의한다.

말초신경계 감각기관
Peripheral sensory apparatus

그림 1.2는 속귀의 미로 안에 있는 말초 안뜰계를 보여준다. 뼈미로와 막미로로 세분되는 미로는 공기로 채워진 가운데귀 가쪽 관자뼈 안쪽, 달팽이관 뒤쪽에 위치한다.

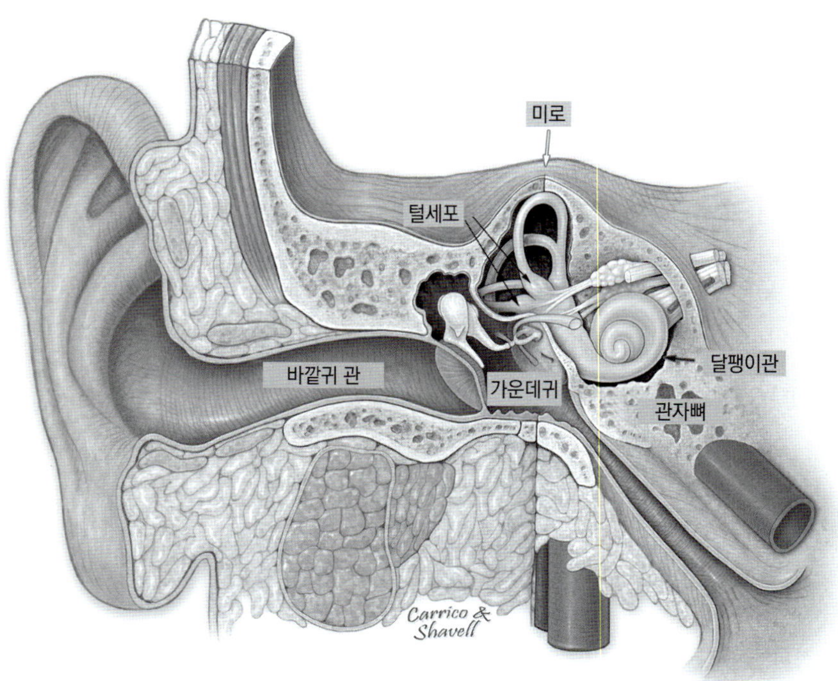

그림 1.2 두개골과 관련된 안뜰 및 청각기관(출처: Timothy C. Hain, MD.)

뼈미로 Bone labyrinth

뼈미로는 3개의 반고리관(semicircular canal, SCC), 달팽이관 그리고 이 둘 사이에 안뜰이라고 불리는 작은방(그림 1.3)으로 구성된다. 뼈미로는 뇌척수액(높은 Na : K 비율)과 유사한 화학적 성분을 가지는 바깥림프액으로 채워져 있다. 바깥림프액은 달팽이수도관을 통해 뇌척수액과 소통한다. 이러한 소통으로 인해 척수액 압력에 손상을 끼치는 질환은 속귀 기능에도 영향을 미칠 수 있다.

막미로 Membranous labyrinth

막미로(그림 1.3)는 뼈미로 속에 있는 바깥림프액에 떠 있는 지지성(supportive) 결합조직이다. 뼈미로는 5개의 감각기관을 포함한다; 3개의 반고리관의 막 부분, 2개의 귀돌기관(otolith organ)인 타원주머니(utricle), 둥근주머니(saccule). 각 반고리관의 끝부분이 팽대부(ampulla)를 형성하기 위해 직경이 넓혀져 있는 것에 주목한다(그림 1.3). 이렇게 넓혀져 있는 부분은 양성발작성체위현훈(benign paroxysmal positional vertigo, BPPV) 기전을 이해하는데 중요한 역할을 한다.

막미로는 속림프액으로 채워져 있다. 바깥림프액과는 대조적으로, 속림프의 구성은 세포내액(높은 K : Na 비율)과 유사하다. 그러나 정상적인 상황에서는 속림프와 바깥림프는 직접적으로 연결되어 있지 않다.

털세포 Hair cells

팽대부와 귀돌기관에 포함된 털세포(hair cells)는 머리 움직임으로 인한 위치 변화를 신경점화(neural firing)로 바꾼다(그림 1.4). 팽대부의 털세포는 팽대부능선(crista ampullaris)이라고 불리는 혈관과 신경섬유 그리고 지지조직으로 구성된 다발 위에 얹혀 있다. 털세포가 있는 둥근주머니와 타원주머니의 평형반은 둥근주머니의 안쪽 벽과 타원주머니의 바닥에 위치해 있다. 각각의 털세포는 팽대부 근처에 위치한 안뜰신경절[스카파(Scarpa's) 신경절]에 세포체가 있는 들심성 신경섬유가 연결되어 있다. 털세포의 털이 털세포의 가장 긴쪽으로 혹은 반대쪽으로

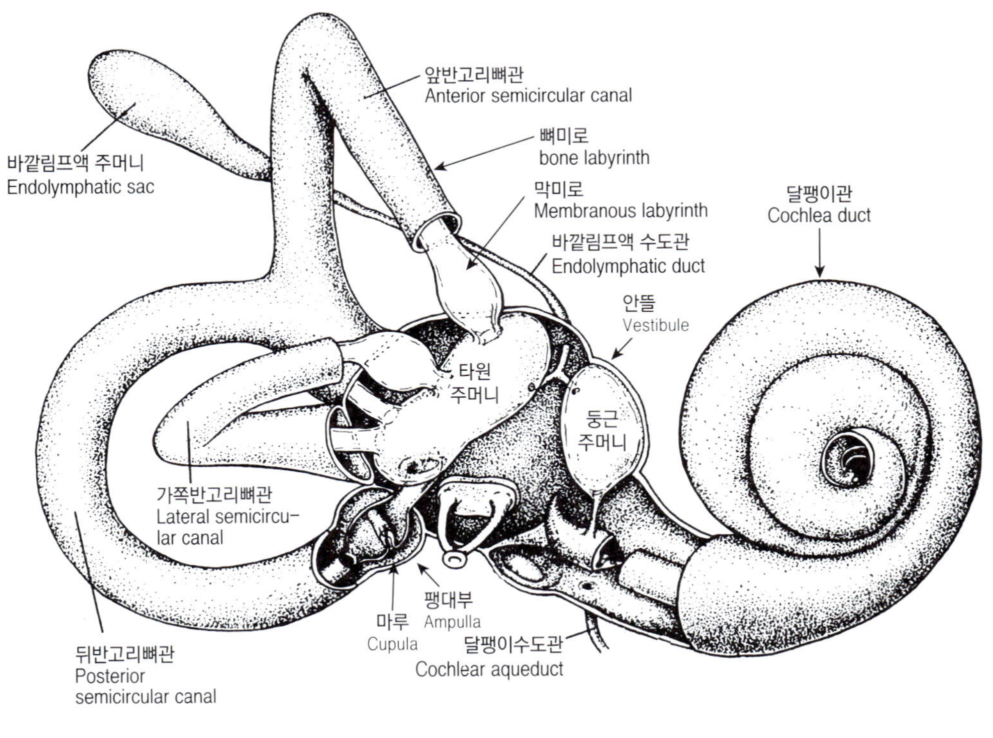

그림 1.3 막미로와 뼈미로(출처: Mary Dersch from Pender, 1992.)

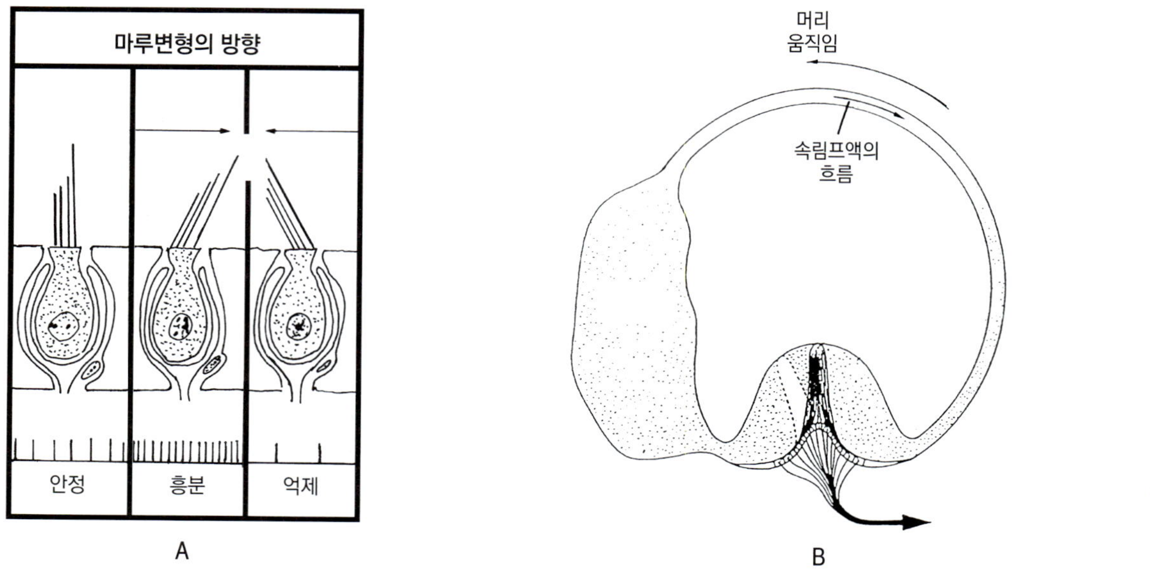

그림 1.4 반고리관에 대한 머리회전의 영향.
A: 털세포의 움직이는 방향이 털세포의 방전 빈도 증가 또는 감소를 결정한다. B: 막미로의 단면은 속림프액의 흐름과 머리의 움직임에 따른 마루의 변형을 보여 준다.

구부러질 때 안뜰신경점화율은 증가하거나 감소한다(그림 1.4A). 팽대부마루로 불리는 유연한 막이 양쪽 능선을 덮고 있고 팽대부를 완전히 막고 있다. 각을 이루며 머리를 움직일 경우, 팽대부마루 양쪽의 속림프 압력이 서로 달라져 팽대부마루는 앞뒤로 움직이게 되는데, 이렇게 됨으로써 털세포를 자극한다(그림 1.4B).

평행모래막은 팽대부마루와 비슷한 구조이지만, 무게가 더 나간다. 평행모래막은 평형모래라고 불리는 탄산칼슘결정체(석회석)를 가지고 있으며, 팽대부마루보다 질량이 더 나간다(그림 1.5). 평행모래막의 평형모래는 평형반이 중력과 선가속도에 반응하도록 한다. 대조적으로, 팽대부마루는 주변의 속림프액과 똑같은 밀도를 가지고, 중력에 둔감하다.

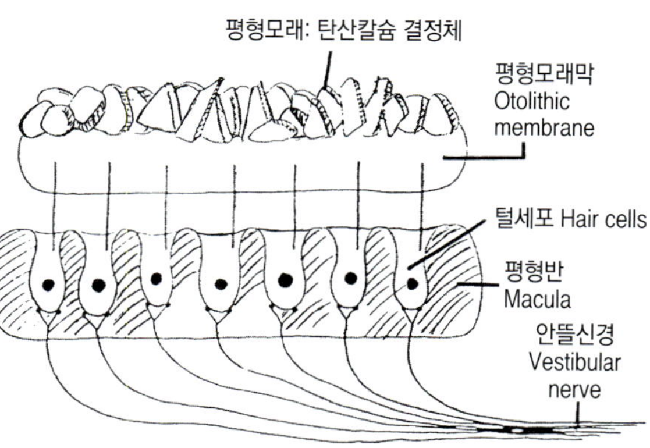

그림 1.5 귀돌 평형반과 그 위에 위치한 막

혈관공급 Vascular supply

미로동맥은 말초 안뜰계에 혈액을 공급한다(그림 1.6, 그림 1.11). 미로동맥은 다양한 기원을 가진다. 대부분의 경우 미로동맥은 앞아래소뇌동맥(anterior inferior cerebellar artery, AICA)(그림 1.6)의 가지동맥이지만, 경우에 따라서는 바닥동맥의 직접적인 가지동맥일 수 있다. 미로동맥은 가운데귀 쪽으로 들어가서, 앞안뜰동맥과 공통 달팽이관동맥으로 나뉜다. 앞안뜰동맥은 안뜰신경, 타원주머니의 대부분, 가쪽과 앞반고리관의 팽대부에 혈액

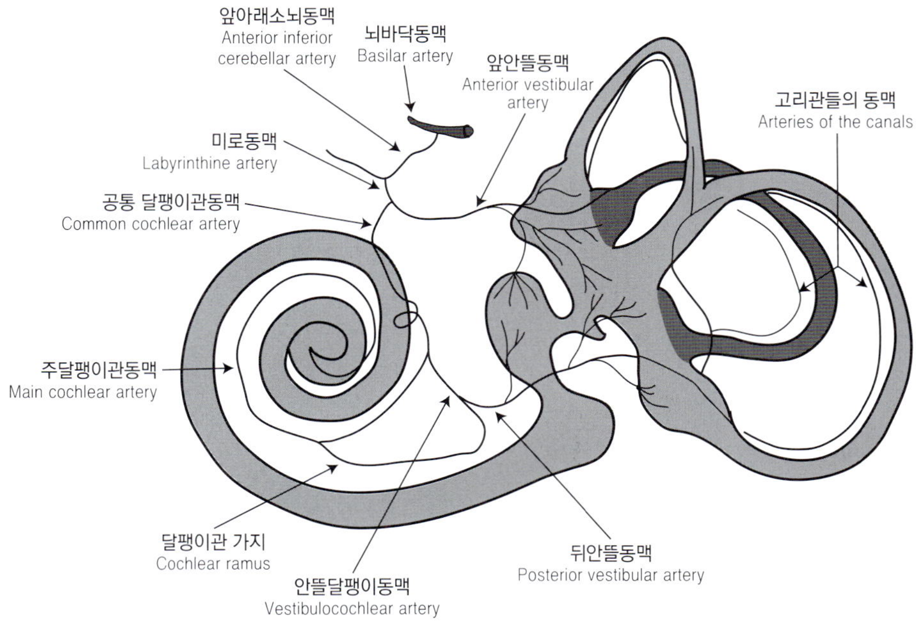

그림 1.6 미로의 동맥 공급

을 공급한다. 공통 달팽이관동맥은 주달팽이관동맥, 안뜰달팽이동맥으로 나뉜다. 주달팽이관동맥은 달팽이관에 혈액을 공급한다. 안뜰달팽이동맥은 달팽이관의 일부, 뒤반고리관의 팽대부, 둥근주머니의 아랫부분에 혈액을 공급한다.

미로는 부수적인 연결망(collateral anastomotic network, 곁연결망)이 전혀 없으며, 허혈에 매우 민감하다. 단지 15초간의 선별적인 혈류 중단으로 청각신경 흥분성을 차단할 수 있다.

말초생리학
Physiology of the periphery

반고리관과 귀돌기관의 털세포는 머리 움직임으로 발생하는 기계적 에너지를 뇌줄기와 소뇌의 특정 부위로 향하는 신경신호로 바꾼다. 털세포가 있는 위치로 인해 반고리관과 귀돌기관은 선별적으로 특정 방향의 머리 움직임에 반응할 수 있다. 이와 같은 유체역학의 차이점으로 인해 관은 각을 이루는 움직임 속도에 반응하고, 평형모래는 선형 움직임 가속도에 반응한다.

반고리관 Semicircular canals

반고리관(semicircular canals, SCC)은 머리 움직임 속도에 대한 감각자극을 제공하여, 안뜰눈반사가 머리 움직임 속도와 상응하는 눈 움직임을 발생하도록 해준다. 바람직한 결과는 머리가 움직이는 동안, 눈이 공간적으로 움직이지 않아 선명한 시야를 가능하게 하는 것이다. 안뜰신경의 신경점화는 머리가 일반적으로 움직이는 주파수범위(0.5~7Hz)에서는 머리 움직임 속도와 비례한다. 공학적 용어로, 반고리관은 '속도 센서(rate sensor)'이다.

이러한 사실은 "위치 변화에 의해 활성화되는 반고리관의 털세포는 어떻게 속도 변화에 비례하는 감각자극을 일으키는가?"라는 중요한 문제를 제기한다. 미로는 머리 움직임 속도를 위치변화로 바꾸는 방식을 가지고 있어야만 한다. 반고리관의 생물물리학적 특성이 이러한 전환을 수행한다. 반고리막관 고리는 고리굽음의 반지름에 비해 매우 얇은 벽과 작은 속공간 지름을 가지고 있다. 이러한 특성은 속림프액의 끈적거리는 저항력을 매우 강력하게 만든다. 끈적거리는 점성, 즉 유체마찰은 꿀이 단지의 측면에서 느리게 흘러내리는 것과 유사한 방식으로, 속림프액 흐름을 느리게 한다. 자유롭게 움직이는 팽대부마루를 가진 마찰이 없는 시스템에서, 일정한 회전속도 단계의 속림프액 위치변화는 속도×시간, 즉 회전위치에 비례한다. 이러한 끈적거리는 점성은 속림프액 이동에 저항력을 만들어 냄으로써, 변화하는 팽대부마루 압력과 변위는 머리 움직임 속도와 더욱 밀접하게 비례된다. 이러한 것을 고려하기 때문에 일반적인 머리 움직임 주파수에서 속림프액 위치 변화는 각을 이루는 머리 움직임 속도와 비례하고, 반고리관은 속도 신호를 뇌에 전달한다.

관(canal)의 두 번째로 중요한 특징은 일정 속도로 지속되는 회전에 대한 반응과 관련이 있다. 일정한 속도로 회전하는 경우, 속도에 비례하는 신호를 만들어 내지 않고, 처음 1초 정도만 잘 반응한다. 그 이유는 출력이 약 7초의 시간 상수에 기하급수적으로 감속하기 때문이다. 이러한 반응은 안정 위치로 회복하려는 경향이 있는 팽대부마루의 용수철 같은 활동 때문이다.

3가지 중요한 공간 배치로 반고리관 정렬의 특징을 설명할 수 있다. 첫째, 각 미로 내 각 관의 면은 다른 관의 면들과 수직인데, 이는 직각 형태 방의 두 벽과 바닥 사이의 공간적인 면과 유사하다(그림 1.7). 둘째, 미로 사이 반고리관의 평면상 쌍은 서로 매우 밀접하게 일치한다. 6개 각각의 반고리관은 (1) 오른쪽과 왼쪽 수평반고리관, (2) 왼쪽 앞반고리관과 오른쪽 뒤반고리관, (3) 왼쪽 뒤반고리관과 오른쪽 앞반고리관이 각각 3개의 동일 평면상에서 쌍을 이룬다. 셋째, 관의 면은 바깥눈근육 면과 가까이에 있다. 그래서 감각신경세포(개개의 관에 관련된)와 운동신경세포(개개의 눈근육과 관련된) 사이에 비교적 간단한 연결이 가능하다.

관의 동일 평면상에서 쌍으로 이루어진 것은 반고리관 출력량의 밀고-당기기(push-pull) 변화와 관련이 있다. 각을 이루는 머리 움직임이 이들 관의 공유된 면에서 일어날 때 동일 평면상 쌍으로의 속림프액은 이들 팽대부에

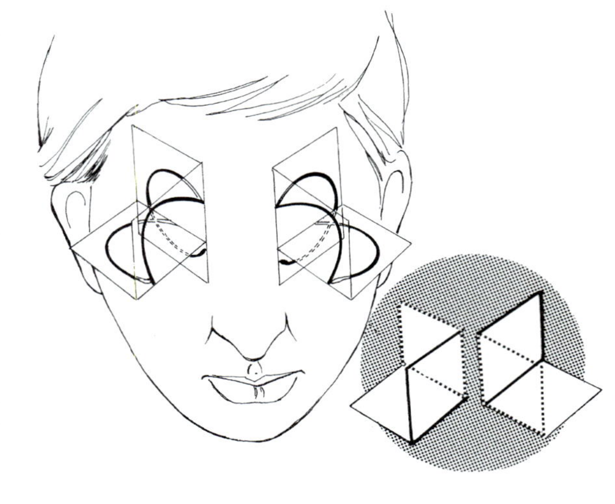

그림 1.7 반고리관의 공간 배치.
각 측면의 반고리관은 서로 수직이고 머리의 반대쪽에 있는 짝을 이루는 반고리관과 쌍을 이루며, 바깥눈근육의 최적의 당김 방향과 평행하게 정렬되어 있다.

대하여 반대 방향으로 변화하고, 신경점화는 한쪽 안뜰신경에서 증가하고 반대쪽에서는 감소한다. 수평반고리관의 경우 팽대부쪽으로 팽대부마루의 위치변화(팽대부들심성 흐름)가 흥분성인 반면, 수직반고리관(앞반고리관과 뒤반고리관)의 경우 팽대부에서 멀어지는 쪽으로 팽대부마루의 위치변화(팽대부날심성 흐름)가 흥분성이다.

동일 평면상 쌍으로 이루어지므로 밀고-당기기 배열에는 3가지 이점이 있다. 첫째, 쌍으로 이루어진 것은 중복되는 감각을 제공한다. 어떤 질병이 한 쌍 중 한쪽 일부로부터의 반고리관 자극을 손상시킬 경우(예: 안뜰신경염과 같이), 중추신경계는 여전히 동일 평면상 쌍으로 이루어진 것들 중 반대쪽 일부에 있는 면 속에서 머리 움직임 속도에 관한 안뜰정보를 받는다.

둘째, 이렇게 한 쌍이 되는 것은 한 쌍의 양쪽 부분에서 동시에 일어나는 신경점화의 변화를 뇌가 무시할 수 있도록 해준다. 이것은 체온이나 신경화학의 변화 때문에 일어나는 것일지도 모른다. 양쪽 신경점화에서의 공통된 변화는 머리 움직임과는 관계가 없으며, 이를 공통모드 혼선(common-mode noise)이라고 한다. 이러한 형태의 혼선을 무시하는 바람직한 기능을 나타내는 공학적 용

어는 공통모드 신호제거(common-mode rejection)이다. 셋째, 뒷부분에서 논의하는 것처럼, 이러한 밀고-당기기 배열은 과부하에 대한 보상을 돕는다.

귀돌기관 Otoliths

귀돌기관은 선형 움직임 가속도와 관련된 힘을 감지한다(그림 1.8). 또한 귀돌기관은 중력축에 대하여 선형 머리 움직임과 정지 상태에서의 머리 기울기에 반응한다. 상업용 비행기에서의 한 승객의 상황은 귀돌기관의 기능을 보여준다. 일정 속도의 비행 동안 시간당 300mile로 이동하고 있다는 감각을 느끼기는 어렵다. 하지만 순항고도로 이륙하고 상승하는 과정 동안은 상승할 때의 속도 변화(가속도)와 비행기의 기울기를 감지할 수 있다. 그러므로 귀돌기관은 2가지 방식에서 반고리관과는 다르다. 귀돌기관은 각을 이루는 움직임보다는 선형 움직임에 반응하고, 귀돌기관의 출력은 주로 속도보다는 가속도에 반응한다.

귀돌기관들은 관(canal)보다는 더 간단한 임무를 수행한다. 머리 움직임 속도를 유체역학적으로 끈적거리는 점성을 통해 팽대부마루 위치 변화로 바꾸는 관들과는 달리, 귀돌기관들은 이런 일들을 하기 위한 특별한 유체역학적 시스템이 전혀 필요 없다. 탄산칼슘결정체(석회석)들, 즉 평형모래를 평형모래막에 통합시킴으로써 중력과 선형 움직임 가속도에 예민한 민감성이 생긴다(그림 1.5). 힘은 질량×가속도이기 때문에 큰 질량이 있을 때 주어진 가속도는 귀돌기관들을 극히 민감하게 만드는 충분한 전단력을 발생시킨다(전단력은 털세포의 작용에 수직으로 향하는 힘을 의미함).

관(canal)과 같이 귀돌기관은 모든 3차원에서의 움직임에 반응한다(그림 1.9). 각을 이루는 움직임의 각 축에 한 개의 감각기관을 가지는 반고리관과 달리, 선형 움직임의 3개 축에 대하여는 2개의 감각기관이 존재한다. 똑바로 서 있는 사람의 경우 둥근주머니는 수직방향인 반면, 타원주머니는 수평방향이다(수평반고리관의 작용면과 비슷). 둥근주머니는 시상면에서 선형 움직임 가속도를 감지하는데, 이것은 머리를 앞으로 기울이는 것과 관련 있을지도 모른다. 타원주머니는 주로 타원주머니에 있는 수평면에서 움직임 가속도를 감지하는데, 이것은 머리

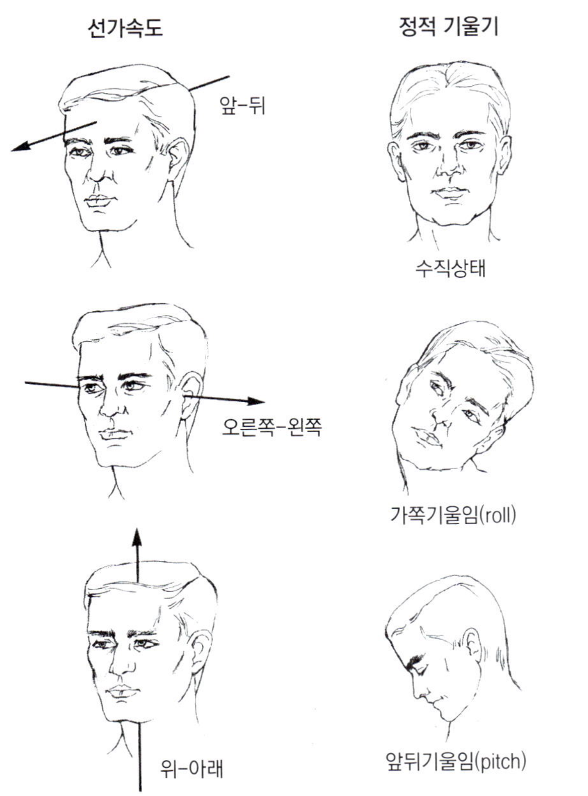

그림 1.8 평형모래(귀돌)는 선가속도와 정적 기울기를 알게 한다.

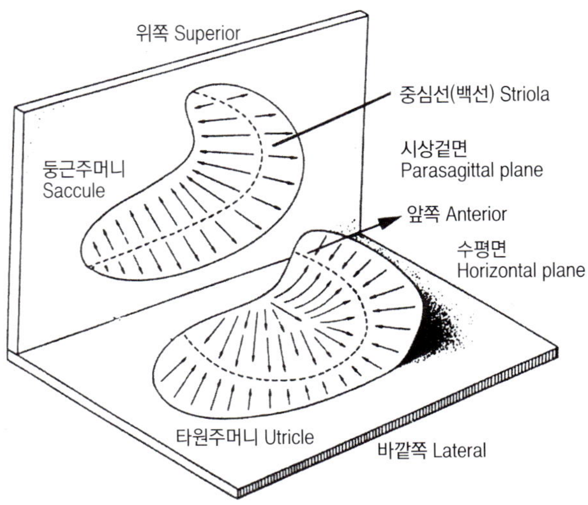

그림 1.9 귀돌기관의 기하학적 구조

를 기울이는 것(가쪽 기울기)으로 유발될지도 모른다. 이들 두 기관은 모두 선형 움직임 가속도의 모든 가능한 상황을 감지할 수 있다.

지구의 중력장은 선가속도장이기 때문에 지상에서 귀돌기관들은 기울기를 감지한다. 예를 들어, 머리를 가쪽으로 기울일 때(roll; 그림 1.9), 전단력은 타원주머니에 가해지고, 둥근주머니에서는 줄어든다. 머리를 앞이나 뒤로 기울일 때 유사한 변화가 일어난다. 선형 움직임 가속도는 2가지 원인(지구의 중력장, 선형 움직임)에서 발생할 수 있기 때문에 모호성 문제가 존재한다. 이 장에서 고차원적인 안뜰 처리과정 동안 중추신경계가 이 문제를 해결하기 위해 사용하는 방법들을 논의한다.

반고리관에서처럼 귀돌기관의 경우에도 방향감각과 기능에 있어서 유사한 기관이 머리 양쪽에 위치하기 때문에 중복성이 존재한다. 또한 귀돌기관의 밀고-당기기(push-pull) 처리는 각 평형모래막의 기하학적 구조에 통합된다. 각 귀돌기관 평형반 속에 있는 굽음부, 즉 중심선(striola)은 털세포 극성 방향을 양쪽으로 분리한다. 그래서 머리를 기울이면, 평형반 한 부분의 들심성 신경 방전을 증가시키고, 같은 평형반의 또다른 부분에 있는 들심성 신경 방전은 감소시키게 된다. 이렇게 추가적인 더 많은 중복성(반고리관과 비교해서)은 어쩌면 귀돌기관들을 한쪽 안뜰장애에 덜 취약하게 만들지도 모른다.

안뜰신경 Vestibular nerve

안뜰신경섬유는 스카파(Scarpa's) 신경절(안뜰신경절)의 두극신경세포에 있는 들심성 신경돌기이다. 안뜰신경은 미로의 들심성 신경신호를 속귀길(internal auditory carab, IAC)을 통과하는 안뜰신경경로를 따라 전달한다. 속귀길은 안뜰신경 이외에 달팽이관신경(청각), 얼굴신경, 중간신경(얼굴감각을 전달하는 얼굴신경의 가지 신경), 미로동맥이 통과한다. 속귀길은 다리뇌 높이에 있는 뒤통수오목쪽으로 통하기 위해 관자뼈의 딱딱하고 밀도가 높은 부분을 통과해 지나간다. 'Petrous'는 '돌같이, 딱딱한'을 의미하는 라틴어인 바위(petrosus)에서 유래했고, 속귀 영역이 매우 잘 보호되고 있다는 것을 의미한다. 안뜰신경은 숨뇌다리뇌이행부에서 뇌줄기로 들어가고 미로와 뇌줄기 사이에 위치하고 있기 때문에, 또 다른 학자는 이 신경을 말초신경 구조라고 생각하고, 어떤 권위자는 중추신경 구조라고 생각하지만, 이 책에서는 말초신경 구조라고 정의한다.

안뜰 들심성 신경에서의 점화 패턴은 2가지가 있다. 규칙성 들심성 신경은 보통 긴장성율(tonic rate)을 가지지만, 극파 사이 간격(interspike interval)에는 변동성이 거의 없다. 불규칙성 들심성 신경은 보통 안정기에 점화(firing)를 전혀 보여주지 않지만, 머리 움직임에 자극을 받을 때 변동성이 많은 극파 사이 간격을 보여준다. 원숭이를 대상으로 한 실험에서 규칙성 들심성 신경은 안뜰눈반사에 가장 중요한 듯 보이고; 불규칙성 들심성 신경은 안뜰눈반사에 큰 변화 없이 전기자극으로 소멸시킬 수 있었다. 불규칙성 들심성 신경은 안뜰척수반사와 귀돌기관과 반고리관 사이의 반응을 조절하는데 중요해 보인다.

원숭이의 규칙성 들심성 신경은 초당 약 90spikes의 긴장성 점화율을 가지고, 초당 약 0.5spikes의 머리 움직임 속도에 민감성을 보인다. 우리는 머리 움직임 속도의 갑작스런 변화 직후에 어떤 일이 일어날지를 생각해 볼 수 있다. 사람은 300deg/sec를 초과하는 속도로 머리를 쉽게 움직일 수 있다. 이전에 언급한대로, 반고리관은 밀고-당기기 배열로 연결되어 있어서, 다른 쪽이 흥분하고 있는 동안 한쪽은 항상 억제되고 있다. 앞서 언급한 민감성과 긴장성률을 고려하면, 억제되고 있는 안뜰신경은 오직 초당 180°의 머리 움직임 속도에 대하여 초당 0spikes의 점화율로 구동되어야만 한다! 다른 말로, 초당 180°가 넘는 머리 움직임 속도에 대하여 안뜰계의 절반은 반응하지 않는다. 이러한 차단 반응은 Ewald's second law로 설명할 수 있다. 이 법칙은 반고리관을 흥분시키는 회전에 대한 반응이 반고리관을 억제시키는 회전에 대한 반응보다 더 크다는 것이다. 차단 반응은 한쪽 안뜰상실을 가진 환자가 왜 상실이 있는 쪽으로의 머리 움직임을 피하는지에 대한 설명을 해준다. 이것에 대해서는 중추신경계가 과부하에 대해서 보상하는 방법을 논의할 때 다시 설명한다.

중추신경계의 안뜰자극 처리
Central processing of vestibular input

들심성 안뜰신경에 의해 전달되는 안뜰자극은 2개의 목적지를 가지고 있는데, 안뜰신경핵과 소뇌이다(그림 1.1). 안뜰신경핵은 안뜰자극의 일차 처리영역이며, 들어오는 들심성 신경정보와 운동출력신경세포 사이를 직접적이고 빠르게 연결한다. 소뇌는 주요 조정 처리 영역으로, 안뜰작업을 감시하고, 필요할 경우 중추신경계의 안뜰처리를 재조정한다. 이 두 곳에서는 몸감각자극과 시각감각자극과 관련하여 안뜰감각자극을 처리한다.

안뜰핵 Vestibular nucleus

안뜰신경핵은 4가지 큰 핵(위쪽, 안쪽, 가쪽, 아래쪽)과 7가지 정도의 작은 핵으로 구성되어 있다(그림 1.10). 또한 주로 다리뇌 속에 위치한 이 큰 구조는 숨뇌까지 꼬리 모양으로 이어진다. 위쪽과 안쪽안뜰핵은 안뜰눈반사(VOR)를 위한 연결기기이다. 안쪽안뜰핵은 안뜰척수반사와도 관련되고, 함께 일어나는 머리와 눈 움직임을 조정한다. 가쪽안뜰핵은 안뜰척수반사가 일어나는 주요 핵이다. 아래쪽안뜰핵은 나머지 모든 핵과 소뇌에 연결되어 있지만, 독자적인 일차 출력기능은 없다. 뇌줄기의 양쪽면 사이의 안뜰핵들은 서로 제지하는 맞교차 시스템을 통해 함께 묶여져 있다. 이 맞교차는 뇌줄기의 양쪽면 사이에서 정보가 공유될 수 있도록 해주며, 앞서 언급한 반고리관의 밀고-당기기(push-pull) 작용을 일으킨다.

안뜰감각자극의 처리는 안뜰신경핵에서 일어나며 동시에 안뜰 이외의 감각정보(고유감각정보, 시각정보, 날심성 정보)의 처리가 일어난다(그림 1.1). 안뜰신경핵, 소뇌, 눈운동 핵 및 뇌줄기 그물체 활성계(reticular activating system) 사이의 아주 많은 연결이, 안뜰눈반사와 안뜰척수반사의 효과기관인 바깥눈근육과 뼈대근육에 적절한 방향감각과 시간 감각신호를 만들어 내기 위해 필요하다.

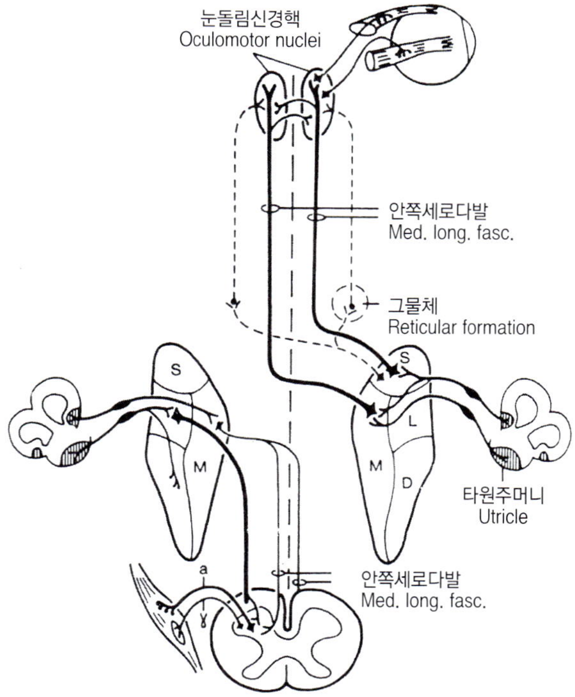

그림 1.10 안뜰눈반사 및 안뜰척수반사 경로.
S, L, M 및 D는 각각 위쪽, 가쪽, 안쪽 및 아래쪽안뜰핵을 나타낸다. 가쪽안뜰척수로와 안쪽안뜰척수로는 각각 가쪽안뜰핵과 안쪽안뜰핵에서 시작하며 굵은 선과 가는 선으로 표시되었다.

혈관공급 Vascular supply

척추-바닥동맥계는 말초신경과 중추신경 안뜰계에 혈액을 공급한다(그림 1.11). 뒤아래소뇌동맥(posterior-inferior cerebellar arteries, PICAs)은 척추동맥에서 갈라져 나온다. 이 두 뒤아래소뇌동맥은 중추신경계 안뜰계에서 가장 중요한 동맥이다. 이들은 안뜰신경핵의 아래 면을 포함하는 등과 가쪽 부분 숨뇌는 물론 소뇌반구 아랫부분 표면에 혈액을 공급한다. 바닥동맥은 다리뇌의 주요 동맥으로, 다리뇌 안쪽을 관통하는 동맥과 다리뇌의 앞가쪽면에 혈액을 공급하는 짧은 둘레공막 가지 동맥 그리고 뒤와 가쪽 다리뇌에 혈액을 공급하는 긴 둘레공막(circumferential) 가지 동맥을 통해 중추신경계 안뜰계에 혈액을 공급한다. 앞아래소뇌동맥(anterior inferior cerebellar artery, AICA)은 바닥동맥의 중요한 가지 동맥이다. 그

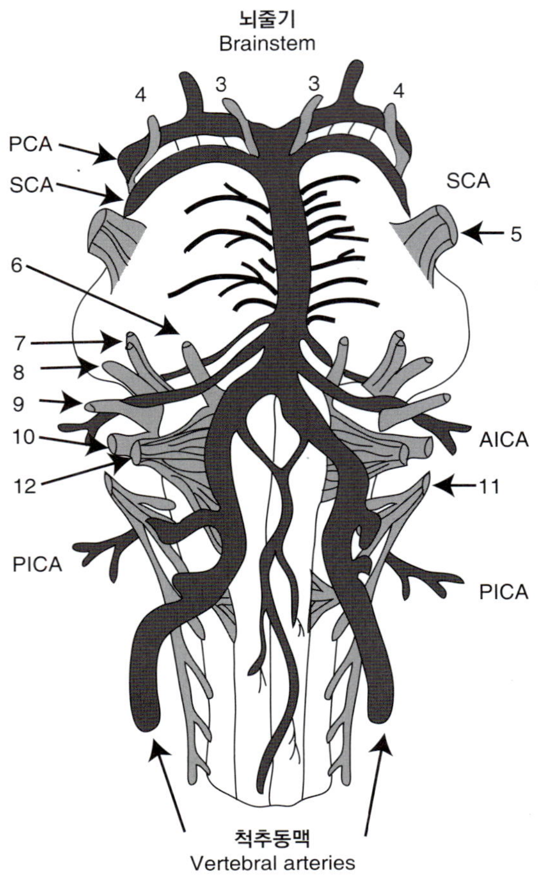

그림 1.11 척추-바닥계.
숫자는 각각의 뇌신경을 나타낸다(모든 신경은 쌍을 이루지만, 명확성을 위해 한쪽에만 숫자를 붙였다).
AICA = 앞아래소뇌동맥; PCA = 뒤소뇌동맥; PICA = 뒤아래소뇌동맥; SCA = 위소뇌동맥(출처: Timothy C. Hain, MD.).

이유는 앞아래소뇌동맥이 미로동맥을 통해 말초 안뜰계에 유일하게 혈액을 공급하기 때문이다. 또한 앞아래소뇌동맥은 소뇌의 복부 측면과 다리뇌의 아래 2/3의 가쪽 덮개에 혈액을 공급한다.

구별할 수 있는 안뜰계 관련 임상적 증상은 바닥동맥, 미로동맥, 앞아래소뇌동맥 또는 뒤아래소뇌동맥의 혈관 폐색 후에 나타날 수 있다. 뒤아래소뇌동맥 영역 뇌졸중은 '가쪽 숨뇌 증후군(lateral medullary syndrome)'이라고 하는데, 안뜰핵과 소뇌 아랫부분의 피해로 인해 전반적인 중추신경계 균형장애를 일으킬 수 있다. 앞아래소뇌동맥 영역 뇌졸중은 앞아래소뇌동맥이 미로와 소뇌 일부분에 혈액을 공급하기 때문에 혼합된 말초신경계/소뇌 패턴 증상을 일으킬 수 있다.

소뇌 Cerebellum

소뇌(그림 1.12)는 안뜰신경핵에서 오는 정보의 주요 수용기이며, 그 자체가 주요 자극원이기도 하다. 안뜰반사가 일어나기 위해 절대적으로 소뇌가 필요하지는 않으나, 소뇌가 손상되면 안뜰반사의 정확성과 효율성은 떨어지게 된다. 그림 1.12A와 B는 안뜰핵, 미로, 척수와 소뇌와의 관계 및 올라가는 경로를 보여준다.

소뇌 타래결절은 안뜰눈반사의 이득(gain)을 조정하는데 필요하다. 이런 조정은 최초에 타래결절에서 학습되어 저장되었다가 안뜰눈반사의 지연이 발생하게 되면 뇌줄기에 위치한 타래결절 표적 신경(flocculus target neurons)으로 저장된다. 타래결절 장애는 안뜰눈반사의 이득이 줄어들거나 늘어나는 질병을 가진 실험동물의 조정(adaptation)능력을 감소시켰다. 타래결절 장애는 일반적으로 아놀드-키아리 기형(Arnold-Chiari Malformation)이나 그 외 소뇌 장애를 가진 환자에게서 발견된다.

소뇌결절은 안뜰눈반사 반응의 지속기간을 조정하고, 또 평형모래 자극의 처리에 영향을 준다. 속질모세포종(medulloblastoma)을 가진 환자처럼, 소뇌결절 장애를 가진 환자들은 보조 실조를 보이거나 종종 중력 축에 대한 머리 위치로 인해 크게 손상받는 눈떨림(nystagmus)을 나타낸다. 결절은 멀미를 일으키는 한 요소가 되기도 한다.

소뇌의 앞쪽-위쪽 벌레부 장애는 안뜰척수반사를 손상시키고, 몸통 불안정으로 심각한 보조 실조를 일으킨다. 이 환자는 자세를 안정시키기 위해 다리의 감각자극을 사용할 수 없다. 이와 같은 장애는 과도한 알코올 섭취와 티아민 결핍과 관련이 있다.

신경통합센터 Neural integrator

지금까지 관(canal)에서의 속도 신호와 평형모래(otoliths)에서의 가속도 신호 처리에 대해 논의해왔다. 관(canal)에서 전달되는 속도 정보를 통해 눈의 위치를 정하는데는

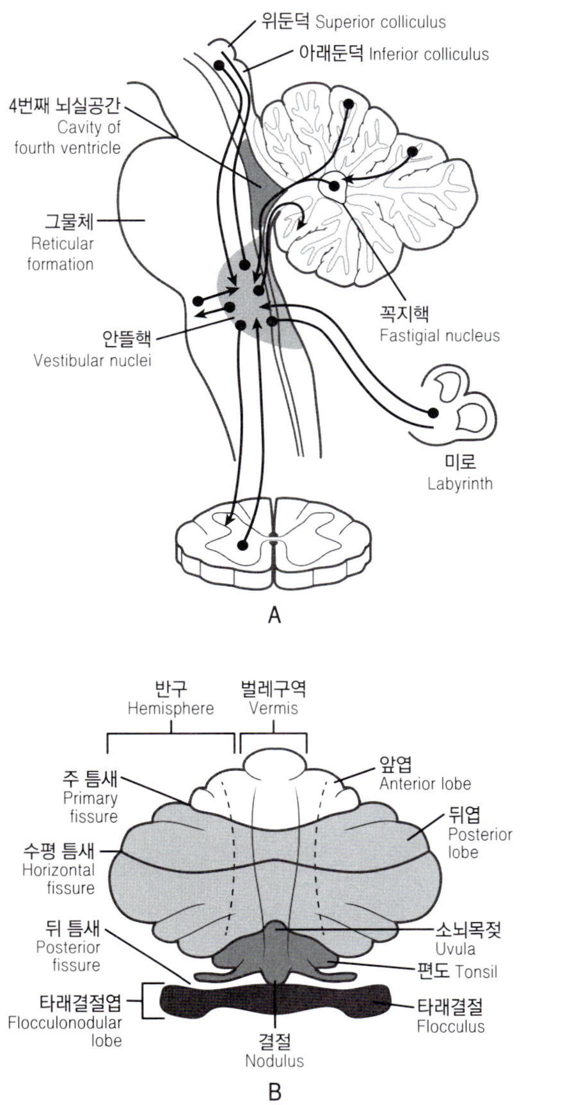

그림 1.12 소뇌와 안뜰 구조와의 연결.
A: 시상면. 안뜰핵은 소뇌벌레, 미로, 위둔덕 및 척수에 연결되어 있다.
B: 뒷면. 안뜰과 관련해서 대부분 정중선 구조(벌레구역, 결절)에 연결되어 있다.

신경통합센터라고 불리는 뇌줄기 구조가 영향을 준다. 안쪽안뜰핵 바로 아래에 위치한 혀밑신경앞위치핵(nucleus prepositus hypoglossi)이 수평적 눈운동계를 위한 기능을 제공하는 것으로 알려져 있다. 안뜰척수계와의 연결을 위해 비슷한 구조가 존재해야 하지만, 안뜰척수반사신경통합센터의 위치는 현재까지는 알려져 있지 않다. 임상적으로 눈운동 신경통합센터의 부실한 기능은 주시유발 눈떨림을 일으킨다.

안뜰계 신경세포의 운동출력
Motor output of thr vestibular system neurons

안뜰척수반사의 출력
Output for the vestibulospinal reflex

안뜰눈반사(VOR)의 출력 신경은 눈운동 핵의 운동신경인데, 이것은 바깥눈근육을 움직인다. 바깥눈근육은 쌍으로 배열되어 있는데, 이것은 반고리관의 배열과 위치적으로 매우 유사하다. 이 기하학적 배열은 한 쌍의 관이 주로 한 쌍의 바깥눈근육과 연결되도록 해준다. 그 결과는 머리 움직임과 같은 면에서 쌍을 이루면서 발생하는 눈 움직임이다.

안뜰신경핵의 출력을 눈운동 핵으로 전달하는 2가지 백색질 경로가 있다. 다이테르스(Deiters)의 오름신경로는 수평적 안뜰눈반사 동안 안뜰핵의 출력을 같은쪽 갓돌림신경핵(가쪽곧은근)으로 전달한다. 눈운동 핵으로 향하는 그 밖의 모든 안뜰눈반사 관련 출력은 안쪽세로다발(medial longitudinal fasciculus, MLF)에 의해 전달된다(그림 1.12). 안쪽세로다발은 종종 다발성경화증에 의해 손상되기 때문에 이러한 연결은 이들 환자의 중추신경계 안뜰질환을 의미한다.

안뜰척수반사의 출력 신경은 척수회백질의 앞뿔세포인데, 이것은 뼈대근육을 움직인다. 하지만 안뜰신경핵과 운동신경 사이의 연결은 안뜰눈반사를 위한 연결보다 좀 더 복잡하다. 안뜰척수반사는 낙상을 막기 위한 다수의 방식을 가지고 있어서, 다양한 운동 시너지를 수반하기 때문에 안뜰눈반사보다 훨씬 더 어려운 일을 수행한다. 예를 들어, 어떤 사람이 뒤에서 떠밀렸을 때 그 사람의 중력중심은 앞으로 바뀔 수 있다. '균형'을 회복하기 위해 이 사람은 (1) 발목을 발바닥 쪽으로 굽히고, (2) 한 걸음 내딛고, (3) 지지하기 위해 무언가를 붙잡고, 혹은 (4) 이 3가지 행동을 함께 할 수 있다. 안뜰척수반사는 다시 한 번 몸에서의 머리 위치를 결정하기 위해 팔다리 움직임을 적절하게 조정해야 한다(고차원적 안뜰정보 처리에 대하여 이번 섹션에서 논의되었던 참조 문제의 이론 틀 참조). 또한 안뜰척수반사는 평형모래 자극을 통해 안뜰눈반사보다 더 큰 정도의 선형 움직임을 반영해야 한다. 눈은 회전할 수 있을 뿐이고 선형 움직임을 보상하기 위해서는 거의 아무것도 할 수 없지만, 몸은 회전하거나 위치를 바꿀 수 있다.

안뜰핵을 척수의 앞뿔세포에 연결하는 3가지 주요한 백색질 경로가 있다. 가쪽안뜰척수로는 같은쪽 가쪽안뜰핵으로부터 기원하는데, 평형모래와 소뇌로부터 대부분의 자극을 받는다(그림 1.10). 이 경로는 중력으로 일어나는 머리 움직임 변화에 대응하여, 주로 다리에서 반중력적 자세 운동활동이나 보호적 신장(뻗기)을 일으킨다. 안쪽 안뜰척수로는 반대쪽 안쪽, 위쪽, 아래쪽 안뜰핵으로부터 기원하고(그림 1.10), 반고리관 감각자극(각을 이루는 머리 움직임)에 반응하여, 계속되는 자세 변화나 머리 복원을 조정한다. 안쪽 안뜰척수로는 안쪽세로다발에 있는 목척수를 통해서만 내려가고, 목의 근조직을 활성화시킨다.

그물척수로는 모든 안뜰핵은 물론 균형을 유지하는데 관련된 그 밖의 모든 감각과 운동계로부터 감각자극을 받는다. 그물척수로는 반대편으로 교차하는 부분과 교차하지 않는 부분이 모두 있으며 많은 영역과 연결되어 있다. 척수 전체에 걸친 그물척수로의 기능에 대한 내용은 잘 알려지지 않았으나 자세 조절을 포함한 대부분의 균형반사 관련 움직임에 관여하는 것으로 예상된다.

안뜰반사 Vestibular reflexes

지금까지 안뜰계의 감각, 중추신경계, 운동출력에 대해 설명하였다. 여기에서는 안뜰눈반사, 안뜰척수반사, 안뜰목반사라 불리는 반사뿐만 아니라 목, 시각, 몸감각에 대한 기술을 포함하여 논의할 것이다. 뿐만 아니라 목, 시각, 몸감각의 반사들에 대해서 짧은 기술을 포함한다. 이들 반사는 안뜰기관에 의해서 직접적으로 조정되는 것은 아니지만, 안뜰반사와 밀접한 상호작용을 가진다.

안뜰눈반사 Vestibulo-ocular reflex

안뜰눈반사(vestibulo-ocular reflex, VOR)는 일반적으로 머리 움직임 동안 안정된 시각을 유지하는 활동을 하며, 크게 2가지 기능을 가진다. 반고리관에 의해 조절되는 각 안뜰눈반사는 회전에 대해 보상하고 평형모래에 의해 조절되는 선형 안뜰눈반사는 위치 바꿈에 대해 보상하고, 각 안뜰눈반사는 주로 주시안정성을 담당한다. 선형 안뜰눈반사는 가까운 표적을 보거나 비교적 높은 주파수로 머리를 움직이는 상황에서 가장 중요하다. 수평적 안뜰눈반사가 조직되는 방식의 한 예는 다음과 같다.

1. 머리를 오른쪽으로 돌릴 때, 속림프액 흐름이 팽대부마루를 맞고 꺾이면서 방향이 왼쪽으로 바뀐다(그림 1.4B).
2. 오른쪽 팽대부능선(crista, 돌출구조)에 있는 털세포의 방전율은 머리 움직임 속도에 비례하여 증가하고, 왼쪽 가쪽 팽대부능선능(돌출구조)에 있는 털세포의 방전율은 감소한다(그림 1.4A).
3. 점화율에서의 이러한 변화는 안뜰신경을 따라 전달되고, 안쪽 · 위쪽안뜰핵과 소뇌 신경의 방전에 영향을 미친다.
4. 흥분성 자극은 뇌줄기의 백색질로를 통해 눈운동 핵으로 전달되는데, 이것은 오른쪽(같은쪽) 안쪽곧은근과 왼쪽(반대쪽) 가쪽곧은근을 활성화시킨다. 억제성 자극은 대항근으로 전달된다.
5. 왼쪽 가쪽곧은근과 오른쪽 안쪽곧은근의 수축, 왼쪽 안쪽곧은근과 오른쪽 가쪽곧은근의 이완이 동시에 일어나면서, 왼쪽으로 향하는 보상눈운동이 일어난다.
6. 눈 속도가 주어진 머리 움직임 속도에 충분치 않고 망막상 움직임이 초당 2°보다 클 경우, 안뜰핵으로의 소뇌의 투영(그림 1.12)은 오류를 줄이기 위해 안뜰핵 내 신경세포의 점화율을 변경할 것이다.

안뜰척수반사 Vestibulospinal reflex

안뜰척수반사(vestibulospinal reflex, VSR)의 목적은 몸을 안정시키는 것이다. 안뜰척수반사는 실제로 시간(역동성 대 정지성 또는 긴장성)과 감각자극(관 대 평형모래)에 따라 이름 붙여진 여러 반사들의 집합으로 구성되어 있다. 안뜰척수반사의 한 예는 미로반사를 일으키는 것과 관련된 사건의 연결이다.

1. 머리를 한쪽으로 기울일 때, 관과 평형모래 모두 자극된다. 속림프액 흐름은 팽대부마루에 부딪쳐 방향이 바뀌고 전단력은 평형모래 내 털세포에 부딪쳐 방향이 바뀐다.
2. 안뜰신경과 안뜰핵은 활성화된다.
3. 자극은 가쪽과 안쪽 안뜰척수로를 통해 척수로 전달된다.
4. 폄근 활동은 머리를 기울인 쪽에 유발되고, 굽힘근 활동은 반대쪽에서 유발된다. 머리 움직임은 안뜰계가 감지한 움직임과 반대 방향으로 움직인다.

안뜰목반사 Vestibulocollic reflex

안뜰목반사(vestibulocollic reflex, VCR)는 머리를 안정화시키기 위해 목의 근육조직을 조절한다. 머리 움직임이 일으킨 반사는 평형모래나 반고리뼈이 감지한 움직임과 반대 방향이다. 이 반사를 조정하는 정확한 경로는 아직 자세하게 밝혀지지 않았다.

목반사
Cervical reflexes

목눈반사 Cervico-ocular reflex

목눈반사(cervico-ocular reflex, COR)는 안뜰눈반사와 상호작용한다. 목눈반사는 특정 상황에서 안뜰눈반사를 보완할 수 있는 목 고유감각기에 의해서 구동되는 눈 움직임으로 이루어져 있다. 일반적으로 목눈반사의 이득(gain)은 매우 낮다. 안뜰기관이 손상을 입었을 때 목눈반사는 용이해진다. 목눈반사나 목눈반사의 장애가 임상적 증상을 야기하는지는 아직확인되지 않았지만, 한쪽 안뜰상실을 가진 사람의 목 근육에 진동을 적용하게 되면 매우 강한 눈떨림을 유발하고, 종종 어지럼을 수반하는 것으로 알려져 있다.

목척수반사 Cervicospinal reflex

목척수반사(cervicospinal reflex, CSR)는 목 들심성 신경활동으로 구동되는 팔다리의 위치 변화로 정의된다. 특정 상황에서 안뜰눈반사를 보완할 수 있는 목눈반사와 유사하게, 목척수반사는 몸의 운동상태를 변경함으로써 안뜰척수반사를 보완할 수 있다. 안뜰척수반사와 같이, 목척수반사는 여러 반사들의 집합으로 이루어져 있다. 이들 반사신호를 조정하기 위해 2가지 경로를 생각해 볼 수 있다. 가쪽안뜰핵으로부터의 흥분성 경로와 숨뇌그물체의 안쪽 부분으로부터의 억제성 경로이다. 머리가 고정된 채 몸이 회전할 때 흥분성 안뜰척수계의 신경은 턱이 향하는 쪽으로 점화율을 증가시킨다. 동시에 억제성 그물척수계통에 있다고 생각되는 신경은 감소된 점화율을 보여준다. 이러한 활동은 턱이 향하는 쪽으로 팔다리를 뻗음과 반대쪽으로 팔다리를 구부림을 유발한다. 안뜰 감각기는 목 감각기가 이끌어낸 패턴과 반대 패턴으로 숨뇌 신경의 점화를 바꿈으로써 이들 시스템 모두에 영향을 미친다. 몸에 대한 안뜰과 목 자극의 영향 사이의 상호작용은 자세가 안정을 유지하도록 몸 위에서 머리가 자유롭게 움직일 때 서로 없어지는 경우가 많다.

목경반사 Cervicocollic reflex

목경반사(cervicocollic reflex, CCR)는 몸 위의 머리를 안정화시키는 목반사이다. 목 위치 변화로 생기는 들심성 신경 감각변화는 적절한 목 근육을 반사적으로 수축함으로써 몸을 펴는 것과 반대 성향을 만들어 낸다. 목경반사가 정상적인 사람의 머리안정화에 얼마나 관여하는지는 현재 불확실하지만, 목경반사는 주로 수직면에서 머리 움직임을 안정화하는데 유용하며, 또한 미로손실 후에 촉진될 수 있다. 주로 동물에 대한 실험적 연구는 목 장애가 자세불안정과 눈떨림을 유발할 수 있다는 것을 입증한다.

시각반사
Visual reflexes

시각계통은 안뜰 중추신경계 회로에 영향을 미치고, 눈으로 따라가는 반응(즉 원활추종눈운동)과 자세 반응을 구동시키는 능력 있고 정교한 감각계통이다. 중복연접의 시각기전에서 본질적 지연으로 인해 가장 빠르게 나타나는 시각반응은 안뜰반응(약 14msec)과 비교해 상당히 오랜 잠복기(약 80msec) 후 일어나므로 약 0.5Hz 이상의 주파수를 추적하는 데에는 그다지 적합하지는 않다. 시각적 추적 반응은 안뜰상실 후에 촉진될 수 있다.

몸감각반사
Somatosensory reflexes

몸감각기전은 자세안정성과 관련되기도 한다. Bles 팀은 몸감각 유발 눈떨림(이른바 '주위를 걸어가는 눈떨림')을 입증했다. 흥미롭게도, 양쪽 안뜰상실을 가진 대상자는 정상인보다 좀 더 현저한 눈떨림이 발병했다. 이것은 양쪽 안뜰상실을 가진 대상자가 정상인보다 더 많이 몸감각 정보를 사용한다는 뜻이다. 다른 상황에서, '2가지 어려움(몸감각 불안, 안뜰상실)'을 가진 사람들은 잘 기능하는 감각자극을 가진 사람들보다 많은 불편함을 가진다. 예를 들어, 당뇨병이 있는 말초신경병을 가진 환자들은 신경병이 없는 사람들보다 안뜰상실로부터 회복이 어려운 편이다.

양성발작성체위현훈에 대한 신경생리학
Neurophysiology of benign paroxysmal positional vertigo

대부분의 안뜰질환은 귀 사이의 불안정이나 기능상실 측면에서 설명될 수 있지만, 양성발작성체위현훈(BPPV)은 전혀 다른 기전을 가진다. 대부분의 안뜰진환은 양쪽 안뜰기관의 불균형이나 기능상실 측면에서 설명될 수 있지만, 양성발작성체위현훈은 떨어져 나온 평형모래(canalithiasis)가 반고리관 안에 있거나 팽대부마루에 부착되어 유발된다(그림 1.13). 지금까지 양성발작성체위현훈에 대한 이해는 커다란 진전을 이루었다.

Squires 팀이 만든 그림 1.14는 양성발작성체위현훈의 유체역학을 보여준다. 이 질환에서 어지럼과 눈떨림은 약 5초간의 잠복 이후에 시작된다. 증상 발병의 지연은 분리된 평형모래가 팽대부를 통과하는 움직임으로 인해 생겨나는데, 그 이유는 움직이는 평형모래로 인한 압력은 평형모래가 반고리관의 좁은 관으로 들어갈 때까지 무시해도 될 정도이기 때문이다. 그림 1.14는 미립자-벽 상호작용이 양성발작성체위현훈의 지속 기간과 잠복 기간의 변동성을 설명할 수 있다는 것을 보여준다.

유체역학의 다른 결과들은 양성발작성체위현훈 치료교정법에 대한 이해와 직접적인 관련이 있다. 완전한 1g 중력의 영향 아래, 일반적인 평형모래는 0.2mm/sec의 속도로 움직이거나, 매초 관 둘레의 약 1%만 움직인다. 결과적으로 치료교정법의 관성 효과는 평형모래의 무시해도 될 정도의 움직임이 일어날 수 있다. 실제로 머리의 갑작스러운 움직임이나 현인성 모멘트를 포함하는 교정법(시몽조작법)은 관의 위치 재조정을 위해 중력에 의존하는 교정법(에플리 조작법)과 비교하여 추가적인 효과가 있을 것 같지는 않다.

고차원적 안뜰정보 처리
Higher-level vestibular processing

여기서는 반사가 아니라 훨씬 더 많은 처리 진행이 필요한, 중추신경계에서의 안뜰정보 처리에 대해 논의한다. 이 과정은 일반적으로 훨씬 더 정확하고, 부분적으로는 의식적 통제하에 있다. 이들 기전은 안뜰반사보다 좀 더 수정이 가능하기 때문에, 특히 재활에 적절하다. 이들 기전의 대부분은 여러 감각자극을 함께 처리한다.

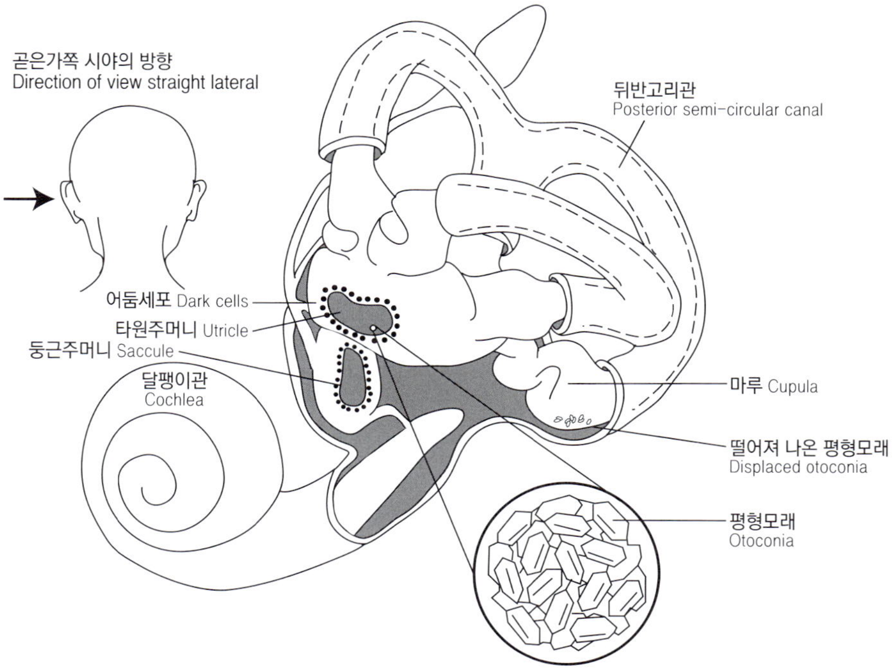

그림 1.13 양성발작성체위현훈 (BPPV)의 생리학.
평형모래(귀돌)는 타원주머니에서 떨어져 나와 속귀(내이)의 가장 낮은 부분인 뒤반고리관 바닥으로 옮겨진다(출처: Timothy C.Hain, MD.).

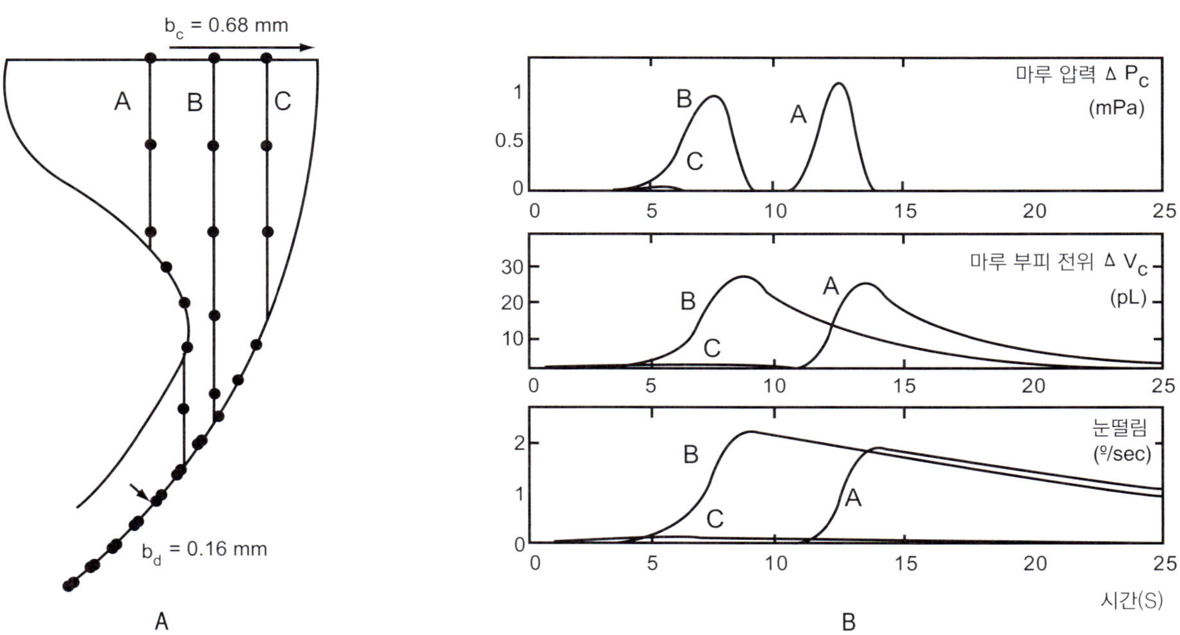

그림 1.14 양성발작성체위현훈(BPPV)의 유체역학.
A: 뒤반고리관이 수직으로 위치하도록 머리의 위치를 빠르게 변경하고 난 후 세 개의 평형모래(귀돌)의 궤도. 반경이 b_c 팽대부를 통과한 평형모래는 마루에 근접하게 되고, 반경 b_d인 관으로 들어간다. **B:** A에서 설명한 평형모래의 이동으로 인한 압력, 변위, 눈떨림.

속도저장 Velocity storage

안뜰눈반사는 얼마나 이득이 있어야 하는가? 머리가 움직이는 동안 눈이 공간적으로 계속 정지되어 있으려면 눈 속도는 머리 움직임과 정확히 반대여야 한다. 이것이 일어났을 때 머리 움직임에 대한 눈 움직임 속도 비율은 이득(gain)이라고 하는데, −1.0과 같다. 정상 시각을 유지하려면, 망막상 운동은 초당 2° 이하여야만 한다. 다른 말로, 일반적인 머리 움직임으로 쉽게 일어나는 초당 100°의 머리 움직임 속도에 대한 안뜰눈반사의 이득은 정확히 98%이어야 하는데, 그 이유는 그보다 더 큰 오류는 시각을 불투명하게 만들기 때문이다.

정상적인 안뜰눈반사는 짧은 머리 움직임 동안에만 높은 수준의 성능을 제공할 수 있다. 다른 말로 안뜰눈반사는 고주파적 머리 움직임에는 보상적이고, 저주파적 머리 움직임에는 보상적이지 않다. 이러한 사실은 일정 속도를 가진, 일관적인 머리 움직임에 대한 반고리관의 반응으로 가장 쉽게 입증될 수 있다. 관들은 안뜰신경의 신경점화에서 기하급수적으로 감소하는 변화를 일으킴으로써 반응한다. 지수함수의 시간 상수는 약 7초이다. 즉 다른 말로 점화율은 7초 만에 최초량의 32%로 감소한다는 것이다. 이상적으로, 시간 상수는 무한해야 하고, 이것은 반응 감소가 전혀 없다는 것이다. 분명, 7초의 시간 상수는 충분히 길지 않다. 그 이유는 중추신경계가 반응을 유지하여 말초신경계 시간 상수 7초를 중추신경계 시간 상수 약 20초로 바꾸는데 어려움을 겪기 때문이다. 속도저장 기전으로 불리는 뇌줄기 구조를 통해 이러한 반응이 유지된다.

속도저장 기전은 몇 가지 종류의 감각기에서 얻어진 머리 움직임 속도에 관한 정보의 저장소이다. 안뜰핵이 밝은 곳에서 회전하는 동안 주시시차(retinal slip) 정보로 채워진다. 주시시차는 눈 움직임 속도와 머리 움직임 속도와의 차이이다. 주시시차는 속도 저장 기전을 구동시키고, 안뜰 들심성 신경 정보가 감소한 이후에도 안뜰 관련 반응을 계속 일어나게 할 수 있다. 안뜰계는 몸감각과 평형모래 정보를 사용해서 속도 저장 기전을 구동시키기도 한다. 이러한 예는 안뜰계가 다수의, 부분적으로는 중복성의 감각자극을 어떻게 해결하는지를 보여준다.

반사를 넘어선 내부 추정
Internal estimation-going beyond reflexes

반사는 감각자극을 빠르게 운동출력으로 바꾸는 간단한 감각처리기이다. 하지만 감각자극이 없거나(눈을 감을 때처럼), 부정확하거나(체위현훈을 가진 사람이 머리를 기울일 때처럼), 시끄러울 때는 어떻게 처리되는가? 감각자극들을 결합하고, 관련성에 따라 자극들을 가늠하고, 공간에서 방향감각의 뚜렷한 판별치를 제공하는 기전은 지속적인 감각자극이 없더라도 필요하다.

공학적 용어로, '판별기(estimator)'를 논의하고 있다. 우주왕복선을 타고 비행하는 것도 유사한 문제를 수반한다. 우주왕복선에는 수백 가지의 센서와 작동 장치(운동출력)가 있다. 어떤 센서는 빠르게, 또 어떤 센서는 느리게 반응한다. 이 센서들은 정확성과 크기조절에서 다르고, 프레임(frame)과 타이밍 그리고 잡음 특성을 조정한다. 우주왕복선이 추락하는 것을 막기 위하여 센서들을 통합하고, 이 우주왕복선 시스템의 상태(즉 위치, 속도, 가속도)에 대한 내부 판별치를 만들어 내는 기전이 필요하다.

이런 문제에 대한 공학적 해결은 MIT의 Kalman이 한 연구로부터 개발되었고, 종종 '칼만 필터(Kalman filter)'라고 불린다. 또한 이것은 '최적 판별기(optimal estimator)' 혹은 '내부 모델(internal model)'이라고 불리기도 하지만 주로 '최적 판별기'라는 용어를 더 사용한다. 최적 판별기의 주요 사항은 그림 1.15에 나타난다. 최적 판별기와 유사한 기전이 인간의 감각 운동 처리와 안뜰 처리에 사용되고 있다는 강력한 증거가 있다.

판별기는 간단한 반사들보다 훨씬 더 강력하다. 이들 판별기가 어떻게 다른지 이해하기 위해 소개할 필요가 있는 몇 가지 핵심 개념이 있다. 첫째, 현재 상태의 판별치를 만들어 내기 위해 변환기의 내부 모델과 운동출력을 사용하는 것이다. 이들 내부 모델은 경험에 따라 조정되고 신체기능의 변화를 탐지한다. 안뜰재활이 내부 모델을 개선할 가능성이 높은 것 같다.

둘째, 신체 상태는 감각자극으로부터 직접적으로 계산되지 않지만, 신체 상태의 판별치를 업데이트하기 위해 감각자극과 예상 감각자극 사이의 차이를 사용한다. 이러

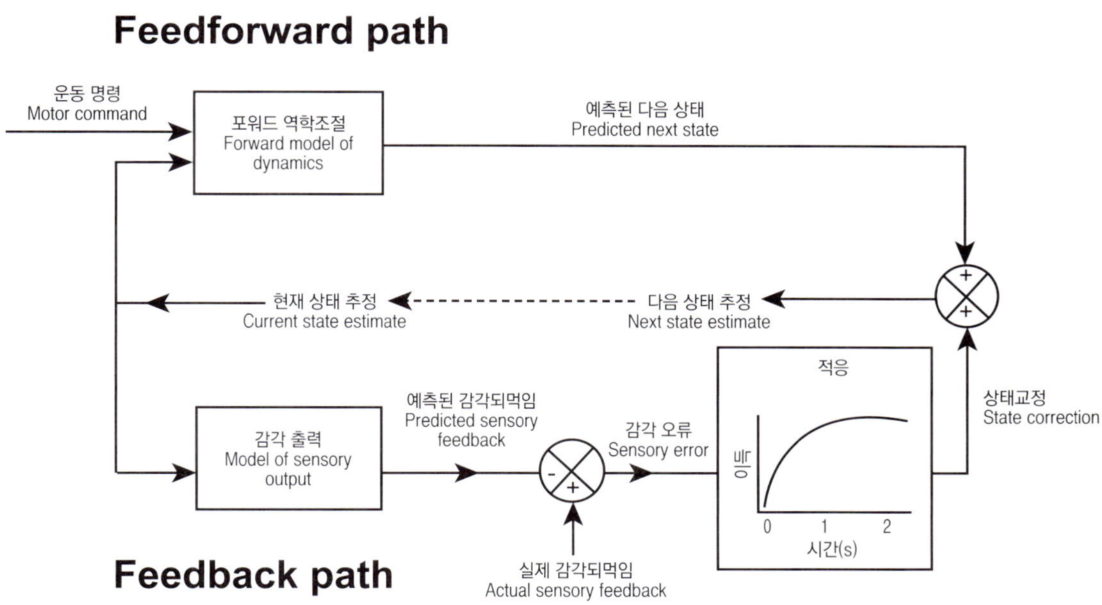

그림 1.15 감각운동통합을 위해 인체가 사용할 수 있는 최적 추정을 보여주는 블록 다이어그램. 감각자극 및 운동출력은 현재 상태를 추정하는 데 사용된다. 그림 1.11과 비교해본다.

한 설계는 감각자극이 없을 때조차도 판별기가 계속 작동하는 것이 가능하도록 만들어 주는데, 이것은 분명 바람직한 특징이다.

셋째, '칼만 이득(Kalman gain)'은 감각자극이 진행 중인 상태 판별치에 미치는 영향력을 가늠한다. 이 칼만 이득은 지속되는 감각의 중요도와 신뢰도를 조절할 수 있게 한다. 다른 말로, 안뜰결핍을 가진 사람들에게 신뢰할 수 없는 감각자극을 보상하는 법을 가르쳐주기 위해 안뜰재활은 칼만 이득과 유사한 어떤 것을 조절하는 것으로 보인다.

종합해보면, 본질적으로 판별기는 안뜰반사보다 훨씬 더 정확하며 우수하다. 또한 판별기는 감각자극이 없을 때조차 기능하며, 경험적으로 반사들보다 더 많이 수정 가능하다. 판별기는 '고유'하지 않기 때문에 반사들만큼 빠르지는 않다.

안뜰계의 고차원적인 문제들
Higher level problems of the vestibular system

과부하에 대한 보상 Compensation for overload

사람은 초당 300°가 넘는 속도로 머리를 움직일 수 있다. 예를 들어, 차를 운전하는 동안 한쪽에서 경적소리를 들었을 때, 이 문제를 시각화하고 잠재적으로 다가오는 충돌을 피하기 위해 머리를 빠르게 회전할 수 있다. 예를 들면, 라켓볼을 하고 있는 동안, 머리 움직임 속도와 가속도는 높은 수준에 다다를 수 있다. 이런 종류의 활동을 하고 있는 동안 볼 수 있어야 하는데 안뜰신경은 이러한 높은 속도 신호의 전달에 그다지 적합하지 않다. 그 이유는 이번 섹션에서 논의된 안뜰계의 운동출력 차단 행동 때문이다. 높은 속도의 머리 움직임은 억제된 쪽의 신경 점화율을 0으로 구동하게 할 수 있다.

이 경우 안뜰계는 흥분된 쪽에 의존해야만 하는데, 흥분된 쪽은 억제된 쪽과 '밀고-당기기(push-pull)'로 연결되어 있다. 억제된 쪽은 초당 0spikes까지만 구동될 수 있으나, 흥분된 쪽은 훨씬 더 높은 단계에서 구동될 수 있다. 그래서 밀고-당기기 배열은 이런 과부하 문제 일부를 처리한다. 하지만 한쪽 안뜰상실을 가진 환자들은 과부하 문제를 처리하는 이런 기전이 불가능해지고, 장애가 있는 쪽으로의 빠른 머리 움직임 시 어려움을 겪게 된다.

안뜰 모호성 Vestibular ambiguity

귀돌기관에서 들어오는 감각자극 해석은 모호한 부분이 있다, 왜냐하면 선형으로 가속하는 움직임과 한쪽으로 머리를 기울이는 움직임 동안 귀돌기관 활성화는 동일하기 때문이다.

다시 말해, 다른 감각정보가 없는 상태에서는 축을 따라 휙 움직여졌는지, 아니면 방 전체가 기울어져 있는지 판단할 방법이 없다는 것이다. 반고리관의 정보도 이러한 움직임을 구분하는 것이 쉽지 않다. 왜냐하면 사람은 회전하면서 기울어질 수 있기 때문이다. 지하철이나 비행기 안에서 이러한 움직임들이 동시에 일어날 수 있다.

움직이는 차량 밖에서 무슨 일이 일어나는지를 판단하기 위해서 시각과 촉각을 사용할 수 있는데, 어쩌면 이전에 논의한 최적의 판별기를 사용할 수 있다. 사람이 빠른 결정을 할 필요가 없는 한, 이들 감각은 완전히 충분하다. 하지만 시각자극은 안뜰핵에 도달하는데 80ms가 걸리고, 촉각자극은 관절 위치를 고려해야 하며 접촉 부위와 안뜰신경핵 사이에서 내부신경전달(intrinsic neural transmission) 지연이 발생한다.

뇌가 기울기와 선형 움직임 가속도를 구별하는데 사용할 수 있는 또 다른 방법은 필터링이다. 대부분의 경우 기울기는 오랜 시간이 걸리고, 선형 움직임 가속도는 짧은 시간이 걸린다. 낮고 높은 주파수를 통과시키는 신경 필터는 이들을 구별하는데 사용될 수 있다. 그럼에도 불구하고, 인간의 경우 이 모호성 문제는 해결이 안 되는 쪽으로 진화가 이루어진 것 같다. 선형 움직임 가속도나 기울기를 보상하는데 적절한 귀돌기관눈반사(otolith-ocular reflex)는 어두운 곳에서 존재하기는 하지만, 정상적인 인간은 아주 약하게 나타난다. 이보다 강한 귀돌기관눈반사는 일반적으로 모호성 문제를 해결하기 위해 시각이 이용 가능한 때인 밝은 곳에서만 일어난다. 감각의 모호성은 다수의 감각손실을 가진 환자에게서 가장 문제가 되는데, 그 이유는 이 환자들은 적절한 안뜰척수반응(vestibulospinal response)을 만들기 위해 다른 감각을 사용할 수 없기 때문이다.

멀미 Motion sickness

뇌가 일상적으로 다수의 감각정보 경로를 동시에 어떻게 처리하는지를 보여주는 예는 멀미증후군에서 알 수 있다. 멀미 증상에는 움직임에 따른 어지럼, 메스꺼움, 구토, 권태(malaise) 등이 있다. 멀미는 시각-안뜰 부조화(visual-vestibular conflict)와 같은 관련 감각경로에 있는 움직임 정보 사이의 부조화나 실제 감각자극과 예상 감각자극 사이의 부조화로 인해 유발된다고 생각된다. 예를 들어, 멀미는 차를 타고 있는 동안 책을 읽을 때 종종 유발된다. 이 경우 안뜰과 고유감각계는 움직임 신호를 보내지만 시각계통은 상대적으로 정지 신호를 보낸다.

안뜰기관은 가끔 쓸모없는 정보를 보내는 경우도 있는데, 이는 미로 내 부조화를 만들게 된다. 우주멀미(space motion sickness)는 미로 내 부조화로 유발된다고 생각된다. 우주왕복선 안 우주비행사의 약 50%가 궤도비행 초기 24~72시간 동안 멀미를 경험한다. 현재 우주멀미는 귀돌기관-기울기 변환(otolith tilt-translation)장애 때문이라고 생각된다. 귀돌기관은 중력장 상황에서 정상적으로 기능하는데, 항상 귀돌기관에 작용하는 전체 힘은 중력으로 인한 힘과 머리의 선형 움직임 가속도로 인한 힘의 벡터 합이다. 중추신경계는 선형 가속도가 주로 기울기에 관련되어 있을 것으로 간주하게 되는데, 이는 중력으로 인한 선가속도가 머리의 가속도로 인한 선가속도보다 보통 더 크기 때문이다. 우주비행사가 우주에 있는 상황처럼 지구의 중력장 바깥에 있을 때, 귀돌기관 자극의 유일한 원인은 머리의 선가속도이다. 예민한 사람의 경우 중추신경계는 선가속도를 주로 기울기와 관련된 것으로 계속 감지하는데, 이는 이런 상황에는 맞지 않아 멀미 증상을 일으킨다.

일반적으로 멀미가 일어나는 부위는 다음과 같다. (1) 온전한 미로와 중추신경계 안뜰 연결 부위, (2) 미로 자극을 조정하는 소뇌결절과 목젖(uvula), (3) 맨 아래 구역에 있는 화학수용 유발 구역, (4) 숨뇌 구토 중추. 대상자에 따른 멀미 정도의 차이는 아직 완전히 밝혀지지 않았다.

회복 Repair

지금까지 안뜰계의 구조적 한계와 물리적 제한에 대해 기술했다. 정상인의 경우, 감각자극의 중복과 중추신경계 신호 처리에 의존함으로써 이러한 문제는 해결될 수 있다. 이와 같은 본질적인 문제뿐만 아니라 감각기관의 계속적인 변화, 중추신경계 처리능력, 운동출력 경로와 관련된 외적인 문제들도 있다. 머리를 움직이고 낙상을 피하는 동안 볼 수 있는 것은 생존에 매우 중요하기 때문에 안뜰계의 회복 기능은 생리학의 본질적인 부분으로 고려되어야만 한다. 이러한 이유로 회복은 마지막 주제이다.

말초신경계 안뜰장애에 대한 적응 가소성은 놀라울 정도로 뛰어나서 심지어는 안뜰계가 안뜰눈반사(VOR)의 역전을 요구하는 특수한 감각 상황에 적응할 수 있도록 해준다(2장 참조). 내부 모델의 조정과 감각자극을 가늠하는 것(칼만 이득)은 적어도 반사의 재조정만큼이나 중요하다. 왜냐하면 내부 모델은 반사가 할 수 없는 많은 중요한 기능을 제공하기 때문이다(감각자극이 없을 때 기능하는 것처럼).

대부분의 사람들은 추상적인 생각을 할 능력이 있고 서로의 상황을 일반화할 수 있지만, 안뜰 적응의 경우는 그렇지 않다. 말초신경계 안뜰장애의 회복에는 상황 의존성이 높다. 다른 말로, 한 감각상황 내에 학습된 적응은 또 다른 감각상황 내에서는 작동하지 않을 수 있다. 예를 들어, 머리를 똑바로 세운 상태에서 표적에 대한 주시를 안정되게 할 수 있는 환자는 바로 누운 자세에서 똑같은 머리 움직임을 할 때 표적에 대한 주시를 할 능력이 없을 수 있다. 고양이를 대상으로 한 실험에서, 머리의 방향감각에 의한 안뜰눈반사 이득(VOR gain) 적응을 만들 수 있었다. 유사하게, 저주파 머리 움직임을 이용해 고양이의 안뜰눈반사를 훈련할 때, 고주파에서는 훈련 효과가 전혀 나타나지 않았다.

또 다른 상황 의존의 형태는 안뜰척수반사와 관련이 있고, 머리와 몸 사이의 기준 틀에서의 차이와 관계가 있다. 머리는 몸 위에서 움직일 수 있기 때문에 머리가 어떻게 움직이는가에 대한 정보는 몸에 대한 것으로 바뀔 수 있다. 예를 들어, 머리를 오른쪽으로 90° 돌리는 상황을 생각해 본다면 이 상황에서 머리의 관상면은 몸의 시상면과 나란하게 되고, 주어진 안뜰 자극에 대하여 낙상을 막기 위한 운동 시너지는 또 90°로 회전되어야 한다. 예를 들어, 특정한 머리자세(똑바로 있는 것과 같은)에서만 모든 절차를 수행하는 걸음걸이 훈련을 받고 있는, 안뜰상실을 가진 환자들은 발을 내려다보는 것과 같은 머리가 다른 자세를 취하고 있는 자연스러운 상황에서는 거의 개선을 보이지 않을 수 있다. 상황의존의 생리학은 거의 밝혀진 것이 없다.

중추신경계 장애의 회복은 말초신경계 장애의 회복보다 훨씬 더 한계가 있다. 이것은 안뜰기관의 "아킬레스건"이다. 중추신경계 장애로 인한 증상은 말초신경계 장애로 인한 증상보다 훨씬 더 오래 지속된다. 취약성이 나타나는 이유를 이해하기는 어렵지 않다. 일반적으로 차가 고장날 경우 정비소에 가서 수리를 한다. 하지만 차와 정비소가 동시에 문제가 있을 경우, 훨씬 더 큰 문제를 안게 된다. 소뇌는 안뜰계에 대해 정비소의 역할을 수행한다. 소뇌 병변이 있거나 소뇌로 오고 가는 경로에 병변이 있을 경우, 안뜰기능저하 증상은 심각해지거나 영구적이 될 수도 있다. 임상의들은 중추신경계 안뜰병변으로부터 말초신경계를 분리하고자 할 때, 이런 논리를 사용한다. 몇 주 동안 지속되는 자연스러운 눈떨림은 일반적으로 중추신경계 병변 때문이고 온전한 뇌줄기와 소뇌는 말초신경계 눈떨림을 회복시킨다.

요약
Summary

안뜰계는 인간의 오래되고 정교한 조절시스템이다. 빠른 머리와 자세 움직임에 대한 감각자극의 정확한 처리는 복잡할 뿐만 아니라 생존에 중요하다. 놀라운 것은 아닌데, 몸은 다수의 부분적으로 중복되는 감각자극들과 운동출력들을 사용하고, 이 감각자극들과 운동출력들은 적절한 중추신경계 회복 능력과 결합되어 있다. 전체적으로 안뜰계는 많은 양의 말초신경계 안뜰기능저하를 견뎌내고 적응할 수 있다. 중추신경계 안뜰기능저하를 회복시킬 능력이 없다는 것이 안뜰계의 약점이라 할 수 있다.

References

1. Von Bechterew W. Ergebnisse der Durchschneidung desN. acusticus nebst Erorterung der Bedeutung der semicircularen Canale fur das Korpergewicht. *Pflugers Arch. Ges. Physiol*. 1883;30:312–347.
2. Pender D. *Practical Otology*. Philadelphia, PA: JB Lippincott;1992.
3. Baloh R, Honrubia V. *Clinical Neurophysiology of the Vestibular System*. Philadelphia, PA: F.A. Davis; 1990.
4. Bach-Y-Rita P, et al. *The control of eye movements*. New York, NY: Academic Press; 1971.
5. Schuknecht H. *Pathology of the Ear*. Philadelphia, PA: Lea and Ferbiger; 1993.
6. Perlman HB, Kimura R, et al. Experiments on temporary obstruction of the internal auditory artery. *Laryngoscope*. 1959;69(6):591–613.
7. Wilson V, Jones M. *Mammalian Vestibular Physiology*. New York, NY: Plenum; 1979.
8. Barber H, Stockwell C. *Manual of Electronystagmography*. St. Louis, MO: C.V. Mosby; 1976.
9. Goldberg JM, Fernandez C. Physiology of peripheral neurons innervating semicircular canals of the squirrel monkey, III: variations among units in their discharge properties. *J Neurophysiol*. 1971;34(4):676–684.
10. Minor LB, Goldberg JM. Vestibular-nerve inputs to the vestibulo-ocular reflex: a functional-ablation study in the squirrel monkey. *J Neurosci*. 1991;11(6):1636–1648.
11. Fernandez C, Goldberg JM. Physiology of peripheral neurons innervating semicircular canals of the squirrel monkey, II: response to sinusoidal stimulation and dynamics of peripheral vestibular system. *J Neurophysiol*. 1971;34(4):661–675.
12. Miles FA, Braitman DJ. Long-term adaptive changes in primate vestibuloocular reflex, II: electrophysiological observations on semicircular canal primary afferents. J Neurophysiol. 1980;43(5):1426–1436.
13. Ewald R. *Physiologische Untersuchungen ueber das Endorgan des Nervus Octavus*. Wiesbaden: Bergman; 1892.
14. Baloh RW, Honrubia V, et al. Ewald's second law re-evaluated. *Acta Oto-Laryngologica*. 1977;83 (5-6):475–479.
15. Brodal A. *Neurological Anatomy in Relation to Clinical Medicine*. New York, NY: Oxford Press; 1981.
16. Highstein SM. Role of the flocculus of the cerebellum in motor learning of the vestibulo-ocular reflex. *Otolaryngol Head Neck Surg*. 1998;119(3):212–220.
17. Sekirnjak C, Vissel B, et al. Purkinje cell synapses target physiologically unique brainstem neurons. *J Neurosci*. 2003;23(15):6392–6398.
18. Bard P, Woolsey CN, et al. Delimitation of central nervous mechanisms involved in motion sickness. *Fed Proc*. 1947;6(1 Pt 2):72.
19. Cannon SC, Robinson DA. Loss of the neural integrator of the oculomotor system from brain stem lesions in monkey. *J Neurophysiol*. 1987;57(5):1383–1409.
20. Ezure K, Sasaki S, et al. Frequency-response analysis of vestibular-induced neck reflex in cat, II: functional significance of cervical afferents and polysynaptic descending pathways. *J Neurophysiol*. 1978;41(2):459–471.
21. Peterson B. Cervicocollic and cervicoocular reflexes. In: Peterson B, Richmond F, eds. *Control of Head Movement*. New York, NY: Oxford University Press; 1988:90–99.
22. Kasai T, Zee DS. Eye-head coordination in labyrinthined-efective human beings. *Brain Research*. 1978;144(1): 123–141.
23. Botros G. The tonic oculomotor function of the cervical joint and muscle receptors. *Adv Otorhinolaryngol*. 1979;25:214–220.
24. Cherchi M, Hain T. Provocative maneuvers for vestibular disorders. In: Eggers DZ, Zee DS, eds. *Vertigo and Imbalance: Clinical Neurophysiology of the Vestibular System*. New York, NY: Elsevier; 2010:111–134.
25. Pompeiano O. The tonic neck reflex: supraspinal control. In: Peterson B, Richmond F, eds. *Control of Head Movement*. New York, NY: Oxford University Press; 1988:108–119.
26. de Jong PT, de Jong JM, et al. Ataxia and nystagmus induced by injection of local anesthetics in the neck. *Ann Neurol*. 1977;1(3):240–246.
27. Lisberger SG. (1990). Visual tracking in monkeys: evidence for short-latency suppression of the vestibuloocular reflex. *J Neurophysiol*. 63(4):676–688.
28. Bles W, de Jong JM, et al. Somatosensory compensation for loss of labyrinthine function. *Acta Otolaryngol*. 1984;97(3-4):213–221.
29. Aranda C, Meza A, et al. Diabetic polyneuropathy may

increase the handicap related to vestibular disease. *Arch Med Res*. 2009;40(3):180–185.

30. Squires TM, Weidman MS, et al. A mathematical model for top–shelf vertigo: the role of sedimenting otoconia in BPPV. *J Biomech*. 2004;37(8):1137–1146.
31. Raphan T, Matsuo V, et al. Velocity storage in the vestibulo–ocular reflex arc (VOR). *Exp Brain Res*. 1979;35(2):229–248.
32. Hain TC. A model of the nystagmus induced by off vertical axis rotation. *Biological Cybernetics*. 1986;54 (4–5):337–350.
33. Wolpert DM, Miall RC. Forward models for physiological motor control. *Neural Netw*. 1996;9(8):1265–1279.
34. Oman CM. Motion sickness: a synthesis and evaluation of the sensory conflict theory. *Can J Physiol Pharmacol*. 1990;68(2):294–303.
35. Israel I, Berthoz A. Contribution of the otoliths to the calculation of linear displacement. *J Neurophysiol*. 1989;62(1):247–263.
36. Parker DE, Reschke MF, et al. Otolith tilt–translation reinterpretation following prolonged weightlessness: implications for preflight training. *Aviat Space Environ Med*. 1985;56(6):601–606.
37. Oman CM, Lichtenberg BK, et al. M.I.T./Canadian vestibular experiments on the Spacelab–1 mission, IV: Space motion sickness: symptoms, stimuli, and predictability. *Exp Brain Res*. 1986;64(2):316–334.
38. Harm D. Physiology of motion sickness symptoms. In: Crampton GH, ed. *Motion and Space Sickness*. Boca Raton, FL: CRC Press; 1990.
39. Gonshor A, Melvill–Jones G. Extreme vestibulo–ocular adaptation induced by prolonged optical reversal of vision. *J. Physiol* (Lond). 1976;256:381.
40. Baker J, Wickland C, et al. Dependence of cat vestibuloocular reflex direction adaptation on animal orientation during adaptation and rotation in darkness. *Brain Res*. 1987;408(1–2):339–343.
41. Godaux E, Halleux J, et al. Adaptive change of the vestibuloocular reflex in the cat: the effects of a long–term frequencyselective procedure. *Exp Brain Res*. 1983;49(1):28–34.

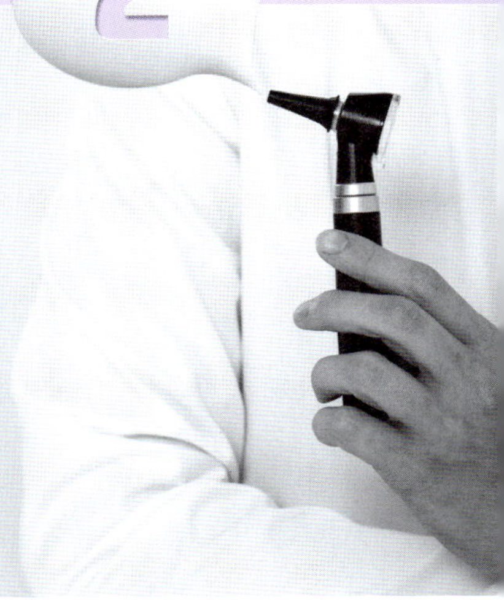

2 안뜰눈반사 적응

Vestibulo-ocular Reflex Adaptation

Michael C. Schubert, PT, PhD

질병과 노화에 따른 신체의 변화가 있더라도 안뜰눈반사(vestibulo-ocular reflex, VOR)는 그러한 환경에 높은 적응력을 나타낸다. 이러한 적응력이 없다면 노화나 질병으로 인한 기능적 장애, 특히 주시(gaze)와 걸음걸이가 불안정할 것이다. 안뜰눈반사가 환경에 잘 적응하는 예로는 안경을 씀으로써 안뜰눈반사가 완전히 바뀐다는 것이다. 이 장의 초점은 사람은 물론 동물에 대한 연구로부터 얻은 안뜰눈반사 적응에 대한 근거에 있다. 특히 안뜰눈반사 가소성의 견고성, 그러한 가소성에 관련된 해부학적 구조에 대한 근거 그리고 이러한 적응이 어떻게 일어나는지에 초점을 맞춘다. 결핍된 안뜰눈반사에 도움을 줄 수 있는 눈운동(예: 교정신속눈운동) 및 안뜰척수 전략에 대해 자세한 내용은 6장과 9장을 참조한다.

적응에 있어 시각과 머리 움직임의 역할-개요
Role of vision and head motion in adaptation-overview

안뜰눈반사의 주요 적응을 위해서는 시각과 머리의 움직임이라는 두 가지의 감각자극이 필요하다. 일반적으로 안뜰눈반사의 이득(gain)을 향상시키도록 설계된 적응 패러다임은 단기(1시간 미만) 또는 장기(1일 이상) 노출로 수행되어왔다. 다수의 안뜰눈반사 적응 연구는 머리의 움직임을 표적의 움직임과 결합하여 정상 안뜰눈반사를 변경할 수 있다는 것을 입증했다. 보여지는 표적이 망막을 스쳐 지나가는 식으로 움직이면 안뜰눈반사는 다시 보정된다. 재교정된 안뜰눈반사의 방향(증가 또는 감소)은 머리 움직임과 관련하여 표적의 움직임 방향에 따라 달라진다. 머리 회전 중 머리 회전과 다른 속도로 움직이는 표적의 시각적 추종은 안뜰눈반사에 적응(변경)을 생성한다. 이는 일반적으로 두 가지 방법 중 하나로 달성된다. (1) 표적이 사물을 최대화시키는 렌즈를 착용하거나(표적의 속도를 증가시킴) 최소화시키는 렌즈 사용하기(표적의 속도를 감소시킴), (2) 머리의 회전 방향과는 반대 방향으로 움직이는 표적을 보거나(표적의 속도를 증가시킴) 머리의 회전 방향과 같은 방향으로 표적을 움직이게 하는 것(표적의 속도를 감소시킴)이 있다. 표적의 속도와 눈 속도의 차이를 망막밀림(retinal slip)이라 하는데, 이는 정량화할 수 있다. 따라서 망막밀림은 속도 오류 신호로 안뜰눈반사를 바꾸는 가장 효과적인 수단이다(예: 안뜰눈반사 이득).

눈돌림

특정 축에 따른 눈의 각 운동이다. 예를 들어, 회전(torsion)은 눈이 중심 및 일차적 위치에 있을 때 신체상 하축(시선)을 중심으로 시계방향 또는 반시계방향으로 회전하는 것을 말한다.

동물들의 안뜰눈반사 적응에 대한 중요한 근거
Critical evidence of VOR adaptation in animals

한쪽 안뜰병변이 있는 동물의 시력과 움직임의 역할에 대한 연구에 의하면 안뜰눈반사에 병변이 있는 동물은 어두운 환경에서 움직임 조절이 어렵고 계속 불균형이 나타난다. 이 동물들이 빛에 노출되게 되면 안뜰눈반사와 균형이 회복되기 시작한다. 이는 관 막음(canal plugging), 미로절제술(labyrinthectomy) 그리고 신경절제(neurectomy) 병변에서 나타난 현상과 비슷한데, 이는 안뜰기능 저하 후의 안뜰눈반사 적응을 나타낸다. 안뜰눈반사 회복에 있어 빛의 노출이 매우 중요한 이유는 머리 움직임 중 시각 환경이 흐려질 때 발생하는 망막밀림이 나타나기 때문이다. 이는 시각겉질(뒤통수엽)을 제거한 원숭이를 대상으로 한 연구로도 증명되었으며 안뜰눈반사 이득 적응은 일어나지 않았다.

안뜰눈반사의 적응은 안뜰눈반사 증가 또는 감소 여부에 관계없이 4Hz 미만의 속도로 움직이는 정현파 머리 회전(sinusoid head rotation)에 가장 강력하게 반응하는 것으로 보인다. 또한 안뜰눈반사 이득은 머리 회전 빈도에 큰 영향을 받는다(예: 머리 회전 빈도로 1Hz를 사용하는 경우, 이득 변화는 1Hz에서 가장 크고 2Hz 또는 0.5Hz의 머리 회전에서는 덜하다). 또한 데이터를 보면 안뜰눈반사 이득(VOR gain)은 안뜰눈반사 이득의 감소보다 특정 주파수에 더 취약하다는 것을 알 수 있다. 건강한 사람의 안뜰계 일차 들심성 신경은 일반적으로 초당 70에서 100spikes 안정기흥분도(resting firing rate)를 가지고 있다. 들심성 신경의 규칙적인 방전은 활동전위 간의 interspikes 간격의 분포에 따라 결정된다(그림 2.1). 이는 들심성 신경을 규칙적 또는 불규칙적으로 방전하는 그룹으로 분류할 수 있도록 한다. 불규칙한 들심성 신경과 규칙적인 들심성 신경에 의해 전달되는 정보는 주파수의 스펙트럼 범위와 머리 움직임 가속도에 따라 달라진다. 불규칙한 들심성 신경은 머리 가속이 큰 회전에 더 민감하게 반응하는 경향이 있다. 불규칙한 들심성 신경의 민감도 증가는 안뜰눈반사의 시작뿐만 아니라 머리 움직임을 빨리 감지하기 위해서 더 중요할 수 있다. 반면 규칙적인 들심성 신경은 넓은 스펙트럼 범위에서 머리 속도에 비례하는 신호를 제공한다. 또한 일시적으로 불규칙한 들심성 신경을 저지하는 것이 안뜰눈반사에 아무런 영향을 미치지 않는 만큼 규칙적인 들심성 신경은 저주파 및 작은 머리의 가속도[정상 상태에서부터 정현파 회전(sinusoidal rotation)을 할 때 측정한대로]에 있어 1차 자극원이 될 수 있다.

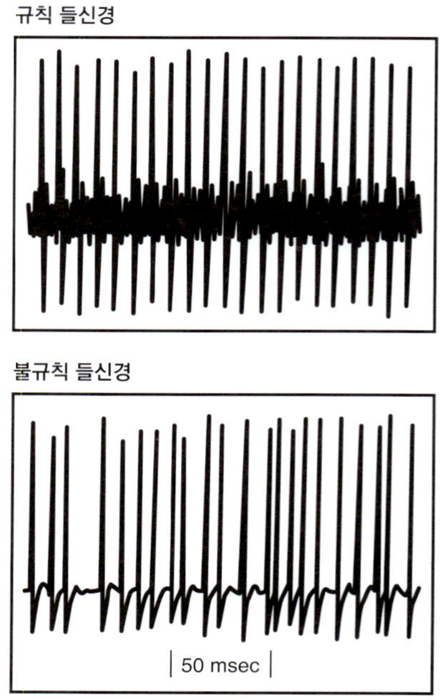

그림 2.1
말초 안뜰 들심성 신경의 분류는 방전 규칙성에 기초한다. 방전 규칙성은 활동전위 사이의 간격으로 결정된다. 휴식기 방전률의 주기성은 다르지만, 규칙적인 들심성 신경의 경우 97spikes/s이고 불규칙한 들심성 신경의 경우 98spikes/s이다(출처: Goldberg JM, Fernandez C. Physiology of peripheral neurons innervating semicircular canals of the squirrel monkey, I: resting discharge and response to constant angular accelerations. *J Neurophysiol* 1971;34:635–660).

안뜰눈반사는 여러 주파수와 속도에 걸쳐 시험되었으

며 고유한 들심성 신경생리학과 관련될 수 있는 속도 의존적 비선형성을 보여준다. 안뜰눈반사 증가는 정현파 회전의 여러 주파수와 ±20deg/sec의 피크 속도에 걸쳐 일정한(선형) 상태를 유지한다. 더 높은 주파수 및 속도에서의 회전인 경우, 안뜰눈반사 이득은 자극 속도(비선형) 및 가속 단계의 증가에 따라 상승한다. 따라서 안뜰눈반사의 출력은 선형 요소와 비선형 요소의 결합에 대한 결과일 수 있다.

Clendaniel 등은 스텝 회전의 가속도나 속도 부분에 따라 안뜰눈반사 이득 적응의 차이를 입증했다. 스텝 회전은 그래프 프로필에 기초하여 이름이 지어졌으며, 갑작스러운 가속도 증가 후 일정한 속도를 유지하는 것을 가리킨다(11장 참조). 가속도 변화로 인한 안뜰눈반사 이득 변화(~86%)는 속도 변화로 인한 안뜰눈반사 이득 변화(~46%)의 거의 두 배였다. 이러한 특성을 바탕으로, 연구진들은 선형 경로(tonic)와 비선형 경로(phasic)가 모두 안뜰눈반사에 영향을 준다고 설명했다. 비선형 경로(불규칙한 들심성 신경)는 안뜰눈반사의 선형 경로보다 더 가소성이 있는 것으로 나타났다. 이후 연구에서 동일한 저자가 고유한 주파수 및 속도 프로필을 사용하여 안뜰눈반사의 선형 및 비선형 경로를 우선적으로 조정할 수 있었으며, 안뜰눈반사 내에 차등 적응 제어가 존재한다는 가설을 뒷받침했다.

안뜰눈반사 학습의 통합

Consolidation of VOR learning

안뜰눈반사에서 새로운 운동 학습의 통합에 대한 내용을 이해하기는 부족하다. 통합(consolidation)은 장기기억(retention)을 가능하게 하는 특정 노출 기간을 말한다. 안뜰눈반사 증가 보존에 대한 최근 연구는 감소된 안뜰눈반사 증가가 정상으로 돌아오기 위해 머리 움직임이 필요하다는 것을 보여주었다. 이 연구에서 붉은털원숭이의 안뜰눈반사를 며칠 동안(장기 실험) 증가시키거나(높은 이득) 감소시킬 수 있었다(낮은 이득). 이후 동물들을 어둠 속에 놓은 뒤(시각적 자극은 없음) 머리의 움직임을 제한하거나 움직이도록 하였다. 머리 움직임과 상관없이, 안뜰눈반사 이득의 적응이 증가한 동물들은 이득의 크기가 거의 감소되지 않았다. 그러나 안뜰눈반사 이득이 줄어든 원숭이는 안뜰눈반사 이득 기준선으로 돌아오게 하기 위해 머리를 움직여야 했다. 이는 안뜰눈반사 이득이 낮을 때(예: 안뜰기능저하 환자)는 증가시키기 위해 머리의 움직임이 필요하지만 안뜰눈반사 이득이 높아서 감소시키기 위해 머리의 움직임이 필요 없다는 것을 나타낸다. 아직 사람을 대상으로 연구되지 않은 내용 중 흥미로운 것은 안뜰눈반사 운동학습의 통합이 훈련 중 휴식으로써 향상될 수 있다는 것이다. 원숭이가 일정 시간(예: 1시간) 동안 안뜰눈반사 적응에 노출되었다가 일정 기간 동안 빛을 보거나 움직일 수 없게 되는 연구에서 학습(적응)은 더욱 견고해지며 쉽게 교란되지 않았다. 학습 방해에 대한 예방은 이득이 낮게 조정될 때 더 탄탄해지는 것으로 추정된다. 이러한 "통합 휴식" 이점은 훈련 빈도와 무관하게 나타난다. 즉 적응과 휴식 기간이 발생하면, 유지 학습은 적응된 주파수뿐만 아니라 모든 주파수에 걸쳐 지속된다. 이것은 또한 동물들의 학습 통합을 가능하게 한 조건, 즉 머리를 움직이지 못하게 하거나 어둠 속에 있도록 했을 때 적응된 안뜰눈반사 이득이 지속적으로 유지되었음을 보여준 이전의 장기 적응 연구로 설명될 수 있다.

이와 더불어 적어도 두 가지의 오류 없는 신호 원칙(상황 특이성과 노출 기간)이 안뜰눈반사 적응에 영향을 미친다. 상황 특이성은 일반적으로 운동과제의 수행 능력에 영향을 미칠 것으로 예상되지 않는 특정적인 조건을 의미한다. 적응의 맥락이 해당 동물에게 고유하다면 다람쥐원숭이의 안뜰눈반사 적응은 적응노출(adaptive exposure)(몇 시간)보다 더 오랜 시간(며칠) 동안 유지될 수 있음을 연구를 통해 증명했다. 다람쥐원숭이에게 머리를 들고 회전을 하는 운동(공통 경험)과 왼쪽 또는 오른쪽으로 귀를 기울인 자세에서 회전운동(특별한 경험)을 모두 3시간 동안 하게 하였다. 유지(retention)는 귀를 한쪽으로 기울인 자세에서만 일어났다. 다른 연구진들은 단기 적응에 대해 비슷한 결과를 보여주었다. 중력과 관련된 상대적인 머리위치는 이 패러다임의 맥락이다. 수직 눈 위치, 이향각도 및 머리 위치는 모두 안뜰장치가 고유하게 적응할 수 있는 맥락의 예이다. 예를 들어, 안뜰눈반사 이득은 고개를 숙인 상태에서 아래 · 위를 쳐다볼 때 상승할 수 있다. 상황 특이성은 안뜰눈반사의 가소성에 대한 이해는 물론, 뇌가 훈련 중에 노출된 상황과 독특하게 관련된 안뜰눈반사 이득을 생성하도록 훈련될 수 있다는 것을 나타내었다. 안뜰눈반사 적응에서 중요한 두 번째 원칙은 적응 자극에 노출되는 시간이다. 오랜 시간의 노출은 안뜰눈반사 이득의 큰 변화로 이어지며, 보통 회복하는 데 더 많은 시간을 필요로 한다.

안뜰눈반사 적응에 있어서 말초 종말기관의 역할
Role of the peripheral end organ in VOR adaptation

소뇌와 뇌줄기가 안뜰눈반사 적응에 중요한 역할을 하지만 말초 종말기관 또한 안뜰눈반사 적응과 관련성이 있다. 쥐를 대상으로 한 실험에서 한쪽 미로절제술(unilateral labyrinthectomy, UL) 이후 스카파 신경절(Scarpa's ganglion)의 신경 단백질 변화를 나타냈고, 이는 안뜰신경 내에서 산화손상 및 변조에 대한 열신호작용에 대한 신경로 보호를 제공하는 것으로 추정된다. 양쪽 미로절제술 후 안뜰 들신경섬유(afferent fiber) 비율 또한 영향을 받는다. 원숭이를 대상으로 한 연구에서 한쪽 미로절제술 이후에 안뜰 들신경섬유의 변화로 인한 병변 반대측의 들신경섬유 비율의 변화도 나타내었다. 이는 머리 움직임 동안 높은 가속도와 머리 회전에 대한 들신경섬유의 민감도를 개선하려는 뇌의 시도라고 볼 수 있다. 말초 들신경섬유는 안뜰눈반사 적응에 필요한 속도와 빈도에 대한 정보를 전달하는 역할을 한다. 그러나 이것이 주요한 들신경섬유와 관련이 있는지, 아니면 안뜰핵에서 연접 후에 일어나는 다른 어떠한 것과 관련이 있는지는 확신할 수 없다. 이러한 세포적 변화는 안뜰핵에 대한 신경절의 자극을 안정화하려는 시도로 해석할 수 있으며, 이는 다시 적응 과정을 시작할 수 있도록 한다.

적응에 관련된 뇌줄기와 소뇌 구조
Brainstem versus cerebellar site of adaptation

안뜰눈반사 적응과 연관된 오류 신호들은 뇌줄기의 안뜰핵(vestibular nucleus)과 소뇌의 타래엽(floccular lobe)과 타래결절엽(parafloccular lobe)으로 정보가 전달된다. 뇌줄기와 소뇌의 반응은 안뜰눈반사 이득 적응이 필요한 정도에 따라 달라진다. 뇌줄기에서 타래표적신경(floccular target neurons, FTN) 흥분율은 수평 안뜰눈반사 증가가 높아져야 할 때(1.6 이상)가 낮아져야 할 때(0.4 이하)보다 더 높게 나타난다. 수직 안뜰눈반사에서도 비슷한 결과를 나타낸다. 그러나 이러한 개별 신경들의 흥분도는 뒤바뀔 수도 있다(그림 2.2). 이는 안뜰눈반사에서의 운동학습이 부분적으로 안뜰핵 내에서 개별 타래표적신경의 흥분도(firing rate) 변화와 연관이 있을 것으로 보인다.

소뇌의 타래에 있는 조롱박세포(purkinje cell)는 요구되는 안뜰눈반사 이득 적응 정도에 따라 흥분 정도를 지속적으로 변화시키는 것으로 보인다. 이러한 변화는 안뜰핵의 병변에 의해 수평 안뜰눈반사가 소멸된 후에도 지속된다. 토끼와 원숭이를 대상으로 한 실험에서 타래의 절제는 안뜰눈반사 이득 적응을 방해한다. 짧은꼬리원숭이의 타래에 리도카인을 주입했을 때 이미 적응된 안뜰눈반사 이득의 감소를 나타내었고, 적응 전 안뜰눈반사 이득에는 영향을 주지 않았다(그림 2.3). 이는 타래가 안뜰눈반사 적응의 유지와 수정에 있어서 중요한 역할을 한다는 것을 의미한다. 반대로 안뜰눈반사 이득은 결절절제술의 영향을 받지는 않는다.

소뇌 손상 생쥐는 일반 생쥐보다 한쪽 미로절제술 후 안뜰눈반사 이득 회복이 느렸다. 일반 생쥐는 손상측 안뜰눈반사 이득 회복의 경우 수술 후 당일 약 80%, 반대측 머리 회전의 경우 약 100%를 나타냈다. 이와 반대로 소뇌 손상 생쥐는 손상측의 경우 약 0.6, 반대측 머리 회전의 경우 0.8의 안뜰눈반사 이득을 나타냈다. 이 같이 보상이 일어났다는 사실은 안뜰눈반사 이득 적응이 소뇌에서만 일어나는 과정이 아님을 나타낸다.

병변 종류에 따른 특별한 신경가소성
Unique neuroplasticity dependent on lesion type

안뜰핵 내의 반응성신경생성(reactive neurogenesis)은 안뜰핵이 손상되었을 때 발생하는 신경가소성(neural plasticity)의 한 형태이다. 연구에 따르면 반응성신경생성은 안뜰계 병변의 종류에 따라 다르게 나타났다. 고양이를 대상으로 한 연구에서 안뜰핵의 반응성신경생성은 양쪽 미로절제술이나 일시적인 기능저하[예: transtym-

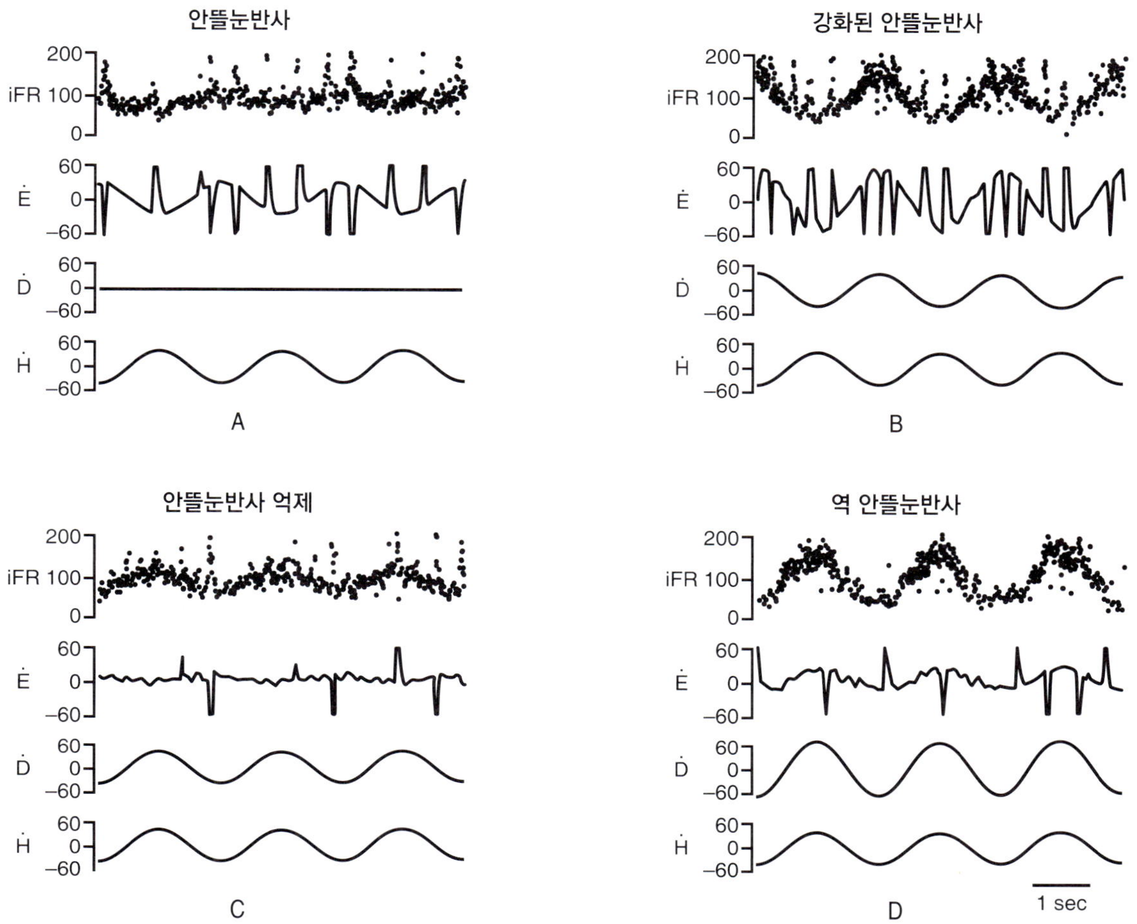

그림 2.2 **4가지 다른 조건에서 수직 머리 회전 동안의 안뜰눈반사(VOR) 신경세포의 동작 및 발사율.**
A: 움직이는 시각적 표적과 관련된 정상 VOR. 수직적인 머리(Ḣ)와 수직적인 눈(Ė)의 회전 방향이 서로 반대이다. **B:** 강화된 VOR-머리의 반대 방향으로 움직이는 시각 표적(Ḋ) (×2 VOR 운동에서와 같이). 증가된 눈 속도(Ė)와 증가된 순간 발사 속도(iFR)에 주목한다. **C:** VOR 억제-머리와 함께 움직이는 시각 표적. 감소된 iFR 및 눈 속도에 주목한다. **D:** 역(reversed) VOR-머리 속도의 두 배 속도로 움직이는 시각 표적. iFR의 방향이 바뀌었음에 주목한다; iFR = 순간발사속도; Ė = 수직 눈 회전 속도(d/s); Ḣ= d/s 단위의 머리 회전 속도; Ḋ= d/s 단위의 시각 표적 이동 속도. 자극 매개 변수는 0.5Hz, 35d/s이다(출처: Partsalis et al J *Neurophysiol.* 1995;73:615–631).

panic tetrodotoxin (TTX) 주사]가 아닌 안뜰계들길차단(vestibular deafferentation) 후에만 손상측에서 나타났다. 양쪽 미로절제술과 일시적인 기능저하(TTX) 주사가 유사한 눈떨림과 자세 불안정성을 유발하지만, 편측 안뜰의 들길차단(unilateral vestibular deafferentation preparation)이 일어난 안뜰핵에서만 신경재생이 일어난다. 여기서 GABA (gamma–aminobutyric acid) 신경세포는 안뜰눈반사의 중요한 억제성 신경전달물질이며, 별아교세포(astrocyte)와 미세아교세포(microglial cell)로 구별된다. 여러 가지 약물을 안뜰핵에 주입하여 세포분열 및 증식을 방지하면 자세 회복도 이와 유사하게 지연된다. 이는 신경 유전자 세포가 기능적 관련성이 있다는 것을 입증하는 데 중요한 역할을 했다. 유사하게 증가된 세포 증식이 쥐의 양쪽 안뜰의 들길차단(bilateral vestibular deafferentation)에서 나타났다.

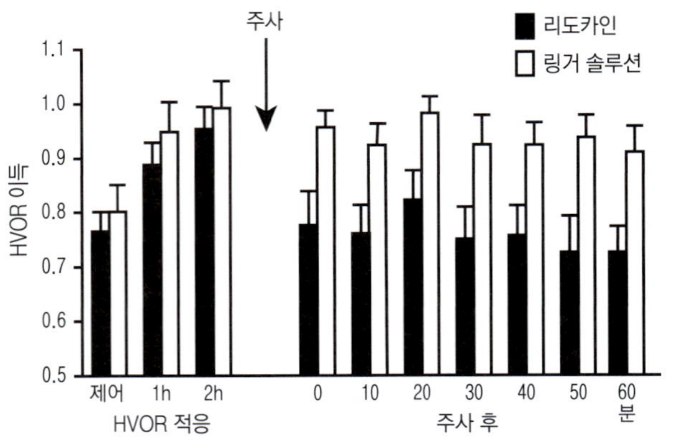

그림 2.3 짧은꼬리원숭이의 타래에 리도카인(lidocaine)을 주사. 주사 후(화살표), 안뜰눈반사 이득은 사전 적응 값으로 되돌아갔으나 이전의 안뜰눈반사 이득 적응은 상실됨(출처: Nagao and Kitazawa, 2003).

사람의 안뜰눈반사 적응에 대한 중요한 근거
Critical evidence of VOR adaptation in human

정상 기능에서의 단기 안뜰눈반사 적응
Short-term VOR adaptation in normal function

사람을 대상으로 한 속도 오류 신호를 이용한 단기 안뜰눈반사 이득 적응 연구에서 적응 전에 비해 10~35% 범위의 안뜰눈반사 이득 증가가 나타났다. 그러나 적응의 전체 양은 개인에 따라 달랐다. 비록 관련 연구는 거의 진행되지 않았지만, 사람에 대한 장기적인 실험은 필요한 적응 수준에 미치지는 못하나 적응 전 수준의 60% 정도를 변화시켰다.

안뜰눈반사 이득을 변경하기 위해 속도 오류 신호(velocity error signal) 외에도 위치 오류 신호(position error signal)도 사용되어 왔다. Jones와 Mandl은 망막밀림(retinal slip)을 제거하는 섬광등 자극(strobe light stimulus)을 사용하여 안뜰눈반사 이득을 조정했다. 이 경우에 뇌는 위치의 변화 자료를 기반으로 추측하여 독특한 위치 신호를 함께 연결하여 오류 신호를 만들 수 있을 것으로 예상된다. 또 다른 연구에서 수동적이고 낮은 속도(예: 43deg/sec)의 전신 머리 회전 중에 위치 오류 신호를 사용하여 안뜰눈반사의 부분 적응이 가능하였다. 이 연구에서는 머리 움직임 중에 표적이 소멸되었으며, 동측 전신 회전의 중간 지점에서 다시 나타나게 해 피험자를 10° 위치 오류 신호에 노출시켰다. 이 패러다임을 통해 개인에 따라 달라지는 5~16%의 안뜰눈반사 이득 증가가 나타났다. 흥미롭게도, 재교정신속눈운동 또한 이 패러다임에 의해 유도되었고 느리게 움직이는 눈의 속도 증가(안뜰눈반사 이득 적응)보다 주시안정성을 더 개선시키는데 기여했다. 최근 건강한 피험자들을 대상으로 빠른 머리 회전 중 위치 오류 신호로 인한 안뜰눈반사 이득 변화에 대한 조사가 진행되었다. 유의하게 갑작스러운 머리 회전 중 위치 오류 신호에 대한 대응으로 안뜰눈반사 이득의 변화량이 2±5%(범위 18~12%)에 달했다. 갑작스러운 머리 회전 중에 위치 오류 신호를 사용하여 안뜰눈반사 이득을 조정하면 속도 오류 신호보다 전체적인 적응 변화율이 낮아지는 것으로 보인다. 그러나 위치 오류 신호는 안뜰눈반사 이득을 변경하는 것 외에도 신속눈운동을 야기할 수 있다. 안뜰의 병변이 있는 환자에서의 위치 오류 신호와 안뜰눈반사 적응의 역할은 아직 밝혀지지 않았다.

시각적 자극을 포함한 다른 자극 역시 안뜰눈반사 적응에 영향을 주는 것으로 나타났다. Shelhame 등은 머리 회전 없이 피험자가 회전하는 원통에서 움직이는 사물을 보도록 함으로써(~11%, 사전 1.02±0.03; 사후 1.13±0.07) 안뜰눈반사를 증가시킬 수 있음을 보여주었다. Das 등은 피험자에게 수평 머리 회전으로 안뜰눈반사를 측정하기 전에 수평 원활추종눈운동(~11%)이나 수평 신속눈운동(horizontal saccade)(~13%)을 하도록 요청한 경우, 머리 움직임 없이 눈 움직임이 발생했음에도 불구하고 항상 안뜰눈반사 이득으로 이어진다는 것을 확인했다. 이 기본적인 눈 회전은 양쪽 방향으로 적용되었다. 반대로 수직 원활추종눈운동이나 수직 신속눈운동은 수평 안뜰눈반사 증가에 유사한 영향을 미치지는 않았다.

안뜰눈반사 이득 유지 VOR gain retention

사람의 안뜰눈반사 이득 유지에 관한 연구는 거의 이루어지지 않았다. 최근 실험에서 안뜰눈반사 이득 적응을 유지하는 방법에 대한 연구가 진행되었고, 이는 안뜰재활에 흥미로운 영향을 미쳤다. Yakushin의 연구에 의하면, 안뜰눈반사 이득 변화를 2일 동안 유지하도록 하기 위해서는 특별한 위치(머리를 한쪽으로 기울인 시상면 자극에 대한 수평회전)에서 1시간 동안 안뜰눈반사 적응 훈련이 필요하다고 하였다. 이 연구결과는 주어지는 훈련 자극이 특별하다면 안뜰눈반사 적응이 유지될 수 있음을 시사한다.

한쪽 안뜰기능저하에서의 안뜰눈반사 적응
VOR adaptation in unilateral vestibular hypofunction

안뜰눈반사는 한쪽 기능저하가 있는 상태에서 적응력을 유지하며, 망막 이미지 밀림(retinal image slip)을 생성하는 시각적 자극과 안뜰 자극을 사용하여 강화될 수 있다. 그러나 안뜰 물리치료(vestibular physical therapy, VPT) 후 기능은 향상되었어도 안뜰눈반사 이득 개선을 검증하기는 어렵다.

사람을 대상으로 한 3개의 연구에서 한쪽 안뜰기능저하(unilateral vestibular hypofunction, UVH)가 존재하는 상황에서 안뜰눈반사 적응 능력을 유지한다는 것이 확인되었다. 이 중 2개의 연구에서 수동적인 전신 회전을 통해 안뜰눈반사 이득 변화를 측정했을 때, 평균 15% 증가되었다. Viirre는 안뜰눈반사를 검사한 가장 높은 주파수 2개(0.32Hz 및 0.64Hz, 50deg/sec)에서 가장 많은 적응이 발생했다고 보고했다.

운동 제어에 대한 연구는 훈련(적응)이 점진적으로 제시될 때 새로 학습된 운동 동작의 유지가 가장 강력하다는 것을 보여준다. 뇌는 운동 성능이 저하되었을 때 그 책임이 어디에 있는지 알아내야 하는 어려운 과제를 안고 있는데, 이를 신뢰 할당(credit assignment)이라고 부른다. 작은 오류 신호는 뇌가 인식한 오류 신호가 내부적 요인으로 인한 것임을 믿도록 속일 수 있으며 가소성을 유도하게 한다. 큰 오류 신호는 뇌에 의한 외부적 요인으로 인한 것이며 일시적인 현상으로 간주되어 무효로 무시될 수 있다. 따라서 뇌는 더 작은 오류 신호에 대해 더 지속적인 수정을 시도하고 큰 오류 신호를 무시한다. 점진적 속도오류(incremental velocity error, IVE)는 안뜰눈반사를 증가시키는 데 사용되는 시각적 오류 신호를 점진적으로 변경하는 것을 말한다. 점진적 속도오류와 빠른 능동적 머리 움직임(rapid active head impulse)을 결합하는 것이 안뜰눈반사 이득을 어떻게 변화시킬 수 있는지에 대해 조사하였다. 점진적 속도오류와 큰 안뜰눈반사 이득에 필요한 경우(×2 viewing)를 비교했다. 점진적 속도오류 적응의 경우, 안뜰눈반사를 10% 증가시키기 위해 ×1.1 자극이 사용되었다. 잠시 휴식을 취한 후 ×1.2 자극은 10%의 더 큰 적응을 요구했고(총 20%) 이것이 ×2 자극에 도달할 때까지 반복되었다. 총 적응 시간은 15분이었다. 전체 수동 및 능동 안뜰눈반사 이득은 훈련 전후 모든 피험자에게서 측정되었다. 두 그룹 모두 한꺼번에 증가시키는 적응훈련에서는 안뜰눈반사 이득의 변화가 일어나지 않았다. 점진적 속도오류 적응은 정상(17.3% 활동적, 14.2% 수동적)과 한쪽 안뜰기능저하 피험자(18.2% 활동적) 모두 유의미한 증가를 나타냈다. 모든 정상 및 여러 한쪽 안뜰기능저하 피험자에서 점진적 속도오류 훈련도 수동 안뜰눈반사를 증가시켰다(그림 2.4).

안뜰눈반사 적응 훈련에 대한 내용

- 상당한 안뜰눈반사 적응을 위해서는 두 가지 감각자극이 필요하다: 시각과 머리 회전.
- 한쪽 안뜰기능저하가 있어도 안뜰눈반사의 적응능력은 유지된다.
- 망막밀림은 안뜰눈반사 이득을 바꾸는데 가장 효과적인 방법이다.
- 망막밀림에서 일어나는 작은 오류 신호는 큰 오류 신호보다 더 많은 안뜰눈반사 이득 적응이 일어나게 한다.
- 안뜰눈반사 적응을 유발하는 오류 신호는 뇌줄기핵(안뜰핵)과 소뇌(타래엽과 타래엽 둘레)로 보내진다.

요약
Summary

한쪽 또는 양쪽 안뜰기능저하가 있는 성인에게 부과된 머리 움직임의 타이밍, 방향 및 진폭을 예측할 수 있을 때, 주시안정성은 예측 불가능한 머리 움직임에 비해 개선된다. 또한 안뜰눈반사 이득은 한쪽 안뜰기능저하에서 예측 불가능한 손상측 머리 움직임과 비교했을 때, 예측 가능한 손상측 머리 움직임 동안 더 크다. 기능적으로 자발적 머리 회전 동안의 시력은 예측 불가능한 머리 회전 동

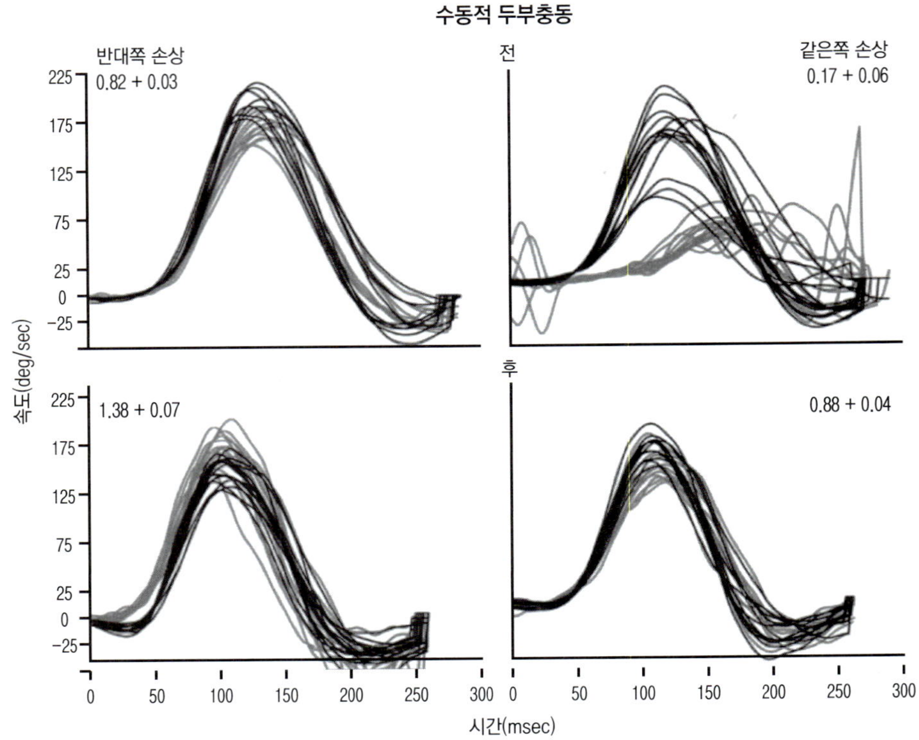

그림 2.4 **점진적 속도오류(IVE) 증가 신호를 이용한 한쪽 안뜰기능저하 환자에서의 안뜰눈반사(VOR) 적응.** 머리 회전에 대한 양측의 VOR 훈련은 15분에 걸쳐 망막밀림(retinal slip) 오류 신호를 점진적으로 증가시킴으로써 이루어졌다. 수동적 두부충동검사 결과, 반대쪽과 같은쪽 머리 회전에 대한 VOR 이득이 증가하는 것으로 나타났다. 검은색 선은 머리 속도를 나타내며 회색 선은 눈 속도를 나타낸다. VOR 이득은 각 그래프의 모서리에 나열된다. 반대쪽 VOR 이득은 복원되었지만, 같은쪽 이득이 1.0보다 큰 것에 주목해야 한다.

안보다 더 좋다. 예측 가능한 머리 움직임 중 주시안정성과 시력의 증가는 움직임 명령의 중앙 예측 프로그래밍 또는 움직임 명령의 들심성 신경의 복사 때문이라고 추측되지만, 예측의 증가 효과가 의도적으로 증가할 수 있는지는 알 수 없다. 비록 안뜰눈반사 이득 개선이 기능저하 상태에서도 가능하다는 것을 알고 있지만, 그러한 안뜰눈반사 이득 적응이 유지될 수 있는지에 대해서는 알려진 바가 적다. 장기 안뜰눈반사 적응 연구는 안뜰기능저하를 가진 사람에서는 수행되지 않은 만큼, 중요한 연구들이 이루어져야 한다. 우리가 행동 패러다임을 만들어 안뜰눈반사 이득을 개선하고 시간이 지남에 따라 그 개선을 유지할 수 있는가? 한쪽 안뜰기능저하의 경우 안뜰눈반사 적응을 한쪽으로만 적용하는가? 한쪽 안뜰기능저하와 양쪽 안뜰기능저하 사이에 안뜰눈반사 이득의 차이가 있는가? 안뜰눈반사와 관련된 신경 연접에 대한 기존의 엄청난 가소성으로 인해 일반적으로 운동 제어 연구는 연구의 모델로서 안뜰눈반사를 계속 사용할 것으로 예상된다.

References

1. Ito M. Cerebellar control of the vestibulo-ocular reflex—around the flocculus hypothesis. *Annu Rev Neurosci*. 1982;5:275-296.
2. Eggers SD, De Pennington N, Walker MF, Shelhamer M,Zee DS. Short-term adaptation of the VOR: non-retinal-sliperror signals and saccade substitution. *Ann N Y Acad Sci*. Oct 2003;1004:94-110.
3. Paige GD. Vestibuloocular reflex and its interactions with visual following mechanisms in the squirrel monkey, II: Response characteristics and plasticity following unilateral inactivation of horizontal canal. *J Neurophysiol*. Jan 1983;49(1):152-168.
4. Fetter M, Zee DS, Proctor LR. Effect of lack of vision and of occipital lobectomy upon recovery from unilateral labyrinthectomy in rhesus monkey. *J Neurophysiol*. Feb 1988;59(2):394-407.
5. Zennou-Azogui Y, Xerri C, Harlay F. Visual sensory substitution in vestibular compensation: neuronal substrates in the alert cat. *Exp Brain Res*. 1994;98(3): 457-473.
6. Raymond JL, Lisberger SG. Neural learning rules for the vestibulo-ocular reflex. *J Neurosci*. Nov 1 1998; 18(21):9112-9129.
7. Broussard DM, Bhatia JK, Hong JA. The dynamics of the vestibulo-ocular reflex after peripheral vestibular damage, II: Comparison with dynamics after optically induced learning. *Exp Brain Res*. Apr 1999;125(3): 365-374.
8. Clendaniel RA, Lasker DM, Minor LB. Horizontal vestibuloocular reflex evoked by high-acceleration rotations in the squirrel monkey, IV: Responses after spectacle-induced adaptation. *J Neurophysiol*. Oct 2001;86(4):1594-1611.
9. Goldberg JM, Fernandez C. Physiology of peripheralneurons innervating semicircular canals of the squirrel monkey, I: Resting discharge and response to constant angular accelerations. *J Neurophysiol*. 1971;34:635-660.
10. Lysakowski A, Minor LB, Fernandez C, Goldberg JM.Physiological identification of morphologically distinct afferent classes innervating the cristae ampullares of the squirrel monkey. *J Neurophysiol*. 1995;73:1270-1281.
11. Minor LB, Lasker DM, Backous DD, Hullar TE. Horizontal vestibuloocular reflex evoked by high-acceleration rotations in the squirrel monkey, I: Normal responses. *J Neurophysiol*. 1999;82:1254-1270.
12. Minor LB, Goldberg JM. Vestibular-nerve inputs to the vestibuloocular reflex: a functional-ablation study in the squirrel monkey. *J Neurosci*. 1991;11:1636-1648.
13. Clendaniel RA, Lasker DM, Minor LB. Differential adaptation of the linear and nonlinear components of the horizontal vestibuloocular reflex in squirrel monkeys. *J Neurophysiol*. Dec 2002;88(6):3534-3540.
14. Cohen H, Cohen B, Raphan T, Waespe W. Habituation and adaptation of the vestibuloocular reflex: a model of differential control by the vestibulocerebellum. *Exp Brain Res*. 1992;90(3):526-538.
15. Titley HK, Heskin-Sweezie R, Chung JY, Kassardjian CD, Razik F, Broussard DM. Rapid consolidation of motor memory in the vestibuloocular reflex. *J Neurophysiol*. Dec 2007;98(6):3809-3812.
16. Titley HK, Heskin-Sweezie R, Broussard DM. Consolidation and disruption of motor memory generalize across stimulus conditions in the vestibulo-ocular reflex. *Brain Res*. Apr 24 2009;1267:37-43
17. Lisberger SG, Miles FA, Optican LM, Eighmy BB. Optokinetic response in monkey: underlying mechanisms and their sensitivity to long-term adaptive changes in vestibuloocular reflex. *J Neurophysiol*. May 1981;45(5):869-890.
18. Hirata Y, Lockard JM, Highstein SM. Capacity of vertical VOR adaptation in squirrel monkey. *J Neurophysiol*. Dec 2002;88(6):3194-3207.
19. Schubert MC, Migliaccio AA, Minor LB, Clendaniel RA. Retention of VOR gain following short-term VOR adaptation. *Exp Brain Res*. May 2008;187(1):117-127.
20. Yakushin SB, Raphan T, Cohen B. Context-specific adaptation of the vertical vestibuloocular reflex with regard to gravity. *J Neurophysiol*. 2000;84:3067-3071.
21. Shelhamer M, Tiliket C, Roberts D, Kramer PD, Zee DS. Short-term vestibulo-ocular reflex adaptation in humans, II: Error signals. *Exp Brain Res*. 1994;100(2):328-336.
22. Lewis RF, Clendaniel RA, Zee DS. Vergence-dependent adaptation of the vestibulo-ocular reflex. *Exp Brain Res*. 2003;152:335-340.
23. Tan HS, Shelhamer M, Zee DS. Effect of head orientation and position on vestibuloocular reflex adaptation. *Ann N Y Acad Sci*. May 1992;656:158-165.
24. Kuki Y, Hirata Y, Blazquez PM, Heiney SA, Highstein SM. Memory retention of vestibuloocular reflex mo-

tor learning in squirrel monkeys. *Neuroreport*. Apr 29 2004;15(6):1007–1011.

25. Kitahara T, Horii A, Kizawa K, Maekawa C, Kubo T. Changes in mitochondrial uncoupling protein expression in the rat vestibular nerve after labyrinthectomy. *Neurosci Res*. Nov 2007;59(3):237–242. Epub 2007 Jul 10.
26. Sadeghi SG, Minor LB, Cullen KE. Response of vestibularnerve afferents to active and passive rotations under normal conditions and after unilateral labyrinthectomy. *J Neurophysiol*. Feb 2007;97(2):1503–1514.
27. Lasker DM, Hullar TE, Minor LB. Horizontal vestibuloocular reflex evoked by high-acceleration rotations in the squirrel monkey. III: Responses after labyrinthectomy. *J Neurophysiol*. May 2000;83(5):2482–2496.
28. Watanabe, E. Neuronal events correlated with long-term adaptation of the horizontal vestibulo-ocular reflex in the primate flocculus. *Brain Res*. 1984;297:169–174.
29. Lisberger SG, Pavelko TA, Broussard DM. Neuronalbasis for motor learning in the vestibuloocular reflex of primates. I: Changes in the responses of brain stem neurons. *J Neurophysiol*. 1994b;72:928–953.
30. Partsalis A, Zhang Y, Highstein SM. Dorsal Y group in the squirrel monkey. I: Neuronal responses during rapid and long-term modifications of the vertical VOR. *J Neurophysiol*. 1995;73:615–631.
31. Blazquez P, Partsalis A, Gerrits NM, Highstein SM. Input of anterior and posterior semicircular canal interneurons encoding head-velocity to the dorsal Y group of the vestibular nuclei. *J Neurophysiol*. May 2000;83(5):2891–2904.
32. Nagao S. Effects of vestibulocerebellar lesions upon dynamic characteristics and adaptation of vestibulo-ocular and optokinetic responses in pigmented rabbits. *Exp Brain Res*. 1983;53(1):36–46.
33. Nagao S, Kitazawa H. Effects of reversible shutdown of the monkey flocculus on the retention of adaptation of the horizontal vestibulo-ocular reflex. *Neuroscience*. 2003;118(2):563–570.
34. Beraneck M, McKee JL, Aleisa M, Cullen KE. Asymmetric recovery in cerebellar-deficient mice following unilateral labyrinthectomy. *J Neurophysiol*. Aug 2008;100(2):945–958.
35. Dutheil S, Lacour M, Tighilet B. Neurogenic potential of the vestibular nuclei and behavioural recovery time course in the adult cat are governed by the nature of the vestibular damage. *PLoS One*. 2011;6(8):e22262.
36. Dutheil S, Brezun JM, Leonard J, Lacour M, Tighilet B. Neurogenesis and astrogenesis contribution to recovery of vestibular functions in the adult cat following unilateral vestibular neurectomy: cellular and behavioral evidence. *Neuroscience*. Dec 29 2009;164(4):1444–1456.
37. Zheng Y, Masumura C, Chung P, Darlington CL, Smith PF. Cell proliferation and survival in the vestibular nucleus following bilateral vestibular deafferentation in the adult rat. *NeurosciLett*. Jan 2010;468(1):85–88. Epub 2009 Oct 28.
38. Tiliket C, Shelhamer M, Tan HS, Zee DS. Adaptation of the vestibulo-ocular reflex with the head in different orientations and positions relative to the axis of body rotation. *J Vestib Res*. 1993;3(2):181–195.
39. Tiliket C, Shelhamer M, Roberts D, Zee DS. Short-term vestibulo-ocular reflex adaptation in humans. I: Effect on the ocular motor velocity-to-position neural integrator. *Exp Brain Res*. 1994;100(2):316–327.
40. Yakushin SB, Palla A, Haslwanter T, Bockisch CJ, Straumann D. Dependence of adaptation of the human vertical angular vestibulo-ocular reflex on gravity. *Exp Brain Res*. Sep 2003;152(1):137–142.
41. Schubert MC, Della Santina CC, Shelhamer M. Incremental angular vestibulo-ocular reflex adaptation to active head rotation. *Exp Brain Res*. Dec 2008;191(4):435–446.
42. Istl-Lenz Y, Hyden D, Schwarz DW. Response of the human vestibulo-ocular reflex following long-term 2x magnified visual input. *Exp Brain Res*. 1985;57(3):448–455.
43. Melvill Jones G, Guitton D, Berthoz A. Changing patterns of eye-head coordination during 6 h of optically reversed vision. *Exp Brain Res*. 1988;69(3):531–544.
44. Jones GM, Mandl G. Effects of strobe light on adaptation of vestibulo-ocular reflex (VOR) to vision reversal. *Brain Res*. Mar 23 1979;164:300–303.
45. Scherer M, Schubert MC. High-velocity angular vestibuloocular reflex adaptation to position error signals. *J Neurol Phys Ther*. Jun 2010;34(2):82–86.
46. Das VE, Dell'Osso LF, Leigh RJ. Enhancement of the vestibulo-ocular reflex by prior eye movements. *J Neurophysiol*. Jun 1999;81(6):2884–2892.
47. Paige GD. Senescence of human visual-vestibular interactions: smooth pursuit, optokinetic, and vestibular control of eye movements with aging. *Exp Brain Res*. 1994;98(2):355–372.
48. Viirre E, Draper M, Gailey C, Miller D, Furness T. Adap-

tation of the VOR in patients with low VOR gains. *J Vestib Res*. Jul–Aug 1998;8(4):331–334.

49. Szturm T, Ireland DJ, Lessing–Turner M. Comparison of different exercise programs in the rehabilitation of patients with chronic peripheral vestibular dysfunction. *J Vestib Res*. Nov–Dec 1994;4(6): 461–479.

50. Herdman SJ, Schubert MC, Das VE, Tusa RJ. Recovery of dynamic visual acuity in unilateral vestibular hypofunction. *Arch Otolaryngol Head Neck Surg*. Aug 2003;129(8): 819–824.

51. Herdman SJ, Hall CD, Schubert MC, Das VE, Tusa RJ. Recovery of dynamic visual acuity in bilateral vestibular hypofunction. *Arch Otolaryngol Head Neck Surg*. Apr 2007;133(4):383–389.

52. Kagerer FA, Contreras–Vidal JL, Stelmach GE. Adaptation to gradual as compared with sudden visuo–motor distortions. *Exp Brain Res*. Jul 1997;115(3):557–561.

53. Kilgard MP, Merzenich MM. Order–sensitive plasticity in adult primary auditory cortex. *ProcNatlAcadSci USA*. Mar 5 2002;99(5):3205–3209.

54. Kording KP, Tenenbaum JB, Shadmehr R. The dynamics of memory as a consequence of optimal adaptation to a changing body. *Nat Neurosci*. Jun 2007;10(6):779–786.

55. Kasai T, Zee DS. Eye–head coordination in labyrinthined-efective human beings. *Brain Res*. 1978;144:123–141.

56. Tomlinson RD, Saunders GE, Schwarz DWF. Analysis of human vestibulo–ocular reflex during active head movements. *ActaOtolarygol*. 1980;90:184–190.

57. Collewijn H, Martins AJ, Steinman RM. Compensatory eye movements during active and passive head movements: Fast adaptations to changes in visual magnification. *J Physiol*. 1983;340:259–286.

58. Jell RM, Stockwell CW, Turnipseed GT, et al. The influence of active versus passive head oscillation and mental set on the human vestibulo–ocular reflex. *Aviat Space Environ Med*. 1988;59:1061–1065.

59. Demer JL. Mechanisms of human vertical visual–vestibular interaction. *J Neurophys*. 1992;68:128–146.

60. Schubert MC, Hall CD, Das V, Tusa RJ, Herdman SJ. Oculomotor strategies and their effect on reducing gaze position error. *OtolNeurotol*. Feb 2010;31(2):228–231.

61. Hoshowsky B, Tomlinson D, Nedzelski J. The horizontal vestibulo–ocular reflex gain during active and passive high frequency head movements. *Laryngoscope*. 1994;104: 140–145.

62. Herdman SJ, Schubert MC, Tusa RJ. The role of central preprogramming in dynamic visual acuity with vestibular loss. *Arch Otolaryngol Head Neck Surg*. 2001;127: 1205–1210.

63. Tian JR, Shubayev I, Demer JL. Dynamic visual acuity during unpredictable and self–generated transient head rotation in normal and unilaterally vestibulopathic humans. *Exp Brain Res*. 2002;142(4):486–495.

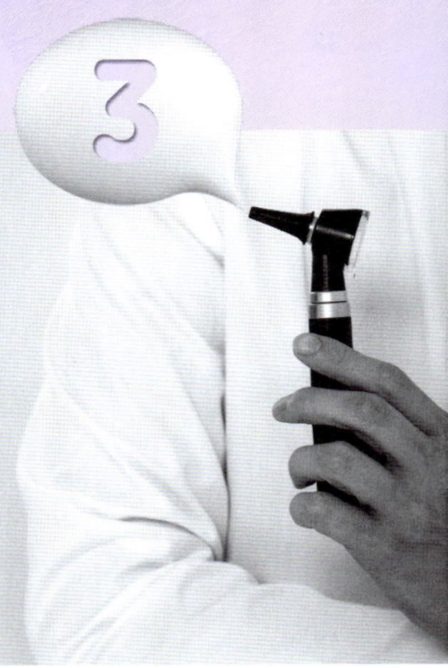

3 자세 조절에 있어 안뜰계의 역할

Role of the Vestibular System in Postural Control

Laurie A. King, PT, PhD • Fay B. Horak, PT, PhD

사람의 자세 조절 시스템에서 가장 중요한 일 중 하나는 발에 의해 형성된 작은 지지면 위에 몸의 균형을 맞추는 것이다. 안뜰계는 중력과 머리 가속도의 센서로서 자세 조절에 있어 신경계의 가장 중요한 도구 중 하나이다. 또한 안뜰계는 감각계와 운동계의 역할을 모두 수행한다. 감각계로서 안뜰정보는 몸감각(somatosensory) 정보 및 시각적 정보와 밀접하게 통합되어 중추신경계가 주변 환경뿐만 아니라, 전신의 위치와 움직임을 추정할 수 있도록 한다. 안뜰계는 감각정보를 제공하는 것 외에도 운동 조절에 직접적으로 기여한다. 안뜰척수(vestibulospinal)와 같은 내림 운동 경로는 눈, 머리 및 몸통의 지남력(orientation)을 조절하고, 자세 이동을 조정하기 위한 안뜰(vestibular) 및 기타 유형의 정보를 수신한다.

안뜰계는 감각계와 운동계를 모두 가지고 있으며 자세 조절을 위해 각각 다른 역할을 담당한다. 이 장에서는 가장 중요한 4가지 역할을 살펴본다(그림 3.1). 첫째, 몸의 위치와 움직임에 대한 인식에서 안뜰계의 역할에 대해 논의한다. 둘째, 각각 다른 감각 환경에서 감각 지남력과 가중치에 적절한 감각적 신호를 통해 몸통을 수직으로 위치시키는데 있어 안뜰계의 역할에 대해 살펴본다. 셋째, 자세 반응을 통한 정적 위치 및 동적 움직임에 대해 신체 움직임 질량중심(center of mass, COM)의 위치를 조절하는 안뜰계의 역할에 대해 논의한다. 넷째, 자세의 움직임 중 머리를 안정시키는 데 있어서 안뜰계의 역할에 대해 논의한다.

인식하고 있는 자세와 자가 움직임

Perceiving position and self-motion

안뜰계는 중력 및 움직이는 차량에 의해 발생되는 것과 같은 관성에 대하여 머리 움직임과 위치의 이동에 대한 정보를 제공한다. 따라서 안뜰계는 신체의 움직임과 위치에 대한 감각과 인식에 중요한 정보를 제공하게 된다. 안뜰계의 중력 정보는 몸감각계의 정보와 결합되어 중력 관성을 감지하여 몸의 지남력을 정하는데 사용된다. 예를 들어, 그림 3.1의 스키선수는 안뜰 및 몸감각계(somatosensory system)로부터 전달되는 중력과 구심력을 시력으로부터 전달되는 방향에 대한 정보와 통합하여 평형을 유지한다. 안뜰계는 머리의 위치와 움직임에 대한 정보를 제공한다. 걷거나 달리는 동안, 보통 시상(전방 뒤)과 정면(좌우)의 평면에서 움직임이 발생하기 때문에 수직 관(vertical canal)과 귀돌(otoliths)이 수평반고리관(horizontal semicircular canal)보다 자세 조절에 더 중요하다. 그러나 "아니오"와 같이 흔드는 수평 머리 움직임 중 수평반고리관이 주시안정성(gaze stability)에 미치는 영향도 자세 조절에 중요한 역할을 한다. 안정적인 시각적 기준이 공간 지남력(spatial orientation)과 균형에 중요하기 때문이다.

회전운동을 감지하는 관(canal)과는 대조적으로 귀돌

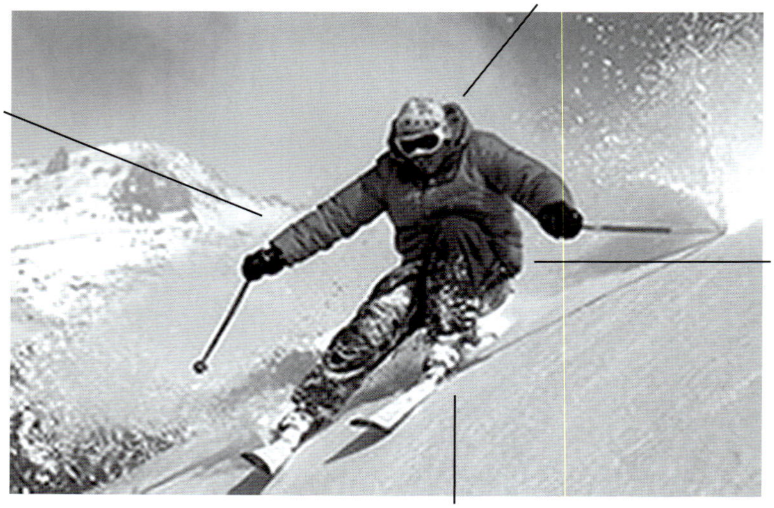

그림 3.1 자세 제어에서 안뜰계의 네 가지 중요한 역할.
스키선수가 곡선으로 기울어질 때, (1)중력과 산을 기준으로 몸의 위치를 인식하고, (2)상체를 중력(감각 지남력)에 맞춰 정렬하고, 자세 반응과 같은 조절하고, (4)공간에서 머리를 안정시킨다.

은 선형 가속도를 감지한다. 보행 중 발뒤꿈치가 닿는 동안 발생하는 머리의 움직임과 머리의 수직 선가속도는 둥근주머니 귀돌(saccular otoliths)에 의해 감지된다. 걷는 동안 발생하는 머리의 움직임과 같은 수평 선가속도는 타원주머니 귀돌(utricular otoliths)에 의해 감지된다. 선가속도인 중력은 머리가 기울어짐에 따라 체계적으로 변하는 귀돌신호를 생성한다. 중추신경계는 중력에 대한 머리 및 몸통의 정렬을 결정하기 위해 이 신호를 사용한다.

공간 지남력 인식에 있어 안뜰 귀돌 기능의 중요성은 양쪽 및 한쪽 안뜰상실이 있는 환자에서 보이는 수직 및 직선에 대한 지각 연구를 통해 알 수 있다. 건강한 사람은 중력과 직선에 대해 1° 오차범위 내에서 인지할 수 있고 양쪽 안뜰상실이 있는 사람은 큰 오류를 범하고, 한쪽 안뜰상실을 가진 환자는 종종 수직으로 서 있는 것과 직선에 대한 인식이 병변측으로 기울어져 지각하게 된다. 한쪽 안뜰상실이 있는 사람에게서 나타나는 비대칭적인 공간 인식은 안뜰상실을 보상하기 전에 눈, 머리, 몸통의 비대칭적인 정렬을 나타낸다.

안뜰정보 자극이 신체의 움직임에 대한 모호한 정보를 제공하므로 안뜰정보는 신체 위치와 움직임 그리고 주변 환경을 인지하기 위해 몸감각과 시각적 자극과 밀접하게 통합되어야 한다. 첫 번째로 안뜰계는 머리 움직임에 대한 정보만 제공하며, 머리 위치나 몸통을 기준으로 한 머리의 움직임 또는 다른 부위의 움직임에 대한 정보는 제공하지 않는다. 따라서 안뜰계만으로는 가만히 있는 몸통에서의 머리 기울기와 발 위로 기울어진 전신을 구별할 수 없으며, 이 두 가지 모두 반고리관(semicircular canal)과 귀돌기관을 비슷하게 작동시킨다. 두 번째로 귀돌기관은 중력에 관련된 머리의 선가속도와 공간에서 머리 움직임의 선가속도를 구별하지 못한다. 예를 들어, 머리를 왼쪽으로 기울이면 오른쪽으로의 선가속이 일어날 때와 동일한 안뜰자극이 발생할 수 있다. 기울기와 선형 움직임 사이의 움직임 해석에 대한 모호성의 해결은 평형과 지남력을 유지하는데 필요한 자세 반응이 두 자세의 변화에 대해 반대되는 것일 수 있기 때문에 중요하다. 이러한 모호함을 해결하기 위해서는 몸감각과 시각계로부터의 추가적인 정보가 필요하다.

각 감각체계는 중추신경계의 신체 위치와 움직임에 관

하여 서로 다르고 중요한 정보를 제공하며, 특정한 유형의 움직임에 가장 민감하다. 시각계는 주변 물체와 관련해 머리의 위치와 움직임에 대한 신호를 전달한다. 시각계는 중추신경계에 귀돌로부터 전달된 신호가 중력이나 머리의 선형 변환과 관련해 경사와 일치하는지를 결정하는데 필요한 정보를 제공할 수 있다. 또한 시각계는 벽과 문의 프레임이 일반적으로 중력에 평행하게 수직으로 정렬되어 있는 만큼, 수직 지남력에 대한 정보를 제공한다. 시각계는 시각 환경과 관련하여 머리의 느린 움직임이나 정적 기울기에 대한 좋은 정보도 제공한다.

시각과는 대조적으로 몸감각계는 지지면에 관한 신체의 위치와 움직임 그리고 이들 사이에 대한 정보를 제공한다. 예를 들어, 몸감각정보는 중추신경계가 수직 관(vertical canal)으로부터 오는 머리의 움직임에 대한 신호가 목에 의한 머리의 움직임으로 인한 것인지 넘어지거나 추락하여 발생하는 것인지를 구별하는데 도움을 줄 수 있다. 또한 몸감각계는 근육의 스트레칭과 관절 위치에 대한 정보를 제공함으로써 신체 부위나 지지면이 어떻게 정렬되어 있는지에 대한 정보도 제공한다. 몸감각계는 특히 갑작스러운 외부 동요에 의해 발생되는 빠른 움직임에 민감하다.

자가 운동감각에 대한 감각계의 역할은 여러 실험을 통해서 입증되었다. 꼭지돌기(mastoid bone) 위에 놓인 전극을 통해 피부에 직류를 가하는 안뜰신경의 전기적 자극은 실제 머리 움직임에 의해 생성될 수 있는 안뜰신호를 모방함으로써 신체 기울기에 대한 감각을 생성한다. 시야를 덮을 만큼 커다란 화면이 움직이는 것을 볼 때 또는 정지하고 있는 버스, 열차, 자동차에 앉아 있고 옆에 있던 버스, 열차, 자동차가 움직일 때 유사한 신체 움직임의 감각을 생성할 수 있다. 그림 3.2는 회전하는 디스크 앞에 서 있는 사람을 보여준다. 이 사람은 자신이 디스크의 회전 반대 방향으로 기울고 있다고 인지하고, 이에 따라 몸을 움직임의 방향으로 기울임으로써 이 같은 착각에 대응한다. 머리를 움직일 때마다 전체 시각적 장면이 반대 방향으로 움직인다. 따라서 피험자가 움직이는 시각적 장면을 볼 때 중추신경계는 종종 시각적 자극을 반대 방향의 자기 움직임으로 착각하여 인식한다.

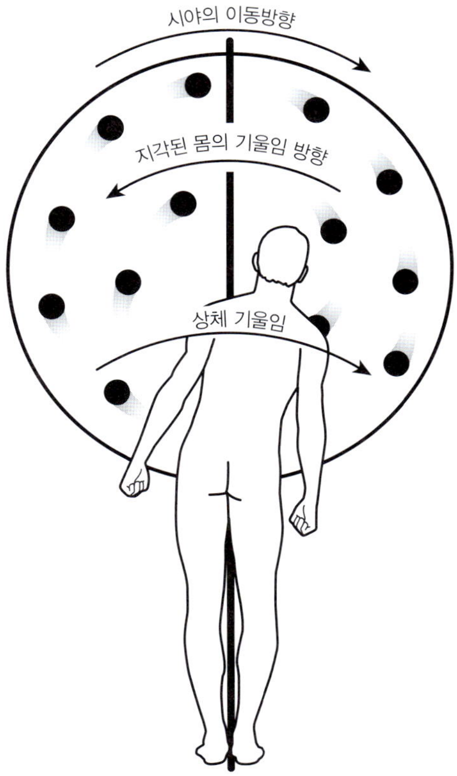

그림 3.2
회전하는 시야 앞에 서 있는 대상자는 시야의 이동 방향과 반대 방향으로 몸이 기울어졌다고 지각하게 되므로, 상체는 시야의 이동 방향과 같은 방향으로 기울어진다(출처: Kandel & Schwartz, 2013).

근육 내 고유수용성감각을 자극하는 60~100Hz 진동 역시 근육이 길어지는 것으로 해석되기 때문에 중추신경계는 신체가 움직인다고 인식하게 된다.

그러나 자신의 움직임과 지남력에 대한 인식은 감각적 신호에만 의존하는 것은 아니다. 피험자가 감각 환경에 대해 예측하고 알고 있는 것 또는 피험자의 과거 경험('신체도식', 중심과제)은 감각적 신호가 어떻게 해석되는지에 중대한 영향을 미친다. 예를 들어, 두 대의 차가 신호등에서 서로 옆에 멈추었다고 상상해보자. 한 차가 약간 앞으로 움직이면, 나란한 옆 차의 운전자는 자신의 차가 뒤로 굴러갔다고 잘못 인식하여 브레이크를 밟을 수도 있다. 대부분의 운전자들이 알고 있듯이 차가 멈추면 종종 뒤로 굴러갈 수 있기 때문에 이 같은 착각은 매우 강력하다. 운전자의 '중심화제(central set)'는 차가 움직인다고 예상하는 것이고, 이에 따라 운전자의 안뜰과 몸감각계 모두 운전자가 움직이지 않았다는 것으로 인식하나 시각적 움직임의 신호를 받아들인다. 시각정보로부터 오는 자기 움직임에 대한 이러한 착각은 실험실에서도 입증이 되었다. 움직이지 않는 의자에서 움직이는 커다란 화면을 관찰하는 피험자는 시각적 또는 몸감각신호에 집중하도록 요청받은 여부에 따라 의자의 움직임이나 시각적 장면에 대한 움직임을 지각할 수 있다. 이러한 움직임에 대한 착각은 안뜰계가 움직임이 없다는 것에 대한 신호를 제공함에도 불구하고 발생한다.

자가운동감각에 있어 안뜰계의 중요한 역할을 감안할 때, 안뜰계 질환을 앓고 있는 환자들이 자주 자가운동에 대한 비정상적인 인식을 갖고 있다는 사실은 흔한 일이 다. 환자들은 자신이 회전, 낙하 또는 흔들리고 있다고 보고할 수 있으며, 방이 자신들 주위로 돌고 있는 것처럼 보인다고 보고할 수 있다. 이 같은 감각은 인지하고 있는 몸의 기울기나 움직임에 따른 보상을 하고자 할 때 머리나 몸통을 기울이는 것과 관련이 있을 수 있다. 또한 안뜰기능이 심각하게 상실된 환자들은 좋은 시각적 또는 몸감각신호가 부족한 경우, 밤에 모래사장을 걷는 상황이나 어두운 물에서 수영을 하는 것과 같은 상황에서 자신이 어떻게 서 있고 움직이는지를 인지하는데 어려움을 겪는다.

요약하자면, 안뜰계는 다른 감각계와 함께 자가 움직임을 감지하고 인지하는데, 신체의 움직임이나 위치에 관한 정보를 중추신경계에 제공한다. 그러나 그 어떤 감각계도 신체의 위치와 움직임을 감지하는데 필요한 모든 정보를 제공하지는 않는다. 여러 시스템에서 전달되는 감각정보는 몸의 지남력과 평형에 영향을 미치기 위해 반드시 통합되고 해석되어야 한다. 다음 장에서는 중추신경계에서 신체가 중력에 대항하여 바로서기를 하기 위해 어떻게 감각정보를 사용하는지 그리고 어떻게 중추신경계가 다른 환경에서 신체 지남력에 대한 감각정보를 선택하는지에 대해 논한다.

감각 지남력: 신체를 바로 서도록 하는 것
Sensory orientation: orienting the body to vertical

몸을 알맞게 정렬하고 중력에 평행하게 하며 발의 지지면에 서도록 하는 것은 자세 조절 시스템의 가장 중요한 일중 하나이다. 중력의 방향을 감지할 수 있는 안뜰계는 전신을 수직으로 유지하는데 매우 절대적인 역할을 한다. '지남력(orientation)'이라는 단어 또한 머리뿐만 아닌 몸의 관절들이 서로 어떻게 나열되어 있는지 그리고 중력에 대항해서 어떻게 정렬되어 있는지를 포함하는 만큼 다른 감각계 역시 신체의 지남력에 기여한다.

이번 장에서는 머리와 몸을 중력에 대항해서 바로 서게 하는 안뜰계의 역할과 신경계가 어떻게 다른 감각 환경에서 지남력에 적합한 감각정보를 선택하는지에 대해 논의한다.

자세 정렬 Postural alignment

척추 X-선과 형광투시법(fluoroscopy)을 통해 대부분의 척추동물이 중력에 평행하게 척추의 방향을 유지하고 있음을 알 수 있다. 중력의 방향을 알려주는 안뜰계는 동물의 머리와 몸통의 정렬에서 중요한 역할을 한다. 한쪽 안뜰장애가 있는 경우, 몸과 몸통이 병변이 있는 방향으로 기울어지게 한다. 비대칭적인 자세는 시간이 지남에 따라 점차 감소하고, 정상 자세 정렬로 돌아가는 것은 안뜰병변에 대한 보상의 표시로 간주된다. 사람의 경우, 안뜰계는 중력과 관련해 머리와 몸통의 정렬에 중요한 역할을 하지만 자세정렬에 대한 한쪽 안뜰장애의 영향은 하등 종보다 더 다양하고 또 짧게 나타난다. 한쪽 안뜰기능이 갑자기 상실되면, 급성기 동안 머리가 상실측으로 가쪽굽힘(lateral flexion)되는 증상이 나타날 수도 있다. 하지만 보통 한쪽 안뜰기능장애 후 몇 주 안에 자세 정렬과 조절이 정상인과 큰 차이를 보이지 않게 된다. 양쪽 안뜰기능이 상실되면 거북목 자세와 같은 자세 변화가 나타날 수 있다. 때때로 과도한 근육긴장 및 통증을 동반하는 자세정렬 이상, 특히 목의 자세정렬 이상은 안뜰장애 환자에게 흔히 발견되는 문제이기 때문이다.

머리가 기울어지는 것 외에 일시적으로 몸통이 안뜰기능이 상실된 방향으로 쏠리는 현상이 발견되기도 한다. 한쪽 안뜰병변이 있는 환자들은 병변이 있는 쪽으로 몸을 기울이며 몇 주 동안 정상적인 체중 분포를 회복한다. Fukuda는 한쪽 안뜰상실에 따른 비대칭성과 신체의 보상작용을 측정하기 위해 공간에서 발디딤 검사(stepping-in-place test)를 개발했다. 이 실험에서 피험자는 눈을 감은 채로 발을 내디디려고 시도하고, 한쪽 안뜰상실이 있는 환자들은 대개 상실이 있는 방향으로 천천히 회전한다. 하지만 그 효과는 환자에 따라 많이 다르게 나타난다.

몸을 중력에 맞추어 정렬하는 안뜰계의 역할을 알아보는 방법으로는 저강도 직류 전류(<2mA)를 전달하여 안뜰계를 전기적으로 자극하는 것이 있으며 양극은 꼭지돌기(mastoid)에, 음극은 반대쪽 꼭지돌기에 위치시킨다. 음극 전류는 안뜰신경의 긴장도 흥분(tonic firing)을 증가시키고, 양극 전류는 흥분율(firing rate)을 감소시킨다. 머리가 전방을 향한 상태에서 직류에 의해 유발되는 흔들림은 좌우 방향이며 양극쪽으로 향하게 되는데, 이는 직류 전류가 몸이 음극쪽으로 기울어졌다는 안뜰신경신호를 형성하기 때문이다. 대상자가 직류자극에 의해 발생한 신체 기울어짐을 고치기 위해 양극 방향으로 몸을 틀게 된다. 비록 직류 자극은 머리의 기울어짐과 정상적인 사람의 무게 이동에서 안정적으로 발생하지만, 이 같은 반응은 안뜰신경 절단이 있는 환자에게는 전형적으로 없거나 비정상적이다. 하지만 이러한 반응은 말초성 털세포 수용체 상실 환자에게서는 정상적일 수 있으며, 이는 직류가 안뜰신경을 직접 자극한다는 것을 확인시켜준다. 전기자극에 대한 자세 반응은 피험자가 흔들리는 표면(sway-referenced surface)에 서 있거나 말초신경병증으로 방향에 대한 좋지 않은 몸감각 피드백을 제공받거나, 플랫폼이 움직일 때 직류 전류가 흐르면 강화될 수 있다. 이러한 결과는 자세 조절 시 몸감각정보를 신뢰할 수 없을 때 자동 자세 정렬에 있어 안뜰계의 역할이 증가한다는 것을 나타낸다. 눈을 뜬 상태에서 시각정보를 사용할 수 있을 경우, 직류 안뜰자극에 대한 자세 반응이 크게 억제되어 시각정보를 사용할 수 없을 때 자세에 대한 안뜰자극의 중요성 역시 증가한다는 것을 알 수 있다. 그림 3.3은 최대 5°까지 회전하는 플랫폼에 서 있으려고 하는 양쪽 안뜰상실을 가진 사람을 보여준다. 이러한 경우, 눈을 감은 채 중력이 아닌 표면에 본인의 몸을 계속 맞추었기 때문에 균형을 유지할 수 없다.

안뜰계의 전기자극에 대한 자세 반응과 관련한 연구는 신경계가 이러한 반응을 구성할 때 안뜰 및 몸감각정보를 모두 고려한다는 것을 보여준다. 몸이 흔들리는 방향과 직류 자극에 의해 유발되는 상응하는 근육의 활성도는 몸통 위 머리의 위치에 의해 조절된다.

이와는 대조적으로 머리를 전방으로 향하게 한 상태에서 양극이 있는 귀가 앞으로 향하도록 하면 직류로 유도된 흔들림은 앞쪽으로 향한다. 따라서 동일한 안뜰자극은 신체 방향에 대한 몸감각신호와 함께 해석되기 때문에 매우 다르고 적절한 자세 반응을 일으킨다. 평형 조절 중추는 적절한 자세 반응을 유발하기 위해 전신의 정보와 결합하여 목뿐만 아니라 다양한 신체 부위의 고유수용성정보로부터 도출된 신체 위치와 움직임에 대한 정보를 사용

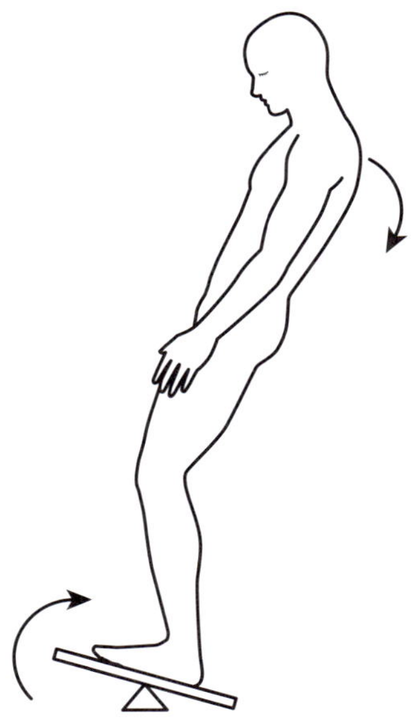

그림 3.3
이 그림은 양쪽 안뜰상실 환자가 눈을 감은 뒤 기울어진 표면 위에 서 있기를 시도하는 것을 나타낸다. 화살표는 표면의 상방 회전과 표면이 기울어짐에 맞춘 자세정렬 방향을 나타낸다. 그림 속 사람은 자신의 몸통을 중력보다는 기울어진 표면에 맞추어 정렬한다.

한다.

안뜰기능이 떨어지는 환자들의 자세 정렬 이상에 대한 한 가지 가설은 안뜰병변이 공간 내 신체 지남력에 대한 내면의 지도를 변형시키는 결과를 초래한다는 것이다. Gurfinkel 등은 중추신경계가 안뜰 및 기타 감각정보를 바탕으로 중력 방향의 모델 또는 신체의 내부 지도를 구성하고, 중추신경계가 이 지도에 따라 신체를 정렬한다고 말했다. 이 같은 가상의 설명은 직류자극에 의해 발생되는 신체의 재조정에 대한 설명으로도 사용할 수 있다. 신체가 음극을 향해 기울어져 있을 때 나타나는 안뜰신경 발사 패턴을 유발하는 직류 전류는 중추신경계로 하여금 중력의 위치에 대한 예상에 변화를 줄 수 있다. 즉 양극 쪽으로 몸이 기울어졌다고 인식하게 할 수 있다. 피험자들은 자신의 몸을 중력의 위치에 대한 새로운 추정치에 맞도록 조정하기 위해 양극 쪽 방향으로 움직이게 된다. 또한 안뜰계 질환을 앓고 있는 환자 몸의 긴장 또는 머리의 잘못된 정렬은 안뜰계의 비정상적인 정보에 근거한 내부 지도의 결함으로 인해 발생할 수 있다.

안뜰기능이 떨어지는 환자는 외부 물체의 움직임의 반대 방향으로 자신이 움직인다고 오해할 수 있다. 따라서 그들은 움직이는 시각적 물체를 기준으로 일정한 방향을 유지하려고 할 때 스스로를 불균형한 위치에 놓이게 할 수 있다. 결과적으로 안뜰계 상실 환자는 중력 방향에 대한 잘못된 안뜰 추정을 바탕으로 스스로를 정렬하거나 다른 감각계로부터 전달되는 중력 방향의 추정치에 맞추어 스스로를 정렬할 수 있다.

또한 안뜰정보는 자세 조절을 위한 또 다른 중요한 내부 지도인 안정성의 한계 지도(map of stability limits)에 기여한다. 안뜰계 질환은 이러한 지도의 결함으로도 이어질 수 있다. 땅에 발을 디딘 채 서 있는 사람은 균형을 잃거나 한 걸음도 내딛지 않고 미약하게 앞뒤로 몸을 흔들 수 있다(뒤로 약 4°, 앞으로 약 8°). 개인이 안전하게 흔들릴 수 있는 영역의 경계를 안정성의 한계라고 한다. 어떤 상황에서든 개인의 실제 안정성 한계는 움직임의 범위, 지지기반의 견고성 및 크기 그리고 근육 반응의 강도나 신속성과 같은 신경과 근육의 구속조건에 의해 결정된다. 안뜰계 질환에서는 환자의 실제 안정성의 한계와 이 한계의 내부 지도와는 일치하지 않을 수 있다. 내부 지도는 실제 안정성의 한계보다 크거나 작을 수 있으며 중력에 관해 지도의 정렬이 잘못되어 있을 수도 있다. 결과적으로 환자들은 그들의 실제 안정성 한계의 가장자리 근처에 자신을 정렬할 수 있다. 시각 및 몸감각정보가 안뜰정보를 대체할 수 있는 만큼, 잘 보상된 안뜰상실을 가진 환자에게서는 정상적인 정렬을 볼 수 있는 반면, 복수의 감각계에 이상이 있거나 보상을 할 수 없는 환자에서는 비정상적으로 나타날 수 있다.

가중치 감각정보 Weighting sensory information

자세 지남력에 있어 안뜰 또는 기타 감각정보가 사용되는 여부와 그 방법은 부분적으로는 환경에서 존재하는 감각정보에 달려 있다. 정상적인 조건(예: 안정된 지지 표면과 조명이 잘 들어오는 시각적 환경)에서는 세 가지 감각으로부터 자세의 지남력 정보를 나타낼 수 있고, 유사한 추정치를 산출할 수 있다. 즉 세 가지 감각이 신체의 위치나 움직임에 대해 비슷한 측정을 한다. 비록 사람이 이론적으로 자세 지남력에 대해 안뜰, 시각 및 몸감각자극에 똑같이 의존할 수 있지만, 연구에서는 이러한 조건에서 사람들이 주로 지지 표면으로부터 오는 몸감각정보에 의존하는 것으로 나타났다. 하지만 감각 지남력이 의존하는 다양한 환경적 조건은 일관적이지 않다. 예를 들어, 지지 표면이 단단하지 않거나(흙, 모래 또는 물 위에 떠 있는 뗏목처럼) 울퉁불퉁한 경우(경사 또는 돌이 많은 길)에 발목 관절의 위치와 발과 다리에서부터 오는 몸감각과 고유수용성 정보는 나머지 신체의 지남력과 거의 관계가 없다. 즉 신체 움직임의 질량중심(COM)은 많은 발목 움직임에도 불구하고 안전성 한계 내에서 잘 정렬되어 있다. 그림 3.4A는 시야가 확보되지 않은 불안정한 표면에서서 방향을 정하기 위해 안뜰정보에 의존해야만 하는 사람을 보여준다. 특정 상황에서 중추신경계는 불안정한 몸감각자극과 존재하지 않는 시각적 정보에 의존하는 것을 감소시키며 안뜰자극에 대한 의존도를 상대적으로 증가시킨다.

각 감각계에 대한 상대적 의존성 또는 가중치는 환경 조건의 변화에 따라 예측이 가능하다. 자세 지남력을 위한 몸감각, 안뜰 그리고 시각적 정보에 대한 감각 가중치(sensory weighting) 변화는 Robert Peterka의 실험에서도 나타났다(그림 3.4). 예를 들어, 눈가리개를 한 피험자가 다양한 진폭의 표면 기울기에 노출될 경우, 피험자는 매우 작은 진폭의 회전으로 표면에 자신을 맞추지만 중력과 관련해서는 안뜰정보에 더 의존하기 때문에 자신의 자세를 더 큰 진폭의 회전으로 정렬한다. 이와는 대조적으로 양쪽 안뜰정보를 잃고 눈을 감은 채 서 있는 사람들은 자신이 넘어질 때까지 회전하는 표면에서 자세를 맞추고자 한다. Robert Peterka는 시각을 사용할 수 있는 단단한 표면에 서 있는 건강한 사람은 지면으로부터 오는 몸감각정보에 70% 의존하며 안뜰정보에는 20% 그리고 시각적 정보에는 오직 10%만 의존한다는 것을 발견했다. 그러나 표면의 회전이 1~8° 정도로 증가하면 감각 가중치는 피험자가 안뜰정보에 70%, 시각에 20% 그리고 몸감각정보에는 오직 10%만 의존하도록 변한다. 신경계는 보통 자세 지남력에 있어 주로 몸감각정보에 주로 의존하기 때문에 안뜰 환자가 눈을 뜬 상태로 단단한 지지면에서 있는 경우 자세적 문제를 식별하는 것은 어려울 수 있다. 하지만 이 같은 사람들은 불안정한 표면에서 눈을 감았을 때 심각한 균형 문제를 나타낼 수 있다.

Nashner는 '균형감각 조직성 검사(sensory organization testing)'를 개발해 사람들이 신체 지남력에 대한 감각정보를 재가중(reweight)할 수 있는 정도를 측정할 수 있도록 하였고, 이는 Shumway-Cook과 Horak에 의해 임상에 적용되었다. 이 검사에서 자세 흔들림은 피험자가 6가지 다른 감각 환경에 서 있을 때 측정된다. 첫 번째 환경에서 피험자의 지지면과 시각적 주위 환경은 땅에 고정되어 있으며 피험자의 눈은 떠 있다. 두 번째도 같지만 피험자는 눈을 감는다. 이 부분은 롬버그 검사(Romberg test)와 방법이 비슷하다. 나머지 네 가지 환경에서는 지지면, 시각적 주변 환경 또는 두 가지 모두가 피험자의 자세 흔들림에 비례하여 움직인다. 이같은 형태의 자극을 흔들림 참조(sway-referencing) 자극이라고 한다. 지지 표면 또는 시각적 환경의 흔들림에 대해 참조함으로써 여러 감각계의 정상적인 피드백 간의 관계가 교란될 수 있다. 예를 들어, 지지 표면을 참조하였을 때 발에서 오는 몸감각정보는 신체의 질량중심 위치를 제대로 나타내지 못한다. 지지면의 흔들림 참조는 피험자를 불안정한 지면(foam) 위에 서게 함으로써 만들 수 있고 시각의 흔들림 참조는 피험자의 머리 위에 줄무늬 돔을 배치하여 만들 수 있다. 안뜰정보는 이러한 상황에서 신체의 위치와 움

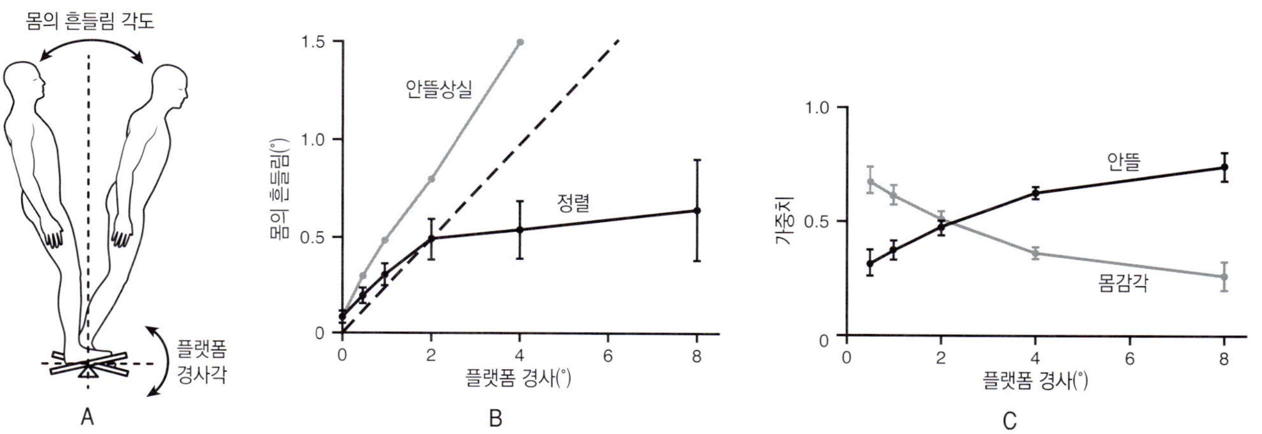

그림 3.4

A: 눈을 감은 상태에서 서 있을 때, 플랫폼 기울기 각도에 따라 변화하는 몸의 흔들림. B: 플랫폼 기울기가 +/- 2°까지 증가함에 따라 모든 대상자는 신체를 표면에 맞추어 몸을 정렬함으로써 몸의 흔들림이 증가되었다. 표면기울기가 +/- 2° 보다 크면, 정상인의 경우 몸을 중력에 맞추어 신체를 정렬함으로써 몸의 흔들림을 안정화시키지만, 안뜰상실 피험자는 몸을 표면에 맞추어 정렬하여 낙상을 경험한다. C: 플랫폼 기울기 각도가 증가에 따른 정상적인 감각 가중치 조정. 건강한 성인은 안뜰자극에 대한 의존도를 점차 증가시키고 몸감각자극에 대한 의존도를 감소시킨다(출처: Peterka, 2002).

직임에 대한 보다 정확한 예측을 제공하며, 중추신경계는 지남력을 위해 안뜰정보에 더 의존하게 된다.

그림 3.5A는 눈을 감고 폼 위에 서 있을 때 환자가 어떻게 반응하는지 보여준다. 정상 안뜰계를 가진 피험자들은 눈을 뜬 상태에서는 일반적으로 약간의 미세한 흔들림만 보인다. 눈을 뜬 채 불안전한 지면 위에 서 있을 때는 흔들림이 약간 증가된다. 그러나 불안전한 지면 위에 선 상태에서 눈을 감는 것에 의해 시각적 정보가 제거되면 정상 피험자는 몸감각 및 시각적 정보를 사용할 수 있는 경우보다 약 50% 더 많은 흔들림에도 불구하고 안뜰정보를 사용하여 몸의 지남력을 지정할 수 있다. 이것은 안뜰정보가 일반적으로 자세 조절을 위한 감각자극의 첫 번째 선택이 아니라는 것을 암시한다. 하지만 안뜰정보는 바다 위 배의 선실에 있을 때와 같은 일부 환경에서는 중요하다. 그림 3.5B는 변경된 감각 상태 동안 균형을 유지하려고 시도하는 양쪽 안뜰상실을 가진 사람을 보여준다. 이 사람은 여전히 시각정보를 사용할 수 있기 때문에 눈을 뜬 경우 정상적인 흔들림을 보인다. 이러한 시각적 정보가 제거되고 표면을 신뢰할 수 없는 경우, 몸의 방향을 유지하려고 할 때 이와 같은 흔들림은 급격히 증가한다.

균형감각 조직성 검사(sensory organization test)로 진단된 안뜰질환자들이 모두 같은 방식으로 반응하는 것은 아니다. 안뜰계 상실 환자들은 지표면과 시각으로부터 오는 방향에 대한 정보가 변형되어 안뜰정보에만 의존해야 하는 상황에 처하게 되면 방향에 대한 모든 감각을 잃게 되면서 넘어지게 된다(그림 3.5B). 그럼에도 불구하고 이러한 환자들은 최소한 하나의 변경되지 않은 감각정보를 이용할 수 있는 경우 정상적인 사람만큼 잘 수행할 수 있다. 그러나 안뜰정보만 사용해야 하는 경우, 마치 그 정보가 없는 것처럼 균형을 잃는다. 이러한 양상은 오랜 기간 동안 잘 보상된 양쪽 말초 안뜰(peripheral vestibular)기능을 상실한 경우에서 흔하게 나타난다(하지만 이같은 양상은 어느 정도의 말초 안뜰기능이 있더라도 자세의 지남력에 있어 안뜰정보를 사용하지 않는 경우에도 나타날 수 있음). 잘 보상된 안뜰상실이 있는 환자가 육안 또는 몸감각정보를 사용하여 몸의 방향을 정할 수 있다는 사실은 안뜰기능의 시험으로써 표준 롬버그 검사(Romberg test)의 민감도와 특수성을 제한한다.

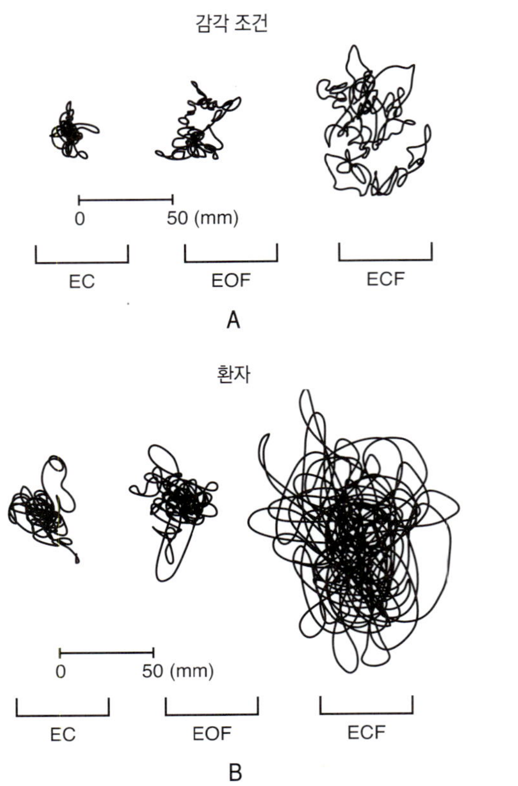

그림 3.5

A: 세 가지 감각 조건하의 정상인에서 압력 중심 변위로 본 자세 흔들림: EC = 눈 감기, EOF = 눈을 뜨고 폼 위에 서기, ECF = 눈을 감고 폼 위에 서기. **B:** 양쪽 안뜰상실(BVL)이 있는 대상자는 딱딱한 표면에 눈을 뜨거나 감고 서 있을 때 또는 눈을 뜨고 폼 위에 서 있을 때 자세 흔들림은 정상일 수 있다. 그러나 BVL이 있는 대상자의 흔들림은 눈을 감은 상태에서 폼 위에 서 있을 때 정상보다 훨씬 크다(출처: Dozza et al, 2007).

안뜰계 상실 패턴과는 대조적으로, 보상되지 않은 안뜰질환을 가진 환자들은 몸감각 및 시각정보가 변경되거나 이용할 수 없는 조건에서 증가된 흔들림을 보일 수 있다. 그들의 신경계는 시각적 정보나 몸감각정보가 환경과 관련하여 신체의 질량중심 움직임에 대해 정확한 정보를 제공하지 않음에도 불구하고 자신 신체를 시각적 그리고 지표면 정보에 맞추는 것을 볼 수 있다. 연구자들은 건강한 피실험자조차도 시각이나 몸감각과 같은 특정 근원에서 나온 감각정보를 얼마나 '가중'하느냐에 따라 패턴에 다양한 영향을 미칠 수 있다는 가설을 세웠다.

최근 연구에서 한쪽 안뜰상실 환자가 남은 안뜰기능

계를 자세 지남력에 매우 다양하게 사용하며, 평균 사용량은 정상인의 약 50%라고 한다(그림 3.6A). 한쪽 안뜰상실 환자들은 시력과 몸감각자극을 모두 사용할 수 없을 때, 정상과 유사한 나머지 하나의 안뜰계에 의존할 수 있다. 이와는 대조적으로, 한쪽 안뜰상실 환자들 중 일부는 마치 그들이 남은 안뜰기능을 사용할 수 없는 것처럼 행동한다. 눈을 감은 채 흔들림 참조(sway-referenced)된 표면에 서 있을 때 나머지 안뜰기능을 사용할 수 있는 환자들은 몸감각정보에 가중치를 높인 환자보다 일상생활에서 더 잘 활동하는 것을 볼 수 있다(그림 3.6B).

급성 수종과 같이 변화는 오지만 그 기능을 완전히 상실하지 않은 안뜰질환자에게 있어 안뜰의 정보자극은 감각 조직에 있어 시각의존 패턴을 나타낼 수 있다. 이러한 환자들은 시각적 주위가 흔들릴 때 과도한 흔들림을 보이지만, 눈을 감은 상태에서는 정상적인 흔들림을 보인다. 이는 마치 시각적 정보가 몸의 흔들림에 대한 정확한 정보를 제공하지 않음에도 불구하고 눈을 뜰 때마다 신경계가 시각적 정보에 의존하는 것과 같다. 그러나 이 경우 눈을 감고 단단한 지표면에 서 있을 때는 지표면의 정보에, 흔들리는 표면에 서 있을 때는 안뜰정보에 의존할 수 있다.

한쪽 또는 양쪽 안뜰상실 환자는 그들의 균형을 개선하기 위해 쉽게 감각자극을 대체할 수 있다. 예를 들어, 연구에 따르면 점자를 읽는 데 필요한 정도의 가벼운 접촉은 양쪽 안뜰상실 환자에게 제공되는 시각정보보다 자세의 흔들림을 더 안정화시키는 것을 볼 수 있다. 한쪽 또는 양쪽 안뜰상실이 있는 사람들은 눈을 감은 채 푹신한 폼에 서 있을 때에도 자세를 조절하기 위해 몸통의 움직임에 대한 치료용 청각, 시각 또는 진동-바이오 피드백을 사용할 수 있다. 사실 한쪽 안뜰상실 환자들은 몸통에서 가속계로 감지되는 측면 신체 흔들림의 방향과 정도에 대한 청각-바이오피드백을 사용하여 눈을 감은 채 일자 걷기(tandem walking; 보통의 경우에는 이렇게 걸을 수 없음)를 성공적으로 수행할 수 있다. 그림 3.7A는 청각-바이오피드백을 사용한 양쪽 안뜰상실이 있는 환자가 눈을 감은 상태에서 자세 흔들림이 감소했음을 보여준다. 그림 3.7A는 한쪽 안뜰상실이 있는 9명의 환자에

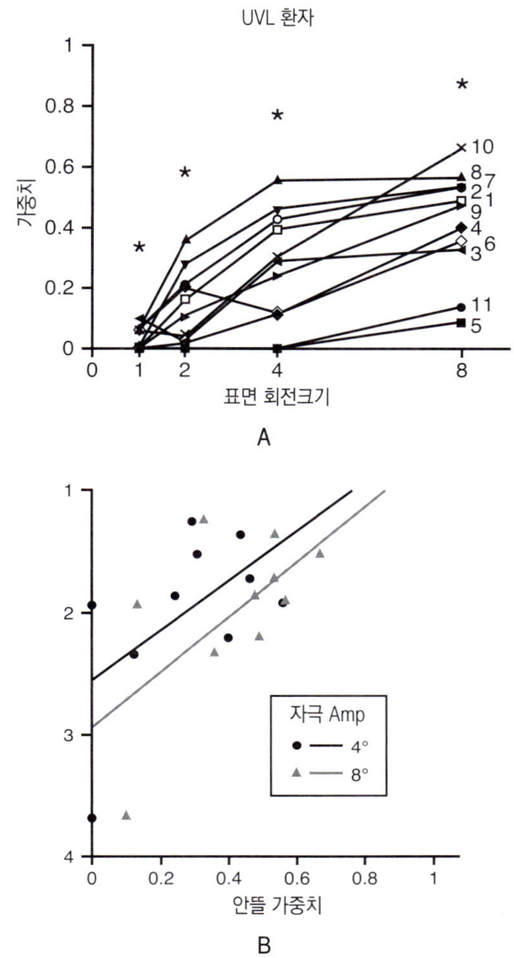

그림 3.6

A: 한쪽 안뜰상실(UVL) 환자는 감각 가중치 조정 전략이 다양하게 나타났다. 실선은 표면 경사각이 증가함에 따른 UVL 환자 11명의 안뜰 가중치를 나타낸다. 별표는 정상적인 안뜰 가중치를 나타낸다. **B:** Cohen (vestibular dysfunction ADL, VDADL) 점수로 본 안뜰기능장애 ADL과 안뜰 가중치 사이의 상관 관계. 4° 및 8° 표면 회전에서 가장 높은 안뜰 가중치를 가진 UVL 환자의 ADL 점수가 가장 높았다(출처: Peterka et al, 2011, with permission).

게 생체피드백을 제공한 경우와 제공하지 않은 경우를 비교하여 제공된 경우 일자 걷기 시험에서 질량중심 안정성이 향상된 것을 보여준다. 한쪽 안뜰상실이 있는 환자들은 연습을 통해 균형을 크게 개선하였고, 다음날에도 이러한 개선을 유지했다. 바이오피드백은 즉시 균형 능력을 개선하였지만, 운동학습의 속도가 높아지지는 않았다(그림 3.7B).

몸통이 특정 한계 이상으로 기울었다는 것을 나타내는 알람과 같은 단순한 감각 피드백도 자세의 흔들림을 크게 줄일 수 있다. 회전하는 표면에 서 있는 건강한 젊은 성인을 대상으로 한 연구는 자발적 자세 조절 학습을 통해 개선된 다분절 조절과 몸통의 안정화가 여러 형태의 피드백이 제공되는 경우 감소된다는 것을 보여주었다(그림 3.7C). 하지만 자세 흔들림의 방향 규모에 관한 정보를 신경계에 많이 제공할수록 흔들림을 줄일 수 있었다(그림 3.7C). 최근의 동물 연구에 따르면, 기니피그와 원숭이의 8번째 신경에 직접 적용된 머리 회전에 맞는 직류 안뜰자극이 평형 조절을 개선할 수 있다는 것을 나타낸 만큼, 이러한 유형의 이식된 바이오피드백은 안뜰상실이 있는 환자들에게 언젠가 적용되기를 기대해 볼 수 있다. 이러한 결과는 균형 문제를 호소하는 안뜰상실 환자들이 특히 불안정한 표면에서 균형을 맞출 때 누락된 안뜰기능을 대체하기 위해 지표면과 관련하여 몸통의 흔들림에 대한 감각정보를 제공하기 위해 지팡이 사용 또는 기타 증강된 감각 피드백을 사용함으로써 도움을 받을 수 있을 가능성을 시사한다.

요약하면, 이러한 연구는 지남력에 대한 좋은 몸감각 또는 시각적 정보가 없는 환경에서 신체 방향에 대한 안뜰정보가 가장 중요하다는 것을 보여준다. 이러한 환경에서 안뜰정보 결함이 있거나 누락된 정보에 의존하려고 하는 환자들은 스스로를 잘 정렬하지 못하고 넘어질 수 있다. 그러나 안뜰정보가 없는 경우 지남력과 관련하여 다른 정보 출처를 선택할 수도 있다.

질량중심 조절-자세 반응
Controlling center of mass-postural responses

앞 장에서 안뜰계가 어떻게 머리의 위치와 움직임을 감지하고, 이 감각정보를 자세 방향에 어떻게 사용하는지에 대해 다루었다. 이 장에서는 안뜰계의 움직임 출력이 평형 유지라는 자세 목표(안정성의 한계 내에서 신체 질량의 중심을 조절하는 것)에 도움이 되는 정적인 신체 위치와 동적 자세 움직임에 어떻게 기여하는지를 설명한다. 해부학적 연구를 통해 운동출력의 경로가 중추 안뜰핵에서 척수로 내려간다는 것을 알고 있으며, 여기서 목과 몸

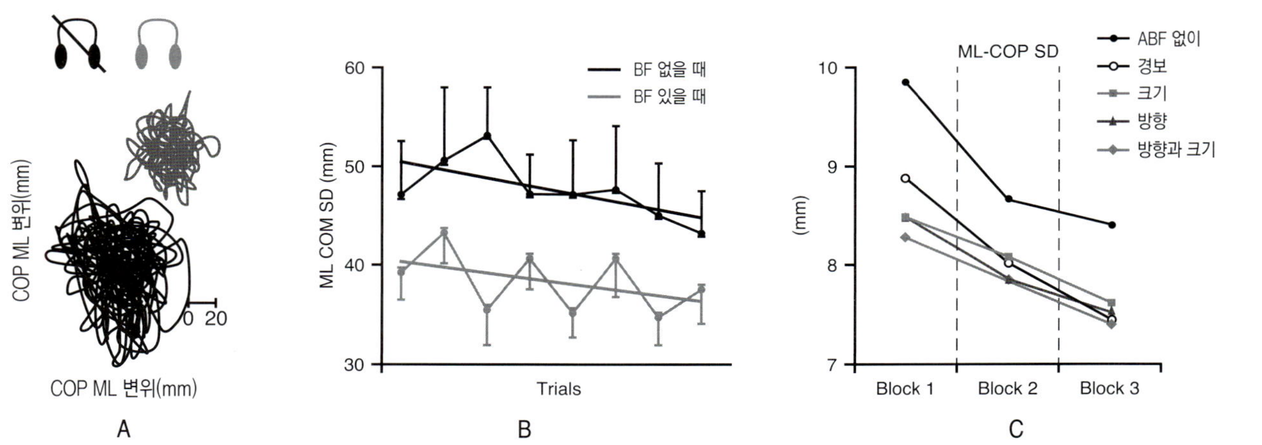

그림 3.7
바이오피드백은 양쪽 안뜰상실(BVL)과 같은 대상자의 자세 흔들림을 줄일 수 있다. **A:** 오디오-바이오피드백(연회색)을 제공하였을 때 동일한 대상자의 바이오피드백(어두운 회색)이 없을 때의 자세 흔들림에 비해 감소하였다(Adapted from Dozza et al., 2005). **B:** 오디오-바이오피드백(BF)이 있을 때와 없을 때 일자보행(tandom gait)을 연습한 결과. 각 값은 3회 연속 시도에서 UVL을 가진 피험자 9명의 평균값을 나타낸다. 오류 막대는 표준 오류를 나타낸다(Adapted from Dozza et al, 2007). **C:** 바이오피드백으로 제공되는 다양한 유형의 정보 영향. 13명의 건강한 대상자에게 ABF를 제공하거나 제공하지 않은 모든 조건에서 3차례 실시된 모든 실험에 대한 ML-COP의 평균 표준편차(출처: Dozza et al, 2011).

통뿐만 아니라 팔다리 근육의 활성화에도 영향을 준다. 그러나 인간과 동물의 지남력과 평형을 조절하기 위한 안뜰계의 기능적 중요성에 대해서는 여전히 제대로 파악하지 못하고 있다. 그럼에도 불구하고 안뜰신호가 공간에서 머리와 몸통을 안정시키고, 자세 반응을 확장하며, 환경 조건에 대한 적절한 자세 전략의 선정에 기여하는 등 다양한 역할을 한다는 연구가 있다.

두 가지의 뚜렷한 자세 목표는 지남력과 평형(equilibrium)이다. 일부 작업을 수행하려면 자세 평형을 희생하면서까지 특정 자세 지남력을 달성하는 데 더 큰 우선순위를 두어야 한다. 예를 들어, 경험이 많은 축구선수나 배구선수는 바닥에 넘어지면서 공을 잡으려고 한다. 다른 작업들은 평형을 위해 자세 지남력을 희생하도록 한다. 예를 들어, 줄 위에서 균형을 유지하기 위해 빠른 엉덩관절 굽힘과 폄을 필요로 할 수 있다. 이 과제에서 수직에 대한 몸통의 지남력은 평형 목표를 달성하기 위해 희생된다. 중추신경계가 자세 조절과 평형 조절 사이의 선택을 어떠한 기준으로 달성하는지에 대해서는 아직 잘 알려지지 않았다. 정적 위치와 동적 동작 모두 행동적인 목표를 우선시하고 팔다리와 몸통을 효과적이고 효율적으로 조절하여 지남력과 평형을 모두 달성하는 데 이용 가능한 모든 감각정보를 사용하는 시스템을 필요로 한다.

자동 자세 반응 유발 Triggering automatic postural responses

서 있는 사람의 균형이 흐트러지면, 짧은 시간 안에 팔다리 근육이 활성화되어 평형을 회복한다. 이러한 근육 활성화의 잠복기는 수의적으로 활성화시키는 시간보다 짧고, 평형을 회복하는 역할을 수행하기 때문에 '자동 자세 반응'이라고 불린다. 비록 자동 자세 반응에 대한 가장 중요한 감각자극이 몸감각자극이지만, 안뜰자극도 그 역할을 할 수 있다. 고양이와 사람의 경우, 높은 곳에서 갑자기 떨어질 때 발목 폄근 활성화의 짧은 잠복기를 나타낸다(고양이의 경우 50~100ms, 인간의 경우 80~200ms). 이러한 근육 반응은 눈을 감은 채 존재하므로 시각적 자극 없이 발동할 수 있다. 안뜰기능이 없는 환자에게는 이러한 반응이 없지만, 반고리관은 제거되고 귀돌기관이 남아 있는 동물에서는 이러한 반응을 볼 수 있다. 반응의 크기는 머리 가속도에도 비례하는데, 이 모든 것은 표면과 시각적 자극을 사용할 수 없을 때 빠르고 자동적인 자세 반응에 안뜰계가 사용되는 것을 시사한다. 자세를 바로 하는 동안 머리로 빠르게 이동하면 목(45ms), 몸통(85ms), 허벅지(90ms), 발목(70ms)에서도 근육이 활성화된다. 이러한 반응은 안뜰상실이 있는 환자에게는 존재하지 않는데, 이는 안뜰계의 기원을 암시한다. 그러나 유아기에 안뜰기능을 상실한 성인은 이러한 머리 흔들림에 대한 정상적인 반응 패턴을 보일 수 있으며, 이는 목척수(cervicospinal) 반응이 조기 안뜰자극 상실을 적응적으로 보상할 수 있음을 시사한다.

팔다리 근육은 갑작스런 낙하, 머리위치의 변화 그리고 직류자극에 반응하여 활성화되기 때문에 연구자들은 안뜰척수계가 기립자세 변화에 대한 자동 자세 반응에도 역할을 할 수 있다는 가설을 세웠다. 이 가설을 실험하기 위해 두 가지 유형의 표면 변화가 사용되었는데, 미끄러짐이나 넘어지는 것과 같이 몸의 흔들림을 유도하는 수평 변환과 배나 부두 위에 서 있을 때처럼 발목 발등굽힘이나 발바닥쪽 굽힘을 유도하는 플랫폼 회전을 포함했다. 플랫폼 회전은 발목 근육을 스트레칭하여 활성화하게 되는데, 이는 플랫폼 움직임이 시작된 후 80~100ms에 발생하며 몸을 초기 위치로 회복시키는 작용을 한다. 그러나 안뜰출력이 이러한 반응에 크게 기여하는 것으로 보이지는 않는다. 안뜰기능이 완전히 없는 사람 피험자와 고양이는 시력이 없는 경우에도 정상적인 잠복기와 패턴으로 자동 자세 반응을 사용하여 표면의 변화에 대응할 수 있다. 신장된(stretched) 근육에서 얻은 고유수용기 정보는 표면 변화에서 회복하기에 충분한 것으로 보인다. 이러한 결론은 고유수용자극이 교란될 때 표면 변화에 대한 자동 자세 응답이 느려지게 되지만 안뜰자극에 장애가 있을 때는 느려지지 않는다는 사실에 의해 뒷받침된다. 마지막으로 팔다리에 비교적 약한 반응을 일으키기 위해서는 비교적 큰 머리 가속이 필요하며, 플랫폼 변화에 대응하여 일어나는 머리 가속도는 상당히 작다. 따라서 안뜰반응은 아마도 미끄러지거나 이동하기 위한 평형 회복에는 큰 역할을 하지 않을 것으로 예상된다.

수평으로 흔들리는(tranlation) 표면에 대한 반응과는 대조적으로, 표면 회전에 대한 반응은 안뜰계에 훨씬 더 많이 의존한다. 표면 회전은 종아리 부위의 근육을 스트레칭시키지만, 이에 상응하는 전방 또는 후방의 몸 흔들림을 일으키지는 않는다. 플랫폼 회전에 대한 반응은 두 부분으로 구성된다. 먼저 70~100ms에 신장된 발목 근육에서 일어나는 반응으로, 이는 아마 고유수용기 자극에 의해 유발되며, 만약 상쇄되지 않는다면, 실제로 신체를 불안정하게 할 수 있다. 조금 후(100~120ms)에 발목 근육의 길이가 짧아지는 안정 반응이 발생하며, 이 교정 반응은 아마도 안뜰(및 시각)자극에 더 의존할 것이다. 특히 표면 기울기의 속도가 몸감각 반응이 유발되기에는 너무 빠르지 않거나 너무 느려 표면의 지남력이 평형 유지에 충분한 경우, 안뜰계의 양쪽 및 한쪽 상실을 가진 환자들은 이 같이 후반에 나타나는 안정성 반응의 강도가 줄어든다. 반복된 표면 기울기에 대한 불안정 반응의 크기를 감소시킬 수 있는 능력 역시 안뜰기능상실을 겪는 일부 환자에서 손상된 것을 발견할 수 있다. 이러한 적응 실패의 원인은 적응 과정을 유발하기 위해 안뜰정보가 필요하거나 안뜰기능이 없는 환자가 고유수용성 정보에 의존하기 때문일 수 있다.

놀랍게도, 완전한 안뜰상실은 평형 반응을 감소시키거나 결여되는 결과를 가져오지 않는다. 사실 표면 흔들림(tranlation)에 대한 자세 반응은 동물과 양쪽 안뜰정보를 상실한 인간에서 정상보다 더 크게 나타나는데, 이는 안뜰실조(vestibular ataxia)와 일치한다. 그림 3.8은 표면 동요에 대한 압력 중심의 변화를 나타낸다. 안뜰상실 환자는 대조군과 비교했을 때 주어진 자극에 비해 너무 큰 반응을 보인다. 따라서 안뜰계 기능이 상실된 환자의 자세 불안정 및 넘어짐은 부적절한 감각적 신호에 너무 많이 반응하여 결과적으로 스스로를 불안정한 상태에 빠뜨린 결과일 수 있다.

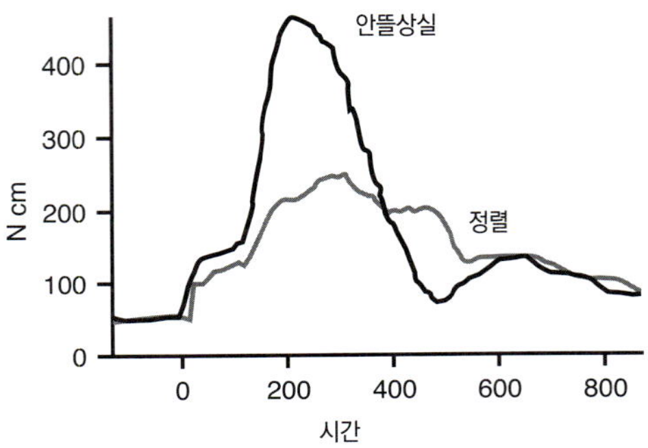

그림 3.8
양쪽 안뜰상실(BVL) 환자들이 보인 동요에 대한 자세 반응은 너무 크다. 그래프는 BVL 환자와 대조군의 전방 회전에 따른 발바닥쪽 굽힘으로 인한 압력 중심 변화를 보여준다.

자세 전략의 선정 Selection of postural strategies

모든 자세가 평형 회복을 위해 동일한 유형의 이동을 필요로 하는 것은 아니며, 일부 자동 자세 반응은 다른 자세보다 더 안뜰계의 개입을 필요로 한다. 이와 같은 자세 반응은 근육 활성화 패턴(자세협동작용, postural synergy라고 함)이 다를 뿐만 아니라 '자세 전략'이라 불리는 다른 움직임과 관절 힘을 갖고 있다. 발을 움직이지 않고 몸의 질량중심을 움직이는 매우 다른 두 가지 전략이 확인되었는데, 바로 발목 전략(ankle strategy)과 엉덩관절 전략(hip strategy)이다(그림 3.9). 발목 전략은 단단하고 평평한 지지면에 서 있을 때 작은 자세의 어긋남으로부터 회복하기 위해 사용된다. 몸은 발목관절 주위에 힘을 가함으로써 역진자(inverted pendulum)처럼 움직인다. 엉덩관절에 대한 빠른 신체 움직임으로 구성된 엉덩관절 전략은 일반적으로 좁은 지지면, 단단하지 않거나 기울어진 지지면 위에서 나타나며, 한 발로 서기나 일자 서기와 같은 지지면이 좁은 자세에서 균형을 유지하기 위해 잘 나타난다. 이러한 자세 조절 전략이 생물역학적 조건, 피험자의 예상 및 이전 경험에 따라 중추에서 프로그래밍되고 결합될 수 있다는 증거가 있다. 낙상을 방지하기 위해(의미적으로) 지지면을 증가시키는 발을 디디는 전략(또는 잡기 전략)은 일반적으로 발목이나 엉덩관절 전략이 평형을 회복하기에 불충분하다고 인식된 이후에 발생한다.

완전히 안뜰기능이 상실된 환자는 목 근육을 제외하고 정상적인 운동 및 EMG 패턴을 보이기 때문에 안뜰정보는 정상적인 발목 또는 발 디딤 전략의 개시 또는 실행에 필수적인 것으로 보이지 않는다. 이는 비록 정상 머리 가

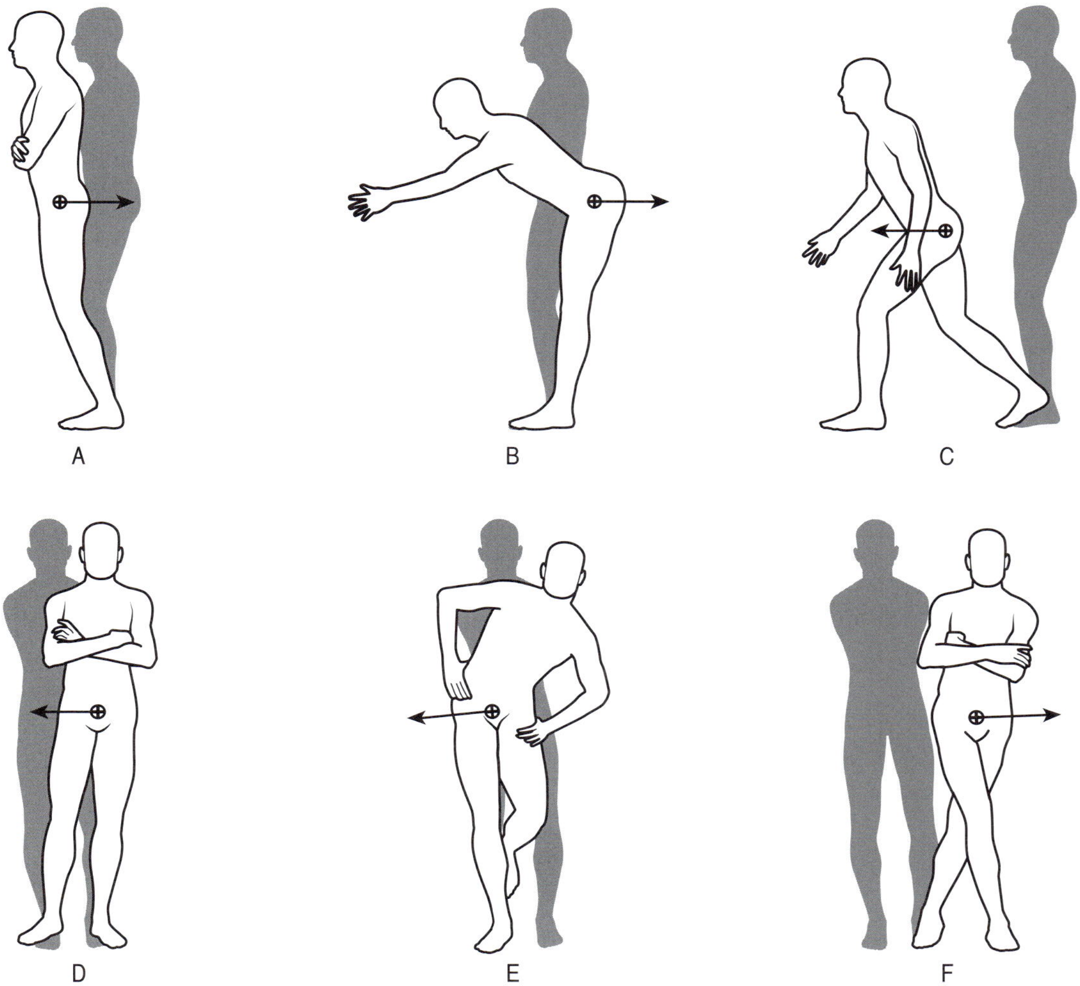

그림 3.9 시상면(A, B, C) 및 이마면(C, D, E)의 균형조절을 위해 지지면 내에 질량중심(COM)을 유지하는데 사용되는 세 가지 주요 자세 운동 전략. 발목 전략은 작은 동요(A, D)에 활용될 수 있고, 엉덩관절 전략은 큰 동요 또는 보다 정적자세유지가 어려운 경우(B, E)와 마지막으로 동요가 지지면 넘어 COM을 이동시킬 만큼 클 때 사용되어진다.

속도보다 큰 목 근육의 비정상적인 활성화가 발생하더라도 고유수용정보가 발목과 발을 디디는 것을 조절하기에 충분하다는 것을 암시한다. 이와는 대조적으로, 안뜰정보는 엉덩관절 전략을 조절하는 데 유용한 것으로 보인다. 양쪽 안뜰상실이 있는 환자들은 균형 조절을 위해 엉덩관절 전략이 필요한 경우, 즉 한 발로 서 있는 자세, 발뒤꿈치로 걷는 자세 그리고 평균대에서 균형잡기 등의 어려움을 보인다. 또한 발목 허혈(ankle ischemia)로 인해 발에서 몸감각정보가 손실된 환자는 아마도 안뜰계에 대한 의존도를 높여야 하는 것으로 추정되며, 발목 전략이 더 효율적일 때에도 엉덩관절 전략을 사용한다. 이 모든 발견은 자세를 조절하기 위해서는 안뜰계와 엉덩관절 전략 사이에 중요한 연결 고리가 있다는 것을 시사한다.

비록 안뜰상실 환자는 단단하고 평평한 표면에 서 있을 때 빠른 표면 변화에 대한 엉덩관절 전략을 사용할 수 있지만, 빠른 변화에 반응하여 균형을 유지하기 위해 정상 피험자보다 자주 발을 내딛는 전략을 사용한다. 그들은 엉덩관절 전략을 위해서는 몸통을 효율적으로 조절하고 중력에 대해 머리를 잘 안정시켜야 하기 때문에 발디딤(stepping) 전략에 의지한다고 할 수 있다.

안뜰상실은 일부 조건에서 엉덩관절 전략을 사용하지 못하는 것과 관련이 있는 반면, 안뜰계 질환을 가진 일부 환자들은 질량중심을 조절하기 위해 습관적으로 엉덩관절 움직임을 사용한다. 이러한 환자들은 전형적으로 안뜰기능장애와 일치하는 시각운동 민감도, 현기증 그리고 운동실조(ataxia)를 보고하며 안뜰계 질환 이력을 가지고 있지만 회전 검사 중 정상적인 수평 안뜰눈반사 기능을 보이는 경우가 많다. 이와 같은 결과는 이러한 환자들이 안뜰계 상실을 입었지만 안뜰계 수평반고리관 기능을 많이 상실하지는 않았다는 것을 시사한다. 머리와 몸통 움직임의 협응은 과도한 엉덩관절 전략을 사용하는 안뜰 환자에게는 비정상적으로 나타난다.

스스로를 실제와는 다르게 안정성 한계 내에서 자신의 위치를 지각하고 있는 환자는 불안정에 대응하여 부적절한 자세 이동 전략을 보일 수 있다. 예를 들어, 어떤 환자들은 자기 자신이 안정 한계 안에 잘 들어 있다고 인식하기 때문에 몸의 질량중심이 안정의 한계를 벗어난 것에 대응하여 평형을 회복하는 데 필요한 단계를 밟지 않을 수 있다. 이와는 대조적으로, 다른 환자들은 작은 움직임의 변화에 대해 안정의 한계 내에서 과장된 자세 반응을 할 수 있다. 왜냐하면 그들은 자신이 안정의 한계 끝부분에 있고, 따라서 넘어질 위험이 있다고 인식하기 때문이다. 환자들의 반응 유형은 안뜰계 기능장애의 유형과 수행하고자 하는 자세의 요건에 따라 다를 수 있다.

요약하면, 안뜰정보는 안정성 한계의 내부 지도를 구성하기 위해 다른 감각으로부터 오는 정보와 함께 사용되고, 이는 신체의 정렬과 어긋난 자세로부터 회복하는 데 영향을 미친다. 안뜰계에서 이용할 수 있는 정보와 다른 감각으로부터 오는 정보와의 관계는 평형을 조절하기 위해 사용되는 움직임의 전략에 따라 달라진다. 자세 전략은 자세 조절의 감각과 운동 요소간의 상호작용을 도식화하기 위한 구체적인 방법이며, 본질적으로 감각운동 균형과 지남력 문제를 해결하기 위한 방법이다. 각각의 개인들에게는 현재, 과거 그리고 예상되는 환경조건에 따라 선택할 수 있는 다양한 운동전략이 필요하다. 안뜰계는 자세 이동을 위해 조정된 운동 패턴의 세부 사항을 규정하지는 않지만, 적절한 움직임 전략의 선택과 나머지 움직이는 신체와 머리의 협응에 긴밀하게 관여하는 것으로 보인다.

머리 및 몸통의 안정화
Stabilizing the head and the trunk

자세 조절을 위한 시각 및 안뜰정보의 사용은 이러한 감각기관들이 관성적으로 불안정한 머리에 위치하기에 단순한 문제가 아니다. 머리의 무게중심이 회전축 위에 위치하기 때문에 몸의 어떤 움직임도 머리의 움직임을 유발하게 된다. 통제되지 않는 머리의 움직임은 신체의 움직임과 위치를 추정하기 위해 안뜰정보를 사용하는 것을 복잡하게 만든다. 또한 머리 움직임의 범위가 안뜰눈반사로 보정할 수 있는 범위를 초과할 경우 시야가 흐려질 수 있다. 이러한 이유로, 연구자들은 신경계가 머리를 안정화시켜 안뜰정보의 해석을 단순화하고 시선의 안정을 용이하게 하기 위해 중력에 관련하여 머리를 안정화한다고 제시했다. 신경계는 안뜰체계로부터 중력에 대해 신뢰할 수 있는 정보가 전달되지 않거나, 몸통의 움직임을 통해 머리의 조절을 단순화하려는 의도로, 몸통에 관해서 머리를 안정시킬 것이다.

대부분의 이동(locomotor) 중, 공간에서 어느 정도 머리의 움직임이 있지만, 뛰어오르기나 달리기와 같은 작업에서 일어날 수 있는 신체의 큰 움직임에도 불구하고 중력에 관한 머리의 위치는 비교적 일정하게 유지되는 경우가 많다. 예를 들어, 엉덩관절 전략을 사용하는 정상 피험자에게서 목 근육 활성화를 관찰할 수 있다. 이러한 연구에서 목 근육의 활성화는 머리위치가 크게 바뀌기 전에 일어났으며, 따라서 그 활성화는 예상된 조절 전략의 결과로 보인다. 즉 이러한 근육의 활성화는 엉덩관절 전략의 특징인 몸통의 큰 움직임 중에 발생할 수 있는 중력에 관해서 머리의 기울기를 방지하는 역할을 한다.

걷기나 달리기와 같은 활동에서 심각한 안뜰상실을 가진 환자들은 중력에 대한 머리위치의 변동성이 증가함을 보여준다. 눈을 감은 채 진동하는 표면에 서 있을 때 안뜰상실을 가진 환자들은 표면의 진동수가 증가함에 따라 중력에 관해서 자신들의 몸통을 안정시키는 건강한 대조군 피험자들과는 달리 공간에서 머리와 몸통의 큰 움직임을 보여준다. 그림 3.10은 건강한 대조군의 안정성 있는 몸통 조절과 안뜰상실을 갖고 있는 환자가 지지 표면에서 앞뒤로 몸통을 움직이는 모습을 비교한 것을 나타낸다. 그러나 잘 보상된 일부 안뜰상실 환자는 눈을 뜬 상태일 때 공간에서 몸통을 안정시킬 수 있는 반면, 적절한 보상이 없는 안뜰상실 환자는 안뜰기능상실을 보상하기 위해 시력을 사용할 수 없다. 머리와 몸통의 비정상적인 하향성 협응에도 불구하고, 안뜰상실 피험자는 눈을 감고도 지표면이 흔들리는 모든 주파수에서 정상적인 다리의 통제 능력을 보였는데, 이는 상행성 몸감각 조절에서 다리의 자세 협응(coordination)과 일치한다.

요약하자면 안뜰계는 중력과 관련하여 머리와 몸통안정화에서 중요한 역할을 한다. 이와는 대조적으로, 특히 신체 위치에 대한 좋은 몸감각신호를 이용할 수 있을 때, 안뜰계는 신체 움직임의 질량중심 위치 조절이나 다리의 자세 조절에서는 덜 중요한 것으로 보인다. 안뜰계 상실 환자의 경우, 자세안정에 필요한 안뜰계 기능의 상실을 안정된 표면을 손가락으로 가볍게 짚거나 지팡이를 사용하는 것으로 대치하여 성공적으로 자세안정을 유지하는 것을 볼 수 있다.

임상적 의미
Clinical implications

안뜰계는 자세 조절에서 많은 역할을 한다. 주어진 자세에서 안뜰계가 수행하는 역할은 자세의 특성과 환경 조건에 따라 달라진다. 머리나 몸통의 안정화가 자세 수행에 중요한 경우, 안뜰계는 매우 중요한 역할을 한다. 마찬가지로 몸감각(조금 덜 중요하지만 시각적 정보도 비슷한 역할을 수행한다) 정보를 이용할 수 없을 때는 자세 조절을 위한 안뜰정보가 지배적인 역할을 한다. 표 3.1은 자세 조절을 위한 안뜰정보가 중요한 일부 작업 및 안뜰장애를 암시하는 몇몇 균형 이상을 제시한다. 또한 이 장에서 서 있는 균형 조절에 있어 안뜰계의 역할에 초점을 맞춰 왔으나, 안뜰계는 이동(locomotion) 동안에도 동등하게 중요하며 움직임 감지, 수직 지남력(orientation) 설정, 신체 움직임의 질량중심(COM) 위치 조절, 머리 받침대 안정화 등에서 발생하는 문제가 서 있을 때의 균형과 걸음걸이에도 문제를 일으킬 수 있다는 사실을 인지하는 것은 중요하다.

예를 들어, 자세 조절의 임상 시험에서 자주 발생하는 수행 과제와 환경 조건의 집합을 고려한다. 환자는 부정확한 고유수용 또는 부적절한 시각정보나 정보의 부재 조건에서 수직성을 유지해야 한다. 이 과제는 공간의 지남

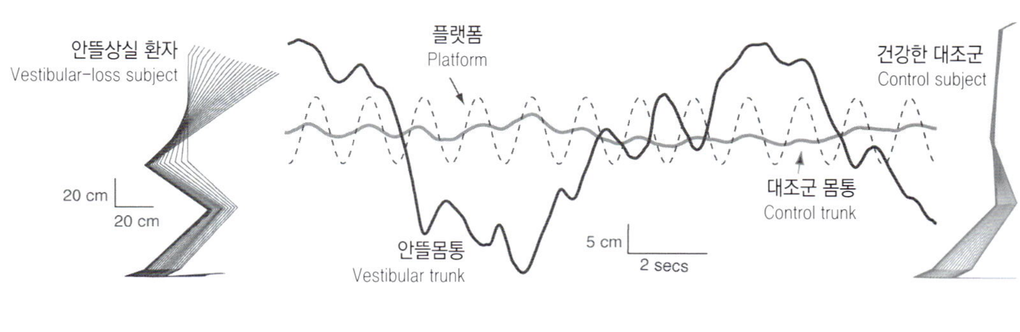

그림 3.10 빠른 전방-후방 표면 흔들림 동안 양쪽 안뜰상실을 가진 피험자 체간의 불안정성과 건강한 대조군의 몸통안정성 비교. 막대 그림은 표면 흔들림 동안 몸통, 허벅지 및 다리의 측면 모습을 보여준다. 실선은 대조군(회색 선) 및 안뜰상실 환자(어두운 선)에서 전방(상) 및 후방(아래) 몸통 변위를 보여준다. 점선은 플랫폼 표면 흔들림을 나타낸다.

력에 대한 시각, 몸감각 단서가 충분하지 않고, 정상 피험자들이 일반적으로 이 같은 과제를 수행할 때 중력과 관련해 머리를 안정시킨다는 점에 있어서 환자로 하여금 안뜰정보를 사용해 자세를 조절하는 능력을 알아보기 위해 적절하다. 이 과제를 수행하도록 요청하면, 최근에 안뜰기능이 상실된 환자는 안뜰계의 네 가지 기능을 위한 안뜰정보 사용의 이상을 나타내게 된다. 첫째, 그들은 자신의 몸이나 머리가 중력에 적절히 맞춰져 있을 때를 인지하고 보고하는 데 어려움을 겪게 된다. 즉 그들은 수직을 식별하는 데 어려움을 겪을 것이다. 둘째, 바르게 서 있으려 하더라도 머리와 몸의 위치가 수직 지남력보다는 기울어짐을 보인다. 셋째, 보드가 갑자기 기울어지면 균형을 회복하지 못할 수 있으며, 넷째, 갑작스러운 움직임으로부터 회복하려고 할 때 중력에 관한 머리 위치는 다양하게 나타날 것이다.

안뜰계는 자세 조절에서 중요한 역할을 하지만, 일부 균형 측면은 안뜰계에 의존하지 않거나 다른 시스템에 의해 보상될 수 있다. 그림 3.11은 자세 조절에 기여하는 6가지 기본 시스템을 개략적으로 보여주고 있다. 오직 선행적 자세 조절(anticipatory postural adjustement)만이 안뜰계 병리학의 영향을 받지 않는다. 여기에는 생체역학적 제약(목 통증 및 강직함 등), 수직성 및 안정성의 한계(손상 및 보상으로 인해 감지하기 어려울 수 있음), 선행적 자세 조절(안뜰장애를 갖고 있는 사람들에게도 존재함), 감각 지남력(손상되었거나 보상될 수 있으므로 다양한 동작으로 검사를 실시해야 함) 그리고 걸음걸이의 안정성(운동실조증이지만 눈을 감고 불안정한 표면에서 걷거나 머리를 움직이는 것과 같은 다양한 동작으로 검사를 실시해야 함)이 포함되어 있다. 이러한 자세 조절의 하위시스템은 버그균형(Berg balance), 기능적 뻗기(functional reach), 동적 보행 지수(dynamic gait index) 그리고 균형감각 상호작용 임상검사(clinical test for sensory interaction in balance, CTSIB)와 같은 이전에 발표된 검사에서 추출한 균형평가 시스템 검사(balance evaluation system test, BEST)를 이용할 수 있다. 자세 조절에서 안뜰계가 수행하는 역할의 복잡성을 고려할 때, 하나의 단일 검사는 근본적인 문제를 감지하기에는 충분하지 않을 수 있다. 예를 들어, 균형평가 시스템 검사는 머리와 몸통의 움직임(수직) 또는 지남력에 대한 인식을

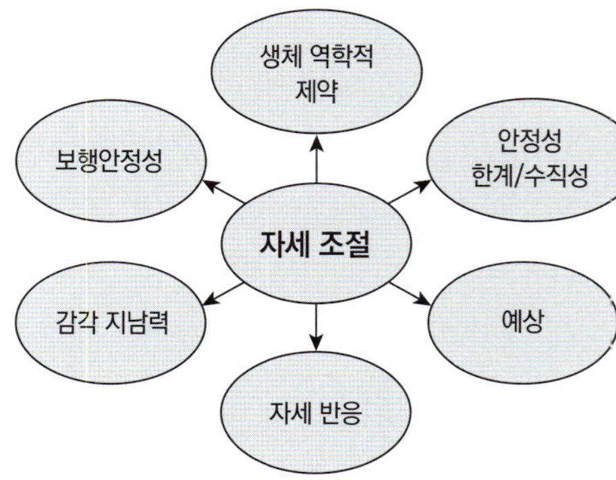

그림 3.11
자세 조절에 영향을 미치는 여러 시스템을 요약 · 제시하였다. 안뜰계는 많은 시스템(모든 시스템은 아님)에 영향을 준다(출처: Horak et al, 2009).

표 3.1 자세 조절에서의 안뜰계의 역할

역할	임상 평가	안뜰장애를 암시하는 연구결과
자가 운동을 감지하고 지각	환자가 여러 면에서 일어나는 머리 움직임을 하거나 머리 위치를 취한다.	비정상적인 움직임 또는 현훈이 느껴진다고 보고한다.
수직 지남력 파악 능력	환자는 기울어진 표면 또는 눈을 감고 폭신한 표면에 서 있는다.	몸통은 중력 대신에 표면을 기준으로 정렬된다. 환자가 넘어지거나 흔들림이 현저히 증가한다.
질량중심(COM) 제어	환자가 평균대를 걷거나 평균대 위에 서 있는다.	환자는 엉덩관절 전략을 사용하여 질량중심 및 넘어짐을 조절할 수 없다.
머리안정화	환자가 기울어지거나 한쪽으로 기울어져 있다.	수직에 대하여 머리가 안정되지 않는다.

다루는 항목을 포함하지 않는다.

안타깝게도 임상에서의 안뜰계 기능 평가는 안뜰계의 상실이 잘 보상된 환자에게는 그렇게 간단히 사용될 수 없다. 이러한 환자를 관찰하게 되면, 안뜰계 상실에 의한 1차적 결과가 아닌 신체가 상실을 보상하려는 시도에 의한 결과를 보이는 경우가 많다. 예를 들어, 안뜰환자는 목과 어깨가 뻐근하여 어려움을 겪는 경우가 많다. 그러나 이 목의 강직성이 긴장성 목반사(tonic neck reflex)라는 안뜰계의 활성화로 인해 발생한 일차적 결과라고 단정 지을 수는 없다. 뻣뻣함(stiffness)은 목반사(cervico-collic)계의 증가로 인한 것이거나 전략의 변화에 따른 것일 수도 있다. 만약 중력의 지남력이 더 이상 감지되지 않아 머리가 더 이상 중력에 맞춰질 수 없다면, 중추신경계는 머리를 몸통에 안정화시키려고 할 수 있다. 목의 뻣뻣함은 현기증이나 진동시각(oscillopsia)을 제한하기 위해 머리위치를 안정화하려는 자발적인 시도의 결과일 수 있다.

한때는 안뜰장애를 가진 환자의 비정상적인 균형이 안뜰반사 상실을 확인할 수 있는 한 방법이라고 가정했던 반면, 자세 조절에서 안뜰계의 역할이 훨씬 더 복잡하다는 것을 알게 되었다. 안뜰계는 시각이나 몸감각과 함께 지남력과 균형에 필요한 감각정보를 제공하는 것 외에도, 예측과 학습을 담당하는 중추신경계의 일부분과 상호작용한다. 자세 조절은 자동적이고 빠른 것과 더불어 유연하여 다양한 감각적 환경과 근골격계 제약에 적응할 수 있도록 한다. 자세 조절에서 안뜰계의 역할은 자세 조절 자체의 복잡하고 다면적인 특성을 더 잘 이해하기 전에는 완전히 알 수 없을 것이다.

요약
Summary

안뜰계는 중력과 머리 가속도의 센서로서, 자세 조절에서 중요한 역할을 한다. 어떤 자세 수행에서든 안뜰계가 수행하는 역할은 자세의 특성과 환경에 따라 달라진다. 나아가 안뜰계는 감각계와 운동계로 인해 자세 조절에서 서로 다른 다양한 역할을 한다. 이 장에서는 자세 조절에서 안뜰계의 4가지 중요한 역할을 탐구했다. 첫째, 몸의 위치와 자가 운동에 대한 인식에서 안뜰계의 역할에 대

증례연구 3-1

16세의 젊은 여성은 1년 전에 닫힌 머리손상으로 왼쪽 안뜰기능과 청각을 잃어버렸다. 그녀는 더 이상 어지럼증을 호소하지는 않지만 균형 문제는 운동 활동 참여를 어렵게 한다.

평가 Assessment

움직임 지각(perception of motion): 눈을 감고 앉아 있거나 서 있을 때 왼쪽으로 기울어지는 안정성 한계의 비대칭이 있다. 그녀는 불안정한 시야, 머리를 움직이거나 걷거나 차를 타고 갈 때 불균형을 호소한다. 어지럼은 없다.

자세 조절(postural responses): 환자는 빔(beam)을 가로 질러 서거나, 한발로 또는 나란히 서기와 같이 엉덩관절 전략을 사용해야 하는 경우 균형을 유지할 수 없다.

감각 지남력(sensory orientation): 단단한 표면에 서서 자세를 취하는 것은 눈을 뜨거나 감았을 때 또는 흔들리는 시각정보를 사용했을 때에도 정상이었다. 그러나 환자는 눈을 감은 상태의 폼 또는 안뜰상실과 함께 기저면의 흔들림이 있을 경우에 넘어졌다.

머리안정화(head stabilization): 그녀의 머리는 보행 중에 몸통과 관련하여 수의적으로 고정되었으며 목의 뻣뻣함과 통증을 호소한다.

토론 Discussion

그녀는 한쪽 안뜰기능을 잃어버렸지만, 자세 조절을 위해 남아 있는 안뜰기능을 사용하지 않는 것 같다. 예를 들어, 그녀는 시각적 또는 기저면 방향의 정보 없이 서 있기를 시도할 때 안뜰상실 패턴을 보였고, 표면 몸감각정보가 손상된 작업(즉 고르지 않은 표면의 실외에서 실행되는 필드)에서 엉덩관절 전략을 사용할 수 없었다. 또한 몸통에 머리를 고정하였는데, 이는 목 증상을 유발할 수 있다. 머리 움직임과 연관된 진동시각 또한 그녀의 불균형을 증가시켰다.

물리치료의 목표는 남아 있는 안뜰기능의 사용 증가와 필요로 할 때 엉덩관절 전략의 사용 증가에 초점을 두었다. 충분한 안뜰기능이 남아 있다면, 목 증상의 치료와 서 있거나 움직일 때 고정된 목표물에 시선을 안정시키면서 몸통의 머리를 돌리는 연습은 시력이 안뜰기능을 재조율하는 것을 도울 수 있다. 주시안정화는 균형을 2차적으로 개선하여 그녀의 진동시각을 향상시킬 수 있다. 환자는 일시적으로 지팡이를 감각 대체 장치로 사용할 수 있다.

증례연구 3-2

3개월 전 50세의 남성이 말에서 떨어졌다. 그는 특히 움직이는 차량 근처에서 차를 탈 때 심각한 방향감각 상실을 보였다. 사람들, 상점, 패턴 및 자동차의 앞 유리 와이퍼와 같은 복잡한 시각적 환경은 되도록 피하려 하고 파도 근처의 해변을 걷다가 넘어졌다. 또한 그는 위를 볼 때 회전하는 현기증을 보고했다.

평가 Assessment

움직임 지각(perception of motion): 시상면에서 머리를 움직일 때 어지럼이 있다.

자세 조절(postural responses): 과도한 엉덩관절 전략 및 갑자기 멈추거나 걷다가 방향을 바꾸려 할 때 어려움을 느낀다.

감각 지남력(sensory orientation): 환자는 가만히 서 있거나 일자(tandem) 자세로도 눈을 뜨거나 눈을 감거나 또는 평평한 표면 또는 푹신한 표면에서도 정상적으로 자세를 유지할 수 있다. 시각 환경이 흔들리는 경우 몸통의 흔들림은 과도하고 어지럼이 증가했으며, 독립적으로 서 있을 수 없다.

머리안정화(head stabilization): 단단한 표면에서 균형을 잡을 때 머리와 몸통에서 큰 움직임이 있다.

토론 Discussion

어지럼의 증가와 관련된 자세 조절에 있어서 시각의존 패턴은 비정상적으로 시각정보에 가중치를 두는 것과 일치한다. 눈을 감은 상태로 푹신한 표면에서 정상적으로 자세를 조절할 수 있는 것은 자세 지남력을 위해 필요한 적절한 안뜰정보를 가지고 있다는 것을 말하지만 시각정보를 이용할 수 있는 경우, 특히 시각정보가 정확하지 않을 때에도 시각에 의존하는 것을 볼 수 있다. 환자가 과도하게 엉덩관절 전략을 사용하는 것은 지지면에 대한 몸감각정보를 사용하지 않는다는 것을 의미하며 결과적으로 정상보다 큰 머리 움직임을 유발하게 되고 어지럼을 일으키는 것으로 보인다.

물리치료의 목표는 서 있거나 걷는 동안 단단한 지지표면에서 몸감각신호의 사용을 증가시키면서 움직이거나 안정된 시각 환경에 대한 체계적인 노출에 의한 시각 의존성 감소를 포함한다. 또한 발목을 앞뒤로 천천히 흔들고 걷다가 멈출 때 발목 전략을 사용하도록 연습했다.

해 논의하였다. 둘째, 다른 감각 환경에서 감각적 지남력과 가중치에 적절한 감각신호를 사용하여 몸통을 수직으로 향하게 하는 안뜰계의 역할을 논의하였다. 셋째, 자세반응을 통한 정적 위치와 동적 움직임에 대해 신체 움직임의 질량중심(COM)의 위치를 조절하는 안뜰계의 역할에 대해 논의하였다. 넷째, 서 있는 균형 조절에 있어 안뜰계의 역할에 대해 논의하였다. 안뜰계는 이동 중에도 똑같이 중요하므로 움직임 감지, 수직 지남력 설정, 신체 움직임의 질량중심 위치 조절, 머리안정화 등의 문제는 서 있는 자세에서의 균형과 걸음걸이의 장애를 초래한다.

References

1. Mergner T, Schweigart G, Fennell L, Maurer C. Posture Control in Vestibular-Loss Patients. *Ann NY Acad Sci*. 2009;1164(1):206-215.
2. Bronstein AM, Pérennou DA, Guerraz M, Playford D, Rudge P. Dissociation of visual and haptic vertical in two patients with vestibular nuclear lesions. *Neurology*. 2003;61(9):1260-1262.
3. Funabashi M, Santos-Pontelli T, Colafêmina J, Pavan T, Carneiro A, Takayanagui O. A new method to analyze the subjective visual vertical in patients with bilateral vestibular dysfunction. *Clinics*. 2012;67(10):1127-1131.
4. Ogawa Y, Otsuka K, Shimizu S, Inagaki T, Kondo T, Suzuki M. Subjective visual vertical perception in patients with vestibular neuritis and sudden sensorineural hearing loss. *J Vestib Res*. 2012;22(4):205-211.
5. Brandt T, Dieterich M. Cyclorotation of the Eyes and Subjective Visual Vertical in Vestibular Brain Stem Lesionsa. *Ann NY Acad Sci*. 1992;656(1):537-549.
6. Lackner JR. Some mechanisms underlying sensory and postural stability in man. In: Held R, Leibowitz HW, Teuber HL, eds. *Handbook of Sensory Physiology: Perception*. New York: Springer Verlag; 1978:806-845.
7. Lestienne F, Soechting J, Berthoz A. Postural readjustments induced by linear motion of visual scenes. *Exp Brain Res*. 1977;28:363-384.
8. Gurfinkel VS, Levik YS, Popov KE, Smetanin BN, Shlikov VY. Body scheme in the control of postural activity. In: Gurfinkel VS, Yoffe M, Massion J, Roll J, eds. *Stance and Motion: Facts and Theories*. New York: Plenum Press; 1988:185-193.
9. Xerri C, Borel L, Barthelemy J, Lacour M. Synergistic interactions and functional working range of the visual and vestibular systems in postural control: neuronal correlates. In: Pompeiano O, Allum JHJ, eds. *Vestibulospinal Control of Posture and Locomotion: Progress in Brain Research, Vol. 76*. New York: Elsevier; 1988:193-203.
10. Zacharias GL, Young LR. Influence of combined visual and vestibular cues on human perception and control of horizontal rotation. *Exp Brain Res*. 1981;41:159-171.
11. Isableu B, Ohlmann T, Cremieux J, Vuillerme N, Amblard B, Gresty MA. Individual differences in the ability to identify, select and use appropriate frames of reference for perceptuomotor control. *Neuroscience*. 2010;169(3):1199-1215.
12. Gomez S, Patel M, Magnusson M, et al. Differences between body movement adaptation to calf and neck muscle vibratory proprioceptive stimulation. *Gait & posture*. 2009;30(1):93.
13. Mauritz KH, Dichgans J, Allum JHJ, Brandt T. Frequency characteristics of postural sway in response to self-induced and conflicting visual stimulation. *Pfltigers Arch*. 1975;355.
14. Van Asten WNJC, Gielen CCAM, Van der Gon JJD. Postural adjustments induced by simulated motion of differently structured environments. *Exp Brain Res*. 1988;73:371-383.
15. Day BL, Ramsay E, Welgampola MS, Fitzpatrick RC. The human semicircular canal model of galvanic vestibular stimulation. *Exp Brain Res*. 2011;210(3):561-568.
16. Matthews PBC. *Mammalian Muscle Receptors and Their Central Actions*. London: Arnold; 1972.
17. Laube R, Govender S, Colebatch JG. Vestibular-dependent spinal reflexes evoked by brief lateral accelerations of the heads of standing subjects. *J Appl Physiol*. 2012;112(11):1906-1914.
18. Nashner LM, Wolfson P. Influence of head position and proprioceptive cues on short latency postural reflexes evoked by galvanic stimulation of the human labyrinth. *Brain Res*. 1974;67:255-268.
19. Magnusson M, Johansson R, Wiklund J. Galvanically Induced Body Sway in the anterior-posterior plane. *Acta Otolaryngol*. 1990;110:11-17.
20. Dichgans J, Brandt T. Visual-vestibular interaction: effects on self-motion perception and postural control. In: Held R, Leibowtz HW, Teuber HL, eds. *Handbook of Sensory Physiology: Perception*. Berlin Heidelberg New York: Unknown; 1978:755-804.
21. Trutoiu LC, Mohler BJ, Schulte-Pelkum J, Bülthoff HH. Circular, linear, and curvilinear vection in a large-screen virtual environment with floor projection. *Computers & Graphics*. 2009;33(1):47-58.
22. Johansson R, Magnusson M, Akesson M. Identification of human postural dynamics. *IEEE Transitions in Biomedical Engineering*. 1988;35:858-869.
23. Pyykko I, Hansson GA, Schalen L, Henriksson NG, Wennmo C, Magnusson M. Vibration-induced body sway. In: *Computers in Neurootologic Diagnostics*. 1st ed. 1983:139-155.

24. Gurfinkel, VS, and Levick YS. Perceptual and automatic aspects of the postural body schema. In: J. Paillard, ed. *Brain and Space*. Oxford: Oxford University Press; 1991:147–162.
25. Von Holst, E, Mittelstaedt H. Das Raefferenzprinzip. *Naturwissenschaften*. 1957;37:464.
26. Longo MR, Azañón E, Haggard P. More than skin deep: body representation beyond primary somatosensory cortex. *Neuropsychologia*. 2010;48(3):655–668.
27. Macpherson JM, Horak FB. Posture. In: Kandel E, Schwartz J, Jessell T, Siegelbaum S, Hudspeth A, eds. *Principles of Neural Science*. 5th ed. McGraw–Hill; 2013:935–958.
28. Mergner T, Becker W. *Perception of Horizontal Self–rotation: Multisensory and Cognitive Aspects*. (Warren R, Wentheim A, Erbausen L, eds.).; 1990:219–263.
29. DeWaele C, Graf W, Berthoz A, Vidal PP, De Waele C. Vestibular control of skeletal geometry. In: Amblard B, Berthoz A, Clarac F, eds. *Posture and Gait: Development, Adaptation and Modulation*. New York: Excerpta Medica; 1988:423–432.
30. Dow RS. The effects of unilateral and bilateral labyrinthectomy in monkey, baboon and chimpanzee. *American Journal of Physiology—Legacy Content*. 1938;121(2):392–399.
31. Schaefer KP, Meyer DL. Compensation of vestibular lesions. In: *Handbook of Sensory Physiology*. vest comp; review; 1974:463–490.
32. Precht W. Recovery of some vestibuloocular and vestibulospinal functions following unilateral labyrinthectomy. In: Freund HJ, Buttner U, Cohen B, Noth J, eds. *The Oculomotor and Skeletal–Motor Systems: Differences and Similarities*. Vol 64. Amsterdam – New York, NY: Oxford: Elsevier Scince Pulishers B.V. (Biomedical Division); 1986:381–389.
33. Dieringer N. "Vestibular compensation": Neural plasticity and its relations to functional recovery after labyrinthine lesions in frogs and other vertebrates. *Prog Neurobiol*. 1995;46(2):97–129.
34. Curthoys IS, Halmagyi GM. Vestibular compensation: A review of the oculomotor, neural and clinical consequences of unilateral vestibular loss. *J Vestib Res*. 1995;5:67–107.
35. Black FO, Shupert CL, Peterka RJ, Nashner LM. Effects of unilateral loss of vestibular function on the vestibuloocular reflex and postural control. *Ann Otol Rhinol Laryngol Suppl*. 1989;98:884–889.
36. Runge CF, Shupert CL, Horak FB, Zajac FE. Role of vestibular information in initiation of rapid postural responses. *Exp Brain Res*. 1998;122(4):403–412.
37. Shupert CL, Horak F, Shrank W, Kardonsky K, Black FO. Hip sway associated with vestibulopathy: Voluntary hip strategy? *unpublished*. 1992.
38. Carpenter M, Allum J, Honegger F. Vestibular influences on human postural control in combinations of pitch and roll planes reveal differences in spatiotemporal processing. *Exp Brain Res*. 2001;140(1):95–111.
39. Shumway–Cook A, Horak FB. Rehabilitation strategies for patients with vestibular deficits. In: *Neurologic Clinics*. Vol 8.; 1990:441–457.
40. Takemori S, Ida M, Umezu H. Vestibular training after sudden loss of vestibular functions. *ORL J Otorhinolaryngol Relat Spec*. 1985;47:76–83.
41. Borel L, Harlay F, Magnan J, Lacour M. How changes in vestibular and visual reference frames combine to modify body orientation in space. *Neuroreport*. 2001;12(14) 3137–3141.
42. Fukuda T. The stepping tests. *Acta Otolaryngol*. 1959;50:95–108.
43. Britton T, Day B, Brown P, Rothwell J, Thompson P, Marsden C. Postural electromyographic responses in the arm and leg following galvanic vestibular stimulation in man. *Exp Brain Res*. 1993;94:143–151.
44. Fitzpatrick R, Burke D, Gandevia SC. Task–dependent reflex responses and movement illusions evoked by galvanic vestibular stimulation in standing humans. *J Physiol*. 1994;478(2):363–372.
45. Iles JF, Pisini JV. Vestibular–evoked postural reactions in man and modulation of transmission in spinal reflex pathways. *J Physiol*. 1992;455:407–424.
46. Inglis JT, Shupert CL, Hlavacka F, Horak FB. Effect of galvanic vestibular stimulation on human postural responses during support surface translations. *J Neurophys*. 1995;73(2):896–901.
47. Kots YM. Decending reflex influences during the organization of voluntary movement. In: Evarts EV, ed. *The Organization of Voluntary Movement: Neurophysiological Mechanisms*. New York, London: Plenum Press; 1975:181–229.
48. Njiokiktjien C, Folkerts JF. Displacement of the body's centre of gravity at galvanic stimulation of the labyrinth.

Stereotactic and Functional Neurosurgery. 1971;33(1): 46–54.

49. Storper IS, Honrubia V. Is human galvanically induced triceps surae electromyogram a vestibulospinal reflex response? *Otolaryngol Head Neck Surg*. 1992;107:527–536.
50. Goldberg JM, Fernandez C, Smith CE. Responses of vestibular-nerve afferents in the squirrel monkey to externally applied galvanic currents. *Brain Res*. 1982;252: 156–160.
51. Tokita T, Al E. Diagnosis of otolith and semicircular-canal lesions by galvanic nystagmus and spinal reflexes. In: Graham M, Kemink J, eds. *The Vestibular System: Neurophysiologic and Clinical Research*. New York: Raven; 1987:305.
52. Watanabe Y, Al E. Clinical evaluation of vestibularsomatosensory interactions using galvanic body sway test. In: Graham M, Kemink J, eds. *The Vestibular System: Neurophysiologic and Clinical Research*. New York: Raven; 1987:393.
53. Curthoys IS. A critical review of the neurophysiological evidence underlying clinical vestibular testing using sound, vibration and galvanic stimuli. *Clin Neurophysiol*. 2010;121(2):132–144.
54. Hlavacka F, Horak FB. Somatosensory influence on postural response to galvanic vestibular stimulation. *Physiol Res*. 2006;55(1):S121–S127.
55. Horak FB, Hlavacka F. Vestibular stimulation affects medium latency postural muscle responses. *Exp Brain Res*. 2002;144(1):95–102.
56. Lund S, Broberg C. Effects of different head positions on postural sway in man induced by a reproducible vestibular error signal. *Acta Physiologica Scandinavica*. 1983;117: 307–309.
57. Gurfinkel VS, Lipshits MI, Popov KY. Is the stretch reflex a basic mechanism in the system of regulation of human vertical posture? *Biofizika*. 1974;19:744–748.
58. Horlings CGC, Carpenter MG, Honegger F, Allum JHJ. Vestibular and proprioceptive contributions to human balance corrections. *Ann NY Acad Sci*. 2009;1164(1):1–12.
59. McCollum G, Leen TK. Form and exploration of mechanical stability limits in erect stance. *J Mot Behav*. 1989;21: 225–244.
60. Riach CL, Starkes JL. Stability limits of quiet standing postural control in children and adults. *Gait Posture*. 1993;1(2):105–111.
61. Shumway-Cook A, McCollum G. Assessment and treatment of balance deficits in the neurologuc patient. 1991.
62. Horak FB. Postural orientation and equilibrium: what do we need to know about neural control of balance to prevent falls? *Age ageing*. 2006;35(suppl 2):ii7–ii11.
63. Peterka RJ, Wall Iii C, Kentala E. Determining the effectiveness of a vibrotactile balance prosthesis. *J Vestib Res*. 2006;16(1):45–56.
64. Peterka RJ. Simplifying the complexities of maintaining balance. *IEEE Eng Med Biol Mag*. 2003;22(2):63–68.
65. Peterka RJ. Sensorimotor integration in human postural control. *J Neurophys*. 2002;88(3):1097–1118.
66. Black FO, Nashner LM. Vestibulo-spinal control differs in patients with reduced versus distorted vestibular function. *Acta Otolaryngol*. 1984;406:110–114.
67. Black FO, Shupert CL, Horak FB, Nashner LM. Abnormal postural control associated with peripheral vestibular disorders. In: Pompeiano O, Allum JHJ, eds. *Prog Brain Res*.Vol 76. Amsterdam: Elsevier Science Publishers BV; 1988:263–275.
68. Nashner LM, Black FO, Wall III C. Adaptation to altered support and visual conditions during stance: Patients with vestibular deficits. *J Neurosci*. 1982;2:536–544.
69. Shumway-Cook A, Horak FB. Assessing the influence of sensory interaction on balance: suggestions from the field. *Phys Ther*. 1986;66(10):1548–1550. Available at: http://www.ncbi.nlm.nih.gov/entrez/query.fcgi? cmd=Retrieve&db=PubMed&dopt=Citation&list_uids=3763708.
70. Romberg MH. *A manual of the nervous diseases of man*. Printed for the Sydenham Society; 1853.
71. Dozza M, Horak FB, Chiari L. Auditory biofeedback substitutes for loss of sensory information in maintaining stance. *Exp Brain Res*. 2007;178(1):37–48.
72. Shupert CL, Black FO, Horak FB, Nashner LM. Coordination of the head and body in response to support surface translations in normals and patients with bilaterally reduced vestibular function. In: Amblard B, Berthoz A, Clarac F, eds. *Posture and Gait: Development, Adaptation and Modulation*. Amsterdam: Elsevier Sciences Publishers BV; 1988:281–289.
73. Peterka RJ, Statler KD, Wrisley DM, Horak FB. Postural compensation for unilateral vestibular loss. *Front Neur*. 2011;2.
74. Cohen HS, Kimball KT. Development of the vestibular disorders activities of daily living scale. *Arch Otolaryngol Head Neck Surg*. 2000;126(7):881.

75. Lackner JR, DiZio P, Jeka J, Horak F, Krebs D, Rabin E. Precision contact of the fingertip reduces postural sway of individuals with bilateral vestibular loss. *Exp Brain Res*. 1999;126(4):459–466.

76. Krishnamoorthy V, Slijper H, Latash ML. Effects of different types of light touch on postural sway. *Exp Brain Res*. 2002;147(1):71–79.

77. Dozza M. Biofeedback systems for human postural control. 2007.

78. Dozza M, Chiari L, Horak FB. Audio-biofeedback improves balance in patients with bilateral vestibular loss. *Arch Phys Med Rehabil*. 2005;86(7):1401–1403.

79. Dozza M, Wall Iii C, Peterka RJ, Chiari L, Horak FB. Effects of practicing tandem gait with and without vibrotactile biofeedback in subjects with unilateral vestibular loss. *J Vestib Res*. 2007;17(4):195–204.

80. Dozza M, Chiari L, Peterka RJ, Wall C, Horak FB. What is the most effective type of audio-biofeedback for postural motor learning? *Gait Posture*. 2011;34(3): 313–319.

81. Merfeld DM, Lewis RF. Replacing semicircular canal function with a vestibular implant. *Curr Opin Otolaryngol Head Neck Surg*. 2012;20(5):386–392.

82. Wilson VJ, Peterson BW. Peripheral and central substrates of vestibulospinal reflexes. *Physiological reviews*. 1978;58(1):80–105.

83. Greenwood R, Hopkins A. Landing from an unexpected fall and a voluntary step. *Brain*. 1976;99:375–386.

84. Lacour M, Xerri C, Hugon M. Muscle responses and monosynaptic reflexes in falling monkey: Role of the vestibular system. *Journal de Physiologie*. 1978;74: 427–438.

85. Melvill Jones G, Watt DGD. Muscular control of landing from unexpected falls in man. *J Physiol*. 1971;219: 729–737.

86. Watt DGD. Effect of vertical linear acceleration on h-reflex in decerebrate cat, I: transient stimuli. *J Neurophys*. 1981;45(4):644–666.

87. Lin SI, Woollacott MH. Postural muscle responses following changing balance threats in young, stable older, and unstable older adults. *J Mot Behav*. 2002;34(1): 37–44.

88. Dietz V, Horstmann GA, Berger W. Interlimb coordination of leg-muscle activation during perturbation of stance in humans. *J Neurophys*. 1989;62:680–693.

89. Horak FB, Shupert CL, Dietz V, Horstmann G. Vestibular and somatosensory contributions to responses to head and body displacements in stance. *Exp Brain Res*. 1994;100:93–106.

90. Shupert CL, Horak FB. Effects of vestibular loss on head stabilization in response to head and body perturbations. *J Vestib Res*. 1996;6(6):423–437. Available at: http://www.ncbi.nlm.nih.gov/entrez/query.fcgi?cmd=Retrieve&db= PubMed&dopt=Citation&list_uids=8968970.

91. Allum J, Honegger F. A postural model of balance-correcting movement strategies. *J Vestib Res*. 1992;2:323–347.

92. Diener HC, Dichgans J, Guschlbauer B, Mau H. The significance of proprioception on postural stabilization as assessed by ischemia. *Brain Res*. 1984;296:103–109.

93. Macpherson JM, Everaert DG, Stapley PJ, Ting LH. Bilateral vestibular loss in cats leads to active destabilization of balance during pitch and roll rotations of the support surface. *J Neurophys*. 2007;97(6):4357–4367.

94. Mauritz KH, Deitz V, Haller M. Balancing as a clinical test in the differential diagnosis of sensory-motor disorders. *Journal of Neurology, Neurosurgery and Psychiatry*. 1980;43:407–412.

95. Nashner LM. Fixed patterns of rapid postural responses among leg muscles during stance. *Exp Brain Res*. 1977;30:13–24.

96. Welch TDJ, Ting LH. A feedback model explains the differential scaling of human postural responses to perturbation acceleration and velocity. *J Neurophys*. 2009;101(6):3294–3309.

97. Allum J, Honegger F, Schicks H. The influence of a bilateral peripheral vestibular deficit on postural synergies. *J Vest Res*. 1994;4:49–70.

98. Diener HC, Dichgans J, Bruzek W, Selinka H. Stabilization of human posture during induced oscillations of the body. *Exp Brain Res*. 1982;45:126–132.

99. Nashner LM, McCollum G. The organization of human postural movements: a formal basis and experimental synthesis. *Behav Brain Sci*. 1985;8:135–172.

100. Horak FB. Comparison of cerebellar and vestibular loss on scaling of postural responses. In: Brandt T, Paulus IO, Bles W, eds. *Disorders of Posture and Gait*. Stuttgart: George Thieme Verlag; 1990:370–373.

101. Horak FB. Postural compensation for vestibular loss. *Ann NY Acad Sci*. 2009;1164(1):76–81.

102. Macpherson JM, Inglis JT. Stance and balance following bilateral labyrinthectomy. *Prog Brain Res*. 1993;97: 219–228.

103. Horak FB, Nashner LM. Central programming of postural movements: adaptation to altered support-surface configurations. *J Neurophys*. 1986;55(6):1369-1381. Available at: http://www.ncbi.nlm.nih.gov/entrez/query.fcgi?cmd=Retrieve&db=PubMed&dopt=Citation&list_uids=3734861.

104. Park S, Horak FB, Kuo AD. Postural feedback responses scale with biomechanical constraints in human standing. *Exp Brain Res*. 2004;154(4):417-427.

105. Maki BE, McIlroy WE. The role of limb movements in maintaining upright stance: the "change-in-support" strategy. *Phys Ther*. 1997;77(5):488-507.

106. Maki BE, Mcilroy WE, Fernie GR. Change-in-support reactions for balance recovery. *IEEE Eng Med Biol Mag*. 2003;22(2):20-26.

107. Shupert CL, Horak FB, Black FO. Effect of peripheral vestibular disorders on head-trunk coordination during postural sway in humans. In: Berthoz A, Graf W, Vidal P, eds. *The Head-Neck Sensory Motor System*. New York: Oxford University Press; 1992:607-610.

108. Shupert CL, Horak FB. Adaptation of Postural Control in Normal and Pathologic Aging: implications for Fall Prevention Programs. *JAB*. 1999;15(1).

109. Horak FB, Nashner LM, Diener HC. Postural strategies associated with somatosensory and vestibular loss. *Exp Brain Res*. 1990;82:167-177.

110. Fregly AR. Vestibular ataxia and its measurement in man. In: Kornhuber HH, ed. *Vestibular System: Handbook of Sensory Physiology*. 6th ed. Berlin: Springer Verlag; 1974:321-360.

111. Shupert CL, Horak FB, Black FO. Hip sway associated with vestibulopathy. *J Vestib Res*. 1994.

112. Shumway-Cook A, Horak FB. Vestibular rehabilitation: an exercise approach to managing symptoms of vestibular dysfunction. *Seminars in Hearing*. 1989;10:196-208.

113. Nashner LM. Strategies for organization of human posture. In: Igarashi M BF, ed. *Vestibular and Visual Control of Posture and Locomotor Equilibrium*. S. Karger, Basel; 1985:1-8.

114. Pozzo T, Berthoz A, Lefort L. Head stabilization during various locomotor tasks in humans: 1. Normal subject. *Exp Brain Res*. 1990;82:97-106.

115. Horak FB, Macpherson JM. Postural orientation and equilibrium. *Compr Physiol*. 1996.

116. Mergner T. A neurological view on reactive human stance control. *Annu Rev Control*. 2010;34(2):177-198.

117. Assaiante C, Amblard B. Head-trunk coordination and locomotor equilibrium in 3- to 8-year-old children. In: Berthoz A, Graf W, Vidal PP, eds. *The Head-Neck Sensory Motor System*. New York: Oxford University Press; 1992:121-125.

118. Grossman GE, Leigh RJ, Bruce EN, Huebner WP, Lanska DJ. Performance of the human vestibuloocular reflex during locomotion. *J Neurophys*. 1989;62(1):264-272.

119. Grossman GE, Leigh RJ. Instability of gaze during locomotion in patients with deficient vestibular function. *Ann Neurol*. 1990;27(5):528-532.

120. Pozzo T, Berthoz A, Lefort L, Vitte E. Head stabilization during various locomotor tasks in humans. II. Patients with bilateral peripheral vestibular deficits. *Exp Brain Res*. 1991;85(1):208-217.

121. Nashner LM, Shupert CL, Horak FB, Black FO. Organization of posture controls: An analysis of sensory and mechanical constraints. Allum JHJ, Hulliger M, eds. *Prog Brain Res*. 1989;80:411-418.

122. Horak FB. Postural compensation for vestibular loss and implications for rehabilitation. *Restorative neurology and neuroscience*. 2010;28(1):57-68.

123. Buchanan JJ, Horak FB. Voluntary control of postural equilibrium patterns. *Behav Brain Res*. 2003;143(2):121-140.

124. Keshner EA, Woollacott MH, Debu B. Neck, trunk and limb muscle responses during postural perturbations in humans. *Exp Brain Res*. 1988;71:455-466.

125. Horak FB, Wrisley DM, Frank J. The balance evaluation systems test (BESTest) to differentiate balance deficits. *Phys Ther*. 2009;89(5):484-498.

126. Berg KO, Maki BE, Williams JI, et al. Clinical and laboratory measures of postural balance in an elderly population. *Arch Phys Med Rehabil*. 1992;73(11):1073.

127. Duncan PW, Weiner DK, Chandler J, Studenski S. Functional reach: a new clinical measure of balance. *J Gerontol*. 1990;45(6):M192-M197.

128. Shumway-Cook A. Dynamic Gait Index. In: *Motor Control: Theory and Practical Implications*. Baltimore: Lippincott Williams & Wilkins; 1995.

section 2

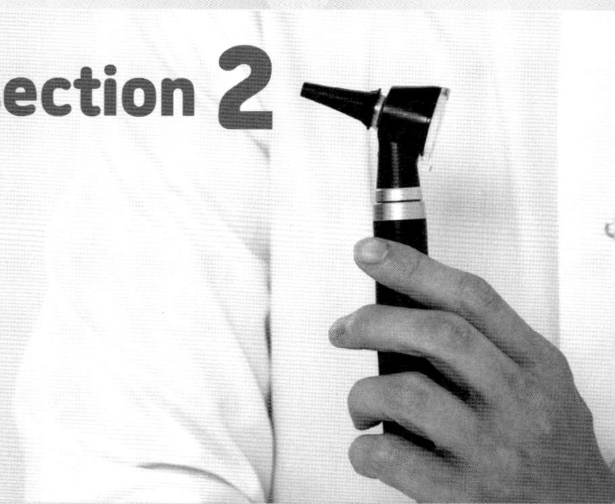

기능장애의 원리

Fundamentals of dysfunction

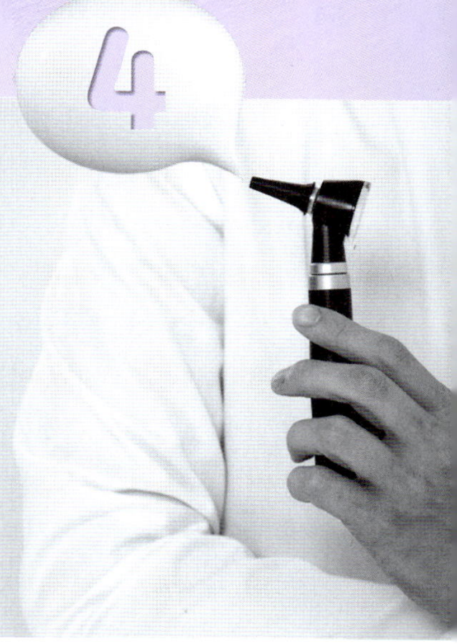

안뜰계 장애

Vestibular System Disorders

Michael Fetter, MD

안뜰 종말기관과 안뜰신경 장애가 포함된 말초 안뜰기능 장애로 인해 다양한 징후와 증상이 일어날 수 있다. 환자가 현훈과 평형장애를 호소하는 특별한 질환을 파악하기 위해서는 의사의 철저한 진단이 필요하다. 환자의 질병 이력은 세심한 귀 신경검사로 이루어진 진단의 핵심 요소이다. 안뜰재활이 적절한지, 만일 그렇다면 어떤 접근방법이 사용되어야 하는지를 판단내리는 것은 환자의 진단에 어느 정도 기반을 두어야 한다. 이 장에서는 보다 공통적인 말초 안뜰장애의 임상증상을 기술한다. 진단검사의 결과와 이들 장애의 의학적 · 수술적 · 재활적 관리의 개요를 다루므로 장애에 자세하게 관련된 다른 장을 참조한다.

양성발작성체위현훈

Benign paroxysmal positional vertigo

양성발작성체위현훈(benign paroxysmal positional vertigo, BPPV)은 현훈의 가장 흔한 원인이다. 일반적으로 양성발작성체위현훈으로 진단받은 환자는 빠른 머리위치 변화로 유발된 짧은 현훈 증세를 호소한다. 때때로 이 증상들은 매우 특정한 머리위치를 취했을 때 나타난다. 가장 일반적인 머리위치는 목을 빠르게 펴하고 머리를 한쪽으로 기울였을 때(높은 선반을 바라보거나 차고에서 차를 후진할 때)나 머리를 손상된 귀쪽으로 기울였을 때 나타난다. 이러한 증상은 환자가 침대에서 좌우로 구를 때 흔히 나타난다. 환자들은 종종 신중하게 의도적으로 피하는, 이러한 문제가 되는 머리위치를 대개 식별할 수 있다. 많은 환자들은 현훈 발생 사이의 기간 동안 가벼운 자세불안정을 호소하기도 한다. 현훈은 30초~2분 사이에서만 지속되고(보통 1분 이내) 촉발된 위치가 유지되더라도 사라진다. 난청, 귀가 막힌 느낌, 이명은 이러한 질환에서는 보이지 않지만, 이러한 질환은 노년층에서 가장 흔하고 자연스럽게 나타나며, 경도의 머리손상이 일어난 이후에는 모든 연령대에서 볼 수 있다. 남성보다 여성에게 좀 더 흔하게 발병하고(2∶1 비율), 오른쪽 속귀가 왼쪽 속귀보다 좀 더 흔하게 발병한다(1.4∶1 비율). 양쪽 귀 발병은 7.5%에서 발견되고, 이들 중 90%는 외상에 의한 것이다. 일반적으로는 자연스럽게 회복되지만 재발될 수 있다. 이 질환은 10년 내 재발률이 최대 50%이고 수년 동안 간헐적으로 환자를 괴롭게 하는 것이 일반적이다.

귀 신경검사는 환자의 과거를 나타내는 가장 중요한 부분이므로 평가 시에는 귀 신경검사를 포함해야 한다. 가장 흔한 뒤반고리관 양성발작성체위현훈의 경우에는 핵심 진단술은 딕스–홀파이크(Dix–Hallpike) 자세 검사이고, 검사자는 프렌젤 렌즈나 비디오 안구전위 모니터링으로 환자의 안구를 관찰한다. 전기눈떨림검사(electronystagmography, ENG)도 사용될 수 있지만, 뒤반고리관 양성발작성체위현훈의 일반적인 증상은 수직성과 회전성 눈떨림이 복합되어 나타나므로 이 전기눈떨림검사 측정기록은 해석하기 어려울 수 있다. 그 이유는 기술이 회전성 눈운동을 측정할 수 없고, 수직적 차원에서의 측정기록은 인위적으로 방해받을 수 있기 때문이다. 일반적인 증상은 앉는 것에서부터 머리를 오른쪽이나 왼쪽으로 돌린 채 펴되는 위치까지 빠르게 움직이면 발생하게 된다. 현훈과 눈떨림은 머리를 손상된 귀쪽으로 기울인 후 1초 또는 수 초의 잠복기를 지나고 발생하며, 10초에 걸쳐 그 정도가 증가하는데 증상과 더불어 불안 증세가 동반되어 환자가 울거나 일어나려고 할 수 있다. 이 증상은 머리위치를 유지하고 있더라도 10~40초 후에 점차 줄어든다. 눈떨림은 위로 치면서 회전하는 양상을 보이며, 아주 약하게 수평으로 떨리는 양상을 띨 수 있다. 눈떨림의 방향은 문제가 되는 반고리관이 위치한 면과 거의 유사하며 동일한 눈떨림으로 손상된 뒤반고리관의 신경을 실험적으로 자극하여 유발할 수도 있다. 안구의 회전축은 고정되어 있고, 문제가 되는 관의 축과 평행이기 때문에 시선 방향이 바뀌면 눈떨림의 방향도 변하게 된다. 문제가 되는 귀를 바라보게 되면, 시선이 문제가 되는 관의 축과 수평이 되어 더욱 회전하고, 환자가 정상적인 쪽을 보게 되면 시선이 문제가 되는 관과 직각이 되어 눈떨림은 수직 성분만 있게 된다.

때때로 반대 방향으로 향하는 낮은 진폭의 2차적인 눈떨림이 일어날 수 있다. 환자가 처음 자세에서 급히 일어나 앉는다면, 비슷하거나 보통은 더 약하게 증상 재발이 일어나고 이 때 눈떨림은 최초의 눈떨림과 반대 방향으로 일어난다. 이러한 과정이 몇 번 반복되면서 이 증상들은 감소한다. 증상이 감소하는 것은 진단적 가치가 매우 높은데, 소뇌 종양 또한 양성발작성체위현훈과 유사한 임상증상을 유발할 수 있기 때문이다. 양성발작성체위현훈과는 달리 소뇌 종양에 의한 증상은 반복적으로 검사를 한다고 사라지지는 않는다. 중추성 눈떨림을 나타내는 추가적인 진단기준은 다음과 같다. (1) 머리를 눈떨림이 촉발되는 위치로 유지하여도 줄어들지 않는다. (2) 눈떨림은 다른 머리위치를 할 때 방향이 바뀐다. (3) 눈떨림은 머리위치를 아래로 떨어뜨리고 있을 때 하향 눈떨림이 나타날 수 있다. (4) 눈떨림의 방향은 이전 자극 축과 일치하지 않는다. 또한 양성발작성체위현훈은 메니에르병(Meniere's disease), 바깥림프샛길 그리고 알코올 중독[체위성 알코올 눈떨림(positional alchohol nystagmus, PAN)]에 의한 체위성눈떨림과 구별하여야 하며, 안뜰편두통의 일시적 현상으로 양성발작성체위현훈이 나타날 수 있다.

몇몇 환자는 일반적인 회전성 상향 눈떨림이 아닌, 강한 수평 눈떨림을 보여주는데, 그럼에도 불구하고 증상이 점점 증가하다가 약해지는 패턴을 보이고, 종종 길게 이어진다(뒤반고리관 양성발작성체위현훈: 지속 <30s, 잠복 2~15s; 수평반고리관 양성발작성체위현훈: 지속 > 30s, 잠복 <3s). 수평 눈떨림은 수평반고리관 양성발작성체위현훈을 나타내고, 수평반고리관의 위치면과 평형되도록 검사 자세를 다시 취하게 되면 더 잘 나타나게 된다. 이러한 검사방법(Pagnini-McClure)은 환자가 바로 누워서 머리를 오른쪽이나 왼쪽으로 돌리는 것이다. 이 때 두 가지 형태의 수평반고리관 양성발작성체위현훈이 관찰된다. 반고리관이석증은 귀돌 형태는 보통 땅방향(geotropic) 눈떨림이 나타나고(수평반고리관 양성발작성체위현훈을 가진 환자의 80%), 문제가 되는 귀쪽으로 돌렸을 때 보다 강하게 나타난다. 때때로 어떤 사람은 하늘방향(ageotropic) 눈떨림(고개를 돌린 반대쪽 귀 방향으로 치는 눈떨림)을 볼 수 있는데, 이것은 반고리관이석증에서는 일시적으로 나타나고, 반고리마루이석증에서는 잠복기 없이 보다 오래 지속된다. 이 경우 문제가 되는 귀쪽으로 머리를 돌렸을 때 눈떨림이 더 약하게 나타난다.

기초적인 병태생리학(반고리마루이석증)의 전형적인 설명은 1969년 Schuknecht에 의해서 처음으로 기술되었다. 반고리마루이석증으로 고통받고 있는 두 환자의 관자뼈에 관한 그의 연구는 뒤반고리관의 팽대능선마루에 있는 평형모래 침전을 보여준다. 이 반고리마루이석증 이론은 침전물이 팽대능선마루에 달라붙어 주변 속림프보다 밀도가 더 강해지고, 중력의 끌어당김에 민감하다는 것을 보여준다. 하지만 이 이론에 의하면 증상유발 자세를 취하게 될 때 팽대부 쪽으로 향하는 최초의 눈떨림이 더 강해져야 한다. 이 눈떨림은 증상유발 자세를 취하게 될 때 바로 일어나고, 중력이 팽대능선마루를 끌어내릴 때 방향을 바꾼다. 이 눈떨림은 내려간 머리위치가 유지되는 한 줄어들지 않아야 한다. 즉 자세 변화에 따른 눈떨림 대신, 자세유지 눈떨림이 일어나야 한다. 이들 특징 중 어느 것도 일반적으로 뒤반고리관 양성발작성체위현훈으로 보이지는 않지만, 때때로 하늘방향 눈떨림을 동반하는 수평반고리관 양성발작성체위현훈에서 볼 수 있었다.

Brandt와 Steddin의 두 번째 이론에서 반고리관이석증(canalithiasis)에 대해서 설명하였는데, 양성발작성체위현훈의 일반적인 특징을 잘 보여준다. 이 이론은 속림프(endolymph)보다 밀도가 높은 침전물이 관속에 자유롭게 떠다니는 것을 보여준다. 머리가 관의 면에서 움직일 때 침전물은 관의 가장 낮은 지점까지 가라앉음으로써 움직이는 방향에 따라 속림프를 움직이게 만들고, 흡입이나 압력에 의해서 마루(cupula)의 방향이 바뀌게 한다. 이 이론은 눈떨림의 방향과 일치하며, 잠복기가 나올 수도 있다.

증상이 예상보다 오래 지속되거나, 자세유발 눈떨림이 전형적이지 않은 특징을 보여준다면 자기공명영상(MRI)과 같은 추가적인 조사가 이루어져야 하는데, 이는 청각신경종이나 뇌의 제4뇌실 종양과 같은 체위현훈의 이례적인 원인을 파악하기 위해서이다.

양성발작성체위현훈은 보통 자기제어성 질환이고, 흔히 몇 주에서 몇 달 내로 자연스럽게 해결된다. 마루에서 귀돌 침전물을 떨어뜨리거나 관에서의 침전물을 제거하기 위한 간단한 안뜰운동이나 정복술은 회복속도를 빠르게 하는데 크게 도움이 될 수 있다. 현훈을 해소할 수 있는 약물은 정복술을 수행하는 동안 현훈을 견딜 수 있도록 사용되는 경우 외에는 도움이 되지 않는다. 1988년, Semont는 간단한 이석유리술(liberatory maneuver)을 도입했고, 1992년 Epley는 후에 Herdman 등에 의해 수정된(20장 참조) 방법을 제시했다. 한편 수평반고리관 양성발작성체위현훈에 대해서는 도움이 되는 이석유리술이 존재한다(렘퍼, 구포니). 이와 같은 새로운 이석유리술로, 대부분의 환자들이 1주 이내에 성공적으로 치료될 수 있는데, 대부분의 경우 한 번의 이석정복술 이후에 즉각적인 회복을 볼 수 있었다. 또한 안뜰운동을 실행했음에도 불구하고 몇몇 환자에서는 증상이 지속된다. 이러한 운동에도 반응 없는 좀 더 심각한 증상 치료를 위해서 3가지 수술적 대안이 가능하다. 첫 번째는 단일 신경절제술(neurectomy)로 알려진 바깥귀길경유 뒤쪽 팽대부 신경절제술(transmeatal posterior ampullary nerve section)이다. 다른 두 가지 대안은 레이저 기술을 이용하여 미로(labyrinth) 나누기와 뒤반고리관의 비팽대부적 막음이 있다. 난치병적인 양성발작성체위현훈을 가진 소규모 환자 그룹에게 비팽대부적 막음은 단일 신경절제술의 안전하고 효과적인 대안이 되고 있다.

안뜰신경염
Vestibular neuritis

안뜰신경염으로 알려진, 급성 한쪽(특발성) 안뜰장애는 두 번째로 가장 흔한 현훈의 원인이다. 대부분의 경우 어떤 특정 병인은 입증되지 않고 있지만, 전염성 병인(얼굴신경 마비나 갑작스러운 난청과 유사한)을 뒷받침하는 근거는 그러한 장애나 관련 장애의 전염성 출현으로 고통받는 환자들에 있어 안뜰신경 가지의 조직병리학적 변화가 있다는 의미이다. 위쪽 기도나 위장관의 전염성 감염의 출현이 흔히 발병보다 먼저 일어난다. 관련 전염성 감염은 안뜰신경염과 동시에 발생하거나 안뜰신경염보다 앞서 일어날 수 있는데 길게는 2주 전에 발생할 수도 있다. 주요 증상은 길고 심한 회전성 현훈의 급성 발병인데, 이는 머리 움직임으로 악화되고, 정상 귀쪽으로 치는 자발적 수평 눈떨림과 손상된 귀쪽으로 넘어지는 경향이 있는 불균형과 메스꺼움이 있다. 난청은 보통은 일어나지 않지만, 난청이 있다면 유행성이하선염, 홍역, 전염성 단핵증을 고려해야 한다. 이외에도 다른 진단(예: 미로동맥의 국소빈혈, 메니에르병, 청신경종, 이성대상포진, 라임병, 신경매독)을 검사해 보아야 한다. 이러한 질환은 주로 30~60대에서 발병하고, 40대 여성과 60대 남성에서 가장 많이 발병한다.

조기에 검진받는다면, 환자는 염증의 급성단계에서 선명한 눈떨림을 보일 수 있다. 그러나 보통은 이러한 급성단계를 지나 좀더 근력약화 또는 기능 저하된 패턴으로 넘어간 후에야 검사를 받는 경우가 많다. 온도눈떨림검사는 언제나 같은쪽 반응성 저하나 무반응성(수평반고리관 경도 마비)을 보인다. 3가지 반고리관과 귀돌기관(타원주머니, 둥근주머니)이 각기 부분적인 미로 병변에 관련될 수 있는 가능성이 제기되는데, 이는 환자의 같은 귀에 동시에 급성 한쪽 안뜰장애와 양성발작성체위현훈이 발견(환자의 약 10%)되기 때문이다(Lindsay-Hemenway 증후군). 안뜰신경염을 가진 환자들에게 안뜰눈반사를 3차원적으로 측정함으로써, 이 개념이 사실임을 확인할 수 있다. 이 질환을 가진 환자는 손상되지 않은 둥근주머니와 뒤반고리관 들심성 신경을 일부 가지고 있는 앞 안뜰신경 부분(앞과 뒤반고리관, 타원주머니, 일부 둥근주머니에 연결된)만이 부분적으로 관련되어 있음을 가장 흔하게 보여준다. 이 증상들은 보통 48~72시간 후에 약해지고, 대략 6주 동안 정상적인 균형 상태로 점진적으로 돌아온다. 하지만 여전히 병변 귀쪽으로의 빠른 머리 움직임이 잠깐 동안 가벼운 진동시각과 균형손실을 야기할 수 있다. 육체적 운동에 의해 도움을 받는 안뜰기능 불균형에 대한 중추신경계의 보상과 미로 기능의 말초적 회복이 어우러져 회복이 일어난다. 후자는 환자의 2/3에서 발견된다.

감별진단을 하기 위해서는 급성 현훈의 다른 원인들을 처음부터 고려해야 하며, 세심한 과거력 취합, 신체검사와 청력검사가 필요하다. 또한 신체검사는 뇌신경 검사와 소뇌 검사에 주의를 기울여서 신경학적 검사법을 포함해야 한다. 심각한 독성 미로염의 원인이 되는 잠재적인 과학적 감염 과정의 발생을 멈추기 위해 귀보개검사(otoscopy)를 실시한다. 만성적 귀 질병과 미로염이 발생하면서 나타나는 열은 화농(고름)과 뇌막염일 가능성을 시사한다. 흔히 독성 미로염(toxic labyrinthitis)은 수술과 외상에 의해 호발된다.

가장 최근에는 혈관병에 대한 적어도 한 가지 위험요인을 가진 노인 환자에서 이른바 급성 안뜰증후군이 조심스럽게 재평가고 있다. Kattah는 이 상황에서, 환자들의 3/4 이상이 안뜰신경염보다 중추신경계 장애(국소빈혈, 출혈)를 겪었다는 것을 밝혀냈다. 추가로 수직적 스큐편위, 시선방향에 따라(시선은 눈떨림을 발생시킴) 방향이 변화하는 눈떨림, 정상 두부충동검사와 함께 100% 민감도와 96% 특이도로 중추신경계의 원인을 찾을 수 있다는 것을 밝혀냈다. 응급실 평가 중 중요한 검사결과는 HINTS [Head Impulse (normal), Nystagmus (in different directions), Test for Skew]라는 머릿글자로 요약된다.

안뜰신경염 초기 치료는 항히스타민제나 항클린 진통제와 같은 안뜰 억제제를 사용한다. 뿐만 아니라, 침상휴식은 질병의 치료과정 초기에 매우 도움이 된다. 가장 심각한 현훈과 메스꺼움이 사라지고 난 후(24~72시간 후에), 부축을 받은 상태에서 보행을 시작하게 되는데, 독립적인 보행은 며칠 후에 가능해진다.

동시에, 안뜰 억제제 투약을 줄이거나, 상태가 훨씬 호전된다면 완전히 중단해야 한다. 왜냐하면 안뜰억제는 중추신경계 보상이 천천히 일어나게 하기 때문이다. 회복과정을 더 빠르게 하기 위한 안뜰운동은 적응을 자극하는 중추신경계 보상기전을 불러일으킨다. 이들 운동은 주시안정성과 자세안정성을 개선하기 위해서 설계된다(22장 참조).

동물실험 결과, 알코올과 페노바르비탈(phenobarbitalj, 진정제), 클로르프로마진(chlorpromazinej, 진정제), 다이아제팜(diazepamj, 진정제), 부신겉질자극호르몬 길항제(ACTH antagonist)는 보상을 지연시키고, 카페인(caffeine)과 암페타민(amphetamine), 부신겉질자극호르몬(ACTH)은 보상을 촉진시키는 것으로 나타났다. 최근 Strupp은 안뜰신경염을 가진 141명의 환자에게 메틸프레드니솔론(methylprednisolonej, 합성 당질 부신겉질호르몬제)과 발라시클로비르(valacyclovir) 및 증상의 발병 이후 3일 이내에 이들 두 약을 결합해서 무작위 검사를 수행했다. 실험결과 메틸프레드니솔론이 말초 안뜰기능의 회복을 크게 개선한다는 것을 보여주었다. 위약군에서 39%, 메틸프레드니솔론군에서 62%의 회복을 나타냈다. 반면 발라시클로비르는 그렇지 않았다. 이 연구는 스테로이드가 안뜰신경염을 가진 사람의 말초 안뜰기능을 크게 개선한다는 것을 보여주었다. 안뜰신경염의 재발률은 매우 낮고(5~10년 내에 2%), 대부분 다른 쪽에서 발병이 된다. 같은 쪽이 재발하는 경우는 드문데, 보통 6개월 내에 일어나지만 증상은 이전보다 가볍게 나타난다.

메니에르병과 속림프수종
Ménière's disease and endolymphatic hydrops

메니에르병은 속귀장애로, 청력을 손상시키고 안뜰증상을 불러올 수 있다. 전형적인 초기 발병의 특징은 귀의 압력, 청력 감소, 이명 등이 오고, 그 다음에는 회전 현훈, 자세불안정, 눈떨림, 메스꺼움 및 구토가 있다. 이 심각한 평형장애(현훈)는 대략 30분~24시간 동안 지속될 수 있다. 그러나 심각한 증상은 점차 약해지고, 환자는 일반적으로 72시간 이내에 보행할 수 있다. 일부 자세불안정 감각은 며칠이나 몇 주 동안 유지되고, 그런 다음에 정상 균형이 돌아온다. 이런 회복시간 동안 청력은 점차 돌아온다. 청력은 발병 이전 수준으로 돌아오거나 대부분 공통적으로 낮은 주파수에 대하여 영구 잔류적인 감각신경난청이 올 수 있다. 발병 동안 드물게 일어나는 청력의 일시적 개선은 레르모예 현상(Lermoyez phenomenon)으로 알려졌다. 또한 이명은 보통 청력이 돌아오면 감소한다. 질병이 진행되면서 발병 후, 청력이 회복되지 못하고, 오랜 세월이 지나면 현훈 증상의 빈도수와 심각성이 점차 감소한다. 일부 환자들은 경고 징후 없이 갑자기 낙상할 수 있다. 이 질병의 후반기에 일어날 수 있는 이러한 현상을 투르마킨 귀돌발작(Tumarkin's otolithic crisis)이라고 하는데, 다른 형태의 쓰러짐발작과는 구별되어야 한다.

메니에르병의 전형적인 형태는 가끔 완전하지 않으며, 안뜰증상과 청각 압력이 존재하면 안뜰 메니에르병으로 불리고, 달팽이관 증상과 청각 압력이 일어나면 달팽이관 메니에르병이라고 불린다.

이 질병은 남녀 사이에 동등하게 분포하며, 보통 40~60대에서 발병한다. 하지만 전통적인 메니에르병의 경우 6세의 어린 아동에서 발병했다는 보고가 있다. 환자의 약 15%는 유전적 요인을 나타내므로 질병의 유전적 경향이 예상되며, 양쪽 귀에 모두 발생하는 경우는 10년 후에 33%, 20년 후에 50%에 이른다.

메니에르병의 진행에 따라 나타나는 기본적인 현상은 속림프수종(endolymphatic hydrop)이다. 속림프수종 그 자체가 메니에르병의 특징적인 증상의 원인 또는 이 질병에서 나타나는 병리학적 변화인지는 아직 불확실하다. 속림프수종의 증상 진행은 일반적으로 속림프관과 주머니에서의 속림프(endolymph)의 흡수기능 불량이 원인이다. 흡수불량의 이유는 속림프관과 주머니로 이루어진 구성요소의 기능 불량, 이러한 구조의 막힘, 관자뼈의 해부학적 구조 변경 때문이다. 속림프는 주로 맥관선조(stria vascularis)에 의해서 만들어지고, 세로로(속림프관의 축을 따라 속림프주머니 쪽으로), 반지름 방향으로 가로질러(속림프공간막을 가로질러 바깥림프계 쪽으로) 흐른다. 메니에르병은 일반적으로 세로 흐름이 변경된 결과로, 수년 동안의 치료를 받게 된다. 많은 동물실험에서, 속림프관 장애는 속림프수종으로 나타난다. 속림프수종과 관련 있는 관자뼈의 병변에 대해서 몇 가지만 예를 들자면, 관자뼈 골절, 둥근주머니주위 섬유증, 주머니의 위축, 속림프관공간의 좁아짐, 중이염, 안뜰수도를 감싸는 이경화증 병소, 속림프주머니를 둘러싸는 혈관분포의 부족, 미로골낭의 매독 골염, 백혈병의 침윤 등이 있다. 해부학적으로, 메니에르병에 의해 손상된 귀는 속림프관과 주머니, 뇌수도관주위 세포(periaqueductal cell), 꼭지벌집(mastoid air cell)의 발달 저하를 보일 가능성이 있다. 그러므로 관자뼈로 좁혀진 해부학과 속림프흡수 장애 사이의 인과관계를 추측할 수 있다.

메니에르병의 임상증상에 대한 원인이 되기 위해서는 짧게 또는 길게 나타나는 현훈, 평형장애, 발작 동안 또는 발작 사이에 나타나는 체위현훈, 변동(fluctuating) 진행성 감각신경난청, 이명, 청각 압력, 소음을 견디는 능력 부족, 겹듣기(diplacusis) 등 너무나 많은 증상이 설명되어야 한다. 이러한 증상은 화학작용적 · 신체적 기전의 결과인지도 모른다. 신체적 요인에 대해서는 달팽이관을 포함할 수 있는데, 이는 변동 진행성 감각신경난청과 다른 달팽이관 증상을 설명할 수 있는 반면에, 귀돌기관의 확장은 신체적으로 팽대능선에 악영향을 끼칠 수 있는 안뜰증상이 결국 나타날 수 있다. 지속적인 눈떨림과 현훈은 안뜰신경섬유에 계속적으로 일시적인 칼륨 마비가 일어나면서, 주기적인 막파열에 의해 초래되는 것으로 생각된다.

유용한 진단검사로는 청력검사와 전기눈떨림검사(electronystagmography, ENG)가 있다. 일반적으로, 청력검사는 낮은 주파수와 관련된 같은쪽 감각신경난청을 나타낸다. 판별점수에 자주 변동성이 보이는데, 점점 더 낮은 점수를 보이게 될 것이다. 온도눈떨림검사 시 전기눈떨림검사는 다시 압력에 증상을 보이는 귀, 난청, 이명을 수반하는 한쪽 안뜰 취약성을 나타내지만, 불확실한 경우에는 달팽이전기도검사가 유용하다. 의심되는 귀에 대한 검사에서 증가된 가중전위 결과는 속림프수종을 나타낸다. Taylor 등은 메니에르병을 가진 환자의 33%에서 병적 목안뜰유발근전위(cervical vestibular-evoked myogenic potentials, cVEMP)를 발견했는데 이것은 이 질환에 둥근주머니가 구체적으로 관련된다는 것을 보여준다.

뇌줄기 유발 음향 반응(brainstem-evoked acoustic response, BAR)은 달팽이관 신경이나 뇌줄기 병변 진단을 위한 청력검사에서 후미로성 병변 결과가 나온 환자의 경우에는 반드시 실시해야 한다. 뇌줄기 유발 음향 반응이 양성으로 나타나면, 중추신경계 병변이나 8번 뇌신경의 신경집종을 분석하기 위해 정맥 내 가돌리늄을 사용한 자기공명영상(MRI) 검진을 실시해야 한다.

완화(remission) 기간의 치료는 발병 빈도수를 줄이고, 고통스러운 이명 없이 청력을 보존하기 위한 목표를 가진다. 소금, 물, 알코올, 니코틴, 카페인을 제한하는 등의 식이 프로그램은 육체적 운동이나 낮은 기온에 노출을 피하는 것만큼 이 질병을 치료하는데 있어 중요하다. 별신경절차단, 이뇨제, 혈관작용제, 신경안정제, 신경이완제, 리튬은 속귀혈관 흐름을 바꾸고, 삼투압이뇨나 중추신경계 진정요법을 통해서 속림프수종을 감소시키는 것이 가능하다는 잘못된 가정에 의해 이용되어 왔다. 하지만 이런 처방의 효능에 대한 유용한 근거는 아직 밝혀지지 않았다. 히스타민에서 파생된 베타히스틴은 첫 번째 선택 약으로써 지지받아 왔다. 1년간의 이중 블라인드 연구결과는 이 치료가 병을 방치하는 것보다는 유용하다는 것을 보여주었다. 최근 추천된 복용량은 최소 1년 동안 3*48mg/day으로 계속 늘어났다. 이러한 행보는 맥관선조 미세순환의 개선 때문이지만, 베타히스틴도 시냅스 안뜰신경세포에 억제효과를 가진다. 베타히스틴이 아닌 안뜰 억제제 형태지만 부가 약물이 주로 급성 현훈 증세 동안 사용되고 있는데, 일상적인 만성 약물로는 사용하지 말 것을 추천한다. 베타히스틴 치료가 6달 내로 현훈 발병을 크게 감소시키지 못한다면, 스테로이드의 고막 내 주사도 시도될 수 있다. 이러한 시술은 효과적인 것으로 입증되었지만, 근거 수준은 낮은 편이다.

약리학적 처방 이외에 메니에르병을 가진 많은 환자의 의학적 상태에 의해 야기된 좌절과 변화에 대처하는 것을 돕기 위해 심리적 지원이 필요하다. 최고의 의학적 처방에도 불구하고, 발병의 심각성이나 빈도수의 증가로 인한 현훈으로 무능력해진 환자들은 수술적 지원을 위한 후보자로 고려될 것이다. 그러나 정기적인 속림프주머니의 션트(shunt) 수술이 플라시보효과(placebo effect)가 있는 것으로 입증되었기 때문에 결과적으로 환자의 약 1~3%만이 수술을 하게 된다.

속림프실(endolymphatic chamber)의 압력 증가를 완화하기 위한 방법으로, 많은 연구진들이 주머니뚫음시술(sacculotomy)을 제안해왔다. 이러한 시술의 장기적인 성공률은 아직 알려지지 않았지만, 달팽이주머니뚫음시술(cochleosacculotomy)을 받은 환자의 50%에서 상당한 난청이 관찰되었다. 장점은 시술이 쉽고, 국소마취하에 행해질 수 있는 시술로써 노인 환자에게 효과적이고, 난청 이외에 위험이 거의 없다는 점이다.

젠타마이신 황산염과 같은 귀독성항생제를 사용한 고막내치료(intratympanic treatment)는 분명 분비상피를 골라 피해를 주고 나서(이것에 의해 속림프수종 개선) 안뜰과 달팽이관 기능을 크게 손상시킬 수 있다. 젠타마이신 황산염의 경우 바깥귀길을 경유하여 고리 뒷부분에 삽입하는 플라스틱 튜브를 통해 주입된다.

현재 가장 성공적인 치료는 안뜰신경절제술(vestibular nerve section)이다. 이 시술은 최고의 의학적 처방으로도 현훈을 억제하는데 실패하였으나, 어느 정도 청력을 가진 사람에게 권고된다. 수많은 연구자에 의해 90~95%의 성공률이 보고되었다. 미로에 피해를 주지 않고 안뜰기능 부분 절제(청력을 보존하면서)가 수행될 수 있다는 점에서, 집중 초음파 기술은 개복술에 비해 장점을 가진다.

난청을 가진 환자에게는 바깥귀길경유(transmeatal), 꼭지돌기경유(transmastoid) 또는 미로경유 미로절제술(translabyrinthine labyrinthectomy)과 같은 제거 시술도 가능하다. 성공률은 약 95%이다. 이러한 수술을 확장한 것이 미로경유 안뜰신경절제술인데, 환자의 98%에서 현훈이 사라졌다. 하지만 이러한 외과 제거 시술은 특히 노인 환자들에게 수술 후 안뜰기능 불균형에 보상하는 중추신경계 기전의 능력이 감소하기 때문에 장기적인 자세 불안정을 유발할 수 있다.

안뜰운동은 안뜰기능의 영구적인 상실이 일어나지 않는다면, 메니에르병을 가진 환자들에게는 적절하지 않다. 안뜰운동은 남아 있는 안뜰계의 장기적인 변화를 유도하고, 안뜰상실을 보상하는 다른 대체방법을 촉진하기 위해 고안되었다. 메니에르병에서 안뜰기능저하는 일시적으로 발생하고, 일반적으로 발작 사이에 안뜰계는 정상기능으로 돌아온다. 일부 환자들은 이 병의 마지막 단계에서 안뜰상실이 발생하므로, 이러한 환자들에게 안뜰기능 회복운동은 적절할 수 있다. 안뜰운동은 수술로 인해 속귀의 파괴를 겪은 환자들에게 도움이 되기도 한다.

바깥림프샛길
Perilymphatic fistula

바깥림프샛길은 미로의 병리학적 탄성으로 인해 현훈 증세와 감각신경난청을 유발할 수 있다. 대부분의 경우, 이러한 샛길은 가운데귀의 둥근 안뜰창(oval window)에서 발생한다. 일반적으로, 종종 가벼운 머리외상, 압력손상, 꼭지돌기수술, 등자뼈 수술, 고막 관통상이나 과도긴장(strain)의 과거력이 갑작스러운 현훈, 난청, 시끄러운 이명의 발병보다 앞서 일어난다. 환자들은 흔히 선행되는 증상이 나타나는 동안 귀에서 '뻥' 소리가 난다고 보고한다. 이후 환자들은 자세불안정, 체위현훈, 눈떨림은 물론 난청 증상을 호소하기도 한다. 보통 대부분의 경우 툴리오 현상(tullio phenomenon; 청각자극에 의한 현훈, 진동시각, 눈떨림, 시각기울임 반사, 자세불안정 등의 안뜰증상)은 앞반고리관벌어짐으로 인한 바깥림프 샛길 때문이지만, 등자뼈 발판의 불완전 탈구와 다른 귀 병리가 원인일 수 있다. 이 증상은 종종 휴식 동안 가라앉고 결국 움직이게 되면 다시 시작된다. 최초의 발병 이후 재채기, 긴장하기, 코 풀기, 그 밖의 이러한 행동 등이 증상을 유발할 수 있다. 바깥림프샛길은 어쩌면 알 수 없는 이유로 현훈이 나타나는 상당수의 환자들에 대한 원인이 될지도 모른다. 바깥림프샛길을 진단하는 일은 징후와 증상이 너무나 다양하고, 전문적인 검사법이 없기 때문에 어렵다. 급성단계에서 이들 샛길들은 보통 자연스럽게 치유되기 때문에 일반적으로 의학적 치료가 권유되며, 수술의 결과는 좋지 않은 편이다.

신체검사, 특히 귀보개검사(otoscopy)는 중요하다. 머리외상과 압력손상의 경우에 초기 검사결과 고실내출혈(hemotympanum)이 자주 보인다. 귀 관통상의 경우, 고막구멍과 샛길로 인해 귓속뼈와 끊어졌을 가능성이 매우 높다. 유용한 임상실험은 공기귀보개검사로 귀구슬에 수동으로 압력을 가하거나 고막에 압력을 가하는데 양성반응이 나오면 현훈의 발현이나 악화(헤네트벌의 징후) 혹은 눈떨림의 발현을 의미한다. 청력검사결과는 일반적으로 손상 기전에 따라 혼합성 난청이나 감각신경난청을 나타낸다. 이러한 난청은 상당히 심각할 수 있고 보통 저주파보다 고주파에 관련된다. 온도눈떨림검사와 더불어 전기눈떨림검사는 정상이거나 손상된 귀에서 약화를 보일 수 있다. 고막의 압력이 증가할 때 눈운동을 기록하거나 신체이동을 측정함으로써 임상적 샛길 검사의 전문성이 증가될 수 있다. 몇 가지 개선에도 불구하고, 이러한 검사는 아직 모든 샛길을 확인하기 어렵다. 이 진단은 아직까지 본질적인 병력을 바탕으로 이루어지며, 병력과 증상에서 바깥림프샛길이 의심된다면 치료를 하는 걸 권고한다. 종종 명확하게 진단을 하는 유일한 방법은 환자가 발살바법(Valsalva test)을 수행하는 동안, 고막검사를 통한 외과적 검사를 하는 것이다.

의학적 치료는 절대 침상안전을 취하면서, 머리를 5~10일 동안 들어 올리고 있는 것이다. 신경안정제로 진정하기; 긴장, 재채기, 기침, 머리를 흔드는 자세 회피하기; 대변유연제 사용하기는 바깥림프 누출을 일으킬 수 있는 폭발적인 내부 압력을 감소시키는데 중요하다.

증상이 4주 이상 지속되거나, 난청이 악화된다면 고막절제술이 권고된다. 수술 당시 진짜 바깥림프샛길이 발견된 경우의 빈도에 대한 상당한 논란이 지속되고 있다. 외과적 처치는 가운데귀 검사와 둥근 안뜰창을 지방, 젤폼, 성근조직 또는 섬유조직 메워 넣기로 구성된다. 위의 영역은 샛길이 제거 여부와 상관없이 메워진다. 이 치료의 보고된 성공률은 50~70%이고, 이는 포함된 환자의 다양한 요인이 반영된 것이다.

가장 최근에 현훈 증세를 유발하는 새로운 변종의 바깥림프샛길이 Minor 등에 의해 기술되었다. 이 병은 앞반고리관의 벌어짐에 의해 발생한다. 어쩌면 이것은 가장 빈번한 형태의 샛길이고 대부분 간과된다. 특징은 기침, 재채기 혹은 시끄러운 소리 같은 압력 증가(툴리오 현상)로 유발되는 현훈 발작이다. 결함 있는 앞반고리관 면에서 수직성-회전성 눈 움직임 자극이 있을 때 관찰될 수 있다. Pfammater 등은 27명의 환자에 대한 연구에서 일반적으로 목안뜰유발근전위(cVEMP)가 비정상적으로 나타남을 입증했다. 벌어짐의 크기에 따라(≥2.5mm), 자극 문턱값은 크게 감소하고 목안뜰유발근전위의 진폭은 증가되었다. 환자의 절반 이상에서 훨씬 가벼운 머리외상이나 압력손상 이후에 증상이 시작된다. 관자뼈의 고해상도 컴퓨터단층촬영(CT)으로 앞반고리관의 정점 부분의 벌어짐을 보여주는 진단이 이루어질 수 있다. 최근에 뒤반고리관벌어짐과 앞반고리관과 뒤반고리관의 양쪽 복합 관련이 보고되기도 했다.

안뜰발작(장애유발 체위현훈)
Vestibular paroxysmia (disabling positional vertigo)

안뜰신경근 입구 부위의 신경혈관 횡단압박은 장애유발 체위현훈을 유발할 수 있다. 이 용어는 진단할 수 있는 질병명이 아닌 징후와 증상을 나타내는 것이다. Brandt와 Dieterich는 다음과 같은 기준을 제시했다. (1) 수 초에서 수분 사이의 회전성 혹은 앞뒤로 일어나는 현훈의 짧고 빈번한 발병, (2) 특별한 머리위치에 의한 빈번한 발병과 머리위치를 바꿈으로써 발병의 지속기간 변화, (3) 영구적인 혹은 발병 동안 청각저하 그리고/또는 이명, (4) 신경생리학적 방법으로 측정할 수 있는 청각이나 안뜰결핍, (5) 항간질약(카르바마제핀, carbamazepine)에 양성반응. 특수 자기공명영상(MRI) 기술(CISS-3D)로, 안뜰신경(처음 1.5mm)의 근위 부분 주위의 혈관고리가 이 질환에서 종종 발견될 수 있지만, 상당한 양의 허위 양성과 허위 음성의 결과가 나타난다.

신경혈관 횡단압박은 8번째 신경근 입구 부위의 국소적 탈수질을 초래할 수 있다. 드러난 축삭돌기 사이의 전기 충동 전달(ephaptic transmission) 또는 말초신경 압박에 의해 시작되고 유지되는 중추신경의 활동항진이 기전으로 제시되고 있다. 삼차 신경통과 유사하게 항간질약은 수술적 미세혈관 감압을 선택하기 전에 적용할 수 있는 이 질병에 대한 의학적 치료의 첫 번째 선택이다.

양쪽 안뜰장애
Bilateral vestibular disorders

양쪽 안뜰장애는 2차적으로 다음과 같은 질병 후 발생할 수 있다: 뇌막염, 미로감염, 귀경화증, 파제트병(Paget's disease), 다발신경병, 양쪽 종양(신경섬유종증에서 청신경집종), 속림프수종, 순차적 양쪽 안뜰신경염, 대뇌 혈철증, 속귀신경독성 약제, 속귀 자기면역질환, 선천성 기형. 그러나 많은 경우, 아직 정확한 원인은 밝혀지지 않았다(특발성 양쪽 안뜰장애). 속귀를 손상시키는 자기면역질환은 드물지만 뚜렷한 임상적 증상으로, 안뜰기능의 양쪽 상실을 수반하는 진행성 양쪽 감각신경난청이 특징이다. 다른 자기면역 매개 질환이 이렇게 고통받는 환자들에게 종종 나타나는데, 예를 들면, 류마티스 관절염, 건선, 궤양성대장염, 코간 증후군(현훈과 감각신경난청을 수반하는 홍채염)이다. 병 이력은 가장 유용한 진단도구이다. 전체 혈액수에 대한 혈액검사, 적혈구침전율, 류마티스 인자, 항핵항체로 진단을 위한 도움을 받을 수 있다. 또한 항달팽이관 항체를 찾기 위한 웨스턴블롯 침전 연구는 몇몇 연구센터에서 실시될 수 있고, 이들 경우에 향후에 최종적인 선택 검사가 될 수 있다.

자기면역질환이 이과학(耳科學)적 증상을 어떻게 유발하는지는 거의 알려지지 않고 있다. 다른 자기면역질환과 마찬가지로, 이과학적 증상은 면역시스템의 직접적인 공격이 체액과 세포 면역의 형태를 띠며 속귀로 향했을 때 발생할 수 있다. 또 다른 손상기전은 모세혈관이나 속귀 구조의 바닥막에 있는 항원항체 복합체의 침전과 관련될 수 있다. 속귀의 자기면역 문제와 관련된 임상증상으로 사망한 환자들의 관자뼈에 대한 더 많은 면역학적인 연구는 이 근원적인 과정에 해결의 빛을 던질 수 있다.

자기면역 안뜰장애는 보통 양쪽 귀에 손상을 주는데, 안뜰 억제제는 현훈의 더 심각한 악화를 막는데 가장 유용하다. 코르티코스테로이드와 몇 가지 세포독성제(시토산, 메토트렉사트)의 사용은 몇몇 환자의 증세를 완화시킨다는 것을 보여주었다. 최근 연구에서 혈청혈장분리교환술(serum plasmapheresis)이 향후 치료법으로 더 두드러진 역할을 할 수 있다는 것을 제시하는 몇몇 새로운 근거가 있다. 질병이 진행되면 최종적으로 양쪽 안뜰절제로 이어진다. 이러한 최종 결과는 이 근원적인 과정이 치료를 통하거나 자연스럽게 사라지지 않는 한 거의 불가피하다.

급성 현훈을 유발하는 가장 일반적인 원인은 에틸알코올이다. 숙취 시 자세의 변화가 현훈을 악화시킨다는 것은 대부분 알고 있다. 그 이유는 알코올이 다른 비율로 팽대능선마루와 속림프에 용해되어 밀도 변화를 일으켜, 팽대능선마루가 중력에 민감해지는 것일지도 모른다. 현훈을 일으키는 다른 물질은 중금속과 아미노글리코사이드의 유기화합물이다. 아미노글리코사이드는 현훈이나 난청 등 경고성 증상 없이 안뜰기능의 불가역적인 장애를 일으키는 것으로 널리 알려져 있다. 그래서 이러한 처방 시 안뜰기능을 모니터링하는 것이 필요할 수도 있다.

내이신경 독성물질에 의해 생기는 안뜰장애와는 별개로, 알려지지 않은 원인의 '진행성 안뜰 퇴화'의 경우가 비교적 삶의 초기에 어지럼 증세의 반복, 청력을 유지하는 가운데 안뜰기능의 양쪽 상실, 다른 신경학적 장애 없음과 같은 공통 요인들로 기술되었다.

알포트 증후군(Alport's syndrome, 간질성 신염과 관련된 유전적 감각난청), 어셔 증후군(Usher's syndrome, 색소성망막염과 관련된 유전적 감각난청), 와덴버그 증후군(Waardenburg's syndrome, 안면형성장애와 관련된 유전적 난청)은 보통 이들이 안뜰계통을 상실시킬 때 양쪽 미로 결핍을 일으킨다. 선천적 안뜰상실은 감염(가장 흔하게, 풍진, 거대세포바이러스), 중독(탈리도마이드), 산소결핍 등 비정상적인 유전적 요인이나 모태적 요인에 의해 야기된다.

조절된 신체운동은 목 눈반사와 자세나 걸음걸이의 고유수용적인 시각적 조절(9장, 23장 참조)과 같은 비안뜰 감각능력을 회복함으로써, 영구적인 양쪽 안뜰장애를 가진 환자들의 컨디션을 개선할 수 있다.

요약
Summary

이 장은 보다 흔한 말초 안뜰질환의 임상증상과 중추신경계 기원의 현훈에 대한 차별적인 진단을 기술하고 있다. 어떤 말초 안뜰질환의 종합적 증상은 급성 한쪽 안뜰상실에서처럼 다소 세부적이지만, 원인은 감염에서 국소빈혈과 외상병터에 이르기까지 조금은 다르다. 이러한 이유로 철저한 분석을 하려면 세부적인 귀 신경학적 조사 이외에 항상 세부적인 병 이력과 일반적인 신체검사를 포함해야 한다. 신속한 검토를 위해 표 4.1은 이 장에서 다룬 말초 안뜰장애의 특징을 요약하고 있다.

표 4.1 안뜰기능장애의 요약

	양성발작성체위현훈	안뜰신경염	메니에르병	바깥림프샛길	신경 압박	양쪽 안뜰장애
현훈	+	+	+	+	+	−
유형	회전	회전	회전	회전/선형	회전/선형	−
눈떨림	+	+	+	+	+	−
기간	30초~2분	48~72시간	20분~24시간	수 초	수 초~수 분	영구적
구역질	−/(+)	+	+	−	+	−
자세 실조증	−/(+)	+	+	+	+	++
특정 증상	잠복기, 적응	급성 발병	귀의 충만함, 난청, 이명	시끄러운 이명, 툴리오 징후, 헤네벌트 징후	잦은 발작, 이명, 청각저하	보행 실조증
유발 행동	자세, 침대에서 돌아누움	−	−	머리외상, 귀수술, 재채기, 긴장, 콧물	머리위치 변화	−

* 참고: − 없음, + 있음, ++ 매우 강함

References

1. Lie H. Presentation and outcome of post-traumatic benign paroxysmal positional vertigo. *Acta Otolaryngol* 2012;132(8):803.
2. Brevern von M, et al. Epidemiology of benign paroxysmal positional vertigo: a population based study. *J Neurol Neurosurg Psychiatry*. 2007;78:710.
3. Dix R, Hallpike CS. The pathology, symptomatology and diagnosis of certain common disorders of the vestibular system. *Ann Otol Rhinol Laryngol*. 1952;6:987.
4. Fetter M, Sievering F. Three-dimensional eye movement analysis in benign paroxysmal positioning vertigo and nystagmus. *Acta Otolaryngol (Stockh)*. 1995;115:353.
5. Schuknecht HF. Cupulolithiasis. *Arch Otolaryngol*. 1969;90:765.
6. Brandt T, Steddin S. Current view of the mechanism of benign paroxysmal positioning vertigo: cupulolithiasis or canalolithiasis? *J Vestib Res*. 1993;3:373.
7. Brandt T, Daroff RB. Physical therapy for benign paroxysmal positional vertigo. *Arch Otolaryngol*. 1980;106:484.
8. Semont A, et al. Curing the BPPV with a liberatory maneuver. *Adv Oto-Rhinol-Laryngol*. 1988;42:290.
9. Epley JM. The canalith repositioning procedure: for treatment of benign paroxysmal positional vertigo. *Otolaryngol Head Neck Surg*. 1992;107:399.
10. Herdman SJ, et al. Single treatment approaches to benign paroxysmal vertigo. *Arch Otolaryngol Head Neck Surg*. 1993;119:450.
11. Schuknecht HF, Kitamura K. Vestibular neuritis. *Ann Otol Rhinol Laryngol*. 1981;90(suppl 79):1.
12. Büchele W, Brandt T. Vestibular neuritis—a horizontal semicircular canal paresis? *Adv Oto-Rhinol-Laryngol*. 1988;42:157.
13. Fetter M, Dichgans J. Vestibular neuritis spares the inferior division of the vestibular nerve. *Brain*. 1996;119:755.
14. Kattah JC, et al. HINTS to diagnose stroke in the acute vestibular syndrome: three-step bedside oculomotor examination more sensitive than early MRI diffusion-weighted imaging. *Stroke*. 2009;40:3504.
15. Strupp M, et al. Vestibular exercises improve central vestibulo-spinal compensation after vestibular neuritis. *Neurology*. 1998;51:838.
16. Zee DS. Perspectives on the pharmacotherapy of vertigo. *Arch Otolaryngol*. 1985;111:609.
17. Strupp M, et al. Methylprednisolone, valacyclovir, or the combination for vestibular neuritis. *NEJM*. 2004;351:354.
18. Mandalà M, et al. Vestibular neuritis: recurrence and incidence of secondary benign paroxysmal vertigo. *Acta Otolaryngol*. 2010;130:565.
19. Paparella MM, Kimberley BP. Pathogenesis of Ménière's disease. *J Vestib Res*. 1990;1:3.
20. Paparella MM, Meyerhoff W. Ménière's disease in children. *Laryngoscope*. 1978;88:1504.
21. Balkany T, et al. Bilateral aspects of Ménière's disease: an underestimated clinical entity. *Otolaryngol Clin North Am*. 1980;13:603.
22. Kimura R. Animal models of endolymphatic hydrops. *Am J Otol*. 1982;3:447.
23. Taylor RL, et al. The vestibular evoked-potential profile of Ménière's disease. *Clin Neurophysiol*. 2011;122:1256.
24. Meyer ED. Treatment of Ménière's disease with betahistin-dimesilate—a double blind, placebo controlled study. *Laryngol Rhinol Otol*. 1985;64:269.
25. Strupp M, et al. Long-term prophylactic treatment of attacks of vertigo in Ménière's disease – comparison of a high with a low dosage of betahistine in an open trial. *Acta Otolaryngol*. 2008;128:520.
26. Herraiz C, et al. Transtympanic steroids for Ménière's disease. *Otol Neurotol*. 2010;31:162.
27. Hu A, Parnes IS. Intratympanic steroids for inner ear disorders: a review. *Audiol Neurootol*. 2009;14:373.
28. Thomson J, et al. Placebo effect in surgery for Ménière's disease. *Arch Otolaryngol*. 1981;107:271.
29. Lange G. Intratympanic treatment of Ménière's disease with ototoxic antibiotics. *Laryngol Rhinol*. 1977;56:409.
30. Singleton GT, et al. Perilymph fistulas. Diagnostic criteria and therapy. *Ann Otol Rhinol Laryngol*. 1978;87:1.
31. Brandt T. Episodic vertigo. In: Rakel RE, ed. *Conn's Current Therapy*. Philadelphia: WB Saunders; 1986:723.
32. Minor LB, et al. Sound- and/or pressure-induced vertigo due to bone dehiscence of the superior semicircular canal. *Arch Otolaryngol Head Neck Surg*. 1998;124:249.
33. Pfammatter A, et al. A superior semicircular canal dehiscence syndrome multicenter study: is there an association between size and syndrome? *Otol Neurotol*. 2010;31:447.

34. Gopen Q, et al. Posterior semicircular canal dehiscence: first reported case series. *Otol Neurotol*. 2010;31:339.

35. Jannetta P, et al. Disabling positional vertigo. *N Engl J Med*. 1984;310:1700.

36. Brandt T, Dieterich M. Vestibular paroxysmia: vascular compression of the VIII nerve? *Lancet*. 1994;i:798.

37. Hughes GB, et al. Clinical diagnosis of immune inner ear disease. *Laryngoscope*. 1988;98:251.

38. Brandt T. Positional and positioning vertigo and nystagmus. *J Neurol Sci*. 1990;95:3.

39. Baloh RW, et al. Idiopathic bilateral vestibulopathy. *Neurology* 1989;39:272.

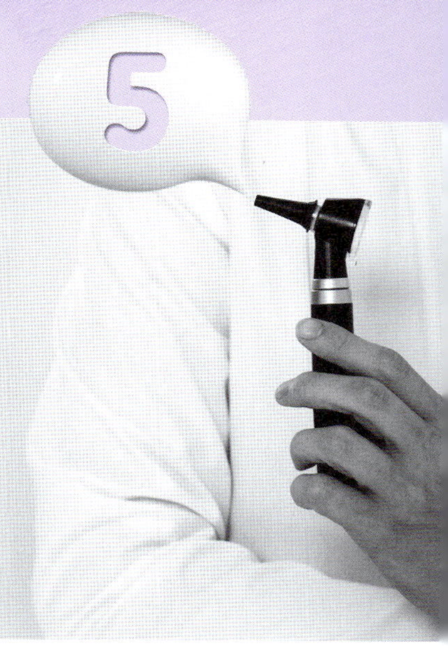

5 중추성 안뜰경로의 안뜰병변

Vestibular Lesions of the Central Vestibular Pathways

Marianne Dieterich, MD • Thomas Brandt, MD, FRCP

안뜰경로는 8번째 뇌신경과 안뜰핵으로부터 동측 또는 반대측 안쪽세로다발(medial longitudinal fasciculus, MLF), 위소뇌다리(brachium conjunctivum) 또는 눈운동핵(ocular motor nuclei)에서 배쪽덮개로(ventral tegmental tract), 입쪽 중간뇌(rostral midbrain)에서 핵상 통합 중추(supranuclear integration centers) 및 안뜰시상아핵(vestibular thalamic subnuclei)과 같은 오름섬유를 통해 진행된다. 이것은 시상투사를 통해 여러 겉질 영역에 도달하게 된다. 또 다른 오름투사는 안뜰소뇌 구조물을 경유하는 안뜰핵으로부터 겉질에 도달한다.

중추성 안뜰현훈증후군(central vestibular vertigo syndromes)은 병변에 의해 줄어든 감각자극의 결핍이나 기능장애에 의해 대부분 발생하며, 적은 비율이지만 말초성 안뜰기관에서 안뜰겉질까지 이어지는 여러 구조물의 병리학적 흥분의 결과로 나타나는 경우도 있다. 말초성 안뜰장애는 지각, 눈운동 및 자세 증상과 징후가 항상 복합적인 것이 특징이기 때문에 중추성 안뜰장애는 '완전한 증후군' 또는 단일 구성요소로만 나타난다. 예를 들어, 눈의 운동성은 상향 또는 하향 눈떨림이 지배적으로 나타난다. 가쪽 낙상(lateral fall)은 안뜰시상 병변(시상못섬증, thalamic astasia)에서 어지럼 없이 나타나거나 또는 발렌버그증후군(Wallenberg's syndrome)의 가쪽쏠림 보행에서 발생할 수 있다.

중추성 안뜰장애의 임상적 분류

Clinical classification of central vestibular disorders

안뜰계의 '기본' 신경세포 네트워크는 둘 또는 삼연접 안뜰눈반사(vestibulo-ocular reflex, VOR)이다. 중추성 안뜰증후군의 유용한 단순 임상 분류는 VOR 움직임 세 개의 주요 면인 수평(yaw), 이마(roll), 시상(pitch)에 기초한다(그림 5.1).

면-특정 안뜰증후군은 눈운동, 자세 및 지각 증상에 따라 다음과 같이 결정된다.

- 수평면(yaw plane) 증상은 수평눈떨림, 지나간 포인팅(past pointing), 회전 및 가쪽 신체 낙상과 수직에 대한 수평방향의 치우침
- 이마면(roll plane) 증상은 회전성 눈떨림, 스큐편위(skew deviation), 눈 회전 그리고 머리, 신체와 수직 지각의 치우침
- 시상면(pitch plane) 증상은 상향/하향 눈떨림, 앞쪽/뒤쪽 기울임과 낙상과 수직에 대한 세로방향의 치우침

앞에서 언급한 VOR 증후군은 다음과 같은 뇌줄기 병변의 정도, 위치와 같은 정확한 형태적 진단을 고려해야 한다(그림 5.2).

- 수평면에서 긴장도 불균형은 8번 뇌신경 뿌리 진입 구

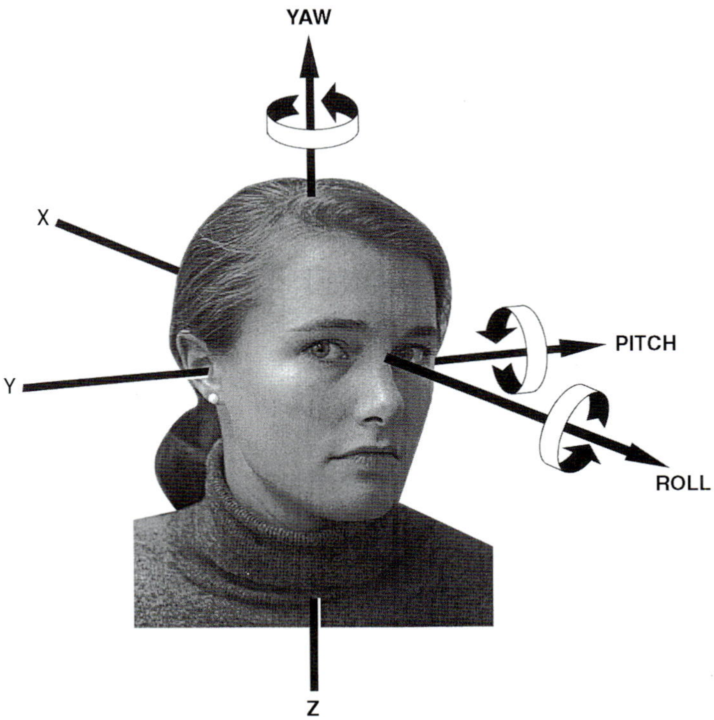

그림 5.1 안뜰눈반사(VOR)가 일어나는 세 가지 면의 도식적 표현.
yaw = 수직 Z축에 대한 수평 회전; pitch = 양쪽 귀를 나누는 Y축에 대한 수직 회전; roll = X축('시선방향')에 대한 수직 회전(출처: Courtesy of Alice Kniehase)

역 및/또는 안뜰핵을 포함하는 가쪽 숨뇌의 병변을 나타낸다.

- 이마면에서 긴장도 불균형은 같은쪽 병변을 나타낸다(다리뇌숨뇌 수준에서 같은쪽, 다리뇌중간뇌 수준에서는 반대쪽).
- 시상면에서 긴장도 불균형은 소뇌, 특히 타래에서 양쪽(정중면 가까이) 병변 또는 양쪽 기립불능을 나타낸다.

일부 안뜰장애는 말초 및 중추 안뜰기관의 동시 침범을 특징으로 한다. 예를 들면, 큰 속귀신경집종(acoustic neurinoma), 앞아래소뇌동맥 경색, 두부외상, 알코올중독으로 유발된 증후군 등이다. 말초신경계와 중추신경계의 변이가 일어나는 레들리히-오버스티너의 구역(Redlich-Oberstein zone, 열공성 경색 또는 안뜰신경염을 나타내는 다발성경화증의 국소적 말이집탈락)으로 정의된 뇌줄기의 안뜰신경뿌리에 영향을 줄 수 있는 다른 질환도 있다.

겉질안뜰증후군은 안뜰간질과 수직을 감지하는 기울임, 가쪽 쏠림보행, 드물게 회전성 어지럼 등의 병적 기립불능을 포함한다. 일차 안뜰겉질은 아니지만, 마루섬이랑 안뜰겉질(parietoinsular vestibular cortex, PIVC)은 관자마루겉질에서 다중감각겉질 영역의 네트워크 내에서 주요 통합 센터로서의 역할을 한다. 공간 지남력 및 자가동작 지각을 인식하는 다중감각과 감각운동겉질의 기립불능은 공간의 한쪽무시와 드물게 발작성 기운방 착각(room-tilt illusions)을 일으킬 수 있으며, 이는 안뜰기능의 더 고급기능 장애에 속한다.

대부분의 중추성 현훈증후군은 특정 유전자 자리(locus)는 있지만(표 5.1), 특정 병인은 없다. 예를 들면, 병인은 다발성경화증에서와 같이 혈관성, 자가면역질환, 염증성, 종양, 독성, 외상성 또는 퇴행성일 수 있다.

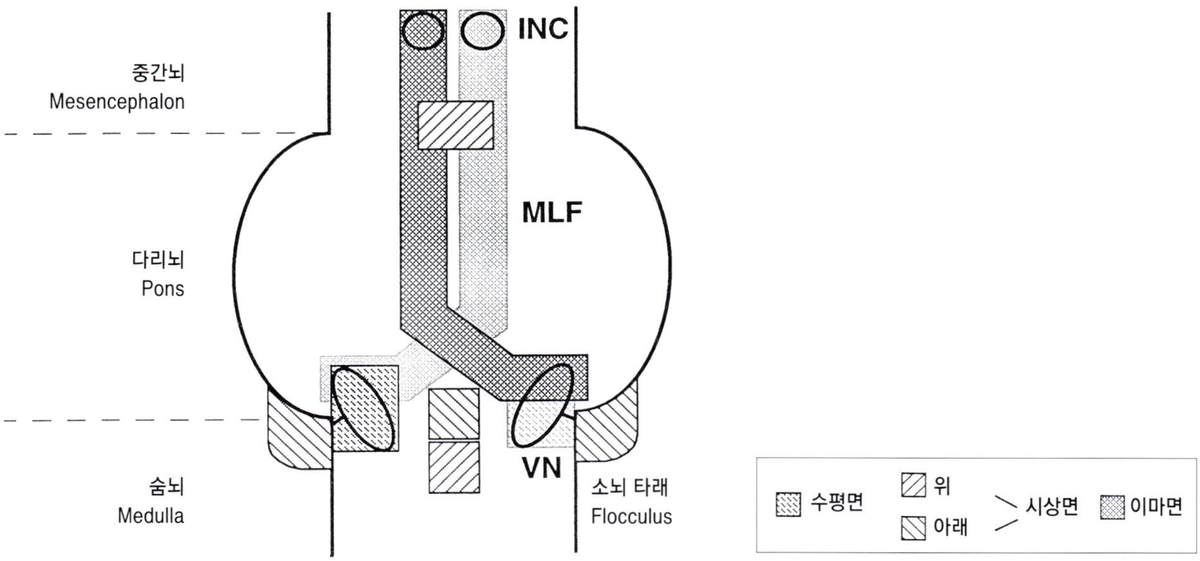

그림 5.2 이마면(roll), 시상면(pitch) 및 가로면(yaw)의 안뜰증후군.

중요한 영역은 안뜰 및 눈운동 구조와 경로에 대한 현재의 지식을 토대로 개략적으로 표현되었다. 병변은 세 가지 면 중 하나에서 안뜰 긴장 불균형을 유발한다. 안뜰중추의 경우 수직, 회전 또는 수평 눈떨림의 단순한 임상 증상과 관련된 안뜰 구조에 대해서는 아직 확정되지 않았지만 병변의 위치를 진단할 수 있다. 이마면(roll)에서 안뜰 긴장 불균형이 한쪽 뇌줄기 병변(다리뇌의 교차점)을 나타내지만 수직 눈떨림은 양쪽 병변을 나타낸다. 숨뇌와 다리뇌중간뇌 부분이 상향 눈떨림을 야기하는 영역으로 알려져 있다. 하향 눈떨림은 안뜰핵 맞교차섬유의 양쪽 정중곁병변이나 양쪽 타래영역 병변을 나타낸다. 수평 눈떨림은 안뜰핵을 포함한 한쪽 다리뇌숨뇌 병변을 나타낸다. 안뜰눈반사(VOR)의 세 가지 주요 작용면에 따른 안뜰눈운동의 구분과 연관된 뇌줄기 영역을 매핑하는 것은 영상 촬영 기법으로 발견한 뇌줄기 병변과 임상징후를 부정확하게 연결하는 것을 피하기 위함이다.
INC = 카할사이질핵(interstitial nucleus of Cajal); MLF = 안쪽세로다발(medial longitudinal fasciculus); VN = 안뜰핵(vestibular nucleus).

표 5.1 중추성 안뜰증후군

위치	증후군	기전/병인
안뜰겉질 (다중 감각)	안뜰 뇌전증	안뜰발작은 전조증상(단순 또는 복잡한 부분 다중 감각 발작)
	꼬임 뇌전증	반복적으로 작은 원을 그리며 걸어 다니는 감각운동성 안뜰 회전 발적
	비뇌전성 겉질 현훈	PIVC의 급성 병변에 의한 드문 회전 현훈
	공간 편측 무시(반대측)	(오른쪽) 마루엽, 관자엽 또는 이마엽 겉질병변으로 인한 공간에 대한 다감각 수평 편위
	일시적 공간 기울임 환상(room-tilt illusion)	안뜰 뇌줄기, 마루엽, 이마엽 겉질 병변 또는 말초 안뜰병변으로 인한 발작성 또는 일시적 시각과 안뜰의 3D 협응좌표의 불일치
	가쪽쏠림(주로 반대측으로)으로 수직 지각의 기울임	PIVC 급성병변으로 이마면에서의 안뜰긴장도 불균형
시상	시상못섬증(thalamic astasia)	뒤가쪽 안뜰시상 병변
	가쪽쏠림(같은 쪽 또는 반대쪽)으로 인한 수직 지각의 기울임	이마면에서의 안뜰긴장도 불균형
중간사이뇌	시각 기울임 반응(OTR, 반대쪽, 발작성이면 같은쪽)	이마면에서의 안뜰긴장도 불균형(통합기: INC 병변에 의한 OTR)
	회전성 눈떨림(같은쪽 또는 반대쪽)	같은쪽 INC병변
		반대쪽 riMLF병변

표 5.1 중추성 안뜰증후군(계속)

위치	증후군	기전/병인
중간뇌	스큐편위(반대쪽)	MLF 병변으로 인한 이마면의 안뜰긴장도 불균형
다리뇌숨뇌	상향 눈떨림	중심덮개신경로(central tegmental tract) 또는 브라키움 결막(brachium conjunctivum) 양쪽 병변에 의한 시상면의 긴장 불균형
	수직지각 기울임, 가쪽 쏠림, OTR	내측 또는 위안뜰핵 병변에 의한 이마면 안뜰긴장 불균형
	거짓 안뜰신경염	8번 뇌신경 또는 안뜰소뇌의 신경근진입구역에서 열공성 경색(lacunar infarction) 또는 MS 플라크가 있는 것
	하향 눈떨림	시상면에서의 긴장도 불균형 또는 눈떨림방향 쪽에 위치하고 있는 수직 주시 속도 조롱박세포의 불균등한 분포
	일시적 공간기울임 환상	이마면 또는 시상면에서의 급성 중증 안뜰긴장도 불균형
	MS에서 나타나는 발작성 공간기울임 환상	횡단선으로 확산된 전기연접 축삭 활동
	MS에서 나타나는 발작성 구음장애/실조증	횡단선으로 확산된 전기연접 축삭 활성화
숨뇌	상향 눈떨림	중추덮개신경로 소뇌(혀밑신경앞위치핵) 고리의 정중옆 병변으로 인한 시상면에서의 긴장도 불균형(혀밑신경앞위치핵)
안뜰소뇌	하향 눈떨림	양쪽 타래엽병변(탈억제)으로 인한 수직 주시 속도 조롱박세포의 방향 분포에서 비대칭이나 이마면에서의 긴장도 불균형
	체위성 하향 눈떨림	결절 병변으로 인한 귀돌-관 상호작용 탈억제
	가족성 일시적 실조증 (근육잔떨림이 있는 EA1과 현훈이 있는 EA2)	EA1: 상염색체 우성 유전성 칼륨채널병증 EA2: 상염색체 우성 유전성 칼슘채널병증
	OTR, 주관적 수직 기울어짐	소뇌목젖, 타래엽, 치아핵 그리고 소뇌반구 병변으로 인한 같은 방향 또는 반대방향으로 기울어짐이 일어나는 긴장도의 불균형
	전염성 현훈	소뇌의 바이러스 감염

INC=카할사이질핵; MS=다발성경화증; OTR=시각 기울임 반응; riMLF=안쪽세로다발의 입쪽사이질핵.

이마면에서의 안뜰장애

Vestibular disorders in (frontal) roll plane

귀돌기관(otolith)에서부터의 "중력수용체(graviceptive)" 자극은 안뜰핵과 눈운동핵 수준에서 수직반고리관(semicircular canal, SCC)에서 들어오는 자극과 통합되어 시상(시상면에서 위와 아래)과 이마(이마면에서 가쪽 기울임)에서 정적 및 동적 안뜰기능을 보조한다. 시상면의 '정상' 위치에서 주관적 시각적 수직(subjective visual vertical, SVV)은 중력 수직과 정렬되며, 눈과 머리의 축은 수평이고 똑바로 앞으로 향하게 된다.

이마면에서의 안뜰 기립불능의 징후와 증상은 정상 기능의 변화에서 찾아볼 수 있다. 병변에 의해 유발된 안뜰 긴장 불균형은 주관적 시각적 수직 기울임, 시각 축의 수직 정렬 불일치(스큐편위), 눈 회전 또는 완전한 시각 기울임 반응(ocular tilt reaction, OTR; 머리 기울임, 스큐편위와 시각 회전의 3개)으로 이루어진 증후군의 결과이다.

다음의 징후와 증상 모두 이마면에서의 안뜰 기립불능을 반영한다는 확실한 증거이다.

- 시각 기울임 반응
- 스큐편위(스큐-회전 징후)
- 자발적 회전성 눈떨림
- 핵아래 눈운동 장애로 인한 것이 아니라면 긴장성 시각 회전(한눈 또는 두눈)
- 지각된 주관적 시각적 수직 기울임(한눈 및 두눈보기)
- 몸의 가쪽쏠림보행(lateropulsion)

SVV의 조절 불량뿐만 아니라 눈운동 또는 자세 기울임은 시계 방향이든 시계 반대 방향(검사자의 관점에서 볼 때)이든 같은 방향을 가리킨다. 만약 한쪽의 중력수용체 경로의 병리학적 흥분이 병변의 자극 결핍보다 이마면에서 안뜰성 긴장 불균형의 원인이라면 모든 기울임의 방향이 바뀌게 된다.

정적 또는 동적 징후의 결합은 "중력수용체" 경로 내에서의 신경학적 수렴으로 인해 귀돌기관과 수직반고리관의 기능적 협력을 고려한다면 놀라운 것은 아니다. 이러한 징후와 증상은 모든 뇌줄기 수준에서 단일 성분 또는 조합으로 발견될 수 있다. 한쪽의 안뜰–소뇌 구조물(예: 목젖, 결절, 치아핵) 병변은 이마면에서 이러한 징후를 유도할 수 있다. 한쪽의 급성 뇌줄기 경색을 가진 111명의 환자에 대한 체계적 연구에 따르면 SVV의 병리학적 기울어짐(94%)과 눈 회전(83%)이 가장 민감한 징후이다. 이 환자의 스큐편위는 1/3에서 나타났고 완전한 OTR은 1/5에서 나타났다(표 5.2). 소뇌 병변에서도 비슷한 빈도가 발견되었다.

현재의 임상 자료는 이마면에서 안뜰징후와 증상에 기초한 다음과 같은 국소진단 규칙을 입증한다(그림 5.3).

1. 이마면에서 눈–머리 기울임의 기본 패턴(완전한 OTR 또는 머리 기울임 없는 스큐회전)은 한쪽 귀돌기관과 수직반고리관 자극의 말초성 결핍 또는 안뜰핵(아래 다리뇌 수준에서 정중선 교차)에서 입쪽 중간뇌와 안뜰–소뇌 구조물에 있는 카할사이질핵(interstitial nucleus of Cajal, INC)의 뇌줄기 경로에서 "중력수용체"의 한쪽 병변을 나타낸다.
2. SVV 기울임은 미로에서 안뜰겉질에 이르는 말초성 또는 중추성 안뜰병변으로 인한 결과이고 이마면에서 안뜰긴장 불균형(~90%)의 가장 민감한 징후이다. 급성기에 안뜰신경염 환자보다 안뜰핵(발렌버그증후군)의 병변이 있는 환자에서 SVV 기울임이 더 두드러진다. 2~4주의 기간이 지나면 지각 결핍의 완화가 두 질병에서 매우 유사하게 나타난다.
3. 모든 기울임 영향은(지각, 눈운동 및 자세) 같은쪽(같은쪽 눈이 가장 아래쪽) 방향을 향하고 같은쪽 말초

표 5.2 급성 한쪽의 뇌줄기와 시상 경색에서 주관적 시각적 수직(SVV), 스큐편위, 눈 비틀림과 시각 기울임 반응(OTR) 발생빈도

			눈 비틀림(%)			
병변	환자(수)	SVV 기울기(%)	한쪽 눈	양쪽 눈	스큐(%)	OTR (%)
중뇌사이뇌 사이						
정중옆 시상	14	64	29*	43*	57	5
뒤가쪽 시상	17	65	13+	20+	0	0
앞쪽 극 시상	4	0	0	0	0	0
뇌줄기						
중간뇌	16	94	54	38	37.5	25
다리뇌중간뇌	12	92	64	18	25	25
다리뇌	34	91	47	33	26.5	12
다리뇌숨뇌	13	100	60	20	23	7.7
숨뇌(발렌버그증후군)	36	94	27	55	44	33
뇌줄기 전체	111	94	47	36	31	20

* 3번뇌신경마비 추가
\+ 2.8° 정도의 경미한 비틀림

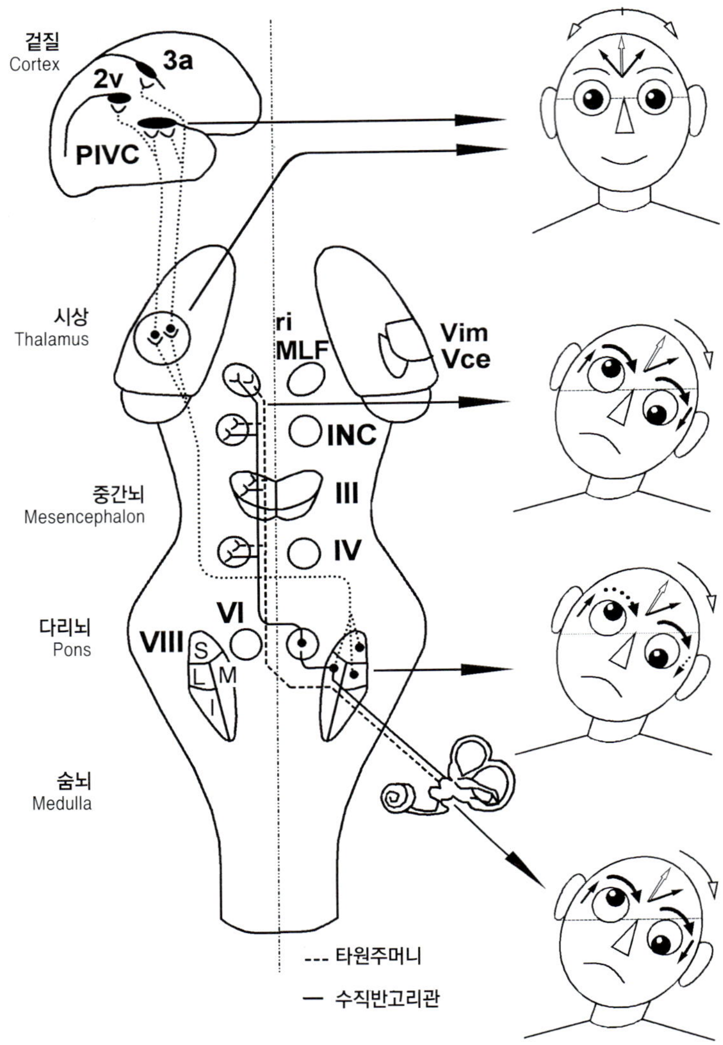

그림 5.3 이마면의 안뜰증후군.

이마면에서 안뜰기능을 매개하는 귀돌 및 수직반고리관(SCC)의 중력감지 경로. 귀돌 및 수직반고리관에서 눈운동핵(도르래핵 IV, 눈운동핵 III, 갓돌림핵 VI), 카할사이질핵(INC)의 사이질핵 핵상중추(supranuclear center) 및 안쪽세로다발의 입질사이질핵(riMLF)이 표시되어 있다. 이 핵들은 세 평면에서 안뜰눈반사(VOR)를 수행한다. VOR은 머리와 몸의 자세 제어를 위한 안쪽 및 가쪽 안쪽 척수로를 통한 안뜰척수 연결을 포함하는 보다 복잡한 안뜰반응의 일부이다. 또한 시상의 안뜰핵(Vim, Vce)을 통한 추측되어지는 안뜰겉질[영역 2v, 3a, 마루섬이랑 안뜰겉질(PIVC)]에 대한 연결이 묘사되었다. 이마면에 대한 '중력감지' 안뜰경로 직지각과 주관적 시각적 수직(SVV)의 기울어짐은 병변 위치와 관련하여 오른쪽에 개략적으로 표시되었다. 말초 및 숨뇌다리뇌영역 병변에 의한 같은쪽 시각 기울임 반응(OTR), 중간뇌다리뇌영역 병변에 의한 반대쪽 OTR. 시상 안뜰병변으로 인한 SVV는 같은쪽 또는 반대쪽으로 기울어질 수 있다. 안뜰겉질 병변에서는 반대쪽으로 많이 발생한다. INC 수준 이상의 천막상 병변에서는 OTR은 발생하지 않는다.

또는 "중력수용체" 경로의 교차점 아래 다리뇌숨뇌 병변에 의해 발생한다. 이는 미로, 안뜰신경 또는 내측 및 위안뜰핵까지 포함하며, 내측 또는 위안뜰핵의 경우 주로 척추동맥에 의해 공급된다.

4. 한쪽의 다리뇌중간뇌 뇌줄기 병변에서 모든 기울임은 반대측(반대쪽 눈이 가장 아래)에 영향을 주고, 안쪽세로다발(바닥동맥에서부터 올라가는 정중옆 동맥) 또는 카할사이질핵(바닥동맥에서부터 올라가는 정중옆 위 중간뇌동맥)에 병변이 있음을 나타낸다.

5. 오름 안쪽섬유띠(같은쪽 안뜰-시상로, IVTT) 근처의

안뜰핵(vinstibular nucleus)에서 동측 뇌줄기 병변은 수직 발산(divergence) 또는 눈 회전 없이 SVV의 같은쪽 편위 하나만 유도한다.

6. 소뇌의 손상 부위에 따라 안뜰소뇌의 한쪽 병변은 일차적으로 반대쪽을 향하거나(controversive; ~60%) 더 드물게는 같은쪽을 향하는(ipsiversive; ~25%) 편위가 유발된다. 반대쪽을 향하는 징후에서 가장 빈번하게 손상되는 구조물은 치아핵이다.
7. 스큐편위는 항상 눈 회전(스큐–회전 징후)과 결합되어 있다. 오름 다리뇌중간뇌 "중력수용체" 경로가 안뜰척수신경로 아래쪽 가지의 입쪽에 의해 영향을 받는다면 머리 기울임 없이 나타난다.
8. 전형적인 INC에서 입쪽의 상행성 안뜰신경 경로의 한쪽 병변은 시선–머리 기울임이 동시에 발생하는 현상 없이 지각 수직 편차로 나타난다.
9. 한쪽의 정중옆의 시상 경색에 의한 OTR(50% 정도: 바닥동맥으로부터 정중옆 시상 동맥이 나옴)은 INC를 포함한 정중옆의 입쪽 중간뇌의 허혈이 동시에 나타난다.
10. 뒤가쪽 시상의 한쪽 병변은 시상의 못섬증(astasia)과 중등도의 같은쪽 혹은 반대쪽 SVV 기울임의 원인이 되며 이것은 안뜰시상 아래핵(thalamogeniculate arteries)에 문제가 있음을 나타낸다. 이것은 일반적으로 며칠 또는 몇 주 내에 해결된다.
11. PIVC의 급성 한쪽 병변과 위쪽관자이랑(superior temporal gyrus) 병변은 중등도 같은쪽 또는 대부분의 경우 반대쪽(controversive) SVV 기울임을 며칠 동안 지속시키는 원인이 된다(중간대뇌동맥의 관자엽 가지들 혹은 깊은 관통 가지들).
12. PIVC, 위쪽관자이랑, 숨문(operculum) 그리고 앞쪽 뇌섬엽 병변을 동시에 가진 일부 환자들은 밀기 증후군(pusher syndrome)을 보인다. 밀기의 정도와 SVV 편위 사이에 상관관계가 있다. 이것은 왼쪽 반구(25%)보다 오른쪽 반구의 병변(42%)에서 더 자주 발생하며 자세의 조절과 자세와 안뜰계 간에 밀접한 상관관계가 있음을 나타낸다.
13. 양쪽 눈으로 관찰되지 않고 한쪽 눈에서 보여지는 SVV 기울기는 뇌줄기 병변의 핵상 "중력수용체"의 손상보다 도르래신경 혹은 눈돌림신경 마비가 있을 경우 전형적으로 나타난다. 경우에 따라 복잡한 눈돌림 증후군은 이마면에서 중추성 안뜰결핍(INC 부위에 의하여)과 동시에 핵 혹은 3번 뇌신경과 4번 뇌신경 섬유다발 마비("혼합된 패턴")의 조합에 의한 중간뇌 병변에서 유발된다. "중력수용체" 경로의 발작성 활동에 의한 기울기 영향은 한쪽 경색과 같은 병변의 억제로 야기되는 경우에 반대 방향으로 나타난다.

따라서 이마면에서 안뜰장애의 모든 임상징후는 뇌줄기 병변의 수준뿐 아니라 어느 쪽에 병변이 위치하는지를 결정하는 데 도움이 된다. 만약 임상징후에 의해 손상 수준을 알게 되면 안뜰증후에 의해 더 심각하게 손상된 측을 나타낸다. 반대로 임상징후를 바탕으로 손상된 쪽을 명확하게 알 수 있다면 OTR의 방향, 스큐편위 편차 및 SVV 기울기는 손상된 뇌줄기의 수준을 나타낸다.

병인 Etiology

강직성 OTR의 가장 흔한 두 가지 원인은 뇌줄기의 허혈(특히 발렌버그증후군과 한쪽 정중옆 시상과 동시에 입쪽 사이뇌 경색)과 한쪽 시상출혈 혹은 아래의 뇌줄기 출혈(해면상 혈관종, cavernous angioma, 림프종), 심각한 뇌줄기 뇌진탕, 다발성경화증에 의한 또는 바닥 부위 편두통과 연관되어 나타나는 뇌줄기 종양이다.

경과와 관리 Natural course and management

OTR의 경과와 관리는 병인에 달려 있다. OTR은 대개 일시적이다. 출혈이나 경색의 경우 며칠에서 몇 주 내에 회복이 일어난다. 그러나 심한 뇌줄기 뇌진탕 환자에서 관찰된 것처럼 영구적일 수 있다. 한쪽의 뇌줄기 경색 후 OTR의 모든 특징(자세, 눈운동, 지각)은 4~6주 또는 몇 개월 이내에 자연적 · 점차적으로 사라진다(7명의 환자를 대상으로 1~3년에 걸쳐 반복적으로 측정)(그림 5.4). 또한 반복측정을 통해 눈 회전(ocular torsion, OT), SVV 기울어짐은 하루 동안 지속되었음을 발견하였다. 계속적인 반복 측정에서 눈떨림과 SVV 모두 30일 이내에 대부분 완만한 회복을 보였다(그림 5.5). 그러나 일부 환자들은 2년까지 SVV의 기울기에 변화 없이 적은 각도의 남은 눈떨림을 유지했다.

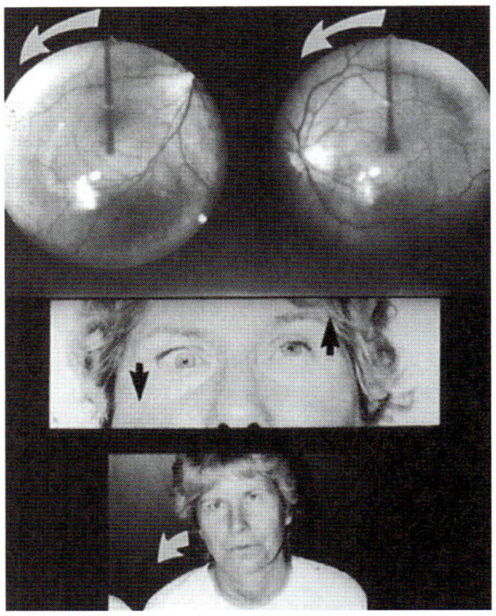

A

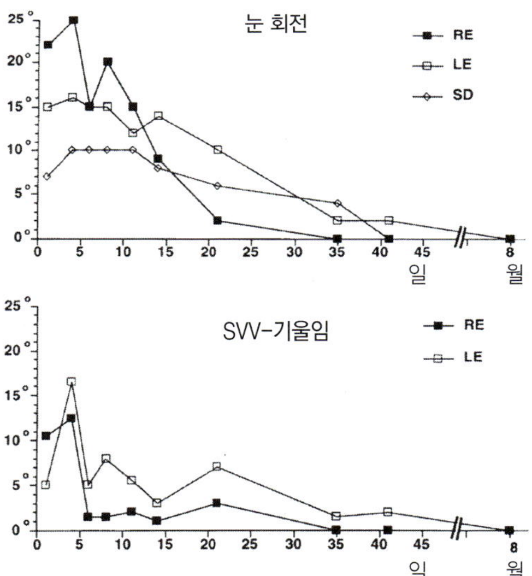

B

그림 5.4

A: 오른쪽 시각 기울기 반응(OTR)을 보이는 왼쪽 정중옆 시상 경색이 있는 환자. OTR은 20°(맨 아래 부분)의 반대쪽 머리 기울기로 구성된다; 오른쪽 눈과 왼쪽 눈 사이에 10° 스큐편위; 그리고 15~20°의 눈 비틀림(관찰자의 관점에서 반시계 방향). **B:** 눈 비틀림, 스큐편위(SD) 및 주관적 시각적 수직(SVV) 기울임은 자연적으로 6주 안에 점진적인 회복을 보인다.

RE = 오른쪽 눈; LE = 왼쪽 눈

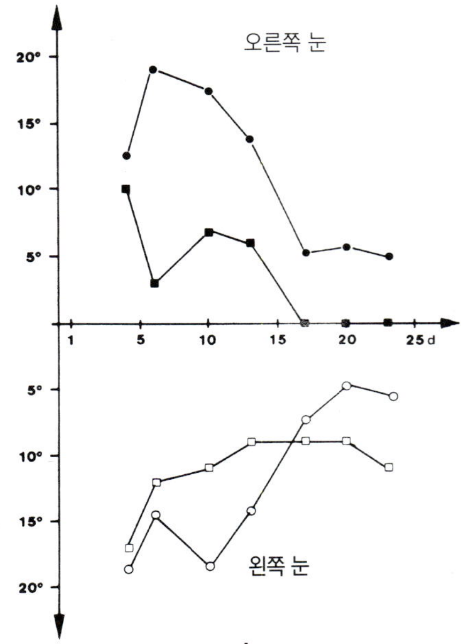

A

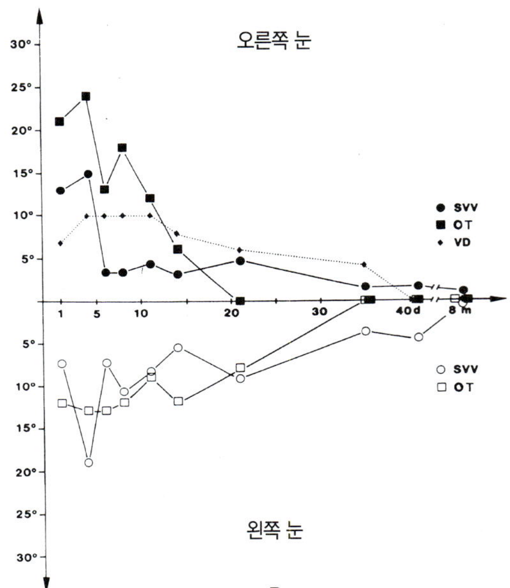

B

그림 5.5

A: 왼쪽 발렌버그증후군이 있는 환자의 주관적 시각적 수직(SVV)과 눈 비틀림(OT)의 시간적 경과(왼쪽 눈과 오른쪽 눈을 구분하여 표시함).
B: 중뇌덮개 입쪽 영역에서 한쪽 카할사이질핵 병변이 있는 환자의 주관적 시각적 수직과 눈 비틀림의 시간적 경과(왼쪽 눈과 오른쪽 눈을 구분하여 표시함). 발렌버그증후군 환자에서는 구분된 변화가 일어나는 것을 볼 수 있다. OT와 SVV는 같은쪽 왼쪽 눈에서 가장 많이 벗어난다. 두 환자의 개별 OT와 SVV 값의 비교는 네트 기울기의 다양한 분리를 보여준다. 두 경우 모두 4~6주 이내에 정상화되는 경향이 있으며, 기간적 차이는 측정 방법의 부정확성에 의해 간단히 설명되지 않는다.

d = 일; m = 월; VD = 스큐편위에서 수직적 차이

회복은 한쪽의 중추성 병변에 의해 유발된 안뜰 근긴장도 불균형에 대한 기능적으로 중요한 중추성 보상작용에 기초한다. 중추성 병변의 근본적인 중추성 보상작용 기전은 말초성 안뜰병변에 대한 중추성 보상작용과 매우 유사하게 나타나는데, 이는 증상의 회복이 비슷하게 나타나기 때문이다. 그러나 한쪽의 말초성 안뜰병변에서 보상 과정들은 겉질 반구들에 의해 중재되고, 숨뇌의 중추 병변은 뇌줄기와 소뇌에 의해 중재된다. 물리치료는 이러한 중추성 보상작용을 촉진할 수 있을 것으로 보이나 이런 가능성은 아직 전문적인 연구로 증명된 것이 없다.

다발성경화증(multiple sclerosis, MS)에서 발작성 OTR은 카바마제핀(carbamazepine)으로 효과적으로 치료되었으며 바클로펜(baclofen)은 치료 효과가 있는 것으로 보고되고 있다.

주관적 시각적 수직 기울임과 관련된 시상과 겉질 기립불능증 Thalamic and cortical astasia associated with subjective visual vertical tilts

주관적 시각적 수직(SVV) 기울기와 낙상과의 연관성은 뒤바깥쪽(안뜰신경 하부) 시상 병변에서 잘 나타난다. 시상 기립불능은 마비나 감각 또는 소뇌 결핍이 없음에도 불구하고 지지 없이는 직립 자세를 유지할 수 없는 상태이다. 낙상과 같은 자세 불균형은 시상절제술과 시상출혈 이후에 보고되고 있다. 급성 시상 경색을 가진 약 30명의 환자에 대한 실험에 따르면, 뒤가쪽 타입(posterolateral type)은 SVV 기울임과 함께 반대쪽 혹은 같은쪽 자세 불안정성을 나타낸다. 반면 정중옆 타입(paramedian type)은 (만약 중간뇌 입쪽으로 확대된다면) 항상 반대쪽으로 낙상하는 경향을 나타낸다. Masdeu는 다리뇌사이뇌(이동) 영역의 손상으로 인한 기립불능과 보행장애를 연구하였다. 언급되지 않았으나 이마면 안뜰긴장도의 불균형으로 어느 정도 설명을 할 수 있는데 특히 스큐편위가 증후군의 특징으로 설명되었기 때문이다. 사실 혈관성 시상 병변에 대한 영상 연구에서 볼 수 있듯이, 뒤가쪽 시상 병변은 환측 또는 반대쪽의 관자마루엽 안뜰겉질 부위로 연결되는 안뜰경로의 방해를 일으킨다. 게다가 시상의 병변은 SVV의 유무와 신체 수직의 편위를 가진 밀기증후군(pusher syndrome)의 원인이 된다. 이 상태는 단지 안뜰장애가 아니라 공간 지남력, 주의력 및 자세 조절장애를 반영하며, 모두 다감각 통합(시각, 안뜰, 몸감각)에 기초한다.

여러 연구에서 중간대뇌동맥 구역의 겉질 경색이 같은쪽 또는 대부분 반대쪽의 두드러진 병리학적인 SVV 기울기를 보여주었다. 뒤쪽 뇌섬엽 중간에 위치한 경색의 중첩 영역은 기능적 영상 연구에 따르면, 원숭이의 마루섬이랑 안뜰겉질과 접해 있는 위쪽 관자엽 영역과 상응한다. 수직에 대한 지각에 관여하는 또 다른 영역은 위쪽 관자엽 이랑, 숨문, 앞쪽 뇌섬엽 및 아래쪽 이마엽 이랑이다. 또한 안뜰겉질 병변으로 인한 SVV 기울기는 (보상적인) 몸의 가쪽쏠림보행과 연관될 수 있다. 이 발견은 물리치료사가 쉽게 알아볼 수 있는 겉질 현상 밀기증후군의 일부 사례를 설명할 수 있게 하였다.

회전성 눈떨림 Torsional nystagmus

귀돌기관으로부터 자극된 중력수용체적 자극은 이마면에서 정적 · 동적 안뜰기능을 보조하기 위한 수직반고리관에서 오는 자극과 수렴된다. 정적 · 동적 영향의 결합은 이러한 기능이 어떻게 제공되는지 고려할 때 놀라운 것이 아니다. OTR, 가쪽쏠림보행 및 SVV에 대한 여러 연구는 이마면에서 안뜰기능장애의 정적 영향과 관련이 있다. 이러한 영향은 며칠에서 몇 주 동안 지속되며, 그 사이에 자연적으로 진정된다. 경색의 급성기에는 수평 회전 어지럼과 회전성 눈떨림으로 구성된 동적 증상과 징후가 추가적으로 발생한다. 회전성 눈떨림의 빠른 위상은 다리뇌숨뇌 병변과 반대방향으로 나타난다. 반면 느린 위상은 정적 편위 방향과 일치한다.

몇몇의 분명하게 분리된 병변들(그림 5.2)은 회전성 눈떨림과 연관되어 있다. 예를 들어, 안뜰핵 병변, 바깥쪽 숨뇌, 드물게 MLF(신경핵사이눈근육마비와 연관되어 나타남), 카할사이질핵(INC)과 안쪽세로다발의 입질사이질핵(rostral interstitial nucleus of the medial longitudinal fasciculus, riMLF) 등 회전성 눈떨림의 빠른 위상은 다리뇌숨뇌 병변과 반대쪽(contraversiver)으로 나타나고, 정중옆 다리뇌와 중간뇌 병변은(드문 예외: riMLF 병변은 반대쪽) 같은쪽(ipsiversive)으로 나타난다.

Jerk-waveform seesaw 눈떨림은 안쪽으로 회전된(intorting) 눈의 상승과 바깥쪽으로 회전된(extorting) 눈의 하강을 동반하는 회전 눈떨림이다. 이 눈떨림은 같은 쪽 입쪽 중간뇌에서 INC의 불 활성화에 의해 유발되며 같은쪽을 향한다.

처음에는 다른 방향의 회전성 눈떨림을 일으키는 병변의 다른 위치가 혼란스럽게 나타난다. 그러나 안뜰핵에서 INC까지 중력수용체 경로를 따라 눈 위치의 긴장성 회전 움직임에 의해 설명될 수 있다. 안뜰핵(안쪽 또는 위)의 병변은 같은쪽 긴장성 편위(같은쪽 눈동자 회전)를 야기하는데 회전성 눈떨림의 보상으로 반대편으로 빠른 위상의 눈떨림을 보인다. MLF 내의 경로가 반대쪽으로 교차한다는 사실에 비추어 볼 때 다리뇌와 다리뇌중간뇌의 뇌줄기 MLF 병변은 긴장성 반대쪽 편위를 유발한다. 그러므로 회전성 눈떨림의 빠른 위상은 동측을 향하게 된다. INC의 병변에 대해서도 동일하다. 안뜰 중력수용체 경로를 따라 긴장 불균형에 대한 이런 방향성 규칙들의 유일한 예외는 riMLF이다(비안뜰성일 가능성이 있음). 이 병변은 반대 방향으로 안구 긴장성 불균형을 유발한다.

시상면에서의 안뜰장애
Vestibular disorders in (sagittal) pitch plane

이마면에서 안뜰의 긴장성 불균형과 시상면 사이에 발병의 차이는 이마면 장애는 한쪽 병변이 원인이 되고 시상면 장애는 양쪽 병변으로 나타나는 것이며, 뇌줄기의 양쪽 경로 혹은 소뇌 소엽 병변에서 나타난다. 아마도 구조적 차이는 시상면에서 안뜰 긴장성 불균형이 다양한 중독, 대사장애 혹은 퇴행이 자주 일어나는 이유를 설명한다. 더 이전에 긴장성 불균형(보상된)의 기능적 비보상을 제외하고는 관상면 혹은 이마면에서의 긴장성 불균형은 일반적이지 않다. 하향 눈떨림(downbeat nystagmus, DBN)과 상향 눈떨림(upbeat nystagmus, UBN)은 단지 눈운동 장애가 아니라 지남력과 균형에 영향을 미치는 질환이다. 시상면에서 긴장성 불균형은 수직의 상향 눈떨림과 하향 눈떨림을 유지하고, 앞뒤 머리와 몸 기울임과 눈떨림의 느린 위상(slow phase) 눈떨림의 방향으로 주관적인 정면(subjective straight−ahead)의 편위로 나타난다.

UBN과 DBN에 대한 수많은 임상연구와 병리적 기전을 설명하기 위해 제안된 많은 가설에도 불구하고, 지금까지 이러한 장애에 대한 병태생리학은 명확하게 밝혀지지 않았다. 장애의 다른 양상에 대한 원인이 되는 DBN의 다양한 형태가 있을 것으로 예측된다. 정상적인 수직 시선을 안정화시키는 뇌줄기−소뇌 네트워크에서 불안정성의 다양한 병리적 기전들은 현재 논의되고 있다.

몇 가지 예를 살펴보면,

- 원심성 시선위치와 같이 신속눈운동 발생기 장애로 인한 수직 신경통합자의 비대칭
- 귀돌기관 연결로를 포함한 수직 안구 움직임에 대한 VOR의 중추 연결의 비대칭
- 자연스럽게 상향 이동이 일어나게 하는 수직 시선 추적 시스템의 비대칭

여기에 타래/곁타래부는 특수한 역할을 하는 것으로 나타난다. 왜냐하면 그 손상은 눈운동핵으로 가는 위 안뜰신경핵의 안뜰통로 억제를 방해하기 때문이다. 이것은 특발성 DBN 환자가 타래/곁타래뿐 아니라 숨뇌다리뇌의 활동 감소가 있음을 입증한 기능적 영상연구 결과와 일치한다. 반면 구조적 MRI는 타래/곁타래 회색질이 아니라 소뇌반구(소뇌 VI)의 바깥 부분과 시운동(optokinetic) 벌레(oculomotor vermis) 회색질의 위축을 발견했다.

임상적으로 DBN은 UBN보다 흔하게 발생하고 흔히 영구적이며(특발성 형태, 소뇌 변성, 아놀드−키아리 기형과 같이), UBN은 일반적으로 일시적인 현상이다. UBN의 병변 부위는 DBN(양측성 다리뇌숨뇌 병변 또는 양측성 타래 장애)보다 임상연구(다리뇌중간뇌 연결부 또는 숨뇌의 양측성 병변)에 의해 보다 정확하게 확인되었다. UBN과 DBN 사이의 전이는 정중옆 다리뇌숨뇌 병변에서 자주 기술되었다. DBN은 선천적인 뇌경추의 기형(아놀드−키아리 기형)과 소뇌의 퇴행이 좀 더 전형적이다. UBN은 MS, 양쪽의 뇌줄기 허혈(바닥동맥 혈전증) 또는 뇌줄기 종양에서 더 일반적이다. 기본 시선 위치에

서 UBN과 DBN은 다양한 중독의 결과일 수 있다(구조적 병변 없이).

하향 눈떨림 Downbeat nystagmus

글상자 5.1는 하향 눈떨림/어지럼 증후군에 대한 이 장에서 주어진 정보를 요약한 것이다.

'기본' 시선 위치에서 하향 눈떨림 또는 특히 바깥쪽으로 시선을 두었을 때 더 선명하게 나타나는 하향 눈떨림은 진동시각과 자세 불안정을 자주 동반한다. 이것은 명확하게 정의된 것이며, 병변 부위에 따라 증상과 영구적 관련을 가지고, 종종 뇌경추 연결 부위 정중옆 영역의 구조적 병변이 있음을 나타낸다. DBN은 어둠 속에서 시야를 고정했을 때 나타난다. 바깥쪽으로 시선을 두었을 때 또는 머리를 신전시키거나 시상면에서 머리를 움직일 때 눈떨림의 느린 위상 속도와 진폭이 증가한다. 단지 아래쪽 혹은 바깥쪽으로 시선을 두었을 때만 나타날 수 있다. 느린 위상 속도는 수직 시선과 일관되게 연관이 없으며, 알렉산더의 법칙과는 달리 하향 시선보다는 상향 시선에서 최대로 나타나기도 한다. 눈떨림은 보통 선형의 느린 위상을 보이는 격동(jerk) 눈떨림이다. 느린 위상에서 기하급수인 속도의 변화(빨라질 수도 느려질 수 있음)를 나타낼 수 있다.

DBN에서 UBN으로의 역전은 위를 향하는 시선 편위, 수렴 또는 앉은 자세에서 앙와위 자세 전환에 의해 유발될 수 있다고 보고되고 있다. DBN과 UBN은 시상면에서 안뜰 긴장성 불균형의 방향적 상응관계일 수 있다. 숨뇌에서 UBN 또는 DBN 중 하나의 원인이 되는 영역의 근접성은 둘 사이의 방향 변화와 일치한다. 이와는 반대로 UBN에서 DBN으로의 역전도 관찰된다.

진동시각은 망막 이미지 움직임이 신체 안정화의 주요 신호이기 때문에 자세 불균형 손상을 일으킬 것으로 예상된다. 그러나 전형적인 자세불균형으로 전방 전신 흔들림과 뒤로 넘어지는 경향을 포함하는 "시각적 실조증"의 한 종류인 이것을 설명할 수 없다. 이 전방 전신 자세 불안정성은 눈을 감았을 때 관찰될 수 있기 때문에 특정 방향 안뜰척수로(또는 소뇌) 불균형으로 해석될 수 있다. 객관적으로 측정 가능한 후방 기울임은 하향 눈떨림에 상응하는 지각된 병변의 '앞쪽 방향의 현훈'에서 반대 방향으로 안뜰 척추 보상을 나타낸다고 생각한다. 눈을 떴을 때 신체 흔들림의 측정 가능한 시각적 신체 안정화는 유지되지만, 시각 실조증에 대한 충분한 보상을 하지 못한다. DBN(좀 더 적절하게는 '하향 눈떨림 증후군'이라고 함) 또는 눈을 뜬 상태에서 환자의 병리적 자세 흔들림은 시선의 방향에 달려 있다. 그것은 눈떨림의 진폭이 증가함에 따라 증가한다. 이는 병태생리학적으로 눈떨림으로 인해 자세의 시각적 안정화 감소와 안뜰소뇌 실조증 두 가지의 조합에 의한 것이다.

병인

특발성인 경우는 38%이며 20%에서 소뇌의 퇴행성 장애, 혈관 병변이 9%, 기형이 7%를 차지한다. 독성 약물, 다발성경화증, 신생물딸림(paraneoplastic) 증후군, 안뜰편두통, 비타민 B_{12}와 티아민 결핍 또는 외상과 저산소증 손상에 의해 드물게 발생한다.

특히 알코올성 소뇌 변성(글상자 5.1)으로 인한 티아민 결핍에 의한 영양 소뇌 증후군은 전형적으로 3Hz 앞쪽 신체 흔들림뿐 아니라 DBN을 유발한다. 항경련제, 특히 페니토인(phenytoin)과 카바마제핀(carbamazepine)은 약의 복용량에 따라 소뇌 증상과 연관되어 있는 가역(reversible) DBN을 생성한다. 드물지만 다른 원인으로는 리튬 독성, 펠바메이트 중독, 톨루엔 남용과 심각한 마그네슘 고갈 등이다. DBN과 관련된 다른 질환으로는 다발성경화증, 가족성 운동 실조증, 후두개와의 종양, 소뇌 퇴행, 신생물딸림 소뇌 퇴행, 척추바닥 동맥의 돌발성 경화증과 같은 소뇌천막 아래쪽의 혈관성 질환, 혈종, 해면종 숨뇌구멍증 및 뇌염이다(글상자 5.1).

관리

약물, 마그네슘 결핍 또는 비타민 B_{12} 결핍으로 인한 DBN은 중독 또는 대사 결핍의 호전에 따라 일반적으로 가역적이다. 후두개와(posterior fossa)의 구조적 병변으로 인한 DBN은 대개 영구적이다. 지속적인 DBN의 증상을 다양한 약물로 치료하려고 시도하는 것이 치료적으로 유리하다. 최근 몇 년 사이에 칼륨 채널 차단제인 3,4-디아미노피리딘(diaminopyridine)과 4-아미노피리딘

글상자 5.1

하향 눈떨림(안뜰 하향 증후군) 중독

임상증후군

- 주시 기본위치(정면을 바라보고 있을 때)에서 하향 눈떨림(주시고정을 하여도 줄어들지 않음), 머리폄이나 측면주시를 하게 되면 눈떨림이 증가됨
- 몹시 힘들어 하는 진동시각과 뒤로 넘어지려는 경향과 똑바로 이동할 때 수직기울임과 같은 자세불균형
- 하향 원활추종운동 시 신속눈운동이 나타남
- 하향 눈떨림이 상향 눈떨림으로 바뀔 수 있음

발생빈도/나이/성별

- 원인에 따라 발생빈도가 다름
- 성별 차이는 없는 것으로 보임
- 어린이(선천성)에게서 아주 드물게 발생

병리학

- 논의 중인 몇 가지 가설들: (1) 수직 소뇌안뜰 신경통합센터의 신호를 중재하는 경로 병변으로 인한 긴장도 불균형; (2) 시상면에서의 움직임과 관련한 앞, 뒤반고리관과 귀돌기관 반사를 포함한 수직 안뜰눈반사의 중추경로의 병변으로 인한 긴장도 불균형; (3) 수직 원활추종눈운동 신호를 중재하는 경로의 병변으로 인한 긴장도 불균형

구조적 또는 기능적 병변:

- 안뜰핵 사이 제4뇌실 바닥
- 중독이나 퇴행으로 인한 안뜰소뇌 타래엽

병인학

- 특발성 원인(38%) 이상으로 가장 흔한 원인은 소뇌퇴행인데 알코올성, 혈관병변, 소뇌이소증 그리고 중독(약물: 페니토닌, 카바마제핀, 리듐)에 의해 발생한다.
- 기타 원인: 다발성경화증, 종양, 혈종, 뇌염, 마그네슘 고갈, 비타민 B_{12} 결핍(표 5.1)

과정/예후

- 구조적 병변으로 인한 경우 흔히 영구적
- 대사성 결핍이나 중독에 의한 경우 일반적으로 회복 가능

관리

- 4-아미노피리딘, 가바펜틴, 바클로펜, 클로나베팜으로 치료

감별진단

- 후천성 시계추 눈떨림, 주시유발눈떨림, 상향 눈떨림, 점두경축(spasmus nutans; 영유아), 선천성 수직 눈떨림, 상하눈움직임

(4-aminopyridine)이 DBN과 UBN의 단일 사례에서 긍정적인 효과를 나타내는 것으로 입증되었다. 이러한 이유로 치료 시도는 DBN에 대해 4-아미노피리딘 5~10mg을 1일 3회(또는 10mg을 하루에 1~2회 풀어진 형태로 복용함) 사용한다(그림 5.6).

동물 실험에 의하면 아미노피리딘의 투여는 조롱박(Purkinje)세포의 휴식 상태와 흥분성을 증가시킬 수 있으며, 따라서 위쪽 안뜰핵에서 소뇌의 억제성 GABA-매개성 영향을 감소시키는 것을 향상시킨다. 간질 발작 혹은 심장리듬 장애(특히 복용량이 높을 때)가 드물게 발생할 수 있으므로, ECG는 QT 간격의 길이를 즉시 감지하기 위해 5mg 4-아미노피리딘을 처음 섭취하기 전과 섭취 후 60분에 실시해야 한다. 이것은 지금까지 단 하나의 표준화되지 않은 치료 시도이다.

UBN은 일반적으로 급성으로 발생 후 천천히 호전되기 때문에 증상에 대한 치료가 종종 필요하지 않다. UBN과 DBN의 큰 진폭으로 인해 매우 불안정한 진동시각이 발생하는 경우 4-아미노피리딘(5~10mg, 1일 3회 경구 투여), 메만틴(10~20mg, 하루 2회) 또는 가바펜틴(하루에 두 번 300~600mg)을 복용해 볼 수 있다. 만약 둘 다 효과가 없다면, 바크로펜을 시도할 수 있다(하루 5~10mg을 경구로 복용).

상향 눈떨림

Upbeat nystagmus (upbeat nystagmus syndrome)

글상자 5.2는 상향 눈떨림 증후군에 대해 이번 장에서 주어진 정보를 요약한다.

진동시각 자세 불안정과 함께 발생하는 기본 시선위치에서 UBN은 DBN의 연장이며 아마도 수직 안뜰눈반사 긴장의 불균형 또는 비대칭 원활추종눈운동에 의한 하향 눈의 이동을 반영한다. 그것은 동일한 원인을 가지면 수직반고리관과 귀돌기관으로부터의 경로로 매개되는 시상면의 중추성 눈-머리 협응을 포함한다. 어떤 경우 정적인 머리 기울임에서 올라가는 자극은 귀돌기관에 의해 변조되기 때문에 UBN은 더 넓은 의미에서 체위성눈떨림일 수 있다. DBN과 달리 뇌줄기 병변은 UBN을 가진 환

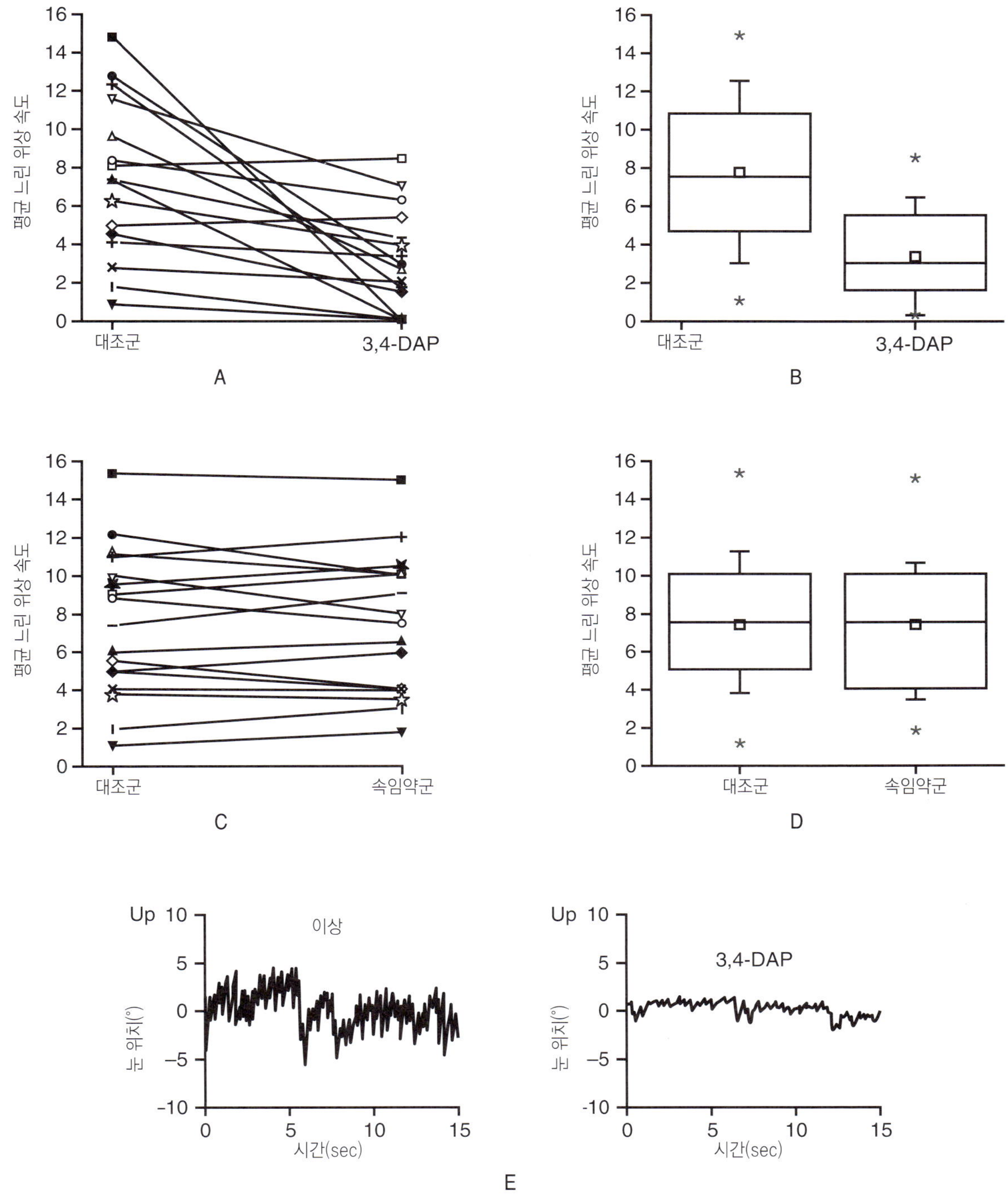

그림 5.6

하향 눈떨림(DBN)에 대한 3,4-디아미노피리딘(daminopyridine)의 효과: 3,4-디아미노피리딘(디아미노피리딘: 3,4-DAP)의 DBN 평균 느린 위상 속도에 미치는 영향(2D 비디오 눈떨림촬영으로 측정). 그래프 A~D는 각 환자에 대한 DBN의 평균 느린 위상 속도를 보여준다. **A**: 대조군 vs. 3,4-DAP. **C**: 대조군 vs. 위약군. **B, D**: 양쪽 그래프는 대조군 vs. 3,4-DAP(B), 대조군 vs. 속임약군(D)에 대한 평균 편차와 더불어 평균값, 중앙값, 50 백분위 수 및 표준 편차를 가진 소위 박스 플롯을 보여준다. 3,4-DAP는 20mg 3,4-DAP 섭취 30분 후 DBN의 느린 위상 단계의 최대 속도를 7.2에서 3.1deg/sec로 감소시켰다($p<0.001$). **E**: 약의 섭취 전(위)과 30분 후(아래)의 수직 눈 위치의 원래 기록을 보여준다(출처: Strupp et al., 2003).

글상자 5.2

상향 눈떨림(안뜰 상향 증후군)

임상증후군

- 주시 기본위치(정면을 바라보고 있을 때)에서 상향 눈떨림(주시고정을 하여도 줄어들지 않음), 정적 머리기울기로 중재됨
- 몹시 힘들어 하는 진동시각과 자세 불균형, 똑바로 이동할 때 수직기울임
- 상향 원활추종운동 시 신속눈운동이 나타남
- 상향 눈떨림이 하향 눈떨림으로 바뀔 수 있음

발생빈도/나이/성별

- 원인에 따라 발생빈도가 다름
- 성별 차이는 없는 것으로 보임
- 어린이(선천성)에게서 아주 드물게 발생

병리학

- 논의 중인 몇 가지 가설들: (1) 수직 소뇌안뜰 신경통합센터의 신호를 중재하는 경로 병변으로 인한 긴장도 불균형; (2) 시상면에서의 움직임과 관련한 앞, 뒤반고리관과 귀돌기관 반사를 포함한 수직 VOR의 중추경로의 병변으로 인한 긴장도 불균형; (3) 수직 원활추종눈운동 신호를 중재하는 경로의 병변으로 인한 긴장도 불균형
- 구조적 또는 기능적 정중결 병변:
  - 중간뇌다리뇌 연결부위 (앞쪽 덮개로, 앞다리결막)
  - 숨뇌(혀밑신경주변 핵)

병인학

- 다발성경화증, 뇌줄기종양, 경색, 혈종, 해면종, 뇌염, 농양, 알콜성 퇴화(베르니케뇌병변), 약물중독, 니코틴(표 5.1)

과정/예후

- 원인에 따라 중추보상에 의한 점진적 개선
- 중독에 의한 경우 일반적으로 회복 가능

관리

- 4-아미노피리딘, 바클로펜(클로나제펜)으로 치료
- 신체 운동(눈운동과 균형운동)

감별진단

- 후천성 시계추눈떨림, 주시유발눈떨림, 하향 눈떨림, 점두경축(영유아), 선천성 수직 눈떨림, 역전된 눈 상하운동

자에서 종종 발견된다. 다리뇌중간뇌 연결부의 중뇌덮개와 혀밑신경 주위핵 근처 숨뇌에 발생하는 두 개의 뇌줄기 축내 병변이(그림 5.7) 이런 증후군을 유발할 수 있지만, 소뇌벌레가 포함되어 있는지 결정할 만한 증거가 충분하지 않다. DBN과 유사하게 UBN은 아마도 (1) 수직 소뇌-안뜰 '신경통합센터'의 신호, (2) 수직 안뜰눈반사의 중추 연결 또는 (3) 수직 원활추종운동 신호에 영향을 주는 경로의 양측 병변을 나타낼 수 있다. 다리뇌중간뇌 병변으로부터 유발되는 UBN은 앞쪽 다리뇌와 3번 뇌신경핵에서 위쪽을 향한 흥분성 안뜰신호를 전달하는 위쪽 안뜰핵-앞쪽덮개 신경로 손상의 결과이다. 이는 상, 하향 시운동(optokinetic)계와 하향 느린 위상의 불균형을 초래한다. 숨뇌 꼬리쪽에 영향을 미치는 병변에서 UBN은 위쪽으로 시선을 유지하는 피드백 루프 손상으로 발생한다.

병인

UBN은 일본의 신경클리닉에서 검사한 17,900명의 환자 중 26명에서 관찰되었다. 발생률은 0.145%였다. UBN의 병인은 DBN의 원인과 비슷하다(글상자 5.2). 뇌경부 연결과 소뇌 변성의 기형은 DBN보다 덜 일반적인 반면, 뇌간 종양과 다발성경화증은 더 일반적이다. UBN은 양측성(정중옆) 혈관성 뇌줄기 병변, 혈종, 석회암종, 다발성경화증, 뇌염, 농양 또는 두부손상과 관련될 수 있다. 그것은 알코올 중독, 특히 베르니케(Wernicke) 뇌염과 피셔 증후군(Fisher's syndrome), 중추성 요붕증(central diabetes insipidus), Pelizaeus-Merzbacher 병에서 반복적으로 보고되고 있고, 중간 귀 질환과 관련되어 있다. 다양한 중독과 항경련제와 연관된 일시적인 상향 눈떨림 또한 나타났다. 드문 경우이지만 UBN은 선천성으로 나타날 수도 있다.

관리

UBN과 함께 심한 현훈 증세와 실조증 및 메스꺼움과 같은 증상 등이 특히 초반에 나타날 수 있다.

메스꺼움이 지속되는 한 환자들은 안뜰 진정제(예: 디멘히드리네이트, 스코폴라민)가 필요할 수 있다. 병인에 따라 이런 징후는 일반적으로 자주 지속되는 DBN과는

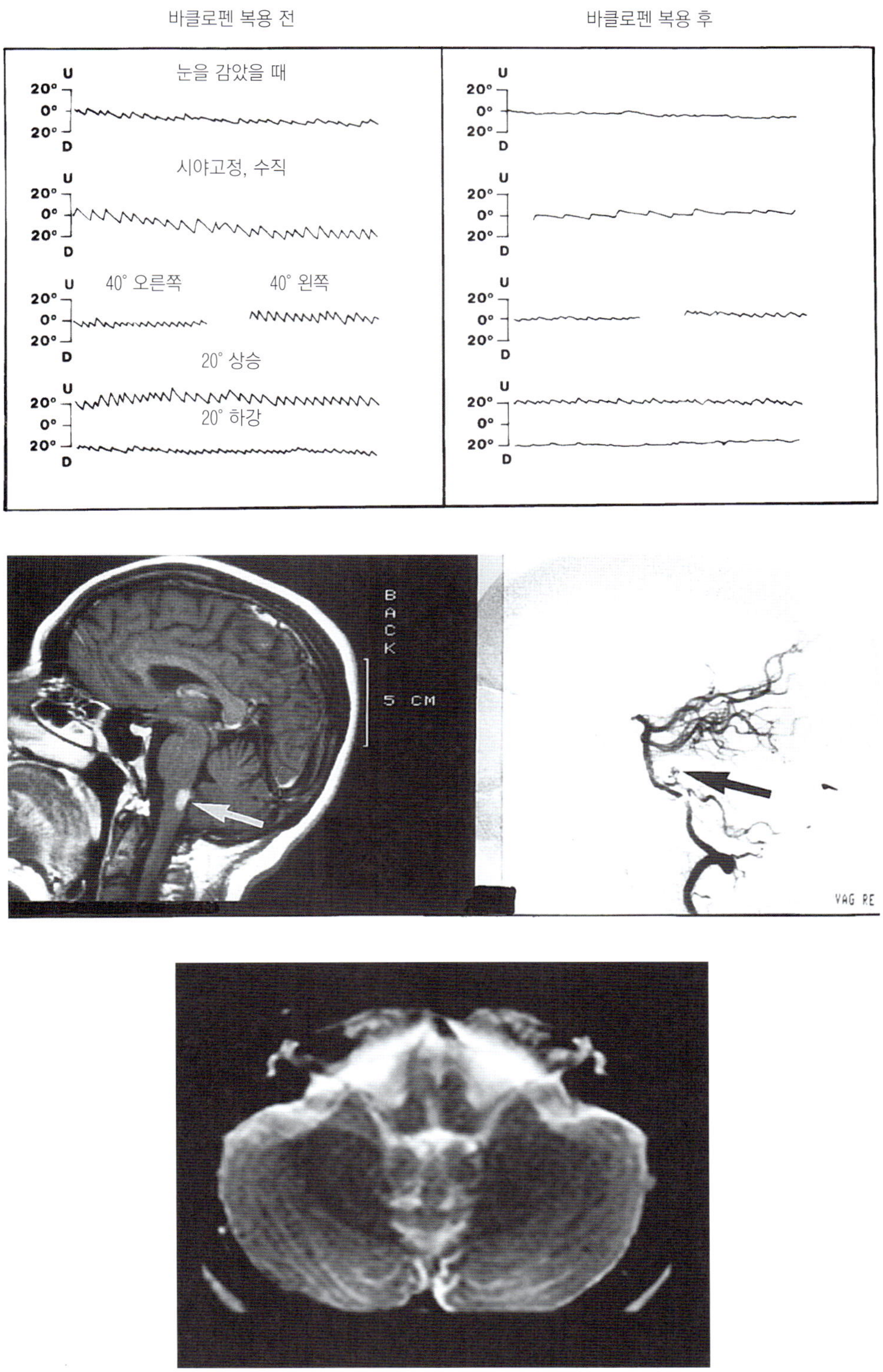

그림 5.7 바클로펜(Baclofen) 치료로 인한 상향 눈떨림의 부분 억제.

위: 수직 전기눈떨림검사 기록. 아래: 혀밑신경 주변 핵의 뉴런 근처 PMT 뉴런의 영역에 영향을 미치는 한쪽 상향 눈떨림과 정중옆 숨뇌 경색 환자의 자기공명 이미지.

달리 점차적으로 개선되거나 사라진다. 시야고정, 눈운동 및 자세 균형을 포함한 신체 운동은 중추 보상작용을 가속화한다. 의료적 치료는 바크로펜(1일 5~10mg PO)으로 가능하며, 일부 환자에서 눈떨림 진폭, 진동시각 및 시력에 유익한 효과가 있다(그림 5.7). 카르바마제핀은 다발성경화증에 의한 상향 눈떨림의 단일 케이스에서 효과가 있는 것으로 밝혀졌다. UBN을 가진 1명의 환자에서 Glasauer 등은 4-아미노피리딘이 밝은 상황에서 느린 위상 최대속도를 8.6에서 2.0deg/sec로 줄여준다는 것을 발견하였으나 어둠 속에서는 효과가 없었다. 이 연구자들은 4-아미노피리딘이 원활추종운동 명령을 증가시켜 UBN의 하향 이동을 감소시킨다는 결론을 내렸다.

요약 Summary

UBN과 DBN의 이러한 연구들은 새로운 치료 원리가 개발되었음을 보여준다. 아미노피리딘(aminopyridines)은 조롱박세포의 활동성과 흥분성을 증가시키는 칼륨 채널 차단제로 여러 질환에 치료 효과를 나타내고 있다.

수평면에서의 안뜰장애
Vestibular disorders in (horizontal) yaw plane

수평면에서 안뜰긴장 불균형에 의한 지각 및 운동 임상징후로는 회전성 현훈, 정면지각의 편위(deviation of perceived straight-ahead), 눈의 가쪽쏠림, 지나간 포인팅, 회전과 가쪽 낙상 그리고 수평 눈떨림을 포함한다.

수평면에서 순수하게 나타나는 중추성 안뜰증후군들은 두 가지 이유로 시상면과 이마면에서의 불균형보다 적게 발생한다. 첫째, 수평면에서 긴장 불균형을 일으킬 수 있는 병변의 영역은 비교적 적다(안뜰신경의 뿌리 전체 영역, 안쪽·위쪽 안뜰핵 그리고 수평 눈운동을 위한 인접한 통합 센터-정중옆 다리뇌 그물형성체). 대조적으로, 이마 또는 시상면에서 안뜰긴장 불균형을 일으킬 수 있는 병변의 영역은 숨뇌로부터 입쪽 중간뇌까지 거의 모든 뇌줄기를 포함한다(그림 5.2). 후자 영역의 범위가 넓을수록 수직 및 회전성 눈운동(riMLF 및 INC)을 위한 안뜰핵과 눈운동 통합 센터가 더 크게 분리된 결과이다. 둘째, 이론적으로 수평면에서 순수한 긴장 불균형을 일으킬 수 있는 병변의 영역은 이마면과 시상면의 안뜰기능을 보조하는 영역에 인접하고 중첩된다(그림 5.2). 안뜰핵의 평행 신경 네트워크 내에서 다중 감각 수렴이 일어나고 병변은 하나 이상의 평면에서 안뜰증후군이 혼합되는 병변을 야기할 것이다. 원숭이의 안뜰핵 병변에 대한 연구는 복합적인 눈떨림을 보여준다. 눈떨림의 수평성분은 입쪽 병변으로 인한 경우, 병변 반대쪽으로 향하게 되고 꼬리 병변으로 인하여는 병변과 같은쪽으로 향한다.

안쪽 안뜰아핵(subnucleus) 병변이나 안뜰신경 뿌리 출입 구역 병변에 의해 유발된 중추성 안뜰신경염으로 묘사된 몇몇 사례는 아마 수평면에 국한되지 않는데, 이는 다른 면의 안뜰눈반사 긴장 불균형의 증상과 징후가 포함되어 있기 때문이다. 앞아래소뇌동맥(입쪽 안뜰핵에 혈액을 공급할 수도 있음) 폐쇄로 인한 소뇌경색이 안뜰신경염과 유사한 양상을 보인다는 것이 자주 보고되어 진다. 8번 뇌신경의 진입 구역의 질환과 자주 혼돈할 수 있는 주요 원인은 다발성경화증이다.

안뜰증후군은 한쪽의 다리뇌숨뇌 병변이 원인일 때 일반적으로 하나 이상의 면에서 안뜰 긴장 불균형을 보이는데, 회전성과 수평 눈떨림이 혼합되어 보이게 된다. 이러한 긴장 불균형은 자발성 눈떨림뿐만 아니라 자발 또는 주시유발 눈 편위로도 나타날 수 있다. 수직 신속눈운동을 시도하는 동안 부적절한 수평적 눈 편위(발렌버그증후군에서 가쪽쏠림) 또는 수평 신속눈운동을 시도하는 동안 부적절한 회전성 눈 편위가 나타날 수 있다.

안뜰겉질: 위치, 기능과 장애
Vestibular cortex: locations, functions, and disorders

안뜰계의 두 가지 주요 겉질 기능은 공간 지남력과 자기 동작 인식이다. 그러나 이러한 기능은 특별히 안뜰만의 기능은 아니다. 안뜰은 또한 시각 및 몸감각자극에 의존한다. 안뜰, 시각 및 몸감각계는 외부 공간을 기준으로 신체의 위치와 동작에 대한 다양한 정보들을 제공한다.

비록 안뜰겉질 기능은 마루엽과 관자엽 겉질의 여러 가지 다중 감각 영역에 분포되어 있지만, 공간에서의 눈과 몸의 움직임에 대한 공간 집중력과 감각 운동 제어를 위한 더 큰 네트워크에도 통합되어있다.

'고급(higher) 시각기능 장애'라는 용어는 신경안과학(neuro-ophthalmology)에서 잘 확립되어 있다. 이것은 일반적으로 천막위(supratentorial), 특히 더 고급 시각 지각의 특정 기능장애를 가진 겉질 병변, 재인지와 수직과 뒤쪽 줄기를 따르는 공간 지남력뿐 아니라 기억력과 연관성이 있다. 이와 비슷하게 고급 안뜰기능장애를 정의할 수 있다. 이런 장애는 안뜰눈반사 및 안뜰척수반사뿐만 아니라 신체 움직임 및 운동 반응과 같은 기본 지각을 넘어서 복잡한 지각, 감각 운동 및 행동 기준의 특징을 가진다. 이런 고급 안뜰/고급 시각장애는 차이점과 유사점이 있다. 전형적인 차이는 고급 안뜰장애가 다른 감각 양상을 수반하는 반면, 고급 시각장애는 그렇지 않다는 것이다. 유사점은 공간방향, 주의력, 공간 기억 및 네비게이션에 대한 인지적 교란이 나타난다는 것이다. 그러나 때로는 이것을 구별하는 것이 불가능하다. 이것은 시각-공간적 편측 무시와 같은 증후군이나 안뜰 긴장성 불균형에 의해 일시적으로 '거꾸로 된 시야와 함께 방 기울기 착각(room tilt illusion)'과 같은 증후군에서 분명하게 나타난다. 고급 안뜰기능의 모든 장애가 중추성 안뜰 구조 병변에 의해 야기되는 것은 아니다. 예를 들어, 말초성 양쪽 안뜰상실은 안뜰눈반사 및 안뜰척수반사가 부족하여 진동시각 및 자세 불균형을 야기할 뿐만 아니라 해마 형성체에서 안뜰자극의 부족 때문에 공간 기억과 네비게이션이 손상된다.

동물에 대한 연구는 안뜰들신경에서 정보를 받아들이는 몇 가지 별개의 영역을 마루엽과 관자엽 겉질에서 확인했다. 안쪽마루엽 고랑의 끝에 있는 2v 영역, 중추 고랑에서 3aV 영역(목, 몸통과 영역 3a의 안뜰 영역), 뇌섬엽의 뒤쪽 끝의 마루섬이랑 안뜰겉질(PIVC)과 뇌섬엽뒤 영역, 6pa 아치형 겉질 영역, 아래쪽 마루엽의 7영역, 안쪽마루엽 고랑의 바닥에서 앞 안쪽마루엽 영역(ventral intraparietal area, VIP) 등이다. 안뜰뇌줄기 핵들뿐 아니라 PIVC가 다른 안뜰겉질 영역(주로 3aV와 2v)과 강한 상호 연결성이 있음을 볼 때, Guldin과 Grüsser는 그것이 원숭이에서 안뜰겉질계 내의 핵심 영역이라고 가정하였다. 이 영역의 뉴런 약 50%는 몸감각, 시운동(optokinetic) 또는 시각 자극 외에 안뜰자극에 반응한다. 이 영역은 신체의 위치가 개인 공간과 관련하여 변화할 때마다 생성되는 안뜰, 몸감각 및 시각정보뿐만 아니라 정지된 사람이 시운동 눈떨림을 수행할 때 생성되는 시각 정보도 처리한다. 대부분의 겉질 부위는 안뜰신경핵으로부터 양측 안뜰자극을 받을 뿐만 아니라 안뜰핵으로 직접 투사된다. 따라서 대뇌겉질 피드백은 안뜰 뇌줄기 기능을 조절할 수 있다.

인간의 안뜰겉질 기능에 대한 지식은 덜 정확하다. 예전에는 주로 자극 실험에 관한 구 문헌에서, 지금은 양전자단층촬영(positron emission tomography, PET) 또는 기능적 자기공명영상(functional magnetic resonance imaging, fMRI) 장비를 사용한 뇌활성 연구와 병변 연구에서 도출되고 있다. 온도눈떨림검사 또는 전기 안뜰자극 시 가장 자주 활성화되는 영역은 뒤쪽 뇌섬엽(posterior insula, 첫 번째와 두 번째 긴 뇌섬엽 고랑)과 뇌섬엽 뒤(retroinsular) 부위(PIVC와 원숭이에서 뒤쪽에 인접한 시각 관자 중간뇌 영역을 나타냄), 위쪽 관자엽 이랑(superior temporal gyrus), 덮개(operculum), 원숭이의 7번 영역으로 나타나는 아래쪽 마루엽, 원숭이의 VIP 영역을 나타내는 안쪽마루 고랑의 깊은영역, 뒤중간 및 앞중간 이랑, 앞쪽 뇌섬엽과 인접한 아래쪽 이마엽, 앞쪽 뇌이랑 쐐기앞 소엽, 양쪽의 해마이다(그림 5.8). 이러한 신호 증가(활성화)와 동시에, 양쪽 반구의 시각 및 몸감각계 안에 있는 신호의 감소(비활성화)가 관찰되었다. 반대의 '활성화-비활성화' 패턴은 마루 시각겉질 영역의 활성화로 시각적으로 유도된 자기 동작 인식을 하는 동안 동시에 다중감각(안뜰) 겉질의 비활성화가 나타나기 때문에, 감각계 사이의 교차 억제 겉질 상호작용이 가정된다.

안뜰자극 동안 겉질 네트워크의 활성화는 두 반구에서 대칭이 아니다. 오히려 그것은 2003년에 진행된 건강한 오른손잡이와 왼손잡이를 조사하는 연구에서 정의된 3가지 결정 요인에 달려있다. 결정 요인은 (1) 피험자의 손, (2) 자극된 귀, (3) 유도된 안뜰증상의 방향이다. 활성화는 자극받은 귀와 같은쪽 반구와 온도눈떨림검사에서 눈떨림의 빠른 위상 방향과 같은쪽 반구와 비우세측 반구에서 더 강하게 나타났다. 또한 오른쪽 또는 왼쪽 안뜰신경의 전기 자극을 주거나 자극을 주지 않고 타인중심(allocentric)의 시공간적인 판단(라인 이분법)을 시행하는 오른손잡이의 건강한 지원자들에서, 안뜰정보를 처리하기 위한 가장 적절한 겉질 영역은 PIVC를 포함한 양쪽의 뒤쪽 뇌섬엽에 위치하는데 왼쪽보다 오른쪽에서 더 분명하게 알 수 있다. 최근에 안뜰자극 연구의 메타 분석은 비영장류체에서 인간의 안뜰영역 PIVC와 동일한 기능을 하는 것으로 보이는 뒤쪽 뇌섬엽 근처부위, 공동 안뜰 네트워크가 위치하고 있는 오른쪽 뒤쪽 덮개(OP2)의 집중적인 활성화를 보였다.

다중 감각운동 안뜰겉질 기능과 장애

Multimodal sensorimotor vestibular cortex function and dysfunction

인간의 안뜰, 시각 및 몸감각계를 자기 중심적(몸 중추적) 또는 외부 중심적(세계 중추적)인 고유한 3차원 좌표에서 공간적 · 주관적 신체 방향의 내적 표현을 결정하기 위해 협력한다. 이것은 간단한 과정이 아니다. 두 개의 감각계가 머리에 고정되어 몸통과 상대적으로 움직인다. 망막의 협응(시선과 머리 위치에 의존함)과 머리 고정 시미로의 협응은 적절한 눈운동 및 운동 공간 탐색을 위한 안정적인 자극을 제공하기 위해 특정 눈과 머리 위치를 지속적으로 업데이트해야 한다.

망막중심(retinotopic) 또는 머리–중심의 협응보다 일반적인 자기 중심 또는 외부 중심적인 공간의 다중 감각 코딩을 통해 다중 연결 및 다중 축 시스템의 감각 운동조절을 해결한 것으로 보인다. 이러한 인코딩은 뒤쪽 마루엽 신경에 대해 입증하였다. 비망막 협응에서 공간적 정보는 시각적 공간에 대한 신체의 위치를 결정할 수 있으며, 이는 정확한 운동반응에 대한 전제 조건이다. 이러한 참조 프레임을 얻으려면 말초 감각기관(망막, 귀돌기관, 반고리관 및 근방추와 같은 고유수용성 감각)의 협응으로 코딩된 정보가 변형되고 통합되어야 한다. 이 기능은 아마도 관자엽 및 뒤쪽 이마엽 겉질에 의해 보조되고 있을 가능성이 높으며, 이 영역 병변 시 시각적 · 공간적 편측무시가 발생한다.

Karnath 등은 뇌손상 환자에서 나타나는 무시(neglect) 증상은 말초로부터의 감각자극을 자기 중심의 신체 협응으로 변환시키는 중추 변환 과정의 교란에 의해 야기되었다고 주장했다. 공간 지남력에 대한 안뜰자극과 공간 내적 표현의 지속적인 업데이트의 중요성은 우주선 임무 중 미세 중력에서 부족한 공간 기억에서 분명하게 알 수 있다. 장기간의 미세중력 상태에 있게 되면 기억되어진 표적을 가리킬 때 큰 오차를 만들게 되는데, 이것은 표적위치에 대한 인지 부족이 원인이지 사지의 위치가 원인이 아니다.

환자의 말초 또는 중추 장애로 인한 부적합한 안뜰자극은 두 개의 3차원 시각 및 안뜰협응 지도의 불일치로 인해 '방 기울기 환영'을 일으킬 수 있다. 또한 정적 공간 지남력의 면과 방향 특이적 기울기는 안뜰핵 병변(예: 발렌버그증후군)으로 인한 눈과 몸의 가쪽쏠림과 같은 안뜰눈반사의 장애에서 나타난다. 주관적인 직선 또한 가쪽 이동이 나타난다. 여기에서 지각된 정면(straight-ahead)의 기울기는 올라가는 투사(projection)에 의해 겉질에 도착하는 뇌줄기에서 비대칭성 안뜰긴장에 의해 유도된다. 대뇌겉질 병변으로 인한 안뜰증후군은 아직 잘 정의되어 있지 않다. 정적 겉질 공간 지남력 상실은 다음 중 하나로 발생할 수 있다.

- 마루엽 또는 이마엽 병변에서의 발작성 방–기울기 환영
- 관자뇌섬엽, 아래쪽 마루엽 또는 이마엽 병변에서 반대측 공간 편측무시
- 양측 마루–뒤통수엽 병변에서 수평 경선 아래 수직 무시
- 한쪽성 관자–뇌섬엽(예: PIVC) 병변에서 지각된 수직 기울기(같은쪽–반대쪽) 및 신체 가쪽쏠림

동작에서 동적 겉질 공간 지남력 상실 혹은 회전성 어지럼은 (1) 관자엽 병소에서 안뜰성 간질 그리고 (2) 드물게 안뜰겉질 네트워크의 급성 병변에서 일시적인 어지럼이 나타난다.

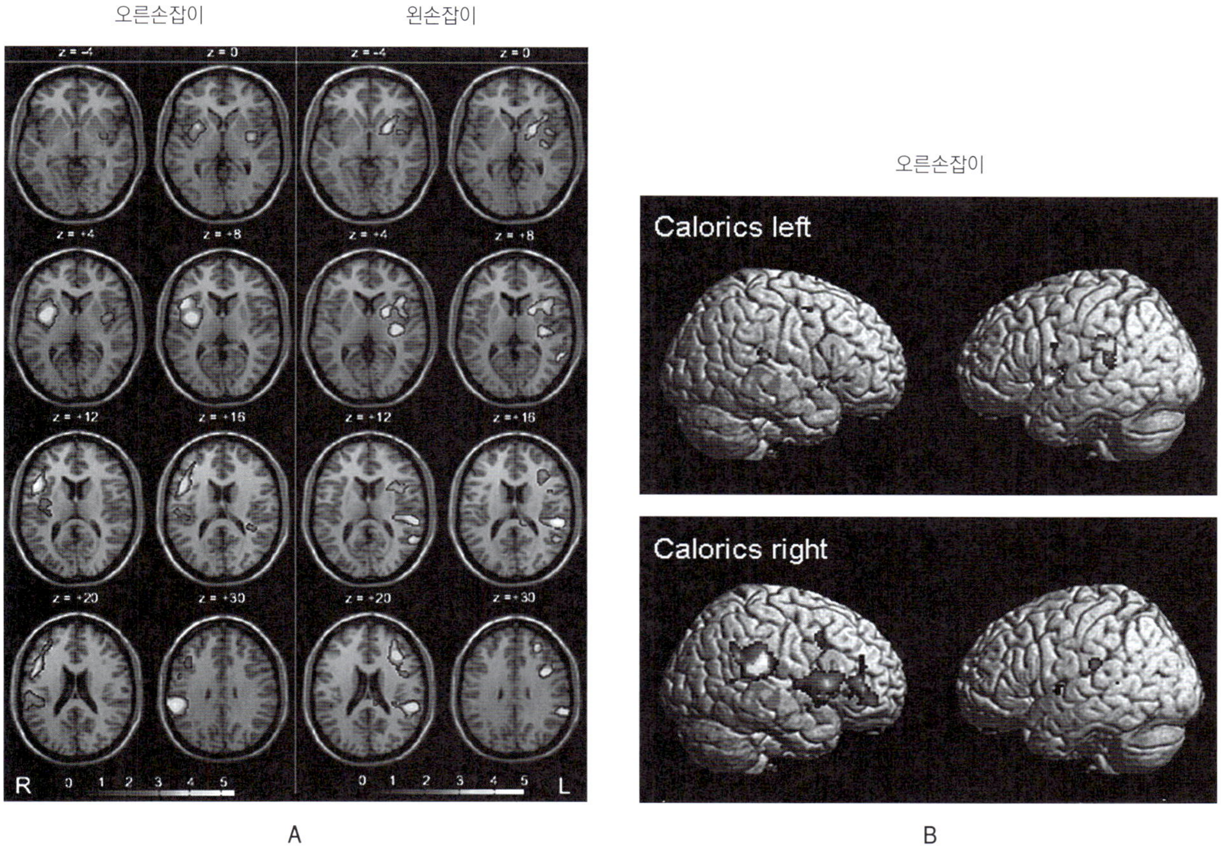

그림 5.8

A: 건강한 지원자들인 오른손잡이의 오른쪽 귀와 왼손잡이의 왼쪽 귀에 온도눈떨림자극(44°C의 따뜻한 물)을 주는 동안 활성화된 영역(그룹 분석, n=12, P<0.001, 15O-라벨 H_2O bolus, 양전자 방출 단층 촬영). 활성화는 앞쪽과 뒤쪽 뇌섬엽, 위쪽 관자엽 이랑, 아래쪽 이마엽 이랑, 뒤중앙 이랑, 아래쪽 마루엽 및 앞쪽 띠다발(혀면결절)에 있었다. 활성화는 오른손잡이의 오른쪽 귀에 관개(irrigation)하는 동안 오른쪽 반구에서 더 두드러졌고, 왼손잡이의 왼쪽 귀를 관개(irrigation)하는 동안 왼쪽반구에서 더욱 두드러지는 것에 주목한다. 이런 발견은 안뜰정보 처리에 비우세측 반구가 우세함을 나타낸다. B: 위쪽 관자엽 겉질, 관자두정엽 연결부, 뇌섬엽 겉질 및 아래쪽 이마엽 겉질의 오른손잡이에서 오른쪽 또는 왼쪽 귀의 온도 자극 동안 활성화된 영역을 보여주는 양쪽 반구 표면의 측면 모습. 오른쪽 귀의 온도 자극 동안 활성화 패턴과 비교하여, 왼쪽 귀의 온도 자극은 양쪽 반구에서 더 작고 같은쪽 왼쪽 반구 내에 보다 빈번하게 위치하는 활성화를 유도했다. 이러한 결과는 같은쪽 안뜰경로의 우위를 나타낸다(출처: Dieterich et al, 2003, and Bense et al, 2003).

공간 편측무시: 겉질 안뜰증후군

Spatial hemineglect: a cortical vestibular syndrome?

공간 편측무시는 손상 반대쪽 영역의 공간쪽으로 국소적 집중력이 손상된 것이다. 이것은 종종 오른쪽 반구의 아래 마루엽 급성 뇌손상과 관자엽 부위에 의해 유발되며, 급성 오른쪽 또는 왼쪽 이마엽 앞운동 겉질 병변에 의해서는 덜 발생한다. 한 사례 보고는 양쪽 반구에서 연속적인 뇌졸중을 가진 환자를 기술하였다. 오른쪽 마루엽 경색을 앓은 후 심한 한쪽 공간무시가 나타났는데, 두 번째 왼쪽 이마엽 경색 이후 갑자기 사라졌다. 다른 연구에서는 수평면 경선(meridian) 아래 하부 1/2 공간에 대한 수직 무시를 보이는 양쪽 아래 마루엽 병변을 가진 한 명의 환자를 기술하였다. Mesulam은 아래쪽 마루엽이 외적인 공간 안에서 집중력의 이동을 조절하고 뒤가쪽 이마엽은 탐구적인 운동행동을 조절하는 유도된(directed) 집중력을 위한 겉질 네트워크가 있다고 가정했다. 요약하면, 영상 연구(imaging studies)의 해부학적 발견과 오른쪽 우성 반구의 안뜰자극 처리 과정 관찰결과는 공간무시로 고통받는 환자의 해부학적 발견과 명백한 유사점을 갖는다. 아래 이마이랑뿐만 아니라 오른쪽 아래쪽 이마엽과 관자마루 연결부위(temporoparietal junction, TPJ)의 손상이 공간무시와 관련 있는 것으로 관찰되었다. 또한 최근의 연구에 의하면 오른쪽 위쪽 관자겉질과 오른쪽 뇌섬엽은 공간무시와 관련되어 있음이 발견되었다.

안뜰자극(온도눈떨림검사)이 현저히 회복된 공간 기능을 보여주는 연구는 무시에서 안뜰계의 중요한 역할을 강조하는 것이다. 안뜰자극이 목근육 진동과 결합되었을 때 수평 편위는 선형적으로 합쳐져서 두 종류의 자극이 적용되는 동안 관찰된 효과를 추가하거나 중화시켰다. 이 연구는 또한 무시를 가진 환자가 주관적 신체 지남력이 손상측으로 기울어졌다는 것을 보여주었는데, 말초로부터 자극된 안뜰 또는 고유수용성 자극의 전달이 방해받거나 1차 지각의 문제에 의한 것이 아니다. Karnath 등은 말초에서 자기중심(몸–중심)으로 감각자극 협응을 변환하는 처리가 편측무시로 이끄는 중요한 기전이라고 주장했다. 이 과정은 눈과 손의 움직임뿐만 아니라 걷는 궤적을 포함한 다감각 통합과 운동 행동을 포함해야 한다. 또한 공간 편측무시는 몸의 뒤쪽 공간을 포함한다.

안뜰간질 Vestibular epilepsy

안뜰간질(안뜰발작 혹은 전조증)은 관자엽 또는 마루엽 연합겉질에서 국소적 간질 방출에 이르는 희귀한 겉질 어지럼 증후군이다. 이 두 영역의 여러 부위에서 동측 시상으로부터 양쪽 안뜰 투사를 받는다.

만약 안뜰간질이 다른 영역에서 발생하면, 감각 운동 징후는 눈, 머리 및 신체 편위 혹은 간질 눈떨림이 있거나 없는 명백한 회전 또는 기울임과 관련하여 다를 수 있다. 자기 동작이나 주변 동작의 방향에 대한 임상 데이터는 대부분 불완전하고 부정확하다. 회전성 발작('혈관성 발작')처럼, 설명이 정확하더라도 병리학에 기초하여 알려진 안뜰영역에 국한하여 국소화하는 것은 정확하지 않다.

안뜰겉질의 급성 한쪽성 기능적 결핍(예: 내측 대뇌 동맥 경색에서)은 뇌줄기의 안뜰영역에서의 병변과는 달리, 어지럼이 드물게 나타난다. 그것은 기능적인 상실이 아니라 중추성 어지럼을 유발하는 국소적 방전(discharge)이다. 이것은 자극 실험에 의해 반복적으로 재연되었다. 입체신경외과적 수술을 하는 동안 사람의 시상에 가한 전기적 자극은 공간에서 움직임의 감각을 유발했고, 가장 흔하게는 수평 또는 수직 회전, 낙상 또는 일어섬(rising) 상승 또는 하강의 감각으로 나타났다. 이러한 감각은 안뜰겉질 자극에 의해 유도된 감각과 유사했다.

어지럼은 오랫동안 발작의 전조증상으로 여겨져 왔다. 환자 설명을 포함한 전조증상(안뜰간질)에 대한 대부분의 정보는 오래된 책들, 예를 들어, Bumke, Foerster, Penfield와 Jasper에 의한 또는 리뷰 기사로부터 알려졌다.

사람의 뇌에 있어 '안뜰겉질'의 위치에 대한 최근 연구에서 Kahane 등은 수술 전 입체뇌내 뇌전도 기록을 거친 발작 환자 중 회전의 환영이 나타나는 환자를 조사하였다. 연구자들은 관자엽과 이마엽에서 44개의 다른 자리를 자극하였고 sylvian 영역 주위 관자엽 겉질의 전기 자극이 특히 회전 감각을 유발한다는 것을 발견했다. 이 영역은 브로드만 영역 40, 21 및 22를 포함했다. 이 중 위쪽 관자이랑(superior temporal gyrus, STG)과 중간 관자이랑(middle temporal gyrus, MTG)은 대상자의 수평축 주위로 회전하는 환영을 우선적으로 일으켰지만, 마루엽 마루덮개(parietal operculum)는 시상면 착각을 만들어 내었다. 그러므로 Kahane 등은 발작 환자에서 위쪽 관자이랑의 전기 자극을 하는 동안 특히 어지럼과 몸의 회전 움직임에 대한 감각을 관찰한 Penfield 등의 동료의 초기 연구결과를 확인했다.

발작성 눈떨림은 발작 초점의 반대쪽으로 일어나며, 안뜰, 시각(시운동) 또는 겉질 눈운동 기원이 될 수 있다.

관리

안뜰간질은 항경련제에 잘 반응한다. 1차 약물은 레비티라세탐(levetiracetam), 밸프로에이트 나트륨(sodium valproate), 카르바마제핀(carbamazepine) 및 라모트리진(lamotrigine)이다. 만약 필요하고 가능하다면, 외과적 수술을 고려할 수 있다.

발작성 중추 현훈 Paroxysmal central vertigo

비간질성 발작성 현훈 혹은 다른 안뜰증후군은 다양한 안뜰 구조의 병리학적 흥분에 기인할 수 있다. 대부분이 MS에서 발생하지만, 다른 것들은 뇌줄기 농양(발작성 OTR)

또는 이전의 출혈을 동반한 동정맥기형(arteriovenous malformation, 반복 발작성 눈떨림 및 어지럼) 또는 뇌줄기 경색과 연관된다.

뇌줄기의 발작성 안뜰증후군의 다음과 같은 내용은 다발성경화증에서 나타난다.

- 발작성 조음장애, 운동실조증 및 현훈
- 발작성 OTR
- 발작성 방-기울임 착각

현훈 없는 중추성 안뜰 낙상

중추성 안뜰기관 기능부전의 몇 가지 예가 있다. 이러한 경우, 마비 또는 감각 혹은 소뇌적 결핍이 없는 환자는 지지하지 않고 직립 자세를 유지할 수 없다. 그러나 그들은 현훈을 호소하지 않는다. 그들의 상태는 시상 기립불능, PIVC 병변 혹은 발렌버그증후군에서 가쪽쏠림과 다리뇌숨뇌 또는 중간뇌 입쪽 병변으로 인한 눈-기울기 반응이 포함된다.

시상의 기립불능

일시적인 낙상 경향을 보이는 자세 불균형이 치료적 시상 절제술 후에 나타났다. 그것은 근육 저긴장 또는 무시의 결과이거나 혹은 시상의 경색이나 출혈 이후에 관찰되었다. Masdeu와 Gorelick은 운동상실, 감각상실, 소뇌 증상이 없는 '시상의 기립불능'을 가진 15명의 환자를 다음과 같이 설명하였는데, 이는 주로 적색핵 부위를 제외한 시상의 위뒤옆 부위의 손상으로 인한 것이다. "일반적으로 이런 환자들은 앉을 것을 요구받았을 때 몸통 근육을 사용하기보다는 손상되지 않은 쪽 손 또는 두 손으로 침대 옆 레일을 잡아 스스로 잡아당길 것입니다." 시상 기립불능은 일시적이며 며칠 혹은 몇 주 동안 지속되며, 시상의 뒤쪽이 중요한 부위이다. 뒤가쪽 시상 경색은 같은쪽 또는 반대쪽의 지각된 수직 기울기의 원인이 되기 때문에 시상 기립불능과 지각된 수직 기울기는 둘 다 안뜰긴장 불균형을 반영하는 것이다. 게다가 Masdeu 등은 오른쪽 다리뇌각 영역을 포함하는 다리뇌중간뇌 이동 영역의 손상으로 인한 기립불능과 보행불능이 이마면에서 안뜰기능장애와 연관되어 있다고 보았다. 이 환자들은 10° 의 반대쪽 비스듬한 편차를 보였다.

시상의 한쪽 실조증은 시상 기립불능과 다르며 대부분 고립되어 나타나지 않는다. 이것은 흔히 편마비 없는 한쪽감각 상실 또는 편마비가 있는 한쪽감각 상실과 함께 나타난다. 병변은 시상의 앞쪽 가쪽핵과 근접해 있는 속섬유막 뒤쪽 부위와 오름경로와 치아적색시상을 포함하는 중간-뒤쪽 시상을 포함한다.

발렌버그증후군에서 가쪽쏠림

Lateropulsion in wallenberg's syndrome

눈과 몸의 가쪽쏠림은 뒤가쪽 숨뇌 경색에서 잘 알려진 일시적인 특징이다. 영향을 받는 환자들은 같은쪽의 낙상을 가지고 있지만 일반적으로 주관적인 어지럼은 없다. 중간뇌에서 숨뇌까지 다른 뇌줄기 병변은 주관적인 수직의 같은쪽 편위를 야기한다. 일시적인 OTR과 같은쪽 SVV 편위는 중력 벡터의 내적표현에서 병리학적인 이동을 나타내는 것은 발렌버그증후군에서 전형적으로 발견된다.

개인별 다중감각 자세 조절이 편향된 수직으로 조정되기 때문에 이 증후군(옆으로 넘어지는 현저한 경향에도 불구하고)을 가진 환자에게서 주관적인 어지럼이 없다고 가정했다. 가쪽쏠림은 병변의 반대쪽으로 몸 기울임의 자세 보상작용을 나타낸다. 자세 불균형과 실질적인 수직과 상반되는 결과에도 불구하고, 신체는 중추신경계가 수직으로 잘못 계산한 것에 따라 지속적으로 조정된다. 이 가설은 왜 환자가 어지럼이나 다감각 공간 지남력 시스템으로부터의 경고 신호 없이 낙상하는지를 설명할 수 있다. 이러한 결핍은 뇌줄기-소뇌 루프를 통해 몇 달에 걸쳐 중추에서 보상된다. 또한 편마비가 없는 가쪽쏠림이 겉질의 병변에서 발생한다. 중간 대뇌동맥 영역의 경색이 있는 환자는 물리치료사가 흔히 볼 수 있으며 이들을 '푸셔(pushers)'라고 부른다. PIVC의 급성 병변은 인지된 시각 수직의 반대쪽 기울임을 유발한다는 것이 증명되었다. 또한 겉질 가쪽쏠림은 이마면에서 안뜰긴장 불균형으로 인해 발생한다.

뒤쪽바깥쪽 숨뇌 병변과 뒤쪽 뇌섬엽 병변에 의한 가쪽쏠림은 며칠에서 수주 내에 자연 회복된다. 회복 과정은 물리치료로 촉진될 수 있다.

요약
Summary

중추성 안뜰증후군은 눈운동, 자세 및 지각 증상을 특징으로 한다. 단순한 임상 분류는 안뜰눈반사의 세 가지 주요 동작인 수평면, 이마면, 시상면의 평면에 따라 분리될 수 있다. 수평면에서 긴장 불균형은 수평 눈떨림, 눈의 가쪽쏠림, 사물 초점 맞추기 실패(past-pointing), 회전 및 가쪽 몸통의 낙상과 지각된 직선의 가쪽 편위가 특징이다. 이마면의 긴장 불균형은 회전성 눈떨림, 스큐편위, 눈의 회전과 머리, 신체 및 지각된 수직 기울임으로 정의된다. 마지막으로 시상면에서 긴장 불균형은 상향 또는 하향 눈떨림, 앞뒤 기울기와 낙상 및 지각된 직선의 수직 편위의 일부 형태로 특징지어진다. 이와 같이 정의된 증후군은 손상 위치와 측면에 대한 정확한 위치 진단을 허용한다. 중추 안뜰장애 대부분의 징후와 증상은 병변의 회복 또는 중추적인 보상과 대체로 인해 수주에서 수개월 이내에 자연스럽게 해결된다. 이러한 증후군의 회복 과정은 대부분 물리적 및 약물치료에 의해 촉진될 수 있다.

감사의 말
Acknowledgment

책의 감수를 도와주신 J. Benson에게 진심으로 감사드린다.

References

1. Brandt T. *Vertigo, Its Multisensory Syndromes*. 2nd ed. London: Springer-Verlag; 1999.
2. Brandt T, Dieterich M, Strupp M. *Vertigo and Dizziness. Common Complaints*. 2nd ed., London, Springer; 2013.
3. Brandt T, Dieterich M. Vestibular syndromes in the roll plane: topographic diagnosis from brainstem to cortex. *Ann Neurol*. 1994;36:337.
4. Brandt T, Dieterich M. Central vestibular syndromes in the roll, pitch, and yaw planes: topographic diagnosis of brainstem disorders. *Neuro-Ophthalmology*. 1995;15:291.
5. Guldin W, Grüsser O-J. The anatomy of the vestibular cortices of primates. In: Collard M, et al. eds. *Le Cortex Vestibulaire*. Boulogne: Ipsen; 1996:17.
6. Brandt T, Dieterich M, Strupp M, Glasauer S: Model approach to neurological variants of visuo-spatial neglect. *Biol. Cybern*. 2012;106:681-690.
7. Angelaki DE, et al. Two-dimensional spatio-temporal coding of linear acceleration in vestibular nuclei neurons. *J Neurosci*. 1993;13:1403.
8. Baker R, et al. Synaptic connections to trochlear motoneurons determined by individual vestibular nerve branch stimulation in the cat. *Brain Res*. 1973;64:402.
9. Schwindt PC, et al. Short latency utricular and canal input to ipsilateral abducens motoneurons. *Brain Res*. 1973;60:259.
10. Baier B, Bense S, Dieterich M. Are signs of ocular tilt reaction in patients with cerebellar lesions mediated by the dentate nucleus? *Brain*. 2008;131:1445-1454.
11. Baier B, Dieterich M. Ocular tilt reaction – a clinical sign of cerebellar infarctions? Neurology. 2009;72:572-573.
12. Dieterich M, Brandt T. Ocular torsion and tilt of subjective visual vertical are sensitive brainstem signs. *Ann Neurol*. 1993;33:292.
13. Baier B, Thömke F, Wilting J, Heinze C, Geber C, Dieterich M. A pathway in the brainstem for roll-tilt of the subjective visual vertical: evidence from a lesion-behavior mapping study. *J Neurosci*. 2012;32(43):14854-14858.
14. Cnyrim CD, Rettinger N, Mansmann U, Brandt T, Strupp M. Central compensation of deviated subjective visual vertical in Wallenberg's syndrome. *J Neurol Neurosurg Psychiatry*. 2007;78:527-528.
15. Zwergal A, Büttner-Ennever J, Brandt T, Strupp M. An ipsilateral vestibulothalamic tract adjacent to the medial lemniscus in humans. *Brain*. 2008;131:2928-2935.
16. Barra J, Marquer A, Joassin R, et al. Humans use internal models to construct and update sense of verticality. *Brain*. 2010;133:3552-3563.
17. Baier B, Suchan J, Karnath HO, Dieterich M. Neuronal correlate of verticality perception—a voxelwise lesion study. *Neurology*. 2012;78(10):728-735.
18. Johannsen L, Fruhmann, Berger M, Karnath HO. Subjective visual vertical (SVV) determined in a representative sample of 15 patients with pusher syndrome. *J Neurol*. 2006;253:1367-1369.
19. Baier B, Janzen J, Fechir M, Müller N, Dieterich M. Pusher syndrome—its anatomical correlate. *J Neurol*. 2012; 259:277-283.
20. Dieterich M, Brandt T. Ocular torsion and perceived vertical in oculomotor, trochlear and abducens nerve palsies. *Brain*. 1993;116:1095.
21. Halmagyi GM, et al. Tonic contraversive ocular tilt reaction due to unilateral meso-diencephalic lesion. *Neurology*. 1990;40:1503.
22. Lueck CJ, et al. A case of ocular tilt reaction and torsional nystagmus due to direct stimulation of the midbrain in man. *Brain*. 1991;114:2069.
23. Brandt T, Dieterich M. Pathological eye-head coordination in roll: tonic ocular tilt reaction in mesencephalic and medullary lesions. *Brain*. 1987;110:649.
24. Dieterich M, Brandt T. Thalamic infarctions: differential effects on vestibular function in the roll plane (35 patients). *Neurology*. 1993;43:1732.
25. Bense S, et al. Metabolic changes in vestibular and visual cortices in acute vestibular neuritis. *Ann Neurol*. 2004;56: 624-630.
26. Becker-Bense S, et al. Vestibular compensation in acute unilateral medullary infarction (FDG-PET study). *Neurology*. 2013;80:1-7.
27. Masdeu JC, Gorelick PB. Thalamic astasia: inability to stand after unilateral thalamic lesions. *Ann Neurol*. 1988;23:596.
28. Verma AK, Maheshwari MC. Hyperesthetic-ataxichemiparesis in thalamic hemorrhage. *Stroke*. 1986;17:49.
29. Masdeu JC, et al. Astasia and gait failure with damage of

the pontomesencephalic locomotor region. *Ann Neurol*. 1994;35:619.

30. Dieterich M, et al. Thalamic infarctions cause side-specific suppression of vestibular cortex activations. *Brain*. 2005; 128:2052.
31. Brandt T, et al. Vestibular cortex lesions affect perception of verticality. *Ann Neurol*. 1994;35:528.
32. Bense S, et al. Multisensory cortical signal increases and decreases during vestibular galvanic stimulation (fMRI). *J Neurophysiol*. 2001;85:886.
33. Suzuki M, et al. Cortical and subcortical vestibular response to caloric stimulation detected by functional magnetic resonance imaging. *Cogn Brain Res*. 2001;12:441.
34. Fasold O, et al. Human vestibular cortex as identified with caloric stimulation in functional magnetic resonance imaging. *NeuroImage*. 2002;17:1384.
35. Dieterich M, et al. Dominance for vestibular cortical function in the non-dominant hemisphere. *Cereb Cortex*. 2003;13:994.
36. Stephan T, et al. Functional MRI of galvanic vestibular stimulation with alternating currents at different frequencies. *NeuroImage*. 2005;26:721.
37. Grüsser O-J, et al. Localization and responses of neurons in the parieto-insular vestibular cortex of awake monkeys(Macaca fascicularis). *J Physiol*. 1990;430:537.
38. Grüsser O-J, et al. Vestibular neurons in the parieto-insular cortex of monkeys (Macaca fascicularis): visual and neck receptor responses. *J Physiol*. 1990;430:559.
39. Merfeld DM, et al. The dynamic contributions of the otolith organs to human ocular torsion. *Exp Brain Res*. 1996;110:315.
40. Morrow MJ, Sharpe A. Torsional nystagmus in the lateral medullary syndrome. *Ann Neurol*. 1988;24:390.
41. Lopez L, et al. Torsional nystagmus: a neuro-otological and MRI study of 35 cases. *Brain*. 1992;115:1107.
42. Lawden MC, et al. Repetitive paroxysmal nystagmus and vertigo. *Neurology*. 1995;45:276.
43. Büttner U, et al. The localizing value of nystagmus in brainstem disorders. *Neuro-Ophthalmology*. 1995;15:283.
44. Dehaene I, et al. Unilateral internuclear ophthalmoplegia and ipsiversive torsional nystagmus. *J Neurol*. 1996; 243:461.
45. Noseworthy JH, et al. Torsional nystagmus: quantitative features and possible pathogenesis. *Neurology*. 1988; 38:992.
46. Helmchen C, et al. Contralesionally beating torsional nystagmus in a unilateral rostral midbrain lesion. *Neurology*. 1996;47:482.
47. Henn V. Pathophysiology of rapid eye movements in the horizontal, vertical and torsional directions. In: Büttner U, Brandt T, eds. *Ocular Motor Disorders of the Brain Stem*. London: Baillière Tindall; 1992:373.
48. Halmagyi GM, et al. Jerk-waveform see-saw nystagmus due to unilateral meso-diencephalic lesion. *Brain*. 1994;117:789.
49. Dieterich M, et al. Direction-specific impairment of motion perception and spatial orientation in downbeat and upbeat nystagmus in humans. *Neurosci Lett*. 1998; 245:29.
50. Halmagyi GH, Leigh RJ. Upbeat about downbeat nystagmus. *Neurology*. 2004;63:606.
51. Glasauer S, et al. Three-dimensional eye position and slow phase velocity in humans with downbeat nystagmus. *J Neurophysiol*. 2003;89:338-354.
52. Glasauer S, et al. Effect of 4-aminopyridine on upbeat and downbeat nystagmus elucidates the mechanism of downbeat nystagmus. *Ann NY Acad Sci*. 2005;1039:528-531
53. Marti S, et al. The origin of downbeat nystagmus: an asymmetry in the distribution of on-directions of vertical gaze-velocity Purkinje cells. *Ann N Y Acad Sci*. 2005; 1039:548.
54. Pierrot-Deseilligny C, Milea D. Vertical nystagmus: clinical facts and hypotheses. *Brain*. 2005;128:1237.
55. Kalla R, Deutschländer A, Hüfner K, Stephan T, Jahn K, Glasauer S, Brandt T, Strupp M. Detection of floccular hypometabolism in downbeat nystagmus by fMRI. *Neurology*. 2006;66:281-283.
56. Bense S, Best C, Buchholz HG, Wiener V, Schreckenberger M, Bartenstein P, Dieterich M. 18F-fluorodeoxyglucose hypometabolism in cerebellar tonsil and flocculus in downbeat-nystagmus. *Neuroreport*. 2006;17:599-603.
57. Hüfner K, Stephan T, Kalla R, Deutschländer A, Wagner J, Holtmannspötter M, Schulte-Altedorneburg G, Strupp M, Brandt T, Glasauer S. Structural and functional MRIs disclose cerebellar pathologies in idiopathic downbeat nystagmus. *Neurology*. 2007;69:1128-1135.
58. Wagner JN, Glaser M, Brandt T, Strupp M. Downbeat nystagmus: aetiology and comorbidity in 117 patients. *J Neurol Neurosurg Psychiatry*. 2008;79:672-677.
59. Mayfrank L, Thoden U. Downbeat nystagmus indicates

cerebellar or brainstem lesions in vitamin B12 deficiency. *J Neurol*. 1986;233:145.

60. Baloh RW, Spooner JW. Downbeat nystagmus: a type of central vestibular nystagmus. *Neurology*. 1981;31:304.
61. Cox TA, et al. Upbeat nystagmus changing to downbeat nystagmus with convergence. *Neurology*. 1981;31:891.
62. Crevits L, Reynaert C. Posture dependent direction reversal of spontaneous vertical nystagmus. *Neuro-Ophthalmology*. 1991;11:285.
63. Brandt T, et al. Postural abnormalities in central vestibular brainstem lesions. In: Bles W, Brandt, T, eds. *Disorders of Posture and Gait*. Amsterdam: Elsevier; 1986:141.
64. Halmagyi M, et al. Downbeating nystagmus, a review of 62 cases. *Arch Neurol*. 1983;40:777.
65. Costin JA, et al. Alcoholic downbeat nystagmus. *Ann Ophthalmol*. 1980;12:1127.
66. Zasorin NL, Baloh RW. Downbeat nystagmus with alcoholic cerebellar degeneration. *Arch Neurol*. 1984;41:1301.
67. Hwang TL, et al. Reversible downbeat nystagmus and ataxia in febamate intoxication. *Neurology*. 1995;45:846.
68. Malm G, Lyiug-Tunell U. Cerebellar dysfunction related to toluene sniffing. *Acta Neurol Scand*. 1980;62:188.
69. Saul RF, Selhorst JB. Downbeat nystagmus with magnesium depletion. *Arch Neurol*. 1981;38:650.
70. Bronstein AM, et al. Down beating nystagmus: magnetic resonance imaging and neuro-otological findings. *J Neurol Sci*. 1987;81:173.
71. Baloh RW, Yee RD. Spontaneous vertical nystagmus. *Rev Neurol Paris*. 1989;145:527.
72. Hammack H, et al. Paraneoplastic cerebellar degeneration. II: clinical and immunologic findings in 21 patients with Hodgkin's disease. *Neurology*. 1992;42:1983.
73. Jacobson DM, Corbett JJ. Downbeat nystagmus associated with dolichoectasia of the vertebrobasilar artery. *Arch Neurol*. 1989;46:1005.
74. Bertholon P, et al. Syringomyélobulbie posttraumatique et nystagmus vertical inférieur. *Rev Neurol*. 1993;149:355.
75. Strupp M, Schüler O, Krafczyk S, Jahn K, Schautzer F, Büttner U, Brandt T. Treatment of downbeat-nystagmus with 3,4-diaminopyridine—placebo-controlled study. *Neurology*. 2003;61:165-170.
76. Strupp M, Thurtell MJ, Shaikh AS, Brandt T, Zee DS, Leigh RJ. Pharmacotherapy of vestibular and ocular motor disorders, including nystagmus. *J Neurol*. 2011; 258:1207-1222.
77. Kalla R, Glasauer S, Büttner U, Brandt T, Strupp M. 4-Aminopyridine restores vertical and horizontal neural integrator function in downbeat nystagmus. *Brain*. 2007;130:2441-2450.
78. Tsunemi T, Ishikawa K, Tsukui K, Sumi T, Kitamura K, Mizusawa H. The effect of 3,4-diaminopyridine on the patients with hereditary pure cerebellar ataxia. *J Neurol Sci*. 2010;292:81-84.
79. Etzion Y, Grossman Y. Highly 4-aminopyridine sensitive delayed rectifier current modulates the excitability of guinea pig cerebellar Purkinje cells. *Exp Brain Res*. 2001;139:419-425.
80. Glasauer S, et al. 4-aminopyridine restores visual ocular motor function in upbeat nystagmus. *J Neurol Neurosurg Psychiatry*. 2005;76:451.
81. Auerbuch-Heller L, et al. A double-blind controlled study of gabapentin and baclofen as treatment for acquired nystagmus. *Ann Neurol*. 1997;41:818.
82. Thurtell MJ, Joshi AC, Leone AC, et al. Cross over-trail of gabapentin and memantine as treatment for acquired nystagmus. *Ann Neurol*. 2010;67:676-680.
83. Tokumasu K, et al. Upbeat nystagmus in primary eye position. *Acta Otolaryngol Suppl (Stockh)*. 1991;481:366.
84. Zumstein HR, Meienberg O. Upbeat nystagmus and visual system disorder in Wernicke's encephalopathy due to starvation. *Neuro-Ophthalmology*. 1982;2:157.
85. Yamazaki K, et al. A case of Fisher's syndrome with upbeat nystagmus. *Rinsho-Shinkeigaku*. 1994;34:489.
86. Fujikane M, et al. Central diabetes insipidus complicated with upbeat nystagmus and cerebellar ataxia. *Rinsho-Shinkeigaku*. 1992;32:68.
87. Trobe JD, et al. Nystagmus of Pelizaeus-Merzbacher disease: a magnetic search-coil study. *Arch Neurol*. 1991;48:87.
88. Gresty MA, et al. Primary position upbeating nystagmus associated with middle ear disease. *Neuro-Ophthalmology*. 1988;8:321.
89. Hoyt CS, Gelbert SS. Vertical nystagmus in infants with congenital ocular abnormalities. *Ophthal Paediatr Genet (Amsterdam)*. 1984;4:155.
90. Dieterich M, et al. The effects of baclofen and cholinergic drugs on upbeat and downbeat nystagmus. *J Neurol Neurosurg Psychiatry*. 1991;54:627.
91. Iwata A, et al. Primary position upbeat nystagmus reversed

with carbamazepine. *Eur J Neurol*. 1996;3:260.

92. Leigh RJ, Brandt T. A re-evaluation of the vestibuloocular reflex: new ideas of its purpose, properties, neural substrate, and disorders. *Neurology*. 1993;43:1288.
93. Uemura T, Cohen B. Effects of vestibular nuclei lesions on vestibulo-ocular reflexes and posture in monkeys. *Acta Otolaryngol Suppl (Stockh)*. 1973;315:1.
94. Hopf HC. Vertigo and masseter paresis: a new brainstem syndrome. *J Neurol*. 1987;235:42.
95. Dieterich M, Büchele W. MRI findings in lesions at the entry zone of the eighth nerve. *Acta Otolaryngol Suppl (Stockh)*. 1989;468:385.
96. Disher MJ, et al. Evaluation of acute vertigo: unusual lesions imitating vestibular neuritis. *Am J Otol*. 1991;12:227.
97. Francis DA, et al. The site of brainstem lesions causing semicircular canal paresis: an MRI study. *J Neurol Neurosurg Psychiatry*. 1992;55:446.
98. Amarenco P, et al. Infarctus pontin inférolatéral: deux aspects cliniques. *Rev Neurol (Paris)*. 1990;146:433.
99. Kattah JC, Talkad AV, Wang DZ, et al. HINTS to diagnose stroke in acute vestibular syndrome. Three-step bedside oculomotor examination more sensitive than early MRI diffusion-weighted imaging. *Stroke*. 2009; 40:3504-3510.
100. Cnyrim CD, Newman-Toker D, Karch C, Brandt T, Strupp M. Beside differentiation of vestibular neuritis from central "vestibular pseudoneuritis." *J Neurol Neurosurg Psychiatry*. 2008;79:458-460.
101. Goodale MA. Transforming vision into action. *Vision Research*. 2011;51:1567-1587.
102. Karnath HO , Rorden C. The anatomy of spatial neglect. *Neuropsychologia*. 2012;50:1010-1017.
103. Brandt T, Dieterich M, Strupp M, Glasauer S. Model approach to neurological variants of visuo-spatial neglect. *Biol Cybern*. 2012;106:681-690.
104. Tiliket C, Ventre-Dominey J, Vighetto A, Grochowicki M. Room tilt illusion. A central otolith dysfunction. *Arch Neurol*. 1996;53:1259-1264.
105. Brandt T. Cortical matching of visual and vestibular 3-D coordinate maps. *Ann Neurol*. 1997;42:983-984.
106. Sierra-Hidalgo F, Pablo-Fernandez E, Herrero-San M, et al. Clinical and imaging features of the room tilt illusion. *J Neurol*. 2012; Epub ahead of print.
107. Schwarz DWF, Fredrickson JM. Rhesus monkey vestibular cortex: a bimodal primary projection field. *Science*. 1971;172:280.
108. Fredrickson JM, et al. Vestibular nerve projection to the cerebral cortex of the rhesus monkey. *Exp Brain Res*. 1966;2:318.
109. Büttner U, Büttner UW. Parietal cortex area 2 V neuronal activity in the alert monkey during natural vestibular and optokinetic stimulation. *Brain Res*. 1978;153:392.
110. Ödkvist LM, et al. Projection of the vestibular nerve to the area 3a arm field in the squirrel monkey (Saimiri sciureus). *Exp Brain Res*. 1974;21:97.
111. Chen A, DeAngelis GC, Angelaki DE. Convergence of vestibular and visual self-motion signals in an area of the posterior sylvian fissure. *J Neurosci*. 2011;31:11617-11627.
112. Ebata S, et al. Vestibular projection to the periarcuate cortex in the monkey. *Neurosci Res*. 2004;49:55.
113. Faugier-Grimaud S, Ventre J. Anatomic connections of inferior parietal cortex (area 7) with subcortical structures related to vestibulo-ocular function in a monkey (Macaca fascicularis). *J Comp Neurol*. 1989;280:1.
114. Bremmer F, et al. Visual-vestibular interactive responses in the macaque ventral intraparietal area (VIP). *Eur J Neurosci*. 2002;16:1569.
115. Klam F, Graf W. Vestibular signals of posterior parietal cortex neurons during active and passive head movements in macaque monkeys. *Ann N Y Acad Sci*. 2004;1004:271.
116. Klam F, Graf W. Vestibular response kinematics in posterior parietal cortex neurons of Macaque monkeys. *Eur J Neurosci*. 2003;18:995.
117. Schlack A, et al. Multisensory space representations in the macaque ventral intraparietal area. *J Neurosci*. 2005;25:4616.
118. Dieterich M, et al. Horizontal or vertical optokinetic stimulation activates visual motion-sensitive, ocular motor, and vestibular cortex areas with right hemispheric dominance: an fMRI study. *Brain*. 1998; 121:1479.
119. Bucher SF, et al. Sensorimotor cerebral activation during optokinetic nystagmus: an fMRI study. *Neurology*. 1997;49:1370.
120. Abkarian S, et al. Corticofugal connections between the cerebral cortex and brainstem vestibular nuclei in the macaque monkey. *J Comp Neurol*. 1994;339:421.
121. Jeannerod M. Vestibular cortex: a network from direc-

tional coding of behavior. In: Collard M, et al, eds. *Le Cortex Vestibulaire*. Boulogne: Ipsen; 1996:5.

122. Bottini G, et al. Identification of the central vestibular projections in man: a positron emission tomography activation study. *Exp Brain Res*. 1994;99:164.
123. Wenzel R, et al. Deactivation of human visual cortex during involuntary ocular oscillations: a PET activation study. *Brain*. 1996;119:101.
124. Brandt T, et al. Reciprocal inhibitory visual–vestibular interaction: visual motion stimulation deactivates the parieto–insular vestibular cortex. *Brain*. 1998; 121:1749.
125. Bense S, et al. Three determinants of vestibular hemispheric dominance during caloric stimulation. *Ann N Y Acad Sci*. 2003;1004:440–445.
126. Bense S, et al. Three determinants of vestibular hemispheric dominance during caloric stimulation. *Ann N Y Acad Sci*. 2003;1004:440.
127. Fink GR, et al. Performing allocentric visuospatial judgements with induced distortion of the egocentric reference frame: an fMRI study with clinical implications. *NeuroImage*. 2003;20:1505.
128. Eulenburg zu P, Caspers S, Roski C, Eickhoff SB. Meta–analytical definition and functional connectivity of the human vestibular cortex. *NeuroImage*. 2012;60:162–169.
129. Andersen RA, et al. Encoding of spatial location by posterior parietal neurons. *Science*. 1985;230:456.
130. Galletti C, et al. Parietal neurons encoding spatial orientations in craniotopic coordinates. *Exp Brain Res*. 1993;96:221.
131. Karnath H–O. Subjective body orientation in neglect and the interactive contribution of neck muscle proprioception and vestibular stimulation. *Brain*. 1994;117:1001.
132. Karnath H–O, et al. Trunk orientation as the determining factor of the "contralateral" deficit in the neglect syndrome and as the physical anchor of the internal representation of body orientation in space. *Brain*. 1991;114:1997.
133. Karnath H–O, et al. Decrease of contralateral neglect by neck muscle vibration and spatial orientation of trunk midline. *Brain*. 1993;116:383.
134. Watt DGD. Pointing at memorized targets during prolonged microgravity. *Aviat Space Environ Med*. 1997;68:99.
135. Vallar G, Perani D. The anatomy of unilateral neglect after right hemisphere stroke lesions: a clinical CT correlation study in man. *Neuropsychologia*. 1986;24:609.
136. Husain M, Kennard C. Visual neglect associated with frontal lobe infarction. *J Neurol*. 1996;243:652.
137. Vuilleumier P, et al. Unilateral spatial neglect recovery after sequential strokes. *Neurology*. 1996;19:184.
138. Rapcsak SZ, et al. Altitudinal neglect. *Neurology*. 1988;38:277.
139. Shelton PA, et al. Peripersonal and vertical neglect. *Brain*. 1990;113:191.
140. Mesulam M–M. A cortical network for directed attention and unilateral neglect. *Ann Neurol*. 1981;10:309.
141. Heilman KM, Watson RT, Valenstein E, Damasio AR. Localization of lesions in neglect. In: Kertesz A, ed. *Localization in Neuropsychology*. New York: Academic Press; 1983:471.
142. Mort DJ, Malhotra P, Mannan SK, et al. The anatomy of visual neglect. *Brain*. 2003;126:1986.
143. Samuelsson H, Jensen C, Ekholm S, et al. Anatomical and neurological correlates of acute and chronic visuospatial neglect following right hemisphere stroke. *Cortex*. 1997;33:271.
144. Karnath H–O, Ferber S, Himmelbach M. Spatial awareness is a function of the temporal not the posterior parietal lobe. *Nature*. 2001;411:950.
145. Karnath H–O, Himmelbach M, Küker W. The cortical substrate of visual extinction. *Neuroreport*. 2003;14:437.
146. Karnath H–O, Fruhmann Berger M, Zopf R, Küker W. Using SPM normalization for lesion analysis in spatial neglect. *Brain*. 2004;127:E10.
147. Karnath H–O, Fruhmann Berger M, Küker W, Rorden C. The anatomy of cortical neglect based on voxelwise statistical analysis: a study of 140 patients. *Cereb Cortex*. 2004;14:1164.
148. Cappa S, et al. Remission of hemineglect and anosognosia during vestibular stimulation. *Neuropsychologia*. 1987;25:775.
149. Vallar G, et al. Exploring somatosensory hemineglect by vestibular stimulation. *Brain*. 1993;116:71.
150. Robertson IH, et al. Walking trajectory and hand movements in unilateral left neglect: a vestibular hypothesis. *Neuropsychologia*. 1994;32:1495.
151. Vallar G, et al. Spatial hemineglect in back space. *Brain*. 1995;118:467.
152. Foerster O. Sensible Kortikale Felder. In: Bumke O, Fo-

erster O, eds. *Handbuch der Neurologie*, vol VI. Berlin: Springer; 1936:358.

153. Penfield W, Jasper H. *Epilepsy and the Functional Anatomy of the Human Brain*. Boston: Little Brown; 1954.
154. Schneider RC, et al. Vertigo and rotational movement in cortical and subcortical lesions. *J Neurol Sci*. 1968;6:493.
155. Smith BH. Vestibular disturbance in epilepsy. *Neurology*. 1960;10:465.
156. Brandt T, et al. Rotational vertigo in embolic stroke of the vestibular and auditory cortices. *Neurology*. 1995;45:42.
157. Debette S, et al. Transient rotational vertigo as the initial symptom of a middle cerebral artery territory infarct involving the insula. *Cerebrovasc Dis*. 2003;16:97.
158. Naganuma M, Inatomi Y, Yonehara F, et al. Rotational vertigo associated with parietal cortical infarction. *J Neurol Sci*. 2006;246:159–161.
159. Hawrylyshyn PA, et al. Vestibulothalamic projections in man—a sixth primary sensory pathway. *J Neurophysiol*. 1978;41:394.
160. Jackson H. Diagnosis of epilepsy. *Med Times Gazette*. 1879;1:29.
161. Gowers WR. *The Borderlands of Epilepsy*. London: Churchill; 1907.
162. Bumke O, Foerster O, eds. *Handbuch der Neurologie*, vol VI. Berlin: Springer; 1936.
163. Penfield WG, Kristiansen K. *Epileptic Seizure Patterns*. Springfield, Ill: Charles C Thomas, 1951.
164. Karbowski K. Schwindel und Epilepsie. *Therapeut Umschau*. 1984;41:705.
165. Kahane P, et al. Reappraisal of the human vestibular cortex by cortical electrical stimulation study. *Ann Neurol*. 2003;54:615.
166. Penfield W. Vestibular sensation and the cerebral cortex. *Ann Otol*. 1957;66:691.
167. Penfield W, Rasmussen T. *The Cerebral Cortex of Man*. New York: Macmillan; 1957.
168. Kaplan PW, Tusa RJ. Neurophysiologic and clinical correlations of epileptic nystagmus. *Neurology*. 1993;43:2508.
169. Brandt T, Dieterich M. Vestibular paroxysmia (disabling positional vertigo). *Neuro-Ophthalmology*. 1994;14:359.
170. Andermann F, et al. Paroxysmal dysarthria and ataxia in multiple sclerosis. *Neurology (Minneap)*. 1959;9:211.
171. Rabinovitch HE, et al. The ocular tilt reaction: a paroxysmal dyskinesia associated with elliptical nystagmus. *Arch Ophthalmol*. 1977;95:1395.
172. Dogulu CF, Kansu T. Upside-down reversal of vision in multiple sclerosis. *J Neurol*. 1997;244:461.
173. Hassler R. Thalamic regulation of muscle tone and the speed of movement. In: Purpura DP, Yahr MD, eds. *The Thalamus*. New York: Columbia University Press; 1966:419.
174. Zoll JG. Transient anosognosia associated with thalamotomy: is it caused by proprioceptive loss? *Confin Neurol*. 1969;31:48.
175. Velasco F, Velasco M. A reticulothalamic system mediating proprioceptive attention and tremor in man. *Neurosurgery*. 1979;4:30.
176. Cambier J, et al. Lésions du thalamus droit avec syndrome de l'hémisphere mineur: discussion du concept de négligence thalamique. *Rev Neurol (Paris)*. 1980;136:105.
177. Jenkyn LR, et al. Language dysfunction, somesthetic hemi-inattention, and thalamic hemorrhage in the dominant hemisphere. *Neurology*. 1981;31:1202.
178. Solomon DH, et al. The thalamic ataxia syndrome. *Neurology*. 1994;44:810.
179. Melo TP, et al. Thalamic ataxia. *J Neurol*. 1992;239:331.
180. Friedmann G. The judgement of the visual vertical and horizontal with peripheral and central vestibular lesions. *Brain*. 1970;93:313.
181. Dieterich M, Brandt T. Wallenberg's syndrome lateropulsion: lateropulsion, cyclorotation and subjective visual vertical in 36 patients. *Ann Neurol*. 1992;31:399.

6

안뜰질환의 자세 이상

Postural Abnormalities in Vestibular Disorders

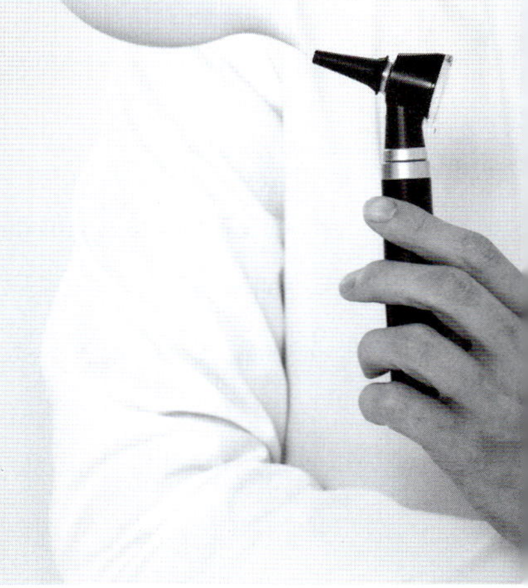

Emily A. Keshner, PT, EdD • Anne K. Galgon, PT, PhD, NCS

이 책이 처음 출판된 당시, 안뜰계(vestibular system)는 자세와 균형을 제어하는 데 중요한 역할을 하는 것으로 간주되었다. 최근 몇 년 동안 안뜰계는 자동 자세 반응을 시작하기보다는 공간에서의 지남력(orientation)을 조절하는 역할을 하는 것으로 여겨졌다. 몸감각계는 지지표면에 대한 신체 위치와 운동 정보 제공 그리고 신체분절 상호 간의 정보를 제공하는 반면, 안뜰계는 중력과 관성력에 관한 정보를 제공한다. 중추신경계는 미로로부터 말초 안뜰자극의 상실에 신속하게 적응할 수 있기 때문에 때로는 안뜰결핍 증상을 객관적으로 식별하는데 어려움이 있다. 자세와 지남력에 있어 안뜰계의 역할은 안뜰이상이 있는 환자와 동물의 자세 및 지남력 이상의 발견을 통해 확인할 수 있다. 대부분의 임상진단은 주관적인 호소(complaint)를 토대로 하고, 증상에 대한 환자의 설명은 다를 수 있다. 안뜰병리를 가지고 있는 두 사람이 있다고 가정했을 때, 어떤 사람은 지구가 빙빙 돌고 있다는 지각을 경험하는 반면, 다른 사람은 불균형과 낙상을 호소하기도 한다. 중추신경 보상과정은 오랜 시간 동안 진행되기 때문에 비슷한 결핍을 겪은 환자들이 최종적으로 병원을 방문했을 때에는 다른 증상을 보일 수도 있다. 임상 및 실험 관찰 모두에서 현훈, 지시검사(past pointing), 눈떨림과 평형장애는 안뜰미로의 부분 또는 전체가 파괴된 환자의 주요 호소임을 보여주고 있다. 상당히 일관된 증상을 보임에도 불구하고, 막상 안뜰계의 손상으로 인해 발생하는 자세 이상을 가진 환자를 검진하게 되면 불확실한 진단이 초래될 수도 있다.

의사와 임상 연구자의 질문은 어떤 보상전략이 안뜰결핍이 있는 환자의 모집단에게 가장 효율적이고 효과적일 수 있는가를 포함해야 한다. 어떤 하나의 보상전략이 가장 좋은 것이라면 치료에 있어서 체계적인 접근방법을 따를 수 있게 된다. 그러나 보상의 효과를 판단하기 위해서는 먼저 환자가 자세조절이상을 겪고 있는지 또는 증상과 연계성 있는 안뜰기능장애인지 여부를 어떻게 신뢰성 있게 나타낼지 판단해야 한다. 안뜰계의 표준 임상검사가 크게 변화하지는 않았지만, 가상현실(VR)이나 안뜰유발근전위(vestibular evoked myogen potential, VEMP)와 같은 기술을 통해 다른 감각신호와 결합할 때, 안뜰기능을 탐색하거나(VR) 미로나 안뜰경로의 어떤 부분이 영향을 받을 수 있는지를 구체적으로 파악할 수 있게 해준다(VEMP).

이 장에서는 안뜰병리와 관련된 자세 장애를 검사할 때 사용할 수 있는 방법에 대해 간략하게 설명할 것이다. 그런 다음 정량화된 특정 안뜰병리와 관련되어 있는 자세적 행동에 대해 논의할 것이다. 마지막으로 자세 시스템이 자연 노화에서 발생하는 변화를 포함한 안뜰신호의 상실 또는 손상을 어떻게 보상하는지에 대한 문제가 논의될 것이다.

안뜰척수계의 검진
Examining the vestibulospinal system

임상검사의 장점과 한계
Advantages and limitations of clinical tests

안뜰장애는 전기눈떨림검사나 회전검사와 같은 안뜰-눈계(vestibulo-ocular system) 평가를 통해 진단되지만, 안뜰계의 모든 장애를 완전히 설명할 수는 없다. 눈운동(안뜰-눈)의 완전함과 자세(안뜰척수) 기능의 검사는 상관관계가 없다는 것이 문제 중 하나이다. 첫째, 명확하게 정의된 안뜰눈반사(vestibulo-ocular reflex, VOR) 경로의 경우 자세 조절과 균형에 밀접하게 관여하는 복잡한 안뜰척수반사를 완전히 설명하지 못한다. 둘째, 안뜰눈반사의 검사는 일반적으로 수평반고리관의 평면에서 수행되는 반면, 안뜰척수반사는 수직반고리관과 귀돌기관(otolith)에서부터의 자극에 의존한다.

안뜰척수 기능에 대한 정보를 부분적으로 밝힐 수 있는 임상검사는 안뜰유발근전위(VEMP)이다. 안뜰유발근전위는 선형 가속과 감속을 전달하는 귀돌기관 중 하나에 가해지는 청각자극으로부터 발생된 근육반응이다. 목안뜰유발근전위(cervical vestibular evoked myogenic potential, cVEMP)는 강하게 수축된 같은쪽 목빗근에서부터의 짧은-잠복 반응을 평가하는 것이다. 이 근육반응의 존재 여부는 비정상적 진폭과 잠복 시 같은쪽 목빗근으로 가는 둥근주머니, 아래안뜰신경, 뇌줄기 경로의 기능에 대한 진단정보를 제공한다. 눈안뜰유발근전위(ocular vestibular evoked myogenic potential, oVEMP) 검사는 반대쪽 눈의 아래빗근으로 가는 타원주머니, 위안뜰신경 및 관련된 뇌줄기 경로에 관한 진단 정보를 제공한다(그림 6.1)(11장, 12장 참조).

oVEMP와 cVEMP 패턴의 진단 유용성은 안뜰미로염 또는 신경염, 메니에르병, 안뜰 편두통, 양성발작성체위현훈(benign paroxysmal positional vertigo, BPPV), 위반고리관벌어짐, 툴리오 현상(Tullio phenomenon), 안뜰신경집종, 다발성경화증 및 척수소뇌로 변성을 포함하는 다양한 청각안뜰과 신경학적 장애를 검사하였다. 비정상적인 cVEMP 반응과 자세 기능장애(즉 안뜰척수 기전) 사이의 관계 연구는 아직까지 진행되지 않고 있다. 둥근주머니 또는 아래안뜰신경 기능장애와 비대칭성 cVEMP 반응이 있는 사람의 경우, 건강한 사람과 비교하는 실험에서 비정상적 감각조직화가 나타났다. 그러나 균형 수행과 어지럼 자가지각에 있어서의 온도눈떨림검사는 한쪽이 약하게 나왔지만 정상 cVEMP 반응을 가진 사람과 다르지 않았다.

동적 자세검사(posturography)는 말초 또는 중추 안뜰기능의 직접적 평가는 아니지만, 안뜰척수계의 기능장애와 관련된 손상 확인을 위한 유용한 도구이다. 동적 자세검사는 특정 안뜰기능보다는 균형을 평가하지만, 안뜰기능장애를 가진 사람에서의 특정된 반응 패턴은 동적 자세검사를 통해 이끌어 낼 수 있다. 따라서 동적 자세검사는 안뜰기능 검사의 전통적인 방법과 함께 사용할 수 있는 유용한 보조도구이다. 그러나 동적 자세검사보다 임상의에게 더 쉽고 저렴하게 이용할 수 있고, 안뜰척수 기능장애를 더 잘 드러내도록 조작할 수 있는 안뜰척수계에 대한 검사가 있다(표 6.1).

그러한 조작 중 하나는 안뜰기능장애를 가진 사람에서 서 있는 것을 불안정하게 보이도록 하는 머리 움직임 또는 머리 흔들기이다. 이러한 경우, 머리를 움직일 때 균형을 잡는 것은 더 어렵다. 왜냐하면 귀돌기관 감각기능이 지남력을 결정하기에는 효율성이 떨어지기 때문이다. 특히 시력 또는 몸감각이 없거나 부정확할 때, 머리를 흔드는 동안 서 있는 것이 더욱 어려워지며, 임상가들은 정상적인 수행을 할 수 있을 때에도 자세 조절 검사로 머리 돌리기를 추가할 수 있다. 몇 가지의 임상적 균형과 보행 관찰 평가에는 기능적 균형을 검사하기 위한 항목에는 머리 돌리기가 포함된다(21장 참조). 그러나 임상가들은 이러한 임상검사에서 머리가 돌아가는 속도를 일정하게 할 수 없다는 점에 주목해야 한다. 뿐만 아니라 서 있거나 걷는 동안에 왼쪽 대비 오른쪽으로 움직일 때 안정성이 떨어진다고 해도 그것이 어느 쪽에 안뜰기능상실이 있는지와는 관련이 없다. 그러나 이 조작은 평가의 난이도를 증가시키게 됨으로써 안뜰기능저하 후 부분적인 보상이 된 사람과 노인에게서는 기능적 자세 조절 결핍을 식별할 수 있다.

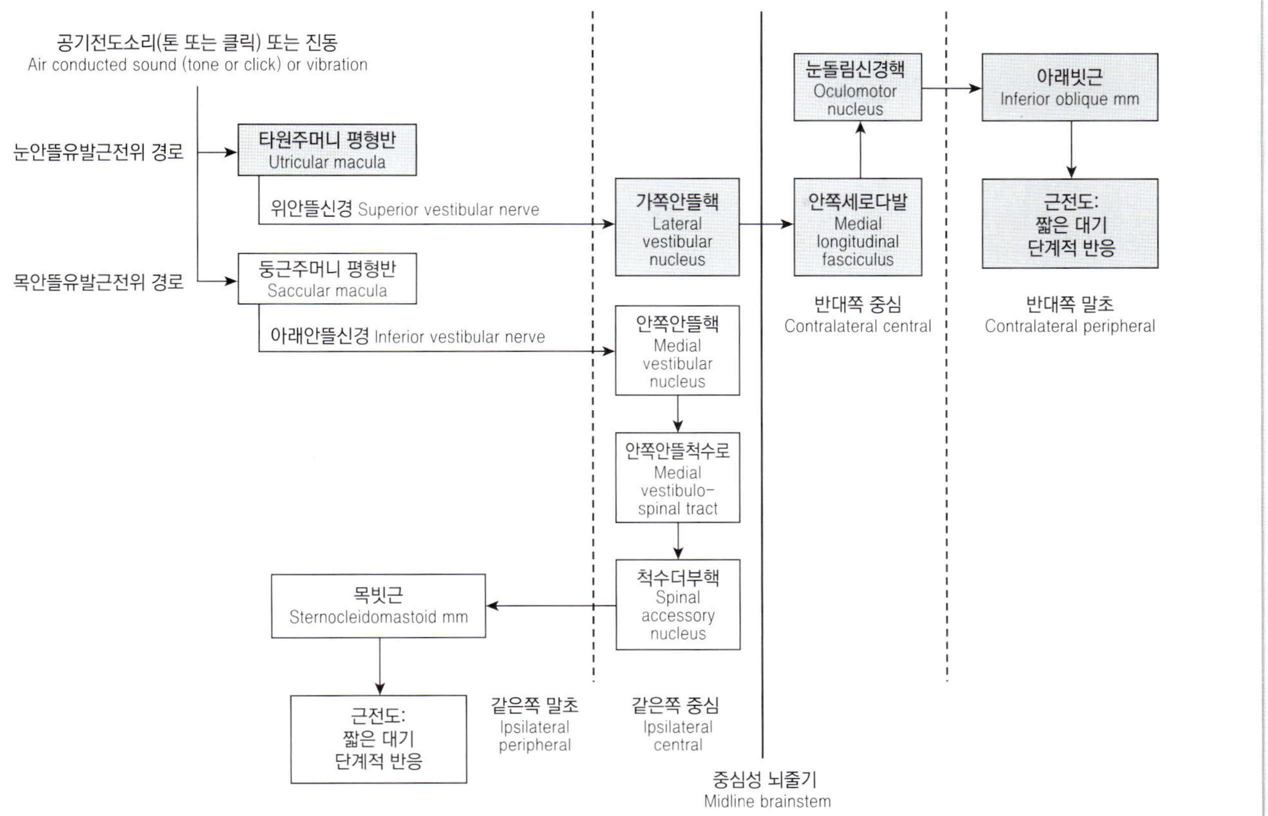

그림 6.1 청각 자극에서 근수축에 이르는 목(검정색의 cVEMP)과 눈(회색의 oVEMP)의 안뜰유발근전위 경로

동적 자세학 Dynamic posturography

자동 자세 반응

1970년대 Nashner는 지지면을 이용한 자세 교란에 대한 정형화되고 자동화된 반응을 보고하였는데, 매우 효과적인 실험적 접근을 통해 움직이는 플랫폼에서 자세 반응에 대해 평가하는 것을 소개하였다. 그 이후 자세 운동학 연구의 대부분은 다리 근육 근전도 반응에 집중되어 왔고, 이 반응으로부터의 회복 작용에 대한 대부분의 설명이 도출되었다. 피실험자는 발목이 발바닥 또는 발등굽힘으로 이동되도록 앞뒤 또는 회전할 수 있는 플랫폼에 서 있는다(그림 6.2). 플랫폼의 전방 운동에 대한 예상된 반응은 뒤쪽 흔들림(지지면이 질량중심 앞쪽으로 이동)이 나타나고, 발목에서는 발등굽힘 감소 및 신체의 앞쪽면에 있는 발목 근육(예: 앞정강근)이 늘어나게 된다. 플랫폼이 후방으로 움직이게 되면 피실험자는 앞쪽 흔들림(지지면이 질량중심 뒤쪽으로 이동)이 나타나고, 발바닥굽힘이 감소하며, 장딴지근과 가자미근이 늘어나게 된다. 플랫폼을 발바닥 또는 발등굽힘으로 회전시키면 발목에서는 동등한 변화가 나타나지만(그림 6.2), 질량중심은 지지면의 선상에 유지된다.

단일시냅스 신장반사가 지지면 위에 질량중심을 재배치시키는 기능을 발휘하지는 않지만, 다리 근육의 근전도(electromyographic, EMG) 분석결과, 신장되는 근육은 신장반사보다 더 긴 잠복기를 보이고 자발적 반응보다는 짧은 잠복기를 가진다. 이러한 안정화를 위한 발목 근육 반응(90~120ms 잠복 시) 후 10~20ms 이내에 몸의 같은쪽 위쪽다리 근육의 반응이 나타나게 된다(예: 가자미근에 다음으로 넙다리뒤근, 앞정강근 다음으로 넙다리네갈래근). 따라서 이러한 초기 연구를 통해 발목 고유수용기 자극에 의해 시작되어 다리 근육의 먼쪽에서 몸쪽으

표 6.1 자세 불안정에 대한 임상 시험의 장점과 단점

	장점	단점	검사 조작 (안뜰보상이 있는 개인에게 설명 요구)
정적검사			
롬버그	치료실에서 쉽게 수행한다. 수행 안정성의 상실까지 시간별로 정량화한다.	질적이다. 적응 반응을 검사하지 못한다.	좁은 기저면 감각자극을 조작할 수 있다. 머리회전을 추가할 수 있다.
평형검사	양적 측정이다.	힘판 또는 운동학적 또는 관성 센서가 필요하다. 분절내 움직임으로 인해 명확하지 않은 결과 적응 반응을 검사하지 못한다.	감각자극을 조작할 수 있다. 머리회전을 추가할 수 있다.
안뜰유발근전위 (VEMP)	둥근주머니와 아래안뜰신경 또는 타원주머니와 위안뜰신경에 대한 검사이다.	cVEMP는 목빗근 근전도와 oVEMP는 아래빗근 근육의 근전도 검사가 필요하다.	단음 또는 클릭 또는 진동을 적용할 수 있다.
동적검사			
발디딤 검사	클리닉에서 쉽게 수행한다. 안정성 상실 전 단계 걸음수로 정량화한다.	적응 반응을 검사하지 못한다. 신뢰할 수 있는 것으로 표시되지 않았다.	
경사판 검사	클리닉에서 쉽게 수행한다. 외부 힘에 대한 적응이 필요하다.	질적이다. 힘의 진폭과 적용은 조절되지 않는다.	
동적자세 검사	양적 측정이다. 외부 힘에 대한 적응이 필요하다.	힘판이 필요하다.	감각신호를 조작할 수 있다.
가상 현실	자세 반응에 대한 시각 정보 영향을 검사한다. -자세 반응에서 지각 통합.	고가의 기술, 프로그래밍 지식 및 운동학적 · 생리적 측정도구가 필요하다.	감각신호를 조작할 수 있다 (촉각, 청각, 시각).

로 올라가는 근활성의 패턴은 플랫폼 운동 후 회복을 위한 반응으로 오름 근육 협동작용(synergy)이 됨을 확인하였다.

신체가 회복 동작을 시작하기 위해 주로 발목 고유수용감각자극에 의존하여 역 진자(inverted pendulum)처럼 작용한다는 Nashner의 당초 결론은 자세 회복 과정 동안 발생하는 복잡한 다분절 동작을 정확하게 설명하지는 못한다. '발목 전략'은 흔들림이 느리고 단단한 표면에서 가장 효과적이다. 지지면이 좁거나 유연할 때와 같이 발목관절 주위에 적절한 토크를 가할 수 없을 때에는 엉덩관절 굴곡 또는 '엉덩관절 전략'으로 균형이 회복된다. Allum 등은 모든 균형의 회복은 신체분절 사이의 타이밍에 의해 정의된 두 가지 기본 협동작용 중 하나에 의해 비롯되고, 선택된 협동작용의 진폭은 모든 관절 분절의 초기 움직임 속도에 따라 조절된다는 결론을 내렸다. 따라서 2개의 분리된 전략보다는 균형을 위한 움직임 전략의 지속적인 연결이 있다.

더욱 큰 자극(예: 갑작스런 교란과 지지면을 훨씬 넘어서 일어나는 질량중심 이동)으로 인해 한 걸음 내딛는 능력은 균형회복을 위해 꼭 필요한 전략임이 밝혀졌다.

또한 다른 연구에서의 균형반응 시작은 흔들림 발생을 예측할 수 있는 능력과 신체 교란의 위치 둘 다에 크게 의존한다는 것을 밝혀냈다.

자동 자세 반응에 안뜰 기여의 확인

Nashner의 연구결과가 발표된 이래 연구자들은 안뜰계가 자동 자세 반응에 기여함을 분명히 하기 위해 노력하였다. 사람과 동물 피실험자를 수직으로 떨어뜨림으로써

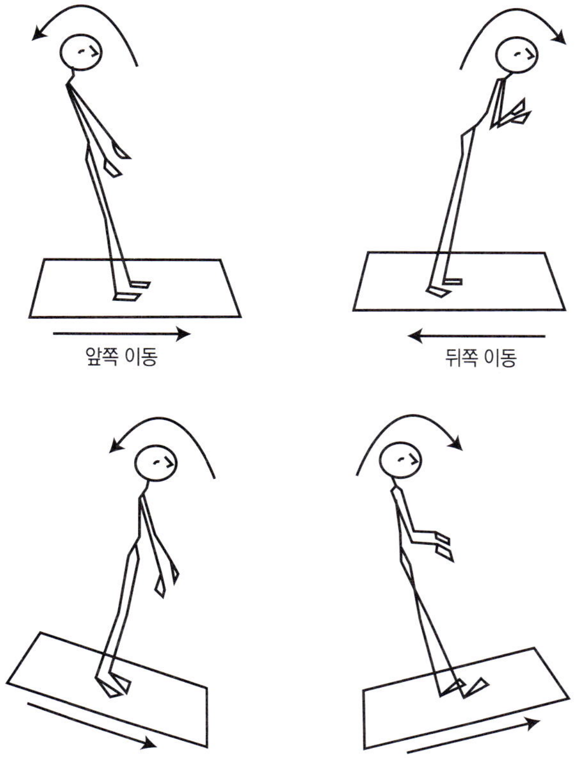

그림 6.2 동적 자세 힘판에서 동요의 4방향.
앞쪽 이동(수평이동, translation) 및 발바닥굽힘 회전에서 발목 각도는 사람이 힘판의 움직임을 보완함에 따라 증가한다. 뒤쪽 이동(translation) 및 발등굽힘 회전에서 발목 각도는 감소한다.

선형 가속자극이 미로수용기를 직접적으로 자극하는 연구에서 직접적 미로 자극은 다리에 자동적 또는 '유발된(triggered)' 자세 반응을 일으킴을 증명하였다. 그러나 Nashner는 안뜰계가 고유수용 신호가 없거나 신뢰할 수 없는 경우일 때에만 다리 균형 반응 조절에 기여한다고 가정하였다. 동적 자세 플랫폼 움직임은 엉덩관절의 흔들림과 일치하도록 만들어져 발목은 중립적인 자세를 유지하게 한다. 따라서 발목으로부터의 고유수용 되먹임은 신뢰할 수 없게 되었고, 피실험자는 안뜰신호에 의존해야 했다. 그 결과 자동 자세 반응이 상당히 지연되어 나타났다.

이것을 더 주의 깊게 분석해보면 자동제어장치(servo-mechanism)가 발목 고유수용감각기의 되먹임을 완전히 제거하지 않고 자동 자세 반응을 변화시켜 왜곡되거나 변형된 신호를 생성했을 가능성이 있다. 또 다른 고려사항은 정적 기립자세에서 안뜰자극 반응이 동적 보행 동안 발생하는 반응 및 머리의 강한 가속으로 균형을 잃을 때와는 동일하지 않다는 것이다. 지지면 이동에 의한 자세 반응 발생에 안뜰의 관련성을 확인하기 위해서는 발목의 각도가 플랫폼 이동(translation)과 회전 모두에 대해 동일하게 유지되었고, 그로 인해 미로에 대한 가속 자극이 달랐지만 발목으로부터 동등한 고유수용 신호를 생성하였다. 두 유형의 흔들림 동안 머리 가속 및 목과 다리 근육 근전도 반응이 동일한 반응 패턴을 나타내지 않을 때, 연구자들은 미로신호가 다리 자세 반응의 발생에 직접 관여해야 한다는 결론을 지었다. 두 피실험 그룹의 차이는 플랫폼 회전 동안 가장 크고 일관성이 있었으며, 연구자들은 지지면 회전을 이용하여 안뜰상실을 가장 잘 진단할 수 있다고 믿게 되었다. 또한 다양한 플랫폼 앞뒤 이동속도(5~35cm/s)를 사용한 추가 연구에 따르면, 일정한 머리 가속에도 불구하고 건강한 피실험자와 양쪽 안뜰상실이 있는 환자 간에 매우 다른 엉덩관절 및 무릎관절 토크를 생성하였다. 이것은 근육의 크기와 힘 패턴이 초기 머리 움직임에 대한 안뜰자극에 크게 의존한다는 것을 암시한다.

감각신호 변화

동적 자세검사 중에 이용 가능한 시각 및 몸감각자극을 조작(manipulation)하는 것은 안뜰신호를 사용하는 사람의 능력을 확인하는 데 사용되는 또 다른 방법이다. 몸감각자극을 변화시키기 위해 보다 일반적으로 사용되는 프로토콜에는 조용히 서 있는 동안 발목의 정상 흔들림과 일치하게 플랫폼을 움직이거나 또는 몸감각자극을 덜 효과적으로 하기 위해 불안정한 지지면 환경을 제공한다. 시각 조건은 전-후면에서 시야를 안정시키거나 회전시킴으로써 조절된다. 변경된 감각신호를 검사하는데 가장 널리 사용되는 것은 균형감각 조직성 검사(sensory organization test, SOT)이다. 균형감각 조직성 검사는 6가지 조건에서 서 있는 자세에서 자세 흔들림을 체계적으로 평가하게 된다: 조건 1(눈 뜨기, 고정된 지면), 조건 2(눈 감기, 고정된 지면), 조건 3(눈 뜨기, 고정된 지면, 기준 시야의 흔들림), 기준 4(눈 뜨기, 불안정한 지면, 시야 고정), 조건 5(눈 감기, 불안정한 지면), 조건 6(눈 뜨기, 불안정한 지면, 기준 시야 흔들림). 가상현실 기술은 과학자와 임상의사가 시각 흔들림이 자세 반응에 미치는 영향을 탐색할 수 있는 능력을 향상시켰다(표 6.1).

정상적인 피실험자, 노인 및 안뜰상실이 있는 사람은 변화된 감각자극의 조건 아래 낙상이 증가하는 경향이 있지만, 그 원인이 다른 감각신호의 상실을 보상할 수 없는 안뜰척수계라고 결론짓는 것은 시기상조일 수도 있다. 몸감각 및 시각자극의 수정이 반드시 이들 신호의 상실과 동등한 것은 아니며, 중추신경계는 감각운동 변환 알고리즘을 변경함으로써 왜곡되거나 최소화된 자극을 잘 보상할 수 있다. 예를 들어, 시스템은 안뜰척수계에 완전히 의존하기보다는 왜곡된 자극에 대한 시각과 몸감각의 반응에 대한 보상적 전략을 실행할 수 있다. 또한 시각 또는 몸감각 정보가 신뢰할 수 없게 될 때 미로손상 환자의 방향감각 상실은 어느 신호도 모든 상황에서 신체의 방향을 적절히 지정할 수 없다는 사실에 의해 설명될 수 있다. 자연환경이라는 공간에서 방향을 정의하기 위해 시각과 안뜰신호 모두에 의존하며, 증거로 미로손상이 있는 사람은 안뜰상실로 시각적 자극에 더욱 민감하고 의존하게 됨을 나타낸다.

임상연구자들은 동적 컴퓨터 자세검사 및 균형감각 조직성 검사(SOT)에 머리 흔들기를 추가하여 청년, 노인 및 안뜰상실이 있는 사람의 자세 조절 사이에서 특징적 민감도를 개선하려고 시도하였다. 머리 흔들기 균형감각 조직성 검사(HS-SOT)는 조건 2(눈 감기, 고정된 지면)와 조건 5(눈 감기, 불안정한 지면)에 수평 머리 흔들기를 추가한다. 머리 흔들기 구성요소는 20초 동안 60dec/sec의 최고속도로 수평 머리 회전을 수행함으로써 달성할 수 있다. 그러나 적어도 하나의 연구에서는 안뜰상실이 있는 경우, HS-SOT의 조건 2에서는 천장효과(ceiling effect)가, 조건 5에서는 바닥효과(floor effect)가 나타나는 것을 발견하여 추가적인 속도(조건 2에서는 120dec/sec, 조건 5에서는 15dec/sec)에서 머리 흔들림을 첨가하였다. Lim 등은 HS-SOT 조건 2와 5가 급성 한쪽 기능저하가 발생한 후 6개월까지 어지럼 장애 척도(dizziness handicap inventory)를 통해 장애(disability)에 대한 지각과 관련이 있음을 보여주었다. 머리 흔들기 없는 SOT는 급성 발병 후 1주 동안에만 상관관계가 있었다. 따라서 HS-SOT는 머리 움직임에 의한 균형 상실이 발현된 사람에게 안뜰재활의 귀중한 결과 평가치가 될 수 있다.

요약하면, 지지면 이동에 대한 자세반응은 전통적으로 다음과 같이 평가하였다. (1) 움직이는 플랫폼에서 지구의 수평면을 따라 서 있는 피실험자를 변환, (2) 발목의 수평축을 중심으로 발목의 발등굽힘 또는 발바닥굽힘으로 회전시킬 때, (3) 플랫폼을 지구의 수평으로 고정하거나 플랫폼 또는 시야의 각도를 기준으로 하여 정적 흔들림 동안 발목의 각도와 일치하도록 움직인다. 자세 플랫폼을 사용하는 실험은 굉장히 다양한 속도 범위 및 진폭 변위에 걸쳐 이루어졌는데, 이를 통해 다리에서 머리의 힘 전달을 변화시키고, 균형 유지를 어렵게 하는 여러 상황에서 안뜰의 영향을 비교할 수 있게 되었다. 피실험자에 대한 지침과 과거 경험에 대해서는 조절되지 않았다. 결과 해석에 대한 추가적인 제한은 자세 반응의 평가가 미로수용기의 문턱값 특성 및 동적 특징과 함께 신체 흔들림의 기전을 통합해야 한다는 것이다. 왜냐하면 머리 기전과 질량중심의 이동을 아는 것은 회복에서 관(canal)과 귀돌기관 되먹임의 역할을 예측하는데 필요하기 때문이다. 그 한계와 조절해야 하는 다수의 변수에도 불구하고 자세 플랫폼은 임상 모집단의 자세반응에 대한 정량적 평가를 얻기 위한 방법으로 계속 사용되고 있다. 이 장에서 보고된 많은 결과는 사실 안뜰기능장애로 인한 자세 조절의 장애를 검사하기 위해 자세 플랫폼 방법론에 의존하게 된다.

정적 기립자세 검사 Tests of quiet stance

안뜰척수 기능의 전통적인 임상검사에는 롬버그 검사(Romberg's test)와 같은 자기위치평가(self-localization) 검사가 포함된다. 처음에 롬버그의 불안정 검사는 발을 붙이고 서서 눈을 감고는 설 수 없는, 척수매독(tabes dorsalis)으로 인해 고유수용감각이 상실된 환자

집단을 기반으로 하였다. 그러나 롬버그 검사는 만성적 한쪽 미로손상을 탐지하는 데에는 둔감하며, 동일한 대상자를 여러 번 검사를 하게 되면 그 결과가 매우 가변적이다. 환자를 일자서기처럼 한발의 뒤꿈치와 다른 발의 발가락이 붙은 자세(칼날형 또는 일자형 롬버그)로 서 있게 하는 검사로 수정하면 지지면의 폭이 좁아져 검사가 더욱 민감해지게 된다. 그럼에도 불구하고 정적 기립자세 검사는 대부분의 일상생활 동안 동적 균형에 필수적인 자세 반응의 적절한 구성요소를 평가하지는 못한다.

정적 기립자세 검사는 안뜰계가 손상된 환자가 정적 기립자세 동안 지지면이 부자연스러워질 때(예: 지지면이 좁아지거나 푹신한 표면) 흔들림과 낙상이 증가하기 때문에 균형 문제의 심각성을 나타내게 된다. 자세 불균형에 기여하는 신경과정에 대한 결론은 매우 제한적으로 내려진다. 저주파 흔들림 안정화에 대한 변화된 고유수용감각과 피부 정보의 영향은 정적 기립자세 검사로 단정지을 수 없다. 시야의 속도 변화는 정적 기립자세 동안 신체 흔들림을 조절하는 중요한 매개 변수이지만, 단순히 시각을 제거해도 자동 자세 반응의 시간적 · 공간적 구성은 변화하지 않는다. 또한 피실험자가 얼마나 자주 낙상을 하는지 또는 어떠한 방향으로 벗어나는지에 대한 행동평가는 자세 조절에 관여할 수 있는 운동 및 감각 기전에 대한 정보를 전달하지 못한다. 따라서 정적 기립자세 검사를 통해 안뜰계를 평가하려고 시도하게 되면 많은 요인이 작용하기 때문에 자세 결함을 일으킬 수 있는 안뜰척수 장애를 그 원인으로 단정하는데 제한이 있게 된다. 이러한 한계에도 불구하고, 안뜰기능장애가 정적 기립자세 동안 수직에서 벗어나게 한다는 개념은 안뜰기능장애 임상검사의 기초가 되고 있다.

안뜰상실이 있는 환자의 임상검진에서 자세 흔들림을 정량화하는 데에 대한 관심이 새로워졌다. 푹신한 폼 표면은 안뜰장애를 식별하는 데 매우 민감한 것으로 나타났다. Varela 등은 푹신한 폼 위에 서 있는 건강한 사람과 안뜰장애가 있는 사람들에서 눈을 뜨고 눈을 감은 상태에서 흔들림 진폭이 증가함을 보여주었다. 미국에서 대규모의 균형 및 안뜰기능 조사에서 안뜰기능장애 및 낙상 위험 증가의 지표로 푹신한 표면을 사용하였고, 40세 이상 성인의 35% 이상이 푹신한 표면에서 눈을 감고 서 있을 때 어려움을 호소했다.

최근 개발된 관성 센서를 이용한 임상 적용 가능한 검사 체계는 임상가가 정적 기립자세 검사 동안 손상을 진단하고 안뜰재활을 통한 개선 사항을 모니터링 하는데 도움이 된다. 골반과 몸통 또는 엉치뼈에 부착된 관성 센서는 임상 균형 및 보행 검사 동안 흔들림 진폭을 포착하는데 도움이 될 수 있다. Horling 등은 안뜰상실, 사지의 고유수용감각 상실이 있는 피실험자 및 건강한 피실험자에게 딱딱한 표면에서 눈을 감고 서 있는 자세(롬버그 검사)와 푹신한 표면에서 눈을 감고 서 있는 자세에서 흔들림을 평가하였다. 건강한 피실험자와 비교하였을 때 안뜰상실이 있는 피실험자에서는 눈을 감고 푹신한 표면에 서 있을 시 흔들림이 증가하였고, 고유수용감각 상실이 있는 피실험자에서는 눈을 감고 딱딱한 표면과 푹신한 표면에서 있을 시 모두에서 흔들림이 증가한 양상을 보였다.

평형검사 Stabilometry

평형검사는 일반적으로 시간을 초과하여 힘 플랫폼에 정적으로 서 있는 피실험자의 신체 전후 및 측면 편위를 평가하는 임상도구이다. 그 시간 동안 피실험자는 힘판 위에 정적으로 서 있고, 중력중심의 편위는 눈 뜨기, 눈 감기, 눈 감고 머리 폄처럼 여러 조건에서 평가하게 된다. 안뜰척수계에 스트레스를 가하는 시도는 이 평가 시스템을 사용하여 다른 감각 경로에서부터의 신호를 변화시키면 가능하게 된다. 예를 들어, 고무 폼(푹신한 표면)을 지지면에 추가하여 몸감각자극의 효율성을 떨어뜨리거나 시각적 되먹임을 변화시키기 위해 시각적으로 조절되는 환경 내에 피실험자를 배치하는 것이다. 고전적인 롬버그 검사를 정량화하려는 시도는 정적 기립자세 동안 자세 흔들림 평가를 보다 객관적으로 만들게 되었다. 그러나 흔들림 증가 관찰에 기여하는 기전은 아직 확인되지 않고 있다. 한 가지 문제점은 신체 부위(임의적이거나 실험자의 지시를 통해)의 위치를 변경하면 피실험자는 안정성에 영향을 주지 않고 압력중심의 이동이 나타나게 된다는 것이다. 일반적으로 안뜰계의 감각기관은 대부분 공간에서의 가속과 방향의 변화에 반응하기 때문에 안뜰결핍이 있는 환자에서는 정상 롬버그 징후가 나타나는 경향이 있기에 평형검사의 정적 기립자세 검사는 안뜰척수 기능의 설득력 있는 평가방법은 아니다.

경사판 Tiltboards

경사 반응 또는 신체 전위에 반대하는 반사 작용은 전통적으로 수평축을 중심으로 지지면의 외측 경사 또는 앞·뒤 경사에 의해 유발된다. 지지면을 기울일 때 각 가속도에 반대하여 몸을 움직이고 지지면의 수직 투사 내에 중력중심을 재배치함으로써 안정된 평형을 되찾기 위한 반응이 일어나게 된다. 이러한 반응은 진료실에서 단순히 환자의 어깨를 미는 것으로 이끌어낼 수 있다. 이 검사의 정확성에 관한 문제는 다음과 같은 3가지 요소가 있다. 첫째, 경사반응은 관찰 기법에 의해 평가되기 때문에 자동 자세 반응보다 늦게 자발적 반응(150ms 보다 큼)이 평가되고 있다. 둘째, 힘이 지지면보다는 몸통에 직접 가해질 경우, 반응 패턴이 바뀌게 된다. 셋째, 환자가 환경 내에서 장애물을 밀어내거나 넘어질지, 흔들림의 적용이 예측 가능한지 그리고 스스로 유도되는지에 따라 경사 반응은 다르게 나타나게 된다.

발디딤 검사 Stepping tests

Unterberger 또는 Fukuda의 발디딤 검사는 환자들이 앞으로 걷기 또는 발디딤을 할 때 수직 축을 중심으로 회전하는 능력을 검사한다. 그러나 동일한 피실험자에 의해 생산된 회전량의 현저한 가변성은 이러한 검사를 신뢰할 수 없게 만든다. Graybiel과 Fregly(실조 검사종합, Ataxia Test Battery)가 개발한 배터리 검사(battery test)는 피실험자가 똑바로 서 있는 자세, 한발서기 자세 그리고 일자형(tandem) 자세에서 눈 뜨고 눈 감기, 이에 더하여 마루 또는 좁은 난간에서 일자형 보행을 하도록 하는 검사이다. 이 검사는 환자에게 좁은 지지면이 요구될 때 난간에서 떨어지기 전에 나타난 디딤의 수 또는 일직선에서부터 변위 평가에서 정상 피실험자보다도 더 낮은 점수를 받기 때문에 미로손상으로 보상을 하는 환자에게 유용한 검사이다.

가상현실 환경 Virtual reality environments

공간 내에서 자가운동(self-motion)과 방향에 대한 지각은 안뜰, 고유수용감각, 시각신호의 수렴에 의해 얻을 수 있다. 물체의 움직임과 자가운동 사이의 모호성을 해결하기 위해 우리는 감각 되먹임을 사용하여 일어나고 있다고 믿는 것에 대해 지각적 선택을 하게 된다. 가상현실(virtual reality, VR) 기술(그림 6.3)은 실험실의 통제적 환

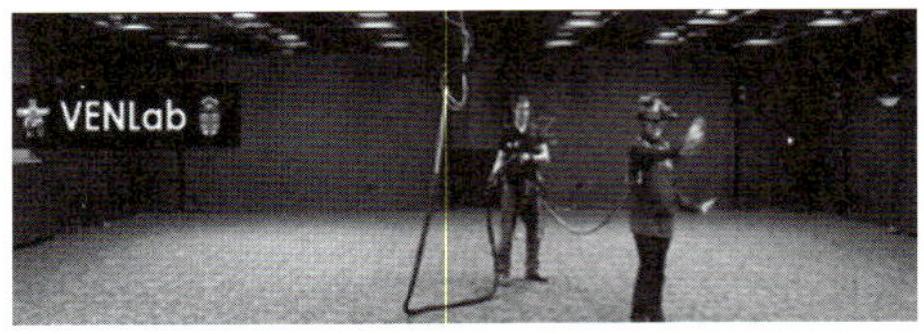

A: 머리 착용 디스플레이

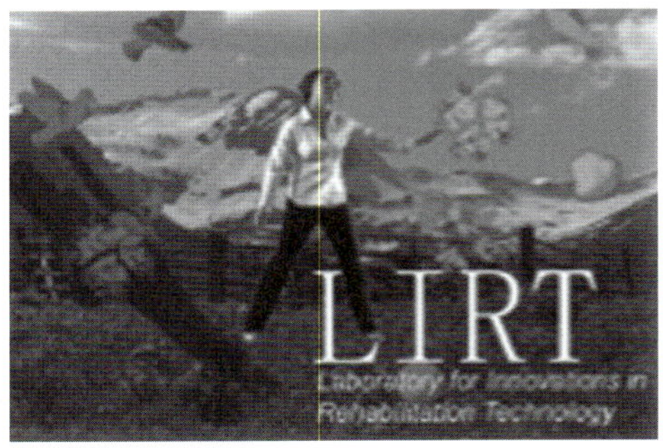

B: 비디오 캡쳐

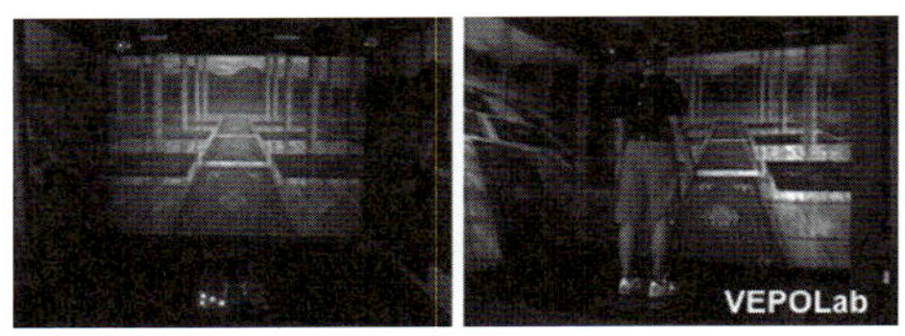

C: 후면 영상 화면

그림 6.3 수행자가 시각적 이미지와 상호 작용하면서 자유롭게 움직일 수 있는 가상현실 기술의 예. **A:** 수행자는 Brown 대학(http://www.cog. brown.edu/research/ven_lab/)의 William Warren 박사가 제시한 VENLab에서 머리 착용 디스플레이를 착용한 채로 걸을 수 있다. **B:** Haifa 대학의 Tamar Weiss 박사가 지도하는 재활 기술 혁신 연구소의 비디오 캡처는 수행자들이 가상 물체와 상호 작용하는 것을 관찰할 수 있도록 허용한다(http://staffsw.haifa.ac. il/index. php?option=com_content & view = article & id = 1 & Itemid = 12). **C:** Temple 대학의 Emily Keshner 박사가 지도하는 VEPO (virtual environment and postural orientation) 연구실에서 동적 자세 플랫폼(NeuroCom International, Inc.) 앞에 3면 벽 전체 시야를 덮을 수 있는 후면 영상 화면을 배치하여 지지면과 수행자의 시각계를 동시에 동요시키고 있다(https://sites.google.com/a/temple.edu/vepo/ about-us).

경에서 물리적 세계에서 발견되는 감각적 복잡성을 제공한다. 피실험자는 자신이 그 장면의 일부임을 느끼고 세계가 그들 주위를 움직이고 있다는 것을 지각하도록 훈련 환경에 몰입하게 된다. 따라서 VR은 생리적 · 운동학적 반응을 기록하면서 행동에 영향을 미치는 많은 신체적 변수에 대한 정밀한 조절을 통해 종합적인 환경을 만들어 낼 수 있게 된다.

VR 환경에서 건강한 피실험자는 시각정보의 빈도와 진폭이 지지면 흔들림에 의해 발생하는 몸감각신호의 빈도나 진폭과 일치하지 않을 때, 자세 흔들림에서 큰 증가를 보였다. 이 경우 시각정보는 신체 움직임과 일치하지 않는다. 따라서 그것은 자세 흔들림과는 무관하게 취급되어 무시되게 된다. 대신에 두 모집단 모두에서의 자세 반응은 분절 사이 반응에 추가적 빈도를 통합하고, 반응의 크기를 더욱 증가시킴으로써 더욱 복잡하게 구성될 것이다. 미로손상이 있는 사람을 포함한 모든 피실험자는 시각신호의 빈도가 다양할 때 엉덩관절 전략에서 부분적 역진자로 이동되는데, 이는 시각신호가 신체 교란과 일치하지 않을 때 그 반응이 역학적 체계를 경직시켜 조절되는 자유도를 감소시키는 것을 나타낸다. 그리고 미로손상이 있는 성인의 반응에서 추가적 빈도가 존재했지만, 미로자극의 부재에서는 크기가 증가하지 않아 더 큰 크기의 반응을 만들 수 없거나, 반응 크기를 조절하는 것이 시각-안뜰 충돌을 계산하는 능력에 의존했음을 암시한다.

말초 안뜰질환에서 자세 반응
Postural reactions in peripheral vestibular disorders

안뜰계 질환의 병인 및 진단검사에 대한 논의는 이 장의 범위를 넘어서지만 다른 출처에서 확인할 수 있다. 여기에서는 자세 장애를 유발하는 원인을 밝히고 안뜰기능의 변화에 대해 검사하여 안뜰장애에 초점을 맞출 것이다. 안뜰척수계 기능장애는 왜곡과 결핍의 두 가지 범주로 나눌 수 있다. 시스템의 효율성은 일반적으로 감각(즉 미로)자극이 감소 또는 폐지되어 주로 불안정성에 대한 불평과 불안정이 발생했음을 의미한다. 왜곡은 신호가 존재하지만 교란되고 있음을 나타내며, 감각 되먹임에 대한 기대치와 일치하지 않는다. 그 결과 기존 상황(예: 현훈과 실조)에 대한 부적절하거나 잘못된 운동 반응일 것이다. 이 장에서 논의된 자세 장애에 대한 요약은 표 6.2에 제시되어 있다.

결핍성 미로자극 Deficient labyrinthine inputs

8번째 신경 또는 안뜰미로에서의 손상은 말초 안뜰조직에서부터 신호를 잃거나 감소시킨다. 중추성 장애는 안뜰핵 또는 안뜰핵과 교통하는 중추성 경로에서 발생한다. 두 경우에 환자는 불평형(disequilibrium), 불균형(imbalance) 및 실조를 경험할 수 있다. 이는 말초계의 한쪽 병변으로, 오른쪽과 왼쪽 미로에서 자극신호의 정상 대칭성이 장애를 받게 되어 한쪽의 안뜰핵의 발사율(firing rate)이 감소하게 된다. 한쪽 병변은 정상측이 자극을 받는 것처럼 시스템에 영향을 미치며, 따라서 머리 방향과 움직임의 착각을 일으킨다. 그 후 내재된 불평형은 안뜰척수계를 부적절하게 반응시켜 현훈, 눈떨림 및 자세 불안정성을 초래하게 된다.

안뜰계 자극의 또 다른 효과는 중력에 대항하여 근육의 긴장도를 유지하는 것으로, 한쪽 결핍이 있는 원숭이와 사람의 팔다리에서 폄근의 활동이 병변의 반대쪽에 강화되었기 때문에 미로자극과 직접적인 상관관계가 있는 것으로 나타났다. 그러나 자세 반응은 단일 경로 안뜰반사보다 더 복잡하며, 이러한 직접적인 반응만큼 쉽게 발견하고 국소화될 수는 없다. 예를 들어, 두 미로에 병변이 있을 때 인위적인 움직임 감각이 발생하지 않으면, 눈떨림과 현훈의 증상도 나타나지 않는다. 그러나 평형은 항상 흔들림이 있어, 안뜰계의 균형기능이 미로 수용체 자극에 대한 단순한 반응이 아님을 시사한다.

안뜰결핍의 지표
Indicators of vestibulospinal deficiency

한쪽과 양쪽 미로 결핍

다수의 자세검사 방법으로부터 평가된 반응이 다양하다는 것은 이러한 장애가 있는 자세 반응에서 조절의 복잡성을 확인시켜준다. 롬버그 검사의 결과를 정량화하려는

표 6.2 안뜰장애가 있는 환자에게 관찰되는 자세 문제

말초 안뜰장애		임상적 · 기능적 발현
자극 결핍	직립 자세를 유지하기 위해 더 많은 에너지가 필요	지속적인 직립 활동으로 인한 피로 호소
	부적당한 감각신호가 있을 때의 불안정성 증가	복잡한 감각 환경에서 불안정성 증가
	EMG의 진폭과 토크는 결핍 정도에 반비례	머리 움직임에 의해 불안정성이 감지될 때 교정 반응 감소
왜곡된 자극	안뜰자극은 계속해서 처리 할 수 있다.	현훈이 없을 경우, 정상적 자세 반응
	부적절한 감각신호가 있을 때 낙상이 증가	복잡한 감각 환경의 불안정성 증가
중추성 안뜰장애	중력 수직 위치와 지각손상	머리와 몸통의 기울기
	특정 방향 운동 실조증	가쪽쏠림보행과 걸음걸이 궤적의 상실
	빠른 위상 눈떨림의 방향으로 넘어지는 경향이 있음	수평 눈떨림 방향 쪽으로 넘어지는 것은 가쪽쏠림보행의 결과
노화	반응 잠복기가 길어지고 반응 시간이 지연	불안정화에 대한 반응이 느림
	감소된 감각 예민함과 손상된 신호 감지	불안정화에 대한 반응이 느림
	자세 반응 패턴이 일시적 손상	불안정화에 대한 부적절한 자세 대응

시도가 반복된 후 가장 신뢰할 수 있는 성과는 바로 선 자세를 유지할 때 힘 궤도 중심(center of force trajectory)에서 힘 스펙트럼 밀도(power spectral density)의 에너지를 평가하는 것이다. 이 연구와 힘판을 이용한 다른 연구에서는 모두 정적기립 동안 힘판을 사용하여 흔들림을 기록하였는데, 피험자 내 가변성 및 정상과 임상 모집단 사이의 겹침으로 인해 연구결과의 가치가 감소된다. 그러나 연구결과, 미로 결핍을 가진 환자로부터 시각적 자극이 제거(눈 감기)될 때 기립자세를 유지하기 위해 더 많은 에너지를 소비해야 한다는 것을 시사한다.

Black과 Nashner가 발표한 일련의 연구에서, 자세 흔들림은 엉덩이 높이에 위치한 전위차계(potentiometer)를 통해 기록되었다. 환자는 땅에 고정되거나 신체 흔들림에 비례하여 움직일 수 있는 플랫폼에 서 있었다(흔들림 기준). 그런 다음 시각 환경을 조작하여 환자가 (1) 바닥 고정, (2) 신체 흔들림에 비례하여 움직이거나 또는 (3) 눈을 감아 시야를 제거한 상태에 있게 했다. 미로자극이 감소하거나 부재를 가진 환자는 발목 고유수용감각 기준이 신체 흔들림에 비례하고 시각 기준이 제거되거나 부적절할 경우(위의 조건 2와 3), 정상 대조군과 비교할 때 불안정하였다. 신뢰할만한 되먹임의 유일한 출처가 안뜰자극일 때 안뜰결핍이 있는 환자는 자세반응을 바르게 구성하기 위해 몸감각과 시각 기준에 의존하기 때문에 넘어질 것으로 생각되었다. 이 연구에서 Black 등은 지지면과 시각적 환경에 의해 제공되는 감각 정보를 체계적으로 변경함으로써 안뜰결핍을 정량화할 수 있다고 제안하였다.

몇 가지 문제들로 임상 진단과 평가의 이러한 결과에 대한 신뢰성을 제한하게 된다. 첫째, 한쪽 또는 부분 양쪽 결핍이 있는 환자는 안뜰기능을 완전히 상실한 환자만큼 불안정할 수 있으므로 검사를 통해 안뜰기능을 단계적으로 정량화하는 것은 어렵다. 둘째, 연구자는 잘 보상된 환자만 검사하였다. 이후에 논의될 것이지만, 보상은 시스템에서 중추 재조직화로서 발생하게 된다. 따라서 이런 실험은 안뜰결핍을 검사하는 것이 아니라 제시된 자극에 부적절하게 반응하는 보상시스템을 시험하는 것일 수도 있다. 셋째, 다른 비안뜰장애로 인한 자세 불안정을 가진 환자는 안뜰결핍을 가진 환자와 유사한 검사 결과를 가질 수 있다(Hain과 Herdman, 개인적인 커뮤니케이션).

Allum 등은 발목을 발등굽힘시킨 플랫폼에서 근육 EMG의 잠복기와 진폭을 모두 조사하였다. 완전한 양쪽성 미로 결핍이 있는 환자의 발목에서 EMG가 발현되는 부위인 가자미근과 앞정강근에 토크를 기록하였는데, 눈을 뜨고 눈을 감고 있는 정상 피실험자와 비교했을 때 유의한 감소가 보였다. 이러한 데이터를 사용하여, EMG 진폭과 말초 안뜰결핍의 정도 사이에서 선형 상관관계가 나타났다. 모집단으로 정상 미로(정상 피실험자), 급성 한쪽 미로 결핍 환자, 만성 한쪽 미로 결핍 환자 그리고 양쪽성 미로 결핍 환자를 포함하여 평가하였고, 따라서 단계적 미로 기능이 포함되었다.

데이터별로 수행된 단계적 차별 분석 기법은 플랫폼에 가해진 토크의 진폭뿐만 아니라 가자미근과 앞정강근의 근육진폭 반응이 미로 결핍의 강도와 반비례가 있음을 시사한다. 근육과 토크 반응은 미로자극 수용이 감소함에 따라 진폭이 감소하게 된다. 미로자극의 완전한 상실이 있는 환자에서 다리의 EMG 활성이 여전히 존재하기 때문에 말초 안뜰결핍 정도와 EMG 활성량에서의 선형 상관관계는 다리 자세반사가 고유수용성 신장반사에 의해 유발될 수 있다. 그러나 그 진폭의 변조는 안뜰척수 신호의 조절하에 있거나 존재해야 한다. 목 근육에서의 근전도 활성은 이러한 환자에게서는 명백히 변화하지 않았고, 목 근육 반응의 국소적 조절을 암시한다. 따라서 플랫폼 상에서 뒤쪽으로 회전된 환자에게서 기능적 전방 토크를 생성하기 위한 발목 근육 반응의 효율성이 감소되었고, 이러한 환자는 뒤쪽으로 낙상하는 경향을 보였다.

플랫폼에서 수평 이동(translation) 동안 안뜰결핍이 있는 환자의 근전도 반응을 검사하였다. 자세 반응의 잠복기에는 변화가 없었으나, 자세반응의 분절적인 구성에는 변화가 있었다. Allum 등은 양쪽성 말초 안뜰결핍이 있는 환자의 경우 엉덩관절에 대한 몸통 회전 각속도에서 유의한 변화가 없었으며, 엉덩관절 전략은 플랫폼 회전에 대한 자세 반응의 일반적인 구성임을 발견하였다. 이 연구자들은 어떤 움직임 전략이 선택되었는지는 몸통과 머리 가속의 초기 방향(플랫폼 회전과 이동의 반대 방향)에 달려 있고 처음부터 사전 프로그램된 것처럼 실행되었다고 보고하였다. Horak 등은 이전에 안뜰장애가 있는 환자에게서 엉덩관절 전략이 보이지 않았다고 말했지만, 새롭게 동적 자세검사를 진단도구로 사용할 때 적절한 반응 변수를 식별하기 위해서는 엉덩관절 토크 평가가 중요하다는 것을 강조하였다. Runge 등은 양쪽성 결핍이 있는 환자를 통해 후방 이동 동안 엉덩관절과 무릎관절의 토크가 일정 범위 속도에 비해 비정상적임을 발견하였다. 이는 환자와 건강한 피실험자의 머리 가속도가 동일하기 때문에 근육의 크기와 힘 패턴이 초기 머리 움직임으로부터 안뜰자극에 의존한다는 다른 연구자들의 결과와 일치한다.

미로자극의 부분적 또는 전체 상실이 있는 환자에서 근전도 반응의 진폭 감소가 나타났고, 특히 시스템에 대한 자극 근원(예: 시각적 자극)이 제거될 때 균형을 유지하기 위해 더 큰 에너지 소비가 필요하다는 결론을 내릴 수 있었다. 또한 이러한 환자는 감각 충돌 상황에서 더 큰 흔들림을 보이며, 환자 사이의 가변성은 임상의 동적 중추성 보상 과정에서 흔하게 일어난다. 한쪽 결핍의 경우, 초기에 명백한 신체 운동에 대해 움직임이 병변쪽에서 멀어진다고 지각하게 된다. 자세 반응은 일반적으로 현훈의 방향과 반대방향으로 진행되어 환측을 향하여 넘어지거나 방향 전환이 되는 경향을 보인다. 이러한 환자들은 안뜰자극에 의존해야 할 때 심각한 자세 장애가 발생하지만 병변 후 2주 이내에 결핍이 보상된다. 양쪽 결핍이 있는 환자는 정적 기립자세에서 정상 자세 흔들림이 나타난다. 눈을 감아 시력을 제거하면 단지 작은 양의 흔들림이 증가하게 된다. 이 환자들은 플랫폼의 발등굽힘 기울임 동안 눈을 감았을 때 뒤로 넘어지는 경향이 있으며, 근육 활동의 진폭이 감소하게 되어 발목, 무릎 및 엉덩관절에 기록된 회복 토크가 줄어들게 된다.

메니에르증후군

메니에르증후군(Ménière's syndrome) 또는 속림프수종은 안뜰기능이 변동하는 것처럼 보이지만 안뜰결핍으로 간주된다. 급성 메니에르증후군은 난청, 이명, 귀의 충만 또는 압박감 등의 증상이 나타난다. 이 증후군이 있는 환자는 병의 완화(remission) 중에 롬버그 검사에서 음성이 나타나지만, 현훈의 간헐적 에피소드 이후 며칠 동안 어지럼과 불안정 증상이 나타날 수도 있다. 이 에피소드는 수년간 불규칙적인 간격으로 나타나며, 결국 환자의 약 1/3은 양쪽에 문제가 생기게 된다.

메니에르증후군의 객관적인 진단은 긴 시간에 걸쳐 나타나는 변동하는 난청이다. 양적 자세검사 평가는 병의 완화 기간 동안에도 이러한 환자의 자세 반응에서 지속적 변화를 확인할 수 있다. 환자가 병의 완화 기간 동안에도 환측을 향해 기울어지는 것을 관찰한 후 발디딤 검사 동안 무게 중심의 움직임 패턴을 평가했다. 눈을 뜨고 눈을 감은 채로 어둠 속에서 발디딤을 수행했으며, 환자는 정상적 보행에 최적과 부드러운 리듬감 있는 패턴(즉 1.2Hz)을 유발하는 빈도에서 수행하도록 요구하였다. 환자는 눈을 감았을 때 8~12초 발디딤 후 손상측을 향해 30° 이상의 각도 변위를 나타내었다. 변위의 시간은 시각자극에 의해 시작되었지만 시간이 지남에 따라 안뜰자극(시각이 없는 경우)을 유지해야 하는 감소된 중추성 운동 프로그램을 나타내었다.

정적 기립자세 동안 흔들림 평가는 중력중심의 움직임 패턴, 전위 및 힘 스펙트럼 등을 포함해야 한다. 이러한 모든 평가를 통해 무게 중심의 위치가 불규칙한 방식으로 변화되었고, 주로 환측을 향해 변위가 나타났다. 메니에르증후군의 급성기에는 기립 흔들림의 고빈도 성분이 관찰되었지만 병의 완화기간 동안에는 관찰되지 않았다. 안뜰기능저하가 발생하지 않은(정상적인 안뜰눈반사 이득을 나타냄) 메니에르증후군을 가진 환자들은 정적 기립자세 동안 감각 충돌 조건에서도 검사를 받았다(안뜰척수기능부전 지표 참조). 이들 환자는 미로자극의 한쪽 또는 양쪽 결핍이 있는 환자와 매우 유사한 반응을 보였다. 플랫폼 또는 시야가 지각적으로 안정화될 때 반응이 정상에서 벗어났으며, 이러한 검사 조건 동안 안뜰미로로부터의 신뢰할 수 있는 자극에 의존한다는 것을 다시 제시하였다.

안뜰척수 왜곡의 지표
Indications of vestibulospinal distortion

양성발작성체위현훈

양성발작성체위현훈(benign paroxysmal positional vertigo, BPPV) 환자의 자세에 대한 왜곡된 미로자극의 영향을 연구하기 위한 검사가 진행되었다. 이 증후군의 핵심은 위치 변화와 함께 짧은 현훈(보통 1분 이내)이 발생한다는 것이다. 발작성체위눈떨림은 빠른 위치 변화로 관찰할 수 있다. 몇 차례 발병 후에 증상이 더욱 오래 지속될 수 있으며, 몇 시간 또는 며칠 동안 지속되는 어지럼과 구역질도 나타날 수 있다. 타원주머니 평형반(utricular macula)의 퇴행은 뒤반고리관의 마루(cupula)에 영향을 주는 평형모래(otoconia)가 떨어져 나가게 하는데, 이것은 BPPV의 가장 강력한 원인과 관련 있고, 다양한 병인(예: 외상, 감염, 허혈)에 의해 초래될 수 있다. BPPV의 강도는 체위 변화의 속도에 따라 달라지며 위치 변화를 매우 천천히 한다면 증상이 나타나지 않을 수 있다.

이 증후군의 체위 구성요소로 인해 환자가 공간에서 머리의 위치를 변화하도록 함으로써 정적 서 있는 자세 동안 자세 변화가 쉽게 기록된다. 머리를 기울인 후, 머리 기울임 방향에 대해 전후 흔들림의 큰 진폭과 같은 쪽 흔들림이 관찰되었다. 현훈이 감소함에 따라 불안정성이 점차적으로 감소했지만, 눈을 감으면 다른 자극으로 보상을 할 수 없어 넘어짐이 발생하였다.

안뜰자극 상실이 있는 환자와 달리 BPPV에서 자극이 왜곡된 환자는 안뜰자극에만 의존하는 움직이는 플랫폼에서 정상적인 반응을 나타내었다. 이 그룹의 환자들에게 더 불안한 것은 플랫폼이 지면에 고정되어 있거나 신체 흔들림에 비례하여 움직이는지 여부에 관계없이 부적절한(지각적으로 안정화된) 시각적 환경이었다. BPPV 환자는 아마도 시각정보에 의존하여 자세 반응을 구성하고 잠재적으로 신뢰할 수 없는 안뜰자극에 대한 반응을 억제한 것으로 추정된다.

중추성 안뜰병변에서 자세 반응
Postural reactions in central vestibular lesions

안뜰미로의 기능이 안뜰계의 총체적 기능을 직접적으로 나타내고 있다는 것은 잘못된 가정일 수 있다. 안뜰핵 복합체는 안뜰미로로부터 직접 자극을 받지만, 시각 및 몸감각자극도 받는다. 안뜰척수 및 그물척수 신경원에 안뜰 및 몸감각자극의 수렴은 안뜰핵 복합체, 인접한 그물체 및 척수의 사이신경원과 운동신경원에서 발생할 수 있다. 그러나 증가하는 증거는 몸통과 중력관성(gravitoinertial) 수직에 머리를 바르게 정렬하려면 안뜰계는 오름 몸감각자극을 받아야 한다는 것을 시사한다. 적절한 자세 반응을 얻으려면 안뜰, 몸감각 및 시각계로부터의 감각 정보수렴이 지면에 대하여 수직으로 신체정렬을 하기 위해 필요하다. 따라서 미로상실은 되었지만 귀돌기관이 정상으로 유지되어 있더라도 바로선 방향을 확인하는 능력은 손상될 수 있다. 이 두 가지 형식 중 어떤 자극이라도 각각 서로 다른 매개변수를 나타내며, 특정 빈도 영역 내에서 효과적이기 때문에 불필요한 것은 없다. 실제로 시각계와 안뜰계의 운동 출력이 빈도에 의존하는 것이 밝혀졌기 때문에 자극 빈도는 보상된 환자의 자세 반응을 조절하는데 중요하다. 따라서 정상적 자세 반응이 제뇌(decerebrate) 동물에서 관찰된 미로 및 목반사만의 작용은 아닌 것으로 보인다. 대신 자세반응은 이용 가능한 모든 감각신호의 동적 결합에서 발생할 수 있다. 신체 자세는 과제 및 행동 목표에 따라 시각, 몸감각 또는 안뜰감각에 기준을 두고 이루어질 수 있다. 또한 기억으로부터 환경에 대한 신체 방향의 내적 표상에 기초할 수 있으며, 따라서 각 과제에 대해 예상되는 다중감각 자극과 유동적인 자세반응을 통합하게 된다. 이 추정된 자세 방향을 생성하기 위해서는 하나 이상의 감각 양식으로부터 자극의 수렴이 필요할 것이다. 가상 환경에서의 연구는 수렴하는 자극이 시상(pitch)과 이마(roll)에서 시각적 장면의 회전 동안 조절한다는 것을 보여주었다. 머리와 몸통은 크기와 위상으로 연결되어 있었지만 발목은 상체와 함께 위상이 벗어난 다른 작은 보상을 생성하였다. 따라서 자세 플랫폼에 대한 이전 연구에서와 같이 상체는 시각안뜰신호에 반응하는 반면, 발목은 고유수용감각과 지면반발력의 변화에 반응한다고 추론하였다. Buchanan과 Horak은 자세 반응의 분절 조직을 검사할 때 머리와 몸통과 다리의 구별된 조절을 보고하였다. 따라서 미로-결핍에서 불안정의 원인은 다리 불안정이라기보다는 머리와 몸통의 공간적 방향 장애에 의해 야기된다.

안뜰계에서 말초성과 중추성 장애를 구별하기 위해 몇 가지 임상 조사 결과를 제시하였다. 자발적 눈떨림의 빠른 위상의 방향으로 서있는 자세, 보행, 넘어지는 장애가 점차적으로 증가하는 것은 중추성 안뜰병변의 징후로 확인되었다. 안뜰핵 복합체의 이상으로 균형장애가 관찰되었지만 문서 기록이 잘 되어 있지 않다. 중추성 안뜰 뇌줄기 병변에 대한 대부분의 문헌은 단지 눈운동 이상만을 보고하지만, Brandt 등은 명확한 중추성 현훈 증후군을 자세 불균형의 특성과 관련시키려 시도하였다. 간단히 말해서 연구자들은 자세 불균형에 대해 지속적으로 다섯 조건을 제시하였다: 하향 눈떨림 현훈 증후군, 눈 기울임 반응, 발렌버그증후군(Wallenberg's syndrome), 발작성 및 가족성 실조 그리고 미로기능장애를 유발하는 뇌줄기 병변. 그러나 안뜰계 이외의 영역이 손상되면 균형에 영향을 줄 수 있음을 기억해야 한다.

하향 눈떨림(downbeat nystagmus)은 정중옆 머리목 접합부[아놀드-키아리 기형(Arnold-Chiari malformation)으로 인한 경우의 30%]의 병변에 특이성이 있으며, 특정 방향 안뜰척수 실조를 야기한다. 정적 머리 기울임은 귀돌기관 기능의 관련을 암시하는 눈떨림과 자세 흔들림의 강도를 조절한다. 이 상태에서 전형적인 자세 불균형은 후방 낙상의 경향이 있는 전-후 흔들림이지만, 이들 환자 중 다수는 현훈 또는 균형 문제 대해 불편해하지는 않는다. Brandt 등은 후방 흔들림이 하향 눈떨림으로 인한 전방 현훈에 대한 안뜰척수의 보상이라고 제시하였다. 눈 기울임 반응(ocular tilt reaction)은 실제로 3가지 반응, 즉 병변쪽으로 머리몸통 기울임, 눈 회전 그리고 눈 변위를 합친 것을 말한다. 환자는 눈, 머리 및 몸통의 실제 기울임 변위와 일치하게 수직에 대한 지각을 재조정하는 것처럼 보인다. 이 상태는 뇌줄기 농양, 다발성경화증 및 급성 발렌버그증후군 환자에서 관찰되었다. 발렌버그증후군은 뒤가쪽 숨뇌의 경색으로 병변측 팔다리의 거리조절이상, 통증과 온도의 기능상실, 눈과 머리의 가쪽 기울임을 나타내게 되는데, 이로 인해 병변쪽으로 몸통이 치우치게 되고, 그 결과 넘어지게 된다. 이 현상의 심각성과 시간경과에 따른 회복을 평가하는 척도가 개발되었다. 심각성 분류는 1등급: 불균형 없이 중등도 머리-몸통 기울임; 2등급: 상당한 불균형이 있는 머리-몸통 기울임, 낙상은 없음; 3등급: 눈을 감은 상태에서 불균형 낙상이 있는 머리-몸통 기울임; 4등급: 눈을 뜬 상태에서 불균형 낙상이 있는 머리-몸통 기울임이다.

발작성 및 가족성 실조(paroxysmal and familial atax

ias)는 실조증을 정의하는 광범위하고 불안정한 보행을 포함한다. 마지막으로 제8신경이 들어가는 안뜰핵 근처의 다리뇌숨뇌 병변은 말초성 미로 장애와 유사한 증상을 보일 수 있으며, 쓰러짐 발작(drop attack; 갑작스럽고, 예측할 수 없는 앞쪽 낙상)은 뇌바닥동맥부전으로 발생할 수 있다. 따라서 임상기록으로부터의 증거는 중추성 안뜰 기능장애가 전신 자세 시스템에 걸쳐 나타나는 중력 수직의 지각과 위치의 장애를 초래하는 것을 시사한다. 그러나 이러한 모든 증후군은 다른 운동 구조에도 영향을 주며, 손상의 원인이 되기도 한다.

다른 감각-운동 센터의 병변으로 인한 자세 기능장애
Postural dysfunction with pathology of other sensory-motor centers

안뜰핵 복합체는 운동 센터뿐만 아니라 감각 센터와도 소통을 한다. 실제로 안뜰핵과 소뇌 사이의 광범위한 상호 연결은 안뜰척수계의 출력을 조절하는 소뇌의 중요한 역할임이 입증되었고, 소뇌의 병변은 심각한 자세장애를 초래하게 된다. 소뇌실조에는 3가지 종류가 있음이 확인되었는데, 병변 부위에 따라 다른 병리생리학적 기전이 제시되고 있다. 소뇌의 앞엽(anterior lobe)에 만발성 겉질위축(late cortical atrophy)을 가진 환자는 자세 플랫폼에서 흔들림 안정화 반응 검사 결과, 플랫폼에서 발등굽힘 회전과 뒤쪽 병진(translation) 후 반응지연이 정상 한계 내에 있었지만, 반응의 진폭과 지속기간은 정상보다 2~3배 더 크고 자극에 대한 습관화는 없었다. 앞엽 손상이 있는 환자의 자세 반응 크기는 현재 몸감각 되먹임에 의존할 때 정확하게 조정되지만, 환자의 이전 경험에 의존할 때 반응의 크기를 조정할 수 없다. 따라서 자세반응에 앞엽 소뇌손상의 주요 영향은 예측 가능한 중추세트(central set)에 기초한 반응의 손상일 수도 있다. 이것은 자세 수행을 향상시키기 위해 운동 학습과 중재에 영향을 미칠 수 있다. 소뇌손상이 있는 환자는 운동학습이 나빠지고, 자세 조절의 회복이 느려지며, 더 많은 연습이 필요하게 된다.

이 모집단에서 3Hz의 특징적인 흔들림 빈도가 기록되었다. 이 환자에서 분절 사이 균형잡기 반응이 강화되었기 때문에 일반적으로 낙상이 관찰되지는 않았지만, 경직 다리보행이 나타났다. 발디딤 실조(stance ataxia)는 안뜰병변과 달리 시각 되먹임으로 개선되는 것으로 밝혀졌다. 따라서 이 환자들에서 안정화 반응이 일어났지만, 시간이 지남에 따라 반대 근육의 힘과 반응 등급 사이의 균형 부족이 나타났다.

안뜰소뇌(vestibulocerebellum; 타래, 결절 및 벌레목젖)의 병변이 있는 환자의 자세 시스템은 너무 심하게 손상이 되어 걸을 수도 없다. 앉고, 서고, 걷는 동안 머리와 몸통의 실조가 관찰된다. 이 환자들은 1Hz 미만의 낮은 빈도에서 모든 방향으로 비정상적 큰 흔들림이 나타났고, 주시안정화 기능은 눈을 뜨고 눈을 감은 롬버그 검사와 비교할 때 감소한 것으로 보인다. 이 환자들은 앉은 상태에서도 낙상하는 경향이 있는데, 이는 균형잡기 또는 몸통 실조로 분절 사이 움직임이 감소한 결과일 것이다. 신소뇌 병변은 눈을 감은 상태에서도 약간의 자세 불안정과 발디딤 장애가 나타난다. 이 환자들은 팔다리 및 몸통 추적 과제 동안 실조가 나타나기 때문에 신체 질량 중심의 자세 조절 장애를 야기하는 것으로 보인다. 병변쪽으로 머리와 몸통 변위가 발생했다는 보고도 있다.

파킨슨병과 같은 바닥핵(basal ganglia) 장애의 경우, 평형반응이 지연되거나 결핍되는 경우가 많다. 근육의 직접적인 신장에 대한 긴 지연반응이 파킨슨 집단의 위팔과 다리 모두에서 증가되는 것으로 관찰되었지만, 이 환자에서는 정상적인 아래팔의 흔들림에 반응하여 가자미근에서 일어나는 선행적 자세 반응이 결핍되거나 줄어들게 된다. 갑작스런 플랫폼 변위에 대한 반응 지연은 정상범위 내에 있는 것으로 밝혀졌지만, 흔들림에 대한 장기 지연 근육 반응을 억제하는 능력은 지지를 받고 있는 상황에서도 이들 환자에서 손상이 되었다. 후방 플랫폼 병진의 진폭과 속도에 대한 반응의 크기를 조정해야 할 때, 파킨슨병 환자는 정상 폄근 활성 정도보다 작고, 정상 굽힘근 활성보다 크며, 작은 토크를 형성하였다. 정현파로 움직이는 트레드밀에서 건강한 피실험자는 폄 근육을 활성화한 것에 반해, 파킨슨병 환자는 다리 굽힘 근육을 사용하여 눈을 뜨고 균형을 유지할 수 있었다. 이 근육 활동의 타이밍과 진폭이 손상되었기 때문에 안정화 근육에 적절한 힘을 생성할 수 없다는 것은 이들 환자의 성공적인 자세 반응을 방해하는 것으로 보인다. 그러나 이 환자군에서 동적 자세 반응 동안 바닥핵의 기여 또는 안뜰정보의 손상을 추론하는 것은 어렵다. 왜냐하면 운동손상은 자세조절 시스템의 붕괴만큼이나 운동불능(akinesia), 경축(rigidity), 노화(aging)의 영향일 수 있기 때문이다.

운동겉질(motor cortex)의 병변은 또한 자동 자세 반응의 장애를 초래한다. 강직성 마비 환자는 롬버그 검사에서처럼 정적 기립자세 동안 자세의 장애가 거의 나타나지 않지만, 지지면의 빠른 변위 반응은 동적 자세 반응의 결핍을 보인다. 반신마비 성인은 플랫폼에서 자세 흔들림 동안 마비 다리에서 시작지연, 반응 실패 및 작용근과 대항근의 비대응반응(disparate response)을 나타낸다. 그러나 경고음 및 교란 방향의 예측과 같은 증가된 되먹임으로 자세 반응의 타이밍이 개선되었다. 시소기구에서 균형을 잡을 때 강직성 반신마비 환자는 앞정강근에서 EMG 반응 감소에 상응하여 손상측에 고빈도, 앞뒤 흔들림을 최소화했다. 시소에서 정강신경의 전기적 자극은 환자의 손상측 다리에서 앞경골근의 EMG 반응이 지연되고 감소하여, 지지면의 변위에 대한 정상적인 보상 반응을 방해한다. 강직성 하반신 불완전마비(spastic paraparetic) 환자는 질적으로 유사한 결과를 야기한다는 것을 관찰하였다.

뇌성마비 아동 또한 자세 플랫폼에서 연구되었다. 그들의 불안정성은 임상적 진단과 상관관계가 있어 강직성 반신마비가 있는 아동은 근육 활성화의 예상되는 순서에서 역전을 보인 반면, 실조가 있는 아동은 정상 근육 순차를 보였으나 빈번히 넘어졌다. 특히 예상되는 감각자극이 변경되었을 때 자세 반응의 타이밍, 방향 및 진폭에 장애가 있었다(안뜰척수 기능장애 지표 부분에서 설명된 예 참조). 따라서 뇌성마비 아동의 자세 이상은 감각적 충돌을 처리하지 못해 생긴 근육 조화운동불능 또는 불안정성에 의한 것이다.

이러한 임상 연구결과 긴 지연시간, 다연접(polysynaptic)의 자세 조정은 척수 수준에서 이끌어 낼 수 있지만, 충분한 반응 문턱값과 이득을 발현하기 위해서는 척수위 구조물의 조정이 요구된다. 운동신경원을 흥분시키기 위해 손상된 운동경로 내에 부적합한 수의 신경섬유가 있거나 또는 손상된 경로는 정상적인 다연접 반사 반응을 촉진하는 분절 수준에서 감소된 드라이브(drive)를 사이신경원으로 보낸다.

자세안정성의 회복 기전
Mechanisms for recovery of postural stability

보상기전의 식별은 불안정한 조건에 대한 보상 또는 적응을 가르치는 치료적 중재를 개선할 것이다. 이러한 기전은 임상 연구를 통해 연구되지만, 특정 결핍이나 손상이 있을 경우 운동조절 장애 유무를 기반으로 해부학적 부위의 기능에 대해 도출된 결론에 대해서는 신중해야 한다. 감각 또는 운동신호가 없을 때 생성된 반응은 해당 자극의 기능을 나타내지 않는다. 오히려 이러한 반응은 특정 자극이 없을 때 시스템이 어떻게 작동하는지를 보여준다.

감각 대체 Sensory substitution

안뜰, 시각 및 몸감각신호는 정상적인 자세 반응의 조직에 영향을 미친다. 이 신호 중 하나가 상실되거나 왜곡되면, 중추성 감각 재조정이 일어나서 비록 일부 변화된 방식일지라도 나머지 감각자극이 자세 반응을 유도하기 위해 사용된다(그림 6.4). 미로자극의 상실로 일어나는 자세 반응 조직의 변화는 이 장의 앞부분에서 상세하게 설명하였다. 특히 두 가지 수정이 주목되어야 한다. 첫째, 미로신호가 없는 경우, 발목의 발등굽힘에 대한 정상적인 자세 반응이 유발되지만 진폭이 상당히 줄어들게 된다. 따라서 반응이 안정성을 유지하기 위해 적절한 수준에 도달하지 못하므로 발목에서 회복 토크는 낙상을 방지하기에 부적절하다.

둘째, 말초성 안뜰결핍 환자는 목이 뻣뻣하게 유지되어 자유롭게 머리를 움직이지 못하는 경향이 있다. 굽힘근 및 폄근 방향으로 머리와 몸통의 각가속 사이 시간적 관계 분석에서 환자는 목 토크가 없는 몸통(몸통에 고정된 머리)과 같은 방향으로 머리를 움직이는 반면, 정상적

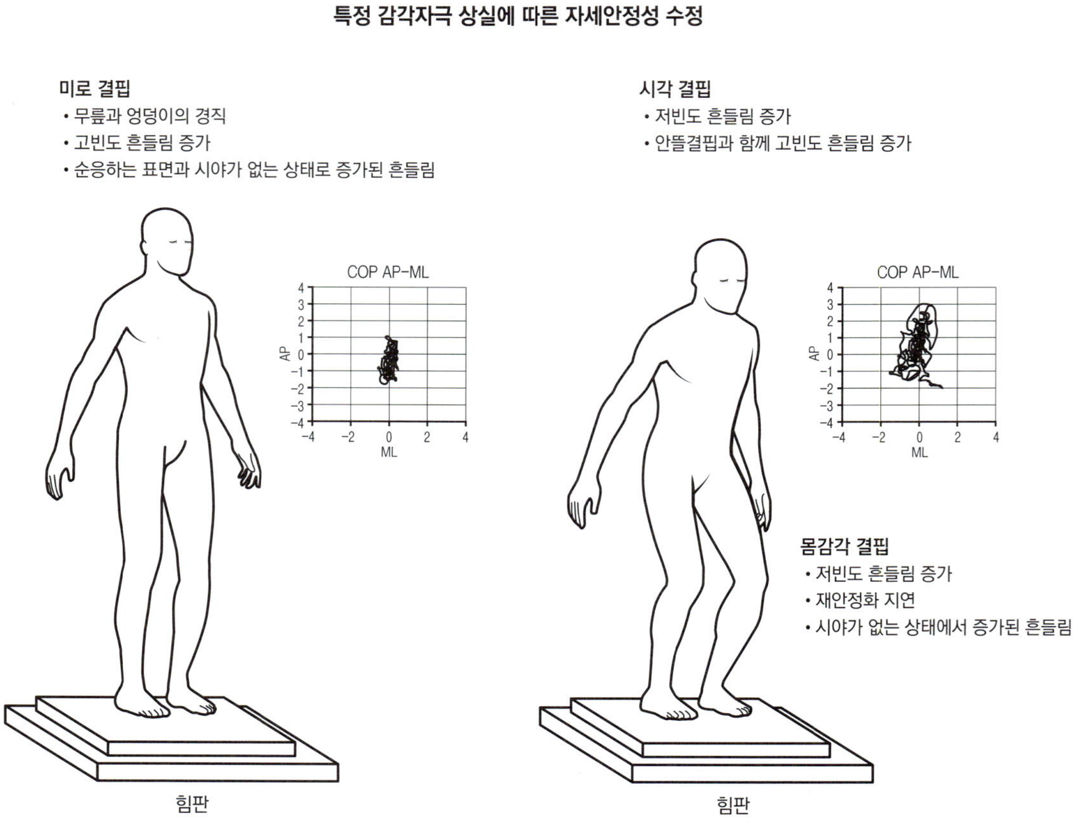

그림 6.4 안뜰, 몸감각 또는 시각신호의 상실에 따른 자세 반응 및 분절 동작의 변화

인 피실험자는 시상면에서 머리와 몸의 반대쪽으로 회전이 나타났다. 이 발견은 안뜰결핍 환자가 몸통과 관련하여 머리를 뻣뻣하게 유지하기 위해 목 근육의 증가된 활성화에 대한 임상적 관찰과 상호 관련이 있다. 머리와 몸통 각가속 기록에서 수행된 고속 푸리에 변환(fast Fourier transform)은 양쪽성 미로 결핍이 있는 환자의 힘 스펙트럼에서 정상 2~3Hz 정점의 상실을 보여주었다. 이 빈도는 앉은 자세에서 수직과 수평 회전 동안 머리를 안정화시키려는 정상 피실험자의 연구에서 안뜰눈반사의 작동 빈도로 인용되었으며, 이동(locomotion) 중 자연스러운 머리 움직임의 전형적인 움직임 빈도이다. 그러므로 근육의 뻣뻣함은 다른 신체 분절에서 움직임-의존성 토크의 정상적인 균형을 방해하고 안뜰 적응을 생성하는데 필요한 자극의 수신을 방해함으로써 성공적인 회복에 실제로 대항하는 하나의 보상 전략일 수 있다.

몸감각자극은 팔다리의 운동에 대한 강력한 되먹임을 제공하고 낮은 빈도(1Hz 미만)에서 신체 흔들림을 안정화시킨다. 연구에 따르면 손가락 끝의 접촉 신호 또는 지팡이를 통한 손과 팔의 감각적 자극은 신체의 육체적 접촉을 제공하기 위한 접촉력(contact force)이 불충분하더라도 손상이 없는 개인과 안뜰계가 작동하지 않는 환자의 자세 흔들림을 줄일 수 있음을 보여준다. 자세 플랫폼에서 흔들림하는 동안 정상 피실험자에서 발목으로부터의 고유수용성 되먹임이 배제되거나 억제될 때 특징적인 저빈도(1Hz) 흔들림이 나타난다. 프리드리히 실조(Friedreich's ataxia), 척수소뇌 경로와 뒤섬유기둥에 영향을 미치는 유전 장애와 같은 척수 경로의 손상으로 자세 이상이 관찰된다. 이들 경로로부터 소뇌로의 되먹임이 없는 경우, 자세 플랫폼에서 발등굽힘으로 발목 회전되고 다음으로 앞정강근의 회복 반응에서 유의한 지연이 관찰되었다. 이러한 환자는 척수로(tabes dorsalis)가 있는 환자에서와 같이 눈이 감긴 상태인 저빈도 범위(1Hz 미만)에서 큰 가쪽 흔들림이 발생한다. 다리의 감각 다발신경병증이 있는 환자는 정적 서 있는 자세에서 실조와 불안정성이 나타난다. 눈을 감았을 때 낙상이 발생하게 되는데, 이는 다리의 고유수용감각신호가 없을 때 안뜰자극과 함께 시각적 자극이 필요하다는 것을 나타낸다.

마지막으로 목 고유수용감각기는 어지럼이나 실조 진단과 관련된 조사에 집중되어 있다. 목 고유수용감각기는 안뜰계와 밀접한 관련이 있으며 안뜰눈반사에 대한 피드포워드(feedforward) 및 되먹임으로 사용될 수 있다. 그러나 목이 현기증의 근원임을 확인할 수 있는 신호가 없기 때문에 경부성 어지럼(cervicogenic dizziness)은 논란의 여지가 있는 진단이었다. Karlberg 등은 목에서 기인한 실조 또는 현훈을 확인하기 위한 일련의 연구에 참여했다. 서 있는 자세에서 종아리 근육에 적용되는 진동자극에 의한 흔들림을 주는 자세검사를 사용하여 최근 목 통증과 현훈이 시작되었지만 정상적인 귀신경학적 소견이 있는 환자를 연구하였다. 그 결과 안뜰신경염 환자와 다르게 경추 현훈 환자에서 자세 조절 장애가 증명되었다. 또한 경부성 어지럼 환자의 대부분에서 목 통증 치료 후 뒷목의 압통과 긴장이 감소된 것을 발견하였다. 이 결과는 어지럼, 현훈 및 균형장애를 호소하는 환자를 평가할 때 목의 장애가 고려될 필요가 있음을 시사한다.

시각신호는 주위와 관련된 운동을 정확하게 감지하고 줄이는데 사용된다. 정상적인 피실험자에서 시력은 매우 영향력이 있지만 균형 회복을 위한 필수 자극으로 보이지는 않는다. 많은 연구결과에 따르면 단순히 시각을 제거해도 자세 반응 조직에 큰 변화가 발생하지는 않지만, 큰 흔들림 진폭이 나타날 수 있다는 것을 보였다. 대신, 안뜰 및 몸감각자극이 모두 상실되지 않으면 시각정보는 불필요한 것으로 생각된다. 미로자극이 없을 때 시각적 자극의 중요성을 검사하기 위해 한쪽 방향으로 기울어진 방 안에 배치된 안정계(stabilometer)에 서 있는 피실험자에서 흔들림을 평가하였다. 낮은 빈도의 정현파 경사(0.0025~0.1Hz)에서 한쪽 및 양쪽 미로 결핍 환자는 정상 피실험자와 유사하게 흔들림을 나타내었다. 더 높은 빈도(0.2Hz)에서 환자의 흔들림이 정상 한계를 초과하여 증가하는 것은 안뜰결핍이 있는 환자는 더 낮은 빈도에서 시각적 자극에 의존할 수 있지만 더 높은 빈도에서는 안뜰신호가 상실됨을 나타내는 것이다. 안정계에 있는 미로 결핍 환자는 정지된 빛에 시야를 고정할 때 흔들림을 더 잘 안정화할 수 있었다. 시운동(optokinetic) 자극이 주어질 때 환자는 불안정해졌으며, 이는 말초성 시각을 통해 수신된 속도 정보가 흔들림 증가의 원인임을 나타내는 것이다.

자세 조절에 대한 시야 속도의 영향을 3차원면 가상 환경에서 추가로 검사하였다. 시야 움직임은 건강한 젊은이와 노인 모두에게 매우 영향력이 있는 것으로 나타났으며, 딱딱한 표면에 조용히 서 있을 때에도 자세 반응에 변화를 일으켰다. 이 발견은 미로 장애를 가진 환자를 위한 자세 훈련 프로그램의 효과를 검사하기 위해 가상 환경을 사용하는 근거를 제시하였다. 한 여성은 양쪽의 미로 결핍이 있었고, 다른 한 여성은 치료에 반응하지 않는 끊임없는 메니에르병으로 고통받았다. 점점 불안정해지는 흔들림 기준 플랫폼 위에 어둠 속에서도 설 수 있도록 훈련받은 후, 이들은 회전하는 시야에 도달하는 과제를 수행하는 동안 플랫폼에서 검사를 하였다. 압력중심 반응은 훈련 전의 과제 수행과 비교하여 훈련 직후 및 2주 후에 현저히 개선된 것으로 나타났다.

요약하면, 미로자극이 부족한 환자는 자세 반응을 정확하게 조직하기 위해 정확한 발목 고유감각 및 시각 기준에 더 의존하게 된다. 이러한 감각 경로 중 어느 하나에서 부적절하거나 왜곡된 신호가 있으면 이 환자에서는 흔들림이 증가하고 낙상이 발생할 것이다. 감각신호는 자주 일치하는 정보를 제공하지만, 이들 양식 중 임의의 자극은 각각 상이한 매개변수를 나타내고 특정 빈도 범위 내에서 효과적이기 때문에 반드시 불필요한 것은 아니다. 따라서 특히 플랫폼 흔들림 이후 또는 다른 감각신호가 없는 경우 안뜰결핍 환자에서 관찰되는 낙상은 특정 흔들림 빈도에서 분절간 구조물이 조절되지 않거나 잘못 보상된 진동에 의해 야기될 수 있다.

보상 과정 Compensatory processes

안뜰병리에 대한 보상은 아마도 중추성에서 기인한 기능적 회복의 점진적 과정이다. 미로 결핍 환자에서 다리 자세 반응의 적응(즉 장기간의 이득 변화)이 관찰되었지만, 이들은 여전히 상당한 불안정성을 입증한다. 따라서 표면 자극을 지원하기 위한 적응만으로는 효과적인 보상 과정이 아니다. 안뜰핵, 척수, 시각계, 소뇌, 아래올리브 등을 포함한 수많은 구조물이 안뜰보상에 참여하는 것으로 확인되었다. 따라서 자세 조절의 기능적 회복을 위해 특정한 단일 부위에 집중하는 것은 어려울 것이다. 실제로 연구에 따르면 사람과 동물 모두에서 안뜰기능 장애에 대한 보상 방법은 피실험자 간 또는 다른 기능에 대한 피실험자 내에서 비교할 수 없는 것으로 나타났다. 자세 보상의 목표는 안뜰계의 양방향 자극이 균형을 유지하도록 신경회로를 재구성하는 것이다.

자세 조절에서 중추성 과정의 역할은 미리 프로그램된 예측 조정에서 관찰될 수 있으며, 예상되어지는 균형 장애에서 균형을 잡아주는데 필요한 관성력을 생성할 수 있다. 피실험자에게 무작위 회전을 상쇄하기 위해 동시수축을 하도록 하면 산만하거나 이완될 때보다 더 큰 흔들림에 대한 신경조절이 나타나게 되고, 이는 피드포워드(feedforward) 신호가 반응의 반응 요소를 변화시킬 수 있음을 시사한다. Horak과 Nashner는 이전의 경험과 현재 되먹임 정보가 병진(translation) 플랫폼에서 자세 전략의 선택에 영향을 미친다는 것을 발견하였다. 피험자들이 출현하는 시각적 변위의 특성에 대해 약간의 지식을 가지고 있을 때 시각적 운동에 대한 능동적인 조절을 하지 않더라도 자세 재조정을 줄일 수 있다는 것이다. 예측 과정을 검사하는 연구에서 자세 반응에 대한 중추성 조절을 평가할 수 있다. 예를 들어, Guitton 등은 사람의 머리 안정화를 위한 시각 및 안뜰신호의 상대적 중요성에 대한 정신적 설정의 영향을 평가했다. 정상 피실험자와 양쪽 안뜰결핍이 있는 환자는 어둠 속에서 시각적 되먹임을 주었을 때 자발적으로 머리를 안정시키는 능력과 0~1Hz의 무작위(백색 소음) 자극을 사용하여 수평으로 회전하면서 암산 과제에 주의를 분산시킬 때 검사를 실시했다. 정상적인 피실험자는 자발적으로 머리를 고정된 시각 목표와 일치하게 유지하려고 할 때 머리를 가장 잘 안정화하였다. 안뜰결핍 환자는 시각이 있는 경우와 비슷한 반응 진폭을 보였지만, 시각을 제거하면 진폭이 훨씬 낮아졌다. 피실험자가 암산을 수행했을 때 머리안정화의 명백한 부재는 짧은 지연 시간(약 50ms), 머리안정화 반사가 이러한 회전의 빈도에서 거의 효과적인 머리안정화를 제공하지 못했다는 것을 시사했다. 반응 지연시간 분석 결과, 긴 지연시간 또는 자발적 기전(150ms 이상에서 발생)이 주로 관찰된 머리안정화의 원인이 된다는 것을 밝혀냈다.

자세 조절 시스템에서 정적 · 동적 민감도의 예상되는 사전 설정은 또한 고빈도에서 머리의 안정화를 돕는다. 자세 과제에 대한 연습 또는 사전 경험은 EMG 출력에 영향을 미친다. 연습함에 따라 안정 수준에서 EMG 반응 크기의 감소는 일반적으로 안정화 반응 동안 관찰되었으며, 이는 겉질 또는 척수 수준에서 이들 반응의 중추성 습관화를 시사한다. 병진 플랫폼에서 자세 전략의 선택은 현재 되먹임뿐만 아니라 이전 경험의 영향을 받는다. 과제가 잘 연습되면, 피실험자는 복잡한 움직임 전략을 결합하고 다양한 자세 플랫폼 패러다임하에서 신속하게 반응할 수 있다. 미로 결핍이 있는 만성 환자조차 결국 정상적인 흔들림을 나타내게 되는데, 이는 중추성 조절기전이 말초성 기능장애를 보상하고 있음을 나타낸다.

무작위의 정현파 회전 빈도를 이용한 머리안정화 반응에 대한 연구에서 중추신경계가 자세 보상을 조절하는 방법을 밝혀냈다. 어두운 곳에서 고빈도(최대 4Hz)로 검사했을 때 양쪽 말초성 미로 결핍에 대한 보상은 시스템 기전이 바뀌면서 나타난다. 수평면에서 환자는 머리와 목의 뻣뻣함을 증가시켜 몸통 회전을 보상하였다. 수직면에서 환자는 건강한 성인보다 넓은 빈도 범위에 걸쳐 안정적인 머리를 유지하였는데, 아마도 더 높은 빈도에서 불안정성을 보상하기 위해 뻣뻣함을 변화시키거나, 머리목 반사의 이득을 증가시킬 것이다. 시상면에서 환자가 저빈도(1Hz 미만)로 안정화할 수 없다는 것은 시스템이 정적 서 있는 자세를 위해 귀돌기관 자극이 필요하다는 것을 시사한다. 그러나 보다 기능적으로 더 높은 빈도에서 안정적으로 머리를 유지하는 능력은 미로 결핍이 있는 환자가 시스템의 역학적 특성에 대한 중추신경계 조절의 복잡한 통합을 나타내는 적응 전략을 획득했음을 시사한다.

노화에 따른 자세반응의 변화

해부학적 연구에 따르면 30세부터 미로 털세포 수용기의 밀도가 점차 감소하고, 약 55~60세 전후부터 안뜰수용기 신경절세포의 수가 급격히 감소한 것으로 밝혀졌기 때문에 안뜰계의 손상은 노인의 불안정성 증가에 관여하는 것으로 여겨진다.

말초성 안뜰계의 온도눈떨림검사에서 나이에 따라 감소하는 말초 안뜰기능을 입증했지만, 이러한 변화는 중추성 안뜰신경원에서는 나타나지 않는다. 나이에 따른 미로의 정확성의 점진적 상실은 노인 인구에서 안뜰기능장애에 대한 보상으로 생각할 수 있으나, 노인의 경우에 감각상실은 안뜰경로뿐만 아니라 여러 되먹임 경로를 따라 느린 과정으로 발생한다. 따라서 자세 불안정성에 대한 그들의 보상적 접근은 급성이지만 지속적인 단일 자극 상실을 경험한 환자들과 동일하지 않을 수 있다(표 6.2).

안뜰-눈 및 시운동(optokinetic) 반사의 나이 관련 경향은 말초성 안뜰계에서 발견되는 해부학적 변화와 밀접한 관련이 있는 것으로 나타났다. 시운동 반응(optokinetic response, OKR)에서 이득 감소 및 시간 지연 증가가 나타났으며, 1.5Hz 미만의 빈도에서는 더 큰 위상앞섬(phase lead)으로 감소된 안뜰눈반사(VOR) 이득이 나타났다. 이는 노인 피실험자가 시각 추적 반사에 대한 의존도가 높아지고 시각운동 처리 시간이 증가하면서 되먹임 지연 및 성능 저하의 원인이 됨을 시사한다. 따라서 고령자는 안정성 상실을 나타내는 감각신호를 감지하기가 더 어려우며, 감지를 하더라도 반응 잠복기가 길어지면서 때에 알맞은 안정화 반응을 일으키는 능력을 방해받을 수 있다. OKN 및 VOR 기능의 감소를 보인 노인들은 또한 균형 및 보행의 임상 평가에서 수행능력이 더 나빴음을 나타냈다.

상충되는 감각정보가 억제되지 않는 대신에 다른 모든 감각자극의 가중치에 영향을 미치고 변화를 줄 수 있는 경우라면, 고령의 개인은 상충되는 시각 및 몸감각 정보가 있는 경우에 특히 장애를 받을 수 있다. 노인 피실험자의 자세 반응은 결합된 지지면 흔들림과 정신혼란 과제 동안 잘 조직되지 않았으며 자세의 예측 구성 요소도 없었다. 다수의 연구결과에 따르면 두 개 동시 작업(예: 자세안정화 및 조작)이 필요할 때 노인의 자세 조정이 지연되었다고 제시하였다. 기전의 파괴 또는 악화가 있는 노인 피실험자에서는 자세 조절에 집중할 수 없게 되면 매우 위험한 상황이 될 수 있다. 사실 바로 선 자세를 유지하고 시선을 안정시키는 것이 모두 필요했을 때 노인에서 낙상 발생률이 증가했다.

노인의 낙상은 미국에서 부상 관련 사망 및 비치명적 부상의 주요 원인이기 때문에 주요 공중보건 관심사이다. 노인에서 증가된 낙상 발생률을 보인다는 것은 직립 자세를 유지하는 동적인 과정이 제대로 작용하지 않고 있음을 의미한다. 반응 잠복기가 길어지고, 정적 흔들림이 증가하며 근육 약화가 노인의 낙상에 기여한 것으로 언급되었지만, 이들 중 어느 것도 직접적인 요인인지는 확인되지 않았다. 주의 요구와 비구조화된 자세 전략은 잠재적 낙상의 일반적 원인으로 생각되는 매개 변수이다. 움직이는 플랫폼과 보행 중 불안정성이 증가된 것도 노화와 함께 점점 더 뻣뻣해지는 몸통의 결과로 보인다. 노인은 스스로 더 안정시키기 위해 자유도를 줄이려고 몸통을 뻣뻣하게 만들지만, 여전히 공간에서의 머리안정성은 감소한 것으로 관찰되었다.

노인 낙상자에 대한 종단 연구에서 안쪽-가쪽 방향으로 자세 흔들림의 평균 빈도에서 상당한 변화가 발견되었다. 이 면에서 저빈도 요소가 확인이 되었고, 정적으로 서 있는 자세 동안 느린 자세의 치우침을 유발했다. 자세 플랫폼에서, 젊고 건강한 피실험자에게는 일시적으로 일관된 방식으로 나타나는 안정화 근육 시너지가 노인에서는 체계적이지 못한 순서가 나타났다. 정적 흔들림과 같이 노인 인구에서 EMG 반응 지연 및 반응 시간이 증가하였다. 플랫폼 흔들림과 정적 흔들림 평가에 의해 유발된 흔들림은 안정성에서 노화와 관련하여 유의한 감소를 보여주었지만, 교란된 흔들림 데이터에서는 젊은이와 노인의 차이가 더욱 두드러졌다. 그러나 정적 흔들림 평가 중 일부 요소는 노인 낙상자와 비낙상자를 구별하는데 더 성공적이었다. 회전 자세 플랫폼에서 노인을 대상으로 한 연구에 따르면 다리 근육 반응의 지연된 지연 시간이 예상치 못한 낙상을 보상하는 데 필요한 토크 출력을 생성하지 못한 원인인지 여부를 검사하였다. 결과는 젊은 개인에서 동시에 활성화되는 앞정강근과 가자미근 사이의 무질서한 시간적 관계가 안정된 발목 토크 발생을 감소시키게 되는 것으로 나타났다. 앞정강근의 약화는 노인들에게 설명되어 왔고, 이 감소된 토크 반응의 주요 원인이 될 수 있다.

또한 머리와 몸통 사이의 뻣뻣함 증가는 몸통을 움직이는 동안 공간에서 머리를 고정하고 유지할 때 그리고 전신 자세 조절 동안 노인 피실험자에게 기록되었다. 노인 피실험자는 병진(translation) 플랫폼에서 안정을 시도할 때와 좁은 빔에 서 있을 때 젊은 성인보다 더 큰 관절 토크와 더 큰 몸통 운동을 보였는데, 이는 보다 뻣뻣한 역학적 시스템의 결과일 수 있다. 노인이 통제해야 할 자유도를 줄이기 위해 머리를 몸통에 고정하면 이러한 큰 토크가 머리로 전달된다. 이 데이터는 노인 피실험자들이 머리와 몸통 동작을 조정하기 위해 능동적인 몸통 역학에 의존하지만, 뻣뻣한 몸통은 상승하는 힘의 감쇠가 적어지고 안정화가 떨어지게 된다는 것을 의미한다. 따라서 노인의 손상된 균형은 지연된 안뜰척수와 고유수용척수 반사 반응에 의해 발생된 변화된 반응 시너지와 노화된 근육뼈대계의 뻣뻣함을 증가시키는 자세 전략에 의해 생성될 수 있다.

요약
Summary

기존 데이터로부터 자세안정성에 기여하는 기전에 대한 다음과 같은 결론을 도출할 수 있다. 첫째, 중추성 신경 과정은 자동, 긴 대기 시간 반응, 자발적 움직임 및 시스템의 수동 역학적 특성(예: 뻣뻣함) 및 능동 힘 출력(예: 관절 토크)의 변화로 안정성에 영향을 준다. 둘째, 특정 감각자극(예: 안뜰 또는 고유수용감각)의 존재 또는 부재는 근육 반응 패턴의 크기 또는 시간적 개시를 변화시키는 반면, 감각자극의 왜곡은 근육 반응 패턴의 방향성 조직을 재배열한다. 셋째, 학습, 주의 및 예측 과정은 자세 행동이 요구될 때 개인이 현재 참여하고 있는 운동 활동과 마찬가지로 자세 반응의 수행에 영향을 미친다. 마지막으로, 환자에 의해 채택된 특정 보상 전략은 자세안정성을 보조하기보다는 방해할 수 있다.

임상가와 연구원은 자세 반응 조직에 영향을 미치는 최선의 방법을 결정하기 위해 미리 계획된 자세 반응의 자동적인 구성요소를 확인할 필요가 있다. 임상가는 기능 관련 균형 문제를 확인하기 위한 보상의 자세 시스템(시각, 몸감각신호 변화 또는 감각정보의 복잡성 변화)에 도전하기 위해 자세 조절 및 전략 검사의 강점과 한계에 대한 지식이 필요하다. 자세 반응의 결과에 기여하는 다수의 요인을 인식하는 것은 임상가가 자세 기능의 재훈련 및 회복을 위한 중재 전략의 접근 및 효과를 결정하는 데 도움을 줄 것이다.

References

1. Barmack NH, Yakhnitsa V. Vestibular signals in the parasolitary nucleus. *J Neurophysiol*. 2000; 83:3559.
2. Guedry FE. Perception of motion and position relative to the earth. An overview. *Ann NY Acad Sci*. 1992;656:315.
3. Young LR. Vestibular reactions to spaceflight: human factors issues. *Aviat Space Envion Med*. 2000;71:A100.
4. Brock S, Wechsler IS. Loss of the righting reflex in man. *Arch Neurol Psychiat*. 1927;17:12.
5. Martin JP. Tilting reactions and disorders of the basal ganglia. *Brain*. 1965;88:855.
6. McNally WJ. Labyrinthine reactions and their relation to the clinical tests. *Proc Royal Soc Med*. 1937;30:905.
7. Radmark K. On the tipping reaction. *Acta Oto-laryngol*. 1940;28:467.
8. Weisz S. Studies in equilibrium reactions. *J Nervous Ment Dis*. 1938;88:150.
9. Norre ME, Forrez G, Beckers A. Functional recovery of posture in peripheral vestibular disorders. In: Amblard B, Berthoz A, Clarac F, eds. *Posture and Gait: Development, Adaptation and Modulation*. Amsterdam: Elsevier; 1988:291.
10. Baloh RW, Honrubia V. *Clinical Neurophysiology of the Vestibular System*. Philadelphia: F.A. Davis; 1979.
11. Keshner EA. Virtual reality and physical rehabilitation: a new toy or a new research and rehabilitation tool? *J NeuroEng Rehab*. 2004;1:8. http://www.jneuroengrehab.com/content/1/1/8.
12. Curthoys SI. The interpretation of clinical tests of peripheral vestibular function. *Laryngoscope*. 2012;122:1342.
13. Jacobson GP, et al. Patterns of abnormality in cVEMP, oVEMP, and caloric tests may provide topological information about vestibular impairment. *J Am Acad Audiol*. 2011;22:601.
14. Shin B-S, et al. Cervical and ocular vestibular-evoked myogenic potentials in acute vestibular neuritis. *Clinical Neurophysiology*. 2012;123:369.
15. Colbatch JL. Vestibular evoked myogenic potentials in multiple sclerosis. *Clinical Neurophys*. 2012;123:1693.
16. Gianoli GJ, Soileau JS. Acoustic neuroma neurophysiologic correlates: vestibular-preoperative, intraoperative, and postoperative. *Otolaryngol Clin N Am*. 2012;45:307.
17. McCaslin DL, et al. The influence of unilateral saccular impairment on functional balance performance and selfreport dizziness. *J Am Acad Audiol*. 2011;22:542.
18. Furman JM. Role of posturography in the management of vestibular patients. *Otolaryngol Head Neck Surg*. 1995;112:8.
19. DiFabio RP. Sensitivity and specificity of platform posturography for identifying patients with vestibular dysfunction. *Phys Ther*. 1995;75:290.
20. Norre ME. Posturography: head stabilisation compared with platform recording. Application in vestibular disorders. *Acta Otolaryngol Suppl (Stockh)*. 1995;520:434.
21. Panosian MS, Paige GD. Nystagmus and postural instability after headshake in patients with vestibular dysfunction. *Otolaryngol Head Neck Surg*. 1995;112:399.
22. Paloski WH, et al. Destabilization of human balance control by static and dynamic head tilts. *Gait Posture*. 2006;23:315.
23. Paquet N, et al. Effects of fast head turns on head, trunk and pelvis motions during standing and walking in patients with unilateral vestibular deficit. *J Vestib Res*. 2006;16:279.
24. Nashner LM. Adapting reflexes controlling human posture. *Exp Brain Res*. 1976;26:59.
25. Nashner LM. Fixed patterns of rapid postural responses among leg muscles during stance. *Exp Brain Res*. 1977;30:13.
26. Nashner LM. Vestibular and reflex control of normal standing. In: Stein RB, Pearson KG, Smith RS, Redford JB, eds. *Control of Posture and Locomotion*. New York: Plenum Press; 1973:2918.
27. Allum JHJ, Pfaltz CR. Visual and vestibular contributions to pitch sway stabilization in the ankle muscles of normals and patients with bilateral peripheral vestibular deficits. *Exp Brain Res*. 1985;58:82.
28. Black FO, Shupert CL, Horak FB. Abnormal postural control associated with peripheral vestibular disorders. In: Pompeiano O, Allum JHJ, eds. *Vestibulospinal Control of Posture and Movement. Progress in Brain Research*. Amsterdam: Elsevier; 1988:263.
29. Nashner LM, et al. Organization of posture controls: an analysis of sensory and mechanical constraints. In: Allum JHJ, Hulliger M, eds. *Afferent Control of Posture and Locomotion. Progress in Brain Research*. Amsterdam: Elsevier; 1989:411.
30. Keshner EA, Woollacott MH, Debu B. Neck and trunk muscle responses during postural perturbations in humans. *Exp Brain Res*. 1988;71:455.
31. Stockwell CW, Koozekani SH, Barin K. A physical model

of human postural dynamics. In: Cohen B, ed. *Vestibular and Oculomotor Physiology. Ann NY Acad Sci*. 1981;374:722.
32. Nashner LM, McCollum G. The organization of human postural movements: a formal basis and experimental synthesis. *Brain Behav*. 1985;8:135.
33. Horak FB, Nashner LM. Central programming of postural movements: adaptation to altered support-surface configurations. *J Neurophysiol*. 1986;55:1369.
34. Allum JHJ, Honegger F, Schicks H. Vestibular and proprioceptive modulation of postural synergies in normal subjects. *J Vest Res*. 1993;3:59.
35. Maki BE, McIlroy WE. The role of limb movements in maintaining upright stance: the "change-in-support" strategy. *Phys Ther*. 1997;77:488.
36. Pai YC, Patton J. Center of mass velocity-position predictions for balance control. *J Biomech*. 1997;30:347.
37. Bouisset S, Zattara M. Segmental movement as a perturbation to balance? Facts and concepts. In: Winters JM, Woo SLY, eds. *Multiple Muscle Systems: Biomechanics and Movement Organization*. New York: Springer-Verlag; 1990:498.
38. Burleigh A, Horak FB. Influence of instruction, prediction, and afferent sensory information on the postural organization of step initiation. *J Neurophysiol*. 1996;75:1619.
39. Horak FB, Diener HC, Nashner LM. Influence of central set on human postural responses. *J Neurophysiol*. 1989;62:841.
40. Maki BE, Whitelaw RS. Influence of expectation and arousal on center-of-pressure responses to transient postural perturbations. *J Vestib Res*. 1993;3:25.
41. Horak FB, et al. Vestibular and somatosensory contributions to responses to head and body displacements in stance. *Exp Brain Res*. 1994;100:93.
42. Gu MJ, et al. Postural control in young and elderly adults when stance is perturbed: dynamics. *J Biomech*. 1996;29:319.
43. Massion J, Gahery Y. Diagonal stance in quadrupeds: a postural support for movement. *Prog Brain Res*. 1979;50:2196.
44. Roberts TDM, Stenhouse G. Reactions to overbalancing. *Prog Brain Res*. 1979;50:397.
45. Keshner EA, Allum JHJ, Pfaltz CR. Postural coactivation and adaptation in the sway stabilizing responses of normals and patients with bilateral peripheral vestibular deficit. *Exp Brain Res*. 1987;69:66.
46. Greenwood R, Hopkins AL. Muscle responses during sudden falls in man. *J Physiol (Lond)*. 1976;254:507.
47. Lacour M, Xerri C. Compensation of postural reactions to free-fall in the vestibular neurectomized monkey. *Exp Brain Res*. 1980;40:103.
48. Melvill Jones G, Watt DGD. Observations on the control of stepping and hopping movements in man. *J Physiol*. 1971;219:709.
49. Wicke RW, Oman CM. Visual and graviceptive influences on lower leg EMG activity in humans during brief falls. *Exp Brain Res*. 1982;46:324.
50. Allum JHJ, Honegger F. A postural model of balancecorrecting movement strategies. *J Vest Res*. 1992;2:323.
51. Allum JHJ, Honegger F, Schicks H. The influence of a bilateral peripheral vestibular deficit in postural synergies. *J Vest Res*. 1994;4:49.
52. Runge C, et al. Role of vestibular information in initiation of rapid postural responses. *Exp Brain Res*. 1998;122:403.
53. Bles W, et al. The mechanism of physiological height vertigo, II: posturography. *Acta Otolaryngol (Stockh)*. 1980;89:534.
54. Bles W, et al. Compensation for labyrinthine deficits examined by use of a tilting room. *Acta Otolaryngol (Stockh)*. 1983;95:576.
55. Nashner LM, Berthoz A. Visual contributions to rapid motor responses during postural control. *Brain Res*. 1978;150:403.
56. Black FO, Wall C III, Nashner LM. Effects of visual and support surface orientation references upon postural control in vestibular deficient subjects. *Acta Otolaryngol*. 1983;95:199.
57. Sparto PJ, et al. Simulator sickness when performing gaze shifts within a wide field of view optic flow environment: preliminary evidence for using virtual reality in vestibular rehabilitation. *J NeuroEng Rehab*. 2004;1:14. http://www.jneuroengrehab.com/content/1/1/14.
58. Vidal PP, Berthoz A, Millanvoye M. Difference between eye closure and visual stabilization in the control of posture in man. *Aviat Space Environ Med*. 1982;53:166.
59. Woollacott MH, Shumway-Cook AT, Nashner LM. Postural reflexes and aging. In: Mortimer JA, ed. *The Aging Motor System*. New York: Praeger; 1982:98.
60. Di Fabio RP, Anderson JH. Effect of sway-referenced visual and somatosensory inputs on human head movement and postural patterns during stance. *J Vestib Res*. 1993;3:409.
61. Horak FB, Nashner LM, Diener HC. Postural strategies as-

sociated with somatosensory and vestibular loss. *Exp Brain Res*. 1990;82:167.
62. Furman JM, Jacob RG. A clinical taxonomy of dizziness and anxiety in the otoneurological setting. *J Anxiety Disord*. 2001;15:9.
63. Peterka RJ. Sensorimotor integration in human postural control. *J Neurophysiol*. 2002;88:1097.
64. Paquette C, Paquet N, Fung J. Aging affects coordination of rapid head motions with trunk and pelvis movements during standing and walking. *Gait Posture*. 2006;24:62.
65. Pang MY, et al. Balance performance in head-shake computerized dynamic posturography: aging effects and testretest reliability. *Phys Ther*. 2011;9:246.
66. Park MK, et al. A head shake sensory organization test to improve the sensitivity of the sensory organization test in the elderly. *Otol Neurotol*. 2012;33:67.
67. Honaker JA, Converse CM, Shepard NT. Modified head shake computerized dynamic posturography. *Am J Audiol*. 2009;18:108.
68. Lim HW, et al. Correlating the head shake-sensory organizing test with dizziness handicap inventory in compensation after vestibular neuritis. *Otol Neurotol*. 2012;33:211.
69. Mishra A, et al. Head shake computerized dynamic posturography in peripheral vestibular lesions. *Am J Audiol*. 2009;18:53.
70. Roma AA. Use of the head shake-sensory organization test as an outcome measure in the rehabilitation of an individual with head movement provoked symptoms of imbalance. *J Geriatr Phys Ther*. 2005;28:58.
71. Peterka RJ, Benolken MS. Role of somatosensory and vestibular cues in attenuating visually induced human postural sway. *Exp Brain Res*. 1995;105:101.
72. Bronstein AM, et al. Recovery from bilateral vestibular failure: implications for visual and cervico-ocular function. *Acta Otolaryngol Suppl*. 1995;520 Pt 2:405.
73. Guerraz M, et al. Visual vertigo: symptom assessment, spatial orientation and postural control. *Brain*. 2001; 124:1646.
74. Allum JH, et al. The control of head movements during human balance corrections. *J Vestib Res*. 1997;7:189.
75. Gresty M. Stability of the head: studies in normal subjects and in patients with labyrinthine disease, head tremor, and dystonia. *Movement Disorders*. 1987;2:165.
76. Keshner EA, Peterson BW. Mechanisms controlling human head stability, I: head-neck dynamics during random rotations in the vertical plane. *J Neurophysiol*. 1995;73:2293.
77. Romberg MH. Manual of Nervous Diseases of Man. London: Sydenham Society; 1853;395.
78. Jacobson GP, et al. Insensitivity of the "Romberg test of standing balance on firm and compliant support surfaces" to the results of caloric and VEMP tests. *Ear Hear*. 2011; 32:e1-5.
79. Wall C III, Black FO. Postural stability and rotational tests: their effectiveness for screening dizzy patients. *Acta Otolaryngol*. 1983;95:235.
80. Xerri C, et al. Synergistic interactions and functional working range of the visual and vestibular systems in postural control: neuronal correlates. In: Pompeiano O, Allum JHJ, eds. *Vestibulospinal Control of Posture and Movement. Progress in Brain Research*. Amsterdam: Elsevier; 1988;193.
81. Black FO. Vestibulospinal function assessment by moving platform posturography. *Amer J Otology (suppl)*. 1985;39.
82. Allum JHJ, Keshner EA. Vestibular and proprioceptive control of sway stabilization. In: Bles W, Brandt T, eds. *Disorders of Posture and Gait*. Amsterdam: Elsevier; 1986;19.
83. Allum JHJ, et al. Indicators of the influence a peripheral vestibular deficit has on vestibulo-spinal reflex responses controlling postural stability. *Acta Otolaryngol (Stockh)*. 1988;106:252.
84. Cohen H, Keshner EA. Current concepts of the vestibular system reviewed, II: visual/vestibular interaction and spatial orientation. *Am J Occup Ther*. 1989;43:331.
85. Horlings CG, et al. Identifying deficits in balance control following vestibular or proprioceptive loss using posturographic analysis of stance tasks. *Clin Neurophy*. 2008;119:2338.
86. Varela DG, Carneiro JAO, Colafemina JF. Static postural balance study in patients with vestibular disorders using a three dimensional electromagnetic sensor system. *Braz J Otorhinolaryngol*. 2012;78:7.
87. Mancini M, et al. ISway: a sensitive, valid and reliable measure of postural control. *J Neuroeng Rehabil*. 2012; 9:59.
88. Mancini M, et al. Postural sway as a marker of progression in Parkinson's disease: a pilot longitudinal study. *Gait Posture*. 2012;36:471.
89. Agrawal Y, et al. Disorders of Balance and Vestibular Function in US Adults: *Data from the National Health and Nutrition Examination Survey, 2001-2004. Arch Intern Med*. 2009;169:938.
90. Bles W, de Jong JMBV. Uni- and bilateral loss of vestibular function. In: Bles W, Brandt T, eds. *Disorders of Posture and Gait*. Amsterdam: Elsevier; 1986;127.

91. Kapteyn TS, et al. Standardization in platform stabilometry being a part of posturography. *Agressologie*. 1983; 24:321.
92. Norre ME, Forrez G. Posture testing (posturography) in the diagnosis of peripheral vestibular pathology. *Arch Otorhinolaryngol*. 1986;243:186.
93. Hain T. Chapter 1, this volume.
94. Unterberger S. Neue objektive registrierbare vestibular – iskorperdrehungen, erhalten durch treten auf der stelle. Der 'Tretversuch.' *Arch Ohren Nasen Kehlkopfheilkd*. 1938;145:478.
95. Fukuda T. *Statokinetic Reflexes in Equilibrium and Movement*. Tokyo: Tokyo Univ Press; 1983.
96. Bles W, de Jong JMBV, de Wit G. Somatosensory compensation for loss of labyrinthine function. *Acta Otolaryngol (Stockh)*. 1984;95:576.
97. Graybiel, A and Fregly, AR. A new quantitative ataxia test battery. *Acta Otolaryngol (Stockh)*. 1966;61:292.
98. Lambrey S, Berthoz A. Combination of conflicting visual and non-visual information for estimating actively performed body turns in virtual reality. *Int J Psychophysiol*. 2003;50:101.
99. Keshner EA, Kenyon RV. Using immersive technology for postural research and rehabilitation. *Assist Technol*. 2004;16:54.
100. Sherman W, Craig A. *Understanding Virtual Reality: Interface, Application, and Design*. California: Morgan Kaufmann; 2002.
101. Riva G, Mantovani F, Gaggioli A. Presence and rehabilitation: toward second-generation virtual reality applications in neuropsychology. *J NeuroEng Rehab*. 2004;1:9, http://www.jneuroengrehab.com/content/1/1/9.
102. Carrozzo M, Lacquaniti F. Virtual reality: a tutorial. *Electroencephalogr Clin Neurophysiol*. 1998;109:1.
103. Keshner EA, Kenyon RV, Langston J. Postural responses exhibit intra-modal dependencies with discordant visual and support surface motion. *J Vestib Res*. 2004;14:307.
104. Peitersen E. Measurement of vestibulospinal responses in man. In: Kornhuber HH, ed. *Handbook of Sensory Physiology*, Vol. VI (2), *Vestibular System*. Berlin: Springer-Verlag; 1974:267.
105. Baloh RW, Halmagyi GM. *Disorders of the Vestibular System*. New York: Oxford Univ Press; 1996.
106. Black FO, Nashner LM. Vestibulo-spinal control differs in patients with reduced versus distorted vestibular function. *Acta Otolaryngol (Stockh)*. 1984;406:110.
107. Norre ME. Posture in otoneurology. *Acta Oto-Rhino-Laryngol Belgica*. 1990;44:55.
108. Dow RS. The effects of bilateral and unilateral labyrinthectomy in monkey, baboon, and chimpanzee. *Am J Physiol*. 1938;121:392.
109. Allum JHJ, Pfaltz CR. Postural control in man following acute unilateral peripheral vestibular deficit. In: Igarashi M, Black FO, eds. *Vestibular and Visual Control of Posture and Locomotor Equilibrium*. Basel: Karger; 1985:315.
110. Black FO, Wall C III, O'Leary DP. Computerized screening of the human vestibulospinal system. *Ann Otol Rhinol Laryngol*. 1978;87:853.
111. Keshner EA, Allum JHJ. Plasticity in pitch sway stabilization: normal habituation and compensation for peripheral vestibular deficits. In: Bles W, Brandt T, eds. *Disorders of Posture and Gait*. Amsterdam: Elsevier; 1986:289.
112. Allum JHJ, et al. Organization of leg-trunk-head coordination in normals and patients with peripheral vestibular deficits. In: Pompeiano O, Allum JHJ, eds. *Vestibulospinal Control of Posture and Movement. Progress in Brain Research*. Amsterdam: Elsevier; 1988:277.
113. Fetter M, Dichgans J. Vestibular tests in evolution, II: posturography. In: Baloh RW, Halmagyi GM, eds. *Disorders of the Vestibular System*. New York: Oxford Univ Press; 1996:256.
114. Keshner EA, Allum JHJ, Honegger F. Predictors of less stable postural responses to support surface rotations in healthy human elderly. *J Vest Res*. 1993;3:419.
115. Okubo J, et al. Posture and gait in Meniere's disease. In: Bles W, Brandt T, eds. *Disorders of Posture and Gait*. Amsterdam: Elsevier; 1986:113.
116. Dichgans J, et al. Postural sway in normals and atactic patients: analysis of the stabilizing and destabilizing effects of vision. *Agressologie*. 1976;17C:15.
117. Kapteyn TS, De Wit G. Posturography as an auxiliary in vestibular investigation. *Acta Otolaryngol*. 1972;73:104.
118. Buchele W, Brandt T. Benign paroxysmal positional vertigo and posture. In: Bles W, Brandt T, eds. *Disorders of Posture and Gait*. Amsterdam: Elsevier; 1986:101-111.
119. Brink EE, Hirai N, Wilson VJ. Influence of neck afferents on vestibulospinal neurons. *Exp Brain Res*. 1980;38:285.
120. Peterson BW. The reticulospinal system and its role in the control of movement. In: Barnes CD, ed. *Brainstem Control of Spinal Cord Function*. New York: Academic Press; 1984:27.
121. Wilson VJ, Ezure K, Timerick SJB. Tonic neck reflex of

the decerebrate cat: response of spinal interneurons to natural stimulation of neck and vestibular receptors. *J Neurophysiol*. 1984;51:567.

122. Gdowski GT, McCrea RA. Neck proprioceptive inputs to primate vestibular nucleus neurons. *Exp Brain Res*. 2000;135:511.
123. Keshner EA. Head–trunk coordination during linear anteriorposterior translations. *J Neurophysiol*. 2003;89:1891.
124. Imai T, et al. Interaction of the body, head, and eyes during walking and turning. *Exp Brain Res*. 2001;136:1.
125. Halmagyi GM, Curthoys IS. Otolith function tests. In: Herdman SJ, ed. *Vestibular Rehabilitation*. 2nd ed. Philadelphia: F.A. Davis; 2000:195.
126. Bilotto G, et al. Dynamic properties of vestibular reflexes in the decerebrate cat. *Exp Brain Res*. 1982:47:343.
127. Peterson BW, et al. The cervicocollic reflex: its dynamic properties and interaction with vestibular reflexes. *J Neurophysiol*. 1985;54:90.
128. Keshner EA, et al. Patterns of neck muscle activation in cats during reflex and voluntary head movements. *Exp Brain Res*. 1992;88:361.
129. Guitton D, et al. Visual, vestibular and voluntary contributions to human head stabilization. *Exp Brain Res*. 1986;64:59.
130. Keshner EA, Cromwell R, Peterson BW. Mechanisms controlling human head stability, II: head–neck dynamics during random rotations in the horizontal plane. *J Neurophysiol*. 1995;73:2302.
131. Masson G, Mestre DR, Pailhous J. Effects of the spatiotemporal structure of optical flow on postural readjustments in man. *Exp Brain Res*. 1995;103:137.
132. Dijkstra TMH, Schoner G, Gielen CCAM. Temporal stability of the action–perception cycle of postural control in a moving visual environment. *Exp Brain Res*. 1994; 97:477.
133. Roberts TDM. Reflex balance. Nature. 1973;244:156.
134. Suzuki J, Cohen B. Head, eye, body and limb movements from semicircular canal nerves. *Exp Neurol*. 1964;10:393.
135. Magnus R. Physiology of posture. *Lancet*. 1926;2:531, 585.
136. Gurfinkel VS, et al. Kinesthetic reference for human orthograde posture. *Neurosci*. 1995;68:229.
137. Massion J. Postural control system. *Curr Opin Neurobiol*. 1994;4:877.
138. Keshner EA, Kenyon RV. The influence of an immersive virtual environment on the segmental organization of postural stabilizing responses. *J Vestib Res*. 2000;10:201.
139. Buchanan JJ, Horak FB. Emergence of postural patterns as a function of vision and translation frequency. *J Neurophysiol*. 1999;81:2325.
140. Lacour M, et al. Sensory strategies in human postural control before and after unilateral vestibular neurotomy. *Exp Brain Res*. 1997;115:300.
141. Uemura T, et al. *Neuro–otological Examination*. Baltimore: University Park Press; 1977.
142. Rudge P. *Clinical Neurootology*. London: Churchill Livingstone; 1983.
143. Brandt T, Dieterich M, Buchele W. Postural abnormalities in central vestibular brainstem lesions. In: Bles W, Brandt T, eds. *Disorders of Posture and Gait*. Amsterdam: Elsevier; 1986:141.
144. Dieterich M, Brandt T. Wallenberg's Syndrome: lateropulsion, cyclorotation, and subjective visual vertical in thirtysix patients. *Ann Neurol*. 1992;31:399–408.
145. Shimazu H, Smith CM. Cerebellar and labyrinthine influences on single vestibular neurons identified by natural stimuli. *J Neurophysiol*. 1971;34:493.
146. Mauritz KH, Dichgans J, Hufschmidt A. Quantitative analysis of stance in late cortical cerebellar atrophy of the anterior lobe and other forms of cerebellar ataxia. *Brain*. 1979;102:461.
147. Diener HC, et al. Characteristic alterations of long–loop "reflexes" in patients with Friedreich's disease and late atrophy of the cerebellar anterior lobe. *J Neurol Neurosurg Psychiat*. 1984;47:679.
148. Horak FB, Diener HC. Cerebellar control of postural scaling and central set in stance. *J Neurophysiol*. 1994;72:479.
149. Nashner LM, Grimm RJ. Analysis of multiloop dyscontrols in standing cerebellar patients. In: Desmedt JE, ed. *Cerebellar Motor Control in Man: Long Loop Mechanisms*. Basel: Karger; 1978:300.
150. Bastian A. Moving, sensing and learning with cerebellar damage. *Curr Opin Neurobiol*. 2011;21:596.
151. Dichgans J, Mauritz KH. Patterns and mechanisms of postural instability in patients with cerebellar lesions. In: Desmedt JE, ed. *Motor Control Mechanisms in Health and Disease*. New York: Raven Press; 1983:633.
152. Diener HC, Dichgans J. Pathophysiology of cerebellar ataxia. *Movement Disorders*. 1992;7:95.
153. Dichgans J, Diener HC. Different forms of postural ataxia in patients with cerebellar diseases. In: Bles W, Brandt T,

eds. *Disorders of Posture and Gait*. Amsterdam: Elsevier; 1986:207.

154. Traub MM, Rothwell JC, Marsden CD. Anticipatory postural reflexes in Parkinson's disease and other akinetic-rigid syndromes and cerebellar ataxia. *Brain*. 1980;103:393.

155. Berardelli A, Sabra AF, Hallett M. Physiological mechanisms of rigidity in Parkinson's disease. *J Neurol Neurosurg Psychiat*. 1983;46:45.

156. Allum JHJ, et al. Disturbance of posture in patients with Parkinson's disease. In: Amblard B, Berthoz A, Clarac F, eds. *Posture and Gait: Development, Adaptation and Modulation*. Amsterdam: Elsevier; 1988:245.

157. Horak FB, Nutt JG, Nashner LM. Postural inflexibility in parkinsonian subjects. *J Neurol Sci*. 1992;111:46.

158. Dick JP, et al. Associated postural adjustments in Parkinson's disease. *J Neurol Neurosurg Psychiatry*. 1986;49:1378.

159. Schieppati M, Nardone A. Free and supported stance in Parkinson's disease: the effect of posture and 'postural set' on leg muscle responses to perturbation, and its relation to the severity of the disease. *Brain*. 1991;114:1227.

160. Horak FB, Frank J, Nutt J. Effects of dopamine on postural control in parkinsonian subjects: scaling, set, and tone. *J Neurophysiol*. 1996;75:2380.

161. Dietz V, et al. Balance control in Parkinson's disease. *Gait Posture*. 1993;1:77.

162. Benecke R, Conrad B. Disturbance of posture and gait in spastic syndromes. In: Bles W, Brandt T, eds. *Disorders of Posture and Gait*. Amsterdam: Elsevier; 1986:231.

163. DiFabio RP, Badke MB. Influence of cerebrovascular accident on elongated and passively shortened muscle responses after forward sway. *Phys Ther*. 1988;68:1215.

164. Badke MB, Duncan PW, Di Fabio RP. Influence of prior knowledge on automatic and voluntary postural adjustments in healthy and hemiplegic subjects. *Phys Ther*. 1987;67:1495.

165. Dietz V, Mauritz KH, Dichgans J. Body oscillations in balancing due to segmental stretch reflex activity. *Exp Brain Res*. 1980;40:89.

166. Dietz V, Berger W. Interlimb coordination of posture in patients with spastic paresis. *Brain*. 1984;107:965.

167. Nashner LM, Shumway-Cook A, Marin O. Stance posture control in select groups of children with cerebral palsy: deficits in sensory organization and muscular coordination. *Exp Brain Res*. 1983;49:393.

168. Allum JHJ, Honegger F. A postural model of balancecorrecting responses. *J Vestib Res*. 1992;2:323.

169. Grossman GE, et al. Frequency and velocity of rotational head perturbations during locomotion. *Exp Brain Res*. 1988;70:470.

170. Hirasaki E, et al. Effects of walking velocity on vertical head and body movements during locomotion. *Exp Brain Res*. 1999;127:117.

171. Jeka JJ. Light touch contact as a balance aid. *Phys Ther*. 1997;77:476.

172. Mauritz KH, Dietz V. Characteristics of postural instability induced by ischaemic blocking of leg afferents. *Exp Brain Res*. 1980;38:117.

173. Kotaka S, Croll GA, Bles W. Somatosensory ataxia. In Bles W, Brandt T, eds. *Disorders of Posture and Gait*. Amsterdam: Elsevier; 1986:178.

174. Cohen LA. Role of eye and neck proprioceptive mechanisms in body orientation and motor coordination. *J Neurophysiol*. 1961;24:1.

175. de Jong JMBV, Bles W. Cervical dizziness and ataxia. In Bles W, Brandt T, eds. *Disorders of Posture and Gait*. Amsterdam: Elsevier; 1986:185.

176. Wilson VJ, Melvill Jones G. *Mammalian Vestibular Physiology*. New York: Plenum Press; 1979.

177. Karlberg M, et al. Dizziness of suspected cervical origin distinguished by posturographic assessment of human postural dynamics. *J Vestib Res*. 1996;6:37.

178. Karlberg M, et al. Postural and symptomatic improvement after physiotherapy in patients with dizziness of suspected cervical origin. *Arch Phys Med Rehab*. 1996; 77:874.

179. Karlberg M, Persson L, Magnusson M. Impaired postural control in patients with cervico-brachial pain. *Acta Otolaryngol Suppl (Stockh)*. 1995;520:440.

180. Malmstrom EM, et al. Cervicogenic dizziness—musculoskeletal findings before and after treatment and long-term outcome. *Disabil Rehabil*. 2007;29:1193.

181. Gantchev GN, Draganova N, Dunev S. Influence of the stabilogram and statokinesigram visual feedback upon the body oscillations. In: Igarashi M, Black FO, eds. *Vestibular and Visual Control of Posture and Locomotor Equilibrium*. Basel: Karger; 1985:135.

182. Paulus W, Straube A, Brandt T. Visual postural perfor - mance after loss of somatosensory and vestibular function. *J Neurol Neurosurg Psychiat*. 1987;50:1542.

183. Waespe W, Henn V. Neuronal activity in the vestibular nuclei of the alert monkey during vestibular and optoki-

netic stimulation. *Exp Brain Res*. 1977;27:523.

184. Kotaka S, Okubo J, Watanabe I. The influence of eye movements and tactile information on postural sway in patients with peripheral vestibular lesions. *Auris-Nasus-Larynx, Tokyo*. 1986;13(Suppl II):S153.
185. Wang Y, Kenyon RV, Keshner EA. Identifying the control of physically and perceptually evoked sway responses with coincident visual scene velocities and tilt of the base of support. *Exp Brain Res*. 2010;201:663-672.
186. Dokka K, Kenyon RV, Keshner EA. Influence of visual scene velocity on segmental kinematics during stance. *Gait Posture*. 2009;30:211.
187. Slaboda JC, Keshner EA. Reorientation to vertical modulated by combined support surface tilt and virtual visual flow in healthy elders and adults with stroke. *J Neurol*. 2012;259:2664.
188. Haran FJ, Keshner EA. Sensory reweighting as a method of balance training for labyrinthine loss. *J Neurol Phys Ther*. 2008;32:186.
189. Pfaltz CR. Vestibular habituation and central compensation. *Adv Oto-Rhino-Laryngol*. 1977;22:136.
190. Igarashi M. Vestibular compensation. *Acta Otolaryngol (Stockh) (Suppl)*. 1984;406:78.
191. Curthoys IS, Halmagyi GM. Clinical changes in vestibular function with time after unilateral vestibular loss. In: Herdman SJ, ed. *Vestibular Rehabilitation*. 2nd ed. Philadelphia: F.A. Davis; 2000:172.
192. Hart CW, McKinley PA, Peterson BW. Compensation following acute unilateral total loss of peripheral vestibular function. In: Graham MD, Kemink JL, eds. *The Vestibular System. Neurophysiologic and Clinical Research*. New York: Raven Press; 1987:187.
193. Bouisset S, Zattara M. A sequence of postural movements precedes voluntary movement. *Neurosci Letters*. 1981;22:263.
194. Layne CS, Abraham LD. Interactions between automatic postural adjustments and anticipatory postural patterns accompanying voluntary movement. *Intern J Neurosci*. 1991;61:241.
195. Jeannerod M. The contribution of open-loop and closed-loop control modes in prehension movements. In: Kornblum S, Requin J, eds. *Preparatory States and Processes*. Hillsdale, NJ: Lawrence Erlbaum Assoc; 1984:323.
196. Keshner EA, Hain TC, Chen KC. Predicting control mechanisms for human head stabilization by altering the passive mechanics. *J Vestib Res*. 1999;9:423.
197. Viviani P, Berthoz A. Dynamics of the head-neck system in response to small perturbations: analysis and modeling in the frequency domain. *Biol Cybern*. 1985;19:19.
198. Chen KJ. *Identification of Voluntary and Reflex Stabilization Strategies of Head Control* [Doctoral Dissertation, Department of Biomedical Engineering]. Evanston IL: Northwestern University; 2001.
199. Bergstrom B. Morphology of the vestibular nerve, II: the number of myelinated vestibular nerve fibers in man at various ages. *Acta Otolaryngol*. 1973;76:173.
200. Richter E. Quantitative study of human Scarpa's ganglion and vestibular sensory epithelia. *Acta Otolaryngol*. 1980;90:199.
201. Rosenhall U. Degenerative patterns in the aging human vestibular neuro-epithelia. *Acta Otolaryngol*. 1973;76:208.
202. Peterka RJ, Black FO. Age-related changes in human vestibulo-ocular reflexes: pseudorandom rotation tests. *J Vestib Res*. 1990;1:61.
203. Kerber KA, Ishiyama GA, Baloh RW. A longitudinal study of oculomotor function in normal older people. *Neurobiol Aging*. 2006;27:1346.
204. Peterka RJ, Black FO, Schoenhoff MB. Age-related changes in human vestibulo-ocular reflexes: sinusoidal rotation and caloric tests. *J Vestib Res*. 1990;1:49.
205. Shumway-Cook AM, et al. The effects of two types of cognitive tasks on postural stability in older adults with and without a history of falls. *J Gerontol A Biol Sci Med Sci*. 1997;52:M232.
206. Stelmach GE, Zelaznik HN, Lowe D. The influence of aging and attentional demands on recovery from postural instability. *Aging (Milano)*. 1990;2:155.
207. Nouillot P, Bouisset S, Do MC. Do fast voluntary movements necessitate anticipatory postural adjustments even if equilibrium is unstable? *Neurosci Lett*. 1992;147:1.
208. Shumway-Cook A, Woollacott M. Attentional demands and postural control: the effect of sensory context. *J Gerontol A Biol Sci Med Sci*. 2000;55:M10.
209. Teasdale NC, et al. On the cognitive penetrability of posture control. *Exp Aging Res*. 1993;19:1.
210. Weeks DL, et al. Interaction between attention demanding motor and cognitive tasks and static postural stability. *Gerontology*. 2003;49:225.
211. Tinetti ME, Ginter SF. Identifying mobility dysfunctions in elderly patients. Standard neuromuscular examination or direct assessment? *JAMA*. 1988;259:1190.

212. Tinetti ME, Speechley M. Prevention of falls among the elderly. *N Engl J Med*. 1989;320:1055.
213. Skinner HB, Barrack RL, Cook SD. Age-related declines in proprioception. *Clin Orthop*. 1984;184:208.
214. Gryfe CI, Amies A, Ashley MJ. A longitudinal study of falls in an elderly population, I: incidence and morbidity. *Age Aging*. 1977;6:201.
215. Sattin RW, et al. The incidence of fall injury events among elderly in a defined population. *Am J Epidemiol*. 1990;131:1028.
216. Manchester D, et al. Visual, vestibular and somatosensory contributions to balance control in the older adult. *J Gerontol*. 1989;44:M118.
217. Whipple RH, Wolfson LI, Amerman PM. The relationship of knee and ankle weakness to falls in nursing home residents: an isokinetic study. *J Am Geriatr Soc*. 1987;35:13.
218. Stelmach GE, et al. Age related decline in postural control mechanisms. *Int J Aging Hum Develop*. 1989;29:205.
219. Woollacott MH. Age-related changes in posture and movement. *J Gerontol*. 1993;48:56.
220. Brown LA, Shumway-Cook A, Woollacott MH. Attentional demands and postural recovery: the effects of aging. *J Gerontol A Biol Sci Med Sci*. 1999;54:M165.
221. Allum JH, et al. Age-dependent variations in the directional sensitivity of balance corrections and compensatory arm movements in man. *J Physiol*. 2002;542:643.
222. Wu G. Age-related differences in body segmental movement during perturbed stance in humans. *Clin Biomech*. 1998;13:300.
223. Accornero N, et al. Clinical multisegmental posturography: age-related changes in stance control. *Electroencephalogr Clin Neurophysiol*. 1997;105:213.
224. Gill J, et al. Trunk sway measures of postural stability during clinical balance tests: effects of age. *J Gerontol Med Sci*. 2001;56A:M438.
225. Wu Q, et al. Stability and control of human trunk movement during walking. *Comput Methods Biomech Biomed Eng*. 1998;1:247.
226. Allum JH, Carpenter MG, Adkin AL. Balance control analysis as a method for screening and identifying balance deficits. *Ann N Y Acad Sci*. 2001;942:413.
227. Keshner EA. Modulating active stiffness affects head stabilizing strategies in young and elderly adults during trunk rotations in the vertical plane. *Gait Posture*. 2000;11:1.
228. Keshner EA. Head-trunk coordination in elderly subjects during linear anterior-posterior translations. *Exp Brain Res*. 2004;158:213, http://dx.doi.org/10.1007/s00221-004-1893-2.
229. Maki BE, Holliday PJ, Topper AK. A prospective study of postural balance and risk of falling in an ambulatory and independent elderly population. *J Gerontol Med Sci*. 1994;49:M72.
230. McClenaghan BA, et al. Spectral characteristics of ageing postural control. *Gait Posture*. 1995;3:123.
231. Woollacott MH. Gait and postural control in the aging adult. In: Bles W, Brandt T, eds. *Disorders of Posture and Gait*. New York: Elsevier; 1986:325.
232. Studenski S, et al. The role of instability in falls among older persons. In: Duncan PW, ed. *Balance*. VA: American Physical Therapy Association; 1990:57.
233. Hasselkus BR, Shambes GM. Aging and postural sway in women. *J Gerontol*. 1975;30:661.
234. Overstall PW, et al. Falls in the elderly related to postural imbalance. *Brit Med J*. 1977;1:261.
235. Maki BE, Holliday PJ, Fernie GR. Aging and postural control. A comparison of spontaneous- and induced-sway balance tests. *J Am Geriatr Soc*. 1990;38:1.
236. Keshner E, Chen KJ. Mechanisms underlying head stabilization in the elderly during sagittal plane rotations. *J Motor Behav*. 1996;28:324.
237. Woollacott MH, von Hosten C, Rosblad BP. Relation between muscle response onset and body segmental movements during postural perturbations in humans. *Exp Brain Res*. 1988;72:593.
238. Tang PF, Woollacott MH. Inefficient postural responses to unexpected slips during walking in older adults. *J Gerontol A Biol Sci Med Sci*. 1998;53:M471.

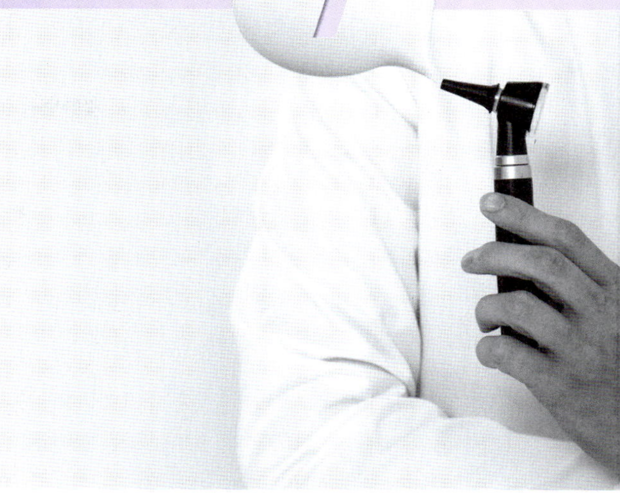

7

안뜰질환으로 인한 장애

Disability in Vestibular Disorders

Natalia A. Ricci, PhD, PT • Helen S. Cohen, EdD, OTR, FAOTA

안뜰장애가 있는 경우에는 현훈, 평형장애, 진동시각, 자율신경계 이상징후와 같은 증상들을 호소한다. 이러한 문제는 일상생활활동과 건강 관련 삶의 질(health-related quality of life, HRQoL)의 독립성을 떨어뜨릴 수 있다. 대부분의 안뜰장애는 비교적 가볍지만, 생활기능에 상당한 문제를 일으킬 수 있다. 안뜰장애는 또한 노동시간 감소, 가정 이외의 사회참여 감소, 건강관리 비용 증가로 인한 경제적 손실로써 사회에 부담이 되고 있다. 그러나 진단검사만으로는 정부가 개입할 필요성에 대한 정보를 제공하지 못하는 실정이다. 환자의 전반적인 건강상태, 생활기능적 상태, 환자가 개인적으로 품은 목표는 돌봄 필요성과 지원유형을 결정하는데 중요하다.

현훈(vertigo, dizziness)은 의료현장에서의 가장 흔한 질환이고, 대략 전 인구의 20~30%에서 발병한다. 이러한 질환은 노인에게 더욱 흔하다. 미국의 건강조사기관에 따르면, 노인 3,700만 명 가운데, 700만 명(19.6%)이 이전 12개월 동안 어지럼과 평형감각 문제를 겪었다고 보고했다. 독일의 조사에서도(표본수 1,003명), 지난 12개월 동안 22.9%가 어지럼과 현훈을 겪었고 3.1%가 처음 발병한 것으로 나타났다. 안뜰장애로 인한 현훈의 유병률은 4.8%였고, 발병률은 1.4%였다.

위에 언급된 통계에도 불구하고, 생활기능 수행에 있어서 안뜰장애로 인한 뚜렷한 영향은 아직 확인되지 않았다. 예를 들어, 국제물리재활의학협회는 장애와 가장 관련이 있고, 재활지원이 가능한 건강상태를 밝히기 위한 워크숍을 열었는데, 재활을 전문으로 하는 의사와 그 밖의 의료서비스 제공자인 참가자들은 대체로 안뜰장애에 대해 알지 못했다. 참가자들은 총 103건의 재활 관련 건강상태를 확인했는데, 이들 중 일부는 난청과 낙상 같은 안뜰장애와 관련된 것이었다. 참가자들은 결국 안뜰장애로 인한 생활기능장애나 그 밖의 귀 안쪽 질환을 심각하면서도 치료 가능한 질환으로 밝혀내지 못했다. 이 장에서는 장애의 개념, 장애와 안뜰장애의 접점, 생활기능 상태를 평가하는데 사용되는 측정도구들을 설명하고자 한다.

장애의 개념
Concepts of disability

장애에 대한 전문용어의 혼선은 조사자들, 임상가들, 환자들 사이의 소통을 방해한다. 미국국립보건원(national institutes of health, NIH)은 기본적인 기능 및 기타 필수 활동에 대한 일상 환경에서의 기능 제한에 대해 "기능적 제한"이라는 용어를 사용했다. NIH는 개인이 사회환경과 어떻게 교류하는지를 설명하기 위해 "장애"라는 용어를 사용했고, 법과 사회정책으로 인한 장벽이 생활기능 수행을 어떻게 제약하는지를 설명하기 위해 "사회적 제약"이라는 용어를 사용했다.

첫 번째로 널리 사용되는 모델 중의 하나인 Nagi 장애 정의 모델은 활동 병리(active pathology), 손상, 기능 제한 및 장애라는 기본개념들을 사용했다. 이 틀에서 장애는 "사회문화적 · 물리적 환경에서 사회적으로 규정된 역할과 과제를 수행하는데 있어서의 한계"로 정의됐는데, 이는 NIH의 장애 정의와 비슷하다.

손상, 장애, 핸디캡에 대한 국제분류(international classification of impairments, disabilities, and handicaps, ICIDH)는 나타난 질병에 대한 표준 전문용어를 만들어 내기 위한 노력이었다. ICIDH는 질병과 건강상태에 대한 3가지 중추개념을 손상, 장애, 핸디캡으로 분류했다. 이 모델에서 장애는 "인간에게 정상으로 여겨지는 방식과 범위에서 활동을 수행하는데 있어서 어떤 제약이나 능력 부족"으로 정의되었다. 다시 말해 이 모델은 장애를 개별 기능과 관련하여 정의했다. 핸디캡은 "각 개인에게 정상적인(사회적 · 문화적 요인에서) 역할 수행을 제한하거나 방해하는 단점"이라고 정의됐다. ICIDH는 손상을 "장애와 핸디캡의 원인으로써 신체구조나 신체기능의 이상"이라고 정의했다.

장애 처리 프로세스 모델에서는 장애는 "만성 및 급성 질환이 개인의 기능과 사회에 미치는 영향의 과정"으로 정의됐다. 이 모델은 장애와 핸디캡의 개념을 같은 것으로 묶었는데, 이는 혼선을 일으킬 수 있다.

장애의 의학적 모델은 장애가 신체구조 또는 기능저하, 즉 개인적인 문제의 결과라는 이론에 근거한다. 대조적으로, 장애의 사회적 모델은 장애가 개인의 신체적 · 사회적 환경에서의 기회 부족에 따른 결과라는 이론에 기초하는데, 이 문제는 사회에 의해서 야기된다. 두 견해 모두 타당하다. 실생활에서 건강상태와 사회적 · 환경적 요인은 해당 사람에게 많은 영향을 준다. 장애의 과정은 어쩌면 생물학적 요인과 사회적 요인 사이의 복잡한 관계에서 야기될지 모른다.

장애의 생물심리사회적 모델이 현재 지배적인 관점이다. 그래서 ICIDH는 국제기능장애건강분류(international classification of functioning, disability, and health, ICF)로 수정되고 대체되었다. ICF는 국제 질병 분류, 부상 및 사망원인의 국제분류(ICD-10)를 통해 개인과 인구의 건강 상태에 대해 보다 완전한 이해를 제공한다. 이 분류는 신체기능, 신체구조, 활동 및 참여와 같은 기능적 상태에 따른 장애를 다룬다. 신체 일부 또는 기능의 상실이나 이상은 손상이다. 활동을 수행하는 능력에 있어서 어려움은 한계이며, 삶의 상황에 관련하여 문제를 보이는 것은 참여 제한이다. 이러한 기능적 상태는 환경적이거나 개인적 요인이라는 상황적 요인들에 의해서 긍정적이거나 부정적으로 영향을 받을 수 있다. 이러한 분류에서 장애는 건강상태와 상황적 요인(환경적 요인과 개인적 요인) 간의 부정적 효과로써 손상, 한계 및 제한을 모두 포함한다. 장애에 대한 세계 보고서에서는 ICF를 기능 및 장애의 이해를 위한 개념적 뼈대로서 채택되었다.

ICF 개념을 사용하면, 이 책의 다른 부분에 설명된 검사에서 알 수 있듯이 안뜰기능이 저하되는 장애가 있다. 예를 들어, 안뜰신경 손상으로 인한 안뜰상실은 안뜰눈반사의 이득(gain)이 줄어듦을 초래한다. 안뜰장애를 가진 많은 사람들은 일상생활활동을 수행하는데 한계가 있다. 침침한 조명, 높은 곳, 공공장소, 소음공해, 험한 지형과 같은 자연적이거나 인위적인 환경요인들로 인해 안뜰장애 증상을 일으킬 수 있다. 이러한 환경적 상호작용은 집밖에서의 참여 제약으로 인한 불안, 우울증, 사회적 격리 등을 일으킬 수 있다.

장애의 평가
Assessments of disability

건강상태의 평가(예: 기능/장애, 삶의 질)는 환자진료의 중요한 요소인데, 이를 사용하면 임상가가 재활 프로그램을 설계하고, 정책적 목표에 기여하고, 진료효과를 평가하는데 도움이 된다. 많은 장애평가방법이 개발되었는데, 일부는 다른 것들보다 유용하다. 대부분은 자가평가인데,

이를 통해 환자는 스스로의 등급을 매긴다. 세부적인 질문과 등급은 제한을 두지 않는 질문보다 평가결과를 보다 정확하게 말하는데 도움이 될 수 있다. 하지만 장애는 주관적이기 때문에 자체 등급척도의 결과는 환자의 실제 상태보다 환자의 생각을 반영한다는 한계가 있다. 그래서 자가등급은 환자의 중요한 다른 사람, 즉 환자와 가장 가까운 다른 사람의 느낌과는 관련이 없을 수 있다. 환자의 개인적인 상황을 적용하지 않는 질문의 사용이나 글을 읽지 못하는 경우에 평가가 어렵게 되고, 결과적으로 신뢰할 수 없는 답변을 초래할 수 있다.

자가평가의 취약점을 해결하기 위해 몇 가지 방법을 사용할 수 있다. 환자들은 자신들의 평가수행능력을 과소평가하거나 과대평가할 수 있기 때문에 몇 가지 평가수행검사와 직접적인 관찰이 유용할 수 있다. 예를 들어, 걷기 어려운 정도를 평가하기 위하여 임상가는 환자에게 그것에 관해 물어보거나, 객관적인 검사를 사용하거나(임상가에게 깊은 인상을 주려고 더 노력할 수 있지만), 환자가 관찰되고 있다는 것을 모른 채 건물 안이나 밖으로 걸어가는 것을 관찰할 수 있다. 또한 환자의 중요한 다른 사람은 진단과 재활 과정에 깊이 관여할 수 있다. 따라서 환자의 기능 능력에 대한 인식을 평가하는 것이 중요하다. 가족과 친구들은 환자의 능력에 대해서 과소평가하거나 과대평가할 수 있다. 가끔 이들의 인식은 건강에 관련된 것이 아니라 어떤 사람의 대인관계에 있어서 오랫동안 형성된 몇 가지 인식을 반영한다. 환자들은 그들의 중요한 다른 사람들이 자신들을 인식하는 것보다, 특히 개인적 돌봄 능력에 있어서 안뜰장애로 인한 일상생활활동척도(vestibular disorders activities of daily living scale, VADL) 점수에 나타난 바와 같이 스스로를 좀 더 독립적으로 인식한다. 유사하게 현훈증상척도(vertigo symptom scale, VSS)에서 배우자들은 환자에 비해서 현훈의 심각성에 대해서 과대평가하는 경우가 많다. 그래서 다른 것보다 어려운 점은 한 관점을 선택하는 것이 아니라 이들의 관점을 통합하는 것이다. 이들 추가적인 종류의 평가는 평가하는 동안 비용과 시간이 늘어날 수 있다. 어떤 행동은 환자들의 생활환경에만 해당되거나 너무 개인적이기 때문에 혹은 삶의 질에 대한 인식의 주관적인 성격 때문에 관찰되지 않을 수 있다.

다른 전문가들의 견해가 장애의 평가에 영향을 미칠 수도 있다. 예를 들어, 의사들은 증상과 징후에 가장 관심이 많고, 물리치료사들과 작업치료사들은 사람들이 일상생활활동을 수행하는 방식에 더 관심이 많으며, 상담사들과 심리학자들은 건강상태의 감정적 · 사회적 영향에 더 관심이 많다. 이들은 공통적으로 건강 관련 삶의 질(HRQoL)에 관심이 있다. 임상가가 무엇을 평가해야 할지를 안다면, 적절한 평가도구를 찾아야 한다. 다행스럽게도, 사용할 수 있는 자가평가도구들은 가격이 저렴하고, 사용하기 쉽고, 최소한의 도구들이다. 어떤 평가도구는 다른 것에 비해 시간이 많이 들고, 어떤 평가기구는 자가치료활동이나 심리사회적 상호작용에 차별적인 강조를 둔다. 그래서 임상가는 검사에 필요한 세부 사항의 기준, 여러 사항에 대한 평가의 전문성, 평가를 어느 정도로 광범위하게 해야 할지를 선택해야 한다. 영어를 못하는 환자에게는 환자의 모국어로 된 평가도구 유무가 어떤 평가도구를 선택할 것인지에 대해 영향을 미치기도 한다.

그 밖의 일부 요인도 평가의 선택에 영향을 미친다. 개별 환자나 대상인구의 흥미와 필요, 평가항목과 질문내용을 이해하는 어려움, 문제의 심각성, 평가하는데 필요한 시간이 고려해야 할 요인들이다. 임상가는 치료결과를 정량화하기 위해 평가방법을 바꾸는 것이 어느 정도 민감한지를 알아야 하고, 타당성이나 신뢰성 같은 심리평가적 속성을 알아야 한다. 훌륭한 평가는 높은 신뢰성, 민감성, 전문성, 타당성을 가진다.

뿐만 아니라 임상가는 일반 평가와 질병에 특화된 평가 사이에서 선택해야만 한다. 일반 건강상태 평가는 다양한 질병, 질병의 심각성, 건강상태, 건강에 대한 지원, 인구통계학적 하위그룹에 걸쳐 광범위하게 적용될 수 있다. 일반 건강상태 평가는 여러 건강상태와 인구에게 적용되는 개념들을 요약해서 평가한다. 질병에 특화된 평가는 특수 환자집단을 위해 설계되었는데, 진료계획을 실행한 후에 임상적 변화를 평가하려는 목표를 가진다. 여기서는 안뜰장애를 가진 환자들에게 가장 널리 사용되는 일반적 · 특수적 평가에 관해 논의한다.

일반적 장애 평가 Generic disability assessments

안뜰장애를 가진 환자들에게는 3가지 일반적 평가가 사용된다. HRQoL을 평가하기 위해 단기형태 36 건강조사(short-form 36 health survay, SF-36)가 널리 사용된다. 기능적 독립척도(functional independence scale, FIM)는 보다 상세한 기능 활동 수준을 평가할 수 있다. ICF는 포괄적인 장애 평가에 사용된다.

SF-36은 모든 환자군 및 인구조사에 있어서 건강상태(기능과 복지)의 일반적 지표로서 설계되었다. 이 36개 항목 측정은 전 세계적으로 사용되어 왔는데, 여러 언어로 번역되었고 높은 타당성과 신뢰성을 가진다. 이 SF-36은 범주당 4가지 분야를 가진 2가지 범주로 나뉘어진다. 신체건강에 관한 것인 신체기능, 신체적 역할, 신체적 고통, 일반건강과 정신건강에 관한 것인 활력, 사회적 기능, 감정적 역할, 정신건강이 그것이다. 평가는 5점 등급을 사용한다. 최종 점수를 위해 몇 가지 표준에 기반한 점수 알고리즘을 사용해야만 한다. 최종 점수는 0~100점 사이이고, 100점은 최상의 HRQoL을 나타낸다. 한 가지 연구 결과, 안뜰장애 재활 후에 SF-36은 특수 측정(11.94%)인 어지럼 장애 척도(dizziness handicap inventory, DHI)보다 변화에 덜 민감하다(신체 분야 6.67%, 정신 분야 4.35%)는 것을 보여준다. 또 다른 연구결과 만성적인 어지럼을 가진 환자들은 8가지 분야에서 표준 값인 38~87% 점수를 받은 것으로 나타났는데, 신체적 역할과 감정적 역할에서 가장 점수가 낮았다. 이것은 주목할 만한 결과이고, 안뜰장애를 가진 환자들은 낮은 HRQoL을 보이지만, 이것에는 일부 취약점이 있다. 이것은 변화를 설명하기에는 적합하지 않는 듯 보인다. 일부 평가항목은 신체적 고통 같은 안뜰장애로 인한 증상과 관련이 없다. 또한 이 평가는 복잡하고 느리며 매일 사용하기에는 질병에 특화된 평가에 비해서 점수를 매기는 시간이 오래 걸린다.

18항목의 FIM은 매우 표준화된 평가방법이며, 요구되는 관리수준 측면에서 신체적 · 인지적 장애를 평가하기 위해 의학적 재활 단일 데이터시스템(uniform data system for medical rehabilitation)에서 개발했다. 이것은 모든 연령층의 환자와 모든 진단에 적용할 수 있으며, 재활결과를 계획하고 정량화하는데 특히 유용하다. 그러나 기본적인 일상생활활동만을 다루기 때문에 광범위한 평가는 아니며, 쇼핑이나 운전과 같은 복잡한 활동은 다루지 않는다. 이 평가는 자가치료, 조임근 억제, 이동, 보행, 의사소통, 인지와 같은 신체적 · 인지적 분야를 포함한다. FIM은 7점 등급을 사용한다. 총 점수는 모든 항목을 합쳐서 계산한다. 총 점수는 18~126점 사이에 있으며, 높은 점수는 더 나은 독립성을 나타낸다. 등급은 환자의 수행 가능성이 아닌 일상생활에 있어서 실제수행을 나타내고, 점수는 관찰에 기초한다. 하지만 FIM을 사용하는 일은 시간이 소요되며, 이것을 사용하기 위해서 훈련을 받아야 한다. 음식섭취, 조임근 조절과 같은 일부 항목은 안뜰장애를 가진 환자들이 손쉽게 수행할 수 있으며, 이는 안뜰장애를 가진 노인 환자들이 한 연구에서 높은 FIM 총 점수(118.5점)를 받는 이유일 수 있다.

ICF는 1,434개 범주를 가진 광범위한 평가이다. ICF는 5점 등급이며, 어떤 항목은 8점(상세불명)이나 9점(해당되지 않음)을 받기도 한다. 모든 ICF 범주를 평가하는 것은 불가능하다. 그래서 두 가지 대안적 방법이 개발되었다. ICF 범주들은 질병에 특화된 질문지에 있는 항목에 연결될 수 있는데, 이는 ICF가 정말 필요한지, 진단에 특화된 질문지가 더 유용한지에 대한 질문을 던지게 만든다. 또한 특정 건강상태를 설명하기 위해 일반적이면서 필수적인 범주만을 포함한 핵심 세트를 개발하였다. 몇 가지 핵심 세트는 일반적인 장애를 일으키는 건강상태를 목표로 개발되었다. 안뜰장애를 위한 핵심 세트는 최근에 발표되었다.

두 가지 연구에서 ICF를 사용해서 메니에르병(Ménière's disease)을 가진 환자들을 조사했다. 환자들에게 나타난 결과의 대부분은 손상(70%), 활동제한(39%), 참여제한(47%), 환경요인(16%), 개인적 요인(28%) 등이었다. 감각기능 범주에서 난청, 현훈 증상, 이명, 평형장애가 가장 자주 일어났다. 활동제약 범주에서 환자들은 의사소통, 어두운 곳에서 걷는데 어려움, 특수한 환경에서 운전(긴 도로, 낯선 장소, 어두운 곳)하는데 문제를 보고했다. 참여 범주에서 환자들은 근무 외 여가와 레저 활동을 하는데 제약을 받았다. 환경 상황적 요인의 범주에서 환자들은 컨디션을 관리하기 위해 식단에서의 변화를 보고했다. 또한 환자들은 메니에르병의 예측할 수 없는 과정 때문에 삶의 불확실성으로 인한 문제를 보고했다.

Müeller 등은 ICF에 근거한 현훈(vertigo, dizziness)을 가진 환자들의 생활기능과 장애를 설명하기 위해 국제적인 표준을 마련했다. 이들은 142개의 다른 ICF 범주(신체기능 범주 40개, 활동과 참여 범주 62개, 환경요인 40개)와 연결된 471개의 개념을 환자 인터뷰에서 찾아냈다. 개념들 가운데 4%는 특정 ICF와 연결될 수 없으며, 이들 중 대부분은 개인적 대처방법에 관련되어 있다. Alghwiri 등은 ICF를 설명하고 ICF를 안뜰장애 재활에 사용된 8개의 임상적 자가보고 측정방법에 적용된 개념들과 비교했다. 이 질문지는 총 312개 의미 있는 개념들을 갖춘 164개 항목을 제시했다. 이 개념들은 51개의 다른 ICF 범주에 관련되어 있는데, 19개 범주는 '신체기능'과 관련되었고, 30개 범주는 '활동과 참여'와, 2개 범주는 '환경요인'과 관련되었다. 42개 개념은 어떠한 ICF 요소와도 관련되지 않았는데, 이런 것들에는 "다른 방향으로 머리 움직이기", "욕조 또는 샤워실 내외부 이동하기", "특정 활동이나 자세 피하기" 등이 있다. 이 연구들은 개인의 생활기능 능력과 환경 사이 관계의 중요성을 강조한다. 비록 ICF가 방대한 분량의 범주를 가지지만 안뜰장애를 가진 사람들의 장애를 이해하는 중요한 몇 가지 범주는 ICF 분류 시스템에 포함되지 않았다(예: "욕조 또는 샤워실 내외부로 이동하기"). 이러한 개념 중 몇 가지는 한 가지 질병에 특화된 평가, 즉 VADL에 포함되어 있다. 이러한 개념들은 앞으로 ICF가 개정될 때 추가되어야 한다.

일반적인 평가는 서로 다른 환자 그룹과 시설 및 심지어 국가 간 재활 결과 비교에 사용될 수 있다. 유감스럽게도, 이 방법은 특정 건강상태에서 고려해야 할 문제가 포함되지 않을 수 있다. 또한 이 방법은 환자들의 일상생활에서의 현훈과 평형장애 영향을 포함함에 있어서 안뜰장애에 대해 충분히 민감하지 못하다. 특정 건강문제에 특화된 평가도구가 일상적으로 사용하거나, 치료계획을 세우는데 더 적절할지 모른다.

안뜰장애에 특화된 장애 평가

Disability assessments that are specific to vestibular disorders

다양한 장애 관련 척도를 사용할 수 있지만, 이들 중 대부분은 장애의 다양한 측면을 평가하기 때문에 비교할 수 없는 경우가 많다. 따라서 어지럼 장애 척도(DHI), 현훈 핸디캡 질문지(vertigo handicap questionnaire, VHQ), 현훈증상척도(VSS), 활동특이적균형자신감척도(activities-specific balance confidence scale, ABC scale), 어지럼 요인 목록(dizzy factor inventory, DFI), UCLA 어지럼 질문지(UCLA dizziness questionnaire, UCLA-DQ), 현훈어지럼평형장애 질문지(vertigo dizziness imbalance questionnaire, VDI), 일상생활활동척도(VADL), 안뜰재활 효과 질문지(vestibular rehabilitation benefit questionnaire, VRBQ), 안뜰장애의 활동과 참여(vestibular activities and participation, VAP)와 같은 안뜰장애 환자를 평가하기 위한 자가진단 척도가 개발되었다. 각 질문지는 여러 범위를 가진다. 따라서 각 질문지는 여러 다른 사항이나 특수 항목들이 포함된다.

25개 항목의 어지럼 장애 척도(DHI)는 안뜰장애를 가진 환자들에게 가장 오래되고 가장 널리 사용되는 자가평가 방법이다. DHI는 신체적 요인과 안뜰장애의 감정적 결과를 평가한다. 이 질문지는 신체적(7개 항목), 감정적(9개 항목), 기능적(9개 항목) 하위 범주로 구분된다. 이것은 '네'(4), '가끔'(2), '아니오'(0)의 3점 척도를 사용한다. 총 점수는 각 항목점수를 합산해서 매겨지고, 최대 가능점수는 100점이다. 높은 점수는 좀 더 심각한 장애를 나타낸다. 이것은 높은 내부 일관성($\alpha=0.89$)과 신뢰성($r=0.97$)을 가진다. 또한 이것은 몇 가지 문화적 편차를 가진 여러 언어로 번역되었다(아르헨티나 스페인어, 이탈리아어, 프랑스어, 아라비아어, 일본어, 헤브루어, 브라질 포르투갈어, 중국어, 스페인어, 스웨덴어, 독일어). 3가지 반응선택(네, 가끔, 아니오)은 DHI를 빠르고 사용하기 쉽게 만들어 준다. 해석은 쉬워 보이지만 '가끔' 등급 항목의 의미는 불분명할 수 있다. 또한 이것은 환자의 광범위한 견해를 제공하지 않으며, 작은 변화를 탐지할 수 없다. 안뜰장애 재활 후의 DHI 반응에도 불구하고 이 등급은 재활 동안 어떤 과제나 능력을 다루어야 할지 나타내지 않기 때문에 치료계획에는 유용하지 못하다. 특히 DHI 항목들이 증상의 전후 사정에 적절하다 할지라도 중요한 자가치료 능력을 빠뜨린 것은 뚜렷한 취약점이다.

22개 항목의 현훈 핸디캡 질문지(VHQ)는 안뜰상실을 가진 환자들이 경험한 공통의 사회적 · 심리적 · 행동적 맥락을 설명하기 위해 만들어졌다. 이것은 4가지 분야로 나눠지는데 활동제약, 사회적 불안, 현훈에 대한 두려움, 현훈 발작의 심각성이 그것이다. VHQ는 0(핸디캡이 전혀 없음)에서 4(최대 핸디캡)까지 5점 척도를 사용한다. 최종 점수는 '평균 핸디캡'을 기준으로 해서 계산되는데, 항목 평균점수는 25를 곱해서 최대 점수 100%까지 부여된다. 이 현훈 핸디캡 질문지는 총 점수에 대해서 높은 일관성을 가지며($\alpha = 0.93$), 검사-재검사 신뢰성은 전혀 변화가 없었다. 이 질문지는 독일어로 번역되었다. 이 척도는 환자의 불안과 핸디캡을 초래하는 행동적 제약에 대해서 충분한 이해를 제공하므로 심리학자와 대응방법을 연구하는 다른 전문가들에게 유용할 수 있다. 그러나 이것은 일상생활활동 수행에 관심이 있는 물리치료사들과 작업치료사들에게는 유용하지 못하다.

27개 항목의 현훈증상척도(VSS)는 안뜰장애와 관련된 증상을 측정한다. 이것은 4가지 하위척도로 나눠지는데 신체화, 자율신경계 증상, 현훈의 급성 증상, 단기간의 현훈이 그것이다. 이것은 0(전혀 없음)에서 5(1주일에 한 번 이상, 매우 자주)까지, 6점 척도로 점수가 매겨진다. 하위 측정 총 점수는 각 항목점수를 더한 것에 항목 수를 나눠서 계산하는데, 높은 점수는 보다 잦은 증상을 나타낸다. 이것은 높은 내부 일관성과 신뢰성을 가지지만, 그것의 민감성에 대해서는 덜 알려져 있다. 이 측정방법은 4가지 언어로 번역되었다(독일어, 아프리칸스어, 터키어, 스페인어). 이 질문지는 증상에 관한 것이기 때문에 다른 사항을 측정할 목적은 없다. 이 현훈증상척도는 증상을 설명하는데 어려움을 겪고 있는 환자를 평가할 때 유용할 수 있다.

16개 항목의 활동특이적균형자신감척도(ABC scale)는 안뜰장애를 가진 환자들을 평가하는데 자주 사용되지만, 이 목적으로 개발되지 않은 유일한 척도이다. 이것은 지역사회에 거주하는 노인들이 일상생활을 수행할 때 자기인지 균형 신뢰성을 평가하기 위해서 개발됐다. 0%(전혀 신뢰하지 못함)에서 100%(완전히 신뢰함)까지 11점 등급으로 점수가 매겨지는데, 환자들이 균형과 관련된 활동을 수행할 때 스스로를 얼마나 신뢰하는지를 나타낸다. 총 점수는 각 항목의 평균이다. 안뜰장애를 가진 환자들이 사용할 때 ABC 척도는 부정적인 중간 정도의 상관관계를 가지며 DHI($r = -0.635$), 높은 내부 일관성($\alpha = 0.95$), 높은 개별적 항목에 대해서 높은 신뢰성(ICC = 0.67~0.92)을 가진다. 이것은 몇 가지 언어로 번역되었고(독일어, 캐나다 프랑스어, 터키어, 중국어, 스웨덴어), 널리 사용되고 있다. ABC 척도는 뇌졸중, 파킨슨병, 하지 절단, 안뜰장애, 노화로 인한 평형장애를 포함한 다양한 건강상태를 위해 사용된다. 또한 계단 오르내리기와 같은 몇 가지 중요한 활동을 포함하지만, 침대에서 뒹굴기와 같은 현훈에 영향받을 수 있는 능력을 다루지는 않는다. 그래서 ABC 척도만으로는 많은 환자들에게 불충분할 수 있다. 하지만 이 방법은 사용하기 쉬운 도구이고, 일부 환자들에게 균형문제를 어느 정도 이해시킬 수 있다.

44개 항목의 어지럼 요인 목록(DFI)은 예비 선별검사나 광범위한 검사의 일환으로 사용하기 위해 개발되었다. 이 목록은 다차원적인 통증 재고 및 DHI에 기초하지만, 저자의 임상경험을 바탕으로 새로운 항목이 추가되었다. 이것은 3가지 분야(증상요인, 중요한 다른 사람의 반응 및 활동수준)를 측정하기 위해 5점 척도를 사용한다. 재현성(reproducibility)과 타당성(판별 타당도 및 수렴 타당도)을 위한 추가적인 검사와 민감성 분석을 해야 한다. '중요한 다른 사람의 반응' 분야는 이 측정방법의 강점이다. 그러나 자가치료 과제의 누락과 척도를 완료하는데 걸리는 시간은 취약점이다.

5개 항목 UCLA 어지럼 질문지(UCLA-DQ)는 빈도, 강도, 일상생활에 미치는 영향, 삶의 질에 의한 영향, 어지럼에 대한 두려움에 기초하여, 환자들의 현훈을 나타내기 위해 5점 질적 척도를 사용한다. 이 질문지를 기술한 원본 논문은 심리측정적 속성에 관한 데이터를 제공하지 못했다. 그래서 임상가는 결과를 해석하고, 다른 실험군이나 치료 중인 환자들의 결과를 비교할 때 주의해야 한다. 이는 스페인어와 스웨덴어로 번역되었다. 일상활동과 삶의 질에 관한 각 항목들은 일반적이고, '운전하기'와 '돌보기'와 같은 관련 없는 개념들이 합쳐져 있다. 질문지는 상세한 어떤 항목도 다루지 않기 때문에 매우 제한적으로 사용되지만, 심도 있는 평가 전에 선별검사(screening test)로써 사용될 수 있다.

36개 항목의 현훈어지럼평형장애 질문지(VDI)는 증상에 관한 14개 질문과 HRQoL에 관한 22개 질문을 포함한 2개 분야를 측정하기 위해 6점 척도를 사용한다. 각 분야는 각 항목의 합계에 의해 총 점수가 주어진다. 이 측정방법은 높은 내부 일관성(VDI 증상: 0.86; VDI HRQoL: 0.92)과 신뢰성(VDI 증상: 0.81; VDI HRQoL: 0.87)을 가지지만, 민감성은 보통 수준이다. VDI는 SF-36의 신체적 · 정신적 요소와 낮거나 중간 정도의 상관관계를 갖는다. 스페인에서 개발됐기 때문에 영어 버전은 없으나 터키어 버전은 있다.

28개 항목의 일상생활활동척도(VADL)는 일상생활활동에서 안뜰상실의 자기인지 영향을 측정한다. 총 3가지 분야로 나눠지는데, 생활기능(12개 항목), 보행(9개 항목) 및 도구(7개 항목)가 그것이다. 1(독립적인)에서 10(너무 어렵거나 더 이상 행동을 수행할 수 없다)까지 10점 등급으로 점수가 매겨지며, '적용될 수 없는'이라는 추가 등급이 있다. 하위점수나 총 점수는 평균값이나 각 항목의 중간 값으로 산정될 수 있다. VADL은 총 점수와 하위점수에 대해서 높은 일관성을 가지고, 2시간에 걸친 높은 검사-재검사 신뢰성을 가진다. 이것은 브라질 포르투갈어, 이탈리아어, 한국어로 번역되었다. 스페인어 버전은 저자로부터 구할 수 있다. VADL은 일상활동에 초점을 맞추고 있고 증상이나 감정적 요소는 다루지 않는다. VADL의 강점은 생활기능 분야에서 자가치료기술의 세부적인 항목이 있다는 것이고, 환자의 수행 수준에 대한 구체적인 등급을 제공하는 세부적인 척도의 사용이다. 이 10점 척도는 일부 환자들이 생활기능 수준을 선정하는데 어려울 수 있다. 임상경험에 따르면 이 세부적인 척도는 환자가 병원 방문 시 잘 짜여진 인터뷰를 구성할 때 유용한 기초를 제공한다.

22개 항목의 안뜰재활 효과 질문지(VRBQ)는 2가지 분야, 즉 증상(11개 항목)과 삶의 질(11개 항목)에서 현훈의 자각감과 그 결과를 측정하고, 7점 척도로 평가한다. 최종 하위점수와 총 점수를 얻기 위해 몇 가지 특별한 계산을 해야 한다. 점수 계산은 환자의 현재 상태와 정상상태 사이의 차이를 수량화하기 위한 것이지만, 매일 실천하기가 쉽지 않다. 질문지는 총 점수(0.73)에 대해서 높은 내부 일관성, 강한 신뢰성(ICC=0.92), 중간 수준의 민감성을 가진다. 하위점수와 총 점수 값을 개선하려는 노력은 높이 평가할 만하지만, 모든 항목은 DHI, VSS, VHQ, DFI, UCLA-DQ, VADL과 같은 기존 측정방법에서 유래했기 때문에 장애문제에 새로운 이해는 제공하지 않는다. 또한 자가치료 활동을 빠뜨린 것은 뚜렷한 취약점이다.

34개 항목의 안뜰장애의 활동과 참여(VAP)는 5점 척도로 채점된다. 이것은 안뜰장애를 가진 사람들의 활동과 참여를 조사하는 것이다. ICF와 관련이 있다는 것이 강점이다. 총 점수는 '적용할 수 없음' 항목을 제외한 후 항목 측정값 평균을 계산함으로써 얻어진다. VAP 총 점수는 우수한 검사-재검사 신뢰성(ICC=0.95)을 가지고, 항목당 좋지 못함에서 우수함까지의 동의(K 0.41~0.80)를 가진다. 이 측정방법은 걷기 및 도구작업을 포함하는 다양한 활동을 제공하지만, 중요한 개인적 자가치료 과제를 제외시켰다는 점이 뚜렷한 취약점이다.

많은 평가방법들은 증상의 빈번함과 강도, 증상을 일으키는 움직임, DHI, VRBQ, DFI와 같은 정서적 문제들을 평가한다. 일상생활활동의 수행을 평가하는데 있어서 VADL과 VAP는 가장 좋은 선택이다. UCLA-DQ를 사용해서 빠른 검사를 할 수 있지만 DFI를 사용하여 개인적 요인에 대해서 좀 더 광범위한 평가를 할 수 있다. 그러나 어떤 평가방법도 안뜰장애에 대한 물리적 환경의 영향을 평가할 수 없다. 이상적인 평가는 증상, 자기관리 활동, 이동성 기술, 도구활동, 증상의 정서적 영향 및 환경요인의 영향에 관한 분야를 포함해야 할 것이다.

장애와 안뜰장애
Disability and vestibular disorders

안뜰장애 환자들의 장애에 관하여 많은 연구들이 진행되었다. 몇 가지 연구들은 앞서 기술된 표준화된 도구들을 사용했지만, 다른 것들은 그렇지 않다는 것을 기억해야 한다.

지역사회에 거주하는 노인에 대한 한 연구에서, 어지럼에 대한 주관적 불평을 말하는 사람이 45%였다. 이러한 증상을 일으키는 움직임은 "누운 자세에서 일어나기"(50%)였고, 그 다음이 "고개 돌리기"(48%), "앉은 자세에서 일어나기"(38%)였다. 이러한 모든 움직임은 하루에도 여러 번 일어나며 일상생활의 다양한 활동 요소들이다. 안뜰장애를 가진 사람들은 그러한 증상이 일어나는 것을 피하고자 하기 때문에 운동 수준을 낮추고 그러한 움직임을 피하는 경우가 많다. 하지만 이러한 습관은 경직된 목, 두통, 근육약화와 같은 이차적인 문제를 일으킬 수 있고, 이로 인해 생활기능 상태가 급속도로 감소하게 될 수 있다.

Aratani 등은 안뜰장애를 가진 노인의 42%가 7~15개 활동을 수행하는데 어려움을 겪는다고 보고했다. 가장 어려운 과제는 "집 근처 걷기"였고, 그 다음이 "목욕이나 샤워하기"였다. 집 근처 걷기와 같은 야외 환경에서의 활동은 더 큰 주의, 머리와 시선 고정, 머리와 몸 방향감각, 몸 안정성 등이 필요하다. 이러한 생활기능은 안뜰장애에 의해서 손상될 수 있다. 샤워하기는 몇 가지 이유에서 현훈과 평형장애를 가진 사람들에게 어려울 수 있다. 마루가 미끄럽고 머리나 다리를 씻기 위해 구부릴 때 체중을 옮김으로써 균형잡기에 문제가 생길 수 있다. 사람들이 안경 없이 목욕할 때, 눈에 물이나 샴푸가 들어갈 때, 욕조나 샤워 칸막이 시설에 머리 위 전등이 없을 때, 시야에 문제가 생길 수 있다. 또한 안뜰장애는 안뜰눈반사 이득(gain)의 감소를 일으켜, 시야가 흐려질 수 있다.

안뜰장애를 가진 사람들은 쇼핑, 지역사회활동에 필요한 능력, 운전, 몇 가지 근무 관련 과제, 몇 가지 레저 활동 참여와 같은 좀 더 복잡한 과제를 수행할 때 어려움을 겪는 경우가 있을 수 있다. Cohen 등은 몇 가지 질문이 추가된 운전습관 질문지를 사용해서 건강한 사람과 안뜰장애를 가진 사람을 비교했다. 환자들은 건강한 사람과 비교해서 감소된 운전능력을 보고했다. 특히 좀 어려운 운전상황(혼자 운전할 때, 빗속에서, 밤에, 차가 막힐 때, 고속도로에서, 차선을 바꿀 때, 경사진 차고에서, 주차장에 들어가고 나갈 때)에서 그러했는데, 운전습관과 사고는 관련이 있다. 시각정보는 안뜰상실을 가진 사람들의 공간적 방향감각에 매우 중요하다. 안뜰상실을 가진 사람들은 감소된 시각자극이나 시각적 혼선(지나가는 차들과 같은)을 가진 환경에서는 건강한 사람들보다 방향감각을 더 잘 잃어버릴 수 있다. 또한 운전할 때 환자들은 머리 움직임을 피하는 경우가 많고, 현훈이 일어나는 것을 피하기 위해 머리를 느리게 움직이는 경향이 있다.

Gutiérrez-Márquez 등은 유급직장을 가진, 안뜰장애를 가진 139명의 환자들 가운데 51%에서 직무를 수행할 때 문제가 생긴다고 보고했다. 한쪽 안뜰기능약화를 가진 환자의 평균 휴무일 수는 7이었고, 양쪽 안뜰기능약화를 가진 환자들은 5, 중추장애를 가진 환자들은 12였다. Yardley 등은 직장 일을 하는 환자의 12.3%는 현훈 때문에 일을 쉬었고, 25%는 일을 만족스럽게 수행하는데 어려움을 겪었다고 밝혔다. 메니에르병을 가진 환자들의 경우, 질환의 예측 불가능성과 난청 때문에 직장을 떠났고, 일하는 것을 중단하거나 다른 종류의 일을 찾았다.

안뜰장애를 가진 대부분의 사람들은 레저 활동을 피하거나 참여를 줄이는데, 특히 운동과 몸 움직임에 관련된 활동을 피한다. 환자들은 심지어 뜨개질과 같은 간단하고 주로 앉아서 하는 취미도 피하는데, 머리의 위치가 증상을 유발할 수 있기 때문이다. 그래서 샤워하기와 같은 기본적인 일상과제와 신체운동 같은 좀 더 격렬한 활동들은 불안과 회피행동을 유발한다. 활발하지 않고, 움직임과 환경과의 상호교류를 제한하는 것은 안뜰보상 또한 제한할 수 있고, 불안과 장애를 초래할 수 있다. 특히 현훈의 제어가 불가능하고, 예측 불가능한 현훈발작을 가진 환자의 경우, 문제에 대한 불안을 유발함으로써 이들의 참여를 훨씬 더 제약한다.

상황적 요인의 영향은 안뜰장애를 가진 사람들을 대상으로 아직 명확하게 분석되지 않았다. 기온변화와 대기오염 같은 어떤 환경적 · 계절적 요인은 양성발작성체위현훈(BPPV)에서의 현훈 발생과 상관관계가 있음을 보여준다. 설득력 없는 이론은 환경요인들이 귀 안쪽 미로임파의 신진대사를 방해하여 부유하는 입자들을 발생시킨다는 것이다. 이 이론은 설득력 있는 증거가 뒷받침되지 않는다.

상황적 요인의 역할에 대한 더 설득력 있는 증거는 Ganança 등의 연구에서 제시되었는데, 이들은 안뜰장애를 가진 노인들의 53.1%가 집에서 낙상사고를 당했다고 밝혔다. 그 중 화장실이 낙상사고가 가장 흔하게 발생하는 장소였다. 이들이 낙상사고 전에 관여한 가장 흔한 과제는 걷기(53.1%), 계단 오르내리기(10.9%), 자세 바꾸기(9.4%), 샤워하기(6.4%)였다. 이들 과제들은 걸을 때 지팡이 사용하기, 화장실이나 샤워 칸막이 시설 가까이에 지탱봉 설치하기와 같이 환경을 살짝 바꿔주기만 하면 안전하고 낙상사고 없이 수행될 수 있다. 따라서 임상가들이 치료를 계획할 때, 이러한 상황적 요인들을 바꿔주는 것이 중요하다.

사람들이 사는 사회적 환경 또한 환경적 요소에 있어서 중요한 측면이다. 안뜰장애를 가진 사람들의 경우, 자기관리 활동 및 이동 기술에 있어서 독립성의 제약, 낙상사고에 대한 두려움, 집 밖에서의 활동 참여 감소는 사회적 네트워크에 대한 제약, 행복과 삶의 질에 있어서 감소를 초래한다. Wiltink 등은 현훈을 가진 사람들의 28.3%가 적어도 한 가지 불안장애(일반적인 불안, 사회에 대한 공포, 패닉) 증상을 보인다고 밝혔는데, 이것은 대조그룹의 5.1%에 불과했다. 사람들이 현훈을 가진 사람들을 도울 수 있기 때문에 지지하는 가족과 친구들이 있는 것이 상황적 요인이 될 수 있다. 반대로 지원을 아끼지 않는 중요한 다른 사람의 부족이나 도움이 안 되는 사람들의 존재는 이들이 생활기능수행에 있어서 안뜰장애의 영향을 모르기 때문에 참여와 자기효능감과 행복감을 개발하는데 있어서 하나의 장벽이 될 수 있다.

건강전문가들은 환자의 생활기능제약을 다르게 인식할 수 있고, 장애에 대한 다른 인식은 치료계획에 영향을 미칠 수 있다. 예를 들어, 의사들이 환자의 삶의 질에 있어서 어지럼의 영향에 관해 질문받았을 때 의사들은 환자보다 영향을 덜 느꼈다. 객관적인 검사결과와는 다르게, 현훈 때문에 환자는 스스로를 장애를 입었다고 계속 느낀다. 감소된 자기효능감을 개선하기 위해 원래의 임상가와 함께 있지 않더라도, 의학적 진료를 계속 요구할 것이다. 이러한 유형의 행동은 치료비용을 크게 늘릴 가능성이 있다.

어떤 안뜰장애는 특정 생활기능 제약과 장애의 패턴과 관계가 있다. 예를 들어, BPPV(84%)와 메니에르병(85%)을 가진 대부분의 사람들은 한쪽 말초 안뜰기능저하를 가진 사람들(39%)보다 현훈을 더 뚜렷하게 호소한다. 하지만 불안정성은 메니에르병(53%)과 BPPV(22%)를 가진 환자들보다 한쪽 말초 안뜰기능저하(83%)를 가진 환자들에게 더 뚜렷하게 공통적이다.

BPPV에서 증세는 위를 쳐다보기, 앞으로 구부리기, 아픈 부위 쪽으로 뒹굴기와 같은 환자들이 고개를 돌리는 일상 활동에서 유발되는 경우가 많다. 이러한 움직임은 물건 쪽으로 손 뻗기, 침대 정리하기, 양말이나 신발 신기, 집이나 미장원에서 머리 감기, 치과 의자에서 기울어지기, 전구 바꾸기, 면도와 같은 일상 활동 동안 수행되는 경우가 많다.

메니에르병은 특별한 경우로 정상이거나 비정상, 이 2가지 다른 생활기능상태를 가지고 있다. 메니에르병에 대한 조사에서, 그들의 발작이 가볍다고 생각하는 환자들(17%)은 발작 동안 계속 일하거나 활동에 참여할 수 있지만, 발작이 보통이라고 생각하는 환자들(56%)은 활동을 멈추고 누워 있어야 한다. 남은 27%는 누워 있을 때조차 발작으로 고통을 받는다. Cohen 등은 메니에르 발작 동안 환자들은 전화 사용하기와 사회적 의사소통과 같이 좋은 청력이 필요한 활동을 수행하는 것에 어려움을 겪는데, 균형감각 조절이 필요한 활동들도 마찬가지다. 현훈과 평형장애는 생활기능의 신체적 차원에 주로 영향을 주지만, 난청은 사회심리적 차원에 영향을 준다. 헬렌 켈러의 유명한 격언을 수정하여 표현한다면, 현훈과 평형장애는 당신을 어떤 일을 하는 것으로부터 차단하지만, 난청은 당신을 사람들로부터 차단한다.

양쪽 안뜰기능저하를 가진 환자들은 균형을 유지하는데 어려움을 겪고, 지지표면이 불안정할 때, 자세 조절에 어려움이 생길 때, 주변 조명이 제한될 때 낙상위험에 처한다. 양쪽과 한쪽 말초 안뜰기능저하를 가진 환자들을 비교하는 한 연구에서, 평형 손상 검사와 일어나 걸어가기 검사(Timed Up and Go test)는 양쪽 안뜰기능저하를 가진 환자의 DHI 점수 변화의 78%를 설명했지만, 이는 한쪽 안뜰기능저하 환자들의 DHI 점수 변화의 13%만을 설명했다. 그래서 평형손상은 양쪽 안뜰기능저하나 상실을 가진 환자들의 생활기능적 제약에 좀 더 밀접하게 관련이 있을 것이다. 이들의 잘 알려진 진동시각(oscillopsia) 증상과 감소된 동적 시력은 운전, 사람들 속에서 걷기, 스포츠에 참여하는데 특히 어려움을 초래할 수 있다. 그러나 연습함에 따라 이러한 어려움 중 많은 것이 감소되거나 개선될 수 있다.

중추성 현훈은 심각한 평형장애, 진동시각, 현훈, 추가적인 신경징후에 일반적으로 관련된다. 안뜰장애의 활동과 참여(VAP)와 어지럼 장애 척도(DHI)에서 말초와 중추성 안뜰장애를 가진 환자들을 비교한 한 연구에서 중추성 장애를 가진 환자들은 말초성 장애를 가진 환자들보다 뚜렷하게 나쁜 점수를 받았다.

요약
Summary

우리는 진단으로 몇 가지 차이를 지적했지만, 안뜰장애를 가지면 특정 장애의 병인학보다 좀 더 뚜렷하게 생활기능 제약이 온다. 환자들은 일반적으로 정상보다 좀 더 느리게 과제를 수행한다. 환자들은 집 안이나 밖에서의 활동에 제약을 받는다. 환자들은 지방도로를 운전할 때 제약을 받으며 고속도로를 피하고, 근무할 때 휴식이 필요하거나 능률성 및 효율성이 떨어질 수 있다. 또한 많은 환자들은 예배당, 봉사센터나 강당과 같은 넓은 실내 공간에서 유발된 시각적 현훈 때문에 사회활동에 제약을 받고, 시각적 현훈과 평형장애 때문에 사람들 속에서나 자유로운 야외공간에서 사회활동에 제약을 받는다.

이 책의 나머지 부분에서 논의된 광범위한 방법을 사용해서 안뜰장애로 인해 장애로 이어지는 생활기능 손상과 활동과 참여의 제약은 예방되거나 개선될 수 있다. 전후 사정 요인들, 특히 물리적 환경은 생활기능을 개선하기 위해서 변경되거나 바뀌질 수 있다. 안뜰장애 재활에서 모든 환자에 대해서 임상가의 목표는 항상 증상을 줄이고, 안전과 독립성을 늘리고, 삶의 질을 개선하는 것이다. 타당하고 신뢰성 있는 표준화된 측정방법을 사용하는 것은 이러한 목표를 달성하는데 도움이 될 수 있다.

References

1. Cohen H. Defining disablement in otolaryngology. *Ear Nose Throat J*. 1995;74:233–237.
2. Mira E. Improving the quality of life in patients with vestibular disorders: the role of medical treatments and physical rehabilitation. *Int J Clin Pract*. 2008;62:109–114.
3. Alghwiri AA, Marchetti GF, Whitney SL. Content comparison of self-report measures used in vestibular rehabilitation based on the international classification of functioning, disability and health. *Phys Ther*. 2011;91:346–357.
4. Mueller M, Schuster E, Strobl R, et al. Identification of aspects of functioning, disability and health relevant to patients experiencing vertigo: a qualitative study using the international classification of functioning, disability and health. *Health Qual Life Outcomes*. 2012;10:75.
5. Ustun TB, Chatterji S, Bickenbach J, et al. The International Classification of Functioning, Disability and Health: a new tool for understanding disability and health. *Disabil Rehabil*. 2003;25:565–571.
6. Karatas M. Central vertigo and dizziness: epidemiology, differential diagnosis, and common causes. *Neurologist*. 2008;14:355–364.
7. Lin HW, Bhattacharyya N. Balance disorders in the elderly: epidemiology and functional impact. *Laryngoscope*. 2012;122:1858–1861.
8. Neuhauser HK, Radtke A, von Brevern M, et al. Burden of dizziness and vertigo in the community. *Arch Intern Med*. 2008;168:2118–2124.
9. Kohler F, Selb M, Escorpizo R, et al. Towards the joint use of ICD and ICF: a call for contribution. *J Rehabil Med*. 2012;44:805–810.
10. Research Plan for the National Center for Medical Rehabilitation Research. Bethesda: U.S. Department of Health and Human Services/ National Institutes of Health/ National Institute of Child Health and Human Development, 1993; NIH Publication No. 93-3509.
11. Jette AM. Physical disablement concepts for physical therapy research and practice. *Phys Ther*. 1994;74: 380–386.
12. Jette AM. Toward a common language for function, disability, and health. *Phys Ther*. 2006;86:726–734.
13. World Health Organization. *ICIDH: International Classification of Impairments, Disabilities and Handicaps. A Manual of Classification Relating to the Consequences of Disease*. Geneva: WHO; 1980.
14. Verbrugge LM, Jette AM. The disablement process. *Sm Sci Med*. 1994;38:1–14.
15. Imrie R. Demystifying disability: a review of the International Classification of Functioning, Disability and Health. *Sociol Health Illn*. 2004;26:287–305.
16. Sampaio RF, Luz MT. Human functioning and disability: exploring the scope of the World Health Organization's international classification. *Cad Saude Publica*. 2009;25:475–483.
17. Roush SE, Sharby N. Disability reconsidered: the paradox of physical therapy. *Phys Ther*. 2011;91:1715 - 1727.
18. World Health Organization. *The International Classification of Functioning, Disability and Health*. Geneva: WHO; 2001.
19. World Health Organization. *World Report on Disability*. Geneva: WHO, 2011.
20. Almansa J, et al; and MHADIE Consortium. The International Classification of Functioning, Disability and Health: development of capacity and performance scales. *J Clin Epidemiol*. 2011;64:1400–1411.
21. Von Groote PM, Bickenbach JE, Gutenbrunner C. The World Report on Disability—implications, perspectives and opportunities for physical and rehabilitation medicine (PRM). *J Rehabil Med*. 2011;43:869–875.
22. Holmes S, Padgham. A review of the burden of vertigo. *J Clin Nurs*. 2011;20:2690 - 2701.
23. McDowell I. *Measuring Health: a Guide to Rating Scales and Questionnaires*. 3rd ed. Oxford University Press: New York; 2006.
24. Cohen HS. Assessment of functional outcomes in patients with vestibular disorders after rehabilitation. *Neuro Rehabilitation*. 2011;29:173–178.
25. Piker EG, Jacobson GP, Tran AT, et al. Spouse perceptions of patient self-reported vertigo severity and dizziness. *Otol Neurotol*. 2012;33:1034–1039.
26. Cohen HS, Kimball KT, Adams AS. Application of the Vestibular Disorders Activities of Daily Living Scale. *Laryngoscope*. 2000B;110:1204–1209.
27. Madden R, Fortune N, Cheeseman D, et al. Fundamental questions before recording or measuring functioning and disability. *Disabil Rehabil*. 2012. [Epub ahead of print]
28. Fekete C, Boldt C, Post M, et al. How to measure what matters: development and application of guiding principles to select measurement instruments in an epidemiologic study on functioning. *Am J Phys Med Rehabil*.

2011;90:S29-S38.

29. Patrick DL, Deyo RA. Generic and disease-specific measures in assessing health status and quality of life. *Med Care*. 1989;27:S217-S232.
30. Ware JE Jr. SF-36 health survey update. *Spine*. 2000;25:3130-3139.
31. UDS-Data Management Service. *Guide for Use of the Uniform Data Set for Medical Rehabilitation Including the Functional Independence*. 3rd ed. Buffalo: State University of New York at Buffalo; 1990.
32. Enloe LJ, Shields RK. Evaluation of health-related quality of life in individuals with vestibular disease using diseasespecific and general outcome measures. *Phys Ther*. 1997;77:890-903.
33. Hsu LC, Hu HH, Wong WJ, et al. Quality of life in elderly patients with dizziness: analysis of the Short-Form Health Survey in 197 patients. *Acta Otolaryngol*. 2005;125:55-59.
34. Sousa RF, Gazzola JM, Gananca MM, et al. Correlation between the body balance and functional capacity from elderly with chronic vestibular disorders. *Braz J Otorhinolaryngol*. 2011;77:791-798.
35. Riberto M. [Core sets of the International Classification of Functioning, Disability and Health]. *Rev Bras Enferm*. 2011;64:938-946.
36. Wiegand NM, Belting J, Fekete C, et al. All talk, no action? The global diffusion and clinical implementation of the International Classification of Functioning, Disability, and Health. *Am J Phys Med Rehabil*. 2012;91:550-560.
37. Grill E, Bronstein A, Furman J, et al. International Classification of Functioning, Disability and Health (ICF) core set for patients with vertigo. *J Vestib Res*. 2012;22: 261-271.
38. Levo H, Stephens D, Poe D, et al. Use of ICF in assessing the effects of Meniere's disorder on life. *Ann Otol Rhinol Laryngol*. 2010;119:583-589.
39. Stephens D, Pyykkj I, Varpa K, et al. Self-reported effects of Meniere's disease on the individual's life: a qualitative analysis. *Otol Neurotol*. 2010;31:335-338.
40. Cohen HS, Kimball KT. Development of the Vestibular Disorders Activities of Daily Living Scale. *Arch Otolaryngol Head Neck Surg*. 2000;126:881-887.
41. Cohen HS, Kimball KT, Adams AS. Application of the Vestibular Disorders Activities of Daily Living Scale. *Laryngoscope*. 2000;110(7):1204-1209.
42. Duracinsky M, Mosnier I, Bouccara D, et al; and Working Group of the SocieteFrancaised'Oto-Rhino-Laryngologie (ORL). Literature review of questionnaires assessing vertigo and dizziness, and their impact on patients' quality of life. *Value Health*. 2007;10:273-284.
43. Jacobson GP, Newman CW. The development of the Dizziness Handicap Inventory. *Arch Otolaryngol Head Neck Surg*. 1990;116:424-427.
44. Yardley L, Putman J. Quantitative analysis of factors contributing to handicap and distress in vertiginous patients: a questionnaire study. *Clin Otolaryngol Allied Sci*. 1992;17:231-236.
45. Yardley L, Masson E, Verschuur C, et al. Symptoms, anxiety and handicap in dizzy patients: development of the vertigo symptom scale. *J Psychosom Res*. 1992;36: 731-741.
46. Powell LE, Myers AM. The Activities specific Balance Confidence (ABC) scale. *J Gerontol A BiolSci Med Sci*. 1995;50:M28-M34.
47. Hazlett RL, Tusa RJ, Waranch HR. Development of an inventory for dizziness and related factors. *J Behav Med*. 1996;19(1):73-85.
48. Honrubia V, Bell TS, Harris MR, et al. Quantitative evaluation of dizziness characteristics and impact on quality of life. *Am J Otol*. 1996;17:595-602.
49. Prieto L, Santed R, Cobo E, et al. A new measure for assessing the health-related quality of life of patients with vertigo, dizziness or imbalance: the VDI questionnaire. *Qual Life Res*. 1999;8:131-139.
50. Morris AE, Lutman ME, Yardley L. Measuring outcome from vestibular rehabilitation, part I: qualitative development of a new self-report measure. *Int J Audiol*. 2008;47: 169-177.
51. Morris AE, Lutman ME, Yardley L. Measuring outcome from vestibular rehabilitation, part II: refinement and validation of a new self-report measure. *Int J Audiol*. 2009;48:24-37.
52. Alghwiri AA, Whitney SL, Baker CE, et al. The development and validation of the vestibular activities and participation measure. *Arch Phys Med Rehabil*. 2012;93: 1822-1831.
53. Caldara B, Asenzo AI, BrusottiPaglia G, et al. [Crosscultural adaptation and validation of the Dizziness Handicap Inventory: Argentine version]. *Acta Otorrinolaringol Esp*. 2012;63:106-114.
54. Nola G, Mostardini C, Salvi C, et al. Validity of Italian adaptation of the Dizziness Handicap Inventory (DHI) and evaluation of the quality of life in patients with acute dizziness.

Acta Otorhinolaryngol Ital. 2010;30:190.

55. Nyabenda A, Briart C, Deggouj N, et al. [Normative study and reliability of French version of the dizziness handicap inventory]. *Ann Readapt Med Phys*. 2004;47:105–113.
56. Alsanosi AA. Adaptation of the dizziness handicap inventory for use in the Arab population. *Neurosciences (Riyadh)*. 2012;17:139–144.
57. Goto F, Tsutsumi T, Ogawa K. The Japanese version of the Dizziness Handicap Inventory as an index of treatment success: exploratory factor analysis. *Acta Otolaryngol*. 2011;131:817–825.
58. Kaplan DM, Friger M, Racover NK, et al. [The Hebrew dizziness handicap inventory]. *Harefuah*. 2010;149: 697–700.
59. Castro AS, Gazzola JM, Natour J, et al. [Brazilian version of the dizziness handicap inventory]. *Pro Fono*. 2007;19: 97–104.
60. Poon DM, Chow LC, Au DK, et al. Translation of the dizziness handicap inventory into Chinese, validation of it, and evaluation of the quality of life of patients with chronic dizziness. *Ann Otol Rhinol Laryngol*. 2004;113: 1006–1011.
61. Perez N, Garmendia I, Martin E, et al. [Cultural adaptation of 2 questionnaires for health measurement in patients with vertigo]. *Acta Otorrinolaringol Esp*. 2000;51: 572–580.
62. Jarlsater S, Mattsson E. Test of reliability of the Dizziness Handicap Inventory and the activities–specific balance confidence scale for use in Sweden. *Adv Physiother*. 2003;5:137–144.
63. Kurre A, Bastiaenen CH, van Gool CJ, et al. Exploratory factor analysis of the Dizziness Handicap Inventory (German version). *BMC Ear Nose Throat Disord*. 2010;10:3.
64. Tschan R, Wiltink J, Best C, et al. Validation of the German version of the Vertigo Handicap Questionnaire (VHQ) in patients with vestibular vertigo syndromes or somatoform vertigo and dizziness. *Psychother Psychosom Med Psychol*. 2010;60:e1–e12.
65. Tschan R, Wiltink J, Best C, et al. Validation of the German version of the Vertigo Symptom Scale (VSS) in patients with organic or somatoform dizziness and healthy controls. *J Neurol*. 2008;255:1168–1175.
66. Rogers C, de Wet J, Gina A, et al. The translation of the Vertigo Symptom Scale into Afrikaans: a pilot study. *S Afr J Commun Disord*. 2011;58:6–12.
67. Yanik B, Kulcu DG, Kurtais Y, et al. The reliability and validity of the Vertigo Symptom Scale and the Vertigo Dizziness Imbalance Questionnaires in a Turkish patient population with benign paroxysmal positional vertigo. *J Vestib Res*. 2008;18:159–170.
68. Yardley L, Medina SM, Jurado CS, et al. Relationship between physical and psychosocial dysfunction in Mexican patients with vertigo: a cross–cultural validation of the vertigo symptom scale. *J Psychosom Res*. 1999;46:63–74.
69. Schott N. [German adaptation of the "Activities–Specific Balance Confidence (ABC) scale" for the assessment of falls–related self–efficacy]. *Z Gerontol Geriatr*. 2008;41: 475–485.
70. Salbach NM, Mayo NE, Hanley JA, et al. Psychometric evaluation of the original and Canadian French version of the activities–specific balance confidence scale among people with stroke. *Arch Phys Med Rehabil*. 2006;87: 1597–1604.
71. Karapolat H, Eyigor S, Kirazli Y, et al. Reliability, validity, and sensitivity to change of Turkish Activities–specific Balance Confidence Scale in patients with unilateral peripheral vestibular disease. *Int J Rehabil Res*. 2010;33: 12–18.
72. Mak MK, Lau AL, Law FS, et al. Validation of the Chinese translated Activities–Specific Balance Confidence scale. *Arch Phys Med Rehabil*. 2007;88:496–503.
73. Jarlsater S, Mattsson E. Test of reliability of the Dizziness Handicap Inventory and the Activities–Specific Balance Confidence scale for use in Sweden. *Adv Physiother*. 2003;5:137–144.
74. Kammerlind AS, Bergquist LP, Ledin T, et al. Reliability of clinical balance tests and subjective ratings in dizziness and disequilibrium. *Adv Physiother*. 2005;7:96–107.
75. Yanik B, Kulcu DG, Kurtais Y, et al. The reliability and validity of the Vertigo Symptom Scale and the Vertigo Dizziness Imbalance Questionnaires in a Turkish patient population with benign paroxysmal positional vertigo. *J Vestib Res*. 2008;18:159–170.
76. Aratani MC, Ricci NA, Caovilla HH, et al. Brazilian version of the Vestibular Disorders Activities of Daily Living Scale (VADL). *Braz J Otorhinolaryngol*. In press.
77. Salvinelli F, Casale M, Trivelli M, et al. Benign paroxysmal positional vertigo: a comparative prospective study on the efficacy of Semont's maneuver and no treatment strategy. *Clin Ter*. 2003;154:7–11.
78. Min KK, Ha MJ, Cho CH, et al. Clinical use of subjective visual horizontal and vertical in patients of unilateral vestibular neuritis. *Otol Neurotol*. 2007;28:520–524.
79. De Moraes SA, Soares WJS, Rodrigues RAS, et al. Dizziness in community–dwelling older adults: a populationbased

study. *Braz J Otorhinolaryngol*. 2011;77:691–699.

80. Yardley L, Owen N, Nazareth I, et al. Prevalence and presentation of dizziness in a general practice community sample of working age people. *Br J Gen Pract*. 1998;48:1131–1135.
81. Aratani MC, Perracini MR, Caovilla HH, et al. Disability rank in vestibular older adults. *Geriatr Gerontol Int*. 2011;11:50–54.
82. Cohen HS, Wells J, Kimball KT, et al. Driving disability and dizziness. *J Safety Res*. 2003;34:361–369.
83. Gutierrez–Marquez A, Jauregui–Renaud K, Viveros–Renteria L, et al. Discapacidad por enfermedad auditiva y vestibular en un centro de atencion especializada. *Gac Med Mex*. 2005;141:105–110.
84. Cohen H, Ewell LR, Jenkins HA. Disability in Meniere's disease. *Arch Otolaryngol Head Neck Surg*. 1995;121: 29–33.
85. Mariani P, Pelagatti M, Hahn A, et al. Epidemiology of paroxysmal positioning vertigo: correlation with seasons, climate, and pollution. *Int Tinnitus J*. 2008;14:168–174.
86. Alpini D, Mattei V, Mariani D. Paroxysmal Positioning Vertigo (PPV) and pollution: a ten years correlation. *ASN*. 2011;6.
87. Gananca FF, Gazzola JM, Aratani MC, et al. Circunstancias e consequencias de quedas em idosos com vestibulopatia cronica. *Rev Bras Otorrinolaringol*. 2006;72: 388–393.
88. Wiltink J, Tschan R, Michal M, et al. Dizziness: anxiety, health care utilization and health behavior: results from a representative German community survey. *J Psychosom Res*. 2009;66:417–424.
89. Tomanovic T, Bergenius J. Different types of dizziness in patients with peripheral vestibular diseases: their prevalence and relation to migraine. *Acta Otolaryngol*. 2010;130:1024–1030.
90. Bhattacharyya N, Baugh RF, Orvidas L, et al; for American Academy of Otolaryngology–Head and Neck Surgery Foundation. Clinical practice guideline: benign paroxysmal positional vertigo. *Otolaryngol Head Neck Surg*. 2008;139:S47–S81.
91. Cohen HS, Jerabek J. Efficacy of treatments for posterior canal benign paroxysmal positional vertigo. *Laryngoscope*. 1999;109:584–590.
92. Havia M, Kentala E. Progression of symptoms of dizziness in Meniere's disease. *Arch Otolaryngol Head Neck Surg*. 2004;130:431–435.
93. Soderman AC, Bagger–Sjoback D, Bergenius J, et al. Factors influencing quality of life in patients with Meniere's disease, identified by a multidimensional approach. *Otol Neurotol*. 2002;23:941–948.
94. McCall AA, Yates BJ. Compensation following bilateral vestibular damage. *Front Neurol*. 2011;2:88.
95. Gill–Body KM, Beninato M, Krebs DE. Relationship among balance impairments, functional performance, and disability in people with peripheral vestibular hypofunction. *Phys Ther*. 2000;80:748–758.

8

안뜰보상작용 – 한쪽 안뜰기능상실 후의 회복

Vestibular Compensation-Recovery after Unilateral Vestibular Loss

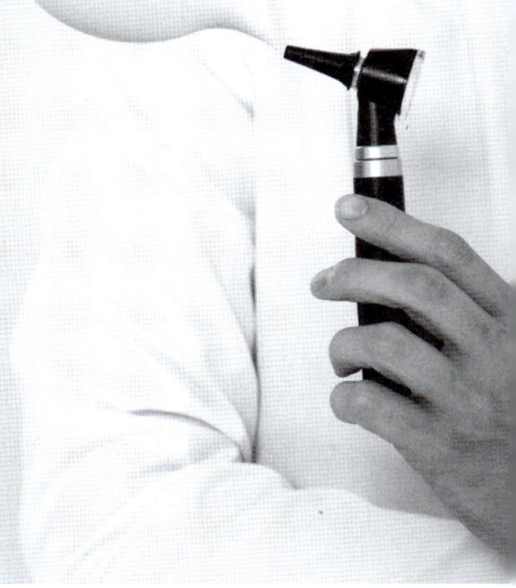

Ian S. Curthoys, PhD • G. Michael Halmagyi, MD

건강한 개인에게 갑작스러운 한쪽 안뜰기능의 완전한 상실은 여러 가지 심각한 증상들을 발생시킨다. 즉 강한 회전 감각(현훈), 구역질, 빠른 눈의 움직임(nystagmus, 눈떨림), 진동시각(머리의 움직임에 따라 시야가 움직인다는 착각), 손상 쪽으로 넘어짐, 보행 운동 실조증, 자세 불안정, 몸의 방향과 움직임에 대한 인식의 왜곡, 머리의 움직임에 대한 부적절한 보상 반응 등이다. 이러한 증상을 한쪽 안뜰신경장애(unilateral vestibular deafferentation, UVD)라고 한다. 한쪽 안뜰신경장애 환자들은 여러 가지 증상들로 고통을 호소한다. 그러나 처음 며칠 동안 대부분의 증상은 감소하고, 그에 따라 환자의 고통 또한 감소한다. 환자 대부분의 경우, 이런 증상이 몇 주 안에 사라졌고, 환자들은 정상적인 생활방식으로 돌아와 회복에 만족한다. 일반적인 회복을 뜻하는 용어가 안뜰보상이며, 표면적으로는 완전하게 회복된 것 같고 안뜰기능이 돌아온 것처럼 보인다. 실제로 몇몇 환자에게는 정확히 이런 일이 일어난다. 안뜰신경염이 있는 일부 환자들은 모두 이러한 증상을 경험하지만, 그들의 안뜰신경염이 감소함에 따라 구체적이고 객관적인 검사에서 나타나듯이 말초 안뜰기능은 완전히 회복된다. 그러나 대부분의 환자에게는 안뜰기능의 복원이 거의 없거나, 전혀 없으며, 그들의 말초 안뜰기능이 관(canal) 및 귀돌기관(otolith) 기능 검사에서 영구적인 상실이 명확하게 나타난다. 그럼에도 불구하고 영구적인 UVD를 가진 대부분의 환자들은 회복되고 행복해한다. 즉, 잘 보상받았다(well compensated). 그들은 현훈, 메스꺼움, 진동시각(oscillopsia), 자세 불안정을 경험하지 않는다(글상자 8.1).

객관적 검사에서 영구적인 안뜰기관의 상실이 나타난다는 것은 보상이 잘 된 환자가 이 기관의 상실을 극복하기 위한 수단을 개발했을 것이라는 것을 암시한다. 중요한 문제는 환자들이 자기 자신을 위해 "어떻게 그리고 무엇을 하고 있는 것인가"이다. 이들과는 달리 일부 환자들은 분명히 동일한 안뜰기능상실 후 몇 년 동안 UVD 증후군에 대해 불평하고 있으며, 너무 불행해서 그들의 부족한 보상을 극복하기 위해 반복적으로 임상가를 방문한다는 사실에 의해 문제는 더 심각해진다. 잘 보상된 환자들은 안뜰기능상실의 영향을 최소화하기 위한 행동(예: 머리를 움직일 때 신속눈운동을 하거나 천천히 눈을 깜빡이는 것)을 배운 반면, 잘 치료되지 않은 환자들은 이러한 전략을 배우지 못한 것이다.

안뜰계는 많은 반응을 조절하는 데 중요한 역할을 하므로, UVD 증후군의 증상은 복잡하고 다양하며, 많은 요인들이 회복에 영향을 미칠 수 있다. 단순히 증상과 시간 경과에 따른 변화를 나열하는 것만으로 UVD 증후군과 그 회복에 대한 이해에 도움이 되지 않는다. "안뜰보상(vestibular compensation)"이라는 용어가 의미하는

글상자 8.1

약어 정리

- ABR: 청각뇌줄기 반응(auditory brainstem response)
- BVD: 양쪽 안뜰장애(bilateral vestibular deafferentation)
- contralesional: 손상이 발생한 귀의 반대쪽(예: 건강한 쪽)
- COR: 목눈반사(cervical ocular reflex)
- cVEMP p13: 목안뜰유발근전위의 13msec에서 초기 양전위 (initial positivity at 13 msec of the cervical vestibular evoked myogenic potential)
- GABA: 감마아미노부티르산(gamma-aminobutyric acid)
- ipsilesiona: 같은쪽 손상이 발생한 귀와 같은 쪽
- LVN: 가쪽 안뜰핵(lateral vestibular nucleus)
- MVN: 안쪽 안뜰핵(medial vestibular nucleus)
- OCR: 눈 역회전(ocular counter rolling)
- OTR: 눈 기울기 반응(ocular tilt reaction)
- oVEMP n10: 눈안뜰유발근전위의 10msec에서 초기 음전위 (initial negativity at 10 msec of the ocular vestibular evoked myogenic potential)
- pitch: 머리의 귀들간축 회전
- roll: 머리의 코뒤통수축 회전
- SVH: 주관적 시각적 수평(subjective visual horizontal)
- SVV: 주관적 시각적 수직(subjective visual vertical)
- UVD: 한쪽 안뜰장애(unilateral vestibular deafferentation)
- VEMP: 안뜰유발근전위(vestibular evoked myogenic potential)
- VOR: 안뜰눈반사(vestibulo-ocular reflex)
- yaw: 머리의 수직축 회전

바와 같이 영향을 받는 모든 기능의 '일률적인 완전한' 회복이 아니다. 서로 다른 안뜰과 관련된 반응들은 다른 속도로 회복되며, 이러한 반응 중 일부는 전혀 회복되지 않는다.

왜 UVD가 이런 증상을 일으키는가? 왜 이런 증상은 영구적이지 않은가? 어떻게 회복이 있을 수 있을까? 해답은 UVD 증후군의 신경학적 기초와 시간이 지남에 따라 뇌 활동의 안뜰핵에서의 신경 활동 패턴의 변화뿐만 아니라 환자가 안뜰상실을 극복하기 위해 개발한 변화된 행동에도 있다. 하나의 미로가 상실되면 뇌중추의 양쪽에 있는 2개의 안뜰핵에서 신경활동의 변화를 일으킨다. 안뜰보상이 진행되는 동안 변경된 신경 활동 패턴은 정상적으로 접근하는 것으로 되돌아가고, 그렇게 함에 따라 UVD의 증상 중 일부가 감소한다.

다음 세 가지 사실을 고려해야 한다.

1. 뇌줄기에 위치한 안쪽 안뜰핵의 신경원은 속귀에 있는 말초 안뜰수용체로부터 자극을 받아 많은 목적지로 전달한다. 가장 중요한 것은 출력이 눈운동과 자세를 제어하는 신경 구조로 전달되고, 신체의 위치와 움직임 감각을 담당할 수 있는 시상구조에도 영향을 미친다는 것이다.
2. 뇌줄기의 양쪽에 있는 한 쌍의 안뜰핵 신경원은 중앙을 가로질러 서로 통신한다. 이 교섭 상호작용은 정상적인 안뜰기능과 안뜰보상에서 중요한 역할을 한다.
3. 가장 중요한 것은 안뜰핵에서 신경원의 활동은 말초 안뜰계로부터의 자극에 의해서만 결정되는 것이 아니라는 것이다. 이 신경원은 많은 다른 신경 구조로부터 자극을 수신하고, 그 자극 중 하나는 안뜰신경 신경원의 활동을 조절할 수 있다. 따라서 UVD 및 그 회복 동안 행동 반응(및 지각)에 영향을 미친다. 예를 들어, 시각 자극, 척수 자극, 그물체 자극 및 소뇌 자극은 모두 안뜰핵의 신경원에 투영되고 안뜰신경세포의 활동을 수정할 수 있다.

안뜰핵 신경원의 다중 자극 특성은 겉으로 보기에 무관한 많은 요인들이 UVD 증후군과 그 회복에 왜 그렇게 중요한지 이해하는 데 필요하다(그림 8.1). 안뜰 활동의 전달은 소뇌 및 그물체에 영향을 받을 수 있다. 예를 들어, 소뇌 신경원의 축삭은 안뜰핵의 신경원에 직접 투영되어 말초에서 안뜰반응을 제어하는 신경원으로의 전달을 매우 직접적이고 빠르고 강력하게 제어할 수 있다. 그 소뇌 조절(modulation)은 안뜰정보의 전달을 억제하는 것에서부터 전달의 이득(gain)을 증가시키는 것에 이르기까지 다양하며, 소뇌 자극은 안뜰보상에 중대한 영향을 줄 수 있다는 증거가 있다.

이 장에서는 우리는 다음 4가지에 대해 얘기할 것이다.

- 안뜰상실의 원인
- UVD에 따른 증상
- UVD 이후의 회복
- 관련 신경의 기전

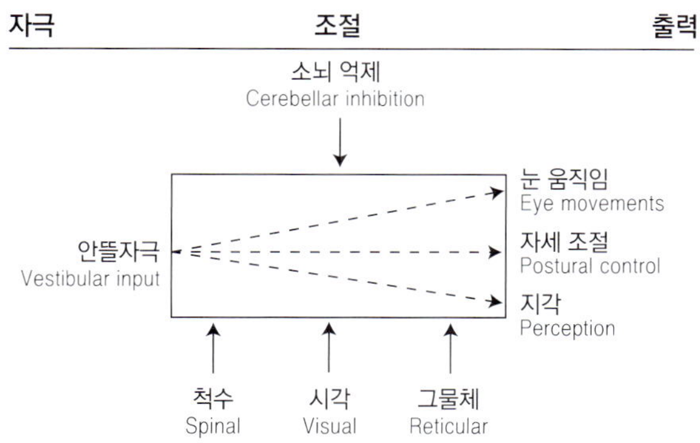

그림 8.1
안뜰자극으로 제어할 수 있는 반응과 그러한 반응을 제어하기 위한 안뜰자극의 전달이 시각, 척수, 그물체, 소뇌와 같은 다양한 영역에 의해 바뀔 수 있는 방법을 나타내는 간단한 도식. 이 도식을 너무 문자 그대로 받아들여서는 안 된다. 예를 들어, 시각적 자극이 눈의 움직임과 자세에 다르게 영향을 미친다는 증거가 있다.

또한 안뜰정보의 신경전달, 한쪽 기능상실에 의해 어떻게 변형되는지, 회복이 이루어짐에 따라 어떤 일이 일어나는지에 관한 행동, 임상, 실험 증거를 검토한다. 안뜰보상에 대한 기타 사항은 참고문헌을 참조하기 바란다.

정확한 회복 속도는 종마다 상당히 다르지만 많은 종들이 시간이 지남에 따라 사람의 회복과 비슷한 방식으로 빠르게 회복되는 UVD 이후의 반응을 보인다. 예를 들어, 원숭이, 고양이, 쥐, 기니피그 그리고 사람은 UVD 후 눈떨림(nystagmus)을 보인다. 그러나 일부 종(쥐, 기니피그)은 이 눈떨림이 약 하루 만에 사라지는 반면, 다른 종(사람)은 눈떨림이 사라지기까지 오래 걸린다. 이러한 종 간의 유사성을 고려할 때 유사한 신경작용이 다른 종들의 회복에 기초하고 있으며, 그러한 가정은 동물에 대한 안뜰보상의 실험적 연구결과를 인간의 안뜰보상의 이해를 위해 사용하는 기초가 된다.

한 가지 문제는 대부분의 환자들이 비교적 빠르게 회복되고, 급성 증상 등을 회복하지만, 일부 환자들은 회복이 불완전한 것이다. 그들은 계속해서 증상들을 경험하고 심지어 UVD 이후에도 괴로워한다. 그러한 환자들을 표현하기 위해 사용되는 언어가 "보상이 불충분하다"이다. 회복되어서 완전한 기능을 하는 것으로 보이는("보상이 잘 된" 환자) 사람들은 심한 스트레스와 같은 특정 조건에서 보상 상실(decompensation)이라고 불리는 재발이 발생할 수 있다.

안뜰상실의 원인
Causes of vestibular loss

한쪽 안뜰신경장애(UVD)를 가진 환자들은 매우 이질적인 집단이며, 이질성은 안뜰보상의 매우 가변적인 결과의 주요 원인이다. 이 환자들은 원인, 상실 범위 및 기존 안뜰기능의 수준 차이 때문에 매우 이질적이다. 동물 연구는 UVD의 원인에 따른 매우 다른 보상 진행을 보여준다.

말초 안뜰기능을 한쪽으로 상실하는 많은 원인이 있다. 그 중에는 질병, 외상, 수술(예: 안뜰신경집종의 제거) 및 말초 안뜰장애 치료를 위한 젠타마이신(gentamicin)의 치료용 고막내(intratympanic) 주사 등이 있다. UVD의 원인은 증상의 심각성과 회복 속도를 결정하는 요인이 될 수 있다. 정상적인 건강한 사람이 한쪽 귀에서 모든 안뜰말단 자극을 갑자기 상실하는 매우 드문 경우에 사람은 위에서 설명한 극적인 증상을 경험한다. 다른 극단적 경우는 하나의 안뜰신경에서 서서히 신경집종(schwannoma)이 자라고 있고, 그 다음 그 신경집종과 수술에서 안뜰신경 전체를 제거한 경우로, UVD 이후 거의 아무런 증상이 보이지 않을 수 있다. 아마 이것은 얼마 동안 진행성 안뜰기능상실이 있었고, 환자는 신경집종이 자라면서 점진적으로 보상해왔기 때문일 것이다. 그래서 UVD 수술을 할 시기가 되었을 때는 환자에게 남아 있는 안뜰기능이 없을 것이다. 따라서 UVD에 의한 증상도 없어 수술 후 안뜰보상이 이루어지지 않는다. 수술 전의 안뜰기능 수준을 알지 못하고 안뜰보상 기전에 대해 이해하지 못한다면 완전히 반대되는 이러한 UVD 증후군은 설명할 수 없을 것이다.

말초 안뜰신경의 해부학은 환자가 경험하는 증상과 회복력, 환자 사이의 변동성을 이해하는 데 중요하다. 대부분의 안뜰 들심성 신경은 8번째 뇌신경의 안뜰 부분에서 진행되지만, 일부 안뜰신경은 8번째 뇌신경의 달팽이관 부분에서 진행된다. 즉 환자가 안뜰신경절제술과 같은 진행을 거친 후에도 여전히 청각이 남아 있는 경우, 일부 잔류 안뜰신경원이 여전히 영향을 받는 미로에서 뇌줄기까지 투영되고 있으며, 이러한 잔류 안뜰자극이 수술 후 안뜰증상을 일으킬 수 있다는 것을 의미한다.

말초 안뜰기능에 대한 치료로 다양한 방법들이 사용된다. 예를 들어, 신경종 제거는 보통 8번째 뇌신경의 전체 제거를 수반하는 반면, 안뜰신경절제술은 전체 신경보다 1개 분절(예: 상위 안뜰신경)의 외과적 절개를 포함한다. 다양한 안뜰감각 영역은 안뜰신경 내 여러 섬유 묶음으로 안뜰핵에 정보를 투영한다. 그러한 지식은 회복 진행을 이해하는 데도 중요하다. 왜냐하면 안뜰신경의 단 한 부분이 외과적으로 분할되어 있다면(예: 위안뜰신경) 아래 안뜰신경을 통해 안뜰핵에 투영되는 상당한 안뜰자극이 여전히 존재하기 때문이다.

상대적 안전성으로 인해 한쪽 말초 안뜰기능이상을 치료하는 데 널리 사용되는 한 가지 방법은 고막을 통해 삽입된 미세 바늘을 통해 중이에 주입된 귀독성 항생제 젠타마이신 용액(ototoxic antibiotic getamicin)의 고막내(intratympanic) 주사이다.

적은 양의 젠타마이신(gentamicin)은 달팽이관의 둥근창을 통해 속귀에 흡수되어 안뜰수용체 털세포를 선택적으로 공격하여 자연스러운 안뜰자극에 대한 반응을 무력화시키지만, 달팽이관 수용체에는 거의 영향을 주지 않기 때문에 청력은 크게 영향을 받지 않는다. 젠타마이신은 점진적인 방식으로 안뜰수용체를 공격한다. 귀돌기관의 백선(striola)과 팽대부능선에 있는 I형 수용체가 가장 취약하다. 생리학적 증거에 따르면 수용체와 여기에 연결된 들심성 신경원이 안뜰자극의 변화에 대한 정보(주로 각 또는 선형 가속화)를 전달하고, 만약 그것이 상실된다면 안뜰자극의 변화에 대한 정보가 일찍 영향을 받을 것이라고 생각할 것이다. 최근의 연구결과에 따르면 점진적인 상실에 따른 변화가 있다는 것을 보여준다. 젠타마이신의 치료 진행에서 수용체의 세포체가 보존되고 이러한 안뜰수용체 세포의 수용체 털세포는 진행에 따라 재성장하여 안뜰기능(그리고 아마 안뜰증상)은 결국 젠타마이신 치료 후 다시 나타날 수 있다. 그러한 환자에게 안뜰보상으로 나타날 수 있는 것은 사실상 말초 안뜰기능의 회복이다. 안뜰신경염의 경우에도 말초 신경세포가 일시적인 상실로부터 회복되어 다시 기능하기 시작하는 유사한 상황이 나타나기도 한다. 이는 안뜰보상의 예시가 아니라 말초 안뜰기능의 복원이다. 최근까지 이러한 기능의 복원을 단정적으로 입증할 수는 없었지만, 반고리관과 귀돌기관 기능에 대한 새로운 선택 검사를 통해 이 안뜰 복원을 명확하게 확인할 수 있었다. 결론은 안뜰보상을 이해하기 위해 안뜰신경염 환자의 데이터를 사용할 때 주의해야 한다는 것이다.

고막 내 젠타마이신 주사 시술은 현재 매우 성공적이어서 외과적 UVD 시술은 신경집종(schwannoma) 수술을 제외하고는 일반적으로 덜 이루어지고 있다. 그러나 젠타마이신을 투여한 환자의 경우, 잔류 안뜰기능의 최종 수치는 수술 후 검사가 시행되지 않는 한 알 수가 없다. 같은 고막 내 젠타마이신 주사 수술 후에 일부 환자는 거의 모든 안뜰기능을 상실할 수 있지만 다른 환자는 훨씬 적게 잃을 수 있다.

이 장의 주제 중 하나는 치료 진행 전에 안뜰기능의 수준에 대한 기준 데이터를 갖는 것이 중요하다는 것을 강조하는 것이다. 이것은 치료 후에 안뜰기능의 수준에 대한 데이터로 보완되어야 한다. 이 데이터는 건강하다고 생각되는 귀에 특히 중요하다. UVD 진행이 끝나면 남은 미로의 신경출력이 사람의 안정성에 가장 중요하다. '건강한' 귀가 정말로 건강할까에 대한 데이터를 얻는 것은 아마도 건강한 귀가 사실 UVD 이전에 기능을 상실한 상태였기 때문에 제대로 보상하지 못하는 환자의 가능한 결과와 관련하여 매우 의미 있는 노력이 될 것이다. 그러한 환자들은 부적절한 진행으로 인해 발생하는 감소된 안뜰보상을 극복하기 위해 치료와 재활에 많은 시간을 소비할 수 있다.

사람의 UVD 증후군의 패턴과 정도를 정확하게 측정하려면 하나의 완전한 미로가 외과적으로 소실되기 전과 후에 동일한 환자를 연구하는 것이 가장 좋다. 그러한 환자와 이들을 연구하는 시설은 드물지만 그러한 환자의 UVD의 정확한 감각 및 운동 결과에 대한 장기적인 정량적 데이터는 나와 있다.

UVD 이후의 극심한 병변은 감각과 운동성분을 모두

가지고 있으며, 이는 정적인 증상 또는 동적인 증상으로 분류될 수 있다. 정적인 증상은 사람이 완전히 정지해 있을 때도 나타난다. 동적인 증상은 움직이는 동안에 나타난다. 다음으로는 차례대로 각 증상을 살펴볼 것이다.

정적인 증상 Static symptoms

자발 눈떨림

UVD 직후 주로 수평자발 눈떨림이 있다. 양쪽 눈 모두 빠른 움직임을 보이며 두 눈이 환측(병변이 있는)의 반대쪽으로 치고(beat) 있는 것처럼 보인다. 눈 위치 기록을 보면 눈운동이 영향을 받은 쪽(affected side)으로 향할 때는 느린 눈 움직임(느린 위상이라고 함)을 보이고, 이어서 영향을 받은 쪽에서 멀어질 때는 빠른 눈 움직임(빠른 위상라고 함)으로 구성되어 있다(그림 8.2). 느린 위상은 관찰자에게는 명확하게 보이지는 않으며, 눈 움직임을 기록해야만 탐지할 수 있다. 관찰자에게는 두 눈이 영향을 받은 귀(affected ear, 상실이 있는 귀)의 반대쪽으로 튀고 있는 것처럼 보인다. 이 자발 눈떨림은 시각고정에 의해 감소되거나 억제될 수 있으며, 시각에 의한 그런 억제는 눈떨림이 말초 안뜰기능이상의 결과임을 확인하는 중요한 방법이다. 중추기능이상에 의한 눈떨림은 시각에 의해 감소되거나 없어지지 않는다. 자발 눈떨림을 감지하기 위해서는 어둠 속에서 눈운동을 보거나 시각적 고정 자극이 존재하지 않는 방법이 필요하다. 이 작업을 수행하는 두 가지 방법은 눈(보이지 않는)이 적외선에 의해 비춰지는 동안 프렌젤(Frenzel) 안경 또는 완전한 어둠 속에서의 눈운동의 녹화이다. UVD 발생 후 1주일 동안은 어둠(눈 속도 느린 위상)에서 자발 눈떨림 증세의 강도는 감소하지만 일부 환자의 경우 UVD 후 영구적으로 어둠 속에서 매우 작은 자발 눈떨림(spontaneous nystagmus) 증세가 있을 수 있다.

자발 눈떨림에서 수직 눈운동 성분은 작거나 존재하지 않는다. 아마 미로의 두 개의 반고리관이 본질적으로 반대 방향의 눈운동을 유발하기 때문일 것이다. 또한 앞반고리관 활성화가 상향 운동을 일으키고, 뒤반고리관 활성화가 하향 운동을 일으키기 때문이다. 따라서 하나의 미로에서 두 감각기관이 동시에 상실되면 두 개의 수직 성분이 서로 상쇄된다.

자발 눈떨림은 왜 발생하는가?

동물에서 UVD는 영향을 받는 쪽의 안뜰핵에 안뜰 들심성 자극의 전체 상실을 일으키므로 손상이 있는 안뜰핵에서 신경원의 신경 활동이 큰 감소가 있다. 동시에 건강한 쪽의 안뜰핵의 신경원 활동은 증가한다. 따라서 UVD는 손상되지 않은 귀로 향한 실제 머리 회전에 의해 생성된 것과 유사한 불균형된 신경 활동을 형성하게 되며, UVD 또는 머리 회전 두 경우 모두 비슷한 감각과 반응을 유발한다. 즉 사람은 스스로 회전하는 것으로 인식하고, 눈떨림이 있으며, 재교정적인 자세 반응이 있다. UVD 환자는 시간이 지남에 따라 신경 불균형이 감소하고, 그렇게 되면 정적 증상(static symptoms)이 감소한다.

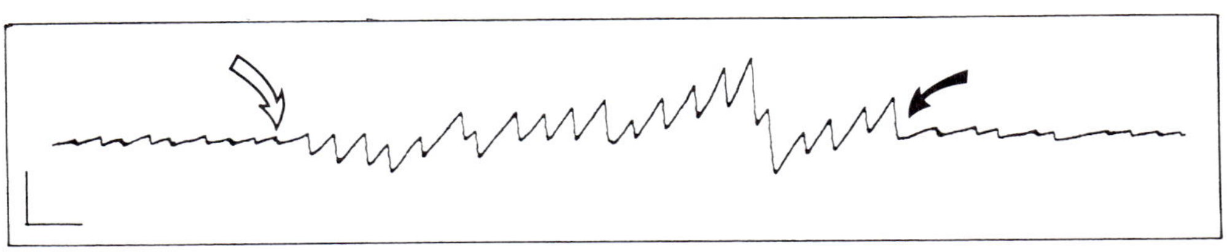

그림 8.2 말초 안뜰눈떨림.
눈 움직임도표(oculographic recording)는 시각적 고정이 제거될 때(흰색 화살표) 명백한 왼쪽 눈떨림을 보여주고, 시각적 고정이 허용될 때(까만 화살표) 신속하게 다시 억제됨을 보여준다. 말초 안뜰눈떨림은 다른쪽 눈을 가리고 한쪽 눈의 기저부분을 보면 임상적으로 볼 수 있다. 환자는 전날 안뜰신경절단술을 받았다. 위쪽은 오른쪽으로의 눈 움직임을 나타내며 아래쪽은 왼쪽으로의 눈 움직임을 나타낸다. Bars: 10deg/sec

눈 기울임 반응

안뜰신경장애(UVD) 후에는 자발 눈떨림뿐만 아니라 눈 기울임 반응(ocular tilt reaction)이라고 하는 정적 귀돌기관 요소(static otolith component)가 나타난다. 머리의 회전이 두 안뜰핵 사이의 신경활동 불균형을 일으키듯이, 머리의 기울기를 유지하는 것 또한 불균형을 일으킨다. 또한 관 유도(canal-induced) 후 UVD 증상이 머리각 가속도에 대한 보상으로 보일 수 있듯이 UVD 후 반응(스큐편위, 눈 회전, 머리 기울임)은 이마면에서 머리 기울기에 대한 보상으로 볼 수 있다. 이러한 정적인 귀돌기관 증상은 안뜰핵 사이의 신경 불균형에 의해 나타난다.

정적인 귀돌기관 증상은 다음 세 가지로 구성된다.

1. 두 눈의 스큐편위(skew deviation). 손상이 있는 쪽(ipsilesional) 눈은 반대쪽 눈의 위치에 비례해서 더 낮은 위치에 있다. 이로 인해 이중 시력(복시)이 생길 수 있지만, 스큐편위의 범위는 거의 크지 않고 금방 해결된다.
2. 눈 회전(conjugate ocular torsion). 두 눈은 궤도(시선 주변)에서 회전하고, 상단 극이 병변 귀쪽으로 회전된 상태로 눈 위치를 선택한다. 이렇게 유지되는 시각 회전 위치는 수술 전 회전 위치와 비교해 최대 15°일 수 있다(그림 8.3).
3. 병변쪽으로 머리 기울임. 시각적 자극 없이 검사할 때, 환자는 병변 귀 쪽으로의 작은 머리 기울임이 있다.

한쪽 귀돌기능상실이 눈 기울임 반응을 일으키는 기전은 추측할 수 있다. 그것은 UVD 후에 일어나는 자발 눈떨림의 기전과 가장 유사하다. 그것은 아마도 2개의 가쪽안뜰핵(lateral vestibular nuclei, LVD)의 평균 신경활동의 불균형을 반영한다. 왜냐하면 손상측 안뜰핵의 2차 귀돌기관 안뜰신경원의 휴식 활동이 감소하고, 1차 귀돌기관 신경원으로부터의 자극 상실에 기인하기 때문이다.

비정상적인 눈 회전 위치는 시간이 지남에 따라 서서히 해결되지만, 일부 잔존 눈 회전은 UVD의 영구적인 유산인 것 같다(일부 잔존 눈 회전은 영구히 남게 됨). 그렇다면 눈 회전을 어떻게 측정할 수 있을까? 이러한 환자의 눈의 바닥 부위를 검사하면 UVD가 눈의 회전위치를 변화시킨다는 것을 알 수 있다. 양쪽 눈의 상극(upper pole)이 병변쪽으로 회전한다. 그러나 비틀림이 작을 때는 눈의 바닥 부위(fundus) 관측만으로는 탐지가 어렵다. 보다 민감한 방법은 주관적인 시각적 수평 또는 수직에 대한 지각의 변화를 사용하는 것이며, 이는 시각적 회전위치의 변화에 근접하게 대응한다. 다른 방법으로 시각적 인식은 어두운 방의 피험자에게 회전 가능한 가시선을 설정하도록 요청하여 시각적 수평이 유지되도록 인식함으로써 측정할 수 있다. 한쪽 안뜰상실이 있는 환자들은 이 선을 그들의 손상이 있는 쪽에 더 '낮게' 설정한다. 주관적 시각적 수평(subjective visual horizontal, SVH)과 시각적 회전위치의 비교를 통해 환자가 이 시각적인 선을 자신의(변형된) 망막 경선에 가깝게 오도록 회전한다

오른쪽 안뜰신경절단술 이전

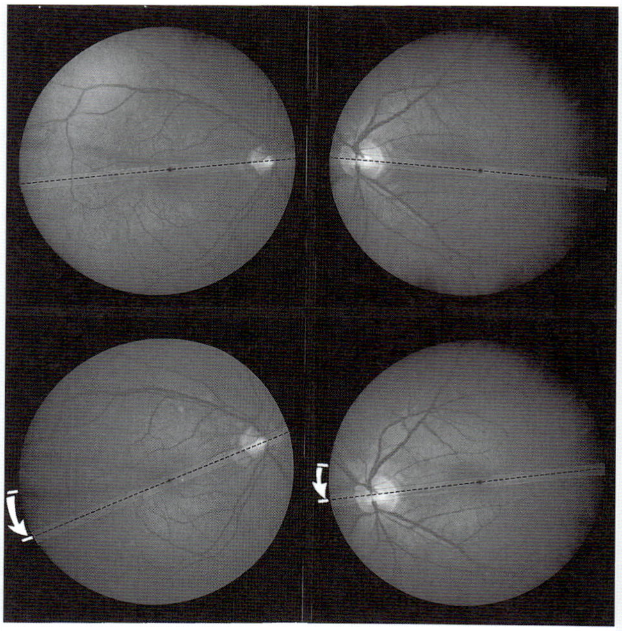

오른쪽 안뜰신경절단술 이후

그림 8.3

오른쪽 안뜰신경절단술 이전(위)과 1주일 후(아래) 환자의 왼쪽과 오른쪽 눈의 바닥 부위(fundus) 사진. 한쪽 안뜰신경장애(UVD) 후 환자에게 어두운 방에서 시각적 수평에 맞추어 발광 막대를 설정하도록 했을 때, 오른쪽 눈으로 볼 때 14.2°, 왼쪽 눈으로 볼 때 15.1° 오른쪽으로 기울어지게 막대를 설정했다(출처: Curthoys et al, 1991.).

는 것을 알 수 있다. 시각적 수평 또는 주관적 시각적 수직(subjective visual vertical, SVV)에 대한 설정을 사용하는 이 시험을 편차 시험(bias test)이라고 한다. 이러한 발견의 임상적 의의는 희미한 조명 막대를 사용하여 완전히 어두운 방에서 머리를 꼿꼿이 세운 채 앉아 있는 환자의 주관적 시각적 수평(또는 수직)의 신중한 표준 측정이 안뜰(주로 귀돌기관)기능에 대한 귀중한 진단 정보를 제공한다는 것이다(12장 참조). 주관적 시각적 수평(진정한 수평에서 3° 이상)이 현저히 기울어져 있으면 환자가 막대를 기울이는 쪽의 안뜰(아마도 주로 귀돌기관)기능이 상이 있다는 것을 나타낸다.

검사를 통해 한쪽 안뜰신경차단술 환자에서 주관적 시각적 수평에 대한 회전과 지각을 측정하였고, UVD에 의한 시각적 수평 변동의 크기가 UVD에 의한 눈동자회전의 변화와 거의 정확히 일치하고, 회전위치와 지각이 시간이 지남에 따라 평행하게 회복되었다는 것을 입증했다(12장 참조).

자세

UVD 이후에는 손상이 있는 쪽을 향한 자세가 기울어지는데, 특히 UVD를 가진 환자가 손상이 있는 쪽으로 기울거나 떨어지는 경향이 있음을 보이는 것은 간단한 작업으로 입증할 수 있다. 이러한 자세가 한쪽으로 기울어지는 것을 가쪽쏠림이라고 하며, 약 1개월 이내에 감소하며 사라진다.

동적인 증상 Dynamic symptom

반고리관 반응

동적인 안뜰눈반사(vestibulo-ocular reflex, VOR) 반응은 대상자의 각가속 또는 선가속에 의해 검사된다. 실제적인 이유로 과거에 저주파(1Hz 미만), 저가속도, 정현파(sinusoidal) 수평 회전은 동적 안뜰기능을 검사하기 위해 광범위하게 사용되었다. 그러나 불행하게도 그러한 시험의 결과는 낮은 주파수에서 가속도에 대한 눈운동 반응이 안뜰계와는 다른 다양한 감각 및 운동계에 의해 제어될 수 있기 때문에 불명확하다. 안뜰기능이 없는 환자들도 이러한 자극에 반응할 수 있기 때문이다.

눈운동 제어의 외적 원인을 배제하지 못하기 때문에 동적 안뜰기능이 회복되는 것처럼 보일 수 있다. 그러나 특정 안뜰검사를 사용하여 검사를 하면 그러한 순수 동적 안뜰기능의 회복이 거의 없거나, 전혀 없는 것으로 나온다. 환자가 사인파 회전 시험 자극에 반응하는 새로운 모드를 학습할 때 회복이 일어날 수 있다. 이러한 매우 낮은 정현파(sinusoidal) 주파수는 생리적인 것이 아니다. 대부분의 자연적인 머리 움직임은 높은 가속도, 고주파 자극이다. 걷기 또는 달리기 중 UVD 환자가 불편해 하는 머리 가속도는 높은 가속도(2,000~3,000deg/sec)와 높은 주파수(5~12Hz)이다.

동적 안뜰기능을 구체적으로 측정하기 위해서는 높은 가속도를 사용할 필요가 있다. 그러한 검사 중 하나는 두부충동검사(head impulse test, HIT)로, 자연 범위(2,000~3,000deg/sec)에서 짧고 수동적이며 예측 불가능한 각가속을 사용한다. 이 검사의 간단한 버전은 어디서나 수행할 수 있다. 이 검사는 환자를 마주보고 환자의 머리를 팔 길이로 잡는 걸로 시작된다. 그런 다음 임상가는 약 0.5초 안에 예상치 못하도록 약 20° 정도 환자의 머리를 회전시키고, 환자는 의사의 코끝을 쳐다보고 눈을 깜빡이지 않아야 한다. 머리가 목표 위치를 향하도록 회전한다. 리바운드가 없는 '회전 후 정지'이다. 이러한 종류의 머리 회전을 '두부충동(head impulse)'이라고 한다. 매우 짧지만 이 급격한 머리 회전은 최고 각속도가 약 200~300deg/sec이고, 최고 각 가속도가 2,500~4,000deg/sec(또는 그 이상)이다. 정상적인 피험자의 경우 이 머리 회전은 짧은 잠복기(약 10ms)와 부드럽고 보상적인 눈 움직임을 유발하며, 회전의 방향에 관계없이 피험자의 시선이 임상가의 코에 고정된다(그림 8.4). 이는 정상적인 피험자의 경우 안뜰눈반사(VOR) 이득(gain)이 1.0에 가깝다는 것을 의미한다. 한쪽 상실 환자의 경우 그 결과가 매우 다르다. 환자의 머리가 손상이 있는 쪽으로 회전하는 경우, UVD는 이러한 장애가 있는 방향의 머리 회전에 대해 VOR 이득의 현저한 감소를 유발하는 반면, 건강한 쪽으로 회전하는 경우(정상인 방향의 머리 회전)에 대한 VOR 이득은 약간 감소할 뿐이다(그림 8.5).

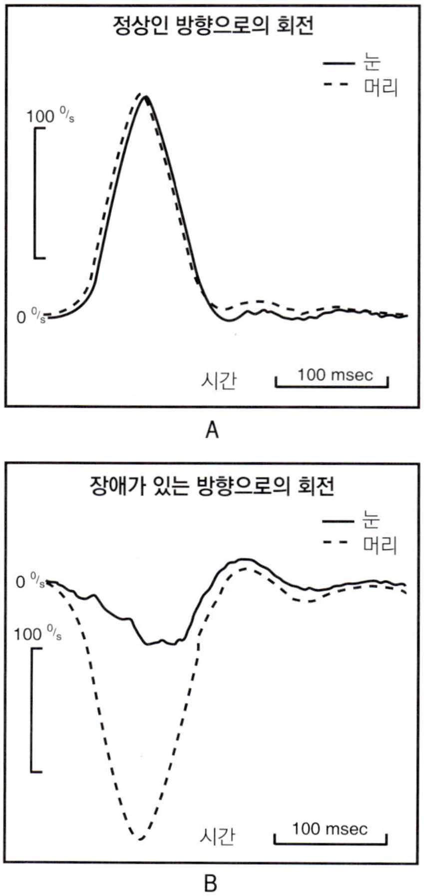

그림 8.4
한쪽 안뜰신경절단술 3년 후, 환자의 단일 수평 수동 두부충동 시 눈 속도 및 머리 속도 반응의 시간적 배열. 머리 속도는 점선, 눈 속도는 실선. **A:** 정상인 방향으로의 회전, 눈과 머리의 속도는 동일하다. **B:** 반면 장애가 있는 방향으로의 회전. 눈 속도는 시작부터 머리 속도보다 느리다(출처: Halmagyu et al, 1990.).

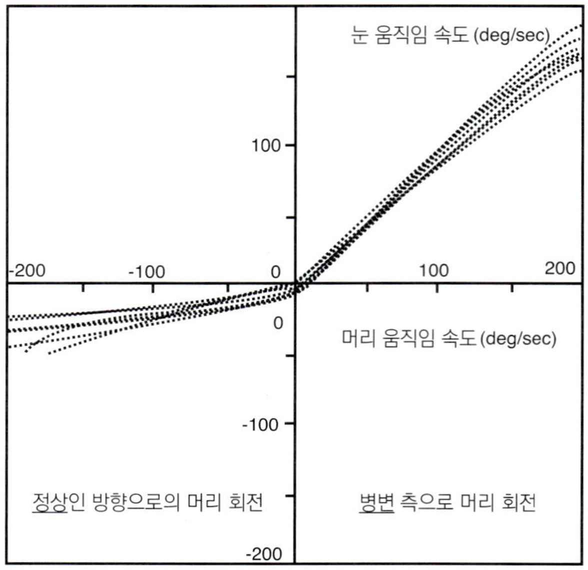

그림 8.5
3년 전, 왼쪽 안뜰신경절제술을 받은 환자에게 20회의 수평 두부충동과 그에 상응하는 수평 눈 속도의 관계를 나타내는 그림. 손상이 있는 쪽으로의 회전의 경우, 눈의 속도는 매우 작으며, 머리가 건강한 쪽으로의 회전할 때처럼 머리 속도와 일치하지 않는다. 이는 손상이 있는 쪽으로 향한 두부충동에 대한 응답으로 심각한 VOR 결핍을 초래한다. 반면에 건강한 쪽으로의 두부충동에 대한 VOR은 정상에 가깝다(출처: Halmagyu et al, 1990.).

장애가 있는 방향으로의 머리 회전 중 부적절한 눈움직임 반응은 머리 회전 중에 환자의 눈이 표적에서 벗어난 상태에서 움직인다는 것을 의미하며, 따라서 일반적으로 머리 움직임의 끝에 있는 멈춤으로 인해 수정되는 위치 오류를 축적하여 환자의 시선을 다시 대상인 임상가코로 가져간다. 그것은 임상가(약간의 훈련과 연습으로)가 탐지할 수 있는 재교정(corrective) 명시적 신속눈운동(overt saccade, 머리 움직임 이후에 나타나는 재교정 신속눈운동)이며, 이것은 불충분한 VOR의 증거이다.

시간 경과에 따라 시험한 결과 다른 원인이 눈의 움직임 반응에 영향을 미치기 전에 첫 100msec 동안 장애가 있는 쪽의 VOR 이득이 정상치의 약 25% 정도로(명확하게, 영구적으로) 유지되는 반면에 정상 쪽의 VOR은 정상치의 80% 정도로 유지된다. VOR의 유사한 비대칭성은 동물에서도 발견된다.

1988년, 명시적 재교정신속눈운동에 대한 첫 번째 보고 이후, 일부 임상가들은 안뜰상실이 알려진 일부 환자의 경우, 장애가 있는 쪽으로의 머리 회전 끝지점에서 발견할 수 없다고 보고했다. 우리가 공막 탐지 코일(scleral search coil)을 사용하여 UVD 환자의 반응을 측정했을 때 UVD 환자 중 일부는 머리 회전 중에 실제로 재교정신속눈운동을 생성할 수 있음을 발견했다. 머리 회전 동안 이러한 신속눈운동은 육안으로 감지할 수 없으므로 임상 관찰에 의해 관찰되지 않는다. 이러한 감춰진 신속눈운동을 은밀한 신속눈운동(covert saccade, 머리 움직임 중간에 나타나는 재교정신속눈운동)이라고 부르며 그 존재는 신뢰할 수 없는 주관적인 임상 관찰에 의존하기보다는 머리 회전 중에 눈운동 반응을 실제로 확인하는 것이 필요하다는 것을 의미한다(그림 8.6). 임상적으로 명시적 신속눈운동이 발견되면 환자는 안뜰상실이 있는 것이다. 그러나 임상 관찰에 의해 신속눈운동이 검출되지 않으면 결론을 도출할 수 없다. 환자가 정상이거나 한쪽 안뜰상실을 가지고 있으며, 그러한 상실을 감추기 위해 은밀한 신속눈운동을 발생시키고 있을 수도 있다. 눈운동의 객관적인 측정만이 후자의 문제를 해결할 수 있으며 이는 소형, 경량, 고속의 헤드마운트 비디오 카메라가 달린 최소의 슬립 고글을 개발함으로써 가능해졌다. 머리 회전하는 동안의 눈 움직임을 관찰했을 때, 이 카메라 시스템은 그 작은 은밀한 신속눈운동을 감지하고 모호함을 제거할 수 있을 만큼 충분히 빨랐다. 저자는 이 새 시스템을 vHIT라 불렀고, 현재 3년 동안 병원에서 매우 성공적으로 사용하고 있다.

은밀한 신속눈운동(convert saccade)은 머리가 움직이는 동안 한쪽 안뜰상실을 입은 환자가 직면하는 도전에 대처하는 매우 성공적인 방법이며, 잘 회복된 환자들이 그들의 시각적 안정을 보호하기 위해 이러한 은밀한 신속눈운동을 사용하고 있는 것일 수 있다. 그것은 현재 연구중인 과제이다. 왜 은밀한 신속눈운동이 성공적인가? 그러한 UVD 환자에게 만약 은밀한 신속눈운동이 없다면, 이미지는 머리가 돌아가는 속도와 거의 같은 속도로 망막을 가로질러 끌려가서, 머리가 돌아가는 약 200ms 동안 지속되는 얼룩지고 흐릿한 시각적 이미지를 일으킨다. 머리가 움직이는 동안 그들의 시각적 경험의 흐릿함과 흔들림에 대해 불평하는 UVD 환자들이 아주 싫어하는 것이 바로 이 얼룩지고 흐릿한 이미지이다. 이러한 흐릿한 이미지에 대한 지각은 신속눈운동에 의해 감소되거나 제거될 수 있다. 이러한 감소에는 두 가지 이유가 있다. (1) 20msec 정도 밖에 지속되지 않는 신속눈운동의 매우 높은 눈 속도는 흐린 이미지의 가시성을 감소시킨다. (2) 육안적 지각은 신속눈운동억제(saccadic suppression)라고 알려진 현상에 의해 신속눈운동 직전과 도중에 중추신경 작용에 의해 조절된다. 이 두 요소의 조합은 망막번짐의 지각 효과를 크게 감소시키거나 제거하는 효과적

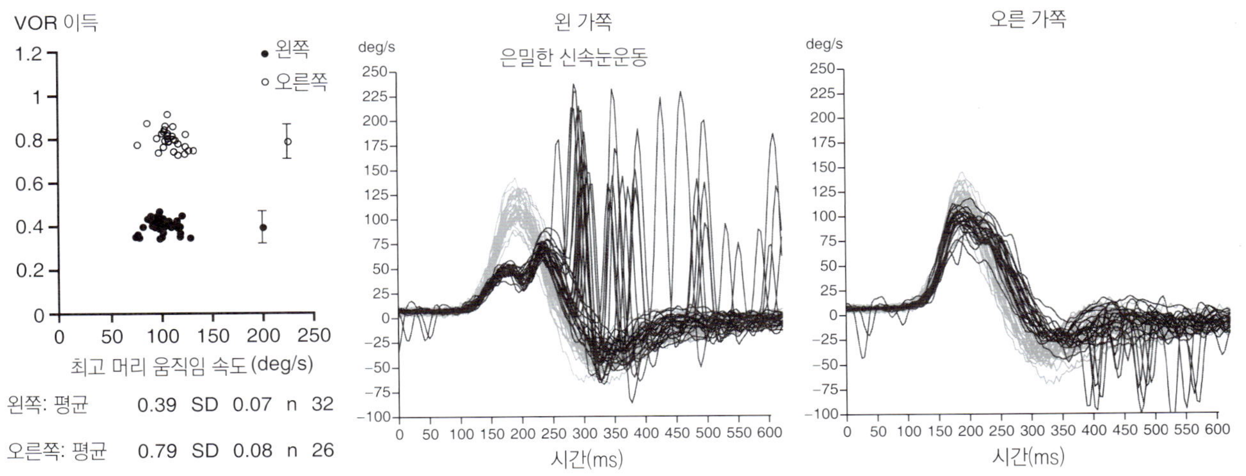

그림 8.6 왼쪽 위쪽 안뜰신경염이 있는 환자의 왼쪽과 오른쪽으로의 머리 회전에 따른 머리 속도 자극과 눈 속도 응답의 시간 배열. 많은 기록들이 중첩되었고, 비교의 편의를 위해 눈의 속도를 반전시켜 머리 속도에 대한 관계를 나타내며, 오른쪽 머리 회전의 기록과 비교할 수 있도록 왼쪽 회전의 기록을 반전시켰다. 장애가 있는 쪽(affected side)으로의 머리 회전의 경우 VOR 이득은 낮으며(약 0.4), 머리 이동 중에 많은 신속눈운동(saccade)이 발생한다. 이 신속눈운동은 육안으로 감지하기 매우 어려울 것이며, 은밀한 신속눈운동이다. 건강한 쪽으로 머리가 회전할 때, 눈의 속도는 머리 속도와 거의 일치하며 VOR 이득은 0.8이다.

인 방법이다. 따라서 머리 회전 중에 짧은 신속운동은 대상을 되찾고, 시력 유지를 위한 안뜰자극에서 나오는 느린 보상성 눈 속도 보정만큼 효과적일 수 있다(그림 8.7). 물론 눈 깜빡임도 같은 결과를 가져올 수 있다. 아래에서는 안뜰보상에서 은밀한 신속눈운동의 역할을 고려한다.

UVD 후에는 시상면에서 머리 회전(위, 아래 모두)에 대한 VOR 이득이 대칭적으로 약간 상실된다. 회전(roll) 시의 상실은 더 크다. 머리 회전이 장애가 있는 쪽을 향할 때 VOR 이득이 크게 감소한다. 건강한 쪽으로 회전하는 경우에 VOR 이득의 감소는 그만큼 크지 않다. 실제로 급속 머리 회전이 수직반고리관(시상 및 이마면에 약 45°)의 평면에 있도록 정렬되면 UVD 효과가 뚜렷해지고, 각 수직 반고리관이 반대편과 시너지 쌍을 형성하기 때문에 비대칭 VOR이 감지될 수 있다. 이러한 평면에서의 자극을 LARPs(좌측 전방-우측 후방) 및 RALPs(우측 전방-좌측 후방)이라고 한다.

동적 귀돌기관 반응

안뜰신경장애(UVD) 이후 귀돌기관 동적 반응에는 손상이 있다. 머리가 장애가 있는 귀쪽으로 천천히 회전할 때(roll) 동적 귀돌 자극이 일어나는 동안, 귀돌 수용기의 선형 가속 자극의 크기는 머리 회전(roll) 방향의 반대 방향으로 눈 역회전(ocular counterrolling, OCR)이라 불리는 작은 보상적 눈 회전 반응, 즉 두 눈 모두 시선 주위의 회전(두 눈을 모두 회전)을 유발한다. OCR은 귀돌기관의 몇 없는 기능 중 하나이다. Schmid-Priscoveanu 등은 UVD 전후의 환자들을 대상으로 한 UVD 직후의 검사에서 장애가 있는 방향으로의 머리 기울임에 대한 OCR이 작아지는 OCR 반응의 불균형이 있음을 발견했다. 이 OCR 불균형은 상당히 신속하게 복구된다. 이는 각 VOR의 영구적인 비대칭과는 다르다.

환자가 머리를 손상이 있는 방향 또는 반대 방향으로 짧게 예측 불가능하게 움직이는 선형 가속 충동 UVD 이후의 비대칭 눈운동 반응을 나타낸다. 이 횡방향 또는 선

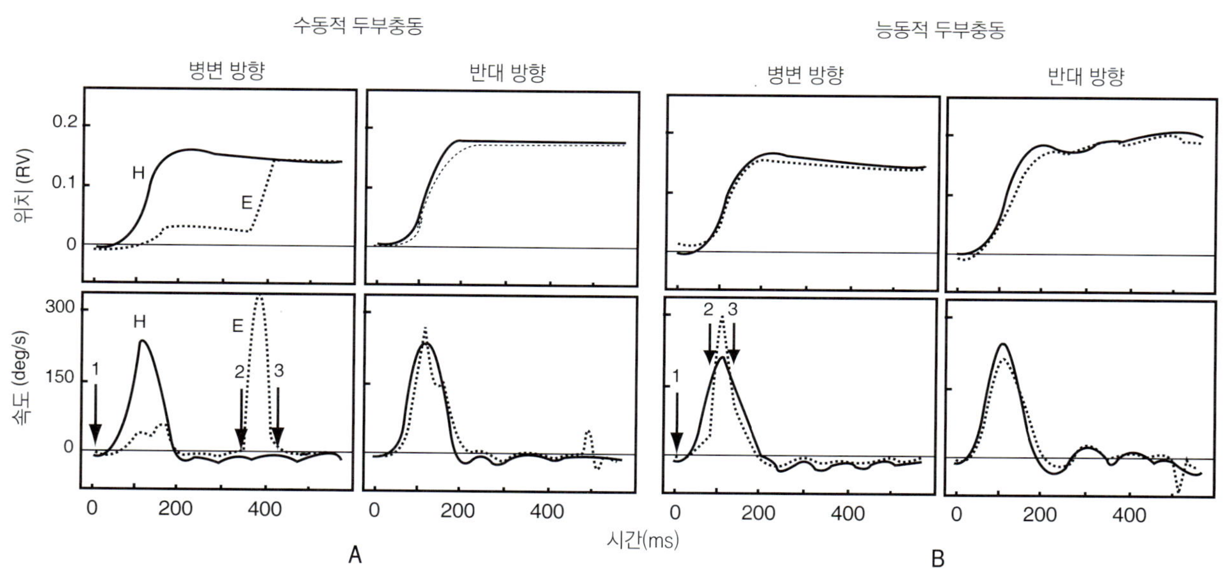

그림 8.7 일반적인 수동적(A) 및 능동적(B) 두부충동 중 병변 방향 또는 반대 방향 회전에 대한 눈과 머리 속도의 시간 배열. 눈 속도 반응은 머리 속도와 근접하게 비교할 수 있도록 반전되었다. 머리 회전의 시작은 화살표 1, 교정신속눈운동의 시작은 화살표 2, 교정신속눈운동의 끝은 화살표 3이다. 수동적으로 장애가 있는 방향으로의 머리 회전 중 큰 주시 오류가 발생하며, 이 오류는 머리 회전이 끝난 후 신속눈운동이 발생하여 환자의 눈을 목표물로 되돌리게 된다. B: 병변이 있는 방향으로 능동적 머리 회전이 일어난 경우로 교정신속눈운동은 머리 회전 중에 발생하여 주시 오류가 작으며, 머리 회전이 종료된 후에는 교정신속눈운동이 필요하지 않다. 이 회전(lownose)에 대한 면밀한 조사 결과, 검색 코일(search-coil) 기록에서 작지만 매우 효과적인 은밀한 신속눈운동(covert saccade)이 이 능동적인 머리 회전 중에 존재함을 보여준다(출처: Black et al, 2005.).

형 머리 움직임은 머리 각회전이 최소화되기 때문에 정상 피험자에게 귀돌기관에 의해 유발되는 것으로 보이는 수평 눈 움직임을 일으킨다. UVD 후 정상 귀로 향하는 선형 가속도보다 장애가 있는 귀로 향하는 선형 가속도(반고리관과 마찬가지로, 손상이 있는 쪽의 자극이 작은 반응을 나타냄)에 대해 수평 눈 속도가 더 작은 불균형이 있다. 그러나 이 귀돌기관 반응 불균형 또한 상당히 빠르게 사라진다.

소리와 진동에 대한 귀돌기관 반응

동적 귀돌 기능을 시험하고, UVD 이후 귀돌 기능의 변화를 측정하는 것은 큰 도전이 되었다. 왜냐하면 선형 가속 자극을 전달하는 일반적인 방법은 썰매나 원심분리기를 이용하여 환자의 머리(또는 몸) 전체를 움직이는 것이기 때문이다. 이 장치들은 크고, 매우 비싸고, 위험하며, 치료에서는 비현실적이다. 그러나 선형 가속을 생성하는 또 다른 방법이 있는데, 꼭지돌기의 연속적인 선형 가속도를 적용하게 되는 뼈전도 진동(bone–conducted vibration, BCV)이다. 기니피그에서 나온 생리학적 증거는 이러한 선형 가속도가 짧긴 하지만 한 종류의 귀돌기관 신경원, 즉 불규칙적인(irregular) 귀돌기관 신경원을 활성화시키는 매우 효과적인 수단임을 보여준다. 증거는 500Hz BCV가 불규칙적인 귀돌기관 신경원에게 선택적이라는 것이다. 반고리관 신경원들은 그 주파수에 반응하지 않는다. 이 신경원들의 민감도는 매우 높다. 일부 신경원은 ABR 문턱값 이하의 자극에서 명확한 활성화를 보여준다.

마찬가지로, 공기전도 소리(air-conducting sound, ACS)는 아마도 여전히 이해할 수 없는 기전으로 털세포를 구부림으로써 이같은 불규칙적인 들심성 신경원을 활성화시킬 수 있다. 귀돌기관 들심성 신경원의 ACS와 BCV에 대한 선택적 반응을 통해 ACS와 BCV를 사용하여 임상에서 동적 귀돌기관 기능을 찾을 수 있다. 저주파(예: 100Hz)에서 반고리관 신경원은 BCV에 의해 활성화될 수 있다(미출판 관측). 이러한 생리학적 증거는 임상에서 동적 귀돌 기능을 시험하는 새로운 방법으로 적당한 강도의 BCV와 ACS의 사용을 뒷받침한다. 머리 라인(Fz라고 불리는 위치)에서 이마 중간선에 500Hz BCV를 전달하면 양쪽 귀의 자극이 동시에 거의 동일하게 나타나며, 따라서 양쪽의 동적 귀돌기관 자극이 동시에 발생하는 임상적으로 단순하고 효과적인 방법이다.

귀돌기관에서부터 몸 전체의 많은 근육 그룹까지 매우 광범위한 신경 투영이 있으며, 따라서 귀돌기관 활성화가 이러한 근육 그룹에서 근전위를 유발한다. 귀돌기관 기능의 임상 실험을 위해 측정된 두 가지 주요 잠재력은 목안뜰유발근전위(cervical vestibular evoked myogenic potential, cVEMP)와 눈안뜰유발근전위(ocular vestibular evoked myogenic potential, oVEMP)이다. 500Hz Fz BCV에 대해 시간이 지나도 거의 회복되지 않는 UVD 환자들은 이런 안뜰유발근전위(VEMP)에서 현저한 불균형을 보여준다.

목안뜰유발근전위

소리로 흥분된 둥근주머니 신경원은 같은쪽의 안뜰핵 신경원에 투사되고, 시냅스되며, 안뜰핵에서 억제신경원은 같은쪽의 척추 운동신경으로 전달되어 그들을 억제한다. 따라서 목빗근(sternocleidomastoid muscle, SCM)이 긴장되고 BCV가 전달될 경우 수축된 SCM에 있는 EMG 전극에 의해 기록된 양의(억제) 반응에는 (피크까지 13msec 정도) 잠복기가 있다. 자극은 힘줄 망치로 Fz를 가볍게 두드리거나, Bruel and Kjaer minishaker 4810으로 전달된 짧고(6msec) 약한 진동(마사지기나 전동 칫솔의 강도)이다.

따라서 짧은 500Hz의 진동이 목안뜰유발근전위(cVEMP)를 발생시켰다. cVEMP는 약13msec 대기시간의 초기 양전위(positive potential)와 23msec의 음전위로 이루어져 있다. cVEMP는 교차되지 않은 억제 둥근주머니–목 반응에 의해 발생된다. 건강한 피험자에서는 500Hz Fz BCV가 대칭적인 cVEMP를 초래하고, 완전한 UVD를 가진 환자에서는 Fz BCV 또는 귀의 ACS 자극에 대응하여 장애가 있는 쪽의 SCM에 cVEMP p13이 감소하거나 없다(그림 8.8). 이것은 시간이 지나도 거의 회복되지 않거나 전혀 회복되지 않는다. 이 진단 지표는 장기 UVD 환자에게도 명확하다.

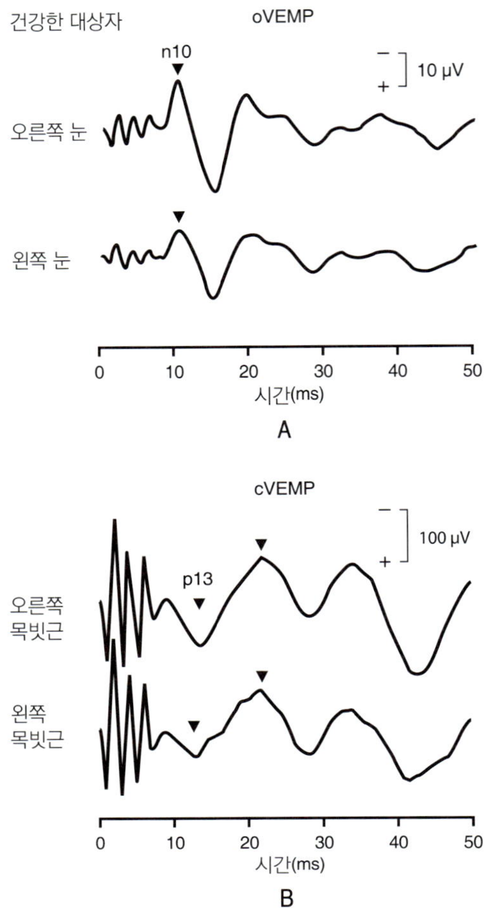

그림 8.8

건강한 대상자의 중간선(midline)과 머리 라인(Fz)의 교점에서 이마로 전달되는 500Hz 뼈전도 진동의 7msec 진동에 대한 반응인 VEMP의 예. **A:** 눈 아래 전위는 피험자가 위를 올려다 볼 때 약 10msec의 잠복기 후 양쪽 눈 아래에 작은 음(흥분)근전위를 기록하고, 건강한 대상자에서는 이러한 n10 전위가 양쪽 눈 아래가 동일하다. 이것이 oVEMP n10이다. 한쪽 타원주머니 상실은 병변이 있는 귀의 반대쪽 눈 아래 n10을 감소시키거나, 없앤다. **B:** 수축된 목빗근 위의 전위는 BCV가 시작된 후 약 13msec (p13)의 잠복기 후 작은 양(억제)근전위를 기록한다. 이것은 cVEMP p13이고, 건강한 대상자는 양쪽 목빗근 위 근위의 진폭이 거의 동일하다. 한쪽 둥근주머니 상실은 장애가 있는 쪽 목빗근 위의 p13-n23을 감소시키거나 없앤다(출처: Manzari et al, 2011.).

눈안뜰유발근전위

마찬가지로 동일한 500Hz Fz BCV 자극에 반응하여, 피험자가 위를 쳐다볼 때 눈 아래에서 기록된 근전위를 눈안뜰유발근전위(oVEMP)라고 한다. 이것은 약 10msec (oVEMP n10이라고 함)의 작은 초기 음(흥분)전위를 갖는 고정 자극 oVEMP이며, 주로 타원주머니(utricular) 활동을 반영하고 있는 것으로 나타났다. 건강한 피험자의 경우 500Hz Fz BCV에 반응하여, oVEMP는 양쪽 눈 아래 진폭이 동일하다(그림 8.8). 그러나 UVD 환자의 경우 oVEMP n10이 장애가 있는 귀 반대쪽 눈 아래에는 감소되거나 없다. 왜냐하면 oVEMP n10은 교차된 타원주머니-눈 경로에 의해 발생하기 때문이다. oVEMP는 교차성, 흥분성, 오름성, 타원주머니-눈 반응이다. 한쪽 안뜰 상실로 인해 장애가 있는 귀 반대쪽 눈 아래에서 oVEMP n10 반응이 감소하거나 없는 것은 시간이 경과함에 따라 거의 회복되지 않거나, 전혀 회복되지 않는다.

이러한 새로운 VEMP 검사는 동적 타원주머니와 둥근주머니 기능을 측정할 수 있으며, vHIT와 함께 사용할 경우 10개의 안뜰감각 영역을 모두 검사할 수 있다. 이와 같이 UVD 이후의 급성 현훈이 있는 도중에도 환자의 안뜰기능 수준을 정확히 식별하고, 시간에 따른 안뜰기능의 변화(있는 경우)를 객관적으로 측정할 수 있다.

감각 구성요소 Sensory components

UVD 후 환자들은 두 가지 다른 잘못된 공간적 감각을 보인다. 두 가지 착각은 모두 환자가 정지해 있는 동안 발생하며, 대개는 (며칠 안에) 빨리 해결된다. 한 가지 착각은 수평면(yaw)에서의 각회전이고, 다른 한 가지는 UVD 쪽을 향한 이마면 경사(roll-tilt)의 착각이다. 어둠 속에서 또는 눈을 감은 채 환자는 자신의 몸을 UVD의 측면(즉 장애가 있는 쪽으로의 회전)을 향해 몸의 긴 축을 중심로 돌고 있다고 생각한다. 하지만 환자가 눈을 뜨면 자신은 정지해 있고, 세상이 자기 주위를 반대 방향(즉 장애가 없는 쪽의 방향)으로 회전하고 있다는 것을 인식하게 된다. 이 잘못된 회전 감각을 현훈(vertigo)라고 부른다. 현훈은 강력하지만, 복잡하며 환자가 설명하기 어려울 수 있다.

UVD 이후의 각 및 선형 가속도 지각 측정은 장애가 있는 쪽 귀로 향하는 가속도에 대해 더 낮은 지각을 보여준다. UVD 환자는 장애가 있는 쪽 귀로 향하는 각 및 선형 가속도 크기를 작게 평가한다. 선형 가속도 지각은 이마면 경사를 자극을 사용하여 연구되었으며, 안뜰신경장애(UVD) 환자는 UVD 이전과 비교하여 이마면 경사(roll-tilt)을 낮게 평가한 것으로 밝혀졌다. 다른 사람들은 이마면 경사에에 대한 지각의 비대칭성을 확인했다. 이러한 지각적 손실은 시간이 지날수록 줄어들지만, 결과적으로 완전히 회복되지는 않는다.

회복
Recovery

정적 증상의 회복 Recovery of static symptoms

정적 눈운동과 자세 구성요소는 첫 달 정도 동안 점진적으로 해결된다. 반면에 자세한 측정은 동적 증상이 시간이 지남에 따라 크게 변하지 않는다는 것을 보여준다. 환자가 상실을 감추기 위해 새로운 행동을 배울 때, 이러한 증상들은 회복되는 것처럼 보일 수 있지만, 환자가 이러한 행동을 하지 못하도록 하는 신중한 검사에서는 영구적인 결핍을 보인다.

동적 반응의 회복 Recovery of dynamic responses

동적 VOR-느린 위상 회복

동적 VOR 회복에 대한 초기 연구들은 UVD 이후에 동적 VOR의 상당한 회복이 있었다고 주장한다. 그러나 여러 현실적인 이유에서 그 연구들은 저주파에 대한 느린 위상 눈 속도의 측정과 저가속 사인파 회전(수십 deg/sec/sec의 순서에 따라)에 제한되었다. 일상생활에서 일어나는 머리 가속도의 사용하여 연구를 하게 되면 장애가 있는 쪽으로의 머리 회전을 위한 동적 VOR의 복구는 작다는 것이 명백하다. UVD 전후로 검사한 환자에서 장애가 있는 쪽으로의 회전의 경우 수술 상실 직후에 VOR 이득이 크게 감소하였고, 그 다음 해에 걸쳐 증가의 회복이 거의 없는 것으로 나타났다. 첫 번째 주 11명의 환자에게 얻은 평균속도는 0.25 +/-0.21(S.D.)이다. UVD 이후 1년째에 얻은 평균속도는 0.27 +/-1.14(S.D.)이다. 이 환자들은 매우 특이하다. 왜냐하면 UVD 이전의 검사들에서 그들의 수평반고리관 기능이 정상이었기 때문이다. 그들의 외과적 UVD를 통해 난치성 양성 발작어지럼을 치료했고, 이것이 그들의 뒤반고리관에 영향을 주었다.

VOR 이득의 회복은 전혀 없을까? 저주파 저가속 범위에서 장애가 있는 쪽으로의 회전에 대한 VOR 증가가 어느 정도 개선된 것으로 보인다. 그러나 이 작은 회복이 얼마나 기능적으로 효과적인지는 아직 알려지지 않았다. 위와 같이 주행이나 스포츠와 같은 대부분의 일반적 활동 중에 접하는 높은(자연적) 머리 가속도의 경우, VOR 이득의 회복이 거의 없거나 전혀 없다는 증거가 있다. 목 들심성 신경 자극은 안뜰기능이 없는 것을 수정하고 대체할 수 있는 많은 다른 잠재적 자극 중 하나이다(그림 8.1). 목 감각 자극의 전위는 특히 능동적인 머리 움직임과 같은 저주파 머리 움직임에 대한 반응 개선과 관련이 있을 수 있다. 현재 원숭이의 행동 연구에서 목 눈 반응이 UVD와 BVD 이후에 상승했으며, 이 상승작용이 저주파 머리 움직임에 대한 눈돌림 반응을 회복하는데 도움이 될 수 있다는 증거가 있다. 최근에 낮은 가속도에서 안뜰자극을 대체하는 신경 기전에 대한 증명이 나왔다. 영장류에서는 안뜰상실 후 안뜰자극을 대체하고 시선 안정을 위해 작용하는 안뜰 외 자극(efference copy information, 목고유수용성과 복사운동 정보)이 있다는 사실이 밝혀졌다. 낮은 머리 속도에서 특히 능동적으로 생성될 경우 이러한 대체 기전이 더 잘 작용한다. 영구적인 상실일 경우에 이러한 기전이 빠른(자연적인) 수동적 머리 가속에서 적절하지 않다는 것은 명백한데, 왜냐하면 오래되고 잘 보상된 환자를 검사했을 때 영구적인 상실을 보여주기 때문이다. 그러나 이러한 기전은 아마도 주관적인 개선의 일부를 설명할 것이다. Halmagyi 등의 증거에 따르면 목 자극이 예측 불가능한 수동적 높은 가속도 각도 머리 회전에 대한 느린 측면의 눈 속도 반응을 생성하는 데에 있어서 거의 또는 전혀 역할을 하지 않는 것으로 보인다. 그것은 재교정신속눈운동 발생에 중요할 수 있다.

역설적인 것은 이렇게 자연적인 동적 자극에 대한 VOR의 회복이 불충분함에도 불구하고 많은 UVD 환자들은 정상적인 생활을 하지만 정밀도 측정 결과, 그들은 여전히 UVD와 VOR 상실을 가지고 있다는 것이다. 그들은 자연적인 머리 가속을 위한 안뜰핵의 '보상'은 되었지만 시냅스 변화는 없는 것으로 보이는데, 왜냐하면 그들의 예측 불가능한 수동적인 머리 회전에 대해 눈의 움직임이 여전히 충분하지 않기 때문이다. 왜 그들은 불충분한 VOR 때문에 괴로워하지 않는 걸까? 반드시 상호 배타적일 필요는 없는 두 가지 가능성은 (1) 저주파 자극에 대한 기능의 완만한 회복이 충분하다는 것과 (2) 그들의 상실을 극복하기 위해 서로 다른 패턴의 눈 조정 등 다른 전략을 사용하고 있다는 것이다. 예비 증거는 후자를 암시하고 있으며, 신속눈운동이 열쇠일지도 모른다. 안뜰보상 영역에서 주된 초점은 "신속눈운동 대체(saccadic substitution)"라는 용어를 만든 Alain Berthoz가 1989년에 제안한 대로, 한쪽 안뜰상실을 극복하는 매우 효과적인 방법이라는 사실을 적절히 인식하지 못한 채 보상성 느린-위상 눈 속도에 맞춰져 왔다. 이에 대해 UVD 이후에 환자의 눈돌림 반응에 대한 보상의 형성성이 느린 눈 속도가 아닌 신속눈운동에 향후 연구 초점을 맞출 것을 제안한다.

UVD 이후의 동적 VOR 기능의 영구적 결핍은 UVD 환자의 안뜰재활은 동적 안뜰상실을 대체하는 새로운 행동을 개발하기 위한 것이어야 한다는 것을 보여준다. 예를 들어, 복원이 불가능한 느린 위상 눈 속도를 회복하려고 애쓰는 대신, 부적절한 느린 보상 눈 속도를 신속눈운동으로 대체하는 것이다.

UVD 이후의 이러한 서로 다른 신속눈운동 반응 패턴은 서로 다른 신속눈운동 전략을 사용하는 환자의 다른 그룹은 다른 패턴의 안뜰보상을 보일 수 있다는 가설을 낳는다. 급성 발병 단계에서 검사하는 동안 일부 안뜰핵(vestibular nucleus, VN) 환자들은 이미 신속눈운동 패턴을 '명백한(overt)'에서 '은밀한(convert)'으로 변경한다. 그러나 이러한 '빠른 은밀한(covert)화'가 실제로 더 잘 보상하는지 여부는 아직 알 수 없다.

요약 Summary

글상자 8.2에서는 한쪽 안뜰상실에 대한 영구적인 후유증을 열거하고, 표 8.1에서는 UVD 증상과 그 회복의 일반적인 범위를 요약한다. 대부분의 증상은 UVD 이후 첫 날 이내에 최대치에 도달한다.

> **글상자 8.2**
>
> **안뜰신경장애의 영구적인 후유증**
>
> 1. 자발 눈떨림은 병변쪽에서 멀어지는 방향
> 2. 양쪽 눈의 눈 회전은 병변쪽으로 회전(roll)
> 3. 병변쪽으로의 이마면 경사(roll-tilt)의 부적절한 인식
> 4. 병변쪽으로 향하는 수평 각 가속도의 부적절한 인식
> 5. 병변쪽으로 향하는 높은 가속도에 대한 수평 VOR의 불충분

UVD 증상과 그 회복에 영향을 미치는 요인에 대한 임상적 증거
Clinical evidence concerning factors affecting the UVD syndrome and its recovery

안뜰 복원 Vestibular restoration

일부 환자는 말초 안뜰기능이 완전히 회복될 수 있다. 최근의 예는 급성 진행성 안뜰신경염으로 진단받은 환자이다. 그 환자의 안뜰기능은 한쪽 안뜰신경염으로 인한 극심한 현훈에서 측정되었고, 3개월 후에 특별한 약물이나 재활 없이 일시적으로 회복되었다. 그 결과 환측으로 향하는 머리 회전 중 현훈이 발생했을 때 수동적으로 예측 불가능한 고가속 수평 머리 회전 시 안뜰눈반사(VOR) 이득이 크게 감소하는 반면, 건강한 쪽으로 고개를 돌리는 VOR 이득은 약간 감소하는데 그쳤다. 하지만 3개월 후의 실험에서 동일한 환측으로 향하는 회전에 대한 VOR 이득이 완전히 돌아왔다. 마찬가지로 급성 현훈 시 타원주머니 기능(oVEMP n10) 검사에서도 병변의 반대쪽에 oVEMP n10이 없는 것으로 보였고, 환측 쪽의 타원주머니 기능이 급성기에 존재하지 않았음을 알 수 있으나, 3개월 후 타원주머니 기능이 완전히 회복되었다(이 환자의 경우 둥근주머니 기능은 신경염의 영향을 받지 않았다. 둥근주머니의 기능은 급성 단계와 회복기에 모두 존재했는데, 아마도 신경염이 안뜰신경의 상위 부분에 국한되었기 때문일 것이다). 말초 안뜰기능의 시험 결과가 없다면 이러한 반응은 안뜰보상의 훌륭한 예로 분류될 것이다.

표 8.1 한쪽 안뜰장애증후군(unilateral vestibular disorder syndromes): 증상 및 회복 범위

UVD 증후군	설명/유형	회복 범위
	눈운동 증상	
자발 눈떨림	장애가 있는 귀에서 멀어지고, 정상인 귀로 향하는 빠른 위상의 눈 움직임 모든 시각적 고정이 제거되면 나타남	1주일 후 감소함 대개는 1년 후 불완전하게 회복됨
눈 회전	두 눈의 상극이 병변 쪽을 향하도록 회전된 상태에서 유지됨 시각적 인식은 해당 방식으로 영향을 받음	대개는 6개월 안에 회복됨(완전히는 아님. 몇몇 회전은 UVD 12개월 후에도 남아 있음)
스큐편위(Skew deviation)	장애가 있는 쪽의 눈이 정상 쪽의 눈보다 수직 궤도상으로 낮게 위치함	며칠 내에 해결됨
온도 눈떨림 (caloric nystagmus)	장애가 있는 쪽 귀의 반고리관의 열적 자극에 대한 눈떨림	영구적인 상실
수평 VOR에서 수동적이고 낮은 각 가속도	장애가 있는 방향으로 저주파, 낮은 각 가속도 자극에 대한 VOR 이득 감소	수개월간 지속적인 개선 및 1년 이내에 사실상 해소
수평 VOR에서 높은(자연적인) 각 가속도(두부충동)	장애가 있는 방향으로 고주파, 높은 각 가속도 자극(자연적인 값)에 대해 VOR 이득 감소(일반 값의 25%)	1년 동안 거의 변화가 없고, 영구적인 상실임이 분명함
	정상 방향으로 고주파, 높은 각 가속도 자극(자연적인 값)에 대해 VOR 이득 감소(일반 값의 80%)	1년 동안 거의 변화가 없고, 영구적인 상실임이 분명함
	결과 – 비대칭 VOR	1년 동안 거의 변화가 없고, 영구적인 VOR 비대칭
시상면 VOR에 대한 수동 고속 각 가속도	pitch nose-up, down 가속도 모두에서 VOR 이득 감소	1년 동안 거의 변화가 없고, 명백히 영구적임
이마면 VOR에 대한 수동 고속 각 가속도	대체로 장애가 있는 쪽 방향의 자극에 대한 높은 각 가속도에 대해 VOR 이득의 감소	1년 동안 거의 변화가 없음
	정상인 쪽 방향의 높은 각 가속도에 대해 VOR 이득 감소	1년 동안 거의 변화가 없음
반고리관 평면(canal plane)	장애가 있는 방향에서 고주파 높은 각 가속도 자극에 대해 VOR 이득 감소(정상 값의 25%) 정상 방향에서 고주파 높은 각 가속도 자극에 대해 VOR 이득 감소(정상 값의 80%) 결과 – 비대칭 VOR	1년 동안 거의 변화가 없음
시각 역회전	장애가 있는 귀 방향으로 머리가 회전하는 동안 눈 회전이 감소됨	초기에는 비대칭 정도가 크나, 시간이 지날수록 감소
선형 가속도 자극에 대한 수평 눈 움직임(head heaves)	장애가 있는 귀 방향으로의 선형 가속도에 대해 눈 회전이 작아짐	해결방법을 알 수 없음
	안뜰척수(vestibulospinal) 증상	
회전 방향으로 머리가 기울어짐	시각적 고정이 제거되었을 때 장애가 있는 방향으로 머리가 기울어짐	몇 주 안에 해결되지만, 작은 기울임은 영구적으로 남을 수 있음(특히 UVD 후의 동물에서)
휴식 시의 자세 불균형	시력이 사라지면 자세안정성이 떨어짐	감소하지만 1년 이내에 불완전하게 해결됨
동적인 자세 불균형	동적인 과제가 주어지면 자세가 불안정해짐	1년 이상 동안 감소
목 안뜰유발근전위(cVEMP)	강한 공기전도 클릭(click) 또는 뼈전도 진동에 대한 장애가 있는 쪽의 목빗근(sternocleidomastoid) EMG 반응의 대기시간 감소 또는 사라짐	영구적인 상실
눈 안뜰유발근전위(oVEMP)	강한 공기전도 소리 또는 뼈전도 진동에 대한 정상쪽 아래빗근(inferior oblique) EMG의 감소 또는 사라짐	영구적인 상실

표 8.1 한쪽 안뜰장애증후군(unilateral vestibular disorder syndromes): 증상 및 회복 범위(계속)

UVD 증후군	설명/유형	회복 범위
	지각적 증상	
가쪽쏠림	환측을 향하여 떨어지는 느낌 또는 밀려지는 느낌	1주일간 강해지며, 1년 이내에 해소됨
현훈	어둠 속에서 환자가 수평 방향으로 환측을 향해 회전하고 있다는 착각 또는 빛에서 환자가 수평 방향으로 건강한 방향으로 회전하고 있다는 착각	며칠 내에 해소됨
수평면 기울임 착각	어둠 속에서 환자가 환측을 향해 회전 방향으로 기울어진다는 착각	며칠 내에 완전히 해소됨
이마면 각 가속도 지각	환측으로 향하는 수평 각 가속도의 크기를 추정하지 못함	해결방법을 알 수 없음
선형 가속도 지각	환측으로 향하는 선형 가속도의 크기를 추정하지 못함	크긴 하지만 1년 내에 불완전하게 해소됨

그러나 말초 안뜰기능의 객관적 측정은 말초 안뜰감각기능의 실제적인 회복의 결과인 것으로 나타났다(그림 8.9).

메니에르병과 같은 진행성 안뜰기능장애 환자의 경우 보상을 위한 진행이 시행되기까지 약간의 시간(며칠 또는 몇 주)이 소요되기 때문에 메니에르병에서 발생하는 짧은 재발성 안뜰기능장애를 가진 환자에게는 보상 진행이 도움이 될 것 같지 않다. 왜냐하면 현훈은 보상에 필요한 시간보다 짧기 때문이다. 사람의 경우 안뜰보상이 진행되려면 3일에서 5일이 걸리고, 기능적으로 유용한 수준을 달성하려면 1개월 이상이 걸린다.

보상 부족 Poor compensation

대부분의 환자는 안뜰신경장애(UVD) 후에 잘 회복되고 삶의 질이 양호한 정상적인 생활을 하지만 일부 환자는 그렇지 못한다. 보상 부족의 원인은 알 수 없다. 많은 경우에 그들은 보상이 잘 된 환자들과 유사한 증상을 나타낸다. UVD 진행은 비슷하지만, 다른 것들과 마찬가지로 회복되지 않는다. '회복'은 커다란 주관적 구성 요소를 가지고 있으며, 이 환자 중 일부는 훨씬 더 나은 결과를 기대할 수 있다. 그러한 환자의 안뜰 성능에 대한 자세한 비교는 잘 보상된 환자와 보상이 부족한 환자간의 UVD 후 명확한 차이를 확인할 수 없다(글상자 8.2).

보상이 부족환 환자는 불균형, 보행운동실조(gait ataxia, 특히 불안정한 표면에 시야가 제한되어 있음) 및 진동시각으로 구성된 만성안뜰부전증(chronic vestibular insufficiency)이라는 증후군을 보인다. 운동실조(ataxia)는 특히 시력이 손상되고 고유수용성감각에 어려움이 있을 때 더욱 뚜렷하다(예: 부드럽고 두꺼움 폼 고무 매트에 눈을 감고 서 있도록 환자에게 요청함). 진동시각은 머리 움직임 중 물리적으로 정지된 물체가 움직이는 듯한 느낌을 말한다(예: 조깅 중에 시계가 튀는 것처럼 보이거나, 운전 중에 머리가 빠르게 움직이는 동안 미끄러지거나 번지는 것처럼 보이는 것). 진동시각은 달리거나, 길을 건너며 좌우를 돌아보거나, 운전 중 갑작스럽게 머리를 회전하는 등 머리가 수동적 또는 능동적으로 갑자기(높은 가속도로) 움직일 때 분명히 나타난다.

왜 이런 보상 부족이 나타날까? 경우에 따라 수술 후 며칠 이내에(수술 후 합병증과 같은) 무엇을 하는지가 최종 회복의 성공 여부를 결정하는 데 중요할 수 있다. 안뜰보상의 시작인 보상의 초기 단계는 취약하고 다른 사건으로 인해 중단될 수 있다는 증거가 있다. 즉 안뜰보상의 형성에 민감한 기간이 있을 수 있다는 것이다. 확실히 안뜰보상의 시작과 유지 사이의 구별을 뒷받침하는 동물의 신경 및 행동에 관한 연구가 있다(Vibert et al). UVD 진행 자체가 우연히 부족한 보상을 위한 조건을 생성할 수 있다. UVD 진행에서 일부 안뜰섬유들을 손상되지 않고

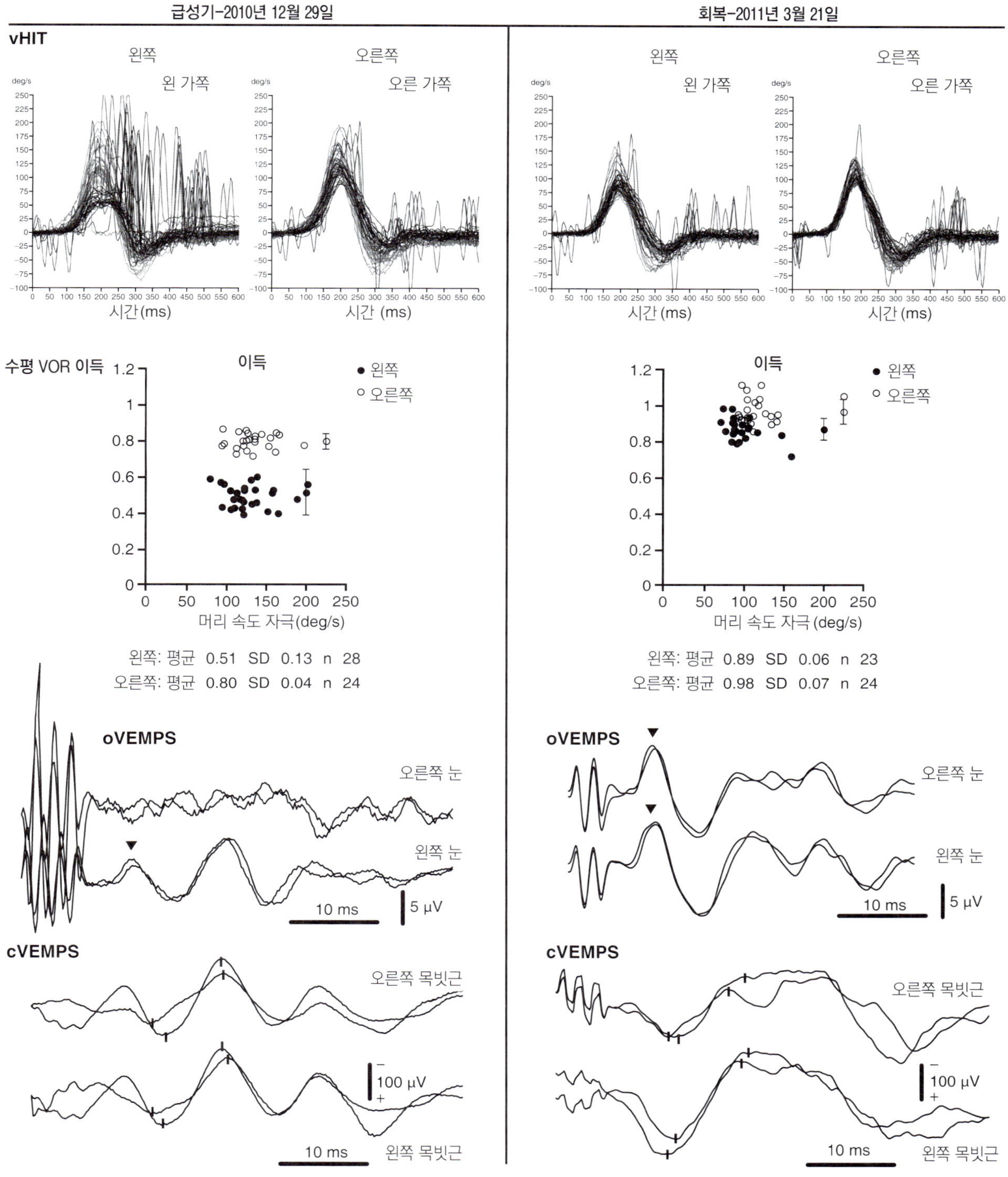

그림 8.9

약 3개월 동안 동일한 환자에게 말초 안뜰기능검사를 2회 실시했다. 첫 번째 경우, 환자는 안뜰신경염의 급성기에 검사를 받았는데, 위안뜰신경염으로 진단되었다. 수평반고리관 기능 검사에 따르면, 머리가 왼쪽(손상측)으로 회전하는 경우, 느린 단계의 VOR 이득(약 0.5)이 현저하게 감소하였고 많은 은밀한 신속보기(covert saccades)가 나타나, 수평반고리관의 기능이 크게 상실되었음을 알 수 있다. 건강한 쪽으로의 머리 회전에 대한 VOR 이득은 크게 영향을 받지 않았다(0.8). 3개월 후의 검사에서는 왼쪽 머리 회전(손상측)에 대한 VOR 이득은 정상값으로 돌아왔고, 은밀한 신속보기도 없어졌다. 타원주머니 기능 검사에서는 처음에 오른쪽 눈 아래(손상측 반대쪽) oVEMP n10이 없는 것으로 나타났지만, 3개월 후 검사에서는 정상적이고, 대칭적인 값으로 돌아왔다. 말초 안뜰기능검사에 의해 나타난 기능의 회복은 특별한 약물이나 재활 없이 3개월 이내에 정상적인 안뜰기능의 완전한 복원이 있었다는 결론을 정당화한다(출처: Manzari et al, 2011.).

작동하게 하는 경우, 이러한 섬유에서 나오는 신경신호는 안뜰보상 진행을 방해할 수 있다.

일부 보상이 부족한 환자는 UVD 시술 전에 부적절한 안뜰 또는 중추(예: 소뇌) 기능 상실이 있었을 수 있다. 따라서 UVD 진행은 잠재적으로 위험하기 때문에 UVD 진행을 수행하기 전에 나머지 미로 기능 수준과 중추 기능의 상실을 확인하기 위해 세심한 사전 검사가 필요하다. UVD 진행이 부적절하게 수행되는 경우, 환자는 남은 평생 동안 자세 불균형 및 보행실조증을 겪을 수 있다. 재활 진행은 그러한 보상이 부족한 환자에게는 잠재적인 가치가 있지만, 예방이 재활에 더 좋다.

사람의 경우 건강한 귀에서 안뜰기능의 수준이 적절하지 않을 때 UVD를 고려하는 것은 현명하지 않다. 예를 들어, 메니에르병(Ménière's disease)에서는 양 귀가 질병의 영향을 받는 경우가 많지만, 한쪽 귀가 다른 쪽 귀보다 더 영향을 받는다. UVD 진행이 이러한 환자의 더 많이 영향을 받는 귀에 대해 수행되면 환자는 전체 안뜰자극을 제공하기 위해 부분적으로 기능 장애가 있는 귀에 의존하게 된다. 그러한 경우에 최종 결과가 보상 부족이 아니라 만성안뜰부전증이 될 수 있다는 것은 놀라운 일이 아니다. 유일하게 남은 미로는 남은 생애 동안 그 사람을 위한 눈운동, 자세 및 지각 조절을 위한 모든 안뜰자극을 제공한다. 남아 있는 기능 수준, 아마도 건강한 미로는 그 짐을 지니기에 충분한가? 말초 안뜰기능(vHIT, oVEMPs, cVEMPs)의 새로운 검사를 통해 모든 말초 안뜰 감지 기관을 평가할 수 있다.

보상 상실 Decompensation

명백하게 관련된 사실은 보상 상실이다. 보상 상실은 안뜰보상이 무효화되고, 환자가 부분적으로 또는 완전히 재발하고, UVD 증후군이 돌아오는 상황을 말하며 자발 눈떨림, 현훈 및 자세 불균형이 다시 나타난다. 스트레스가 많다는 등과 같은 일부 상황에서는 보상 상실이 유발될 수 있지만, 안뜰 환경을 변경하는 경우에도 그렇게 될 수 있다. Reber 등은 잘 보상된 쥐가 포물선 비행 중 짧은 미세 중력 간격에 노출되었을 때, 그들은 중력 자극이 제거되었을 때 보상 작용이 상실되었고, 자발 눈떨림 및 다른 증상을 보였다. 그 보상 상실은 1기압으로 돌아온지 몇 초 만에 사라졌다. 이것은 건강한 귀의 귀돌기관 자극을 변화시키는 것만으로 짧은 보상 상실을 이끌어 내기에 충분하다는 것을 암시한다. 이러한 데이터와 다른 데이터는 귀돌 자극이 보상에 중요한 역할을 한다는 것을 보여준다.

심리적 요인 Psychological factors

물론 심리적 요인이 보상에 중요한 역할을 하지만, 정확히 어떤 역할을 하는지 결정하는 것은 어렵다. 심리적 요인이 UVD의 결과를 결정하는 데 인과적인 요인인가? 진행 자체로 인한 것인가? Bowman은 잘 보상되지 않은 환자의 성격 특성을 측정한 결과, 보상이 부족한 환자가 대조군보다 신체 인식(somatic awareness, 신체감각 주의) 검사에서 더 높은 점수를 보였다는 것을 발견했다. 그러나 그들이 자신에게 관심을 집중하도록 했기 때문에 보상 상실이 일어났는지, 아니면 이러한 성격 스타일이 UVD 발생 이전에 존재해서 그것이 보상 상실을 초래했는지는 명확하지 않다. 건강염려증(hypochondriasis)에 걸리기 쉬운 사람들이 UVD 후에 그 증상을 보인다는 것은 놀랄 일이 아니다. 생명을 위협하는 신경종의 치료 후 UVD를 가진 환자는 훨씬 덜 위협적인 상태를 완화하기 위해 UVD를 선택한 환자에 비해 더 긍정적으로 반응할 것으로 예상된다.

약물치료 Medication

이 장의 시작에서 안뜰핵에서 신경정보 전달에 영향을 미치는 다양한 요소들을 보여주었다. 안뜰신경은 그 자체로 다양한 신경전달물질을 사용할 뿐만 아니라 이 신경세포의 활동과 안뜰정보의 전달 및 처리를 조절할 수 있는 많은 뇌 영역으로부터 자극을 받는다. 이러한 신경원의 다중 자극 특성으로 인해 UVD 증후군 및 그 회복에 영향을 줄 수 있는 다양한 약물이 있다. 이처럼 복잡한 신경계에서 어떤 신경전달물질이 '열쇠'인지는 오히려 의미 없는 질문일 수 있다. 약물치료에 대한 자세한 내용은 참고문헌에 나와 있다.

동물 연구에서 얻은 증거 Evidence from animal studies

사람과 동물의 안뜰보상의 비슷한 시간 진행에도 불구하고, 안뜰보상에 대한 동물 연구의 데이터는 사람 연구에 직접적으로 적용하지 않는다. 동물 연구에서 안뜰신경장애(UVD)는 정상적이고 건강하며 어린 동물에서 수행되고 일반적으로 외과적이며, 완전히 제거한다. 대부분의 동물 연구에서 청력 보존을 위한 시도는 없다. 동물 연구와 동일한 조건을 가진 사람들은 UVD를 겪고 있는 극소수의 환자이다. 대부분의 환자는 중년, 몇 달 또는 몇 년 동안 진행되어온 한쪽 미로의 만성 진행성 질환을 앓고 있으며 반대쪽 미로가 영향을 받을 수 있다. 그리고 외과의사는 청력을 유지하기 위해 노력한다. 하나의 분명한 결과는 눈운동 및 자세 변화의 다른 증상이 다른 속도로 회복된다는 것이다. UVD 후 고양이의 안뜰핵에서 신경 발생의 차단은 자세 균형의 회복을 손상시키지만 자발 눈떨림의 회복에는 영향을 미치지 않는다. 이러한 회복 속도의 차이는 자발 눈떨림이 신속하게 회복되는 기니피그에서 분명하게 나타나는데, 이 경우 자발 눈떨림은 빠르게 회복되지만, 머리 기울임(종방향 기울어짐)은 UVD 이후 수개월 후에도 지속된다(그림 8.10).

안뜰계통에서의 정보 전송에 대한 간단한 도식(그림 8.1)을 다시 언급하면, 많은 다른 감각적 조작이 UVD와 회복 속도에 어떻게 영향을 미치는지 이해할 수 있다. UVD 후 모든 시각적 자극의 박탈은 낮은 가속 자극에 대한 동적 VOR 반응과 이마면 머리 기울임의 정적 성분을 보상하는 것을 방해하지만 UVD 후 자발 눈떨림의 감소에는 거의 영향을 미치지 않는다. 시각적인 자극은 선형 가속도에 대한 감소된 운동 반응과 UVD 이후에 발생하는 불충분한 정향반사(righting reflexes)를 증가시킨다. 시각 움직임 자극 박탈은 보행에 필요한 평형 회복을 지연시킨다.

유사하게, 고유수용성 자극은 동적 자세 평형 회복을 촉진하는 것으로 나타나고, 고유수용성 자극의 결핍은 자세 평형 회복을 지연시키는 것으로 보인다. 목 고유수용성의 자극이 정적 보상에는 중요할 수 있는데, 기니피그에서 머리 움직임을 제한했을 때 머리 기울임과 자발 눈떨림의 회복이 지연되었기 때문이다. 몸감각 고유수용체의 결핍은 정적인 보상을 지연시키는 것으로 보이는 반면, 몸감각 고유수용체의 자극은 동적 자세 평형 회복을 촉진하는 것으로 보인다. 급성 척추 병변은 일시적으로 정적 자세 증상에 대한 보상 상실을 일으킬 수 있다.

정적 또는 동적 보상에 대한 안뜰자극 또는 안뜰박탈의 영향에 대한 데이터가 부족하다. 개구리는 귀돌기관 자극이 빨라지는 반면, 귀돌기관 박탈은 머리의 이마면 기울임의 정적 보상을 지연시킨다. 고양이는 저주파가 결합된 시각적 안뜰자극은 UVD에 따른 저주파 자극에 대한 반응으로 발생하는 VOR 이득의 부족을 역전시키는데 도움이 되지만, 고주파에서의 VOR 비대칭성에는 영향이 없다.

안뜰눈반사 가소성 VOR plasticity

VOR 이득이 정상적인 건강한 대상에서 수정 가능하다는 것을 보여주는 안뜰눈반사에 대한 연구는 역사가 깊다. Gonshor와 Jones는 평상시의 일상 활동 중에 피실험자에게 반전 안경을 착용하도록 요구했다. 이 상황에서 안정적인 망막 이미지를 얻으려면 VOR 이득을 줄여야 했다. 이 진행에서 일정한 간격으로 어둠 속에서 VOR 검사를 실시한 결과 VOR 이득은 완전히 소실한 것은 아니지만 감소했고, 반전은 없었다(불행하게도, 이 연구에서의 VOR 검사는 자연 각 가속도를 사용하는 VOR 기능의 순수한 검사보다는 예측 가능한 저주파 사인파 회전을 사용했으므로 측정된 VOR 이득의 증가가 순전히 안뜰기관에 의한 것인지는 확신할 수 없음). 이 결과는 VOR 가소성에 대한 관심을 폭발시켰다. 이 VOR 가소성을 담당하는 기전이 UVD 환자에 의해 그들의 회복을 돕기 위해 사용될 수 있는 것으로 나타났다. 하지만 최근에는 이것이 사용될 수 없다는 것이 드러났다.

VOR 이득이 정상적인 건강한 사람들에게서 꽤 놀라운 속도로, 몇 분 안에 수정될 수 있다는 것은 의심의 여지가 없다. 그러나 좀 더 면밀히 살펴보면, 이러한 증거는 UVD 환자가 안뜰보상을 이루는데 실제로 관련이 없다는 것을 보여준다. VOR 가소성 연구를 위해 개발된 과정 중

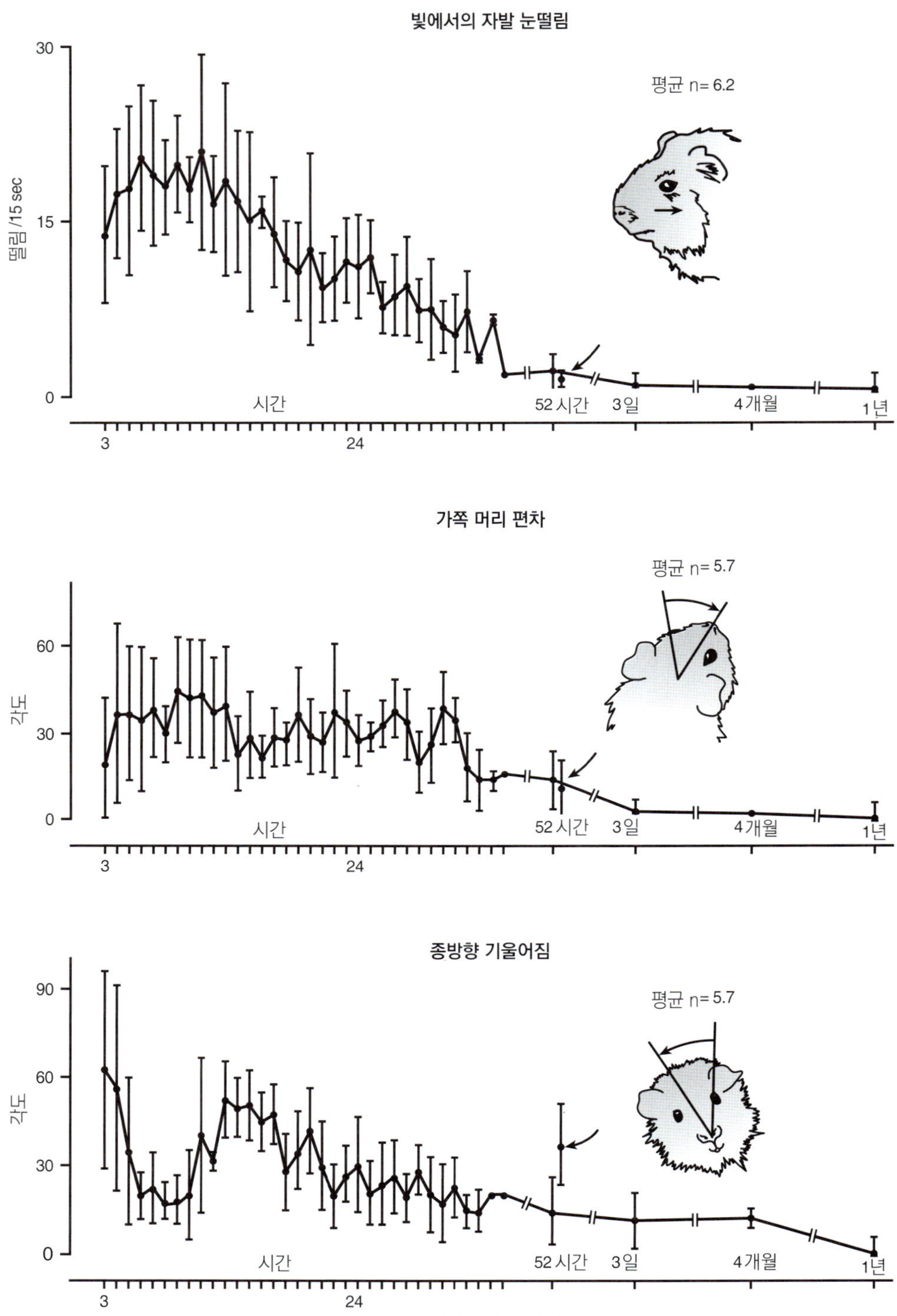

그림 8.10

안뜰신경장애 후 시간 경과에 따른 기니피그의 눈떨림과 자세 조절이 다른 속도로 회복된다. 눈떨림은 약 52시간 이내에 매우 빠르게 감소한다. 그러나 머리의 이마면 기울기는 완전히 다른 회복 프로파일을 보여 주며, 안뜰신경장애 후 4개월 때 검사 시 작지만 분명한 머리의 이마면 기울기가 여전히 존재한다.

일부는 환자가 정상적인 일상 기능을 향상시키는 데 도움이 되지만 이러한 개선은 VOR의 내재 안뜰 성분의 변화로 인한 것이 아니다. 만약 VOR이 VOR 가소성 문헌에서 제시한 것처럼 수정이 가능하다면 안뜰기능의 진단검사는 쓸모없고, 심지어 불필요한 것이다. 환자는 부족한 안뜰자극을 극복하는 법을 배울 것이고, 심지어 그들의 완전한 한쪽 말초 안뜰기능상실을 가지고 있을 때에도 보상 반응을 일으킬 것이다.

안뜰보상 동안에 환자들은 안뜰상실을 최소화하기 위해 다양한 행동 전략을 배우지만, 이 모든 것은 순수한 안뜰의 동적 느린 위상의 눈 속도 반응에 대한 모든 가소성이 자연적인 머리 각 가속도에서 매우 미미하다는 것이다. UVD 환자들의 경우 대부분의 '가소성'이 다른 감각계의 기여와 인지 제어 때문에 일어난다고 생각한다. 환자는 안뜰결핍을 감추기 위해 새로운 행동을 배운다. 이렇게 해서 환자들은 정상적인 생활로 되돌아가게 된다.

UVD 환자의 말초 안뜰기능은 정상적인 건강한 사람들과 크게 다르다. 하나의 미로에서 전체 말초 안뜰자극이 제거되거나 심각하게 손상되면 뇌줄기에서 이들 신경원의 휴식기 방전(resting discharge)과 머리 움직임에 의한 변화를 모두 없애버린다. 안뜰가소성 진행에 대한 이러한 상실의 어려움은 클 수 있다. UVD 자체가 안뜰정보의 중앙 안뜰 처리에 지장을 준다. 특히 안뜰신경 반응(속도 저장 통합장치)을 자극하는 것과 관련된 신경원 집단은 손상되었거나 장애가 있으며, 이는 안뜰변형에 필요한 신경 기질을 교란시킬 수 있다.

재활
Rehabilitation

안뜰보상과 재활 Vestibular compensation and rehabilitation

수년 전 Cawthorne과 Cooksey는 안뜰질환을 가진 환자들의 재활을 돕기 위한 많은 운동을 제안했다. 그 운동들은 오늘날 사용되고 있는 운동들과 비슷하다. 그 운동들의 효능에 대한 의구심은 대체로 해소되었다. 순수한 안뜰기능에 변화가 없다면, 이러한 운동이 어떻게 환자에게 도움이 될 수 있는가? 어떻게 하면 환자들은 나아질 수 있을까? 다른 반응들을 대체하는 것은 안뜰상실을 효과적으로 숨길 수 있기 때문에 환자가 머리를 움직이는 동안 얼룩진 망막 이미지를 보지 않도록 보호할 수 있다. 이러한 대체는 반응에 대한 환자의 능동적인 제어가 있을 때 가능하며, 코손-쿡시(Cawthorn-Cooksey) 운동과 다른 운동이 환자들에게 이러한 반응들을 감추고 그들의 감각적 결핍을 극복하기 위해 대체하는 방법을 가르쳐주는 작용을 한다고 제안한다. 다른 연구들의 결과도 이와 유사하다. 능동적인 VOR 이득은 능동적이고 자발적인 머리 운동 동안 강화되며, 능동적인 두부충동 동안 환자들은 손상측으로 향하는 머리회전 동안 자신의 부족한 VOR을 효과적으로 숨길 수 있는 작은 눈 움직임 반응(작은 재교정신속눈운동, small corrective saccade)을 사전에 교육받을 수 있다(9장, 22장 참조).

새로운 눈과 머리 협응 전략의 개발은 능동적인 머리 회전을 가진 훈련을 통해 촉진되어야 한다는 것이 저자의 주장이다. 만약 그들이 그들의 머리를 갑자기 왼쪽이나 오른쪽으로 돌리면서 위에서 설명한 수동적인 두부충동 검사와 비슷한 방식으로 시선을 유지하도록 요구한다면 대부분의 환자들은 부족한 VOR을 재교정하기 위해 작은 신속눈운동(small saccade)을 미리 프로그램하는 것과 머리 움직임 중에 신속눈운동을 삽입하는 것을 배운다(그림 8.7). 환자들은 이 은밀한 신속눈운동을 부족한 안뜰 느린 단계로 대체하는 것을 배우고 있기 때문에 매우 중요하다. 또한 이 은밀한 신속눈운동이 환자의 영구 동적 VOR 상실에 대한 UVD의 영향을 최소화하기 위해 작용한다는 것을 보여준다. VOR 부족을 숨기는 또 다른 방법은 눈을 깜빡이는 것이다. 이것은 망막 이미지를 완전히 제거함으로써 망막 이미지의 얼룩을 매우 효과적으로 방지하는 것이다. 눈을 깜빡이는 것은 정상적인 건강한 피험자와 UVD 환자가 머리를 움직이는 동안 흔히 발생한다. 그러나 아이러니하게도 대부분의 VOR 검사(두부충동검사 포함)는 환자가 눈을 깜빡이지 못하게 한다. 그들은 환자들이 검사하는 동안 눈을 크게 뜨고 있어야 한다고 요구한다. 다시 말해 검사 진행은 환자들이 안뜰회복을 돕기 위해 배웠을지도 모르는 전략(눈 깜빡임) 중 하나를 억제하도록 요구한다.

환자들은 눈–머리 협응의 새로운 패턴을 배우는 것처럼 보인다. 그러나 많은 환자들의 초기 선호도는 머리 움직임을 완전히 제한하는 것이다. 즉 머리를 몸에 '잠그는' 것이다. 이것은 환자들이 어떤 새로운 패턴의 눈 조정법을 배울 기회를 감소시킨다. 환자들은 하루에 몇 분 동안 수동적이고 예측할 수 없는 수평 머리 자극을 주는 배우자에 의해 눈–머리 재고정을 실행하도록 권장되어야 한다.

안뜰재활의 진행은 환자의 평형을 조절하는 데 있어 안뜰 외 감각의 자극과 인지행동전략의 역할을 증가시키는 기회로 생각해야 한다고 제안한다.

UVD 후 회복에 관한 신경학적 증거
Neural evidence concerning recovery after UVD

요약 Overview

이것은 거대한 영역이며 이 장에서는 주요 특징만을 언급한다. 안뜰감각 자극의 신경처리에 대한 검토는 참고문헌을 확인하기 바란다.

안뜰반응과 안뜰보상의 신경 기반을 이해하는 데 도움이 되는 간단한 원리가 하나 있는데 그것은 바로 '균형(balance)'이다. 균형은 흔히 안뜰계의 기능을 나타내기 위해 쓰이지만 공교롭게도 안뜰 작동의 신경 기전에도 적용된다. 사람이 머리를 가만히 있을 때 안뜰핵 쌍(두뇌의 각 측면에 하나씩)의 신경활동이 대략 동일하다. 즉, 균형적이다. 한 방향으로 수평(yaw) 각 가속도가 있으면, 예를 들어 왼쪽으로 각 가속도가 있으면, 안뜰핵 사이의 신경활동의 불균형을 일으킨다. 왼쪽 안뜰핵의 많은 신경원은 활동 전위를 활성화시키는 반면, 오른쪽 안뜰핵의 많은 신경원은 동시에 활성을 감소시킨다. 그 결과는 두 핵 사이의 신경 활성화의 불균형이다. 지각의 변화 그리고 또한 재교정 반응(안뜰–눈 및 안뜰–척수)은 그 신경 불균형에 의해 생성된다. 만약 가속이 길어진다면 눈떨림이 있을 것이다.

이러한 불균형을 유발하는 또 다른 방법은 UVD에서 발생하는 것과 같이 환자의 한 미로에서 자극을 억제하는 것이다. 두 경우 모두 반응과 감각은 비슷하다. 환자는 스스로 회전하고 있다고 생각하고, 눈떨림이 있으며, 자세 재교정반응이 발생한다. 실제 대부분의 각도 및 선형 가속은 일반적으로 매우 짧으며, 가속이 끝나면 시스템은 균형 상태로 돌아간다. 하지만 UVD 발생 후에는 어떤 강제적인 각 또는 선형 가속 자극도 없이 정지상태의 불균형은 몇 시간 또는 며칠 동안 지속된다. 신경 활동의 기록에서 정지 상태의 불균형이 처음 며칠 내에 점진적으로 감소하는 것으로 나타났다. 건강한 쪽 안뜰핵의 매우 활성화된 세포는 활동을 감소시키고, 환측 쪽 안뜰핵의 비활성 신경원은 다시 활성화되기 시작한다. 그 불균형이 줄어들면 행동과 지각에 관한 증상은 줄어든다.

왜 재조정이 이루어져야 하는가? 어떤 과정이 두 개의 핵에서 불균형을 제거하고, 활성화를 균등하게 하는 작용을 하는가? 기니피그에서 UVD 이후의 약 하루 정도에 이러한 작용이 시작되었고, UVD 후 52시간까지 양쪽의 평균 활성(activity)이 거의 동일하게 되었다. 자발 눈떨림은 비록 동적인 결핍이 남아 있기는 하지만 사라진다. 남아 있는 귀의 말초 안뜰의 실질적인 변화가 없다. 신경 활동의 균형이 돌아오면 정적 행동 증상도 사라진다. 동시에 안뜰핵을 통한 신경전달 제어의 다른 원천(예: 소뇌 자극)이 변화하였다. 다음은 이 과정을 보다 자세히 검토한 것이다(그림 8.11). 이것과 다음 내용은 참고문헌을 요약한 것이다.

안뜰보상을 보조하는 기전으로 간주되었던, 남아 있는(건강한) 쪽에 있는 1차 들심성 신경 신경원의 생리적 특성은 반대쪽 미로의 상실 후에도 변화하지 않는 것으로 보인다. 그러나 그러한 대칭적 상실 후에 온전한 쪽의 불규칙한 들심성의 비율이 더 높게 나타난다. 병변 후 34%, 병변 전 22%이며, 규칙적 신경원의 비율도 비슷하게 감소한다.

안쪽 안뜰핵 내에서 수평 회전에 반응하는 두 가지 유형의 신경원이 있다. 두 신경원 모두 머리가 움직이지 않을 때 자연적으로 방전된다(discharge). 환측 쪽으로의 수평 각 가속 동안, 환측 쪽 안뜰핵의 I형 신경원은 활성을 증가시키고, 이들 신경원은 반대방향의 수평 머리 가속에서 활성을 감소시킨다. 이 신경원들은 환측 말초 안뜰미

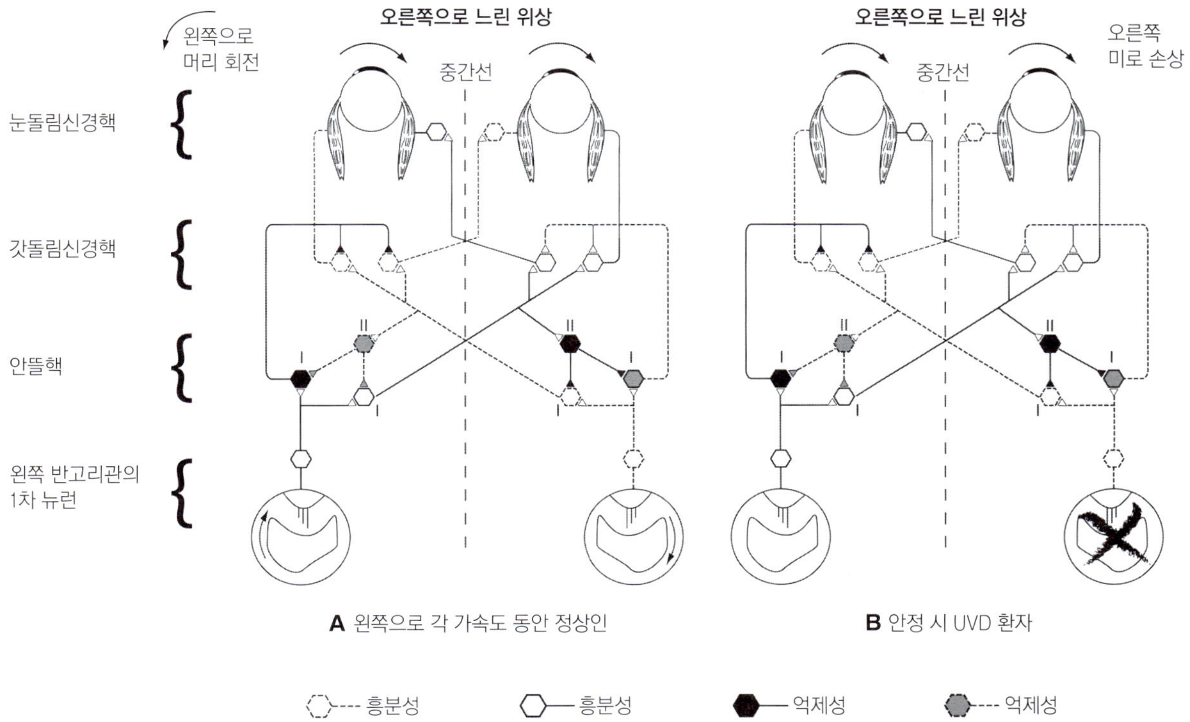

그림 8.11

UVD 후 눈떨림의 신경학적 기전과 안정 시 UVD 환자(B)가 정상인과 매우 유사한 안뜰활동을 하는 것을 보여주기 위해 정상쪽으로(A) 머리를 회전하였다(따라서 왼쪽 머리 회전은 오른쪽 UVD와 동일함). 왼쪽 패널은 왼쪽으로 머리회전을 하는 동안 안뜰–눈신경 연결 중 일부의 반응을 보여준다. 흥분성 뉴런은 흰색 육각형으로 표시되었다. 어두운(검은색, 회색) 육각형은 억제성 뉴런이다. 활성화된 뉴런은 굵고 어두운 선으로 표시된다. 비활성화된(또는 억제된) 뉴런은 밝은 점선으로 표시된다. 과정은 다음과 같다: 동측 가속 동안 왼쪽 반고리관의 1차 뉴런은 활성화되고(실선테두리) 오른쪽의 1차 뉴런은 억제된다(점선테두리). 흥분성 자극은 같은쪽(왼쪽) 안뜰핵에 전달되고 두 가지 유형의 뉴런을 활성화한다. 첫째, 반대쪽 갓돌림핵으로 돌출하는 흥분성 I형 뉴런은 해당 뉴런을 자극하여 느린 보상성 눈운동 반응을 생성한다. 그리고 두 번째로, 왼쪽 안뜰핵의 억제성 I형 뉴런은 같은쪽 갓돌림근을 지배하는 같은쪽 갓돌림핵과 연결되어 느린 위상 움직임이 일어나는 동안 같은쪽 갓돌림핵을 억제하는 역할을 한다. 완벽하게 상호보완적인 흥분과 억제의 결과로 가속 자극에 대한 양쪽 눈의 부드럽게 협응된 느린 위상 눈운동 반응이 나타난다. 흥분성 I형 뉴런이 반대쪽 전정핵의 (억제성) II형 뉴런과 시냅스하여 활동을 훨씬 더 억제하기 때문에 이러한 눈 움직임은 더욱 강화된다(오른쪽 수평반고리관에서 받는 흥분억제보다 훨씬 더 억제됨). 이것은 안뜰–눈 반응을 제어하는 많은 신경 회로 중 단지 하나를 보여주는 매우 기본적인 그림이며, 그 중 일부는 여기에 표시된 맞교차 신경 회로도 없다.

로로부터 직접 자극을 받는다. 동일한 환측 쪽 안뜰핵 내의 다른 신경원(II형 신경원)은 정확하게 반대되는 반응 패턴을 보여준다. 그들은 역방향(건강한 쪽) 머리 가속에서 그들의 활성을 증가시키고, 환측 쪽 머리 가속에서 활성을 감소시킨다. 이러한 II형 신경원은 머리 반대편의 미로에서 나오는 세포에 의해(간접적으로) 반응하기 때문에 그러한 반대되는 형태로 반응한다. 이러한 간접 연결은 반대편으로 가로지르며, 교차 연결이라고 하고, 안뜰보상에 중요한 역할을 한다. II형 신경원은 억제성 신경원이며, I형 신경원에 그 억제를 투영한다. I형과 II형 신경원은 시너지 효과를 낸다. 가속 중에 I형 신경원은 말초로부터 활성(activation)을 받고, 동시에 II형 신경원으로부터 감소된 억제(reduced inhibition)를 받기 때문에 활성을 증가시킨다. 이 시너지 기전은 말초 안뜰신경원의 민감도에 비해 가속 중에 I형 신경원의 감도가 강화된다는 것을 의미한다. 그것은 "push–pull" 시스템이며, 빠르고 민감한 반응을 발생시키는 기능을 한다.

UVD 직후 동물이 완전히 정지하고 있는 동안 환측에 있는 두 가지 유형의 신경원의 활동에 변화가 있다. 환측 I형 신경원의 휴식 방전 속도(resting discharge rate)는 상당히 감소하고, 환측 II형 신경원의 휴식 방전 속도는 상당히 증가한다. 따라서 이러한 II형 신경원은 환측의 I형 신경원에 평소보다 훨씬 더 많은 억제를 가하며, 아마도 환측 쪽의 I형 신경원을 침묵하게 만들고, 온전한 쪽의 I형 신경원을 완전히 탈억제(disinhibition)한다.

UVD에 의해 하나의 미로에서 자극이 제거되면, 환측 쪽 핵의 I형 신경원이 침묵하여 양쪽 안뜰핵 사이의 신경 활동의 불균형을 유발한다. 그들의 침묵(silence)은 반대편('건강한 쪽') 안뜰핵의 I형 신경원 억제를 완화시키며 더 높은 속도로 활성화할 수 있게 한다. 환측 I형 신경원이 점차적으로 다시 활성화되기 시작하면서 건측의 신경원은 점차적으로 더 많은 억제를 받게 되어 균형 잡힌 신경 활동의 회복을 더욱 향상시킬 것이다. 따라서 환측 I형 신경원의 활동 감소는 말초 흥분 운동의 상실과 억제형인 II형 신경원에 의해 매개되는 건강한 쪽 미로로부터 오는 증가된 억제(increased inhibition)를 반영한다.

이러한 신경 변화는 UVD 증후군과 그 회복과 어떤 관계가 있을까? 정적인 운동 증상들과 현훈의 지각적 환상, 이마면 기울기는 뇌줄기 양쪽에 있는 안뜰핵의 세포들 사이의 평균 신경 활동의 불균형에 의해 발생할 가능성이 높다. 동적 반응의 결핍은 아마도 Markham 등(1977)이 연구한 안뜰핵 신경원의 동적 민감도 감소의 결과일 것이다.

일반적으로 정적 평형(즉 정적 보상)의 복구가 현저하게 견고하다는 점에 유의해야 한다. 그것을 빠르게 하거나 못하게 하는 것은 거의 없다. 그러한 견고함은 적어도 부분적으로 온전한 시각, 안뜰 및 고유수용성 감각자극에 의존하는 것으로 보이는 동적 평형(동적 보상)의 회복과는 대조적이다. 동적 보상은 대개 불완전하다. Tighilet 등(2007)은 자세 보상의 회복과는 반대로 자발 눈떨림의 회복 사이에 분명한 괴리가 있음을 보여주었다.

그 후 몇 시간, 며칠, 몇 주 동안 안뜰핵 신경원의 활동에 놀라운 변화가 있다. 환측 I형 신경원과 II형 신경원의 방전 속도는 비록 환측 핵의 세포가 더 이상 미로로부터 어떠한 신경자극을 받지 못하더라도 훨씬 더 정상으로 돌아온다. 이러한 변화들은 적응과 같은 신경 작용에 의해서만 야기되는 것인가 또는 그러한 변화를 촉발하는 "오류 신호"가 존재하는가? 말초 안뜰자극의 소실이 시냅스적 또는 막의 변화를 유발하여 두 핵 사이의 균형을 회복하는 것인가? 보상 중 시냅스와 세포막 수준에서 모두 변화가 있다는 증거가 있다.

어떻게 신경 균형이 회복될 수 있었을까? 적응은 하나의 가능성이다. 보다 활동적인 건강한 쪽의 I형 신경원 활성화 속도가 시간이 지남에 따라 감소하므로 이 신경원들은 환측 쪽의 신경원에 대한 억제력을 덜 발휘한다. 또 하나는 환측 쪽 I형 신경원의 신경전달물질 수용체가 과활성 억제형인 II형 신경원에 의해 방출되는 억제 전달기에 덜 민감해진다는 것이다. 대부분의 관심은 감마아미노부르티산(gamma-amino-butyric acid, GABA)에 집중되었다. GABA에 대한 신경전달물질 수용기의 유효성을 감소시키면 환측 쪽의 I형 신경원에 의한 더 큰 활성이 가능하다. 이와 같이 환측 쪽의 I형 신경원은 정상 수준의 휴식 방전 상태로 돌아가기 시작할 것이다. 왜냐하면 그것들은 이전과 같은 많은 억제의 영향을 받지 않을 것이다. 이 생각을 "GABA 민감도의 하향 조정"이라고 하며, 두 개의 안뜰핵에서 균형 잡힌 활동을 회복하는 역할을 한다.

UVD는 안뜰핵에서 성상세포와 미세아교세포가 급격히 증가하는 등 급격한 신경 변화를 일으킨다. 시간이 흐르면서 보상을 나타내는 행동적 변화가 발아(sprouting)에 앞서 일어나는 것 같지만, 안뜰핵에는 상당한 해부학적 변화가 있다. Campos-Torres 등(2005), Lacour 등(2009)이 발견한 증거는 신경의 외과적 절개로 인한 비활성화는 화학적 수단(테트로도톡신, tetrodotoxin)에 의한 말초 신경세포 비활성화의 효과가 동일하지 않음을 나타낸다. 테트로도톡신은 변성을 일으키지 않으며, Campos-Torres 등(2005)은 안뜰신경의 절개 또는 손상 후 신경아교세포(glia)가 극적으로 증가하거나, 안뜰신경이 손상되는 것과는 대조적으로 안뜰핵에서 신경교(glial)의 변화가 없다는 것을 발견했다. 그러한 결과는 '오류 신호'가 손상된 신경원에 의해 방출되는 화학적 요인이 될 수 있음을 시사한다.

최근 연구는 UVD 이후 다양한 기간 동안 보상된 동물로부터 얻은 뇌줄기 조직의 조각에 있는 신경원의 특성을 기록했다. 이 연구들은 뇌줄기 조각에서 세포외 또는 세포 내 신경세포를 기록한다. 이 상황에서는 말초 안뜰 자극이 없기 때문에 I형과 II형 신경원을 식별할 수 없다. 세포는 세포막 특성에 따라 임의로 A형과 B형으로 나뉘는데, 활동전위 특성이 매우 달랐다. A형 신경원은 강렬하게 활성화되는 신경원이다. B형 신경원은 단계적 활성화 경향이 있다. 연구자들은 UVD 이후, B형 신경원의 막 특성이 변하는 것으로 보인다고 보고했다. 이 위상성(phasic) 신경원(B형 신경원)이 나중에는 훨씬 더 긴장성(tonic) 특성을 가지는 것으로 보인다. 오랜 시간 억제된 후 매우 오래 지속되는 내막 특성의 변화에 대한 다른 보고가 있었다. 우리가 위에서 설명한 UVD에 대한 전체 신경활동의 변화에 부분적으로 막의 변화가 원인이 될 가능성이 있다.

각 가속도 대 선형 가속도

Angular versus linear acceleration

귀돌기관 신경원은 가쪽과 아래안뜰핵에 투영하지만 또한 소뇌에도 연결되어 있다. 가쪽 안뜰핵(lateral vestibular nucleus, LVN) 신경원의 기록은 대부분의 신경원이 환측 이마면 기울기 자극에 대한 활성 증가를 나타내는 것을 보여준다. UVD 후 환측 LVN 신경원의 비율이 감소하고 평균 휴식기 활동도 감소한다. 따라서 자연적인 각가속도에 대해 위에서 설명한 것처럼 자연적인 선형 가속도에도 유사한 불균형이 발생한다. 다시 말하면 그 불균형은 한쪽에서 모든 말초 안뜰신경 자극을 제거함으로써 모방된다.

소뇌 Cerebellum

소뇌는 안뜰보상에 중요한 역할을 하는데 안뜰핵에 너무 많은 초점이 맞춰져 있었기 때문에 충분히 주목받지 못했다. 소뇌의 병변이나 그것의 연결이 안뜰보상에 미치는 영향에 관한 데이터는 서로 모순된다. 일부 소뇌 병변 연구는 자발 눈떨림의 해결에서 현저한 지연을 보이는 반면, 다른 연구들은 아무런 효과도 보이지 않는다. 양쪽 후두엽절제술은 자발 눈떨림의 해결에는 아무 영향을 미치지 않지만, VOR의 저 가속도 자극으로의 회복을 방해한다. 적어도 포유류에서는 뇌줄기나 소뇌를 가로지르는 안뜰맞교차(transcerebellar vestibular commissures)의 병변이 정적인 보상인 안뜰척수(vestibulospinal) 증상을 지연시키지 않는다. 이것은 정적 보상에 있어서 건강한 쪽의 안뜰핵으로부터의 자극은 필수적이지 않다는 것을 시사한다. Kitahara 등은 정적인 증상에 대한 안뜰보상의 초기 단계에서 소뇌 타래(flocculus)의 신경원이 중요한 역할을 한다는 것을 보여주었다. 그들은 타래의 신경원이 정상 쪽 안뜰핵의 과활성의 I형 신경원을 억제할 수 있고, 따라서 과활성의 I형 신경원의 활성을 감소하여 환측 쪽의 I형 신경원에 대한 억제를 완화시키는 작용을 할 것이라고 제안했다. 즉, 소뇌 병변 환자는 보상이 느리다.

안뜰기능과 보상의 신경망 모델

Neural network models of vestibular function and compensation

이러한 생리적 변화는 UVD 증후군과 보상의 가능한 기전을 모델링하는 VOR의 신경망 모델에 포함된다. Cartwright의 생리학적으로 현실적인 모델은 UVD 전후의 기니피그 눈–움직임 반응에 사용되었고, 신경망을 통한 다양한 단계의 활동 변화가 반응을 결정한다는 것을 보여주었다. 이 모델은 손상되지 않은 쪽의 신경원이 특히 중요하다고 지적했다. 왜냐하면 그 신경원의 이득이 가장 많이 변하기 때문이다.

요약

Summary

안뜰계의 활동은 지각적 경험을 생성할 뿐만 아니라 많은 운동계에 영향을 미치기에 안뜰계는 매우 근본적인 감각계이다. 따라서 안뜰기능의 붕괴는 광범위한 결과를 가져온다. UVD 후 어떤 증상은 회복되지만, 어떤 증상은 회복되지 않는다. 시간이 지남에 따라 환자들은 주로 이러한 부분적인 '여러 조각들로 이루어진' 회복과 정상적인 기능을 가능하게 하기 위해 다양한 새로운 행동을 배우기 때문에 그들의 생활방식을 재개한다고 생각된다. 그러나 적절한 검사를 통해 순수하게 안뜰기능을 조사할 때 환자가 학습했을 수 있는 다른 '전략'의 일부를 사용하지 못하게 한다면 안뜰기능의 영구적 상실을 명백하게 알 수 있다.

이러한 환자를 병원으로 데려가서 비정상적으로 낮은 머리 가속도를 사용하고, 환자의 다른 전략(예: 두부충동검사 검사 중 깜빡임 제외)의 사용을 제한하는 등의 몇 가지 고전적 측정 방법으로 회복 기전을 평가하려고 시도하면 환자가 실생활에서 사용하는 미묘하지만 효과적인 보상전략을 드러내지는 않을 것이다. 우리가 수동적인 고가속도 머리 움직임 동안 아주 작지만 매우 효과적인 은밀한 신속눈운동(covert saccades)을 감지한 것은 고속의 고해상도 측정법을 사용함으로써 알 수 있었고, 이 은밀한 신속눈운동이 눈운동 증상의 보상을 이해하는 열쇠 중 하나라고 생각한다. 신속눈운동은 안뜰보상의 새로운 개척지인데, 지금 가장 중요한 문제는 무엇이 그들을 촉발시키느냐 하는 것이다.

다른 반응들을 대체하면 안뜰상실을 효과적으로 숨길 수 있으므로 머리를 움직이는 동안 손상된 망막 영상을 받지 않도록 환자를 보호할 수 있다. UVD 이후 자연적인 가속도에 대한 동적 VOR 기능의 영구적 상실은 UVD 환자의 안뜰재활이 복원될 수 없는 것을 복원하기보다는 동적 안뜰상실을 대체하는 새로운 신속눈운동(saccadic) 행동을 개발하기 위한 것임을 보여준다.

마지막 질문 - 그들은 행복한가?
Final question - are they happy?

비록 안뜰보상은 단순한 기능 회복으로 보이지만, 안뜰보상 동안에 많은 다른 과정이 일어나고 있다는 압도적인 증거가 있다. 또한 여러 가지 프로세스가 서로 다른 속도로 회복되거나 경우에 따라서는 전혀 회복되지 않는 반면, 새로운 행동들은 잃어버린 안뜰기능을 대체하는 것을 배우고 있는 것이 분명하다. 많은 환자들이 이러한 새로운 행동을 배우고, 만족스러운 회복력을 가지고 있으며 보상한다. 하지만 일부 환자는 아직 이해하지 못하는 이유로, 성공적인 행동을 배우지 못한 것으로 보이며, 많은 경우에 불행하다. 문제는 이러한 제대로 보상받지 못한 환자들이 어떻게 그들의 생활방식을 개선하도록 가르칠 수 있는지 확인하는 것이다. 따라서 현재 동료들과 함께 환자들에게 도움이 될 그런 전략을 가르치는 것을 찾고 있다.

감사의 말
Acknowledgments

이 장의 개정(revision)은 호주 국립보건의료연구위원회(632746)와 Garnett Passe 및 Rodney Williams 기념 재단의 지원을 받는다. 또한 Ann Burgess가 이 원고를 꼼꼼하게 교정해 준 것에 감사한다.

References

1. Smith PF, Curthoys IS. Neuronal activity in the contralateral medial vestibular nucleus of the guinea pig following unilateral labyrinthectomy. *Brain Res*. 1995;444(2):295–307.
2. Curthoys IS, Halmagyi GM. 1995. Vestibular compensation: a review of the oculomotor, neural, and clinical consequences of unilateral vestibular loss. *J Vestib Res*. 1995; 5(774300)4:67–107.
3. de Waele C, Muhlethaler M, et al. Neurochemistry of the central vestibular pathways. *Brain Res Brain Res Rev*. 1995;20(1):24–46.
4. Dieringer N. 'Vestibular compensation': neural plasticity and its relations to functional recovery after labyrinthine lesions in frogs and other vertebrates. *Prog Neurobiol*. 1995;46(2–3):97–129.
5. Kitahara T, Takeda N, et al. Unilateral labyrinthectomy downregulates glutamate receptor delta-2 expression in the rat vestibulocerebellum. *Brain Res Mol Brain Res*. 1998;61(1–2):170–178.
6. Vidal PP, de Waele C, et al. Vestibular compensation revisited. *Otolaryngol Head Neck Surg*. 1998;119(1):34–42.
7. Curthoys IS, Halmagyi GM. Vestibular compensation. *Adv Otorhinolaryngol*. 1999;55:82–110.
8. Curthoys IS. Vestibular compensation and substitution. *Curr Opin Neurol*. 2000;13(1):27–30.
9. Darlington CL, Smith PF. Molecular mechanisms of recovery from vestibular damage in mammals: recent advances. *Prog Neurobiol*. 2000; 62(3):313–325.
10. Halmagyi GM, Cremer PD, et al. Peripheral vestibular disorders and diseases in adults. In: Luxon LM, Furman JM, Martini A, Stephens D, eds. *Textbook of Audiological Medicine: Clinical Aspects of Hearing and Balance*. London: Martin Dunitz; 2003:797–818.
11. Halmagyi GM, Curthoys IS, et al. Clinical applications of basic vestibular research. In:Highstein SM, Fay RR, Popper AN, eds. *The Vestibular System*. New York: Springer Verlag; 2004:496–545.
12. Straka H, Dieringer N. Basic organization principles of the VOR: lessons from frogs. *Prog Neurobiol*. 2004;73(4): 259–309.
13. Dutia MB. Mechanisms of vestibular compensation. In: Luxon L, Davies R, eds. *Handbook of Vestibular Rehabilitation*. London: Whurr Press; 2005.
14. Borel L, Lopez C, et al. Vestibular syndrome: a change in internal spatial representation. *Neurophysiologie Clinique–Clinical Neurophysiology*. 2003;38(6):375–389.
15. Cullen KE, Minor LB, et al. Neural substrates underlying vestibular compensation: contribution of peripheral versus central processing. *J Vestib Res*. 2009;19(5–6):171–182.
16. Peusner K, Vidal PP, et al. Vestibular compensation: new clinical and basic science perspectives. *J Vestib Res*. 2009;19(5–6):143–146.
17. Dutia MB. Mechanisms of vestibular compensation: recent advances. *Curr Opin Otolaryngol Head Neck Surg*. 2010;18(5):420–424.
18. Halmagyi GM, Weber KP, et al. Vestibular function after acute vestibular neuritis. *Restor Neurol Neurosci*. 2010; 28(1):37–46.
19. Horak FB. Postural compensation for vestibular loss and implications for rehabilitation. *Restor Neurol Neurosci*. 2010;28(1):57–68.
20. Lacour M, Tighilet B. Plastic events in the vestibular nuclei during vestibular compensation: the brain orchestration of a "deafferentation" code. *Restor Neurol Neurosci*. 2010;28(1):19–35.
21. Balaban CD, Hoffer ME, et al. Top-down approach to vestibular compensation: translational lessons from vestibular rehabilitation. *Brain Research*. 2012;1482:101–111.
22. Lacour M, Dutheil S, et al. Tell Me Your Vestibular Deficit, and I'll Tell You How You'll Compensate. *Basic and Clinical Aspects of Vertigo and Dizziness*. *Ann N Y Acad Sci*. 2009;1164:268–278.
23. Carey J. Intratympanic gentamicin for the treatment of Meniere's disease and other forms of peripheral vertigo. *Otolaryngol Clin North Am*. 2004;37(5):1075–1090.
24. Hirvonen TP, Minor LB, et al. Effects of intratympanic gentamicin on vestibular afferents and hair cells in the chinchilla. *J Neurophysiol*. 2005;93(2):643–655.
25. Migliaccio AA, Minor LB, et al. Vergence-mediated modulation of the human horizontal vestibulo-ocular reflex is eliminated by a partial peripheral gentamicin lesion. *Exp Brain Res*. 2004;159(1):92–98.
26. De Waele C, Meguenni R, et al. Intratympanic gentamicin injections for Meniere disease: vestibular hair cell impairment and regeneration. *Neurology*. 2002;59(9):1442–1444.
27. Dai MJ, Curthoys IS, et al. Linear acceleration perception in the roll plane before and after unilateral vestibular neurectomy. *Exp Brain Res*. 1989;77(2):315–328.
28. Halmagyi GM, Curthoys IS, et al. The human horizontal

vestibulo-ocular reflex in response to high-acceleration stimulation before and after unilateral vestibular neurectomy. *Exp Brain Res.* 1990;81(3):479-490.
29. Curthoys IS, Dai MJ, et al. Human ocular torsional position before and after unilateral vestibular neurectomy. *Exp Brain Res.* 1991;85(1):218-225.
30. Halmagyi GM, Gresty MA, et al. Ocular tilt reaction with peripheral vestibular lesion. *Ann Neurol.* 1979;6(1): 80-83.
31. Safran AB, Vibert D, et al. Skew deviation after vestibular neuritis. *Am J Ophthalmol.* 1994;118(8053470):238-245.
32. Vibert D, Hausler R, et al. Diplopia from skew deviation in unilateral peripheral vestibular lesions. *Acta Otolaryngol.* 1996;116(2):170-176.
33. Wolfe GI, Taylor CL, et al. Ocular tilt reaction resulting from vestibuloacoustic nerve surgery. *Neurosurgery.* 1993;32(3):417-420.
34. Vibert D, Hausler R, et al. Ocular tilt reaction associated with a sudden idiopathic unilateral peripheral cochleovestibular loss. *ORL J Otorhinolaryngol Relat Spec.* 1995;57(6):310-315.
35. Pompeiano O, Xerri C, et al. Central compensation of vestibular deficits. II. Influences of roll tilt on differentsize lateral vestibular neurons after ipsilateral labyrinth deafferentation. *J Neurophysiol.* 1984;52(1):18-38.
36. Wade SW, Curthoys IS. The effect of ocular torsional position on perception of the roll-tilt of visual stimuli. *Vision Res.* 1997;37(8):1071-1078.
37. Bergenius J, Tribukait A, et al. The subjective horizontal at different angles of roll-tilt in patients with unilateral vestibular impairment. *Brain Res Bull. 1996;*40(5-6):385-390.
38. Tribukait A, Bergenius J, et al. Subjective visual horizontal during follow-up after unilateral vestibular deafferentation with gentamicin. Acta Otolaryngol. 1998;118(4): 479-487.
39. Friedmann G. The judgement of the visual vertical and horizontal with peripheral and central vestibular lesions. *Brain.* 1970;93(2):313-328.
40. Goto F, Kobayashi H, et al. Compensatory changes in static and dynamic subjective visual vertical in patients following vestibular schwannoma surgery. *Auris Nasus Larynx.* 2003;30(1):29-33.
41. Hafstrom A, Fransson P-A, et al. Idiosyncratic compensation of the subjective visual horizontal and vertical in 60 patients after unilateral vestibular deafferentation. *Acta Otolaryngol.* 2004;124(2):165-171.
42. Black FO, Shupert CL, et al. Effects of unilateral loss of vestibular function on the vestibulo-ocular reflex and postural control. *Ann Otol Rhinol Laryngol.* 1989;98(11):884-889.
43. Borel L, Harlay F, et al. Deficits and recovery of head and trunk orientation and stabilization after unilateral vestibular loss. *Brain.* 2002;125(4):880-894.
44. Takahashi M, Uemura T, et al. Recovery of vestibulo-ocular reflex and gaze disturbance in patients with unilateral loss of labyrinthine function. *Ann Otol Rhinol Laryngol.* 1984;93(2 Part 1):170-175.
45. Jenkins HA. Long-term adaptive changes of the vestibuloocular reflex in patients following acoustic neuroma surgery. *Laryngoscope.* 1985;95(10):1224-1234.
46. Paige GD. Nonlinearity and asymmetry in the human vestibulo-ocular reflex. *Acta Otolaryngol.* 1989;108 (1-2):1-8.
47. Halmagyi GM, Curthoys IS. Human compensatory slow eye movements in the absence of vestibular function. In: Graham MD, Kemink JL, eds. *The Vestibular System: Neurophysiologic and Clinical Research.* New York: Raven Press; 1987:471-479.
48. Tabak S, Collewijn H, et al. Gain and delay of human vestibulo-ocular reflexes to oscillation and steps of the head by a reactive torque helmet. II. Vestibular-deficient subjects. *Acta Otolaryngol.* 1997;117(6):796-809.
49. Halmagyi GM, Curthoys IS. A clinical sign of canal paresis. *Arch Neurol.* 1988;45(7):737-739.
50. Tabak S, Collewijn H, et al. Gain and delay of human vestibulo-ocular reflexes to oscillation and steps of the head by a reactive torque helmet. I. Normal subjects and II. Vestibular-deficient. *Acta Otolaryngol.* 1997; 117(6):785-795 and 796-809.
51. Gilchrist DP, Curthoys IS, et al. High acceleration impulsive rotations reveal severe long-term deficits of the horizontal vestibulo-ocular reflex in the guinea pig. *Exp Brain Res.* 1998;123(3):242-254.
52. Lasker DM, Backous DD, et al. Horizontal vestibuloocular reflex evoked by high-acceleration rotations in the squirrel monkey. II. Responses after canal plugging. *J Neurophysiol.* 1999;82(3):1271-1285.
53. Lasker DM, Hullar TE, et al. Horizontal vestibuloocular reflex evoked by high-acceleration rotations in the squirrel monkey. III. Responses after labyrinthectomy. *J Neurophysiol.* 2000;83(5):2482-2496.
54. Weber KP, Aw ST, et al. Head impulse test in unilateral

vestibular loss: vestibulo-ocular reflex and catch-up saccades. *Neurology*. 2008;70(6):454-463.

55. Macdougall HG, Curthoys IS. Plasticity during vestibular compensation: the role of saccades. *Front Neurol*. 2012;3:21.
56. Richards W. Saccadic suppression. *J Opt Soc Am*. 1969;59(5):617-623.
57. Matin E. Saccadic suppression: a review and an analysis. *Psychol Bull*. 1974;81(12):899-917.
58. Aw ST, Halmagyi GM, et al. Unilateral vestibular deafferentation causes permanent impairment of the human vertical vestibulo-ocular reflex in the pitch plane. *Exp Brain Res*. 1994;102(1):121-130.
59. Aw ST, Halmagyi GM, et al. Compensation of the human vertical vestibulo-ocular reflex following occlusion of one vertical semicircular canal is incomplete. *Exp Brain Res*. 1995;103(3):471-475.
60. Aw ST, Halmagyi GM, et al. Three-dimensional vector analysis of the human vestibuloocular reflex in response to high-acceleration head rotations. II. Responses in subjects with unilateral vestibular loss and selective semicircular canal occlusion. *J Neurophysiol*. 1996; 76(6):4021-4030.
61. Aw ST, Haslwanter T, et al. Three-dimensional vector analysis of the human vestibuloocular reflex in response to high-acceleration head rotations. I. Responses in normal subjects. *J Neurophysiol*. 1996;76(6):4009-4020.
62. Cremer PD, Halmagyi GM, et al. Semicircular canal plane head impulses detect absent function of individual semicircular canals. *Brain*. 1998;121(Pt 4):699-716.
63. Black RA, Halmagyi GM, et al. The active head-impulse test in unilateral peripheral vestibulopathy. *Arch Neurol*. 2005;62(2):290-293.
64. Diamond SG, Markham CH. Binocular counterrolling in humans with unilateral labyrinthectomy and in normal controls. *Ann N Y Acad Sci*. 1981;374:69-79.
65. Diamond SG, Markham CH. Ocular counterrolling as an indicator of vestibular otolith function. *Neurology*. 1983;33(11):1460-1469.
66. Schmid-Priscoveanu A, Straumann D, et al. Vestibuloocular responses during static head roll and three-dimensional head impulses after vestibular neuritis. *Acta Otolaryngol*. 1999;119(7):750-757.
67. Crane BT, Tian J, et al. Initiation of the human heave linear vestibulo-ocular reflex. *Exp Brain Res*. 2003;148(2): 247-255.
68. Ramat S, Zee DS. Ocular motor responses to abrupt interaural head translation in normal humans. *J Neurophysiol*. 2003;90(2):887-902.
69. Bronstein AM, Gresty MA, et al. Compensatory otolithic slow phase eye movement responses to abrupt linear head motion in the lateral direction. Findings in patients with labyrinthine and neurological lesions. *Acta Otolaryngol Suppl*. 1991;481:42-46.
70. Lempert T, Gianna CC, et al. Effect of otolith dysfunction. Impairment of visual acuity during linear head motion in labyrinthine defective subjects. *Brain*. 1997;120(Pt 6):1005-1013.
71. Crane BT, Tian J-R, et al. Initiation and cancellation of the human heave linear vestibulo-ocular reflex after unilateral vestibular deafferentation. *Exp Brain Res*. 2005;161(4):519-526.
72. Iwasaki S, Smulders YE, et al. Ocular vestibular evoked myogenic potentials in response to bone-conducted vibration of the midline forehead at Fz. A new indicator of unilateral otolithic loss. *Audiol Neurootol. 2008;*13(6): 396-404.
73. Curthoys IS, Kim J, et al. Bone conducted vibration selectively activates irregular primary otolithic vestibular neurons in the guinea pig. *Exp Brain Res*. 2006;175(2):256-267.
74. Curthoys IS, Vulovic V, et al. Irregular primary otolith afferents from the guinea pig utricular and saccular maculae respond to both bone conducted vibration and to air conducted sound. *Brain Res Bull*. 2012;89(1-2):16-21.
75. Curthoys IS. A critical review of the neurophysiological evidence underlying clinical vestibular testing using sound, vibration and galvanic stimuli. *Clin Neurophysiol*. 2010;121(2):132-144.
76. Curthoys IS, Vulovic V, et al. The basis for using boneconducted vibration or air-conducted sound to test otolithic function. *Ann N Y Acad Sci*. 2011;1233:231-241.
77. Curthoys IS. The interpretation of clinical tests of peripheral vestibular function. *Laryngoscope*. 2012;122(6):1342-1352.
78. Iwasaki S, Smulders YE, et al. Ocular vestibular evoked myogenic potentials to bone conducted vibration of the midline forehead at Fz in healthy subjects. *Clinical Neurophysiology*. 2008;119(9):2135-2147.
79. Iwasaki S, McGarvie LA, et al. Head taps evoke a crossed vestibulo-ocular reflex. *Neurology*. 2007;68(15):1227-1229.

80. Iwasaki S, Murofushi T, et al. Ocular vestibular evoked myogenic potentials to bone-conducted vibration in vestibular schwannomas. *Otol Neurotol.* 2010;31(1):147-152.
81. Manzari L, Burgess AM, et al. Effect of bone-conducted vibration of the midline forehead (Fz) in unilateral vestibular loss (uVL). Evidence for a new indicator of unilateral otolithic function. *Acta Otorhinolaryngol Ital.* 2010;30(4):175.
82. Murofushi T, Curthoys IS, et al. Response of guinea pig vestibular nucleus neurons to clicks. *Exp Brain Res.* 1996; 111(1):149-152.
83. Uchino Y, Sasaki M, et al. Otolith and canal integration on single vestibular neurons in cats. *Exp Brain Res.* 2005; 164(3):271-285.
84. Colebatch JG, Halmagyi GM. Vestibular evoked potentials in human neck muscles before and after unilateral vestibular deafferentation. *Neurology.* 1992;42(8): 1635-1636.
85. Colebatch JG, Halmagyi GM, et al. Myogenic potentials generated by a click-evoked vestibulocollic reflex. *J Neurol Neurosurg Psychiatry.* 1994;57(2):190-197.
86. Rosengren SM, Welgampola MS, et al. Vestibular evoked myogenic potentials: past, present and future. *Clinical Neurophysiology.* 2010;121(5):636-651.
87. Weber KP, Rosengren SM, et al. Single motor unit activity in human extraocular muscles during the vestibulo-ocular reflex. *Journal of Physiology-London.* 2012;590(13): 3091-3101.
88. Rosengren SM, Welgampola MS, et al. Vestibular evoked myogenic potentials: past, present and future. *Clin Neurophysiol.* 2010;121(5):636-651.
89. Iwasaki S, Chihara Y, et al. The role of the superior vestibular nerve in generating ocular vestibular-evoked myogenic potentials to bone conducted vibration at Fz. *Clinical Neurophysiology.* 2009;120(3):588-593.
90. Manzari L, Tedesco A, et al. Ocular vestibular-evoked myogenic potentials to bone-conducted vibration in superior vestibular neuritis show utricular function. *Otolaryngology-Head and Neck Surgery.* 2010;143(2):274-280.
91. Rosengren SM, McAngus Todd NP, et al. Vestibularevoked extraocular potentials produced by stimulation with bone-conducted sound. *Clin Neurophysiol.* 2005; 116(8):1938-1948.
92. Manzari L, Burgess AM, et al. Objective verification of full recovery of dynamic vestibular function after superior vestibular neuritis. *Laryngoscope.* 2011;121(11):2496-2500.
93. Tribukait A, Bergenius J, et al. The subjective visual horizontal for different body tilts in the roll plane: characterization of normal subjects. *Brain Res Bull.* 1996;40(5-6): 375-381; discussion 381-383.
94. Fetter M, Zee DS, et al. Effect of lack of vision and of occipital lobectomy upon recovery from unilateral labyrinthectomy in rhesus monkey. *J Neurophysiol.* 1988; 59(2):394-407.
95. Sadeghi SG, Minor LB, et al. Neural correlates of motor learning in the vestibulo-ocular reflex: dynamic regulation of multimodal integration in the macaque vestibular system. *J Neurosci.* 2010;30(30):10158-10168.
96. Sadeghi SG, Minor LB, et al. Multimodal integration after unilateral labyrinthine lesion: single vestibular nuclei neuron responses and implications for postural compensation. *J Neurophysiol.* 2011;105(2):661-673.
97. Yakushin SB, Kolesnikova OV, et al. Complementary gain modifications of the cervico-ocular (COR) and angular vestibulo-ocular (aVOR) reflexes after canal plugging. *Exp Brain Res.* 2011;210(3-4):549-560.
98. Halmagyi GM, Curthoys IS, et al. Unilateral vestibular neurectomy in man causes a severe permanent horizontal vestibulo-ocular reflex deficit in response to high-acceleration ampullofugal stimulation. *Acta Otolaryngol Suppl.* 1991;481:411-414.
99. Berthoz A. Cooperation and substitution between the saccadic system and reflexes of vestibular origin - should we revise the notion of reflex. *Revue Neurologique.* 1989;145(8-9):513-526.
100. Horn ER. "Critical periods" in vestibular development or adaptation of gravity sensory systems to altered gravitational conditions? *Arch Ital Biol.* 2004;142(3): 155-174.
101. Newlands SD, Dara S, et al. Relationship of static and dynamic mechanisms in vestibuloocular reflex compensation. *Laryngoscope.* 2005;115:191-204.
102. Beraneck M, McKee JL, et al. Asymmetric recovery in cerebellar-deficient mice following unilateral labyrinthectomy. *J Neurophysiol.* 2008;100(2): 945-958.
103. Black FO, Wade SW, et al. What is the minimal vestibular function required for compensation? *Am J Otol.* 1996; 17(8817017):401-409.
104. Jensen DW. Reflex control of acute postural asymmetry and compensatory symmetry after a unilateral vestibular lesion. *Neuroscience.* 1979;4(8):1059-1073.
105. Jensen DW. Vestibular compensation: tonic spinal influence upon spontaneous descending vestibular nuclear

activity. *Neuroscience.* 1979;4(8):1075–1084.

106. Reber A, Courjon J–H, et al. Vestibular decompensation in labyrinthectomized rats placed in weightlessness during parabolic flight. *Neurosci Lett.* 2003;344(2): 122–126.

107. Goto F, Straka H, et al. Gradual and reversible central vestibular reorganization in frog after selective labyrinthine nerve branch lesions. *Exp Brain Res.* 2002; 147(3): 374–386.

108. Luxon LM, Furman JM, et al., eds. *Textbook of Audiological Medicine: Clinical Aspects of Hearing and Balance.* London: Martin Dunitz; 2003.

109. Bowman A. *Psychological and Visual–Perceptual Explanations of Poor Compensation Following Unilateral Vestibular Loss.* Sydney: University of Sydney; 2005.

110. Smith PF, Darlington CL. Neurochemical mechanisms of recovery from peripheral vestibular lesions (vestibular compensation). *Brain Res Brain Res Rev.* 1991;16(2): 117–133.

111. Rascol O, Hain TC, et al. Antivertigo medications and drug–induced vertigo. A pharmacological review. *Drugs.* 1995;50(5):777–791.

112. Lacour M, Sterkers O. Histamine and betahistine in the treatment of vertigo: elucidation of mechanisms of action. *CNS Drugs.* 2001;15(11):853–870.

113. Hain TC, Uddin M. Pharmacological treatment of vertigo. *CNS Drugs* 17(2):85–100.

114. Curthoys IS, Smith PF, et al. Postural compensation in the guinea pig following unilateral labyrinthectomy. *Prog Brain Res.* 1988;76:375–384.

115. Tighilet B, Brezun JM, et al. New neurons in the vestibular nuclei complex after unilateral vestibular neurectomy in the adult cat. *Eur J Neurosci.* 2007;25(1):47–58.

116. Putkonen PT, Courjon JH, et al. Compensation of postural effects of hemilabyrinthectomy in the cat. A sensory substitution process? *Exp Brain Res.* 1977; 28(3–4):249–257.

117. Smith PF, Darlington CL, et al. Vestibular compensation without brainstem commissures in the guinea pig. *Neurosci Lett.* 1986;65(2):209–213.

118. Lacour M, Xerri C, et al. Compensation of postural reactions to fall in the vestibular neurectomized monkey. Role of the remaining labyrinthine afferences. *Exp Brain Res.* 1979;37(3):563–580.

119. Igarashi M, Guitierrez O. Analysis of righting reflex in cats with unilateral and bilateral labyrinthectomy. *ORL J Otorhinolaryngol Relat Spec.* 1983;45(5):279–289.

120. Xerri C, Zennou Y. Sensory, functional and behavioural substitution processes in vestibular compensation. In: Lacour M, Toupet M, Denise P, Christen Y, eds. *Vestibular Compensation: Facts, Theories and Clinical Perspectives.* Paris: Elsevier;1989:35–58.

121. Zennou–Azogui Y, Xerri C, et al. Visual sensory substitution in vestibular compensation: neuronal substrates in the alert cat. *Exp Brain Res.* 1994;98(3):457–473.

122. Zennou–Azogui Y, Xerri C, et al. Visual experience during a sensitive period plays a critical role in vestibular compensation: neuronal substrates within Deiters' nucleus in the alert cat. *Restor Neurol Neurosci.* 1995; 7(4):235–246.

123. Zennou–Azogui Y, Xerri C, et al. Vestibular compensation: role of visual motion cues in the recovery of posturo–kinetic functions in the cat. *Behav Brain Res.* 1996; 74(1–2):65–77.

124. Igarashi M. Physical exercise and the acceleration of vestibular compensation. In: Lacour M, Tighilet B, Denise P, Christen Y, eds. *Vestibular Compensation: Facts, Theories and Clinical Perspectives.* Paris: Elsevier; 1989:131–144.

125. Pettorossi VE, Petrosini L. Tonic cervical influences on eye nystagmus following hemilabyrinthectomy: immediate and plastic effects. *Brain Res.* 1984;324(1):11–19.

126. Flohr H. Concepts of vestibular compensation. In: Flohr, Precht W, eds. *Lesion–induced Neuronal Plasticity in Sensorimotor Systems.* Berlin: Springer–Verlag; 1981:153–172.

127. Maioli C, Precht W. On the role of vestibulo–ocular reflex plasticity in recovery after unilateral peripheral vestibular lesions. *Exp Brain Res.* 1985;59(1):267–272.

128. Gonshor A, Jones GM. Short–term adaptive changes in the human vestibulo–ocular reflex arc.*J Physiol.* 1976; 256(2):361–379.

129. Gonshor A, Jones GM. Extreme vestibulo–ocular adaptation induced by prolonged optical reversal of vision. *J Physiol.* 1976;256(2):381–414.

130. Cawthorne T. Vestibular Injuries. *Proc R Soc Med.* 1946; 39(5):270–273.

131. Cooksey FS. Rehabilitation in vestibular injuries. *Proc R Soc Med.* 1946;39(5):273–278.

132. Telian SA, Shepard NT. Update on vestibular rehabilitation therapy. *Otolaryngol Clin North Am.*

1996;29(2):359–371.

133. Strupp M, Arbusow V, et al. Vestibular exercises improve central vestibulospinal compensation after vestibular neuritis. *Neurology.* 1998;51(3):838–844.
134. Strupp M, Arbusow V, et al. Balance training improves vestibulospinal compensation after acute one-sided labyrinthian failure. *Physikalische Medizin Rehabilitationsmedizin Kurortmedizin.* 2000;10:217–226.
135. Strupp M, Arbusow V, et al. Exercise and drug therapy alter recovery from labyrinth lesion in humans. *Ann N Y Acad Sci.* 2001;942:79–94.
136. Della Santina CC, Cremer PD, et al. Comparison of head thrust test with head autorotation test reveals that the vestibulo-ocular reflex is enhanced during voluntary head movements. *Arch Otolaryngol Head Neck Surg.* 2002; 128(9):1044–1054.
137. Goldberg JM, Fernandez C. The vestibular system. *Sensory Processes.* I. Darian-Smith. Bethesda, MD, American Physiological Society.1983;3:977–1022.
138. Smith PF, Curthoys IS. Mechanisms of recovery following unilateral labyrinthectomy: a review. *Brain Res Brain Res Rev.* 1989;14(2):155–180.
139. Cirelli C, Pompeiano M, et al. c-fos Expression in the rat brain after unilateral labyrinthectomy and its relation to the uncompensated and compensated stages. *Neuroscience.* 1996;70(2):515–546.
140. Goldberg JM. Afferent diversity and the organization of central vestibular pathways. *Exp Brain Res.* 2000; 130(3):277–297.
141. Highstein SM, Fay RR, et al., eds. *The Vestibular System.* New York: Springer-Verlag; 2004.
142. Smith PF, Curthoys IS. Neuronal activity in the ipsilateral medial vestibular nucleus of the guinea pig following unilateral labyrinthectomy. *Brain Res.* 1988; 444(2): 308–319.
143. Sadeghi SG, Minor LB, et al. Response of vestibularnerve afferents to active and passive rotations under normal conditions and after unilateral labyrinthectomy. *J Neurophysiol.* 2007;97(2):1503–1514.
144. Precht W, Shimazu H, et al. A mechanism of central compensation of vestibular function following hemilabyrinthectomy. *J Neurophysiol.* 1966;29(6):996–1010.
145. Markham CH, Yagi T, et al. The contribution of the contralateral labyrinth to second order vestibular neuronal activity in the cat. *Brain Res.* 1977;138(1): 99–109.
146. Hamann KF, Lannou J. Dynamic characteristics of vestibular nuclear neurons responses to vestibular and optokinetic stimulation during vestibular compensation in the rat. *Acta Otolaryngol Suppl.* 1987;445:1–19.
147. Newlands SD, Perachio AA. Compensation of horizontal canal related activity in the medial vestibular nucleus following unilateral labyrinth ablation in the decerebrate gerbil. I. Type I neurons. *Exp Brain Res.* 1990;82(2): 359–372.
148. Newlands SD, Perachio AA. Compensation of horizontal canal related activity in the medial vestibular nucleus following unilateral labyrinth ablation in the decerebrate gerbil. II. Type II neurons. *Exp Brain Res.* 1990; 82(2):373–383.
149. Ris L, de Waele C, et al. Neuronal activity in the ipsilateral vestibular nucleus following unilateral labyrinthectomy in the alert guinea pig. *J Neurophysiol.* 1995;74(5): 2087–2099.
150. Ris L, Capron B, et al. Dissociations between behavioural recovery and restoration of vestibular activity in the unilabyrinthectomized guinea-pig. *J Physiol.* 1997; 500(Pt 2):509–522.
151. Sadeghi SG, Minor LB, et al. Response of vestibularnerve afferents to active and passive rotations under normal conditions and after unilateral labyrinthectomy. *J Neurophysiol.* 2007;97(2):1503–1514.
152. Bergquist F, Ludwig M, et al. Role of the commissural inhibitory system in vestibular compensation in the rat. *J Physiol.* 2008;586(Pt 18):4441–4452.
153. Him A, Dutia MB. Intrinsic excitability changes in vestibular nucleus neurons after unilateral deafferentation. *Brain Res.* 2001;908(1):58–66.
154. Darlington CL, Dutia MB, et al. The contribution of the intrinsic excitability of vestibular nucleus neurons to recovery from vestibular damage. *Eur J Neurosci.* 2002; 15(11):1719–1727.
155. Ris L, Capron B, et al. Labyrinthectomy changes T-type calcium channels in vestibular neurones of the guinea pig. *Neuroreport.* 2003;14(12):1585–1589.
156. Dutia MB, Johnston AR, et al. Tonic activity of rat medial vestibular nucleus neurones in vitro and its inhibition by GABA. *Exp Brain Res.* 1992;88(3):466–472.
157. Magnusson AK, Lindstrom S, et al. GABA(B) receptors contribute to vestibular compensation after unilateral labyrinthectomy in pigmented rats. *Exp Brain Res.* 2000;

134(1):32-41.

158. Yamanaka T, Him A, et al. Rapid compensatory changes in GABA receptor efficacy in rat vestibular neurones after unilateral labyrinthectomy. *J Physiol.* 2000;523 (Pt 2):413-424.
159. Him A, Johnston AR, et al. Tonic activity and GABA responsiveness of medial vestibular nucleus neurons in aged rats. *Neuroreport.* 2001;12(18):3965-3968.
160. Johnston AR, Him A, et al. Differential regulation of GABA(A) and GABA(B) receptors during vestibular compensation. *Neuroreport.* 2001;12(3):597-600.
161. Tighilet B, Lacour M. Gamma amino butyric acid (GABA) immunoreactivity in the vestibular nuclei of normal and unilateral vestibular neurectomized cats. *Eur J Neurosci.* 2001;13(12):2255-2267.
162. Gliddon CM, Darlington CL, et al. GABAergic systems in the vestibular nucleus and their contribution to vestibular compensation. *Prog Neurobiol.* 2005;75(1):53-81.
163. Shao M, Hirsch JC, et al. Plasticity of spontaneous excitatory and inhibitory synaptic activity in morpho logically defined vestibular nuclei neurons during early vestibular compensation. *J Neurophysiol.* 2012;107(1): 29-41.
164. Shao M, Reddaway R, et al. Presynaptic GABA(B) receptors decrease neurotransmitter release in vestibular nuclei neurons during vestibular compensation. *Neuroscience.* 2012;223:333-354.
165. de Waele C, Campos Torres A, et al. Evidence for reactive astrocytes in rat vestibular and cochlear nuclei following unilateral inner ear lesion. *Eur J Neurosci.* 1996; 8(9):2006-2018.
166. Campos Torres A, Vidal PP, et al. Evidence for a microglial reaction within the vestibular and cochlear nuclei following inner ear lesion in the rat. *Neuroscience.* 1999; 92(4):1475-1490.
167. Gacek RR, Lyon MJ, et al. Ultrastructural changes in vestibulo-ocular neurons following vestibular neurectomy in the cat. *Ann Otol Rhinol Laryngol.* 1988;97(1): 42-51.
168. Gacek RR, Lyon MJ, et al. Morphologic correlates of vestibular compensation in the cat. *Acta Otolaryngol Suppl.* 1989;462:1-16.
169. Gacek RR, Lyon MJ, et al. Ultrastructural changes in contralateral vestibulo-ocular neurons following vestibular neurectomy in the cat. *Acta Otolaryngol Suppl.* 1991; 477:1-14.
170. Gacek RR, Schoonmaker JE. Morphologic changes in the vestibular nerves and nuclei after labyrinthectomy in the cat: a case for the neurotrophin hypothesis in vestibular compensation. *Acta Otolaryngol.* 1997;117(2):244-249.
171. Aldrich EM, Peusner KD. Vestibular compensation after ganglionectomy: ultrastructural study of the tangential vestibular nucleus and behavioral study of the hatchling chick. *J Neurosci Res.* 2002;67(1):122-138.
172. Campos-Torres A, Touret M, et al. The differential response of astrocytes within the vestibular and cochlear nuclei following unilateral labyrinthectomy or vestibular afferent activity blockade by transtympanic tetrodotoxin injection in the rat. *Neuroscience.* 2005;130(4):853-865.
173. Lacour M, Dutheil S, et al. Tell me your vestibular deficit, and I'll tell you how you'll compensate. *Ann N Y Acad Sci.* 2009;1164:268-278.
174. Beraneck M, Hachemaoui M, et al. Long-term plasticity of ipsilesional medial vestibular nucleus neurons after unilateral labyrinthectomy. *J Neurophysiol.* 2003;90(1): 184-203.
175. Beraneck M, Idoux E, et al. Unilateral labyrinthectomy modifies the membrane properties of contralesional vestibular neurons. *J Neurophysiol.* 2004;92(3): 1668-1684.
176. Nelson AB, Krispel CM, et al. Long-lasting increases in intrinsic excitability triggered by inhibition. *Neuron.* 2003;40(3):609-620.
177. Pettorossi VE, Dutia M, et al. Long-term potentiation and depression after unilateral labyrinthectomy in the medial vestibular nucleus of rats. *Acta Otolaryngol.* 2003; 123(2):182-186.
178. Xerri C, Gianni S, et al. Central compensation of vestibular deficits. I. Response characteristics of lateral vestibular neurons to roll tilt after ipsilateral labyrinth deafferentation. *J Neurophysiol.* 1983;50(2):428-448.
179. Lacour M, Manzoni D, et al. Central compensation of vestibular deficits. III. Response characteristics of lateral vestibular neurons to roll tilt after contralateral labyrinth deafferentation. *J Neurophysiol.* 1985;54(4):988-1005.
180. Aleisa M, Zeitouni AG, et al. Vestibular compensation after unilateral labyrinthectomy: Normal versus cerebellar dysfunctional mice. *J Otolaryngol.* 2007;36(6):315-321.
181. Courjon JH, Flandrin JM, et al. The role of the flocculus in vestibular compensation after hemilabyrinthectomy. *Brain Res.* 1982;239(1):251-257.
182. Haddad GM, Friendlich AR, et al. Compensation of nystagmus after VIIIth nerve lesions in vestibulocerebellecto-

mized cats. *Brain Res.* 1977;135(1):192–196.

183. Smith PF, Darlington CL, et al. The effect of visual deprivation on vestibular compensation in the guinea pig. *Brain Res.* 1986;364(1):195–198.
184. Newlands SD, Perachio AA. Effects of commissurotomy on vestibular compensation in the gerbil. *Society for Neuroscience Abstracts.* 1986;12:254.
185. Kitahara T, Takeda N, et al. Molecular mechanisms of vestibular compensation in the central vestibular system—review. *Acta Otolaryngol Suppl.* 1998;539: 19–27.
186. Kitahara T, Fukushima M, et al. Effects of preflocculectomy on Fos expression and NMDA receptormediated neural circuits in the central vestibular system after unilateral labyrinthectomy. *Acta Otolaryngol.* 2000;120(7): 866–871.
187. Kitahara T, Takeda N, et al. Role of the flocculus in the development of vestibular compensation: immunohistochemical studies with retrograde tracing and flocculectomy using Fos expression as a marker in the rat brainstem. *Neuroscience.* 1997;76(2):571–580.
188. Kitahara T, Fukushima M, et al. Role of cholinergic mossy fibers in vestibular nuclei in the development of vestibular compensation. *Acta Otolaryngol Suppl.* 2001; 545:101–104.
189. Johnston AR, Seckl JR, et al. Role of the flocculus in mediating vestibular nucleus neuron plasticity during vestibular compensation in the rat. *J Physiol.* 2002;545 (Pt 3):903–911.
190. Furman JM, Balaban CD, et al. Vestibular compensation in a patient with a cerebellar infarction. *Neurology.* 1997; 48(4):916–920.
191. Anastasio TJ. Simulating vestibular compensation using recurrent back-propagation. *Biol Cybern.* 1992;66(5): 389–397.
192. Cartwright AD, Curthoys IS. A neural network simulation of the vestibular system: implications on the role of intervestibular nuclear coupling during vestibular compensation. *Biol Cybern.* 1996;75(6):485–493.
193. Cartwright AD, Curthoys IS, et al. Testable predictions from realistic neural network simulations of vestibular compensation: integrating the behavioural and physiological data. *Biol Cybern.* 1999;81(1):73–87.
194. Graham BP, Dutia MB. Cellular basis of vestibular compensation: analysis and modelling of the role of the commissural inhibitory system. *Exp Brain Res.* 2001; 137(3–4):387–396.
195. Cartwright AD, Gilchrist DPD, et al. A realistic neural-network simulation of both slow and quick phase components of the guinea pig VOR. *Exp Brain Res.* 2003; 149(3):299–311.

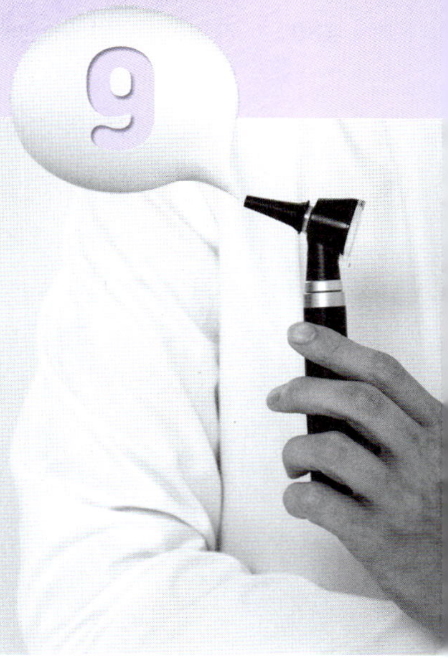

9 안뜰눈기능저하에 대한 보상전략

Compensatory Strategies for Vestibulo-ocular Hypofunction

Michael C. Schubert, PT, PhD

정상적인 안뜰 눈반사
Normal vestibulo-ocular reflex

정상적인 (달리기와 같은) 일상생활활동은 최대 550deg/sec의 머리 속도, 최대 6,000deg/sec^{2}의 머리가속도 및 1~20Hz까지의 머리 움직임 주파수 성분과 관련될 수 있다. 오직 안뜰계통만이 이런 속도, 가속도 및 주파수 범위에서 머리 움직임을 감지할 수 있다. 뿐만 아니라 안뜰눈반사(vestibulo-ocular reflex, VOR)의 잠복기는 5~7msec로 짧다고 보고되었다. 대조적으로, 원활추종눈운동과 같은 눈 추적 기전은 더 느린 눈 속도를 발생시키고(~60deg/sec), 비교적 긴 잠복기를 가지며(최대 100msec), 1Hz를 초과하는 주파수에서는 기능하지 않는다. 충분히 보상받지 못하는 안뜰상실을 가진 대상들의 경우, 머리 움직임은 일상생활활동의 참여를 크게 제한할 수 있다.

비정상적인 안뜰눈반사
Abnormal vestibulo-ocular reflex

안뜰상실을 가진 사람들은 일반적으로 현훈(vertigo), 평형장애, 머리 움직임으로 인한 진동시각(oscililopsia), 자발 눈떨림(spontaneous nystagmus), 자세불안정을 경험한다. 특히 안뜰기능이 상실된 환자는 손상된 미로 방향으로 빠르게 머리를 회전할 때 눈은 시각적 표적에 고정하지 못하며, VOR 결핍을 나타낸다. 그 결과 머리를 회전하는 동안 동적 시력(dynamic visual acuity, DVA)이 저하된다. 보상의 한 형태로 뇌는 VOR 보상을 위해 대용할 수 있는 눈 회전을 발생시킨다.

보상전략
Compensatory strategies

안뜰상실을 가진 각 개인은 머리를 회전하는 동안 명확하게 볼 수 있는 능력을 향상시키기 위해 여러 보상전략을 사용한다. 보상기전에는 눈의 순간적 움직임의 대체 또는 수정, 목눈반사(cervico-ocular reflex, COR)의 이득(gain) 늘리기 그리고 아마도 중추신경에서 사전 프로그래밍된 눈운동의 사용으로 원활추종눈운동 시스템의 향상도 포함될 것이다.

손상쪽으로 전신 및 머리가 회전할 때 임상가의 눈에는 보이지 않아서 은밀한 신속눈운동으로 알려진 보상적 신속눈운동이 VOR의 부족한 방향에서 일어나는 것이 안뜰기능의 상실을 동반한 환자에서 확인되었다. 최근에 이러한 눈의 순간적 움직임들은 머리를 회전하기 시작하면서부터 50~150msec 감소된 잠복기 후에 일어나고(그림 9.1), 예측할 수 있거나 예측할 수 없는 머리 움직임 동안 모두에서 일어난다는 점에서 독특하다는 것이 보고되었으며, 이를 통해 안뜰기원에 관한 가설이 세워졌다.

보상적 신속눈운동(compensatory saccades, CS)은

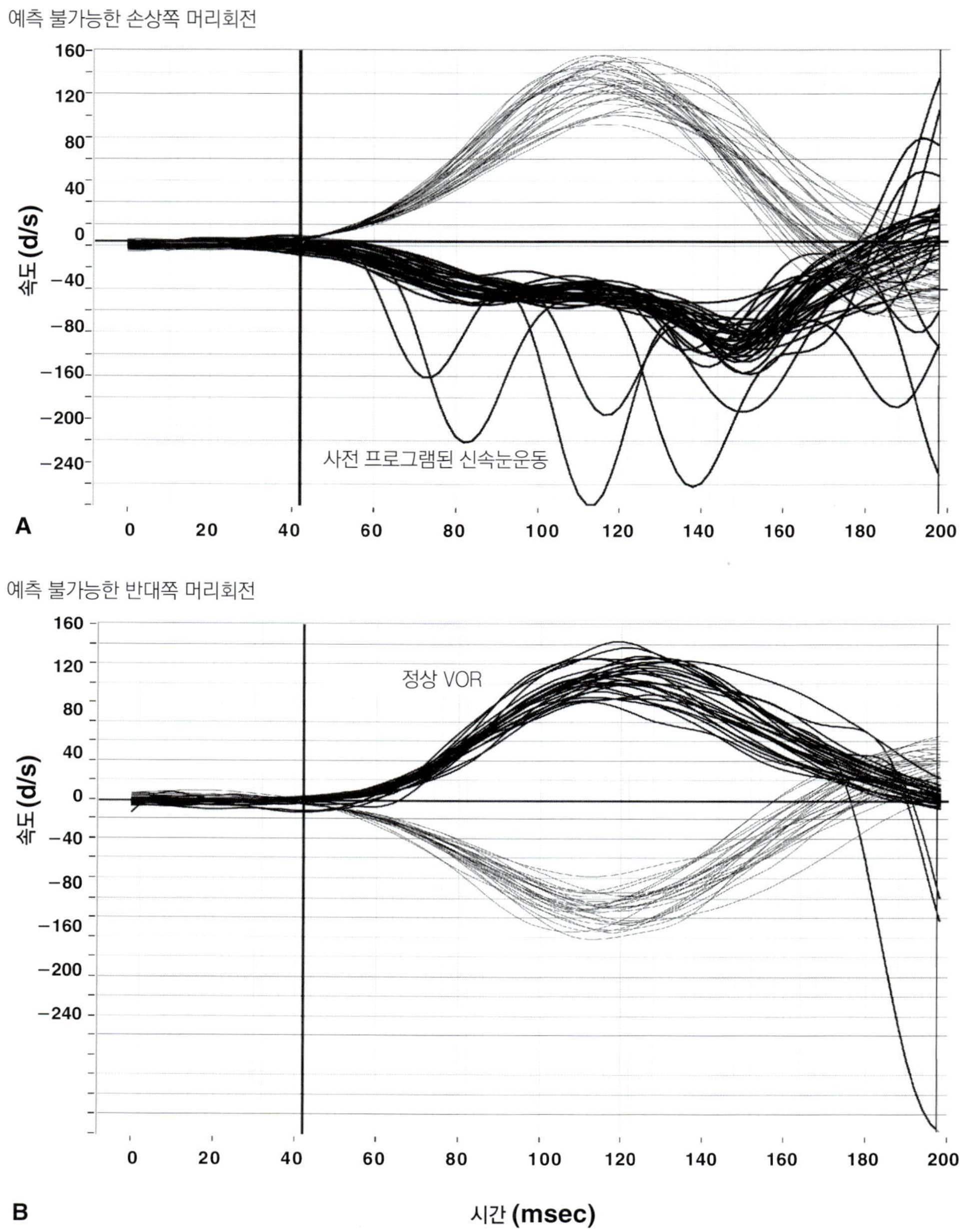

그림 9.1

보상(사전 프로그램된) 신속눈운동 vs. 한쪽 안뜰기능저하(UVH)를 가진 사람에서 정상 안뜰눈반사(VOR). 진한 선은 머리의 속도를 나타내고 연한 선은 눈의 속도를 반영한다. 수직선은 머리회전의 시작을 표시한다. **A:** 느린 속도의 눈 움직임은 머리 속도(낮은 VOR 이득)와 관련하여 불충분하며 보상적 신속눈운동(CS)이 보충된다. CS의 방향은 느린 속도의 방향과 같다. **B:** 느린 눈 속도는 정상적인 VOR 이득의 머리 속도와 비슷하다.

손상쪽으로 머리를 회전하는 것과 관련된 주시안정성을 개선하기 위해 기능하는 것으로 보인다. 주시 불안정성을 줄이는데 있어서 보상적 신속눈운동(PPS)의 영향은 1988년에 처음 보고되었다. Segal과 Katsarkas는 안뜰신경집종 제거를 위한 8번 뇌신경 절제술로 인하여 한쪽 안뜰기능저하(unilateral vestibular hypofunction, UVH)를 가진 세 사람에게 예측할 수 없는 전신 회전을 사용하여 VOR을 연구했다. 이 연구자들은 손상쪽 방향의 두부충동(head thrusts)과 관련된 느린 성분의 잘못된 움직임에 28~59%를 수정한 일종의 신속눈운동을 기술했다. 후에, Bloomberg 등은 주시안정성을 개선하기 위한 목적으로 느린 성분의 안뜰과 신속눈운동 사이에서 유사한 시너지 관계를 보고했다. 최근에는 주시안정성 전략의 일환으로 보상적 신속눈운동을 채택했을 때 주시 위치 오차가 줄어든다는 것을 입증했다.

귀돌기관매개병진(otolith-mediated translational) VOR (tVOR)의 경우, VOR과 눈의 신속눈운동 사이의 공생관계로부터 도움을 받는다는 것이 입증되었다. Shelhamer 등은 정상적인 안뜰기능을 가진 사람들을 정현파적 병진운동과 표적활동에 20분 동안 노출시킴으로써 tVOR의 이득을 적응적으로 증가시켰다. 연구자들은 신속눈운동이 느린 눈운동의 방향에서 일어나고, 적응에 나타나는 tVOR의 32%를 차지한다는 것을 보여주었다. 이전의 이러한 연구들을 토대로 생각해보면, 신속눈운동은 안뜰 느린 위상 방향에서 일어나는 것이 입증되었을 뿐만 아니라 주시 불안정성을 줄이는데, 안구의 순간적 움직임을 채택하고 유용하게 사용하는데 있어서 많은 시간이 필요하지 않는 것처럼 보인다.

신속눈운동의 수정 Saccadic modifications

실험적 패러다임이 머리를 회전(정상적인 VOR을 필요로 하는 상태)하는 것과 관련될 때, 신속눈운동 시스템에 대한 다양한 행동수정이 안뜰기능저하를 가진 환자들에게 보고되었다. 여기에 세 가지가 설명되어 있다.

Kasai와 Zee는 양쪽 안뜰계가 손상된 환자에게 눈과 머리를 움직여 시선을 표적으로 옮기라고 부탁했을 때 감소된 진폭의 신속눈운동(목표에 못 미친 것)이 발생하는 것을 보고했다. 연구자들은 머리가 회전하는 동안 VOR이 시야를 안정시키지 못할 것이라 예상하여 의도적으로 목표에 못 미치게 했을 것이라 가설을 세웠다. 즉 불충분한 진폭의 신속눈운동을 한 뒤 머리를 움직여 눈을 표적으로 옮기는 것이다.

몇몇 연구에 따르면 중심에 위치한 표적에서 갑자기 병변쪽으로 머리를 회전하여 눈이 표적에서 멀어지게 되면, 신속눈운동이 머리회전 반대 방향으로 일어나고 눈은 표적을 향하게 된다. 대부분의 연구자들은 보상적 신속눈운동이 다음과 같다는 데 동의한다.

- 주시하는 것을 도와줄 목적으로 채택된다.
- 머리가 회전하는 속도와 완전히 일치하지는 않지만, 주시안정성을 개선한다.
- VOR 이득(gain)과 반대의 상관관계가 있다.
- 머리를 한 번 회전하는 동안 한 번 이상 일어날 수 있다.

이 연구들은 보상적 신속눈운동을 유발하는데 있어서 많은 다양성을 보여주기도 한다. 일부 환자들은 높은 가속도나 큰 진폭의 머리 움직임에 대해서만 신속눈운동을 사용하는 것처럼 보인다.

표적이 중심에서 벗어나도록 병변쪽으로 머리를 예측할 수 없게 회전할 때, 보상적 신속눈운동을 발생시키는 잠복기는 시각에 의한 신속눈운동 잠복기보다 훨씬 짧다는 것도 입증되었다(각각 70~130msec vs. 200msec).

목눈반사 Cervico-ocular reflex

목눈반사(cervico-ocular reflex, COR)는 VOR과 유사한데, 결함이 있는 안뜰계통을 대신해서 머리회전 반대 방향으로 느린 성분의 눈 회전을 일으키는 것으로 생각된다. 하지만 차이점은 COR로 인한 눈 회전은 위 목뼈의 관절과 인대의 감각수용체에서 일어난다는 점이다. 안뜰계통이 아니라 목뼈에서 눈운동이 일어난다면, 머리는 고정되어야 한다. COR은 눈 속도와 몸통 속도의 비율(최대 눈 속도의 절대값/최대 몸통 속도의 절대값)로 수치화된다. 안뜰상실에 대한 보상기전으로, COR은 몸통이 움직이는 방향으로 눈을 움직여야 한다. 머리가 고정된 채 몸통을 왼쪽으로 돌렸을 때, 상대적으로 (고정된) 머리위치는 몸통을 고정한 채 머리를 오른쪽으로 돌린 것과 같다. 그러므로 왼쪽으로 몸통을 돌리는 것(상대적으로 오른쪽으로 고정된 머리위치)은 왼쪽으로 눈 움직임이 일어나야 한다. COR이 동물모델에서는 잘 기술되어 있지만, 사람 모델에서는 논란의 여지가 많다.

1906년, Barany는 머리가 고정된 채 몸통이 회전할 때 토끼의 눈 움직임을 처음으로 설명했다. 그 후의 연구들에서, 다양한 연구자들이 C1~C4 뒤뿌리(dorsal roots)를 절개하거나 마취제를 토끼의 목 관절에 주입했을 때 눈떨림이 유발된다는 것을 설명했다. 1973년에 Hikosaka와 Maeda는 고양이의 갓돌림신경세포를 기록하다가 두 번째나 세 번째 목뒤뿌리를 자극했을 때 같은쪽의 갓돌림신경세포를 촉진하고 반대쪽 안뜰핵의 발사율을 증가시킨다는 것을 입증했다. 뿐만 아니라 반대쪽에서 일어나는 갓돌림신경세포는 억제되었다. 4번 이하 목뼈관절을 자극하는 것은 똑같은 촉진과 억제 반응을 일으키지 않았다. 연구자들은 두 번째와 세 번째 목뼈관절과 갓돌림신경세포가 안뜰핵 사이에 연결되어 있음을 설명했다. 또한 두 번째와 세 번째 목뼈관절은 리도카인(lidocaine) 주사제로 마취되었고, 그 이후 눈떨림은 발생하지 않았다.

이후 다람쥐원숭이에 대한 Gdowski와 McCrea의 연구는 안뜰핵에 관한 목의 고유감각 정보의 영향에 대해 추가로 근거를 제시했다. 이 연구자들은 영장류의 몸통이 머리가 고정된 채 회전하는 (수동적인 목 회전) 동안 수평반고리관의 이차적인 들심성 신경으로부터 기록된 발사율(민감성)과 전신이 회전하는 동안 앞에서 말한 발사율을 비교했다(각 회전 매개변수는 0.5Hz, 40deg/sec와 2.3Hz, 20deg/sec로 측정됨). 이들은 COR의 이득(gain)이 검사의 주파수와 상관없이 비슷했다고 보고했다(0.5Hz에 0.4 ± 0.04와 2.3Hz에 0.33 ± 0.05). 이 연구는 안뜰핵의 신경세포가 영장류의 목 회전에 민감하다는 것을 입증했다.

유사한 COR 이득값은 최근 붉은털원숭이에게서 보고되었다. Yakushin 등은 6개의 반고리관이 모두 막힌 원숭이에게서의 0.02~6Hz 범위 움직임 주파수에 대한 COR과 VOR 이득 회복을 연구했다. 수술 전 측정된 COR 이득은 거의 없었고, 1Hz 아래의 주파수에서만 관찰되었다. 수술 후 3Hz 아래의 주파수를 측정했을 때 COR 이득은 크게 증가되었다(~0.15). 향후 3개월 동안 COR 이득은 ~0.4로 증가했다. COR과 VOR이 합산되었을 때의 보상반응 이득은 0.4~0.8이었다.

양쪽 안뜰미로절제술 후에 붉은털원숭이의 안쪽 및 가쪽 안뜰핵 신경세포를 기록하면서 Sadeghi 등은 안뜰신경세포의 거의 50%가 목의 수동적 자극에 반응한다고 보고했다. 이것은 COR 이득반응의 증가(~0.25이득)와 상관 관련이 있다.

사람의 주시안정성 수단으로써 COR을 밀접하게 연관짓는 것은 논란이 되고 있다. 논란의 일부는 COR을 연구하는데 사용된 방법 때문이며, 어느 정도는 보고된 COR의 기능에 많은 다양성이 있기 때문이다. 목(cervicogenic)으로부터 발생하는 어지럼을 검토하려면 31장을 참조한다.

안뜰기능저하를 가진 대상들
Subjects with vestibular hypofunction

보상전략으로써 COR의 역할을 연구한 대부분의 연구들은 양쪽 안뜰기능저하(bilateral vestibular hypofunction, BVH)를 가진 환자들에서 그러했다. Kasai와 Zee는 안뜰기능이 완전히 상실된 3명의 대상자들에게서 COR의 이득이 0.27에서 0.5로 변화했다고 처음 보고했다. 다른 연구자들도 유사한 이득 값을 보고했다. 온도눈떨림검사를 통해 안뜰기능의 완전한 상실을 진단받은 대상자에 대한 사례연구는 특히 흥미로웠다. 이 연구자들은 중추성 안뜰계가 VOR 이득의 회복을 보여줄 때 COR 이득이 0.51에서 0.17로 감소했다고 보고했다(VOR과 COR 모두 0.2Hz, 40deg/sec로 측정됨). 이 연구결과는 VOR 이득이 회복될 때까지 COR은 일시적으로 유용한 보상 기전이었다는 것을 보여준다.

UVH를 가진 사람에게서 COR 존재의 근거는 최근 81세의 한 여성에게서 보고되었다. 저자들은 0.3Hz 몸통을 회전할 때 COR 이득은 0.1 ± 0.04라고 기술했다. 이 환자에게서 COR 이득은 5주간의 주시안정성 훈련 후에 0.32 ± 0.13으로 증가했다(그림 9.2). 특이하게도 COR의 방향은 보상되지 않았다. 이러한 근거는 COR의 기능적 관련성은 아직 불확실하지만 COR의 효과가 증가될 수

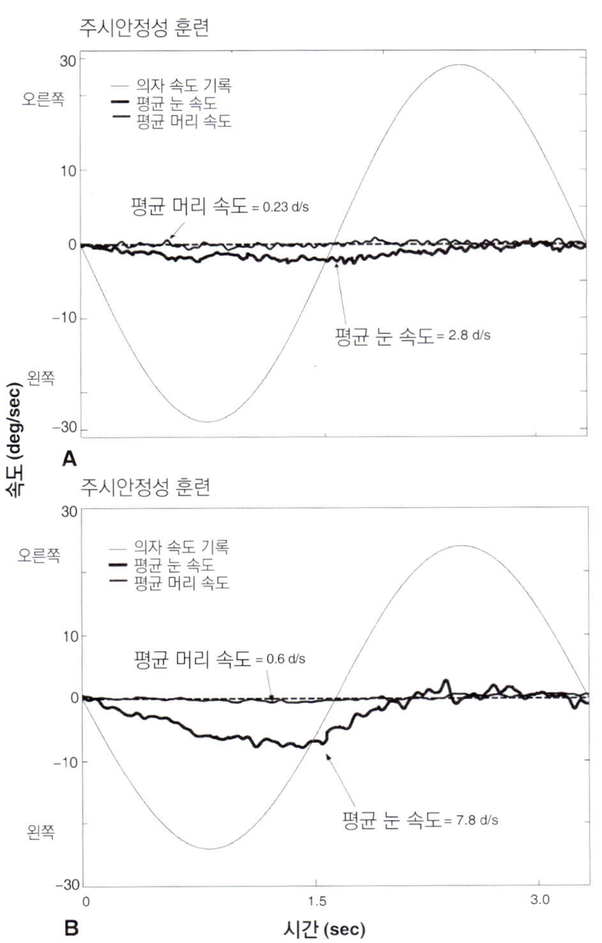

그림 9.2 한쪽 안뜰기능저하(UVH) 환자의 목눈반사(COR). 의자, 눈, 머리 속도가 그려져 있다. 대상자의 머리는 머리 움직임을 막기 위해 공간에 고정되었다. A: COR 이득(눈 속도/의자 속도)은 환자가 주시안정성 운동 프로그램을 시작하기 전에 0.1이었다. B: 프로그램이 끝난 후, COR 이득은 0.32로 증가했다. 이 눈 속도가 안뜰계통에서 나온 것이 아니라는 것을 보여주는 매우 낮은 머리 속도에 주목해야 한다.

있음을 보여준다.

예측 효과

Effects of prediction

안뜰기능저하를 가진 사람들이 머리 움직임을 예측할 수 있을 때 주시안정성은 개선된다. 이러한 과정은 두 가지 면에서 입증된다. 첫째, VOR 이득(눈 속도 ÷ 머리 속도)은 안뜰기능저하를 가진 사람들에서 결함이 있는 쪽으로의 예측할 수 없는 머리 움직임보다 결함이 있는 쪽으로의 예측할 수 있는 머리 움직임 동안 더 크다. 둘째, 머리회전 동안 시력[동적 시력(DVA)]은 예측할 수 없는 머리회전보다 예측할 수 있는 머리회전 시 더 좋다. VOR 이득(주시안정성)의 향상과 예측할 수 있는 머리 움직임 동안의 DVA 향상은 운동신경명령의 중추 예측 프로그래밍과 원심성 신경 복제와 같은 기전으로 일어난다고 생각된다.

안뜰기능저하를 가진 사람들이 병변쪽으로 머리를 예측할 수 있게 회전하는 동안 빠른 속도의 느린 위상(high-velocity slow phase, HVSP)을 일으킬 수 있다는 근거가 있다(그림 9.3A). 이러한 특별한 눈 회전은 억제적 차단에 의한 속도한계보다 더 큰 속도로 일어난다. 뿐만 아니라 HVSP는 가끔 머리회전 전에 일어나며, 그러므로 안뜰에 의한 눈 회전이 아니라는 근거를 가지고 있다(그림 9.3B).

최근 뇌가 매우 짧은 잠복기를 가지는 눈 회전을 일으킬 수 있다는 것을 보여주는 새로운 근거가 보고되었다. 양쪽 안뜰기능이 상실된(스트렙토마이신 주사를 한) 기니피그 실험에서 능동적 머리회전이 가능하게 했을 때 평균예상 느린 위상 눈 움직임 잠복기는 0.1+/2.5msec였다. 이런 잠복기는 건강한 실험대상(~7msec)이나 한쪽 안뜰상실을 가진 사람(~15msec)에게서 관찰되는 잠복기보다 훨씬 짧다.

양쪽 안뜰미로절제술 후에 붉은털원숭이의 안쪽 및 가쪽 안뜰핵 신경세포를 기록하면서 Sadeghi 등은 능동적 머리회전(수동적 머리회전과 비교해서)에 대한 신경세포의 민감성이 증가됨과 안뜰정보 부재에 대한 대체로써 원심성 신경 복제의 역할을 확인했다.

원활추종눈운동의 향상

Enhanced smooth pursuit

원활추종눈운동의 눈 움직임은 일반적으로 머리회전 없이 움직이는 시각표적을 따라가는데 사용된다. 원활추종눈운동 이득은 눈 속도에 대한 표적속도의 비율이다(눈 속도 ÷ 표적 속도). 안뜰계통과 마찬가지로 원활추종눈운동은

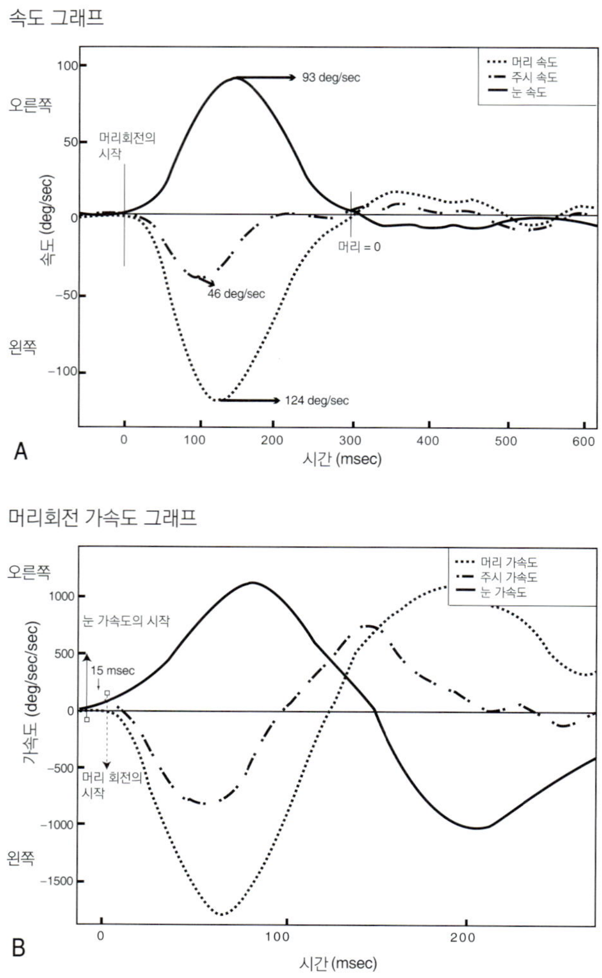

그림 9.3

양쪽 안뜰기능저하(BVH)를 가진 피험자의 예측 가능한 머리회전 동안의 속도가 느린 단계의 속도 및 가속도 그래프. **A:** 머리는 억제 차단 수준보다 높은 124deg/sec 속도로 왼쪽으로 돌지만 피험자는 93deg/sec의 느린 눈 속도를 생성하여 0.74의 이득을 얻었다. **B:** 가속도 그래프를 보면 느린 눈 속도가 머리회전을 선행한다는 것을 나타내며, 이러한 유형의 눈 반응이 안뜰계통에서 생성되지 않음을 보여준다.

가변성이 높다. 일반적으로 원활추종눈운동은 1~2Hz의 주파수와 60deg/sec 내의 속도에서 가장 잘 작동한다. 하지만 대상자가 하려고 한다면 원활추종눈운동은 90deg/sec의 속도에서도 잘 작동하는 것으로 입증되었다.

안뜰기능저하를 가진 대상자는 원활추종눈운동을 결함 있는 VOR의 대체수단으로 사용할 수도 있지만, 이러한 가능성을 뒷받침하는 데이터는 부족하다. Bockisch 등의 연구를 보면 BVH를 가진 대상자는 건강한 대조그룹보다 평균 9% 더 큰 원활추종눈운동 이득을 가지는 것으로 보고되었다. 또한 이 연구자들은 이 대상자들이 더 빠른 원활추종눈운동 속도(최대 속도 40deg/sec)를 일으킬 수 있다는 것을 입증했다. 이들은 원활추종눈운동이 결함 있는 VOR에 대한 유용한 보상기전이 될 수 있다고 결론지었다. 원활추종눈운동이 안뜰기능저하를 가진 사람들에게 적용하는 유용한 눈운동 기전이 될 수 있는지를 파악하기 위해 원활추종눈운동과 VOR 상호작용에 관한 더 많은 연구가 필요하다.

눈운동반사 Optokinetic reflex

눈운동반사(optokinetic reflex, OKR)는 중추신경의 눈운동 경로에서 발생하고, 결합된 신속눈운동 및 원활추종눈운동 눈 회전이 포함된다. 이것은 일반적으로 사람이 시야의 60% 이상을 차지하는 움직이는 물체를 눈으로 따라갈 때 일어나는 정상적인 반응이다. 최근에 OKR이 머리를 회전하는 동안 주시안정성에 기여할 수 있고 수정될 수 있다는 근거가 나왔다. 한쪽으로 기울어진 쥐들은 유전적 돌연변이 때문에 평형모래가 부족하다는 것이다. 흥미로운 점은 이들 쥐들은 대조그룹 쥐들과 비교해서 더 높은 OKR 이득을 가진다는 점이다. 저자들은 이것이 주시안정성을 개선하기 위해서 귀돌기관과 시각계 사이의 적응 때문에 일어난다고 추정했다.

요약

Summary

근거들을 보면, 안뜰기능저하를 가진 사람들은 주시안정성을 위해 여러 방법들을 사용한다는 개념을 뒷받침한다. 때가 되면, 이러한 데이터를 통해 각 환자의 특별한 적응방법과 능력에 따라 맞춤식 재활이 가능한 방법들이 밝혀지길 바란다.

References

1. Grossman GE, Leigh RJ, Abel LA, et al. Frequency and velocity of rotational head perturbations during locomotion. *Exp Brain Res*. 1988;70:470–476.
2. Das VE, Zivotofsky AZ, DiScenna AO, Leigh RJ. Head perturbations during walking while viewing a head-fixed target. *Aviat Space Environ Med*. 1995;66:728–732.
3. Minor LB, Lasker DM, Backous DD, Hullar TE. Horizontal vestibuloocular reflex evoked by high-acceleration rotations in the squirrel monkey. I: normal responses. *J Neurophysiol*. 1999;82:1254–1270.
4. Huterer M, Cullen KE. Vestibuloocular reflex dynamics during high-frequency and high-acceleration rotations of the head on body in rhesus monkey. *J Neurophysiol*. 2002;88:13–28.
5. Krauzlis RJ, Miles FA. Release of fixation for pursuit and saccades in humans: evidence for shared inputs acting on different neural substrates. *J Neurophysiol*. 1996;76: 2822–2833.
6. Krauzlis RJ, Lisberger SG. Temporal properties of visual motion signals for the initiation of smooth pursuit eye movements in monkeys. *J Neurophysiol*. 1994;72:150–162.
7. Leigh RJ, Zee DS. *The Neurology of Eye Movements*. 2nd ed. Philadelphia: F.A. Davis; 1991.
8. Gillespie MB, Minor LB. Prognosis in bilateral vestibular hypofunction. *Laryngoscope*. 1999;109:35–41.
9. Telian SA, Shepard NT, Smith-Wheelock M, Hoberg M. Bilateral vestibular paresis: diagnosis and treatment. *Otolaryngol Head Neck Surg*. 1991;104:67–71.
10. Belal A Jr. Dandy's syndrome. *Am J Otol*. 1980;1:151–156.
11. Bhansali SA, Stockwell CW, Bojrab DI. Oscillopsia in patients with loss of vestibular function. *Otolaryngol Head Neck Surg*. 1993;109:120–125.
12. Herdman SJ, Schubert MC, Tusa RJ. Role of central preprogramming in dynamic visual acuity with vestibular loss. *Arch Otolaryngol Head Neck Surg*. 2001;127:1205–1210.
13. Herdman SJ, Schubert MC, Das VE, Tusa RJ. Recovery of dynamic visual acuity in unilateral vestibular hypofunction. *Arch Otolaryngol Head Neck Surg*. 2003;129:819–824.
14. Tian JR, Crane BT, Demer JL. Vestibular catch-up saccades in labyrinthine deficiency. *Exp Brain Res*. 2000;131:448–457.
15. Schubert MC, Das VE, Tusa RJ, Herdman SJ. *Gaze Stability during Predictable and Unpredictable Head Thrusts*. Program No. 266.1 [CD ROM]. Washington, DC: Society for Neuroscience; 2002.
16. Kasai T, Zee DS. Eye-head coordination in labyrinthinedefective human beings. *Brain Res*. 1978;144:123–141.
17. Della Santina CC, Cremer PD, Carey JP, Minor LB. Comparison of head thrust test with head autorotation test reveals that the vestibulo-ocular reflex is enhanced during voluntary head movements. *Arch Otolaryngol Head Neck Surg*. 2002;128:1044–1054.
18. Segal BN, Katsarkas A. Goal directed vestibulo-ocular function in man: gaze stabilization by slow-phase and saccadic eye movements. *Exp Brain Res*. 1988;70:26–32.
19. Bloomberg J, Melvill Jones G, Segal B. Adaptive plasticity in the gaze stabilizing synergy of slow and saccadic eye movements. *Exp Brain Res*. 1991;84:35–46.
20. Schubert MC, Hall CD, Das V, Tusa RJ, Herdman SJ. Oculomotor strategies and their effect on reducing gaze position error. *Otol Neurotol*. Feb 2010;31(2):228–231.
21. Shelhamer M, Roberts DC, Zee DS. Dynamics of the human linear vestibulo-ocular reflex at medium frequency and modification by short-term training. *J Vestib Res*. 2000; 10:271–282.
22. Cremer PD, Halmagyi GM, Aw ST, et al. Semicircular canal plane head impulses detect absent function of individual semicircular canals. *Brain*. 1998;121:699–716.
23. Maurer C, Mergner T, Becker W, et al. Eye-head coordination in labyrinthine-defective humans. *Exp Brain Res*. 1998;122:260–274.
24. Segal BN, Katsarkas A. Long-term deficits of goal directed vestibulo-ocular function following total unilateral loss of peripheral vestibular function. *Acta Otolaryngol (Stockh)*. 1998;106:102–110.
25. Schubert MC, Migliaccio AA, Della Santina CC. Modification of compensatory saccades after aVOR gain recovery. *J Vestib Res*. 2006;16(6):285–291.
26. Segal BN, Katsarkas A. Goal directed vestibulo-ocular function in man: gaze stabilization by slow-phase and saccadic eye movements. *Exp Brain Res*. 1988;70:26–32.
27. Hikosaka O, Maeda M. Cervical effects on abducens motor neurons and their interaction with vestibulo-ocular reflex. *Exp Brain Res*. 1973;18:512–530.
28. Brandt T. Cervical vertigo—reality or fiction? *Audio Neurootol*. 1996;1:187–196.
29. Biemond A, de Jong JMBV. On cervical nystagmus and re-

lated disorders. *Brain*. 1969;92:437–458.

30. Gresty MA. A reexamination of neck reflex eye movements in the rabbit. *Acta Otolarygol (Stockh)*. 1976;81:386–394.
31. Gdowski GT, McCrea RA. Neck proprioceptive inputs to primate vestibular nucleus neurons. *Exp Brain Res*. 2000;135:511–526.
32. Yakushin SB, Kolesnikova OV, Cohen B, et al. Complementary gain modifications of the cervico–ocular (COR) and angular vestibulo–ocular (aVOR) reflexes after canal plugging. *Exp Brain Res*. May 2011;210(3–4):549–560.
33. Sadeghi SG, Minor LB, Cullen KE. Neural correlates of sensory substitution in vestibular pathways following complete vestibular loss. *J Neurosci*. Oct 17 2012;32(42):14685–14695.
34. Bronstein AM, Hood JD. The cervico–ocular reflex in normal subjects and patients with absent vestibular function. *Brain Res*. 1986;373:399–408.
35. Huygen PLM, Verhagen WIM, Nicolasen MGM. Cervicoocular reflex enhancement in labyrinthine–defective and normal subjects. *Exp Brain Res*. 1991;87:457–464.
36. Bronstein AM, Morland AB, Ruddock KH, et al. Recovery from bilateral vestibular failure: implications for visual and cervico–ocular function. *Acta Otolaryngol (Stockh) Suppl*. 1995;520:405–407.
37. Heimbrand SA, Bronstein AM, Gresty MA, et al. Optically induced plasticity of the cervico–ocular reflex inpatients with bilateral absence of vestibular function. *Exp Brain Res*. 1996;112:372–380.
38. Schubert MC, Das V, Tusa RJ, Herdman SJ. Cervico–ocular reflex in normal subjects and patients with unilateral vestibular hypofunction. *Otol Neurotol*. 2004;25:65–71.
39. Collewijn H, Martins AJ, Steinman RM. Compensatory eye movements during active and passive head movements: fast adaptations to changes in visual magnification. *J Physiol*. 1983;340:259–286.
40. Demer JL, Oas JG, Baloh RW. Visual vestibular interaction in humans during active and passive vertical had movement. *J Vestib Res*. 1993;3:101–114.
41. Hoshowsky B, Tomlinson D, Nedzelski J. The horizontal vestibulo–ocular reflex gain during active and passive high frequency head movements *Laryngoscope*. 1994;104: 140–145.
42. Jell RM, Stockwell CW, Turnipseed GT, et al. The influence of active versus passive head oscillation, and mental set on the human vestibulo–ocular reflex. *Aviat Space Environ Med*. 1988;59:1061–1065.
43. Halmagyi GM, Black RA, Thurtell MJ, Curthoys IS. The human horizontal vestibulo–ocular reflex in response to active and passive head impulses after unilateral vestibular deafferentation. *Ann N Y Acad Sci*. 2003;1004:325–336.
44. Tian JR, Shubayev I, Demer JL. Dynamic visual acuity during passive and self–generated transient head rotation in normal and unilaterally vestibulopathic humans. *Exp Brain Res*. 2002;142:486–495.
45. Shanidze N, Kim AH, Loewenstein S, Raphael Y, King WM. Eye–head coordination in the guinea pig II. Responses to self–generated (voluntary) head movements. *Exp Brain Res*. 2010 Sep;205(4):445–454.
46. Fukushima K, Tanaka M, Suzuki Y, et al. Adaptive changes in human smooth pursuit eye movement. *Neuroscience Res*. 1996;25:391–398.
47. Scheurer W, Ditterich J, Straube A. Adaptation of initial smooth pursuit eye velocity in humans. *Neuroophthalmology*. 1999;21:223–231.
48. Meyer CH, Lasker AG, Robinson DA. The upper limit of human smooth pursuit velocity. *Vision Res*. 1985;25; 561–563.
49. Bockisch CJ, Straumann D, Hess K, Haslwanter T. Enhanced smooth pursuit eye movements in patients with bilateral vestibular deficits. *Neuroreport*. 2004;15: 2617–2620.
50. Andreescu CE, De Ruiter MM, De Zeeuw CI, De Jeu MT. Otolith deprivation induces optokinetic compensation. *J Neurophysiol*. Nov 2005;94(5):3487–3496. Epub Aug 3 2005.

section 3

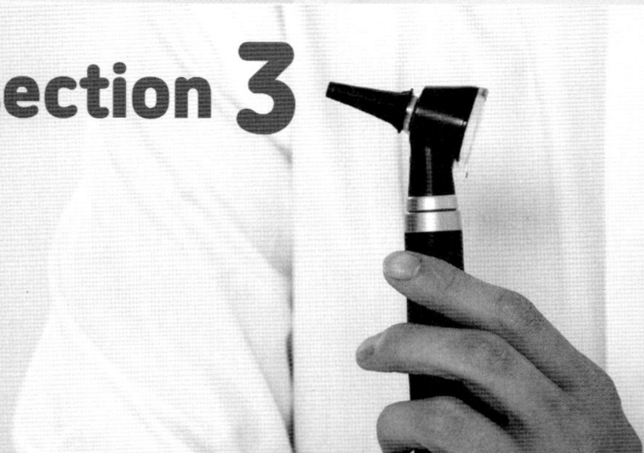

의학적 사정과 안뜰기능검사

Medical Assessment and Vestibular Function Tests

10

병력과 임상검진

History and Clinical Examination

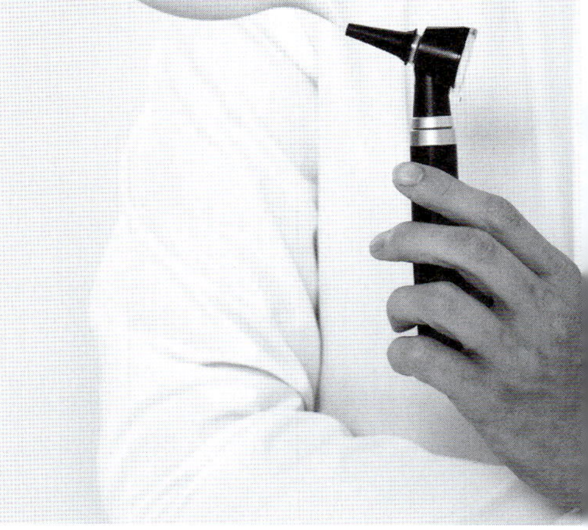

Ronald J. Tusa, MD, PhD

어지럼 환자의 관리는 병력, 임상검진 및 병리검사에 따라 달라진다. 본 장은 평가의 첫 두 부분만 다룬다. 정확한 병력은 문제의 시작, 증상의 설명 그리고 가장 중요한 부분인 증상이 개인의 생활양식에 어떤 영향을 미치는지를 결정하는데 꼭 필요하다. 특히 마지막 요소가 중요한데, 그 이유는 일부 환자가 만성 한쪽 안뜰기능상실의 임상 및 병리적 근거도 가지고 있지만, 편두통이나 불안장애와 같은 일부 어지럼의 다른 원인에 의해 영향을 받을 수 있기 때문이다. 임상검진을 통해 말초 병변과 중추 병변을 구분하고, 상실 정도와 문제의 심각성을 구별할 수 있다. 병리검사(11장 참조)는 병력과 임상검진으로 유추된 잠정적 진단을 확증하고, 상실의 정도를 정량화하고, 중추성 보상의 증거를 제공하며, 생리적 요소의 증거를 보여준다.

병력

History

병력은 평가의 가장 중요한 부분이다. 불행하게도 환자의 주호소가 종종 막연하고 불안을 유발하는 증상 등으로 인해 복잡해질 수 있기 때문에 병력을 잘 얻는 것이 매우 오래 걸릴 수도 있다. 이러한 이유 때문에 병력을 (1) 진단에 도움이 되는 요소와 (2) 물리치료를 포함해 관리 목표 설정에 도움이 되는 요소의 두 가지로 나눈다.

진단에 도움이 되는 요소

Elements that help with the diagnosis

환자 주호소의 템포, 증상과 상황은 병력의 세 가지 핵심 항목이다(표 10.1).

템포

템포(tempo)를 설정하는 목적은 환자가 급성 어지럼(3일 이내), 만성 어지럼(3일 이상) 또는 발작성 어지럼을 가지고 있는지를 판단하기 위함이다. 그렇게 하기 위해 임상가는 환자가 증상의 첫 발생을 설명하고 있는지를 반드시 확인해야 한다. 증상이 갑자기 발생했습니까 아니면, 매우 천천히 발생했습니까? 증상이 무엇에 의해 유발되었습니까 또는 자발적으로 발생했습니까? 증상 발현 시 환자가 감기나 다른 질병을 앓고 있었습니까 등과 같은 질문을 할 수 있다. 만약 환자가 발작으로 고생하고 있다면, 임상가는 발작이 평균적으로 몇 초, 몇 분 또는 몇 시간 동안 지속되는지를 알아야 한다. 명확하게 기억하는 첫 번째 발작, 가장 심한 발작 혹은 마지막 발작에 대해 설명하도록 환자에게 요청하는 것이 중요하다.

표 10.1 어지럼 환자 병력의 주요 질환

질환	템포	증상	상황
안뜰신경염	급성 어지럼	현훈, 균형장애, 메스꺼움, 구토, 진동시각	자발적으로 발생, 머리 움직임에 의해 악화됨
미로염	급성 어지럼	현훈, 균형장애, 메스꺼움 및 구토, 진동시각, 난청 및 이명	자발적으로 발생, 머리 움직임에 의해 악화됨
발렌버그 경색증	급성 어지럼	현기증, 균형장애, 메스꺼움 및 구토, 기울기, 가쪽쏠림보행, 실조증, 교차 감각 상실, 진동시각	자발적으로 발생, 머리 움직임에 의해 악화됨
양쪽 안뜰결핍 또는 한쪽 안뜰결핍으로부터 7일 이상	만성 어지럼	현훈, 균형장애, 때때로 진동시각	머리의 움직임과 걷기에 의해 발생, 어두운 곳에서 걷거나 울퉁불퉁한 곳에서 걸을 때 악화됨
상륙증후군(MMDS)	만성 어지럼	흔들림 또는 배를 탈 때와 같은 흔들림 감각	누워 있거나 앉아 있을 때 자발적으로 발생, 주행 중에는 거의 발생하지 않음
진동시각	만성 어지럼	시각적 움직임의 주관적인 환각	눈을 뜬 상태에서 자발적으로 발생
불안/우울증	만성 어지럼	어찔함, 붕 뜬 느낌(floating), 흔들림(rocking)	머리를 고정한 상태에서 눈의 움직임에 의해 발생
양성발작성체위현훈	잠깐: 몇 초	현훈, 어찔함, 메스꺼움	위치 변동에 따라 발생: 침대에 눕기, 일어나 앉기, 돌아 눕기, 앞으로 굽히기
기립성 저혈압	잠깐: 몇 초	어찔함	위치 변동에 따라 발생: 일어서기
일과성 허혈 발작	잠깐: 몇 분	현훈, 어찔함, 균형장애	자발적으로 발생
편두통	잠깐: 몇 분	현훈, 어지럼, 멀미	일반적으로 움직임에 의해 발생
공황 발작	잠깐: 몇 분	어지럼, 메스꺼움, 발한, 공포, 두근거림, 감각이상	자발적 또는 상황에 따라 발생
멀미	잠깐: 몇 시간	메스꺼움, 발한, 어지럼	운동에 의해 발생, 일반적으로 시각-안뜰감각 불일치
메니에르병	잠깐: 몇 시간	현훈, 균형장애, 이명과 난청으로부터의 귀 충만	자발적으로 발생, 머리 움직임에 의해 악화됨

증상

환자가 말하는 어지럼의 의미는 굉장히 다양함을 알아야 한다. 어지럼은 다양한 증상을 설명하는데 사용되는 불특정한 용어이며, 각각의 어지럼은 다른 병태생리적 기전과 의미를 가진다(표 10.2). 환자가 증상을 설명할 수 없는 경우에 임상가는 환자에게 증상이 주로 머리의 문제를 일으키는지 아니면 균형의 문제를 일으키는지를 물어봐야 한다. 또한 문제가 발생한 후 증상이 변했는지를 알아야 한다. 환자가 발작을 경험한다면 환자에게 첫 발작과 마지막 발작에 대해 설명하도록 요청해야 한다.

균형장애

균형장애(disequilibrium)는 서 있거나 걸을 때 발생하는 불균형이나 불안정을 의미한다. 균형장애는 시력 감소나 이중시력(복시), 안뜰기능의 상실, 말초신경증 또는 척수병변으로부터의 고유감각 장애, 중추신경이나 말초신경에 의한 운동 결핍, 관절통 및 심리적 요인과 같은 다양한 요인 등에 의해 유발된다.

어찔함

어찔함(lightheadedness)이나 머리가 띵함(presyncope)은 일반적으로 뇌혈류의 일시적 감소와 관련된다. 불

표 10.2 어지럼의 증상

증상	구조적 원리
균형장애: 서 있거나 걷는 동안 불균형 또는 불안정	안뜰척수, 고유수용성감각, 시각 및 운동 기능, 관절통 혹은 불안정 및 심리적 요인의 결여
어찔함 또는 머리 띵함	뇌로 가는 혈류량 감소
배를 탈 때와 같은 흔들림 감각(상륙증후군)	안뜰계통은 수동적 움직임에 지속적으로 적응하며, 일단 환경이 안정되면 다시 적응함 불안감
멀미	시각-안뜰감각 불일치
구역과 구토	숨뇌 자극
진동시각: 시각적 움직임의 착각	자발적인: 후천적 눈떨림 머리 유발: 안뜰눈반사의 심각한 양쪽 상실
머리속에서 무언가 떠다니고 수영하는 듯한 느낌(심리적으로 유도된)	불안, 우울증 및 신체형 장애
수직 이중시각	스큐편위
현훈: 회전, 선형 이동 또는 기울임	안뜰 대뇌겉질에 대한 긴장성 신경 활동의 불균형

안이나 우울증을 앓고 있는 환자는 어지럼을 표현할 때 자주 어찔해지는 증상을 표현한다.

배를 탈 때와 같은 흔들림 감각

환자는 배를 탄 것 같은 흔들림을 호소하기도 하는데, 이는 굉장히 견디기 힘든 느낌이다. 이것은 장기간의 배나 비행기 여행을 마친 후 2~3일 이내에 발생하고, 2~3일 정도 지속된다. 그러나 어떤 경우에는 수개월에서 수년 동안 지속되기도 하는데, 이것을 상륙증후군(말데바끄증후군, mal de débarquement, MDDS)이라고 한다. 이와 같이 장기간 증상이 나타나는 이유는 아직 알려지지 않았다. MRI 또는 전기눈떨림검사(electronystagmography, ENG)에서 일관된 문제점이 발견되지 않았다. 증상이 오래 지속되면, 환자의 생활양식에 혼란을 줄 만큼 매우 힘들어진다. 이러한 환자들은 치료하기가 매우 어렵다. 환자가 운동을 하면, 증상이 호전되기 때문에 신체 활동을 권장한다. 소량의 항불안제가 도움이 되는 경우도 있다(18, 29장 참조).

멀미

멀미(motion sickness)는 수동적 이동(예: 자동차 타고)이나 주변 환경의 변화(가만히 서 있는 동안)에 의해 일어나며 일시적인 어지럼, 피로, 창백, 발한증, 타액 분비, 구역 혹은 구토 등의 증상을 가진다. 멀미는 시각 단서와 안뜰 단서 사이의 감각 불일치로 인한 것으로 생각된다. 편두통 환자도 종종 멀미를 호소하는데, 특히 아동기 때 멀미를 많이 경험한다. 편두통 환자의 26~60%는 심한 멀미를 경험한 것으로 확인되는데, 정상인의 8~24%가 멀미를 경험하는 것과 비교해 높은 편이다(15장 참조). 그 관계의 원인은 알려지지 않았다. 운동 민감도의 증가는 환자의 시야 전체가 움직일 때 자주 재발된다.

구역과 구토

구토(vomiting)의 유무에 관계없이, 구역(nausea)은 숨뇌의 고립로핵과 미주핵이 자극되어 발생한다. 말초 안뜰 병변의 경우, 이런 증상은 일반적으로 경도-중등도이고, 현훈의 정도에 비례한다. 양성발작성체위현훈(benign paroxysmal positional vertigo, BPPV)에서는 구역이 보통 경미한 편이고, 구토는 거의 일어나지 않는다. 미로염(labyrinthitis)과 안뜰신경염(vestibular neuritis)에서는 구역이 중등도이고, 머리를 빠르게 움직이면 구토가 발생할 수 있다. 중추 병변의 증상 정도는 병변 부위에 따라 다르다. 다리뇌 뇌졸중(예: 앞아래소뇌동맥 증후군)의 경우 구역과 구토의 정도는 말초성 안뜰결핍 정도와 비슷하다. 등쪽숨뇌 뇌졸중(예: 뒤아래소뇌동맥 증후군)의 구역과 구토의 정도는 심한 편이고, 현훈의 정도에 비례하지 않는다. 다른 중추성 안뜰기관[소뇌, 제4뇌실바닥, 카할사이질핵(interstitial nucleus of Cajal), 시상 및 안뜰겉질 병변]의 문제일 경우에는 구역과 구토가 경미하거나 일어나지 않는다.

진동시각

진동시각(oscillopsia)은 시각적 움직임의 주관적 착각이다. 또한 진동시각은 눈을 뜬 상태에서만 발생한다는 점에서 눈을 뜨거나 감을 때 발생하는 현훈과는 다르다. 종종 환자들은 진동시각을 '어지럼'으로 표현한다. 진동시각에는 두 가지 유형이 있다. (1) 자발적 진동시각은 후천성 눈떨림에 의해 발생되고, 망막 움직임(망막밀림-주시시차)으로 인한 시각적 장면의 뚜렷한 움직임 결과로 일어나게 된다. (2) 머리 움직임에 의해 유발되는 진동시각은 심각한 양쪽 안뜰눈반사(vestibular-ocular reflex, VOR) 결핍 환자에게 발생하며, 아미노글리코시드계에 의한 귀독성(ototoxicity) 이후에 빈번하게 일어난다. 이런 형태의 진동시각은 머리를 움직이는 도중에만 발생하며, VOR의 주시안정성 기능 부족으로 발생한다.

머리속에서 무언가 떠다니고 수영하는 듯한 느낌

머리속에서 무언가 떠다니고 수영하는 듯한 느낌은 종종 불안(공황발작, 광장공포증, 강박증), 신체형 장애(전환증 포함) 또는 우울증의 증상이다(18장 참조).

수직 이중시각

수직 이중시각(vertical diplopia)은 두 이미지가 수직 및 일직선으로 정렬되는 이중시각이다. 한쪽 눈을 감으면 이중시각은 사라진다. 수직 이중시각은 일반적으로 말초성 또는 중추성 귀돌기능장애로 인한 스큐편위(skew eye deviation)의 결과이다.

현훈

현훈(vertigo)은 안뜰겉질로(미로-8번 뇌신경-안뜰핵-안뜰시상-안뜰겉질)에서 발생하는 갑작스러운 긴장성 신경활동 불균형으로 인해 그 사람 자신이나 혹은 주위 환경이 움직인다고 느껴지는 착각이다. 이것은 정상적인 머리 운동(생리적), 한쪽 안뜰경로(예: 안뜰신경염)의 기능상실을 일으키는 병변 혹은 속귀의 역학적 문제(예: BPPV) 등으로 발생될 수 있다. 현훈의 방향은 병변의 위치에 좌우된다. 수평 현훈은 수평반고리관의 기능장애에 기인하는데, 이것은 일반적으로 미로 기능장애(예: 미로염 또는 메니에르)나 8번 뇌신경의 기능장애(안뜰신경염)로 인해 발생한다. 회전성 현훈(시계 방향 또는 반시계 방향)은 등쪽 숨뇌 병변으로 인해 한쪽 앞반고리관이나 뒤반고리관의 기능장애로 발생한다. 경사(가쪽 병진운동 혹은 가쪽쏠림)는 타원주머니의 기능장애로 발생하며, 이것은 미로나 8번 뇌신경의 병변으로 인해 발생할 수도 있지만, 중추성 안뜰기관의 문제로 더 많이 발생한다. 중추성 안뜰경로에서 발생한 병변은 눈떨림, 스큐편위 및 가쪽쏠림(lateropulsion)을 일으킬 수 있지만 회전성 현훈은 거의 유발하지 않는다.

상황

임상가는 환자의 어지럼이 일어나는 상황을 파악해야 한다. 어지럼은 특정한 움직임에 의해서만 일어날 수 있는데, 예를 들어, 적어도 10분 이상 누웠다가 일어설 때(기립성 저혈압), 수직 또는 비스듬한 머리 움직임(자리에 눕기, 침대에서 돌아눕기, 일어나 앉기 또는 BPPV)에 의한 경우이다. 만약 머리 움직임 없이 눈의 움직임만으로 어지럼을 일으키고, 눈 움직임의 장애(예: 눈 부정정렬이나 신경핵사이눈근육 마비)가 없다면, 그 증상은 안뜰 문제나 신경학적 문제로 발생하지 않을 것이다. 어지럼이 자발적으로 발생한다면 그리고 안뜰 문제로 기인한 것이면, 일반적으로 머리 움직임에 의해 악화된다.

안뜰증상의 국제 분류

안뜰질환에 대한 국제적 공감대를 형성하기 위해 Barany Society의 위원회가 그들의 첫 간행물을 출판했다. 그들의 첫 자료는 안뜰증상의 분류였다. 표 10.3은 Emory 대학에서 사용했던 개념을 기반으로 만든 도표의 개정판을 보여주고 있다. 주요 증상으로는 어지럼, 현훈, 안뜰시각 증상 및 자세균형 증상 등이 있다. 이들 각 증상은 자발적으로 발생하거나 유발될 수 있다. 해당 간행물의 분류 세부 사항에 관심이 있다면 원문을 참조하길 바란다.

병력에서 도움을 주는 다른 요소

어지럼이 환자의 삶에 미치는 영향

적절한 관리를 결정하는데 요구되는 가장 유용한 질문 중의 하나는 "어지럼이 당신의 삶에 어떤 영향을 미치는가?"이다. 한쪽 안뜰신경염으로 인해 말초 안뜰기관에 문제를 가진 3명의 환자는 3가지 다른 반응을 보일 수 있다. 첫 번째 환자는 어지럼에 전혀 영향을 받지 않지만, 심각한 문제가 없음을 확인받기를 원한다. 이런 반응은 광범위한 평가와 관리를 필요로 하지 않을 것이다. 두 번째 환자는 비틀거리는 보행을 하지 않지만, 균형 때문에 골프나 테니스를 더 이상 할 수 없다고 호소한다. 이 환자는 높은 수준의 물리치료 운동 프로그램만을 원할 것이다. 세 번째 환자는 현훈으로 인해 삶이 완전히 무너졌고, 집을 나서거나, 운전하거나 사회 활동에 참여하지 못한다고 말한다. 이 환자에게는 의사와 물리치료사의 상담과 물리치료가 필요할 것이다. 또한 증상에 더 잘 대처하기 위해 약물치료와 심리상담을 필요로 할 것이다.

약물치료

물리치료사는 환자의 약물처방에 대한 모든 목록뿐만 아니라, 의사 처방 없이도 구입할 수 있는 약물의 목록을 알아야 한다. 목록에 있는 약물 중의 일부 약물이 현훈을 유발할 수 있고, 또 다른 일부 약물이 현훈을 치료하는데 사용될 수 있다(14장 참조). 다이멘하이드리네이트(diphenhydramine)나 메클리진(meclizine)과 같은 처방 없이 구입할 수 있는 약물도 현훈을 유발할 수 있다.

표 10.3 안뜰 증상의 분류*

분류	자발적 vs. 유도된	유도된 원인	증상
어지럼	자발적		빙빙 도는 또는 돌지 않는
	유도된	위치적	빙빙 도는 또는 돌지 않는
	유도된	머리 움직임	빙빙 도는 또는 돌지 않는
	유도된	시각 유발	빙빙 도는 또는 돌지 않는
	유도된	청각 유발	빙빙 도는 또는 돌지 않는
	유도된	발살바 유발	빙빙 도는 또는 돌지 않는
	유도된	기립성	빙빙 도는 또는 돌지 않는
	유도된	기타 요인	빙빙 도는 또는 돌지 않는
안뜰-시각	자발적		외부적인 현훈
	자발적		시각 기울기
	자발적 또는 유도된	고정된 머리 vs. 움직이는 머리	진동시각
	유도된	움직이는 머리	시각 지연
	유도된	움직이는 머리	동작으로 인한 흐려짐
자세 증상	유도된	똑바로 선	자세불안
	유도된	똑바로 선	방향적 치우침
	유도된	똑바로 선	낙상에 근접한 균형
	유도된	똑바로 선	낙상에 근접한 균형

*출처: Bisdorff et al, 2009.

환자는 무엇이 어지럼을 일으킨다고 믿고 있는가?

어지럼 환자에게 물어봐야 하지만 자주 간과되는 질문은 "어지럼을 일으키는 원인이 무엇이라고 생각하는가?"이다. 가끔 환자는 건강관리제공자에 의해 해결되지 못할 수도 있는 특정 걱정거리를 가지고 있다. 이 문제가 해결되지 않으면, 환자는 클리닉의 치료에 만족할 수 없을 것이다.

물리치료를 포함해 관리 목표 설정에 도움이 되는 요소

Elements that lead to goals for management, including physical therapy

주관적 호소

병력과 검진의 두 요소는 치료 목표를 설정하는데 도움이 된다. 첫 번째 요소인 병력은 환자의 주관적 호소(subjective complaints)의 목록을 얻는 과정이다. 이에 대한 한 가지 방법은 환자가 간단히 선택하여 표시할 수 있는 증상 목록을 제시하는 것이다(부록 A의 환자 설문지 항목 1 참조). 두 번째는 시각아날로그척도(visual analogue scale, VAS)를 사용하여 특정 증상의 강도를 정량화하는 것이다. 하나의 예는 그림 10.1에 있는 머리 움직임 VAS이다. 양쪽 끝단에 있는 단어들과 그것을 잇고 있는 10cm 선으로 이루어져 있다. 대상자에게 가만히 앉아 있을 때의 증상 정도와 작업을 수행할 때의 증상 강도를 평가하게 한다. 결과적으로, 작업 수행 후 측정값과 기준 측정값 간의 차이를 알 수 있다. 이 예(그림 10.1)의 결과는 10cm 선에서 측정한 어지럼의 강도이며, 가만히 앉은 상태에서 측정하고, 머리를 1Hz 속도로 1분간의 수평 운동한 이후에 다시 측정한다. 측정을 할 때마다 별도의 용지를 사용한다.

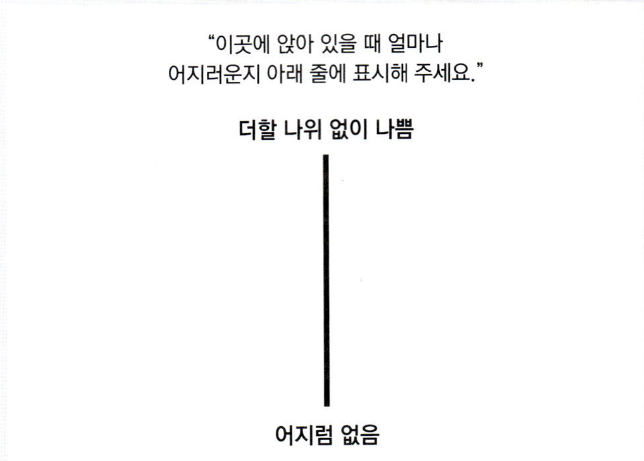

그림 10.1 머리 움직임 VAS (visual analogue scale). 환자는 앉아 있을 때 그리고 작업을 수행할 때 얼마나 어지러움을 느끼는지에 따라 라인에 표시를 하도록 지시받는다. 이 척도의 경우, 한쪽 및 양쪽 안뜰상실이 있는 환자의 별도 표본(n = 25)에 근거한 검정결과 신뢰도는 r = 0.59이다.

기능 활동에 대한 영향

어지럼이 환자의 기능 활동에 미치는 영향은 환자용 설문지 마지막 페이지에 있는 다차원 어지럼 목록의 A(부록 A 참조)를 통해 알 수 있다.

지각된 장애

환자의 어지럼에 의해 일어난 지각된 장애(perceived disability)는 글상자 10.1에 제시된 장애등급(disability scale)으로 알 수 있다. 이 척도에서 환자는 6가지 진술 중에서 자신이 느끼는 것과 가장 잘 어울리는 진술을 선택한다. 임상가는 이것이 지각된 장애 혹은 핸디캡(handicap)임을 기억해야 한다. 이런 척도는 한쪽 안뜰상실(unilateral vestibular loss, UVL) 환자와 양쪽 안뜰

글상자 10.1

장애등급*

다음의 경우 하나의 진술을 선택하십시오. 당신이 느끼는 것을 가장 잘 묘사한 것:

__________	무시할 수 있는 증상	(0)
__________	불쾌한 증상	(1)
__________	평소의 업무를 수행하지만 증상이 외부 활동을 방해함	(2)
__________	증상이 일상 업무 및 외부 활동의 수행을 방해함	(3)
__________	현재 병가 중이거나 증상으로 인해 직장을 옮겨야만 함	(4)
__________	1년 이상 근무할 수 없거나 보상금을 받는 영구장애로 지정됨	(5)

* 괄호 안의 숫자는 척도에 대한 개별 점수이다. 4점 이상의 점수는 안뜰재활의 나쁜 결과와 상관관계가 있다. 즉 그 환자의 상태는 재활과 함께 바뀌지 않는다는 것이다(출처: Shepard et al, 1990).

상실(bilateral visual loss, BVL) 환자의 지각된 장애 정도를 측정하는데 적합한 것으로 알려져 왔다. 4점 이상의 점수를 가진 사람은 안뜰재활을 해도 나쁜 결과를 가질 수도 있다. 즉, 재활로도 어지럼이 좋아지기 어렵다는 의미이다. 이 척도는 높은 검사–재검사 신뢰도($r = 0.97$)를 가지고 있다.

낙상 이력

임상가는 낙상 이력을 수집할 때, 모든 낙상에 대해 상세한 내용(어디서, 언제, 조명, 낙상 시 환자가 어떤 생각을 하고 있었는지), 낙상 빈도, 마지막 낙상 그리고 낙상으로 인한 부상 발생 여부에 대한 설명을 얻어야 한다. 또한 가구를 잡거나 다른 물건을 쥐거나 혹은 다른 사람이 붙잡아주지 않았다면, '거의 넘어질 뻔한 사건'에 대한 정보도 얻는 것이 중요하다.

균형자신감

환자의 균형자신감(confidence in balance)은 Powell과 Myers가 개발한 활동특이적균형자신감척도(activities–apecific balance confidence scale, ABC)를 통해 얻을 수 있다. 이 척도는 임상가와 환자에 의해 수행될 수 있다. 각 항목은 0~100%의 비율로 이루어져 있다. 점수가 낮을수록 낙상에 대한 환자의 두려움이 크다는 의미이다. 어지럼 환자는 어지럼 장애 척도(dizziness handicap inventory)와 ABC 사이에서 중등도의 부정적인 상관관계($r = -0.64$)를 가진다.

일상활동 제한

일상활동 제한(interference with daily activities)에는 옷 입기, 씻기, 대소변 보기, 간단한 식사준비 및 집안일 등과 같은 일상생활을 영위하는데 필요한 기본 일상활동을 포함한다. 어지럼으로 인한 운전에 제약이나 변화가 있는지, 어지럼에 의해 환자의 고용상태가 영향을 받는지도 포함한다.

회복을 방해하는 문제들

몇 가지 환자의 요소가 어지럼의 회복을 방해할 수 있다: 약물(부록 A 환자 설문지 항목 10에서 얻을 수 있는 목록 참조), 불안이나 우울증[부록의 항목 12B–긍정 및 부정적 정서 우울척도(Positive Affect, Negative Affect scale, PANAS)를 통해 존재 여부 판단], 집이나 직장에서의 환자 지원시스템 그리고 환자가 질병으로 이차적인 이득을 얻을 수 있는지 여부.

신체검사
Physical examination

표 10.4는 모든 어지럼 환자가 진단을 용이하게 하기 위해 수행해야 하는 검사 내용을 나열한 것이다. 시각 고정은 말초성 안뜰결핍에 의해 생성되는 수평 혹은 수직의 눈떨림을 감소시키거나 억제한다. 따라서 검사의 몇몇 영역은

표 10.4 어지럼 진단을 위한 신체적 결과

신체적 결과	병리
자발적 눈떨림 나타남	급성 한쪽 안뜰 상실 또는 뇌줄기/소뇌 이상
스큐편위(수직 정렬 불일치)	말초 또는 중추의 타원주머니 경로 붕괴
안뜰눈반사 감소	만성 안뜰기능저하
수기법 동안에 눈운동 및 현훈 유발	일반적으로, 양성발작성체위현훈으로부터 속귀의 잔해 드물게, 중추체위성현훈 또는 눈떨림, 바깥림프샛길, 이동성 등자뼈(hypermobile stapes, 메니에르병(Ménière's disease), 위반고리관 벌어짐(결핍)
시각 추적 손상	비정상적 뇌줄기
서 있거나 걸을 때의 불균형	말초 안뜰 또는 중추 문제

시각 고정을 차단하기 위해 프렌젤(Frenzel) 렌즈나 비디오 적외선 카메라를 사용함으로써 수행된다(표 10.5).

자발적 눈떨림 Spontaneous nystagmus

말초 안뜰질환

말초 안뜰경로의 선택적 병변은 자발적 눈떨림을 일으키고(그림 10.2), 이런 눈떨림은 정상적인 안뜰경로에서의 높은 자발적 신경활동에 의해 발생한다. 예를 들어, 한쪽 안뜰신경염은 정상쪽 수평반고리관과 앞반고리관의 활동으로 인한 말초성 안뜰눈떨림을 초래한다. 수평반고리관과 앞반고리관은 가쪽 안뜰핵을 통해 눈돌림신경핵으로 연결된다. 급성 한쪽 안뜰기능상실 후에 나타나는 말초성 안뜰눈떨림은 정적 결함이라 할 수 있는데, 이것은 머리가 움직이지 않는 상태에서도 나타나기 때문이다. 말초 안뜰기능상실에 따른 정적 결함은 1~2주 사이에 자연적으로 해결된다. 동시에 발생한 양쪽 안뜰상실은 양쪽 간에 비대칭이 없기 때문에 자발적 눈떨림을 유발하지 않는다.

자발적 눈떨림의 세 가지 특징은 말초(속귀 또는 8번 뇌신경) 안뜰병변과 중추 안뜰병변을 구별하는데 사용될 수 있다(표 10.6). 첫째, 말초병변으로 인한 눈떨림은 시각 고정으로 감소될 수 있지만 뇌줄기와 소뇌의 병변으로 인한 눈떨림은 일반적으로 그렇지 못하다. 임상가는 검안경(ophthalmoscope)을 사용하여 한쪽 눈을 검사하고 다른 쪽 눈을 목표물에 시각 고정하여 검사할 수 있다. 그런 다음 임상가는 눈떨림이 증가하는지를 결정하기 위해

표 10.5 시각 고정을 차단하기 위해 검사하는 동안 프렌젤 렌즈나 비디오 적외선(IR) 카메라를 사용하는 경우

신체 검사의 일부	프렌젤 렌즈 또는 IR 비디오 사용?
자발적 눈떨림 찾기	예
안뜰눈반사(VOR) 평가:	
동적 시각 정밀도	아니오
두부충동검사	아니오
두진후눈떨림검사	예
스큐편위 찾기	아니오
시각 추적 및 신속눈운동	아니오
수기법 중에 발생하는 눈 움직임 확인	예
자세 및 보행 검사	아니오

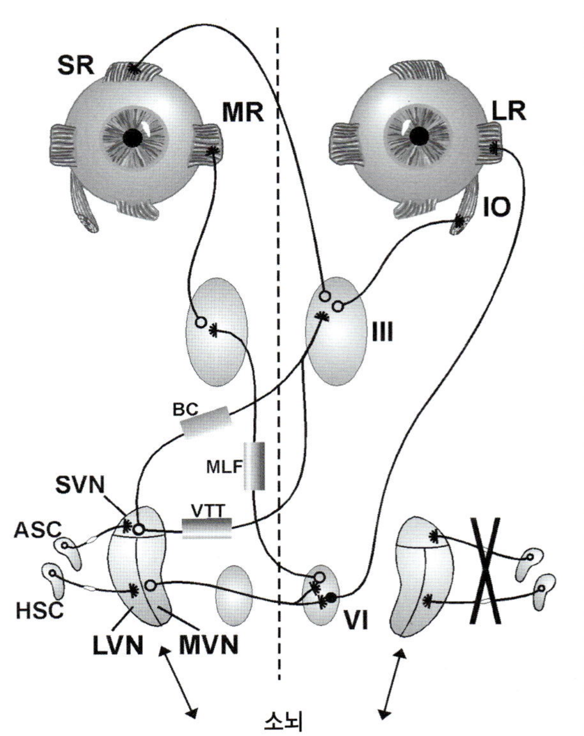

그림 10.2 안뜰신경염에서 왼쪽의 주변 말초 안뜰상실. 이 장애는 수평반고리관(HSC)과 앞반고리관(ASC)(X)에서 안뜰신경의 부분을 파괴한다. ASC와 HSC는 위쪽 안뜰신경핵(SVN)과 안쪽 안뜰신경핵(MVN)으로 진행한다. SVN은 위소뇌다리(BC)와 배쪽덮개로(VTT)를 통해 눈돌림(III)신경핵으로 투사된다. MVN은 안쪽 종단 대뇌겉질(MLF)을 통해 갓돌림(VO)신경핵 및 III 신경핵으로 투사된다. VI 신경핵은 바깥곧은근(LR)에 투사된다. III 신경핵은 위곧은근(SR), 안쪽곧은근(MR) 및 아래빗근(IO)으로 투사된다(출처: Tusa, 1998.).

표 10.6 중추성 안뜰눈떨림과 말초성 안뜰눈떨림을 구분하는 특징

특징	말초성 안뜰눈떨림	중추성 안뜰눈떨림
고정 효과	눈떨림 감소	눈떨림은 변화하지 않거나 증가
주시의 방향	일반적으로 혼합된 평면(수평 및 비틀림)	일반적으로 단일 수평 평면(비틀림 또는 수직)
주시의 효과	눈떨림은 빠른 위상의 방향으로 주시가 증가	눈떨림은 방향을 바꾸거나 뒤집히지 않음

손으로 고정된 눈을 가린다. 자발적 눈떨림에 대한 시각 고정의 효과를 확인하는 다른 방법들이 표 10.7에 제시되어 있다. 둘째, 말초 원인으로 인한 격동눈떨림(jerk nystagmus)의 방향은 주로 수평으로 이루어지고, 회전성 눈떨림은 적은 편이다. 수평 성분과 회전 성분의 느린 움직임은 손상된 귀쪽으로 움직인다(그림 10.3). 눈떨림의 방향은 빠른 움직임의 방향에 의해 정의됨을 알아야 한다. 따라서 왼쪽 안뜰신경염은 오른쪽 수평 눈떨림과 오른쪽 회전성 눈떨림을 유발하게 된다. 셋째, 말초 안뜰 병변으로 인한 눈떨림은 눈동자가 안와(안구) 안에 있는 위치에 따라 눈떨림의 진폭과 속도가 달라진다(시선 의존성). 말초 안뜰질환(peripheral vestibular disorders)이 발생한 첫 날에 정면을 응시할 때, 병변 방향을 응시할 때 혹은 병변의 반대방향을 응시할 때 모두 눈떨림이 발생하지만(3도 눈떨림), 병변과 반대되는 방향으로 응시할 때의 눈떨림은 매우 빠르게 일어난다. 안뜰질환 발생 후 2~3일쯤에는 정면을 응시할 때나 병변의 반대쪽을 응시할 때만 눈떨림이 발생하게 된다(2도 눈떨림). 만약 1주일 정도 지나게 되면 눈떨림은 병변과 반대쪽을 응시할 때만 나타난다(1도 눈떨림).

표 10.7 시각 고정이 차단된 눈떨림 관찰의 유용한 방법

도구	기법
검안경 검사	한쪽 눈을 가리고 다른 쪽 눈의 시신경을 본다.
간즈펠트	빈 벽이나 빈 종이를 응시하게 한다.
비디오 적외선 카메라	블랙 아웃 고글에 삽입된 적외선 카메라로 눈을 본다.
프렌젤 렌즈	착용한 안면 마스크에 삽입된 ≥20-디옵터 렌즈를 통해 눈을 본다.

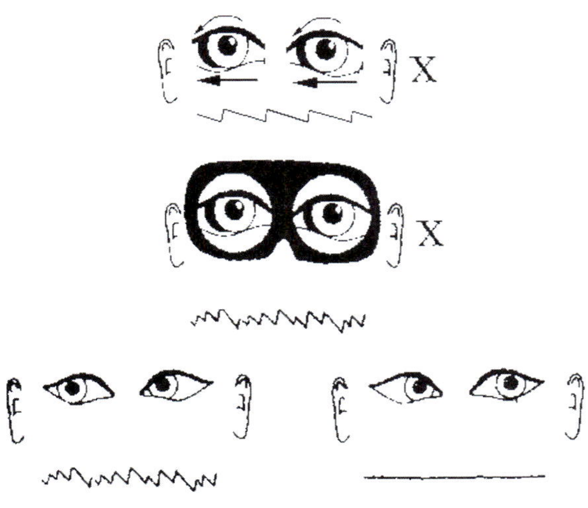

그림 10.3 말초 안뜰눈떨림.
이 그림은 안뜰신경염(X)으로 왼쪽 8번 뇌신경의 위쪽 줄기 결핍을 묘사한 것이다. (위) 시각 고정 시 경미한 오른쪽 방향 눈떨림과 오른쪽 회전을 보인다. (중간) 시각 고정이 억제되면 프렌젤 렌즈를 착용한 피검자는 격렬한 눈떨림을 보인다. 눈떨림은 빠른 위상의 방향에 따라 분류된다. 눈움직임 흔적은 얼굴 아래에 표시된다. 관례상 오른쪽 눈 위치는 위쪽으로, 왼쪽 눈 위치는 아래쪽으로 표시된다. (아래) 수평면에서 눈 위치에 따른 눈떨림의 영향이다. 환자가 빠른 위상의 방향을 바라볼 때 눈떨림의 강도는 증가한다(출처: Brandt, 1991).

중추성 안뜰질환

그림 10.4는 중추 눈떨림을 중계하는 구조물과 경로를 보여주고 있고, 표 10.8은 신경학적 기전을 설명하고 있다.

스큐편위 Skew eye deviation

스큐편위는 말초성 또는 중추성 귀돌기관 결함으로 인한 눈의 수직 정렬 불량이다. 이것은 눈기울기 반응(ocular tilt response, OTR)의 일부이다. 각 귀돌기관은 3개의 신경반사고리(반사궁)를 통해 4개의 눈근육을 지배한다. 한쪽 타원주머니의 중추신경 연결이 그림 10.5에 표시되어 있다. 눈돌림신경핵으로 투사하면 머리가 기울어졌을 때 수직 눈의 편향과 회전이 발생한다. 가쪽안뜰척수로와 안쪽안뜰척수로로 투사하면, 눈기울기 반사 동안 머리가 기울어지게 된다. 8번 뇌신경 절단이나 안뜰신경염으로 인한 한쪽 타원주머니의 급성 기능상실은 병적 눈기울기 반응을 일으키는데, 그 이유는 손상되지 않은 온전한 타원주머니의 흥분에 의한 것이다.

그림 10.6은 왼쪽 병변의 소견을 보여준다(왼쪽 병리적 눈기울기 반응). 오른쪽 위곧은근과 빗근의 흥분은 오른쪽 눈의 올림과 안쪽돌림을 일으키고, 왼쪽 아래곧은근과 빗근의 흥분은 왼쪽 눈의 내림과 가쪽돌림을 일으키며, 이런 눈움직임의 결합이 스큐편위를 일으킨다. 또한 온전

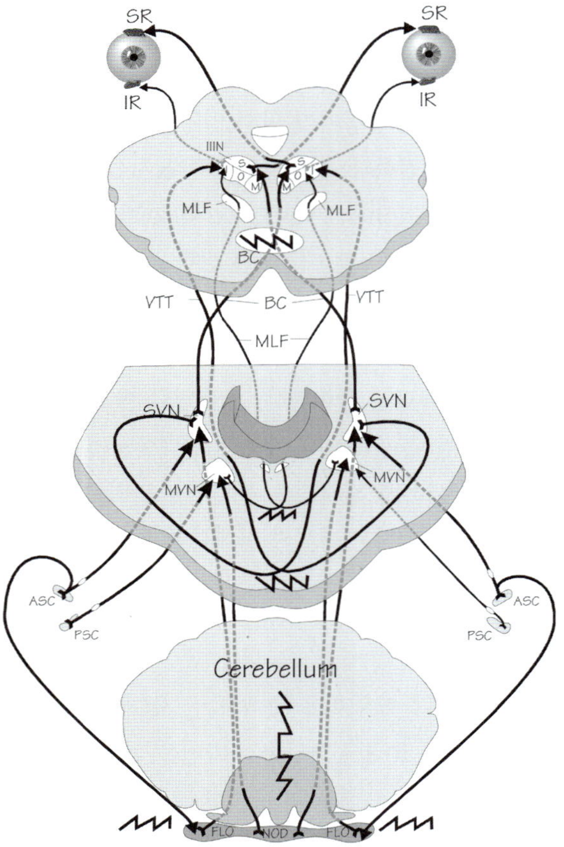

그림 10.4

중추성 안뜰눈떨림을 위한 안뜰기관 경로 및 병변 위치.

하향 눈떨림은 앞반고리관(ASCs)의 중심 통로 안의 긴장(tone)이 뒤쪽반고리관(PSCs) 내의 긴장(tone)보다 상대적으로 높을 때마다 발생한다. 이것은 위쪽 안뜰신경핵(SVN)의 억제에 기인하는 양쪽 소뇌소엽 병변(FLO)에서 발생할 수 있다. 또한 안쪽 종양의 양쪽 병변에서 발생할 수 있으며, 안쪽세로다발(MLF)은 PSC에서 세 번째(III) 핵으로 자극을 전달한다. III핵은 위곧은근(S), 아래곧은근(I), 안쪽곧은근(M) 및 아래빗살근(O)을 포함한다. 상향 눈떨림은 PSC의 중앙 통로 내 긴장이 ASC 내 긴장보다 상대적으로 높을 때마다 발생한다. 이것은 배쪽덮개로(VTT) 또는 위소뇌다리(BC)의 병변에서 발생할 수 있으며 둘 다 ASC에서 세 번째 신경핵으로 자극된다. 회전눈떨림은 ASC와 PSC의 중심핵 모두 한쪽면에 손상을 입었을 때, 뒤쪽가쪽 수질 병변(발렌버그증후군)에서와 같이 발생한다. 주기교대눈떨림은 일정한 속도로 격동눈떨림이 1~2분 동안 오른쪽으로 향하고 다시 왼쪽으로 1~2분 동안 눈떨림이 진행되며, 그 사이에 간격에는 눈떨림이 없는 특징을 갖고 있다. 안쪽 안뜰신경핵(MVN)이 소뇌결절(NOD)에서 억제되지 않을 때마다 발생한다. 시소눈떨림은 카할사이질핵(INC)의 한쪽 불활성화로 발생한다(출처: Tusa, 1998).

한 안뜰척수로의 지배를 받는 목근육이 흥분하여 왼쪽 방향의 머리경사를 일으킨다. 왼쪽 방향의 병리적 OTR은

표 10.8 중추 병변으로 인한 안뜰 눈떨림

눈떨림	병리	가능한 구조적 원리
회전 눈떨림	등쪽가쪽 숨뇌 손상	한쪽의 앞과 뒤 SCC에서 INC에 대한 긴장성 신경 활동 감소
하향 눈떨림	제4뇌실의 소뇌결절 또는 마루의 병변	양쪽에서 뒤 SCC에서 INC에 대한 가능한 구조적 원리 신경 활동 감소
상향 눈떨림	위소뇌다리 또는 등쪽 상부 숨뇌 질환	중앙 앞 SCC에서 INC에 대한 가능한 구조적 원리 신경 활동 감소
시소 눈떨림	INC의 한쪽 병변	한쪽면의 일차적인 INC 불활성화
주기적 눈떨림	소뇌결절 병변	MVN에서 불안정(높은 이득) 신경 활동
잠복 눈떨림	선천성 내사시가 아닌 대뇌겉질의 양안 시각 자극 상실	한쪽 눈이 덮여 있을 때, 한쪽의 NOT에서 MVN으로의 긴장성 신경 활동감소(모든 시각자극을 MVN에 제공하지 않음)

INC = 카할사이질핵; MVN = 안쪽 안뜰신경핵; NOT = 시신경핵; SCC = 반고리관.

다음과 같은 왼쪽 타원주머니까지 연장된 경로상의 병변에 의해 유발된다: 왼쪽 타원주머니(미로염), 왼쪽 안뜰신경(안뜰신경염), 왼쪽 안뜰핵(발렌버그증후군), 오른쪽 안쪽세로다발(왼쪽 신경핵사이눈근육마비) 및 오른쪽 카할사이질핵 등의 경로.

안뜰눈반사 Vestibular-ocular reflex

한쪽의 안뜰기능이 상실되면, 안뜰눈반사(VOR) 내에 두 가지 유형의 이상이 나타난다. 첫 번째 이상은 정적 불균형이며, 이것은 뇌줄기 좌우에 있는 안뜰핵 사이의 긴장성 신경 방전의 차이로 인해 일어난다. 병변 쪽에 있는 1차 들신경의 긴장성 휴식 흥분율이 감소된다. 병변 쪽에 있는 1형 신경의 긴장성 휴식 흥분율(tonic resting fire rate)은 갑자기 사라진다. 이와 달리 정상쪽 신경세포의 긴장성 휴식 흥분율은 두 배로 증가하게 되는데, 그 이유는 억제성 교차경로의 비활성화 때문이다. 이런 불균형이 자발적 눈떨림을 일으킨다. 1차 들신경이 회복되지 않더라도 발병 후 며칠 이내에 상대적 휴식 흥분율이 재조정된다(자발적 눈떨림이 사라짐). 안뜰신경염이 발생한 후

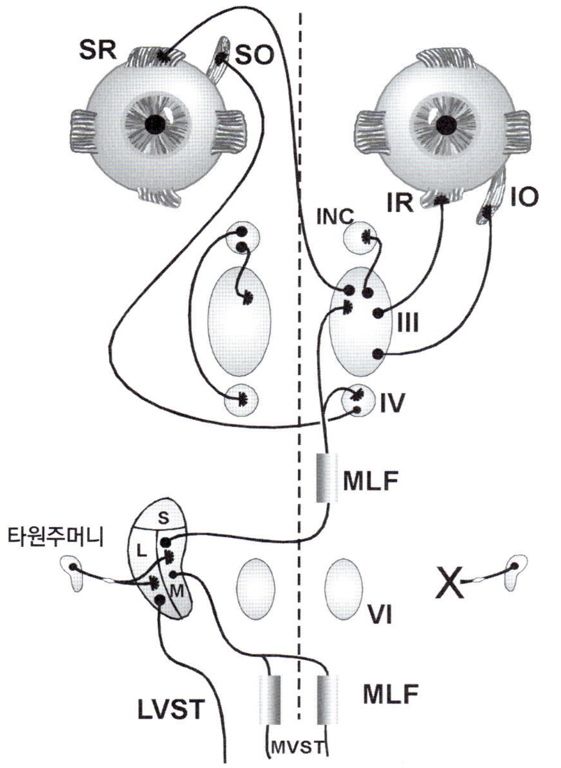

그림 10.5 왼쪽 타원주머니에서 귀돌 통로.
이 그림은 8번째 신경의 왼쪽 타원주머니 분할이 안뜰신경염으로부터 결핍된 것을 보여준다. 타원주머니는 안뜰핵의 가쪽(L)과 안쪽(M) 부분으로 투사한다. 안뜰핵의 이 부분은 안쪽 안뜰척추로(MVST)와 가쪽 안뜰척추로(LVST)로 투사한다. 또한 안뜰핵의 안쪽 부분은 안쪽 종단 대뇌(MLF)를 통해 도르래신경(IV) 및 눈돌림신경(III)핵으로 돌출한다. IV는 위빗근(SO)으로, III는 위곧은근(SR), 아래곧은근(IR) 및 아래빗근(IO) 안구 근육으로 투사한다. INC=카할사이질핵; VI=갓돌림신경핵; S=위안뜰핵(출처: Tusa, 1998).

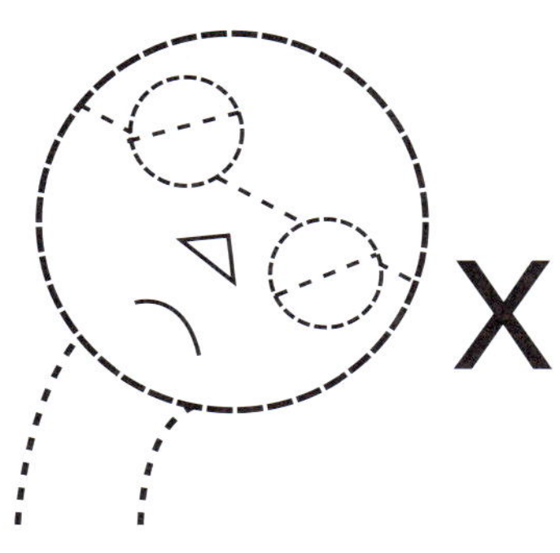

그림 10.6 왼쪽 말초 안뜰결핍에서의 병리학적 눈 기울기 반응.
이 결핍은 머리가 왼쪽으로 기울고, 눈이 왼쪽으로 정적인 비틀림 요소를 가지며, 눈스큐편위로 인해 결과적으로 오른쪽 위 사시를 유발한다. 침상 검사 중 조명에 비추어 볼 때 쉽게 알 수 있는 유일한 발견은 눈스큐편위이다.

약 1주일쯤에는 자발적 눈떨림이 밝은 곳에서 완전히 억제될 수 있다. 평균적으로 사람의 상대적 휴식 흥분율은 대조군 동물에 비해 낮았다. 두 번째 이상은 머리를 회전했을 때의 동적 민감도 상실이며, 이것은 밀고 당기기(Push-Pull) 결합의 절반이 상실되었기 때문에 일어난다. 이로 인해 안뜰눈반사(VOR)의 이득(눈 속도/머리 속도)이 감소된다.

다음의 3가지 검사를 통해 VOR(표 10.9)의 동적 민감도 변화를 검사 할 수 있다. 세 가지 VOR 검사의 결과는 안뜰기능의 한쪽 또는 양쪽 상실(예: 안뜰신경염 또는 이독성)이 있는 환자에게 유용하다. 동적 시력과 두부충동 검사의 결과는 양쪽 안뜰상실 환자에게서 강하게 양성이었지만, 두진후눈떨림(head-shaking nystagmus) 결과는 이 그룹에서 양성으로 나오지 않았다.

두부충동검사

두부충동검사(head-impulse test, HIT)는 head thrust test라고도 한다. 임상가는 환자에게 표적에 시선을 고정하도록 요청한 뒤, 환자의 머리를 잡고 수동적으로 수평과 수직으로 두부를 움직여 눈을 관찰한다. 두부충동 후 시선 재교정을 위한 신속눈운동(saccade) 현상이 나타나면 VOR의 감소를 의미한다. VOR은 검안경을 통해 들어오는 시각적 자극을 측정하기 때문에 평상시 검안경을 끼고 검사하는 것이 중요하다. 표 10.10은 한쪽 안뜰상실(UVL)의 온도눈떨림검사(caloric test)와 관련하여 두부충동검사의 민감도와 특이도를 보여준다. 신경절단에 의한 완전한 UVL의 경우에는 민감도와 특이도가 100%이다. 다양한 원인으로 인한 불완전한 UVL의 경우에는 민감도의 중간값(median)은 39%이며, 특이도는 95%이다. 검사의 민감도는 (1) 두부를 30° 아래로 기울여 수평반고리관을 운동면에 놓고, (2) 두부충동을 예측 불가능하게 적용을 하게 되면 향상될 수 있다. 표 10.11은 두부충동검사 결과가 UVL의 심각도에 따라 어떻게 달라지는지 보여준다. 예를 들어, 온도눈떨림검사에서 중등도 마비(50~75% 약증)를 보인 경우에는 19명의 환자가 두부충동검사에서 음성 반응을 보였고(총 검사의 90%), 2명의 환자가 양성 반응을 보였다(총 검사의 10%).

표 10.9 안뜰눈반사(VOR)의 침상 검사

검사	절차	결과
동적 시력검사	머리가 움직이지 않은 상태에서 정적, 원거리 시력이 결정된다. 환자의 머리가 2Hz에서 수동으로 진동하는 동안 동적 시력이 결정된다.	정적 시력보다 3개 이상 선에서의 동적 시력은 안뜰결핍을 나타낸다.
두부충동검사	환자는 먼 거리의 시각 표적을 고정시키고, 머리의 작은 충동이 왼쪽과 오른쪽으로 가해지면 즉시 눈의 위치를 관찰한다.	두부충동 후 재교정신속눈운동은 VOR이 감소했다는 것을 나타낸다. 환자가 가까이에 있는 표적을 고정시킬 때 두부충동이 재교정신속운동을 유도하는 경우, 특히 노인 환자에서 명확한 결과를 얻기 위해 멀리 떨어진 표적을 바라보는 상태에서 반복하여 검사해야 한다.
두진후눈떨림검사	임상의는 환자의 머리를 30° 아래로 내리고 머리를 수평으로 20번 왔다갔다 한다.	이 시술 중 격동눈떨림의 유발은 안뜰 불균형을 나타낸다.

표 10.10 한쪽 안뜰상실(UVL)에 대한 온도눈떨림검사와 비교한 침상 두부충동검사*

UVL의 유형 또는 원인	민감도(%)*	특이도(%)*	환자 수	연구
신경 부위에 의한 완전한 UVL	100	100	20	Halmagyi and Curthoys(1988)
신경 부위에 의한 완전한 UVL	100	100	12	Foster et al.(1994)
다양함	39	97	112	Harvey and Wood(1996)
다양함	35	95	105	Harvey et al.(1997)
다양함	34	100	150	Beynon et al.(1998)
다양함	45**	91	265	Perez and Rama-Lopez(2003)
다양함	71	82	176	Schubert et al.(2004)

* 온도눈떨림검사가 표준으로 사용된다.
** 저자들은 두부충동검사가 양성이 되기 위해서는 50% 이상의 반고리관 마비가 필요하다고 말한다.

표 10.11 반고리관 마비의 기능으로서 두부충동검사(HT)

반고리관 마비	환자 수	HT 결과 음성	HT 결과 양성
정상(0~25)	76	76 (100%)	0 (0%)
약한 마비(25~50)	23	23 (100%)	0 (0%)
중등도 마비(50~75)	21	19 (90%)	2 (10%)
심각한 마비(75~100)	30	7 (23%)	23 (77%)

표 10.12 온도눈떨림검사와 비교되는 두진후눈떨림검사*

민감도(%)*	특이도(%)*	환자 수	연구
40	60	108	Wei et al.(1989)
95	62	85	Takahashi et al.(1990)
27	85	116	Jacobson et al.(1990)
44	65	105	Burgio et al.(1991)
42	85	197	Goebel and Garcia(1992)
35	92	105	Harvey et al.(1997)
38	79	290	Asawavichianginda et al.(1997)
평균: 46	평균: 75		

* 온도눈떨림검사를 기준으로 사용

두진후눈떨림검사

프렌젤이나 IR 고글 안경을 착용한 환자는 눈을 감고 머리를 30° 아래로 내린 다음, 머리를 수평으로 20번 빠르게 흔든다. 머리를 흔든 후 눈을 뜨면 임상가는 눈떨림의 여부를 관찰한다. 이 검사 직후 눈떨림이 나타나는 경우에 안뜰기능의 불균형을 의심할 수 있다. 이 징후는 말초성 또는 중추성 한쪽 안뜰병변 이후에 무한정 지속될 수 있다. 표 10.12는 UVL에 대한 온도눈떨림검사와 관련하여 두진후눈떨림검사(head-shaking nystagmus test)의 민감도와 특이도를 보여주고 있다. 다양한 유형의 UVL의 경우는 전체 민감도가 46%이고 특이도는 75%이다. 표 10.13은 UVL (canal paresis)의 손상 정도와 관련하여 두진후눈떨림검사에서 양성 반응을 보이는 빈도를 보여준다.

표 10.13 반고리관의 마비 기능으로 두진후눈떨림검사(HSN)

반고리관 마비	양성 HSN 결과
정상(0~20)	22%
약한 마비(21~25)	24%
중등도 마비(25~50)	28%
심각한 마비(>50)	62%

(출처: Asawavichianginda et al, 1997.)

임상 안뜰 동적 시력검사

임상 안뜰 동적 시력검사(clinical vestibular dynamic visual acuity test)는 머리를 고정했을 때의 시력과 머리를 움직일 때의 시력을 비교하는 것이다. 시력검사표를 사용하여 머리를 고정했을 때의 시력을 시력검사표를 사용하여 먼저 측정한다. 다음으로 검사자는 환자의 머리를 2Hz 주파수로(원활추종눈운동으로 목표물을 추적할 수 있는 빈도 이상으로) 수평으로 흔들고(얼굴이 좌우 방향으로 1~2inch 정도 움직일 수 있도록), 환자에게 시력검사표에서 읽을 수 있는 가장 작은 라인의 글씨를 읽도록 요청한다. VOR이 정상이라면 시각 고정이 되도록 안구는 머리운동의 방향과 반대 방향으로 부드럽게 움직일 것이다. 따라서 환자는 머리를 고정했을 때(초기 정적 시력) 읽을 수 있었던 라인의 글자를 읽거나 한 줄 정도 더 위쪽 라인의 글자를 읽을 수 있어야 한다. 환자가 초기 정적 시력 라인보다 3줄 이상의 위쪽 라인의 글자만 읽을 수 있다면 안뜰결핍의 가능성이 높다(그림 10.7). 안뜰적응 운동 이후 동적 시력이 향상되는데, 그 이유는 미리 프로그램화되거나 예상되는 눈운동의 발달 때문이다.

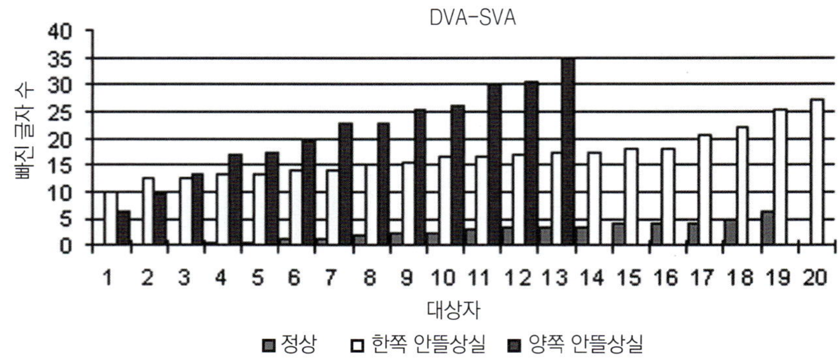

그림 10.7 안뜰기능저하 및 정상 대조군 환자의 동적 시력 검사(DVA) 점수.
세로 좌표는 ETDRS 차트(조기 치료 당뇨 망막병증 연구에서 사용됨)라고 하는 표준화된 시력 검사(SVA) 차트에서 빠진 글자 수(optotypes)이다. 이 도표는 각 줄에 5개의 글자가 있다. 가로축에는 가장 시력이 좋았던 사람들(왼쪽으로), 가장 많이 손상된 사람들(오른쪽으로)로 개인별 대상의 순위가 있다. 회색 막대는 온도눈떨림검사에 따라 안뜰결핍이 없는 어지럼증 환자 또는 대조군을 나타낸다. 흰색 막대는 한쪽 안뜰상실(25% 이상 비대칭)을 가진 피험자를 나타낸다. 검은색 막대는 온도눈떨림검사(4회 관개에서 최고 느린 위상 속도 20° 미만) 및 회전의자 검사(이득 < 0.1)에 따라 양쪽 안뜰상실 환자를 나타낸다.

기법으로 유도된 현훈과 눈 움직임

Maneuver-induced vertigo and eye movements

역학적 문제(예: 양성발작성체위현훈)가 있는 경우에는 특정 동작에 의해 눈떨림이 유발될 수 있다. 따라서 자발적 눈떨림을 찾는 것 이외에 임상가는 눈떨림을 유발할 수 있는 특정 동작을 수행해야 한다(표 10.14).

자세 검사

딕스-홀파이크(Dix-Hallpike) 검사결과는 양성발작성체위현훈(BPPV) 환자에서 양성을 보인다(그림 10.8).

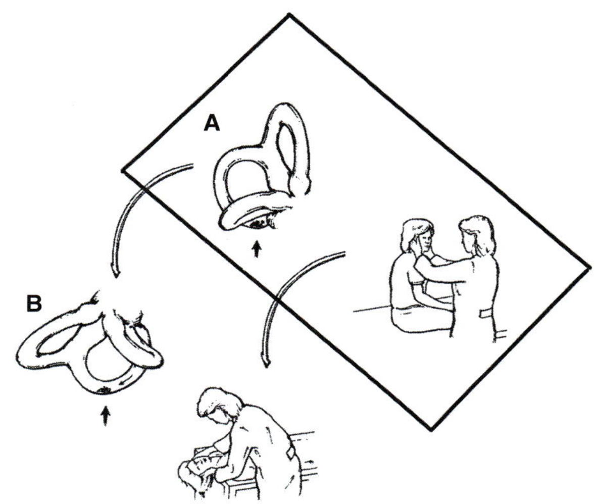

그림 10.8 양성발작성체위현훈(BPPV)에 대한 딕스-홀파이크 검사.
A: 이 검사는 환자가 검사대 위에 앉아 검사관이 머리를 수평으로 45° 돌린다. **B:** 검사관은 머리와 몸통을 똑같이 재빨리 '일괄적으로' 움직여 머리를 검사대의 가장자리에 20° 걸치게 한다. 눈떨림을 발견하기 위해 환자에게 현훈이 있는지 물어본다. 그림에 표시되지 않았지만 검사관은 환자를 천천히 앉은 자세로 몸을 일으키고 머리는 여전히 45° 기울인 상태로 눈떨림을 다시 찾는다. 머리를 45° 회전한 상태로 검사를 반복한다. 이 그림은 또한 검사 도중 오른쪽 뒤반고리관(검은색 화살표)에서 귀돌의 움직임을 보여준다. 이 예시에서 검사는 오른쪽에서 수행할 때 눈떨림과 현훈이 있지만 왼쪽에서 검사를 수행할 때는 그렇지 않는다.

표 10.14 수기법-속귀의 기계적 문제로 인한 유도된 현훈과 눈의 움직임 유도

	질환의 양성 결과
위치 검사	양성발작성체위현훈 중추체위성눈떨림 중추체위성현훈 위반고리관 벌어짐(결핍) 바깥림프샛길
압력 검사, 귀구슬 운동 또는 툴리오 현상	위반고리관 벌어짐(결핍) 메니에르병 바깥림프샛길

BPPV의 눈떨림은 30초 이내에 시작되어야 하며, 30초 미만으로 지속되어야 한다. 환자가 이 자세에 있을 때 눈떨림이 지속되고, 앉은 자세일 때 눈떨림이 사라진다면, 중추성 장애(중추체위성현훈)에 의한 것일 수 있다. 이에 대한 예외는 반고리마루이석증(cupulolithiasis)에 의한 BPPV이다. 이 질환의 경우에는 평형모래가 반고리관의 마루(cupula)에 붙어 있기 때문에 딕스–홀파이크 검사는 지속적인 눈떨림과 현훈을 유발한다(20장 참조). 체위성눈떨림(positional nystagmus)은 속귀의 다양한 역학적 문제를 가진 환자에서도 나타날 수 있다. 다른 장애로는 중추체위성현훈, 현훈이 없는 중추체위성눈떨림 그리고 바깥림프샛길(속림프와 바깥림프 사이의 구멍 혹은 바깥림프와 중간귀 사이의 구멍) 등이 있다.

압박 검사, 툴리오 현상과 귀구슬 운동

바깥귀길에 가해지는 양압과 음압(헤네벌트 징후), 발살바 작용 혹은 시끄러운 잡음(툴리오 현상)을 적용한 후 안구의 눈떨림 혹은 표류를 평가해야 한다. 바깥림프샛길, 과가동성의 등자뼈 그리고 메니에르병이나 내림프수종 환자 등에게서 양성 반응이 나타난다.

시각 추적

원활추종눈운동(smooth pursuit eye movements)과 안뜰눈반사 억제(cancellation vestibulo–ocular reflex)는 움직이는 작은 표적의 이미지를 망막에 정확하게 유지시키는 느린 추적 동작이다. 원활추종눈운동을 할 때 머리를 움직이지 않는다. VOR 억제 동안에는 표적을 따라 머리를 움직이는데, 이런 움직임을 VOR 억제라고 한다. 왜냐하면 머리가 움직이는 동안 VOR이 일어나지 않아야 하는데, 만약 그렇지 않으면 표적의 이미지를 망막에 유지할 수 없기 때문이다. 환자에게 머리를 고정하고, 수평과 수직으로 천천히 움직이는 작은 표적(20deg/sec)을 추적하도록 요청한다(원활추종눈운동). VOR 억제는 환자에게 움직이고 있는 작은 표적을 따라 머리도 함께 움직이도록 요청함으로서 측정될 수 있다. 이를 수행하는 가장 쉬운 방법은 임상가가 두 손으로 환자의 머리를 잡고 부드럽게 1Hz로 움직이는 것이다. 이때 임상가는 환자에게 임상가의 코를 주시하도록 주문하고, 임상가의 머리도 환자의 머리와 같이 움직여야 한다.

한쪽 말초성 안뜰병변은 병변에서 발생한 자발적 눈떨림이 너무 커서 안구 추적 시스템이 정상적으로 기능하지 못하는 경우가 아니라면, 원활추종눈운동 또는 VOR 억제가 정상적으로 일어난다. 이와는 달리 마루뒤통수이마겉질, 이마겉질, 다리뇌핵, 소뇌벌레 혹은 소뇌 타래결절엽 등의 병변 쪽으로 향하는 표적의 움직임은 원활추종눈운동과 VOR 억제에 문제를 일으킨다. 병변 쪽으로 향한 원활추종눈운동에는 이득(gain = 느린 위상 눈 속도 ÷ 목표 속도)이 감소하기 때문에 신속눈운동(saccades)이 나타난다. 이 과정을 종종 신속안구추적(saccadic pursuit)이라고 한다. 병변 쪽을 향하는 VOR 억제를 할 때 수평방향으로 격동눈떨림(jerk nystagmus)이 발생한다. 오른쪽 병변의 신속안구추적의 예가 그림 10.9에 나와 있다. 소뇌변성이나 양쪽 문제가 있는 환자의 경우에는 원활추종눈운동 및 VOR 억제의 문제가 양쪽 방향으로 발생하게 된다.

신속눈운동

신속눈운동(saccadic eye movements)은 눈 위치가 매우 빠르게 변화하는 것이다. 신속눈운동은 환자에게 빠르게 움직이는 표적을 따라 눈을 추적하도록 요청함으로써 검사할 수 있다. 임상가의 코를 바라보게 함으로써 시각 고정을 평가한다. 그 다음 임상가의 코와 손가락(코에서 약 20° 떨어져 위치)을 번갈아 바라보게 함으로써 자발적 신속눈운동을 평가한다. 평가는 왼쪽, 오른쪽, 위, 아래방향으로 여러 번 반복하여 측정하게 된다. 이 검사 동안 임상가는 신속눈운동이 정상적인 진폭과 속도를 갖는지의 여부를 결정해야 한다. 코에서 멀리 떨어져 있는 표적을 대상으로 이루어지는 신속눈운동의 경우에는 진폭이 정상 또는 10% 이하의 측정부족(hypometric)이어야 하며, 중심으로 돌아오는 신속눈운동의 경우 절대 측정과다가 되면 안 된다. 진폭이 정상 또는 10% 이하의 측정부족이나 측정과대이어야 한다. 신속눈운동의 속도는 빨라야 하며, 양쪽 눈이 동일해야 한다. 또한 시운동 드럼이나 테이프(optokinetic drum/tapes)를 사용하여 눈떨림의 빠른 위상을 평가해야 한다.

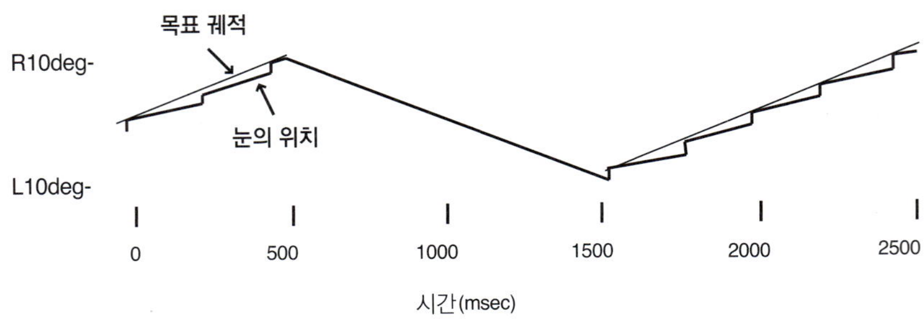

그림 10.9
오른쪽의 원활추종눈운동이 손상되었다. 얇은 선은 목표 궤적를 나타낸다. 굵은 선은 눈의 위치를 나타낸다. R10deg 및 L10deg는 궤도 안의 눈 위치(각각 오른쪽 및 왼쪽 10°)를 나타낸다.

말초성 안뜰문제는 신속눈운동을 손상시키지 않는다. 반대로 한쪽 소뇌의 병변이나 소뇌의 원심성 및 들심성 경로의 손상은 한쪽 방향으로는 측정과대증(hypermetria)을 일으키고, 반대 방향에서는 측정부족증(hypometria)을 일으킬 수 있다. 위소뇌동맥의 경색으로 인한 소뇌벌레구역을 포함한 한쪽 병변은 반대쪽 측정과대증과 환측의 측정부족증을 야기한다. 가쪽숨뇌경색(발렌버그 증후군)은 환측의 측정과대증과 반대쪽의 측정부족증을 유발하는데, 그 이유는 아래소뇌다리경색으로 꼭지핵의 들심성 차단이 일어나기 때문이다. 신속눈운동의 변수 정의는 표 10.15에 나열되어 있다.

소뇌의 벌레구역 병변은 오른쪽과 왼쪽으로 측정부족 신속눈운동을 야기한다. 느린 신속눈운동은 정중곁다리뇌그물체(paramedian pontine reticular, PPRE)와 안쪽세로다발의 입쪽 사이핵에 있는 돌발 세포의 숫자 감소와 같은 다양한 문제로 발생할 수 있다. 일반적으로 중간뇌의 병변은 수직 신속눈운동이 느려지고 다리뇌 병변은 수평 신속눈운동을 둔화시킨다. 또한 신경핵사이눈근육마비(internuclear ophthalmoparesis, INO)에 의해서도 신속눈운동이 느려질 수 있다. 신경핵사이눈근육 마비는 6번 신경핵과 3번 신경핵 사이의 경로에 문제가 있을 때 발생한다. INO에서 코 쪽으로 움직이는 눈의 움직임(모음, adducting)이 코에서 멀리 이동하는 눈의 움직임(벌림, abducting)보다 느리거나 제한된다. 느린 신속눈운동은 신경근접합부(예: 중증 근무력증, 밀레-피셔증후군)의 문제도 발생시킬 수 있다. 마지막으로 안구근육 문제(갑상샘 안 질환, 진행성 바깥눈근육 마비)로 인해서도 느린 신속눈운동이 발생할 수 있다.

서기 자세와 보행 Stance and Gait

롬버그(Romberg) 검사-'수정된' 롬버그(발꿈치-발가락의 일자 서기 자세) 검사, 후쿠다 걷기 검사(Fukuda's

표 10.15 신속눈운동 결핍

신속눈운동 매개변수	정의	병변 위치
잠복기	목표 단계부터 단 한 번의 시작까지의 시간	주로 대뇌겉질(시각적인 주의력 결함) 또는 뇌줄기(시작의 결함)의 병변으로 보이는 지연 시간 증가
속도	추적 최대 속도	주로 다리뇌의 병변(burst cells)에서 볼 수 있는 속도 감소
정확성	신속눈운동의 진폭이 목표 단계의 진폭과 얼마나 일치하는지	소뇌벌레와 뇌줄기 경로에 의해 주로 결정되는 감소 또는 증가된 진폭

stepping test, FST) 및 후퇴(retropulsion) 검사는 서 있는 자세와 보행 및 일자보행을 평가하기 위해 수행된다.

롬버그 검사를 할 때 환자는 다리를 약간 벌리고 가슴 위에 팔을 얹은 자세로 30초 동안 눈을 뜨고, 30초 동안 눈을 감은 상태로 자세를 유지한다. 롬버그 검사의 양성 반응은 눈을 뜨고 있을 때는 안정적으로 자세를 유지하지만 눈을 감으면 균형을 잃는 것이다. 롬버그 징후의 양성 결과는 말초신경병증으로 심각한 고유수용성 감각 결함이 있는 환자에서 나타나며, 급성 안뜰결핍이 있는 환자에게서도 나타날 수 있다. 롬버그 검사로 균형 유지에 필요한 기능요소를 확인할 수 있는데, 균형유지를 위해 뒤쪽으로 흔들리며 발꿈치로 서지만 넘어지지 않는 것이나 검사 중에 크게 흔들리는 걸 볼 수 있다. 수정된 롬버그 검사에서 환자는 한쪽 발의 발꿈치가 다른 발의 발가락에 닿게 하여 일자로 서고, 처음에는 눈을 뜨고 그 다음 눈을 감고 자세를 유지한다. 롬버그 검사에서 양성반응을 보이는 질환을 가진 환자들뿐 아니라 만성 안뜰결핍이 있는 환자 그리고 65세 이상의 정상인 중에서도 양성 수정된 롬버그 검사결과가 나타날 수 있다.

후쿠다 걷기 검사의 경우, 대상자는 팔을 앞으로 뻗고 눈을 감은 상태에서 제자리걸음을 50번 수행한다. 제자리걸음을 할 때 한쪽 방향으로 30~45° 이상 돌아간다면 비정상으로 간주된다. 비정상적인 후쿠다 제자리 걷기 검사는 말초성 또는 중추성 안뜰기능의 비대칭이나 상실로 인한 비대칭성 안뜰척수반사에 의해 발생된다. 다리 길이 불일치, 궁둥신경통, 근육불균형 또는 엉덩이 높이 차이 등의 문제를 포함한 비대칭 근육뼈대계 문제에 의해서도 발생할 수 있다. 한쪽 안뜰기능상실 환자 126명 중 손상쪽으로의 편위(45° 이상 벗어남)는 50.0%에서 발생하였고, 24.6%에서 손상되지 않은 쪽을 향한 것으로 나타났다. 전기눈떨림검사(ENG)에서 온도눈떨림검사 약화 정도의 함수로 후쿠다 걷기 검사를 측정한 연구에서 후쿠다 걷기 검사는 전기눈떨림검사에서 약증(75% 이상의 약증)이 심각할 때 안뜰기능 약화를 감지하는데 민감해진다. 또한 안뜰기능상실은 시간이 경과함에 따라 후쿠다 걷기 검사 이상이 감소되어 나타났다.

후퇴검사(retropulsion test)의 경우, 환자에게 다리를 약간 벌리도록 요청하고, 엉덩이를 살짝 뒤로 당기는 것이 느껴지면, 한 발짝만 뒷걸음질을 하도록 주문한다. 환자가 세 발짝 이상 뒷걸음질을 하거나 뒤로 넘어진다면 양성 반응으로 간주한다. 후퇴검사는 바닥핵 신경장애(진행핵상 마비, 파킨슨병), 이마엽과 바닥핵 사이의 통로 문제(정상압 뇌수종, 백혈병)를 가진 환자에서 양성 결과를 나타난다.

보행과 일자보행 검사는 소뇌 운동실조증, 회전할 때 몸통 위에서 머리의 움직임이 줄어들거나(안뜰기능저하) 파킨슨병에서의 발을 끄는 보행을 보이는 경우에 실시한다. 보행의 다른 특징은 넘어지지 않지만 무릎이 갑자기 굽힘되고, 보폭이 감소하고, 비효율적인 자세와 움직임이 일어나고, 과도하게 느린 보행 및 손상 수준의 변동 등을 포함한 기능적 구성요소를 식별하는 데 도움이 된다.

요약
Summary

문제의 발병, 증상에 대한 설명 그리고 가장 중요한 증상이 개인의 생활양식에 어떤 영향을 미치는지를 결정하기 위해서는 정확한 병력의 획득이 요구된다. 이는 환자를 어떻게 관리해야 하는지를 결정하는 주요 정보이다. 병상검사(bedside test)는 환자가 한쪽 혹은 양쪽의 안뜰기능저하, 양성발작성체위현훈, 중추성 문제 혹은 심인성 문제를 가지고 있는지를 결정하는데 매우 유용하다.

References

1. Brown JJ, Baloh RW. Persistent mal de débarquement syndrome: a motion–induced subjective disorder of balance. *Am J Otolaryngol*. 1987;8:219–222.
2. Brandt TH, Daroff RB. The multisensory physiological and pathological vertigo syndromes. *Ann Neurol*. 1980;7:195–203.
3. Kuritzky A, Ziegler DK, Hassanein R. Vertigo, motion sickness and migraine. *Headache*. 1981;21:227–231.
4. Kayan A, Hood JD. Neuro–otological manifestations of migraine. *Brain*. 1984;107:1123–1142.
5. Fisher CM. Vomiting out of proportion to dizziness in ischemic brainstem strokes. *Neurology*. 1996;46:267.
6. Bisdorff A, Von Brevern M, Lempert T, Newman–Toker DE. Classification of vestibular symptoms: towards an international classification of vestibular disorders. *J Vestib Res*. 2009;19:1–13.
7. Shepard NT, Telian SA, Smith–Wheelock M. Habituation and balance retraining therapy: a retrospective review. *Neurol Clin*. 1990;8:459–475.
8. Hall CD, Herdman SJ. Reliability of clinical measures used to assess patients with peripheral vestibular disorders. *J Neurol Phys Ther*. 2006;30:74–81.
9. Powell LE, Myers AM. The Activities–specific Balance Confidence (ABC) Scale. *J Gerontol A Biol Sci Med Sci*. 1995;50:28–34.
10. Whitney SL, Hudak MT, Marchetti GF. The activitiesspecific balance confidence scale and the dizziness handicap inventory: a comparison. *J Vestib Res*. 1999;9:253–259.
11. Fetter M, Dichgans J. Vestibular neuritis spares the inferior division of the vestibular nerve. *Brain*. 1996;119:755–763.
12. Tusa RJ. The dizzy patient: disturbances of the vestibular system. In: Tasman WL, Jaeger, EA, eds. *Duane's Clinical Ophthalmology*, Vol 2. Philadelphia: Lippincott–Raven; 1998.
13. Zee DS. Ophthalmoscopy in examination of patients with vestibular disorders. *Ann Neurol*. 1978;3:373–374.
14. Brandt T. *Vertigo: Its Multisensory Syndrome*. London: Springer–Verlag; 1991.
15. Uchino Y, Sasaki M, Sato H, et al. Utriculoocular reflex arc of the cat. *J Neurophysiol*. 1996;76:1896–1903.
16. Halmagyi GM, Gresty MA, Gibson WPR. Ocular tilt reaction with peripheral vestibular lesion. *Ann Neurol*. 1979;6:80–83.
17. Smith PF, Curthoys IS. Neuronal activity in the contralateral (and ipsilateral) medial vestibular nucleus of the guinea pig following unilateral labyrinthectomy. *Brain Res*. 1988;444:295–319.
18. Halmagyi GM, Curthoys IS. A clinical sign of canal paresis. *Arch Neurol*. 1988;45:737–739.
19. Schubert M, Tusa RJ, Grine LE, Herdman SJ. Optimizing the sensitivity and specificity of the head thrust test for identifying vestibular hypofunction. *Physical Therapy*. 2004;84:151–158.
20. Beynon GJ, Jani P, Baguley DM. A clinical evaluation of head impulse testing. *Clin Otolaryngol*. 1998;23:117–122.
21. Hain TC, Fetter M, Zee DS. Head–shaking nystagmus in patients with unilateral peripheral vestibular lesions. *Am J Otolaryngol*. 1987;8:36–47.
22. Asawavichianginda S, Fujimoto M, Mai M, Rutka J. Prevalence of head–shaking nystagmus in patients according to their diagnostic classification in a dizziness unit. *J Otolaryngol*. 1997;26:20–25.
23. Herdman SJ, Schubert MC, Das VE, Tusa RJ. Recovery of dynamic visual acuity in unilateral vestibular hypofunction. *Arch Otolaryngol Head Neck Surg*. 2003;129:819–824.
24. Herdman SJ, Schubert MC, Tusa RJ. Role of central preprogramming in dynamic visual acuity with vestibular loss. *Arch Otol Head Neck Surg*. 2001;127:1205–1210.
25. Foster CA, Foster BD, Spindler J, Harris JP. Functional loss of the horizontal doll's eye reflex following unilateral vestibular lesions. *Laryngoscope*. 1994;104:473–478.
26. Harvey SA, Wood DJ. The oculocephalic response in the evaluation of the dizzy patient. *Laryngoscope*. 1996;106:6–9.
27. Harvey SA, Wood DJ, Feroah TR. Relationship of the head impulse test and head–shake nystagmus in reference to caloric testing. *Am J Otol*. 1997;18:207–213.
28. Perez N, Rama–Lopez J. Head–impulse and caloric tests in patients with dizziness. *Otol Neurotol*. 2003; 24:913–917.
29. Wei D, Hain TC, Proctor LR. Head shaking nystagmus: associations with canal paresis and hearing loss. *Acta Otolaryngol (Stockh)*. 1989;108:362–367.
30. Takahashi S, Fetter M, Koenig E, Dichgans J. The clinical significance of head–shaking nystagmus in the dizzy patient. *Acta Otolaryngol (Stockh)*. 1990;109:8–14.
31. Jacobson GP, Newman CW, Safadi I. Sensitivity and specificity of the head–shaking test for detecting vestibular system abnormalities. *Ann Otol Rhinol Laryngol*. 1990;99:539–542.

32. Burgio DL, Blakely BW, Myers SF. An evaluation of the head-shaking nystagmus test. *Otolaryngol Head Neck Surg*. 1991;105:708-713.
33. Goebel JA, Garcia P. Prevalence of post-headshake nystagmus in patients with caloric deficits and vertigo. *Otolaryngol Head Neck Surg*. 1992;106:121-127.
34. Fukuda T. The stepping test: two phases of the labyrinthine reflex. *Acta Otolaryngol (Stockh)*. 1959;50:95-108.
35. Zhang YB, Wang WQ. Reliability of the Fukuda stepping test to determine the side of vestibular dysfunction. *J Int Med Res*. 2011;39:1432-1437.
36. Honaker JA, Shepard NT. Performance of Fukuda Stepping Test as a function of the severity of caloric weakness in chronic dizzy patients. *J Am Acad Audiol*. 2012;23:616-622.
37. Keane JR. Hysterical gait disorders: 60 cases. *Neurology*. 1989;39:586-589.
38. Lempert T, Brandt T, Dieterich M, Huppert D. How to identify psychogenic disorders of stance and gait. *J Neurol*. 1991;238:140-146.

11

안뜰기능검사

Vestibular Function Tests

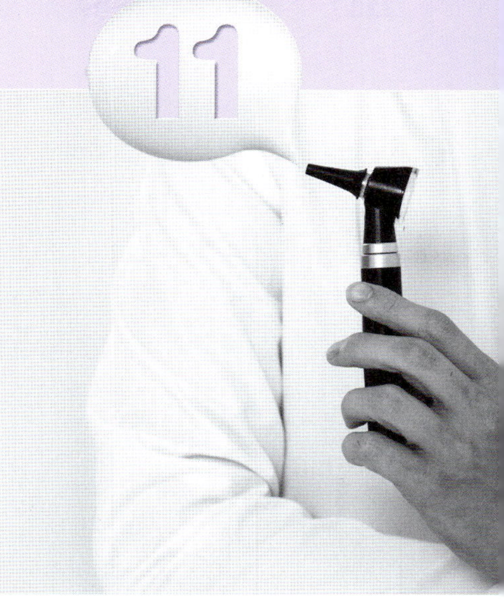

Michael C. Schubert, PT, PhD

안뜰계는 망막 오목에 이미지의 안정성을 유지하기 위해 머리의 움직임을 감지하고, 머리를 움직이는 동안 자세 조절의 안정성을 감지한다. 정상 기능에서 안뜰 수용기는 머리의 움직임을 3차원으로 정확하게 표현한다. 이 정보는 안뜰계에 의해 중계되는 반사와 지각을 제어하기 위해 중추 안뜰경로를 따라 전달된다. 안뜰기능 장애는 이런 반사에 이상을 초래하고, 잘못된 감각정보를 갖게 한다.

안뜰계 기능은 눈운동이나 자세 조절을 통해서 알 수 있다. 안뜰계의 눈 특징은 전형적으로 안뜰눈반사(vestibulo-ocular reflex, VOR)에서 측정되며, 자세 조절은 일반적으로 힘판 장비를 사용하여 측정된다. 이 장에서는 눈 또는 동적 자세검사(posturographic) 양상을 평가하는 안뜰계의 일반 검사 기법을 다룬다. 안뜰기능검사에 대해 좀 더 자세하게 설명할 것이다.

전기눈떨림검사
Electronystagmography (ENG)

1800년대, 눈의 전압이 존재하고 눈의 회전에 의해 전압이 바뀐다는 것이 밝혀졌다. 각막이 망막에 대해 양전하를 띠기 때문에, 쌍극자(배터리처럼)가 형성된다(그림 11.1). 이런 각막망막간 전위(corneo−retinal potential, CRP)는 1mV의 기본 전위차를 가지며(눈동자가 움직이지 않고 중간에 있을 때), 눈운동을 기록하게 되는데, 이때 유용한 최초의 기술인 EOG (electro−oculography)를 사용한다. 1900년대 초반까지 CRP는 눈운동을 기록하는 기본적인 방법이었다. 수평 및 수직으로 배치된 표

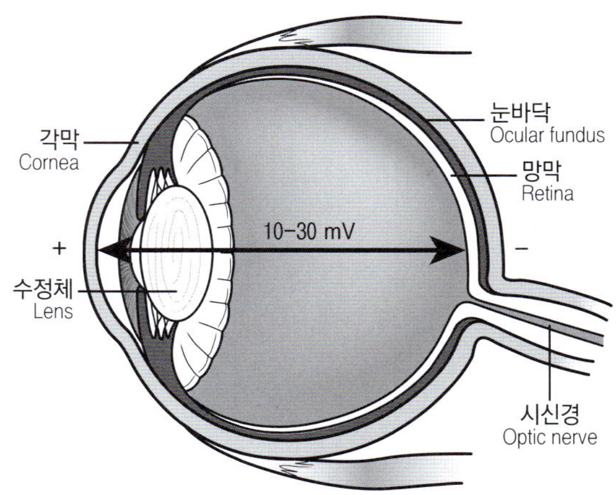

그림 11.1 각막망막간 전위(CRP).

눈의 각막은 양성이며 망막은 음성이다. 눈이 표면 전극쪽으로 수평 또는 수직으로 이동함에 따라 CRP가 수평 및 수직으로 배치되면 CRP가 감지될 수 있다. 전극은 눈근육의 전위가 아닌 CRP의 상대적 변화를 기록한다. 비틀림(roll) 눈의 회전은 CRP가 전극 위치에 따라 상대적으로 변하지 않기 때문에 기록되지 않는다.

면 전극을 사용하여 CRP가 전극 쪽으로 또는 전극에서 멀어지는 방향으로 움직이는 눈의 극성을 알아낼 수 있었다. 회전하는 눈의 움직임(시계방향 또는 반시계방향)은 수평 요소나 수직 요소를 가지지 않기 때문에 CRP로 감지할 수 없다. 따라서 눈 회전은 EOG로 감지할 수 없다.

전기눈떨림검사(ENG)는 눈 움직임을 기록하는 방법 이외에 일련의 검사 중 하나로 간주된다. 일련의 검사에는 눈운동 검사(주시안정, 원활추종눈운동, 신속눈운동 등을 포함), 자세 검사 및 온도눈떨림검사를 포함한다. 눈운동의 비디오 촬영 기술 개발과 함께 ENG를 사용한 일련의 검사를 종종 VNG (video nystagmography)라고 한다.

눈운동 기능 Oculomotor function

다양한 눈운동계와 기전들은 안뜰계 이외에 망막 오목에 있는 표적의 시각 고정에 기여할 수 있다. 이런 비안뜰기전으로는 주시안정, 원활추종눈운동 및 신속눈운동계 등이 있다. 표적 위치, 표적 속도 및 머리 속도와 같은 변수는 뇌가 주시안정성을 위해 어떤 눈운동계를 사용할지 결정하는데 사용된다. 원활추종눈운동, 신속눈운동 및 안뜰눈운동계는 각각 가장 효과적으로 기능하는 범위가 있다. 각 시스템은 또한 비효율적이 되는 제한시점을 가지고 있다. 주시안정화를 위해 여러 기전을 결합할 수 있도록 유효범위 사이에 중복이 발생한다. ENG를 포함한 일련 검사들을 통해 중추눈돌림계와 안뜰계 내의 병변을 확인할 수 있다. 원활추종눈운동이나 신속눈운동 검사는 뇌줄기와 소뇌 영역의 병변을 확인하는데 사용된다. 주시안정을 유지할 수 없다는 것은 말초 안뜰 병변이나 중추 눈돌림 병변에 의해 유발될 수 있다.

주시안정

주시안정(gaze stability)은 눈의 정지 상태를 유지하는 기능으로서 똑바로 쳐다볼 때(primary gaze)와 시선이 위쪽, 아래쪽, 오른쪽, 왼쪽으로 30° 움직인 후에 검사하게 된다. 주시안정 검사는 말초 안뜰장애 또는 중추 눈돌림 경로의 문제를 식별하는데 유용하다. 피험자는 눈을 움직이지 않고 주시를 유지할 수 있어야 한다. 비정상 주시안정은 눈 회전이 표적으로부터 눈을 벗어나게 만들었을 때 일어난다[예: 격동눈떨림(jerk nystagmus), 눈된떨림(ocular flutter)]. 말초 안뜰계의 급성 병변(예: 안뜰신경염)은 주시안정을 방해하는 자발적 눈떨림을 유발한다. 중추신경계의 다양한 병변(예: 소뇌 뇌졸중)도 주시안정을 방해할 수 있다.

원활추종눈운동

원활추종눈운동계는 머리 운동이나 표적 운동의 낮은 속도와 빈도 동안에 망막 오목에 움직이는 표적을 고정하는데 사용된다. 원활추종눈운동(smooth pursuit)은 뇌줄기와 소뇌 외에도 여러 겉질 영역으로부터 생성된다. 결과적으로 원활추종눈운동검사는 중추 병변을 국소화하는데 유용하지 않다. 원활추종눈운동계의 병변은 한쪽 혹은 양쪽 원활추종눈운동계의 결핍으로 나타날 수 있다. 한쪽 원활추종눈운동 결핍의 경우에는 결핍이 병변 쪽으로 향하는 원활추종눈운동에서 분명해진다. 대뇌겉질 구조에 병변이 있을 수 있지만, 보통 병변은 뇌줄기경로에 위치한다.

원활추종눈운동은 피험자가 움직이는 표적을 따라가는 동안 표적 속도와 눈 속도를 비교함으로서 정량화된다(이득 = 눈 속도/표적 속도)(그림 11.2). 왼쪽과 오른쪽(또는 위/아래) 원활추종눈운동 사이에서 비정상적인 이득과 비대칭은 흥미로운 측정방법이다. 원활추종눈운동은 표적의 속도 또는 주파수가 60deg/sec 또는 1Hz를 초과할 때 움직이는 표적의 고정을 유지하는데 비효율적이라는 것에 대부분의 연구는 동의한다. 그러나 두 연구는 원활추종눈운동계가 표적 속도에서 주시안정을 75~90deg/sec까지 보조할 수 있음을 보여주었다. 원활추종눈운동을 분석할 때는 원활추종눈운동 수행이 연령에 따라 다르기 때문에 환자의 나이를 고려해야 한다. 측정될 수 있는 원활추종눈운동의 다른 요인들은 잠복기(~125msec)와 가속도(범위: 40~200deg/sec/sec)이다.

신속눈운동계

신속눈운동(saccade oculomotor)은 망막 오목을 원하는 표적에 위치시키기 위해 두 눈을 함께 빠르게 움직이는

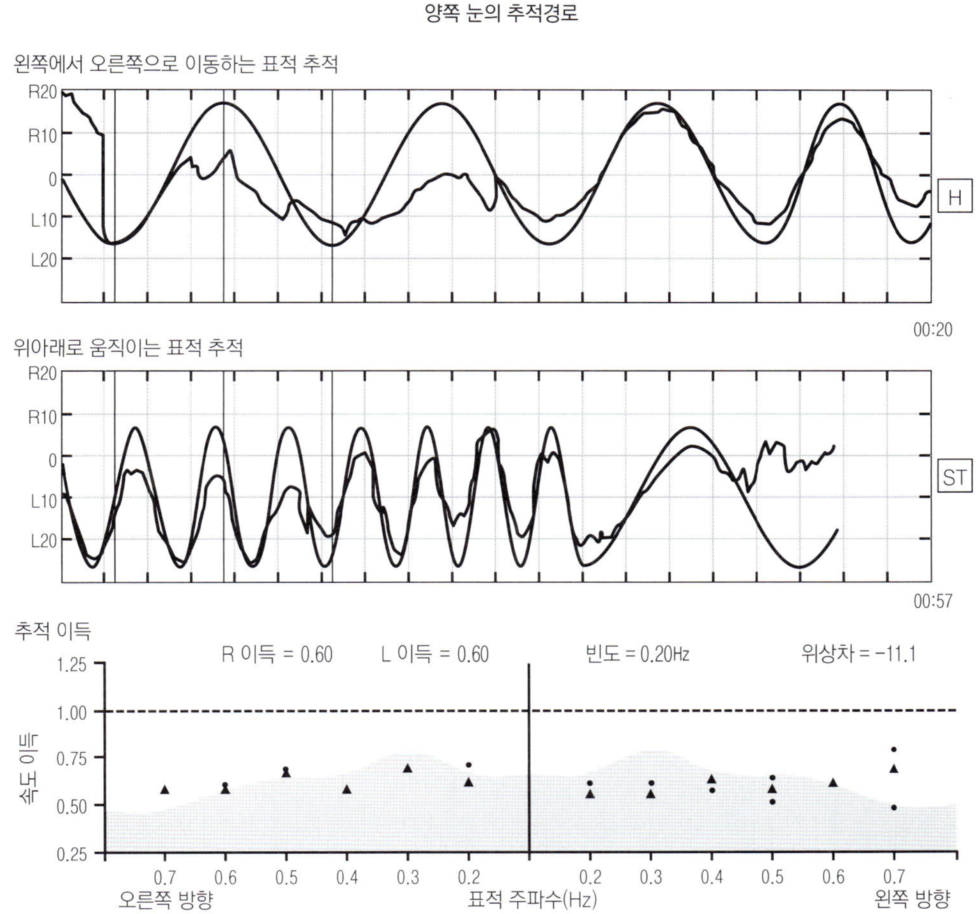

그림 11.2 원활추종눈운동검사를 위한 원시 추적 및 분석 플롯.
위쪽 2개의 플롯은 점진적으로 더 큰 주파수에서 수평 사인 곡선(왼쪽에서 오른쪽)으로 움직이는 표적을 표시한다. 하단 분석 플롯에서 음영 영역은 비정상적인 성능을 나타낸다. 추적 이득(y축)이 표시되고, 대다수의 검사 주파수(x축)에서 비정상적으로 낮다.

것이다. 따라서 신속눈운동은 원활추종눈운동계와 달리 머리 운동 동안 주시안정을 유지하지 않고 눈을 빠르게 재위치시킨다. 그들은 뇌줄기, 바닥핵, 이마엽 눈운동 영역 및 소뇌 안의 신경세포로부터 생성된다(그리고 건강한 뇌신경과 눈바깥근 기능을 요구함). 신속눈운동은 중추신경계 내의 병변(예: 신경핵사이눈근육마비) 위치를 찾는 데 유용하다. 신속눈운동 검사에서의 비정상은 말초성 안뜰 병변의 결과로 발생하지 않는다.

신속눈운동은 피험자에게 새로 재배치된 표적이나 두 개의 고정 표적 사이에서 눈을 움직이게 함으로써 검사된다. 신속눈운동 검사는 종종 다중 표적 진폭을 사용함으로써 수행된다(그림 11.3). 수평 신속눈운동은 다리뇌의 다리뇌곁그물체 내에서 흥분성 돌발 신경세포(burst neurons)로부터 발생된다. 수직과 회전 신속눈운동은 전형적으로 중간뇌의 안쪽세로다발 입쪽사이질핵 내에서 흥분성 돌발 신경세포로부터 발생한다. 다른 중추신경 영역도 수평과 수직/회전 신속눈운동을 일으킬 수 있다. 신속눈운동 검사의 주요 변수는 눈돌림의 잠복기, 속도 및 정확도이다. 가속도 및 진폭도 고려된다. 시각유도신속눈운동(visually guided saccade)을 시작하는 잠복기는 약 200msec이다. 신속눈 속도의 범위는 250~600deg/sec이다. 신속눈운동의 속도는 눈이 표적을 고정하기 위해

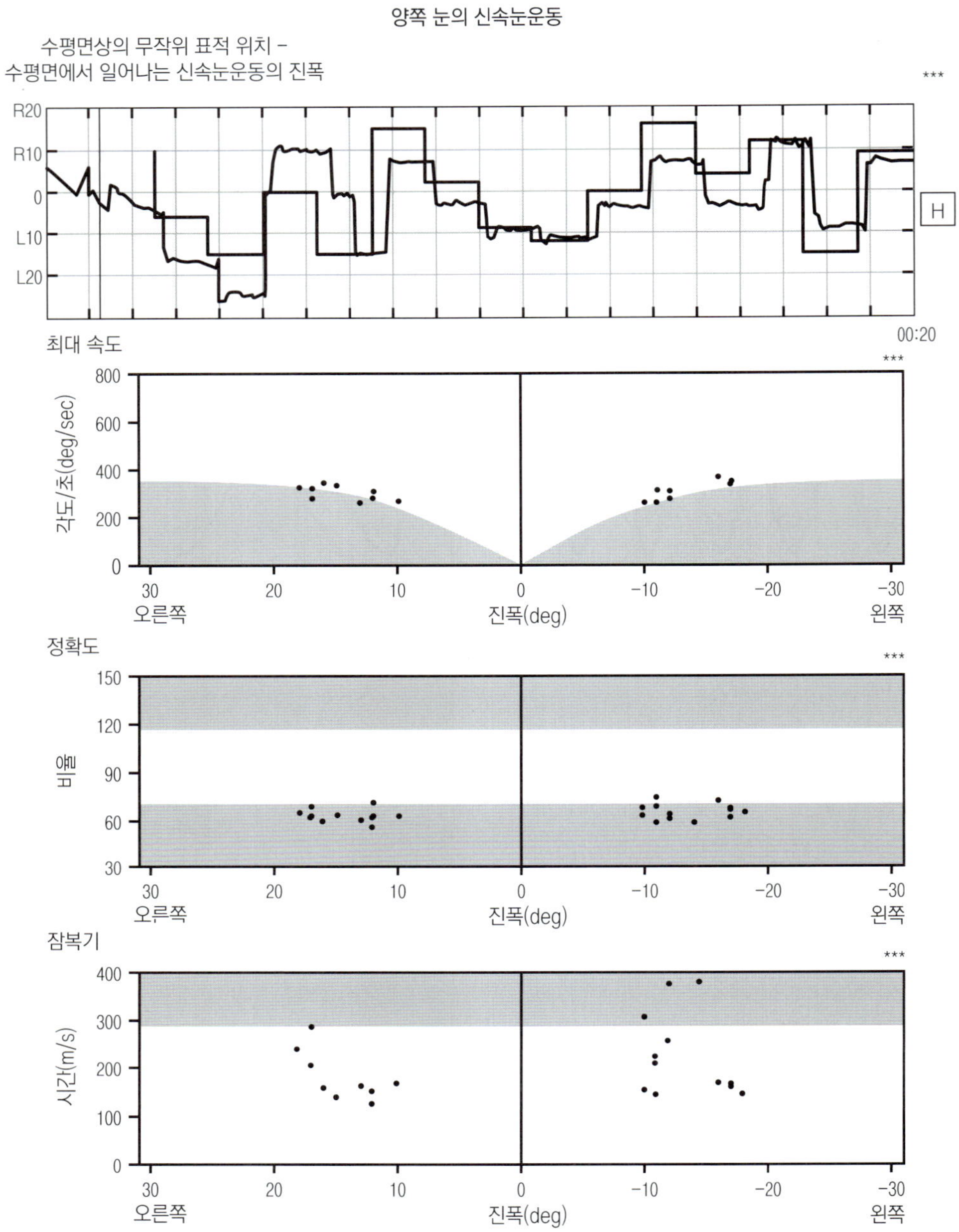

그림 11.3 속도, 정확도 및 지연 시간에 대한 원시 신속눈운동 추적 및 요약 분석.
상단 플롯은 수평 채널에 대한 그림이며, 목표 위치를 따라 임의의 신속눈운동 타겟 진폭(깨끗한 흔적)과 피사체의 눈(톱니 모양의 흔적)을 보여준다. 신속눈운동의 속도와 지연 시간은 정상이며 정확도는 최저미터법(hypometric)이다.

움직여야 하는 진폭에 비례한다. 이와 같은 신속눈운동의 진폭과 속도 사이의 관계는 신속눈운동계의 기능이 정상임을 확인하는데 유용하다. 예외적인 경우에는 신속눈운동이 12,000~40,000deg/sec/sec의 가속도 범위를 가지는 빠른 신속눈운동에 의해서도 정의된다.

사람 눈운동계의 검사에 대한 자세한 내용을 알고 싶다면 2008년의 Jacobsen과 Shepard를 읽어보길 권장한다.

자세 검사

자세 검사(positional and positioning tests)는 눈떨림을 일으키는 자세를 확인하기 위해 사람의 머리와 전신을 다양한 자세로 배치시키는 것을 의미한다. 실험실마다 각각 다른 프로토콜을 사용한다. 일반적으로 중력에 대한 상대적 머리 위치에 의해 유도되는 눈떨림을 조사하기 위해 최소 4가지의 다른 자세(바로 누운 자세, 옆으로 누운 자세, 머리를 오른쪽으로 돌린 자세 및 왼쪽으로 돌린 자세 등)로 환자의 몸을 배치시킨다. 만약 느린성분 눈 속도(slow component eye velocity, SCEV)가 어떤 자세에서 5deg/sec보다 더 크거나, 검사되는 자세들 중 1/2은 지속적으로 나타나거나 또는 모든 검사자세에서 일시적으로 6deg/sec 미만으로 나타나면 자세 검사는 비정상으로 간주된다. 다른 자세검사는 딕스–홀파이크(Dix-Hallpike) 검사이다. 환자가 여러 자세로 천천히 움직이는 자세검사와는 달리 딕스–홀파이크 검사는 머리위치의 변화가 눈떨림을 일으키는지를 알아내기 위해 빠르게 수행된다. 딕스–홀파이크 검사를 제외하고 자세검사는 ENG나 다른 임상검사가 함께 이루어지지 않으면 진단으로 간주되지 않는다.

반고리관의 기능 Semicircular canal function

반고리관 기능의 생리학적 검사는 마루(cupula)의 기계적 자극과 말초 안뜰들신경의 기능을 요구한다. 마루가 움직일 때 눈떨림이 발생해야 한다(그림 11.4).

온도눈떨림검사

온도눈떨림검사(caloric exam)는 한쪽 말초 안뜰기능저하(unilateral vestibular hypofunction, UVH)를 확인하는데 유용한 수단이다. 차갑거나 따뜻한 자극을 바깥귀길에 적용하면 관자뼈 내에서 온도변화가 생기게 된다. 온도의 변화는 관자뼈의 가쪽면에서 가장 크고, 안쪽면에서 가장 작다. 중력의 영향을 받는 상황에서 이런 온도 변화의 차이는 수평반고리관 마루의 방향을 바꾸고, 눈떨림을 유발시키는 속림프의 대류를 초래한다(그림 11.5). 이러한 이유로 인해 온도눈떨림검사 시 머리 위치가 중요하다.

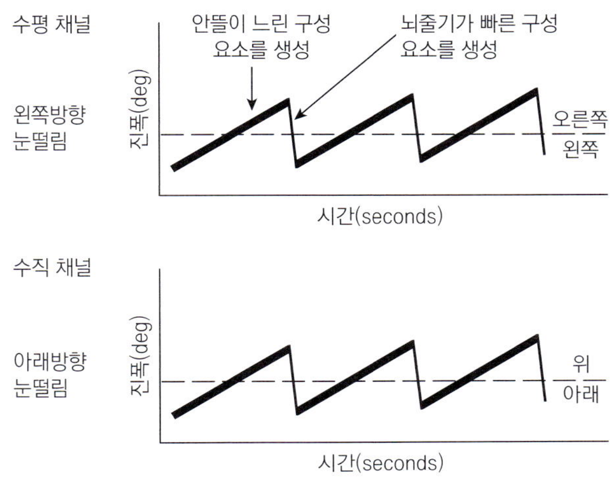

그림 11.4 안뜰눈떨림.
눈떨림은 빠른 구성 요소를 사용하여 명명된다. 눈운동은 환자를 기준으로 하여 가장 일반적으로 설명된다(즉, 오른쪽/왼쪽). 그래프 작성 규칙은 오른쪽/왼쪽 회전으로 위쪽 1/2 그림을 나타내고, 채널에 따라 아래쪽 1/2 그림은 위/아래로 회전한다.

온도눈떨림검사의 자극은 직접 털세포 자극의 원인이 되며 중간귀의 압력을 변화시킨다. 이것이 마루를 자극하여 눈떨림을 초래하게 되는 것이다. 온도눈떨림검사는 각각 미로가 분리되어 자극되기 때문에 결핍 쪽을 결정하는 데 유용하다. 특히 검사 시 나타나는 눈떨림은 2가지 방법으로 분석되는 고유한 데이터를 가능하게 한다.

1. 오른쪽 귀를 자극했을 때 최고 SCEV와 왼쪽 귀를 자극했을 때의 최고 SCEV를 비교한다. 이 값은 수평반고리관 자극에 대한 상대적 대칭성을 알아보기 위해 Jongkees 공식에 이용된다(그림 11.6).

$$\text{한쪽 약증(상대적 비대칭성)} = \frac{(LC + LW) - (RC + RW)}{(LC + LW + RC + RW)} \times 100$$

체온보다 7°C 이상 혹은 7°C 이하의 물을 사용하여 자극하면 이들 값이 발생한다(LC–왼쪽 냉자극, LW–왼쪽 온자극, RC–오른쪽 냉자극, RW–오른쪽 온자극). 냉자극은 수평반고리관(semicircular canals, SCC)의 안뜰들신경을 억제하고, 자극된 쪽에 억제성 눈떨림이 유발하게 된다. 온수를 사용하여 수평반고리

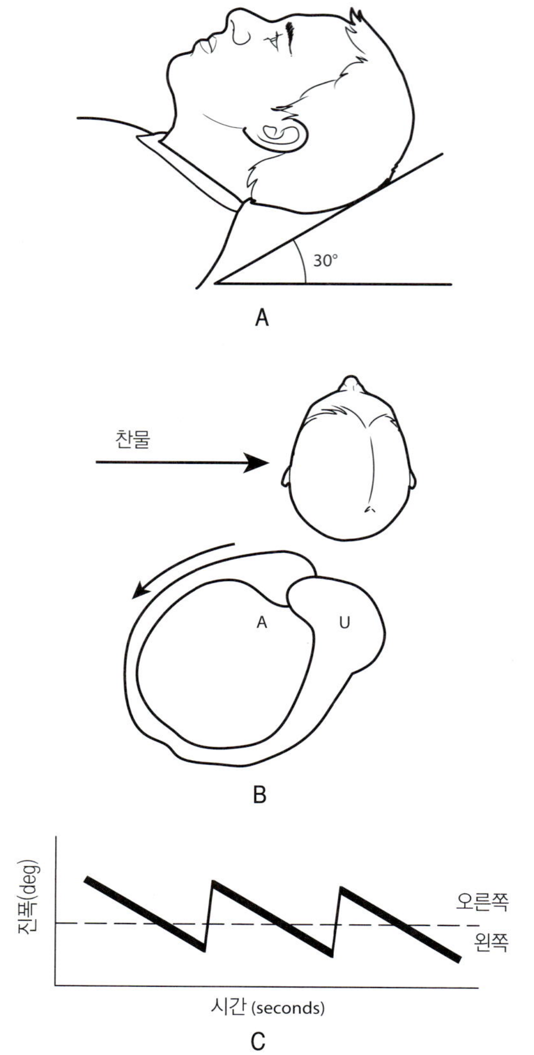

그림 11.5 온도눈떨림검사 반응의 기전.
머리는 수평반고리관 중력 벡터의 방향으로 움직일 수 있는 속림프액으로 위치해 있어야 한다. **A**: 이 예시에서는 30℃까지 냉각된 물을 왼쪽 바깥귀길(오른쪽 바깥귀길)에 약 1분 동안 흘려준다. 이것은 가운데귀에 온도 변화도를 만들어 속림프액이 왼쪽 수평반고리관 내에서 움직이게 한다. **B**: 결과적으로 마루(cupular)는 편향되고 오른쪽방향 눈떨림이 생성된다. **C**: 직접적인 털세포의 자극과 가운데귀의 압력 변화는 또한 마루 굴절을 일으켜 결과적으로 눈떨림 증진에 기여한다.

관을 자극하면 자극된 쪽으로 흥분성 눈떨림이 발생한다. 다시 말해 오른쪽에 냉자극을 적용하면 왼쪽방향의 눈떨림이 나타난다(그림 11.7). 이런 현상을 COWS (cold opposite warm same)로 기억하면 쉽다. 즉 자극의 온도와 눈떨림의 빠른 쪽 방향을 의미한다.

2. 눈떨림의 강도가 어느 쪽이 더 강한지를 아는 것도 중요하다. 방향 우위성(directional preponderance, DP)은 자극 시 전체 눈떨림 반응에서 오른쪽으로 발생하는 눈떨림과 왼쪽으로 발생하는 눈떨림 강도의 차이를 측정한다. 이 공식은 오른쪽 눈떨림을 유발하는 자극(RW와 LC)을 적용했을 때 최고 SCEV와 왼쪽 눈떨림을 생성하는 자극(LW와 RC)을 적용했을 때의 최고 SCEV를 비교하는 공식을 사용한다.

$$\frac{DP = (RW + LC) - (LW + RC)}{(RW + LC + LW + RC)} \times 100$$

한쪽 약증과 방향 우위성이 있는 경우, 25% 이상의 차이가 있을 때 명백히 비정상으로 간주한다. 그러나 온도눈떨림검사는 병변을 진단하는데 제한이 있는데, 그 이유는 수평반고리관과 위안뜰신경의 들신경만이 자극되기 때문이다. 수직반고리관은 평가되지 않는다. 부수적으로 그 자극이 머리 움직임의 자연스런 주파수(1~20Hz)보다 훨씬 낮은 주파수(0.025Hz)에 해당한다. 온도눈떨림검사에 대한 주요 내용들은 글상자 11.1에 요약되어 있다.

경우에 따라 눈떨림이 발생하지 않을 때, 온수와 냉수의 자극이 한쪽 귀 혹은 양쪽 귀의 100% 안뜰기능상실을 의미할 수 있다. 이런 경우와 다른 경우(예: 검사자가 자극이 충분히 이루어지지 않았다고 의심이 되는 경우), 냉수를 검사하고자 하는 귀의 바깥귀길로 넣으면, 온도 차이로 인한 자극이 크게 일어나고, 정상적으로 속림프의 흐름이 유발되며 수평반고리관 들신경의 억제를 일으킨다. 일반적인 온수 자극과 냉수 자극으로 눈떨림이 일어나지 않을 때는 얼음물 자극으로 눈떨림을 일으킬 수 있다. 관찰된 눈떨림이 수평반고리관에 의해 일어난 것인지를 확인하기 위해 환자를 엎드린 자세를 취하게 만드는데, 그 이유는 이 자세가 중력 벡터에 대해 수평반고리관을 역전시키기 때문이다. 그리고 이것이 속림프의 흐름과 마루의 방향 또한 역전시켜 눈떨림의 방향을 역전시킬 것이다. 만약 눈떨림이 역전되지 않거나 눈떨림이 일어나지 않는다면, 수평반고리관의 기능이 완전하게 저하된 것으로 간주된다(그림 11.8).

온도눈떨림검사 시 눈 움직임

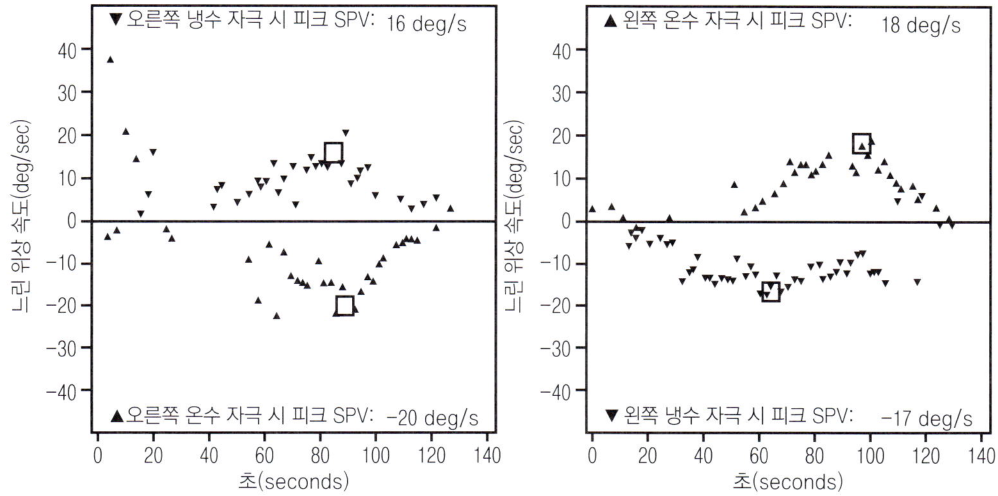

온도눈떨림검사 결과: 왼쪽 귀에 1%
방향우위성: 오른쪽으로 4%

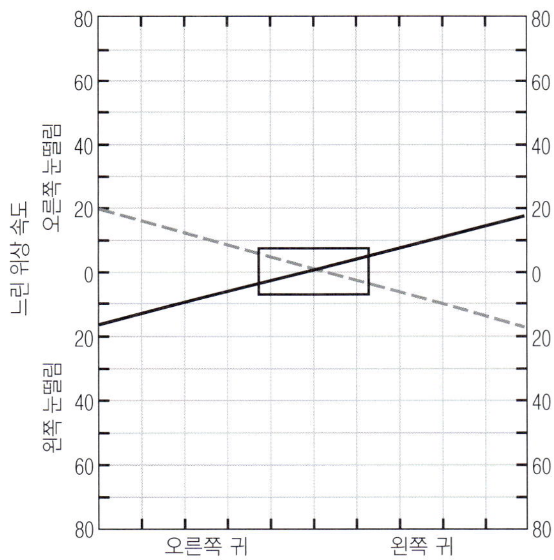

결과 수치

오른쪽 냉수 자극	16 deg/s LB
왼쪽 냉수 자극	17 deg/s RB
오른쪽 온수 자극	20 deg/s RB
왼쪽 온수 자극	18 deg/s LB
온도눈떨림검사 결과	1% left
비대칭성	0 deg/s

냉수 자극 ———
온수 자극 - - - - -

그림 11.6 **전기눈떨림검사 분석 요약.**

상위 플롯은 실험자가 선택한 따뜻하고 차가운 관개를 위한 개별 피크 최고 감속 속도를 보여준다. 피크 SPV 값은 각 플롯의 오른쪽 위 모서리에 있다. 아래쪽 그림은 나비 플롯이라고 하는 분석의 다른 렌더링이다. 값은 범례에 요약된다. 관개 면적(얇고 두꺼운 선)의 교차점은 정상 가변성을 나타내는 중앙 위치의 직사각형 내에 있어야 한다. 이것은 일반적인 전기눈떨림검사이다.

회전의자 검사

회전의자 검사(rotational chair testing)는 양쪽 안뜰기능저하(bilateral vestibular hypofunction, BVH) 진단과 안뜰기능저하에 대한 중추신경계의 보상이 얼마나 일어났는지 알 수 있는 매우 믿을 만한 검사법(gold standard)이다. 회전의자 검사에서는 양쪽 수평반고리관에 상대적으로 흥분과 억제를 유발하는 속림프의 흐름을 일으키는 생리적 자극으로 회전이 적용된다. 또한 회전의자

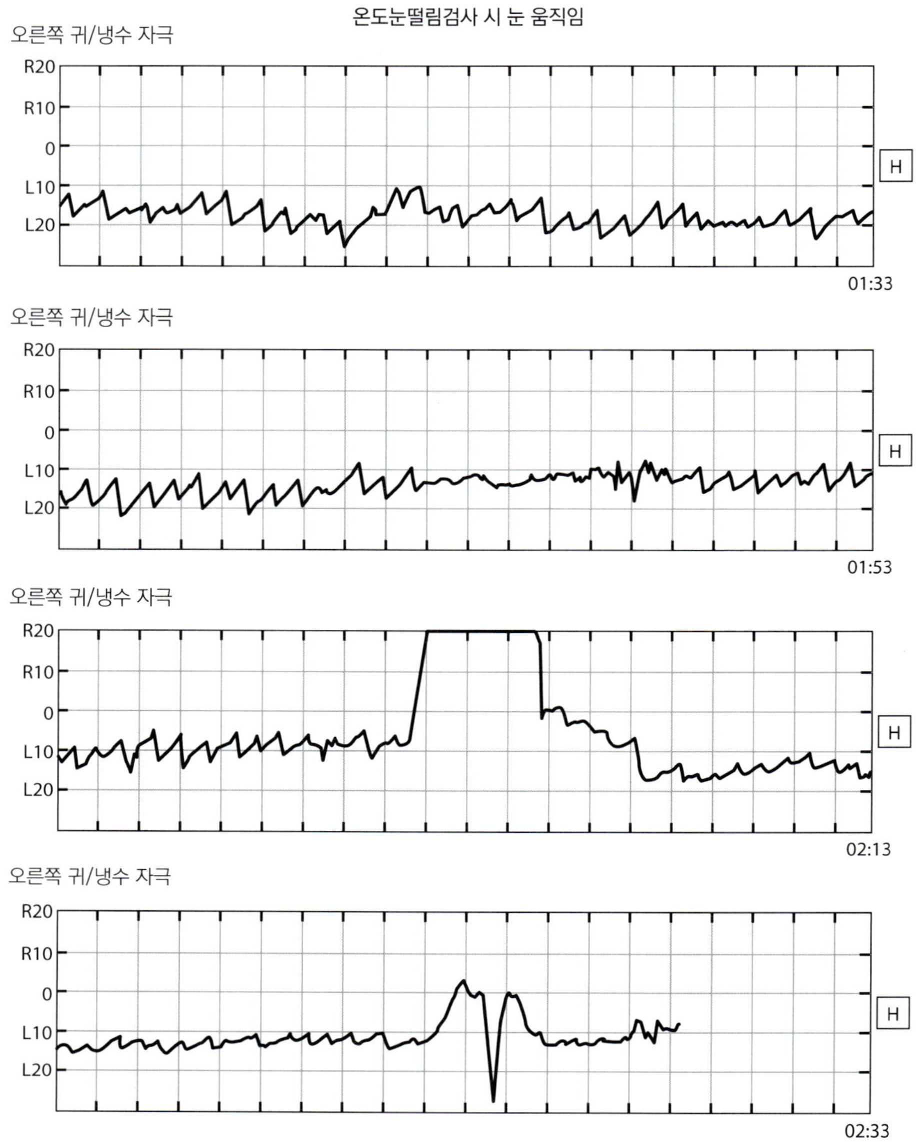

그림 11.7 오른쪽 귀의 차가운 관개에 따른 연속 눈떨림의 원시 추적.
수직 그래프 선은 1초 단위의 시간을 나타낸다. 수평 그래프 선은 눈 움직임을 10° 나타낸다. 이것은 이 관개를 위한 일반적인 온도눈떨림검사 반응이다.

글상자 11.1

온도눈떨림검사 요약

- 눈떨림은 주로 대류 전류와 제8신경 흥분/억제에 의해 유발되는 속림프 내 유동으로 인해 발생한다.
- 일반적인 물 관개는 체온보다 7℃ 이상이나 7℃ 이하의 온도를 필요로 한다.
- 차가움의 반대는 따뜻함(COWS).
- 대부분의 연구실에서는 UW/RVR 및 DP가 26% 이상일 때 비정상인 것으로 간주한다.
- 수평반고리관과 관련된 들심성 검사를 실시한다.
- 얼음물 관개는 일반적으로 반응이 일어나지 않거나 기술자가 관개가 불량할 때만 적용한다.
- 물 관개는 보다 견고하며 공기는 관통된 TM의 경우에 유용하다.

UW-일방적인 약점, RVR-감소된 안뜰반응, DP-방향성 우세, TM-고막

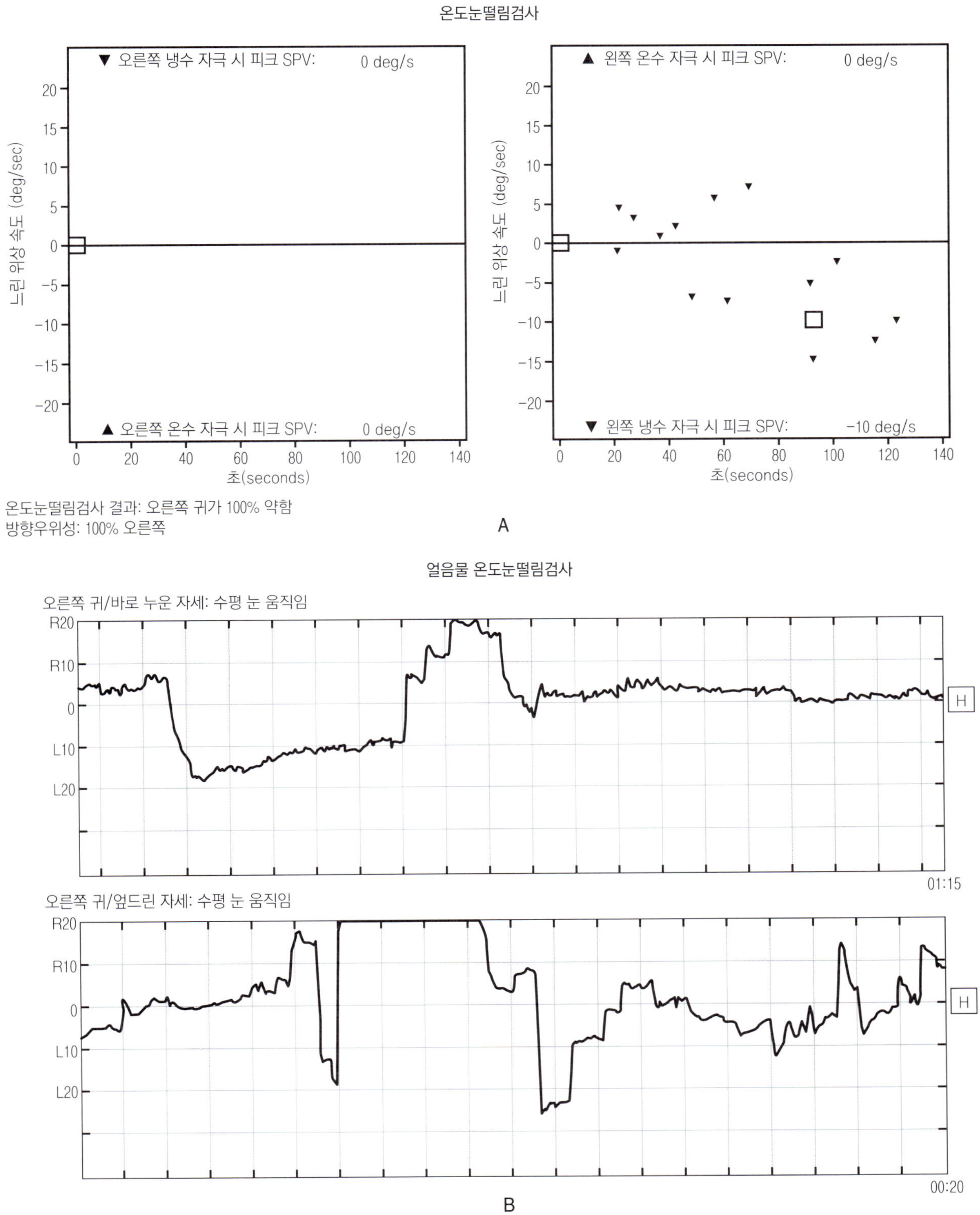

그림 11.8 비정상적인 ENG 및 얼음물 온도눈떨림검사.

A: 오른쪽 귀로의 관개(냉수 및 온수)는 눈떨림을 유발하지 않는다. 반대로, 왼쪽의 냉수 및 온수 관개에 대한 기호에 유의한다. B: 오른쪽 귀에 얼음물 관수는 바로 누운 자세 또는 엎드린 자세에 상관없이 눈떨림을 유발하지 않는다.

검사는 온도눈떨림검사와 비교해 좀 더 일반적인 머리 움직임 속도로 머리를 움직인다. 양쪽 안뜰기능저하가 의심될 때, 소아의 안뜰기능을 검사할 때, 고막 천공이나 귀의 해부적 비대칭으로 인해 온도눈떨림검사를 수행할 수 없을 때, 온도눈떨림검사에서 각각의 수평반고리관 기능이 비정상적일 때, 일련의 검사가 필요할 때 그리고 보상의 범위를 알고 싶을 때 회전의자 검사를 실시한다.

정상 안뜰기능을 가진 사람은 회전의자 검사를 할 때 눈떨림이 발생해야 한다. 안뜰기능저하가 있는 사람의 경우에는 눈떨림이 발생하지만 느린성분 눈 속도(SCEV)의 최고값은 병변의 범위에 따라 달라진다. 회전의자 검사 데이터는 등속회전검사(step velocity)와 정현파회전검사(sinusoid paradigms)의 두 가지 방법으로 모아진다(그림 11.9). 등속회전검사를 할 때는 의자를 정지시키고, 미리 설정된 최고 속도로 가속시킨 뒤 계속 그 속도로 회전시킨다. 그리고 갑자기 의자를 멈춘다. 일반적으로 이 검사는 각 방향에서 60과 240deg/sec 최고 속도로 수행된다. 억제성 차단값(inhibitory cutoff)을 사용하여 기능저하 쪽을 진단하기 위해 더 높은 최고 속도를 사용할 수 있다. 정현파회전검사를 할 경우, 의자는 일반적으로 최대 속도를 50 또는 60deg/sec로 고정된 상태에서 다양한 주파수(예: 0.01, 0.02, 0.04 등 … 최대 1.28Hz)로 수평면(왼쪽/오른쪽)에서 흔들린다.

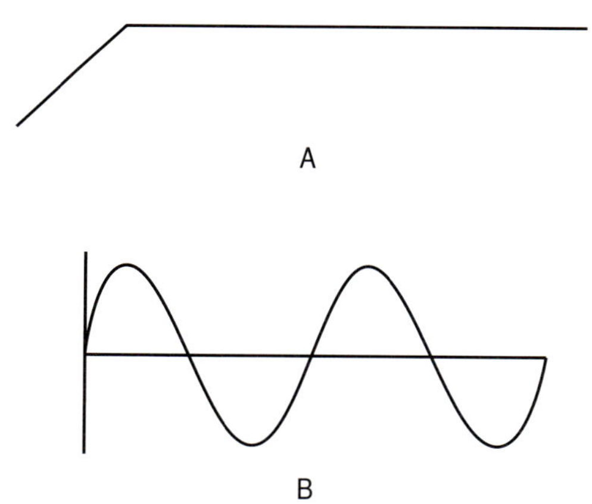

그림 11.9 회전의자 자극의 개요.
A: 사다리꼴 또는 스텝 속도 개요. 의자는 일정한 속도, 일반적으로 60 및 240deg/sec로 가속된다. B: 사인 곡선 개요. 의자는 진폭이 변화하여 고유한 검사 주파수(일반적으로 0.01, 0.02, 0.04, 0.08, 0.16, 0.23 및 0.64Hz)가 발생하지만 최대 속도는 60deg/sec 근처에서 왼쪽에서 오른쪽으로 진동한다. 많은 실험실에서는 고유한 이점 때문에 두 가지 검사 프로파일을 모두 사용한다.

회전의자 검사에서 측정되는 변수로는 이득(gain), 위상 혹은 시간 상수 그리고 비대칭이다. 안뜰눈반사 이득은 머리 움직임 속도에 대한 눈 움직임 속도의 비율(눈운동 속도/머리운동 속도)로 표현된다. 이상적인 조건에서 눈이 수렴되지 않으면 안뜰눈반사(VOR) 이득은 −1이 되는데, 이것은 머리 움직임을 보상하기 위한 눈의 움직임 속도가 머리 움직임과 동일한 속도이며 방향만 반대가 된다. 회전의자 검사에서 측정되는 VOR 이득은 −1보다 낮게 나올 수 있는데, 이는 장비나 각성 정도 등의 여러 요인의 영향을 받기 때문이다(그림 11.10). 따라서 회전의자 검사를 실시하는 실험실은 각각의 VOR 이득 정상값을 정해야 한다. 일반적으로 회전의자 검사에서 왼쪽과 오른쪽 회전에 대한 반응에서 그 차이가 26% 이상이 되면 VOR 이득을 비대칭으로 간주한다.

VOR 위상과 VOR 시간 상수는 광정보전달(transduction process)과 속도저장 시스템의 측정값이다. 위상은 정현파회전검사로 측정되고, 시간 상수는 등속회전검사로 측정된다. 위상이나 시간 상수의 측정값은 전체적인 안뜰계의 기능을 평가하는데 유용한 값이다. 위상은 눈과 머리 속도의 시간적 관계에 대한 측정값이다. 이상적인 눈과 머리의 속도는 같은 시간에 동등한 지점에 도달해야 한다(예: 최대 속도 또는 부호 변환점). 눈과 머리의 속도가 반대 방향이기 때문에 이러한 동등한 지점은 180° 위상차가 된다. 관례상 이것은 제로 위상 변이(zero phase shift)로 간주된다(그림 11.11). 눈과 머리 속도가 같은 시간에 동등 지점에 도착하지 않으면, 위상변이(phase shift)가 된다고 하며, 눈 속도가 머리 속도보다 빠르거나 느리다고 표현한다.

등속회전검사에서 의자가 미리 설정된 속도로 가속하고 수평반고리관의 속림프가 머리에 대해 상대적으로 움직일 때 마루는 휘어질 것이다. 휘어진 마루는 더 이상의 가속이 없게 되는 6초 후 원래 위치로 돌아갈 것이다(홍

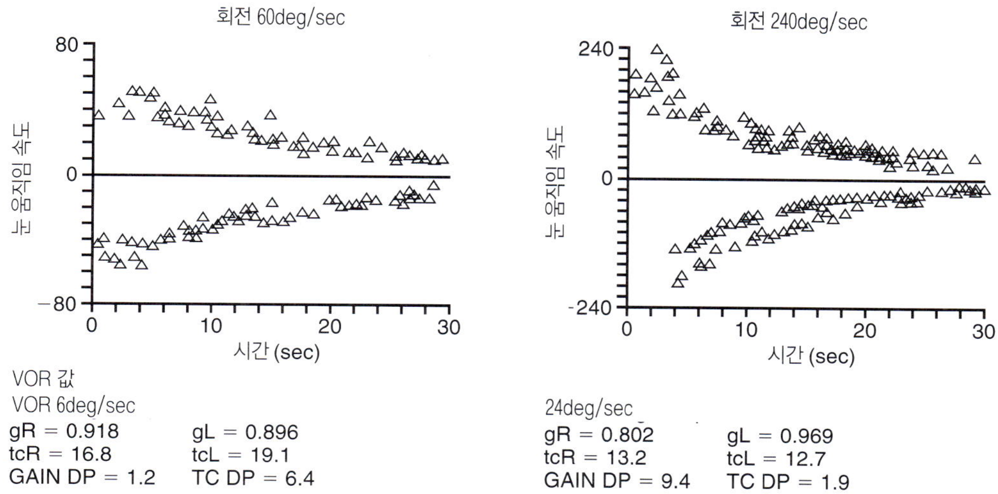

그림 11.10 60 및 240deg/sec 회전 시 VOR 이득 및 시간 상수(계단 프로파일).
VOR 이득의 크기와 시정 수의 지속 시간에 주의한다. 플롯은 일반적으로 시간이 지남에 따라 속도가 감소하는 것처럼 보인다.

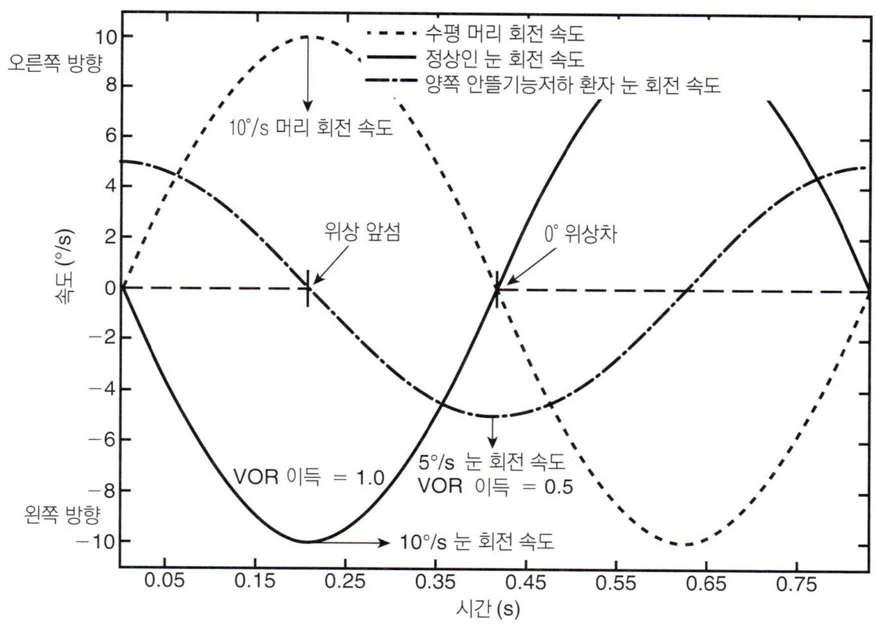

그림 11.11
저주파 정현파 회전 시 눈 회전을 시뮬레이션한다. 세로 좌표의 양수는 오른쪽 속도 회전을 나타낸다. 음수는 왼쪽 방향의 속도 회전을 나타낸다. 화살표 선 스타일은 시뮬레이션된 눈 속도와 일치한다. 건강한 안뜰기능이 있는 개인의 경우, 머리가 10deg/sec로 오른쪽으로 회전하면 눈은 10deg/sec로 왼쪽으로 이동하고 눈과 머리의 속도는 동시에 0이 된다(이득 = 1, 0° 위상차). 양쪽 안뜰기능이 있는 환자의 경우, 눈 속도는 머리 속도(이 예시에서는 5deg/sec, 이득= 0.5)에 대해 1/2 이하가 될 수 있으며, 눈은 제로 교차 속도보다 앞서 0 속도를 교차한다(눈 위치는 머리 위치 위상 리드를 이끔). VOR 이득 = 눈 속도/머리 속도(출처: Schubert and Minor. Vestibulo-ocular physiology underlying vestibular hypofunction. *Phys Ther.* 2004;84(4):373-385, with permission from the American Physical Therapy Association. This material is copyrighted, and any further reproduction or distribution requires written permission from APTA).

분 멈춤). 하지만 안쪽안뜰핵 내의 신경활동은 속도 신호를 계속 저장하게 되어 눈떨림을 발생시키게 되는데, 이 눈떨림은 빠르게 감소하게 된다. 눈떨림 감소 속도를 측정하고 그 측정값을 들심성 안뜰신경의 시간 상수라고 한다. 시간 상수는 최대 SCEV가 최대 속도의 37%로 감소하는데 필요한 시간으로 정의되며, 10~25초 사이를 정상으로 간주한다. 시간 상수는 느린 등속회전(60deg/sec)으로 결정된다. 시간 상수와 위상은 동일한 과정의 측정이기 때문에 0.01-Hz 정현파회전검사 시 위상값을 사용하여 수학적으로 계산될 수 있다.

머리 회전 동안 반고리관 내의 속림프는 초기에 지구에 상대적으로 움직이지 않고, 머리(반고리관)에 대해서는 상대적으로 움직인다. 움직이지 않는 속림프와 움직이는 머리 사이에서 발생하는 상대적 차이가 속림프를 움직이게 만들고 팽대부마루를 휘게 만든다. 회전의자 검사를 할 때 의자가 회전하는 방향의 들신경을 흥분하게 만들지만, 반대편 들신경은 억제된다. 일반적으로 발생된 눈떨림은 의자가 회전하는 동안의 60초와 의자가 멈춘 60초 동안 기록된다. 의자가 멈추어도 속림프는 멈춘 머리에 대해 계속 움직이게 되고, 이것에 의해 팽대부마루가 반대 방향으로 휘게 되며, 양쪽 수평반고리관의 흥분과 억제를 반대로 바꾸게 만든다. 예를 들어, 의자를 오른쪽으로 회전시키면 오른쪽 수평반고리관의 팽대부 방향으로 마루가 휘게 되고, 이것이 오른쪽 들신경을 흥분시킨다. 반대로 왼쪽 수평반고리관은 팽대부 반대 방향으로 팽대부마루를 휘게 만들어 왼쪽 들신경이 억제된다. 결과적으로, 오른쪽 눈떨림이 나타나게 된다. 그러나 검사자가 의자를 멈추는 시점에서 점진적으로 눈떨림이 멈추게 될 것이다. 오른쪽으로 도는 의자의 회전이 멈추자마자 왼쪽 반고리관 내의 속림프가 팽대부마루를 팽대부쪽으로 휘게 만든다. 따라서 왼쪽 수평반고리관의 들신경이 흥분하게 되고, 오른쪽 수평반고리관의 들신경이 억제된다. 이렇게 되면, 왼쪽 눈떨림이 일어나게 된다. 이 눈떨림도 점차적으로 사라지게 될 것이고, 이 과정을 측정하여 VOR의 시간 상수를 구한다.

말초 안뜰 병변에서 시간 상수가 감소하고 비정상적으로 위상변이(낮은 검사 빈도에서)가 일어나며, 결코 회복되지 않는다. 중추 안뜰 병변에서 시간 상수가 비정상적으로 길게 나타날 수 있고, 비정상적으로 느린 위상이 일어날 수 있다. 시간 상수와 위상의 측정값이 정상적으로 돌아오지 않더라도, 느린 회전속도(예: 60deg/sec)에서는 VOR 이득의 회복이 일어난다. 사실, 60deg/sec 속도의 등속회전검사에서 VOR 이득이 정상이거나 정현파회전검사에서 25% 미만의 비대칭을 보일 때 회전의자 검사가 동적 보상을 측정하는데 유용하다. 만성 한쪽 안뜰기능저하로부터 기능적 회복이 일어날 때 60deg/sec 회전 시 VOR 이득이 대칭적이어야 한다. 240deg/sec의 빠른 속도회전검사에서는 VOR 이득이 여전히 같은쪽 회전에 대해 비정상일 것이다.

회전의자 데이터로부터 병변의 심각성은 VOR 이득과 위상(또는 시간 상수)을 정해 놓은 정상값과 비교하고, 또 왼쪽으로 회전할 때 이득값과 오른쪽으로 회전 시의 이득값을 비교하여 알 수 있다. 회전의자 검사는 수평반고리관만이 병변의 정도를 결정하기 위해 검사되기 때문에 진단능력에 있어 제한적이다. 회전의자 검사에 대한 주요 내용의 요약은 글상자 11.2에 제시되어 있다.

귀돌기관 기능

안뜰진단 검사의 발전은 식별 가능한 병변의 영역을 귀돌

글상자 11.2

회전의자 검사 요약

- 모든 검사 속도에서의 이득은 정상 기능에서 대칭이어야 한다.
- 더 높은 속도(>100deg/sec)의 스텝 회전은 병리학적으로 낮은 VOR 이득을 더 잘 식별한다.
- 낮은 속도의 스텝 회전은 시간 상수와 보정 정도를 결정하는데 사용된다.
- 증가된 위상 선도(정현파 검사)는 감소된 시간 상수(UVH 또는 BVH)를 나타낸다.
- 시정 수는 10초 이상이어야 한다.
- 수평반고리관과 관련된 들심성 검사만 진행한다.
- 비정상적인 높은 이득 및 긴 시간 상수는 소뇌 병리를 나타낸다 (상실 억제).
- 느린 스텝 회전은 중앙 보정이 발생했을 때 대칭이어야 한다.

VOR-안뜰눈반사, UVH-한쪽 안뜰기능저하, BVH-양쪽 안뜰기능저하

기관까지 확장시켰다. 안뜰유발근전위(vestibular evoked myogenic potential, VEMP) 검사는 일련의 안뜰기능검사의 주요 부분이 되었다. VEMP 검사에는 목안뜰유발근전위 검사와 눈안뜰유발근전위 검사가 있다. 각각의 검사는 자극이 적용될 때 반응의 유무, 비정상적으로 낮은 문턱값(즉 70~80dB nHL) 그리고 비정상적으로 큰 진폭 파형이 있는지를 보게 된다.

목안뜰유발근전위(cervical vestibular-evoked myogenic potential, cVEMP)는 목빗근 위에 놓인 전극으로부터 기록에 관련하며, 목빗근은 검사하는 동안 수축을 유지해야 한다. 소리자극이 같은쪽 귀에 적용되면 둥근주머니의 들신경에서 시작된 이중연접의 억제 경로가 안쪽안뜰척수로를 통해 같은쪽의 목빗근 운동신경세포에 도달한다. 같은쪽의 수축된 목빗근에서 일시적인 억제가 일어나게 되고, 이것은 전극을 통해 기록된다. 정상 안뜰기능이 있다면, 초기 억제전위(클릭 후 13msec의 잠복기 후 발생) 후 대칭적인 진폭 및 문턱값 파형을 가진 흥분전위(클릭 후 21msec에 발생함)가 나타난다. 안뜰기능저하 환자의 경우에 cVEMPs는 병변쪽에서는 나타자지 않을 수 있다. cVEMP는 둥근주머니와 아래안뜰핵의 들신경에 대한 검사로 간주된다. 둥근주머니는 cVEMP 검사 동안 들신경 자극 부위로 간주되고 있다. 그 이유는 둥근주머니 들신경은 목빗근에 같은쪽 억제성 이중연접 자극을 제공하고, 클릭 소음에 반응하고, 등자뼈 발판에 가깝게 위치하기 때문이다. 따라서 둥근주머니 들신경은 기계적 자극을 받는다.

눈안뜰유발근전위(ocular vestibular-evoked myogenic potential, oVEMP)는 아래빗근 위쪽에 위치하는 위쪽 뺨 부위에 표면전극을 배치하고 검사하는 새로운 방법이다. 검사 동안 피험자는 전극에 가까이 있는 아래빗근쪽을 쳐다봐야 한다. 클릭 소리자극이나 머리뼈에 진동자극이 적용되면, 반대쪽 아래빗근이 흥분되고 근전도가 기록된다. 정상 안뜰기능을 가진 사람의 경우, 첫 번째 파형은 10msec의 잠복기 후에 흥분성으로 나타나고, 16msec 후에는 억제성 파형이 나타난다. oVEMP는 타원주머니와 위쪽안뜰핵 들신경의 검사로 간주된다. 위안뜰신경염 환자(비정상 온도눈떨림검사와 두부충동검사를 확인한 환자)의 경우는 oVEMPs의 반응이 없거나 감소된다면, 타원주머니의 문제를 의미한다고 볼 수 있다. VEMP 검사는 위반고리관벌어짐증후군과 메니에르병의 진단을 돕는데 특히 유용하다. VEMP 검사에 대한 자세한 내용은 12장을 참조한다.

시지각검사
Visual perception tests

주관적 시각적 수직(subjective visual vertical, SVV)과 주관적 시각적 수평(subjective visual horizontal, SVH) 검사는 개인의 수직 또는 수평지각을 결정하는 정량화된 검사이다. 반응을 통해 귀돌기관 기능과 중력을 감지하는 들신경과 관련된 중추경로를 평가하는 것으로 추정된다. 시지각검사 하나만으로는 타원주머니와 둥근주머니의 병변을 감지할 수 없다. 주관적 시각적 수직검사를 통해 환자는 희미하게 빛나는 막대(어두워진 방)를 자신이 지각하는 수직으로 들도록 요청받는다. 주관적 시각적 수평검사의 경우에는 환자에게 빛이 나는 막대를 자신들이 지각하는 수평으로 들도록 주문한다. 정상적인 안뜰기능을 가진 사람의 경우에는 실제로 수직 또는 수평에 대해 2.5° 미만으로 막대를 수직이나 수평으로 만들 수 있지만, 안뜰 병변(말초나 중추)을 가진 사람은 수평이나 수직보다 2.5° 이상 각도가 벗어나게 막대를 들게 된다. SVV/SVH 검사는 말초 병변으로부터 중추 병변을 구분할 수 없다. Dieterich와 Brandt는 급성 한쪽 뇌줄기병변을 가진 환자의 94%에서 비정상 기울기를 관찰했고, Min 등은 급성 안뜰신경염 환자의 90% 이상에서 SVV의 같은쪽 편위를 관찰했다. 뇌줄기병변에서 병변이 다리뇌 위부분까지의 병변인 경우, 기울기의 방향은 보통 병변과 같은쪽이다. 소뇌의 병변(또는 중간뇌 위의 병변)에서 SVV 기울기는 보통 반대(병변의 반대 방향)이다. SVV검사 또는 SVH검사가 만성 UVH를 감지할 수 있는지 여부는 논쟁의 대상이다.

동적 자세검사
Posturography

어지럼이 있는 사람의 자세반응을 기록하는 것은 중요한 기능적 관련성을 가지고 있다. 컴퓨터화된 동적 자세(computerized dynamic posturography, CDP) 검사는 다양한 조건하에서 압력중심(center of pressure, COP)을 측정하는데 힘판(force plate)을 사용한다. COP는 힘판과 접촉하는 신체 부분에 대한 지면반발력의 위치를 나타낸다. CDP는 자세 반응을 객관화하고, 변화를 문서화하고 뫼병을 식별하는데 주요 가치를 가진다. 그러나 CDP에는 진단 기능이 없다.

정상 기능에서 평형의 유지는 뇌줄기핵과 바닥핵에서 시작되는 경로(추체외로계)뿐만 아니라 겉질척수로의 긴 경로와 겉질숨뇌로의 짧은 경로(합해서 추체계라고 함)에 의해 유지된다. 추체계는 주로 팔다리, 머리 및 목의 섬세하고 분리되며 다목적인 수의적 움직임을 조절한다. 추체로는 대뇌겉질에서 시작하여 척수를 따라 이어지는 경로를 가진다. 추체외로는 크고 투박한 움직임 패턴

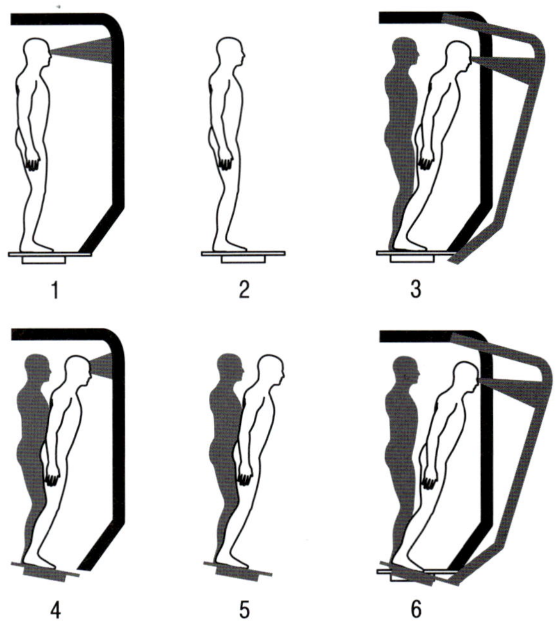

그림 11.12 여섯 가지 상태 균형감각 조직성 검사.
조건 1은 세 가지 주요 감각적 요인 중 균형을 맞추지 않는다. 조건 2는 눈을 감은 채로 압력 중심을 측정한다. 조건 3은 시각적 피드백을 왜곡한다. 조건 4는 고유감각 피드백을 왜곡한다. 조건 5는 고유감각 피드백을 왜곡하고 시각을 제거한다. 조건 6은 시각 및 고유감각 피드백을 왜곡하여 대상이 안뜰자극에 의존하도록 한다.

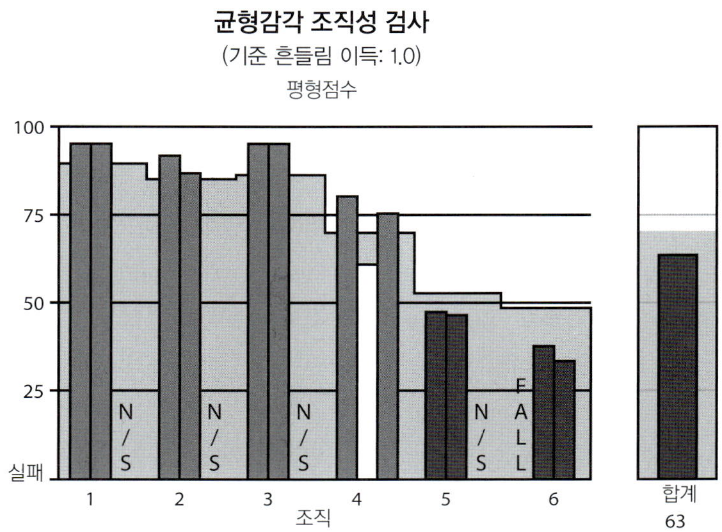

그림 11.13 평형검사(Equitest)의 균형감각 조직성 검사.
음영 처리된 영역은 정상 범위를 벗어나는 성능을 나타낸다. 음영 처리된 영역 바깥의 막대는 덜 흔들리는 것을 나타낸다. 음영 영역 내의 막대는 더 많은 흔들림과 비정상적인 성능을 나타낸다. 환자는 보다 어려운 다섯 번째 및 여섯 번째 조건에서 균형을 유지할 수 없었다(출처: Natus Medical Incorporated).

표 11.1 비정상적인 동적 자세검사 패턴의 요약

비정상적 패턴	비정상적 검사 조건	해석
시각적 안뜰기능장애	4, 5, 6	자세에 대한 안뜰자극 및 시각 그리고 안뜰자극을 사용하여 어려움을 제안한다.
시각적 선호	3, 6	자세에 대한 시각의 비정상적인 신뢰를 제안한다.
시각적 선호/안뜰기능장애	3, 5, 6	안뜰자극만으로 비전과 어려움에 대한 비정상적인 신뢰를 제시한다.
몸감각기능장애	2, 3, 5, 6	발지지 표면 및 안뜰자극을 사용하는데 어려움을 암시한다.
안뜰기능장애	5, 6	자세에 안뜰자극을 사용하는데 어려움을 암시한다.

을 조절하는데, 이런 움직임은 반사나 자세 조절의 목적을 가진다. 안뜰척수로와 그물척수로가 추체외로에 포함된다.

CDP 검사는 일반적으로 감각 및 운동 구성요소를 모두 가진다. 감각 성분은 균형을 유지하기 위해 시각, 안뜰 및 몸감각자극을 통합하여 환자의 능력을 검사하는데 사용되는 일련의 자세 조절 검사를 포함한다. 이것은 대개 피험자에게 6가지 조건하에서 일정 기간 동안 선 자세를 취하도록 하면서 수행된다(그림 11.12). 피험자는 COP 이동면적과 속도가 기록되는 동안 움직이지 않고 서 있어야 한다(그림 11.13). 비정상 패턴은 6가지 항목의 감각검사 결과를 토대로 판정된다(표 11.1).

CDP의 운동 요소에는 일반적으로 운동조절검사(motor control test, MCT) 및 자세유발반응검사(postural evoked responses test)가 포함된다. MCT는 지지면(support surface)을 앞과 뒤로 갑자기 움직였을 때의 자세 반응을 검사한다. 병진(translation)의 진폭은 검사 조건에 따라 달라진다. 각 병진 동안 COP 회복을 위한 움직임이 나타나기까지의 잠복기, 하지에서 이루어지는 체중분포, 반응의 진폭 등이 기록된다(그림 11.14). 병진성 동요가 증가하면 반응도 증가한다. 이 검사에서 비정상적인 반응을 보인다면, 근육뼈대계 혹은 신경계의 긴 경로 안에 병변이 있을 것으로 추정된다.

MCT의 또 다른 부분은 반복 자극에 적응할 수 있는 피험자의 능력을 측정하는 것이다. 이 검사에서는 발판을 동일한 진폭으로 위아래로 경사지게 만든다. 일반적으로 발판이 위로 올라가면 장딴지근(gastrocnemius)의 근방추가 신장되게 되고, 이로 인해 척수에서 단일 연접 신장반사가 활성화되어 되돌아온다. 결과적으로 장딴지근이 수축하게 되는데, 발판의 기울기를 감안할 때 불안한 반응이 일어난다. 시간이 지나면서 피험자는 자극에 적응하고 균형을 유지하기 위해 적은 힘(작은 진폭)을 사용해야 한다(그림 11.15).

안쪽장딴지근과 앞정강근의 표면 근전도 검사는 기울기 동안 예상되는 짧은, 중간 및 긴 경로의 잠복반응에 대한 중요한 정보를 제공할 수 있다. 짧은 잠복기(~40msec) 반응은 장딴지근에서 단일 연접 신장 반사가 척수로 갔다가 돌아오는 시간을 나타낸다. 중간 크기의 잠복기(~90msec) 반응은 장딴지근과 여러 척수뿐만 아니라 뇌줄기를 포함하는 반사경로를 나타낸다. 긴 잠복기(~120msec) 반응은 대뇌겉질까지 도달하여 몸을 스스로 바르게 세우기 위해 앞정강근을 수축하게 만드는 것이다(그림 11.16). 자세 조절 검사에 대한 보다 자세한 내용은 6장 안뜰질환의 자세 이상을 참조한다.

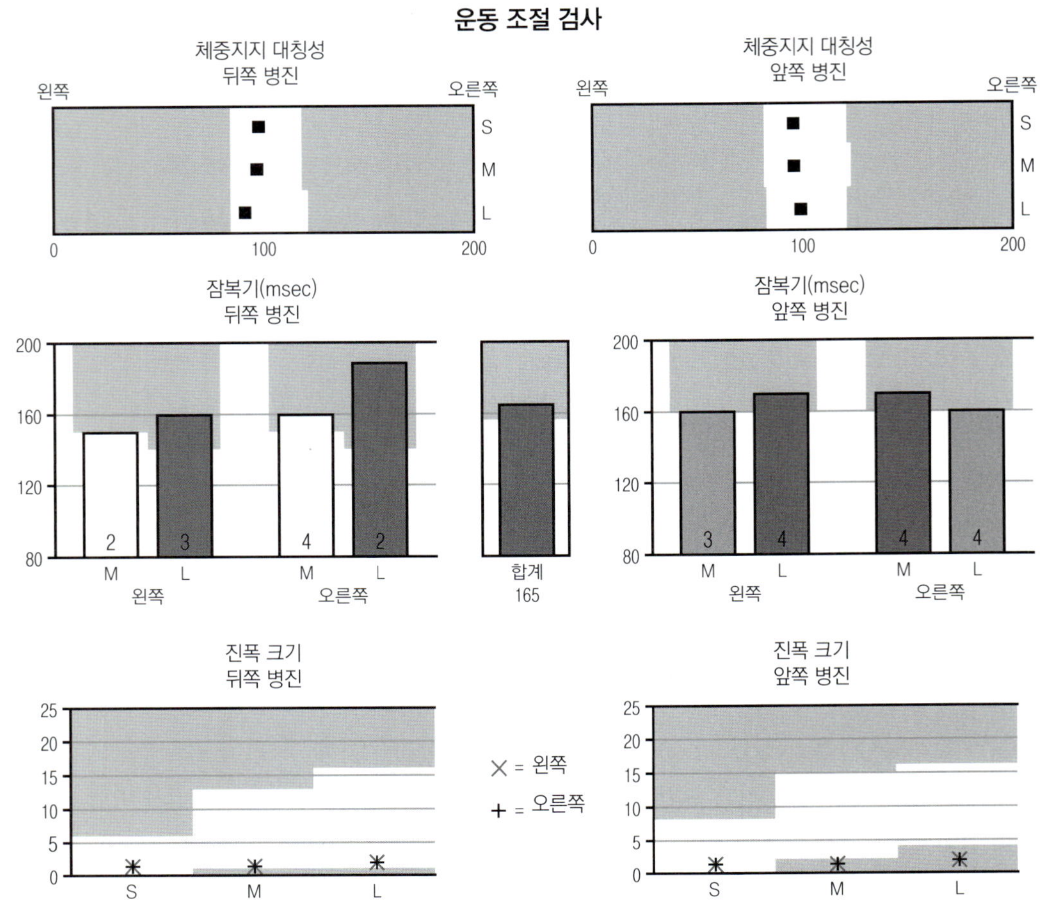

그림 11.14 평형검사(Equitest)의 운동 조절 검사 보고서.

음영 영역은 정상 기능 밖의 기능을 나타낸다. 음영 처리되지 않은 영역의 막대는 감소된 흔들림과 정상 성능을 나타낸다. 음영 영역 내의 막대는 증가하고 비정상적인 흔들림을 나타낸다. 무게는 고르게 분산된다. 대기 시간 플롯에는 중간 및 큰 병진(translation)에 대해서만 포함된다. 큰 진폭 변환의 대기 시간은 일반적으로 중간 병진(translation)의 대기 시간보다 짧다(출처: Natus Medical Incorporated).

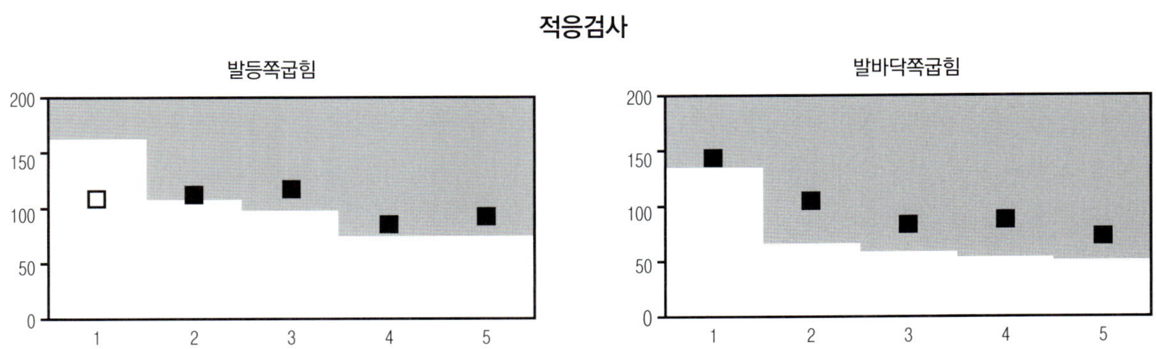

그림 11.15 평형검사(Equitest)를 사용한 적응검사.

어두운 부분은 정상범위를 벗어난 경우를 나타낸다. x축은 검사 횟수이다. 이 환자의 경우 반복적으로 적용되는 동일한 위 · 아래 방향의 흔들림에 대한 반응으로 힘 생산 정도가 줄어들지 않음을 볼 수 있다(출처: NatusMedical Incorporated).

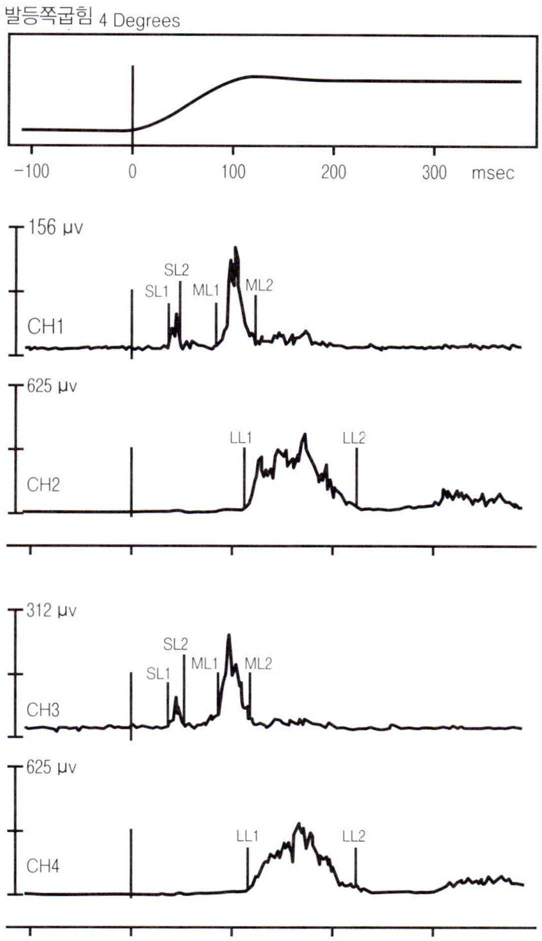

CH1	SL1	SL2	ML1	ML2
Time (ms)	37	48	83	122
Amp (μv)	10	11	9	16
Peak (μv)	51		128	
IEMG (μvS)	0.3		1.9	

CH2	LL1	LL2		
Time (ms)	112	223		
Amp (μv)	16	17		
Peak (μv)	387			
IEMG (μvS)	19.8			

CH3	SL1	SL2	ML1	ML2
Time (ms)	36	50	85	118
Amp (μv)	20	24	44	32
Peak (μv)	97		246	
IEMG (μvS)	0.7		4.0	

CH4	LL1	LL2		
Time (ms)	113	220		
Amp (μv)	14	23		
Peak (μv)	342			
IEMG (μvS)	17.3			

그림 11.16

시상면에서 위로(강도 20) 적용되는 흔들림에 대한 종아리근육(짧은 잠복기, 중간 잠복기)과 앞정강근(긴잠복기)의 표면 근전도 평균치를 나타낸 그래프이다. SL: 짧은 잠복기; LL: 긴 잠복기. 데이터 기록을 위해 4개의 채널을 사용했다. 긴 잠복기, 진폭, 강도 그리고 통합(integrated) 근전도는 표로 나타냈다(통합 근전도는 수정된 근전도 신호 곡선 아래 영역을 의미함).

요약
Summary

안뜰기능검사의 측정 방법은 계속 진화하고 있다. 지난 10년 동안 귀돌기관에 대한 지식과 검사가 말초 안뜰계 내의 병변을 진단하는 능력을 증대시켰다. 가속계와 비디오카메라의 빠른 발달로 그에 대한 비용을 저렴하게 만들었고, 균형계 안에서 기능을 측정하는 능력을 크게 향상시켰다. 심지어 임상가는 비디오 고글 장비를 통해 두부충동검사를 더욱 객관화할 수 있다. 안뜰기능검사의 발전에도 불구하고, 두부충동검사를 사용하는 것은 임상 능력에 의해 병변이 의심될 때일 것이다.

References

1. Flourens M. Experiencessul les cannauxsemicirculaires dl l'oreilledans les oiseaux. *Memoire Academie Royal Science. Paris.* 1830;455.
2. Miles WR. The steady polarity of the human eye. *Proc Nat Acad Sci*. 1939;25:25–36.
3. Henriksson, NG. An electrical method for registration and analysis of the movements of the eyes in nystagmus. *Acta Otolaryngol*. 1955;45:25–41.
4. Mowrer OH, Ruch TC, Miller ME. The corneo–retinal potential difference as the basis of the galvanometric method of recording eye movements. *Am J Physio*. 1936;114:423–428.
5. Leigh R, Zee D. *The Neurology of Eye Movements*. New York, NY: Oxford University Press; 2006.
6. Westheimer G. Eye movement responses to a horizontally moving visual stimulus. *Arch Ophthalmol*. 1954;52:932–941.
7. Lisberger SG, Evinger C, Johanson GW, et al. Relationship between eye acceleration and retinal image velocity during foveal smooth pursuit in man and monkey. *J Neurophys*. 1981;46:229–249.
8. Demer JL. Mechanisms of Human vertical visual–vestibular interaction. *J Neurophys*. 1992;68:128–146.
9. Demer JL, Honrubia V, Baloh RW. Dynamic visual acuity: a test for oscillopsia and vestibulo–ocular reflex function. *Am J Otology*. 1994;15:340–347.
10. Buizza A, Schmid R. Velocity characteristics of smooth pursuit eye movements to different patterns of target motion. *Exp Brain Res*. 1986;63:395–401.
11. Meyer CH, Lasker AG, Robinson DA. The upper limit of human smooth pursuit velocity. *Vision Res*. 1985;25;561–563.
12. Carl JR, Gellman RS. Human smooth pursuit: stimulusdependent responses. *J Neurophys*. 1987;57:1446–1463.
13. Van Gisbergen JA, Robinson DA, Gielen S. A quantitative analysis of generation of saccadic eye movements by burst neurons. *J Neurophysiol*. Mar 1981;45(3):417–442.
14. King WM, Fuchs AF. Reticular control of vertical saccadic eye movements by mesencephalic burst neurons. *J Neurophysiol*. May 1979;42(3):861–876.
15. Baloh RW, Yee RD, Honrubia V, et al. A comparison of the dynamics of horizontal and vertical smooth pursuit in normal human subjects. *Aviat Space Environ Med*. 1988;59:121–124.
16. Baloh RW, Sills AW, Kumley WE, et al. Quantitative measurement of saccade amplitude, duration, and velocity. *Neurology*. 1975;25:1065–1070.
17. Jacobsen G, Shepard N. *Balance Function Assessment and Management*. San Diego, CA: Plural Publishing; 2008.
18. Ferguson JH, Altrocchi PH, Brin M, et al. Assessment: electronystagmography: report of the Therapeutics and Technology Assessment Subcommittee. *Neurology*. 1996;46:1763–1766.
19. Brandt T. Positional and positioning vertigo and nystagmus. *J Neurol Sci*. Jan 1990;95(1):3–28.
20. Fife TD, Tusa RJ, Furman JM, et al. Assessment: vestibular testing techniques in adults and children: report of the Therapeutics and Technology Assessment Subcommittee of the American Academy of Neurology. *Neurology*. 2000;55:1431–1441.
21. Oosterveld WJ, Greven AJ, Gursel AO, de Jong HA. Caloric vestibular test in the weightless phase of parabolic flight. *Acta Otolaryngol*. 1985;99:571–576.
22. Wit HP, Spoelstra AA, Segenhout JM. Barany's theory is right, but incomplete: an experimental study in pigeons. *Acta Otolaryngol*. 1990;110:1–6.
23. Hood JD. Evidence of direct thermal action upon vestibular receptors in the caloric test: a re–interpretation of the data of Coats and Smith. *Acta Otolaryngol*. 1989;107:161–165.
24. Jongkees LB, Philipszoon AJ. Electronystagmography. *Acta Otolaryngol Suppl*. 1964;189:SUPPL 189:1.
25. Grossman GE, Leigh RJ, Abel LA, et al. Frequency and velocity of rotational head perturbations during locomotion. *Exp Brain Res*. 1988;70:470–476.
26. Das VE, Zivotofsky AZ, DiScenna AO, Leigh RJ. Head perturbations during walking while viewing a head–fixed target. *Aviat Space Environ Med*. 1995;66:728–732.
27. Goldberg JM, Fernandez C. Physiology of peripheral neurons innervating semicircular canals of the squirrel monkey, I: resting discharge and response to constant angular accelerations. *J Neurophysiol*. Jul 1971;34(4):635–660.
28. Colebatch JG, Halmagyi GM. Vestibular evoked potentials in human neck muscles before and after unilateral vestibular deafferentation. *Neurology*. 1992;42:1635–1636.
29. Halmagyi GM, Yavor RA, Colebatch JG. Tapping the head activates the vestibular system: a new use for the clinical reflex hammer. *Neurology*. 1995;45:1927–1929.
30. Curthoys IS, Dai MJ, Halmagyi GM. Human ocular torsional

position before and after unilateral vestibular neurectomy. *Exp Brain Res*. 1991;85:218–225.

31. Kushiro K, Zakir M, Ogawa Y, et al. Saccular and utricular inputs to sternocleidomastoid motoneurons of decerebrate cats. *Exp Brain Res*. 1999;126:410–416.
32. Young ED, Fernandez C, Goldberg JM. Responses of squirrel monkey vestibular neurons to audio-frequency sound and head vibration. *Acta Otolaryngol*. 1977;84:352–360.
33. Murofushi T, Curthoys IS, Topple AN, et al. Responses of guinea pig primary vestibular neurons to clicks. *Exp Brain Res*. 1995;103:174–178.
34. Murofushi T, Curthoys IS, Gilchrist DP. Response of guinea pig vestibular nucleus neurons to clicks. *Exp Brain Res*. 1996;111:149–152.
35. Iwasaki S, Chihara Y, Smulders YE, et al.The role of the superior vestibular nerve in generating ocular vestibularevoked myogenic potentials to bone conducted vibration at Fz. *Clin Neurophysiol*. Mar 2009;120(3):588–593. Epub Feb 10, 2009.
36. Bohmer A, Mast F, Jarchow T. Can a unilateral loss of otolithic function be clinically detected by assessment of the subjective visual vertical? *Brain Res Bull*. 1996;41:423–429.
37. Tabak S, Collewijn H, Boumans LJ. Deviation of the subjective vertical in long-standing unilateral vestibular loss. *Acta Otolaryngol*. 1997;117:1–16.
38. Dieterich M, Brandt T. Ocular torsion and tilt of subjective visual vertical are sensitive brainstem signs. *Ann Neurol*. Mar 1993;33(3):292–299.
39. Min KK, Ha JS, Kim MJ, Cho CH, Cha HE, Lee JH. Clinical use of subjective visual horizontal and vertical in patients of unilateral vestibular neuritis. *Otol Neurotol*. Jun 2007;28(4):520–525.
40. Baier B, Dieterich M. Ocular tilt reaction: a clinical sign of cerebellar infarctions? *Neurology*. Feb 10, 2009;72(6): 572–573. No abstract available.
41. Tabak S, Collewijn H, Boumans LJ. Deviation of the subjective vertical in long-standing unilateral vestibular loss. *Acta Otolaryngol*. 1997;117:1–16.
42. Vibert D, Hausler R, Safran AB. Subjective visual vertical in peripheral unilateral vestibular diseases. *J Vestib Res*. 1999;9:145–152.
43. Vibert D, Hausler R. Long-term evolution of subjective visual vertical after vestibular neurectomy and labyrinthectomy. *Acta Otolaryngol*. 2000;120:620–622.
44. Cevette MJ, Puetz B, Marion MS, Wertz ML, Muenter MD. A physiologic performance on dynamic posturography. *Otolaryngol Head Neck Surg*. Jun 1995;112(6):676–688.

12

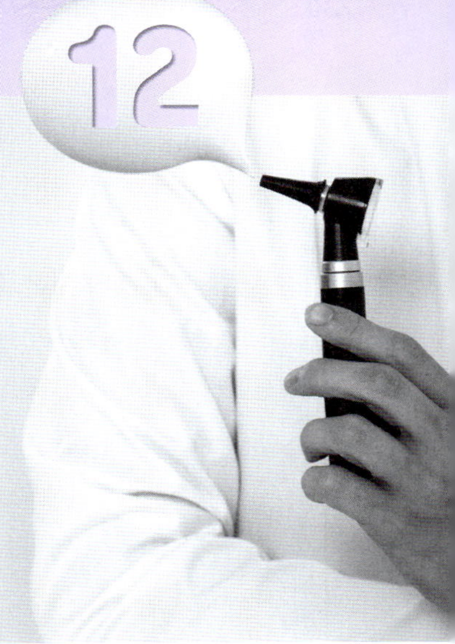

귀돌기관 기능검사

Otolith Function Tests

G. Michael Halmagyi, MD • Ian S. Curthoys, PhD

속귀의 균형기관(안뜰감각 부위)은 인체의 자이로스코프(평형상태를 측정하는 기구)인데, 우리가 인지 못하는 사이에 머리 위치와 머리 움직임에 대한 정보를 거의 완벽하게 지속적으로 뇌에 제공한다. 귀돌기관에 문제가 생기기 전에는 누구도 일상생활에서 이것이 얼마나 큰 역할을 하고 있는지 알 수 없으며, 문제가 생겨 현훈을 경험한 후에야 얼마나 중요한 역할을 하고 있는지를 알게 될 것이다. 움직임과 관련된 가속은 힘을 발생시키고, 속귀의 자이로스코프는 이들 힘(중력에 의해 발생된 힘과 움직임으로 인해 발생한 힘)을 감지한다. 안뜰 센서는 서로 다른 영역이 모든 방향의 선형력과 회전력을 감지하는 방식으로 구성된다. 뇌는 이런 별도의 힘 탐지기로부터 정보를 통합하여 자신이 어디에 있는지, 어떻게 움직이고 있는지를 전반적으로 알게 된다. 이런 기전을 이해하는 것이 임상적으로 매우 중요한데, 그 이유는 질병으로 인해 속귀에 위치하고 있는 한 영역만 손상되어도 안뜰감각 자극의 전반적인 통합에 영향을 주기 때문이다. 본 장에서는 중력에 의한 선가속도나 자동차와 같이 멈추었다 움직이기 시작하는 선형의 힘을 감지하는 귀돌기관만 다룰 것이다.

말초 안뜰계는 양쪽 선가속도와 각가속도에 민감하다. 반고리관(semicircular canals, SCC)은 각가속도를 감지하는 반면, 귀돌기관(둥근주머니와 타원주머니)은 선가속도를 감지한다. 귀돌기관 기능을 검사하는 여러 가지 방법들이 제시되어 왔다. 예를 들어, 그네, 미끄럼틀, 원심분리기, 기울어지는 의자 및 바비큐 스핏 등에서 발생하는 선가속도에 반응하는 정신물리적 현상뿐만 아니라 수평, 수직 및 회전 눈움직임의 측정을 포함하면서 귀돌기관 기능을 검사하는 많은 다른 방법들이 제시되었다. 귀돌기관 기능검사가 임상적으로 유용하기 위해서는 안전하고, 실용적이며, 견고하며, 재현 가능해야 한다. 또한 검사는 귀돌기능 장애에 대한 민감성과 특이성을 가져야 하는데, 특히 한쪽 귀돌기관 기능저하 검사 시 더욱 그러하다. 우리의 견해로 볼 때 주관적 시각적 수평(subjective visual horizontal, SVU)검사와 주관적 시각적 수직(subjective visual vertical, SVV)검사 그리고 안뜰유발근전위(vestibular evoked myogenic potentials, VEMP)만이 이런 요구사항을 충족시킨다. 이들 두 검사는 임상 실험실에서 수년간 지속적으로 사용되어 왔고, 아래의 내용들은 이런 검사와 과학적 근거에 대한 경험에서 나온 것들이다. SVV 및 SVH는 잘 알려진 지각검사이다. 이에 비해 새롭게 소개된 VEMP는 최근에 많은 관심이 집중되었고, 아래에서 자세히 설명할 것이다. 이러한 검사들을 알아보기 전에 먼저 귀돌기관의 구조와 기능에 어느 정도 친숙해야 한다.

해부학
Anatomy

모든 안뜰변환계의 기본 요소는 수용기인 털세포이며, 회전력과 선형력을 감지하는 시스템에 있는 털세포는 비슷하다(그림 12.1A~E). 반고리관과 귀돌기관은 두 개의 다른 힘을 감지하게 되는데, 이것은 털세포 자체의 특징 차이 때문이 아니라 털세포를 둘러싸고 있는 구조물이 자극을 주는 힘에 의해 영향을 받는 방식 때문이다. 각각 수용체 세포는 세포체와 털처럼 생긴 여러 개의 섬모를 가지고 있고, 이런 털세포가 평형모래막(otolothic memebrane)으로 불리는 젤성 구조물에 박혀 있다. 그 중 가장 긴 섬모는 운동섬모(kinocilium)이며, 이것은 수용체 세포의 한쪽에 위치하고 특수한 단면 구조를 가지고 있다. 나머지 섬모는 부동섬모(stereocilia)이고, 균일한 단면 구조를 가지고 있으며, 운동섬모에 가까울수록 높이가 커진다. 경사나 병진(translations)과 같은 선가속은 섬모들이 굽힘되도록 평형모래막을 기울여지게 한다(그림 12.1C).

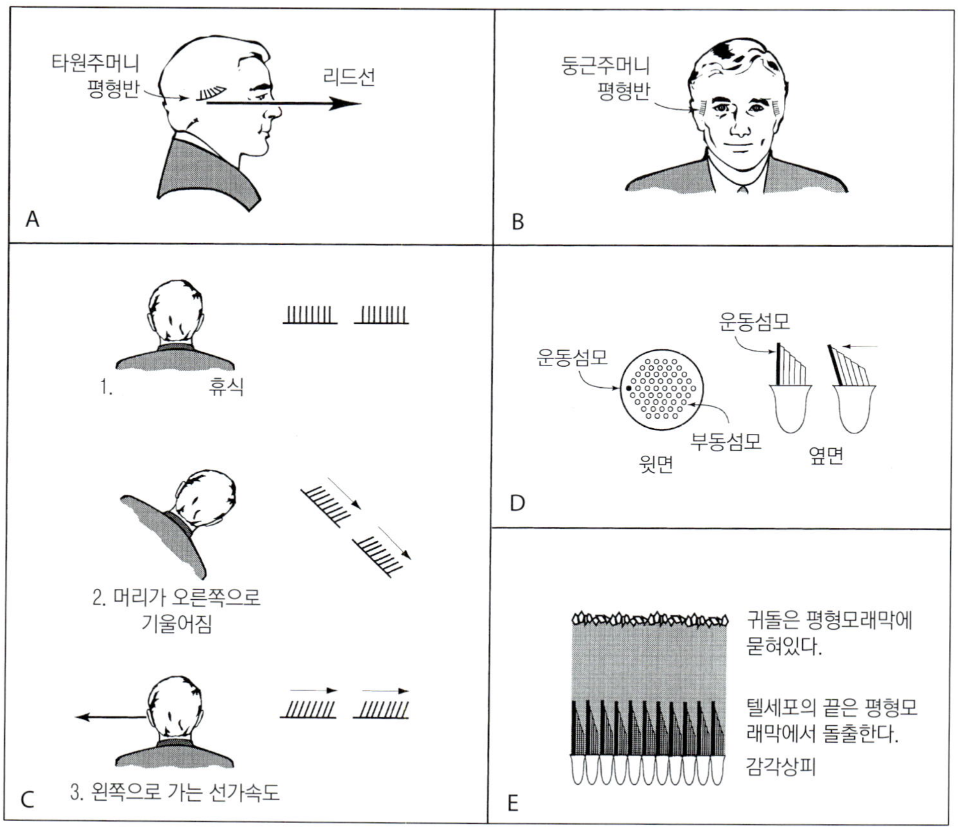

그림 12.1 귀돌계의 구조와 기능.
A와 B: 머리에서 타원주머니와 둥근주머니 평형반의 대략적인 위치의 도식적 표현. 리드선(Reid's line)은 양쪽 바깥귀의 중간 지점과 안구뼈의 하단 가장자리를 연결하는 표준참조선(standard reference line)이다. C: 3개의 그림은 다양한 선형 힘 자극이 타원주머니 평형반 털세포에 어떻게 영향을 미치는지 보여준다. 위쪽 그림(1)은 털세포를 똑바로 세우고 있는 사람의 등을 보여준다. 머리가 오른쪽으로 기울어지면 (2) 털세포가 오른쪽으로 기울어지게 된다. 유사하게, 왼쪽으로 가는 선가속도(3, 화살표)는 오른쪽으로 털세포의 기울어짐을 유발한다. D: 단일 수용체 털세포의 분극패턴을 보여주기 위해 위에서 바라본 그림. 운동섬모(kinocilium)는 세포 윗면의 한쪽에 위치한다. 오른쪽 그림과 같이 부동섬모(stereocilia)가 운동섬모쪽으로 구부러지면 수용체 세포 활동이 증가한다. E: 평형반 표면 조직의 개략도. 탄산칼슘(귀돌)의 결정은 젤라틴이 덮여있는 평형모래막의 한쪽 면에 묻혀 있고 털세포의 끝은 이 막의 다른 면에서 돌출한다. 가해지는 힘이 막을 미끄러지게 하고, 이것은 털세포가 구부러지도록 하여 수용체 세포를 자극한다.

각 미로는 속림프액으로 채워진 관과 수용기가 들어 있는 주머니로 구성된다. 두 개의 특별한 주머니는 타원주머니와 둥근주머니이다. 이들 주머니 안에 특수 수용기 털세포의 판과 결합조직이 들어 있고, 그 판을 평형반(macula)이라고 부른다. 각각의 평형반은 위치해 있는 주머니의 이름을 따서 부르게 된다. 그래서 속귀에는 1개의 타원주머니 평형반과 1개의 둥근주머니 평형반이 있다. 타원주머니와 둥근주머니라는 용어가 종종 타원주머니 평형반과 둥근주머니 평형반을 지칭하는데 사용된다. 엄밀히 말하면, 타원주머니와 둥근주머니는 평형반을 포함하고 있는 막성 주머니를 의미한다.

2개의 평형반은 대체적으로 비슷한 구조를 가지고 있다. 치밀한 탄산칼슘 결정체인 평형모래(otoconia)는 평형모래막의 외부 표면에 묻혀 있다(그림 12.1E). 평형모래막의 내부 표면에 털세포의 섬모가 막 안으로 돌출되어 있다. 평형모래막 자체의 밀도는 1.0g/cm^{3}로 둘러싸여 있는 속림프액의 밀도와 비슷하지만, 평형모래의 밀도는 2.7g/cm^{3}로 거의 3배가 높다. 두 개의 수용기를 합쳐서 귀돌기관이라고 부르는데, 구조적 구성이 유사하고 또 동일한 물리적 원리, 즉 부과된 선형 힘이 평형모래막에 박혀 있는 비교적 밀도가 높은 귀돌기관을 움직여서 감지하는 것이다. 그 다음 평형모래막이 평형반 표면을 활주하여 수용기 섬모가 움직이고, 이로 인해 털세포의 안정막 전위가 변하게 된다. 정상 중력 환경에서의 자연적 머리 움직임에 의한 평형모래막의 변위는 1μ 미만이다.

타원주머니 평형반과 둥근주머니 평형반은 서로에 대해 거의 수직으로 배열되어 있다. 머리를 똑바로 들고 있는 자세에서는 타원주머니 평형반의 앞쪽 부위가 수평면으로부터 위쪽으로 약 30° 정도 들려져 있고, 둥근주머니 평형반은 거의 수직으로 배열되어 있다. 이런 각 평형반의 위치는 평형반 수용기가 다양한 방향에서 작용하는 여러 힘을 최대한 감지할 수 있다는 것을 의미한다. 사람의 타원주머니와 둥근주머니 평형반의 표면적은 각각 약 4.2mm^2 및 2.2mm^{2}이다. 타원주머니 평형반에는 약 33,000개의 수용기 털세포가 있고, 둥근주머니 평형반에는 약 19,000개의 수용기 털세포가 있다. 다른 감각계와 마찬가지로, 여러 개의 수용기가 1개 들신경에 연결되어 있기 때문에 약 6,000개의 일차 들신경섬유가 타원주머니와 연결되어 있고, 약 4,000개의 들신경이 둥근주머니와 연결되어 있다.

귀돌기관 기능
Otolith function

정확하게 지정되어 있는 방향으로 가해지는 힘만을 감지하는 단일 귀돌기관 수용기 털세포가 탈분극을 하게 된다. (1) 한 방향의 힘에 가장 잘 반응하고, (2) 힘의 방향이 그 최적의 방향에서 벗어남에 따라 수용기의 반응이 감소하게 된다. 이 최적의 방향을 세포의 분극 벡터(polarization vector)라고 한다. 이런 생리적 분극은 형태적 분극에 해당하는데 부과된 힘이 부동섬모를 운동섬모 쪽으로 기울어지게 만들 때 최적의 반응이 일어난다. 수용기 털세포는 각 세포의 운동섬모의 방향을 부동섬모들에 비해 상대적으로 적은 힘으로 바꿀 수 있도록 각 평형반을 가로 질러 규칙적으로 배열되어 있다. 그 결과로 각 평형반 전체에 걸쳐 분극 벡터가 굉장히 잘 정렬된다(그림 12.2). 각각의 평형반에는 특정의 선을 기준으로 세포들의 방향이 마주보게 정렬되어 있는데, 이 선을 백선(striola)이라고 부른다. 타원주머니 평형반의 경우 수용기의 분극 벡터는 백선쪽으로 향하는 반면, 둥근주머니 평형반에서는 벡터가 백선으로부터 멀어지는 방향으로 배열되어 있다(그림 12.2). 백선 주변의 밴드에는 I형 수용기가 집중되어 있고, 큰 항아리 형태의 세포체가 술잔형 종말로 둘러싸여 있다. 이런 수용기는 원통 모양의 세포체와 작은 단추형 종말로 구성되는 다른 원통형(II형) 수용기와는 대조적이다. I형 수용기에 결합하는 들신경연접은 선가속도의 변화에 매우 강하게 반응하여 귀돌기관의 동적 기능에 중요한 역할을 한다. II형 수용기에 대한 들신경전달은 선가속도를 유지한다.

일차 들신경세포가 다수의 인접한 수용기 털세포와 연접하기 때문에 개별 수용기의 공간 감지 정확성 중 일부가 상실된다. 들신경섬유는 개별 수용기보다 많은 방향에서 작용하는 힘에 반응한다. 각각의 들신경섬유는 연접한

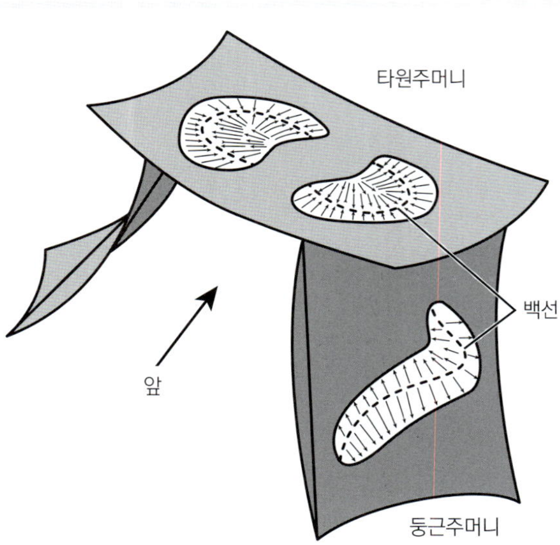

그림 12.2 각 평형반에서 수용기 털세포 판의 도식적 표현. 화살표는 각 평형반에서 수용기 털세포의 선호위치 방향을 보여준다. 두 개의 평형반에서, 털세포는 가상의 선 또는 줄인 백선(striola, 점선)을 중심으로 정확하게 반대 방향을 향하고 있다. 따라서, 각 평형반에 가해진 선가속도는 백선을 중심으로 한쪽에 위치한 털세포가 최대로 활성화되고 반대편에 있는 털세포는 최대로 억제하게 된다. Uchino의 연구팀은 두 개의 상반된 들심성 자극들 사이의 중추적 억제작용(백선 교차억제)이 민감성(sensitivity)을 강화한다는 것을 보여 주었다. 항아리 모양 I형 수용체는 백선영역에 집중되어 있고, 이것들의 들심성은 불규칙한 안정 분극을 가지고 선가속도의 변화에 대한 강한 반응을 보이며, VEMP와 같은 동적 자극에 대한 귀돌반응을 생성하는 데 중요한 역할을 하는 것으로 보인다.

수용기 털세포의 분극 벡터와 같은 방향에 더 잘 반응을 보인다. 수용기와 같이 작용하는 힘의 방향이 최적의 방향에서 벗어날수록 신경섬유의 흥분도가 줄어든다. 타원주머니 들신경섬유는 일반적으로 평형반의 평면에 대해 수평방향으로 작용하는 힘, 즉 양측 방향으로 작용하는 힘에 대한 선호도를 보여주고, 둥근주머니 들신경섬유는 평형반의 평면에 대해 수직으로 향하는 힘에 대한 선호도를 보여준다.

일차 귀돌기관 들신경-생리학
Primary otolithic afferents—physiology

실험 동물의 안뜰신경에서 일차 귀돌기관 들신경세포를 관찰한 연구를 통해 중요한 특성을 알 수 있었다(Goldberg and Fernandez review 참조).

1. 일차 귀돌기관 들신경세포는 안정 시 전류(discharge rate)을 가진다. 힘의 적용 없이도 초당 50회 정도의 스파이크가 발생한다.
2. 일부 들신경에서는 자발적인 활동이 매우 규칙적이지만, 다른 들신경에서는 매우 불규칙적이다. 그 이외에 양쪽 끝단 사이에 일련의 규칙성이 있다. 생리적 반응은 이런 규칙성과 밀접한 관련이 있다. 불규칙 들신경세포는 선가속도의 변화에 강한 반응을 보이는 반면, 규칙 들신경세포의 경우에는 변화가 없는 선가속도에 대한 일정한 반응을 보인다.
3. 들신경은 기능적 분극 벡터를 가지고 있다. 이것은 하나의 특정 방향으로 가해지는 선가속도가 들신경세포를 효과적으로 활성화함을 의미한다. 부과된 가속도의 방향이 최적의 방향을 벗어났을 때 들신경세포의 반응이 감소한다. 자극이 최적의 방향과 정확히 반대 방향으로 향하게 되면, 세포의 흥분이 최대한 억제된다.
4. 들신경세포는 양방향의 민감도에서 현저한 비대칭을 나타낸다. 이런 특징은 흥분 방향의 가속도에 대한 증가된 반응 정도를 보인다는 것으로써, 억제 방향으로 적용되는 동일한 크기의 가속도에 대한 반응이 줄어든다는 것을 의미한다.
5. 모든 귀돌기관 들신경세포들의 방향 선호도의 공간적 분포가 일정하지 않다. 예를 들어, 다람쥐원숭이의 경우, 손상쪽 방향으로 적용되는 가속도에 더 잘 반응하게 들신경세포들이 배열되어 있어서 반대쪽 방향에 비해 손상쪽 방향 가속도를 더 선호한다. 손상쪽 방향 가속도를 선호하는 타원주머니 들신경섬유 분포는 3:1 정도 우위를 차지하고 있지만, 위아래 방향 가속도를 선호하는 둥근주머니 들신경섬유는 약 1:1로 분포되어 있다.

규칙과 불규칙 귀돌기관 들신경세포들은 실제적으로 매우 다르며, 거의 서로 보완적이다. 규칙 신경세포의 경우에는 선가속도 변화에 대한 반응이 둔한 편이며, 일정한 가속도에 거의 적응을 하지 않는다. 규칙 들신경세포는 선가속도의 변화에 매우 민감하게 반응을 하고, 가속도가 유지되면 적응도 빨리 이루어진다(그러나 완전하지는 않음). 뼈전도 진동(bone conducted vibration, BCV)은 빠르게 변하는 선가속도로 구성되어 있다. 기니피그의 일차 안뜰신경 세포연구에서 저강도 500Hz BCV의 자극이 타원주머니와 둥근주머니의 평형반 백선 주위에 있는 불규칙 들신경섬유를 굉장히 높은 비율로 활성화하는 것을 보여주며, 아주 낮은 자극값(약 0.1g 문턱값)에서도 매우 민감하게 활성화되는 것을 보여준다.

500Hz에서의 BCV는 반고리관을 거의 활성화시키지 않고 높은 강도에서만 활성화한다. 그러나 최근의 연구에 따르면, 주파수가 100Hz로 감소함에 따라 진동에 의해 반고리관 신경도 활성화된다는 것을 보여준다(Curthoys 2013, 미공개 결과). 공기전도소리(air-conducting sound, ACS)는 BCV에 의해 유발된 것과 유사하게 많은 신경세포에서 신경 반응을 일으키지만, 필요한 자극 강도는 매우 높다(청성 뇌줄기 반응 문턱값보다 60~80dB 높음, 120~130dB 음압 레벨). 이런 전도가 어떻게 일어나는지는 아직 알려지지 않았지만, 중간귀의 등자뼈를 진동시키는 것으로도 수용기 세포의 섬모 변위를 생성하기에 충분한 것으로 보인다. BCV에 의해 활성화된 대부분의 뉴런(물론, 전부는 아님)은 ACS에 의해서도 활성화될 수 있다. 500Hz BCV와 ACS는 귀돌기관 불규칙 신경세포에 대해 상대적으로 특수한 자극이기 때문에 ACS와 BCV에 대한 근발생 반응은 임상적으로 귀돌기관 기능에 대한 척도로 사용되어져 왔다. 낮은 주파수 자극에 대한 반응은 반고리관의 활성화도 포함되었을 수 있다. 이것은 평형반에서 나온 들신경세포가 기능적으로 세분화되어 있으나, 주어지는 자극은 시간적 · 공간적으로 동일 수준의 다른 경로들에 의해 영향을 받고 있음을 의미한다.

중추신경계로의 전달
Central projections

임상 귀돌기관 검사 결과를 해석할 때 귀돌기관 신경세포의 경로는 중요하다. 말초신경 경로의 구성은 특히 중요한데, 이것은 질병(신경염)이 안뜰신경의 개별 신경가지에만 국한될 수 있기 때문이다. 아래에서 설명하듯이, 차등 취약성은 둥근주머니 기능과 타원주머니 기능을 식별하는데 사용되었다. 그림 12.3은 (1) 수평반고리관 및 앞반고리관과 타원주머니 평형반의 들신경섬유가 안뜰신경의 위분지를 구성하고, (2) 둥근주머니의 들신경섬유의 Voit 신경이라고 불리며 둥근주머니 평형반의 앞쪽 부위(둥근주머니 평형반의 고리, hook라 불림)에서 나오는 분지를 제외한 대부분이 아래안뜰신경을 따라 구성됨을 보여주고 있다. 둥근주머니 평형반의 고리 부위에서 나오는 분지는 안뜰신경의 위분지를 구성한다. 영장류에서는 Voit 신경이 둥근주머니 평형반에서 나오는 들신경섬유의 약 10%에 불과하다. 이것이 큰 부분을 차지하고 있지 않다고 증명되었으나 안뜰신경의 위분지를 구성하는 섬유 중 일부는 둥근주머니에서 기원한다는 것을 알 수 있었다.

일차 귀돌기관 들신경세포는 주로 가쪽안뜰핵, 안쪽안뜰핵 및 아래쪽안뜰핵에서 이차 안뜰신경세포에 연결된다. 일부 구간에서는 이러한 귀돌기관 투사(projections)가 수평반고리관 들신경섬유의 투사와 많은 부분에서 겹쳐서 진행됨을 알 수 있다. 가쪽안뜰핵의 주된 반응은 같은쪽 경사에 대한 흥분 정도의 증가이다. 안쪽 안뜰신경핵의 수평반고리관 신경세포가 맞교차섬유(시스템의 신경작용에 중요한 역할을 함)를 통해 반대쪽 안쪽안뜰핵과 상호 연결되는 것과 마찬가지로, 귀돌기관-반응 신경세포는 반대쪽 안뜰핵에 있는 비슷한 신경세포와 상호 연결된다.

그러나 귀돌계의 상호 연결은 간접적이며, 양쪽 상호 연결의 기능 모드는 수평반고리관계의 경우와 같이 억제보다는 오히려 흥분성이다. 맞교차 상호작용은 귀돌기관과 수평반고리관계에서 일어난다. 각 안뜰핵의 일부 세포는 반고리관 자극과 귀돌기관에 의해 활성화될 수 있다. 머리를 끄덕이게 되면, 반고리관과 두 개의 귀돌기관 모두가 활성화되고, 반고리관과 귀돌기관 신경세포의 맞교차 상호작용으로 부드러운 보상반응을 일으키게 된다. 맞교차 신경세포로 인해 선가속도와 각가속도의 자극이 통합되고, 이로 인해 자세와 균형을 유지하는데 도움이 된다. 그러나 이런 맞교차 상호작용을 하는 신경세포의 존재는 귀돌 신호를 전달하는 경로가 귀돌기관의 신호만을

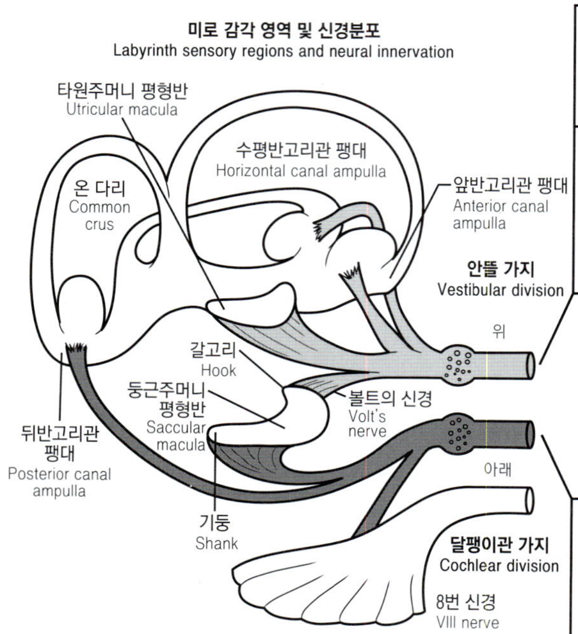

임상검사	건강한 피험자	위 안뜰 신경염	아래 안뜰 신경염	한쪽 안뜰 상실
손상쪽 수평 두부충동검사 – 손상쪽 수평반고리관 검사	✓	X	✓	X
시상면에서 손상쪽 앞반고리관의 두부충동검사, 코를 아래로 – 손상쪽 앞반고리관 검사	✓	X	✓	X
Fz의 뼈전도 진동 또는 한쪽 귀의 공기전도소리에서 손상 반대쪽 눈 아래의 oVEMP n10 – 측정 눈의 반대쪽 귀의 타원주머니 평형반을 검사	✓	X	✓	X
Fz의 뼈전도 진동 또는 한쪽 귀의 공기전도소리에서 손상쪽 목빗근의 cVEMP n13~n23 – 손상쪽 귀의 둥근주머니 평형반을 검사	✓	✓	X	X
시상면에서 손상쪽 뒤반고리관의 두부충동검사, 코를 위로 – 손상쪽 뒤반고리관 검사	✓	✓	X	X

✓ = 정상 반응 X = 비정상 반응

그림 12.3 안뜰미로의 각 감각 영역에서 들심성 과정의 도식 표현.

그림의 설명은 새로운 임상검사에 대한 것이다. 안뜰미로 각 감각기관별 검사와 주요 질병과 관련 있는 반응패턴을 보여준다. oVEMP는 눈안뜰유발근전위; cVEMPs는 목안뜰유발근전위(아래 설명 참조). Fz는 털선의 정중선에서 이마의 위치이다(출처: Curthoys "The interpretation of clinical tests of peripheral vestibular function." *Laryngoscope* 122(6):1342–1352, DOI 10.1002/lary.23258, with permission from John Wiley and Sons).

전달하는 것이 아님을 의미하고, 많은 신경세포들이 반고리관이나 귀돌기관 자극에 의해 활성화될 수 있음을 의미한다.

안뜰핵의 귀돌기관 영역에서 눈돌림핵(oculomotor nuclei)으로 연결되는 경로는 자세히 밝혀지지 않았다. 도르래운동신경세포(trochlear motoneurons)는 타원주머니신경의 전기자극에 의해 이중연접으로 활성화될 수 있다. 귀돌기관 자극에 의해 생성되는 회전과 수직 눈움직임에 대한 자극을 통합시키는 눈돌림핵(카할사이질핵과 안쪽세로다발 입쪽사이질핵) 근처 두 개의 중간뇌 영역에 관심이 증가되고 있다. 특히 카할사이질핵이 귀돌기관에 의해 감지된 선형 힘에 대한 협응된 눈과 머리 반응에 대한 귀돌기관 자극을 통합하는데 주요한 역할을 하는 것으로 보인다. 선가속도에 의해 요구되는 보상적 자세 움직임은 가쪽안뜰핵에서 시작되는 가쪽안뜰척수로와 안쪽안뜰핵에서 시작되는 안쪽안뜰척수로인 귀돌기관–척수 투사(otolith–spinal projections)에 의해 중계된다.

귀돌기관 자극의 기능
Function of otolithic input

고양이의 타원주머니신경을 전기적으로 자극하였더니 특정의 눈움직임 패턴이 유발되었다. 손상 반대쪽 아래빗근(inferior oblique)과 손상쪽 위빗근(superior oblique)이 활성화되어 눈의 윗부분(upper poles)이 자극되는 쪽에서 멀어지도록 양쪽 눈의 회전이 발생한다. 그 결과를 보완하는 연구에 따르면 한쪽 안뜰신경을 절단하였더니 양쪽 눈이 절단된 쪽으로 회전했다는 것이다. 뼈전도 진동은 타원주머니신경을 전기적으로 자극했을 때 생성되는 것과 유사한 눈 움직임을 기니피그와 사람에게서 유도할 수 있다. 자연스러운 머리 움직임에서 귀돌기관은 활성화되고 보상적인 눈과 자세 반응을 발생시킨다. 예를 들어, 한쪽 어깨로 머리를 기울이면 중력의 영향으로 타원주머니와 둥근주머니 평형반의 특정 부위를 활성화하고, 결과적으로 시각축을 중심으로 보상 방향으로 눈이 회전하게 된다. 머리의 기울어짐에 대한 평형유지를 위한 보상 움직임을 유발하기 위해 반대쪽 목과 몸통 근육이 활성화되는 복잡한 패턴이 시작된다. 반대 회전 또는 반대쪽으로 눈 구르기의 정도는 머리 기울기의 약 10%에 불과하지만, 귀돌기관이 없는 대상자는 이러한 반대 구르기를 나타내지 않기 때문에 이러한 보상 움직임은 귀돌기관 기능에 의존한다.

귀돌기관 기능의 임상검사
Clinical tests of otolith function

정적 귀돌기관 검사 Static otolith tests

일차 귀돌기관 들신경은 중력에 대한 머리 기울임과 같은 유지되는 선가속도에 반응을 하며, 많은 임상검사는 일정하게 유지되는 선가속도에 대한 환자들의 반응을 검사한다. 아래에서 설명하는 안뜰유발근전위(VEMP) 검사와 같은 이러한 검사를 정적 귀돌기관 검사라고 하고, 동적 귀돌기관 검사와 대비된다. 머리 기울임을 지속하면 귀돌기관 수용기를 자극하게 되고, 이것은 시선(the line of sight)을 따라 눈을 돌게 하며 머리 기울임이 지속되는 동안 눈은 돌아간 위치에 머무르게 된다. 이와 달리 한쪽 귀돌기관 기능이 상실되면 손상쪽으로 눈이 돌아가게 된다. 아마도 한쪽 귀돌기능상실은 등자뼈 수술 시 부주의로 발생하는 안뜰 병변 때문에 일어나는 눈 기울임 반응의 원인일 것이다. 회복 과정에서 이 환자는 눈 기울임 반응과 같은 귀돌기관의 기능을 나타내는 독특한 패턴 반응을 나타냈다. (1) 두 눈은 손상쪽으로 돌아가게 된다. (2) 손상쪽으로 머리가 살짝 기울어진다. 그리고 (3) 두 눈 사이에 스큐편위(skew deviation)가 유지된다. 즉 손상쪽 눈의 시각축이 손상되지 않은 눈의 시각축보다 궤도에서 더 낮게 위치한다

대상자의 눈동자가 돌아가게 되면 새로이 회전된 위치에 따라 시지각(visual perception)이 바뀌게 된다. 예를 들어, 눈이 회전된 위치에 있는 환자의 경우 어두운 방에서 중력 수평(또는 수직)으로 보이는 선에 눈을 위치시키면, 돌아간 눈의 위치에 맞추어 선을 설정하는 것을 볼 수 있다. 이 검사는 주관적 시각적 수평(SVH)검사 또는 주관적 시각적 수직(SVV)검사라고 한다. 말초성 안뜰기능장애 환자에서 약 2° 이상의 SVV 또는 SVH의 체계적인 편차를 보이는 경우, 정적 귀돌기관 기능장애가 있다고 간주된다.

귀돌기관 기능에 대한 주관적 시각적 수평 또는 수직검사
Subjective visual horizontal or vertical testing of otolith function

말초성 안뜰 병변 Peripheral vestibular lesions

완전히 어두운 방 안에 똑바로 앉은 정상인은 희미한 불빛이 나는 막대를 수평이나 수직에 대해 1° 이내로 정확하게 설정할 수 있다. Friedmann은 다양한 한쪽 안뜰 병변 환자가 중력과 더 이상 일치하지 않지만, 병변쪽으로 지속적으로 기울어지도록 막대를 설정한다는 사실을 처음 알았다(증례연구 21-1 참조). 메니에르병 환자에게 한쪽 안뜰신경절제술(unilateral vestibular neurectomy, UVD) 전후 모두 빛을 내는 막대를 수평으로 설정하도록 해 보았다. 한쪽 안뜰신경절제술 이전에는 환자의 설정이

정상 범위였다. 그러나 UVD 후 환자는 실제로 막대를 병변쪽으로 15° 이상 기울였다. 이것은 환자들이 막대가 손상되지 않은 쪽으로 기울어진 것으로 보기 때문이다. 회복됨에 따라 막대 각도가 점차 실제 중력 수평으로 돌아오게 되지만, UVD 6개월 이후에도 평균 4° 정도의 막대 기울어짐이 일어났다. 따라서 SVH의 약간 기울짐 또는 상쇄는 메니에르병 치료를 위한 UVD 후 영구손상으로 남게 된다. 여러 연구들이 동일한 결과를 보고했다.

이 지각적 오류의 원인은 무엇일까? 그것은 UVD 이후에 필연적으로 발생하는 안뜰핵에 대한 귀돌 자극의 심한 비대칭 결과로서, 중력 수직의 내부 표상의 상쇄일까? 이런 기전에 대한 반대 주장의 근거는 UVD에도 불구하고 환자가 자신의 몸이 기울어진다고 느끼지 않고, 어두운 곳에서도 똑바로 서 있다고 느낀다는 것이다. 다른 말로 표현하면, UVD 쪽으로 막대가 기울어지더라도 자신의 몸에 대해 막대가 건측으로 기울어져 있다는 것을 알고 있다. SVH 상쇄에 대한 설명 가능한 다른 기전은 눈 기울임 반응의 일부로써 눈 회전의 차이를 이해하는 것이다. 눈 기울임 반응은 머리 기울임, 두 눈의 회전 및 스큐편위로 구성된 자세 따름운동(postural synkinesis)이며, 모두 같은 쪽을 향한다. 일부 환자는 한쪽 말초성 안뜰 병변이 발생하면 병변쪽으로 눈 기울임 반응을 명확하게 보이고, 다른 환자들은 눈 회전과 스큐편위만을 보인다.

UVD 전후로 눈 회전 위치와 SVH를 측정한 결과 UVD 이후에는 항상 눈 회전 위치가 환측으로 기울어져 있어서 각 눈의 12시 자오선이 UVD 쪽을 향하였다(그림

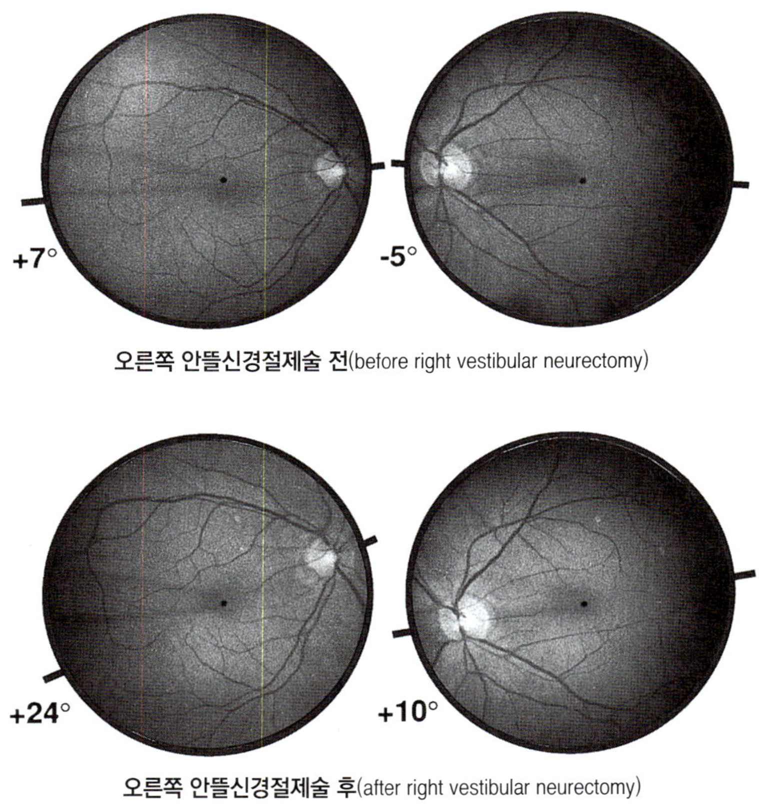

그림 12.4 한쪽안뜰들길차단(uVD) 전후의 눈 회전 위치

환자의 수술 전(윗줄)과 1주일 후(아랫줄) 오른쪽 안뜰신경절제술을 받는 왼쪽과 오른쪽 눈의 안저 사진. 수술 후 각 눈의 12시 자오선이 오른쪽으로 긴장성 회전된 것을 보여준다. 오른쪽 눈은 17°, 왼쪽 눈은 15° 회전한 것으로 측정되었다. 환자에게 어두워진 방에서 야광 막대를 인지되는 시각 수평으로 놓으라고 하면 오른쪽 눈으로 볼 때 오른쪽으로 14.2° 기울고 왼쪽으로 볼 때 15.1° 기울어지게 막대를 놓게 된다.

12.4). UVD 일주일 후 같은쪽 병변측 눈 회전이 15°까지 있었고, 눈 회전 정도와 SVH 상쇄는 밀접한 상관관계(r = 0.95)가 있었다(그림 12.5). 또한 눈 회전은 SVH 변위와 동일한 패턴을 보이며, 점차적으로 해결되었다. UVD 후 1개월쯤 눈 회전과 SVH 기울기는 모두 첫 주에 비해 일주일의 절반 정도로 줄었다. 메니에르병 환자의 경우에는 4~5° 정도 환측으로 눈 회전이 영구적으로 남는 것으로 나타났다. 급성 UVD 후 개구리, 개, 고양이와 말에게서 나타나는 머리 기울임이 사람에게서 보이던 눈 회전과 동일하게 시간이 지남에 따라 회복되는 것을 볼 수 있었다.

SVH의 상쇄는 눈 기울임 반응의 일부로서 발생하는 눈 회전에 의해 유발되고, 반고리관의 문제로 인한 자발성 눈떨림처럼 귀돌기관 문제를 나타내는 대표적 증상으로 볼 수 있다. 따라서 눈 회전 위치와 SVH의 설정은 좌우 안뜰핵들의 상대적인 안정기 활동에 의존한다. 따라서 뇌줄기가 UVD를 보상함에 따라 SVH는 정상으로 돌아오지만, 아주 적은 양의 SVH의 상쇄가 UVD의 영구적인 오점이 될 수 있다. 따라서 자발성 눈떨림과 유사하게 SVH가 정상으로 복귀하는 것은 미로 회복 여부와 관계없이

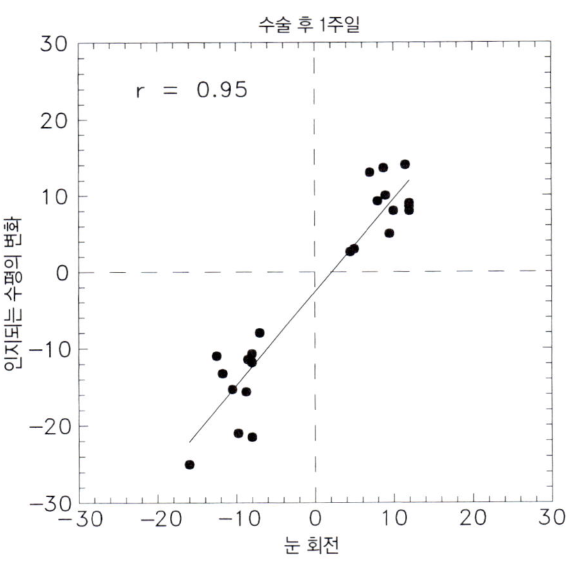

그림 12.5 눈 회전 위치와 주관적 시각적 수평과의 관계. 눈 회전 위치의 변화에 대한 한쪽안뜰들길차단 후 1주일의 평균값을 각 환자에 대해 계산하고 환자의 시각 수평 변화량과 상관관계를 분석하였다. 상관관계(0.95)는 통계적으로 유의미하다(출처: Dai et al., 1989).

일어나게 되는 것이다. 반고리관 자극에 의해서도 눈 회전 위치의 변화와 SVH의 상쇄가 발생할 수 있다. 즉 수평 또는 회전 눈떨림과 함께 일어날 수 있다. 그러나 자발성 눈떨림이 없는 눈 회전의 경우에는 타원주머니에 의해 조절되는 동적 역방향 눈 회전 기전(dynamic ocular counter-rolling mechanism)의 긴장성 상쇄를 나타내기 때문에 귀돌기관 기능에 관련되었다고 할 수 있다(그림 12.6).

중추성 안뜰 병변 Central vestibular lesions

급성 뇌줄기, 소뇌 및 겉질 등의 병변(허혈성 또는 탈수초성) 환자는 SVH 또는 SVV 및 눈 회전 위치의 상쇄를 나타낼 수 있다. 안뜰핵을 포함한 하부 뇌줄기병변이 있는 환자(예: 가쪽숨뇌 경색)는 SVV를 병변 쪽에서 상쇄하지만, 사이질핵(안쪽 시상 경색) 또는 치아핵을 포함한 소뇌 병변을 동반한 상부 뇌줄기 병변을 가진 환자는 눈 회전 위치의 상쇄 및 SVV의 상쇄가 병변에서 먼쪽으로 일어나게 된다. 대부분 환자에서 SVV 상쇄와 같은 방향으로 눈 회전 위치의 변위(cyclotorsion)가 있다. SVV와 눈 회전의 관계는 말초 병변과 같이 밀접하게 연관되어 있지 않지만, 어느 정도 연관이 있는 것으로 보인다. 말초성 안뜰 병변 환자에서 눈 회전과 그에 따른 SVV 설정은 각 눈에서 거의 동일하다. 반대로 중추성 안뜰 병변 환자에서 눈 회전과 SVV 설정이 양쪽 눈에서 큰 차이를 보일 수 있다. 예를 들어, 가쪽숨뇌 경색 환자의 경우 손상쪽 눈의 가쪽돌림(excyclotorsion)이 손상 반대쪽눈의 안쪽돌림(incocclotorsion)보다 클 수 있다.

임상적 의미 Clinical significance

완전히 어두운 방에서 희미하게 빛을 내는 막대를 사용하는 SVH의 표준화된 측정은 중요한 진단 정보를 제공할 수 있다. 일부 연구에서 환자에게 SVV에 막대를 설정하도록 요구하지만, 대부분 환자는 수직보다 수평에 대해 더 잘 이해하고 수직의 설정이 수평의 설정과 다를 수 있음을 발견했다. 어떤 경우에도 검사가 유효하기 위해서는 방이 완전히 어둡거나 간츠펠트(Ganzfeld) 자극기 또

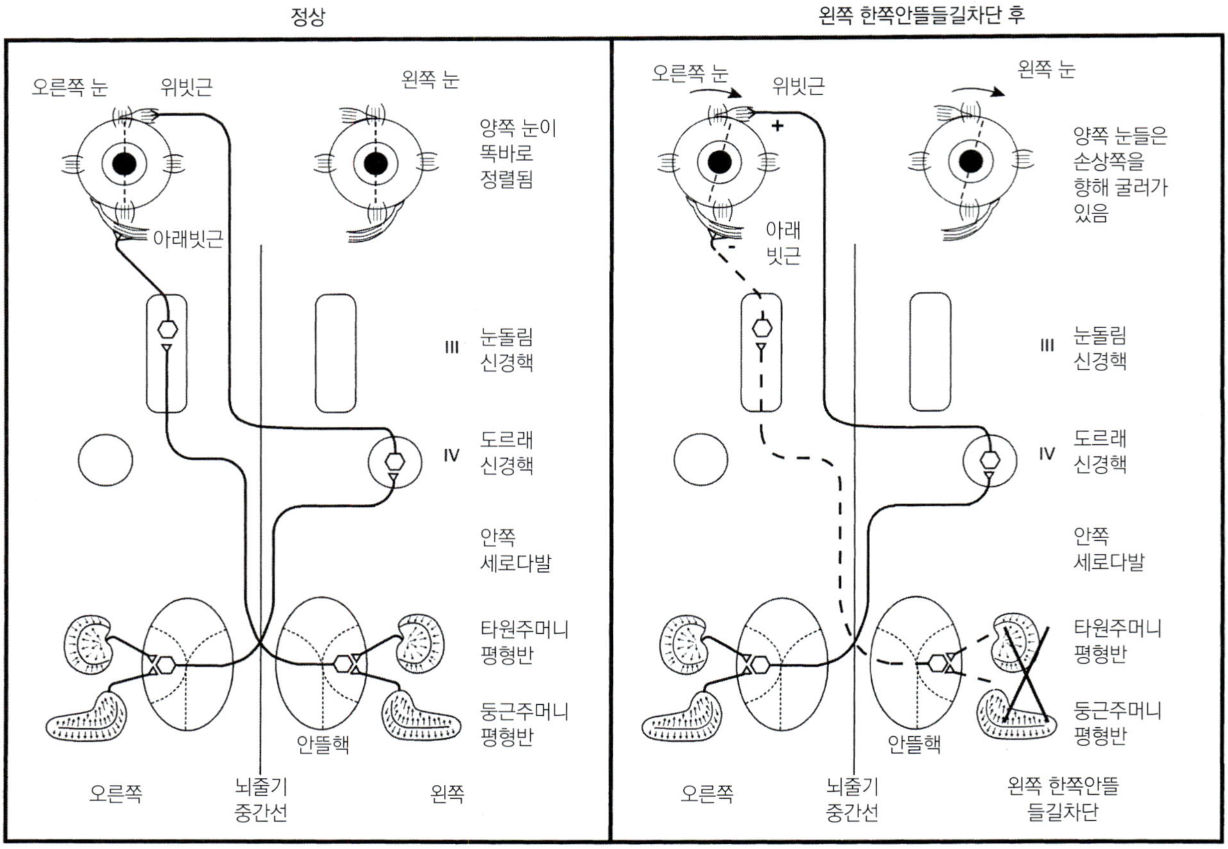

그림 12.6

한쪽안뜰들길차단(unilateral vestibular deafferentation, uVD) 후 회전된 눈의 위치 변화에 대한 가능한 원인을 도식적으로 설명한다. 일반적으로 안뜰신경핵의 2차 들심성 신경은 손상 반대쪽 아래빗근 및 같은쪽 위빗근뿐만 아니라 손상 반대쪽 아래곧은근 및 손상쪽 위곧은근에 흥분성 자극을 전달한다(표시되지 않음). 왼쪽 uVD는 여기에서 보여지듯이 반대쪽 아래빗근(및 아래곧은근, 나타나지는 않음)에서 억제된 활동을 생성하여 손상 반대쪽 눈이 안쪽으로 회전하게 된다. 또한 손상쪽 위빗근(및 위곧은근, 나타나지는 않음)에서 감소된 활동을 생성하여 손상쪽의 눈이 바깥쪽으로 회전하게 된다. 교차 비억제를 통해 왼쪽 uVD는 손상 반대쪽에서 오른쪽 안뜰핵의 활동을 증가시키고, 따라서 손상 반대쪽 위빗근의 활동을 증가시켜 손상 반대쪽 눈의 안쪽 회전을 생성하게 된다(출처: Ms. Agatha Brizuela).

는 회전식 돔이나 간단한 통을 사용하여 모든 시각정보를 차단해야 한다. SVH 또는 SVV의 현저한 상쇄는 환자가 막대를 상쇄시키는 쪽의 말초기관, 안뜰신경 또는 안뜰핵 등의 병변 그리고 손상 반대쪽 중추안뜰기관(안뜰핵 상위 구조들)의 병변에 의한 급성 한쪽 귀돌기관 기능저하를 나타내는 것이다. 상쇄가 크면 클수록 응급상황의 병변이다. 중추성이든 말초성이든 SVV의 상쇄가 미미하게 영구적으로 남을 수 있다. SVH 검사는 안뜰신경염이 의심될 경우 급성 단계에서 가장 유용한 단일 검사이다. SVH 상쇄가 때로는 20° 이상일 수도 있으며, 항상 손상쪽을 향한다. SVH 검사도 메니에르병에 대한 고실 내 젠타마이신 치료 후 안뜰기능상실 및 보상작용의 진행을 추적하는데 사용될 수 있다. SVH의 상쇄는 cVEMP보다 oVEMPs의 이상과 더 많은 상관관계가 있는 것으로 보인다.

동적 귀돌기관 검사 Dynamic otolith tests

1990년대 초 Colebatch와 Halmagyi는 표면전극을 사용하여 안뜰 자극에 반응하는 특정 근육의 근전위-안뜰유발근전위(VEMPs)를 측정하여 안뜰 병변을 구별할 수 있음을 보여주었다. 사용된 안뜰자극은 공기전도소리(ACS)

이고, 현재는 뼈전도 진동(BCV)도 사용되고 있다. 이후 여러 생리적 증거들이 이들 자극이 주로 귀돌기관 신경세포를 활성화시키고 있음을 보여주었다. 안뜰들신경 정보가 많은 근육에 작용할 수 있기 때문에 검사 진행방법이 자세히 보고되었다. 견고한 생리적 기초와 결과해석에 대한 많은 증거들이 있는 VEMP에는 두 종류가 있는데 목안뜰유발근전위(cVEMPs)와 눈안뜰유발근전위(oVEMPs)이다. 이들 두 종류 모두 ACS와 BCV를 사용한다. 해석을 뒷받침하는 충분한 증거가 있는 두 개의 VEMP는 ACS와 BCV에 반응함으로써 발생한 cVEMPs와 oVEMP이다. cVEMP는 근전도(electromyographic, EMG) 전극을 목빗근(sternocleidomastoid muscle, SCM)에 배치하여 전위를 기록하고, 짧은 잠복기(자극 시작부터 반응 최고점까지 13msec가 걸림)를 가지는 양성(즉 억제성) EMG 전위를 나타내는데, cVEMP p13~n23라고 불린다. oVEMP는 대상자가 위를 쳐다보고 있는 동안 눈의 아래 피부에 전극을 붙여서 전위를 기록하며, 이때 작은(5~10μV) 음성(흥분성) 전위가 나타난다. 초기에는 ACS 자극이 많이 사용되어졌는데, ACS 자극이 둥근주머니 들신경섬유만 자극한다고 여겨졌지만, 최근의 생리적 증거는 이것이 틀렸다는 것이 증명되었다. 즉 ACS 자극이 둥근주머니와 타원주머니 모두를 자극한다는 것이다.

이러한 새로운 검사는 소리와 진동에 의해 귀돌기관의 신경세포가 활성화된다는 생리적 증거에 기반하고 있다. 그러나 이런 VEMPs는 안뜰기관이나 달팽이관 자극의 결과인가? 안뜰자극의 결과라면, VEMPs는 귀돌기관과 반고리관 중 어느 것을 자극한 결과인가? 그리고 타원주머니와 둥근주머니의 기능을 따로 검사하는 것이 가능한가? 이런 질문에 대해 아래 단락에서 설명할 것이다.

목안뜰유발근전위-cVEMP

생리학적 증거는 ACS와 BCV에 의해 고양이와 기니피그의 둥근주머니 들신경이 활성화된다는 것이다. 소리에 의해 활성화된 신경세포는 같은쪽 안뜰핵에 있는 신경세포와 연접하게 되고, 안뜰신경핵에 있는 억제성 신경세포는 같은쪽 척수운동신경원과 연접하여 억제하게 된다. 건강한 사람의 경우에는 고강도 ACS나 중간 정도의 BCV를 사용하여 500Hz 짧은 긴장성 돌발 신호를 주게 되면 긴장하고 있는 손상쪽 목빗근에 붙은 전극으로부터 짧은 잠복기의 양성 근전위를 초래한다.

증례연구 12-1

61세의 남성은 과거에 건강상 아무런 문제가 없었고, 직장에서 집으로 운전하면서 갑자기 강렬한 현훈과 메스꺼움을 경험했다. 그는 차를 세워 구토하고 도움을 청해야 했다. 그는 구급차로 병원 응급실로 이송되었다. 입원할 때 그는 현훈, 구역질과 구토로 많이 힘들었다. 그리고 일어설 수가 없었다. 시각적 고정 또는 고정 없이 자발성 또는 체위성눈떨림은 없었다. 두부충동검사 결과는 수직 및 수평으로 음성이었다. 뇌의 CT 검사도 정상이었다. 그는 잠정적 진단으로 소뇌 경색을 받아 병원에 입원했다. 다음날, 그는 기분이 좋아졌고 지지 없이 일어설 수 있었다. 그 때 그는 왼쪽 귀가 들리지 않는다고 말했다. 다음 3일 동안 그의 균형은 계속해서 향상되었지만 청력은 나아지지 않았다. 그 당시의 검사들은 다음과 같았다.

청력검사(audiogram): 왼쪽 귀-심한 플랫 감각신경성 난청, 잡음 청력; 오른쪽 귀 -약간의 전도상실(그림 12.7A).
전기눈떨림검사(electronystagmogram): 어둠 속에서 작은 왼쪽 주시유발 눈떨림; 온도눈떨림검사는 정상(그림 12.7B).
주관적 시각적 수평검사: 왼쪽으로 6° 이상(그림 12.7C).
oVEMP: 왼쪽 귀는 클릭 및 탭에 대한 반응이 없었음(그림 12.7D).

조영제를 사용한 자기공명영상은 이상을 나타내지 않았다. 특히 소뇌 경색이나 속귀의 조영 증강은 없었다.

통증과 소포가 없었음에도 불구하고, 대상포진 때문에 생겼을 가능성 때문에 환자에게 프레드니손과 아시클로비르의 테이퍼링 과정(tapering course: 점점 줄어드는 과정)이 주어졌다. 그의 균형은 계속 좋아졌지만 2주 후에도 그는 Unterberger (Fukuda) 검사에서 왼쪽으로 돌았으며 matted 롬버그 검사에서 넘어졌다. 1개월 이내에 그의 청력도 호전되었으나 정상으로 돌아오지는 않았으며, SVH와 cVEMP 값은 모두 정상으로 돌아왔다.

논평 Comment

이 환자는 수평반고리관을 제외하고 달팽이관, 타원주머니 및 둥근주머니에 영향을 미치는 급성 신경성 미로염을 가지고 있었다. 이 환자의 경우처럼 급성 신경성 미로염 환자의 일부에서 속귀기능의 대부분 또는 모든 기능이 회복될 수 있다. 그러나 귀가 회복되지 않았더라도(난청 및 VEMP의 지속적인 상실로 나타남), SVH는 중추성 안뜰보상을 통해 정상으로 돌아올 수 있다(8장 참조).

증례연구 12-1

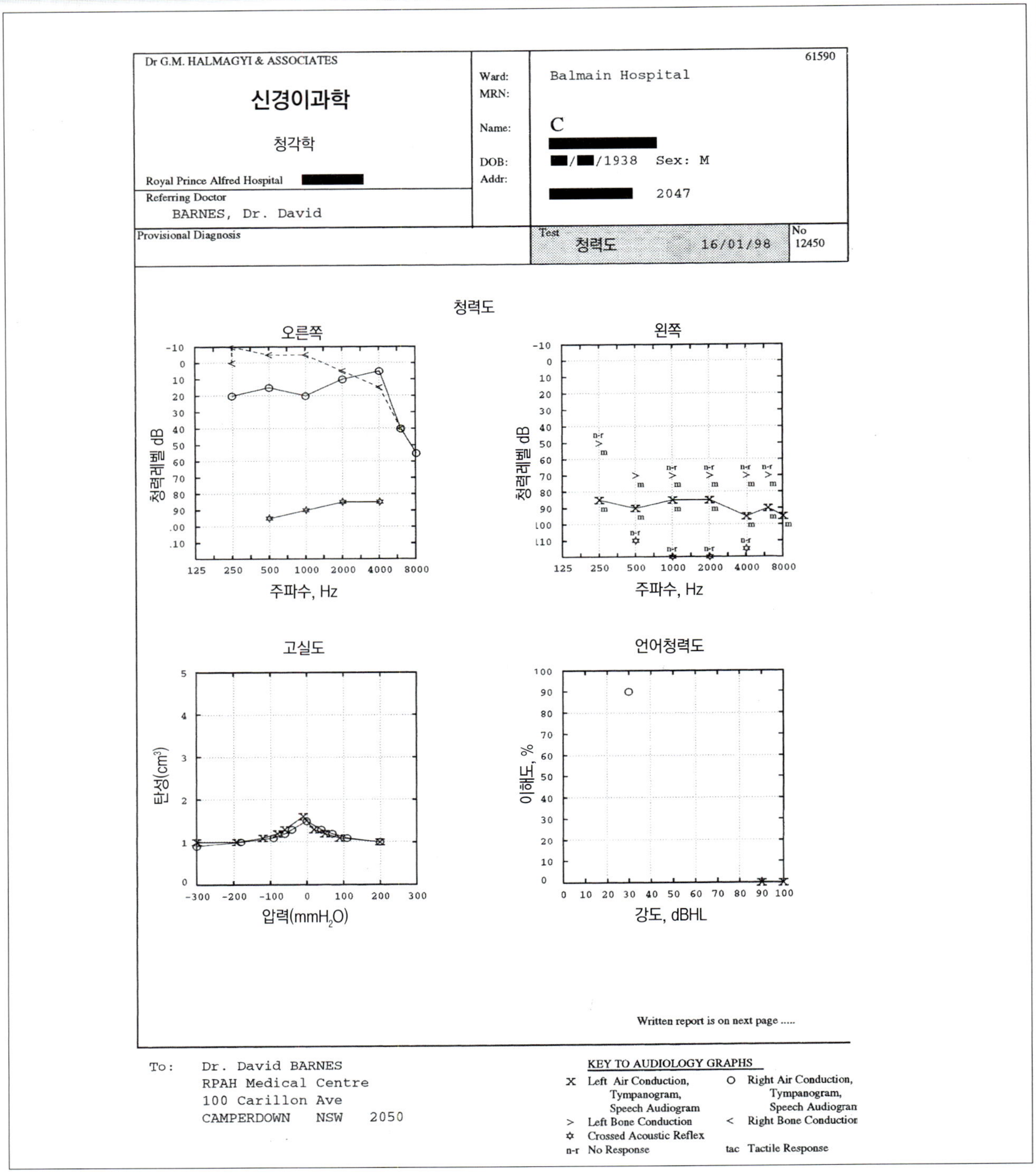

그림 12.7

A: 왼쪽 신경성 미로염을 가진 61세 남자의 청력도. 왼쪽에는 중증 감각신경성 난청이 있으며, 청각 반사가 없고 제로 언어 차별이 있다. 이러한 결과는 뒤쪽 달팽이관의 상실을 암시한다. 오른쪽에는 약간의 무증상 전도 상실이 있다.

증례연구 12-1

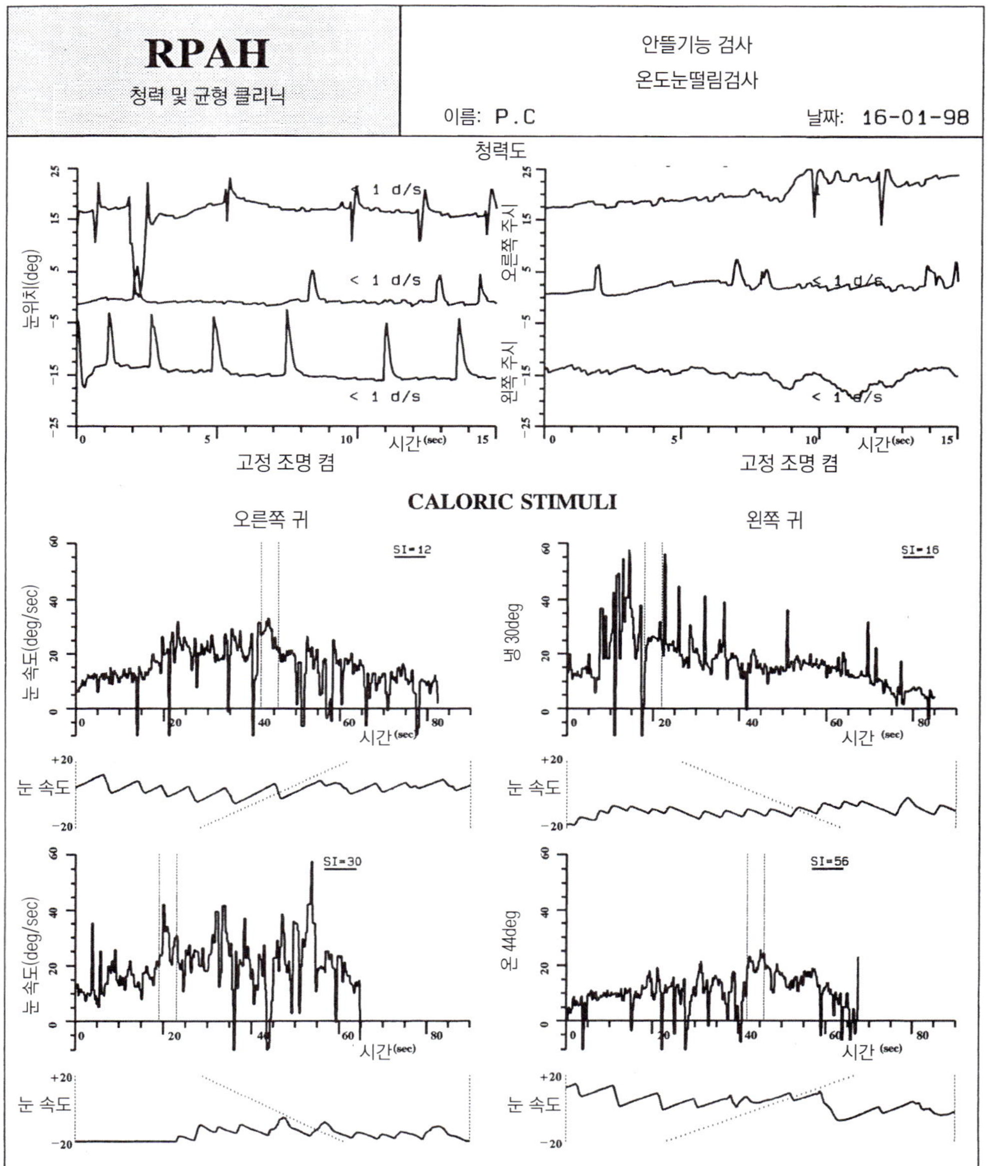

SPON	R 30	R 44	L 30	L 44	CP %	DP %	자극기
< 1	27	28	24	20	-9	4	Open 40 secs

그림 12.7 (계속)

B: 같은 환자의 전기눈떨림검사 및 온도눈떨림검사. 어둠 속에서는 약간의 왼쪽 주시눈떨림이 있다(느린 위상 속도 <1deg/sec). 냉온교대 온도눈떨림검사에서는 각 귀의 대칭적인 느린 위상 속도를 보여준다. 이러한 결과는 정상적인 수평반고리관의 기능을 나타낸다.

증례연구 12-1

RPAH

청력 및 균형 클리닉

안뜰기능 검사
통계 성향

이름: C

날짜: 23-01-98

검사 배경: 진행 성향

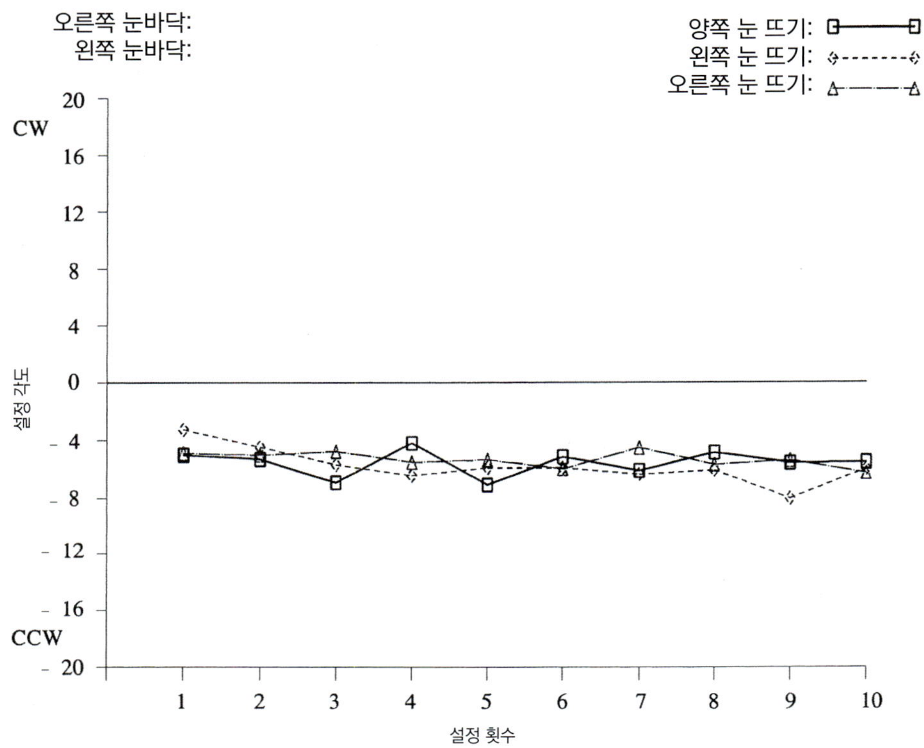

설정(deg)	1	2	3	4	5	6	7	8	9	10	평균 (deg)	표준편차 (deg)
양쪽 눈	-5.0	-5.3	-6.9	-4.2	-7.0	-5.1	-6.1	-4.8	-5.5	-5.5	-5.55	0.89
왼쪽 눈	-3.3	-4.5	-5.7	-6.4	-5.9	-5.9	-6.3	-6.0	-8.0	-5.9	-5.78	1.23
오른쪽 눈	-4.9	-5.0	-4.8	-5.5	-5.3	-5.9	-4.5	-5.7	-5.4	-6.2	-5.32	0.54

그림 12.7 (계속)

C: 같은 환자의 주관적 시각적 수평(SVH). 환자는 자신의 속도로 SVH를 10번 설정하고, 한쪽 눈을 뜨고 실시한 뒤 양쪽 눈을 뜨고 실시했다. 왼쪽(난청쪽)으로 5° 이상 기울어진 것을 볼 수 있는데, 이것은 정상에서 유의미하게 기울어진 것이다. 정상의 경우 중력 기준 수평에서 2° 이내로 설정할 수 있다.

증례연구 12-1

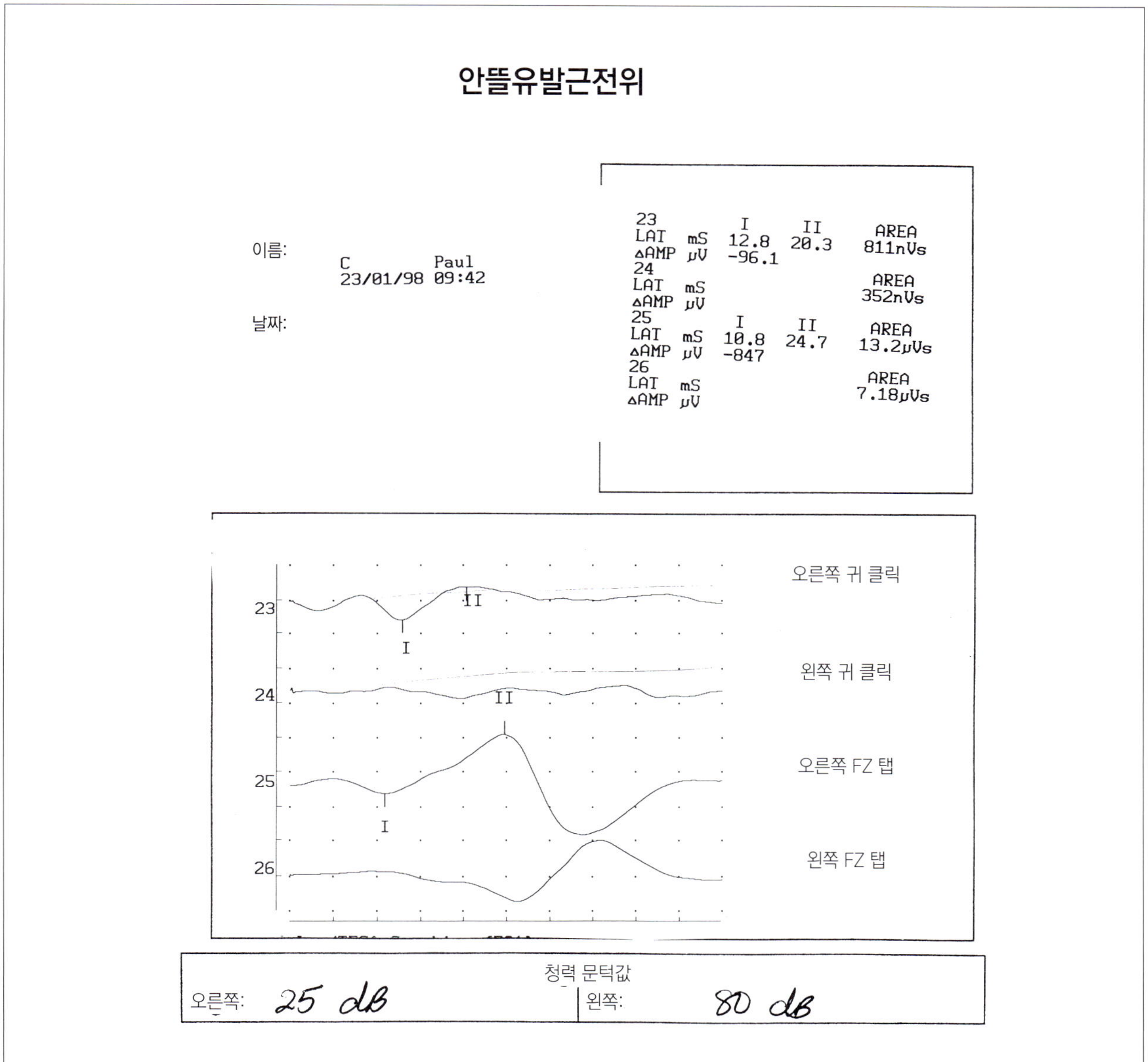

그림 12.7 (계속)

D: 같은 환자의 목안뜰유발근전위(cVEMPs). 채널 23과 24는 95dB 클릭에 대한 반응을 보여준다. 채널 25와 26은 이마 탭에 대한 반응을 보여준다. 왼쪽은 반응이 없다. 탭 반응이 없다는 것은 왼쪽 귀의 일부 전도성 난청(중증 감각신경성 상실)이 아니라, 둥근주머니 기능의 상실로 인한 것이다. 클릭에 대한 cVEMP 반응은 자극의 청각과는 아무 관련이 없다. 클릭이 들리지 않아도 존재한다.

이 cVEMP p13~n23은 교차하지 않는 억제성 둥근주머니–목반사 하행신경로에 의한 반응이다. 안뜰신경집종 제거술 후 한쪽 안뜰기능을 완전히 상실한 환자는 Fz BCV 또는 ACS로 손상쪽을 자극했을 때 손상쪽 목빗근에서 측정한 cVEMP p13~n23이 감소되거나 나타나지 않는다. cVEMP의 절대값은 자극 강도, 목근긴장 및 전극 배치와 같은 많은 변수에 좌우된다. oVEMP와 cVEMP의 예는 그림 12.8에서 설명된다.

진단적으로 가치가 있는 정보는 양쪽 귀의 대칭 자극에 대한 반응으로 왼쪽과 오른쪽 전위의 상대적 크기이다. 온도눈떨림검사 비대칭에 대한 Jongkees 공식과 같이 정의되는 비대칭 비율(asymmetry ratio, AR)을 편리하게 사용해 왔지만, 이 책에서는 다음과 같이 정의한다.

$$\text{비대칭율(AR)} = \frac{(\text{Left VEMP} - \text{Right VEMP})}{(\text{Left VEMP} + \text{Right VEMP})} \times 100$$

여기서 VEMP는 양쪽 귀에서 거의 동일한 자극에 대한 응답으로 VEMP 전위(cVEMP 또는 oVEMP)의 진폭을 나타낸다. AR 100%는 완전 비대칭을 의미한다.

눈안뜰유발근전위-oVEMP

건강한 사람의 경우, 고강도 공기전도소리(ACS)나 중등도의 뼈전도 진동(BCV)을 이용한 500Hz 짧은 자극은 짧은 잠복기를 보이는 음성 근전위를 유발하게 되는데, oVEMP는 눈 아래의 피부에 붙여진 전극으로 기록된다. 자극 후 10msec 잠복기를 지나고 나타나는 첫 번째 음성(흥분성) 반응을 oVEMP n10이라고 부른다. 한쪽 귀에

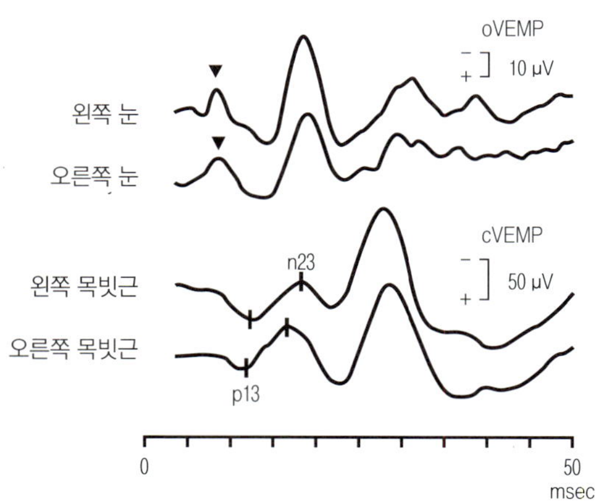

그림 12.8 정상인의 평균 oVEMP 및 cVEMP 반응의 예. oVEMP는 피험자가 위를 볼때 각 눈밑의 전극에 의해 기록되고, 전극에 의한 cVEMP는 봉합된 진동에 반응하는 긴장된 목빗근, 반사망치에 의한 Fz 에서의 부드럽게 두드리기로 기록된다. oVEMP의 경우, 약 10msec의 잠복기에서 약 10μV(화살표)의 초기 부정적 특성이 있고 cVEMP의 경우 약 50μV의 초기 양성(수직 막대)이 약 13msec의 최고점을 갖는다. 두 VEMP 모두 진폭은 양쪽에서 거의 동일하다는 점에 유의한다(출처: *Neurology*, Vol 68, Iwasaki et al, "Head taps evoke a crossed vestibulo-ocular reflex," with permission from Wolters Kluwer Health).

ACS를 사용하여 자극을 하게 되면, 손상 반대쪽 눈 아래 전극에서 oVEMP n10 반응을 볼 수 있다. 그러나 소리를 사용한 자극을 위해서는 굉장히 높은 강도가 필요하고 ACS에 대한 전위는 매우 작게 기록된다. 또한 일부 대상자들에게서 ACS가 손상쪽 눈 아래 전극에서도 작은 전위를 발생시키기도 한다. 하지만 진단적 가치가 있는 것은 손상쪽 눈 아래의 oVEMP n10의 진폭이다. ACS는 전도성 난청이 있는 경우, 검사 결과는 의미가 없어지는 주요 단점이 있다. oVEMP는 교차하고, 흥분성이며, 타원주머니-눈 반사 상행신경로에 의한 반응이다.

눈안뜰유발근전위와 목안뜰유발근전위 결과의 해석

oVEMP 및 cVEMP 검사는 안뜰기관 검사이기 때문에 청각장애가 있는 경우에도 ACS나 BCV에 반응하여 근전위가 발생된다. 이와 반대로 환자가 젠타마이신(gentamicin)을 사용한 치료로 양쪽 안뜰기능을 상실한 경우에는 청각기능이 있고 자극을 느낄 수 있다고 하더라도 근전위가 발생하지 않게 된다. 안뜰신경집종 제거 후 같은쪽 안뜰기능이 완전히 상실된 경우에는 Fz BCV나 ACS를 손상쪽 귀에 적용을 하게 되면, 손상 반대쪽 눈 아래 전극에서 감소되거나 상실된 oVEMP n10을 보여주고, Fz BCV에 반응하여 손상쪽 목빗근 위의 전극에서는 감소되거나 cVEMP p13~n23이 나타나지 않는다.

500Hz의 소리와 진동이 반고리관보다는 귀돌기관을 자극한다는 사실과 타원주머니와 둥근주머니를 분리하여 자극할 수 있다는 증거에 기반하여 Curthoys는 500Hz ACS와 500Hz Fz BCV에 대한 눈운동 반응이 주로 타원주머니의 기능을 보여주는 것이고, 같은 자극에 대한 목근육 반응은 주로 둥근주머니의 기능을 보여준다는 가설을 세웠다(그림 12.9). 다른 말로 표현하면, 타원주머니의 기능과 둥근주머니의 기능을 분리해서 알 수 있고, 이것은 타원주머니와 둥근주머니의 신경 투사(neural projections)가 분리되어 있기 때문이지 자극(ACS와 BCV)에 따라 자극하는 귀돌기관이 선택적으로 달라지는 것이 아니기 때문이다. 생리학적 증거에 따르면 타원주머니 신경세포는 500Hz의 BCV와 500Hz의 ACS에 모두 반응하고, 둥근주머니 신경세포도 동일한 자극들에 모두 반응

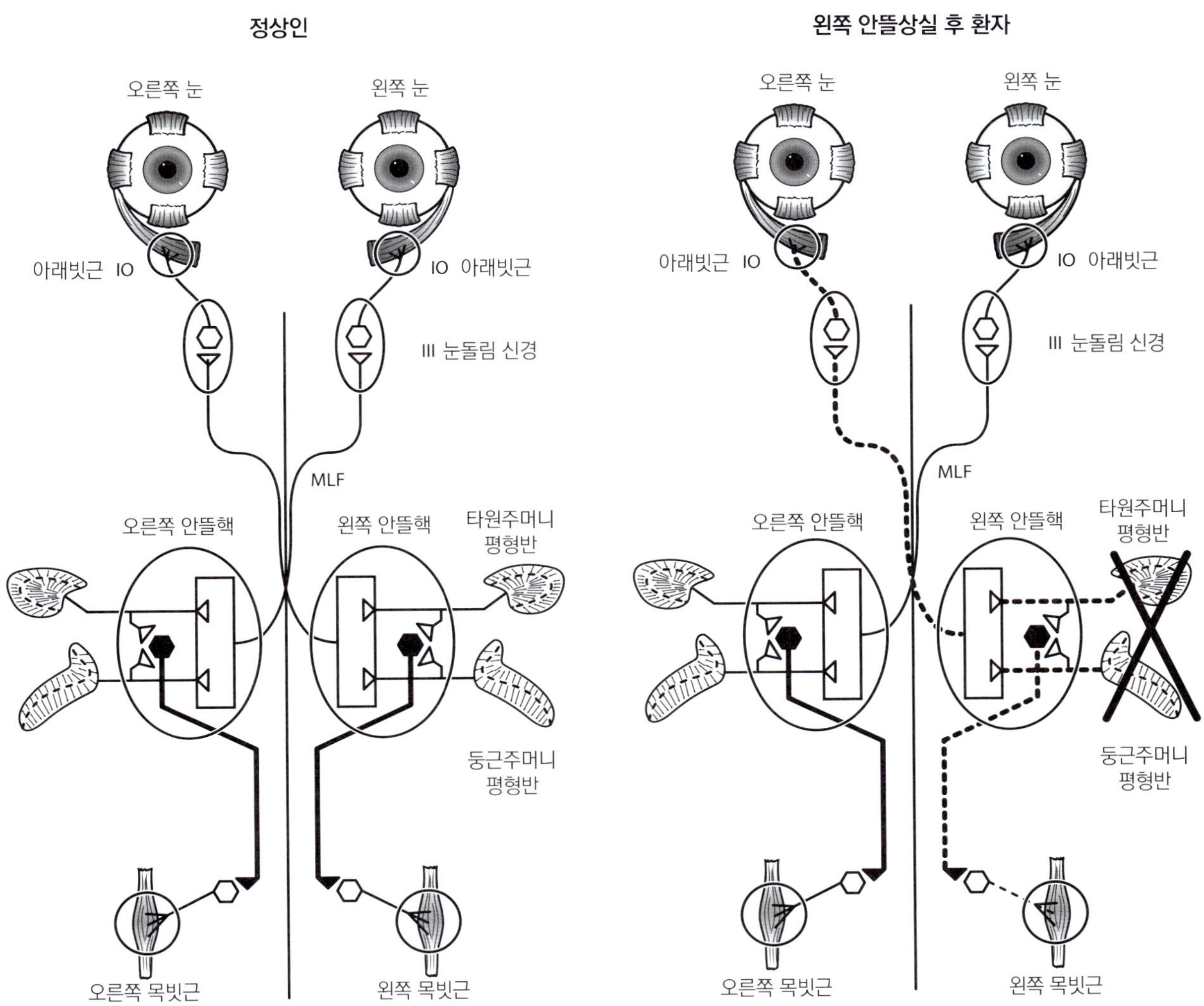

그림 12.9 한쪽 안뜰상실 후 비대칭 oVEMP 및 cVEMP를 담당하는 가능한 경로의 개략도.
타원주머니 평형반에서 들심성은 위안뜰신경으로 가며 손상 반대쪽 아래빗근에 강한 돌출을 한다. 따라서 타원주머니 평형반의 상실은 반대측 병변쪽 눈 아래에 감소되거나 결여된 oVEMP n10을 초래한다. 둥근주머니 평형반의 들심성은 주로 아래안뜰신경에서 진행되며 손상쪽 목빗근에 강한 돌기를 가지고 있다. 따라서 둥근주머니 평형반이 없어지면 손상쪽 병변 목빗근의 cVEMP p13~n23이 감소하거나 사라진다. 전체 안뜰신경이 영향을 받는다면, 여기에 나타난 바와 같이 양쪽 손상 반대쪽 병변 oVEMP n10와 손상쪽 병변 cVEMP p13이 감소되거나 결핍된다(그림 12.3)(출처: Iwasaki et al, 2008, with permission of S. Karger AG, Basel).

한다는 것을 보여준다. 따라서 ACS에 대한 반응은 눈돌림 반응을 검사하는 것인지 아니면 목근육의 반응을 검사하는 것인지에 따라 타원주머니 또는 둥근주머니의 기능을 나타내는 것이다. 최근 귀돌기관을 선별하여 자극할 때 자극 주파수가 중요함을 발견했는데, 만약 저주파 자극(100Hz)을 사용한다면 반고리관과 귀돌기관을 동시에 고강도로 진동시킬 수 있지만 500Hz는 귀돌기관만 자극할 수 있다는 것이다(Curthoyset al., 2013, 미공개 자료). 따라서 귀돌기관 기능을 검사하기 위해서는 500Hz의 주파수가 가장 이상적인 선택이다.

둥근주머니와 타원주머니 평형반의 신경연결이 분리되어 있다는 증거는 굉장히 많이 있다. Uchino의 연구에 따르면 둥근주머니는 목근육과 많은 신경적 연결이 있고, 눈돌림계에는 적은 신경연결이 있다는 것이다. 타원주머니는 눈근육과 많은 신경연결을 가지고 있다. 귀돌기관과 눈 그리고 귀돌기관과 척수의 신경연결에 대한 수년간의 연구를 바탕으로 Uchino와 Kushiro는 다음과 같이 타원주머니와 둥근주머니 들심성의 구별된 돌기를 요약한다.

"둥근주머니 눈계의 신경연결은 타원주머니 눈계와 둥근주머니 목계의 신경연결을 비교할때 상대적으로 약하다."

타원주머니와 둥근주머니의 기능 차이

Differentiating utricular from saccular function

500Hz에 대한 oVEMPs는 타원주머니의 기능을 보여주고, cVEMPs는 둥근주머니에 대한 기능을 보여준다는 확실한 예는 안뜰신경염 환자의 반응이다. 이 질환의 환자는 청각에는 문제가 없고, 안뜰신경에만 문제가 있다. 이 환자는 안뜰신경 전체에 영향을 미친 안뜰신경염, 위안뜰신경만 영향을 미친 안뜰신경염 그리고 아래안뜰신경에만 영향을 미친 안뜰신경염의 세 가지 형태로 분류된다. 안뜰신경염의 결과는 기능감소나 기능상실로 나타나는데, 안뜰감각기관을 활성화하는 자극에 대한 특이한 패턴의 장애 형태를 보이게 된다. 이것은 안뜰신경이 여러 안뜰감각기관과 연결되어 있기 때문인데 그림 12.9는 눈돌림이나 목에 관련된 연결을 나타낸 것이다.

안뜰신경염이 전체 안뜰신경에 영향을 미친다면, 안뜰신경 전체를 외과적으로 제거했을 때 환자의 것과 일치하는 VEMP 결핍의 패턴을 기대할 수 있다: 같은쪽 cVEMPs 및 손상 반대쪽 oVEMPs의 상실(그림 12.9, 그림 12.3). 전체 한쪽 안뜰신경 상실과 유사한 패턴을 보이는 환자는 전체 한쪽 안뜰신경염(otal unilateral vestibular neuritis, TVN)으로 진단한다.

그림 12.9는 위안뜰신경염 환자가 정상적인 cVEMPs를 보일 수 있다는 것을 설명하고 있는데, 이것은 아래안뜰신경과 연결되는 둥근주머니는 영향을 받지 않기 때문이다. 그러나 이 환자들은 손상 반대쪽 눈 아래에서 측정되는 oVEMP n10 전위가 감소되거나 혹은 나타나지 않는데, 이것은 타원주머니 평형반과 연결된 모든 들신경이 위안뜰신경을 형성하기 때문이고, oVEMP n10은 교차 반응으로 나타난다. 이것은 Iwasaki 등에 의해 입증되었으며(그림 12.10), 500Hz Fz BCV에 대한 위안뜰신경염(superior vestibular neuritis, SVN) 환자 133명의 주요 연구에서 확인되었다. 500Hz Fz BCV에 반응하여 SVN 환자는 대칭성 cVEMP를 가졌지만, 손상 반대쪽 비대칭성 oVEMP n10이 감소했다.

500Hz Fz BCV에 반응하여 손상쪽 cVEMP가 감소되었거나 결핍되어 한쪽 아래안뜰신경염(inferior vestibular neuritis, IVN)을 보이고, 온도눈떨림검사와 뇌자극검사에서는 정상적인 반응을 보여 정상 위안뜰신경기능을 가진 것으로 생각되는 환자의 경우에는 손상 반대쪽 oVEMP n10 반응이 비정상적으로 나타나지 않을 것이다. 타원주머니 들신경은 위안뜰신경과 연결되기 때문에 아래안뜰신경염에 영향을 받지 않을 것으로 주장되어 왔다. 이런 주장은 최근 아래안뜰신경염 환자 59명에 대한 연구에서 증명되었는데, 이 연구에서 환자들은 cVEMPs에서 비대칭을 보였지만, oVEMPs 반응에서 대칭성을 보였다. 이 결과는 IVN이 VEMPs에 미치는 영향에 대한 다른 독립적인 증거를 확인했다. 이것은 둥근주머니 기능장애가 oVEMPs에 영향을 주지 않는다는 강력한 증거이다.

단 한 가지 조건이 있다. 즉 아래안뜰신경염이 의심되는 환자에서 위안뜰신경은 손상되지 않았다는 것이다. 따라서 둥근주머니 평형반의 '후크(hook)' 영역에서 오는 들신경섬유의 기능이 보존되어 있을 것인데, 그 이유는 이 들신경섬유가 Voit 신경섬유를 이루고 위안뜰신경과 합류하기 때문이다. 이런 '후크' 들신경섬유가 이 oVEMP에 반응을 할까? 그럴 가능성은 적을 것이다. (1) 둥근주머니 평형반의 후크 영역에서 오는 들신경섬유가 상대적으로 작기 때문이고, (2) 둥근주머니와 눈의 연결로는 다연접을 이루기 때문이며, (3) oVEMP n10이 매우 짧은 잠복기와 바깥눈근육을 자극하는 동시에 발생하는 EMG 활동전위로 나타나기 때문이다. 아주 작은 묶음의 둥근주머니 평형반의 후크 영역 들신경섬유에서 시작된 다연접 경로가 그런 활동전위를 야기하기 매우 어려울 것이다.

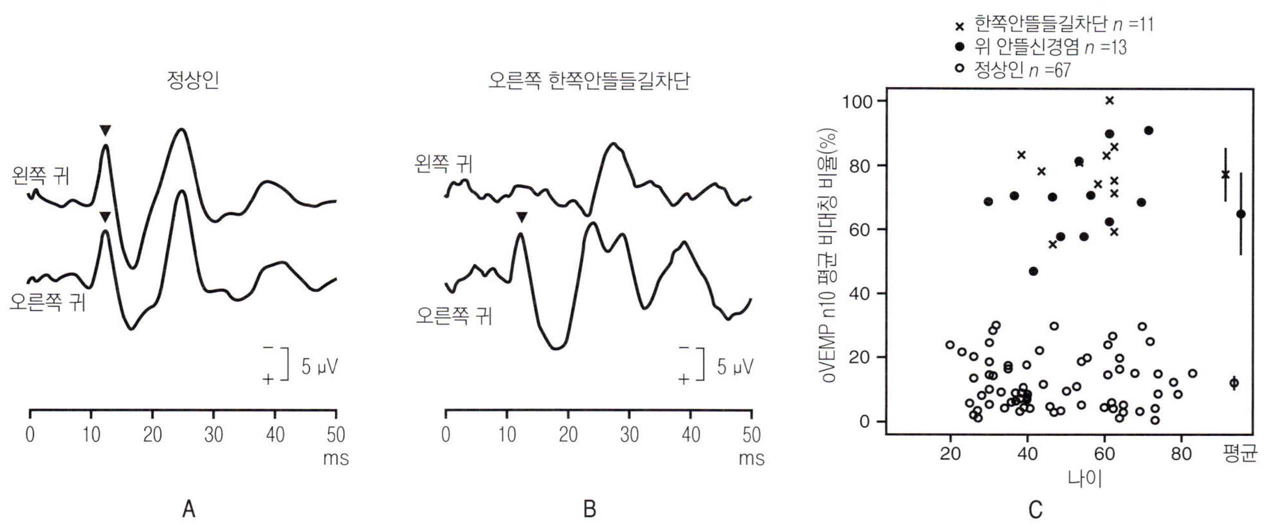

그림 12.10

정상인(A)과 완전한 한쪽 안뜰상실 환자(B)의 Fz에서 뼈전도 진동에 대한 oVEMP의 예는 다음과 같다. 환자의 경우, 손상 반대쪽 병변 눈 밑에는 검출 가능한 oVEMP n10이 없는 반면, 손상쪽 눈 밑의 oVEMP n10은 정상 진폭이다. C: 정상인(○)을 위한 Fz 자극의 비대칭 비율(R)은 한쪽 안뜰상실(uVL)(×) 환자와 한쪽 위안뜰신경염 진단(●)을 받은 환자이다. 정상인의 평균 AR은 약 11%이며, 67명의 정상인 모두 40% 미만의 AR을 보유하고 있다. 반면, 모든 환자들은 한쪽 상실과 위안뜰신경염 사이에 체계적인 차이가 없는 40%보다 더 큰 AR을 가지고 있었다.

A, B: 출처: *Clinical Neurophysiology*, Vol 121, Curthoys18 "A critical review of the neurophysiological evidence underlying clinical vestibular testing using sound, vibration and galvanic stimuli," 2010, with permission from Elsevier. **C:** 출처: *Clinical Neurophysiology*, Vol 120, Iwasaki et al,114 "The role of the superior vestibular nerve in generating ocular vestibular-evoked myogenic potentials to bone conducted vibration at Fz," 2009, with permission from Elsevier.

방법 - 안뜰유발근전위 기록

Methods–Recording VEMPs

자세한 내용은 Rosengren 등의 내용을 참고하기 바란다. 짧고(0.1msec), 시끄러우며(정상 청력 수준보다 95dB 높음), 한쪽 귀에 클릭이나 짧은 단음은 짧은 잠복기(8msec) 후 손상쪽 목빗근에 강하게(60~300μV) 수축시키는 억제전위를 유발하게 된다. 13msec (p13)와 23msec (n23)에서 최고치를 보이는 초기 양성–음성 전위는 선택적으로 안뜰신경절제술로 없앨 수 있지만, 감각신경성 난청이 있다고 해도 사라지지 않는다. 즉 환자가 클릭 소리를 들을 수 없더라도, 정상적인 p13~n23 반응이 있을 수 있다. p13~n23 반응이 후에 나타나는 반응은 p13~n23 전위와 그 특성이 다르며, 아마도 안뜰들신경에 의존된 반응이 아닐 것이다. p13~n23 반응과 그 후에 나타나는 반응을 구별하지 못한 것이 발생 초기 검사가 진단에 실패하는 이유가 될 수 있다.

위에서 설명한 이유로 다른 VEMPs와 구별하기 위해 안뜰유발근전위(vestibular–evoked myogenic potential, VEMP; 최근에는 목안뜰유발근전위로 알려짐)라고 했다. 신경유발전위(신경세포의 동시 흥분에 의해 생성되는 뇌줄기청력유발전위)와는 달리 목안뜰유발근전위(cVEMP)는 근육세포 혹은 더 정확히 말해 운동단위의 동시 흥분에 의해 생성된다. 근육성 전위이기 때문에 cVEMP는 뇌줄기전위보다 500~1,000배 더 강하게 나타날 수 있는데, 예를 들어 1μV가 아니라 200μV 정도로 나타난다. 강하게 수축하는 목빗근에서 단일 운동단위를 살펴보면, cVEMP 표면전극을 통해 동시 흥분율이 감소되는 것을 알 수 있다.

cVEMP의 진폭은 측정 동안의 클릭의 세기와 목빗근 근수축 세기와 선형적으로 비례하는데, 평균 정류 근전도값(mean rectified EMG)으로 측정된다. 부적절한 목빗근 수축은 cVEMP의 진폭을 감소시킴으로써 가짜 결과를 산출하고, 전도성 난청은 자극의 강도를 약화시킴으로써 반응을 소멸시킨다(그림 12.9). 그런 경우 cVEMP는 뼈 진동기 또는 꼭지돌기에 적용되는 직류에 의해 이마를 두드려서 유도될 수 있다.

방법 - 목안뜰유발근전위
Methods-cVEMPs

뇌줄기청력전위를 기록할 수 있는 장비는 VEMPs 또한 기록할 수 있다. cVEMP의 진폭은 평균 기간 동안 사용된 클릭의 강도와 목빗근 활성화의 강도에 선형적으로 비례하기 때문에 소리의 강도가 정확하게 측정되어야 하고, 목빗근 EMG 활성화의 백그라운드 수준이 측정되는지 확인하는 것이 필수적이다. cVEMPs가 없거나 진폭이 50μV 미만인 두 가지 이유는 전도성 난청이 있거나 목빗근의 부적절한 수축 때문이다.

임상적으로 검사를 할 때 100dB 강도의 클릭에 대한 반응으로 양쪽 귀에 128 자극 세 번의 중첩 평균이면 충분하다. 환자가 협조를 잘하지 않거나 의식이 없는 경우에는 검사를 실시할 수 없다. 환자는 누운 자세에서 목빗근을 활성화시켜 측정하는 동안 베개에서 머리를 뗀 자세를 유지해야 한다. 목통증 환자에게 유용하게 쓰일 수 있는 다른 방법으로는 환자에게 베개에 머리를 댄 채로 한쪽으로 머리를 돌리게 하고, 머리를 돌린 손상 반대쪽 목빗근의 VEMP를 측정하면 된다.

양쪽 p13~n23 전위의 최대-최대 진폭은 평균 정류 EMG의 레벨에 대한 상대적 비율로 표현하여 근육 활동 차이의 영향을 크게 제거할 수 있다. 시간은 더 걸리지만 좀 더 정확하게 교정하는 방법으로는 다양한 수준의 근 활성화를 반복적으로 관찰하는 것이 있다. 한쪽 귀의 cVEMP 진폭을 다른 쪽 귀의 cVEMP 진폭과 비교하는 것이 가장 적절한 평가이다. 2.5:1의 비대칭 비율을 정상치의 상한선으로 간주한다. 좌우 잠복기의 경미한 차이는 흔하게 발생하고, 근육에 대한 전극 배치의 차이나 근육 해부학의 차이로 인해 발생할 수도 있다. VEMP 진폭은 60세 이후에 감소한다.

방법 - 눈안뜰유발근전위
Methods-oVEMPs

자세한 내용은 Iwasaki 등의 책을 참고하기 바란다. 대상자는 침대 위에 누워서 머리를 수평으로 하거나 약간 아래쪽으로 기울어지도록 한다. 알코올 천으로 눈 아래 피부를 꼼꼼히 닦은 후 표면 EMG 전극을 사용하여 그림 12.11과 같이 두 눈 아래의 반응을 기록한다. 각각 눈에서 (+) 전극을 아래 눈꺼풀밑 약 1cm 정도에 있는 아래쪽 눈확능선에 배치하고, 기준 전극을 첫 번째 전극보다 약 2cm 아래쪽에 배치한다. 각 전극은 정중선상에 있으면서 먼 거리에 있는 목표지점을 위로 치켜뜨고 바라보게 했을 때 눈동자의 중심과 일렬로 위치하게 된다. 전극 주변의 자기 접착 패드는 전극을 매우 가깝게 붙이기 위해 절단하고, 가깝게 배치된 전극 사이에 전기 교차가 형성되지

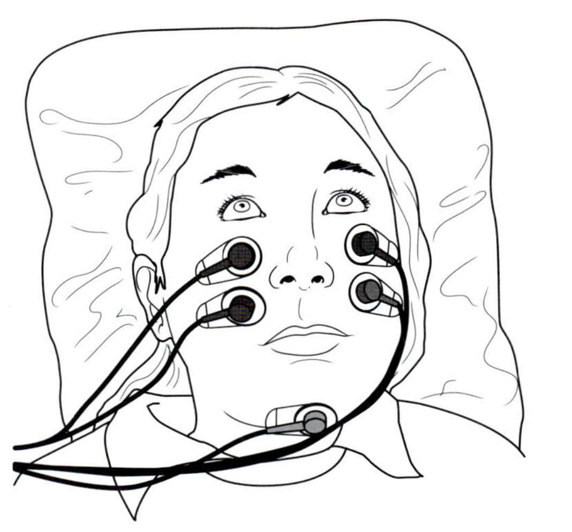

그림 12.11 oVEMP n10을 기록하기 위한 전극 배치.
각 쌍의 전극은 차동 증폭기에 연결된다. 접지전극이 턱에 부착된다. 가장 중요한 것은 대상자 또는 환자는 그림과 같이 가능한 한 높은 곳을 올려다보아야 한다. 자발적인 수직 신속눈운동은 두 눈으로부터 거의 동일한 전위를 만들어 내야 한다(출처: *Clinical Neurophysiology*, Vol 119, Iwasaki et al, "Ocular vestibular evoked myogenic potentials to bone conducted vibration of the midline forehead at Fz in healthy subjects," 2008, with permission from Elsevier).

않도록 주의한다.

기록 Recording

표면전극(주로 EMG)은 AC 결합된 차동증폭기(대역폭 20~500Hz)로 증폭되며, 정류되지 않은 신호는 20kHz의 표본추출률(sampling rate)의 평균(n=30 또는 50)으로 제시된다. 채택된 전기적 전환은 활성전극(눈에 가장 가까운 전극)에서의 음의 전위가 상향 궤적 처짐을 야기한다는 것이다. 접지전극은 턱이나 복장뼈에 위치시킨다. 기록된 전위가 작기 때문에 전극 리드선을 차폐할 필요가 있으며, 차폐물을 접지전극에 연결해야 한다. 모든 시험에서 전극 임피던스는 5kΩ 미만으로 유지한다. 대상자의 턱 근육은 이완되어야 하고, 대상자의 정면 시각에서 약 30° 정도 위 그리고 정중선에 위치한 목표점을 똑바로 위로 치켜 바라봐야 한다. 대상자는 머리를 위로 올리려는 경향이 있어서 머리를 움직이지 않게 해야 한다. 눈확에서 가능한 위로 올라가야 한다. 고정 지점은 대상의 정중선에 있어야 하는데, 이것은 한쪽으로 기울어진 고정이 비대칭 EMG 기록이 되고 비대칭적인 oVEMPs가 발생하기 때문이다.

자극은 반사망치로 Fz를 가볍게 두드리거나(마사지 기계나 전동칫솔로 전달되는 강도 정도), Bruel와 Kjaer 미니 쉐이커(minishaker) 4810에 의해 3~5회/초 정도 속도로 전달되는 500Hz의 진동으로 줄 수 있다. Fz는 BCV 자극을 위한 특별한 지점으로 그 곳에 가해지는 자극은 양쪽 귀에 거의 동일한 자극을 만들어 낸다. 꼭지돌기 BCV 자극(선가속에 의한)은 때때로 임상검사에 사용된다. 꼭지돌기 자극으로 양쪽 미로에 동일한 BCV 자극을 생성하기가 어렵기 때문에 반응을 유도할 수는 있지만, 양측 타원주머니의 기능 수준을 직접적으로 비교할 수는 없다. 불균등한 oVEMP n10 반응은 불균등한 자극의 결과일 수 있다.

자극은 Bruel와 Kjaer (Naerum, Denmark)의 미니쉐이커 4810에 의해 유도되며, 3/sec 혹은 5/sec에서 7ms 동안 지속되는 500Hz의 긴장성돌발자극(tone burst)이다. 이 자극은 낮은 전압(길이 2cm, M4)이고, 이마 정중선과 헤어라인의 교차점(Fz라 불리는 위치)에 있는 직경 1.5cm의 베이클라이트 캡(bakelite cap)을 통해 대상자의 이마에 가해지게 된다. 최적의 자극은 상승 시간이 매우 짧고(0이 이상적임), 최근의 연구에서 가장 큰 oVEMP n10을 형성했다(Curthoys et al., 미출판 연구 2013). 미니 쉐이커의 무게는 약 1kg이며, 미니 쉐이커의 무게는 모든 대상자에게 거의 동일하게 사용된다. 손잡이를 수직 방향에 가깝게 유지하고, 미니 쉐이커로 Fz에 압박을 가하면 안 된다. 전기적 잡신호(electrical artifacts)를 최소화하기 위해 미니 쉐이커를 차폐하고, 미니 쉐이커 신호 리드도 차폐되어 있으며 유연한 차폐 케이블을 전극 리드에 사용한다. 모든 차폐는 접지전극에 연결한다.

oVEMP n10의 크기는 대상자가 위를 쳐다볼 때 증가하기 때문에 검사 동안에 대상자가 상향 시선을 유지하는 것이 필수적이다. oVEMP n10은 깜박임으로 인한 것이 아니다. 표준 청력 뼈 진동기(예: Radioear B-71)는 oVEMP n10을 안정적으로 생성하는데 충분한 전력을 전달하지 못하고, 미니 쉐이커 위치의 작은 변화는 oVEMP n10 진폭이나 대칭에 거의 영향을 미치지 않는다. 그러나 다른 자극 부위에 BCV 자극을 사용하면 자극 부위의 미세한 변화가 oVEMP n10 진폭에 큰 영향을 줄 수 있다. oVEMP n10 전위 진폭은 개인마다 매우 다르다. 아마도 머리뼈의 크기와 질량이 매우 다양하기 때문일 것이다. 그러나 건강한 대상자에게 양쪽 미로를 똑같이 자극하는 Fz BCV 자극이 주어지면, oVEMP n10의 진폭은 양쪽 눈 밑에서 비슷하게 나타난다. 이런 동일 자극을 사용하여 cVEMP를 BCV로 측정할 수 있다.

cVEMPs와 oVEMPs는 결과를 해석할 수 있도록 올바르게 설정해야 하는 몇 가지 중요한 매개변수가 있다. 예를 들어, 부적절한 전극 배치나 위쪽으로 충분히 쳐다보지 못할 경우에는 oVEMP가 무효화될 수 있다. 목의 불충분한 근력은 cVEMP를 무효화할 수 있다. 두 가지 검사가 모두 ACS 자극을 사용하면 전도성 난청이 결과를 무효화할 수 있다. 또한 일부 건강한 사람들은 ACS 자극에 대한 oVEMP n10을 가지고 있지 않다. 이러한 이유로 ACS는 안뜰수용기의 상태와 별개의 요인에 의해 쉽게 영향을 받을 수 있는 '취약한' 자극이다. 결과적으로 BCV가 임상검사로 좋은 검사이다.

임상 적용 Clinical applications

위반고리관 벌어짐

뼈미로로 들어가는 세 번째 창은 소리가 동물과 사람의 안뜰계를 활성화하도록 만든다(검토를 위해 Halmagyi et al. 참조). 위반고리관에서 중간머리뼈오목까지 뼈의 벌어짐이 있는 환자(그림 12.12C)의 경우에는 소리와 압력에 의해 안뜰눈떨림이 유발될 뿐 아니라 비정상적으로 크고, 낮은 문턱값의 cVEMPs와 oVEMPs를 발생시키게 되는데 공기전도(AC)와 뼈전도(BC)자극에 대해 모두 그러하다(그림 12.12, 그림 12.13). AC 또는 BC에 대한 oVEMP나 cVEMP의 문턱값이나 진폭 또는 저주파나 고주파 자극에 대한 문턱값이나 진폭 중에서 어느 것이 위반고리관 벌어짐(semicircular canal dehiscence, SCD)의 생리적 진단에 대해 민감도와 특이도를 갖는지 아직 확실하지 않다. SCD 또는 대형 안뜰수도관으로 인한 공기-뼈 간격은 cVEMPs를 이용하여 가운데귀 질환으로 인한 공기-뼈 간격과 구별될 수 있다. SCD 수술을 성공적으로 시행하면 cVEMPs와 oVEMPs가 정상화되는 경향이 있다. SCD 환자는 비정상적으로 크고, 낮은 문턱값의 클릭유도 안뜰눈반사를 나타낸다.

메니에르병

메니에르병(Ménière's disease)과 지연성 속림프수종은 급성 저음 난청과 달리 VEMP가 비정상일 수 있다. 너무 작거나, 너무 클 수 있고, 변화된 튜닝 특성을 가질 수 있다. 어떤 경우에는 글리세롤 탈수나 프로세마이드(furosemide)에 의해 큰 VEMP가 작게, 또 너무 작은 VEMP가 크게 나타날 수 있다. VEMPs는 메니에르병 환자의 고막 내 젠타마이신 치료를 모니터하는데 사용할 수 있다. 투르마킨(Tumarkin) 귀돌발작 형태의 쓰러짐을 보이는 메니에르병 환자의 경우에는 VEMPs가 비정상일 수 있으며, 아마도 cVEMPs보다 oVEMPs에서 더 많이 나타날 것이다. 초기 메니에르병 시기에는 손상쪽 귀로부터 얻은 oVEMP n10의 진폭이 선택적으로 강화되는 것으로 나타난다.

안뜰신경염

이 내용은 이미 "타원주머니와 둥근주머니의 기능 차이"

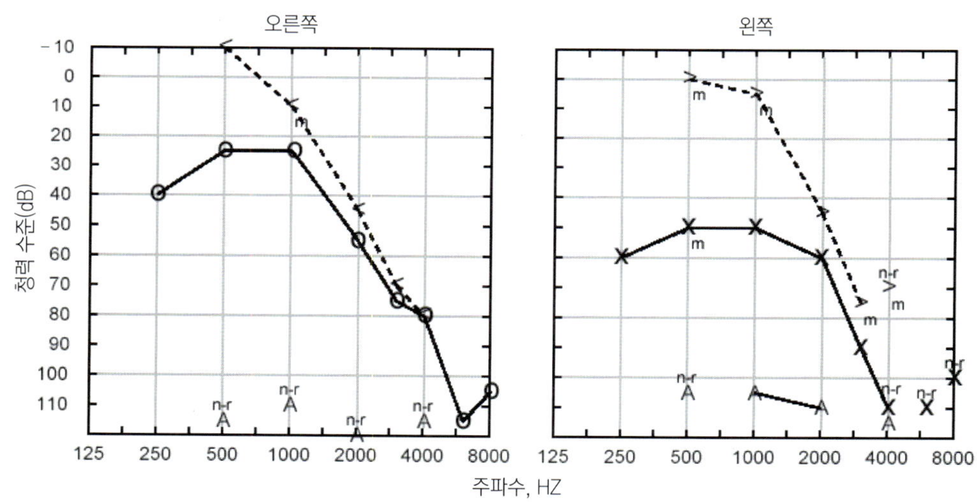

A

그림 12.12

A: 청력도(audiogram). 다음은 왼쪽 계단식절제술과 두 번의 수정 과정을 거쳐, 여전히 500, 1,000Hz의 큰 공기-뼈 간격이 남아있는 왼쪽과 수술하지 않은 오른쪽 귀이다. 반대편 음향 반사, 수술한 왼쪽 귀의 음향 자극과 수술하지 않은 오른쪽 귀의 용적 탐침(volume probe)은 1kHz 및 2kHz (A-A)에 존재하고 0.5 및 4kHz에서는 없다. 모든 주파수에서 수술하지 않은 오른쪽 귀의 자극과 3번 수술한 왼쪽 귀에서의 용적 탐침과 함께 모든 주파수에서 존재하지 않는다. 소음 피해로 인한 고주파 상실도 심각하다. 65dB에서의 음성 이해는 오른쪽 95%, 왼쪽 85%이다. m = 마스킹; n-r = 응답 없음.

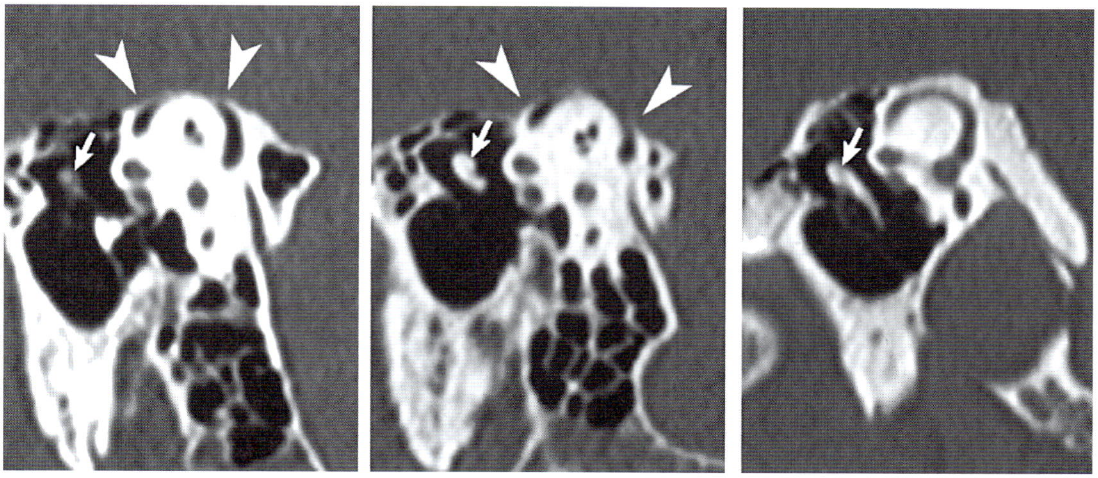

왼쪽 위반고리관 벌어짐　　　오른쪽 위반고리관 벌어짐　　　정상

B

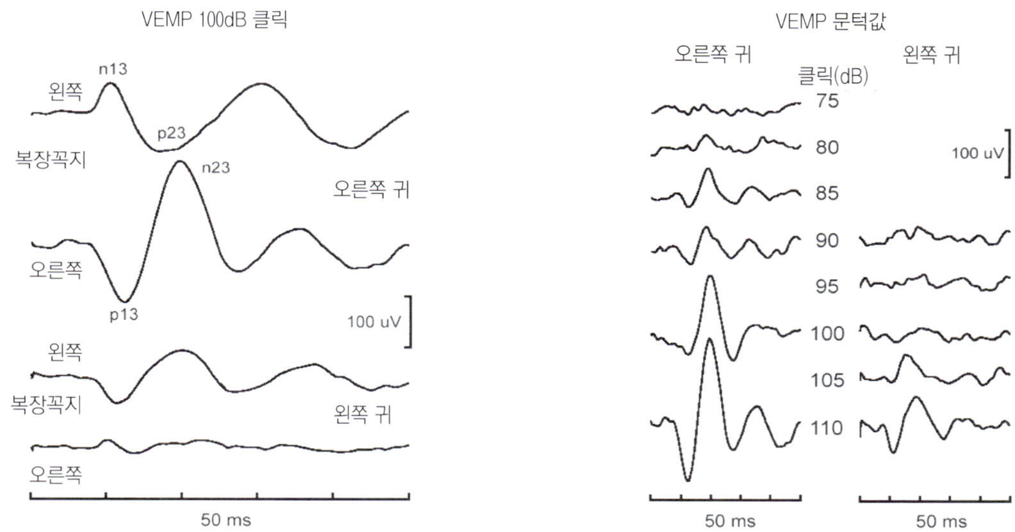

C

그림 12.12 (계속)

B: 안뜰유발근전위(VEMPs). (왼쪽) 상당한 공기-뼈 간격에도 불구하고, 110dB 클릭에 대한 p13~n23 VEMP 반응은 여전히 존재한다. 왼쪽 귀의 VEMP는 진폭은 정상이지만 오른쪽(307μV)보다 작고(115μV), 왼쪽에 (3가지 동작의 결과로) 약간의 전도성 상실과 전도성 이득이 있음을 나타낸다. 오른쪽 귀 자극으로 인한 반응은 비정상적으로 크며, 반대방향 역반응인 n13~p23(오른쪽)이 수반된다. VEMP 문턱값은 오른쪽 귀에서 비정상적으로 낮고(80dB, 정상>95dB), 왼쪽 귀에서 정상이다(전도 상실, VEMP는 없어야 함). C: 왼쪽과 중앙, 각 위반고리관의 평면에서 재구성된 측두골의 고해상도 나선형 컴퓨터 단층 촬영(CT) 스캔은 양측의 위반고리관 벌어짐(SCD; 화살촉)을 보여준다. 비교를 위해 정상인의 CT 스캔이 표시된다. 왼쪽의 타원형 창을 절단하는 TORP 장치가 선명하게 보인다(출처: Dr. John Harding-Smith, Central Sydney Imaging).

단락에서 생리학적 관점에서 종합적으로 다루었다. 여기에서는 진단적 측면만을 다룰 것이다. 일반적으로 안뜰신경염(vestibular neuritis)은 선택적으로 위안뜰신경에 영향을 준다. 이 환자들은 충격자극과 온도자극에 의해 나타나는 수평반고리관과 위반고리관으로 인한 안뜰눈반사의 감소나 부재를 보이거나, AC나 BC 자극에 대한 반응으로 결핍되거나 감소된 oVEMPs에 의해 보여지는 것과 같은 타원주머니 기능의 감소 또는 기능상실을 보이

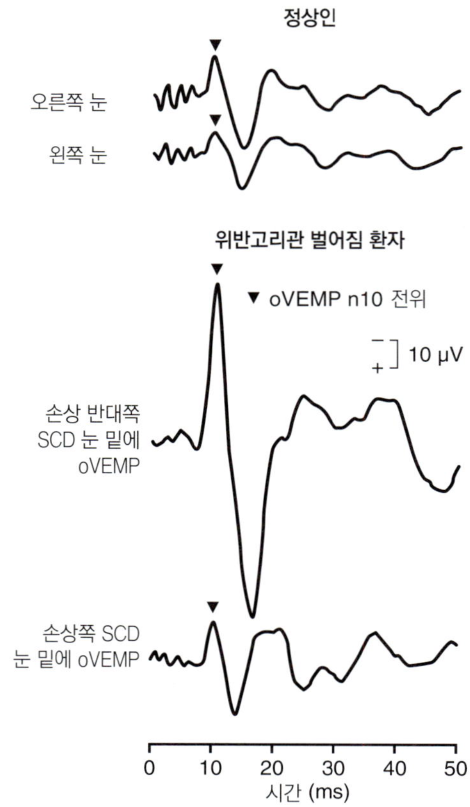

그림 12.13

정상인과 CT로 확인된 위반고리관 벌어짐(SCD) 환자에서 500Hz Fz BCV를 간략히 나타내는 oVEMP(화살촉)의 예. 환자의 oVEMP n10은 매우 커서(정상인 중 n10이 10V 이상인 사람은 거의 없음), 이 향상된 oVEMP n10은 예상되는 SCD의 가장 간단한 지표이다. Manzari 등의 판례에 따라 눈 및 목 안뜰유발근전위는 위반고리관 벌어짐에서 500Hz Fz 뼈로 전도된 진동으로 나타난다(출처: *Ear and Hearing*, 2012; 33 (4): 508–520, By permissin of Wolters Kluwer Health).

지만, AC 또는 BC 자극에 손상되지 않은 cVEMPs를 보여주는 것 같이 둥근주머니의 정상적 기능을 가지고 있다. 이 환자들은 나중에 뒤반고리관 현훈이나 체위성현훈이 생길 수 있는데, 아래안뜰신경이 뒤반고리관과 둥근주머니에 연결되어 있기 때문이다. 선택적으로 아래안뜰신경염만을 가진 환자는 매우 드문데, 이런 환자의 경우 온도눈떨림검사, 수평반고리관과 앞반고리관충동검사 그리고 oVEMP에서 정상으로 나오지만 뒤반고리관충동검사와 cVEMP에서 비정상을 보이게 된다. 안뜰신경염 후에 cVEMPs 및 oVEMPs가 회복될 수 있다.

양성체위성현훈

일반적으로 정상 cVEMP를 갖는 안뜰신경염 후 뒤반고리 양성체위성현훈(benign positional vertigo, BPV) 환자와 대조적으로, 특발성 뒤반고리관 BPV를 가진 환자, 특히 재발성 BPV는 대조군보다 비정상적인 cVEMP 발병률이 더 높을 뿐 만 아니라 비정상적인 oVEMPs 발생률도 높다.

안뜰신경집종

안뜰신경집종(vestibular schwannoma, 이전의 '속귀신경집종')을 가진 대부분의 환자는 한쪽 난청을 나타내지만, 일부 환자는 안뜰성 운동실조를 보인다. 이 종양의 대부분은 청각신경에서 발생하지 않고, 안뜰신경 중 아래안뜰신경에서 발생하기 때문에 이런 사실은 그리 놀랍지 않다. 아래안뜰신경의 cVEMP는 비정상적으로 지연되며, 진폭이 줄어들거나 소실되는데 안뜰신경집종 환자 5명 중 4명에게서 이런 현상을 볼 수 있었다. cVEMP는 달팽이관이나 수평반고리관의 기능에 의존하지 않기 때문에 온도눈떨림검사 결과가 정상이거나 난청이 너무 심하여 뇌줄기청력유발전위를 측정할 수 없는 비정상이 될 수 있다. 신경섬유집종 2형에 의한 양쪽 안뜰신경집종 환자의 경우에는 cVEMP의 상실이 종양의 크기와 관련이 없다. cVEMP는 안뜰신경집종 수술 후 보존될 수 있으며, 이는 둥근주머니 신경의 보존을 시사한다. oVEMP는 cVEMP보다 약간 줄거나 소멸된다. 수막종과 다른 소뇌–다리뇌각 종양(cerebello–pontine angle tumor)의 경우에는 cVEMP가 일반적으로 정상이다.

뇌줄기병변

뇌졸중과 다발성경화증으로 인한 한쪽 뇌줄기손상, 특히 안뜰신경핵, 척수더부신경핵 및 안쪽안뜰신경로나 그 앞쪽 부위, 안쪽세로다발 영역의 손상 시에는 손상쪽 cVEMP과 손상 반대쪽 oVEMP가 정상적으로 나오지 않는다.

아동의 귀돌기관 기능검사

oVEMPs는 아주 어린 아이들의 타원주머니 기능을 검사하는데도 사용할 수 있다. BCV 자극은 높은 속도(23/

sec)로 전달될 수 있다. 따라서 검사는 몇 초 내에 완료된다. 이것은 온도눈떨림검사를 하는 것이 매우 어려운 아동의 안뜰기능 평가에 유용하다.

기타 질환

초기 검사에서 안뜰유발근전위(VEMP)를 사용하게 되면 온도눈떨림검사나 회전 검사를 통한 수평반고리관 기능에 대한 정보와 주관적 시각적 수평(SVH)검사와 같은 타원주머니 기능검사를 통해 얻은 정보 이외에 유용한 정보를 제공할 수 있다. 한쪽 또는 양쪽 안뜰질환(예: 현훈, 운동장애)의 증상이 있는 환자들 중에서는 반고리관 기능검사가 정상으로 나오지만 VEMP 검사결과가 비정상으로 나오는 경우도 있다.

요약
Summary

주관적 시각적 수평검사와 안뜰유발근전위 검사는 현훈과 기타 균형 장애가 있는 환자에게 임상적으로 유용한 진단 정보를 제공할 수 있는 간단하고 강력한 재현 가능하고 명확한 귀돌기관 기능이상 검사이다. 귀돌기관 기능이상에 대해 높은 특이도를 갖지만, 민감도를 확립하기 위해서는 더 많은 임상연구가 필요하다. 이런 검사를 뒷받침하는 생리적 · 행동적 근거가 계속 쌓이고 있다. 그러나 뼈전도 진동(BCV)과 공기전도소리(ACS)가 털세포 편향을 유발하는 정확한 신호전달 기전은 알려져 있지 않다.

외관상으로는 사소한 방법론적인 요인조차도 결과에 영향을 미칠 수 있다. 500Hz BCV에 정상적인 oVEMPs를 보이지만, 500Hz ACS(전도성 난청이 없는)에 대해 매우 작은 oVEMP를 보이는 매우 드문 경우도 있다. 이와 같은 일반적이지 않는 환자는 ACS와 대조적으로 BCV에 의한 정확한 형질도입 방식과 질병 동안 미로 내에서 일어나는 변화를 반영할 수 있다.

기능이상을 진단할 때 oVEMPs가 얼마나 효과적일까? 160명의 정상인과 온도눈떨림검사 및 oVEMP 검사를 모두 받은 위안뜰신경염 환자의 연구에서 반고리관 마비(canal paresis, CP) 점수에 부합하는 oVEMP 비대칭 비율(asymmetry ratio, AR)은 0.9의 민감도와 0.8의 특이도를 가지며 반고리관 마비 점수와 비교하여 94%의 진단 정확도를 보였다. 즉 위안뜰신경염 환자의 경우 최소한 oVEMP n10의 AR은 손상쪽을 식별할 때 반고리관 마비 점수만큼 정확하다고 할 수 있다.

결론적으로, oVEMP n10은 시드니, 멜버른, 도쿄, 취리히 및 카시노에서 5년간 사용되어 왔으며 3,000명이 넘는 환자가 부작용 없이 검사를 받았다. 500Hz Fz BCV에 대한 oVEMP는, 특히 타원주머니 기능을 측정할 때 사용할 수 있는 임상적으로 실용적인 방법이고, 500Hz Fz BCV에 대한 cVEMP는 간단하고 안전하고 신속하게 둥근주머니 기능을 측정할 수 있는 실용적 방법이다. 이들 모두는 확실한 과학 기반 위에서 세워졌다. 임상가는 oVEMP와 cVEMP 검사 결과를 다른 안뜰기능검사 결과

글상자 12.1

그림 12.14의 각 표 항목에 있는 내용을 정당화하기 위해 선택된 논문

- A.[4,27,30,31,33,35–38,208]
- B.[4,27,30,31,33,35–38,208]
- C.[4,27,30,33,35,36]
- D.[4,27,30,33,35,36]
- E.[107,110]
- F.[105,178]
- G.[209,210]
- H.[18,83–86,88–90,94,106,134,211–215]
- I.[18,83,85,88–90,94,117,134,211,212,214,215]
- J.[18,83,88,89,91–93,211,215]
- K.[18,83,88,89,91–93,115,211,215]
- L.[18,106,110–114,182,211,213,215]
- M.[216]
- N.[145,217]
- O.[17,18,74,75,117,118,133,218]
- P.[17,18,74,75,117,118,133]
- Q.[17,18,74,75,118,133]
- R.[17,18,74,75,118,213]
- S.[18,116,182,213]
- T.[115,174,178,219]
- U.[17,137,145,177,209,210,216,217,220]

안뜰감각 기관 검사	안뜰감각기능 검사	정상인에서 정상적인 결과 ✓	안뜰상실 환자의 비정상적인 결과 X	한쪽 안뜰상실이 있는 환자의 프로파일 UVL	위 안뜰신경염 환자 프로파일 SVN	아래 안뜰신경염 환자 프로파일 IVN	위반고리관 벌어짐이 있는 환자의 프로파일 SCD
정적 귀돌 기능	A. ***주관적 시각적 수직(SVV)***(또는 주관적 시각적 수평)-그렇지 않으면 어두운 방의 조명을 각각 수직 또는 수평으로 설정 ***이마면 머리기울기*** 시각적 신호 없이 머리의 자세유지 ***스큐편위*** (머리가 똑바로 서서 대상자가 똑바로 보고 있을 때 두눈 궤도의 상대 높이)	B. ***SW-SHV*** 설정값은 실제 수직 또는 수평선의 ±2 이내 ***이마면 머리기울기*** 머리를 수직으로 똑바로 세움 ***스큐편위*** 대상자가 똑바로 쳐다볼 때 양쪽 눈은 수평 정렬됨	C. ***SW-SHV*** 시선은 손상쪽을 향해 설정된다. SVV라면 왼쪽 또는 오른쪽으로, SVH라면 손상쪽 아래에 설정 ***이마면 머리기울기*** 머리는 손상쪽을 향해 작게 유지됨 ***스큐편위*** 손상쪽 눈은 손상 반대쪽 눈과 상대적으로 궤도 아래에 있음	X	E. 감소된 타원주머니 기능 X	F. 감소된 둥근주머니 기능 X (이 검사에서 IVN 환자가 거의 검사되지 않음)	G. 정상적 결과 ✓
동적 귀돌 기능: 타원주머니 평형반	H. **반대쪽 눈 아래 oVEMP;** 대상자가 왼쪽을 봤을 때, Fz 또는 ACS에서 손상쪽 귀까지 뼈전도된 진동에 반응하는 응답으로 n10 구성요소	I. 정상 진폭의 반대쪽 눈 아래에 있는 oVEMP n10(5~10μV)과 Fz BCV 자극 또는 손상쪽 ACS에 반응하는 손상쪽 눈 아래의 n10에서 동일한 진폭	J. Fz BCV 자극 또는 손상쪽 ACS 자극에 대한 반응으로 손상 반대쪽 눈 아래에 있는 oVEMP의 n10이 감소되거나 결핍	K. Fz BCV 자극 또는 손상쪽 병변 ACS에 반응하는 손상 반대쪽 병변 눈 아래 oVEMP의 n10이 감소되거나 결핍 X	L. Fz BCV 자극 또는 손상쪽 병변 ACS에 반응하는 손상 반대쪽 병변 눈 아래 oVEMP의 n10이 감소되거나 결핍 X	M. Fz BCV 자극에 대한 반응으로 손상 반대쪽 눈밑에 oVEMP의 n10이 정상 ✓	N. Fz BCV 또는 손상쪽 ACS에 대한 손상 반대쪽 눈 아래의 oVEMP의 n10 향상. 또한 n10에 대한 문턱값 감소 ✓
동적 귀돌 기능: 둥근주머니 평형반	O. ***손상쪽 목빗근 근육에 대한 cVEMP;*** 피험자가 목빗근을 긴장시킬 때 Fz 또는 ACS에서 손상쪽 귀까지 뼈전도 진동에 반응하는 p13~n23 구성요소	P. 정상 진폭의 긴장된 손상쪽 목빗근 cVEMP의 p13~n23과 Fz BCV 자극 또는 손상쪽 ACS에 반응하는 손상 반대쪽 목빗의 p13~n23에서 동일한 진폭	Q. 손상쪽 ACS 자극 또는 Fz BCV 자극에 반응하는 손상쪽 병변 목빗근에 대한 cVEMP의 p13~n23이 감소되거나 결핍	R. Fz BCV 자극 또는 손상쪽 ACS 자극에 반응하는 손상쪽 병변 목빗근에 대한 cVEMP의 p13~n23이 감소되거나 결핍 X	S. Fz BCV 또는 손상쪽 ACS 자극에 반응하는 손상쪽 목빗근에 대한 cVEMP의 정상 p13~n23 ✓	T. Fz BCV 또는 손상쪽 ACS 자극에 대한 반응으로 손상쪽 목빗근 cVEMP의 p13~n23이 감소되거나 결핍 X	U. Fz BCV 또는 손상쪽 ACS 자극에서 손상쪽 목빗근에 이르는 cVEMP의 p13~n23 향상 또는 p13~n23에 대한 문턱값 감소 ✓

그림 12.14 건강한 피험자와 안뜰상실 환자의 둥근주머니 기능 및 전형적인 결과의 검사를 보여주는 표.
각 상자에 대한 참조는 글자에 맞추어 지고 인접한 표는 실제 참조를 제공한다(출처: Curthoys, "The interpretation of clinical tests of peripheral vestibular function," *The Laryngoscope*, 122(6):1342-1352, DOI 10.1002/lary.23258, with permission from John Wiley and Sons).

와 합쳐서 미로의 각 감각 기관의 기능 상태에 대한 그림을 얻을 수 있다.

위에 기술되고 글상자 12.1 및 그림 12.14에 열거된 검사는 발표된 증거에 근거한다. 그림 12.14는 다음과 같이 해부적 · 생리적 · 임상적 근거를 바탕으로 통합한 것이다.

a) 각 안뜰감각기관에 대한 신경투사에 대한 해부적 증거
b) 소리 및 진동에 대한 안뜰신경 활성화의 패턴에 관한 생리적 증거
c) 안뜰의 알려진 또는 가능성이 있는 환자의 반응에 대한 임상적 증거

글상자 12.1은 그림 12.14의 각 칸에 있는 내용에 대한 타당성을 증명하기 위해 사용된 참조를 보여준다. 이것들은 포괄적인 것이 아니라 표의 각 내용을 타당화하는 중요한 증거를 제공하기 위한 것임을 강조한다.

다양한 귀돌기관 감각영역의 기능을 평가하는 임상가를 위해 위에서 언급한 새로운 증거와 분류는 ACS와 500Hz Fz BCV 모두에서 oVEMP n10이 주로 손상 반대쪽 타원주머니 평형반의 기능을 보여주고, cVEMP p13~n23은 주로 손상쪽 둥근주머니 평형반 기능을 보여준다.

감사의 말
Acknowledgments

본 장에서 설명하는 연구는 미국 국립건강의학연구협의회(Grant Fasse and Rodney Williams Memorial Foundation)와 Royal Prince Alfred Hospital Neurology Department Trustees에 의해 지원된 것이다(부여 632746, 1046826).

References

1. Baloh RW, Beykirch K, Honrubia V, Yee RD. Eyemovements induced by linear acceleration on a parallel swing. *J Neurophysiol*. 1988;60:2000.
2. Gianna CC, Gresty MA, Bronstein AM. Eye movements induced by lateral acceleration steps—effect of visual context and acceleration levels. *Exp Brain Res*. 1997;114:124.
3. Dai MJ, Curthoys IS, Halmagyi GM. Linear acceleration perception in the roll plane before and after unilateral vestibular neurectomy. *Exp Brain Res*. 1989;77:315.
4. Diamond SG, Markham CH. Ocular counterrolling as an indicator of vestibular otolith function. *Neurology*. 1983;33:1460.
5. Furman JMR, Schor RH, Kamerer DB. Off-vertical axis rotational responses in patients with unilateral peripheral vestibular lesions. *Ann Otol Rhinol Laryngol*. 1993;102:137.
6. Shotwell SL, Jacobs R, Hudspeth AJ. Directional sensitivity of individual vertebrate hair-cells to controlled deflection of their hair bundles. *Ann N Y Acad Sci*. 1981;374:1.
7. Uchino Y, Sasaki M, Sato H, Bai R, Kawamoto E. Otolith and canal integration on single vestibular neurons in cats. *Exp Brain Res*. 2005;164:271.
8. Goldberg JM. Afferent diversity and the organization of central vestibular pathways. *Exp Brain Res*. 2000;130:277.
9. Fernandez C, Goldberg JM. Physiology of peripheral neurons innervating otolith organs of squirrel-monkey. 2. Directional selectivity and force-response relations. *J Neurophysiol*. 1976;39:985.
10. Goldberg JM, Fernandez C. The vestibular system. In: I. Darian-Smith, editor. *Handbook of Physiology*, Section 1: The Nervous System, Vol. 3, Parts 1 and 2: Sensory processes, new ed. Bethesda, MD: American Physiological Society; 1984:977-1022.
11. Fernandez C, Goldberg JM. Physiology of peripheral neurons innervating otolith organs of squirrel-monkey. 1. Response to static tilts and to long-duration centrifugal force. *J Neurophysiol*. 1976;39:970.
12. Fernandez C, Goldberg JM. Physiology of peripheral neurons innervating otolith organs of squirrel-monkey. 3. Response dynamics. *J Neurophysiol*. 1976;39:996.
13. Curthoys IS, Kim J, McPhedran SK, Camp AJ. Bone conducted vibration selectively activates irregular primary otolithic vestibular neurons in the guinea pig. *Exp Brain Res*. 2006;175:256.
14. Curthoys IS, Vulovic V. Vestibular primary afferent responses to sound and vibration in the guinea pig. *Exp Brain Res*. 2011;210:347.
15. Curthoys IS, Vulovic V. Responses of guinea pig primary otolithic afferents to air-conducted sound (ACS) and boneconducted vibration (BCV). Progam No. 579.01. 2011 Neuroscience Meeting Planner. Online. Washington, DC: Society for Neuroscience; 2011.
16. Curthoys IS, Vulovic V, Sokolic L, Pogson J, Burgess AM. Irregular primary otolith afferents from the guinea pig utricular and saccular maculae respond to both bone conducted vibration and to air conducted sound. *Brain Res Bull*. 2012;89:16.
17. Brantberg K. Vestibular evoked myogenic potentials (VEMPs): usefulness in clinical neurotology. *Semin Neurol*. 2009;29:541.
18. Curthoys IS. A critical review of the neurophysiological evidence underlying clinical vestibular testing using sound, vibration and galvanic stimuli. *Clin Neurophysiol*. 2010;121:132-144.
19. de Burlet HM. Zur Innervation der Macula sacculi bei Säugetieren. *Anat Anz*. 1924;58:26.
20. de Burlet HM. Zur Vergleichenden Anatomie der Labyrinthinnervation. *J Comp Neurol*. 1929;47:155.
21. Voit M. Zur Frage der Verästelung des Nervus acusticus bei den Säugetieren. *Anat Anz*. 1907;31:635.
22. Curthoys IS. The interpretation of clinical tests of peripheral vestibular function. *Laryngoscope*. 2012;122:1342.
23. Gacek RR, Rasmussen GL. Fiber analysis of statoacoustic nerve of guinea pig, cat, and monkey. *Anat Rec*. 1961;139:455.
24. Curthoys IS, Markham CH. Convergence of labyrinthine influences on units in vestibular nuclei of cat. 1. Natural stimulation. *Brain Res*. 1971;35:469.
25. Markham CH, Curthoys IS. Convergence of labyrinthine influences on units in vestibular nuclei of cat. 2. Electrical stimulation. *Brain Res*. 1972;43:383.
26. Suzuki JI, Tokumasu K, Goto K. Eye movements from single utricular nerve stimulation in the cat. *Acta Otolaryngol*. 1969;68:350.
27. Curthoys IS, Dai MJ, Halmagyi GM. Human ocular torsional position before and after unilateral vestibular neurectomy. *Exp Brain Res*. 1991;85:218.
28. Vulovic V, Curthoys IS. Bone conducted vibration activates the vestibulo-ocular reflex in the guinea pig. *Brain Res*

Bull. 2011;86:74.

29. Cornell ED, Burgess AM, MacDougall HG, Curthoys IS. Vertical and horizontal eye movement responses to unilateral and bilateral bone conducted vibration to the mastoid. *J Vestib Res*. 2009;19:1.
30. Gresty MA, Bronstein AM, Brandt T, Dieterich M. Neurology of otolith function—peripheral and central disorders. *Brain*. 1992;115:647.
31. Halmagyi GM, Curthoys IS. Clinical testing of otolith function. In: Cohen B, Hess BJM, eds. *Otolith Function in Spatial Orientation and Movement*. New York: New York Academy of Sciences; 1991:195–204.
32. Toczek S, Hyde JE. Effect of vestibular nerve section on torsion and on evoked rotatory eye movements. *Exp Neurol*. 1963;8:143.
33. Halmagyi GM, Gresty MA, Gibson WPR. Ocular tilt reaction with peripheral vestibular lesion. *Ann Neurol*. 1979;6:80.
34. Curthoys IS, Dai MJ, Halmagyi GM. Human otolithic function before and after unilateral vestibular neurectomy. *J Vestib Res*. 1990;1:199.
35. Friedmann G. The judgement of the visual vertical and horizontal with peripheral and central vestibular lesions. *Brain*. 1970;93:313.
36. Friedmann G. The influence of unilateral labyrinthectomy on orientation in space. *Acta Otolaryngol (Stockh)*. 1971;71:289.
37. Goonetilleke SC, Mezey LE, Burgess AM, Curthoys IS. On the relation between ocular torsion and visual perception of line orientation. *Vision Res*. 2008;48:1488.
38. Wade SW, Curthoys IS. The effect of ocular torsional position on perception of the roll–tilt of visual stimuli. *Vision Res*. 1997;37:1071.
39. Böhmer A, Rickenmann J. The subjective visual vertical as a clinical parameter of vestibular function in peripheral vestibular diseases. *J Vestib Res*. 1995;5:35.
40. Batuecas–Caletrio A, Santacruz–Ruiz S, Munoz–Herrera A, Sousa P, Otero A, Perez–Fernandez N. Vestibular compensation after vestibular schwannoma surgery: normalization of the subjective visual vertical and disability. *Acta Otolaryngol*. 2013.
41. Tabak S, Collewijn H, Boumans LJ. Deviation of the subjective vertical in long–standing unilateral vestibular loss. *Acta Otolaryngol*. 1997;117:1.
42. Tribukait A, Bergenius J, Brantberg K. Subjective visual horizontal during follow–up after unilateral vestibular deafferentation with gentamicin. *Acta Otolaryngol*. 1998;118:479.
43. Vibert D, Häusler R, Safran AB. Subjective visual vertical in peripheral unilateral vestibular diseases. *J Vestib Res*. 1999;9:145.
44. Vibert N, Beraneck M, Bantikyan A, Vidal PP. Vestibular compensation modifies the sensitivity of vestibular neurones to inhibitory amino acids. *Neuroreport*. 2000;11:1921.
45. Takai Y, Murofushi T, Ushio M, Iwasaki S. Recovery of subjective visual horizontal after unilateral vestibular deafferentation by intratympanic instillation of gentamicin. *J Vestib Res*. 2006;16:69.
46. Hafstrom A, Fransson PA, Karlberg M, Magnusson M. Idiosyncratic compensation of the subjective visual horizontal and vertical in 60 patients after unilateral vestibular deafferentation. *Acta Otolaryngol (Stockh)*. 2004;124:165.
47. Min KK, Ha JS, Kim MJ, Cho CH, Cha HE, Lee JH. Clinical use of subjective visual horizontal and vertical in patients of unilateral vestibular neuritis. *Otol Neurotol*. 2007;28:520.
48. Kim HA, Hong JH, Lee H, et al. Otolith dysfunction in vestibular neuritis: recovery pattern and a predictor of symptom recovery. *Neurology*. 2008;70:449.
49. Ushio M, Iwasaki S, Chihara Y, Murofushi T. Abnormal deviation of subjective visual horizontal in patients with vestibular schwannoma. *Ann Otol Rhinol Laryngol*. 2008;117:641.
50. Park H, Shin J, Jeong Y, Kwak H, Lee Y. Lessons from follow–up examinations in patients with vestibular neuritis: how to interpret findings from vestibular function tests at a compensated stage. *Otol Neurotol*. 2009;30:806.
51. Riordan–Eva P, Harcourt JP, Faldon M, Brookes GB, Gresty MA. Skew deviation following vestibular nerve surgery. *Ann Neurol*. 1997;41:94.
52. Safran AB, Vibert D, Issoua D, Häusler R. Skew deviation after vestibular neuritis. *Am J Ophthalmol*. 1994;118:238.
53. Vibert D, Häusler R, Safran AB, Koerner F. Ocular tilt reaction associated with a sudden idiopathic unilateral peripheral cochleovestibular loss. *ORL J Otorhinolaryngol Relat Spec*. 1995;57:310.
54. Vibert D, Hausler R, Safran AB, Koerner F. Diplopia from skew deviation in unilateral peripheral vestibular lesions. *Acta Otolaryngol*. 1996;116:170.
55. Cosetti MK, Tawfik K, Fouladvand M, Roland JT, Jr., Lalwani AK. Diplopia due to skew deviation following neurotologic procedures. *Otol Neurotol*. 2012;33:840.
56. Suzuki M, Takahashi H, Yoshida S, Kawaguchi K, Harada Y. Recovery mechanism of postural disturbance after ves-

tibular neurectomy. *ORL J Otorhinolaryngol Relat Spec*. 1991;53:290.

57. Brandt T, Strupp M, Benson J. You are better off running than walking with acute vestibulopathy. *Lancet*. 1999;354:746.
58. Rossmeisl JH, Jr. Vestibular disease in dogs and cats. *Vet Clin North Am Small Anim Pract*. 2010;40:81.
59. Watrous BJ. Head tilt in horses. *Vet Clin North Am Equine Pract*. 1987;3:353.
60. Smith ST, Curthoys IS, Moore ST. The human ocular torsion position response during yaw angular acceleration. *Vision Res*. 1995;35:2045.
61. Pavlou M, Wijnberg N, Faldon ME, Bronstein AM. Effect of semicircular canal stimulation on the perception of the visual vertical. *J Neurophysiol*. 2003;90:622.
62. MacDougall HG, Curthoys IS, Betts GA, Burgess AM, Halmagyi GM. Human ocular counterrolling during roll-tilt and centrifugation. *Ann N Y Acad Sci*. 1999;871:173.
63. Dieterich M, Brandt T. Ocular torsion and tilt of subjective visual vertical are sensitive brainstem signs. *Ann Neurol*. 1993;33:292.
64. Baier B, Thomke F, Wilting J, Heinze C, Geber C, Dieterich M. A pathway in the brainstem for roll-tilt of the subjective visual vertical: evidence from a lesionbehavior mapping study. *J Neurosci*. 2012;32:14854.
65. Baier B, Bense S, Dieterich M. Are signs of ocular tilt reaction in patients with cerebellar lesions mediated by the dentate nucleus? *Brain*. 2008;131:1445.
66. Serra A, Derwenskus J, Downey DL, Leigh RJ. Role of eye movement examination and subjective visual vertical in clinical evaluation of multiple sclerosis. *J Neurol*. 2003;250:569.
67. Frisén L. Ocular torsions and the subjective visual vertical with central vestibulo-ocular system lesions: independence disproved. *Acta Neurol Scand*. 2012;126:205.
68. Betts GA, Curthoys IS. Visually perceived vertical and visually perceived horizontal are not orthogonal. *Vision Res*. 1998;38:1989.
69. Pagarkar W, Bamiou DE, Ridout D, Luxon LM. Subjective visual vertical and horizontal: effect of the preset angle. *Arch Otolaryngol Head Neck Surg*. 2008;134:394.
70. Zwergal A, Rettinger N, Frenzel C, Dieterich M, Brandt T, Strupp M. A bucket of static vestibular function. *Neurology*. 2009;72:1689.
71. Cohen HS, Sangi-Haghpeykar H. Subjective visual vertical in vestibular disorders measured with the bucket test. *Acta Otolaryngol*. 2012;132:850.
72. Cnyrim CD, Rettinger N, Mansmann U, Brandt T, Strupp M. Central compensation of deviated subjective visual vertical in Wallenberg's syndrome. *J Neurol Neurosurg Psychiatry*. 2007;78:527.
73. Lin KY, Young YH. Correlation between subjective visual horizontal test and ocular vestibular-evoked myogenic potential test. *Acta Otolaryngol*. 2011;131:149.
74. Colebatch JG, Halmagyi GM. Vestibular-evoked potentials in human neck muscles before and after unilateral vestibular deafferentation. *Neurology*. 1992;42:1635.
75. Halmagyi GM, Yavor RA, Colebatch JG. Tapping the head activates the vestibular system—a new use for the clinical reflex hammer. *Neurology*. 1995;45:1927.
76. McCue MP, Guinan JJ. Acoustically responsive fibers in the vestibular nerve of the cat. *J Neurosci*. 1994;14:6058.
77. McCue MP, Guinan JJ. Spontaneous activity and frequency selectivity of acoustically responsive vestibular afferents in the cat. *J Neurophysiol*. 1995;74:1563.
78. McCue MP, Guinan JJ. Sound-evoked activity in primary afferent neurons of a mammalian vestibular system. *Am J Otol*. 1997;18:355.
79. Murofushi T, Curthoys IS. Physiological and anatomical study of click-sensitive primary vestibular afferents in the guinea pig. *Acta Otolaryngol (Stockh)*. 1997;117:66.
80. Murofushi T, Curthoys IS, Topple AN, Colebatch JG, Halmagyi GM. Responses of guinea pig primary vestibular neurons to clicks. *Exp Brain Res*. 1995;103:174.
81. Young ED, Fernandez C, Goldberg JM. Responses of squirrel monkey vestibular neurons to audio-frequency sound and head vibration. *Acta Otolaryngol (Stockh)*. 1977;84:352.
82. Murofushi T, Curthoys IS, Gilchrist DP. Response of guinea pig vestibular nucleus neurons to clicks. *Exp Brain Res*. 1996;111:149.
83. Iwasaki S, McGarvie LA, Halmagyi GM, Burgess AM, Kim J, Colebatch JG, Curthoys IS. Head taps evoke a crossed vestibulo-ocular reflex. *Neurology*. 2007;68:1227-1229.
84. Iwasaki S, Smulders YE, Burgess AM, McGarvie LA, MacDougall HG, Halmagyi GM, Curthoys IS. Ocular vestibular evoked myogenic potentials to bone conducted vibration of the midline forehead at Fz in healthy subjects. *Clin Neurophysiol*. 2008;119:2135-2147.
85. Rosengren SM, Todd NPM, Colebatch JG. Vestibularevoked extraocular potentials produced by stimulation with bone-conducted sound. *Clin Neurophysiol*. 2005;

116:1938.

86. Todd NPM, Rosengren SM, Aw ST, Colebatch JG. Ocular vestibular evoked myogenic potentials (OVEMPs) produced by air- and bone-conducted sound. *Clin Neurophysiol*. 2007;118:381.

87. Weber KP, Rosengren SM, Michels R, Sturm V, Straumann D, Landau K. Single motor unit activity in human extraocular muscles during the vestibulo-ocular reflex. *J Physiol (Lond.)*. 2012;590:3091.

88. Chiarovano E, Zamith F, Vidal P-P, de Waele C. Ocular and cervical VEMPs: a study of 74 patients suffering from peripheral vestibular disorders. *Clin Neurophysiol*. 2011;122:1650.

89. Chihara Y, Iwasaki S, Ushio M, Murofushi T. Vestibularevoked extraocular potentials by sound: Another clinical test for vestibular air-conducted function. *Clin Neurophysiol*. 2007;118:2745.

90. Piker EG, Jacobson GP, McCaslin DL, Hood LJ. Normal characteristics of the ocular vestibular evoked myogenic potential. *J Am Acad Audiol*. 2011;22:222.

91. Iwasaki S, Murofushi T, Chihara Y, Ushio M, Suzuki M, Curthoys IS, Yamasoba T. Ocular vestibular evoked myogenic potentials to bone-conducted vibration in vestibular schwannomas. *Otol Neurotol*. 2010;31:147.

92. Iwasaki S, Smulders YE, Burgess AM, McGarvie LA, MacDougall HG, Halmagyi GM, Curthoys IS. Ocular vestibular evoked myogenic potentials in response to bone-conducted vibration of the midline forehead at Fz. *Audiol Neurootol*. 2008;13:396.

93. Manzari L, Burgess AM, Curthoys IS. Effect of bone-conducted vibration of the midline forehead (Fz) in unilateral vestibular loss (uVL). Evidence for a new indicator of unilateral otolithic function. *Acta Otorhinolaryngol Ital*. 2010;30:175.

95. Curthoys IS, Vulovic V, Burgess AM, et al. The basis for using bone-conducted vibration or air-conducted sound to test otolithic function. In: Rucker J, Zee DS, eds. *Basic and Clinical Ocular Motor and Vestibular Research*. 2011:231-241.

96. Isu N, Graf W, Sato H, et al. Sacculo-ocular reflex connectivity in cats. *Exp Brain Res*. 2000;131:262.

97. Kushiro K, Zakir M, Ogawa Y, Sato H, Uchino Y. Saccular and utricular inputs to sternocleidomastoid motoneurons of decerebrate cats. *Exp Brain Res*. 1999;126:410.

98. Sato H, Imagawa M, Isu N, Uchino Y. Properties of saccular nerve-activated vestibulospinal neurons in cats. *Exp Brain Res*. 1997;116:381.

98. Uchino Y, Sato H, Sasaki M, et al. Sacculocollic reflex arcs in cats. *J Neurophysiol*. 1997;77:3003.

99. Goto F, Meng H, Bai R, et al. Eye movements evoked by selective saccular nerve stimulation in cats. *Auris Nasus Larynx*. 2004;31:220.

100. Uchino Y, Ikegami H, Sasaki M, Endo K, Imagawa M, Isu N. Monosynaptic and disynaptic connections in the utriculo-ocular reflex arc of the cat. *J Neurophysiol*. 1994; 71:950.

101. Uchino Y, Sasaki M, Sato H, Imagawa M, Suwa H, Isu N. Utriculoocular reflex arc of the cat. *J Neurophysiol*. 1996;76:1896.

102. Goto F, Meng H, Bai RS, et al. Eye movements evoked by the selective stimulation of the utricular nerve in cats. *Auris Nasus Larynx*. 2003;30:341.

103. Uchino Y, Kushiro K. Differences between otolith- and semicircular canal-activated neural circuitry in the vestibular system. *Neurosci Res*. 2011;71:315.

104. Aw ST, Fetter M, Cremer PD, Karlberg M, Halmagyi GM. Individual semicircular canal function in superior and inferior vestibular neuritis. *Neurology*. 2001;57:768.

105. Fetter M, Dichgans J. Vestibular neuritis spares the inferior division of the vestibular nerve. *Brain*. 1996;119:755.

106. Govender S, Rosengren SM, Colebatch JG. Vestibular neuritis has selective effects on air- and bone-conducted cervical and ocular vestibular evoked myogenic potentials. *Clin Neurophysiol*. 2011;122:1246.

107. Halmagyi GM, Weber KP, Curthoys IS. Vestibular function after acute vestibular neuritis. *Restor Neurol Neurosci*. 2010;28:37.

108. Kim HA, Hong JH, Lee H, et al. Otolith dysfunction in vestibular neuritis—recovery pattern and a predictor of symptom recovery. *Neurology*. 2008;70:449.

109. Strupp M, Brandt T. Vestibular neuritis. In: Buttner U, ed. *Vestibular Dysfunction and Its Therapy. Adv Otorhinolaryngol*. 1999;55:111.

110. Goto F, Ban Y, Tsutumi T. Acute audiovestibular deficit with complete ocular tilt reaction and absent VEMPs. *Eur Arch Otorhinolaryngol*. 2011;268:1093.

111. Shin B-S, Oh S-Y, Kim JS, et al. Cervical and ocular vestibular-evoked myogenic potentials in acute vestibular neuritis. *Clin Neurophysiol*. 2012;123:369.

112. Manzari L, Tedesco A, Burgess AM, Curthoys IS. Ocular vestibular-evoked myogenic potentials to bone-conducted vibration in superior vestibular neuritis show utricular

function. *Otolaryngol Head Neck Surg*. 2010;143:274.

113. Curthoys IS, Iwasaki S, Chihara Y, Ushio M, McGarvie LA, Burgess AM. The ocular vestibular-evoked myogenic potential to air-conducted sound; probable superior vestibular nerve origin. *Clin Neurophysiol*. 2011;122:611.
114. Iwasaki S, Chihara Y, Smulders YE, Burgess AM, Halmagyi GM, Curthoys IS, Murofushi T. The role of the superior vestibular nerve in generating ocular vestibular-evoked myogenic potentials to bone conducted vibration at Fz. *Clin Neurophysiol*. 2009;120:588-593.
115. Manzari L, Burgess AM, Curthoys IS. Ocular and cervical vestibular evoked myogenic potentials in response to bone-conducted vibration in patients with probable inferior vestibular neuritis. *J Laryngol Otol*. 2012;126:683.
116. Manzari L, Burgess AM, Curthoys IS. Dissociation between cVEMP and oVEMP responses: different vestibular origins of each VEMP? *Euro Arch Otorhinolaryngol*. 2010;267:1487.
117. Rosengren SM, Welgampola MS, Colebatch JG. Vestibular evoked myogenic potentials: past, present and future. *Clin Neurophysiol*. 2010;121:636.
118. Colebatch JG, Halmagyi GM, Skuse NF. Myogenic potentials generated by a click-evoked vestibulocollic reflex. *J Neurol Neurosurg Psychiatry*. 1994;57:190.
119. Murofushi T, Matsuzaki M, Wu CH. Short tone burstevoked myogenic potentials on the sternocleidomastoid muscle: are these potentials also of vestibular origin? *Arch Otolaryngol Head Neck Surg*. 1999;125:660.
120. Welgampola MS, Colebatch JG. Characteristics of tone burst-evoked myogenic potentials in the sternocleidomastoid muscles. *Otol Neurotol*. 2001;22:796.
121. Todd N. Evidence for a behavioral significance of saccular acoustic sensitivity in humans. *J Acoust Soc Am*. 2001;110:380.
122. Colebatch JG, Rothwell JC. Motor unit excitability changes mediating vestibulocollic reflexes in the sternocleidomastoid muscle. *Clin Neurophysiol*. 2004;115:2567.
123. Akin FW, Murnane OD, Panus PC, Caruthers SK, Wilkinson AE, Proffitt TM. The influence of voluntary tonic EMG level on the vestibular-evoked myogenic potential. *J Rehabil Res Dev*. 2004;41:473.
124. Ferber-Viart C, Dubreuil C, Duclaux R. Vestibular evoked myogenic potentials in humans: a review. *Acta Otolaryngol*. 1999;119:6.
125. Halmagyi GM, Colebatch JG, Curthoys IS. New tests of vestibular function. *Baillieres Clin Neurol*. 1994;3:485.
126. Sheykholeslami K, Habiby Kermany M, Kaga K. Boneconducted vestibular evoked myogenic potentials in patients with congenital atresia of the external auditory canal. *Int J Pediatr Otorhinolaryngol*. 2001;57:25.
127. Sheykholeslami K, Murofushi T, Kermany MH, Kaga K. Bone-conducted evoked myogenic potentials from the sternocleidomastoid muscle. *Acta Otolaryngol*. 2000;120:731.
128. Welgampola MS, Rosengren SM, Halmagyi GM, Colebatch JG. Vestibular activation by bone conducted sound. *J Neurol Neurosurg Psychiatry*. 2003;74:771.
129. Watson SR, Fagan P, Colebatch JG. Galvanic stimulation evokes short-latency EMG responses in sternocleidomastoid which are abolished by selective vestibular nerve section. *Electroencephalogr Clin Neurophysiol*. 1998;109:471.
130. Brantberg K, Fransson PA. Symmetry measures of vestibular evoked myogenic potentials using objective detection criteria. *Scand Audiol*. 2001;30:189.
131. Young YH, Kuo SW. Side-difference of vestibular evoked myogenic potentials in healthy subjects. *Hear Res*. 2004; 198:93.
132. Su HC, Huang TW, Young YH, Cheng PW. Aging effect on vestibular evoked myogenic potential. *Otol Neurotol*. 2004;25:977.
133. Brantberg K, Tribukait A, Fransson PA. Vestibular evoked myogenic potentials in response to skull taps for patients with vestibular neuritis. *J Vestib Res*. 2003;13:121.
134. Smulders YE, Welgampola MS, Burgess AM, McGarvie LA, Halmagyi GM, Curthoys IS. The n10 component of the ocular vestibular-evoked myogenic potential (oVEMP) is distinct from the R1 component of the blink reflex. *Clin Neurophysiol*. 2009;120:1567.
135. Wang S-J, Weng W-J, Jaw F-S, Young Y-H. Ocular and cervical vestibular-evoked myogenic potentials: a study to determine whether air-or bone-conducted stimuli are optimal. *Ear Hear*. 2010;31:283.
136. Halmagyi GM, Curthoys IS, Colebatch JG, Aw ST. Vestibular responses to sound. *Ann N Y Acad Sci*. 2005; 1039:54.
137. Manzari L, Burgess AM, McGarvie LA, Curthoys IS. Ocular and cervical vestibular-evoked myogenic potentials to 500Hz Fz bone conducted vibration in superior semicircular canal dehiscence. *Ear Hear*. 2012;33:508.
138. Zuniga MG, Janky KL, Nguyen KD, Welgampola MS, Carey JP. Ocular versus cervical vemps in the diagnosis

of superior semicircular canal dehiscence syndrome. *Otol Neurotol*. 2013;34:121.

139. Zhang AS, Govender S, Colebatch JG. Tuning of the ocular vestibular evoked myogenic potential (oVEMP) to air- and bone-conducted sound stimulation in superior canal dehiscence. *Exp Brain Res*. 2012;223:51.
140. Zhang AS, Govender S, Colebatch JG. Superior canal dehiscence causes abnormal vestibular bone-conducted tuning. *Neurology*. 2011;77:911.
141. Brantberg K, Verrecchia L. Testing vestibular-evoked myogenic potentials with 90-dB clicks is effective in the diagnosis of superior canal dehiscence syndrome. *Audiol Neurootol*. 2009;14:54.
142. Janky KL, Nguyen KD, Welgampola M, Zuniga MG, Carey JP. Air-conducted oVEMPs provide the best separation between intact and superior canal dehiscent labyrinths. *Otol Neurotol*. 2013;34:127.
143. Taylor RL, Wijewardene AA, Gibson WP, Black DA, Halmagyi GM, Welgampola MS. The vestibular evoked-potential profile of Ménière's disease. *Clin Neurophysiol*. 2011;122:1256.
144. Zhou G, Poe D, Gopen Q. Clinical use of vestibular evoked myogenic potentials in the evaluation of patients with air-bone gaps. *Otol Neurotol*. 2012;33:1368.
145. Welgampola MS, Myrie OA, Minor LB, Carey JP. Vestibular-evoked myogenic potential thresholds normalize on plugging superior canal dehiscence. *Neurology*. 2008;70:464.
146. Rinaldi V, Portmann D. Vestibular-evoked myogenic potentials after superior semicircular canal obliteration. *Rev Laryngol Otol Rhinol (Bord)*. 2011;132:85.
147. Aw ST, Todd MJ, Aw GE, Magnussen JS, Curthoys IS, Halmagyi GM. Click-evoked vestibulo-ocular reflex—stimulus-response properties in superior canal dehiscence. *Neurology*. 2006;66:1079.
148. Rauch SD, Zhou G, Kujawa SG, Guinan JJ, Herrmann BS. Vestibular evoked myogenic potentials show altered tuning in patients with Ménière's disease. *Otol Neurotol*. 2004;25:333.
149. Kim-Lee Y, Ahn JH, Kim YK, Yoon TH. Tone burst vestibular evoked myogenic potentials: diagnostic criteria in patients with Ménière's disease. *Acta Otolaryngol*. 2009;129:924.
150. Kingma CM, Wit HP. Asymmetric vestibular evoked myogenic potentials in unilateral Ménière patients. *Eur Arch Otorhinolaryngol*. 2011;268:57.
151. Winters SM, Campschroer T, Grolman W, Klis SF. Ocular vestibular evoked myogenic potentials in response to air-conducted sound in Ménière's disease. *Otol Neurotol*. 2011;32:1273.
152. Zuniga MG, Janky KL, Schubert MC, Carey JP. Can vestibular-evoked myogenic potentials help differentiate Ménière disease from vestibular migraine? *Otolaryngol Head Neck Surg*. 2012;146:788.
153. Ohki M, Matsuzaki M, Sugasawa K, Murofushi T. Vestibular evoked myogenic potentials in ipsilateral delayed endolymphatic hydrops. *ORL J Otorhinolaryngol Relat Spec*. 2002;64:424.
154. Young YH, Huang TW, Cheng PW. Vestibular evoked myogenic potentials in delayed endolymphatic hydrops. *Laryngoscope*. 2002;112:1623.
155. Wu CL, Young YH. Vestibular evoked myogenic potentials in acute low-tone sensorineural hearing loss. *Laryngoscope*. 2004;114:2172.
156. de Waele C, Huy PT, Diard JP, Freyss G, Vidal PP. Saccular dysfunction in Ménière's disease. *Am J Otol*. 1999;20:223.
157. Young YH, Wu CC, Wu CH. Augmentation of vestibular evoked myogenic potentials: an indication for distended saccular hydrops. *Laryngoscope*. 2002;112:509.
158. Murofushi T, Matsuzaki M, Takegoshi H. Glycerol affects vestibular evoked myogenic potentials in Ménière's disease. *Auris Nasus Larynx*. 2001;28:205.
159. Seo T, Node M, Yukimasa A, Sakagami M. Furosemide loading vestibular evoked myogenic potential for unilateral Ménière's disease. *Otol Neurotol*. 2003;24:283.
160. Seo T, Saka N, Sakagami M. Furosemide-loading vestibular evoked myogenic potential testing can suggest developing bilateral involvement of unilateral Ménière's disease. *Acta Otolaryngol*. 2012;132:632.
161. Magliulo G, Cianfrone G, Gagliardi M, Cuiuli G, D'Amico R. Vestibular evoked myogenic potentials and distortion-product otoacoustic emissions combined with glycerol testing in endolymphatic hydrops: their value in early diagnosis. *Ann Otol Rhinol Laryngol*. 2004;113:1000.
162. Magliulo G, Parrotto D, Gagliardi S, Cuiuli G, Novello C. Vestibular evoked periocular potentials in Ménière's disease after glycerol testing. *Ann Otol Rhinol Laryngol*. 2008;117:800.
163. Ban JH, Lee JK, Jin SM, Lee KC. Glycerol pure tone audiometry and glycerol vestibular evoked myogenic potential: representing specific status of endolymphatic

hydrops in the inner ear. *Eur Arch Otorhinolaryngol*. 2007;264:1275.
164. De Waele C, Meguenni R, Freyss G, et al. Intratympanic gentamicin injections for Ménière disease: vestibular hair cell impairment and regeneration. *Neurology*. 2002;59:1442.
165. Gode S, Celebisoy N, Akyuz A, et al. Single-shot, low-dose intratympanic gentamicin in Ménière disease: role of vestibular-evoked myogenic potentials and caloric test in the prediction of outcome. *Am J Otolaryngol*. 2011;32:412.
166. Ozluoglu LN, Akkuzu G, Ozgirgin N, Tarhan E. Reliability of the vestibular evoked myogenic potential test in assessing intratympanic gentamicin therapy in Ménière's disease. *Acta Otolaryngol*. 2008;128:422.
167. Ozeki H, Iwasaki S, Murofushi T. Vestibular drop attack secondary to Ménière's disease results from unstable otolithic function. *Acta Otolaryngol*. 2008;128:887.
168. Timmer FC, Zhou G, Guinan JJ, Kujawa SG, Herrmann BS, Rauch SD. Vestibular evoked myogenic potential (VEMP) in patients with Ménière's disease with drop attacks. *Laryngoscope*. 2006;116:776.
169. Huang CH, Young YH. Ocular and cervical vestibulare-voked myogenic potentials in Tumarkin falls. *Otol Neurotol*. 2012;33:1251.
170. Manzari L, Tedesco AR, Burgess AM, Curthoys IS. Ocular and cervical vestibular-evoked myogenic potentials to bone conducted vibration in Ménière's disease during quiescence vs during acute attacks. *Clin Neurophysiol*. 2010;121:1092.
171. Wen MH, Cheng PW, Young YH. Augmentation of ocular vestibular-evoked myogenic potentials via bonecon-ducted vibration stimuli in Ménière disease. *Otolaryngol Head Neck Surg*. 2012;146:797.
172. Nola G, Guastini L, Crippa B, Deiana M, Mora R, Ralli G. Vestibular evoked myogenic potential in vestibular neuritis. *Eur Arch Otorhinolaryngol*. 2011;268:1671.
173. Viciana D, Lopez-Escamez JA. Vestibular evoked myogenic potentials and health-related quality of life in patients with vestibular neuritis. *Otol Neurotol*. 2010;31:954.
174. Murofushi T, Halmagyi GM, Yavor RA, Colebatch JG. Absent vestibular evoked myogenic potentials in vestibular neurolabyrinthitis—an indicator of inferior vestibular nerve involvement? *Arch Otolaryngol Head Neck Surg*. 1996;122:845.
175. Halmagyi GM, Aw ST, Karlberg M, Curthoys IS, Todd MJ. Inferior vestibular neuritis. In: Kaminski HJ, Leigh RJ, eds. *Neurobiology of Eye Movements: From Molecules to Behavior*. 2002:306-313.
176. Manzari L, Burgess A, Curthoys IS. Vestibular evoked ocular myogenic potentials (oVEMPS) to Fz bone conducted vibrations in patients with superior vestibular neuritis. *Eur J Neurol*. 2011;18:292.
177. Monstad P, Okstad S, Mygland A. Inferior vestibular neuritis: 3 cases with clinical features of acute vestibular neuritis, normal calorics but indications of saccular failure. *BMC Neurol*. 2006;6:45.
178. Zhang D, Fan Z, Han Y, Yu G, Wang H. Inferior vestibular neuritis: a novel subtype of vestibular neuritis. *J Laryngol Otol*. 2010;124:477.
179. Kim JS, Kim HJ. Inferior vestibular neuritis. *J Neurol*. 2012;259:1553.
180. Ochi K, Ohashi T, Watanabe S. Vestibular-evoked myogenic potential in patients with unilateral vestibular neuritis: abnormal VEMP and its recovery. *J Laryngol Otol*. 2003;117:104.
181. Murofushi T, Iwasaki S, Ushio M. Recovery of vestibular evoked myogenic potentials after a vertigo attack due to vestibular neuritis. *Acta Otolaryngol*. 2006;126:364.
182. Manzari L, Burgess AM, MacDougall HG, Curthoys IS. Objective verification of full recovery of dynamic vestibular function after superior vestibular neuritis. *Laryngoscope*. 2011;121:2496.
183. Lee JD, Park MK, Lee BD, Lee TK, Sung KB, Park JY. Abnormality of cervical vestibular-evoked myogenic potentials and ocular vestibular-evoked myogenic potentials in patients with recurrent benign paroxysmal postitional vertigo. *Acta Otolaryngol*. 2013;133:150.
184. Longo G, Onofri M, Pellicciari T, Quaranta N. Benign paroxysmal positional vertigo: is vestibular evoked myogenic potential testing useful? *Acta Otolaryngol*. 2012;132:39.
185. Komatsuzaki A, Tsunoda A. Nerve origin of the acoustic neuroma. *J Laryngol Otol*. 2001;115:376.
186. Beyea JA, Zeitouni AG. Vestibular evoked myogenic potential latencies in Ménière disease and vestibular schwannoma. *J Otolaryngol Head Neck Surg*. 2010;39:253.
187. Day AS, Wang CT, Chen CN, Young YH. Correlating the cochleovestibular deficits with tumor size of acoustic neuroma. *Acta Otolaryngol*. 2008;128:756.
188. Murofushi T, Matsuzaki M, Mizuno M. Vestibular evoked

myogenic potentials in patients with acoustic neuromas. *Arch Otolaryngol Head Neck Surg*. 1998;124:509.

189. Murofushi T, Shimizu K, Takegoshi H, Cheng PW. Diagnostic value of prolonged latencies in the vestibular evoked myogenic potential. *Arch Otolaryngol Head Neck Surg*. 2001;127:1069.

160. Suzuki M, Yamada C, Inoue R, Kashio A, Saito Y, Nakanishi W. Analysis of vestibular testing in patients with vestibular schwannoma based on the nerve of origin, the localization, and the size of the tumor. *Otol Neurotol*. 2008;29:1029.

191. Tsutsumi T, Tsunoda A, Noguchi Y, Komatsuzaki A. Prediction of the nerves of origin of vestibular schwannomas with vestibular evoked myogenic potentials. *Am J Otol*. 2000;21:712.

192. Ushio M, Iwasaki S, Murofushi T, et al. The diagnostic value of vestibular-evoked myogenic potential in patients with vestibular schwannoma. *Clin Neurophysiol*. 2009;120:1149.

193. Wang CP, Hsu WC, Young YH. Vestibular evoked myogenic potentials in neurofibromatosis 2. *Ann Otol Rhinol Laryngol*. 2005;114:69.

194. Magliulo G, Gagliardi M, Ciniglio Appiani G, D'Amico R. Preservation of the saccular nerve and of the vestibular evoked myogenic potential during vestibular schwannoma surgery. *Otol Neurotol*. 2003;24:308.

195. Hu YF, Cheng PW, Young YH. Comparison of vestibular function between large cerebellopontine angle meningioma and schwannoma. *Acta Otolaryngol*. 2009;129:161.

196. Ahn BH, Kim HA, Yi HA, Oh SY, Lee H. Abnormal cervical vestibular-evoked myogenic potential in anterior inferior cerebellar artery territory infarction: frequency, pattern, and a determinant. *J Neurol Sci*. 2011;307:114.

197. Eleftheriadou A, Deftereos SN, Zarikas V, et al. The diagnostic value of earlier and later components of Vestibular Evoked Myogenic Potentials (VEMP) in multiple sclerosis. *J Vestib Res*. 2009;19:59.

198. Heide G, Luft B, Franke J, Schmidt P, Witte OW, Axer H. Brainstem representation of vestibular evoked myogenic potentials. *Clin Neurophysiol*. 2010;121:1102.

199. Kim S, Lee HS, Kim JS. Medial vestibulospinal tract lesions impair sacculo-collic reflexes. *J Neurol*. 2010;257:825.

200. Patko T, Simo M, Aranyi Z. Vestibular click-evoked myogenic potentials: sensitivity and factors determining abnormality in patients with multiple sclerosis. *Mult Scler*. 2007;13:193.

201. Tseng CL, Young YH. Topographical correlations of lateral medullary infarction with caloric- and vestibularevoked myogenic potential results. *Eur Arch Otorhinolaryngol*. 2010;267:191.

202. Gazioglu S, Boz C. Ocular and cervical vestibular evoked myogenic potentials in multiple sclerosis patients. *Clin Neurophysiol*. 2012;123:1872. 203. Rosengren SM, Colebatch JG. Ocular vestibular evoked myogenic potentials are abnormal in internuclear ophthalmoplegia. *Clin Neurophysiol*. 2011;122:1264.

204. Manzari L, Burgess AM, MacDougall HG, Curthoys IS. Objective measures of vestibular function during an acute vertigo attack in a very young child. *Euro Arch Otorhinolaryngol*. 2012;269:2589.

205. Rosengren SM, Kingma H. New perspectives on vestibular evoked myogenic potentials. *Curr Opin Neurol*. 2013;26:74.

206. Eatock RA, Songer JE. Vestibular hair cells and afferents: two channels for head motion signals. In: Hyman SE, Jessell TM, Shatz CJ, Stevens CF, Zoghbi HY, eds. *Annu Rev Neurosci*, Vol 342011. pp. 501-534.

207. Curthoys IS. The role of ocular torsion in visual measures of vestibular function. *Brain Res Bull*. 1996;40:399.

208. Minor LB, Cremer PD, Carey JP, Della Santina CC, Streubel SO, Weg N. Symptoms and signs in superior canal dehiscence syndrome. In: Goebel J, Highstein SM, eds. *Vestibular Labyrinth in Health and Disease*. 2001:259-273.

209. Carey JP, Migliaccio AA, Minor LB. Semicircular canal function before and after surgery for superior canal dehiscence. *Otol Neurotol*. 2007;28:356.

210. Curthoys IS, Manzari L, Smulders YE, Burgess AM. A review of the scientific basis and practical application of a new test of utricular function—ocular vestibular—evoked myogenic potentials to bone-conducted vibration. *Acta Otorhinolaryngol Ital*. 2009;29:179.

211. Curthoys IS, Burgess AM, MacDougall HG, McGarvie LA, Halmagyi GM, Smulders YE, Iwasaki S. Testing human otolith function using bone-conducted vibration. In: Strupp M, Buttner U, Cohen B, eds. *Basic and Clinical Aspects of Vertigo and Dizziness*. 2009:344-346.

212. Curthoys IS. A balanced view of the evidence leads to sound conclusions. A reply to JG Colebatch "Sound conclusions?" *Clin Neurophysiol*. 2010;121:977.

213. Jombik P, Bahyl V, Drobny M, Spodniak P. Vestibulooc-

ular (oVEMP) responses produced by bone-conducted sound stimuli applied to the mid-sagittal plane of the head. *J Vestib Res*. 2008;18:117.

214. Curthoys IS, Manzari L. Evidence missed: ocular vestibular-evoked myogenic potential and cervical vestibular-evoked myogenic potential differentiate utricular from saccular function. *Otolaryngol Head Neck Surg*. 2011;144:751.
215. Manzari L, Burgess AM, Macdougall HG, Curthoys IS. Enhanced otolithic function in semicircular canal dehiscence. *Acta Otolaryngol (Stockh)*. 2011;131:107.
216. Rosengren SM, Aw ST, Halmagyi GM, Todd NPM, Colebatch JG. Ocular vestibular evoked myogenic potentials in superior canal dehiscence. *J Neurol Neurosurg Psychiatry*. 2008;79:559.
217. Welgampola MS, Colebatch JG. Characteristics and clinical applications of vestibular-evoked myogenic potentials. *Neurology*. 2005;64:1682.
218. Iwasaki S, Takai Y, Ito K, Murofushi T. Abnormal vestibular evoked myogenic potentials in the presence of normal caloric responses. *Otol Neurotol*. 2005;26:1196.
219. Streubel SO, Cremer PD, Carey JP, Weg N, Minor LB. Vestibular-evoked myogenic potentials in the diagnosis of superior canal dehiscence syndrome. *Acta Oto-Laryngol Suppl*. 2001;545:41.

13

청각장애 및 이명의 사정 및 관리

Assessment and Management of Auditory Disorders and Tinnitus

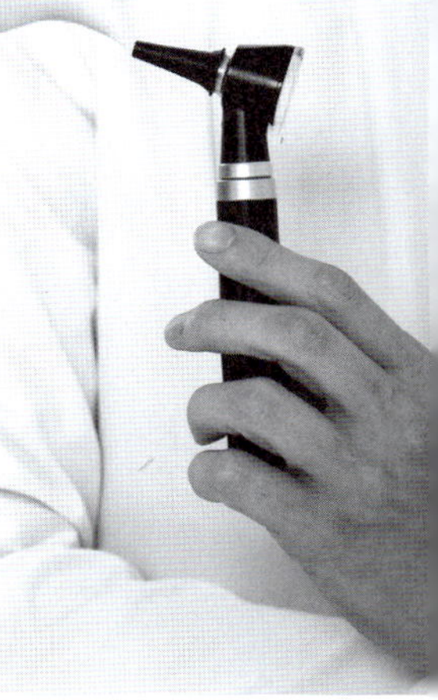

Sharon H. Polensek, MD, PhD • Steven L. Benton, AuD

안뜰장애가 의심되는 환자들 중 많은 환자들이 난청을 가지고 있다. 귀에 청각 및 안뜰자극을 위한 감각기관이 있기 때문에 많은 귀 관련 질환들(예: 메니에르병, 바깥림프샛길, 미로염, 속귀신경집종 및 기타)이 청각 및 안뜰 증상을 모두 나타낼 수 있다. 난청 및 이명 검사, 관리에 대한 임상적 도구에 대한 이해는 안뜰상실 환자를 평가하고 치료해야 하는 임상가에게 도움이 될 것이다.

병력 및 신체검사

History and physical examination

환자의 청각계에 대한 철저한 검사를 위해서는 청력검사뿐만 아니라 신중한 병력 및 신체검사를 통해 정보를 수집해야 한다. 어지럼이 주요 호소인 환자는 가벼운 청력장애에 대해 특히 질환이 서서히 진행된 경우는 특별히 말하지 않을 것이다. 초기 임상검사 시, 특히 청력검사(audiological testing)가 아직 수행되지 않은 경우, 임상가는 안뜰상실이 의심되는 모든 환자의 청력을 대략적으로라도 평가해야 한다. 안뜰기능저하 환자에 대한 공식적인 청력 평가를 얻는 것이 최우선적으로 이루어져야 할 것이다. 환자가 주관적 청력 어려움이 있는지, 그렇다면 언제 가장 청력에 어려움을 겪고 있는지 여부에 대한 조사가 이루어져야 한다. 환자가 양쪽 귀로 전화 통화를 할 수 있는지 또는 상대방에게 다시 묻기를 자주 반복하는지를 조사하면 청력이 나빠졌는지를 짐작할 수 있다. 보다 미세한 난청의 경우, 환자는 교회에서 듣거나 레스토랑과 같은 소음이 있는 환경에서 의사소통하는 것과 같은 특정 상황에서의 문제만을 이야기할 수도 있다.

심한 난청을 식별하는 가장 간단한 방법은 검사자가 환자의 귀구슬을 안쪽으로 누르고 환자가 소리굽쇠, 속삭임 또는 검사자의 손가락이 다른 귀 근처에서 서로 문지르는 소리를 들을 수 있는지 평가하는 것이다. 비대칭 난청은 때때로 웨버 소리굽쇠 검사로 식별할 수 있다. 환자의 이마 또는 치아에 진동이 있는 512Hz 소리굽쇠를 명확히 놓고 환자가 정중선에서 발산되는 소리를 인지하는지 여부를 판단해야 한다(그림 13.1). 소리의 지각이 한쪽으로 치우치게 되면 청력이 손상된 것이다. 어느 귀에 상실이 있는지를 판단하기 위해 검사자는 소리굽쇠로 린(Rinne) 검사를 수행할 수 있다(그림 13.2). 이 검사를 수행하기 위해 검사자는 진동하는 소리굽쇠를 환자의 귀 뒤에 놓고 환자가 더 이상 소리를 들을 수 없을 때 소리굽쇠를 바깥귀길 앞에 위치한다. 소리굽쇠가 바깥귀길에 있을 때 환자가 여전히 소리를 들을 수 있으면 정상이다. 웨버

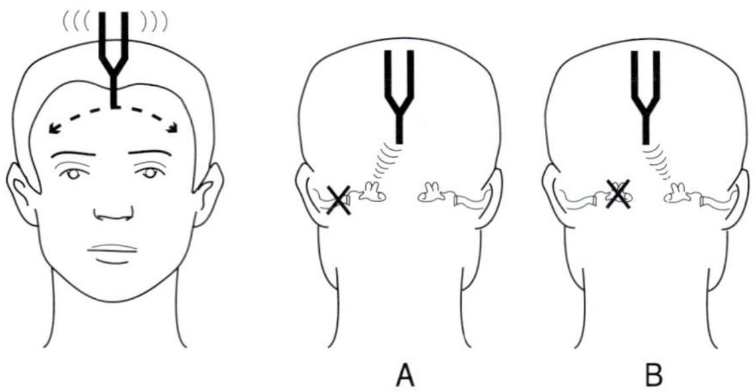

그림 13.1 웨버 검사.
A: 소리굽쇠의 소리는 전도성 난청이 있는 귀에 감지된다. B: 감각상실과 함께 귀의 반대쪽 귀에 감지된다.

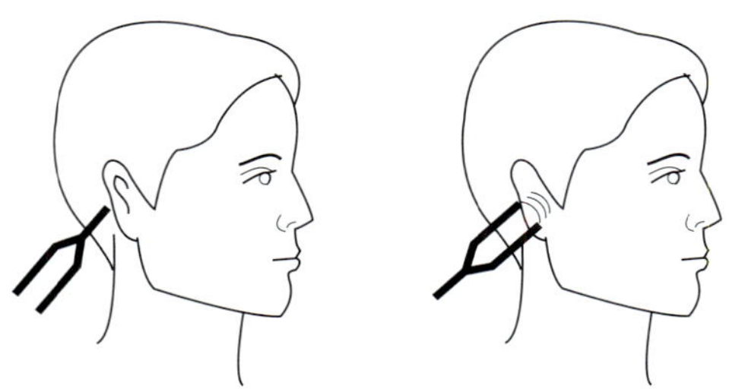

그림 13.2 린 검사.
설명은 본문을 참조한다.

(Weber) 검사에서 소리 지각이 한쪽으로 치우쳐 있고 린 검사에서 한쪽이 비정상으로 나왔다면 환자는 비정상측 귀에 전도성 난청을 가지고 있을 수 있다. 반면에 웨버 검사결과가 비정상이고 린 검사가 정상적인 결과를 얻는다면, 환자는 아마도 소리 지각이 치우치지 않은 귀의 감각신경성 난청을 가지고 있을 수 있다. 웨버 및 린 검사는 난청 전용 검사이다. 예를 들어, 환자의 혼성 난청이 있는 경우 이 검사들로는 결론이 나올 수 없다.

이경검사(otoscopy)는 어지럼이 있는 환자를 평가할 때 바깥귀길과 고막을 시각화하는데 종종 도움이 된다. 귓바퀴 및 바깥귀길은 홍반, 부종 또는 덩어리의 징후가 있는지 검사해야 한다. 이물질, 소포 또는 배출물이 없어야 한다. 바깥귀길이 귀청 또는 이물질과 같은 물질로 완전히 폐쇄되면, 전도성 난청이 발생할 수 있다.

다음으로 고막의 천공, 팽창, 수축 또는 가운데귀 공간에 액체가 있는지 살펴보아야 하는데 전도성 난청을 일으킬 수 있기 때문이다. 공압식 이경검사는 고막의 정상적인 움직임을 검사할 때 귀관을 팽창하여 수행해야 한다. 정상적인 고막 이동성을 볼 수 있게 되면 천공이 있을 가능성과 중위 삼출이 있을 가능성이 낮다는 것이다.

이경검사는 안뜰기능에 대한 온도눈떨림검사(caloric test)를 수행하기 전에 항상 수행해야 한다. 만약 안뜰기능상실 환자에게서 고막천공이 의심된다면 온도눈떨림검사 대신 다른 검사를 이용하여 안뜰기능을 검사해야 한다. 마찬가지로, 온도눈떨림검사는 꼭지돌기절제술을 받은 환자에게는 금기사항이다. 통증이 없는 가운데귀 삼출액의 경우 온도눈떨림검사를 실시할 수 있다. 하지만 검사결과가 비정상으로 나온다면, 삼출물이 해소된 후 더 정확한 해석을 위해 검사를 반복해야 한다.

청력 평가 및 관리
Audiological evaluation and management

평가 절차 Evaluative procedures

청력 민감도 검사

청력 민감도에 대한 가장 일반적인 검사는 250Hz에서 8KHz까지의 주파수에서 순음 자극에 대한 청각 문턱값의 측정이다. 청각 문턱값은 시간의 일정 비율 동안 감지할 수 있는 음향 자극의 최저 강도에 해당한다. 제시된 사운드의 강도는 일반적으로 청력 수준(dBHL)의 데시벨 단위로 측정된다. 합리적으로 조용한 환경에서 정상적인 청력을 가진 젊은 성인의 청각 감도를 나타내는 음압을 0dBHL로 눈금을 정한다. 지정된 주파수 범위에 대한 청력 민감도의 청력측정 문턱값은 일반적으로 개인의 청력도(audiogram)에 표시된다(그림 13.3A). 청력도의 가로축은 제시된 음향 자극의 dBHL 단위이며, 세로 좌표는 제시된 톤의 주파수에 해당한다.

청력도는 일반적으로 공기전도(air conduction, AC)를 통해 제시되는 순음 자극에 대한 개인의 청력 문턱값을 보여준다. 공기전도된 소리는 양쪽 이어폰 또는 확성기를 사용하여 적용하며, 따라서 소리 에너지가 귀의 모든 부분을 통해 전달된다. 이러한 이유 때문에 난청을 공기전도 소리만으로 측정하는 것이 난청을 진단하기에 충분할 수 있지만, 귀의 어느 부분에서 손상이 발생했는지를 결정하기에는 정보가 충분하지 않다. 대조적으로, 뼈전도(bone conduction, BC)를 통해 전달된 톤에 대한 청력 문턱값은 두개골의 뼈 돌출부에, 전형적으로는 귀고리 뒤의 꼭지돌기에 배치된 진동기에 의해 발생하는 순음에 대한 청력 민감도를 측정함으로써 얻어진다. 뼈에 의해 전달되는 소리는 뼈에 둘러싸인 달팽이관에 직접 전달되어 외부 및 가운데귀를 통해 우회한다. 따라서 난청이 뼈전도 청력검사(audiometry)에 의해 확인되면, 그것은 달팽이관 또는 달팽이관뒤부분(retrocochlear) 문제로 인해 야기된 것이다.

순음 청력도 해석 및 난청 유형

AC 문턱값이 난청을 나타내고, BC 문턱값은 정상이면, 그림 13.3B에 표시된 청력도에 표시된 것처럼 공기-뼈 간격(air-bone gap)이 존재한다. 공기-뼈 간격의 존재는 난청이 바깥귀나 가운데귀의 문제로 인해 발생할 수 있음을 나타낸다. 이러한 난청을 전도성 상실(conductive loss)이라고 한다. 전도성 상실의 원인으로는 가운데귀

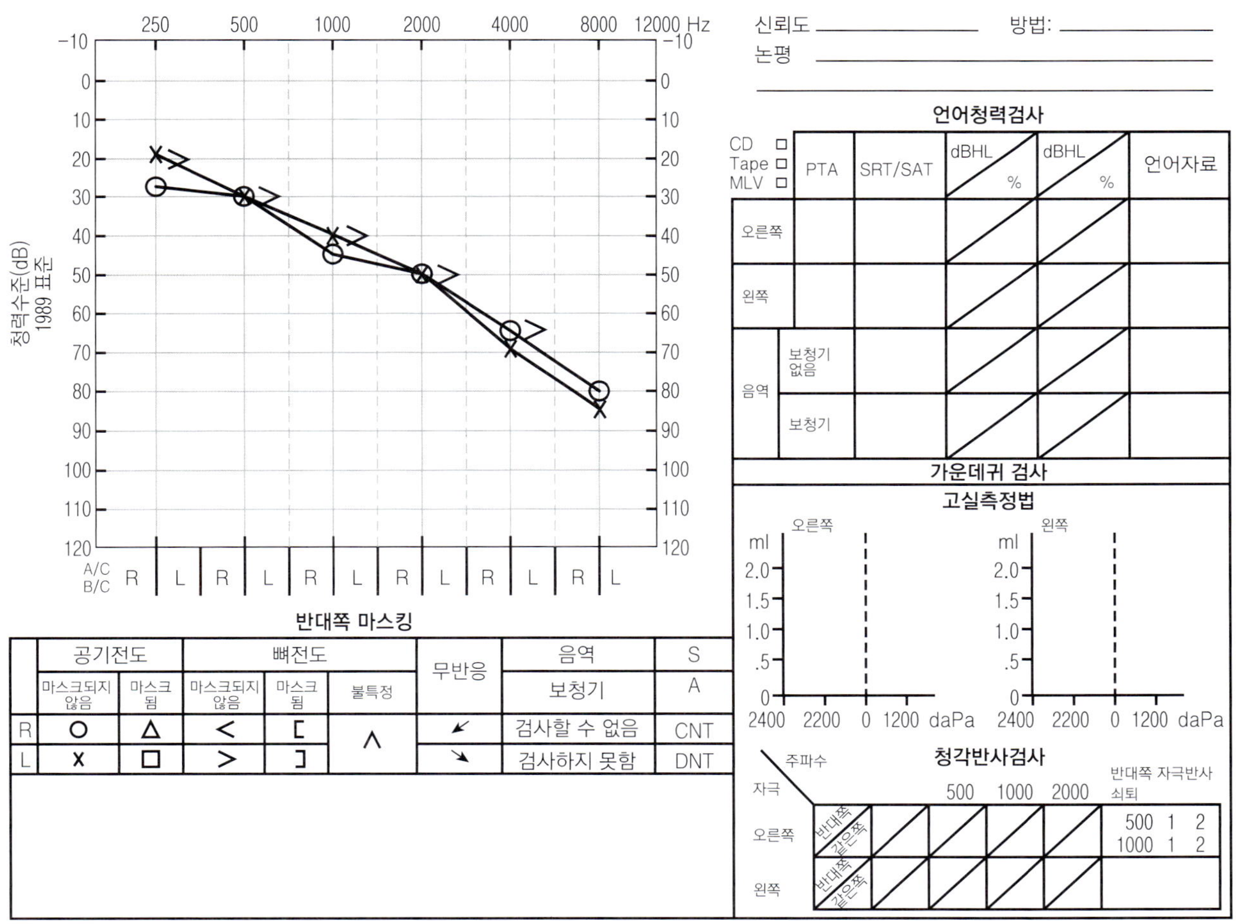

A

그림 13.3

A: 청력도의 예. 노인성 난청과 일치하는 중간-높은 주파수의 감각신경성 난청 환자의 예이다. 난청은 가장 높은 주파수에서 가장 심하며 낮은 주파수에서는 손상이 적다.

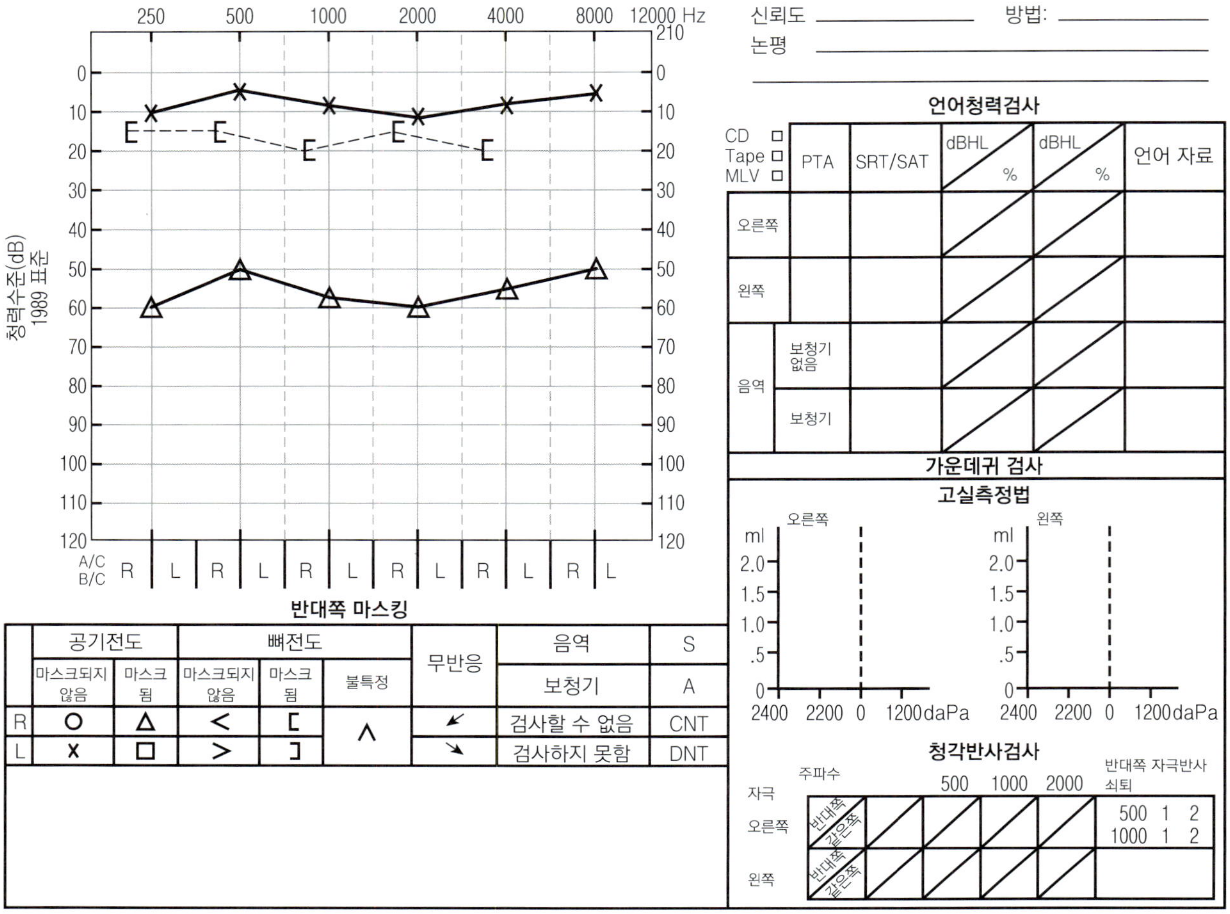

B

그림 13.3 (계속)

B: 오른쪽 귀에 공기-뼈 간격이 특징인 보통의 전도성 난청을 보여주는 청력도.

의 액체 유출, 작은뼈연쇄(ossicular chain)의 움직임 문제나 감소 또는 천공이나 과도한 흉터로 인해 비정상적인 고막 움직임을 들 수 있다. 전도성 난청은 덩어리, 귀청 또는 귀청 부스러기, 심지어는 손가락과 같이 바깥귀길을 막는 모든 것들로 인해 발생할 수 있다. 전도성 난청에 대한 병인에는 가운데귀염, 귀경화증, 외상 또는 만성 가운데귀염으로 인한 작은뼈 연쇄 파열, 진주종, 고실내출혈(가운데귀강 내 혈액), 바깥귀 또는 가운데귀의 종양, 위반고리관 벌어짐 및 압력손상이 포함된다.

다른 한편, AC 문턱값이 난청을 나타내고 BC 문턱값이 AC에 의해 얻어진 문턱값과 동일한 경우에는 공기-뼈 간격이 없으며 난청은 감각신경이 원인이다(그림 13.3A, 그림 13.3C). 따라서 감각신경 상실은 달팽이관 또는 청각신경 몸쪽부 또는 중추신경계에에 문제가 발생한 결과이다. 감각신경성 난청의 빈번한 병인에는 노년난청, 귀독성 약물, 선천적 상실, 미로염, 허혈, 안뜰신경집종, 관자뼈 골절 및 메니에르병이 포함된다. 일부 신진대사 또는 전염성 질환 또한 감각신경성 난청을 유발할 수 있는데 수막염, 선천성 매독, 톡소플라스마증, 거대세포바이러스, 풍진 및 헤르페스 등이 그 예이다. 저산소증, 장기간의 기계 호흡 및 저체중과 같은 출생 합병증도 감각 상실의 위험을 증가시킨다.

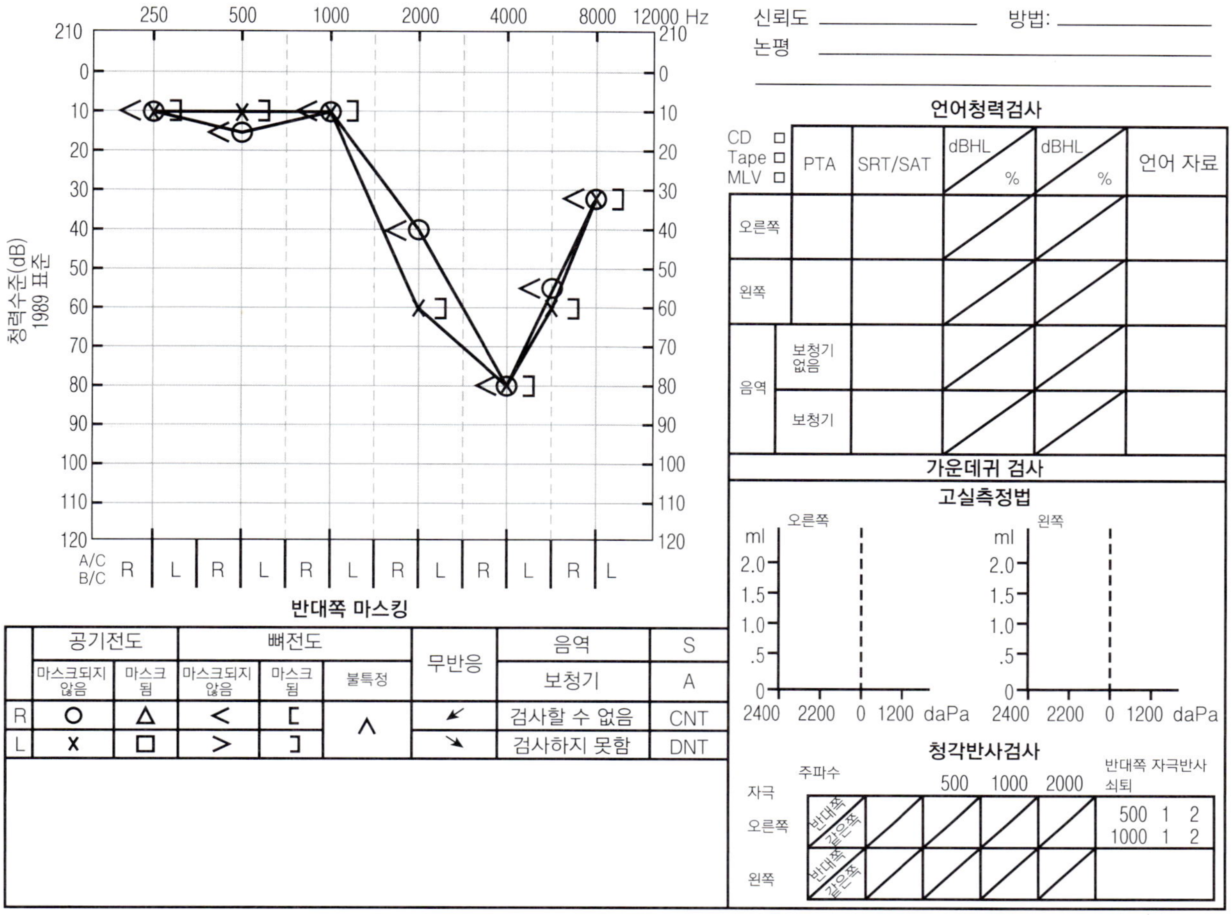

C

그림 13.3 (계속)
C: 양쪽 소음에 의한 감각신경성 난청의 청력도. 일반적으로 저주파에서 정상적인 감도를 갖는 고주파 난청이다.

BC 문턱값이 난청을 나타내고 AC 문턱값이 공기-뼈 간격을 나타낼 경우 혼합 유형 상실이 존재한다. 이는 상실이 전도성과 감각신경 구성요소 모두를 가짐을 의미한다(그림 13.3B). 혼합 유형의 상실은 진행된 귀경화, 심한 만성 가운데귀염 및 일부 유전적 청각장애에서 나타날 수 있다.

난청을 전도성, 감각신경성 또는 혼합성으로 분류하는 것 외에도 난청을 더 분류할 수 있으며, 심각도에 따라 주로 영향을 받는 주파수에 따라 또는 청력도에 나타나는 문턱값 모양 배열에 따라 나눌 수 있다.

난청의 중증도는 정상 범위와 비교하여 문턱값 상승 정도에 따라 경도, 중등도, 중등도 중증, 중증, 심각과 같이 표현할 수 있다(표 13.1). 일반적으로 청력 문턱값이 20dB 미만인 경우 성인에서 정상으로 간주된다. 18세 미만 어린이의 경우, 문턱값이 15dB 미만이라면, 정상 범위 내로 간주된다. 난청은 문턱값이 40dB 미만인 경우 경도, 41~55dB는 중등도, 56~70dB는 중등도 중증, 71~90dB는 중증 그리고 90dB HL 이상인 경우 심각으로 분류할 수 있다.

많은 감각신경성 난청은 노화 또는 소음 폭로가 있을 때 문제가 되는 고주파수에 불균형적으로 영향을 미치며, 따라서 청력도에서 '아래로 기울어지는' 것으로 설명될 수

표 13.1 난청의 분류

순수 톤 청력도 결과(dB)	분류
<20(성인) <15(어린이)	정상 청력
16~25	약간의 상실
26~40	경도 상실
41~55	중등도 상실
56~70	중등도 중증 상실
71~90	중증 상실
>91	심각한 상실

있다. 일반적으로, 소음 외상은 4,000Hz의 감도가 가장 큰 영향을 주는 난청을 유발한다. 이러한 종류의 난청은 청력도에 V자 모양을 형성하고, 때로는 이것을 '4KHz 표시'라고도 한다. 고주파 난청을 가진 사람들은 모음의 낮은 주파수를 들을 수도 있지만 고음의 자음을 단어로 들을 때 가장 어려움을 겪는다. 따라서 영어를 사용하는 환자의 경우에는 연설을 들을 수 있는데, 말한 것을 이해하는 데 어려움이 있다고 불평할 수 있다. 모음으로 단어가 끝나는 언어는 고주파 난청 환자에게 동일한 문제를 일으키지 않는다.

저주파수 감각신경성 난청은 일반적으로 메니에르병 환자와 유전성 청각장애인에게서 볼 수 있다. 청력도는 'U자형' 또는 '쿠키 바이트(cookie bite)' 청력도로써 묘사될 수 있다. 이 청력도의 문턱값은 난청이 가장 적거나 또는 가장 심하게 영향을 받는 주파수는 청력 범위 중간에 있다.

언어청력검사

일상적인 청력 평가의 또 다른 구성요소는 말의 소리를 감지하고 인식할 수 있는 개인의 능력을 결정하는 것이다. 청취자가 50%의 시간 동안 탐지할 수 있는 언어 자극의 강도를 어음탐지문턱값(speech detection threshold) 또는 SDT라고 한다. SDT는 500, 1,000 및 2,000Hz에서 순음에 대한 청력 민감도의 평균 문턱값과 거의 일치해야 하며, 평균은 순음 평균이라고 한다. 환자가 단어를 인식하는 데 필요한 언어 자극의 강도는 일반적으로 SDT보다 약 8dB 더 크다. 청취자가 발사 자료의 50%를 반복할 수 있는 강도 레벨을 음성청취문턱값(speech reception threshold) 또는 SRT라고 한다.

편안한 듣기 수준에서 제시되는 단어를 인식하는 능력은 환자의 언어감지도(일부 텍스트의 경우 어음명료도, speech discrimination라고도 함)를 결정하여 검사된다. 이 점수는 환자의 가청 범위 내에서 단어 목록을 제시하고 올바르게 인식된 비율을 계산하여 얻는다. 정상 범위 내에 있는 점수는 목록에 있는 단어의 수와 유형에 따라 다르며 사용된 방법에 따른 표준 범위가 나와 있다. 어음명료도는 감각신경상실이 비정상적일 가능성이 높으며 달팽이이후(retrocochlear) 상실인 경우 심각한 영향을 자주 준다. 상실이 감각신경 근원인지 여부를 결정하는데 도움이 되는 정보를 제공하는 것 외에도, 구별 검사결과는 청취자의 효과적인 의사전달 능력 및 보청기가 효과적인 관리인지 여부에 대한 정보를 제공한다.

청각 이미턴스의 측정

일상적인 청력 평가에는 종종 음향 임피던스 또는 음향 에너지 전송에 대한 저항 측정이 포함된다. 음향 임피던스의 가장 보편적인 검사는 고실측정법(tympanometry)과 등자뼈반사 측정(stapedial reflex measures)이다. 고실측정법은 바깥귀길 압력 변화에 따른 순응도(compliance)를 측정하는 것이다. 순응도는 바깥귀길의 공기 압력이 가운데귀의 공기압과 같을 때 정점에 있다. 따라서 바깥귀길에 음압을 가했을 때 최대 순응도가 발생했다면, 가운데귀에 음압이 존재함을 알 수 있다. 유스타키오관(eustachian tube)에 기능이상이 있는 경우 그럴 수 있다. 반면에 가운데귀 삼출액이 존재할 때 바깥귀길의 압력 변화는 순응도에 유의한 영향을 미치지 않는다. 따라서 순응도는 모든 압력 수준에서 일정하게 유지되며, 평평한(피크 없음) 고실도(tympanogram)가 생긴다.

일상적인 이미턴스 검사의 경우, 그림 13.4에 묘사된 것처럼 몇 가지 유형의 고실도 형태가 존재한다. A형은 정상적인 가운데귀 압력에 대한 정상적인 순응도를 나타낸다. 깊은 A형(또는 A_D)은 정상적인 가운데귀 압력에서

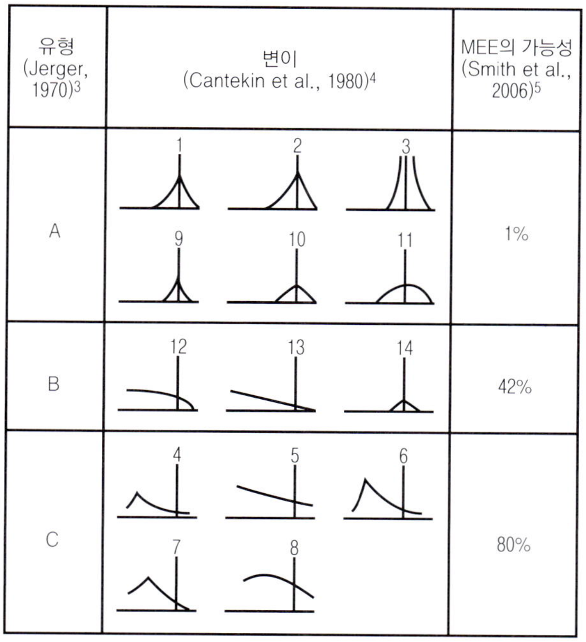

그림 13.4 가운데귀염의 고실측정 패턴.
단위가 임의이기 때문에 압력 라인의 수직 높이는 비교를 위해서만 동일하다. 곡선의 모양(정점 또는 점진적), 곡선의 높이(가운데귀의 순응도에 비례함) 및 최대 순응도에서의 가운데귀 압력은 모두 심박동도 분류의 유형과 가운데귀 삼출의 가능성(MEE)에 관련된다.

정상보다 높은 최고 순응도를 보인다. A_D형 패턴은 작은뼈 연쇄 파열(ossicular chain disruption)이나 이완된 고막에서 전형적이다. 얕은 A형(A_S)은 정상 가운데귀의 귀 압력에서 정상보다 낮은 최고 순응도를 보이는 것을 의미하고, 작은뼈 연쇄 고정, 고막이 두꺼워진 경우 또는 가운데귀에 이물질이 있어 작은뼈 연쇄 운동성이 줄어든 경우에 볼 수 있다. B형 고실도는 바깥귀길 압력이 변함에 따라 일정하게 유지되는 순응도를 말한다. 가운데귀 삼출, 고막 천공 또는 귀지가 꽉 찬 경우에 볼 수 있다. 가운데귀가 음압일 경우 C형의 고실도를 형성하게 된다.

음향 임피던스의 또 다른 평가는 소리반사의 측정이다. 소리반사는 시끄러운 소리 자극에 대한 등자근(stapedius) 수축이며, 이는 고막의 순응도 감소를 가져와 고막을 통한 음향 에너지의 전달을 감소시킨다. 반사가 일어나기 위해서는 해당 귀의 청력이 어느 정도 있어야 하며 등자근에 대한 날신경섬유가 손상되지 않아야 한다. 정상 청력을 가진 경우 반사는 일반적으로 같은쪽 또는 반대쪽 귀의 청각 문턱값보다 높은 70~100dB 소리가 나타날 때 발생한다.

많은 음향 반사 검사들은 음향 반사 유무와 그것이 발생하는 문턱값을 평가한다. 반사 문턱값이 청력 문턱값보다 큰 70dB보다 더 작으면, 달팽이관의 이상을 의심할 수 있는데 비정상적인 음량 증가(loudness growth) 또는 감각 반사점증(sensory recruitment)의 증거이기 때문이다. 실질적으로 청각 문턱값보다 높으나 낮은 레벨에서 음향 반사가 존재하면 편안한 청력의 동적 범위가 줄어들었다는 것이고, 이는 적절한 보청기 선택에 유용한 정보이다.

가벼운 분비성 가운데귀염이나 일부 형태의 작은뼈 연쇄 분리의 경우, 반사가 정상으로 나올 수 있지만 가운데귀 질환 또한 소리반사를 억제한다. 대부분의 경우, 환자가 전도성 난청을 앓고 있고 자극된 귀에 20dB 이상의 공기-뼈 간격이 있을 때 같은쪽 및 반대쪽 반사가 없다.

같은쪽과 반대쪽 자극에 대한 비정상적인 청각 반사 반응의 패턴은 VII 또는 VIII 뇌신경의 손상을 구별하는 데 도움이 된다. 반사 문턱값의 비정상적인 상승(즉 청각 문턱값보다 95dB 이상) 또는 정상적인 청력 문턱값에도 불구하고 반사가 나타나지 않는다면 VIII 뇌신경 병변을 의심해야 한다. 반사 문턱값보다 10dB 높은 500Hz 및 1kHz 음의 경우 10초 이내에 원래 진폭의 반 이하로 감소하는 반사 응답 진폭은 신경 손상을 의미한다. 마지막으로 같은쪽 반사는 정상이고 반대쪽 반사가 없는 경우 뇌줄기병변 환자일 수 있다.

소리반사 문턱값은 결코 순음 문턱값보다 작아서는 안 된다. 만약 그렇게 나타난다면 비유기체 난청 또는 기술적 오류로 인해 발생할 가능성이 크다.

청각 유발전위

소리자극에 반응하는 달팽이관, 청각신경 및 중추신경계 내의 청각센터에서 일어나는 전기 활동이 청각 유발전위(auditory evoked potentials, AEP)를 형성한다. AEP는 일반적으로 비침습성 두피 전극을 사용하여 기록되며 사람의 경우 1/1,000초에서 수십 분의 1초에 이른다. 경로를 따른 지점에서 반응의 잠복기는 연결의 속도와 신경세포의 시냅스를 통과하는 활동 지연에 따라 달라진다. 이러한 이유 때문에 청각 유발전위는 종종 잠복기의 순서에 따라 분류되며, 이는 자극 시점과 전위발생 사이의 시간에 해당한다.

달팽이전기도검사

청각자극에 반응하여 달팽이관과 청각신경에 의해 생성된 신경전기활동은 달팽이전기도검사(electrocochleography)를 사용하여 측정된다. 전기적 달팽이관 반응은 확성기 역할을 하는 달팽이관 가중전위(summating potential, SP) 그리고 청각신경(auditory nerve, AP)(그림 13.5)에 의해 생성된 전체 신경 활동전위로 구성되어 있다. 달팽이관은 음향 자극의 파형을 모방하며, 베이스 라인(또는 DC 직류)을 바꾸는 것을 SP라고 한다. AP는 청각뇌줄기반응(auditory brainstem response, ABR)의 1번파에 해당한다. 이상적으로 달팽이전기도검사는 달팽이관의 둥근창에 가능한 한 가깝게 배치된 전극으로 기록된다. 고막을 통과하는 침전극은 이마 또는 귀구슬에 위치한 다른 전극을 기준으로 사용될 수 있으며 또한 전극은 고막 표면 바깥귀길에 위치할 수 있다.

달팽이전기도는 비정상적인 달팽이관 기능을 확인하는데 특히 유용하며 가능한 내림프액 수종이나 메니에르병 진단을 위해 광범위하게 사용되었다. 내림프액 수종은 바닥막의 탄성을 변화시키고, AP의 진폭에 비해 SP의 진

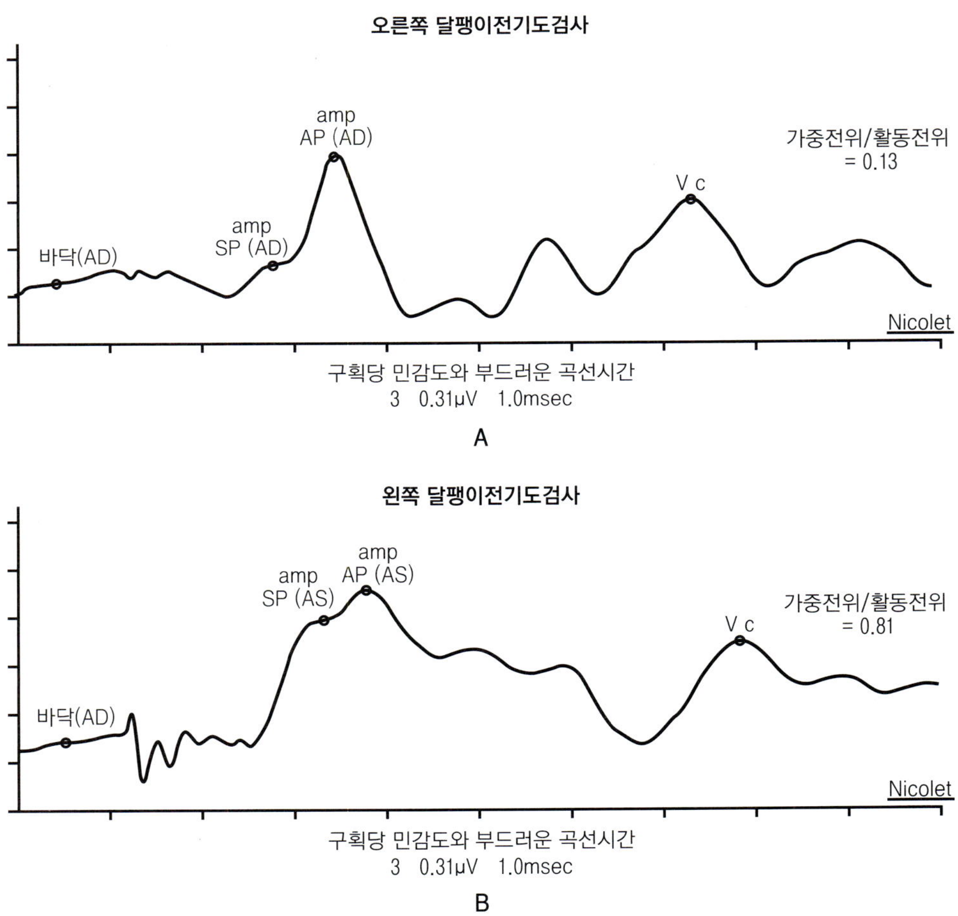

그림 13.5
A: 정상 귀에서 고막 표면 전극으로 얻은 달팽이전기도(electrocochleogram). 가중전위/활동전위 비율은 0.13에서 정상이다. **B:** 메니에르병 환자의 귀에서 얻은 달팽이전기도. 가중전위/활동전위 비율이 높다(0.81).

폭을 증가시킨다. SP/AP 비율은 일반적으로 10~50%이며, 메니에르병 환자의 비율이 높다.

청각뇌줄기반응

청각뇌줄기반응(auditory brainstem response, ABR)의 측정은 바깥귀에서 중간뇌의 수준까지 청각경로의 기능을 평가하는 또 다른 수단으로 사용된다. ABR은 소리가 나는 자극에 반응하는 청각경로의 말초 부분의 활동을 평균적으로 표면 전극으로 기록하는 것이다. ABR 측정의 실제 용도로는 영아 또는 인지장애가 있는 환자와 같은 일상적인 청력검사에 참여할 수 없는 환자의 청력 문턱값의 추정 및 난청을 앓고 있는 환자의 청력 문턱값을 기록하는 것이다. 청각경로상의 병변 부위에 대한 정보는 ABR에 의해 추론될 수 있으며, 파형 형태는 병변 부위에서 선택적으로 비정상일 수 있다. ABR은 청신경종절제술과 같은 수술 중 청각신경 손상을 모니터링하는 데도 유용하다.

ABR을 유도하려면 클릭 수와 짧은 주파수별 음조 자극을 모두 사용해야 한다. 전극은 마루(머리꼭대기), 이마 및 각 귓볼 뒤쪽에 배치된다. 자극받은 귀의 귓볼에 있는 전극을 기준 전극으로 사용하고 다른 전극을 접지 전극으로 사용한다. 10msec 이내의 처음 5개의 양극 피크가 일상적으로 분석된다. 일반적으로 1,000~3,000스윕(sweeps)의 파형을 평균하여 ABR을 얻는다.

ABR의 형태는 그림 13.6A에 나와 있다. 1번파(Wave I)는 속귀길 내에 있는 청각신경 부분에서 시작된다. 2번파(wave II)는 청각핵과 소뇌다리뇌각(cerebellopontine angle)에 있는 8번 뇌신경의 근위부에서 기원한다. 3번파(wave III)는 위올리브복합체에서 기원한다. 4번파(wave IV)는 가쪽섬유띠(lateral lemniscus)로부터 발생하고, 5번파(wave V)는 아래둔덕(inferior colliculus)에서 유래한다. 3번에서 5번파는 더 이상 한쪽의 반응을 나타내는 것이 아닌 양쪽 자극에 대한 반응을 나타내는 것이다. 반응 잠복기는 일반적으로 자극 진폭이 감소함에 따라 증가하며, 자극 강도에 관계없이 파장 간격은 비교적 일정하게 유지된다. 따라서 1번에서 5번파와 3번에서 5번파 간격이 일반적으로 측정된다.

청각신경이나 뇌줄기에 병변이 있는 경우 잠복기 파형이 정상이지만 잠복기가 비정상적으로 길거나 파 간격이 넓게 나타날 수 있다. 다발성경화증 환자의 비정상 ABR 파형의 예가 그림 13.6B에 나와 있다.

중간잠복과 겉질 사건 관련 청각 유발전위

중간잠복반응(middle latency responses, MLR)은 시상 및 청각겉질에 의해 생성되는 것으로 생각되며 달팽이전기도검사 및 ABR과는 달리 대상자의 주의력 및 각성 수준에 분명히 영향을 받는다. MLR의 대기시간은 인간의 경우는 약 12~65msec이다. 75msec 이상 지나 나타나는 반응을 느린 마루점 전위(vertex potentials) 또는 후기 성분 전위(late component potentials)라고 한다. 대상자의 각성 수준과 주위력에 크게 영향을 받는 후기 성분 전위를 때로는 사건 관련 전위(event-related potential, ERP)라고도 한다. P300(300msec 잠복기에 나타나는 양전위 피크)이라 불리는 ERP는 대상자가 일반적이지 않는 청각자극에 집중할 때만 유발될 수 있다.

청각지속반응(auditory steady-state responses, ASSR)은 정상 상태 자극에 의해 유발되는 뇌의 전위이다. 정상 상태 자극은 순음 돌발형태(burst)로 나타나며 주파수 변조나 진폭 변조 또는 둘 모두를 가져야 한다. ASSR은 ABR보다 주파수 선택(frequency-selective) 청력 문턱값을 더 많이 예측할 수 있는 정보를 얻을 수 있다는 장점이 있지만, 변조 속도가 충분히 높으면 MLR 또는 후기 성분 전위보다 각성 상태에 덜 민감하다. 현재 ASSR은 난청의 위험이 있는 대상자, 특히 영아 및 아동의 청력 문턱값을 추정하는 데 주로 사용된다.

귀음향방사

귀음향방사(otoacoustic emissions, OAEs)는 건강한 달팽이관 바깥털세포에서 생성되는 소리이다. 바깥털세포는 운동성이 있으며 음향 자극 동안 달팽이관 변위의 증폭기로 작용한다고 생각되며, 따라서 청각 부산물 또는 달팽이관 울림(cochlear echoes)을 생성한다. OAE는 본질적으로 정상적인 청력을 가진 모든 환자에게서 얻을 수 있지만 가벼운 난청을 동반한 귀에서 감소되거나 없을 수

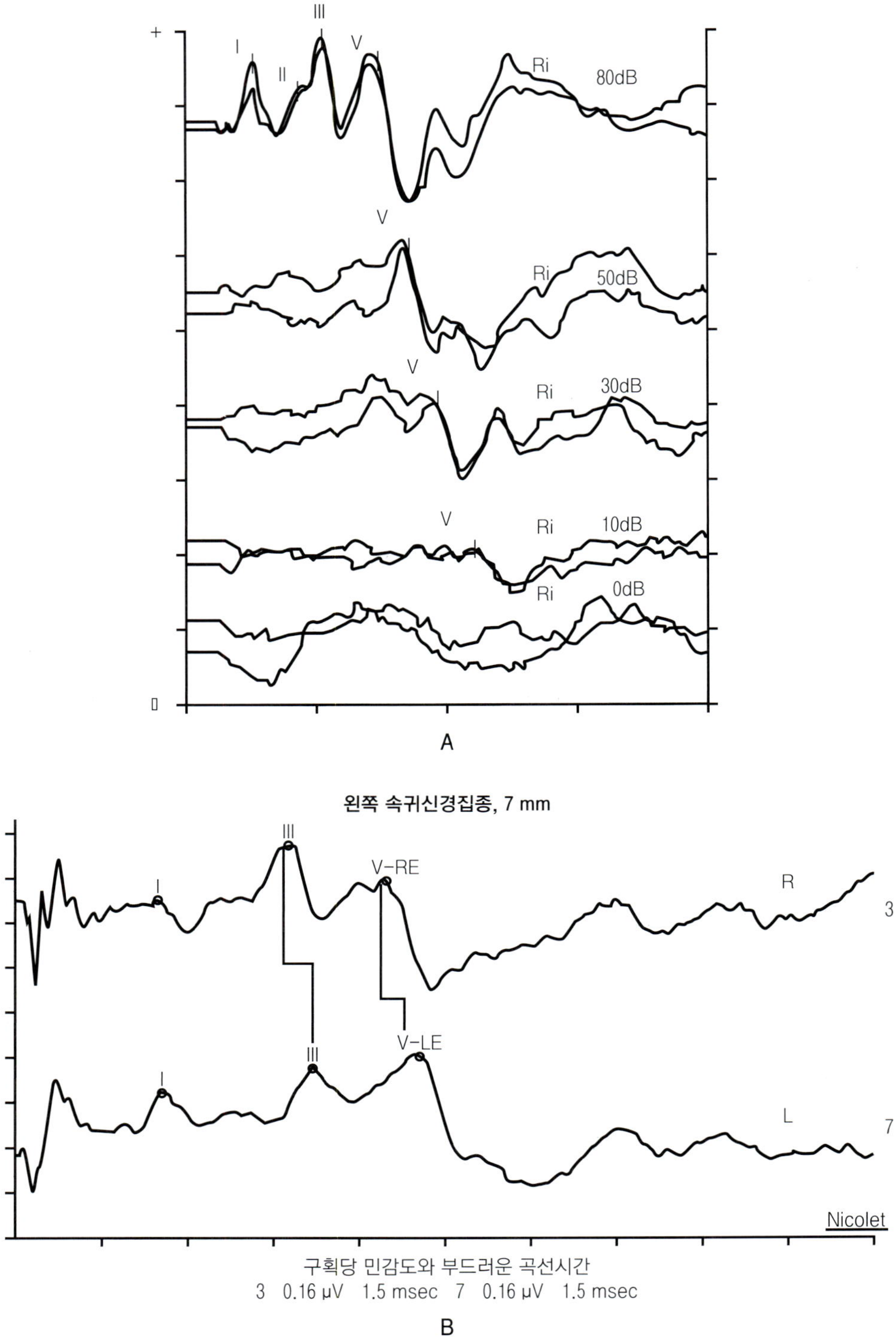

그림 13.6

A: 정상 청력을 가진 젊은 성인의 자극 수준에 걸쳐 기록된 일련의 청각뇌줄기반응(ABRs). 높은 수준에서 ABR의 5개 피크가 모두 표시된다. 자극 수준이 감소함에 따라 V파는 진폭이 감소하고 지연 시간이 증가한다. 이러한 응답은 정점 양극전위를 위쪽 편향으로 표시한다. 세로축에 사용된 눈금은 0.4mV/구획이다. 가로축에 사용된 눈금은 4msec/구획이다. **B:** 왼쪽 귀에 속귀신경집종이 있는 환자의 ABR. 웨이브 진폭의 감소와 지연된 반응(잠복기 증가)이 왼쪽에 있음을 유의한다.

있다. OAE에서 대상자 간 차이가 미미하며 한쪽 귀에 대해 수 년 동안 배출량이 안정적으로 유지된다. OAE는 검사가 빠르고 비침습적이며 매우 민감하기 때문에 신생아의 난청 선별에 매우 유용하다.

귀음향방사는 귀의 음향 자극 없이 발생하는 자발적 방사(spontaneous emission, SOAE)와 음향 자극에 대한 반응인 유발귀음향방사(evoked otoacoustic emissions, EOAE)로 나눌 수 있다. 유발된 귀음향방사는 좀 더 세분할 수 있으며 클릭이나 짧은 음과 같은 일시적이고 짧은 자극에 의해 유발되는 일시 유발 귀음향방사, 순음으로 유발되는 자극-주파수 귀음향방사 그리고 특정 주파수 차이로 분리된 순음으로 생성되는 왜곡-제품 귀음향방사로 나눌 수 있다.

귀음향방사는 소형 확성기와 민감한 마이크가 내재되어 있는 탐색팁을 바깥귀길에 삽입하여 기록한다. 확성기는 유발된 OAE를 유도하기 위한 자극을 전달하고 마이크는 약 20ms 동안 방사를 표본조사한다. 기록된 방사량은 신호 평균 처리된 후 정교한 신호 처리기로 전달된다. 일시적으로 유도된 귀음향방사는 자극의 지연된 울림에 해당하며 사람에서 5~20msec의 잠복기로 0.4~6kHz의 주파수 범위에 걸쳐 있다. 방사 진폭은 일반적으로 주파수가 증가함에 따라 감소한다.

왜곡-제품 귀음향방사는 특정 주파수 간격으로 분리된 55~85dB 음압 레벨로 전달되는 두 가지 자극 톤에 의해 유발된다. 가장 현저한 왜곡-제품 귀음향방사는 식 2f1−f2에 의해 기술된 입방 차이 주파수(cubic difference frequency)에서 발생하고, 여기서 f1은 저주파수 자극을 나타내고 f2는 고주파 기본 음을 나타낸다. 결과적인 방사는 일반적으로 기본 음보다 60dB 낮은 진폭을 갖는다.

중추청각처리검사

중추청각신경계의 청력검사는 아직 일상적이지는 않지만 점점 더 많은 연구에서 청각 지각 문제와 학습 장애의 연관성이 밝혀짐에 따라 중추청각처리장애에 대한 더 많은 검사가 적용되고 옹호되고 있다. 중추청각처리장애(central auditory processing disorder, CAPD)는 1992년에 미국 언어 및 청각 협회(American Speech and Hearing Association, ASHA)에 의해 처음 공식적으로 발표되었다. 중추청각처리장애가 있는 개인은 청각자극으로부터 정보를 검색, 변환, 분석, 구성 및 저장하는데 특별한 어려움을 겪었다. CAPD에 대한 최근의 설명에는 의사소통, 언어 및 학습과 관련된 후속 기능 결핍이 포함되었다.

청력학자 및 언어병리학자, 특히 CAPD의 고위험군과 함께 일하는 사람들의 경우 CAPD를 위한 검진은 드문 일이 아니며, 이러한 고위험군에는 학습장애 및 주의력장애가 있는 어린이 및 외상으로 인한 뇌손상 환자가 포함된다. 검진 결과는 보다 종합적인 CAPD 평가를 위한 의뢰로 이어질 수 있다.

CAPD를 검사하기 위해 시행되는 청각검사는 모노틱(monotic; 각 귀에 개별적으로 제시된 자극), 다이오틱(diotic; 양쪽 귀 모두에 동일한 자극이 동시에 표시됨), 다이코틱(dichotic; 각 귀에 동시에 제공되는 다른 자극) 검사로 구성된다. 다수의 검사는 언어능력 측정(예: 다이코틱 숫자, staggered spondaic word) 및 비언어 이해능력 측정(예: 시간적 간격 검출, 음 주파수 식별)을 사용한다.

청각관리 Audiological management

난청

보청기

난청(hearing loss)을 가진 대다수의 사람들은 보청기로 치료를 받는다(그림 13.7). 보청기는 소리를 수신하여 전기신호로 변환한 다음 증폭(아날로그 변환)하거나 디지털 신호로 변환한다. 난청을 위한 적절한 증폭 시스템의 선택은 난처의 유형과 정도, 난청이 양쪽인지 대칭인지 등 많은 요소에 따라 달라진다. 또한 환자 연령, 인지 및 신체 건강 상태, 청각적 필요 및 미용적 관심과 같은 개인적 · 실용적인 요소가 또한 중요한 역할을 할 수 있다. 대부분의 보청기는 귀 안에(in the ear, ITE) 또는 귀 뒤에(behind the ear, BTE) 착용한다. 아주 드물게 청력 보조장치를 안경과 결합하여 사용한다. 보청기의 최근 개발로 인해 중증 난청에 대한 고출력 보조기구가 크기가 작고 눈에 띄지 않게 되었다. 가장 작은 보청기는 바깥귀길에(in the ear canal, ITC) 착용하거나 완전히 바깥귀

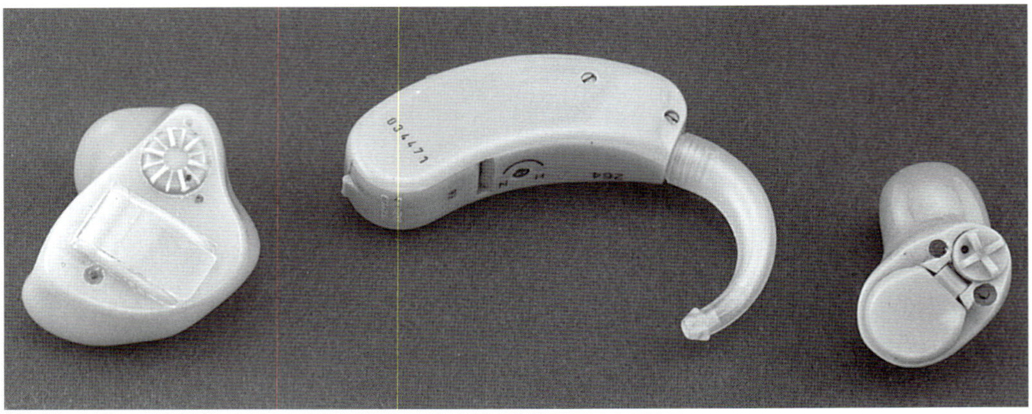

그림 13.7 보청기의 종류.
왼쪽, 귀에; 가운데, 귀 뒤; 오른쪽, 관에.

길 안에(completely in the ear canal, CIC) 착용하여 눈에 거의 띄지 않지만, 심한 난청을 증폭시킬 정도로 강력하지는 않다. 심한 난청을 앓고 있는 일부 사람들은 신체 보조장치를 사용한다. 신체 보조장치는 리드로 이어몰드(earmold)에 연결된 소형 상자 안에 마이크와 전원 공급 장치로 구성되어 있다. 전원 공급 장치는 셔츠 주머니에 낄 수 있다. 신체 보조장치에 있는 전원 공급 장치는 더 클 수 있기 때문에 매우 강력하다. 이러한 보조장치는 과거처럼 대중적이지는 않지만 심한 난청이나 시각 장애 또는 손으로 조작하는데 제한이 있는 (그렇지 않으면 기존의 보청기를 사용하기가 어려워짐) 환자에게 유용하다.

전도성 난청 환자의 경우, 뼈전도 보청기가 도움이 될 수 있다. 이 보청기는 꼭지뼈 위에 있는 피부에 접촉하는 진동기를 사용하여 소리가 뼈전도를 통해 전달되고 가운데귀와 바깥귀를 지나게 된다. 헤드 밴드 또는 안경에 부착하거나 귀 뒤에 있는 보청기와 비슷하게 착용할 수 있다. 전통적인 뼈전도 보조도구의 대안은 이식된 뼈 고정식 보청기(bone-anchored hearing aid, BAHA)이다. BAHA는 영구 티타늄 고정물 또는 임플란트로 구성되며, 꼭지돌기에 외과적으로 삽입된다. 별도의 지향성 마이크와 분리형 외부 음향 처리기로 구성된다(그림 13.8).

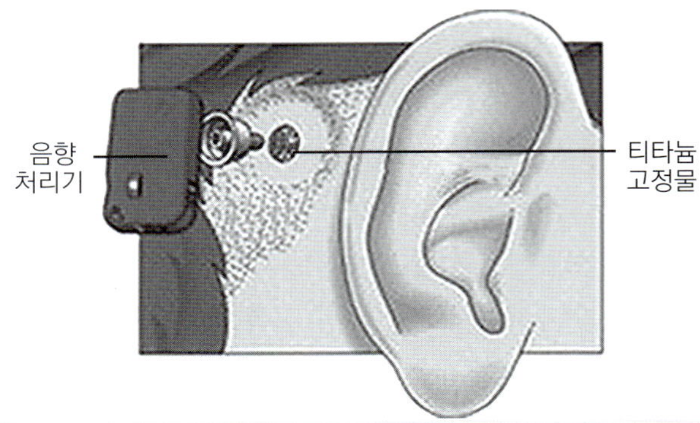

그림 13.8 뼈 고정식 보청기(BAHA)
(출처: Diagram copyright © Entific Medical Systems.)

마지막으로 일부 보청기는 한쪽 난청이 있는 사람들을 위해 특별히 제조되었다. CROS 보청기는 정상적인 청력이 있는 귀의 소리를 난청으로 반대쪽 귀로 전달한다. 비대칭 양쪽 난청이 있는 환자에게는 BICROS 보청기가 더 적합할 수 있다. BICROS는 양쪽 소리를 증폭하여 보다 나은 청력으로 귀에 전달한다.

보청기의 기술은 지난 20년간 크게 발전했다. 대부분의 현대 보청기는 디지털 방식이며 개인의 필요와 난청 특성에 맞게 특정 주파수를 선택적으로 증폭할 수 있다는 장점이 있다. 오늘날의 보청기는 청취 환경에 기초하여 착용자가 선택할 수 있는 다수의 프로그램을 가지고 있는 경우도 있고(예: 조용한 것 또는 시끄러운 것, 음성 또는 음악), 수신된 음향 신호의 유형에 기초하여 프로그램이 자동으로 변경될 수 있도록 구성될 수 있다. 이러한 프로그램은 음향 피드백(휘파람) 및 배경 소음을 줄이고 주파수를 바꿀 수 있다(잘 들리지 않는 고주파수 영역에서 더 잘 들을 수 있는 저주파수 영역으로 이동). 일부 보청기는 사용자 앞에서 발생한 소리를 선택적으로 증폭하는 지향성 마이크를 사용한다. 특히 소음이 많은 환경에서 신호 대 소음비를 향상시킬 수 있다. 많은 보청기에는 보청기가 특정 환경(예: 조용한 곳, 시끄러운 장소, 음악적 장소)에서 사용된 시간을 기록하는 데이터 기록 기능이 장착되어 있다. 이것은 청각사가 최적의 보청기 사용법에 대해 착용자에게 상담할 때 유용할 수 있다.

청각 재활

청각 재활(aural rehabilitation)은 난청을 조정하고 잔여 청력 및 보청기를 최대한 활용할 수 있도록 사람들을 돕기 위한 서비스 관리를 포함한다. 가능한 보조 장치를 탐색하고 대화를 최적으로 관리하고 의사소통 기술을 향상시키는 방법에 대한 교육을 제공하는 것도 청각 재활에 포함될 수 있다. 때로는 배우자 또는 다른 가족 구성원이 청각장애 및 의사소통 문제에 대한 정보를 얻기 위해 청각 재활에 참여할 수 있다. 청각 재활 프로그램에서 환자는 입술 읽기 기술을 배우는 데 도움을 받는다.

이명 Tinnitus

최대 5천만 명의 미국인이 경험하는 이명은 외부 소리가 없을 때 귀나 머리 잡음(울림, 윙윙거리기, 쉿 소리 등)으로 정의할 수 있다. 약 1,000~1,200만 명의 이명이 있는 미국인들은 전문적인 도움을 구하고 약 100~200만 명이 이명에 의해 심신의 약화를 겪고 있다고 보고하고 있다.

이명은 검사관들이 들을 수 있는 객관적이거나 외부 검사관에게는 들리지 않는 주관적인 이명일 수 있다. 중증의 기저질환에 의한 이차적인 주관적 이명은 드문데 한쪽 또는 양쪽 이명을 가진 환자의 0.4%만이 청각신경종이 있는 것으로 진단되었다. 주관적 이명을 보고하는 환자는 포괄적인 청력 평가를 위해 청력학자에게 의뢰되어야 한다. 그러면 청력검사결과는 달팽이 뒤부분 병리를 배제하기 위해 이비인후과(ENT) 전문의에게 의뢰해야 할 필요성을 결정할 수 있다.

객관적 이명은 더 드물며 박동성 또는 비박동성일 수 있다. 박동성 이명은 전형적으로 귀 부근의 혈관 이상으로 발생한다. 비박동성 이명은 전형적으로 턱관절(temporomandibular joint, TMJ) 장애 또는 고막긴장근 경련과 같이 덜 위험한 근육 이상으로 인해 발생한다. 박동성 및 비박동성 객관적인 이명이 치료에 반응할 수 있기 때문에 이비인후과 전문의를 추천하는 것이 좋다.

이명의 일반적인 위험요인에는 소음, 나이, 귀 질환 및 난청 등이 포함된다. 소음 노출은 달팽이 감각세포 손상의 잘 알려진 원인이며, 그 결과 소음 노출은 이명의 주요 위험요소로 간주된다. 생애 소음 노출이 높은 사람들 중 이명 발생률(20.7%)은 생애 소음 노출이 낮은 사람들의 이명 발생률(7.5%)보다 거의 3배나 높다. 퇴역 군인은 특히 이명이 발생할 위험이 있으며, 폭탄 관련 부상을 입은 이라크 및 아프가니스탄 참전용사 중 49%가 이명을 가지고 있으며 비퇴역 군인의 이명 발생률(5%)보다 두 배 이상(12%) 만성 이명을 경험하는 것으로 보고된다. 재향군인회(Department of Veterans Affairs)의 대규모 청력 클리닉(audiology clinic)을 방문하는 26%는 이명이 주요 증상이다.

노화에 의해서도 비슷한 털세포의 손상을 가져올 수 있으며, 이명의 위험은 65세 또는 70세까지 증가하며 그 이후로 위험이 감소한다. 난청 수준이 증가함에 따라 이명의 유병률은 증가하지만, 청력이 약한 사람의 약 20%는 정상적인 청력을 가지고 있다. 이는 털세포 손상이 너무 적어 기존의 청력검사에서 발견되지 않았기 때문일 수 있다.

연구결과에 따르면 이명은 달팽이관의 감각세포 손상과 관련된 감각자극 감소로 인해 생성된다. 부조화 기능부전 이론(discordant dysfunction theory)은 이 비정상적인 신경 활동이 청각신경계 전체에 전파되어 이명의 겉질 인식을 유도한다고 가정한다. 신경생리학 모델(neurophysiological model)을 기반으로 뇌의 무의식(subawareness) 중추는 중립, 긍정 또는 부정으로 소리를 분류하고, 특정 분류 결과는 둘레계통 및 자율신경계의 특정 활성화를 초래한다. 단순히 이명을 경험하는 사람들에서 이명은 중립적인 소리로 분류되어 이명에 대한 정서적 · 생리적 반응이 없거나 있다면 둘레계통 및 자율신경계의 최소한의 활성화를 보인다. 심각한 이명을 경험하는 사람들의 경우 이명을 부정적으로 분류하게 되고, 부정적 둘레계통 및 자율신경계 반응을 일으키므로 둘레계통에 의한 부정적 감정을 유발하고(예: 불안, 분노 및/또는 좌절감), 자율신경계에 의해 상응하는 생리적 반응(근육긴장의 증가, 스트레스 호르몬의 방출, 심박수 증가 및/또는 증가된 혈압)을 보인다. 이러한 정서적 · 생리학적 반응으로 인해 이명 환자가 괴로워하는데, 부정적인 둘레계통 및 자율신경계 반응이 육체적 · 정신적 각성을 유발하기 때문이다. 결과적으로 수면에 종종 악영향을 미친다. 이명 환자의 50%가 수면 문제를 보고한다. 수면 부족은 기분의 병적 변화(mood swing), 과민성, 집중력 및 주의력 결핍을 초래하여 전반적인 삶의 질을 더욱 떨어뜨릴 수 있다.

여러 약초, 광물 및 유사 요법 화합물이 이명 치료제로 판매되고 있지만 이명의 치료법은 아직 밝혀지지 않았다. 치료법은 아직 없지만 이명에 대한 정서적(둘레계통) · 생리학적(자율신경계) 반응을 감소시켜 성공적으로 이명을 관리할 수 있다. 성공적인 관리로 인해 환자는 이명에 대해 거의 압박감을 느끼지 않고 거의 이명에 대해 생각하지 않으며 이명이 별로 문제가 되지 않게 된다.

많은 이명 환자는 이명에 대한 자세한 설명과 환경적 음향 강화로 도움을 받을 수 있다. 자세히 알지 못함으로 오는 두려움은 부정적인 둘레계통 활성화를 증가시킨다. 이명에 대해 자세한 설명을 제공하는 것(demystification)은 환자에게 이명이 발생하고 이명이 문제가 되는 메커니즘에 대한 이해를 제공하기 위한 특별 상담이다. 상담은 환자의 주요 이명 문제와 일반적인 잘못된 인식을 교정하기 위한 정보 및 이명에 대한 부정적 생각에 초점을 맞춘다. 많은 경우 자세한 설명은 둘레계통과 자율신경계 활성화를 감소시키기에 충분하기 때문에 이명의 장애를 수용 가능한 수준으로 줄일 수 있다.

환경적 음향 강화(environmental sound enrichment)는 이명을 관리하는 데 소리를 사용하는 것이다. 지각되는 소리의 크기는 대상 소리의 수준과 환경의 다른 소리의 수준을 비교한 것이다. 조용한 환경에서 약한 신호는 풍성한 사운드 환경에서 동일한 약한 신호보다 크게 들린다. 일반적으로 흥분된 신경세포는 인접 신경세포의 활동을 감소시킨다. 조용한 환경에서는 가쪽 억제(lateral inhibition)가 줄어든다. 자극되는 인근 신경세포가 적을수록 흥분된 신경세포가 더 강하게 반응한다. 즉 청각계는 조용한 환경에서 약한 이명 신호를 향상시킨다. 결과적으로 이명 환자는 보편적으로 조용한 환경에서 이명이 훨씬 더 크게 들린다고 보고하게 된다.

부정적인 둘레계통 및 자율신경계 활동의 강도는 이명 신호의 강도와 관련이 있다. 음향 강화 환경에서 가쪽 억제는 이명 신호의 강도를 감소시키며, 이로 인해 부정적인 둘레계통 및 자율신경계 활동의 강도가 감소한다. 따라서 이명을 덜 시끄럽고 덜 혼란스럽게 자각되게 된다.

이명 및 보청기

보청기(hearing aids)는 임상적으로 잘 사용하게 되면 난청이 있는 이명 환자의 85%까지 이명의 완화를 제공하고 환자의 67%까지 중등도에서 완전한 이명 감소를 제공한다. 이명 신호는 전형적으로 바깥쪽 털세포의 손상이 있는 달팽이관 영역에서 발생하며 그 영역에서 난청이 가장 크게 나타난다. 결과적으로 이명 신호는 항상 조용한 청력 영역에서 발생한다. 이명 신호의 가쪽 억제가 최소한이라도 있으면 청력이 약한 환자는 이명을 큰 소리로 인지한다. 보청기는 주변 환경 소리에 대한 일반적인 인식을 복원하고, 따라서 비정상적인 청각 증가를 감소시키고, 가쪽 억제를 증가시키며 지각된 이명의 크기를 감소시킨다.

점진적 이명 관리(progressive tinnitus management, PTM)는 청각사가 특정 환자의 필요를 충족시키기에 적합한 최소한의 집중 이명 관리 전략을 식별할 수 있도록 도와주는 계층적 시스템이다. 이명(tinnitus) 환자는 선행 수준이 적절한 이명 경감을 가져 오지 못하는 경우에만 더 높은 PTM 수준으로 진행한다. 표 13.2는 PTM의 다양한 단계를 요약한 것이다.

이명의 재교육 치료(tinnitus retraining therapy, TRT)는 지시 상담과 소리 치료를 병행하여 이명에 대한 습관화를 시키는 것으로 환자의 85%에서 상당한 개선을 가져오는 것으로 나타났다. 정기 지시 상담 세션은 이명 발생과 이명 고통의 기전에 대한 자세한 설명과 교육에 초점을 맞추고 있다. 시간이 지남에 따라 이명은 부정적 자극보다는 중립적인 자극으로 재분류된다. 낮은 수준의 광대역 소리(백색 소음) 생성기를 계속해서 사용하면 두뇌 내에서 이명 신호의 강도가 감소하여 습관화가 더욱 쉬워진다. 성공적인 TRT 결과는 최대 24개월이 걸릴 수 있지만, 3~4개월 정도에서 의미 있는 이명 개선을 볼 수 있다.

신경성 이명 치료(neuromonics tinnitus treatment, NTT)는 광대역 자극이 편안한 음악 캐리어 신호에 삽입된 TRT의 변형이다. 광대역 자극과 음악 모두 개별 환자의 청력 프로파일을 기반으로 한 독점 알고리즘을 사용하여 개별화된다. 장치에 제공된 음악 선택은 특히 긍정적인 감정 반응을 일으키고 이완을 이끌어내기 위해 선택되었다. 광대역 치료 신호가 개인에게 맞춤화되기 때문에 NTT 장치는 하루에 2~4시간 정도만 사용 가능하며 NTT 결과는 6~9개월 만에 성공할 수 있다. Benton은 5~8개월 동안 NTT를 사용한 환자 그룹에서 이명의 인식이 평균 72% 감소하고 이명 관련 스트레스가 평균 69% 감소했다고 보고했다.

중추청각처리장애

Central auditory processing disorders

중추청각처리장애(central auditory processing disorders, CAPD)를 가진 어린이 및 성인을 돕기 위해 많은 치료가 시행될 수 있다. 보상전략에는 의식적으로 연사의 얼굴에 귀를 기울이거나(예: 말하기, 읽기) 화자로 하여금 명확한 말하기, 즉 가능한 분명하게 구어체를 사용하게 하는 것이다. CAPD 학생들을 위한 교실 중재로는 자리 선택에 우선권을 주기, 수업 전에 수업내용을 미리 보기, 의도적으로 명확한 설명을 주거나 듣기 휴식 그리고 숙제를 마치는데 더 많은 시간을 허락하기 등의 다양한 선택이 가능하다. 학생들에게는 종종 그러한 보상전략이 개별 교육계획(individualized education plan, IEP)에 포함될 수 있다. 언어 병리학자는 많은 경우 CAPD에 수반되는 언어 이해와 표현의 어려움 관리에 자주 관여

표 13.2 점진적인 이명 관리

구분		내용
1단계	부상자 분류	이명 관리가 필요한 환자를 확인하고, 가장 흔히 사용되는 선별 검사 설문 조사를 실시한다.
2단계	청력 평가	청력학자와 환자가 이명이나 다른 의학적 문제의 개입을 필요로 하는지 여부를 구분할 수 있게 한다. 심층 사례 기록 및 검증된 설문과 결합된 일상적인 임상 절차는 이 중요한 정보를 제공할 수 있다. 난청은 증폭이 필요할 수 있다. 정신 건강을 필요로 하는 환자는 적절한 전문가를 의뢰해야 할 수도 있다. 고혈압과 같은 인지된 이명의 심한 정도에 영향을 줄 수 있는 다른 건강 문제들 또한 적절한 추천을 요구할 수 있다.
3단계	그룹 교육	지원 그룹 분위기에서 건강 증진, 이완/스트레스 감소 및 인지 구조 조정과 같은 다양한 이명 관리 전략에서 환자 교육을 제공한다. Benton(2010)은 3단계 그룹 교육 후에 이명이 주요 불만인 환자의 83%가 PTM을 종료할 수 있다고 보고했다.
4단계	이명 평가	어떤 환자가 그럴 가능성이 있는지 결정하기 위한 평가로 구성된다. 치료 지침(예: 광대역 탈감작 또는 마스킹 사운드의 스펙트럼 및 음량 특성)을 제공하고 치료가 효과가 있는지 여부를 결정할 수 있다. 가장 자주 얻어지는 측정은 품질(예: 소음 또는 색조 유사), 피치, 소리 세기, 지각 위치(예: 오른쪽 또는 왼쪽 귀, 양쪽 귀, 정중선) 및 최소 마스킹 단계이다. 4단계는 평가 결과 및 개별 환자 특성에 따라 다른 분야(예: 정신 건강, 이비인후학, 신경학)를 포함할 수 있다.
5단계	개별화된 관리	보다 많은 환자를 지원할 수 있도록 집중 1 대 1 세션을 제공한다. 개별화된 관리는 환경 음질 향상에 반응하지 않는 가장 문제가 되는 이명의 환자에게 예약된다. 경우에 따라 특수 장치가 사용될 수 있다. Benton(2010)은 이명 환자의 6% 미만이 PTM 5단계를 진행할 수 있었다고 보고했다.

하며, 여러 분야의 전문가와 함께 작업을 할 때 청각사도 포함될 수 있다.

직접 청각치료를 위한 다양한 기술이 CAPD의 음성 지각 장애를 치료하기 위해 개발되고 있다. 일부 임상의는 특히 개별적인 말소리를 가르치고 정확한 말소리 감각과 식별을 가르치기 위해 말 또는 의미 없는 음절(nonsense syllables)을 통합함으로써 해석상의 어려움을 해결한다. 잡음감각훈련(speech-in-noise sensitization training)은 CAPD 환자가 배경 소음이 있을 때 음성을 이해할 때 일어나는 일반적인 문제를 해결한다. 이러한 직접 청각요법은 아직 주류는 아니지만 의미 있는 장래성을 제시하고 있는데, 치료에서 배운 기술이 환자가 일반 환경에서 성공적으로 사용할 수 있는 일상적인 기술로 변환된다는 것을 보여주기 때문이다.

난청 평가를 위한 의료적 검사
Medical testing in the evaluation of hearing loss

난청의 대부분은 유전적이거나 노화와 관련이 있거나 또는 두 가지 모두에 기인할 수 있으며 기존의 청력 평가 및 관리를 통해 최적으로 치료할 수 있다. 그러나 일부 경우에는 난청의 다른 잠재적인 병인을 밝히기 위한 더 정밀한 평가가 필요할 수 있다. 임상가는 난청의 근간을 이루는 일반적인 의학적 원인을 인식할 필요가 있으며 또한 희귀하나 잠재적으로 치료할 수 있는 난청의 원인을 찾기 위해 의심의 문턱을 낮춰야 할 수도 있다.

실험실 검사 Laboratory testing

자가면역질환 또는 전염성 질환과 같이 일부 전신 질환의 경우 난청을 동반한다. 감각신경성 난청을 앓고 있는 환자의 경우, 특히 매독과 관련된 난청이 있을 경우 잠재적으로 치료가 가능하기 때문에 형광매독항체흡수검사(fluorescent treponemal antibody absorption test, FTA-ABS) 또는 매독균에 대한 미세 응집 검사(microhemagglutination test for *Treponema pallidum*, MHA-TP)가 필요하다. 그러나 자가면역질환에 대한 일반 검사의 경우 병력 및 신체검사에서 얻은 정보로부터 질병이 의심되지 않는 한 실시되지 않는다. 특히 다른 뇌신경 장애가 있는 경우 요추천자는 신경매독(neurosyphilis)에 대한 매독혈청(venereal disease research laboratory, VDRL) 검사를 확인하고 뇌척수액(cerebrospinal fluid, CSF) 세포검사, 세포 수, 포도당과 단백질의 농도 및 배양상태(cultures)를 평가한다. 특유의 풍토병이 있는 지리적 영역에서 라임의 역가(Lyme's titers)는 확인되어야 한다. 병력이나 신체검사 결과가 전신 질환을 암시하는 경우 적혈구 침강 속도, 류마티스인자, ACE 수준, c-ANCA, p-ANCA 및 ANA와 같은 가능한 자가면역 원인에 대한 혈청 검사가 도움이 될 수 있다.

방사선 영상 Radiological imaging

난청 환자들 중 선택적으로 방사선 사진 촬영을 실시한다. 가돌리늄이 증진된 자기공명영상(MRI)은 현재 후달팽이관에서 기원한 난청과 특히 8번 뇌신경이나 CPA 부위의 종양 진단에 매우 유용한 기준이 되는 검사법(the gold standard)이다. 전산화 단층촬영(computed tomography, CT)은 큰 안뜰수도관 증후군이나 몬디니 장애(Mondini dysplasia)와 같은 선천적 미로 기형이 의심되는 환자에게 유용하다. CT는 또한 미로 내의 샛길이나 관자뼈 골절이 의심되는 경우에도 유용하다.

청각손상의 임상발표
Clinical presentations of auditory impairment

노년난청 Presbycusis

75세 이상의 성인의 거의 40~50%는 난청을 가지고 있다. 노화와 관련된 상실, 즉 노년난청은 전형적으로 점진적으로 진행되며 양쪽 귀에 대칭적으로 영향을 미친다. 고주파에 대한 난청은 노년난청과 관련되어 있으며, 달팽이관의 기저부 회전 부위에 가장 많은 나선형 신경절세포와 바깥쪽 털세포의 노화 관련 상실에 의해 발생한다. 청각경로의 다른 구조들도 취약한데, 연령에 따라 위축되는 혈관선조(striavascularis); 수가 줄어드는 달팽이관 신경세포; 퇴행성 변화를 나타내는 가운데귀, 청각 관련 뇌줄기 그리고 대뇌겉질이 해당된다. 청력계의 연령 관련 변화의 결과는 특징적으로 두 귀의 난청이 점진적으로 진행되며, 초기에는 높은 피치를 들을 수 있는 능력을 감소시킨다. 이러한 난청은 시끄러운 환경에서 청력 문제와 말하기 구별에 어려움을 낳는다. 많은 경우 이명이 노년난청을 동반한다.

소음 노출과 관련된 난청

Hearing loss associated with noise exposure

소음에 노출되면 일시적 또는 영구적인 난청이 발생할 수 있다. 소음 유발 임시 문턱값 이동(noise-induced temporary threshold shift, NITTS)은 큰 소리에 노출된 후 일시적인 난청이다. 고주파 민감도 감소 및 이명으로 인한 주관적 충만감으로 특징지어진다. NITTS의 증상은 수분 정도이거나 수 시간 또는 며칠 동안 지속될 수 있다. 2,000~6,000Hz의 자극 주파수에서 가장 잘 NITTS가 유발되고, 자극 지속 시간이 길수록 자극 강도가 더 크게 된다. 소음에 의한 일시적인 문턱값 변화는 달팽이 털세포의 팽창과 털세포 섬모의 뻣뻣함(stiffness) 감소와 관련이 있다.

시끄러운 소리에 반복적으로 또는 만성적으로 노출되면 소음에 의한 영구 문턱값 이동이 발생할 수 있다. 소음 노출 후에 털세포가 팽창하면 세포 파열과 분열 그리고 영구적인 상실을 초래할 수 있다. 또한 부동섬모가 유착되어 털세포에 에너지를 효과적으로 전달할 수 없게 된다. 진행성 털세포 손상은 청각신경 섬유의 퇴행과 중추청각계의 변화로 이어질 수 있다.

전형적으로 직장 소음과 관련된 소음 유발성 난청은 2,000~6,000Hz에서 청력의 상실이 가장 큰 것으로 특징지어지며 4,000Hz에서 최대 난청이 발생한다. 이로 인해 청력도(audiogram)에서 전형적인 "소음에 의한 4KHz 표시"가 발생한다. 그러나 계속적인 소음 노출로 인해 2,000~6,000Hz 범위를 벗어난 다른 주파수도 상실로 확대될 것이다.

폭발과 같이 강렬한 시끄러운 소리가 한 번 발생하면 귀에 육체적인 외상이 생겨 영구적인 난청을 일으킬 수 있다. 음향 외상은 또한 고막의 파열 및 작은뼈 연쇄(ossicular chain)의 골절을 일으킬 수 있다. 이러한 난청은 즉시 나타난다.

돌발성 감각신경난청

Sudden sensorineural hearing loss (SSNHL)

돌발성 감각신경난청(sudden sensorineural hearing loss, SSNHL)의 원인은 아직 완전히 이해되지 않으며 다양한 병인의 결과로 가정되었다: 바이러스, 혈관, 저산소증, 미로내(intralabyrinthine) 막 파열, 염증, 대사장애 및 기타. SSNHL은 이학적 응급 사태로 간주되는데, 이는 최대한의 효과를 얻기 위해 약물을 2주 동안 투약하기 때문이다. 많은 의사들은 3일 이하의 기간 동안 일상적인 청력검사에서 연속 세 주파수에서 30dB의 최소 상실이 있는 것을 SSNHL에 대한 진단 기준으로 사용한다. 자발적 회복률은 약 65%로 상대적으로 높지만 난청의 정도, 청력도가 편평한지 아래로 기울어지는지, 나이, 적혈구침강속도의 증가, 발병에서 진단까지의 시간, 현기증의 존재 여부는 모두 예후를 나쁘게 한다. 일반적으로 낮은 주파수 청력 감소가 있을 경우 회복 가능성이 더 높다. 구강 내 또는 고막 내 투여하는 스테로이드는 현재 SSNHL 치료의 주류이며 일부 연구에서는 의미 있는 효과가 있는 것으로 나타났다. 최근의 문헌 고찰은 고압 산소요법의 적용이 급성 특발성 SSNHL의 경우 청력을 현저하게 향상시킬 수 있다고 조심스럽게 결론지었지만 그 고압 산소는 오래된 SSNHL에 도움이 되지는 않는다. 문헌의 다양한 리뷰에서 SSNHL에 대한 다른 치료법, 예를 들어 혈관확장제, 항바이러스제 또는 스테로이드 치료제에 항바이러스제의 추가에 대한 명확한 이점은 확인되지 못했다. 치료제의 다른 조합에 대한 효과는 아직 불분명하며 지속되고 있는 연구 분야이다.

감염병으로 인한 난청 Hearing loss from infectious disease

미로염

미로 내의 감염성(infectious) 또는 염증성(inflammatory) 과정은 병적으로 두 가지 형태를 취할 수 있다. 장액(serous) 또는 화농성(suppurative). 장액성 미로염은 박테리아 독소에 의해서나 혈액, 조직 손상의 부산물 또는 수술 시 들어온 공기로 인한 바깥림프액의 오염에 의해 속귀 안의 조직-유체 환경 저하의 결과로 일어나는 미로 내 비정상적인 과정으로 정의된다. 장액성 미로염의 주요한 비정상적인 결과는 일시적인 또는 영구적인 난청과 안뜰기능저하를 동반한 내림프수종이다. 일반적으로 미로염(labyrinthitis)은 환자가 감각신경성 난청과 급성 현훈의 갑작스러운 발병을 호소할 때 진단하게 된다. 가장 일반적으로 장액성 미로염은 바이러스에 의한 것이다.

화농성 미로염은 세균이 속귀에 침입하여 발생하며 심한 난청과 급성 현훈이 나타난다. 침입 경로는 가운데귀와 미로 사이의 샛길을 통해 가운데귀염의 세균이 들어와서 발생할 수 있다. 또는 침입 경로는 달팽이수도관 또는 속귀길을 통해 수막성 세균이 유입되어서 발생할 수 있다. 화농성 미로염은 수막염과 관련된 귀먹음(deafness)의 가장 일반적인 원인이다.

홍역 및 유행성 이하선염은 광범위한 예방접종으로 인해 선진국에서 난청 및 안뜰상실을 거의 유발하지 않는다. 홍역의 난청은 대개 양쪽에 모두 발생하고 중등도-중증 정도로 심각하고 안뜰기능도 비슷하게 영향을 받는다. 대조적으로 유행성 이하샘염은 전형적으로 한쪽 난청을 일으킨다. 사이토메갈로바이러스(cytomegalovirus, CMV)는 난청을 일으킬 수 있으며, 일반적으로 후천성 면역결핍증후군(acquired immunodeficiency syndrome, AIDS)과 같은 면역결핍 환자와 관련이 있다.

램지헌트증후군

난청 또는 안뜰상실과 함께 피부 소수포가 귓바퀴나 바깥귀길에 나타나면 대상포진 감염이 의심된다. 만약 같은쪽 얼굴근육 약화가 동반된다면 동면성 약화가 동반되는 경우 이 상태를 포진 바이러스로 인한 램지헌트증후군(Ramsay Hunt syndrome)이라고 한다. 얼굴마비가 가장 일반적으로 나타난다. 그러나 난청 및 현훈은 단독으로 또는 조합하여 발생할 수 있다. 이 감염은 아마도 잠재 바이러스의 재활성화를 나타낼 것이며, 1차 감염 후 바이러스는 뇌신경의 후부 신경절로 이동하고, 재활성화될 때까지 휴면 상태로 유지된다. 대상포진 바이러스에 대한 세포면역 반응의 노화에 따른 감소와 연관되어 나이가 증가하면 발병률과 정도가 증가한다.

매독

난청의 빈도는 증상이 있는 신경매독의 경우 80%, 무증상 신경매독의 경우는 29%이다. 매독(syphilis)에서 난청의 기전은 수막미로염(meningolabyrinthitis)이거나 미로의 이차적 개입이 있는 관자뼈의 뼈염이다. 병리학적으로 재흡수성 뼈염이 보이고, 미로 내에서 내림프수종이 동반된다. 임상적으로 매독으로 인한 난청은 종종 메니에르병과 구별될 수 없으며, 그것은 이명이나 귀 충만감, 일시적인 현훈이 동반되기 때문이다. 헤네벌트(Hennebert) 징후와 툴리오(Tullio) 현상은 속귀매독(otosyphilis)에서 볼 수 있다. 치료는 항생제와 코르티코스테로이드로 구성된다.

록키 마운틴 스팟 발열

급속히 진행하는 감각신경성 난청은 록키 마운틴 스팟 발열(Rocky Mountain spotted fever, RMSF)과 관련이 있으며, 이는 청각계가 포함된 혈관염에 의한 것으로 여겨진다. 난청은 일시적일 수 있다. RMSF는 진드기 매개 병원체(*Rickettsia rickettsia*)에 의해 유발된다. 진단은 나타나는 증상 기초 위에서 이루어지며 혈청검사(serologic titers)에 의해 확인된다. 치료는 광범위한 항생제를 사용한다.

라임병

라임병(Lyme disease)은 진드기에 기생하는 나선상세균(spirochete) 보렐리아 부르그도르페리(*Borrelia burgdorferi*)에 의해 유발된다. 가장 일반적으로 얼굴마비가 발생하지만 난청이나 안뜰상실을 유발할 수 있으며 지방 특유의 풍토병으로 간주되어야 한다. 알레르기가 없는 경우 신경학적 징후가 있는 라임병의 권장 항균요법은 3세대 세팔로스포린이다.

약물 독성 Pharmacological toxicity

안뜰계와 마찬가지로 청각계는 많은 약물의 독성 영향에 취약하다. 문제가 되는 약물성분을 제거하는 것 이외에 이 독성 약물치료로 인한 난청에 대한 확실한 치료법은 알려져 있지 않다.

아미노글리코사이드

아마도 임상에서 마주치게 되는 가장 일반적인 독성 물질은 아미노글리코사이드(aminoglycoside) 항생제이며, 이는 속귀의 털세포에 치명적이다. 카나마이신(kanamycin), 토브라마이신(tobramycin), 아미카이신(amikacin), 네오마이신(neomycin) 및 디하이드로스트렙토마이신(dihydrostreptomycin)은 안뜰 독성보다 더 달팽이 독성(cochleotoxic)이며, 젠타마이신(gentamycin)과 스트렙토마이신(streptomycin)은 달팽이관보다 안뜰 상실을 더 많이 발생시킨다. 난청은 비대칭이며 치료를 중단한 후에도 진행될 수 있다. 일부 청력 회복은 치료 후 몇 주에서 몇 달 후에 발생할 수 있다. 아미노글리코사이드 독성의 위험인자로는 콩팥 손상, 장기간 또는 고농도의 약물 노출, 고령 및 다른 귀독성 약물, 특히 루프 이뇨제(loop diuretics)의 병용 투여가 포함된다.

아스피린

아스피린(aspirin) 독성은 이명 및 가역적(reversible) 감각신경성 난청과 함께 나타날 수 있으며, 독성 영향은 일반적으로 용량 의존적이다. 손상의 기전은 바깥털세포의 운동성과 팽창성의 변성 때문일 가능성이 가장 높으며, 결과적으로 귀음향방사가 감소하고 달팽이 활동전위가 감소한다. 온도눈떨림검사 반응은 또한 살리실산(salicylates)에 의해 감소될 수 있다. 나프록센(naproxen), 케토로락(ketorolac) 및 파이로시캠(piroxicam)과 같은 비스테로이드성 소염 진통제(nonsteroidal anti-inflammatory drugs, NSAIDs)는 감각신경성 난청을 가역적으로 일으키는 것으로 알려져 있지만 살리실산염보다 덜 효과적이다.

화학요법제

수많은 암화학요법제가 귀독성과 관련되어 있다. 시스플라틴[cisplatin (cis diammined ichloroplatinum)]은 비가역적 양쪽 고주파 난청과 관련이 있다. 초고주파가 검사되면, 시스플라틴을 투여받은 거의 모든 환자는 적어도 어느 정도의 독성을 나타낼 것이다. 때로는 난청은 현훈이나 이명에 의해 동반된다. 이 독성을 일으키는 것으로 알려진 다른 화학요법 제제는 빈카 알칼로이드 빈크리스틴(vinca alkaloids vincristine) 및 그보다는 독성을 덜 가진 빈블라스틴(vinblastine)이 있다.

국소귀약

네오마이신, 젠타마이신 및 토브라마이신을 함유한 국소귀 제제(ototopical preparations)는 바깥귀염 및 만성 가운데귀염의 치료에 널리 사용된다. 그러나 실험동물 및 환자에서 정상적인 건강한 가운데귀의 귀구멍에 이 약을 주입하면 난청 및 안뜰상실을 일으키는 것으로 알려져 있다. 고막 내 투여된 젠타마이신의 독성 효과는 난치 메니에르병 환자를 치료하기 위해 시행된 화학적 미로 내 절제술의 작용 기전이다. 따라서 아미노글리코사이드를 함유한 국소귀 제제를 고막 천공이 있는 비염증인 귀에 사용하는 것은 피해야 한다. 귀독성 잠재성을 갖고 있는 국소귀 제제의 기타 성분에는 폴리마이신 B (polymyxin B), 프로필렌 글리콜, 아세트산 및 항진균제가 포함된다.

난청을 일으키는 것으로 보고된 다른 약물에는 주폐포자충 폐렴(*Pneumocystis carinii* pneumonia), 트리파노소마증(trypanosomiasis), 크립토스포리디오시스증(cryptosporidiosis), 리슈마니아(leishmaniasis) 및 말라리아의 치료에 사용되는 데페록사민(deferoxamine), 철분 킬레이트제(iron-chelating agent) 및 에플로르니틴(eflornithine)이 포함된다. 퀴닌(quinine)은 감각신경성 난청, 이명 및 시각장애를 일으키는 것으로 오랫동안 알려져 왔다. 루프 이뇨제만으로 가역성 난청을 유발할 수 있으며, 이는 대개 양쪽성이며 대칭적이다.

난청의 외과적 관리
Surgical management of hearing loss

이 주제에 대한 철저한 검토는 이 장의 범위를 벗어나지만 여러 형태의 귀 질환은 외과적 치료가 난청을 일으킬 수 있다. 많은 경우 외과적 접근법은 전도성 난청을 치료하는 데 사용된다. 이는 난청이 대부분 가운데귀나 바깥귀의 구조적 문제에 의해 부수적으로 발생하기 때문이다. 예를 들어, 질병이나 외상 중 하나가 작은뼈연쇄(ossicular chain)를 파괴하여 소리 전달이 이루어지지 않을 때 이것은 구조적 질병이 있는 가운데귀 구멍을 깨끗이 하거나 작은뼈(ossicles)를 보철 장치로 교체하여 수술적으로 교정될 수 있다. 또한 고막에서의 분열은 고막성형술로 치료할 수 있다. 감각신경 성분이 없는 전도성 난청의 병인은 드물게 안뜰 증상을 유발한다.

전도성 난청에 대한 관리와 달리 감각신경성 난청에 대한 외과적 치료는 상당히 흔하지 않지만 주목할만한 접근법으로는 소뇌다리각(cerebellopontine angle, CPA) 종양, 반고리관 벌어짐(semicircular canal dehiscence) 및 바깥림프샛길(perilymphatic fistulas, PLFs)에 대한 달팽이이식과 중재가 포함된다. 소뇌다리각 종양 및 바깥림프샛길은 일반적으로 안뜰 증상을 유발하고, 달팽이이식 환자는 안뜰상실 및 난청을 일으킬 수 있다. 따라서 안뜰장애를 관리하는 임상가는 종종 이러한 병변이 있는 환자를 만날 수 있다.

달팽이이식 Cochlear implants

달팽이이식은 청각장애가 있는 환자의 수가 증가에 대한 대안으로 여겨진다. 청각계를 전기적으로 자극하는 첫 번째 시도는 거의 2세기 전에 일어났지만 감각신경성 난청 환자에게 청각을 복원하기 위한 달팽이 인공 보철의 개발은 겨우 40년 전에 시작되었다. 기능을 상실한 청각신경은 1957년 Djourno와 Eyries에 의해 처음 전기자극을 받았지만 동일 목적으로 상업용 장치가 개발된 것은 1972년이다. 이식에 대한 전통적인 기준은 양쪽의 심각하거나 완전한 감각신경성 난청, 기존의 보청기로 효과가 없는 경우, 양호한 신체 및 정신건강, 재활 프로그램을 완료하기 위한 동기와 인내심을 포함한다.

A

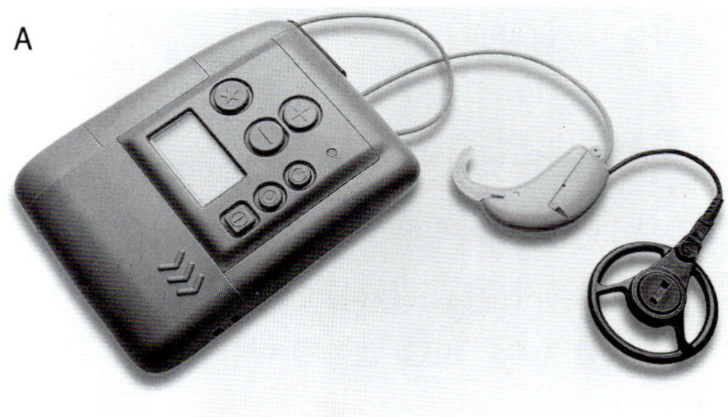

B

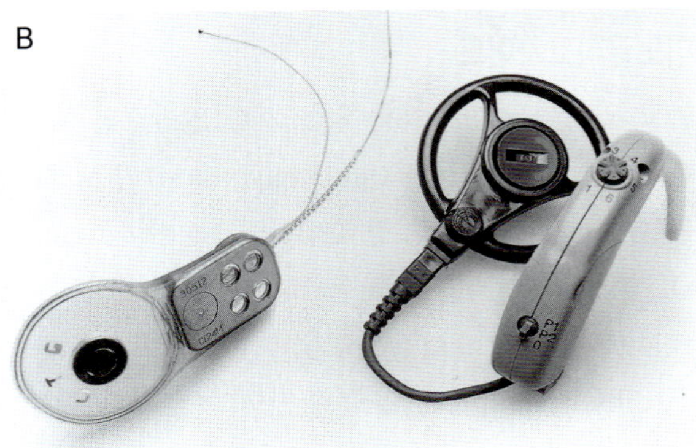

그림 13.9 달팽이관 임플란트.
A: 다중 채널 인공달팽이관 프로세서, 마이크로폰 및 자석 코일. **B:** 인공달팽이관 내부 장치 전극 배열 및 귀의 달팽이관 임플란트(출처: Cochlear Corporation.).

모든 인공달팽이관은 공통적으로 여러 요소를 가지고 있다(그림 13.9A). 일반적으로 귀 높이에 위치한 마이크는 음향 에너지를 감지한 다음 외부 사운드 프로세서에서 전기신호로 부호화한다. 전기자극은 신호 결합기(그림 13.9B)를 통해 가운데귀 또는 속귀의 이식된 전극 집합체로 전송된다. 미국에서 가장 보편적으로 사용되는 인공달팽이관은 22개의 전극을 가진 인공달팽이관이다.

달팽이이식을 위한 적합 여부를 결정하는 조건은 수년에 걸쳐 덜 엄격해졌다. 특히 달팽이이식은 일반적으로 양쪽으로 이식되고 현재 한쪽 난청 환자 및 2세 미만의 소아에서 사용되고 있다. 난청이 확실하게 확인될 수 있을 때 12개월 미만의 어린이에게도 이식되었으며 좋은 결과를 보여주었다. 저주파 청력 보존이 목표일 경우 표준 길이보다 짧거나 달팽이관에 부분적으로 이식된다. 달팽이이식은 안뜰수도관 확장증후군과 관련된 난청 치료로 제안되었다. 코넥신26변이, 어셔(Usher)증후군, 미토콘드리아질환, 와덴버그(Waardenburg)증후군 그리고 제벨 랑쥐–닐슨(Jervell and Lange–Nielsen) 증후군과 같은 유전적 장애가 있는 환자에서 달팽이이식을 성공적으로 사용하여 이식 기준이 계속 확대되고 있다.

달팽이이식 기술은 점점 더 발전하고 있으며 정교해지는 코딩 전략을 사용하는 음성 프로세서 분야에서 특히 개선되고 있다. 환자 선택 기준은 달팽이이식으로 이득을 받는 환자의 수가 증가함에 따라 계속 확장되고 있다. 그러나 음성 프로세서의 조정과 광범위한 청각 훈련을 포함하기 때문에 재활 과정은 계속 길어지고 있다.

소뇌다리뇌각 종양 Cerebellopontine angle (CPA) tumors

소뇌다리뇌각(cerebellopontine angle, CPA)에서 발견되는 가장 흔한 병터는 속귀신경집종(acoustic neurinoma), 안뜰신경집종, 청신경초종(acoustic neurilemmoma)이지만 다른 여러 양성 및 악성 병터가 이 영역에서 발견될 수 있다. 이 병터가 있는 환자는 또한 현훈, 불안정(unsteadiness), 두통, 경련, 약화 또는 얼굴 감각둔화(numbness) 등이 나타날 수 있다. 다른 난청 패턴도 있지만 한쪽 진행성 감각신경성 난청은 가장 흔한 첫 증상이며, 단어 감별 능력이 떨어지는 고주파 감각신경성 난청이 특징이다. 종양의 크기와 청력 측정 결과 간에는 거의 관계가 없다.

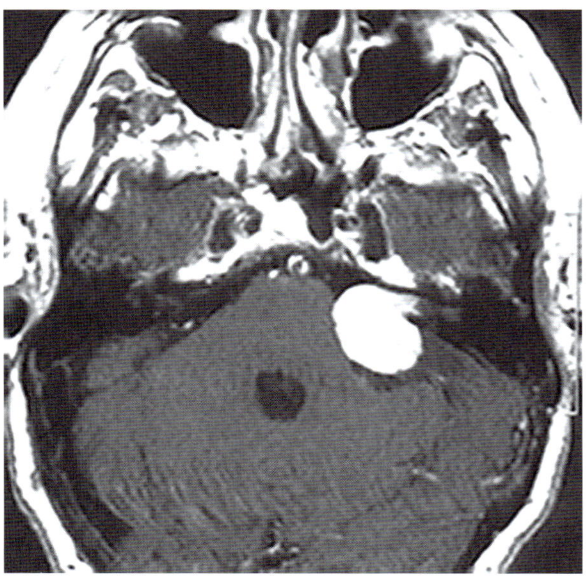

그림 13.10
후방 T1 강조 가중 축 영상은 속귀신경집종과 일치하는 왼쪽 속귀길(IAC)에 가까운 왼쪽 소뇌다리각에서 외축을 강화시키는 강렬한 대조를 시연한다.

뇌줄기유발반응 청력 검사(brainstem evoked response audiometry)는 CPA 병터의 진단에서 가장 신뢰할 수 있는 청력검사 진단절차이다. 청각뇌줄기반응(ABR)의 특이성과 민감도는 직경 1cm 정도의 속귀신경집종 진단에서 92~96%까지 다양하다. 그러나 MRI에서 더 작은 종양을 가진 것으로 나타난 환자의 1/3 정도가 정상 ABR을 가질 것이다. 안뜰기능저하는 CPA 병변 환자의 82~96%에서 나타났고, 머리위치 눈떨림은 매우 빈번하게 나타난다. 가돌리늄(gadolinium) 조영 증강을 통한 뇌 MRI는 속귀신경집종(그림 13.10)을 진단하기 위한 최적의 검사이고, 속귀신경집종은 단지 속귀길 내에 있을 수 있으며 특히 종양 성장 및 수술 후 재발을 모니터링하는 데 유용하다.

속귀신경집종은 아래 안뜰신경분지에서 가장 흔하게 발생하며 그 다음으로 일반적으로 위 안뜰신경분지에서 발생한다. 드문 경우지만, 달팽이신경에서도 발생한다. 속귀신경집종은 신경섬유종증 제2형(NF2)에 해당한다. NF2 환자에서 22번 염색체의 부분 절제가 발견되었다.

임상적으로 징후를 보이는 속귀신경집종은 인구 10만 명당 1.5명에게서 발견되는데, 이는 관자뼈의 사후 연구에서 발견되는 속귀신경집종의 0.2%만을 차지한다. 종양의 성장 속도는 일반적으로 느리고 악성 변형은 드물기 때문에 수술적 치료가 매우 어려운 경우지만 가장 적절한 관리는 병변을 모니터링을 하는 것이다. 지름 2.0cm 미만의 한쪽 종양이 있으나 쓸만한 청력을 가진 환자는 수술을 통해 청력을 유지하거나 종양이 커지는 경우 수술을 하기 위해 미루어질 수 있다. 청력이 좋지 않거나 청력이 약한 작은 종양의 경우 수술 제거 또는 방사선 치료가 고려될 수 있다. 건강한 젊은 성인과 중년 성인의 큰 종양의 경우 외과수술 사망률이 종양의 크기와 직접 관련이 있고 65세 이하 건강한 환자의 경우 종양이 커질 수 있기 때문에 외과적 제거가 일반적으로 권장된다. 뇌줄기를 압박하지 않고 크기가 큰 종양을 가진 고령 환자의 경우 모니터링이 추천되며 종양 확대 및 증상 진행에 따라 수술을 결정하게 된다. 양쪽에 종양이 있는 NF2 환자의 경우 양측성 난청 및 안뜰기능저하를 피하는 것이 목표이며, 양쪽 귀의 청력이 좋으면, 청력 보존을 위해 종양의 외과적 절제를 진행하는 것이 목표이다.

위반고리관 벌어짐 Superior semicircular canal dehiscence

위반고리관 벌어짐은 위반고리관을 덮고 있는 관자뼈가 붕괴된 것을 말하며 이로 인해 큰 소리나 압력 변화에 안뜰미로가 민감하게 된다. 주로 양쪽이지만 종종 무증상일 수 있기 때문에 선천적일 것으로 여겨진다. 진단은 양성 또는 음성 압력을 가하거나 시끄러운 소리를 적용했을 때 특징적인 회전 눈떨림 유발 유무로 내릴 수 있다.

종종 이러한 환자들은 전도성 난청을 경험한다. 또한 이 상태의 환자는 실제로 뼈전도 소리에 과민 반응을 일으킬 수 있으므로 BC 문턱값이 정상 0dB 청력 레벨보다 낮고 AC 문턱값이 정상 문턱값이 범위 내에 있는 공기-뼈 간격 청력 측정을 볼 수 있다. 뼈에 의해 유도된 소리에 과민 반응을 일으키기 때문에 환자가 자신의 맥박이나 눈의 움직임을 들을 수 있다고 호소할 수 있다. 치료는 손상된 위반고리관을 막는 외과적 수술이 있다.

바깥림프샛길 Perilymphatic fistula

바깥림프샛길(perilymphatic fistulas, PLFs)은 압력손상(barotrauma), 머리 손상, 무거운 짐을 들거나 당기는 것, 침습성 달팽이관 절제술, 가운데귀 등자뼈절제술(stapedectomies), 가운데귀의 선천성 결핍, 꼭지돌기염 또는 만성 육아종성 질환에 의한 미로 침식 등 여러 가지 상태와 관련이 있다. 안뜰창(oval window)과 달팽이창(round window)의 PLF가 존재한다는 것은 논란의 여지가 있지만 일부 임상가는 PLF가 자발적으로 발생할 수 있다고 생각한다. PLF는 종종 난청, 현기증 또는 두 가지 모두의 갑작스런 발병으로 나타난다. 휘청거림 또는 어지럼이 대부분의 경우에 나타나며 어지럼은 일반적으로 체위성(positional)이다. 청력 상태에 관계없이 환자의 75%가 이명을 호소한다. 난청은 환자의 53%에서 나타나며 일반적으로 변동되지 않는다. 또한 환자는 전형적으로 일시적인 현훈, 이명 또는 귀 충만감은 나타내지 않으며, 이러한 증상은 메니에르병과 더 일치할 것이다. PLF로 인한 난청은 일반적으로 감각신경증이지만, 등자뼈(stapes) 기형이 있는 경우 전도성일 수 있다.

PLF를 검사를 통해서 항상 발견할 수 있는 것은 아니며, 난청이 없다면 관련된 귀에 대한 식별이 쉽지 않을 수 있다. 검사 결과가 있는 경우, 여러 머리 위치에 따른 체위성눈떨림이 발생하는 데 특히 의심되는 귀가 아래로 향했을 때 눈떨림이 발생한다. 헤네벨트 증상이 나타날 수 있는데, 이는 정상 고막을 가진 손상 귀의 바깥귀길에 음압 또는 양압을 적용하여 유발되는 눈떨림이나 안구편위가 나타나는 것이다. 이 증상은 압력 변화로부터 타원주머니 벽이 변형되어서 타원주머니 평형반이 자극되어 발생하는 것으로 보인다.

온도눈떨림검사를 포함한 전문 청력검사 또는 ENG 결과는 PLF 진단 또는 손상측 식별에 도움을 주지 못한다. Black 등은 자세검사(posturography)가 PLF에 대해 매우 구체적이고 민감한 검사라고 보고하였지만, 이 발견은 다른 연구자들에 의해 잘 입증되지는 못했다. 림프액 누출과 관련하여 미로 내 공기에 대해 드물게 보고된 것 외에 CT나 MRI 모두 PLF를 확실하게 식별할 수 없다.

동물에서는 대부분의 PLF가 자연적으로 치유되며, 일부 의사는 적어도 며칠 동안 비수술 관리를 시도하여 평가를 마치고 가능한 자연적 치유를 허용할 시간을 준다. 일반적인 관리는 침대 머리를 30~40°까지 올린 상태의 침대에서 휴식을 취하고 변비약 처방이 포함된다. 들어 올리거나, 몸을 굽히거나, 코를 불거나, 대뇌 또는 가운데귀 압력을 상승시킬 수 있는 활동을 해서는 안 된다. 난청은 규칙적인 청력검사를 통해 모니터링된다. 갑작스러운 난청, 청력이 나빠지거나 어지럼이 심해지고 청력이 개선되지 않는 경우 수술을 권할 수 있다. 그러나 진단하기 좀 더 쉬운 위반고리관 벌어짐과 달리 안뜰창 또는 달팽이창의 PLF 식별은 아주 명백한 해부학적 형태가 잘못되지 않는 이상 수술 중에 시도하여도 항상 가능하지는 않는다.

기타 원인 Other etiologies

다른 많은 질환으로 인해 난청이 나타날 수 있지만 난청만이 유일한 증후일 경우는 매우 드물다. 예를 들어, 중추 청각경로를 혼란시키는 대부분의 두개내 과정을 유발하는 질환처럼 허혈성 뇌졸중과 다발성경화증은 난청을 일으킬 수 있다. 파제트병(Paget's disease; 변형성 골염)은 드문 질환이지만 난청을 주로 유발하며 칼시토닌(calcitonin) 또는 에티드로 네이트(etidronate disodium)로 치료할 수 있다. 드물게 난청은 혈액 질환, 후천성 면역결핍증, 자가면역질환 또는 신생물딸림질환(paraneoplastic disease)에 수반될 수 있다.

요약
Summary

이 장에서는 청각장애에 대한 평가 및 관리 전략을 소개하였다. 이 환자 집단의 평가에 적절한 병력 및 신체검사의 구성 요소가 논의되었으며, 의학 및 청력검사 표준 절차 및 그 적응증을 검토하였다. 안뜰질환의 병태생리학이 자주 청력증상을 유발하기 때문에 안뜰질환자를 평가하고 치료하는 임상가와 관련이 있으며 난청을 유발하는 가장 일반적인 질환을 설명하였다. 청각계의 장애에 대한 임상적 증상 및 청력검사 특성에 익숙해지게 되면 임상가가 이러한 환자들에서 차별적인 진단을 하는데 도움을 주게 되는 것이고 적절한 관리와 치료법을 선택할 수 있는 토대를 제공하는 것이다.

References

1. Schlauch RS, Nelson P. Puretone evaluation. In: Katz J, ed. *Handbook of Clinical Audiology*. Philadelphia: Lippincott Williams & Wilkins; 2009:30–49.
2. Melnick W. American National Standard specifications for audiometers. *ASHA*. 1971;13(4):203–206.
3. Jerger, J. (1970). Clinical experience with impedance audiometry. Archives of Otolaryngology, 92, 311–324.
4. Cantekin EI, Bluestone CD, Fria TJ, Stool SE, Beery QC, and Sabo DL (1980). Identification of otitis media with effusion in children. *Ann Otol Rhinol Laryngol Suppl 89*:190–195.
5. Smith CG, Paradise JL, Sabo DL, Rockette HE, Kurs-Lasky M, Bernard BS, Colborn DK (2006) Tympanometric findings and the probability of middle-ear effusion in 3686 infants and young children. *Pediatrics* 118(1): 1–13.
6. Metz O. Threshold of reflex contractions of muscles of middle ear and recruitment of loudness. *AMA Arch Otolaryngol*. 1952;55(5):536–543.
7. Dimitrijevic A, et al. Human auditory steady-state responses to tones independently modulated in both frequency and amplitude. *Ear Hear*. 2001;22(2):100–111.
8. Cone B, Dimitrijevic A. The auditory steady-state response. In: Katz J, Medwetsky R, Burkard R, Hood L, eds. *Handbook of Clinical Audiology*, 6th ed. Philadelphia, PA: Lippincott Williams & Wilkins; 2009:322–350.
9. American Speech-Language-Hearing Association (ASHA). *Issues in central auditory processing disorders: a report from ASHA Ad Hoc Committee on Central Auditory Processing*. Rockville, MD: ASHA; 1992.
10. American Tinnitus Association. *What You Should Know about Tinnitus*. n.d. [cited 2012]. Available from: http://www.ata.org/sites/ata.org/files/pdf/ATA%20Facts%20About%20Tinnitus.pdf.
11. Raj-Koziak D, Bartnick G, Fabijanska A, et al. Tinnitus as a symptom of acoustic neuroma. In: *International Congress Series*. Elsevier; 2003:313–315.
12. Baracca G, Del Bo L, Ambrosetti U. Tinnitus and hearing loss. In: Moller A, Langguth B, DeRidder D, Kleinjung T, eds. *Textbook on Tinnitus*. New York, NY: Springer; 2011:285–292.
13. NIH, National Institute on Deafness and Other Communication Disorders. *Noise-Induced Hearing Loss*. 2008; Available from: http://www.nidcd.nih.gov/health/hearing/pages/noise.aspx.
14. Davis A, Refaie AE. Chapter 1: Epidemiology of Tinnitus. In: Tyler RS, ed. *Tinnitus Handbook*. New York, NY: Thomson Delmar Learning; 2000:15.
15. Davis A. *Hearing in Adults. The Prevalence and Distribution of Hearing Impairment and Reported Hearing Disability in the MRC Institute of Hearing Research's National Study of Hearing*. London: Whurr Publishers, Ltd.; 1995.
16. Cave KM, Cornish EM, Chandler DW. Blast injury of the ear: clinical update from the global war on terror. *Mil Med*. 2007;172(7):726–730.
17. Folmer RL, et al. Audiometric thresholds and prevalence of tinnitus among male veterans in the United States: data from the National Health and Nutrition Examination Survey, 1999–2006. *J Rehabil Res Dev*. 2011;48(5):503–516.
18. Benton S. *Clinical experience with Progressive Tinnitus Management (PTM)*. in *American Academy of Audiology*. 2010: San Diego, CA.
19. McFadden SL, et al. Age-related cochlear hair cell loss is enhanced in mice lacking copper/zinc superoxide dismutase. *Neurobiol Aging*. 1999;20(1):1–8.
20. Moller A, Langguth B, DeRidder D, Kleinjung T. Epidemiology of tinnitus in adults. In: Moller A, Langguth B, Deridder D, Kleinjung T, eds. *Textbook of tinnitus*. New York, NY: Springer; 2011.
21. Jastreboff PJ, Hazell JWP. The neurophysiological model of tinnitus. In: Snow JB, ed. *Tinnitus: Theory and Management*. London: BC Decker, Inc.; 2004:96–106.
22. Norena AJ, Farley BJ. Tinnitus-related neural activity: theories of generation, propagation, and centralization. *Hear Res*. 2013;295(1–2):161–171.
23. Jastreboff PJ. Phantom auditory perception (tinnitus): mechanisms of generation and perception. *Neurosci Res*. 1990;8(4):221–254.
24. Tyler RS, Baker LJ. Difficulties experienced by tinnitus sufferers. *J Speech Hear Disord*. 1983;48(2):150–154.
25. Henry J, Zaugg T, Myers P, Kendall C. *How to Manage Your Tinnitus: A Step-by-Step Workbook*. 3rd ed. San Diego, CA: Plural Publishing Inc.; 2010.
26. Jastreboff PJ. Tinnitus retraining therapy. *Prog Brain Res*. 2007;166:415–423.
27. Benton S. *Hearing aid considerations for tinnitus patients*. 2013: Nashville, TN.
28. Henry JA, et al. A triage guide for tinnitus. *J Fam Pract*. 2010;59(7):389–393.

29. Henry JA, et al. Principles and application of educational counseling used in progressive audiologic tinnitus management. *Noise Health*. 2009;11(42):33–48.
30. Henry JA, et al. Using therapeutic sound with progressive audiologic tinnitus management. *Trends Amplif*. 2008;12(3):188–209.
31. Henry JA, et al. The role of audiologic evaluation in progressive audiologic tinnitus management. *Trends Amplif*. 2008;12(3):170–187.
32. Henry JA, Zaugg TL, Schechter MA. Clinical guide for audiologic tinnitus management II: treatment. *Am J Audiol*. 2005;14(1):49–70.
33. Henry JA, Zaugg TL, Schechter MA. Clinical guide for audiologic tinnitus management I: assessment. *Am J Audiol*. 2005;14(1):21–48.
34. Jastreboff P, Hazell J, Graham R. Results of tinnitus retraining therapy. in Sixth International Tinnitus Seminar. 1999.
35. Medwetsky L, R., L., Katz J. Management of central auditory processing disorders. In: Katz J, ed. *Handbook of Clinical Audiology*. Philadelphia: Lippincott, Williams & Wilkins; 2009.
36. Tyler, RS. (1992). The psychophysical measurement o f tinnitus. In JM Aran & R Dauman (Eds.), *Tinnitus 91: Proceedings of the Fourth International Tinnitus Seminar* (pp. 17–26). Amsterdam, The Netherlands: Kugler Publications.
37. Tyler, RS. (2000). The psychoacoustical measurement of tinnitus. In Tyler, RS (Ed.), Tinnitus Handbook (pp. 149–179). Delmar Learning.
38. Otte J, Schunknecht HF, Kerr AG. Ganglion cell populations in normal and pathological human cochleae. Implications for cochlear implantation. *Laryngoscope*. 1978;88 (8 Pt 1):1231–1246.
39. Schuknecht HF, Gacek MR. Cochlear pathology in presbycusis. *Ann Otol Rhinol Laryngol*. 1993;102(1 Pt 2):1–16.
40. Weinstein WE. *Hearing Loss in the Elderly: A New Look at an Old Problem*, in *Handbook of Clinical Audiology*, Katz J, ed. Philadelphia: Lippincott Williams & Wilkins; 2009:712–725.
41. Ward WE. Adaptation and fatigue. In: Jerger J, ed. *Modern Development in Audiology*. New York: Academic Press; 1973:241–286.
42. Schmiedt RA. Acoustic injury and the physiology of hearing. *J Acoust Soc Am*. 1984;76(5):1293–1317.
43. Hirsh, I.J, Bilger RC, Auditory–threshold recovery after exposure to pure tones. *J Acoust Soc Am*. 1955;27(1):1186–1194.
44. Mills JH, et al. Temporary changes of the auditory system due to exposure to noise for one or two days. *J Acoust Soc Am*. 1970;48(2):524–530.
45. Bohne BA, Harding GW. Degeneration in the cochlea after noise damage: primary versus secondary events. *Am J Otol*. 2000;21(4):505–509.
46. Durrant JD. Anatomic and physiologic correlates of the effects of noise on hearing. In: Lipscomb DM, ed. *Noise and Audiology*. Baltimore: University Park Press;1978:109–141.
47. Dauman R, Tyler RS. Some considerations on the classification of tinnitus. In: Aran JM, Dauman R, eds. *Proceedings of the Fourth International Tinnitus Seminar*. Bordeaux, France: Kugler; 1992.
48. Eisenman D, Arts HA. Effectiveness of treatment for sudden sensorineural hearing loss. *Arch Otolaryngol Head Neck Surg*. 2000;126(9):1161–1164.
49. Kuhn M, et al. Sudden sensorineural hearing loss: a review of diagnosis, treatment, and prognosis. *Trends Amplif*. 2011;15(3):91–105.
50. Agarwal L, Pothier DD. Vasodilators and vasoactive substances for idiopathic sudden sensorineural hearing loss. *Cochrane Database Syst Rev*. 2009;(4):CD003422.
51. Awad Z, Huins C, Pothier DD. Antivirals for idiopathic sudden sensorineural hearing loss. *Cochrane Database Syst Rev*. 2012;8:CD006987.
52. Tucci DL, et al. Treatment of sudden sensorineural hearing loss with systemic steroids and valacyclovir. *Otol Neurotol*. 2002;23(3):301–308.
53. Oxman MN. Immunization to reduce the frequency and severity of herpes zoster and its complications. *Neurology*. 1995;45(12 Suppl 8):S41–S46.
54. Caitlin FI. Prevention of hearing impairment from infection and ototoxic drugs. *Arch Otolaryngol Head Neck Surg*. 1985;111:377.
55. Arts HA. Differential diagnosis of sudden sensorineural hearing loss. In: Cummings CW, Fredrickson JM, Harker LA, eds. *Otolaryngology Head and Neck Surgery*. 3rd ed. St. Louis: Mosby; 1998:2923–2924.
56. Boettcher FA, Salvi RJ. Salicylate ototoxicity: review and synthesis. *Am J Otolaryngol*. 1991;12(1):33–47.
57. Bernstein JM, Weiss AD. Further observations on salicylate ototoxicity. *J Laryngol Otol*. 1967;81(8):915–925.
58. Kopelman J, et al. Ototoxicity of high–dose cisplatin by bolus administration in patients with advanced cancers and normal hearing. *Laryngoscope*. 1988;98(8 Pt 1):858–864.
59. Nedzelski JM, et al. Chemical labyrinthectomy: local ap-

plication of gentamicin for the treatment of unilateral Meniere's disease. *Am J Otol*. 1992;13(1):18–22.
60. Marsh RR, Tom LW. Ototoxicity of antimycotics. *Otolaryngol Head Neck Surg*. 1989. 100(2): p. 134–136.
61. Morizono T. Toxicity of ototopical drugs: animal modeling. *Ann Otol Rhinol Laryngol Suppl*. 1990;148:42–45.
62. Djourno A, Eyries C, Vallancien P. [Preliminary attempts of electrical excitation of the auditory nerve in man, by permanently inserted micro-apparatus]. *Bull Acad Natl Med*. 1957;141(21–23):481–483.
63. Luxford WM. Cochlear implant indications. *Am J Otol*. 1989;10(2):95–98.
64. Litovsky R, et al. Simultaneous bilateral cochlear implantation in adults: a multicenter clinical study. *Ear Hear*. 2006;27(6):714–731.
65. Arndt S, et al. Comparison of pseudobinaural hearing to real binaural hearing rehabilitation after cochlear implantation in patients with unilateral deafness and tinnitus. *Otol Neurotol*. 2011;32(1):39–47.
66. Cosetti M, Roland JT, Jr. Cochlear implantation in the very young child: issues unique to the under-1 population. *Trends Amplif*. 2010;14(1):46–57.
67. Gstottner W, et al. Cochlear implantation with preservation of residual deep frequency hearing. *HNO*. 2005;53(9):784–790.
68. Kiefer J, et al. Conservation of low-frequency hearing in cochlear implantation. *Acta Otolaryngol*. 2004. 124(3): p. 272–280.
69. James C, et al. Preservation of residual hearing with cochlear implantation: how and why. *Acta Otolaryngol*. 2005;125(5):481–491.
70. Bent JP, 3rd, Chute P, Parisier SC. Cochlear implantation in children with enlarged vestibular aqueducts. *Laryngoscope*. 1999;109(7 Pt 1):1019–1022.
71. Miyamoto RT, et al. Cochlear implantation with large vestibular aqueduct syndrome. *Laryngoscope*. 2002;112(7 Pt 1):1178–1182.
72. Wiley S, et al. GJB2 mutations and additional disabilities in a pediatric cochlear implant population. *Int J Pediatr Otorhinolaryngol*. 2006;70(3):493–500.
73. Liu XZ, et al. Cochlear implantation in individuals with Usher type 1 syndrome. *Int J Pediatr Otorhinolaryngol*. 2008;72(6):841–847.
74. Blanchet C, et al. Usher type I syndrome in children: genotype/phenotype correlation and cochlear implant benefits. *Rev Laryngol Otol Rhinol (Bord)*. 2007;128(3):137–143.
75. Yamaguchi T, et al. Cochlear implantation in a patient with mitochondrial disease—Kearns–Sayre syndrome: a case report. *Adv Otorhinolaryngol*. 1997;52:321–323.
76. Daneshi A, Hassanzadeh S, Farhadi M. Cochlear implantation in children with Waardenburg syndrome. *J Laryngol Otol*. 2005;119(9):719–723.
77. Daneshi A, et al. Cochlear implantation in children with Jervell, Lange–Nielsen syndrome. *J Laryngol Otol*. 2008;122(3):314–317.
78. Siem G, et al. Jervell and Lange–Nielsen syndrome in Norwegian children: aspects around cochlear implantation, hearing, and balance. *Ear Hear*. 2008;29(2):261–269.
79. Nadol JB, Jr, Diamond PF, Thornton AR. Correlation of hearing loss and radiologic dimensions of vestibular schwannomas (acoustic Neuromas). *Am J Otol*. 1996;17(2):312–316.
80. Turner RG, Shepard NT, Frazer GJ. Clinical performance of audiological and related diagnostic tests. *Ear Hear*. 1984;5(4):187–194.
81. Ojemann RG, Montgomery WW, Weiss AD. Evaluation and surgical treatment of acoustic neuroma. *N Engl J Med*. 1972;287(18):895–899.
82. Okada Y, et al. Electronystagmographic findings in 147 patients with acoustic neuroma. *Acta Otolaryngol Suppl*. 1991;487:150–156.
83. Komatsuzaki A, Tsunoda A. Nerve origin of the acoustic neuroma. *J Laryngol Otol*. 2001;115(5):376–379.
84. Nadol JB. Cerebellopontine angle tumors. In: *Surgery of the Ear and Temporal Bone*. New York: Raven Press;1993.
85. Minor LB, et al. Sound– and/or pressure–induced vertigo due to bone dehiscence of the superior semicircular canal. *Arch Otolaryngol Head Neck Surg*. 1998;124(3):249–258.
86. Baloh RW. Superior semicircular canal dehiscence syndrome: leaks and squeaks can make you dizzy. *Neurology*. 2004;62(5):684–685.
87. Stroud MH, Calcaterra TC. Spontaneous perilymph fistulas. *Laryngoscope*. 1970;80(3):479–87.
88. Black FO, et al. The dynamic posturographic pressure test for the presumptive diagnosis of perilymph fistulas. *Neurol Clin*. 1990;8(2):361–374.
89. Shepard NT, et al. Platform pressure test in identification of perilymphatic fistula. *Am J Otol*. 1992;13(1):49–54.
90. Lando M, Hoover LA, Finerman G. Stabilization of hearing loss in Paget's disease with calcitonin and etidronate. *Arch Otolaryngol Head Neck Surg*. 1988;114(8):891–894.

section 4

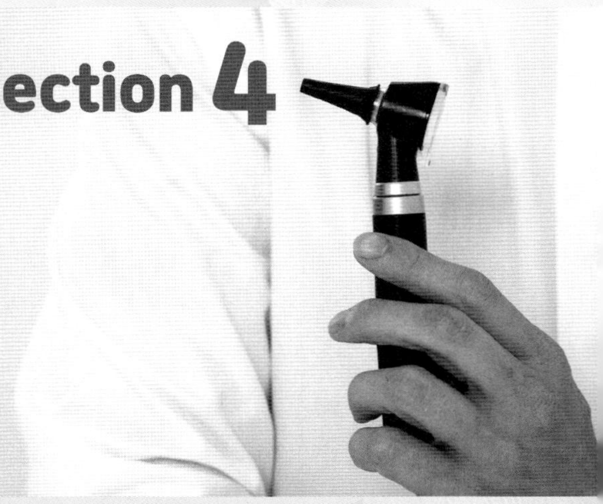

의학적 · 수술적 관리

Medical and Surgical Management

14

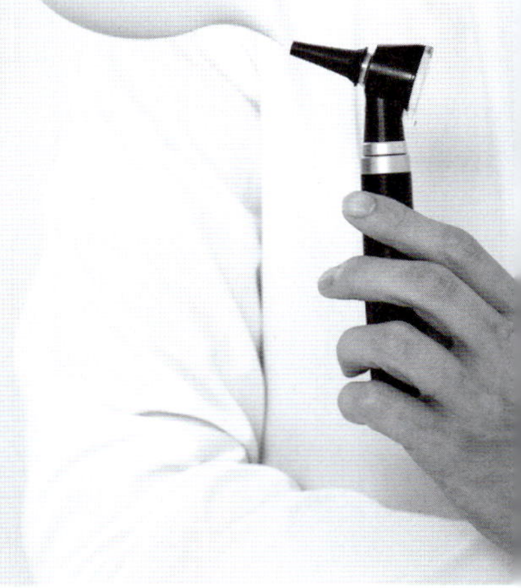

안뜰질환과 눈떨림 치료를 위한 약리학과 광학적 방법들

Pharmacological and Optical Methods to Treat Vestibular Disorders and Nystagmus

Rosalyn Schneider, BA • R. John Leigh, MD

안뜰질환이 있는 환자는 현훈, 진동시각 또는 눈떨림에 의한 시각적 문제를 호소할 수 있다. 현훈은 소용돌이(whirling)나 빙빙 도는 회전을 의미하지만 이 용어는 움직임에 대한 환상을 묘사하는 데 사용되며 안뜰 불균형을 의미한다. 진동시각은 보이는 환경에 대한 환상적 진동 움직임을 의미한다. 진동시각이 머리 움직임으로 발생하면 대개 안뜰기능의 상실을 의미한다. 또한 자발 눈떨림 환자에서 머리가 움직이지 않을 때 진동시각이 발생할 수 있다. 이 장에서는 현훈, 진동시각 그리고 눈떨림에 의한 시각적 문제에 대하여 현재 치료법으로 알려진 병태생리학의 관점에서 검토할 것이다.

안뜰장애로 인한 증상을 해석하고 치료할 때 일상활동, 특히 이동(locomotion)하는 동안 안뜰계의 역할을 고려하는 것이 도움이 된다. 안뜰눈반사(vestibulo-ocular reflex, VOR)의 목적은 일상적으로 머리를 움직이는 동안 선명하고 안정적인 시력을 유지하는 것이다. 선명한 시야를 어렵게 만드는 것은 이동하는 동안 일어나는 머리의 흔들림이다. 이 사실은 아미노글리코사이드계(aminoglycosides) 때문에 안뜰기능을 상실한 익명의 의사 J.C.에 의해 드러나게 되었다. 그는 “걸어 다니는 동안 주변이 너무 많이 움직여서 세밀한 부분을 인식하기 어려웠다. 간판에 있는 글자를 읽기 위해서는 멈추어 서야만 했다.”고 하였다.

20명의 정상적인 피험자가 걷거나 제자리 뛰기를 할 때 측정된 머리 회전의 최대 속도와 우세주파수의 범위는 그림 14.1에 요약되어 있다. 최대 머리 속도는 일반적으로 150deg/sec 이하이지만, 우세주파수 범위는 0.5~5Hz임에 주의를 기울여야 한다. 후자의 값은 안뜰 생리학자가 실험실에서 환자를 시험하기 위해 일반적으로 사용한 주파수를 초과하지만 보통 두부충동검사 시 주파수에 해당한다. 머리 회전 외에도 직선운동 또는 병진운동(translation)이 이동 중에 일어난다. 그러나 최근의 연구에 의하면, 병진운동은 가까운 목표물을 보지 않는 한 머리 회전보다 시야 안정에 큰 위협이 되지 않는다. 이동과 같은 일상활동 중에 발생하는 머리 동요의 범위와 특성에 관한 정보는 안뜰장애가 있는 환자의 재활 전략을 수립하는 데 유용하다. 특히 치료의 기능적 목표가 도움 없이 정상적으로 걸을 수 있는 능력에 있는 경우에 더욱 유용하게 된다.

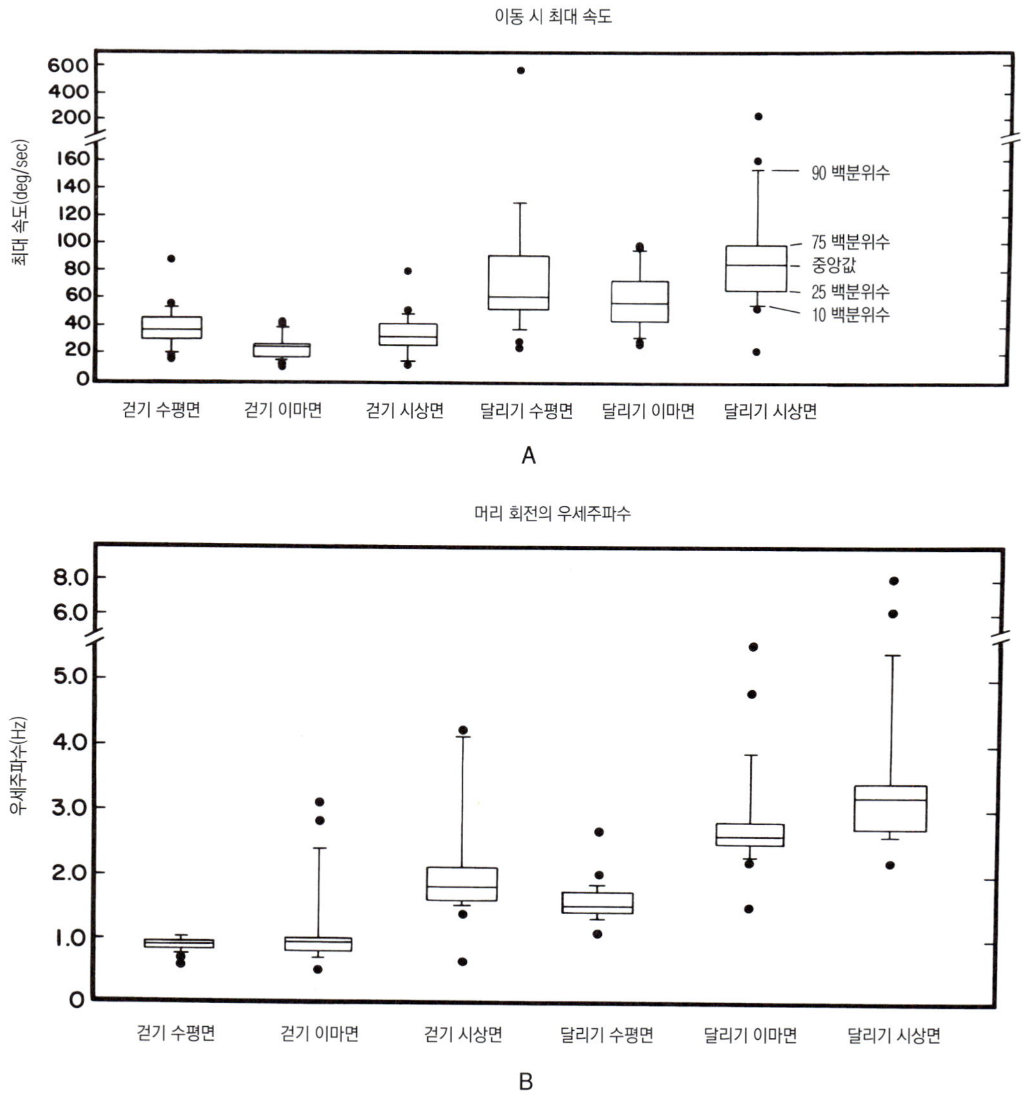

그림 14.1 보행 또는 달리기 중 발생하는 머리 회전 동요의 (A) 최대 속도 및 (B) 주파수의 범위 요약.
정상 대상자 20명의 데이터 분포는 데이터의 선택된 백분위수를 보여주는 터키(Tukey)상자 그래프로 표시된다. 10 백분위수 및 90 백분위수를 초과하는 모든 값은 개별적으로 점과 그래프로 표시된다. 허락을 받아 재현했다.

현훈
Vertigo

현훈의 병태생리학 Pathophysiology of vertigo

이동하는 동안 우리의 다중 감각적인 자극(시각, 안뜰, 몸감각)은 자신의 움직임에 대한 예측과 실제 움직임이 동일한지에 대한 지각을 하게 된다. 안뜰자극이 방해될 때 현훈, 즉 회전하거나 또는 다른 예측하지 못한 움직임에 대해 환각적으로 감지(sensation)하는 불쾌한 경험이 일어나게 된다. 따라서 현훈은 비정상적인 안뜰과 다른 감각자극 사이의 불일치의 결과이다. 회전하는 현훈은 반고리관 또는 중추 연결에 발생한 혼란을 함축하지만, 몸이 기울어진 것 같거나 충동(impulsion)(예: 가쪽쏠림 보행)은 귀돌기관 장애(disturbance)를 의미한다.

현훈은 실신 전 어지럼, 안정된 균형의 상실, 어찔함

(lightheadedness), 심리적 장애(예: 광장공포증, 고소공포증 그리고 공포성 현훈 증후군)와 같은 '어지럼'의 다른 원인과 구별되어야 한다. 어지럼에 대한 이러한 다양한 원인을 구별하기 위해서는 아주 상세하고 침착하게 병력을 알아보아야 하고, 체계적인 신체검사가 필요하다. 치료가 시작되기 전에 증상의 정확한 확인이 필수적이다. 안뜰계의 질병으로 인한 현훈은 일부 정상인이 움직임이나 높이에서 경험하는 '생리적 현훈'과 구별되어야 한다.

현훈을 유발하는 것 외에도 한 개의 미로 또는 안뜰신경으로부터의 긴장성 신경자극의 갑작스러운 상실은 눈떨림 및 자세불안을 유발한다. 눈떨림은 전형적으로 수평과 회전이 섞여 있으며, 빠른 위상이 병변의 반대쪽으로 치우치는 것을 볼 수 있다. 눈떨림은 시각고정이 차단될 때(예: 프렌젤 안경) 더 뚜렷하게 보이는데 이것을 알렉산더의 법칙이라고 한다. 병변쪽 지나간 포인팅(past-pointing)은 안뜰척추반사의 불균형을 반영한다. 급성 말초 안뜰병변으로 인해 회전성 현훈이 있는 환자의 경우 종종 눈떨림의 방향이 확실하지 않을 수 있다. 이것은 한 방향으로의 자가회전을 나타내는 안뜰감각과 본인을 기준으로 할 때 반대 방향으로 자가회전을 암시하는 망막 이미지 동작(안뜰눈떨림의 느린 위상에서 발생하는) 사이의 충돌이 있기 때문이다. 따라서 환자의 안뜰감각만을 평가하는 것이 필요하며, 눈을 감은 상태에서 본인이 느끼는 회전의 방향을 보고하게 하여 병변쪽을 진단할 수 있다. 급성 말초병변을 가진 대부분의 환자는 1~2개월 내에 대부분의 활동에서 독립적으로 회복되지만, 일부 환자는 안뜰증상이 남아 있고 또다른 일부 환자는 양성발작성체위현훈을 경험한다. 이러한 항목은 다른 장에서 자세히 설명하겠다.

안뜰계와 눈떨림에 대한 신경약리학

Neuropharmacology of the vestibular system and nystagmus

안뜰계 내에서 광범위한 신경전달물질들이 확인되었다. 안뜰 털세포에는 무스카린성 아세틸콜린 수용체(muscarinic acetylcholine receptors)가 있다. 안뜰핵에서 연접되는 8번째 뇌신경의 일차들심성 안뜰신경은 전달물질로 글루탐산염(glutamate)과 히스타민(histamine)을 분비한다. 안뜰핵에서 눈운동신경으로의 2차 흥분돌기는 전달물질로 글루탐산염과 아스파르테이트(aspartate)를 분비한다. 안뜰핵에서 수직 눈운동신경세포로의 2차 억제돌기는 감마아미노부티르산(gamma-aminobutyric acid, GABA)을 분비하는 반면, 수평 눈운동신경세포에서는 글라이신성(glycinergic)을 분비한다. 이러한 연구결과는 급성 안뜰 불균형 및 관련 눈떨림의 치료제로서 다양한 약리학적 작용을 가진 약물의 개발을 유도하였다. 그것들은 다음 장에서 논의하겠다.

핵심적인 안뜰눈반사(VOR)의 경로와 함께 다른 시스템들이 지속적으로 반사의 성능을 모니터링하고 최적화한다(1장, 2장 참조). 이득(안뜰눈 반응의 크기)은 소뇌 조롱박세포(purkinje's cell)의 대사성 글루탐산염 수용체와 $GABA_B$ 수용체에 의한 소뇌에서의 '기억 부호화' 형태에 달려 있다. 안뜰눈반사의 위상(머리 회전에 대한 눈 회전의 타이밍)은 말초 안뜰신호가 연장되는 '속도 저장 기전(velocity storage mechanism)'에 의존한다. 이러한 안뜰신호의 보존은 소뇌 결절(nodulus)과 소뇌 목젖(uvula)에 의해 조절되는 안뜰교차(commissure)에 의해 이루어진다. 느린 억제성 연접후전위의 중재자인 대사성 $GABA_B$ 수용체는 속도 저장의 하향 조정에 중요하다. 따라서 $GABA_B$ 작용제 바클로펜(baclofen)은 정상적인 원숭이에서 속도 저장 현상을 억제한다. 이러한 결과는 안뜰눈떨림의 중추성 형태(주기교대눈떨림, periodic alternating nystagmus) 치료에서 바클로펜의 효과에 대한 설명을 제공하고 멀미 증세에 대한 설명 또한 가능하게 할 것이다.

안뜰계는 또한 눈이 편심(eccentric) 위치(예: 오른쪽으로 치우친 주시)를 안정적으로 유지하도록 돕는 주시유지 기전(gaze holding mechanism)에 기여한다. 따라서 내측 안뜰핵과 인접 혀밑신경앞핵(nucleus prepositus hypoglossi)은 안뜰소뇌와의 상호 연결과 함께 눈운동신호를 위한 '신경통합자'를 구성한다. 이 신경원 네트워크는 머리 속도를 인코딩하는 안뜰신호를 수신하여 편심 주시에서 눈을 안정하게 유지하는 데 필요한 눈 위치 신호와 통합한다. 이 네트워크는 또한 신속눈운동(saccades) 및 원활추종눈운동(smooth pursuit)을 위한 사전 운동신호(pre-motor signal)를 통합한다. 따라서 모든 눈운동에 대한 일반적인 신경통합자인 것이다.

수직 눈운동에서 카할사이질핵은 또한 이 신경통합에 기여한다. 몇몇 신경전달물질이 신경통합에 관여하는데, 산화질소(nitric oxide)는 신경회로망 내에서 신경변조(neuromodulatory) 안정화 기능을 수행하는 것처럼 보인다. 혀밑신경앞핵에 대한 일부 안뜰자극은 GABA성이고 산화질소에 의해 촉진된다. 혀밑신경앞핵에서 갓돌림핵으로의 투상(신경통합자에서 나오는 것)은 콜린성이다. 신경통합자의 신경약리학에 대한 더 깊은 통찰력은 약리학적 비활성화 기술을 사용하여 얻어졌다. 약한 GABA 길항제인 비쿠쿨린(bicuculline)과 강력한 GABA 작용제인 무시몰(muscimol)을 MVN-NPH 영역으로 미세 주입하면 들심성으로 느리게 움직이는 주시유발 눈떨림(신경통합기의 누출) 또는 때로 속도 증가파형을 형성하며 원심성으로 느리게 움직이는 주시유발 눈떨림(신경통합기의 불안정성)을 유발하게 된다. 이러한 역설적인 결과는 통합자의 비활성(누출을 일으킴) 또는 통합자의 소뇌 제어(불안정성 유발)를 반영하는 것일 수 있다. 안뜰 불균형을 의미하는 눈떨림이 이러한 비활성 실험에서도 나타날 수 있다. 글루타메타성 약제는 신경통합자를 손상시킬 수도 있지만 글리신 제제는 그렇지 않다. 무시몰에 의한 카할사이질핵의 비활성화는 신경통합의 실패를 야기하는데, 이것은 GABA가 수직 주시유지에 기여한다는 것을 의미한다. 종합적으로 말하자면, GABA와 글루탐산염은 수평 및 수직 안뜰눈반사를 위한 중요한 신경전달물질일 뿐만 아니라 주시유지기전에 관련되어 있어 제대로 기능을 하지 못할 경우에 눈떨림을 유발할 수 있음을 의미한다.

임상증거는 또한 수직 눈운동에서 니코틴성 아세틸콜린성 기전에 대한 역할을 확인했다. 따라서 정상인의 경우, 니코틴에 의해 어둠 속에서 위로 향하는 눈떨림이 유발될 수 있다. 기능적 영상(functional imaging)을 통해 니코틴에 의한 핵그물체다리뇌(nucleus reticularis tegmenti pontis, NRTP)의 활성화가 증명되었고, 이것은 니코틴성 아세틸콜린성 기전이 수직 원활추종눈운동에 관여한다는 것(다른 기전 또한 관여를 하겠지만)을 의미한다. 이러한 결과는 니코틴성 콜린수용기에 작용하는 약물이 눈떨림에 영향을 줄 수 있음을 시사한다.

현훈 치료

치료의 일반적인 목표는 현훈(vertigo)과 동반된 자율신경계 증상(오심, 구토, 불안)을 제거하고 안뜰보상의 정상적인 과정을 촉진(또는 적어도 방해하지 않음)하는 것이다. 바이러스성 신경미로염 또는 편두통에 의한 현훈과 같은 경우처럼 원인을 치료할 수 있는 경우도 있다. 하지만 대부분의 경우 증상치료이다.

말초 안뜰병변으로 인한 급성 현훈에서는 증상의 회복과 정상적인 활동의 재개가 약 1주일 후에 후 가능하다. 그러나 바이러스 병인이 의심되고 발병 3일 이내에 환자가 평가된다면, 메틸프레드니솔론(5-methylprednisolone)을 짧게 처방하여 증상의 회복을 촉진시킬 수 있다. 발라사이클로비르(valacyclovir)와 같은 항바이러스제는 치료효과가 없다. 안뜰계에 대한 '진정 효과'를 발휘하는 약물은 처음 24시간 동안만 사용되어야 한다. 현훈, 메스꺼움 및 구토 치료에 일반적으로 사용되는 일부 약물은 표 14.1에 요약되어 있으며, 논문에서 자세히 논의되었다. 세로토닌 5-하이드록시트립타민$_3$(5-hydroxytryptamine$_3$, 5-HT$_3$) 길항제인 온단세트론(ondansetron)은 특히 급성 안뜰장애로 인한 구역질 및 구토 관리에 도움이 될 수 있다. 대부분의 약물은 아마도 하나 이상의 신경전달물질계에 영향을 미칠 것이며, 증상 완화가 어려운 경우에는 다른 유형의 약물 조합이 단독 약물보다 더 효과적일 수 있다.

처음 24시간이 지난 후에는 조심스럽게 약물을 사용해야 하며, 환자가 침대에서 나와 자신의 활동을 늘려야 한다. 그렇게 하지 않으면 증상이 회복되지 않을 수 있다. 이 기간 동안 특정 안뜰운동을 하게 할 수 있다(22장 참조). 머리 움직임에 의한 현훈과 같이 안뜰증상이 지속되는 환자는 일반적으로 중추신경계 장애가 있으며, 전형적으로는 소뇌에 장애가 있을 수 있으므로 영상 촬영이 필요하다. 지속적인 증상을 호소하는 다른 환자는 공포증 장애가 있거나 부상으로 인한 2차적인 손상을 가지고 있을 수 있다.

표 14.1 일반적으로 사용되는 일부 안뜰진정제

약물	종류	복용량	논평	주의사항
디멘하이드리네이트 (Dramamine)	항히스타민 포스포디에스테라제 억제제	경구: 4~6시간마다 50mg 근육내: 50mg; 24시간 동안 최대 200mg	경한 진정제 건조함 중등도 항구토	천식, 녹내장 전립샘 비대증
디펜하이드라마인 (Benadryl)	항히스타민	경구: 6시간마다 25~50mg 근육내: 50~100mg; 24시간 동안 최대 200mg	경한 진정제 빠른맥 비뇨기계 유지	천식, 녹내장 심장 상태 전립샘 비대증
프라메타진 (Phenergan)	항히스타민 항콜린제 페노티아진	경구: 25mg, 6시간마다 공급: 50mg, 12시간마다 근육내: 25mg; 24시간 동안 최대 75mg	추가 진정제 중등도 항구토	천식 녹내장 전립샘 비대증 뇌전증
메실진 (Antivert, Bonine)	항히스타민 항콜린제	경구: 매일 25mg 또는 50mg (또는 매일 두 번); 24시간 동안 최대 150mg	섭취 8시간 후 최고조 효과 더 적은 진정효과	천식 녹내장 전립샘 비대증
프로클로페라진 (Compazine)	항히스타민 항콜린제 페노티아진	경구: 6시간마다 5~10mg 좌약: 12시간마다 25mg 근육내: 6시간마다 5~10mg; 24시간 내에 최대 60mg	진정제 및 항구토 추체외로의 반응을 일으킬 수 있음	CNS 억제제, 프로프라놀롤, 페니토인, 항응고제, 레보도파, 이뇨제와 함께 사용하면 간 질환을 유발할 수 있음
스코폴라민 (Transderm Scop)	항콜린제(비선택적 무스카린)	경피 패치, 매 3일; 적용 후 최대 효과 4~8시간	더 적은 진정효과 더 많은 항구토 멀미에 적합 혼란, 방산, '의존'	천식 녹내장 전립샘 비대증
온단세트론 (Zofran)	세로토닌 5-하이드록시트립타민$_3$ 수용체 대항제	경구: 8시간마다 4~8mg 근육내: 4mg	항구토; 암 화학요법을 받는 환자를 위해 개발됨 CNS 질환으로 인한 메스꺼움에 효과적일 수 있음	두통 변비
로라제팜 (Ativan)	벤조디아제핀	12시간마다 0.5mg 근육내: 24시간 내에 최대 6mg	GABA 조절인자 습관성이 있음	녹내장 진정제와 함께 첨가제, 스코폴민

CNS = 중추신경계; GABA=감마아미노부르티산

재발성 현훈의 치료는 원인이 되는 질환에 따라 달라진다. 예를 들어, 편두통에 의한 현훈(두통이 없는 편두통 포함)은 보통 의학적으로 성공적으로 관리될 수 있다(15장 참조). 8번 뇌신경의 혈관 압박의 결과일 수 있는 현훈(안뜰발작)은 종종 카바마제핀(carbamazepine)으로 효과적으로 치료된다. 바깥림프샛길이나 위반고리관 벌어짐에 의한 재발성 현훈은 자연적으로 치료될 수 있지만 경우에 따라서 수술이 필요할 수도 있다(4장, 17장 참조). 흔하지 않지만, 운동실조와 함께 자율신경계 증상 및 두통이 함께 나타나는 발작성 제2형 운동실조에서도 재발성 현훈이 나타날 수 있다(증례연구 14-1).

메니에르증후군으로 인한 현훈은 치료가 어려울 수 있지만 저염식과 이뇨제가 장애를 가진 일부 환자에게 도움이 된다. 유럽에서는 베타히스티딘(H1-작용제 및 H3-길항제이며 미로미세순환을 개선함)이 예방 치료제로 처방된다. 미국에서는 사용할 수 없다. 안뜰 불균형이 지속될 수 있기 때문에 일부 영향을 받는 환자에게 메클리진(meclizine)과 같은 안뜰진정제를 장기적으로 처방할 수

있다. 미로 털세포에 독성을 갖는 젠타마이신(gentamicin) 고막내주사 치료는 현훈이 지속될 때, 특히 청각이 상실된 귀쪽의 문제로 현훈이 지속될 때 사용할 수 있다. 시간이 지나면 증상이 호전되는 경향이 있지만 정상이었던 귀에 메니에르병이 발병되는 경우도 있다.

다발성경화증, 척추뇌바닥 허혈 및 뒤오목머리뼈 병변과 같은 중추신경계 장애는 심한 재발성 현훈을 유발할 수 있다. 근본적 원인에 대한 치료로 개선이 되지 않으면 '안뜰진정제'를 사용하는 것이 맞다. 온단세트론(ondansetron)은 뇌줄기 뇌졸중이나 다발성경화증 환자의 현훈 치료에 도움이 된다. 때로는 항콜린성[예: 스코폴라민(scopolamine)]과 항도파민[예: 프로클로르페라진(prochlorperazine)]과 같은 약제를 혼합하여 처방할 수 있다.

양성발작성체위현훈(benign paroxysmal positional vertigo)은 대부분의 경우 특정 안뜰운동이나 정복술로 효과적으로 치료된다(20장 참조). 약물처방은 매우 드물다.

진동시각
Oscillopsia

발병기전 Pathogenesis

머리의 움직임에 의해 생기거나 심해지는 진동시각은 대개 안뜰이 근원이며 부적절한 안뜰눈반사(VOR) 이득 또는 위상(phase)을 반영한다. 과도한 망막 이미지 움직임으로 인해 시력이 흐려지며, 환자가 매장 통로에 가만히 서 있을 때만 마트에 진열되어 있는 식료품 품목의 작은 글씨를 읽을 수 있게 된다. 진동시각은 가만히 있는 물체에 대한 이미지가 과도한 움직임으로 망막에 비쳐지기 때문에 발생한다(글상자 14.1). 머리 움직임에 의한 진동시각은 눈바깥근육의 약화(예: 갓돌림신경 마비) 또는 신경핵사이눈근육마비(안쪽곧은근 약화)의 결과로 발생할 수도 있다. 눈떨림이나 다른 눈 진동에 의해 야기되는 진동시각은 머리가 움직이지 않을 때 발생한다. 머리 떨림(head tremor)을 가진 환자는 안뜰눈반사를 상실하지 않는 한 진동시각을 가지지 않는데, 이는 망막에 과도하게 움직이는 이미지가 맺히지 않기 때문이다.

> **글상자 14.1**
>
> **진동시각의 병인***
>
> - 머리 움직임이 있는 진동시각: 비정상적 안뜰눈반사
> - 말초 안뜰기능저하:
>   아미노글리코사이드 독성
>   메니에르증후군
>   수막염/뇌염
>   소뇌 퇴행과 연관
>   미로에 영향을 미치는 자가면역 질환(예: 코간 증후군)
>   8번 뇌신경 외과 수술
>   선천성 귀 기형
>   유전성 안뜰장애
>   시스플라틴 요법
>   특발성
> - 중추성 안뜰기능저하(종종 소뇌 질환이 동반됨)
>   안뜰눈반사(VOR) 이득 감소
>   증가된 VOR 이득
>   비정상적 VOR 단계
> - 움직이지 않는 머리의 진동시각:
>   비정상적 자발적인 눈운동
> - 후천성 눈떨림(특히 시계추, 상향, 하향, 시소, 해리눈떨림)
> - 선천성 눈떨림(자연 조명하에서 흔하지 않음)
> - 신속눈운동 진동시각[안구조동(심인성 포함)] 및 눈 간대경련
> - 위빗근 기능 잔떨림(한눈 진동시각)
> - 고정된 머리 및 정상 눈 움직임이 있는 진동시각:
>   중추성 진동시각
>   대뇌 질환: 발작, 뒤통수엽 경색
>
> *출처: Leigh and Zee, 2006.

비정상적인 이득(눈 움직임의 부적절한 크기), 비정상 위상 이동(눈과 머리 회전 사이의 타이밍 지연) 및 머리 회전과 눈회전 벡터 사이의 방향 불일치(예: 수평 머리 회전에 반응하여 수직 눈 움직임과 같은)의 세 가지 이유로 머리 움직임 중에 비정상적인 안뜰눈반사로 인한 진동시각이 발생할 수 있다. 안뜰계의 말초 또는 중추 경로가 원인이 될 수도 있다.

일반적으로 진동시각은 이동할 때 악화되지만 음식을

씹는 동안 나타날 수 있고 가장 심한 경우에는 심장박동으로도 발생할 수 있다. 또한 진동시각과의 관계는 다양하지만, 머리 움직임 동안 시력이 감소된다. 머리가 움직이지 않을 때의 눈과 머리를 좌우로 1~2회/초 속도로 움직이면서 측정한 시력을 비교함으로써 진동시각을 검사할 수 있다. 정상인의 경우, 시력 카드에서 1~2줄의 쇠퇴를 보였지만 안뜰기능이 상실된 환자는 종종 가장 큰 글자를 보는 데 어려움을 호소한다.

진동시각은 또한 VOR의 이득, 위상 또는 방향을 변화시키는 중추신경계의 장애로 발생할 수 있다. 유전성 척수소뇌 변성을 가진 일부 환자는 안뜰장애를 동반할 수 있다(증례연구 14-2). 안뜰소뇌 질환을 가진 다른 환자는 안뜰과민반응을 보인다. 이것은 아놀드-키아리(Arnold-Chiari) 기형을 가진 환자에서 발생하며 때로는 소뇌질환 환자가 수평 및 수직 VOR의 이득 증가를 나타낸다고 보고되었다. 안뜰소뇌 기능장애가 있는 일부 환자에서 VOR의 이득은 정상이지만 머리와 눈운동 사이의 위상 관계가 비정상적이어서 망막의 이미지 밀림을 유발한다. 안쪽세로다발 병변(다발성경화증의 신경핵사이눈근육 마비)은 수직 VOR의 낮은 이득을 유발할 수 있으며 수직 머리 움직임에 따라 진동시각을 유발할 수 있다.

진동시각 치료 Treatment of oscillopsia

일부 환자에서는 시간이 갈수록 안뜰상실에 의한 진동시각에 대한 보상이 이루어지지만, 다른 많은 환자에게는 영구적 장애가 남게 된다. 보상이 발생하면, 이것은 목눈반사의 상승작용, 보상적 눈 움직임의 예측 프로그래밍 및 지각 변화를 포함한 다양한 요인의 결과이다(8장, 9장 참조). 일반적으로 약은 거의 처방되지 않는다. 환자는 운동, 특히 걷기를 재개하며 운동 프로그램을 등록하고 실시하도록 권장한다(22장, 23장 참조). 드물게 과도한 VOR 활동에 의해 유발된 진동시각은 약물로 치료될 수 있다. 역설적이게도, VOR이 약한 환자는 정상적인 피험자보다 움직일 때 머리 고정 시각 디스플레이는 더 잘 읽을 수 있다. 머리 고정 디스플레이의 명확한 시야는 안뜰눈운동을 억제하거나 취소해야 가능하기 때문이다. 이러한 환자는 VOR이 거의 없거나 전혀 없기 때문에 안뜰눈운동을 억제하기 쉽다. 이 동작은 카메라로 얻은 이미지의 머리 고정 디스플레이가 안뜰기능을 상실한 환자의 머리 움직임을 보상할 수 있음을 나타낸다. 이러한 장치에 필요한 기술이 개발되었지만 아직 안뜰기능이 결핍된 환자에게는 적용되지 않았다.

인공 안뜰을 이식하여 말초 안뜰기능이 상실된 환자를 치료하는 방법이 계속 발전하고 있고, 원숭이 실험에서 안뜰반응을 회복시키는 데 성공한 것으로 보고되었다. 대안적인 접근법은 안뜰감각을 대신할 수 있는 촉각 감각자극을 제시하는 것이다. 장래의 연구는 이러한 장치가 안뜰기능의 상실로 인한 장애를, 특히 노인 환자에게서 얼마나 잘 극복하게 할 수 있는지 알아봐야 할 것이다.

눈떨림과 시각의 변화

Nystagmus and its visual consequences

발병기전 Pathogenesis

이전에 언급했듯이, 후천성 눈떨림은 일반적으로 시각장애 및 진동시각(환경의 이상한 움직임)을 유발한다. 망막에 고정된 물체의 과도한 흔들림으로 인한 이러한 증상은 TV 시청 및 독서를 방해하며 종종 환자를 괴롭히게 된다. 망막 이미지 속도와 시력 사이의 관계는 직접적인 것이다. 책을 읽을 때처럼 더 높은 공간 주파수의 경우 약 5deg/sec를 초과하는 이미지의 움직임은 시력을 저하시킨다. 다른 한편, 망막의 이미지 속도와 진동시각 발생과의 관계는 덜 일정하다. 진동시각의 강도는 보통 눈떨림의 크기보다 작다. 예를 들어, 하향 눈떨림이 있는 환자의 경우, 진동시각은 평균적으로 눈떨림 크기의 1/3 정도로 추정된다. 이 후자의 발견은 두뇌가 과도한 망막 이미지 움직임을 보상하여 시각적 일관성을 부분적으로 유지함을 시사하지만 이 기전은 아직 논쟁 중에 있다. 실제적으로 환자에게 도움이 되기 위해 5deg/sec 이하로 망막 이미지 밀림을 줄일 필요가 없으며, 부작용을 유발하지 않을 정도의 약물을 투여하여 조절할 수 있다.

치료 Treatments

약물

다양한 형태의 눈떨림을 억제하기 위해 사용되는 약물 중 일부가 글상자 14.2에 나와 있다. 여기에서는 잘 설계된 임상시험에서 평가된 의약품을 검토하겠다. 아마도 시각적으로 가장 잘 장애를 유발하는 것은 후천성 시계추눈떨림(pendular nystagmus)으로, 다발성경화증(증례연구 14-3)과 뇌줄기 뇌졸중으로 인한 눈입천장떨림증후군(증례연구 14-4)의 두 가지 경우에 의해 유발된다. 2개의 약물이 이러한 눈떨림 치료에 유용함이 입증되었으나 작용하는 부위는 아직 명확하지 않다. 첫 번째는 가바펜틴(gabapentin)으로, 초기에는 GABA성으로 생각되었지만 전압 의존성 칼슘 채널의 서브유닛(subunit)을 통해 작용을 한다. 또한 가바펜틴은 항경련제로 소개되었지만 만성통증의 조절에 널리 사용되고 있다. 가바펜틴은 눈떨림을 억제하여 후천성 시계추눈떨림을 보이는 많은 환자에게서 시각적 개선을 제고하였는데, 특히 다발성경화증으로 인한 경우 더욱 효과적이다. 그러나 모든 환자가 반응하는 것은 아니며, 골치 아픈 부작용으로 운동실조의 악화가 나타날 수 있다. 두 번째는 알츠하이머병의 기억상실을 치료하는데 사용되는 비경쟁적 N-메틸-D-아스파르테이트(N-methyl-D-aspartate, NMDA) 길항제인 메만틴(memantine)이다. 메만틴은 후천성 시계추눈떨림에 종종 효과적이다. 일반적으로 잘 견디지만 다발성경화증의 이전 발작 때문에 증상의 재발을 일으킬 수 있는 것으로 보인다. 다발성경화증과 눈입천장떨림증후군 모두에서 복용량을 천천히 증가시켜야 한다. 가바펜틴의 경우, 일주일에 일일 복용량을 300mg씩 증가시켜 목표 복용량을 1일 4회 300mg까지 증가시키거나 필요하다면 조금 더 높게 목표 복용량을 설정할 수 있다. 메만틴의 경우, 일일 투여량을 일주일에 10mg씩 증가시켜 목표 복용량을 1일 4회 10mg으로 증가시킬 수 있다. 현재까지 가바펜틴 및 메만틴과의 병용 요법을 평가한 대조 연구는 아직 없다.

아마도 가장 흔한 형태의 후천성 눈떨림은 하향 눈떨림일 것이다. 대조군 시험에서 화학적으로 관련된 두 가지 칼륨 채널 차단제인 4-아미노피리딘(aminopyridine)과 3,4-디아미노피리딘(diaminopyridine)이 일부 환자에서 치료 효과가 있음이 확인되었다. 이 약들은 활동전위의 분극 후 기간을 연장시킴으로써 조롱박세포에 의한 정확한 '조율기능(pacemaking)'을 회복시키는 것으로 보인다. 이중 4-아미노피리딘(fampridine 또는 dalfampridine)은 보다 효과적이고 부작용이 적으며 다발성경화증 환자의 보행 장애 치료를 위해 FDA 승인을 받은 지속방출제제(Ampyra)로 이용할 수 있다. 잠재적 부작용은 발작과 심장부정맥이다. 따라서 간질 병력이 있는 환자에게 투여해서는 안 되며, 약물 치료를 시작하기 전에 심전도 검사를 통해 정상 여부를 확인하는 것을 권한다. 약물은 일반적으로 1일 2회 10mg의 용량으로 투여된다. 하향 눈떨림을 가진 모든 환자가 4-아미노피리딘에 반응하는 것은 아니지만, 머리를 반 정도 숙였을 때(예: 독서 중 앞으로 구부린 경우) 눈떨림이 있는 많은 환자에게 특히 효과적이다. 따라서 이 약물은 귀돌기전을 통해 하향 눈

글상자 14.2

눈떨림과 시각적 결과에 대한 치료

약물
- 가바펜틴
- 메만틴
- 바클로펜
- 4-아미노피리딘과 3,4-디아미노피리딘
- 아세타졸라미드
- 클로나제팜
- 발프로에이트
- 트리헥시페니딜과 벤즈트로핀
- 스코폴라민
- 이소니아지드
- 카바마제핀
- 바비츄라테스
- 알콜

광학 장치
- 베이스아웃 프리즘
- 스펙터클 렌즈-콘텍트렌즈 조합(망막 이미지 안정을 위해)
- 망막 이미지 안정을 위한 전자-광학 장치

침습절차
- 아놀드-키아리 기형의 수술치료
- 보툴리눔 독소

떨림에 특정 효과를 나타내는 것으로 보인다. 팜프리딘(fampridine)은 발작성 제2형 운동실조증후군(증례연구 14-1)의 발작 빈도를 줄여주는 효과적인 치료제이지만 아직까지는 아세타졸아마이드(acetazolamide)가 발작성 제2형 운동실조증후군에 주로 쓰여지고 있다.

눈떨림에 대한 다른 약물요법은 일반적으로 드물게 나타나는 주기교대눈떨림(periodic alternating nystagmus)에 효과적인 바클로펜(baclofen)을 제외하고는 신뢰도가 떨어진다. 바클로펜에 반응이 없는 환자는 메만틴으로 치료할 수 있다. 클로나제팜(clonazepam)과 같은 다른 GABA성 약제는 후천성 시계추눈떨림 또는 하향 눈떨림의 치료에 때때로 효과적일 수 있다. 그러나 경구 벤즈트로핀(benztropine)이나 경피성 스코폴라민(scopolamine)과 같은 항콜린성 약제는 후천성 눈떨림에 대한 치료법으로 신뢰할 수 없으며 일부 환자에서는 실제로 눈떨림을 악화시킬 수 있다.

광학 장치

많은 광학 장치(optical devices)가 눈떨림을 감소시키고 보다 안정적인 눈 시력을 유지하기 위한 치료로써 제안되어 왔다. 간단한 접근방식인 수렴 프리즘(convergence prisms)은 가까운 대상을 보는 동안 눈떨림이 감소하는 환자에게 때때로 도움이 된다. 종종 효과적인 배열은 적응(accommodation)을 보완하기 위해 −1.00 디옵터 구가 추가된 7.00 디옵터 기본 프리즘이다. 구면 교정은 노안인 성인에게는 필요하지 않을 수 있다. 특히 선천성 눈떨림 환자의 경우, 베이스아웃(base-out) 프리즘 착용으로 인한 눈떨림 억제를 통한 시력 개선은 운전면허시험을 치를 수 있을 정도로 충분하다. 후천성 눈떨림을 가진 일부 환자에게도 유용하다. 때로는 가까운 시야에서 눈떨림이 더 심한 환자에서 베이스인(base-in) 프리즘이 도움이 된다. 이론적으로 프리즘을 사용하여 양쪽 눈에서 모두 굴절시켜서 눈떨림이 억제된 위치("null region")에 상이 있게 해야 하지만 눈떨림을 억제할 수 있는데, 선천성 눈떨림 환자에게서 흔히 나타난다. 그러나 실제로 환자는 눈떨림이 가장 작은 위치로 가져가기 위해 머리 회전을 주로 사용하고 아주 드물게 프리즘을 사용한다.

또 다른 접근법은 눈이 움직이는 동안에 환경의 이미지를 망막에 안정적으로 고정시키기 위한 광학시스템의 개발이다. 어떤 시스템은 높은 마이너스(high-minus) 콘택트렌즈와 결합하여 착용하는 고밀도(high-plus) 안경렌즈로 구성된다. 안경렌즈가 눈의 회전 중심 가까이에 위치한 기본 이미지에 초점을 맞추면 안정화가 이루어진다. 콘택트렌즈는 초점을 다시 망막으로 옮기기 위해 필요하다. 콘택트렌즈는 눈과 함께 움직이므로 안경렌즈에 의해 생성된 망막의 이미지 안정화 효과를 무효화하지 않는다. 이러한 시스템을 사용하면 망막에서 이미지를 약 90%까지 안정화할 수 있다. 그러나 시스템에는 몇 가지 제한 사항이 있다. 하나는 환자가 정지하고 한쪽 눈으로 (복시를 피하기 위해) 볼 때만 유용하기 때문에 모든 눈운동(VOR 및 이향운동)을 사용할 수 없게 된다는 것이다. 다른 하나는 다발성경화증을 앓고 있는 환자들과 같이 운동실조 또는 떨림을 앓고 있는 일부 환자는 콘택트렌즈를 삽입하는데 어려움이 있는 것이다. 실제로 안정화가 낮은 안경렌즈와 콘텍트렌즈 조합을 사용하였을 때 적은 수의 환자에게 도움이 되었다.

두 번째 접근법은 눈운동을 측정하고 프리즘을 움직여 눈떨림의 효과를 무효화하는 전자 광학 장치를 사용하는 것이다. 이 접근법은 시계추눈떨림에 가장 효과적인데, 정상적으로 명확한 시력을 위해 필요한 자발적인 신속눈운동과 같은 정상적인 눈 움직임과 전자적으로 구별되어야 한다. 눈을 관찰할 수 있는 가벼운 비디오의 개발로 이 접근법이 가능하게 되었다. 그림 14.2는 이러한 장치에서 사용되는 이미지 이동 광학을 요약한 것이다.

수술

선천성 눈떨림의 치료를 위해 다양한 수술 방법이 개발되었지만 후천성 눈떨림에 대해서는 제한적 경우에만 성공적으로 적용되어 왔다. 이러한 수술절차를 평가하기 위한 잘 설계된 임상시험이 필요하며 자세한 내용은 다른 부분에서 검토된다. 보툴리눔 독소를 선택된 바깥눈근육이나 안구 뒤쪽 공간에 주사하면 눈떨림을 일시적으로 없애거나 억제할 수 있지만 겹보임과 눈꺼풀처짐 부작용으로 인해 신중하게 선택한 환자를 제외하고 치료 가치가 제

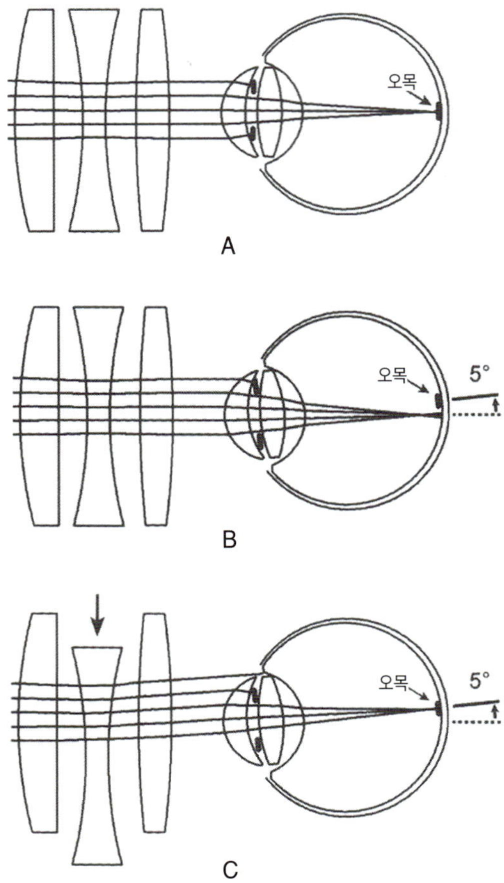

그림 14.2
이미지 이동 장치의 3개 렌즈가 눈 진동의 시각 효과를 어떻게 없앨 수 있는지 보여준다. 중립 위치(A)의 눈과 광학 장치로 시작하여 먼 대상의 빛을 망막의 중심으로 가져온다. 눈을 아래로 돌리면(B) 이미지가 중심부에서 벗어난다. 그러나 중앙 렌즈가 적절한 양(C)만큼 아래쪽으로 이동하면 이미지가 다시 한번 중심 정상으로 이동한다. 허락을 받아 재현했다.

한될 수 있다. 마지막으로, 신경외과(뒤통수아래 감압술, suboccipital decompression)는 아놀드-키아리 기형에 의해 야기되는 하향 눈떨림 및 다른 증상을 해결하는 데 도움이 될 수 있다.

요약
Summary

말초 또는 중추 안뜰계의 혼란은 종종 현훈, 진동시각 및 눈떨림을 초래한다. 말초 안뜰병변의 급성 현훈은 대개 자발적으로 회복되고 안뜰억제제는 처음 24시간 동안 적절하지만 초기 사용 후에는 거의 사용하지 않아야 한다. 재발성 현훈의 약물 사용은 안뜰계에 영향을 주는 특정 질환에만 해당한다. 안뜰감각 상실로 인한 진동시각은 종종 자발적으로 호전되며 약물치료는 회복을 돕지 못한다. 인공안뜰삽입물(vestibular prostheses)은 궁극적으로 새로운 치료전략을 제공할 수 있다. 후천성 시계추눈떨림에 의한 진동시각은 가바펜틴이나 메만틴에 의해 억제될 수 있으며, 팜프리딘(fampridine)에 의해 눈떨림이 감소될 수 있다. 눈떨림으로 인한 시력을 치료하기 위하여 몇 가지 다른 광학 장치가 개발되었으며, 전기 광학 장치가 미래 유망하다. 약물이나 광학 장치는 모든 환자에게 균일하게 적용할 수 없다. 신중한 진단과 환자 선택은 치료가 효과적이기 위해 필수적이다.

감사의 말
Acknowledgments

이 장에 설명된 저자의 작업은 NIH 교부금 EY06717, 재향 군인 문제 담당 부서 및 Evenor Armington Fund에서 지원한다.

증례연구 14-1

32세 남자 환자가 재발성 현훈과 자세불안을 호소하며 내원했다. 이러한 증상은 어린 시절부터 시작되었다. 종종 스트레스 또는 운동에 의해 촉발될 수 있다. 현훈은 메스꺼움과 발한을 수반하고 매우 심하지만 한두 시간 자고 일어나면 없어진다고 했다. 청력은 정상이었다. 증상이 나타나지 않을 때는 무술연습도 할 수 있다고 했다. 환자의 어머니와 여동생도 비슷한 증상을 경험했다고 하였다. 검사(증상 발현이 없을 때) 과정에서 하향 주시유발 눈떨림(그림 14.3A)과 가벼운 보행실조를 볼 수 있었다. 청력검사는 정상이었다. 머리 MRI는 가벼운 소뇌위축을 보였으나(그림 14.3B) 비정상적인 백색질은 보이지 않았다. 유전 검사(courtesy of Dr. Robert W. Baloh)를 바탕으로 발작성 제2형 운동실조(CACNA1A gene의 돌연변이) 진단을 받았다. 그는 아세타졸아마이드(acetazolamide)를 복용하기 시작했고 증상 발현은 줄어들었으며 성공적으로 마라톤 경주를 마쳤다. 4년 후 아세탈유도체의 알려진 합병증인 신장결석(renal calculi)이 나타났다. 이로 인해 증상 발작을 억제하기 위해 약물을 팜프리딘(fampridine)으로 바꾸었다.

논평 Comment

처음에는 환자의 사례가 "메니에르병 또는 다발성경화증의 한 사례"라고 언급되었다. 여러 번의 증상 발작에도 불구하고 정상적인 청력을 기반으로 메니에르병은 가능성에서 제외되었다. 그의 눈떨림과 MRI 스캔을 제외하고 정상적인 신경학적 검사는 다발성경화증의 가능성 또한 제외시켰다. 증상 발작의 양상과 유사한 질환의 가족력은 유전적 장애-발작성 운동실조를 암시했다. 발작의 지속 기간과 근육잔떨림은 발작성 제2형 운동실조일 확률을 높였고 유전적인 진단을 받았다. 아세타졸아마이드는 대부분의 환자에서 발작을 억제하지만, 아세타졸아마이드에 대한 부작용이 발생하면 팜프리딘이 효과적인 대안이다.

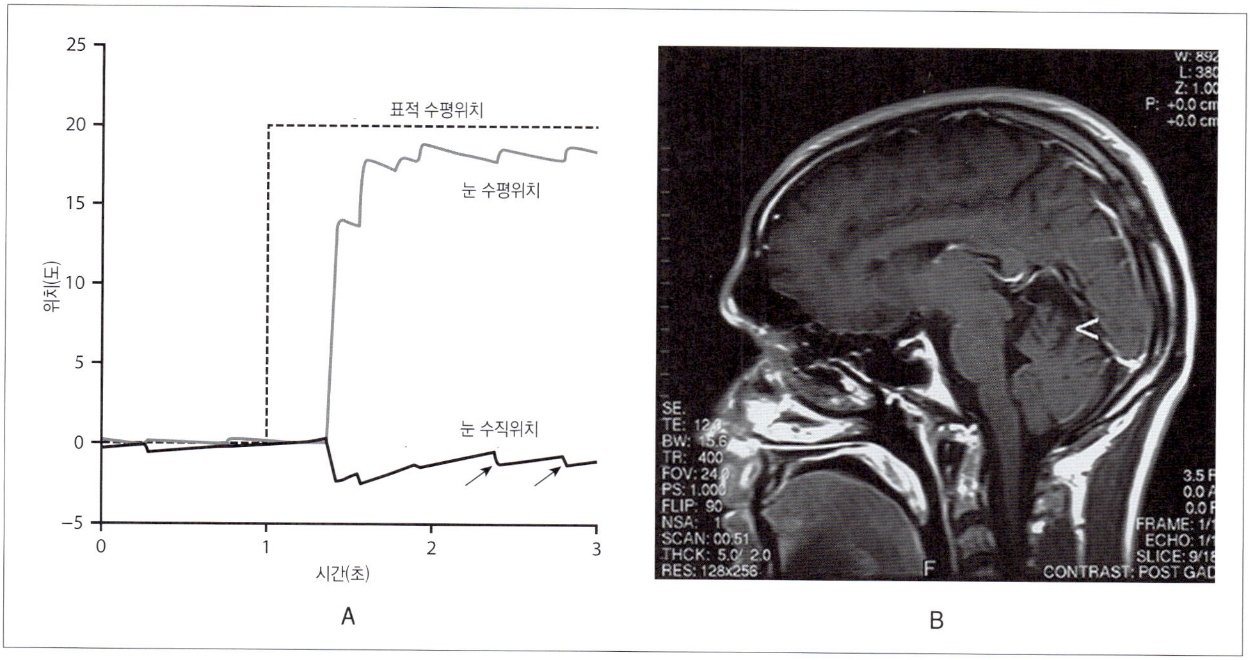

그림 14.3

소뇌 질환으로 눈운동 장애. 양수값은 오른쪽 방향 또는 위쪽 방향 움직임을 나타낸다. **A:** 증례연구 14-1: 일시적인 운동실조증(EA-2)을 가진 환자는 시선을 20° 오른쪽으로 도약시키기 위해 시선을 이동하면서 하향 구성 요소(화살표)로 주시유발 눈떨림을 나타냈다. **B:** 중뇌 자기공명영상(midsagittal MRI)은 EA-2 환자의 위축(화살촉)을 보여준다.

증례연구 14-2

68세의 여성이 계속해서 심해지는 불안정한 보행, 흐려보임과 겹보임 때문에 내원했다. 그녀는 약 6년 전까지는 건강한 사람이었지만, 보행에 문제가 생겼다. 넘어지지는 않았지만 균형을 잃어갔다. 움직이며 한쪽으로 쳐다볼 때 흐려지면서 두 개로 보이는 수직시야가 문제였다. 시력의 문제로 더 이상 운전을 하지 못하며 움직이면서 거리 표지판을 읽는 것이 어렵다고 말했다. 검사는 가쪽을 바라볼 때 하향 주시유발 눈떨림이 두드러진 증상이었다. Maddox 막대를 사용하여 교대 스큐편위를 진단할 수 있었는데, 바깥을 보는 눈의 높이가 안쪽을 보는 눈보다 높았다. 빠른 수평 머리 회전(두부충동검사)에 대한 반응으로 교정용 대각선 신속눈운동을 보였는데, 이것은 머리 회전 방향과 반대 방향(그림 14.4에서 화살표로 표시)이고 아래로 향하는 것이다. 이러한 신속눈운동은 수평 VOR이 감소했고, 부적절한 상향 눈운동이 일어났음을 의미했다. 청력과 다른 뇌신경에는 정상적인 기능을 보였으며 조음장애 또는 사지 운동실조는 보이지 않았다. 그러나 그녀는 일자로 걷지 못했다. 감각검사는 정상이었다. 팜프리딘은 그녀가 평가되었을 당시에는 상용화되지 않았었다.

논평 Comment

이 환자는 늦게 발병한 보행 운동실조의 상당히 일반적인 예이다. 이러한 환자들은 교대 스큐편위와 함께 진동시각을 유발하는 하향 눈떨림을 보인다. 적합하지 않은 수직 성분을 가진 안뜰눈반사를 보일 뿐 아니라 이러한 반사가 감소되어 자가 움직임이 진동시각을 악화시키는 것을 볼 수 있다. 일부 소뇌변성이 있는 경우 안뜰반사가 눈에 띄게 줄어드는 것을 볼 수 있다. 일부 환자의 하향 눈떨림은 팜프리딘에 의해 억제될 수 있지만 보행 운동실조에는 효과가 없다. 보행능력을 유지하기 위한 치료에도 불구하고 불행하게도 점점 더 증상은 악화되고 소뇌질환으로 인한 적응력도 제한되게 된다. 그럼에도 불구하고 보행훈련이나 규칙적인 산책을 하는 것이 활동적이지 않는 환자의 경우보다 나은 기능을 하게 한다.

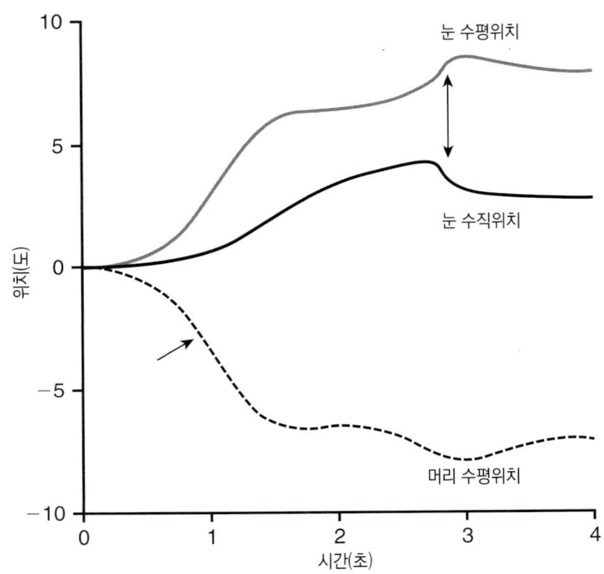

그림 14.4

이동 중 아주 심한 진동시각 소견을 호소한 후발성 소뇌 퇴행 환자의 두부충동검사(화살표로 표시된 시작). 그녀의 머리가 왼쪽으로 돌 때, 부적절한 상향 움직임과 함께 더 느리고 더 작은 오른쪽 눈 움직임이 생성된다. 그 다음 오른쪽 아래방향으로 향하는 교정신속눈운동이 온다(양쪽 머리 화살표).

증례연구 14-3

25세 이후 다발성경화증을 앓고 있는 50세의 여성이 지속적인 시각계의 움직임으로 인해 내원하였다. 몇 번에 걸쳐 양쪽 눈의 시신경염을 앓았으며, 시력은 20/100 OD 및 20/50 OS이고 색맹이며 시신경원반이 옅어졌다. 환자는 7년간 시계추눈떨림에 의한 진동시각으로 어려움을 겪고 있다. 시각적 문제 이외에, 환자는 도움을 받아야지만 걸을 수 있었다. 검사에서 시계추눈떨림이 타원형의 궤도를 가지며, 수직 성분이 우세한 것으로 나타났다(그림 3A). 주파수는 약 5.5Hz이고, 위방향성도 중첩되어 나타났다. 환자는 또한 양쪽 핵사이눈근육 마비이다. 환자가 가바펜틴(gabapentin)으로부터 약간의 효과를 보았지만 메만틴(memantine)이 가장 효과가 좋았으며(그림 14.5A, B), 시력은 20/50 OD와 20/32 OS로 향상되었다.

논평 Comment

이 환자는 다발성경화증과 연관된 후천성 시계추눈떨림의 여러 가지 전형적인 특성을 보여준다. 이러한 환자들은 시각계와 관련된 다른 질환(예: 시신경염)으로 인해 일반적으로 시력에 문제를 가지고 있는데 이로 인해 눈떨림을 없애도 시력향상이 제한적일 수 있다. 또한 뇌줄기 병변을 나타내는 핵사이눈근육 마비를 가지고 있을 수 있다. 가바펜틴 또는 메만틴은 눈떨림을 억제할 수 있으며, 최선의 결과를 위해 두 가지를 모두 사용해 보고 결정하는 것이 좋다.

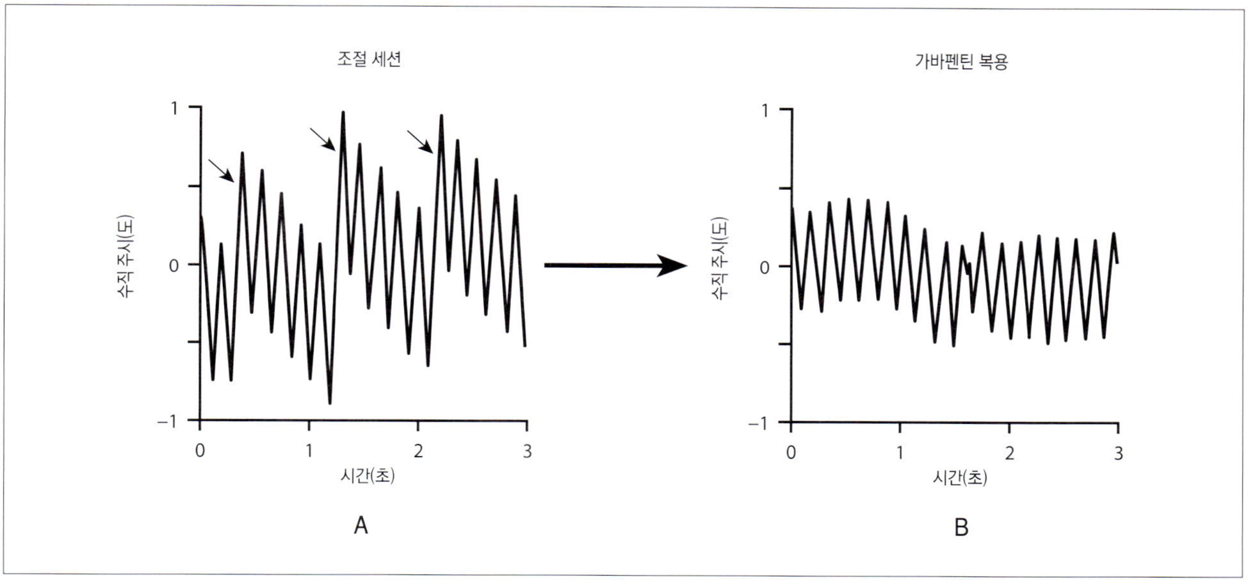

그림 14.5

후천성 시계추눈떨림의 약물 치료 효과. 수직 구성 요소가 표시된다. **A:** 다발성경화증 환자는 작은 고주파 시계추 진동과 겹쳐 쓴 상향 격동 눈떨림(화살표)을 보인다. **B:** 메만틴을 40mg/day 복용했을 때 측정을 반복했다. 시계추눈떨림의 진폭은 감소되고 상향 구성 요소는 부재했다.

증례연구 14-4

37세 남자 환자가 다리뇌 출혈로 인한 수평 주시마비, 오른쪽 얼굴마비, 왼쪽 반신마비, 왼쪽 반운동실조와 보행실조를 보이고 있다. 환자는 부분적으로 회복되었고 퇴원 후 독립적으로 지낼 수 있었다. 뇌졸중 후 16개월 쯤 수직 진동시각이 시작되었고 점점 악화되었다. 그의 시력은 20/70 OD와 OS였다. 환자의 시계추눈떨림은 주로 수직적이고 주파수는 약 2.5Hz였다(그림 14.6A, B). 유사한 주파수의 부드러운 입천장의 진동이 관찰되었다. 입천장 진동은 지속되었지만 가바펜틴(시력이 20/30 OD 및 OS로 향상됨)으로 눈떨림은 억제되었다.

논평 Comment

뇌줄기나 소뇌 뇌졸중 후 눈입천장떨림증후군이 생길 수 있는데, 아래올리브핵 내 신경세포 사이의 비정상적인 연결에 의해 유발된다. 따라서 증후군은 뇌졸중 후 몇 개월 후에 나타난다. 정상적으로는 아래올리브핵은 소뇌에 '오류 신호'를 보내 운동학습이 가능하게 한다. 눈입천장떨림증후군의 경우, 아래올리브핵이 운동학습에 필요한 신호를 전달할 수 없게 되고, 대신 엉뚱한 조율기능(mindless pacemaker)을 하여 소뇌에서 잘못 적응된 운동학습(눈입천장떨림)을 하게 하며, 새로운 운동기술을 학습이 불가능하게 한다(적응적 회복의 제한). 그럼에도 불구하고 가바펜틴, 메만틴 또는 클로나제팜으로 효과를 볼 수 있고, 가끔은 눈떨림이 억제되어 시력이 향상된다.

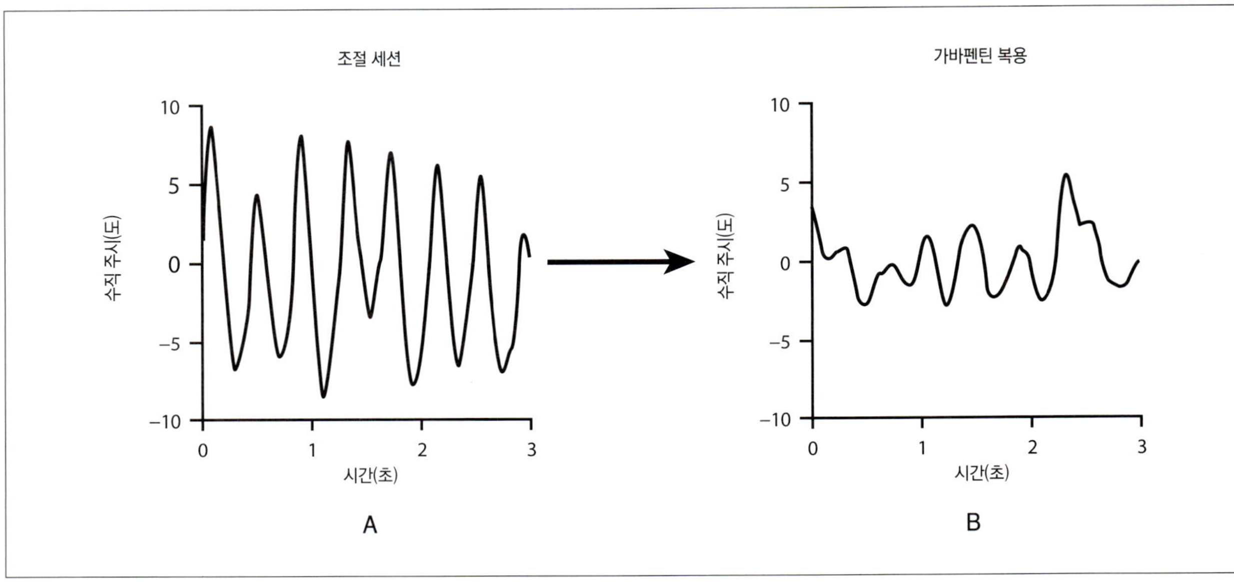

그림 14.6

A: 눈꺼풀 떨림이 있는 환자는 약 2Hz에서 다소 진폭이 크고 불규칙한 진동을 보인다. **B:** 가바펜틴을 1,200mg/day 복용했을 때 측정을 반복했다. 눈떨림 진폭이 감소한다.

References

1. Leigh RJ, Zee DS. *The Neurology of Eye Movements* (Text and DVD). 4th ed. New York: Oxford University Press, 2006.
2. JC. Living without a balancing mechanism. *New Engl J Med*. 1952;246:458–460.
3. Grossman GE, Leigh RJ, Abel LA, et al. Frequency and velocity of rotational head perturbations during locomotion. *Exp Brain Res*. 1988;70:470–476.
4. Das VE, Zivotofsky AZ, DiScenna AO, et al. Head perturbations during walking while viewing a head-fixed target. *Aviat Space Environ Med*. 1995;66:728–732.
5. Halmagyi GM, Curthoys IS. A clinical sign of canal paresis. *Arch Neurol*. 1988;45:737–739.
6. Pozzo T, Berthoz A, Lefort L. Head stabilization during various locomotor tasks in humans, I: normal subjects. *Exp Brain Res*. 1990;82:97–106.
7. Liao K, Walker MF, Joshi A, et al. Vestibulo-ocular responses to vertical translation in normal human subjects. *Exp Brain Res*. 2008;185:553–562.
8. Liao K, Walker MF, Joshi AC, et al. The linear vestibuloocular reflex, locomotion and falls in neurological disorders. *Restor Neurol Neurosci*. 2010;28:91–103.
9. Brandt T, Strupp M, Dieterich M. *Vertigo and Dizziness: Common Complaints*. New York: Springer, 2005.
10. Baloh RW, Kerber KA. *Clinical Neurophysiology of the Vestibular System*. Fourth ed. New York: Oxford University Press, 2011.
11. Huppert D, Strupp M, Rettinger N, et al. Phobic postural vertigo—a long-term follow-up (5 to 15 years) of 106 patients. *J Neurol*. 2005;252(5):564–569.
12. Brandt T, Strupp M, Huppert D. Height intolerance: an underrated threat. *J Neurol*. 2012;259:759–760.
13. McElligot JG, Spencer RF. Neuropharmacological aspects of the vestibulo-ocular reflex. In: Beitz AJ, Anderson JH, eds. *Neurochemistry of the Vestibular System*. Boca Raton, FL: CRC Press; 2000:199–222.
14. Yao Q, Cheng H, Guo C, et al. Muscarinic acetylcholine receptor subtype expression in type vestibular hair cells of guinea pigs. *J Huazhong Univ Sci Technolog Med Sci*. 2011;31:682–686.
15. Gbahou F, Davenas E, Morisset S, et al. Effects of betahistine at histamine H3 receptors: mixed inverse agonism/agonism in vitro and partial inverse agonism in vivo. *J Pharmacol Exp Ther*. 2010;334:945–954.
16. Desmadryl G, Gaboyard-Niay S, Brugeaud A, et al. Histamine H(4) receptor antagonists as potent modulators of mammal vestibular primary neuron excitability. *Br J Pharmacol*. Oct 2012;167(4):905–916.
17. Godfrey DA, Sun Y, Frisch C, et al. Depolarizationinduced release of amino acids from the vestibular nuclear complex. *Neurochem Res*. 2012;37:732–739.
18. Spencer RF, Wenthold RJ, Baker R. Evidence for glycine as an inhibitory neurotransmitter of vestibular, reticular, and prepositus hypoglossi neurons that project to the cat abducens nucleus. *J Neurosci*. 1989;9:2718–2736.
19. Broussard DM, Titley HK, Antflick J, et al. Motor learning in the VOR: the cerebellar component. *Exp Brain Res*. 2011;210:451–463.
20. Cohen B, Helwig D, Raphan T. Baclofen and velocity storage: a model of the effects of the drug on the vestibuloocular reflex in the rhesus monkey. *J Physiol*. 1987;393:703–725.
21. Cohen B, Dai M, Yakushin SB, et al. Baclofen, motion sickness susceptibility and the neural basis for velocity storage. *Prog Brain Res*. 2008;171:543–553.
22. Halmagyi GM, Rudge P, Gresty MA, et al. Treatment of periodic alternating nystagmus. *Ann Neurol*. 1980;8:609–611.
23. Marquez-Ruiz J, Morcuende S, Navarro-Lopez JD, et al. Anatomical and pharmacological relationship between acetylcholine and nitric oxide in the prepositus hypoglossi nucleus of the cat: functional implications for eyemovement control. *J Comp Neurol*. 2007;503:407–420.
24. Moreno-Lopez B, Escudero M, Estrada C. Nitric oxide facilitates GABAergic neurotransmission in the cat oculomotor system: a physiological mechanism in eye movement control. *J Physiol*. 2002;540:295–306.
25. Baizer JS, Baker JF. Neurochemically defined cell columns in the nucleus prepositus hypoglossi of the cat and monkey. *Brain Res*. 2006;1094:127–137.
26. Spencer RF, Baker R. Histochemical localization of acetylcholinesterase in relation to motor neurons and internuclear neurons of the cat abducens nucleus. *J Neurocytol*. 1986;15:137–154.
27. Straube A, Kurzan R, Buttner U. Differential effects of bicuculline and muscimol microinjections into the vestibular nuclei on simian eye movements. *Exp Brain Res*. 1991;86:347–358.
28. Arnold DB, Robinson DA, Leigh RJ. Nystagmus induced by

pharmacological inactivation of the brainstem ocular motor integrator in monkey. *Vision Res*. 1999;39:4286–4295.

29. Helmchen C, Rambold H, Fuhry L, et al. Deficits in vertical and torsional eye movements after uni- and bilateral muscimol inactivation of the interstitial nucleus of Cajal of the alert monkey. *Exp Brain Res*. 1998;119:436–452.
30. Das VE, Oruganti P, Kramer PD, et al. Experimental tests of a neural-network model for ocular oscillations caused by disease of central myelin. *Exp Brain Res*. 2000;133:189–197.
31. Sibony PA, Evinger C, Manning KA. Tobacco-induced primary-position upbeat nystagmus. *Ann Neurol*. 1987;21:53–58.
32. Pereira CB, Strupp M, Eggert T, et al. Nicotine-induced nystagmus: three-dimensional analysis and dependence on head position. *Neurology*. 2000;55:1563–1566.
33. Kim JI, Somers JT, Stahl JS, et al. Vertical nystagmus in normal subjects: effects of head position, nicotine and scopolamine. *J Vestib Res*. 2000;10:291–300.
34. Deutschlander A, Stephan T, Riedel E, et al. Nicotineinduced nystagmus correlates with midpontine activation. *Neuroimage*. 2008;41:479–482.
35. Brandt T, Huppert D, Hufner K, et al. Long-term course and relapses of vestibular and balance disorders. *Restor Neurol Neurosci*. 2010;28:65–78.
36. Strupp M, Zingler VC, Arbusow V, et al. Methylprednisolone, valacyclovir, or the combination for vestibular neuritis. *N Engl J Med*. 2004;351:354–361.
37. Strupp M, Thurtell MJ, Shaikh AG, et al. Pharmacotherapy of vestibular and ocular motor disorders, including nystagmus. *J Neurol*. 2011;258:1207–1222.
38. Huppert D, Strupp M, Muckter H, et al. Which medication do I need to manage dizzy patients? *Acta Otolaryngol*. 2011;131:228–241.
39. Venail F, Biboulet R, Mondain M, et al. A protective effect of 5-HT3 antagonist against vestibular deficit? Metoclopramide versus ondansetron at the early stage of vestibular neuritis: a pilot study. *Eur Ann Otorhinolaryngol Head Neck Dis*. 2012;129:65–68.
40. Rudge P, Chambers BR. Physiological basis for enduring vestibular symptoms. *J Neurol Neurosurg Psychiatry*. 1982;45:126–130.
41. Hufner K, Barresi D, Glaser M, et al. Vestibular paroxysmia: diagnostic features and medical treatment. *Neurology*. 2008;71:1006–1014.
42. Lange G, Maurer J, Mann W. Long-term results after interval therapy with intratympanic gentamicin for Meniere's disease. *Laryngoscope*. 2004;114:102–105.
43. Huppert D, Strupp M, Brandt T. Long-term course of Meniere's disease revisited. *Acta Otolaryngol*. 2010;130:644–651.
44. Rice GP, Ebers GC. Ondansetron for intractable vertigo complicating acute brainstem disorders. *Lancet*. 1995;345:1182–1183.
45. Macleod AD. Ondansetron in multiple sclerosis. *J Pain Symptom Manage*. 2000;20:388–391.
46. Shaikh AG, Reich S, Zee DS. Pseudonystagmus—clinical features and quantitative characteristics. *Nat Rev Neurol*. 2010;6:519–523.
47. Yen MT, Herdman SJ, Tusa RJ. Oscillopsia and pseudonystagmus in kidney transplant patients. *Am J Ophthalmol*. 1999;128:768–770.
48. Zingler VC, Weintz E, Jahn K, et al. Causative factors, epidemiology, and follow-up of bilateral vestibulopathy. *Ann N Y Acad Sci*. 2009;1164:505–508.
49. Zingler VC, Cnyrim C, Jahn K, et al. Causative factors and epidemiology of bilateral vestibulopathy in 255 patients. *Ann Neurol*. 2007;61:524–532.
50. Thurston SE, Leigh RJ, Abel LA, et al. Hyperactive vestibuloocular reflex in cerebellar degeneration: pathogenesis and treatment. *Neurology*. 1987;37:53–57.
51. Gresty MA, Hess K, Leech J. Disorders of the vestibuloocular reflex producing oscillopsia and mechanisms compensating for loss of labyrinthine function. *Brain*. 1977;100:693–716.
52. Cremer PD, Migliaccio AA, Halmagyi GM, et al. Vestibulo-ocular reflex pathways in internuclear ophthalmoplegia. *Ann Neurol*. 1999;45:529–533.
53. Ranalli PJ, Sharpe JA. Vertical vestibulo-ocular reflex, smooth pursuit and eye-head tracking dysfunction in internuclear ophthalmoplegia. *Brain*. 1988;111:1299–1317.
54. Zingler VC, Weintz E, Jahn K, et al. Follow-up of vestibular function in bilateral vestibulopathy. *J Neurol Neurosurg Psychiatry*. 2008;79:284–288.
55. Bronstein AM, Hood JD. Oscillopsia of peripheral vestibular origin. Central and cervical compensatory mechanisms. *Acta Otolaryngol (Stockh)*. 1987;104:307–314.
56. Kasai T, Zee DS. Eye-head coordination in labyrinthinedefective human beings. *Brain Res*. 1978;144:123–141.
57. Schubert MC, Das V, Tusa RJ, et al. Cervico-ocular reflex in normal subjects and patients with unilateral vestibular hypofunction. *Otol Neurotol*. 2004;25:65–71.

58. Schubert MC, Hall CD, Das V, et al. Oculomotor strategies and their effect on reducing gaze position error. *Otol Neurotol*. 2010;31:228–231.
59. Das VE, Thomas CW, Zivotofsky AZ, et al. Measuring eye movements during locomotion. Filtering techniques for obtaining velocity signals from a video-based eye monitor. *J Vestibular Res*. 1996;6:455–461.
60. Schneider E, Bartl K, Dera T, et al. Documentation and teaching of surgery with an eye movement driven head-mounted camera: see what the surgeon sees and does. *Stud Health Technol Inform*. 2006;119:486–490.
61. Schneider E, Villgrattner T, Vockeroth J, et al. EyeSeeCam: an eye movement-driven head camera for the examination of natural visual exploration. *Ann N Y Acad Sci*. 2009;1164:461–467.
62. Rahman MA, Dai C, Fridman GY, et al. Restoring the 3D vestibulo-ocular reflex via electrical stimulation: the Johns Hopkins multichannel vestibular prosthesis project. *Conf Proc IEEE Eng Med Biol Soc*. 2011;2011:3142–3145.
63. Thompson LA, Haburcakova C, Gong W, et al. Responses evoked by a vestibular implant providing chronic stimulation. *J Vestib Res*. 2012;22:11–15.
64. Bach-y-Rita P. Tactile sensory substitution studies. *Ann NY Acad Sci*. 2004;1013:83–91.
65. Goebel JA, Sinks BC, Parker BE, Jr., et al. Effectiveness of head-mounted vibrotactile stimulation in subjects with bilateral vestibular loss: a phase 1 clinical trial. *Otol Neurotol*. 2009;30:210–216.
66. Carpenter RHS. The visual origins of ocular motility. In: Carpenter RHS, ed. Vol 8. *Eye Movements*. London: MacMillan Press; 1991:1–10.
67. Buchele W, Brandt T, Degner D. Ataxia and oscillopsia in downbeat-nystagmus vertigo syndrome. *Adv Otorhinolaryngol*. 1983;30:291–297.
68. Thorpe AJ, Offord J. The alpha2-delta protein: an auxiliary subunit of voltage-dependent calcium channels as a recognized drug target. *Curr Opin Investig Drugs*. 2010;11:761–770.
69. Averbuch-Heller L, Tusa RJ, Fuhry L, et al. A double-blind controlled study of gabapentin and baclofen as treatment for acquired nystagmus. *Ann Neurol*. 1997;41:818–825.
70. Thurtell MJ, Joshi AC, Leone AC, et al. Crossover trial of gabapentin and memantine as treatment for acquired nystagmus. *Ann Neurol*. 2010;67:676–680.
71. Thurtell MJ, Leigh RJ. Therapy for nystagmus. *J Neuroophthalmol*. 2010;30:361–371.
72. Thurtell MJ, Leigh RJ. Nystagmus and saccadic intrusions. *Handb Clin Neurol*. 2011;102:333–378.
73. Thurtell MJ, Leigh RJ. Treatment of nystagmus. *Curr Treat Options Neurol*. 2012;14:60–72.
74. Rogawski MA, Wenk GL. The neuropharmacological basis for the use of memantine in the treatment of Alzheimer's disease. *CNS Drug Rev*. 2003;9:275–308.
75. Starck M, Albrecht H, Pollmann W, et al. Drug therapy for acquired pendular nystagmus in multiple sclerosis. *J Neurol*. 1997;244:9–16.
76. Starck M, Albrecht H, Pollmann W, et al. Acquired pendular nystagmus in multiple sclerosis: an examiner-blind cross-over treatment study of memantine and gabapentin. *J Neurol*. 2010;257:322–327.
77. Villoslada P, Arrondo G, Sepulcre J, et al. Memantine induces reversible neurologic impairment in patients with MS. *Neurology*. 2009;72:1630–1633.
78. Strupp M, Schuler O, Krafczyk S, et al. Treatment of downbeat nystagmus with 3,4-diaminopyridine: a placebocontrolled study. *Neurology*. 2003;61:165–170.
79. Strupp M, Kalla R, Glasauer S, et al. Aminopyridines for the treatment of cerebellar and ocular motor disorders. *Prog Brain Res*. 2008;171:535–541.
80. Alvina K, Khodakhah K. The therapeutic mode of action of 4-aminopyridine in cerebellar ataxia. *J Neurosci*. 2010;30:7258–7268.
81. Hauser SL, Johnston SC. 4-aminopyridine: new life for an old drug. *Ann Neurol*. 2010;68:A8–A9.
82. Cornblath DR, Bienen EJ, Blight AR. The safety profile of dalfampridine extended release in multiple sclerosis clinical trials. *Clin Ther*. 2012;34:1056–1069.
83. Sander T, Sprenger A, Marti S, et al. Effect of 4-aminopyridine on gravity dependence and neural integrator function in patients with idiopathic downbeat nystagmus. *J Neurol*. 2011;258:618–622.
84. Strupp M, Kalla R, Claassen J, et al. A randomized trial of 4-aminopyridine in EA2 and related familial episodic ataxias. *Neurology*. 2011;77:269–275.
85. Kumar A, Thomas S, McLean R, et al. Treatment of acquired periodic alternating nystagmus with memantine: a case report. *Clin Neuropharmacol*. 2009;32:109–110.
86. Yakushiji Y, Otsubo R, Hayashi T, et al. Glucose utilization in the inferior cerebellar vermis and ocular myoclonus. *Neurology*. 2006;67:131–133.
87. Young YH, Huang TW. Role of clonazepam in the treat-

ment of idiopathic downbeat nystagmus. *Laryngoscope*. 2001;111:1490–1493.

88. Leigh RJ, Burnstine TH, Ruff RL, et al. Effect of anticholinergic agents upon acquired nystagmus: a doubleblind study of trihexyphenidyl and tridihexethyl chloride. *Neurology*. 1991;41:1737–1741.
89. Kim JI, Averbuch-Heller L, Leigh RJ. Evaluation of transdermal scopolamine as treatment for acquired nystagmus. *J Neuroophthalmol*. 2001;21:188–192.
90. Dell'osso LF. Improving visual acuity in congenital nystagmus. In: Smith JL, Glaser JS, eds. *Neuro-Ophthalmology*, Volume 7.7 ed. St. Louis: Mosby; 1973:98–106.
91. Lavin PJ, Traccis S, Dell'osso LF, et al. Downbeat nystagmus with a pseudocycloid waveform: improvement with base-out prisms. *Ann Neurol*. 1983;13:621–624.
92. Averbuch-Heller L, Leigh RJ. Medical treatments for abnormal eye movements: pharmacological, optical and immunological strategies. *Aust N Z J Ophthalmol*. 1997;25:7–13.
93. Rushton D, Cox N. A new optical treatment for oscillopsia. *J Neurol Neurosurg Psychiatry*. 1987;50:411–415.
94. Yaniglos SS, Leigh RJ. Refinement of an optical device that stabilizes vision in patients with nystagmus. *Optom Vis Sci*. 1992;69:447–450.
95. Stahl JS, Lehmkuhle M, Wu K, et al. Prospects for treating acquired pendular nystagmus with servo-controlled optics. *Invest Ophthalmol Vis Sci*. 2000;41:1084–1090.
96. Smith RM, Oommen BS, Stahl JS. Image-shifting optics for a nystagmus treatment device. *J Rehabil Res Dev*. 2004;41:325–336.
97. Smith RM, Oommen BS, Stahl JS. Application of adaptive filters to visual testing and treatment in acquired pendular nystagmus. *J Rehabil Res Dev*. 2004;41:313–324.
98. Spielmann AC. Large recession of the four vertical rectus muscles for acquired pendular vertical nystagmus and oscillopsia without a null zone. *J AAPOS*. 2009;13:102–104.
99. Wang ZI, Dell'osso LF, Tomsak RL, et al. Combining recessions (nystagmus and strabismus) with tenotomy improved visual function and decreased oscillopsia and diplopia in acquired downbeat nystagmus and in horizontal infantile nystagmus syndrome. *J AAPOS*. 2007;11:135–141.
100. Jain S, Proudlock F, Constantinescu CS, et al. Combined pharmacologic and surgical approach to acquired nystagmus due to multiple sclerosis. *Am J Ophthalmol*. 2002;134: 780–782.
101. Tomsak RL, Remler BF, Averbuch-Heller L, et al. Unsatisfactory treatment of acquired nystagmus with retrobulbar injection of botulinum toxin. *Am J Ophthalmol*. 1995;119:489–496.
102. Ruben ST, Lee JP, O'Neil D, et al. The use of botulinum toxin for treatment of acquired nystagmus and oscillopsia. *Ophthalmology*. 1994;101:783–787.
103. Repka MX, Savino PJ, Reinecke RD. Treatment of acquired nystagmus with botulinum neurotoxin A. *Arch Ophthalmol*. 1994;112:1320–1324.
104. Cestari DM, Chan K, Tajouri N, et al. The use of onabotulinum toxin a in the treatment of see-saw nystagmus. *J Pediatr Ophthalmol Strabismus*. 2010;47:e1–e3.
105. Di X. Endoscopic suboccipital decompression on pediatric Chiari type I. *Minim Invasive Neurosurg*. 2009;52:119–125.
106. Baloh RW. Episodic ataxias 1 and 2. *Handb Clin Neurol*. 2011;103:595–602.
107. Tsunemi T, Ishikawa K, Tsukui K, et al. The effect of 3,4-diaminopyridine on the patients with hereditary pure cerebellar ataxia. *J Neurol Sci*. 2010;292:81–84.
108. Frohman EM, Frohman TC, Zee DS, et al. The neuroophthalmology of multiple sclerosis. *Lancet Neurol*. 2005;4:111–121.
109. Shaikh AG, Hong S, Liao K, et al. Oculopalatal tremor explained by a model of inferior olivary hypertrophy and cerebellar plasticity. *Brain*. 2010;133:923–940.

15

편두통, 메니에르병, 동작 민감도의 의학적 관리

Medical Management of Migraine, Ménière's Disease, and Motion Sensitivity

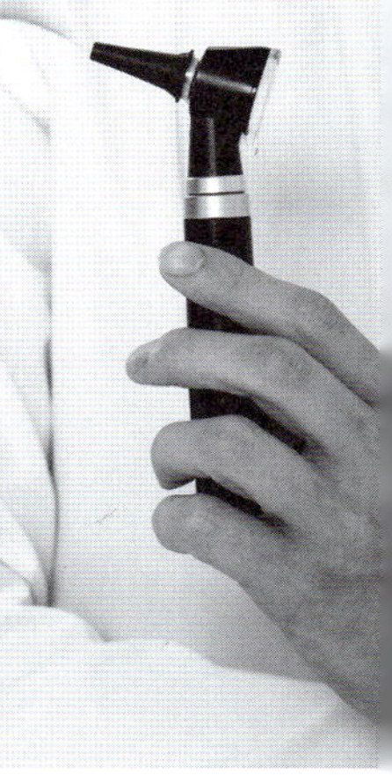

Ronald J. Tusa, MD, PhD

편두통(migraine)은 어린이와 성인의 일시적인 현훈(vertigo)과 균형장애의 일반적인 원인이다. 두통 환자를 치료하는 과정에서 편두통 환자 700명 중 27~33%의 환자가 일시적인 현훈을 보였다. 환자의 36%는 두통이 없는 기간에 현훈을 경험한다. 그 외는 두통이 발생하기 직전 또는 도중에 현훈을 경험한다. 전조증상이 없는 편두통(일반적인 편두통) 환자에 비해 전조증상이 있는 편두통(전형적인 편두통) 환자는 두통이 있는 기간 동안의 현훈 발생률이 훨씬 더 높다. 이 장에서는 편두통의 발생(편두통 진단에 사용되는 현재 편두통의 분류 및 기준, 신경병리학적 증후군 및 편두통과 관련된 유전학)과 관리에 대해 설명한다.

편두통의 발생률

Incidence of migraine

편두통은 매우 흔한 장애이다. 12~80세 사이의 2만 명을 대상으로 한 역학조사에서 모든 성인 여성의 17.6%, 성인 남성의 5.7%, 어린이의 4%가 1년에 한 번 이상 편두통이 있었음이 발견되었다. 이 연구는 국제두통학회(International Headache Society, IHS, 현재 ICHD)에서 권장하는 진단기준을 사용했으며, 이는 나중에 설명될 것이다. 편두통이 있는 사람들 중 약 18%는 한 달에 한 번 이상의 전조증상을 경험했다. 편두통의 유병률은 남성과 여성 모두 35~45세 사이에서 가장 높았다. 편두통의 유형과 심각도는 개인마다 다르다. 전조증상이 있거나 없는 편두통은 일반적으로 12~30세 사이에 시작된다. 50세 이후에 편두통은 흔하지 않으며, 전조증상은 두통을 포함하지 않는다.

편두통 및 국제 두통 장애 분류

Migraine and international classification of headache disorders (ICHD)

편두통은 보통 여러 가지 유형으로 세분화된다. 두통의 분류는 NIH 특별위원회(Ad Hoc Committee)에서 처음 출판되었다. 여기에는 두통 유형의 간단한 설명이 포함되었지만 기준에 대한 설명은 없었다. 1988년에 국제위원회는 국제 두통 장애 분류(ICHD)라고 불리는 두통에 대한 기준으로 더욱 포괄적인 분류를 개발했다. 대부분의 경우 두통의 기준은 전문가의 의견에 근거한다. 2004년에 ICHD-II라는 두 번째 버전이 출판되었는데, 이는 1988년 연구 이후 발표된 임상연구시험을 기반으로 했다.

ICHD-III 버전은 2013년에 발행되었으며 IHS 웹사이트(http://www.ihs-headache.org/)에서 확인할 수 있다. 신경이상성 장애와 관련된 두통의 분류와 기준은 글상자 15.1에 요약되어 있다.

무조짐 편두통 Migraine without aura

'무조짐 편두통'(ICHD 1.1)은 일반적으로 주기적으로 욱신거리는 편두통으로, 활동에 의해 악화되며 메스꺼움, 눈부심, 소리공포증과 관련된다. 이 두통은 종종 메스꺼움 때문에 '아픈' 두통(메스꺼움에 의한) 또는 '굴염(sinusitis)' 두통(위치에 의한)이라고도 한다. 환자들은 일반적으로 두통이 있을 때 조용하고 어두운 방에 누워서 잠을 자면 증상이 호전된다. 편두통에 대한 가족력은 대개 직계가족으로부터 얻을 수 있다.

조짐 있는 편두통 Migraine with aura

'전형적 편두통'을 대체하는 전조 증상을 동반한 편두통(ICHD 1.2)은 감각, 운동 또는 인지장애가 나타나며 일시적인 신경학적 증상과 관련이 있다. 신경학적 장애는 대개 두통보다 먼저 나타나지만 두통을 경험하는 도중 또는 나중에 발생할 수 있다. 신경학적 장애는 대개 5~20분간 지속되지만 1시간 정도 지속될 수 있다. 신경학적

글상자 15.1

국제 두통 장애 분류*

1.1 무조짐 편두통(일반적인 편두통, 단순 편두통)

A. 기준 B~D를 충족하는 최소 5건의 증상이다.

B. 두통은 4~72시간 동안 지속(치료되지 않거나 치료되지 않은 상태)된다.

C. 두통에 다음과 같은 특징이 적어도 두 가지가 있다.
   1. 한쪽 위치에서 발생
   2. 박동의 정도
   3. 일상 활동을 방해하거나 금지하는 중등도 또는 중증의 두통
   4. 계단 오르기 또는 이와 유사한 일상적인 신체 활동으로 악화되는 두통

D. 두통이 있을 때 다음 중 적어도 하나가 있다.
   1. 메스꺼움 및/또는 구토
   2. 눈부심과 소리공포증

E. 다른 장애로 인한 두통이 아니다.

1.2 조짐 있는 편두통(고전적 편두통, 안과, 반신감각이상, 반신마비 또는 실어증 편두통, 편두통 동시발생, 복잡한 편두통 대체)

A. 적어도 두 가지 이상의 두통 발생 시 B를 수행한다.

B. 편두통 1.2.1~1.2.6 중 하나에 대한 기준 B 및 C를 충족시키는 편두통 조짐이다.

C. 다른 장애로 인한 것이 아니다.

1.2.6 바닥(basilar) 유형 편두통(뇌바닥동맥 편두통, 바닥 편두통 대체)

A. 최소한 두 건의 증상이 기준 B~D를 충족시킨다.

B. 전조는 적어도 두 가지로 이루어져 있고 다음과 같은 완전히 가역적인 증상을 나타내지만 운동 약화는 아니다.
   1. 구음장애
   2. 현기증
   3. 이명
   4. 고주파수
   5. 복시
   6. 시각적 증상은 양안의 관자엽과 비강 내에서 동시에 나타난다.
   7. 운동장애
   8. 의식 수준 감소
   9. 동시에 양측 감각 이상

C. 적어도 다음 중 하나:
   1. 적어도 하나의 전조 증상이 5분 이상 점차적으로 발생하며, 5분 이상 다른 전조 증상이 연속적으로 발생한다.
   2. 각 전조 증상은 5~60분 지속된다.

D. 1.1 무조짐 편두통에 대한 기준 B~D를 충족하는 두통은 전조 중에 시작되거나 60분 이내에 전조 증상이 뒤따른다.

E. 다른 장애로 인한 것이 아니다.

1.3.3 유년기의 양성발작성현훈

A. 기준 B를 충족하는 최소 5건의 증상이다.

B. 경고없이 발생하여 수분에서 수 시간에 걸쳐 자연스럽게 해결되는 심한 현기증의 다중 증상이다.

C. 정상적인 신경학적 검사, 청력 측정 및 안뜰기능이다.

D. 정상 뇌파이다.

출처: the International Headache Society Classification Subcommittee, 2004.
*A beta version of the "The International Classification of Headache Disorders, 3rd edition" is now published. *Cephalalgia*. 2013 Jul;33(9):629–808.

장애는 세 가지 하위 유형들이 있다. 첫째, 증상은 신경 증상이 최대 7일까지 지속될 수 있는 장기간 편두통이다. 둘째, 증상은 기저 편두통이라고 하며, 뇌바닥동맥 편두통(basilar artery migraine)을 대체하고 현훈, 이명, 청력저하, 운동실조 등 뇌바닥동맥 증상이 있다. 셋째, 증상은 두통이 없는 편두통 전조 증상이며 '편두통–지속기간' 또는 '아세팔성 편두통(acephalgic migraine)'을 대체한다. 이것은 두통이 없다는 것을 제외하고(전조 증상이 있는) 조짐 편두통에서 발견되는 신경장애를 나타낸다.

뇌바닥형 편두통 Basilar-type migraine

뇌바닥형 편두통(ICHD 분류 1.2.6)은 Bickerstaff에 의해 처음으로 기술되었으며 많은 개인들에 의해 보고된 바 있다. 이 질환은 2가지 이상의 신경학적 문제(현훈, 이명, 청력 저하, 운동실조, 구음 장애, 양쪽 눈반구의 시각 증상, 복시, 양쪽 감각 이상 또는 마비, 의식저하)와 뒤이어 욱신거리는 두통으로 구성된다. 대다수는 20세 이전에 발생하지만 60세까지 발생할 수 있다. 현훈은 일반적으로 5분에서 1시간 지속된다. 대부분의 경우 청력은 정상이다. 이 환자들 중 다수는 결국 조짐 편두통이 발생하며 편두통에 대한 가족력이 종종 있다. 뇌바닥형 편두통이 진단되기 전에 일과성 허혈발작(transient ischemic attacks, TIAs)을 고려해야 한다. 척추–바닥(vertebral–basilar) 순환기 내 일시적 TIA는 뇌바닥형 편두통과 동일한 증상을 일으킬 수 있지만 이는 대개 수분 미만으로 지속된다.

유년기 주기적 증후군 Childhood periodic syndromes

편두통의 결과로 아이들에게 두 가지 신경–이학적 장애가 있다. 첫째, 유년기의 양성발작성현훈(ICHD 분류 1.3.3)이며 Basser에 의해 처음 기술되었다. 이 질환은 난청이나 이명이 없는 현훈과 균형장애로 이루어져 있다. 대다수는 1~4세 사이에 발생하지만 처음 10년 동안은 언제든지 발생할 수 있다. 현훈과 균형장애는 일반적으로 몇 분 동안 지속되지만 몇 시간까지 지속될 수 있다. 환자는 시각장애, 홍조, 메스꺼움 및 구토를 경험할 수 있다. 대다수의 경우 청력 검사 및 온도눈떨림검사는 정상이다. 이 환자들도 뇌파검사(EEG)와 신체검사 결과 모두 정상이다. 이런 경우 두통이 처음부터 나타나지는 않는다. 하지만 이 환자들 중 상당수는 결국 전조 증상과 함께 편두통을 가지며 종종 편두통에 대한 가족력이 있다. 감별진단은 안뜰간질, 바깥림프샛길, 후두종양 및 심인성 장애를 포함한다. 두 번째 유년기 주기성 증후군은 양성발작성기운목(benign paroxysmal torticollis)이다(ICHD A1.3.5). 이 장애는 Snyder에 의해 처음으로 기술되었으며, 현재 많은 사람들에 의해 보고되었다. 양성발작성기운목은 현훈, 난청 또는 이명이 없는 머리 기울임과 회전 증상으로 구성된다. 이들은 보통 생후 첫 5년간 발생하며 일반적으로 10분에서 며칠 사이 지속된다. 메스꺼움, 구토, 창백, 동요 및 운동장애와 관련이 있을 수 있다. 대다수의 경우, 청력 검사와 온도눈떨림검사는 지속기간 동안 정상이다. 이 증후군은 두통이 없는 편두통에 의한 것으로 알려져 있다. 몇몇 사람들은 나이가 들면 두통을 호소한다. 감별진단에는 후두 종양과 기운목이 포함된다.

안뜰 편두통 Vestibular migraine

이 장애는 ICHD에 의해 공식적으로 분류되지 않았다. 증상에 따르면 뇌바닥형 편두통과 겹칠 수 있다. 이것은 Slater에 의해 처음으로 기술되었으며, 성인의 양성재발성현훈이라고 명명하였다. 이 장애는 현훈이 한동안 나타나며, 일부는 갑자기 눈떨림이 발생할 수 있다(증례연구 15–1, 15–5). 현훈은 일반적으로 두통의 유무와 상관없이 수분내지 72시간까지 지속된다. 안뜰신경염 및 메니에르병을 배제하는 전자 현미경 검사(ENG) 및 청력 검사에서 안뜰결핍이나 난청은 없다. 보통 20~60세 사이에 발생한다. 또 다른 유형의 안뜰 편두통은 윗몸 일으키기, 무거운 물건 들기, 성교 및 기타 격렬한 유산소 운동을 포함한 다양한 신체활동으로 인해 발생한다(증례연구 15–2). 편두통으로 유발된 어지럼을 진단하기 전에 메니에르병, 양성발작성체위현훈(benign paroxysmal positional vertigo, BPPV), 일과성 허혈발작, 안뜰간질 및 바깥림프샛길을 먼저 검사해야 한다. 최근 안뜰 편두통에 대한 진단기준은 Barany Society의 공동위원회와 국제 두통 학회 소위원회(글상자 15.2)에 의해 정의되었다. 이 기준은 ICHD 제3판 부록에 나타난다.

편두통과 관련된 장애
Disorders associated with migraine

편두통이 있는 사람들은 멀미가 심하고 불안장애가 빈번하다. 두 증상은 임상의가 진단해야 하는 여러 종류의 어지럼을 유발할 수 있다.

멀미 Motion sickness

멀미는 수동적 이동(예: 자동차 타기) 또는 가만히 서 있는 상태에서의 주변 시각적 움직임(예: 회전 동적 자극 또는 대형 스크린 동영상 보기), 일시적으로 움직이는 행동으로 인한 일시적 어지럼, 피로, 가려움, 발한, 침 분비, 메스꺼움 그리고 때때로 구토로 구성된다. 멀미는 부분적으로 시각적 안뜰 갈등이나 불일치로 인해 발생한다. 편두통 환자의 26~60%는 일반 인구의 8~24%와 비교하여 심한 멀미가 있다. 이 관계의 원인은 분명하지 않다.

글상자 15.2

안뜰 편두통을 위한 진단 기준

1.1 안뜰 편두통

A. 중등도 또는 심한 강도의 안뜰증상이 있는 적어도 5회 에피소드(자발적으로 발생하는 현기증 또는 머리 위치의 변화, 시각적으로 유도된 또는 머리 운동 유도), 5분에서 72시간 지속

B. ICHD에 따른 전조증상이 있거나 없는 편두통의 현재 또는 과거 병력

C. 안뜰 에피소드의 50% 이상을 가진 하나 이상의 편두통 특징:
   a. 다음과 같은 특성 중 적어도 2가지를 가진 두통: 일방적인 위치, 박동의 정도, 중등도 또는 심한 통증 강도, 일상적인 신체 활동에 의한 악화
   b. 눈부심 및 소리공포증
   c. 시각적인 분위기

D. 다른 안뜰이나 ICHD 진단으로는 더 잘 설명되지 않는다.

1.2 안뜰 신경성 편두통

A. 중등도 또는 중증도의 안뜰증상이 있는 최소 5회 이상 에피소드, 5분에서 72시간까지 지속

B. 안뜰 편두통에 대한 기준 B 및 C 중 하나만 충족된다(편두통 내역 또는 편두통은 에피소드 중 특징임).

C. 다른 안뜰 또는 ICHD 진단으로 더 잘 설명되지 않는다.

출처: consensus document of the Barany Society and the IHS.

불안장애 Anxiety disorders (DSM IV)

불안장애는 DSM IV 기준을 사용하여 진단된다. 이러한 장애와 관리에 대한 자세한 내용은 18장에서 찾을 수 있다.

일반 불안장애

이것은 6개월 이상 동안 근육긴장, 자율신경의 과긴장, 불안한 기대감 및 경계에 대한 일반화되고 지속적인 비현실적 걱정이 특징이다.

공황발작

공황발작(panic attacks)은 격렬한 두려움 또는 불편함과는 다른 발작으로 다음 증상들 중 4가지 이상이 갑자기 발현하여 10분 안에 최고조에 이른다.

- 어지럼, 자세불안을 느끼거나 또는 현기증
- 메스꺼움 또는 복부 통증
- 호흡의 짧아짐(또는 질식할 것 같은 느낌)
- 심장의 두근거림 또는 빠른맥
- 떨림이나 흔들림
- 발한
- 질식
- 이인증 또는 비현실감
- 감각 둔화 또는 감각 이상
- 홍조(안면 홍조) 또는 오한
- 가슴통증 또는 불편함
- 죽음의 두려움
- 정신이상 또는 행동억제 불가의 두려움

편두통과 관련된 어지럼 임상 발표 요약
Summary of clinical presentation of migraine-related dizziness

증례: 환자는 어지럼(dizziness)이 있는 50세이다. 몇 달 전에 서서 창밖을 바라보면서 환자는 심한 현훈, N/V를 보이고 뒤로 넘어졌다. 그 다음에 가벼운 두통이 뒤따랐다. 현훈은 10분간 지속되었고, 두통은 1일 동안 지속되었으며, 환자는 며칠 동안 피로했다. 그 이후로 그는 현훈, 눈부심, 소리공포증이 다섯 번 더 있었고 두통이 뒤따랐다. 증상이 발생할 때 잠시 낮잠을 자면 기분이 좋아졌다. 그는 또한 아내가 운전하는 자동차에서, 컴퓨터 게임을 하는 동안, 모터보트를 운전하는 동안에는 동작 민감도 증가를 감지한다. 또한 그는 이제 어찔함과 머리가 움직이는 느낌으로 매일 어지럼을 앓고 있다. 압도적인 작업량 때문에 무력감과 스트레스가 증가했으며 정비공 일을 다시 할 수 없게 되었다. 그는 정상적인 신경학적 · 이학적 검사를 받았다. 그는 청력 검사, 전기눈떨림검사(ENG) 및 머리의 자기공명영상(MRI) 결과 모두 정상이었다. 다음에 증상이 있으면 다시 오라고 했다. 그가 증상이 있었을 때 격동눈떨림이 있었지만 안뜰눈반사(VOR) 이득(gain)은 두부충동검사에서 정상으로 나타났다.

안뜰 편두통을 가진 사람들은 흔히 증상이 겹치는 여러 가지 원인이 있다(그림 15.1). 이 증례는 안뜰 편두통 환자에서 흔히 볼 수 있는 중복되는 증상을 보여준다. 그는 안뜰 편두통과 일치하는 편두통으로 현훈부터 증상이 시작됐다. 이러한 현훈은 편두통 증상이며 두통이 있거나 없이 발생할 수 있다. 게다가 그는 동작 민감도를 증가시켰다. 시각적 안뜰 불일치(컴퓨터 게임 시청 및 움직이는 차량의 승객)가 있을 때마다 만성적인 문제가 되었다. 마지막으로 그는 불안함과 우울증을 앓았다. 그림 15.1의 어지럼의 세 가지 원인은 별개로 발생할 수 있지만 흔히 안뜰 편두통이 있는 사람들에게서 함께 발생한다.

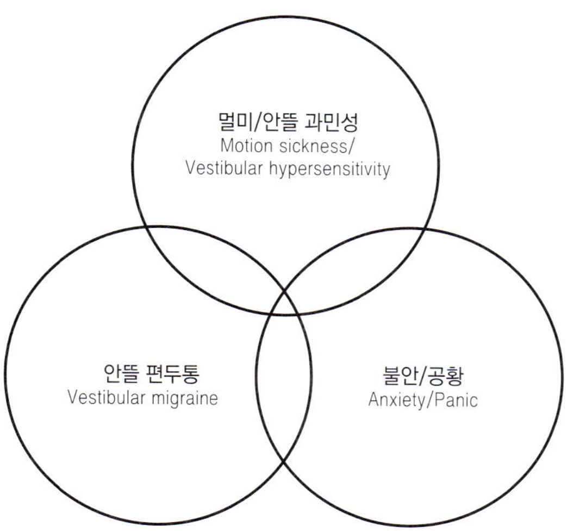

그림 15.1 편두통 환자에서 증상의 원인

안뜰 편두통 조짐으로 나타나는 증상들
Symptoms during vestibular migraine aura

아직 출판되지 않은 연구에서 우리는 증상과 발생률의 유형을 결정하기 위해 안뜰 편두통 환자 38명을 대상으로 설문지를 작성했다(표 15.1). 증상은 어지럼, 어지럼이 없는 증상, 증가된 동작 민감도와 불안장애로 인한 만성 증상으로 나뉘어 나타났다. 대다수의 환자는 자신의 전조 증상이 흐려지면서 어지럼을 느꼈다(동적). 일부 환자는 앉아 있거나 누워 있을 때 발생하는 자발적 현훈(정적)을 겪었다(체위현훈).

편두통의 병태생리학
Pathophysiology of migraine

편두통에는 전구기, 조짐기, 두통기, 회복기가 포함된 4단계가 있다. 이 단계는 각각 다른 신경전달물질에 의해 유발되는 증상을 포함한다.

도파민 D2 수용기 Dopamine D2 receptor

도파민(dopamine) 자극과 편두통은 임상적 증상의 중복이 있다. 도파민이 증가함에 따라 하품이 시작된다. 도파민이 증가하면 기분 변화, 메스꺼움, 위장 운동 변화, 저혈압 및 구토를 비롯한 더 많은 증상이 나타난다. 이들은 편두통 환자에서 조짐기와 유사한 증상이다. 편두통 환자는 아포모르핀(apomorphine) 반응에 근거한 D2 수용기의 과민 반응이다. 편두통 동안 D2가 활성화된다. DRD2 유전자의 NcoI C 대립 유전자는 편두통, 일반화된 불안 및 공황장애 환자에서 NcoI T 대립 유전자보다 높다. 편두통과 불안을 가진 개인의 공통적인 대립 유전자가 이

표 15.1 38명의 환자에서 안뜰 편두통 증상

증상	사례 수(%)
어지럼 증상	
현훈	21 (55)
정적	5 (13)
동적	12 (32)
비현훈:	35 (92)
불균형	30 (79)
어지럼	26 (68)
보행장애	23 (61)
비어지럼 증상	
이명	10
양측 감각 이상	6
흐린 시야	8
양측 약화	5
섬광성 암점	4
복시	2
감소된 의식	2
만성 증상	
멀미/안뜰 과민증	78%
일반화된 불안장애(GAD)	57%
GAD + 공황발작	47%

두 개체와 같은 개체에 자주 공존하는 이유일 가능성이 있다. 도파민 자극은 또한 두통기와 회복기에서 위장관 증상의 원인이 될 수 있으며, 회복기에서 "숙취 또는 기진맥진"의 의미일 수 있다.

칼슘채널수용기

Calcium channel receptor (CACNA1A)

편두통 조짐기(반신마비 편두통)의 유전적 원인을 발견한 것은 이 질병을 이해하고 잠재적으로 치료하는데 가장 획기적인 일 중의 하나이다. 이 조짐은 일과성 반신마비를 야기한다. 가족성 반신마비 편두통은 상염색체 우성 장애이다. 이 질환은 모든 가족 중 50%에서 CACNA1A라는 유전자의 19p13번 염색체에 기인된다. 이 유전자는 P/Q voltage-gated neuronal 칼슘 채널의 하부단위(subunit)를 암호화한다. 이 동일한 염색체 자리는 다른 형태의 편두통에 관여할 수 있다. 이 유전자와 관련된 결손은 신경학적 증상이 있는 다른 상염색체 우성 장애와 관련이 있다(표 15.2). 이러한 질환의 증상은 광범위하게 중첩된다. 가족성 반신마비 편두통이 있는 가족의 50%만이 19p13번 염색체에 맵핑된다. 이 장애가 있는 다른 가족은 1번 염색체(1q21-q21)에 나타난다. 앞으로 다른 염색체결손이 발견될 수도 있다.

노르아드레날린 체계 Noradrenergic system

세로토닌성(serotoninergic) 중간뇌 솔기핵(raphe nucleus)과 노르아드레날린(noradrenergic) 청색반점이 매개하는 조절된 감각처리는 편두통이 있는 사람의 민감도를 정상인들에게는 별 문제가 되지 않을 감각자극에도 민감해질 정도로 증가시킬 수 있다. 이것은 편두통이 있는 사람의 동작 민감도를 증가시키는 원인이 될 수 있다. 편두통 환자의 26~60%가 심한 운동성 통증이 있는 반면, 정상 인구에서는 8~24%이다. 노르아드레날린 체계는 또한 조짐기, 두통기, 회복기 동안 감각자극에 대한 민감한 원인이 될 수 있다.

세로토닌 $5HT_1$ 수용기와 두통 단계

Serotonin $5HT_1$ receptor and the headache phase

신경성(neurogenic) 가설에 따르면, 두통기는 삼차신경핵 내에 세로토닌(5-HT)이 포함된 신경세포에 의해 매개될 수 있다. 5-HT는 머리뼈 내 혈관 수축제이다; 편두통 조짐기 동안 상승하고 두통 중에 떨어진다. 편두통이 발병하는 동안 혈소판 5-HT 수치는 급격히 떨어진다. 자동조절을 통해 혈류가 신경세포 기능장애 영역을 감소시킨다. 이러한 수용기의 작용제는 신경 펩타이드 방출을 차단하고 삼차 혈관 신경세포에서 신경 전달을 변경시킨다. 수마트립탄(sumatriptan), 졸미트립탄(zolmitriptan), 프로바트립탄(frovatriptan), 알모트립탄(almotriptan), 엘레트립탄(eletriptan), 리자트립탄(rizatriptan),

표 15.2 보통염색체우성질환을 유발하는 CACNA1A 유전자의 결손

유전자결손	증후군	증상 및 징후
점돌연변이	가족성 반신마비 편두통	60분까지 일과성 반신마비 두통이 따름 GEN과 DBN은 활동 후 지속될 수 있음
점돌연변이	일과성 실조증-2	에피소드성 실조증 및 현기증 GEN DBN VOR 취소 및 추적운동의 감소 정상적인 VOR
CAG 반복	SCA6	진행성 실조증 GEN DBN VOR 취소 및 추적운동의 감소 정상적인 VOR

DBN = 하향 눈떨림; GEN = 주시유발 눈떨림; VOR = 안뜰눈반사

나라트립탄(naratriptan)과 같은 세로토닌 5-HT_1 수용기 작용제는 편두통을 치료하는데 효과적이다.

관리
Management

관리는 안뜰 편두통의 결과로 환자가 어느 정도의 고통을 겪고 있는지 또는 만성 불안과 증가된 동작 민감도로 인한 만성 증상을 확인하는 것으로 시작된다.

안뜰 편두통의 치료 Treatment of vestibular migraine

편두통에 이차적인 현훈 및 균형장애 발생은 일반적으로 편두통에 사용되는 것과 동일한 방법으로 치료할 수 있다. 편두통은 스트레스, 불안, 저혈당, 변동하는 에스트로겐, 특정 음식 및 흡연 등 여러 요인에 의해 유발된다. 편두통의 치료는 (1) 위험요인의 감소, (2) 예방의학적 치료, (3) 불현적(abortive) 의학 치료로 나눌 수 있다.

위험요인 감소

때때로 편두통 환자는 실제로 첫 번째 방문 당시 설명된 관리 일정을 따르게 된다(글상자 15.3). 편두통에 대한 몇 가지 유발요인이 있는데, 이는 관리 일정을 따르면 피할 수 있다.

글상자 15.3

편두통 장애를 치료하기 위한 일정

1. 스트레스 감소
   a. 일과 후 유산소 운동(3~4회/주). 심장박동수를 100 이상으로 유지하고 최소 20분 동안 지속하시오.
   b. 저혈당을 피하기 위해 적어도 8시간마다 식사를 하시오. 매일 아침, 같은 시간에 아침 식사를 하시오(주말 아침 식사는 평일과 같은 시간에 해야한다).
   c. 정기적인 수면 일정을 유지하시오.
2. 금연 및 니코틴이 함유된 제품을 씹지 마시오.
3. 외인성 에스트로겐(경구 피임약, 에스트로겐 대체제)을 피하시오.
4. 식이조절을 하시오.
5. 일지 쓰기:
   a. 일상생활을 방해하는 모든 두통 및/또는 지속 시간과 날짜를 기록하시오.
   b. 두통 및/또는 지속 전 24시간 동안 섭취한 음식물을 모두 기록하시오.
   c. 다음 방문 시에 일기장을 가져오시오.
6. 의약품

스트레스

모든 환자는 스트레스(stress)를 줄이기 위해 유산소 운동 프로그램을 시작한다. 이 프로그램은 개인이 1일(조깅, 수영, 빠른 산책, 라켓볼, 테니스 등) 30분 이상 주당 3~5회 운동으로 점차 증가한다. 몇 가지 좋은 유산소 운동 프로그램은 Cooper의 단행본 서적에서 찾을 수 있다. 환자가 운동 프로그램에 참여하기를 꺼려하거나 참여할 수 없는 경우 다른 스트레스 감소 프로그램이 유용할 수 있다.

여기에는 바이오피드백(biofeedback)과 이완 프로그램이 포함되며, 임상시험에서 편두통의 재발 빈도를 현저히 줄이는 것으로 나타났다. 환자들은 적어도 8시간마다 무언가를 먹으면서 저혈당을 피하도록 한다. 많은 사람들은 아침식사를 하지 않기 때문에 주말을 포함하여 아침마다 같은 시간에 아침식사를 하도록 강조한다. 마지막으로, 정기적인 수면일정 유지(매일 같은 시간에 잠자리에 들거나 일어나기)를 적극 권장한다.

니코틴

담배를 피우는 환자는 흡연을 중단해야 한다.

에스트로겐

환자가 (질 크림 이외의) 에스트로겐(estrogen) 보충제를 복용하는 경우 산부인과 전문의와 상의하여 보충제를 제거하거나 에스트로겐을 가장 낮은 수준으로 감소시켜 3개월 동안 시도해 본다.

식이요법

모든 환자는 식이요법(diet) 일정에 따라 식단이 제공된다(표 15.3). 이 식단은 티라민(tyramine)과 편두통을 악화시키는 것으로 알려진 다른 물질을 함유한 식품을 제거한다. 이 음식의 일부는 편두통을 거의 즉각적으로 유발한다(적포도주, MSG). 또한 대부분이 다음날 편두통을 유발한다(초콜릿, 견과류, 치즈). 뉴트러스위트 회사의 인공조미료(aspartame)는 편두통을 유발할 수 있다.

일지

마지막으로, 모든 환자는 매일의 활동을 방해하는 모든 증상이나 두통의 시간과 날짜를 자세하게 일지(diary)를 써야 한다. 그들은 24시간 전에 그들이 가지고 있는 "피해야 할 음식"(표 15.3) 목록에서 음식을 적도록 요청받

표 15.3 편두통 환자를 위한 식이요법

음식 범주	감소시키거나 피해야 하는 식품	대신 사용
기호음료(beverages)	초콜릿과 코코아. 목재 용기에 저장된 알코올성 음료(적포도주, 항구, 셰리, 스카치, 버번, 진, 샤르도네). 무설탕, 인공조미료(aspartame) 또는 누트라 스위트 제품이 함유된 비알코올성 음료	기타 모든 음료: 금속 용기에 저장된 와인(샤르도네와 "Naked brand"의 적포도주 포함); 무설탕, 사카린 또는 스플렌다의 비알코올성 음료
숙성된 치즈(aged cheese)	치즈: 스틸톤, 블르, 체다, 모짜렐라, 치즈 스프레드, 로크포르 치즈, 프로볼론, 그뤼에르, 뮤스터, 페타, 파르메산 치즈, 에멘탈, 브리, 벽돌, 카망베르 타입, 체다, 고우다, 로마노	치즈: 아메리칸, 코티지, 파머, 리코타, 크림, 캐나디안, 가공 치즈 슬라이스
견과류	아몬드, 호두, 캐슈	땅콩
콩류	가르반조 또는 병아리 완두콩	다른 모든 콩류
훈제육류	햄, 칠면조 고기, 핫도그 등(포장지에 질산염 표시가 있는 것)	질산염이 없는 모든 육류는 성분 목록에 포함됨
디저트(desserts)	초콜릿과 견과류가 포함된 모든 제품	초콜릿과 견과류가 없는 과자
기타	중국, 멕시코 및 해산물에 함유된 글루탐산 나트륨(MSG). 수프, 강한 조미료, 고기 연화제, 양념 소금, 효모, 효모 추출물	적당한 소금, 레몬 주스, 버터 또는 마가린, 요리 오일, 휘핑 크림, 흰색 식초, 상업 샐러드 드레싱

출처: Diamond, 1991, and Shulman et al, 1989

는다. 이것은 개인에게 편두통과 의식이 연관성을 더 잘 인식하게 하고 잠재적으로 피해야 하는 특정 음식을 구별하게 한다.

예방의학적 치료 Prophylactic medical therapy

편두통이 한 달에 여러 번 발생하면 편두통을 예방하기 위한 일일(daily) 예방의학적 치료를 실천해야 한다. 편두통의 예방의학적 치료에 대한 근거 중심 가이드라인은 최근 처방 의약품(표 15.4)과 비처방 의약품(표 15.5) 모두 업데이트되었다. 표 15.4와 표 15.5는 오직 레벨 A와 B, 클래스 I이나 II의 연구만을 포함한다. 약물 처방에 대한 가이드라인 설정에 사용된 기준은 글상자 15.4에 나열되어 있다. 이러한 모든 약물은 전조증상이 있거나 없는 두통의 빈도와 중증도를 줄이는데 효과적이라는 것이 밝혀졌다. 이러한 약물 중 일부는 편두통과 관련된 어지러움을 예방하는 데 유용하다는 것이 밝혀졌다.

개인적인 관찰을 바탕으로, 저자는 프로프라놀롤(propranolol)이 현훈을 포함한 전조증상을 예방하는데 매우 효과적이라는 것을 발견했다. 따라서 잦은 빈도의 편두통 환자를 치료하는 데 사용되는 최초의 약물이다. 금기증에는 울혈성 심장질환, 심장차단, 천식, 당뇨병 및 기립성 저혈압이 있다. 환자들은 40mg 정제에서 시작하여 환자의 적응 정도에 따라 3~7일마다 20mg(1/2정)씩 증량한다. 유효 용량은 보통 하루에 80~200mg이다. 이 약물이 증가함에 따라 심장박동과 혈압이 모니터링 된다. 일단 치료 용량이 정해지면 장기간 지속되는 프로프라놀롤(80~120mg 캡슐)을 처방할 수 있다. 몇 개월 동안 비교적 증상이 없는 상태로 유지되면 약 1~2주마다 가장 낮은 유효 복용량으로 한다.

마지막으로 아세타졸라미드(acetazolamide, Diamox) 250mg 하루 2번은 간헐적 실조증(episodic ataxia)-2 환자의 증상을 감소시키는 것으로 나타났다. 또한 편두통이 있는 가족성 편두통 환자에게 도움이 될 수 있다.

표 15.4 미국에서 사용 가능한 편두통 예방 치료를 위한 근거기반 지침

	뇌전증약(antiepileptics)	베타차단제(β-Blockers)	트립탄(triptans)	항우울제(antidepressants)
레벨 A, 클라스 I 또는 II	디발프로엑스 소듐 (divalproex sodium) 소듐 발프로에이트 (sodium valproate) 토피라메이트(topiramate)	메토프로롤(metoprolol) 프로페놀롤(propanolol) 티모롤(timolol)	프로바트립탄(frovatriptan)	
레벨 B, 클라스 I 또는 II		아테노롤(atenolol) 나도롤(nadolol)	나라트립탄(naratriptan) 졸미트립탄(zolmitriptan)	아미트립틸린(amitriptyline) 벤날팍신(venlafaxine)

* 출처: Silberstein et al, 2012.

표 15.5 편두통 보완 예방을 위한 근거기반 지침

	허브 준비, 비타민, 미네랄	NSAIDs	히스타민(histamines)
레벨 A, 클라스 I 또는 II	페타시티즈(butterbur)		
레벨 B, 클라스 I 또는 II	마그네슘, MIG-99 (feverfew, 리보플라빈)	페노프로펜(fenoprofen) 이부프로펜(ibuprofen) 케토프로펜(ketoprofen) 나프로센(naproxen) 나프로센 소듐(naproxen sodium)	히스타민 SC (histamine SC)

* 출처: Holland et al, 2012.

글상자 15.4

근거기반 기준

클라스 I

대표적인 집단에서 전향적, 무작위, 통제된 임상시험에서 숨겨진 결과 평가를 제공한 근거. 다음이 필요하다: (a) 주요 결과가 명확하게 정의되어 있어야 한다. (b) 제외/포함 기준이 명확하게 정의되어 있어야 한다. (c) 편향 가능성을 최소화하기에 충분히 낮은 수의 탈락과 교차에 대한 적절한 설명이 있어야 한다. (d) 관련 기준선 특성이 제시되고 치료 그룹 간에 실질적으로 동등하거나 차이에 대한 적절한 통계적 조정이 있어야 한다.

클라스 II

위의 a~d를 만족하는 숨겨진 결과 평가 또는 하나의 기준 d가 없는 대표 집단의 무작위 통제시험을 사용하는 대표 집단에서 전향적으로 일치하는 그룹 코호트 연구에 의해 제공된 근거

클라스 III

결과 사정이 환자 치료와 무관한 대표 집단에서 다른 모든 통제시험(잘 정의된 자연사 대조군 또는 자체 대조군인 환자 포함)

클라스 IV

통제되지 않은 연구, 사례 시리즈, 증례보고 또는 전문가 의견에서 얻은 증거

레벨 A

특정 인구 집단에서 주어진 조건에 대해 효과적 · 비효율적 또는 유해한 것으로 확립됨(레벨 A는 적어도 두 가지 일관된 클래스 I 연구가 필요함)*

레벨 B

아마도 특정 집단의 특정 조건에 대해 효과적 · 비효율적 또는 해로울(또는 유용하거나 예측 가능하거나 유용하지 않을 수 있음) 수 있음, (레벨 B는 적어도 하나의 클래스 I 연구 또는 두 개의 일관된 클래스 II 연구가 필요함)

레벨 C

특정 집단의 특정 조건에 대해 효과적 · 비효율적 또는 해로울(또는 유용하거나 예측 가능하거나 유용하지 않거나 예측 불가능한) 가능성이 있음, (레벨 C는 적어도 하나의 클래스 II 연구 또는 두 개의 일관된 클래스 III 연구가 필요함)

레벨 U

데이터가 부적절하거나 상충한다. 주어진 현재의 지식, 치료는 증명되지 않았다.

치료의 근거 클래스: '클라스'는 검토된 문헌에서 사용된 연구 방법의 질을 의미한다.

권장 수준: '레벨'은 검토된 문헌을 기반으로 한 실제 권장 사항의 강도를 나타낸다.

* 출처: AAN therapeutic classification of evidence scheme.

불현적 의학 치료 Abortive medical therapy

급성 편두통 치료에는 여러 약물이 사용된다(불현적 치료). 경증부터 중등도의 두통에는 NSAID, 아스피린 또는 이와 유사한 약물이 사용된다. 이러한 약물들이 실패하면 트립탄(수마트립탄, 졸마트립탄, 프로바트립탄, 알모트립탄, 엘레트립탄, 라자트립탄, 나라트립탄)과 DHE가 효과적이다. 트립탄 또는 DHE는 또한 중등도에서 중증의 편두통에 사용할 수 있다.

편두통 vs. 메니에르병
Migraine versus Ménière's disease

두통이 없는 편두통과 안뜰 메니에르병(vestibular Ménière's disease) 사이에 혼란스러운 부분이 많이 있다. 편두통과 메니에르병의 동시 발생률이 예상보다 높으며, 메니에르병 환자의 55%는 편두통이 있다. 둘 다 일시적인 어지럼, 귀 충만 또는 가끔 이명을 나타낼 수 있지만 청

표 15.6 편두통 vs. 메니에르병

편두통	메니에르병
이명: 고음이 강한	이명: 저음, 포효
귀 충만함을 가질 수 있다(통증), 소리공포증, 눈부심	보통 귀 충만 또는 난청
진짜인 자발적 현훈은 드물다. 몇 분 동안 발생할 수 있다.	진짜인 자발적 현훈은 흔하다. 몇 시간 동안 발생할 수 있다.
짧은 낮잠은 일반적으로 도움이 된다.	짧은 낮잠은 보통 도움이 되지 않는다.
시각적인 전조는 일반적이다.	시각적인 전조는 일반적이지 않다.
멀미는 일반적이다.	멀미는 일반적이지 않다.

력이 저하되지 않는다(표 15.6). 어지럼 증상과 관련된 두통의 병력은 두 증후군을 구별하는데 도움이 될 수 있지만 때로는 임상시험에 대한 환자의 반응(증례연구 15-3)에 따라 진단이 이루어진다. 메니에르병 환자는 나중에 두통 없이 편두통 증상을 나타낼 수 있다. 따라서 처음에는 메니에르병 치료에 잘 반응할 수 있었지만 실제로 두통이 없는 편두통 성향의 결과로 현훈의 발달을 보였을 때 치료에 반응하지 않는 것으로 보인다(증례연구 15-4). 청력의 변화가 없다면 편두통일 확률이 높다. 왜냐하면 편두통은 메니에르병보다 5배 더 흔하기 때문이다.

환자정보
Patient information

Glaxo Wellcome(1-800-377-0302) 및 http://www.healthylives.com/. "증상 완화로의 길: 개인 편두통 관리 프로그램"을 포함한 무료 팜플렛을 참조한다.

무료 뉴스레터는 National Headache Foundation (1-800-843-2256) 및 http://www.headaches.org/에 문의하라.

요약
Summary

편두통은 어린이와 성인의 일시적인 현훈과 균형장애의 일반적인 원인이라는 것이 점차 인식되고 있다. 유년기의 양성발작성현훈, 유년기의 발작성기운목, 성인의 양성재발성현훈으로 나타날 수 있다. 또한 편두통은 멀미, 메니에르병 및 양성발작성체위현훈(BPPV)과 관련이 있다. 편두통은 스트레스, 불안, 저혈당, 변동하는 에스트로겐, 특정 음식 및 흡연을 비롯한 여러 요인에 의해 유발된다. 편두통으로 인한 일시적인 현훈과 균형장애는 이러한 위험요소를 줄이고, 필요한 경우 의학적 치료로 치료해야 한다.

증례연구 15-1

아스팔트 포장 회사의 46세 사장은 지난 2년간 약 30분 동안 현훈, 메스꺼움, 구토, 진동시각 및 발한의 증상이 있었다. 그는 현훈 증상에 따라 오른쪽에 변하지 않는 이명과 난청이 지속되었다. 또한 이마, 눈, 코 뒤쪽의 부비강 압력이 평생 지속되는 동안 그는 충혈 완화제를 복용했다. 그의 마지막 부비동 불쾌감은 3년 전이었다. 또한 그는 최근에 10~15분 동안 지속되는 발작성 빛 반사가 있었다. 그는 고혈압과 협심증의 병력이 있지만 정상 심전도였고 관상동맥 혈관조영술을 받았다. 지난 2개월 동안 현훈의 빈도는 일주일에 1회로 증가했으며 마지막 몇 가지 증상은 왼팔감각이상 및 구음장애와 관련이 있었다. 한 가지 증상이 목격되었으며, 환자는 20분 동안 왼쪽 눈떨림이 지속되는 것으로 나타났다.

논평 Comment

편두통과 메니에르병은 종종 구별하기가 어려울 수 있다. 편두통이 있는 이 환자의 병력에서 중요한 특징은 그의 이명과 난청이 그의 증상에 따라 변하지 않았다는 점이다. 이 기능은 변동에 주의하기에 충분한 청력이 있는 환자에게만 적용된다. 부비동 두통과 편두통 또한 자주 혼동된다. 둘 다 얼굴과 머리의 같은 영역에 위치할 수 있다. 발작성 빛 반사는 편두통 전조증상을 가리키는 중요한 증상이다. 뇌바닥동맥 편두통은 감각이상, 조음장애 및 왼쪽으로 치는 눈떨림을 포함한 다른 징후와 증상에 의해 제안된다. 따라서 뇌바닥동맥 뇌졸중의 진단이 고려되었다. 대동맥 혈관조영술은 정상이었고 대조군과 함께 머리의 MRI도 정상이었다. 요약하면 이 환자는 현훈, 왼쪽 눈떨림, 왼쪽 팔 감각이상을 초래하는 오른쪽 뇌줄기에 허혈을 야기할 수 있는 뇌줄기 뇌졸중이 있을 것으로 생각된다. 중요한 것은 정상적인 관상동맥 협심증이 있었다는 것이다. 그는 '부비동 두통' 병력이 있으며 최근에는 암점을 경험하고 있다. 뇌바닥형 편두통(ICHD 분류 1.2.6)의 진단이 내려졌고, 현훈에 대한 그의 증상은 식이요법과 프로프라놀롤(propranolol) 투여 후 중단되었다.

증례연구 15-2

28세의 부동산 개발업자는 지난 5년간 5~10분 동안 균형장애, 현훈, 15° 기울임, 복시(수직, 수평)의 증상이 있었다. 이러한 증상의 대부분은 달리기, 역도, 성교, 격렬한 유산소 운동(노 젓기, 계단 오르기, 고정 자전거)을 포함한 다양한 신체활동 중에 발생했다.

논평 Comment

움직임 후 유발되는 증상들 때문에 바깥림프샛길로 인한 증상으로 생각되어졌고 처음에 수술이 권장되었다. 편두통의 더 특이한 특징은 각 증상 다음에 왼쪽 후두부에 둔한 통증, 특정 음식과 증상의 연관성(중식, 아이스크림, 크림치즈) 그리고 아침식사를 자주 생략하는 것이다. 편두통은 운동으로 인해 발생할 수 있다. 바깥림프샛길과 일치하지 않는 다른 특징으로는 정상적인 청력검사와 기압저하, 귀 수술 또는 귀 감염의 병력이 없는 것이다. 뇌바닥형 편두통(ICHD 분류 1.2.6)의 진단이다. 이 증상은 글상자 15.3에 열거된 일정을 진행한 후에 중단되었다.

증례연구 15-3

47세의 의무기록자는 메스꺼움, 균형장애 및 때때로 구토와 난청이나 이명이 없는 귀 충만의 10년 병력에 의해 의뢰되었다. 그녀의 청력도는 정상이었다. 그녀는 가능성이 있는 메니에르병으로 진단을 받았고 클로로티아지드(Diuril), 디멘하이드리네이트(Drammamine) 그리고 노카페인 또는 금연으로 치료를 받았다. 그녀는 계속해서 안 좋은 증상 때문에 스코폴라민 패치로 치료받았다. 이후에 두통(보통 정면으로)이 시작되었고 여름철에 몇몇 증상으로 귀에 압력이 있었다. 그녀는 30세 이후로 월경 시 심한 두통의 병력이 있었다. 그녀는 온도눈떨림검사, 머리의 CT, 회전의자 검사는 정상이었다.

논평 Comment

이는 편두통과 메니에르병의 구분이 어려운 또 다른 사례이다. 이 환자는 두통이 없는 증상으로 시작했다. 두통이 없기 때문에 처음에는 편두통의 기준을 충족시키지 못했다. 드물지만 난청이 없는 안뜰장애가 발생할 수 있다. 일반적으로는 결국 청력에 영향을 준다. 두통이 없는 안뜰 편두통 증상은 동일한 증상을 나타낼 수 있다. 진단이 결정될 때까지 두 증상 모두 치료하였으나 결국 두통이 발생했다. 그녀는 두통이 없는 편두통(ICHD 분류 1.2)과 편두통(ICHD 분류 1.1)으로 진단받았다. 그녀는 편두통 증상의 시작 시 이소메텝텐으로 치료를 받았다. 그녀는 아미트립탈린의 복용량을 증가시킨 후 결국 밤마다 50mg의 용량에 도달하게 되었다. 내년 들어, 그녀는 월경하기 며칠 전에 어지럼이 없는 두통을 계속 겪었다. 아침에 일어나는 어려움과 구강건조증에 대한 불만 때문에 아미트리프틸린(amitriptyline)은 점점 감소했고 프로프라놀롤(propranolol)의 복용량을 증가시켰다. 그녀는 지난 9개월 동안 현훈, 두통 증상이 없었다.

증례연구 15-4

35세의 생화학자는 지난 1년 동안 현훈, 메스꺼움, 구토가 1시간 미만 지속되는 증상에 대해 언급했다. 10대 때 그녀는 가끔 '부비동 두통'을 호소했다. 22~32세 사이에는 현훈, 메스꺼움, 구토, 변동성 난청이 있었다.

그 당시 그녀는 메니에르병으로 진단받고 이뇨제, 항히스타민제 및 저지방 치료를 받았다. 그녀의 현재 현훈은 변동성 난청이나 이명과 관련이 없었으며 이뇨제와 저염 식단으로 변경되지 않았다. 2년 전 그녀는 발작성 빛 반사가 몇 분 동안 지속되었다. 그녀는 정상적인 신경검사, 온도눈떨림검사 및 회전의자 검사를 받았다. 그녀는 중등도에서 중증의 저주파 감각신경 청력장애가 있었고 왼쪽에서 어음명료도(음성 인식능력)가 떨어졌다. 오른쪽 청력은 정상이었다. 가돌리늄(gadolinium)이 있는 머리의 MRI는 정상이었다.

논평 Comment

이 환자는 메니에르병(Ménière's disease)으로 시작했다. 잘 치료했고, 편두통과 메니에르병은 매우 흔하며, 환자들은 종종 두 가지 병을 앓을 수 있다. 편두통의 최대 발생률은 35~45세 사이이다. 그녀는 조짐 편두통(migraine with aura)으로 진단받았다(ICHD 분류 1.2). 그녀는 편두통 관리 일정을 받았다. 다음해 현훈 증상은 멈추었고, 청력도 저주파에서 정상이었으며, 정상적으로 언어를 구분했다.

증례연구 15-5

33세의 역사 교수는 몇 년 전에 시작된 현훈의 5개 증상에 대해 언급했다. 이 증상은 대개 몇 분 동안 지속되며 월경 시기의 아침에 발생했다. 머리의 움직임이 있었는지 여부는 불분명했다. 그녀는 보통 현훈 이후 최대 1시간 동안 균형장애를 나타냈다. 또한 월경 중에 두통을 호소했으나 구토, 난청 및 이명은 부정했다. 그녀는 어렸을 때 귀 감염이 있었다고 했고 불안에 대해 걱정했으며 2년 반 전에 대장암으로 남편을 잃었다. 그녀는 신경학적 및 신경이과적 검사결과 정상이었다. 그녀에게 심각한 문제는 발견되지 않았으며 그녀가 다른 문제를 발견하면 다시 오라는 말을 들었다. 한 달 후 그녀로부터 전화가 왔다. 그녀는 월경을 끝내고 약간의 오른쪽 두통을 겪었다고 말했다. 검사에서 딕스-홀파이크(Dix-Hallpike) 수기검사 동안 땅방향 눈떨림(geotropic nystagmus)이 지속되었다.

논평 Comment

편두통은 생리가 있기 1주일 전에 가장 흔하다. 편두통의 전조 증상이 있는 동안 머리 움직임은 보통 어지럼을 유발한다. 편두통 유발성 현훈 환자의 약 30%에서 여전히 머리 현훈이 발생한다. 자세로 인하여 다양한 유형의 눈떨림을 발견할 수 있다. 지속된 땅방향 눈떨림이 중심적이다. 땅방향 눈떨림은 수평반고리관에 의해 유발될 수 있으며 지속적인 하늘방향 눈떨림(ageotropic nystagmus)은 수평반고리관의 반고리마루이석증의 결과일 수 있다. 이 환자는 또한 편두통 관리 일정을 실행했다. 그녀의 증상과 머리위치에 따른 눈떨림은 며칠 후에 나았고, 6개월 동안 두통이나 현훈의 재발은 없었다.

References

1. Kayan A, Hood JD. Neuro-otological manifestations of migraine. *Brain*. 1984;107:1123.
2. Selby G, Lance JW. Observations on 500 cases of migraine and allied vascular headaches. *J Neurol Neurosurg Psychiatry*. 1960;23:23-32.
3. Kuritzky A, et al. Vertigo, motion sickness and migraine. *Headache*. 1981;21:227.
4. Stewart WF, et al. Migraine headache: prevalence in the United States by age, income, race and other sociodemographic factors. *JAMA*. 1992;267:64.
5. Headache Classification Committee of the International Headache Society. Classification and diagnostic criteria for headache disorders, cranial neuralgias and facial pain. *Cephalalgia*. 1988;8 (suppl 7):1-96.
6. International Headache Society Classification Subcommittee. *International Classification of Headache Disorders*. 2nd ed. *Cephalalgia*. 2004;24 (suppl 1):1-160.
7. Fisher CM. Late-life migraine accompaniments as a cause of unexplained transient ischemic attacks. *Can J Neurol Sci*. 1980;7:9.
8. Ad Hoc Committee on Classification of Headache. Classification of headache. *JAMA*. 1962;179:717-718.
9. Bickerstaff ER. Basilar artery migraine. *Lancet*. 1961;1:15.
10. Eviatar L. Vestibular testing in basilar artery migraine. *Ann Neurol*. 1981;9:126.
11. Harker LA, Rassekh CH. Episodic vertigo in basilar artery migraine. *Otolaryngol Head Neck Surg*. 1987;96:239.
12. Grad A, Baloh RW. Vertigo of vascular origin: clinical and oculographic features. *Arch Neurol*. 1989;46:281.12
13. Basser LS. Benign paroxysmal vertigo of childhood. *Brain*. 1964;87:141.
14. Fenichel GM. Migraine as a cause of benign paroxysmal vertigo of childhood. *J Pediatr*. 1967;71:114.
15. Koenigsberger MR, et al. Benign paroxysmal vertigo of childhood. *Neurology*. 1970;20:1108.
16. Lanzi G, et al. Benign paroxysmal vertigo of childhood: a long-term follow-up. *Cephalgia*. 1994;14:458.
17. Parker W. Migraine and the vestibular system in childhood and adolescence. *Am J Otol*. 1989;10:364.
18. Watson P, Steele JC. Paroxysmal disequilibrium in the migraine syndrome of childhood. *Arch Otolaryngol*. 1974;99:177.
19. Snyder CH. Paroxysmal torticollis in infancy. *Am J Dis Child*. 1969;117:458.
20. Gourley IM. Paroxysmal torticollis in infancy. *Can Med Assoc J*. 1971;105:504.
21. Hanukoglu A, et al. Benign paroxysmal torticollis in infancy. *Clin Pediatr*. 1984;23:272.
22. Lipson EH, Robertson WC. Paroxysmal torticollis of infancy: familial occurrence. *Am J Dis Child*. 1978;132:422.
23. Slater R. Benign recurrent vertigo. *J Neurol Neurosurg Psychiatry* 1979;42:363.
24. Harker LA, Rassekh CH. Migraine equivalent as a cause of episodic vertigo. *Laryngoscope*. 1988;98:160.
25. Moretti G, et al. "Benign recurrent vertigo" and its connection with migraine. *Headache*. 1980;20:344.
26. Imes RK, Hoyt W. Exercise-induced transient visual events in young healthy adults. *J Clin Neuro-ophthalmol*. 1989;9:178.
27. Lembert T, Olesen J, Furman J, Waterston J, et al. Vestibular migraine: diagnostic criteria. *J Vestibular Res*. 2012;22:167-172.
28. Brandt T, Daroff RB. The multisensory physiological and pathological vertigo syndromes. *Ann Neurol*. 1980;7:195.
29. Childs AJ, Sweetnam MT. A study of 104 cases of migraine. *Br Industr Med*. 1961;18:234.
30. Peroutka SJ. Dopamine and migraine. *Neurology*. 1997;49:650. 1998;43:711.
31. Shukla R, Khanna VK, Vinod P, Sankhwar, Yadav RS. Platelet dopamine: D2 receptor binding in patients with migraine. *Cephalagia*. 2009;29:532-538.
32. Peroutka SJ, et al. Comorbid migraine with aura, anxiety, and depression is associaated with dopamine D2 receptor (DRD2) Ncol alleles. *Mol Med*. 1998;4:14-21.
33. Breslau N, Schultz LR, Stewart WF, Lipton R, Welch KM. Headache types and panic disorder: directionality and specificity. *Neurology*. 2001;56:350-354.
34. Ophoff RA, et al. Familial hemiplegic migraine and episodic ataxia type-2 are caused by mutations in the Ca2+ channel gene CACNL1A4. *Cell*. 1996;87:543.
35. May A, et al. Familial hemiplegic migraine locus on 19p13 is involved in the common forms of migraine with and without aura. *Hum Genet*. 1995;96:604.
36. Elliot MA, et al. Familial hemiplegic migraine, nystagmus and cerebellar atrophy. *Ann Neurol*. 1996;39:100.
37. Main A, Dowson A, Gross M. Photophobia and phonophobia in migraineurs between attacks. *Headache*. 1997;37:492-495.

38. Vingen JV, et al. Phonophobia in migraine. *Cephalalgia*. 1998;18:243–249.
39. Moskowitz MA, et al. Neocortical spreading depression provokes the expression of c–fos protein–like immunoreactivity within trigeminal nucleus caudalis via trigeminovascular mechanisms. *J Neurosci*. 1993;13:1167.
40. Goadsby PJ, Hoskin KL. Serotonin inhibits trigeminal nucleus activity evoked by craniovascular stimulation through a 5–HT receptor: a central action in migraine? *Ann Neurol*. 1998;43:711.
41. Diamond S. Dietary factors in vascular headache. *Neurol Forum*. 1991;2:2.
42. Kin T. Discussion, ideas abound in migraine research: consensus remains elusive. *JAMA*. 1987;257:9.
43. Silberstein SD, Merriam GR. Estrogens, progestins, and headache. *Neurology*. 1991;41:786.
44. Cooper KH. *The Aerobics Way*. New York: Bantam Books; 1997:312.
45. Holroyd KA, Penzien DB. Pharmacological versus non–pharmacological prophylaxis of recurrent migraine headache: a meta–analytic review of clinical trials. *Pain*. 1990;42:1.
46. Shulman KI, et al. Dietary restrictions, tyramine, and the use of monoamine oxidase inhibitors. *J Clin Psychopharmacol*. 1989;9:397.
47. van Den Eeden SK, et al. Aspartame ingestion and headaches: a randomized crossover trial. *Neurology*. 1994;44:1787.
48. Silberstein SD, Holland S, Freitag F, et al. Evidence–based guideline update: pharmacologic treatment for episodic migraine prevention in adults. *Neurology*. 2012;78:1337–1345.
49. Holland S, Silberstein SD, Freitag F, et al. Evidence–based guideline update: NSAIDs and other complementary treatments for episodic migraine prevention in adults. *Neurology*. 2012;78:1346–1353.
50. AAN therapeutic classification of evidence scheme (appendix e–3 on the *Neurology®* Web site at www.neurology.org).
51. Bikhazi P, et al. Efficacy of antimigrainous therapy in the treatment of migraine–associated dizziness. *Am J Otol*. 1997;18:350.
52. Johnson GD. Medical management of migraine–related dizziness and vertigo. *Laryngoscope*. 1998;108:1.
53. Baloh RW, et al. Familial migraine with vertigo and essential tremor. *Neurology*. 1996;46:458.
54. Migraine headache. AAN summary of evidence–based guideline for clinicians. St. Paul, Minn: American Academy of Neurology; 2009. https://www.aan.com/Guidelines/Home/GetGuidelineContent/120.
55. Baloh RW. Neuro–otology of migraine. *Headache*. 1997;37:615.
56. Dornhoffer JL, Arenberg IK: Diagnosis of vestibular Ménière's disease with electrocochleography. *Am J Otol*. 1993;14:161.
57. Hinchcliffe R. Headache and Ménière's disease. *Acta Otolaryngol (Stockh)*. 1967;63:384.
58. Radtke A, Lempert T, Gresty MA, Brookes GB, et al. Migraine and Meniere's disease. Is there a link? *Neurology*. 2002;59:1700–1704.
59. Neuhauseer HK, Radtke A, von Brevern M, et al. Migrainous vertigo: prevalence and impact of quality of life. *Neurology*. 2006;67:1028–1033.
60. Wladslavosky–Waserman P, Facer G, et al. Meniere's disease: a 30–year epidemiologic and clinical study in Rochester, MN, 1951–1980. *Laryngoscope*. 1984;94:1098–1102.

16

상륙증후군의 의학적 관리

Medical Management of Mal De Debarquement Syndrome

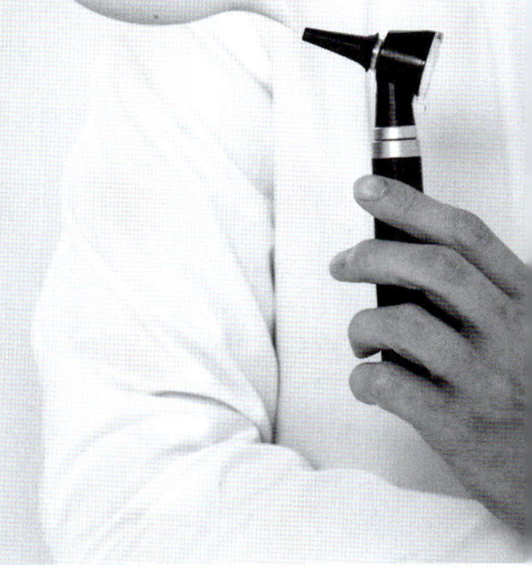

Timothy C. Hain, MD • Janet O. Helminski, PhD, PT

상륙증후군(mal de débarquement syndrome, MDDS)은 말 그대로 움직임(motion)에 노출되어 발생하는 장시간의 부적절한 운동감각을 의미한다. 이는 일반적으로 약 7일간의 항해에 뒤이어 발생하지만, 장시간의 비행기, 기차 탑승 및 우주여행 후에도 관찰된다. 증상은 균형 이상이 동반된 흔들림이다. MDDS는 일반 동작멀미(motion sickness), 뱃멀미(seasickness), 땅멀미(land-sickness)와 구분되며, 한 달 이상 증상이 지속된다. 또한 속귀 장애와 달리 대부분의 MDDS 환자는 자동차 운전과 같은 운동에 다시 노출될 때 증상이 완화된다고 보고한다. 전형적인 사례는 다음과 같다. 50세 여성이 처음으로 크루즈 여행을 했다. 그녀는 크루즈에서 약간의 멀미가 있었고, 경피용 스코폴라민으로 효과를 보았다. 크루즈 여행 후 육지에 상륙하자마자 그녀는 균형 이상과 흔들림 감각을 느꼈고, 피곤함과 집중의 어려움을 겪었다. 그녀는 이러한 감각을 “매일 매순간 하루종일 거친 바다 위에 있는 느낌”이라고 설명했다.

표 16.1은 MDDS에 대한 문헌을 요약하고 있다. MDDS는 주로 40대 중반 여성(87%)에게서 발생한다. 증상은 적어도 1개월 이상 지속되며, 대부분이 6개월(정중값: 4.1개월) 이전에 좋아진다.

표 16.2는 MDDS와 단순한 땅멀미를 구분하는 증상을

표 16.1 상륙증후군의 특징

저자	대상자	나이	여성	남성	기간 중앙값(개월)
Cha et al.(2008)[2]	64	39	48	12	다양함
Hain et al.(1999)[6]	27	49.3	26	1	3.5 (6개월에서 10년)
Brown and Baloh(1987)[7]	6	50.8 (33~71)	5	1	4
Murphy(1993)[8]	4	40 (36~48)	4	0	1~12
Mair(1996)[9]	10	37.5 (15~55)	9	0	1~6
전체(또는 평균)	111	(43.3)	93	14	(4.1)

표 16.2 상륙증후군과 땅멀미의 차이

	상륙증후군	땅멀미
기간	1개월 이상	최대 2일
성별	여성의 약 90%	균등 분포
보트에서 동작멀미	없음	있음
운전으로 완화	있음	없음

나열하고 있다. 땅멀미는 흔한 편이며, 항해 후 상륙한 사람의 41~73%가 가벼운 불안정 증후군을 호소한다. 일반적인 땅멀미는 대개 2일 이상 지속되지 않는다. 땅멀미를 하는 사람은 일반적으로 배멀미를 할 확률이 높지만, MDDS 환자는 일반적으로 배멀미를 하지 않는다. 땅멀미 증상의 발병률, 강도 및 지속시간에는 남녀 차이가 거의 없다. 혼란스럽게도 일부 사람들은 땅멀미(또는 LDS)를 MDDS라고 말한다. 표 16.1는 Cha의 연구를 제외하고, 증상이 1개월 미만(예: 잠재적 땅멀미)인 대상자에 관한 보고서나 데이터를 포함하지 않았다. Cha의 연구는 연구설계 때문에 '전통적인' MDDS 환자의 증상 기간을 결정할 수 없었다.

MDDS는 동작멀미와 비슷한 점도 있지만, 비교적 짧은 기간의 동작멀미와는 쉽게 구별된다. MDDS 환자들은 자동차 운전과 같은 활동을 할 때는 증상이 완화되지만, 활동이 중단되면 흔들림이 재발된다. 반면 동작멀미를 하는 대부분의 사람들은 운전하는 것을 어려워한다. 이것은 안뜰장애를 가진 환자에게 종종 해당된다.

또한 MDDS는 선행적으로 어떤 동작에 노출 없이 MDDS와 유사한 증상을 보이는 환자들을 "로커(rocker)"라고 부른다. 종종 이들 환자(rocker)는 흔들림(titubation)으로 불리는 머리 흔들림이나 몸통 흔들림을 보인다. 임상경험으로 볼 때 이들 그룹의 연령, 성별 및 약물 반응 패턴이 MDDS와 비슷하다. 비록 흔들림이 소뇌장애와 연관이 있지만, "로커"에서는 소뇌 손상의 근거가 일반적으로 확인되지 않는다.

상륙증후군의 원인: 흔들리는 환경에 대한 지속적인 적응?
Cause of MDDS: persistent adaptation to swaying environments?

상륙증후군(MDDS)은 부상이나 스트레스 이후에 발생하지 않는다는 점에서 '병리학적' 질환의 특징을 가지지 않는다. 이는 오히려 대부분의 사람에게는 문제가 되지 않는 동작에의 노출로 유발된다. 배를 타는 동안 우리의 뇌는 다리와 몸이 갑판의 율동적인 움직임 패턴을 상쇄시킬 수 있도록 다리와 몸의 움직임을 조절해야 한다. 종종 이런 움직임에 대한 적응을 'gaining sea legs(멀미를 안 하는 능력)'라고 한다. MDDS에 대한 일반적인 설명에 따르면 MDDS 환자는 배 여행과 같은 일반적이지 않은 동작 상황에 잘 적응하지만, 안정된 육지로 돌아왔을 때에 이러한 반응을 멈추는 데 시간이 오래 걸린다는 것이다.

앞뒤 평면에서 배의 움직임(동작)에 대해 시각, 몸감각 및 안뜰감각의 결과를 고려해 보고, 우리의 뇌가 그들을 조절하기 위해 어떻게 적응 규칙을 개발하는지를 생각해 보자. 사람은 배 여행을 할 때 각 운동과 선 운동(예측 가능한 움직임이나 예측할 수 없는 움직임)에 노출된다. 배가 조금씩 회전하는 경우에는 관성이 사람을 공간에 똑바로 유지시키기 때문에 안뜰계의 작용이 필요하지 않다. 갑판 위에서는 시각이 정확하지만, 선실에 있을 때는 시각으로 배의 움직임을 정확하게 알 수 없다. 비록 발목관절을 중심으로 회전이 일어나서 몸감각 정보가 뇌로 전달되지만, 공간에서 몸이 똑바른 자세를 유지하기 때문에 바로서기 반응이 일어나지 않는다. 시각을 신뢰할 수 없기 때문에 시각신호를 사용하는 것에 대한 '규칙'은 만들어질 수 없다. 그렇다면 배의 앞뒤각운동(pitch) 회전을 위해 사람들은 몸감각 정보를 무시해야 한다는 것이 원칙이다. 따라서 배의 앞뒤각운동에 대해서는 상황에 따라 몸감각과 시각정보 둘 다 사용하거나 몸감각 정보의 선택적인 가중치를 줄이는 것이 합리적일 것이다.

배가 선형 가속을 할 때 사람이 선상에 있으면 관성에 의해 그 사람이 공간 속에서 그대로 유지하려고 하지만, 발에서 발생하는 전단력으로 인해 그 사람은 불안정해지고 발목에서 회전이 일어난다. 그 후 배에 대한 신체 회전에 의해 시각, 안뜰감각 및 몸감각이 활성화되고, 낙상 방지를 위해 적극적인 반응이 요구된다. 따라서 배가 가속할 때는 모든 종류의 감각자극에 대한 반응 증가가 도움을 줄 수 있겠지만, 상대적인 감각의 재비중은 필요하지 않을 것이다.

각각의 가중치는 배의 서로 다른 유형의 움직임(동작)에 유용하기 때문에 단일 가중치 규칙이 최적이지는 않을 것이다. MDDS 증상이 계속되는 원인은 대상자가 가지게 되는 배 움직임에 대한 내적 모델, 즉 내적 발진기에 의해 배의 움직임을 예측하기 때문이다. 배의 앞뒤 병진 움직임으로 일어나는 발목 감각은 무시되어야 하지만, 배의 앞뒤 병진 운동과 관련 없는 감각자극에 대해서는 반응해야 한다. 주기적 배 움직임의 내적 모델(배 흔들림으로 인한 내적 발진기)은 큰 감각자극(배의 앞뒤 선형 움직임, boat surge)을 선택하고 있지만, 약한 감각자극(배의 앞뒤각운동, boat pitch)을 무시한다. 이런 아이디어를 지지하는 입장에서 보면 일부 동물은 주기적 움직임이 끝난 이후에 중추 신경세포의 지속적 파동을 나타낸다. 또한 일부 사람에게서 사인곡선회전(simulation rotation) 후 흔들림에 대한 착시가 유도될 수 있다. 이러한 내적 발진기는 지속적인 진동 운동이 없을 때 지속적인 흔들림을 초래할 수 있다.

시각, 안뜰감각 또는 몸감각자극의 재가중치에 의해 MDDS가 발생할 수 있다는 가설에 관한 데이터는 현재까지 논란이 있다. Nachum 등은 18~22세 젊은 남성을 대상으로 동작멀미와 땅멀미를 연구했다(그들은 땅멀미를 MDDS와 동등하게 취급했다). 연구에 따르면 젊은 남성은 움직임에 노출된 후 몸감각자극에 대한 의존도는 증가되고, 시각과 안뜰감각에 대한 의존도는 줄어들었다고 한다. 비록 시각자극의 정확도는 사람이 선실에 있을 때와 갑판 위에 있을 때에 따라 달라지지만, 반고리관자극은 배 위에 있을 때 정확하고, 몸감각자극은 간헐적으로 정확한 편이다. 경우에 따라 이런 적응에 대한 이론적 근거를 이해하는 것이 어렵다. 이 연구의 내적 문제는 한 달 이상 MDDS를 가진 중년의 여성이 아니라, 동작멀미와 땅멀미를 가진 젊은 남성이었다는 점이다.

보다 합리적인 가능성은 MDDS 환자가 시각과 안뜰 정보에 대한 의존도 상승을 보인다는 점이다(몸감각의 비중이 감소됨). 이것은 왜곡된 몸감각 피드백에 노출된 정상인에게 일어나고, 배의 앞뒤각운동에 적응할 것이다. 또는 적응이 땅에서의 부정확한 감각운동 통합을 초래할 수 있다. 그럼에도 불구하고, 이들 적응으로 MDDS의 흔들림 감각이나 자동차 운전 능력 향상을 설명하지 못한다.

상륙증후군의 치료
Treatment of MDDS

MDDS에 대한 일반적인 치료전략은 MDDS가 없어질 때까지(일반적으로 6개월 이내, 표 16.1) 환자를 편하게 쉬도록 하는 것이다. 매클라진과 경피용 스코폴라민과 같은, 항콜린성 경로에 영향을 주는 일반적인 안뜰억제제는 MDDS에 도움이 되지 않는다. 클로나제팜(clonazepam)과 같은 벤조디아제핀(benzodiazepine)이 가장 효과적이고, 선택적 세로토닌 재흡수 억제제(selective serotonin reuptake inhibitor, SSPI)형 항우울제가 도움이 될 것이다. 편두통에 도움이 되는 약물인 가바펜틴(gabapentin), 아미트립틸린(amitriptyline), 벤라팍신(venlafaxine)에 대해서는 좋은 반응이 있을 것으로 알려져 있다.

6개월이 지나도 MDDS가 좋아지지 않으면, 다른 중재방법을 찾아야 한다. 안뜰 물리치료가 합리적인 방법인 것으로 여겨지고, Cha는 일부 환자가 안뜰 물리치료로 완치되었다고 했다. 사실 MDDS에 대한 물리치료를 다룬 유일한 문헌은 한 사례의 보고서이다. 물론 이 사례가 중재 없이 어떻게 해결되었는지는 알려져 있지 않다. 일반적으로 MDDS 환자가 안뜰재활을 받았지만, 대조군이 없기 때문에 안뜰치료를 받지 않은 사람보다 더 좋은 결과가 있는지의 여부를 판단할 수는 없었다. 따라서 MDDS에 대한 안뜰재활의 효용성은 밝혀지지 않았다.

견해 중 하나는 MDDS가 동작으로부터 발생되고, MDDS를 해결할 수 있는 접근법을 발견해야 한다는 것이다. 그러나 이런 절차에 무엇이 포함되어야 하는가? 오늘날까지 설득력 있고 통제된 연구가 발표되지 않았기 때문에 치료의 해결은 추측성을 띤다.

동작멀미는 습관화를 통해 성공적으로 치료되어 왔고, MDDS가 멀미의 변형이라는 주장에서 볼 때, 이것도 습관화와 유사한 접근방법에 반응할 것임을 추측할 수 있다. 습관화 방법은 동작자극의 비중을 줄이고, 멀미 감수성과 관련된 장기간의 안뜰반응을 줄이는 것이다. 비록 PUMA 운동과 같은 자기주도적 치료법이 잘 개발되어 있지만, 현재까지 MDDS의 효능에 대한 보고는 없었다. MDDS 환자는 반복적인 동작에 노출된 후 초기에 나빠지기 때문에 습관화에 필요한 동작에 노출을 증가시키면 MDDS가 악화될 가능성이 있다.

MDDS 기전에 대한 현재 이론을 근거로 할 때 MDDS 치료에 시도될 수 있는 몇 가지 치료전략이 존재한다. 위에서 언급했듯이, MDDS에 적용될 수 있는 두 가지 이론은 몸감각자극의 가중치에 대한 추측에 따라 달라지고(한 이론은 너무 많고, 다른 이론은 너무 적은 편임), 세 번째 이론은 중앙 내부 발진기가 원인임을 제안한다. 경우에 따라 환자 평가 동안 몸감각 비중이 부적절하다고 진단되면 특정 중재를 시도할 수 있다.

예를 들어, 만약 환자가 앉은 자세에서 고유수용성감각 정보를 무시하면, 그 사람은 눈을 감은 채 발가락과 발목의 관절위치감각과 근운동감각을 알아내는 연습을 해야 한다. 관절위치감각에 대한 인식이 높아지면, 그 사람은 동적 과제 도중에 감각정보를 사용해야 한다. 견고한 표면 위에서 눈을 감은 채 서 있으면, 그 사람은 1~2분 내 체중을 전후 방향으로 이동하게 될 것이고, 그 다음 1~2분 동안 좌우로 체중을 이동하게 될 것이다. 몸감각 정보에 대한 집중을 증가시키기 위해 눈을 감고 많은 물체가 무작위로 배치된 매트 위를 걷도록 주문할 수 있다.

운동 정보에 많은 비중을 두는 사람의 경우, 그 사람이 운동감각자극 비중을 줄일 수 있도록 노력하게 한다. 풍부한 움직임 자극은 시각이나 안뜰감각의 습관화 프로토콜과 같은 그들 내성의 한계지점까지 이르게 만들 것이다. 이들 습관화 프로토콜은 운동 반응의 크기와 기간을 줄여 증상을 완화시킬 것이다.

만약 MDDS가 배 움직임을 예측하도록 개발된 내부 발진기에 의해 발생한다면, 치료전략은 몸감각 통합보다 심리적 변수를 해결하는 쪽으로 이루어져야 한다. 환자는 비정상적인 내적 신호를 무시할 필요가 있다. 이와 같은 방법으로 대부분의 이명 환자는 비정상적으로 발생하는 소리를 무시하는 능력을 개발해야 한다. 치료는 짧게 진행해야 할 뿐 아니라 경계심, 강박증 및 불안감을 감소시키는 치료가 최적의 전략이 될 것이다. 만약 이런 추측이 정확하다면, 흔들림 감각에 집중하는 치료조차도 비생산적일 수 있다.

요약
Summary

MDDS는 드문 질환으로써 주로 40대 여성에게서 발생한다. 이 질환은 부정확한 흔들림 감각을 발생시키지만, 역설적으로 운전과 같은 활동에 의해 완화된다. MDDS에 대한 물리치료의 역할을 설정하는 연구가 더 필요하다.

References

1. Stott J. Adaptation to nauseogenic motion stimuli and its application in the treatment of airsickness. In: Crampton GH, ed. *Motion and Space Sickness*. Boca Raton, FL: CRC Press; 1990.
2. Cha YH, et al. Clinical features and associated syndromes of mal de debarquement. *J Neurol*. 2008;255(7):1038–1044.
3. Cohen H. Mild mal de debarquement after sailing. *Ann N Y Acad Sci*. 1996;781:598–600.
4. Gordon CR, Shupak A, Nachum Z. Mal de debarquement. *Arch Otolaryngol Head Neck Surg*. 2000;126(6):805–806.
5. Gordon CR, et al. Clinical features of mal de debarquement: adaptation and habituation to sea conditions. *J Vestib Res*. 1995;5(5):363–369.
6. Hain TC, Hanna PA, Rheinberger MA. Mal de debarquement. *Arch Otolaryngol Head Neck Surg*. 1999;125(6):615–620.
7. Brown, J. J. and R. W. Baloh (1987). "Persistent mal de debarquement syndrome: a motion-induced subjective disorder of balance."*American Journal of Otolaryngology 8*(4): 219–222.
8. Murphy, T. P. (1993). "Mal de debarquement syndrome: a forgotten entity? "*Otolaryngology–Head & Neck Surgery 109*(1): 10–13.
9. Mair I. The mal de debarquement syndrome. *Journal of Audiological Medicine*. 1996;5:21–25.
10. Cha YH. Less common neuro-otologic disorders. Minneapolis, MN: Continuum. *Neuro-otology*. 2012;18(5):1142–1157.
11. Wassmer E, et al. Clinical spectrum associated with cerebellar hypoplasia. *Pediatr Neurol*. 2003;28(5):347–351.
12. Barmack NH, Shojaku H. Vestibularly induced slow oscillations in climbing fiber responses of Purkinje cells in the cerebellar nodulus of the rabbit. *Neuroscience*. 1992;50(1):1–5.
13. Lewis RF. Frequency-specific mal de debarquement. *Neurology*. 2004;63(10):1983–1984.
14. Nachum Z, et al. Mal de debarquement and posture: reduced reliance on vestibular and visual cues. *Laryngoscope*. 2004;114(3):581–586.
15. Peterka, RJ. Sensorimotor integration in human postural control. *J Neurophysiol 2002; 88*(3): 1097–118.
16. Zimbelman JL, Watson TM. Vestibular rehabilitation of a patient with persistent mal de debarquement. *Physical Therapy Case Reports*. 1992;2(4):129–133.
17. Dai M, Raphan T, Cohen B. Prolonged reduction of motion sickness sensitivity by visual-vestibular interaction. *Exp Brain Res*. 2011;210(3-4):503–513.
18. Dai M, Raphan T, Cohen B. Labyrinthine lesions and motion sickness susceptibility. *Exp Brain Res*. 2007;178(4):477–487.
19. Puma S. Puma method for prevention of motion sickness. 2010. [Retrieved 1/12/2013]; Available from: http://www.pumamethod.com/index.php.

17

안뜰질환의 외과적 관리

Surgical Management of Vestibular Disorders

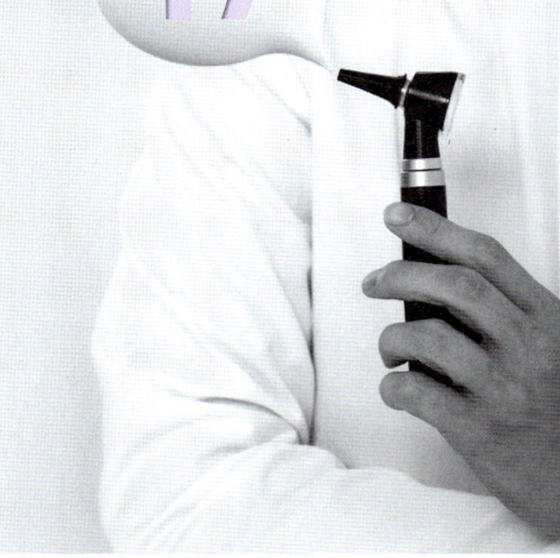

Yew Ming Chan, FRCS Edinburgh, FAMS • Douglas E. Mattox, MD

안뜰질환의 진단은 다양한 질환의 증상과 중복되고 병리적 진단검사가 부족하기 때문에 복잡하다. 때로는 어느 쪽 귀에 문제가 있는지 결정하기도 어렵다. 대부분 환자의 증상은 이 책에 설명된 의학적 치료와 물리치료로 관리될 수 있다. 그러나 증상이 비수술적 의학적 관리에 반응하지 않는 경우에는 외과적 치료가 적절할 것이다.

속귀신경집종을 제외한 나머지 안뜰질환은 생활방식 및 편안함에 영향을 주지만, 생명에는 지장이 없다. 그러므로 수술의 선택은 증상을 가진 환자의 결정에 따른다. 의사는 성공적인 결과의 가능성과 잠재적 합병증의 특성과 가능성에 대해 논의해야 하며, 궁극적인 결정을 환자에게 맡겨야 한다. 저자의 경험에 따르면 환자는 현훈 증상에 다양한 반응을 보인다. 일부 환자들은 즉각적인 수술을 원하지만 다른 환자들은 참기 어려울 때만 수술을 고려한다.

안뜰신경집종(속귀신경집종)
Vestibular schwannoma (acoustic neuroma)

속귀신경집종은 속귀길(internal auditory canal, IAC)이나 소뇌다리뇌각(cerebellopontine anglem, CPA)에서 발생하는 신경외피종양이다. 이 질환은 세 번째로 흔한 머리뼈 내 종양으로, 모든 머리뼈 내 종양의 8~10%를 차지한다. 대부분의 속귀신경집종 환자는 진행성 한쪽 감각신경 난청을 가진다. 그러나 일부 환자는 안뜰증상, 갑작스러운 난청 혹은 삼차신경 관련 증상을 먼저 호소한다.

원인을 알 수 없는 한쪽 감각신경 난청 환자는 속귀신경집종을 의심해봐야 하며, 특히 환자가 순음청력검사에서 일정한 결과를 보이지 않거나, 비정상 뇌줄기 청각반응 혹은 활동감소/부재성 온도눈떨림검사(caloric test) 반응을 보일 경우에는 더욱 의심해봐야 한다. 가돌리늄 대비 자기공명영상(magnetic resonance imaging, MRI)은 이런 종양의 진단을 위한 '기준'이 된다. 비록 거미막염(arachnoiditis)으로부터의 거짓양성 결과(falsepositive results)는 매우 드물지만, MRI상으로 속귀구멍까지 연장되는 소뇌다리뇌각 부위의 덩어리는 대부분 속귀신경집종이다. 수막종(meningioma)은 간혹 CPA 또는 IAC에서 발생한다. 방사선학적으로 그들은 종종 경질막 꼬리를 가지고, IAC에 집중된다.

일단 진단이 이루어지고 나면 지켜보기(watchful waiting), 미세수술 제거와 정위방사선수술(stereotactic radiosurgery, SRS)의 세 가지 치료법이 있다. 지켜보기는 진단이 확실하지 않은 작은 소관 내 종양 환자, 노인이나 건강상태가 좋지 않은 환자에게만 해당된다. 일부 최근 연구는 지켜보기의 결과를 보고했다. Wiet 등은 평균 3년의 추적 연구를 한 결과, 53명의 환자 중 40%에서 종양의 지속적인 성장으로 수술적 중재가 필요하다는 것을 확인했다. Charabi 등의 보고는 더 심각하다. 평균 3.4년의 추적 연구결과, 123명의 환자 중 34%가 종양 비대에 대한 중재가 필요하였고, 7명은 종양에 의한 뇌줄기 압박으로 사망했다는 것이다. 따라서 종양 비대의 심각한 위험이 있다는 결론을 내릴 수 있으며 '지켜보기' 접근법을 사용할 때는 6~12개월 간격으로 계속해서 검사를 해주어야 함을 환자에게 꼭 강조해야 한다.

외과적 접근법 Surgical approaches

속귀신경집종 수술은 1917년 Harvey Cushing에 의해 기술된 이후에 치료로 선택되고 있다. 속귀신경집종의 제거에 사용되는 세 가지 기본 방법은 (1) 중간오목머리뼈절개술, (2) 미로경유접근법 그리고 (3) 뒤통수밑머리뼈절개술이다. 접근법의 선택은 종양의 크기와 위치 및 청력보존 여부에 따라 결정된다.

중간오목머리뼈절개술 Middle cranial fossa

중간오목머리뼈절개술은 환자가 청력을 가지고 있고 속귀길에 국한된 종양에 사용된다(그림 17.1). 수직 절개는 바깥귀길의 위쪽에 있는 두피에서 이루어진다. 물렁조직(soft tissues)을 뼈로부터 들어 올리고, 3×4cm 크기의 머리뼈절개술을 시행한다. 경질막을 중간오목머리뼈바닥에서 들어 올린다. 그것을 덮고 있는 뼈에 구멍을 뚫어 속귀길을 확인한다. 얼굴신경, 꼭지벌집 시스템과 위반고리관이 중요한 랜드마크이다. 속귀길 전체에 걸쳐 있는 뼈는 얇으며 그 아래에 있는 경질막을 절개한다. 이때 속귀길의 앞쪽 위 1/4 정도에 위치하고 있는 얼굴신경을 손상시키지 않도록 주의해야 한다. 달팽이신경은 속귀길 앞쪽 아래에 위치하고 있어서 안전하다.

중간오목머리뼈절개술의 장점은 속귀 및 청력을 손상시키지 않는다는 것이다. 해부학적으로 표면에 가까이 위치하고 있기 때문에 얼굴신경 손상을 피하기 위해 주의를 기울여야 한다. 바깥귀길을 통해 뒤오목머리뼈까지 침범한 종양을 중간오목머리뼈절개술로 제거하는 것은 매우 어렵다. 따라서 이 접근법은 속귀길에 제한된 종양에만

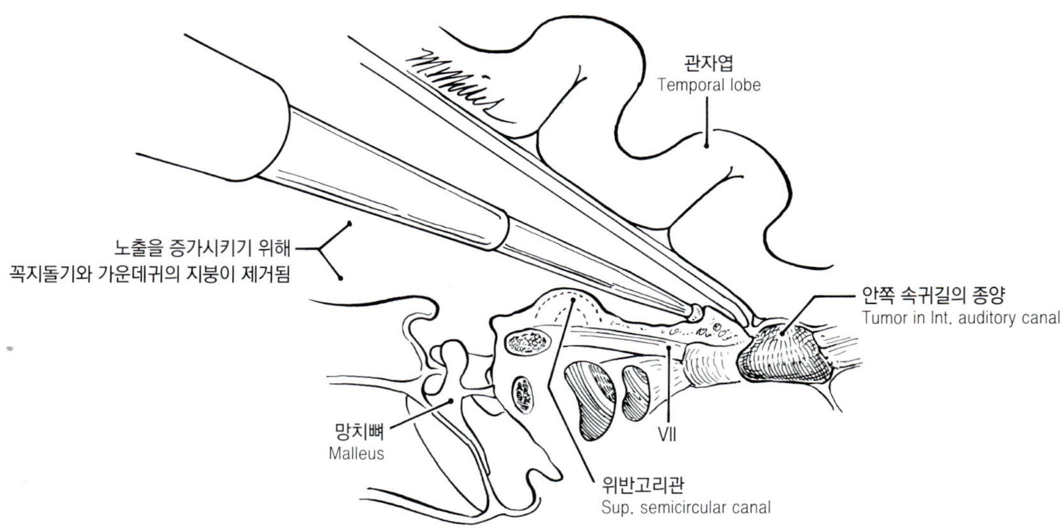

그림 17.1 중간오목(구멍).
내부 귀의 관과 가운데귀를 관통하는 관상 절단면은 중간오목을 통한 속귀길의 노출을 보여준다. 드릴은 작은 머리뼈절개술을 통하여 관통하는 것으로 보여진다. 관자엽은 경뇌막외로 상승한다. 위반고리관이 식별되고, 내부의 청각은 중간의 귓길을 통해 뼈를 제거하여 위반고리관에 노출된다.

적용된다.

중간오목머리뼈절개술 후 회복은 빠르다. 환자가 심한 안뜰증상을 나타내지 않는 한 다음날에 일어날 것이다. 뇌척수액(cerebrospinal fluid, CSF)의 누출은 거의 없지만 이 방법 및 여기서 설명된 다른 모든 접근법을 통해 수술을 받은 경우, 환자는 귀를 통한 누출과 귀관을 통해 코인두로 유출되는지를 점검해야 한다.

미로경유접근법 Translabyrinthine approach

미로경유접근법은 청력보존이 고려되지 않을 때 직경 3cm까지 종양에 적용할 수 있는 수술법이다(그림 17.2). 종양은 꼭지돌기절제술로 접근하게 된다. 꼭지돌기의 겉질과 공기가 차 있는 뼈를 제거하면 구불정맥굴, 뒤오목머리뼈경질막 그리고 중간오목머리뼈경질막을 볼 수 있다. 얼굴신경은 관 안에 있으므로 보호된다. 완전한 미로절제술을 시행하여 속귀길을 노출시킨다. 일단 종양의 속내관 부분을 움직일 수 있게 되면 뒤오목머리뼈의 경질막을 절개하고 종양의 나머지 부분을 제거한다. 미로경유접근법은 더 큰 종양을 제거하기 위한 관자뼈/구불정맥굴 뒤 머리뼈절개술과 함께 실시할 수 있다.

속귀신경집종의 미로경유접근법으로 제거 후 회복은 일반적으로 신속하고 환자는 2~3일 내에 침대 밖으로 나와 걸어다닐 수 있게 된다. 이러한 신속한 회복은 수술 중 소뇌가 압박되거나 뒤로 당겨지지 않기 때문이다. 미로경유접근법의 단점은 청력이 자동으로 상실된다는 것이다. 절개를 통해 중소형 종양은 잘 볼 수 있지만 직경이 3cm 이상인 종양 및 뇌줄기에 붙어 있는 종양에는 부적절하다. 미로경유 제거를 위한 이상적인 경우는 컴퓨터단층촬영(CT) 또는 MRI에서 종양과 뇌줄기 사이가 명확하게 분리되었을 때이다.

뒤통수밑머리뼈절개술(구불정맥굴뒤접근법) Suboccipital craniotomy (retrosigmoid approach)

뒤통수밑머리뼈절개술은 중대형 종양에 사용된다(그림 17.3). 드문 경우이지만 수술 전 청력이 좋은 경우 뒤통수밑머리뼈절개술을 통해 청력을 보존할 가능성이 있다. 청

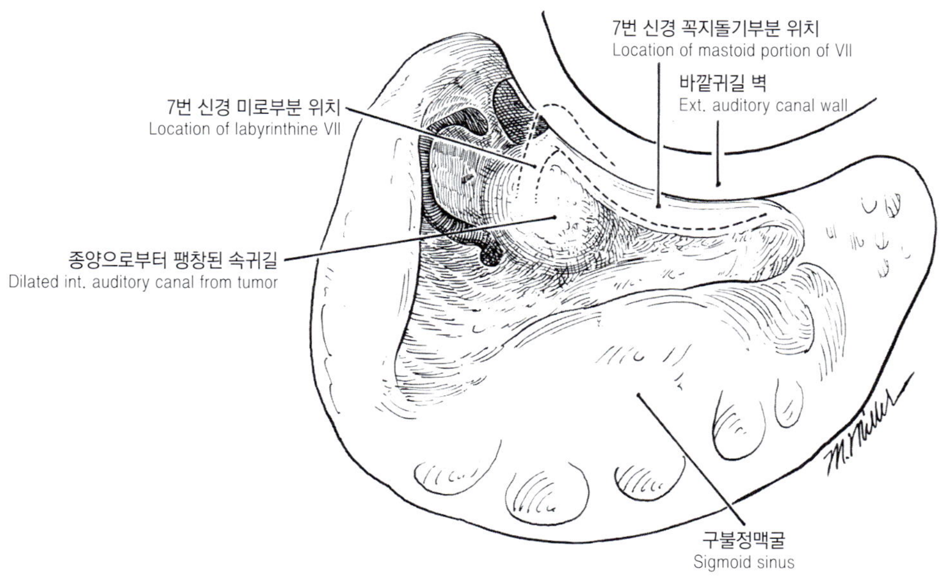

그림 17.2 속귀신경집종 제거를 위한 미로경유접근법.
속귀길의 미로경유접근법은 수술 위치에서 앞위, 위-왼쪽으로 표시된다. 미로절제술이 완료된 후, 종양이 드러난다. 속귀길이 종양에 의해 확장되었다. 뒤통수 오목에서 종양과 뼈에 대한 뼈의 마지막 껍질을 제거하면 종양을 완전히 제거할 수 있다.

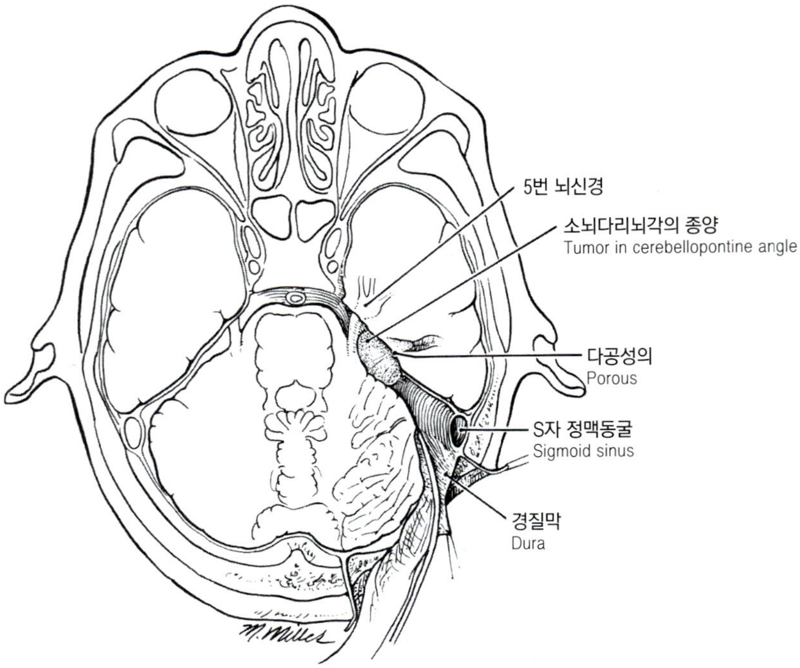

그림 17.3 뒷통수밑머리뼈절개술.
축 단면은 구불정맥굴 뒤쪽의 뒤통수오목머리뼈절개술을 보여준다. 소뇌는 관자뼈의 후면 표면으로부터 떨어져나간다. 종양은 소뇌다리뇌각에서 드러난다. 관으로 확장되는 종양을 제거하기 위해 속귀길의 뒤쪽 순(lip)을 드릴로 뚫어야 한다.

력을 유지하려면 달팽이신경과 속귀의 모세혈관을 보호해야 한다. 이 접근법을 시도한 환자의 1/3~1/2에서 청력이 보존될 수 있다.

뒤통수밑머리뼈절개술은 접근 각도가 구불정맥굴의 앞보다는 뒤에서부터 오는 점에서 미로경유접근법과 다르다. 절개는 귀 뒤쪽 5~6cm에서 하고 뒤통수머리뼈에 5cm의 구멍을 뚫는다. 이 구멍은 수술이 끝날 때 보철그물망(prosthetic mesh)을 사용하여 재건된다.

소뇌는 머리뼈절개술과 CPA 사이에 위치한다. 그러나 수술은 측면에서 진행되기 때문에 부가적으로 당기지 않아도 자체 무게로 떨어지게 된다.

종양이 확인된 후 종양의 캡슐을 절개하고 종양을 손기구, 초음파 흡인기 또는 레이저로 제거한다. 종양에 의한 압력이 줄어든 후 IAC 내의 종양 부분은 IAC의 뒷면에서 밀어내어 제거한다. 얼굴신경은 해부학적 구조가 일정한 IAC의 바닥에 위치한다. 종양은 뇌줄기에서 떨어지게 되고, 8번 뇌신경은 종양의 내측에서 확인된다.

뒤통수밑머리뼈절개술 후 회복 시간은 절차의 크기 때문에 다른 두 가지 접근법보다 길지만 환자는 대개 일주일 이내에 병원에서 퇴원할 준비가 된다. 때때로 환자는 장기간 통증 관리가 필요한 머리뼈절개술 후 두통을 경험한다.

합병증 Complications

속귀신경집종 수술 후 심한 합병증은 비교적 드물다. 난청은 항상 미로경유접근법에서 발생하고 1.5cm보다 큰 종양을 뒤통수밑머리뼈절개술로 제거한 경우 일반적으로 발생한다. 일과성 얼굴마비는 큰 종양의 경우에 흔히 발생한다. 영구적 얼굴마비는 5% 미만의 환자에게서 나타난다. 뇌척수액 누출은 수술 후 발생할 수 있지만 보통 일시적이며 이차 수술 교정을 거의 필요로 하지 않는다.

정위방사선수술
Stereotactic radiosurgery

정위방사선수술(SRS)은 1971년 Leksell에 의해 소개되었으며 지난 몇 년 동안 널리 보급되었다. 이 절차에서는 높은 도수의 여러 방사선을 하나의 목표에 초점을 맞추어 조사하거나 종양에 초점을 맞춘 아치형 빔을 사용하여 조사하는 것이다. 주변 신경 및 혈관 구조는 보존되지만 종양은 매우 높은 방사선량(단일 치료 프로토콜의 경우 현재 12Gy)을 받는다.

방사선 수술의 결과는 매우 고무적이다. 환자의 70~80%에서 종양은 잘 조절되고 수술 합병증, 특히 얼굴마비의 발생률이 낮다. Pollock 등은 87명의 환자(수술 40명, SRS 47명)에서 미세수술제거술과 SRS 결과를 비교했다. 결과는 다음과 같다(수술 대 SRS): 종양 조절 98% 대 94%; 청력 보존 14% 대 75%; 정상 얼굴신경 기능 63% 대 83%. 장기간의 추적관찰 결과 청력 보존율은 그리 높지 않다. Lin 등은 SRS 시행 후 평균 4년 동안 치료 전 69%에서 6.7%로 사회적응청력 감소의 변화가 있음을 발견했다.

SRS로 치료받는 대다수의 환자에서 성공적인 결과에도 불구하고, 소수의 환자는 종양 비대가 지속되었고 재수술이 필요하였다. 몇몇 기관에서는 SRS 수술 후 외과적 절개가 어려워진 것에 대해 언급하였다. Limb 등의 사례연구에서 종양의 섬유화가 심하게 증가했으며, 종양 캡슐에서 얼굴신경과 하부 뇌신경의 분리가 더 어렵게 되었고, 수술시간이 길어졌으며, 방사선 조사 후 얼굴신경과 관련된 좋지 않은 결과를 보여주었다. 속귀신경집종에 대한 정위방사선수술 대신 미세수술제거를 실시하는 것에 대한 논쟁의 여지가 있다. 젊은 환자라면 종양이 안쪽으로 위치하고 있거나(빨리 커지는 경향이 있음) 종양의 크기가 3cm 이상이거나 심각한 뇌줄기 압박이 있는 경우, 합법적인 청력 보존 기회가 있다면 외과적으로 제거하는 것을 추천한다. SRS는 중년, 노인 환자 및 의학적 문제가 있는 환자 등 외과적 수술 위험이 높을 때 이상적이다.

메니에르병
Ménière's disease

메니에르병의 근본적인 병인은 알려져 있지 않지만 일관된 조직 병리학적 소견은 속림프공간의 수종(팽창, dilation)이다. 수종(hydrops)은 속림프주머니 재흡수 기능의 오작동에서 유래될 수 있다. 고전적인 증상으로는 변동성 난청, 일시적인 현훈, 이명, 귀 이물감 등이 있다. 그러나 이러한 증상이 반드시 동시에 진행되는 것은 아니며, 많은 환자가 모든 증상을 경험하지는 않는다. 메니에르병의 하위 범주는 다른 상태를 나타낸다. 예를 들어, 달팽이 수종(변동하는 난청만 있음)과 안뜰 수종(난청 없는 안뜰증상)이 있다.

대부분의 환자에서 메니에르병은 궁극적으로 어느 정도 진행이 되다가 멈춘다. 시간이 지남에 따라 환자는 청력의 악화와 일시적 어지럼 증상 완화를 경험하게 된다. 그러나 이러한 진행이 10년 또는 20년이 걸릴 수 있다. 그 사이 환자의 생활방식은 심각하게 손상될 것이다.

메니에르병의 의학적 치료는 스트레스, 카페인, 알코올, 니코틴 및 소금이 많은 식품 등 증상을 악화시키는 것으로 알려진 요인들을 피하게 하는 것이다. 그리고 이뇨제와 안뜰억제제를 일반적으로 처방한다. 퍼스텐버그(Furstenberg) 식이요법으로 알려진 이 처방으로 환자의 3/4은 증상을 적절히 조절할 있는 것으로 보인다. 그러나 일부 환자는 약물만으로는 적절하게 관리할 수 없으며, 외과적 중재도 고려해야 한다. 메니에르병의 수술 절차는 기능을 향상시키기 위해 고안된 것과 청력 보존 여부에 관계없이 안뜰계를 제거하는 것으로 분류할 수 있다.

메니에르병의 외과적 관리
Surgical management of ménière's disease

고실경유 스테로이드

고실경유 스테로이드(transtympanic steroids) 치료는 메니에르병의 현훈 증상과 특발성 급성 감각신경 상실의 치료를 위해 제안되었다. 명확한 권장을 위한 광범위한 검토는 개별 약물, 약물 투여량 및 주사 빈도와 관련된 데이터의 이질성으로 인해 어려움을 겪었다. 분명히 고실 내 스테로이드 치료는 양쪽 질환이 있거나 의사가 청력이 유지되고 있는 귀를 치료할 때 사용해왔다. 덱사메사손(dexamethasone)과 메틸프레드니솔론(methyl prednisolone) 중 하나를 선택해서 주입한다. 덱사메사손을 사용하는 경우 총 4mg/mL를 일주일에 2~3회 그리고 2주 동안에 걸쳐 나누어 주입하는 것을 추천한다. 일반적으로 0.4~0.5mL를 가운데귀 공간에 주입하며, 환자는 바로 누운 자세에서 머리를 정상쪽으로 30° 돌리고 45분 동안 휴식을 취하는 것이 좋다.

가운데귀에 스테로이드를 주입하는 것은 메니에르 증상 개선에 중요한 역할을 할 수 있지만, 경험적으로 젠타마이신(gentamicin)을 고실 내 주입했을 때 현훈에 대한 장기적 조절이 보다 좋았고 다른 임상가들의 경험과 일치한다.

속림프주머니 수술

속림프주머니 수술(endolymphatic sac surgery)은 과도한 속림프주머니를 꼭지돌기 공간(mastoid cavity)으로 배수시킴으로써 속귀의 속림프액을 흡수하는 주머니 본연의 기능을 되돌리는 것이다. 표준 귀바퀴뒤쪽 꼭지돌기 절제술(postauricular mastoidectomy)을 시행하며 구불정맥굴(sigmoid sinus), 꼭지방과 모루뼈, 얼굴신경 그리고 옆반고리관과 뒤반고리관을 볼 수 있다. 속림프주머니는 관자뼈 뒤쪽과 뒤오목머리뼈의 경질막 사이에 있다. 경질막과 주머니 사이가 아주 얇은 뼈층 하나로 분리될 만큼 뼈가 얇아진다. 경질막과 그 위에 있는 속림프주머니를 노출시키기 위해 뼈를 떼어낸다. 주머니를 열고 고분자 실리콘(silastic) 시트 또는 다른 우회로(shuat) 도구를 속림프주머니의 속공간에 삽입을 하여 꼭지돌기 공간으로 배수가 되게 한다. 경질막 아랫부분을 찌르지 않고 속림프주머니를 열어야 한다. 만약 찌르게 되면 CSF의 누출을 야기할 수 있다. 우회로에 의해 배수된 속림프는 꼭지돌기 공간에 있는 점막에 의해 흡수된다.

속림프주머니 수술이 논란의 여지가 있다고 말하는 것은 과소평가하는 것이다. 관련된 림프액 공간이 매우 작고 많은 연구가들이 주머니의 기능향상을 위한 기계적 장치의 기능에 회의적이다. 임상실험의 실제 및 가짜 수술에서 비슷한 결과가 나타났다. 그럼에도 불구하고 환자의 1/2 또는 2/3에게서 현훈을 조절하는 것으로 보이며 상대적으로 쉬운 수술이고 안전하고 청력이 보존된다는 이점을 가지고 있다.

절제술-화학적 · 외과적 미로절제술
Ablative procedures-chemical and surgical labyrinthectomy

아래에 설명된 모든 절제술에 내포된 가정은 질병이 한쪽에만 있거나 양쪽에 존재하더라도 주요 증상을 야기하는 쪽이 어디인지 알 수 있다는 것이다. 외과적 수술은 매우 드물지만, 만약 외과적 수술을 한다고 해도 증상을 유발하는 양쪽 안뜰질환을 가진 환자에게는 거의 적용하지 않는다.

양쪽 또는 반대쪽 미로기능 저하를 보이는 환자에게 절제술을 시행할 때는 특별한 주의가 필요하다. 양쪽 안뜰상실을 가진 환자의 경우 만성 균형장애를 갖게 되고, 어둠속에서 걷기가 매우 어려울 수 있으며, 머리가 움직이는 동안 눈을 표적에 고정시키지 못할 수 있다(진동시각).

화학적 미로절제술 **Chemical labyrinthectomy**

아미노글리코사이드(aminoglycosides)를 이용한 화학적 미로절제술은 메니에르병을 가진 환자에게 많이 시행되었고, 일부 병원에서는 외과적 중재 대신에 사용해 오고 있다. 몇몇 프로토콜, 용량 및 투약 일정이 보고되었지만 본질적으로 저용량의 젠타마이신을 가운데귀 공간에 국소마취가 되는 고막을 통해 직접 주입하거나, 절개관 또는 연속 관류장치를 통해 주입한다. 이 방법을 통해 현훈은 잘 조절되지만 청력에는 문제를 초래할 수 있다. Cohen-Karem 등은 고막 내 젠타마이신으로 치료받은 627명의 환자를 대상으로 한 15건의 연구들에 대한 메타분석을 수행했다. 복용량과 투여 일정이 연구마다 다양하게 나타났지만 이 연구자들은 현훈의 완전 통제가 환자의 75%에서 달성되었고 93%에서 완전하거나 실질적인 조절이 되는 것을 발견했다. 현훈조절 결과들은 다양한 치료방법에 따라 달라지지 않았다. 여러 연구에서 치료받은 환자의 약 30%에서 난청의 진행이 발생하였다.

아미노글리코사이드를 고막 내에 투여하는 것은 비수술적으로 진행된다는 큰 이점이 있고 마취 및 수술을 피하고 입원비용을 줄일 수 있다. 그러나 간단한 절차임에도 불구하고 미로에 대한 다른 수술적 치료와 동일한 신중함을 가지고 행해야 한다. 미로절제술 후 만성 균형장애와 난청의 위험성을 환자에게 주의 깊게 설명해야 하고, 사전동의에 대한 동일한 규칙은 수술적 중재와 같은 절차로 적용해야 한다.

안뜰신경제거술과 미로제거술

안뜰신경제거술(vestibular neurectomy)과 미로제거술(labyrinthectomy)은 속림프주머니 수술보다 더 복잡하지만, 현훈의 조절은 이 두 가지 제거술에 있어서 환자의 90~95%에서 예측 가능하고 신뢰할 수 있다. 이 수술은 귀의 안뜰감각 자극이 완전히 제거되므로 현훈이 완전히 없어지게 된다. 한쪽의 모든 안뜰기능상실은 반대쪽에 있는 정상인 미로에 의해 쉽게 보상될 수 있다.

청력이 보존 가치가 있는 경우(말 또는 어음청취문턱값이 60dB보다 우수하고 말을 이해하는 능력 또는 명료도 점수가 50% 이상), 중간오목머리뼈를 통하거나 미로뒤공간을 통한 안뜰신경절제술을 시행할 수 있다.

중간오목머리뼈 접근법은 속귀신경집종에 대해 이전에 설명한 것과 동일하다. 속귀길을 확인하고 노출시킨 뒤 열고, 위안뜰신경과 아래안뜰신경을 분리한다.

안뜰신경은 또한 미로뒤 또는 구불정맥굴뒤(뒤통수밑) 접근법을 통해 절개할 수 있다(그림 17.4). 미로뒤 접근법에서 완전한 꼭지돌기절제술은 속림프주머니 수술에 설명된 대로 시행한다. 또한 구불정맥굴의 안쪽에 있는 모든 뼈는 뒤오목머리뼈의 경질막을 노출시키기 위해 제거된다. 경질막을 열게 되면 CPA를 볼 수 있다. 8번 뇌신경의 안뜰 및 청각 가지가 보이고 안뜰신경이 나뉘어져 있는 것을 볼 수 있을 것이다. 이 접근법의 단점은 8번 뇌신경의 청각 및 안뜰 부분이 뇌줄기를 빠져나올 때 융합되

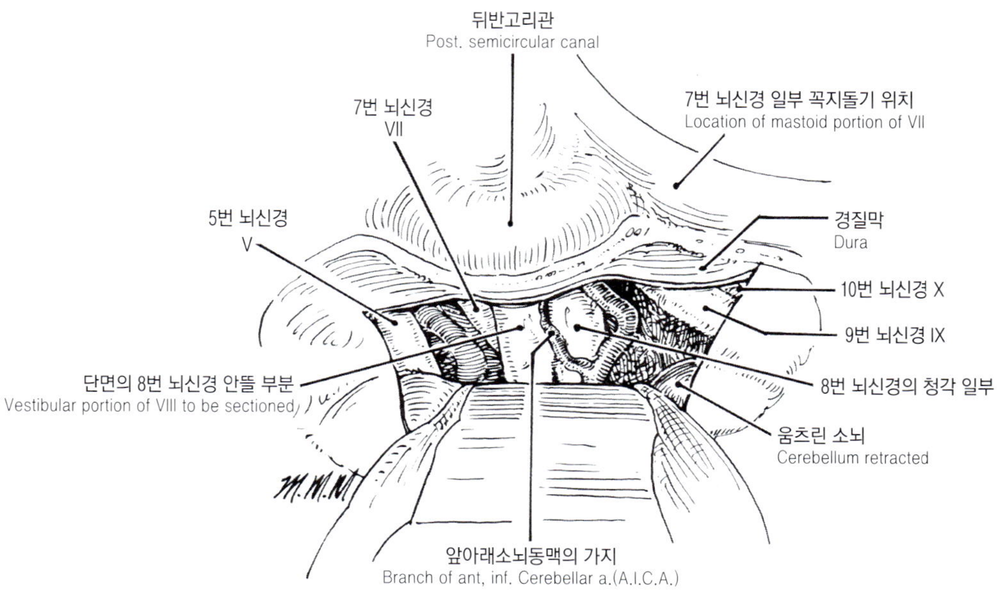

그림 17.4 미로뒤의 안뜰신경 단면.
외과의사의 수술 위치에서의 오른쪽 귀의 모습(앞면-위쪽, 위-왼쪽)은 망막신경절 절편에 대한 노출을 보여준다. 소뇌다리뇌각은 구불정맥굴과 뒤반고리관 사이 관자뼈의 뒤 표면을 제거함으로써 노출된다. 경질막이 열리고, 7번과 8번 뇌신경이 확인된다. 신경의 안뜰 부분과 청각 부분 사이의 구분은 일반적으로 앞아래소뇌동맥(AICA)의 작은 가지로 표시된다. 8번 뇌신경의 안뜰 부분(위쪽부)이 나뉘어져 있다.

어 속귀길로 들어가기 전에 분리되지 않았을 수 있다는 점이다. 일부 외과의사들은 속귀길의 뒤쪽 테두리를 뚫어내기 위해 구불정맥굴뒤 접근법을 제안했다. 이렇게 함으로써 청각신경에서 분리된 안뜰신경에 접근할 수 있기 때문이다.

예를 들어, 한쪽의 메니에르병과 심각한 청각장애나 분별력 저하를 가진 환자에서 청력 보존이 목표가 아니라면, 가장 효과적인 치료는 미로절제술이다. 미로절제술은 바깥귀길 또는 꼭지돌기를 통해 수행할 수 있다. 바깥귀길경유접근법에서, 고막은 가운데귀를 노출시키기 위해 걷어 올리게 된다. 등자뼈는 제거되고 안뜰은 타원창과 둥근창 사이에 위치한다. 각 반고리관의 팽대부, 둥근주머니 그리고 타원주머니는 제거된다. 뒤반고리관의 팽대부는 잘 보이지 않기 때문에 제거과정에서 신경상피가 남을 수 있다. 이러한 이유로 바깥귀길 접근법을 선호한다. 표준 꼭지돌기절제술을 시행하면 반고리관 세 개를 잘 볼 수 있다. 각 반고리관은 하나씩 차례로 제거하고 신경상피를 직접 눈으로 식별하여 제거하게 된다. 세 개의 반고리관 다음에 안뜰이 있으며 타원주머니와 둥근주머니를 제거한다.

외상 후 현훈
Post-traumatic vertigo

외상 후 현훈은 안뜰 제거와 함께 청력 보존 또는 청력 소실과 같이 메니에르병과 동일한 방식으로 관리된다. 그러나 이 질환에 대한 치료 후 어지럼의 재발 발작이 일어나는 것이 보고되고 있다. 이 결과에 대한 이유는 아직 알려져 있지 않다.

양성발작성체위현훈
Benign paroxysmal positional vertigo

자발적 어지럼을 경험하는 메니에르병 환자와 달리 양성발작성체위현훈(benign paroxysmal positional vertigo, BPPV)으로 고통받는 사람들은 특정 위치를 취하는 경우에만 일시적인 증상을 나타낸다. 가장 흔한 위치는 질병이 있는 귀를 아래로 두고 옆으로 눕거나 머리가 매달리는 자세이다. 증상은 일반적으로 몇 초의 잠복기를 가지며, 점점 증가하였다가 약해지는 양상을 보이고, 회전 눈떨림을 볼 수 있으며, 반복적으로 자세를 취하게 되면 증상이 약해진다. 병리학적 위치는 일반적으로 뒤반고리관에 있다고 여겨진다. Schuknecht는 뒤반고리관 마루에 귀돌파편이 있는 '반고리마루귀돌'을 기술했다. 증상은 뒤반고리관(반고리관귀돌)에 떠다니는 이탈된 평형모래와 마루에 물리적으로 부착된 것들에 의해 발생할 수 있다.

BPPV는 일반적으로 어떤 치료가 주어졌는지에 관계없이 해결되는 자가 제한 질환이다. 여러 가지 물리치료법이 뒤반고리관에서 평형모래를 제거하는 목적으로 만들어졌다. 이러한 방법들은 대다수의 환자에게 효과적이다(20장 참조).

드물게 BPPV 환자는 물리치료 중재 및 시간 경과에도 불구하고 지속적인 증상을 나타낸다. 이 경우 두 가지 수술 절차를 고려할 수 있다. 첫 번째는 단일신경절제술(뒤반고리관에 연결되는 안뜰신경가지의 분지)이다. 이 방법은 기술적으로 어려우며 소수의 기관에서만 수행된 것으로 보인다. 단일신경은 뒤반고리반 팽대부에 가기 전 둥근창 틈새의 바로 안쪽을 지난다. 둥근창 테두리를 잘라내고 둥근창 막을 뚫게 된다. 둥근창의 뒤쪽 아랫부분의 뼈는 제거되는데, 이는 반고리관을 노출시키기 위해서이다. 반고리관을 열고 신경을 벗겨낸다.

뒤반고리관에서 속림프 흐름의 수술적 봉쇄도 기술되어 왔다. 이 과정에서 막미로의 손상 없이 뒤반고리관을 제거할 수 있다. 막미로 내의 흐름은 뼈조각으로 뼈와 막미로 폐쇄에 의해 차단된다. 여러 기관의 보고서에 따르면 이 절차는 정복술에 반응하지 않는 BPPV의 희귀한 사례에 대해 효과적이고 위험성이 낮은 치료법으로 확인되었다.

감염과 진주종
Inflammation and cholesteatoma

가운데귀 및 꼭지돌기 감염의 합병증은 박테리아성 화농성 미로염 및 반고리관 샛길로 이어질 수 있다. 관리는 초기 중재 및 고막절개를 통한 박테리아성 중이염 치료, 환기 튜브 삽입, 가운데귀 흡인물 배양 그리고 감염에 대한 적절한 표적성 항생제 치료가 포함된다. 급성 가운데귀염에서 급성 꼭지돌기염의 합병증으로 심한 통증, 얼굴신경 약화, 꼭지돌기 골막밑고름집 또는 머리뼈 내 합병증이 있는 경우 꼭지돌기절제술을 하게 된다. 외과적 원칙은 꼭지벌집 배출과 가운데귀 환기이다.

반고리관 벌어짐을 덮고 있는 진주종 바탕질에 관련된 수술 시 조심스러운 바탕질의 제거, 뼈조각 삽입으로 샛길 복원 그리고 관자근막 덮어씌우기가 포함된다. 크기가 큰 샛길에 의한 청력과 미로기능상실 잠재성이 실제 관심사이자 위험요인이다.

위반고리관 벌어짐
Superior semicircular canal dehiscence

Lloyd Minor가 1998년에 처음으로 위반고리관 벌어짐 징후에 대해 언급한 이후 비슷하게 분리되거나 관자뼈 내 여러 부위에 확산된 경우가 세 번째 창 병변(third window lesion)으로 많이 보고되었다.

증상은 다양하며 특히 외부의 큰 소리 또는 긴장, 자가강청(autophony), 박동성 이명, 가벼운 전도성 난청에 반응하여 현훈의 안뜰증상 범위에 해당된다.

세 번째 창 병변의 양성 징후는 소리 또는 압력 유발 눈떨림[각각 툴리오(tullio) 현상 또는 헤네벌트(hennebert) 징후]을 포함시킨다. 발목이나 무릎 위에 128Hz의 소리굽쇠(tuning folk)를 가져가면 병변쪽 귀방향의 눈떨림이 일어난다. 청력도에서는 정상 청력을 보이거나 귀경화와 유사한 전도성 난청을 보일 수 있는데 저주파에서 가장 큰 공기뼈전도 차이가 일어나고 2kHz 미만의 초정상 뼈전도 문턱값이 나타난다. 청각 반사가 존재하며(귀경화와는 반대), 안뜰유발근전위(vestibular evoked myogenic potentials, VEMPs)가 존재하고 비정상적으로 낮은 문턱값을 보인다.

해부학적으로 각각의 병변은 위치에 따라 분류할 수 있다: 반고리관(위, 옆 또는 뒤반고리관 벌어짐), 뼈안뜰(큰 안뜰수도관증후군) 또는 달팽이관(목동맥 달팽이 벌어짐, 등자뼈 분출에 의한 X 연관 난청). 파제트병(paget's disease)에서도 비슷한 증상을 보일 수 있고 확산된 세 번째 창 병변으로 나타난다.

위반고리관 벌어짐을 복원하기 위한 수술은 환자의 요청, 증상의 발현과 심각함에 따라 선택할 수 있고 전형적인 청력 패턴과 비정상적인 VEMP 및 관자뼈 CT가 나타날 경우에 시행하게 된다(그림 17.5). 반고리관 벌어짐이 끔찍한 결과를 초래한 사례가 없기 때문에 외과적 수술은 증상의 심각성에 대한 환자평가에 의해 결정된다.

이 질환을 치료하기 위해 다양한 외과적 접근법이 기술되어 왔다. 벌어진 틈을 막고 표면을 재형성하는 중간오목머리뼈 접근법은 저주파 전도성 난청 개선과 함께 가장 지속적인 결과를 가져왔다. 표면을 재형성하는 것만으로는 덜 성공적이었다. 뼈피판(bone flap)으로 표면을 재형성하니 증상 재발이 일어났다. 이러한 이유로 벌어진 틈을 막고 표면을 재형성하는 방법이 개발됐다. 꼭지경유

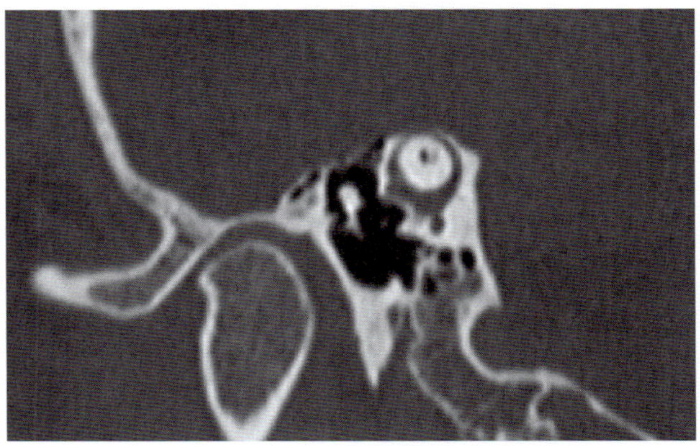

그림 17.5 위반고리관 벌어짐(결핍)의 CT 스캔.
이것은 관의 평면에 있는 왼쪽 위반고리관의 방시상 비조영 CT (parasagittal non-contrast CT)이다. 관의 아치 꼭대기에서 개방된 벌어짐을 볼 수 있다.

접근법은 더 빠르고 더 안전한 수술접근법으로 입원기간을 줄일 수 있는 것으로 설명되어 왔다.

다양한 수술 후 감각신경성 난청의 위험은 12% 이상인 것으로 보고되었고 교정수술이 필요한 경우는 더 많았다. 가장 큰 29건의 외과 수술 보고는 수술 후 청력 결과가 수술방법에 따라 다르지 않다는 것을 시사한다(틈 막기 대 표면 재형성). 그러나 중간오목머리뼈 접근법에 의한 반고리관 표면 재형성 수술을 한 환자의 경우에는 난청이 지연되었다.

일반적으로 수열 세트(hydro set)나 뼈 시멘트로 벌어진 틈을 막아서 결핍을 치료하는 중간오목머리뼈접근법을 선호하는데, 이는 다른 연구에서 보고한 것 같이 청력 결과가 좋다고 믿기 때문이다.

바깥림프샛길
Perilymphtic fistula

바깥림프샛길은 속귀와 가운데귀 사이에 직접적으로 뚫려 있는 것인데 대개 둥근창 또는 타원창을 통해 발생한다(그림 17.6). 이러한 누출은 처음에는 압력손상과 관련 있다고 설명되었다. 지난 수십 년 동안 자발적 누출이 기술되었지만, 지금은 그러한 경우는 드문 것으로 알려졌다. 샛길 진단을 위한 가운데귀 검사는 흔하지 않다. 바깥림프샛길의 증상은 보통 갑자기 또는 일시적인 난청이 함께 나타난다. 또한 난청과 관련된 현훈 그리고 최근에는 정상적인 청력이 있으나 전반적인 공간방향감각 상실을 경험하는 것으로 밝혀졌다.

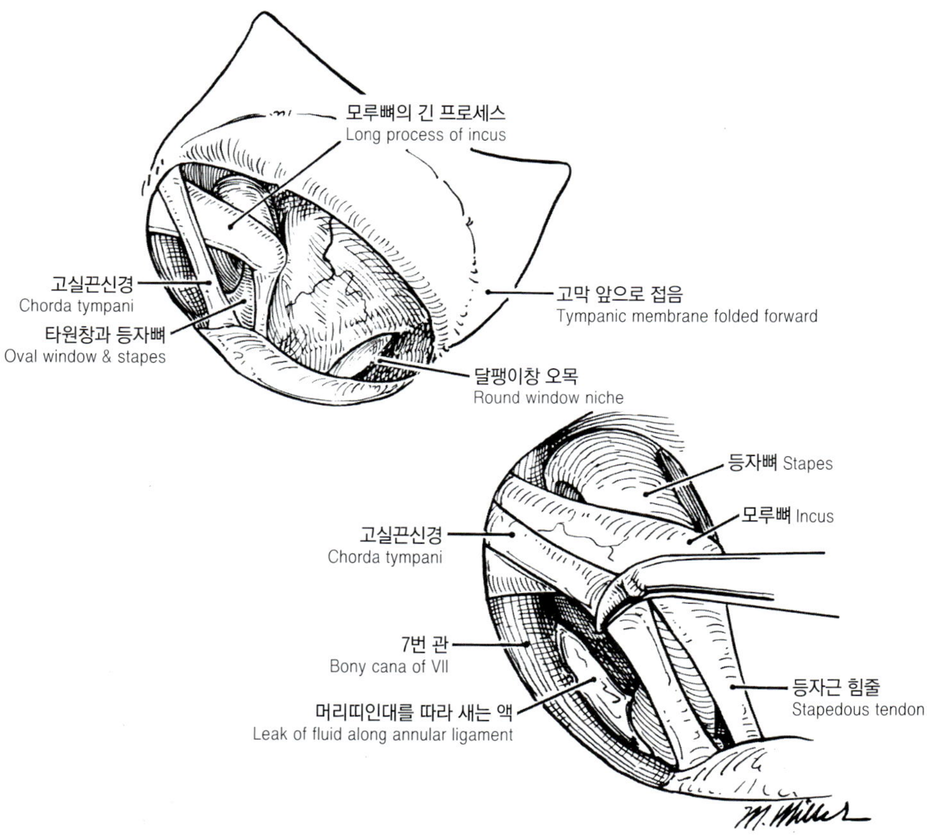

그림 17.6 바깥림프샛길.
바깥림프샛길에 대한 수술 위치에서 오른쪽 가운데귀 탐색(앞위, 오른쪽위-오른쪽)을 나타낸다. 고막은 타원형 및 둥근창을 노출시키기 위해 앞으로 접었다. 타원창 머리띠인대의 정밀 검사는 바깥림프 누출을 나타낸다. 이것은 자가 조직 이식편으로 닫힌다. VII = 7번째 뇌신경.

바깥림프샛길의 진단, 수술의 적응증과 시기는 외과 문헌에서 논쟁의 대상이 되고 있다. 현재까지 수술 전 진단검사로는 바깥림프샛길을 확증하거나 배제할 수 없다. 수술을 하는 중에도 림프의 누출 여부에 대해서도 관찰자 간에 의견 차이가 있을 수 있다. 생화학, 형광 추적 연구 및 단백질 분석은 바깥림프샛길의 유무에 대한 잠재적 진단수단으로 개발되고 있다.

바깥림프샛길을 위한 가운데귀 검사는 간단하다. 가운데귀는 바깥귀길을 거쳐 접근하고 고막은 위로 올려진다. 타원창과 둥근창 모두 반복 누출로 인한 축적이 있는지 신중하게 관찰한다. 발살바법(Valsalva maneuver, 성대를 폐쇄한 상태에서 흉막 내 압력 증가)을 사용하게 되면 누출이 더 잘 관찰된다. 누출은 자가 조직으로 복구된다. 임상가들은 일반적으로 환자가 수술로 샛길을 폐쇄한 후 얼마 동안은 침상에 머물러 있어야 이식 부위가 잘 치유될 수 있다고 추천한다.

대부분의 환자는 바깥림프샛길 치료 직후부터 훨씬 좋아짐을 느끼게 된다. 증상이 지속되는 환자의 경우 수술이 잘못되었는지 아니면 처음부터 진단이 잘못되었는지 알기는 어렵다.

혈관고리
Vascular loops

혈관고리는 뇌줄기에서 나올 때 두개내강 안에서 혈관(동맥 또는 정맥)이 길거나 구불구불하여 신경뿌리를 압박하는 것을 말한다(그림 17.7). 첫 번째로 잘 설명된 혈관 증후군은 얼굴 한쪽 측면의 제어할 수 없는 수축인 반얼굴연축이다. Janetta 등은 얼굴신경 뿌리가 들어가는 입구를 누르는 비정상적인 혈관이 원인이라고 밝혔다. 이 개념은 안뜰 및 청각장애를 포함하도록 확장되었다. 증상이 메니에르병과 바깥림프샛길을 포함한 다른 진단들과 겹치기 때문에 혈관고리만의 영향력을 말하기 어렵다. 또한 구불구불한 혈관은 정상인의 CPA, 특히 중년 이후 일

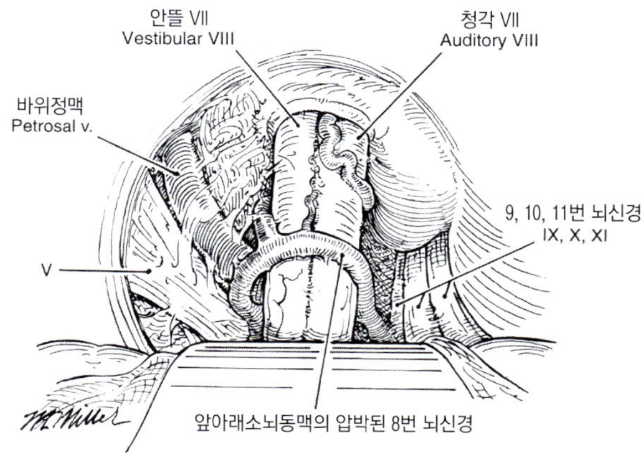

그림 17.7 혈관 압박의 미로뒤 노출.
노출은 그림 17.4와 같다. 앞아래소뇌동맥(AICA)은 8번 뇌신경을 압박하는 것으로 보인다. 이 압박은 조심스럽게 혈관을 올리고 혈관과 신경 사이에 근육 또는 스펀지를 삽입하여 치료한다. 로마 숫자는 뇌신경을 나타낸다.

반적으로 발견된다. 그럼에도 불구하고 신경을 누르고 비정상적으로 늘리거나 위치를 바꾸는 혈관의 사례가 보고되어 있다. 고해상도 CT와 정맥 조영제 및 공기 조영제를 함께 사용하여 방사선학적 확인을 할 수 있는 것으로 제안되었다.

미세혈관고리 감압술은 뒤머리뼈절제술을 통해 시행된다. 증상을 야기하는 동맥 또는 정맥은 신중하게 신경에서 떼어내고 작은 근육 또는 폴리테트라플루오로에틸렌 스펀지를 삽입하여 혈관이 신경을 압박하지 못하게 한다.

요약
Summary

현훈에 대한 외과적 개입의 발전은 신경생물학의 매력적이고 도전적인 분야이다. 불행하게도 현재 사용되는 대부분의 방법은 재건보다는 절제술이다. 이 분야의 향후 개발은 병변이 있는 속귀의 재활 및 기능 회복을 목표로 해야 할 것이다.

References

1. Nager GT. Acoustic neurinomas. *Acta Otolaryngol (Stockh)*. 1985;99:245.
2. Thomsen J, et al. Acoustic neuromas: progression of hearing impairment and function of the eighth cranial nerve. *Am J Otol*. 1983;5:20.
3. Wiet RJ, et al. Conservative management of patients with small acoustic tumors. *Laryngoscope*. 1995;105:795.
4. Charabi S, et al. Acoustic neuroma (vestibular schwannoma): growth and surgical and nonsurgical consequences of the wait-and-see policy. *Otolaryngol Head Neck Surg*. 1995;113:5.
5. Cushing H. *Tumors of the Nervus Acusticus and the Syndrome of the Cerebellopontine Angle*. Philadelphia: WB Saunders; 1917.
6. Fisch U, Mattox DE. *Microsurgery of the Skull Base*. New York: Thieme; 1988.
7. Brackmann DE. A review of acoustic tumors: 1979–1982. *Am J Otol*. 1984;5:233.
8. Harner SG, et al. Hearing preservation after removal of acoustic neurinoma. *Laryngoscope*. 1984;94:1431.
9. Leksell L. A note on the treatment of acoustic tumors. *Act Chir Scan*. 1971;137:763.
10. Yamamoto M, Noren G. Stereotactic radiosurgery in acoustic neurinomas. *No Shinkei Geka*. 1990;18:1101.
11. Flickinger JC, et al. Radiosurgery of acoustic neurinomas. *Cancer*. 1990;67:345.
12. Pollock BE, et al. Outcome analysis of acoustic neuroma management: a comparison of microsurgery and stereotactic radiosurgery. *Neurosurgery*. 1995;36:215.
13. Lin VYW, et al. Unilateral acoustic neuromas: long-term hearing results in patients managed with fractionated stereotactic radiotherapy, hearing preservation surgery, and expectantly. *Laryngoscope*. 2005;115-292.
14. Limb CJ, et al. Acoustic neuromas after failed radiation therapy: challenges of surgical salvage. *Laryngoscope*. 2005; 115:93.
15. Schuknecht HF. *Pathology of the Ear*. Cambridge, MA: Harvard University Press; 1974.
16. Paparella MM, et al. Meniere's disease and other labyrinthine diseases. In: Paparella MM, et al, eds. *Otolaryngology*. Philadelphia: WB Saunders; 1991:1689.
17. Boles R, et al. Conservative management of Meniere's disease: Furstenberg regimen revisited. *Ann Otol*. 1975;84: 513.
18. Amanda Hu, Lorne S. Intratympanic steroids for inner ear disorders: a review. *Parnes Audiol Neurotol*. 2009;14(6): 373–382.
19. Casani AP, et al. Intratympanic treatment of intractable unilateral Ménière disease: gentamicin or dexamethasone? A randomized controlled trial. *Otolaryngol Head Neck Surg*. Mar 2012;146(3):430–437.
20. Arenberg JK. The fine points of valve implant surgery for hydrops: an update. *Am J Otol*. 1982;3:359.
21. Thomsen J, et al. Placebo effect in surgery for Meniere's disease. *Arch Otolaryngol*. 1981;107:271.
22. Schuknecht HF. Ablation therapy in the management of Meniere's disease. *Acta Otolaryngol Suppl (Stockh)*. 1957; 132:1–42.
23. Nedzelski JM, et al. Intratympanic gentamicin instillation as a treatment of unilateral Meniere's disease: update of an ongoing study. *Am J Otol*. 1993;14:278.
24. Magnusson H, Padoanm S. Delayed onset of ototoxic effects of gentamicin in treatment of Meniere's disease: rationale for extremely low dose therapy. *Acta Otolaryngol (Stockh)*. 1991;111:671.
25. Toth AA, Parnes LS. Intratympanic gentamicin therapy for Meniere's disease: preliminary comparison of two regimens. *J Otolaryngol*. 1995;24:340.
26. Cohen-Kerem R, et al. Intratympanic gentamicin therapy for Meniere's disease: a meta-analysis. *Laryngoscope*. 2004;114:2086.
27. Silverstein H, Norrell H. Retrolabyrinthine vestibular neurectomy. *Otolaryngol Head Neck Surg*. 1982;90:778.
28. Silverstein H, et al. Combined retrolab-retrosigmoid vestibular nerve neurectomy: an evolution in approach. *Am J Otol*. 1989;10:166.
29. Kemink, JL et al. Retrolabyrinthine vestibular nerve section: Efficacy in disorders other than Meniere's disease. *Laryngoscope*. 1991;101:523.
30. Gacek RR. Singular neurectomy update. *Ann Otol Rhinol Laryngol*. 1982;91:469.
31. Parnes LS, McClure JA. Posterior semicircular canal occlusion for intractable benign paroxysmal positional vertigo. *Ann Otol Rhinol Laryngol*. 1990;99:330.
32. Parnes LS. Update on posterior canal occlusion for benign paroxysmal positional vertigo. *Otolaryngol Clin North Am*. 1996;29:333.
33. Zappia JJ. Posterior semicircular canal occlusion for benign

paroxysmal positional vertigo. *Am J Otol*. 1996;17:749.

34. Limb CJ, Carey JP, Srireddy S, Minor LB. Auditory function in patients with surgically treated superior semicircular canal dehiscence. *Otol Neurotol*. 2006 Oct 27(7):969–980.
35. Merchant SN, Rosowski JJ. Conductive hearing loss caused by third-window lesions of the inner ear. *Otol Neurotol*. 2008 Apr;29(3):282–289.
36. Ward BK, Agrawall Y, Nguyen E, et al. Hearing outcomes after surgical plugging of the superior semicircular canal by middle fossa approach. *Otol Neurotol*. 2012;33:1386–1391.
37. Deschenes GR, Hsu DP, Megerian CA. Outpatient repair of superior semicircular canal dehiscence via the transmastoid approach. *Laryngoscope*. Sep 2009;119(9):1765.
38. Minor LB, Solomon D, Zinerich JS, Zee DS. Sound and/or pressure-induced vertigo due to bone dehiscence of the superior semicircular canal. *Arch Otolaryngol Head Neck Surg*. 1998;124:249.
39. Peterson EC, Lazar DA, Nemecek AN, et al. Semicircular canal dehiscence syndrome: successful treatment with repair of the middle fossa floor: technical case report. *Neurosurgery*. 2008;63(6):E1207–E1208.
40. Crane BT, Minor LB, Carey JP. Superior canal dehiscence syndrome: plugging reduces dizziness handicap. *Laryngoscope*. 2008;118(10):1809.
41. Vlastarakos PV, Proikas K, Tavoulari E, et al. Efficacy assessment and complications of surgical management for superior semicircular canal dehiscence: a meta-analysis of published interventional studies. *Eur Arch Otorhinolaryngol*. 2009;266(2):177.
42. Paugh DR, et al. Identification of perilymph proteins by two-dimensional gel electrophoresis. *Otolaryngol Head Neck Surg*. 1991;104–517.
43. Mattox DE. Perilymph fistulas. In: Cummings CWC, et al, eds. *Otolaryngol Head Neck Surg*. St. Louis: Mosby, 1986:3113.
44. Janetta PJ, et al. Etiology and definitive microsurgical treatment of hemifacial spasm. *J Neurosurg*. 1977;47:321.
45. Janetta PJ. Neurovascular cross-compensation of the eighth cranial nerve in patients with vertigo and tinnitus. In: Sammi M, Janetta PJ, eds. *The Cranial Nerves*. New York: Springer-Verlag, 1981:552.

18

심리적 문제와 어지럼 환자의 관리

Management of Psychological Problems and the Dizzy Patient

Ronald J. Tusa, MD, PhD

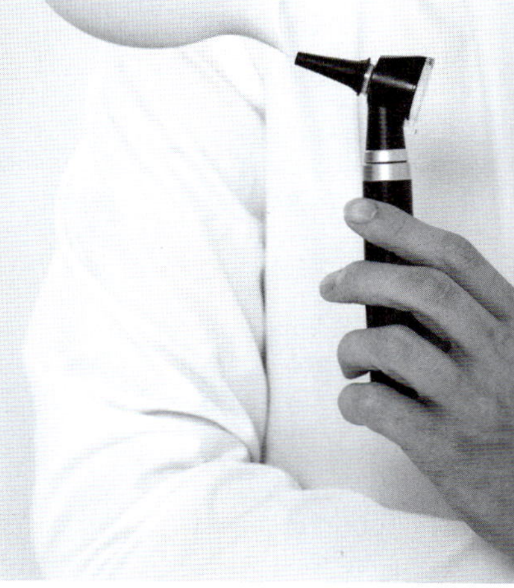

> "환자가 어떤 종류의 질병을 앓고 있는지 아는 것보다 어떤 유형의 환자가 질병을 앓고 있는지를 아는 것이 더 중요합니다. 좋은 의사는 질병을 치료하고, 최고의 의사는 환자를 치료합니다."
>
> *- 윌리엄 오슬러*

어지럼은 극심한 스트레스를 유발하여 불안(공황발작 및 광장공포증 포함), 우울증 및 신체화 장애로 이어질 수 있다. 이러한 심리적 문제는 심한 어지럼 또한 유발하기도 한다. 때로는 이러한 심리적 원인은 어지럼의 주요 원인이 되기도 하며, 초기 원인이라고 할 수 있다.

어지럼에서 심리적 문제의 역할을 평가한 두 가지 좋은 종단적 연구가 있다. Kroenke 등은 어지럼이 시작된 94명의 환자를 검사한 후 4개월과 1년 후에 환자에게 설문지를 작성하게 했다. 증상이 호전된 환자는 51명이었고, 증상이 유지된 환자는 32명, 악화된 환자는 11명이었다. 어지럼의 원인이 예후에 영향을 미쳤다. 양성발작성체위현훈(benign paroxysmal positional vertigo, BPPV), 신경염, 편두통 또는 전실신(presyncope)을 가진 환자의 대다수는 개선되었다. 메니에르병이나 정신과적 또는 비안뜰균형장애를 가진 사람들의 절반 미만이 개선되었다. 좋지 않은 결과를 예측할 수 있는 4가지 변수들은 (1) 일차적 정신과적 병인, (2) 균형장애, (3) 매일의 어지럼 그리고 (4) 걷기에 의해 악화된 어지럼이다.

Yardley 등은 어지럼 환자 101명을 증상이 시작되었을 때 그리고 7개월 후에 검사했다. 좋지 않은 결과를 예측할 수 있는 가장 좋은 요인들은 자율신경 증상(심장 두근거림, 과도한 발한, 뜨겁거나 차가운 증상, 기절할 것 같은 느낌 또는 숨의 짧아짐) 및 신체화(연관성이 크지 않은 건강문제를 호소하는 일반적인 경향, 허리통증에서부터 집중하기 어려움까지 다양함)이다. 이 증상들은 진성 현훈, 중증도, 지속 기간, 검사결과 또는 약물 등 병의 원인보다 좋지 않은 결과를 더 잘 예측한다. 현훈과 관련이 없는 정신적 · 심리적 문제에서 심각하고 지속적인 장애가 발생했다.

이 장에서는 어지럼과 심리적 문제 간의 상호작용을 요약하고 전환장애 및 꾀병에 대해 설명할 것이다. 마지막으로, 이러한 문제에 대한 실질적인 임상적 접근을 제시할 것이다.

심리적 질환과 그 발생
Psychological disorders and their prevalence

심리적 질환을 가진 환자의 어지럼
Dizziness in patients with psychological disorders

심리적 질환의 유병률

일반 인구에서 심리적 문제의 유병률은 매우 높다. 표 18.1에는 미국의 2012년 유병률이 나와 있다.

표 18.1 성인 미국인의 정신 질환(미국 국립정신건강연구소)

질환	미국인 질환자 수	미국인 질환자 %
불안 장애:	40백만:	18.1:
공포증(사회적 · 상황적)	34.2백만	15.5
외상 후 스트레스 장애	7.7백만	3.5
일반화된 불안장애	6.8백만	3.1
광장공포증이 있거나 없는 공황	6백만	2.7
강박장애	2.2백만	1.0
공황이 없는 광장공포증	1.8백만	0.8
기분 장애(주요 우울장애, 기분장애, 양극성 장애)	20.9백만	9.5

심리적 문제가 동반된 환자에서 안뜰검사의 비정상적 결과

공황장애가 있는 환자가 어느 정도 안뜰결핍이 있는지는 논란의 여지가 있다. 몇몇 권위자들이 온도눈떨림검사, 회전의자 검사, 안뜰 자동회전 및 자세검사를 포함하여 어지럼을 평가하는데 사용되는 다양한 검사에서 비정상적인 결과를 보고했다. 이러한 결핍이 안뜰기능장애[회전의자 검사에서의 높은 안뜰눈반사(vestibulo-ocular reflex, VOR) 이득 또는 온도눈떨림검사에서의 감소된 반응]의 결과인지 여부를 판단할 수 있는 충분한 세부 사항이 있는 연구는 거의 없다. 보다 자세한 내용을 보고한 연구들 중 한 연구에서 공황이 있지만 광장공포증이 없는 환자의 14%와 공황 및 광장공포증이 있는 환자의 39%가 말초 안뜰결핍을 보상했다고 보고했다. 또 다른 연구에서는 공황장애가 있는 환자에서 VOR의 불일치를 발견했지만 온도눈떨림검사에서는 문제가 없었다.

어지럼 환자의 심리적 문제
Psychological problems in patients with dizziness

어지럼이 있는 환자, 특히 불안장애에서 인식되지 않는 기분과 심리적 문제들의 경우 높은 유병률을 보인다. 모든 어지럼 환자의 40%는 심리적 장애가 있다. Stein 등은 모든 어지럼 환자의 15%가 공황장애, 광장공포증 또는 두 가지 모두에 대한 정신장애 진단 및 통계 매뉴얼(diagnostic and statistical manual of mental disorders, DSM−IV) 기준에 충족하며, 정신장애가 있는 환자들이 정신장애가 없는 환자보다 어지럼으로 더 힘들어한다고 평가했다. 정신 질환이 어지럼을 유발하는 주요 원인인 유병률은 환자의 나이가 증가함에 따라 감소한다. 60세 이상의 환자의 경우 38%의 환자가 어지럼을 유발하는 심리적인 진단을 받았지만, 이 중 6%만이 심리적 상태가 어지럼의 주요 원인이라 여겼다. 심리적 문제는 종종 심각한 균형장애와 공존한다.

말초 안뜰결핍이 있거나 없는 환자

이비인후과를 방문한 안뜰기능저하 환자의 40%는 불안장애(광장공포증이 있거나 없거나)를 추가로 진단받는다. 안뜰기능저하를 진단받은 환자의 50%는 3~5년 후에도 여전히 심각한 심리적 문제(불안장애 또는 심각한 우울증)를 가지고 있었다. 경험상 공황발작은 안뜰기관 결핍이 있는 많은 환자에서 발생하지만, 정신과의사들이 실시한 이러한 연구에서 보고된 것과 같은 정도는 아니다. 만성 불안은 유병률이 높다. 이러한 환자의 불안 정도는 대개 정신과적 치료 또는 약물치료가 필요할 정도로 높지는 않다. 말초 안뜰결핍이 없는 환자들은 안뜰결핍이 있는 환자에 비해 일생 동안 정신과 진단을 받는 평균이, 특히 심각한 우울증 및 공황장애의 수가 더 많다. 안뜰결핍이 없는 환자들도 더 많은 신체화 장애를 가지고 있을 뿐만 아니라 현재 및 평생에 걸쳐 설명되지 않는 더 많은 의학적 증상을 가지고 있다.

장애

Clark 등은 안뜰결핍이 있는 어지럼 환자와 안뜰결핍이 없는 어지럼 환자에서 장애를 평가했다. 그들은 기능 수행에 심각한 손상이 안뜰장애 유무보다는 정신질환의 유무와 더 밀접한 관련이 있음을 발견했다. 어지럼 환자가 메스꺼움, 구토, 두근거림, 근육약화 및 언어장애를 호소하는 것이 말초 안뜰장애가 아닌 정신과 질환을 의심하게 하는 지표로 나타났다. 이 결과는 이러한 증상을 지속적으로 호소하는 환자의 경우 동반하는 정신과 질환을 찾아야 한다고 제안한다.

사정
Assessment

척도 Scales

많은 설문조사가 심리적 문제의 진단 및 평가에 도움이 될 수 있다. 그것들은 여기서 논의된다.

밀론 행동 의학 진단

밀론 행동 의학 진단(Millon behavioral medicine diagnostic, MBMD)은 1970년대 초에 개발되었고, 1990년대에 광범위하게 개정되었다. 이는 29개의 임상척도가 있는 165개 항목의 자가보고 양식검사이다. 의학적으로 아픈 환자의 치료 과정에 영향을 줄 수 있는 심리적 요인을 평가하기 위해 고안되었다. MBMD는 18~85세 사이의 신체 질환자 및 행동의학 환자에서 타당도가 입증되었다. 20~25분 정도 소요되며 6학년 수준의 읽기능력이 필요하다(증례연구 18-1).

긍정 및 부정적 정서 우울척도

긍정 및 부정적 정서 우울척도(positive and negative affective scale, PANAS)는 불안과 우울증에 대한 좋은 척도이다. 환자에게 글상자 18.1과 비슷한 형식의 검사지가 제공된다. 환자의 양식에는 항목의 끝에 (P) 및 (N) 꼬리표가 붙은 부분은 포함되지 않는데, 이 꼬리표는 긍정(P) 및 부정(N)적 정서를 나타낸다.

각 (P) 용어에 할당된 점수가 합산된다. (P)의 평균 점수는 35.0±6.4이다.

피험자의 점수가 평균 22점 미만인(평균보다 2 표준편차 미만) 경우 우울증을 의심해야 한다. 각 (N) 단어에 할당된 점수가 합산된다. 이 용어의 평균 점수는 18.1±5.9이다. 피험자의 점수가 평균 이상인 29.9점(평균보다 2 표준편차 이상) 이상이면 불안을 의심해야 한다.

글상자 18.1

긍정 및 부정적 정서 우울척도 (PANAS)

이 척도는 다양한 느낌과 감정을 묘사하는 여러 단어로 구성된다. 각 항목을 읽고 옆에 있는 공란에 적절한 답을 표시하시오. 이 정도면 어느 정도까지 느끼는지, 즉 평균적으로 느끼는 것을 나타낸다. 다음 척도를 사용하여 답을 기록하시오.

1	2	3	4	5
아주 약간	조금	알맞게	상당히	매우

_______ 관심있어 하는 (P)	_______ 짜증을 잘 내는 (N)	_______ 초조한 (N)
_______ 괴로워하는 (N)	_______ 경계하는 (P)	_______ 활동적인 (P)
_______ 흥분한 (P)	_______ 부끄러운 (N)	_______ 두려운 (N)
_______ 속상한 (N)	_______ 탁월한 (P)	_______ 적대적인 (N)
_______ 강한 (P)	_______ 불안한 (N)	_______ 열렬한 (P)
_______ 죄책감이 드는 (N)	_______ 완강한 (P)	_______ 자랑스러운 (P)
_______ 겁먹은 (N)	_______ 배려하는 (P)	

(N) = 부정; (P) = 긍정; 환자의 양식에 라벨이 포함되지 않는다. 점수에 대한 설명은 본문을 참조한다.

어지럼 장애 척도

어지럼 장애 척도(dizziness handicap inventory, DHI)는 안뜰질환에 기인한 자가 지각장애 정도에 대한 측정도구이다. 신체적 · 기능적 · 정서적 영역으로 분류된 25개의 질문이 주어진다(표 18.2).

"예" 응답은 4점, "가끔"은 2점, 응답이 없으면 0점에 해당한다. 따라서 총 점수는 0(인식된 장애 없음)에서 100(최대 인식된 장애)까지의 범위이다. 검사 개발자 Jacobson과 Newman은 안뜰 검사에서 106명의 환자에게 검사를 실시했고, 평균점수와 표준편차는 32.7±21.9였다.

DHI는 어지럼과 관련된 특정 신체적 · 기능적 · 정서적인 문제를 식별하는데 사용할 수 있다. 어지럼 장애 척

표 18.2	어지럼 장애 척도 구성 질문*
P1	위를 쳐다보는 것이 문제를 증가시킵니까?
E2	당신의 문제 때문에 좌절감을 느끼십니까?
F3	당신의 문제로 인해 비즈니스 또는 레크리에이션을 위한 여행을 제한합니까?
P4	슈퍼마켓 통로를 걸어가는 것이 당신의 문제를 증가시킵니까?
F5	당신의 문제 때문에 침대에 들어가거나 침대에서 나오는 데 어려움이 있습니까?
F6	저녁 식사나 영화, 춤추기, 파티 등의 사교 활동에 있어 당신의 문제가 당신의 참여를 크게 제한합니까?
F7	당신의 문제 때문에 읽는 데 어려움이 있습니까?
P8	스포츠나 춤추기, 설거지 및 뒷정리와 같은 가사일을 수행하는 것이 당신의 문제를 증가시킵니까?
E9	당신의 문제 때문에 혼자 집을 떠나기를 두려워합니까?
E10	당신의 문제 때문에 다른 사람들 앞에서 당황합니까?
P11	당신 머리의 빠른 움직임은 문제를 증가시킵니까?
F12	당신의 문제 때문에 높은 곳을 피합니까?
P13	침대에서 몸을 뒤집는 것이 문제를 증가시킵니까?
F14	당신의 문제로 인해 격렬한 집안일이나 정원을 관리하기 어렵습니까?
E15	당신의 문제 때문에 사람들이 당신이 취했다고 생각할까 두렵습니까?
F16	당신의 문제 때문에 혼자서 걷는 것이 어렵습니까?
P17	보도를 걸어가는 것이 당신의 문제를 증가시킵니까?
E18	당신의 문제 때문에 집중하기가 어렵습니까?
F19	당신의 문제 때문에 어둠 속에서 집안을 돌아다니기가 어렵습니까?
E20	당신의 문제 때문에 집에 혼자 있기를 두려워합니까?
E21	당신의 문제 때문에 핸디캡을 느낍니까?
E22	가족이나 친구와의 관계에 문제가 있습니까?
E23	당신의 문제 때문에 우울합니까?
F24	당신의 문제가 직장이나 가정의 책임을 방해합니까?
P25	몸을 구부리는 것이 문제를 증가시킵니까?

*E = 감정적인 하위 항목; F = 기능 하위 항목; P = 물리적 하위 항목.
출처: Jacobson and Newman.

도와와 온도눈떨림검사 또는 회전의자 검사 결과 간에 유의한 상관관계는 발견되지 않았다. 자세검사의 감각 측면과 어지럼 장애 척도 사이의 상관관계는 논란의 여지가 있다. 그럼에도 불구하고 이 자가사정척도는 신뢰할 만하고, 그리 오래 걸리지 않으며, 내적 일관성이 높고 치료의 효능을 평가하는 데 유용할 수 있다.

장애 척도

Shepard 등은 안뜰결핍 환자가 안뜰재활로 개선될지 여부를 예측할 수 있는 장애 척도를 개발했다. 이 척도는 한쪽 안뜰상실(unilateral vestibular loss, UVL) 및 양쪽 안뜰상실(bilateral vestibular loss, BVL) 환자에서 지각된 장애 정도에 대해 타당도가 검증되었다. 환자에게 자신이 느끼는 것을 가장 잘 표현한 것 하나를 6개의 진술 중에 선택하게 한다(표 18.3). 4점 이상의 점수는 안뜰재활로 인한 좋지 않은 결과와 상관관계가 있다.

기타 척도

기타 표준화된 설문지가 여기에 나열되어 있다. 이 중 일부를 현재 병원에서 사용하고 있으며 특정 요법의 임상적 효과를 평가하는 데 유용할 수 있다.

- DSM-IV에 대한 구조화된 임상 인터뷰: 일련의 표준 질문이 표준 순서로 진행되며 그 환자에게 가장 관련이 있는 항목에 초점을 맞출 수 있는 옵션이 있는 구조화된 인터뷰
- 백 불안척도(Beck anxiety inventory) 및 백 우울척도(Beck depression inventory): 불안과 우울증에 특화된 선별검사
- 증상 체크리스트-90(SCL-90-R): 의료, 기능 및 인구통계학적 내용에 대한 표준화된 설문지. 불안, 우울증, 신체화, 공포, 불안척도를 포함

임상검진
Clinical examination

정신성 기립과 보행질환의 검진
Examination for psychogenic stance and gait disorders

Lempert 등은 정신성 기립과 보행질환을 가진 환자 37명의 동영상을 검토하여 정신성 기립과 보행질환 진단에 유용한 6가지 대표적인 임상적 특징을 확인했다. 표 18.4의 렘퍼(Lempert) 연구에서 37명의 환자에서 나타난 특징과 유병률을 나열하였다. 이 검토에서 신경학적 입원 환자의 9%에서 정신성 보행질환을 발견했다. 5년 동안 47%가 긍정적인 결과를 보였다.

눈모음의 비생리학적 연축

환자들은 때때로 검사받는 동안 눈모음(교차 눈)을 보여준다. 이것은 보통 동공 수축과 관련이 있다. 이는 일시적이고 다른 눈운동 결핍이 없는 경우에 발생하는 비생리학적

표 18.3 장애 척도*

다음의 경우 당신의 기분을 가장 잘 설명하는 진술을 하나 선택하시오.

진술	점수
무시할 수있는 증상	0
불쾌한 증상	1
통상적인 업무를 수행하지만 증상이 외부 활동을 방해한다.	2
증상은 일상 업무 및 외부 활동의 수행에 지장을 준다.	3
현재 병가 중이거나 증상으로 인해 직장을 옮겨야 한다.	4
1년 이상 일할 수 없거나 보상금으로 영구 장애를 확립했다.	5

*환자에게 진술이 적힌 종이가 주어지며 "기분이 어떤지 가장 잘 묘사된 진술 하나를 선택하시오."라고 적어준다. 점수는 본문을 참조한다.
출처: Shepard et al.

표 18.4 정신성 균형과 보행장애 환자의 임상적 특징

특징	빈도(%)
손상 수준에서의 시시각각 변동	51
과도한 느림 또는 망설임	51
롬버그(Romberg) 검사에서 과장된 흔들림, 종종 주의 산만함으로 개선	32
근육 에너지 낭비를 동반한 비경제적 자세	30
걸음이 제한될 경우 극도로 주의(얼음 위를 걷는 경우)	30
무릎의 급격한 왼쪽 굽힘, 일반적으로 넘어지지 않음	27

*출처: Lempert et al.

(기능적)이다. 다른 등쪽 중간뇌의 이상이 있을 때(만성 동공 변화, 상향 결핍) 구조적 원인을 생각해보아야 한다.

수의 눈떨림

수의 눈떨림(voluntary nystagmus)은 어떤 개인이 자발적으로 유발할 수 있는 눈떨림을 말한다. 과거에는 미국 젊은이들이 군대에 가지 않기 위해 이용하기도 했다. 된떨림(flutter)과 혼동해서는 안 된다. 수의 눈떨림은 일반적으로 이향 눈운동, 동공 수축과 관련이 있다.

동적 자세검사 Dynamic posturography

많은 연구에서 정신성 균형장애 환자의 동적 자세검사에서 특징적인 요소들을 발견했다. 글상자 18.2는 그러한 환자의 주요 패턴을 나열한 것이다. 그림 18.1은 정신성 균형장애가 있는 환자의 감각검사 결과를 급성 한쪽 안뜰상실 환자의 감각검사 결과와 비교한 것이다.

글상자 18.2

정신성 균형장애 환자의 동적 체위기록법 주요 패턴

- 감각검사 1과 2에서 표준 이하 성능
- 쉬운 검사(감각검사 1~3)에 비해 더 엄격한 검사(감각검사 5와 6)에서의 성능 향상
- 큰 구간 변동성
- 전-후방의 넘어짐 없는 반복적인 흔들림(자발적인 흔들림)
- 감각검사 4~6에 넘어짐 없는 큰 진폭(> 5deg)의 전후방의 흔들림
- 감각검사 4~6에서 큰 진폭의 좌우 흔들림(> 1.25deg)

심리적 질환
Psychological disorders

불안 Anxiety

광장공포증이 있는/없는 공황발작

어지럼은 공황장애(panic attack)가 있는 환자에서 가장 흔한 증상으로, 환자의 50~85%에서 발생한다. 공황발작은 글상자 18.3에 열거된 증상 중 적어도 4가지 이상이 갑자기 나타나서 10분 이내에 가장 극심하게 되는 격렬한 공포감이나 불편함을 경험하게 되는 것이다. 공황발작은 예상치 못하게 발생하거나 상황이 원인이 될 수 있다. 상황이 원인이 되는 경우는 자동차에 들어갈 때 발생하는 경우를 예로 들 수 있다. 광장공포증(agoraphobia)은 집을 떠나는 것을 포함하여 개방적 공간에 대한 두려움이다. 광장공포증은 심한 공황발작이 있는 환자에서 흔히 발견된다.

강박장애

강박장애(obsessive-compulsive disorder)는 반복적으로 드는 생각, 충동 또는 이미지로 인한 불안을 유발하게 된다. 강박은 불안을 줄이기 위한 반복적인 의식적 · 정신적 행동이다. 예로 손을 씻거나 문이 잠겨 있는지 확인하는 것 등이 있다.

일반화된 불안장애

일반화된 불안장애(generalized anxiety disorder)는 운동 긴장, 자율신경계 과다활동, 불안 예상 그리고 불면증과 함께 전반적이고 지속적인 불안으로 특징지어진다. 필수적인 증상은 비현실적인 걱정이다. 진단을 위해 이러한 증상의 지속 기간은 6개월 이상 되어야 한다(증례연구 18-2, 18-3).

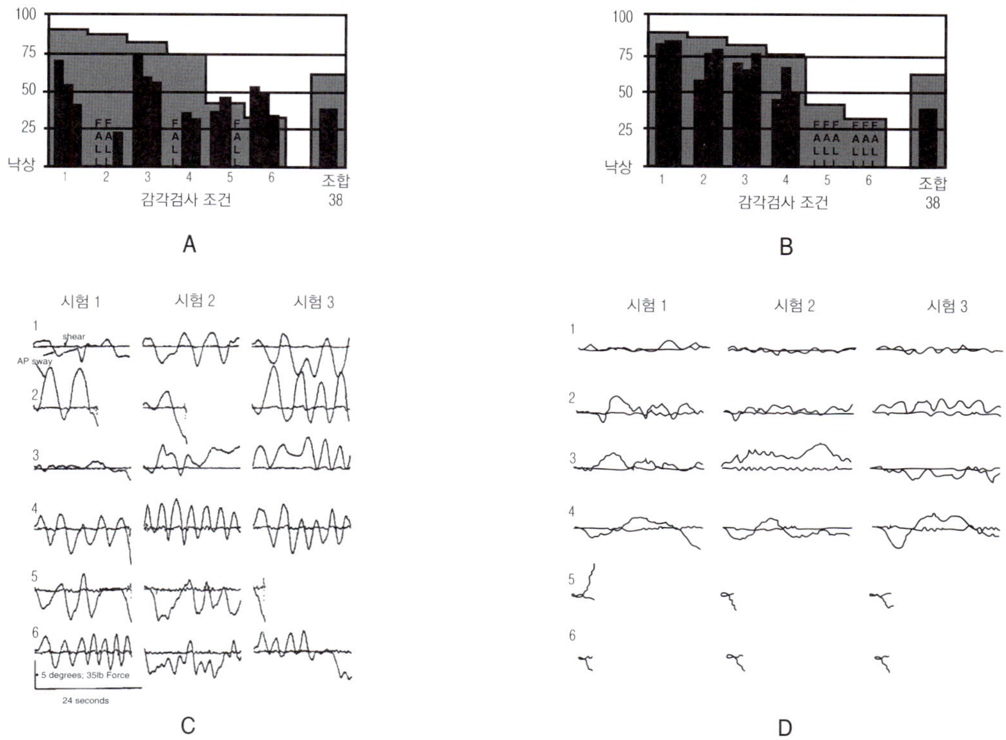

그림 18.1 정신성 균형장애(A와 C) 환자와 급성 한쪽 안뜰상실 환자(B와 D)의 동적 체위기록법 동안 감각검사. A와 B는 3회의 반복된 6회의 감각검사 조건에 대한 평균적인 흔들림을 나타낸다(100은 흔들림 없음, 0은 안정성 수준 또는 넘어짐의 흔들림을 나타냄). 정신성 균형장애를 가진 환자는 쉬운 검사(2와 4)에 비해 더 어려운 검사(5와 6)에서 연령 대비 더 좋은 성과를 보인다. 또한, 주어진 검사 내에서 평가판마다 상당한 변동성이 있다. 정신성 균형장애를 가진 환자는 자발적인 통제(B)를 제안하는 모든 임상 시험에서 일정한 빈도의 흔들림을 보인다. 대조적으로, 한쪽 안뜰상실 환자는 더 어려운 검사(5와 6)를 수행하는 것이 어려워지고, 시험에서 시험까지의 변동성이 적으며, 규칙적인 주기의 흔들림이 없다. A와 B의 음영 영역은 연령에 따라 점수가 비정상인 구역을 나타낸다. 두 그룹의 피실험자는 같은 연령대에 있었고 종합 점수는 동일했다.

글상자 18.3

공황발작의 증상

- 어지럼, 불안정한 느낌 또는 현기증
- 메스꺼움 또는 복부 통증
- 호흡 곤란(또는 질식하는 감각)
- 두근거림 또는 빈맥
- 떨림이나 흔들림
- 땀을 흘림
- 질식
- 비개인화 또는 비실현
- 무감각 또는 감각 이상
- 홍조(안면 홍조) 또는 오한
- 가슴 통증 또는 불편함
- 죽음에 대한 두려움
  - 미쳐버리거나 통제되지 않는 일을 하는 것에 대한 두려움

기분장애 Mood disorders

경미한 우울장애 진단을 위해서는 다음과 같은 기준을 따라야 한다. 글상자 18.4에 나열된 증상 중 5개 미만이 매일 발현되어야 하고 적어도 2주 동안 지속되어야 한다. 심각하지 않은 우울증은 자율신경적 증상(식욕부진, 불면증, 피로)보다는 기분 및 인지 증상이 특징이다. 또한 환자는 '우울한 기분' 또는 '사회적 접촉'을 포함하여 일상적인 활동에 관한 상실감이나 우울한 기분이 있어야 한다. 이러한 문제는 사회적 또는 직업상의 기능장애 또는 현저한 고통을 야기한다. 약물 남용이나 조증 에피소드는 없을 수 있다.

글상자 18.4

우울증과 일치하는 현상(DSM-IV)

- 주관적 보고서(예: 슬프거나 비어 있음) 또는 다른 사람의 관찰(예 : 눈물이 심한 것처럼 보임)로 표시되는 거의 매일 우울한 기분
- 거의 매일(주관적인 설명이나 다른 사람의 관찰에 의해 표시되는 것처럼) 또는 거의 모든 활동에서 관심 또는 즐거움이 현저하게 감소
- 다이어트나 체중 증가가 없을 때(예: 한 달에 체중의 5% 이상 변화) 또는 거의 매일 식욕이 감소하거나 증가하면 체중 감소가 유의하게 감소 참고: 소아에서는 예상되는 체중 증가 실패를 고려한다.
- 거의 매일 불면증 또는 과식 수면
- 거의 매일 정신운동의 동요나 지체장애(주관적 감정이나 불안 또는 느려지는 것이 아닌 다른 사람들이 관찰할 수 있는 것)
- 거의 매일 피로와 에너지 상실
- 거의 매일(아플 때 자기기만이나 죄책감이 아닌) 무가치함 또는 과도하거나 부적절한 죄책감(거의 망상일 수 있음)
- 거의 매일같이(주관적인 설명이나 다른 사람들의 관찰에 따라) 사고력이나 집중력, 우유부단한 능력 감소.
- 반복되는 죽음에 대한 생각(죽음의 두려움뿐만 아니라), 특정 계획이 없는 반복적인 자살기도, 자살 시도 또는 자살을 위한 구체적인 계획

신체형 장애 Somatoform disorders

신체화

신체화(somatization)는 병태생리학적으로 설명할 수 없는 신체 증상을 경험하고 질병으로 오인하여 의료적으로 치료하려고 하는 성향을 말한다. 일반적인 의학 치료의 많은 경우가 증상이 있지만 심각하지 않은 신체화 환자들에게 쓰인다.

전환

감각(안뜰 포함) 또는 수의적 운동기능(불균형 포함)에 영향을 주는 신경장애를 암시하는 증상이나 결핍의 발생을 전환(conversion)이라 한다. 증상이나 결핍과 심리적 스트레스 요인, 갈등 또는 요구 사이에는 시간적 연관이 있다. 환자는 증상을 일부러 일으키려고 하지 않는다(예: 인위장애 또는 꾀병). 증상 또는 징후는 사회적 또는 직업상의 기능장애, 현저한 고통 또는 의학적 조치나 검사를 필요로 할 수 있다(증례연구 18-4).

인위장애와 꾀병 Factitious and malingering disorders

인위장애

인위장애(factitious disorder)는 심리적 징후 및 증상의 고의적 호소 또는 아픈 역할을 하고 싶은 심리적 필요로 유발된 신체적 징후와 증상을 고의적으로 만들어 내는 것을 말한다. 이 진단을 위해서는 경제적 이득과 더 나은 치료와 같은 외부 포상이 없어야 한다.

꾀병

꾀병(malingering)은 인위장애와 유사하지만, 꾀병 환자는 외부 포상을 (보통 경제적 이득) 얻게 된다(증례연구 18-5).

관리
Management

어지럼과 관련된 심리적 문제의 성공적인 치료는 환자와의 긍정적인 대화에 달려있다. 의사는 첫 진료 시 이러한 대화를 할 수 있다. 치료사의 경우 이러한 대화가 재활과정에 들어와서야 가능할 수 있다. Bursztajn과 Barsky는 훌륭한 접근방법을 제시했다. 기회가 있다면 임상가는 다음을 수행해야 한다.

- 감정과 스트레스가 안뜰장애와 같은 유형의 증상을 어떻게 유발하는지 이야기한다.
- 심리적 장애의 유병률에 대해 알려주어 정신적 문제라는 오명이나 낮은 자존감을 없앤다.
- 환자에 대한 치료사의 지속적인 관심과 참여를 환자에게 확신시킨다.

가능한 심리적 문제에 대해 의뢰를 하는 의사에게 알려주어야 한다. 치료사는 환자에게 정신과의사를 만나야

한다고 말해서는 안 된다. 환자는 정신병 환자라는 사회적 낙인, 낮은 자아존중감, 증상을 유발하는 감정의 역할에 대한 이해 부족, 거부감 등 몇 가지 이유로 정신과 추천의 제안을 싫어하게 된다. 진단적으로 문제를 묘사하기 위해 정신성(psychogenic)이라는 용어를 사용하는 것은 '기능적' 또는 '히스테리성'보다 선호될 수 있다(글상자 18.5).

약물치료 Medications

의사는 표 18.5에 나와 있는 대로 약물치료 시작을 원할 수 있다. 매일 먹는 약으로 지정된 약물은 중독성이 없고 효과적이려면 최대 3주가 소요되며 수년간 복용할 수 있다. 이 약물은 모두 항우울제이며 불안 치료를 위해 미국 식약처(FDA)의 승인을 받았다. 파록세틴(paroxetine; Paxil)과 서트랄린(sertraline; Zoloft)은 아침에 주어져야 하는데, 이는 수면장애가 있을 수 있기 때문이다. 간헐적 약물로 나열된 약물은 중독성이며, 진정 작용을 일으키고, 즉시 작용하며, 불안에 한해서 복용해야 한다. 중증의 만성 불안이나 공황발작이 있는 환자의 경우 하나는 간헐적 약물치료 그룹에서, 다른 하나는 매일 약물치료 그룹에서 처방하여 두 개를 함께 시작한다. 일반적으로 표 18.5에 나와 있는 최저 복용량으로 시작한다. 3주 후 간헐적인 약 복용을 완전히 줄이거나 주당 1~2회로 복용을 제한한다.

글상자 18.5

관리 요약

- 치료를 시작하거나 권고할 수 있는지 판단하기 위해 심리적 장애의 유형을 인식한다.
- 환자가 치료에 반응하는 심리학적 장애가 있다고 생각되면 다음을 수행한다:
  - 진료소에서 문제에 대해 논의하고, 모델, 기타 환자에 대해 토론하며 환자를 안심시킨다.
  - 환자에게 가정 운동 프로그램을 시작하도록 한다.
  - 해당되는 경우 환자에게 약물치료 또는 상담을 의뢰한다.

표 18.5 만성 불안에 대한 약물치료

약물치료	용량	반감기(hr)
간헐적 약물치료:		
자낙스(alprazolam)	0.2~1mg 하루 세 번	11~15
아티반(lorazepam)	0.5~5mg 하루 두 번	10~20
클로노핀(clonazepam)	0.5~10mg 하루 두 번	18~50
발리움(diazepam)	2~10mg 하루 두 번	20~50
매일 약물치료:		
팍실 (paroxetine hydrochloride)	매일 아침 10~20mg	
졸로프트 (sertraline hydrochloride)	매일 아침 50~100mg	
토프라닐(imipramine)	10~75mg/일	
놀프라민(desipramine)	50~100mg/일	

요약 Summary

심리적 문제, 특히 불안은 어지럼이 있는 모든 환자에게 영향을 미치는 주요한 요인이다. 치료사는 좋은 결과를 위해 이 사실을 인식하고 치료해야 한다. 치료는 일반적으로 추천하는 의사나 치료사가 환자를 교육시키거나 안심을 시키는 것을 포함한다. 일부 환자는 약물치료나 스트레스 경감 프로그램이 필요하다. 환자가 치료 중 예상대로 진행되지 않으면 치료사는 심각한 심리적 문제를 고려해야 한다. 의사의 재평가가 필요한 것일 수 있다.

증례연구 18-1

54세의 여성이 속귀길 안에 있는 작은 왼쪽 속귀신경집종을 완전히 제거하는 수술을 하기 전 치료사에게 평가를 받기 위해 왔다. 주요 호소는 환자가 판단할 때 심각한 순서로 나열하였다. 가장 심각한 문제는 균형 부족이다. 환자는 지팡이를 사용한다. 피곤할 때는 때때로 보행기를 사용한다. 다치지는 않았지만 집에서 두 번 넘어졌다. 또 다른 문제는 머리 충만감이 안뜰 강화 운동을 할 때마다 증가한다는 것이다. 환자는 머리 충만감이 심각하다고 생각한다. 세 번째 문제는 체력이 떨어지는 것이다.

임상검사 결과 왼쪽 두부충동검사에서 감소된 안뜰눈반사와 수평적 머리 흔들기 후에 오른쪽 눈떨림을 보였다. 신경학적으로 걸음걸이를 제외하고는 정상이었다. 보행 시 매우 느리게 좌우로 움직였다. 온도눈떨림검사는 왼쪽에서 80% 감소를 보였다. 동적 시력(DVA)은 연령을 기준으로 정상 범위였다. 회전의자 검사는 60deg/sec의 등속 단계에서 정상적인 이득을 보였고, 240deg/sec의 의자 회전 시 왼쪽 이득이 감소하였다. 회전의자 검사는 저주파수 사인파 의자 회전에 대해서는 낮은 이득과 높은 위상을 나타내지만 고주파 회전에서는 정상값을 나타냈다. 환자의 밀론 척도(Millon Inventory)가 그림 18.2에 나와 있다.

논평 Comment

이 환자는 동적 시력 및 회전의자 검사(11장 참조) 결과로 보면 왼쪽 안뜰결핍의 양호한 중추 보상이 이루어졌음을 알 수 있다. 이것은 속귀신경집종 환자의 대다수에서 볼 수 있는데 이 종양은 천천히 자라기 때문에 좋은 중추 보상이 가능하다. 환자의 의료기록을 보면 예상 외로 주관적인 호소가 많았다. 밀론 척도 결과는 환자가 기능적 결점을 가지고 있을 수 있으며(생리학적 문제가 있을 수 있음), 의학적 문제 또는 어떻게 대처하고 있는지에 관해서는 이야기하는 것을 싫어할 수 있음을 시사한다. 보행의 문제는 생리학적으로 설명 가능하다. 환자는 종양 제거술을 받았고, 안뜰재활은 평균보다 3배 더 오래 걸렸다. 환자는 상담을 받았다. 하지만 환자가 문제가 있다는 것을 믿지 않았기 때문에 그에 따른 많은 효과를 얻지 못했다.

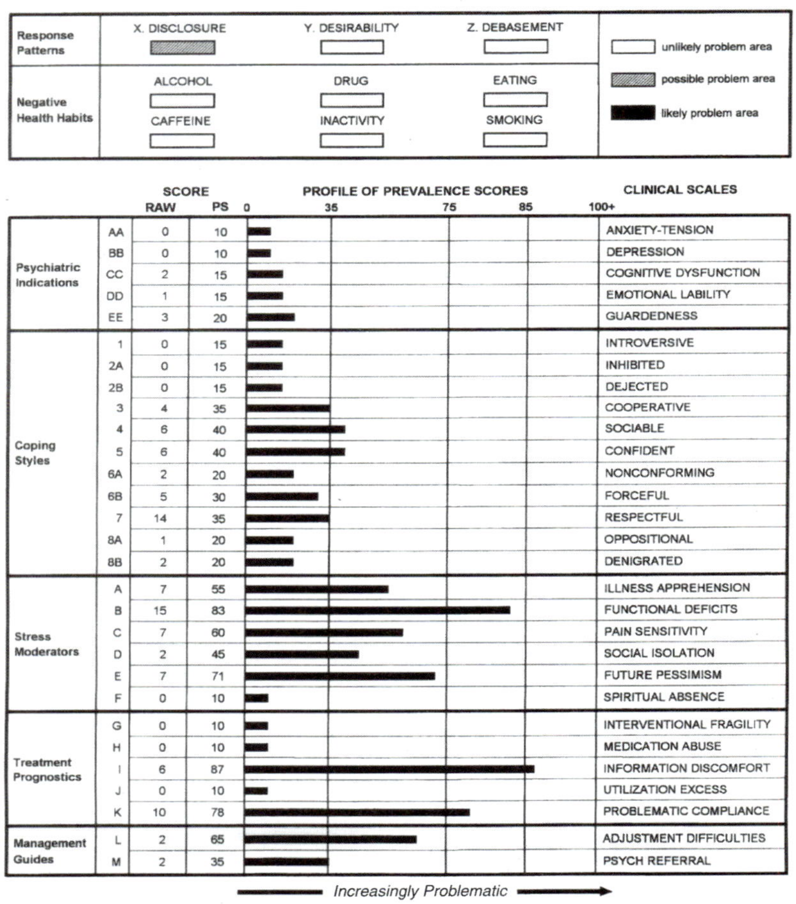

그림 18.2 어지럼 환자의 밀론 척도 샘플

증례연구 18-2

39세의 한 남자는 7개월 전에 놀이공원을 다녀온 후 침대에서 머리를 숙이자 심한 구역과 현훈을 경험했다. 현훈은 수일 동안 지속되다가 사라졌는데 2주 후에 호흡 짧아짐, 두근거림, 떨림, 가슴통증 등과 함께 재발했다. 이 증상이 악화되어 며칠 동안 입원하여 '검사'를 받았다. 머리의 MRI와 신경학적 검사결과는 정상이었지만 그 이후로 환자는 만성 어지럼을 앓아왔다. 그는 또한 머리 압박, 체력감소, 체중감소, 수면장애 및 불안감을 느끼고 있다. 그는 어지럼이 발병한 후에 모든 운동을 중단했다. 현재 검사결과는 모두 정상이며, 모든 안뜰 검사결과도 마찬가지로 정상이다.

논평 Comment

이 환자는 공황발작 증상과 함께 만성 불안을 보여준다. 임상검사와 안뜰기능저하와 안뜰기능 검사에서는 정상이다. 그의 원래 문제는 아마도 양성발작성체위현훈(BPPV)과 불안이었을 것이다. 그의 치료는 이제 안심에 초점을 맞추고 있다. 또한 3주 동안 자낙스(Xanax)를 0.25mg씩 자기 전에 복용을 하고 팍실(Paxil; 매일 아침 10mg) 또한 복용하게 되었다. 그리고 운동 프로그램을 다시 시작하는 것으로 처방되었다.

증례연구 18-3

27세의 전기기사는 2년간 어지럼을 겪고 있다고 한다. 그는 보행장애, 균형 부족, 기울어짐, 붕 떠다님, 흔들림, 시야 흐려짐 등을 어지럼을 표현할 때 사용했다. 문제는 그가 2시간 동안 높은 리프트에서 일할 때 시작되었다. 그는 높은 곳에 있어서 플랫폼이 흔들리는 것처럼 느꼈다. 또한 그는 일할 때 사용하는 바닥 밀폐제 냄새를 맡아서 어지럼이 발생했다고 생각했다. 이후로 지속적인 어지럼이 있었고, 특히 아침에 일어났을 때 심했다. 피로감이 있거나 어두운 방에서 걸을 때도 심했다. 머리는 무겁게 느꼈지만 현훈, 난청 및 이명은 없다. 환자는 증상 때문에 운동도 줄였다. 지난 6개월 동안 그는 힘과 에너지 감소, 기억상실, 감각 이상, 근육과 관절통, 수면장애와 말할 때 어려움, 떨림, 조화운동장애 및 두통을 겪고 있다.

환자의 과거 병력에는 수년 전 무릎수술로 항생제 정맥주사를 맞았고 임질로 항생제 치료를 받았으며 2년 전에 불안과 공황발작이 있었다. 환자의 어머니는 스트레스 때문에 장기적으로 벤조다이아제핀(benzodiazepine) 치료를 받고 있다. 지난 6개월 동안 환자의 어지럼은 활동의 95%를 방해했으며, 현재는 보통 정도의 강도이다. 어지럼으로 인해 일하는 능력이나 가사일을 하는 능력이 현저하게 변화되었다. 어지럼은 환자가 가족 관련 또는 사회활동에 참여할 때 느끼는 만족감이나 즐거움을 심각하게 감소시켰다. PANAS에서 그는 긍정적 정서에서 34점, 부정적 정서에서 19점을 얻어 정상이었다.

신체 검진결과는 정상으로 20/26-2 정적 시력, 20/30-1 동적 시력, 두부충동검사에서 정상 안뜰눈반사 이득을 보였고 두진후 또는 자세눈떨림은 없고, 정상 원활추종눈운동과 신속눈운동 그리고 정상 청력, 보행 그리고 균형을 보였다. 환자는 이미 MRI 검사를 하였고, 이때 8번 뇌신경도 포함되었으며, 온도눈떨림검사 결과 또한 모두 정상이었다.

논평 Comment

이 환자는 만성 불안과 일치하는 몇 가지 특징을 보인다. 그는 모호하고 다양하며 검사의 결과와 일치하지 않는 증상을 호소한다. 붕 떠 있는 느낌이나 흔들리는 느낌은 불안이나 우울증 환자에게 나타나는 전형적인 증상이다. 환자는 2년 전 공황발작의 병력이 있다. 그의 어머니가 '스트레스'로 인해 벤조다이아제핀을 복용하기 때문에 스트레스, 불안감, 긴장감에 대한 가족력이 있을 수 있다. 불안을 가진 환자는 일반적으로 불안의 가족력이 있다. 운동은 가장 좋은 스트레스 해소 인자이다. 환자는 2년 전 모든 운동을 중단했다. PANAS 점수는 유용하지만, 이 환자의 경우 불안에 대해 양성 결과가 나오지 않았다.

만성 불안이라는 잠정적 진단이 내려졌다. 스트레스와 불안으로 인한 증상에 대해 환자와 이야기했다. 환자에게 이러한 증상이 매우 현실적이고 때로는 극단적일 수 있다고 말해주었다. 불안에 대한 그의 의학적 과거력 및 가족력의 역할에 대해서도 이야기했다. 스트레스를 줄이기 위해 규칙적인 운동 프로그램을 다시 시작하는 것을 권장했다. 그는 매일 아침에 팍실(Paxil) 10mg, 저녁에 클로노핀(Klonopin) 0.5mg을 복용하게 되었다. 각 약물의 부작용에 대해 설명했고, 3주 안에 다시 내원하게 했다.

다시 내원했을 때 대부분의 증상이 해결되었다. 그는 정기적으로 운동을 하고 있다. 클로노핀 복용량은 3주에 걸쳐 서서히 줄이지만 팍실은 1년간 꾸준히 복용하게 하였다.

증례연구 18-4

12세 소녀는 2주 동안 걸을 수 없었기 때문에 어머니가 의사에게 데려왔다. 소녀는 몇 걸음을 걸으면 앉아야 했고 아니면 무릎이 꺾였다. 소녀는 병에 걸리기 3주 전에 새로운 학교에 다니기 시작했다. 어지럼이 시작되기 전까지 그녀는 아주 잘하고 있었다. 언니는 같은 학교에 다니며 성적이 아주 우수하다고 했다. 환자는 CT 및 청력검사를 받았다. 두 결과 모두 정상이었다. 아이소프로테레놀(isoproterenol)에 대해 양성 기립경사 반응을 보여 기립성 저혈압이 의심되어 약을 복용하기 시작했다. 이는 처음에는 도움이 되었지만 일주일 만에 더 이상 도움이 되지 않았다. 신체 검진결과는 기립과 보행을 제외하고는 정상이었다. 눈을 뜨고 감았을 때 모두 엉덩관절에서 많은 흔들림이 있었지만 넘어지지는 않았다. 걷는 동안 갑자기 무릎이 구부려졌지만 계속 걸을 수 있었다. 걸을 때 좌우로 많이 흔들렸고 근육에너지의 비효율적 소비가 있었다.

논평 Comment

이 환자는 전환장애가 있다. 신경학적 장애를 의심하게 하는 문제가 있었지만 어떤 장애도 발견되지 않았다. 표 18.4에 설명된 몇 가지 특징을 가진 정신성 기립과 보행장애가 있다. 증상은 새로운 학교를 다니기 시작하여 받은 일시적 스트레스와 함께 시작되었고, 그 학교에는 아주 뛰어난 언니도 다니고 있었다. 꾀병을 의심할 수 있는 상황적 근거도 없었다. 인위장애를 의심할 만한 기록(심리적 필요에 의해 아픈 척한 기록)도 없다. 전환장애의 여러 경우처럼 이 경우는 광범위한 평가와 신체적 진단(기립성 저혈압)을 하였고 결과는 이전 진단이 잘못된 것으로 나왔다. 특히 이소프로테레놀과 함께 기립경사 검사의 경우 거짓 양성 결과를 보일 때가 많다.

전환장애로 진단받았다는 것은 환자에게 이야기하지 않았고 어머니와 상의하였다. 똑똑한 언니와 같은 학교를 다니는 것과 관련된 사회적 문제가 논의되었고 학교 상담이 권장되었다.

이 환자의 보행장애는 다른 학교(즉 언니가 없는 학교)로 전학을 가면서 서서히 해결되었고 약물치료는 행해지지 않았다.

증례연구 18-5

40세의 한 남자가 10개월 전 공사장에서 떨어져 오른쪽 머리를 부딪혔다. 그는 산업재해로 내원하였다. 사고 과정에서 잠깐 의식을 잃었다고 한다. 처음에는 침대에서 빠져나올 때 양성발작성체위현훈(BPPV)이 있었고 치료하였다고 한다. 그러나 그 이후에 균형이 잘 맞지 않았다고 한다. 안뜰 및 신경 검사에서는 보행을 제외하고 정상이었다. 그러나 어지럼으로 인해 일을 하거나 가사일을 전혀 할 수 없었다. 긍정 및 부정적 정서 우울척도(PANAS) 점수와 온도눈떨림검사 결과는 정상이었다.

논평 Comment

이 환자는 기능적(비생리학적) 보행을 하고 있다(표 18.4). 그에게서 PANAS 척도에 근거한 불안이나 우울증에 대한 증거는 보이지 않는다. 그의 사례가 검토되는 동안 일할 필요가 없다는 점에서 이차적 이점은 있다. 의사는 그에게 더 나은 걸음걸이를 하도록 돕기 위해 물리치료(4회)를 받게 하여 경과를 지켜볼 수 있지만 그리 나아지지 않을 가능성이 높다.

References

1. Kroenke K, Lucas CA, Rosenberg ML, et al. Causes of persistent dizziness. *Ann Intern Med*. 1992;117:898–904.
2. Yardley L, Luxon LM, Haacke NP. A longitudinal study of symptoms, anxiety and subjective well–being in patients with vertigo. *Clin Otolaryngol*. 1994;19:109–116.
3. http://www.nimh.nih.gov/health/publications/the–numberscount–mental–disorders–in–america/index.shtml.
4. Asmundson GJG, Larsen DK, Stein MB. Panic disorder and vestibular disturbance: an overview of empirical findings and clinical implications. *J Psychosom Res*. 1998;44:107–120.
5. Swinson RP, Cox BJ, Rutka J, et al. Otoneurological functioning in panic disorder patients with prominent dizziness. *Compr Psychiatry*. 1993;34:127–129.
6. Jacob RG, Furman JM, Durrant JD, Turner SM. Panic, agoraphobia, and vestibular dysfunction. *Am J Psychiatry*. 1996;153:503–512.
7. Hoffman DL, O'Leary DP, Munjack DJ. Autorotation test abnormalities of the horizontal and vertical vestibuloocular reflexes in panic disorder. *Otolaryngol Head Neck Surg*. 1994;110:259–269.
8. Sklare DA, Stein MB, Pikus AM, Uhde TW. Dysequilibrium and audiovestibular function in panic disorder: symptom profiles and test findings. *Am J Otol*. 1990;11:338–341.
9. Simpson RB, Nedzelski JM, Barber HO, Thomas MR. Psychiatric diagnoses in patients with psychogenic dizziness or severe tinnitus. *J Otolaryngol*. 1988;17:325–330.
10. Sullivan M, Clark MR, et al. Psychiatric and otologic diagnoses in patients complaining of dizziness. *Arch Intern Med*. 1993;153:1479–1484.
11. Stein MB, et al. Panic disorder in patients attending a clinic for vestibular disorders. *Am J Psychiatry*. 1994;151:1697–1700.
12. Sloane PD, Hartman M, Mitchell CM. Psychological factors associated with chronic dizziness in patients aged 60 and older. *J Am Geriatric Soc*. 1994;42:847–852.
13. Clark DB, et al. Panic in otolaryngology patients presenting with dizziness or hearing loss. *Am J Psychiatry*. 1994;151:1223–1225.
14. Eagger S, Luxon LM, Davies RA, et al. Psychiatric morbidity in patients with peripheral vestibular disorders: a clinical and neuro–otological study. *J Neurol Neurosurg Psychiatry*. 1992;55:383–387.
15. Clark MR, et al. Psychiatric and medical factors associated with disability in patients with dizziness. *Psychosomatics*. 1993;34:409–415.
16. Millon T, Davis R, Millon C. *Millon Clinical Multiaxial Inventory–III*. 2nd ed. Minneapolis: National Computer Systems; 1997.
17. Watson D, Clark LA, Carey G. Positive and negative affectivity and their relation to anxiety and depressive disorders. *J Abnormal Psychol*. 1988;97:346–353.
18. Jacobson GP, Newman CW. The development of the dizziness handicap inventory. *Arch Otolaryngol Head Neck Surg*. 1990;116:424–427.
19. Jacobson GP, Newman CW, Hunter L, et al. Balance function test correlates of the Dizziness Handicap Inventory. *J Am Acad Audiol*. 1991;2:253–261.
20. Robertson DD, Ireland DJ. Dizziness handicap inventory correlates of computerized dynamic posturography. *J Otolaryngol*. 1995;24:118–124.
21. Shepard NT, Telian SA, Smith–Wheelock M. Habituation and balance retraining therapy: a retrospective review. *Neurol Clin*. 1990;8:459–475.
22. First, MB, Spitzer RL, Gibbon M, Williams JBW. *Structured Clinical Interview for DSM–IV* (Research Version). Washington DC: American Psychiatric Press. Revision: January 2010.
23. Beck AT, et al. An inventory for measuring clinical anxiety: psychometric properties. *J Consult Clin Psychol*. 1988;56:893–897.
24. Beck AT, et al. An inventory for measuring depression. *Arch Gen Psychiatry*. 1961;4:561–571.
25. Lempert T, Brandt T, Dieterich M, Huppert D. How to identify psychogenic disorders of stance and gait. *J Neurol*. 1991;238:140–146.
26. Brandt T, Huppert D, Dieterich M. Phobic postural vertigo: a first follow–up. *J Neurol*. 1994;241:191–195.
27. Knapp C, Sachdev A, Gottlob I. Spasm of the near reflex associated with head injury. *Strabismus*. 2002;10:1–4.
28. Hotson JR. Convergence–initiated voluntary flutter: a normal intrinsic capability in man. *Brain Res*. 1984;294:299–304.
29. Cevette MJ, Puetz B, Marion MS, et al. Aphysiologic performance on dynamic posturography. *Otolaryngol Head Neck Surg*. 1995;112:676–688.
30. Allum JHJ, Huwiler M, Honegger F. Identifying cases of non–organic vertigo using dynamic posturography. *Gait*

Posture. 1996;4:52–61.
31. Goebel JA, Sataloff RT, Hanson JM et al. Posturographic evidence of nonorganic sway patterns in normal subjects, patients and suspected malingers. *Otolaryngol Head Neck Surg*. 1997;117:293–302.
32. Krempl GA et al. Evaluation of posturography in the detection of malingering subjects. *Am J Otol*. 1998;19:619–627.
33. Gianoli G, McWilliams S, Soileau J, Belafsky P. Posturographic performance in patients with potential for secondary gain. *Otolaryngol Head Neck Surg*. 2000;122:11–18.
34. Mallinson AI, Longridge NS. A new set of criteria for evaluating malingering in work–related vestibular injury. *Otol Neurotol*. 2005; 26:686–690.
35. Aronson TA, Logue CM. Phenomenology of panic attacks: a descriptive study of panic disorder patient's self–reports. *J Clin Psychiatry*. 1988;49:8–13.
36. Jacob RG. Panic disorder and the vestibular system. *Psychiatr Clin North Am*. 1988;11:361–373.
37. Barsky AJ, Borus JF. Somatization and medicalization in the era of managed care. *JAMA*. 1995;274:1931–1934.
38. Bursztajn H, Barsky AJ. Facilitating patient acceptance of a psychiatric referral. *Arch Intern Med*. 1985;145:73–75.

19

만성 주관적 어지럼이 있는 환자의 관리

Management of the Patient with Chronic Subjective Dizziness

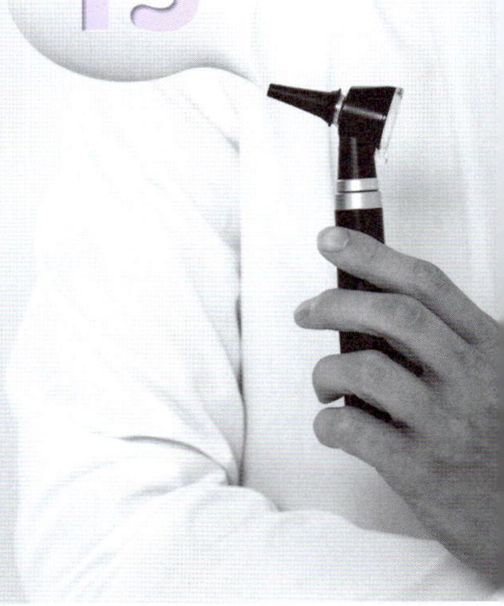

Jeffrey P. Staab, MD, MS • Neil T. Shepard, PhD

150년 이상 동안 의학 문헌에는 다양한 정도의 불안과 공포성 행동(phobic behaviors)을 동반하는 만성 어지럼과 동작 민감도를 가진 환자에 대한 설명이 수록되어 있다. 1871년 독일의 신경학자 Karl Westphal은 19세기 유럽 마을의 붐비는 시장에서 개인이 경험하는 어지럼, 공간적 방향감각 상실 및 불안증상을 묘사하기 위해 광장공포증(agoraphobia)이라는 용어를 만들었다. Westphal은 자세 제어, 공간 지남력, 위험요소 평가를 이동의 완전한 통합 요소로 간주했는데, 이러한 견해는 20세기를 거치면서 신경-이과(neuro-otologic)와 정신과로 갈라지면서 상실되었다. 광장공포증이라는 용어는 공황발작과 연관되어 있으며 주로 정신과 진단항목이다. 1980년대와 1990년대에는 신경학자와 정신과의사들이 안뜰과 불안장애 간의 상호작용에 관심을 다시 갖게 되었다. Brandt와 Dieterich는 1986년 독일의 의학 문헌에서 공포성 체위현훈(phobic postural vertigo, PPV)에 대해 기술하였고, 10년 후에 영국의 의학 문헌에도 발표하였다. 그들은 PPV를 환경적 또는 사회적 자극(예: 다리 건너기, 계단 내려가기, 붐비는 거리에서 또는 사람들 사이에서 돌아다니기 등)에 의해 유발되는 체위성어지럼과 변동이 있는 자세불안증후군으로 정의하였다. 또한 PPV가 안뜰장애, 의학적 질병 또는 심리적 스트레스에 의해 유발될 수 있다고 보고했다. 그들은 PPV의 원래 정의에 두 가지 행동기준을 포함시켰다: (1) 강박장애적 성격 특성, 불안정정동(labile affect) 그리고 경미한 우울증, (2) 불안과 자율신경계 문제. Brandt와 Dieterich 등은 PPV가 대학 내 신경이과병원에서 두 번째로 안뜰증상을 유발하는 원인인 것을 발견했으며, 첫 번째 유발 질병은 양성발작성체위현훈(benign paroxysmal positional vertigo, BPPV)이었다.

진단 연구에 따르면 최근 정신과에서 정의한 공황장애와 광장공포증 그리고 다른 정신과 장애와 PPV가 차별화될 수 있는 점은 행동적 특징을 동반한 신경-이과적 상태이다. Huppert 등은 PPV가 매우 안정적으로 진단될 수 있음을 발견했다. 연구팀은 5~16년 전 PPV로 진단받은 105명의 환자(평균 8.5년)와 접촉하여 모든 환자에서 진단을 재확인했다. 어떠한 환자도 오진된 적이 없었고, 누구도 다른 신경계 질환 또는 안뜰질환을 보이지 않았다. 다른 2건의 연구에 따르면 PPV의 장기간 경과에서 만성 현기증과 자세불안이 시간이 지남에 따라 악화와 호전을 반복하는 특징을 보였다. 증상은 서서히 감소하는 경향이 있었으나 완전히 사라지는 경우는 매우 드물다. 흥미롭게도 Westphal은 1870년대에 그의 연구에서 이와 동일한 패턴을 보고했다. PPV의 행동치료결과는 그리 좋지 않았다. 환자의 2/3가 임상적으로 심각한 불안이나 우울증을 나타냈다. 마지막으로 최근의 연구들은 행동적 요인이 PPV의 자연적 경과 및 치료결과에 영향을 줄 수 있음을 발견했다.

2000년대 초 Staab과 Ruckenstein은 만성 주관적 어지럼(chronic subjective dizziness, CSD)을 정의했는데, 다음과 같은 세 가지 특징을 가지고 있다: (1) 3개월 이상 지속적 비현훈성 어지럼, (2) 환자 자신의 움직임과 시각적 환경에서 사물의 움직임을 포함하는 움직임 자극에 대한 과민성, (3) 컴퓨터를 읽거나 사용하는 것과 같은 시각적 작업이 어려움. CSD의 정의는 PPV의 기존 개념뿐만 아니라 Jacob 등의 공간-운동 공포증에 대한 연구와 Bronstein 등의 시각적 현훈에 의해서도 영향을 받았다. 후속 연구는 CSD와 다른 신경-이과적 및 정신적 상태 사이의 관계를 조사했다. 이 연구는 PPV의 정의에 포함된 행동기준(예: 강박적인 성격 특성, 경미한 우울증 및 불안)이 CSD의 필수 구성요소가 아닌 선행요인 및 행동 합병증이었음을 발견했다. 보다 구체적으로, 불안, 내성적인 성격 특성은 CSD에 보다 걸리기 쉽고, 불안 또는 우울증상은 CSD와 공존할 수 있지만, 그것들이 이 증후군의 핵심 요소는 아니다. 또한 미국과 일본의 연구자들은 선택적 세로토닌 재흡수 억제제(selective serotonin reuptake inhibitors, SSRI)가 이 질환치료에 사용될 수 있음을 보여주는 CSD에 대한 성공적인 개방표지약품시험을 완료했다. 다른 연구자들은 재활치료 및 심리치료를 연구했다. 그들은 안뜰재활의 습관화 형태가 CSD에 대한 효과적인 치료가 될 수 있음을 관찰했다. 심리치료는 혼합된 결과를 산출했다. 오래 지속된 CSD 환자의 경우, 유럽과 미국의 연구자들은 인지행동치료(cognitive-behavioral therapy, CBT)를 사용하여 어지럼의 단기적인 감소를 입증할 수 있었지만 증상의 개선은 장기추적관찰에서 지속되지 않았다. 새롭게 CSD 진단을 받은 환자의 경우, 인지행동치료는 더 오래 지속되는 치료효과를 가질 수 있다.

만성 주관적 어지럼에 대한 현재 견해
Current formulation of chronic subjective dizziness

CSD의 임상요소는 표 19.1에 나와 있다. 그것들은 1차 증상, 자세와 관련된 요인, 악화요인, 촉발요인, 검사 및 병리검사, 행동요인으로 구분되어 있다. Mayo Clinic에서 이 구조에 대한 타당성 연구가 진행 중이다. 이 연구의 초기 발견은 표 19.1에 주어진 설명과 일치했다.

주요 증상 Core symptoms

CSD의 주요 증상은 지속적이며 비현훈성 어지럼 또는 흔들림/흔듦 자세불안이다. 대부분의 환자의 증상은 정도가 심하다가 약해질 수는 있지만 하루 종일 나타난다. 무증상 기간이 발생할 수 있다. CSD는 수개월 또는 수년 지속되는 경우가 있다. 이는 치유될 수 있지만 느리고 점진적으로 일어난다. CSD 환자가 경험하는 자세불안은 주관적이다. 임상검사에서 자세불안이 관찰되는 경우 신경-이과적 합병증(예: 양쪽 안뜰결핍, 운동장애) 또는 행동장애(예: 낙상에 대한 공포증, 기능적 보행장애)의 가능성을 고려해야 한다.

자세와의 관련성 Relationship to posture

자세의 기준은 CSD의 기존 정의의 일부가 아니었지만, 어지럼과 자세불안의 핵심 증상은 주로 앉거나, 서거나, 걸을 때가 기댈 때보다 더 심하다. 자세성 증상은 환자가 똑바로 서 있을 때 발생하지만, 기댈 때는 발생하지 않는다. 따라서 기립성과 자세성 증상을 구별하여야 한다. 안뜰장애분류 국제위원회(International Committee for Classification of Vestibular Disorders)에 의해 정의된 바와 같이 기립성 저혈압 증상은 기댄 자세에서 환자가 일어서는 동안이나 일어난 직후에 발생한다. 자세성 증상은 머리나 몸이 공간에서 특정한 방향으로 또는 그 방향으로 이동할 때 발생한다. CSD에서는 자세성 증상이 매우 흔하며, 환자가 직립 시 안뜰증상이 증가하지 않는다고 보고하면 진단은 재검토되어야 한다(절대 제외되지는 않음). CSD 환자는 기립성이나 자세성 문제가 있을 수 있

표 19.1 공포성 체위현훈 및 만성 주관적 어지럼에 의해 공유되는 임상 특징

특징*	설명	논평
1차 증상	불안정, 어지럼 또는 둘 다 일반적으로 하루 종일 나타나지만 심각도는 변동한다. 증상은 대부분 3개월 이상 지속된다.	공포성 체위현훈(PPV)과 만성 주관적 어지럼(CSD)의 증상은 대개 상당히 지속적이지만 자극적인 요인에 반응하여 자연스레 심해졌다 약해진다. 현기증은 PPV나 CSD의 일부가 아니지만 CSD는 다른 안뜰장애와 공존할 수 있다. 이 경우 환자는 만성적인 불안정성 및 어지러움에 덧씌워진 현기증을 경험할 수 있다.
자세 관계	주요 증상은 신체 자세와 관련이 있다. 증상은 걷거나 서 있을 때 가장 심각하고, 앉아있을 때는 덜 심하며, 누워 있을때 증상이 결여되거나 매우 낮아진다.	CSD를 앓고 있는 일부 환자들은 가만히 서 있는 것보다 걷는 것을 선호하지만, 앉거나 눕는 것보다 더 귀찮은 일이다. 자세 및 기립성 증상은 동일하지 않다. 환자가 직립 자세에 있는 동안 자세 증상이 나타난다. 기립성 증상은 환자가 곧게 선 자세로 발생할 때 나타난다. 기립성 떨림은 서 있는 동안 생기고 걷는 동안 호전된다.
자극적인 요인들 (상황에 따른 증상 악화)	주요 증상은 특별한 자극없이 나타나지만 다음에 의해 악화된다. 1. 특정 방향이나 위치와 관련이 없는 스스로의 능동적 또는 수동적 움직임 2. 큰 범위 이동 시 시각적 자극 또는 복잡한(고정 또는 이동) 시각 패턴 노출 3. 소규모 현장에서의 정밀 시각적 활동(예: 독서, 컴퓨터 사용, 손으로 정밀 작업)	CSD의 증상은 자극없이 존재하지만 일반적으로 하루 동안의 자극 활동에 대한 누적된 부담을 반영한다. 상황에 따라 달라지는 요인에는 자기 자신의 움직임, 도전적인 동작 자극이 있는 환경에 대한 노출 또는 복잡한 시각적 신호와 컴퓨터 또는 독서처럼 정밀하고 지속적인 집중을 필요로 하는 시각적 작업의 수행이 포함된다.
유발요인 (트리거 이벤트)	유발요인은 다음과 같다. 1. 중추 또는 말초 안뜰 기능부전을 야기시키는 급성 또는 신경-이과적인 재발 2. 불안정 또는 어지러움을 유발하는 급성 또는 반복적인 의학적 문제 3. 불안정 또는 어지러움을 유발하는 급성 또는 재발성 정신 질환	CSD의 가장 일반적인 유발요인은 다음과 같다. • 이전의 급성 안뜰장애(예: 양성발작성체위현훈, 안뜰신경염) • 가끔씩 발생하는 안뜰장애(예: 안뜰 편두통, 메니에르병) • 경미한 외상성 뇌손상 또는 편타증 • 공황발작, 일반화된 불안 • 자폐증 • 부정맥 • 약물 부작용 및 기타 의학적 사건
신체 검진과 병리검사	신체 검진과 안뜰 검사는 종종 정상이다. 경미한 비진단적인 이상이 자주 발생한다. 검진과 검사를 통해 활성, 치료 또는 해결될 수는 있지만, 환자의 모든 증상을 완전히 설명할 수 없는 신경-이과적 또는 기타 의학적 상태의 진단적 증거를 나타낼 수 있다.	CSD는 분리된 상태로써 발생하거나 다른 신경-이과적 또는 의학적 질병과 공존할 수 있다. 양성검사 결과가 반드시 CSD를 제외하는 것은 아니다. 대신 그들은 동종 입찰 조건을 식별할 수 있다. 현재, CSD를 위한 바이오 마커는 확실히 자리 잡지 않았지만, 새로운 데이터는 환자가 정적 또는 동적 체위기록법에서 독특한 패턴의 흔들림을 가질 수 있으며, 간단한 작업에서는 상대적으로 성능이 떨어지는 것을 나타낸다.
행동 증상	행동 평가는 정상적인 것일 수 있다. 낮은 수준의 불안이나 우울증이 흔하다. 행동적 평가는 또한 임상적으로 유의한 정신적 고통, 정신장애 또는 일상생활활동에 대한 불리한 변화를 발견할 수 있다.	몇 가지 신중하게 설계된 진단 연구에 따르면 CSD는 정신의학적 질병의 혼란스럽지 않은 독특한 임상 실체임을 보여준다(본문 참조). 그러나 CSD 환자는 다른 신경병증 환자와 비교하면 정신질환, 일반적으로 불안이나 우울장애의 유병률이 높다.

*첫 번째 세 가지 특징은 CSD를 진단하는 데 사용될 수 있다. 임상병력은 자가동작과 시각자극 중 하나 또는 둘 다에 의해 유발되는 3개월 또는 그 이상 지속적 자세와 관련된 불안정성 또는 어지럼을 포함시킬 수 있다.

지만 모든 방향에서 일어나는 동작에 대한 민감성의 일반화된 패턴의 일부로 보아야 한다.

유발요인 Provocative factors

표 19.1의 세 번째 줄에는 만성 주관적 어지럼(CSD) 증상을 유발할 수 있는 추가 요인이 나와 있다. 여기에는 비특정 방향으로 일어나는 머리나 몸의 움직임과 넓은 시야 속 시각적 흐름, 복잡한 패턴 또는 정밀 시각 작업과 같은 시각적 자극이 포함된다. 이러한 유발요인은 CSD에만 해당되는 게 아닐 수 있지만 CSD 환자의 반응과 다른 신경-이과적 질환자의 반응 간에는 중요한 차이점들이 있다. 메니에르병, 안뜰 편두통 및 기타 안뜰질환을 가진 환자는 머리의 움직임과 환경적 동작 자극이 질병의 급성 발작 중에는 상당히 번거롭지만 발작 기간 동안에는 문제가 훨씬 적거나 전혀 심각하지 않다. 심한 신경-이과적 증상을 가진 환자는 가만히 있거나 복잡한 환경에서 벗어나게 되면 증상을 줄일 수 있다. 대조적으로 CSD 환자는 유발적 자극에 대한 노출을 최소화하거나 제거한 후에도 몇 시간 또는 며칠 동안 지속되는 어지럼과 자세불안의 지속적 악화를 경험할 가능성이 있다. 실제로 현재 CSD 증상의 심각성은 이전의 몇 시간 또는 며칠 동안 움직임 자극에 대한 누적된 노출을 반영하기 때문에 환자는 계속해서 악화될 수 있다.

- 주어진 시간에 CSD 증상의 심각성은 이전의 수 시간 또는 며칠 동안의 움직임 자극에 대한 누적된 노출을 반영한다.
- 시각자극으로 인한 어려움의 유병률은 CSD 환자(80%)가 다른 장애가 있는 환자(20%)보다 훨씬 더 높았다.
- 안뜰신경염, BPPV 및 기타 말초 안뜰질환은 중추 안뜰질환보다 더 많은 CSD 사례를 유발했다.
- 대부분의 경우 CSD는 갑자기 시작되며, 단일 사건 이후에 시작된다.
- CSD의 진단은 정신과적 질환과 혼동하거나 기인해서는 안 된다.

공황장애, 광장공포증, 어지럼에 대한 공포증과 같은 정신적 장애가 있는 사람들도 유발적 자극으로 증상이 증가될 수 있다. 여기서도 CSD 환자와 이러한 정신질환을 가진 환자 간에 중요한 차이점들이 있다. 두려움은 CSD의 중요한 부분이 아니다. 불안장애가 있는 환자는 무기력해지거나 여러 사람들 앞에서 발작을 하는 등의 부작용을 우려하여 이를 유발할 수 있는 상황을 피한다. 대조적으로 CSD 환자는 유해한 신체적 감각에 대한 노출을 제한하기 위해 증상이 유발될 수 있는 상황을 피한다. Mayo Clinic의 CSD 타당성 연구의 예비 결과는 이러한 차이점을 구분하였다. 신경-이과적 장애를 가진 대부분의 환자(75~98%)는 자가움직임에 대한 민감도를 증상의 하나로 보고하였고, CSD 환자는 다른 장애가 있는 사람이 경험한 제한된 시간 동안 현훈을 경험하는 것과 달리 오랜 시간 동안 자세불안이나 어지럼을 경험하는 것으로 나타났다. 또한 시각자극에 대한 어려움이 있는 경우는 CSD 환자(80%)가 다른 질환 환자(20%)에서보다 훨씬 높았으며, 표 19.1에 나열된 이러한 시각적 증상은 CSD에 대해 상당히 민감하고 구체적인 것으로 보였다.

표 19.1의 처음 세 줄은 CSD 환자를 확인하기 위해 임상적으로 사용될 수 있다. 비현훈성 어지럼 또는 일반적인 자세나 넓은 범위의 시각적 자극에 대한 노출 또는 좁은 범위의 정밀한 시각적 작업수행으로 악화되는 자세불안이 3개월 이상 지속이 되는 경우 CDS 진단을 내릴 수 있다.

촉발요인

CSD에 대한 두 번의 대규모 연구에서 모든 사례의 25%를 차지하는 가장 흔한 유발적 질환은 이전의 급성 안뜰장애였다. 안뜰신경염, BPPV 및 기타 말초 안뜰질환은 중추 안뜰질환보다 CSD를 더 많이 유발했으며, 이는 더 잘 일어나는 질환이기 때문일 가능성이 크다. 특히 청년층(15~20%)은 공황발작이 있었으며, 여성(15~20%)에게서는 안뜰 편두통, 일반적인 불안(15%), 경증 외상성 뇌손상(뇌진탕 또는 채찍질손상)이 있고, 젊은 남성(10~15%)의 경우 자율신경이상증(7%)이 있다. 심장박동장애(dysrhythmias) 및 약물 부작용과 같은 기타 의학적 문제는 약 2%의 사례를 차지한다. 이러한 문제들은 현훈, 어지럼, 보행과 자세의 방해 등 급성 증상을 일으켰기 때문에 CSD를 유발한 것으로 보인다.

대부분의 경우 CSD는 단일사건 이후 갑작스럽게 시작된다. 이는 또한 지속적인 패턴으로 통합되는 자기-제한적 증상의 반복적인 발작으로 시작될 수 있다. 대부분의 환자에게 하나 이상의 촉발요인을 말해줄 수 있는데 안뜰신경염과 안뜰 편두통 또는 공황장애의 재발성 발작과 같은 것을 예로 들 수 있다. CSD는 거의 서서히 발병하지 않는다. 만약 서서히 발생하였다면 이것은 진행성 안뜰질환 또는 퇴행성 신경질환에 대한 임상평가가 필요하다는 것을 의미한다.

의학적 동반질병 Medical comorbidity

기존의 정의는 CSD를 다른 질병과 공존할 수 있는 상태가 아닌 의학적 · 심리적 사건의 후유증으로 개념화하였다. 이는 오류였다. CSD의 Mayo Clinic 타당연구의 임상경험과 초기 데이터는 증후군이 메니에르병에서부터 뇌졸중과 관련된 중추 안뜰결핍에 이르기까지 한 번씩 발생하거나 만성 신경-이과적 질환을 포함한 매우 다양한 다른 질환들과 공존한다는 것을 보여준다. 결과적으로 신체검사 및 병리검사에서 정상 또는 정상 범위에 있다고 할 수 있는 기존 진단기준이 표 19.1의 다섯 번째 줄에 표시된 것처럼 수정되었다. 신체검사 또는 안뜰기관 병리검사에서 활동성 신경-이과적 결핍의 증거는 더이상 CSD의 진단을 배제하지 않지만 공존하는 질환을 밝힐 수 있다.

행동성 질병소인과 동반질환 Behavioral predisposition and comorbidity

Staab과 Ruckenstein은 CSD의 핵심 증상과 촉발요인에 대한 연구 외에도 질환의 발병과 경과 과정에서 행동요인의 역할을 연구했다. 이 연구는 다른 연구자들이 CSD와 관련 있는 세 가지 행동요인을 확인한 결과와 일치했다.

- 첫째, 불안하고 내성적인 성격의 환자 또는 기존의 불안장애가 특히 CSD 발병의 질병소인이 될 수 있다.
- 둘째, CSD는 높은 수준의 불안, 안뜰증상에 대한 과도하게 상승된 민감성, 신경-이과적 질환 또는 기타 유발사건이 발생했을 때, 잠재적인 부작용에 대한 과도한 걱정이 있는 개인에게서 발생할 가능성이 더 크다.
- 셋째, CSD를 가진 많은 환자(모든 환자에게 발생하는 건 아님)에서 동반된 불안과 우울증이 발생하고 이는 상당한 병적 상태를 일으킨다.

이 마지막 사항은 정확한 임상진단을 내리는데 중요하다. 독일, 스웨덴, 미국의 연구에 따르면 CSD 환자의 60%는 임상적으로 심각한 불안이 있었고, 45%는 임상적으로 심각한 우울증을 앓고 있었다. 이 비율은 메니에르병, 안뜰 편두통 또는 BPPV 환자에 대한 비슷한 연구에서 나타난 것보다 높았으며, 이들 질환에 대한 정신과적 질환이 동반할 확률이 불안은 35%, 우울증은 20%를 차지했다. 그러나 CSD 환자의 25%는 정신적 증상이 크지 않으며 CSD의 핵심요소는 불안이나 우울증이 있는 환자와 없는 환자 사이에 차이가 없었다. 그러므로 CSD의 진단을 정신과 질환과 혼동해서는 안 된다.

CSD의 병태생리학적 기전-오래된 가설과 새로운 가설들 Pathophysiological mechanisms of CSD-old and new hypotheses

오래된 가설 Old idea

Brandt와 Dieterich는 공포성 체위현훈(PPV)을, Staab과 Ruckenstein는 만성 주관적 어지럼(CSD)을 정의하면서 고전적 · 조작적 조건화(operant conditioning)가 이 질환의 주요 병태생리학적 기전이라는 가설을 세웠다. 급성 안뜰질환은 내부 또는 외부 운동자극의 후속 노출에 대한 자세 및 눈운동반사를 민감하게(조건화) 하는 강한 생리학적 반응을 생성하기 때문에 특히 강력한 무조건 자극으로 생각되었다. 이것은 자세제어에 대한 인식을 높임으로써, 과민한 자세반사를 강화(고전적 조건화)하는 것으로 생각되었다. 동시에, 조작적 조건화는 증상을 유발할 수 있는 상황의 회피 및 안전보조장치의 사용(예: 신뢰성 있는 동료와의 외출)과 같은 안전행동을 강화시킨다. 증상을 유발할 수 있는 사건과 함께 발생하는 불안은 이러한 조건화 과정을 증가시킬 수 있다. 안뜰증상으로 야기될 수 있는 문제들에 대한 재난(예: 자동차 사고 또는 신체장애가 일어날 수 있다는 생각)적인 사고와 불쾌한 생각을 계속함으로써 CSD가 영구적으로 지속되고 불안이나 우울증이 동반하여 발생할 가능성이 높아진다.

새로운 개념 New concept

만성 주관적 어지럼(CSD)이 고전적이거나 조작적 조건형성을 통해 야기된다는 가설은 잘 정립된 행동 및 인지이론에 기반을 두고 있지만, 특별히 이를 지지하는 데이터는 없다. 오히려 여러 가지 증거가 뇌의 위협시스템을 여전히 포함하고 있는 다른 기전을 제시하고 있다. CSD는 거의 언제나 신경-이과적 장애, 다른 의학적 사건 또는 심각한 어지럼을 동반하는 공황발작과 같은 것으로 인해 급성으로 시작된다. 때로는 환자가 상세하게 발병 상황을 설명할 수도 있지만 이는 드문 경우이다. 이것은 CSD를 유발하는 거의 모든 자극이 환자가 안전과 이동성의 급격한 붕괴에 신속히 적응하도록 요구한다는 것을 의미한다. 안뜰신경염의 갑작스러운 발병과 같은 급성 질환의 초기 단계에서 환자는 손상된 감각계통의 자극을 억제하고 정확한 공간방향 신호의 탐지를 최대화하기 위해 의존도를 손상되지 않은 감각체계로 이동해야 한다. 환자는 또한 위험이 높은 자세운동전략(예: 지지할 수 있는 것을 사용하여 조심스럽게 움직이는)으로 전환해야 하며 환경에 대해 더 많은 경계를 유지해야 한다. 이러한 변경사항은 단기간에 적용되지만 더 이상 필요하지 않은 경우(예: 안뜰 보상이 발생하는 경우) 정상으로 복귀해야 한다.

메니에르병이나 안뜰 편두통(vestibular migraine)과 같은 안뜰질환에서도 고위험 자세운동전략을 실행하고 난 뒤 정상으로 돌아오는 패턴을 보인다. 이런 경우 패턴 주기가 반복적으로 발생한다. CSD는 공황발작 또는 다른 강한 스트레스반응으로 인해 발생할 수 있다. 이러한 상황은 또한 이동을 방해할 수 있으며 정상적인 자세운동전략에서 벗어나 유사한 이동을 필요로 하기도 한다. 유발요소가 무엇인가에 관계없이 CSD는 자세, 균형 및 눈돌림 제어 해결에 대한 초기 손상 후 재적응하는 것이 지속적으로 실패 또는 만성 신경-이과적 결핍 보상에 필요한 것보다 훨씬 고위험인 균형운동전략의 지속적인 사용으로 개념화되었다. 균형장애 초기 단계에서의 불안은 재적응 과정을 방해하는 것으로 보이고 불안이나 우울장애로 인해 CSD가 발병할 가능성이 더 커진다.

> CSD는 현재 자세, 균형 및 눈돌림 제어에 대한 초기 손상 후 지속적인 재적응을 하지 못하거나 만성 신경-이과적 결핍을 보상하는 데 필요한 것과 비례하지 않는 고위험 균형제어전략을 지속적으로 사용하는 것으로 개념화되었다.

정상인과 CSD 환자에게서 불안이 균형제어전략에 어떤 영향을 미치는지 연구되어 왔다. 불안한 사람이나 CSD 환자의 경우 정상인에 비해 자세불안 상태를 잘 견뎌내지 못하는 것으로 나타났다. 예를 들어, Carpenter 등은 불안해하는 것 말고는 정상적인 피험자가 덜 불안한 피험자보다 자세플랫폼에 서있는 동안 회전성 동요에 더 빨리 반응한다고 판별했다. 그들은 더 뻣뻣하고 보다 반사적인 자세제어전략을 사용했는데 덜 불안한 피험자에 비해 좁은 자세변위를 보였다. 다른 연구에서 PPV를 가진 환자도 자세플랫폼에 서 있는 동안 시각적인 자극에 대해 유사한 뻣뻣하고 반사적 자세 조절을 보였고 정상인에 비해 작은 자세변위를 하였다.

불안해하는 환자는 그들이 필요하지 않은 상황에서 위험도가 높은 자세제어전략의 몇 가지 특징을 사용한다. 그 중 하나는 항중력 근육군의 동시수축으로, 정적 기립자세에서 자연스러운 흔들림 패턴으로 바뀌게 되는데 흔들림의 진폭은 낮아지지만 빈도는 높아지게 된다. 이로 인해 불안해하는 환자는 고위험 자세제어전략이 필요하지 않은 단순한 자세 과제에 대해 정상인보다 더 나쁜 성과를 거두게 된다. 고위험 전략이 필요한 상황에서는 불안한 대상이나 불안하지 않은 대상이 비슷하게 행동한다. 예를 들어, 높은 불안을 지닌 건강한 대학생은 덜 불안한 동급생보다 눈을 뜬 상태에서는 흔들림이 더 크지만, 눈을 감은 상태에서는 차이가 없다. 두 그룹 모두 눈을 감은 상태에서 더 많이 흔들렸지만, 좀 더 쉬운 과제를 수행할 때 그룹 간 차이가 더 눈에 띄었다. 이 연구에 따르면 두뇌의 위협시스템은 자세제어가 필요한 과제의 내용과 개인의 불안한 상태에 따라 균형유지를 위해 움직임을 본능적으로 변경한다. CSD 환자는 신체 움직임과 시각적 주변 환경 속에서의 움직임을 포함하여 자세 동요에 대한 내성이 감소된 것으로 보인다. 그들은 그것이 필요하지 않은 일상적 균형 상태에서 더 높은 빈도, 낮은 진폭의 자세 교정(고위험 자세제어전략)을 더 많이 한다.

급성 안뜰질환(안뜰신경염 또는 양성발작성체위현훈) 발생 후 며칠 이내에 등록된 환자에 대한 2가지 전향적 연구에서 CSD 유형 증상이 어떻게 전개가 되는지 관찰되었다. 30%의 환자가 급성 안뜰질환 발생 후 3~12개월 후에 지속적인 어지럼과 자세불안을 보고하였다. 중요한 것은 어지럼이 있는 환자의 90%가 말초 안뜰상실에서 완전한 보상이나 회복을 보였음에도 불구하고 만성 어지럼이 지속되었다는 것이다. 급성 행동증상 유무로 만성 어지럼이 발생한 환자와 거의 완치된 환자를 구별할 수 있었다. 특히 현훈 발병 시 높은 수준의 불안, 안뜰증상에 대한 과도한 걱정 그리고 좋지 않은 결과에 대한 재난적 생각이 지속적인 어지럼과 자세불안의 최선의 예측 변수였다. 2건의 소규모 연구는 급성 안뜰신경염에서 회복하는 동안 불안과 신체적 증상 이외에 자세변화를 측정함으로써 이 연구를 한 단계 더 발전시켰다. 안뜰질환과 함께 불안증을 앓고 있는 환자는 눈을 감은 상태로 서 있을 때나 손상된 귀 방향으로 움직이는 눈운동자극을 볼 때 불안감이 없는 사람들보다 더 흔들렸다. 급성기 질병 동안의 자세 동요패턴은 주로 안뜰범위(즉 비정상적인 안뜰신호에 의해 지배되는)의 주파수 내용을 가졌다. 증상회복은 보다 넓은 범위의 주파수를 가진 흔들리는 패턴의 출현과 일치하며, 이것은 여러 감각자극을 사용하는 보다 유연한 자세제어전략으로의 복귀를 나타낸다. 급성안뜰 흔들림 패턴을 보인 환자는 9개월간의 연구에서 만성 어지럼을 보고했다. 이러한 종단연구는 높은 불안이 안뜰질환의 급성기에 움직임 자극에 대한 과민반응과 자세불안을 확대시킨 다음, 회복과 관련된 자세제어전략에 대한

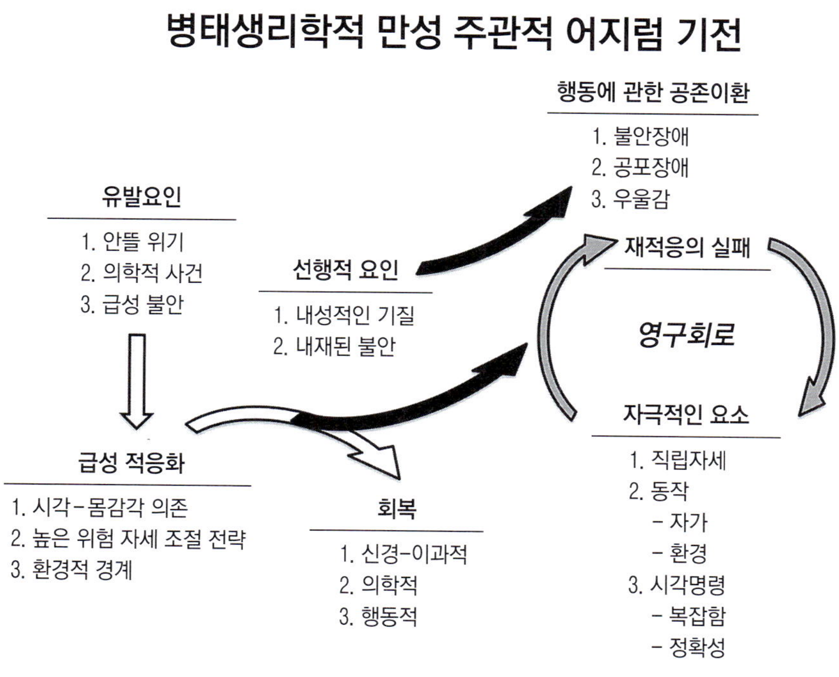

그림 19.1 만성 주관적 어지럼의 병태생리학적 과정의 새로운 모델
유발요인들이 발생할 때, 자세제어전략은 균형 기능을 최대한 유지하도록 반응한다. 급성기가 지났을 때, 신경-이과적, 의과적 및 행동 기능의 완전한 회복이 예상된다. 그러나 선행적 요인이 존재할 때, 자세제어기전은 재빠른 접근에 실패할 수도 있고, 도발적인 동작자극에 지속적인 과민 반응을 일으킬 수 있다. 선행적 요인은 또한 행동상 동반 질환의 위험을 증가시킨다(출처: Staab JP. Behavioral neurotology. In: Bronstein AM, ed. *Oxford Textbook of Vertigo and Imbalance*, Oxford University Press, Oxford, UK, 2013, used with permission).

재적응을 억제한다는 것을 시사한다.

그림 19.1은 이 새로운 가설을 개략적으로 나타낸 것이다. 촉발요인은 위험도가 높은 자세제어전략으로의 전환을 유도한다. 정상적인 상황에서 안뜰, 의학 및 행동회복(즉 재적응)은 유발요인에 따라 결정된 시간경과에 걸쳐 발생한다. 불안이나 내향성 기질 또는 기존 불안장애와 같은 요인이 있는 경우 재적응 과정이 방해를 받게 된다. 회복 대신에 시스템은 고위험 자세제어전략을 지속적으로 사용하여 운동자극에 대한 과민성을 유지하면서 이전의 유발상황을 매우 자극적이게 받아들이게 되는 지각회로를 시작한다. 선행요인은 또한 행동적 동반질환의 위험을 증가시킨다. CSD의 이러한 통합된 모델에서 행동 및 신경-이과적 요소는 병태생리학적 기전에서 동등하게 중요한 요소이다. 상호작용이 없으면 CSD는 존재하지 않는다. 따라서 CSD는 자세제어와 뇌의 위협시스템 사이 경계면에 놓여있다. 이 시스템들 사이의 신경해부학적 연관성은 겉질에서 뇌줄기까지 확인되었다. 건강한 상태에서는 안전하고 효율적인 자세제어를 지원한다. 질병이 있는 경우에는 CSD의 신경 기질로 작용하는 것으로 보인다.

감별진단
Differential diagnosis

CSD의 진단은 핵심 요소를 조사하여 이루어진다(표 19.1). 신체검사, 안뜰병리검사 및 신경영상검사의 역할은 CSD 자체를 진단하는 것이 아니라 가능한 공존 질환을 확인하고 감별진단에서 다른 질환과 구별하는 것이다. CSD가 의심되는 환자에서 임상병력을 조사할 때 가장 중요한 점은 CSD의 핵심 증상을 이끌어내고 현재와 과거를 구분하는 것이다(즉 환자가 이전에 가졌던 것을 환자가 현재 가지고 있는 것과 구별하는 것). 증례연구 19-1의 경우, 환자의 안뜰신경염은 2년간 해소된 상태였다. 신체검진 및 안뜰검사 결과 탁월한 보상이 확인되어 환자의 활동성 질환이 아니라는 것으로 나타났다. 진단 및 치료계획은 만성 또는 재발성 신경-이과적 질환(예: 메니에르병)을 고려해야 하는데, 이는 지속적인 치료가 필요하기 때문이며 오래전 해결된 문제에 대한 치료는 현재 증상을 개선하지 못한다.

CSD의 감별진단에는 몇 가지 신경-이과적 및 정신과 질환이 포함된다. 안뜰 편두통, 양쪽 안뜰장애, 말초신경장애, 안뜰발작, 기립성 떨림, 바깥림프샛길, 간헐적 운동실조증, 신경변성장애(척추소뇌 운동실조장애, 다중시스템 위축), 중추성 안뜰증후군, 가벼운 외상성 뇌손상, 자율신경조절장애 그리고 상륙증후군 증세가 그것이다. 특정 임상적 특징은 각각 CSD와 구별된다. CSD는 안뜰 편두통 환자의 30%에서 나타날 수 있다. 편두통과 안뜰 증상의 간헐적 발현 및 만성자세불안과 어지럼을 가진 환자는 안뜰 편두통과 CSD가 공존할 가능성이 있다. 기립성 떨림을 앓고 있는 환자는 서 있을 때 자세불안 또는 어지럼이 있다고 보고하지만 대개는 걸을 때 증상이 완화된다. 그들은 복잡하거나 까다로운 시각적 자극에 대한 어려움이 없다. 근전도 또는 자세검사에서 환자가 가만히 서 있을 때 다리에서 질병 특유의 13~18Hz 떨림이 나타난다. 심한 양쪽 안뜰상실(bilateral vestibular loss, BVL)을 가진 개인은 머리 움직임에 의해 악화되는 자세불안이나 어지럼이 있다. 그들은 움직임이 많은 환경에서 어려움을 겪을 수 있지만 자신의 움직임을 최소화할 수 있다면 더 잘 수행할 수 있다. CSD 환자는 자신이 가만히 있더라도 여전히 주위환경에서 일어나는 움직임에 대해 민감하다. 또한 양쪽 안뜰상실 환자에서 흔히 볼 수 있는 진동시각(oscillopsia)은 CSD의 특징은 아니다. 양쪽 안뜰상실은 두부충동검사에서 양쪽 모두 양성이 나타나거나 온도눈떨림검사에서 양쪽 모두 감소된 반응으로 진단할 수 있다. 말초신경병증, 소뇌변성 및 운동장애가 있는 환자는 자세불안이나 어지럼을 나타낼 수 있지만 복잡한 시각자극에는 별다른 문제가 없다. 또한 증상은 보통 진행성이며 CSD처럼 악화와 약화를 반복하지 않는다. 신체검진은 예상되는 감각운동증후를 보인다. 만성 어지럼과 동작민감도는 뇌진탕이나 채찍질손상 후 며칠 안에 뇌진탕후증후군의 일부로 나타날 수 있다. CSD는 머리 부상에 이어 늦게 발달하지 않는다. 제1형 신경매개성 반사실신(일명 혈관미주신경실신 또는 신경심장성 실신) 및 자세 기립성 빈맥증후군은 CSD처럼 보이거나 CSD와 공존할 수 있다. 증상 및 징후는 자율신경조절장애의 경우 주로 기립성으로 나타나고 CSD의 경우 대개 자세성이다(자세와의 관련성 참조). 운동성 증상은 자율신경조절장애에서 더 두드러진다. CSD에서는 기립성 저혈압이나 경사침대에서 이상이 발견되지 않는다. 휘청거림이나 흔들림에 대한 지속적인 감각은 상륙증후군에서 발생하며 보트, 기차, 비행기 또는 자동차 여행 후 발생하여 일반적으로 적어도 몇 시간 동안 지속된다. 이 질환을 앓고 있는 환자는 일반적으로 움직일 때(예: 차에 타기) 증상의 호전을 느끼고 정지 후 다시 기분이 나빠진다고 보고하는데, 이는 CSD의 전형적인 움직임 민감성과는 반대이다.

CSD와 감별진단이 필요한 주요 정신과 질환은 공황장애, 일반적 불안장애, 기능적 보행장애 및 신체증상장애를 포함한다. 어지럼과 어찔함(lightheadedness)은 가슴통증과 호흡곤란 다음으로 두 번째 흔한 공황발작 증상이다. 만성 어지럼은 일반화된 불안과 관련된 몇 가지 신체적 증상 중 하나일 수 있다. 기능적 보행장애(변환장애)를 가진 환자는 자세불안 또는 어지럼을 호소할 수 있지만, 주된 문제는 걷기가 어려운 것이다. 검사상 일반적이지 않은 보행패턴을 보이게 된다. 신체증상장애(이전의 신체화 장애) 환자는 비특이적인 어지럼, 계속되는 회전성 현훈 또는 여러 방향으로 소용돌이치는 것 같은 시각적 환경을 자주 보고한다. 이러한 안뜰증상은 거의 항상 다른 신체증상과 공존하며 CSD의 독특한 패턴과는 일치하지 않는다.

치료
Treatment

CSD를 위한 치료방법으로 안뜰 및 균형재활치료(안뜰습관화)의 습관화 형태, 세로토닌성 약물(선택세로토닌 재흡수 억제제, 세로토닌 노르에피네프린 재흡수 억제제) 및 인지행동치료(CBT)가 있다. CSD에 대한 치료중재 효과에 대한 대규모, 무작위, 대조군 연구는 이루어지지 않았기 때문에 이러한 권장사항은 소규모 연구와 광범위한 임상경험을 기반으로 한다. 안뜰장애에 대한 물리치료 중재에 대한 초기 연구의 대부분은 만성 어지럼을 앓고 있는 환자에게 집중되었다. 이러한 초기 연구는 CSD의 정의를 발표하기 이전에 이루어졌다. 그럼에도 불구하고 초기 연구는 CSD를 위한 안뜰습관화 프로토콜 개발에 유익한 정보를 제공했는데, 연구대상자에 대한 설명을 보면 많은 사람들이 CSD를 가진 걸 알 수 있었기 때문이다. 만성 어지럼 환자를 대상으로 한 선택적 세로토닌 재흡수 억제제(selective serotonin reuptake inhibitor, SSRI)와 세로토닌 노르에피네프린 재흡수 억제제(serotonin norepinephrine reuptake inhibitor, SNRI)에 대한 7건의 통제되지 않은 임상시험이 미국과 일본에서 완료되었다. 5개의 CBT 실험이 진행되었고, 그 중 하나는 6개월 후 그리고 다른 하나는 12개월 후에 추적조사가 이루어졌다. 안뜰습관화, 약물 및 CBT는 단독으로 또는 CSD를 치료할 경우 보다 자주 병행하여 사용할 수 있다.

안뜰습관화 운동 Vestibular habituation exercises

안뜰 및 균형재활치료는 말초 또는 중추 안뜰결핍에 대한 보상을 촉진시킴으로써 효과가 있다고 가정되었다(9장, 22장 참조). 그러나 형성적 연구를 신중하게 검토하게 되면 CSD 치료에 적합한 추가적인(아마도 완전히 다른) 기전을 통해 치료효과를 발휘할 수 있음을 알게 된다. 안뜰재활의 중추적인 시도는 1990년대 초반에 만성 비특이적 어지럼 환자를 대상으로 이루어졌다. 그 연구의 저자들은 대개 피험자에 대한 상세한 신경-이과 평가를 보고하지 않았다. 연구 포함 기준은 본질적으로 증상이었고 특정 진단보다는 기능적 결함을 중요시했다. 그럼에도 불구하고 이러한 조사에는 CSD 환자가 포함되어 있었고, 대부분 증상이 수개월에서 수년간 지속되었으며, 급성 안뜰상실 후 보상기간을 훨씬 넘었다. 이는 첫 번째 안뜰재활 프로토콜은 움직임 자극에 대한 고전적 조건화로 인한 과민성을 바꾸기 위한 습관화 전략을 우선하며, 보행과 기립에 대해서는 조작적 조건화를 변경하는 것을 포함한다. 초기 조사자 중 일부는 치료를 위한 습관화(habituation) 요법이라는 용어를 사용했다.

현재까지 현대 임상시험 방법을 사용하여 만성 주관적 어지럼(CSD) 환자에게 특별히 설계된 안뜰습관화에 대한 연구는 아직까지 이루어지지 않았다. 따라서 CSD 환자의 안뜰습관화의 이점은 임상경험과 만성 비특이적 어지럼을 앓고 있는 환자 집단에 대한 초기 연구로부터 추정하여야 한다. 안뜰습관화는 안뜰증상의 심각성을 감소시키고 이동성을 증가시키며 환자의 60~80% 일상기능을 향상시킬 수 있음을 시사했다. 또한 안뜰습관화는 만성 어지럼 환자의 불안과 우울을 감소시킬 수 있었다. 안뜰습관화를 이용한 CSD 환자의 성공적인 치료를 위해서는 급성 안뜰상실 직후의 환자를 치료하는데 사용되는 것보다 조심스러운 접근이 필요하다. 습관화 운동은 치료 시작 시 약하게 접근해야 하며 점진적으로 증가시켜야 한다. 그렇지 않으면 증상을 완화시키기보다는 악화시킬 것이다. 안뜰습관화 운동을 초기에 너무 격렬하게 하다 조기에 그만둬 버리면 실패로 간주하게 된다. 지속적인 효과는 대개 8~12주간 동안 매일 가정 운동을 한 후에 볼 수 있지만 최대 효과를 위해서는 3~6개월간의 지속적인 치료가 필요할 수도 있다. 표 19.2에 CSD를 위한 안뜰습관화 전략을 성공적으로 개발하기 위한 몇 가지 핵심 요소를 나열하였다.

약물치료 Medication

미국과 일본에서는 만성 어지럼 환자를 위한 선택적 세로토닌 재흡수 억제제(SSRI) 치료에 대하여 4건의 공개라벨, 전향적 실험 및 대규모 후향적 연구가 수행되었다. 모든 연구가 CSD를 목표로 하기 위해 고안된 것은 아니지만 CSD 환자도 포함되는 기준을 사용했다. 총체적으로 이러한 연구들은 추가적인 신경-이과적 또는 정신적인 문제의 유무에 관계없이 CSD 증상이 있는 190명의 환자를 포함시켰다. 상업적으로 이용 가능한 6가지 SSRI가 하나 이상의 연구에서 검사되었다. 6번째 연구는 이전의 SSRI 임상시험 중 하나와 유사한 공개라벨 형식을 사용하여 CSD 증상을 가진 40명의 환자에서 세로토닌 노르에피네프린 재흡수 억제제(SNRI) 밀리나시프란(milnacipran)의 효능을 검사했다. 7번째 연구는 CSD와 안뜰 편두통으로 공식 진단받은 32명의 환자에서 SNRI 벤라팍신(venlafaxine)의 효과를 조사했다. 만성 비현훈성 어지럼과 자세불안이 7가지 임상 모두에서 주요한 대상 증상이었다. 이러한 주요 증상의 임상적으로 의미 있는 감소는 임상시험에 참여한 모든 환자의 60~70%(치료목적 분석)와 최소 8~12주 치료를 완료한 환자의 80% 이상(관찰된 사례)에서 관찰되었다. 약 20%의 환자가 이러한 약물의 전형적인 부작용(예: 위장장애, 수면장애, 성기능장애)으로 인해 SSRI 또는 SNRI 치료를 마치지 못했다. 어지럼이 미국에서 상업적으로 이용 가능한 10개의 SSRI와 SNRI의 부작용으로 표시되었음에도 불구하고 증가된 어지럼에는 큰 문제가 발생하지 않았다. 불안과 우울증이 함께 있는 환자의 경우, 정신과적 증상은 안뜰증상과 함께 호전되었다. 이 7가지 연구결과를 종합해 볼 때 SSRI와 SNRI가 CSD 환자 치료에 안전하고 효과적으로 사용될 수 있음을 나타낸다. 표 19.3은 약물치료를 위

표 19.2 만성 주관적 어지럼을 위한 성공적인 안뜰습관화 프로그램의 특징

속도	• 만성 주관적 어지럼을 위한 습관화 운동은 급성 안뜰결핍에 대한 보상 운동보다 더 부드럽게 시작하고 천천히 증가한다. • 일상 운동 계획은 환자가 집에서 수행하는 몇 분의 습관화 활동으로 시작하더라도 자극적인 자극을 본능적으로 피하는 것을 극복한다. • 운동 중 계획된 휴식은 순응도를 향상시키고 증상을 악화시킬 가능성을 제한한다.
지속성	• 만성 주관적 어지럼을 위한 습관화 과정은 급성 안뜰결핍에 대한 보상 과정보다 더 많은 시간이 걸릴 수 있다. • 안뜰습관화의 완전한 이득은 3~6개월 동안 실현되지 않을 수 있다.
시각적 흐름과 시각적 복잡성	• 시각적 흐름과 복잡한 시각적 자극을 포함하는 운동은 만성 주관적 어지럼의 시각적 증상을 해결한다.
실제 설정	• 환자가 일반적으로 접하게 되는 실내 및 실외 환경의 사용은 일상 활동으로의 재통합을 촉진한다.

표 19.3 만성 주관적 어지럼을 위한 세로토닌 항우울제 투여 전략

약물치료	초기치료[a] 일일 용량(mg)	적정(2주) 일일 용량(mg)	적정(4~6주) 일일 용량(mg)	치료범위 일일 용량(mg)
선택적 세로토닌 재흡수 억제제				
플루오세틴(fluoxetine)	5~10	10~20	20~40	20~60
셀트랄린(sertraline)	12.5~25	25~50	50~100	50~150
파로세틴(paroxetine)	5~10	10~20	20~40	20~60
씨타로프람(citalopram)	5~10	10~20	20~40	20~40
에씨탈로프람(escitalopram)	2.5~5	5~10	10~20	10~20
플루복사민(fluvoxamine)[b]	25	25~50 하루 두 번	50~100 하루 두 번	50~100 하루 두 번
세라토닌과 노르에피네프린 재흡수 억제제				
벤라팍신(venlafaxine)	25~37.5	37.5~50	75~150	75~225
밀나시프란(milnacipran)[c]	12.5~25 하루 두 번	25~50 하루 두 번	50 하루 두 번	50~75 하루 두 번
덜록세틴(duloxetine)[d]	20~30	40~60	40~60	40~60

a 대부분의 환자들은 치료를 시작하기 위해 더 높은 초기 투여량을 처방받을 수 있다. 그 복용량을 견디지 못하는 사람들과 더 조심스럽게 치료를 시작하는 것을 선호하는 사람들은 더 낮은 초기 복용량을 처방받을 수 있다.
b 플루복사민은 일반적으로 1~2주 동안 하루에 한 번 25mg에서 시작하며 그리고 나서 하루에 두 번 복용하는 것으로 증가했다.
c 밀나시프란은 일반적으로 2~3일 동안 하루에 한 번 12.5mg에서 시작하며 그리고 나서 하루에 두 번 복용하는 것으로 증가했다.
d 덜록세틴은 CSD를 위한 임상시험에서 연구되지 않았지만 임상적으로 사용된다. 데스벤라팍신은 CSD의 임상시험에서 연구되지 않았다. 50mg과 100mg 캡슐에서만 사용할 수 있어 점진적인 적정을 허용하지 않기 때문에 CSD 환자에게는 임상적으로 일반적으로 사용되지 않는다.

한 복용지침을 제공한다. 어떠한 약물도 효과 또는 부작용 면에서 다른 약물보다 우수하지는 않다. 임상적으로 유의미한 치료를 받으려면 8~12주의 치료가 필요할 수 있다. 따라서 약물 과민증의 경우를 제외하고 약물 복용량이 효과적이지 않은 것으로 간주하기 전에 치료 범위의 중간지점에 도달한 상태에서 치료시험을 최소 12주 동안 계속해야 한다. 성공적인 1년의 유지기간을 포함하는 SSRI 임상시험 중 하나의 결과에 따라 지속적이거나 재발한 신경-이과적 또는 정신질환자의 경우 최소 1년 이상 유지치료를 하는 것이 권장된다. 한 가지 약물에 과민하거나 반응하지 않는 환자는 두 번째 약물에 반응할 가능성이 있다. 임상진료에서 두 종류의 약물 중 하나를 두 번 시도하여 실패한 후에는 SSRI에서 SNRI로 또는 그 반대로 약물을 바꾸어 시도한다.

SSRIs와 SNRIs의 임상시험은 이러한 약물을 CSD의 약리학적 치료의 주축으로 만들었다. 미르타자핀(mirtazapine)과 삼환성(tricyclic) 항우울제는 임상적으로 사용되지만 연구되지는 않았다. 벤조디아제핀과 다른 안뜰억제제는 CSD의 1차 치료제로 효과적이지 않지만, 불안이 높은 CSD 환자들은 세로토닌성 항우울제와 안뜰습관화를 통하여 보다 명확한 치료를 시작하면서 벤조디아제핀을 짧게 복용함으로 효과를 볼 수 있다.

심리치료 Psychotherapy

만성 어지럼이 있는 환자를 대상으로 인지행동치료(CBT)에 대한 5가지 통제실험이 수행되었다. 3가지 임상실험에서 CSD 환자를 특별하게 선택하였지만, 다른 2가지 실험은 만성 비특이적 어지럼을 가진 피험자를 대상으로 하였다. 3개의 가장 오래된 연구는 39명의 환자와 40명의 대조군을 포함시켰다. 그 결과들에 대한 체계적 문헌연구는 CBT가 어지럼을 완화시키는 중간 정도의 효과를 나타냈다(효과크기 = 0.46). 4번째 임상시험에는 능동적 치료 또는 대조군에 무작위로 배정된 CSD 환자 41명이 포함되었다. 저자들은 단지 3회의 CBT(효과크기=0.98~1.15) 후에 어지럼과 어지럼 관련 회피증상의 큰 감소를 보고했으며, 이 모든 결과는 능동적 심리치료가

끝날 때 측정되었다. 두 가지 연구에서 장기효과를 조사했다. 오래 기간 CSD를 앓은 환자들을 대상으로 한 조사에서는 CBT의 단기적인 효과가 1년 후에 지속되지 않는다는 것을 발견했다. 또한 지속적인 어지럼이 발병한 후 첫 2개월 이내에 등록한 다른 연구에서는 6개월간의 추적 관찰기간 동안 효과가 유지되고 있음을 보여주었다. 이 연구들은 CSD에 대한 CBT의 효능에 대해서 혼합된 그림을 제시하지만, 병의 진행과정에서 가능한 한 빨리 사용한다면 더 효과적일 수 있다고 제안한다. CBT는 또한 CSD 환자에서 동반된 불안과 우울장애를 치료하는데 사용될 수 있다.

요약
Summary

지속적인 비현훈성 어지럼과 자세불안을 27년 전에는 공포성 체위현훈으로 처음 설명하였다. 7년 전에 이 정의는 핵심적인 신체적 증상에 더 명확하게 초점을 맞추도록 업데이트 되었다(표 19.1). 현대적으로 업데이트된 상태를 만성 주관적 어지럼이라고 하였다. 이것은 3차 신경-이과 센터에서 시행되는 두 번째로 흔한 진단으로, 양성발작성체위현훈이 첫 번째, 안뜰 편두통이 세 번째로 인식된다. CSD는 기립 시 더 심해지는 지속적인(3개월 이상) 자세불안과 비현훈성 어지럼으로 정의되고 정밀한 작업을 수행하거나 주위에서 일어나는 움직임이 자극적인 경우 악화될 수 있다. CSD의 임상경과는 일반적으로 만성적이지만 수개월 또는 수년 동안 정도가 변화한다. CSD는 거의 항상 급성 신경-이과, 의학 또는 정신병에 의해 촉발된다. 두 개의 대규모 연구에 의해 감별진단이 확립되었고 공존하는 합병증을 확인했다. 그것의 병태생리학 기전에 대한 새로운 가설 또한 개발되었다. 아마도 가장 중요한 것은 3대륙에서 실시된 연구에 의하면 안뜰습관화 운동, SSRI 및 SNRI 항우울제, CBT로 성공적으로 치료할 수 있다는 것이다.

증례연구 19-1

만성 주관적 어지럼의 진단 Diagnosing CSD

34세 남성 환자는 급성 현훈, 메스꺼움, 구토, 운동실조를 처음 경험한 이후 2년 동안 지속되고 있고, 자세불안과 비현훈성 어지럼으로 인해 신경-이과 상담을 받았다. 초기 현훈 증상은 6~8주에 걸쳐 점차적으로 해결되었지만, 기립 시와 걸을 때 한쪽으로 방향을 돌릴 때 지속적인 자세불안 느낌을 가지게 되었다. 원하는 방향을 유지하기 위해 걷는데 집중해야 했다. 그는 청각 증상이나 다른 신경학적 증상은 없었다. 특정 방향으로의 머리 움직임은 증상을 악화시켰다. 대형 할인점에서 선반에 진열하는 작업을 했지만, 통로를 왔다갔다 하는 것이 증상을 악화시켰기때문에 일찍 퇴근하는 경우가 많았다. 상점에 있는 고객의 움직임은 환자를 힘들게 했고 환자가 가만히 서 있을 때도 그러했다. 이전에는 친구와 컴퓨터 게임을 즐겼지만 더 이상 휴식 없이 10분 이상 노트북을 사용하지 못했다. 환자는 정신과적 병력이 없었지만 친구들은 그를 잔걱정이 많은 사람이라고 했다. 신경-이과 검사는 정상이었다. 안뜰병리검사에서 완전히 보상된 왼쪽의 말초안뜰기관 약화가 45%로 나타났지만 다른 이상은 없었다.

논평 Comment

이 사례는 안뜰신경염에 의해 유발된 전형적인 만성 주관적 어지럼(CSD)이다. 환자의 말초 안뜰결핍은 급성기에 일어났지만 상담 당시에는 충분히 보상되어 있었다. 그러므로 그의 지속적인 자세불안이나 어지럼의 원인이 될 수는 없었다. 그의 증상은 급성 말초 질환에 대한 보상을 예상할 수 있는 시기(4~8주)에 현훈과 운동실조증에서 비현훈성 어지럼과 보행장애가 없는 자세불안으로 변했다는 것을 기억해야 한다. 움직임이 증상을 유발하는 것은 CSD에 매우 흔하다. 그는 방향이나 자세 특이적이 아닌 자신의 머리 움직임에도 어려움을 호소했다. 또한 자신의 움직임(예: 통로에서 걷기)이나 주변 물체의 움직임(예: 돌아다니는 고객)에 관계없이 시야 전체의 시각적 흐름을 견딜 수 없었다. 그는 또한 좁은 시야에서 일어나는 정밀 시각적 작업(예: 컴퓨터 사용)에도 어려움을 겪었다. 그의 잔걱정이 많은 기질은 CSD를 발전시키는 위험 요인일지도 모르지만, 정신과적 문제는 없었다.

증례연구 19-2

33세 여성 환자는 현훈이 재발해 하루에 1~2시간 동안 나타나는 만성 어지럼이 3년간 지속된 것으로 평가되었는데, 이는 보통 안구 뒤쪽 통증 및 두통과 관련이 있다. 그녀의 증상은 출퇴근 때처럼 교통체증이 심한 시간대에 낯선 대교 위를 운전하여 건너는 중 일어난 급성 현훈에서 시작되었다. 자신의 차를 통제할 수 없게 될까봐 걱정이 되어 현훈이 가라앉을 때까지 도로 옆으로 정차시켰는데, 안정까지 20분 정도 걸렸다. 그 사건 이후 이 환자는 일어서거나 똑바로 앉을 때마다 휘청거리거나 흔들리는(swaying or rocking) 지속적인 느낌을 받았다. 이 현상은 자신이 움직이거나, 주위에 있는 물체가 움직이거나, TV를 보거나 무언가를 읽을 때 증가했다. 그녀는 한 달에 2~3번 현훈의 급성 발작을 경험했다. 발작의 약 75%는 눈 통증이나 두통을 동반했고, 빛과 소리에 민감하고 메스꺼웠으며, 이는 몇 시간 동안 지속되었다. 어지럼이 심한 날에는 공황발작을 일으켰다. 그녀는 운전을 하지 않고 친구나 가족들에게 의존하여 쇼핑을 다녔다. 그렇지 않을 경우에는 균형에 대해 가장 안정을 느끼는 집에 머물렀다. 신경-이과적 평가 및 안뜰병리검사는 전적으로 정상이었다. 정신과적 검사를 통해 그녀는 어린 시절 수줍음이 많았음이 드러났다. 그녀는 고등학교를 졸업한 직후 몇 차례 공황발작이 있었지만, 발작은 저절로 해결되었다.

논평 Comment

이 환자는 만성 주관적 어지럼(CSD), 안뜰 편두통, 공황장애 및 광장공포증을 앓았다. 비록 모든 현훈 발작이 편두통과 연관되지 않았음에도 불구하고 안뜰 편두통은 그녀의 현훈을 재발시키는 원인이 되었다. 대교 위에서 경험한 첫 번째 안뜰 편두통은 그녀가 거의 집에만 머물게 될 정도로 심각한 공황발작과 광장공포증 재발을 촉발시켰다. CSD는 지속적인 자세 불안과 어지럼 그리고 밤낮 없이 계속되는 동작 민감도를 유발하였다. 이것을 상륙증후군(MdD)과 혼동해서는 안 된다. 초기 사건은 차량에서 발생했지만 MdD 증상이 아닌 회전성 현훈의 자발적인 증상이었다. 흔들림은 CSD와 MdD 모두에서 발생할 수 있지만, 이 두 조건을 가진 환자는 CSD의 감별진단 장에서 논의된 것처럼 동작자극에 다르게 반응한다.

증례연구 19-3

만성 주관적 어지럼의 치료 Treating CSD

증례연구 19-1의 환자는 안뜰신경염으로 진단받은 뒤 안뜰재활을 위한 물리치료사에게 의뢰되었으며 메클리진(meclizine)을 처방받았다. 이 약은 그에게 도움이 되지 않았고 너무 많이 진정시켰다. 그는 두 번의 물리치료 세션에 참여했지만 치료의 강도를 견딜 수 없어 다시 방문하지 않았다. 그의 아내는 환자가 평상시보다 더 불안해하는 것을 염려했으므로 주치의는 선택적 세로토닌 재흡수 억제제(SSRI) 파록세틴(paroxetine)을 1일 20mg으로 처방했다. 그러나 이틀 동안 복용했지만 메스꺼움과 어지럼증이 심해져 더 이상 복용하지 않았다. 그 시점에 주치의는 그를 3차 신경-이과센터에 의뢰했고, 그곳에서 그의 임상 기록, 검사 및 검사소견을 확인했다. 정신의학 컨설턴트는 그의 불안한 기질을 확인했지만 그의 불안이 심각한 불안장애 수준은 아니라고 결론지었다. 환자는 (1) 치료된 안뜰신경염(vestibular neuritis), (2) 완전 보상된 왼쪽 말초 안뜰기능저하 그리고 (3) 만성 주관적 어지럼(CSD)으로 진단받았다. 그는 크지 않은 머리의 움직임에서 시작하여 그의 앞에서 줄무늬 우산을 빙빙 돌리고, 나중에는 벽면의 그림을 좌우로 바라보면서 복도를 걷는 등의 안뜰습관화 훈련을 수행하였다. 습관화 운동요법 기간은 하루 2번 2분씩에서 15분으로 점차 증가시켰다. 환자는 1주일에 12.5mg, 1주일에 25mg, 1일 50mg으로 셀트랄린(다른 SSRI)을 처방받았다. 그는 8주간의 치료 후에 직장에 복귀했다.

논평 Comment

이 증례는 CSD 환자 치료에 있어 세 가지 위험을 보여준다. 첫째, 환자는 이미 안뜰신경염에 대한 보상을 받았다. 따라서 안뜰억제제는 필요하지 않다. 둘째, 안뜰습관화 운동은 CSD 치료를 위한 첫 번째 방법이지만 증상악화와 조기치료 중단을 피하기 위해 서서히 도입해야 한다. 셋째, 선택적 세로토닌 재흡수 억제제와 세로토닌 노르에피네프린 재흡수 억제제(SNRI)는 CSD의 주요 약리학적 치료이지만, 우울증 치료에 비해 저용량으로 시작해야 하며 평소보다 천천히 증가해야 한다(표 19.3). 셀트랄린(sertraline)이 그것을 약화시킬 수 있는 잠재력을 가졌지만, 환자의 평생 동안 불안했던 기질에 대해서는 특별한 개입이 필요하지 않다.

References

1. Kuch K, Swinson RP. Agoraphobia: what Westphal really said. *Can J Psychiatry*. 1992;37(2):133–136.
2. Brandt T, Dieterich M. Phobischer Attacken Schwankschwindel, einneues Syndrom? *Munch Med Wschr*. 1986;28:247–250.
3. Brandt T. Phobic postural vertigo. *Neurology*. 1996;46(6):1515–1519.
4. Huppert D, Kunihiro T, Brandt T. Phobic postural vertigo (154 patients): its association with vestibular disorders. *J Audiol*. 1995;4:97–103.
5. Huppert D, Strupp M, Rettinger N, et al. Phobic postural vertigo—a long-term follow-up (5 to 15 years) of 106 patients. *J Neurol*. 2005;252(5):564–569.
6. Best C, Tschan R, Eckhardt-Henn A, Dieterich M. Who is at risk for ongoing dizziness and psychological strain after a vestibular disorder? *Neuroscience*. 2009;164(4):1579–1587.
7. Ruckenstein MJ, Staab JP. Chronic subjective dizziness. *Otolaryngol Clin North Am*. 2009;42(1):71–77.
8. Staab JP, Ruckenstein MJ. Expanding the differential diagnosis of dizziness. *Arch Otolaryngol Head Neck Surg*. 2007; 133(2):170–176.
9. Jacob RG, Woody SR, Clark DB, et al. Discomfort with space and motion: a possible marker of vestibular dysfunction assessed by the Situational Characteristics Questionnaire. *J Psychopathol Behav Assess*. 1993;15(4):299–324.
10. Bronstein AM. Visual vertigo syndrome: clinical and posturography findings. *J Neurol Neurosurg Psychiatry*. 1995; 59(5):472–476.
11. Honaker JA, Gilbert JM, Staab JP. Chronic subjective dizziness versus conversion disorder: discussion of clinical findings and rehabilitation. *Am J Audiol*. 2010;19(1):3–8.
12. Eggers SD, Staab JP, Neff BA, et al. Investigation of the coherence of definite and probable vestibular migraine as distinct clinical entities. *Otol Neurotol*. 2011;32(7):1144–1151.
13. Staab JP, Rohe DE, Eggers SD, Shepard NT. Anxious, introverted personality traits in patients with chronic subjective dizziness. Journal of Psychosomatic Research. 76(1):80–3, 2014 Jan.
14. Staab JP. Behavioral aspects of vestibular rehabilitation. *Neuro Rehabilitation*. 2011;29(2):179–183.
15. Holmberg J, Karlberg M, Harlacher U, et al. Treatment of phobic postural vertigo: a controlled study of cognitivebehavioral therapy and self-controlled desensitization. *J Neurol*. 2006;253:500–506.
16. Edelman S, Mahoney AE, Cremer PD. Cognitive behavior therapy for chronic subjective dizziness: a randomized, controlled trial [published online ahead of print November 20, 2011]. *Am J Otolaryngol*. 2011.
17. Holmberg J, Karlberg M, Harlacher U, Magnusson M. One-year follow-up of cognitive behavioral therapy for phobic postural vertigo. *J Neurol*. 2007;254(9):1189–1192.
18. Mahoney AEJ, Edelman S, Cremer PD. Cognitive behavior therapy for chronic subjective dizziness: long-term gains and predictors of disability. Am J Otolaryngology. 34(2): 115–120, 2013.
19. Staab J, Eggers S, Neff B, et al. Validation of a clinical syndrome of persistent dizziness and unsteadiness. Abstracts from the XXVI Barany Society Meeting, Reykjavik, Iceland, August 18–21, 2010. *J Vest Res*. 2010;20(3–4):172–173.
20. Bisdorff A, von Brevern M, Lempert T, Newman-Toker DE. Classification of vestibular symptoms: towards an international classification of vestibular disorders. *J Vestib Res*. 2009;19(1–2):1–13.
21. Best C, Eckhardt-Henn A, Tschan R, Dieterich M. Psychiatric morbidity and comorbidity in different vestibular vertigo syndromes. Results of a prospective longitudinal study over one year. *J Neurol*. 2009;256(1):58–65.
22. Godemann F, Siefert K, Hantschke-Bruggemann M, et al. What accounts for vertigo one year after neuritis vestibularis—anxiety or a dysfunctional vestibular organ? *J Psychiatr Res*. 2005;39(5):529–534.
23. Heinrichs N, Edler C, Eskens S, et al. Predicting continued dizziness after an acute peripheral vestibular disorder. *Psychosom Med*. 2007;69(7):700–707.
24. Holmberg J, Karlberg M, Harlacher U, Magnusson M. Experience of handicap and anxiety in phobic postural vertigo. *Acta Otolaryngol*. 2005;125(3):270–275.
25. Warninghoff JC, Bayer O, Ferrari U, Straube A. Comorbidities of vertiginous diseases. *BMC Neurol*. 2009;9:29.
26. Eckhardt-Henn A, Dieterich M. Psychiatric disorders in otoneurology patients. *Neurol Clin*. 2005;23(3):731–749.
27. Carpenter MG, Frank JS, Adkin AL, et al. Influence of postural anxiety on postural reactions to multi-directional surface rotations. *J Neurophysiol*. 2004;92(6):3255–3265.
28. Querner V, Krafczyk S, Dieterich M, Brandt T. Phobic postural vertigo. Body sway during visually induced roll vec-

tion. *Exp Brain Res*. 2002;143(3):269–275.

29. Ohno H, Wada M, Saitoh J, et al. The effect of anxiety on postural control in humans depends on visual information processing. *Neurosci Lett*. 2004;364(1):37–39.
30. Alessandrini M, D'Erme G, Bruno E, et al. Vestibular compensation: analysis of postural re-arrangement as a control index for unilateral vestibular deficit. *Neuroreport*. 2003;14(7):1075–1079.
31. Monzani D, Marchioni D, Bonetti S, et al. Anxiety affects vestibulospinal function of labyrinthine-defective patients during horizontal optokinetic stimulation. *Acta Otorhinolaryngol Ital*. 2004;24(3):117–124.
32. Staab JP. Behavioral neurotology. In: Bronstein AM, ed. *Oxford Textbook of Vertigo and Imbalance*. Oxford, UK: Oxford University Press; 2013.
33. Balaban CD, Jacob RG, Furman JM. Neurologic bases for comorbidity of balance disorders, anxiety disorders and migraine: neurotherapeutic implications. *Expert Rev Neurother*. 2011;11(3):379–394.
34. Gerschlager W, Brown P. Orthostatic tremor – a review. *Handb Clin Neurol*. 2011;100:457–462.
35. Staab JP, Ruckenstein MJ. Autonomic nervous system dysfunction in chronic dizziness. *Otol Neurotol*. 2007;28(6):854–859.
36. Staab JP, Ruckenstein MJ, Solomon D, Shepard NT. Serotonin reuptake inhibitors for dizziness with psychiatric symptoms. *Arch Otolaryngol Head Neck Surg*. 2002;128(5):554–560.
37. Staab JP, Ruckenstein MJ, Amsterdam JD. A prospective trial of sertraline for chronic subjective dizziness. *Laryngoscope*. 2004;114:1637–1641.
38. Horii A, Mitani K, Kitahara T, et al. Paroxetine, a selective serotonin reuptake inhibitor, reduces depressive symptoms and subjective handicaps in patients with dizziness. *Otol Neurotol*. 2004;25:536–543.
39. Simon NM, Parker SW, Wernick-Robinson M, et al. Fluoxetine for vestibular dysfunction and anxiety: a prospective pilot study. *Psychosomatics*. 2005;46:334–339.
40. Horii A, Uno A, Kitahara T, et al. Effects of fluvoxamine on anxiety, depression, and subjective handicaps of chronic dizziness patients with or without neuro-otologic diseases. *J Vestib Res*. 2007;17:1–8.
41. Horii A, Kitahara T, Masumura C, et al. Effects of milnacipran, a serotonin noradrenaline reuptake inhibitor (SNRI) on subjective handicaps and posturography in dizzy patients. Abstracts from the XXVth Congress of the Barany Society, Kyoto, Japan, April, 2008. http://www.acplan.jp/barany2008/. Accessed July 9, 2011.
42. Staab JP. Clinical clues to a dizzying headache. *J Vest Res*. 2011;21(6):331–340.
43. Johansson M, Akerlund D, Larsen HC, Andersson G (2001). Randomized controlled trial of vestibular rehabilitation combined with cognitive-behavioral therapy for dizziness in older people. *Otolaryngol Head Neck Surg*. 125:151–156.

section 5

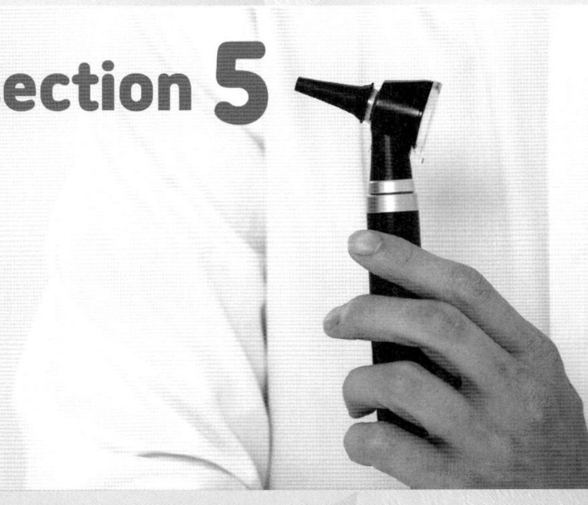

말초 안뜰질환의 재활 사정과 관리

Rehabilitation Assessment and Management of Peripheral Vestibular Disorders

20

양성발작성체위현훈의 물리치료 관리

Physical Therapy Management of Benign Paroxysmal Positional Vertigo

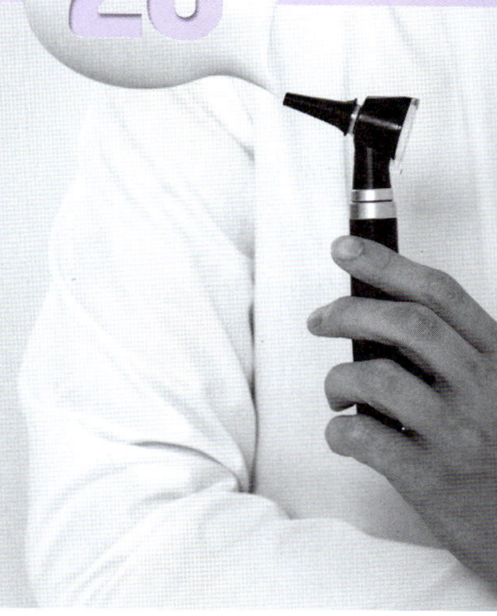

Susan J. Herdman, PT, PhD, FAPTA • Jeffrey M. Hoder, PT, DPT, NCS

양성발작성체위현훈(benign paroxysmal positional vertigo, BPPV)은 평형모래가 반고리관(semicircular canal)으로 들어가 생기는 말초 안뜰계의 역학적 문제이다. 그것은 말초 안뜰질환의 재발성 및 일시적인 현훈의 가장 흔한 원인이다. 전체 인구 집단에서 BPPV는 1년에 10만 명당 64건 정도의 새로운 사례가 발생한다. 일반 인구에서 높은 유병률을 나타내므로, 질병과 적절한 관리에 대한 이해가 필수적이다. 뒤반고리관 BPPV는 평가 및 치료에 있어서 가장 좋은 방법에 대한 광범위한 연구가 진행됐다. 이 장에서는 제안된 BPPV 기전에 대해 설명하고 이 질환에 대한 평가와 다양한 치료방법들에 대해 알아보겠다.

특징과 역사
Characteristics and history

BPPV는 머리가 특정 자세로 움직였을 때 환경이나 자신이 회전한다는 지각과 함께 일시적인 현훈이 나타나는 특성이 있다. 이는 소아에서는 비교적 드물지만 성인은 모든 연령에서 발병된 것으로 보고되었다. BPPV는 자연적으로 발생하지만, 주로 머리 외상, 미로염 또는 앞안뜰동맥 영역의 허혈 후에 나타나는 것으로 알려져 있다. 일반적으로 자연치유되지만, 일시적인 현훈이 지속되는 환자의 경우에 이 장애는 성가시거나 파괴적일 수 있으며 종종 일상생활활동에 상당한 변화를 가져온다.

또한 BPPV 환자는 누울 때, 침대에서 옆으로 돌아누울 때, 구부리고 있을 때, 올려 볼 때 발현되는 현훈을 호소한다. 현훈이 유발되는 일반적인 상황으로는 침대에서 나오기, 정원 가꾸기, 샤워실에서 머리 감기, 치과 또는 미용실에 가는 것 등이 있다. BPPV와 관련된 다른 증상은 일시적인 현훈이 멈춘 후 몇 시간 또는 며칠 동안 지속될 수 있는 균형 문제와 어찔함 또는 떠다니는 듯한 감각을 포함한다(표 20.1).

현훈 같은 BPPV의 역사적 언급
Historical mention of BPPV-like vertigo

Adler는 1897년에 "한쪽 현훈"에 관해 설명하면서 BPPV의 임상적 특징을 처음으로 기술하였으며, 뒤반고리관과 앞반고리관이 영향을 받을 가능성이 가장 높은 것으로 보았다. 그는 "이환된 쪽으로 머리를 능동 또는 수동적으로 움직이면 심한 현훈이 유발되며, 증상이 너무 심해 환자가 창백해지거나, 땀이 나거나, 머리를 돌리는 것에 강하게 저항할 수 있다. 이환된 쪽 앞반고리관 또는 뒤반고리

표 20.1 BPPV 환자 100명에 대한 불만의 빈도

증상	빈도(%)
불안한 균형	57
회전 감각(현기증)	53
문제적 걸음 걸이	48
약간 어지러운	42
메스꺼움	35
속이 안 좋음	29
머리 안쪽 회전	29
기울기 감각	24
땀을 흘림	22
공중에 뜬 듯한 감각	22
흐릿한 시야	15
흔들리는 시야	13

출처: Tusa RJ, Herdman SJ. Adapted from Canalith Repositioning for Benign Paroxysmal Positional Vertigo. *American Academy of Neurology*. 3B5.002.

관과 동일한 면(plane)으로 주변 환경이 움직이는 듯한 환상을 보기도 한다"고 보고하였다.

재발성 체위성눈떨림의 임상 증후군은 1921년 스웨덴의 노벨상 수상 학자인 Barany에 의해 더 자세히 기술되었다. Barany는 2주 동안 현훈의 반복적인 발생을 경험한 27세 여성의 사례를 상세히 기록했다. 이는 환자가 오른쪽으로 누웠을 때만 발생했다. 오른쪽으로 누웠을 때 오른쪽으로 강하게 회전하는 눈떨림이 발생했는데 수직 구성요소로는 위를 향하였다. 오른쪽으로 쳐다보게 되면 순수한 회전이 일어났고 왼쪽을 쳐다보게 되면 순수하게 수직방향으로 일어났다. 환자의 양쪽 귀의 청각, 온도눈떨림반응 및 신경학적 검사는 완전히 정상이었다.

Barany는 현재 BPPV의 특징으로 알려진 다음과 같은 몇 가지 특성을 설명했다.

1. 눈떨림은 중력에 대한 위치 변화에 의해 유발되며 현훈을 호소한다.
2. 눈떨림은 유발 위치를 유지하더라도 눈떨림과 현훈이 짧은 기간 발생한다.
3. 눈떨림뿐만 아니라 현훈도 유발하는 위치에 반복적으로 노출되면서 반응이 약해진다.

1952년경, 영국의 이과학자인 Charles Hallpike와 Margaret Dix는 '양성발작 유형의 체위현훈'이라는 용어를 채택하고, 체위성눈떨림을 유발하는 기술에 대해 설명했다.

BPPV에 대해 제안된 기전

Proposed mechanisms for BPPV

BPPV의 특징을 설명하기 위해 두 가지 방법이 제안되었다. 1962년 Schuknecht는 BPPV 병력이 있는 환자 2명에서 뒤반고리관 마루에 붙어 있는 입자성 물질인 호기성 염색물체를 발견한 후, 마루에 붙은 평형모래결정을 병의 원인으로 보았고 이를 "반고리마루이석증"(그림 20.1)이라고 명명했다. 마루에 부착된 파편의 존재는 마루의 밀도를 상당히 증가시킬 것이고, 따라서 머리가 손상측 귀와 함께 수평선 아래로 위치할 때, 마루의 부적절한 기울어짐이 유발되고, 그 결과 현훈, 눈떨림, 메스꺼움 등이 나타난다.

따라서 반고리마루이석증은 다음과 같은 특징이 있다. (1) 환자가 유발 위치로 이동했을 때 현훈이 즉각적으로 발병하며, (2) 현훈의 증상 호소와 동일한 잠복기 후 나타나는 눈떨림이 존재하며, (3) 환자의 머리가 증상을 유발하는 위치로 유지되는 동안 현훈 및 눈떨림이 지속된다. 환자가 유발하는 위치로 있는 동안 마루는 기울어져 있기

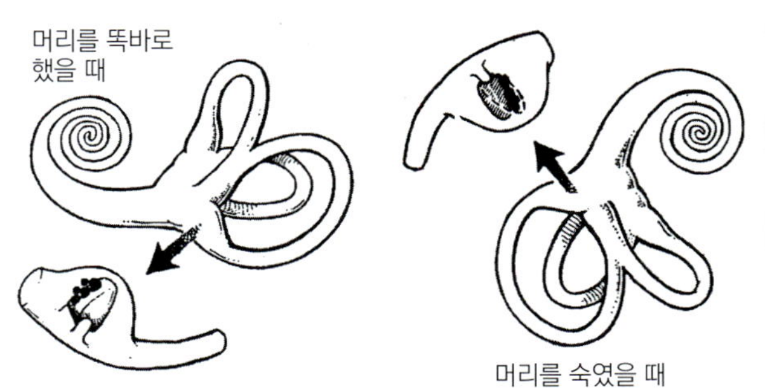

그림 20.1
반고리마루이석증에서 파편은 반고리관의 팽대능선마루(뒤반고리관에 대해 표시됨)에 부착되어 있다. 머리를 뒤로 젖힌 위치로의 이동은 무게가 있는 마루를 이동시켜 반고리관에서 비정상적인 신호가 발생한다(출처: Herdman, SJ, et al, 1993, with permission).

때문에 강도가 줄어들 수 있으나 눈떨림 및 현훈은 지속된다. 강도가 줄어드는 것은 중추 보상 때문일 수 있고, 환자가 반고리관이석증을 함께 가지고 있기 때문일 수도 있다. 하지만 BPPV의 원인으로 알려진 반고리마루이석증은 상대적으로 흔하지 않다는 것을 이후에 알려지게 되었다.

마루에 파편이 있는 것이 반고리마루이석증의 임상적 발현으로 설명되지만, 마루에 달라붙은 파편이 BPPV보다 더 큰 유병률을 보이면서, 이 이론의 타당성에 의문이 제기되었다.

두 번째 이론인 반고리관이석증은 Hall 등에 의해 1979년에 제안되었다(그림 20.2). 반고리관이석증 이론은 타원주머니에서 퇴행성 부스러기(아마도 평형모래의 조각)가 반고리관의 길게 이어진 부분(긴팔, long-arm)에 자유롭게 떠있는 것을 제안했다. 평형모래는 반고리관 내에서 속림프의 밀도보다 2배 이상 높다. 그러므로 중력에 대한 관의 위치 변화는 평형모래의 움직임을 초래하며, 이는 결국 속림프의 관성을 능가할 것이다. 속림프의 움직임은 마루를 기울어지게 하여 눈떨림을 일으키고 현훈을 호소하게 할 것이다. 반응의 잠복기는 마루가 속림프의 당김에 의해 기울어지는데 필요한 시간과 관련된다. 현훈과 눈떨림의 강도는 마루의 처짐 정도와 관련이 있다. 현훈과 눈떨림은 평형모래가 반고리관 내 가장 아랫부분에 자리를 잡으면서 속림프의 움직임이 중지되면 멈추게 된다.

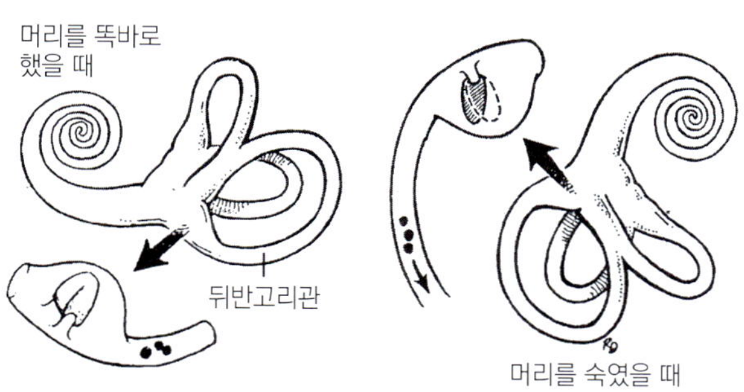

그림 20.2

반고리관이석증에서 탄산칼슘 결정은 반고리관의 긴팔에서 자유롭게 떠다닌다(뒤반고리관을 보여줌). 머리를 뒤로 젖힌 위치(딕스-홀파이크 검사)로 이동할 때 파편이 반고리관의 가장 아래 부분으로 이동한다. 파편이 계속해서 움직이면 속림프액이 움직이면서 마루의 관성을 극복하고 비정상적인 신호가 중추신경계로 전달된다(출처: Herdman, SJ, et al, 1993, with permission).

따라서 반고리관이석증으로 인한 BPPV의 특징은 다음과 같다. (1) 환자가 유발 위치에 놓인 후 1~40초 사이에 지연된 현훈이 발병하고, (2) 현훈을 호소할 때 동일한 잠복기 후 나타나는 눈떨림(nystagmus)이 존재하고, (3) 60초 이내에 사라지는 현훈과 눈떨림의 강도는 증가하였다가 감소하게 된다. 반고리관이석증은 이 질환의 가장 흔한 형태이다.

관막힘 수술(plugging surgery) 중 뒤반고리관 내 뿌옇게 있는 평형모래 잔해를 볼 수 있었는데, 이것은 이 기전을 뒷받침해 준다. 반고리관이석증 이론은 일반적인 BPPV의 모든 임상적인 특징과 일치한다. 그러나 중재가 실제로 잔해를 타원주머니로 되돌려 놓는다는 직접적인 근거는 없다는 것이 중요한 점이다.

병인학

BPPV의 정확한 원인은 대부분 알려지지 않았다. BPPV 환자의 50% 이상이 원인불명 형태로 간주된다(표 20.2). 정상적인 상황에서는 평행모래가 떨어져 나가서 흡수되고 끊임없이 재생되는 것으로 알려져 있다. 따라서 평행모래가 반고리관 중 하나로 이동하는 것은 언제나 가능하다. 흥미롭게도 사람이 한쪽으로 자는 것이 BPPV의 원인이 될 수 있다. Shigeno 등은 BPPV가 재발된 환자가 그렇지 않은 환자에 비해 발병 쪽으로 누워 자는 경향이 있는 것을 발견했다.

표 20.2 양성발작성체위현훈의 병인학

진단	환자의 수	환자의 %
특발성	287	58.0
외상 후	90	18.2
안뜰신경염	42	8.6
VBI	13	2.6
기타	63	12.7

495 patients (Baloh et al, 19871; Katsarkas and Kirkham, 1978)

환자의 연령은 원인불명 BPPV의 기여요인이 될 수 있다. 어지럼이 있는 환자들에게서 BPPV의 발생률은 연령이 높아짐에 따라 증가하는 것으로 알려져 있다(표 20.3). 이는 부분적으로 고령자에서 잘 나타나는 평형모래 파편화에 의한 것일 수 있다. 어린이에서 BPPV가 나타나는 것은 극히 드문 일로, 최근까지 기록된 가장 어린 경우는 5세 아동이었다. 일시적 현훈이 있는 어린이의 대부분은 평형모래의 변위와 관련이 없는 아동기의 양성발작현훈(benign paroxysmal vertigo of childhood)이라는 편두통 장애가 가장 흔하다.

BPPV의 두 번째로 흔한 원인은 머리외상(표 20.2)이다. 머리 외상에 의해 유발된 BPPV는 목의 채찍질손상(whiplash)과 관련된 비교적 사소한 손상일 수 있지만 더 심한 머리 외상을 포함할 수 있다. Dispenza 등(2010)은 BPPV가 채찍질손상 환자의 총 33.9%에서 현훈의 원인이라고 보고했다. 머리외상이 있을 경우, 일반적으로 외상 후 며칠 이내에 BPPV가 나타나는데, 다른 부상의 심각성에 따라 인식되지 않을 수 있다. 머리외상으로 인한 BPPV는 원인불명 BPPV보다 치료에 대한 효과가 느리게 나타날 수 있으나 완화율은 비슷한 편이다.

표 20.3 연령별 BPPV 발생률(3차 전문 병원의 데이터)

나이(세)	어지럼 환자수	BPPV가 있는 어지럼 환자수	BPPV가 있는 어지럼 환자 %
0~9	22	0	0.0
10~19	52	1	1.9
20~29	123	3	2.4
30~39	360	45	12.5
40~49	485	77	15.9
50~59	411	91	22.1
60~69	539	136	25.2
70~79	752	188	25.0
80~89	392	108	27.6
90~99	33	11	33.3

출처: Emory University, Dizziness and Balance Center

또한 BPPV는 바이러스성 신경염과 함께 발생한다. 한쪽 안뜰신경염의 경우, 위안뜰신경에 영향을 준다. 이 신경가지는 타원주머니와 위반고리관과 수평반고리관에 연결된다. 이론적으로 급성 안뜰신경염 중에 일어나는 타원주머니의 퇴행성 변화로 평형모래가 떨어져 나가 뒤반고리관(아래안뜰신경에 의해 자극받음)에 떠다니게 된다. 이에 따라 환자는 안뜰기능저하 및 뒤반고리관 BPPV를 나타낸다.

최근의 진단과 관리

BPPV에 대한 평가 방법은 세 가지가 있다. 어떤 방법을 사용하든지 눈떨림의 방향과 지속 시간의 관찰은 어느 반고리관에 문제가 있는지를 결정하고 치료계획을 수립하는데 중요하다. 따라서 환자가 무엇을 기대해야 하는지를 이해하는 것이 중요하다. 검사하는 동안 환자는 눈을 뜬 상태로 유발 위치에 있게 된다. 증상이 시작된 후, 환자가 유발 위치에서 벗어나려고 하는 것을 막기 위해 임상의는 검사 전에 환자가 그 위치를 유지하면, 현훈이 멈추거나 줄어들 것이라고 설명해야 한다. 환자의 병력에서 의심되는 쪽이 있다면 구역질을 최소화하기 위해 먼저 손상되지 않은 것으로 추정되는 쪽을 검사하는 것이 좋다. 심한 메스꺼움이나 현훈과 관련된 구토의 병력이 있는 환자의 경우, 눈떨림을 유발할 가능성을 최소화하기 위해 검사를 더 천천히 수행해야 한다.

목뼈와 목척수-숨뇌접합부 질환에 의한 접합 질환이 있는 BPPV 환자를 검사하고 치료하는 것은 주의하여 시행해야 한다. BPPV를 진단하고 관리하는 데 사용되는 위치는 중력과 관련하여 반고리관의 방향을 설정하고 평행모래의 이동을 유발해야 한다. 환자의 자세는 운동 평면 내에서 반고리관의 올바른 위치를 유지하면서 목 폄 및 회전을 제한하거나 생략하도록 수정할 수 있다.

척추뇌바닥동맥부전(vertebrobasilar artery insufficiency, VBI) 검사는 여전히 논란의 여지가 많다. VBI에 대한 검사는 민감하지 않으며 VBI를 식별하기 위한 0% 양성 예측값을 가지고 있지만 BPPV를 VBI로 또는 VBI를 BPPV로 잘못 구별하는 것을 옹호해서는 안 된다. 다행히 BPPV 검사는 경사테이블을 사용하여 목을 펴거나 회전하지 않고 수행될 수 있다. VBI가 검사의 일부로 포함되어야 한다고 결정되면 환자는 앉아 있는 자세로 목의 능동 운동범위 검사를 함께 수행해야 한다. 또한 Humphriss가 권장하는 대로 BPPV 검사 전에 목 위치를 각각 10초 동안 유지해야 한다.

임상진료지침에 따르면 위치 변화에 따른 일시적 현훈을 경험하는 것과 딕스-홀파이크 검사 결과 양성반응을 보인다면 BPPV를 진단할 수 있다. BPPV에 대한 모든 검사는 실내 조명 아래에서 수행할 수 있지만, 수평 및 수직 눈떨림의 고정 억제를 방지하기 위해 프렌젤(Frenzel) 렌즈 또는 적외선 카메라 시스템을 사용해야만 정확한 진단의 가능성을 높일 수 있다. 회전 눈떨림은 고정에 의해 억제되지 않는다.

수직반고리관에 영향을 주는 BPPV 진단검사들
Tests that identify BPPV affecting the vertical Canals

딕스-홀파이크 검사

때로 바라니(Barany) 기법 또는 닐렌 바라니(Nylen-Barany) 기법이라고 하는 딕스-홀파이크(Dix-Hallpike) 검사는 BPPV 진단을 위한 가장 적합한 표준검사로 알려져 있다(그림 20.3). 일시적 위치 변화에 따른 현훈의 병력과 양성 딕스-홀파이크 검사결과는 BPPV의 진단을 위해 제안된 임상실습 지침이다.

이 기법은 중력의 당김면 아랫부분에 귀의 뒤반고리관을 배치한다. 마루에 부착된 파편이나 관의 긴팔에 자유롭게 떠다니는 파편(부스러기)은 마루에서 멀어지는 방향으로 움직이게 되고 현훈과 눈떨림을 유발한다. 대부분의 BPPV의 경우, 위치 변화 후 몇 초 이내에 눈떨림 및 현훈이 발생하지만, 때로는 징후와 증상이 시작될 때까지 30초까지 소요될 수 있다. 환자가 BPPV를 가지고 있다면, 영향을 받는 귀가 아래에 있을 때 현훈과 눈떨림이 유발될 것이다. 또는 환자는 앉은 자세로 돌아갈 때까지 현훈을 경험할 수도 있다. 환자의 머리를 반대쪽으로 돌려 검사를 반복할 수 있다. 파편이 뒤반고리관에 있으면 검사 동안 결과적으로 눈떨림은 상향 및 검사받는 쪽으로 회전하게 될 것이다.

옆으로 눕기 검사

옆으로 눕기 검사(sidelying test)(그림 20.4)는 목이나 등의 문제로 인해 딕스-홀파이크 위치를 견딜 수 없는 환자에게 특히 유용하다.

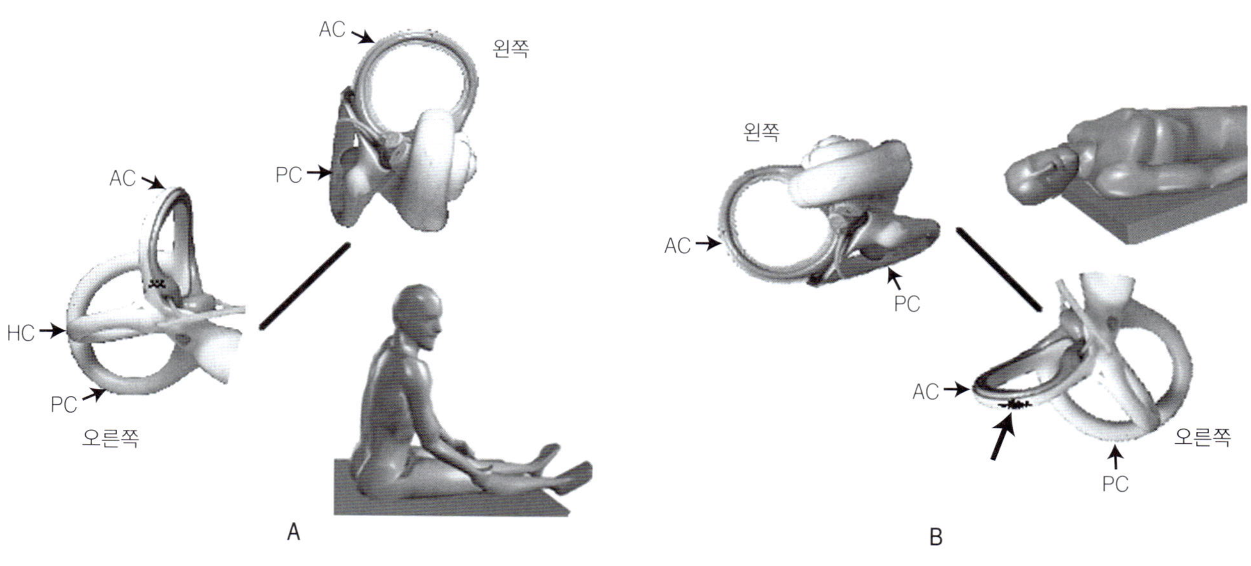

그림 20.3 앞 또는 뒤반고리관의 BPPV에 대한 자세 검사: 딕스-홀파이크 검사.
환자는 검사 테이블에 앉아서 검사할 미로를 향해 머리를 45° 수평으로 회전시킨다(A). 그런 다음 환자의 머리가 검사대의 가장자리에 20~30°(B)만큼 폄이 되도록 재빨리 뒤로 눕힌다. 환자에게 현기증이 있는지 묻고, 눈떨림을 관찰한다. 필요하다면 환자는 치료사의 도움을 받아 앉아있는 위치로 천천히 되돌아간다. 머리는 여전히 45° 회전하고 눈떨림을 다시 관찰한다(표시되지 않음). 그런 다음 머리를 다른 방향으로 45° 돌려서 검사를 반복한다. 각 위치에 대한 안뜰미로의 방향을 표시한다.
* AC = 앞반고리관; BC = 뒤반고리관; HC = 수평반고리관.

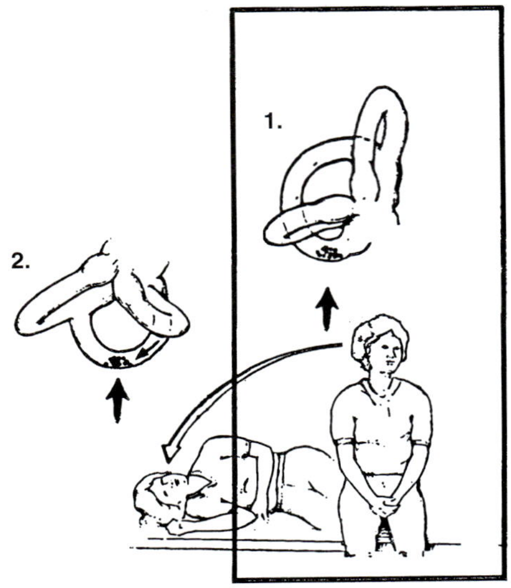

그림 20.4

오른쪽 미로를 검사하기 위해 여기에 표시된 바와 같이 옆으로 눕기 검사(sidelying test)는 환자가 검사할 미로 반대방향으로 45° 머리를 회전시키도록 요청함으로써 수행한다(1). 환자는 머리 회전 방향(2)과 반대쪽으로 빠르게 눕는다. 자극받은 눈떨림이 멈출 때까지 기다린 후 또는 눈떨림이 없는 경우 30초 후에 환자는 천천히 앉아 있는 상태로 돌아온다. 환자가 앉아있는 동안 현기증이 발생하지 않도록 기다린 후, 반대쪽으로 검사를 반복한다.

Halker 등(2008)은 Cohen(2004)의 논문에서 제시된 자료를 사용하여 딕스–홀파이크와 옆으로 눕기 검사의 민감도와 특이도를 측정할 수 있었다. 딕스–홀파이크 검사의 민감도는 79%[95% 신뢰구간(CI) 65~94], 특이도는 75%(33~100), 양성 공산비(likelihood ratio, LR)는 3.17, 음성 공산비는 0.28로 측정되었다. 옆으로 눕기 검사의 경우, 예상 민감도는 90%(79~100의 95% CI)이고 특이도는 75%(95~100의 95% CI)이다. 양성 공산비는 3.59이며 음성 공산비는 0.14였다. 유감스럽게도 초록(abstract)만 영어로 발표된 더 최근의 연구에서 옆으로 눕기 검사는 딕스–홀파이크와 관련하여 앞반고리관 및 뒤반고리관 BPPV를 모두 식별하기 위한 동시 타당성을 입증받았다.

다른 검사들

몇몇 다른 검사들은 앞반고리관 BPPV를 확인하는데 유용하다고 기술되어왔다. 그러나 증례연구에 대한 설명으로만 이루어져 있어 증거는 제한적이다. 이 검사들 중 어느 것도 민감도나 특이도를 보고하지 않았다. 환자가 똑바로 누워 머리를 30~60° 뒤로 젖히고 폄 자세를 유지할 때, 하향과 회전 눈떨림이 관찰되는 오직 하나의 검사가 여러 연구에서 언급되었다. 4개의 연구에서 총 22건을 보고하였다.

수평반고리관에 영향을 주는 BPPV 검사들

Tests for identifying BPPV affecting the horizontal canals

롤검사

수평반고리관(horizontal semicircular canal, HSCC) BPPV 환자의 경우 딕스–홀파이크와 옆으로 눕기 검사는 현훈과 눈떨림을 유발하지 않을 수 있다. 왜냐하면 최종 위치가 중력의 당김면에 수평반고리관을 배치하지 않기 때문이다. 수평반고리관 대해 가장 일반적으로 사용되는 검사는 롤검사(roll test)인데, 이는 환자가 바로 누워 있고 수평반고리관의 면에서 머리를 돌리는(롤) 검사이다(그림 20.5). 유발되는 눈떨림은 수평이며, 회전 구성요소를 가질 수도 있다. 수평반고리관 양성발작성체위현훈 중 반고리관이석증 형태의 눈떨림은 땅방향(geotropic)이다. 즉 눈떨림의 빠른 움직임이 땅을 향하며 지속 시간이 짧다. 수평반고리관 양성발작성체위현훈의 반고리마루이석증 형태에서 눈떨림은 하늘방향(ageotropic)으로 눈떨림의 빠른 움직임이 땅으로부터 멀어지고 지속기간이 길다. 손상쪽은 반고리관이석증에서는 더 강한 증상이 있는 쪽으로 간주되고 반고리마루이석증은 증상이 더 약한 쪽으로 정한다.

수평반고리관 양성발작성체위현훈에 대한 롤검사는 안면타당도만 있으며, 민감도와 특이도는 보고되지 않았다. 그러나 롤검사의 효과는 보우앤린(Bow and Lean)검사의 연구에서 간접적으로 사정되었다.

보우앤린검사: 수평반고리관 진단검사

증상 중증도를 사용하여 질환이 어느 쪽에 있는지 식별하는 것이 어려울 수 있으므로 수평반고리관–양성발작성체위현훈(HSC-BPPV)에서 손상된 측을 식별하기 위해 롤검사에 추가로 '보우앤린검사(Bow and Lean test,

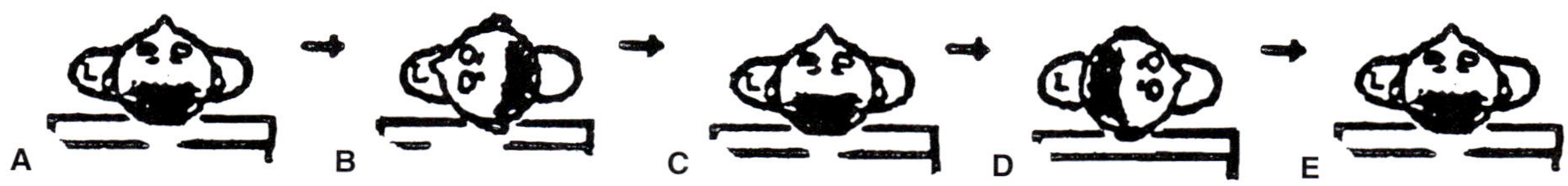

그림 20.5

롤검사에서, 환자는 머리를 15~20°(A) 높인 상태로 반듯이 눕는다. 이것은 수평반고리관을 중력의 끌어당기는 평면에 위치시키는 것이다. 그 다음에 머리를 빠르게 왼쪽(B)으로 굴려 현훈과 눈떨림을 주의 깊게 관찰하는 것이 환자가 반고리관이석증인지 수평반고리관 양성발작성체위현훈으로 인한 반고리마루이석증인지 여부를 판단하는데 필수적이다. 그런 다음 머리를 중립 위치(C)로 되돌릴 수 있다. 눈떨림이 끝날 때까지 기다린 후, 머리를 빠르게 오른쪽으로 돌린다(D). 현훈과 눈떨림은 왼쪽 머리와 오른쪽 머리 위치에서 모두 나타난다. 환자의 현훈과 눈떨림이 멈추면 환자의 머리를 가운데(E)에 위치시킨다.

BLT)'가 제안되었다. 첫째, 롤검사는 눈떨림의 지속 기간에 근거하여 HSC-BPPV가 반고리관이석증 또는 반고리마루이석증 형태인지 결정하기 위해 수행된다. 그 다음 보우앤린검사는 눈떨림 방향을 관찰함으로써 어느 쪽 수평반고리관에 문제가 있는지 결정하는데 사용된다(그림 20.6).

단일 무작위 대조군 연구결과에 따르면, 보우앤린검사를 사용하여 수평반고리관이석증이 있는 쪽을 확인하면 롤검사 단독에 비해 치료 효능이 현저히 증가한다고 보고했다. 이 전향적 단일 맹검 연구에서 영향을 받는 수평반고리관쪽은 롤검사($n=61$) 단독 또는 함께 수행된 롤검사와 보우앤린검사($n=164$)에 의해 결정되었다. 두 그룹 모두 롤검사 동안 눈떨림 기간을 사용하여 환자에게 반고리관이석증 또는 반고리마루이석증이 있는지 여부를 확인했다. 롤검사만을 사용하여 진단된 그룹에서 치료될 측은 반고리관이석증의 경우 질환이 있는 쪽에서 눈떨림이 더 강하고, 반고리마루이석증의 경우 질환이 없는 쪽에서 눈떨림이 강하게 나타났다. 롤검사와 보우앤린검사를 사용하여 진단된 그룹의 경우 보우앤린검사 중 눈떨림의 방향을 사용하여 어느 쪽이 영향을 받는지 결정했다. 질환이 있는 측을 결정하기 위해 보우앤린검사를 사용한 경우 수평반고리관이석증을 가진 환자군에게 치료효과가 67.4%에서 83.1%로 증가하였는데, 두 번의 정복술을 시행한 후에 측정하였다. 수평반고리마루이석증 환자의 경우 보우앤린검사를 사용한 환자군에서 치료효과가 61.1%에서 74.7%로 향상되었다. 이는 특히 질환이 있는 측을 결정하기 어려울 때 보우앤린검사가 롤검사를 수행하는 데 유용한 부가적인 검사가 될 수 있음을 시사한다.

검사 순서
Testing sequence

다음 검사 순서를 통해 BPPV와 관련된 세 가지 관을 쉽게 사정할 수 있다. 이 일련의 검사 중 언제든지 BPPV에 대한 적절한 눈떨림 및 현훈을 발견하면 검사를 중지하고 환자를 치료해야 한다. 토론을 위해서 환자가 오른쪽으로 누워있을 때 현훈을 경험한다고 가정하고, 먼저 왼쪽에서 딕스-홀파이크 검사를 수행한다. 그런 다음 오른쪽에서 검사를 수행한다. 환자가 여전히 현훈이 없다고 가정하자. 오른쪽으로 누운 상태에서 환자를 앉히기 전에, 환자의 머리를 중앙에서 왼쪽으로 빠르게 돌려 롤검사를 수행한다. 30초 후에 머리를 중앙에서 오른쪽으로 빨리 돌린다. 30초 후 환자를 일으켜 앉힌다. 롤검사 중에 환자가 현훈과 눈떨림을 경험했다면 이어서 보우앤린검사를 수행한다. 롤검사 중에 눈떨림과 현훈이 없는 환자는 옆으로 눕기 검사를 실시한다. 여전히 눈떨림과 현훈이 유발되지 않는다면 환자에게 증상이 나타날 것으로 생각되는 운동이나 자세를 수행하도록 한다.

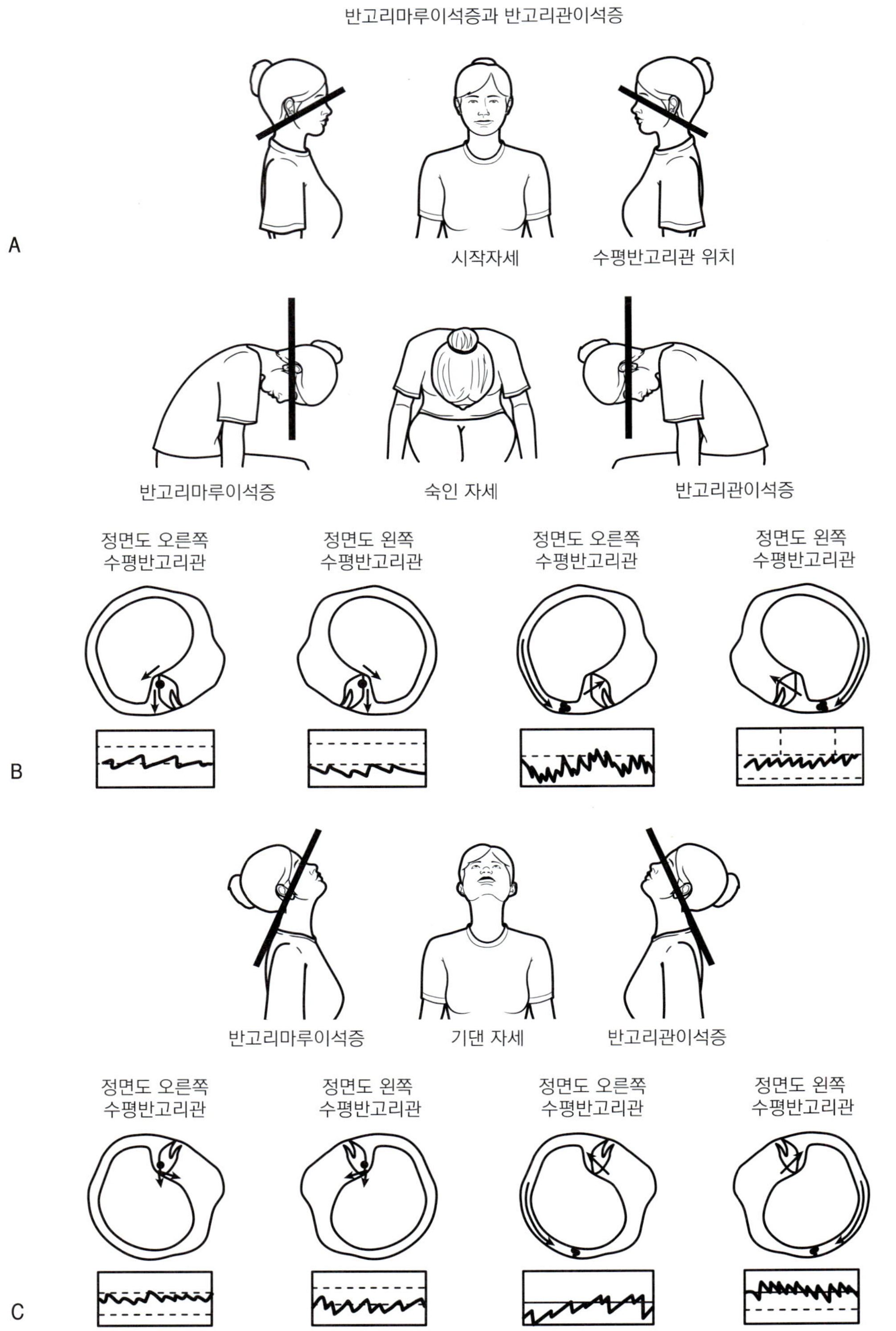

그림 20.6

롤검사를 통해 반고리관이석증인지 반고리마루이석증인지 진단을 내린 뒤, 보우앤린검사를 통해 손상측을 결정하게 된다. 시작자세는 (A)와 같다. 보우자세(B)에서는 눈떨림이 손상측 반대 방향으로 일어나게 된다. 린자세(C)에서는 반고리마루이석증의 경우 손상측으로 눈떨림이 발생하고, 반고리관이석증의 경우 눈떨림은 손상측 반대 방향으로 발생한다.

눈떨림

Nystagmus

검사 중 나타나는 눈떨림의 특징과 방향에 따라 어느 반고리관에 문제가 있는지가 결정된다(표 20.4). 일반적으로, 수직면에서 배향된 반고리관과 연관된 양성발작성체위현훈(BPPV)은 수직 및 회전 눈떨림의 조합에 의해 나타나며, 수평반고리관과 연관된 BPPV는 수평 및 회전 눈떨림이 함께 나타날 것이다. 대부분의 BPPV는 뒤반고리관에 문제가 있다. 뒤반고리관 BPPV는 총 환자의 85%까지, 수평반고리관은 5~13.6%까지, 앞반고리관은 1.2~13% 정도로 나타난다.

딕스-홀파이크와 옆으로 눕기 검사는 모두 앞반고리관 BPPV를 확인하는데 사용되어 왔다. 두 검사 모두에서 반대쪽 앞반고리관은 중력의 당김면에 있게 된다(그림 20.3, 그림 20.4). 같은쪽(아래방향) 귀의 앞반고리관 또한 중력의 영향을 받는 위치에 있으며, 머리가 수평보다 충분히 낮으면, 같은쪽 반고리관이 같은쪽 귀의 관여 때문에 현훈이 유발될 수 있다. 따라서 딕스-홀파이크 검사와 옆으로 눕기 검사 모두에서 어느 편의 앞반고리관에 문제가 있는지는 검사 중에 어느 쪽 귀가 중력에 영향을 받는지가 아니라 눈떨림의 회전 성분의 방향을 기반으로 해야 한다. 앞반고리관 BPPV의 눈떨림은 질환이 있는 쪽으로 향하는 하향과 회전 눈떨림이다.

표 20.4 BPPV의 영향을 받은 반고리관에 따른 눈떨림의 특징

반고리관의 영향	딕스-홀파이크에서의 증상
후방	상향 및 회전(손상측 귀쪽으로 회전)
수평: 반고리관이석증	땅방향(머리 오른쪽 위치에서 오른쪽 방향, 머리 왼쪽 위치에서 왼쪽 방향)
수평: 반고리마루이석증	하늘방향(머리 오른쪽 위치에서 왼쪽 방향, 머리 왼쪽 위치에서 오른쪽 방향)
전방	하향 및 회전(손상측 귀쪽으로 회전)

BPPV를 치료하기 위한 알고리즘

그림 20.7은 BPPV에 대한 적절한 치료에 도달하기 위한 알고리즘이다. 질환이 있는 귀가 어느 쪽인지, 어떤 관이 문제인지(눈떨림의 방향에 근거하여 결정)와 반고리관이석증과 반고리마루이석증의 분별을 통해 특정 치료법을 선택 · 사용하게 되거나 눈떨림이 중추성일 수 있음을 알 수 있다.

근거-중심 치료

Evidence-based treatments

성공적인 치료는 어느 반고리관이 침범되어 있고 평형모래가 마루에 붙어 있는지 아니면 자유롭게 떠다니는지 확인하는데 달려 있다. BPPV에 대한 세 가지 기본적인 치료법에는 정복술, 이석유리술(liberatory)과 브란트-다로프(Brandt-Daroff) 습관화 운동이 있으며 각각 적응증이 있다. 이러한 치료법은 어떤 반고리관이 관여하는가에 따라 다양하게 개발되었다. 이러한 치료법 중 그 효과의 주요 증거에 대한 연구는 주로 뒤반고리관 BPPV와 관련하여 이루어졌다. 현재 몇 가지 연구들이 수평반고리관 BPPV의 치료효과를 뒷받침하고 있다. 그러나 BPPV 환자에서 발생하는 자발적인 회복의 빈도가 높기 때문에 조심스럽게 해석해야 한다. 몇몇 저자들은 발병 후 3~4주 내에 자발적인 회복이 일어난다고 보고하고 있지만, 다른 사람들은 발병 후 몇 달 간은 자연 회복이 계속 발생할 수 있다고 제안하고 있다. Imai 등(2011)은 수평반고리관 BPPV의 하늘방향 형태의 자연적 완화과정은 평균 13일만에 일어나고, 땅방향 형태는 평균 16일이라고 보고했다.

주어진 환자의 경우, 가장 적절한 치료선택은 어느 반고리관이 관련되어 있는지 그리고 환자가 반고리관이석증 또는 반고리마루이석증을 가지고 있는지에 달려 있다.

정복술: 뒤반고리관 양성발작성체위현훈에 대한 치료

Repositioning treatment: treatment of posterior SCC form of BPPV

사례: 환자는 74세의 여성으로, 약 12일 전 아침에 침대에서 돌아누울 때 메스꺼움과 현훈을 경험했다. 환자에 의하면 현훈은 1분 남짓 지속되었고 그 후에는 하루종일 균형이 떨어진 느낌을 받았다고 한다. 현

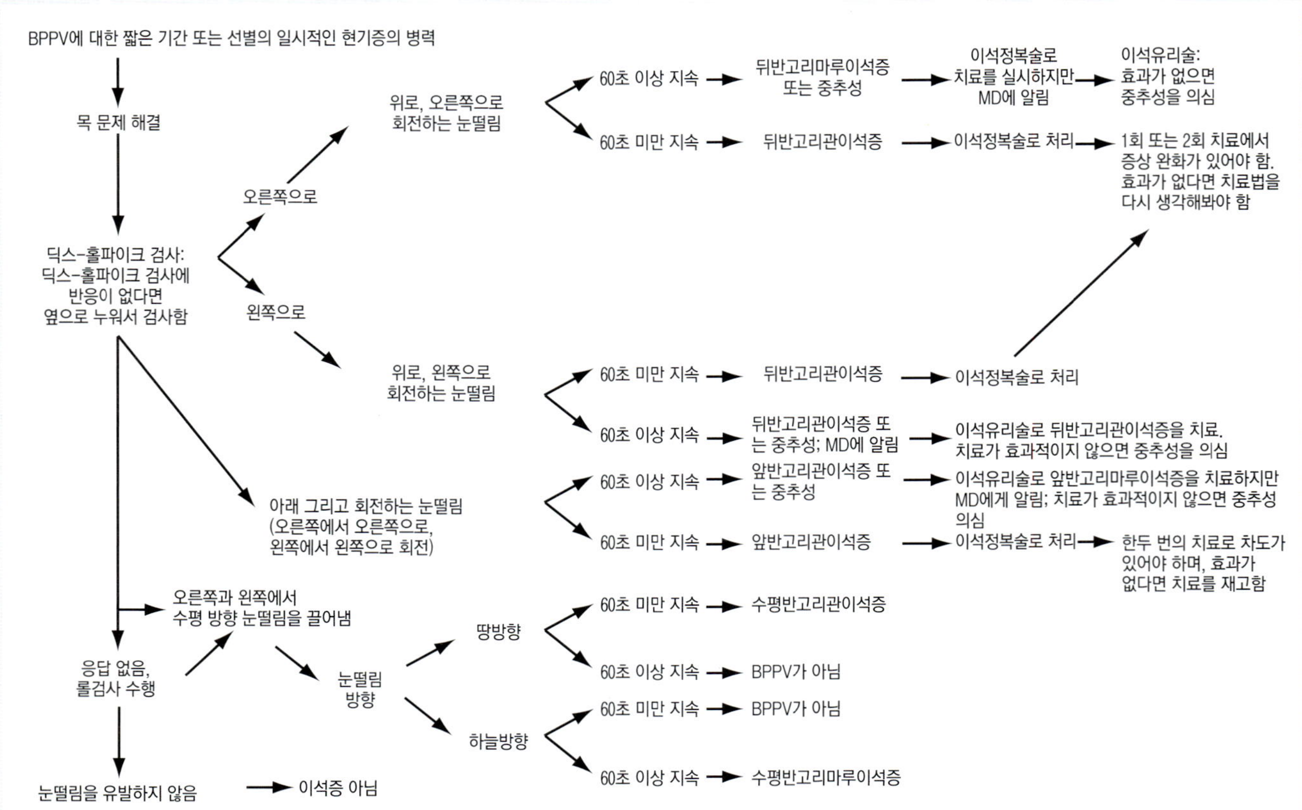

그림 20.7 양성발작성체위현훈(BPPV)의 치료로 이어지는 평가 알고리즘.
눈떨림의 방향과 지속 기간의 확인은 관련된 반고리관의 결정과 BPPV가 반고리관이석증 또는 반고리마루이석증에 의한 것인지 여부를 결정한다. 이 정보는 적절한 치료 선택을 지시한다.
* AC = 앞반고리관; BPPV = 양성발작성체위현훈; CRT = 이석정복술; MD = 의사; PC = 뒤반고리관.

재 환자는 똑바로 눕지 않는 대신에 베개를 3개 쌓아놓고 그것에 기대어 잔다고 보고했다. 3일 전에 의사의 진찰을 받았는데 환자의 병력과 딕스-홀파이크 검사에서 현훈이 나타난 것을 토대로 BPPV를 진단받았다. 그러나 환자는 프렌젤(Frenzel)이나 적외선 고글을 쓰지 않으면 눈떨림을 관찰할 수 없었다. 의사는 정복술 치료를 실시하였고 추후 관리를 위해 치료사에게 의뢰하였다. 오늘 검사에서 환자는 오른쪽 딕스-홀파이크 검사를 실시했을 때 8초 동안 지속되는 상향 눈떨림과 오른쪽으로 회전하는 눈떨림이 현훈과 함께 일어났다. 그러나 환자는 3일 전에 의사가 그녀를 치료했을 때보다 현훈이 25% 정도 좋아졌다고 말했다. 치료사는 오른쪽 뒤반고리관 BPPV의 반고리관이석 형태에 대한 치료를 반복하는 것을 고려하고 있다.

초기에 Epley가 제안한 정복술 치료(또는 기법, 절차)는 반고리관의 긴팔에 부유하는 평형모래가 반고리관을 통과하여 다시 타원주머니로 옮겨질 수 있다는 이론에 기초하여 개발되었다. 이 치료법은 광범위하게 연구되어 현재 뒤반고리관 체위성현훈 관리에 일반적으로 사용되고 있다.

원래의 정복술 절차(canalith repositioning procedure, CRP)(그림 20.8)는 뒤반고리관 BPPV 치료를 위해 개발되었으며 다음 5가지 핵심 요소로 구성된다.

1. 항구토제 사전 복용
2. 기법에 사용되는 특정 위치
3. 한 위치에서 다른 위치로의 이동 타이밍
4. 기법 동안 진동의 사용
5. 기법 후 주의사항

점점 더 많은 임상의가 CRP를 사용함에 따라 많은 절차 수정이 제안되었다. 이러한 수정에는 사전 항구토제 처방, 사용된 위치, 시기, 진동 사용 및 치료 후 주의사항이 포함된다. 수정 중 일부는 좋지 않은 결과를 도출했

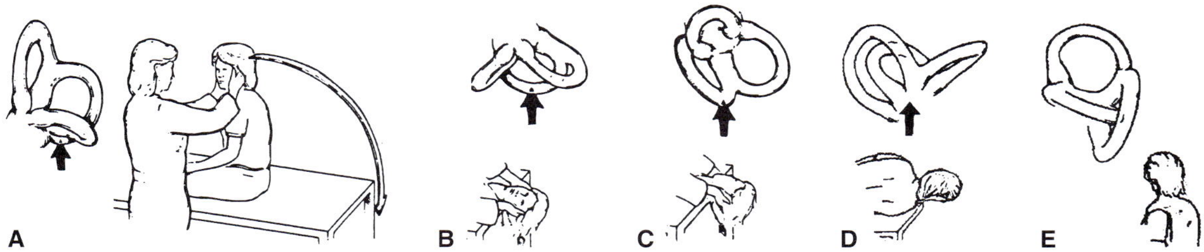

그림 20.8 뒤 · 앞반고리관 BPPV의 반고리관이석증 형태에 사용되는 치료법(화살표는 왼쪽 뒤반고리관의 평형모래 위치를 가리킴). 이석정복술 치료에서 환자는 처음에 딕스-홀파이크 자세(A에서 B)로 옮겨져 눈떨림이 멈출 때까지 또는 초기 눈떨림 간의 두 배 동안 그대로 유지된다. 그런 다음 환자는 임상의의 도움을 받아 눈떨림의 두 배의 시간 동안 자세를 유지한다. 환자는 머리를 45° 아래로(바닥쪽으로) 내린 채 영향을 받지 않는 쪽으로 돌아누워 눈떨림이 멈출 때까지 또는 초기 눈떨림의 두 배(C에서 D) 동안 그대로 유지한다. 이러한 각각의 자세에서, 환자는 평형모래가 뒤반고리관을 통해 팽대마루로부터 멀어질 때 짧은 시간 동안 현훈을 경험할 수 있다. 마지막으로, 머리를 손상되지 않은 쪽을 향해 편향되게 유지한 다음, 환자는 천천히(D에서 E) 앉은 뒤 머리를 똑바로 세울 수 있다. 왼쪽의 앞반고리관 BPPV 형태의 반고리관이석증에 동일한 기법(maneuver)이 사용된다(출처: Tusa RJ and Herdman SJ. Canalith Repositioning for Benign Positional Vertigo. Education Program Syllabus 3BS.002, *Amer Acad Neuro*, Minnesota, 1998, p 13).

으나 일부는 결과에 영향을 미치지 않고 Epley가 제안한 CRP를 단순화했다. 수정된 치료방법과 기존에 제안된 절차(에플리 기법)를 구별하기 위해 "정복술 치료(canalith repositioning treatment, CRT)"라는 용어를 사용할 것이다.

1. 예비투약: 기존 치료에서는 경피 스코폴라민(scopolamine) 또는 디아제팜(diazepam)이 치료를 하기 약 1시간 전에 환자에게 사전 처방되었다. BPPV를 암시하는 병력 있는 환자에게 미리 투여하는 목적은 메스꺼움 증상을 완화하고 구토를 예방하는 것이다. Epley가 제안한 기존의 절차와는 달리 대부분의 보고서는 치료하기 전에 환자에게 약을 복용하도록 하였다고 언급하지 않았다. 대부분의 환자는 사전 처방이 필요하지 않지만 BPPV와 관련된 구토가 있는 환자는 예외이다. 그러한 상황에서 프로메타진 HCL이나 프로클로르페라진(prochlorperazine)(각각 Phenergan®과 Compazine®)과 같은 항구토제를 사용하는 것이 적절할 것이다. 약물치료의 대안이나 보완책으로서 심각한 메스꺼움과 구토의 병력이 있는 환자는 유발 위치로의 이동을 천천히 하는 것이 좋다. 현훈이나 눈떨림이 유발되지 않는다면, 자세 기법을 보다 신속하게 반복할 수 있다. 또한 자세 검사 중에 수직 · 회전 눈떨림 및 현훈이 발생하면 환자는 반복적인 유발 검사를 거치지 않고 즉시 정복술 치료를 실시해야 한다.
2. 기법에 사용되는 특정 위치: 권장되는 머리 위치 변경의 특정 순서는 머리를 90° 단위로 움직여서 '평형모래'가 뒤반고리관 긴팔 부위를 통과하여 타원주머니로 이동하도록 하는 것이다(그림 20.8). 머리 위치가 바뀔 때마다 파편들은 뒤반고리관 마루에서 멀어져야 한다. 따라서 눈떨림의 방향은 각 위치에서 동일해야 한다. Epley가 제안한 기존 위치의 변경 순서는 기존의 논문 이후 변화가 없었다. Herdman 등(1993)은 환자가 머리를 돌려 코가 바닥을 향하게 하는 위치를 제외하면서 Epley가 제안한 5개의 위치 사용과 4개의 위치 사용을 비교하였고 그 치료효과의 차이를 알아보았다. 4개의 위치 변경을 사용하였을 때(앉은 자세에서 딕스-홀파이크 자세를 취하고 취하고 반대편 딕스-홀파이크 자세를 취한 뒤) 57%의 치료효과가 있었다. 대조적으로 5개의 위치 모두가 사용되거나 4개의 위치 변경 방법을 여러 번 반복했을 때 83%의 치료효과가 나타났다. 여러 연구에 따르면 환자에게 4개의 위치를 통해 여러 번 실시했을 때 93%의 치료효과를 보았다고 보고하였다. Wolf 등은 처음 4개의 위치를 동일한 병원 방문일에 여러 번 실시했을 때 93.4%의 치료효과가 있었다고 보고했다. 따라서 4개의 위치 변경이나 5개 위치 변경 중 어떠한 것을 사용하든지 여러 번 실

시했을 때 효과적이라 할 수 있다. 그러나 환자의 편의를 위해 4개의 자세 기법을 여러 번 사용하는 것 보다는 5개 위치를 순서대로 사용하는 것을 추천한다.

3. 기법 안에서 위치 변화 사이의 타이밍: 정복술 치료의 위치 변화 사이의 총 타이밍은 눈떨림이 시작될 때까지의 잠복기 시간과 눈떨림이 멈출 때까지의 시간의 합을 기준으로 한다. 환자의 머리가 새로운 위치로 이동하면 눈떨림이 느려질 때까지 그 위치가 유지되어야 한다. 이 시점에서 머리는 다음 위치로 이동한다. 어떤 자세에서 눈떨림이 관찰되지 않는다면, 그 타이밍은 초기 딕스-홀파이크 검사 동안 관찰된 눈떨림 지속시간에 근거한다. 여러 연구에서 각 위치의 변경 사이에 더 긴 기간을 소모했지만 Epley와 동일한 결과를 얻었다. 즉, 환자를 다른 위치로 신속하게 이동할 필요가 없다는 것을 기억하고 있어야 한다. 자세를 변경할 때까지 기다리면 메스꺼움이 줄어들고 실제 구토를 예방할 수 있다.
4. 기법 적용 시 진동 사용: 기존 절차에서 Epley는 치료하는 동안 손상쪽 꼭지돌기에 두 가지 다른 기계적 진동 적용을 제안했다. 처음 정복술을 실시하는 동안 표준 전자기 뼈전도 진동기를 사용하고, 두 번째 정복술을 실시할 때 손에 들고 쓰는 진동기(80Hz)를 사용한다. 진동의 이론적인 목적은 평형모래 부스러기가 벽면에 부착되는 것을 방지하고 관을 통과하는 평형모래 부스러기의 이동을 돕는 것이었다. 여러 연구에서 진동기의 사용 여부가 결과의 차이를 만들지 못했고, 코크란 문헌연구(Cochrane review)는 꼭지돌기에 진동을 사용하는 것이 유익하다는 증거가 없다고 결론내렸다. 또한 Epley는 환자가 눈떨림이 없는 경우와 같이 평형모래에 의해 반고리관이 막혔거나 관막힘(canal jam)의 경우 꼭지돌기에 진동을 사용해야 한다고 하였다. 그러나 완전히 관이 막혀버린 경우 머리의 위치가 바뀌어도 현훈을 호소하거나 눈떨림을 보이지 않는다는 것을 기억해야 한다. 평형모래 부스러기가 근본적으로 속림프의 움직임을 막을 것이므로 마루가 기울어지지 않을 것이다.
5. 치료 후 주의사항: 기존 정복술 치료의 마지막 요소는 치료 후 주의사항을 교육하는 것이었다. 환자는 치료 후 48시간 동안 머리를 똑바로 세워야 했으며 잘 때도 머리를 45°로 올린 채로 자야 했다. 재평가를 위한 후속 방문이나 다시 치료가 필요한 경우 치료를 위해 1주일 후에 다시 내원하였다. 타원주머니로 돌아간 평형모래가 다시 뒤반고리관으로 되돌아가는 것을 막기 위해 머리를 48시간 동안 똑바로 세우고 있는 것은 많은 환자에게 쉽지 않은 일이었다. 환자가 잠을 잘 자지 못하고 목통증을 호소할 수 있다. 그러나 다행히도 이러한 치료 후 주의사항은 치료 성공에 필수적이지 않은 것으로 나타났다. Massoud와 Ireland는 48시간 동안 똑바로 머리를 들고 있는 것의 필요성에 대해 조사하였다. 정복술 치료 또는 다른 치료법(이석유리술, liberatory maneuver)을 실시한 두 그룹의 환자에게 2일 동안 똑바로 자게 한 후 나머지 5일 동안은 정상 쪽으로 누워서 자게 하였다. 다른 두 그룹은 동일한 치료를 받았지만, 1주일 동안 머리 움직임이 빠르게 움직이지 않는 것을 제외하고는 치료 후 주의사항을 주지 않았다. 모든 환자는 치료 후 1주일 동안 추적 검사를 받았다. 결과적으로 네 그룹에서 통계적으로 차이가 없음을 발견했다(분산분석, P는 0.2보다 큼). 치료의 성공률은 88~96%였다. Nuti 등은 비슷한 결과를 보고했는데, 뒤반고리관 BPPV에 대한 이석유리술을 실시한 후 20분, 24시간 및 7일에 52명의 환자를 검사했다. 코크란 문헌연구는 치료 후 주의사항을 지킨 환자와 지키지 않은 환자 간에 증상 감소 정도가 통계적으로 유의미한 차이를 보였으나 임상적 영향은 미미한 것으로 결론지었다. 요약하면, 정복술 기법 후 환자가 밤새 머리를 똑바로 유지하도록 요구하는 것은 큰 이점이 없는 것으로 보인다. 환자가 기법 후 20분 정도 똑바로 앉아 있는 것으로도 BPPV의 증상 완화에 충분할 수 있다.

정복술 치료의 사용이 뒤반고리관 BPPV에 대한 치료를 하지 않는 것에 비해 안전하고 효과적 치료라고 뒷받침하는 강한 근거가 있다(표 20.5). 코크란 문헌연구는 증상의 완전한 해소와 심각한 부작용 없이 양성 딕스-홀파이크 검사에서 음성으로의 전환이라는 측면에서 에플

표 20.5 뒤반고리관이석증에 대한 치료 효과

치료 방법	참고문헌	주제 수	결과
체계적으로 검토, 수정된 에플리(Epley) vs. 대조군	Helminski et al. (2010)	문헌 조사를 통해 확인된 10개의 연구 중 2개의 RCT 이중맹검, 2개의 Quasi-RCT가 포함되었다.	CRP vs. 위장치료를 받은 환자에서 BPPV를 호전한 확률은 22배(95%, CI 3.41~141.73), 37배 높았다(95%, CI 8.75~159.22).
체계적으로 검토된 에플리 vs. 대조군	Teixeira and Machado(2006)	5건의 RCT 시험이 발견되었다.	1주일과 1개월에 에플리 기법의 효능에 대한 긍정적 증거
체계적으로 검토, 수정된 에플리 vs. 대조군	Hilton and Pinter (2004)	포함 기준을 충족시킨 22개의 연구 중 5개의 RCT가 포함되었다. 다른 것들은 일반적으로 방법론적 품질이 좋지 못했다.	에플리 기법은 안전하고 효과적인 뒤반고리관 BPPV vs. 위장치료이다. 에플리를 받은 환자는 증상이 완전히 호전되었고(95%, CI 1.84~13.16) 딕스-홀파이크 음성으로 전환되었다(95%, CI 2.21~14.56).
RCT, 전향적, 단일맹검; 수정된 에플리 vs. 대조군	Lynn(1995)	n = 36 음성 딕스-홀파이크로 변환	CRP 그룹의 89% 치유율 vs. 27%의 위장치료군 치유율
RCT, 전향적, 단일맹검 에플리 vs. 대조군	Froehling et al. (2000)	n = 50 음성 딕스-홀파이크로 변환	CRP에 대한 67%의 치유율 vs. 대조군에 대한 38%의 치유율
RCT, 수정된 에플리 vs. 대조군	Munoz(2007)	n = 81 음성 딕스-홀파이크로 변환	단일치료: CRP군에서 34.2%의 치유율, 위장치료군에서 14.6%의 치유율; 현훈의 해소; CRP군의 31.6%, 위장치료군의 24.4%. 1주 후 CRP군과 위장치료군 모두 CRP를 투여받았고, 61.8%와 57.1%는 음성 딕스-홀파이크 검사 결과를 보였다.
RCT, 수정된 에플리 vs. 대조군	Von Brevern(2006)	n = 67 음성 딕스-홀파이크로 변환	CRP 치유율 80%, 대조군 치유율 10%
RCT, 수정된 에플리 vs. 대조군	Yimtae(2003)	n = 58 음성 딕스-홀파이크로 변환	CRP 치유율 75.9%, 대조군 치유율 48.2%

리 기법(maneuver)이 통계적으로 현저한 효과를 가진다고 하였다. 문헌연구는 대조군 환자의 20~38%가 음성 딕스-홀파이크를 가지고 있다는 점을 들어 뒤반고리관 BPPV의 자발적 치유의 중요성과 함께, 5개의 대부분 무작위 대조 연구에서 292명의 환자를 대상으로 한 결과를 바탕으로 뒤반고리관 BPPV에 대한 안전하고 효과적인 치료법으로 에플리 기법을 추천했다. Helpleski 등(2010)과 Teixeira 등(2006)은 에플리 기법을 포함하여 정복술 절차의 사용을 통한 뒤반고리관 BPPV 치료에 대한 유사한 결과를 체계적 문헌연구(systematic review)를 통해 얻었다. 둘 모두에서 정복술 절차는 뒤반고리관 BPPV를 치료하는데 더 효율적이라 결론을 내렸다. 메스꺼움, 구토, 실신 또는 수평반고리관으로의 전환과 같은 합병증이 환자의 6~12%에서 발생했다. 대부분의 무작위 대조 치료법은 한 번의 치료기간 내에 반복적으로 재배치 기법을 사용했다. 그러나 Gordon와 Gadoth(2004)는 단일 세션 내에서 반복적 기법(92% 완화)으로 치료한 환자들과 단 한 번의 기법(80%)으로 치료한 환자들 사이 결과에 대해 유의한 차이가 없음을 발견했다.

사례: 이 환자는 약 24일 전에 벽지를 걸 때 현훈을 겪은 49세의 남성이다. 현훈의 지속시간은 짧았지만 머리를 움직이면 현훈이 시작되었다고 보고했다. 그는 2주 전에 의사의 진료를 받았고 Valium®을 처방받았지만 졸리는 증상으로 인해 2회만 복용했다. 그는 직장에 복귀하지 못했다. 의사는 현훈 치료를 위해 물리치료를 추천했다. 오늘 검사에서 오른쪽 딕스-홀파이크 위치로 움직일 때 60초 동안 지속되는 현훈과 함께 상향과 오른쪽 회전 눈떨림을 제외하고 정상이었다. 눈떨림과 현훈이 지속되기 때문에 오른쪽 뒤반고리관 BPPV 중 반고리마루이석증으로 진단했다.

1988년에 Semont 등은 뒤반고리관에서 부스러기를 옮겨 타원주머니로 재배치하기 위해 설계된 단일 이석유리술(liberatory maneuver)을 제안했다(그림 20.9). 이 기법은 중력에 대한 관성과 위치 변화를 사용하여 부스러기를 역학적으로 움직인다. 이 치료법은 시몬트(Semont) 기법, 이석유리술 또는 빠른(brisk) 치료법을 포함하며 여러 가지 이름을 가지고 있다. 처음 옆으로 누운 자세에서 두 번째(반대쪽) 병변쪽으로 누운 자세로 바꾸기 위해 빠른 가속과 감속을 하는 움직임이 반고리관 마루에 붙어 있는 평형모래 부스러기를 떼어낼 것이라 생각했고 뒤반고리마루이석과 또한 뒤반고리관이석에 대한 치료방법으로 간주되고 있다(그림 20.9).

Semont 등은 8년 이상 치료를 받은 BPPV (n=711) 대규모 환자 집단에 대해 보고했다. 한 번의 치료 후 84%의 완화율을 보였고, 두 번의 치료 후 93%의 완화율을 발견했다. 증상의 재발은 드물었다(4%). Herdman 등(1993)은 시몬트 치료법을 받은 30명의 피험자를 대상으로 한 전향 무작위 연구에서 단일 치료 후 90%에서 증상이 완화되고 현저한 개선의 징후가 있었다고 보고했다. Ireland(1994)는 일련의 환자들에 대한 이석유리술의 효과를 조사하였는데 환자 자신을 대조군으로 사용했다. 처음에 환자들은 정상측에 대한 이석유리술 치료를 받았고 어떤 환자도 증상이 호전되지 않았다. 그 후 48시간 동안 머리를 똑바로 세우게 하였다. 1주일 후에도 모든 환자에게서 증상이 나타났다. 마지막으로 환자들은 질환이 있는 쪽에 대한 이석유리술 치료를 받았다. 1주일 후 모든 환자는 증상이 없었다. 이 연구에서 피실험자의 수는 적지만(n=10), 결과는 BPPV를 위한 치료로써 이석유리술 치료의 효과를 뒷받침한다. 다른 연구들은 다소 낮은 효과를 보고했다. Hausler와 Pampurik(1989) 그리고 Levrat 등(2003)은 치료받은 환자의 51%와 62.6%에서 증상의 완화를 각각 보고했다.

이석유리술 치료법은 반고리관이석증(canalithiasis)의 경우에도 적용할 수 있는데 한 번의 치료로 약 86.8% 만큼 높은 효과가 있는 것으로 나타났다. 위약, 이중맹검 연구에서는 치료 후 1시간과 24시간 동안 위장치료(0%)에 비해 이석유리술 치료법을 사용하여 치료한 환자(86.8%)에서 완화율이 현저히 높았다. 두 번째 연구에서

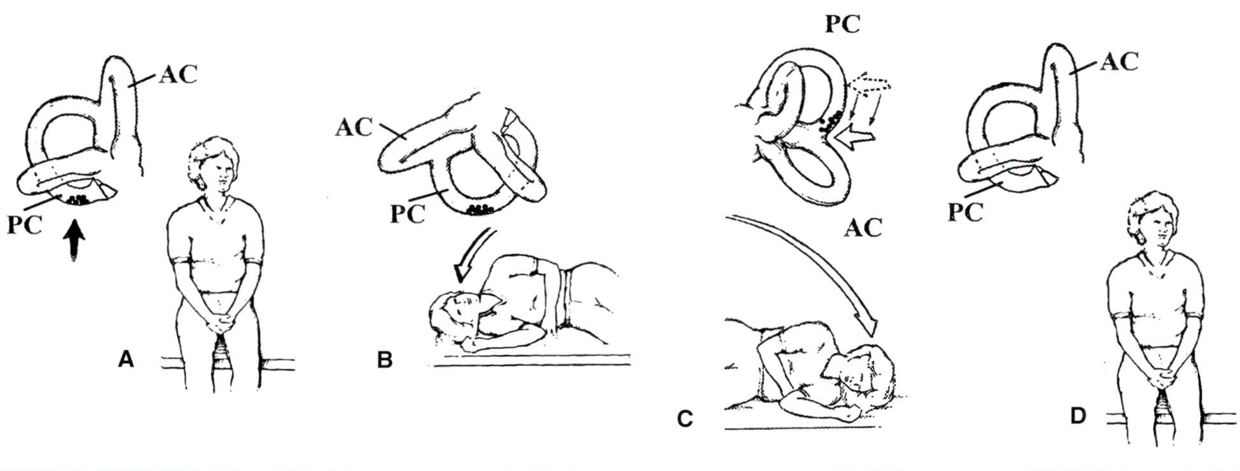

그림 20.9

뒤반고리관 BPPV(12-5.2)에 대한 이석유리술에서 환자는 옆쪽으로 검사 테이블에 앉아 머리는 정상쪽(A)을 향해 45° 회전한다. 그런 다음 환자는 손상쪽(손상쪽 뒤반고리관 위치와 평행하게)(B)으로 빠르게 이동한다. 1분 후, 환자는 도움을 받아 정상쪽으로 빠르게 움직여서 눕는다. 이때 머리는 여전히 약 45° 정상쪽으로 회전한 위치에 있게 된다(C). 따라서 코가 바닥쪽을 향해 45° 내려가게 된다. 환자는 1분 동안이 자세를 유지하고 머리를 정상쪽으로 돌린 상태로 천천히 앉은 자세로 움직인다(A).

는 위장 치료군에서 14%가 증상 완화가 일어난 것과 비교하여 뒤반고리관 BPPV 환자군에서는 치료 4일 후 84%가 완화된 것으로 나타나 유사한 결과를 보였다.

이석유리술 치료는 마루에 부착된 평형모래 부스러기를 떼어내어 타원주머니 쪽으로 옮길 수 있기 때문에 이것이 뒤반고리관 BPPV의 반고리마루이석증 형태에 대한 최적의 치료라고 믿는다. 그러나 Semont는 자신이 발표한 대규모 환자 연구에서 눈떨림에 대해 설명하지 않았으며, 반고리마루이석증의 발생은 비교적 드물었다고 하였다. 따라서 BPPV의 반고리마루이석증 형태에 대한 이석유리술 또는 시몬트 기법의 치료 효능이 무엇인지는 여전히 불분명하다. 이석유리술이 뒤반고리관 BPPV의 반고리관이석증 환자에게도 적합하다는 증거가 제시되고 있다. 이석유리술을 실시할 때 움직임이 빠르게 일어나야 하기 때문에 노인 환자에게 적용하는 것이 어려울 수 있다는 점에 유의해야 한다.

앞반고리관 BPPV의 치료

Treatment of anterior SCC BPPV

> 사례: 환자는 심각한 현훈을 호소하는 36세 여성 응급환자이다. 환자는 초기 평가시기에 의사를 보러 간 적이 없다. 현훈과 구토가 심각하여 자다가 깼으며 더 이상 현훈은 없지만 기분이 좋지 않고 다소 균형이 맞지 않는다고 했다. 중요한 과거 병력은 없었다. 환자가 복용하는 유일한 약은 피임을 위한 것이었다. 그녀는 전날 현훈을 시각통증척도(VAS)에서 9/10으로 평가했고 현재 어지럼과 불균형을 6/10으로 평가했다. 앉은 상태의 눈돌림 검사는 정상이었다. 딕스-홀파이크 검사는 어제의 구토 때문에 천천히 수행했다. 왼쪽 딕스-홀파이크 위치에서 하향 및 왼쪽 회전 눈떨림이 관찰되었고 눈떨림과 동시에 현훈이 나타났다. 눈떨림과 현훈은 약 20초 동안 지속됐다. 구역은 있지만 구토는 없으며 왼쪽 앞반고리관 BPPV에 대한 CRT로 계속 치료했다.

앞반고리관 BPPV 반고리관이석증에 대한 치료 효능에 대한 증거는 기술연구(descriptive studies)에 제한된다(표 20.6). 대다수의 환자는 질환이 있는 쪽에서 시작하는

표 20.6 앞반고리관이석증에 대한 치료 효과

치료 방법	참고문헌	환자의 수	결과
손상측에서 시작하는 정복술	Lopez-Escamez et al.(2006) Jackson et al.(2007)	14 55	30일째 71% 1.32 치료 후 100%
정상측에서 시작하는 정복술	Korres et al.(2008)	2	100%
30초 안에 머리를 30° 굴곡하여 앉은 자세에서 누운 자세로 변경함	Yacovino et al.(2009)	13	한 번의 치료 후 84.6%, 두 번의 치료 후 100%
역 CRM-손상측으로 코를 숙인 자세로 시작; 머리 자세를 유지한채 바로 돌아 눕고, 머리는 정상측으로 45° 돌리고 일어나 앉기	Zapula(2008) Honrubia et al.(1999)	1 41	100% 50%
부분 굴림-정상측에서 코를 아래로 놓고 시작. 30초 간격으로 코를 수평으로 움직이고, 다음으로 45° 위를 보게 한다. 그리고 3분 동안 일어나 앉아 있는다. 매일 2~4회 반복	Rahko(2002)	57	1주일에 92.98%
정상측에 대한 딕스-홀파이크 자세를 2분 동안 유지한 뒤, 6분 동안 머리를 수평 위치에서 유지한다. 그런 다음 턱을 당긴 상태(30° 굽힘)로 일어나 앉음	Kim et al.(2005) Korres et al.(2008)	30 5	1회 치료 후 40.7%, 3회 치료 후 92.3%; 1회 치료 후 60%, 2회 치료 100%
강제지속자세 - 바로 누운 자세에서 30분 동안 머리를 뒤로 60° 정도 젖힌다. 그리고 24시간 동안 머리를 똑바로 들고 있도록 함	Crevits(2004)	2	100%

정복술 치료에 반응하는 것으로 보인다(그림 20.8). 가장 효과적인 치료법을 선택하는 데 문제가 있는 이유는 앞반고리관이석증에 대해 적어도 7가지 제안된 치료법이 있고 일부는 오직 소수의 대상자들에게 적용하였다는 것이다. 또한 몇몇 연구들은 앞반고리관이석증과 반고리마루이석증 모두에서 동일한 치료법을 사용했다.

수평반고리관이석증 BPPV 치료법

Treatment of horizontal SCC canalithiasis BPPV

> **사례:** 이 환자는 심각한 현훈과 불균형을 호소하는 21세 여성이다. 아버지와 함께 내원을 했으며 걸을 때 아버지에게 의지해야 했다. 롤검사에서 현훈과 땅방향 눈떨림(오른쪽 롤 위치에서 더 강한 눈떨림이 나타남)을 제외하고 다른 검사에서는 전부 음성을 나타냈다. 오른쪽과 왼쪽 롤 위치에서 20초 미만의 땅방향 눈떨림이 짧게 나타났기 때문에 오른쪽 수평반고리관 BPPV의 반고리관이석증 형태라고 진단내렸다.

수평반고리관이석증에 대한 수많은 치료법(바비큐 회전, 270° 회전 그리고 수평반고리관이석증을 위한 변형된 이석유리술 그리고 강제지속자세)과 수평반고리마루이석증에 대한 치료법(반고리마루이석증을 위한 구포니, 반고리마루이석증을 위한 강제지속자세)이 제안되어 왔다.

수평반고리관이석증을 위한 바비큐치료법

뒤반고리관이석증의 치료를 위해 Epley가 제안한 CRP가 수평반고리관 BPPV를 위해 수정되었는데, 이를 바비큐(Bar-B-Que)치료 또는 회전치료(roll treatment)라고 한다. 이 치료법은 전체 360° 회전 또는 270° 회전으로 행해진다. 두 치료법 모두 환자가 엎드린 자세에 있을 때 무증상이어야 한다(그림 20.10).

수평반고리관이석증을 위한 이석유리술 또는 아피아니 기법

수평반고리관이석증의 치료를 위한 이석유리술(liberatory maneuver)의 사용을 뒷받침하는 이론은 수평반고리관에서 떠다니는 평형모래 부스러기가 타원주머니로 이동하도록 머리를 움직이는 것이다(그림 20.11). Appiani 등(2001)에 의해 "이석유리술"이라고 불리지만, 그것은

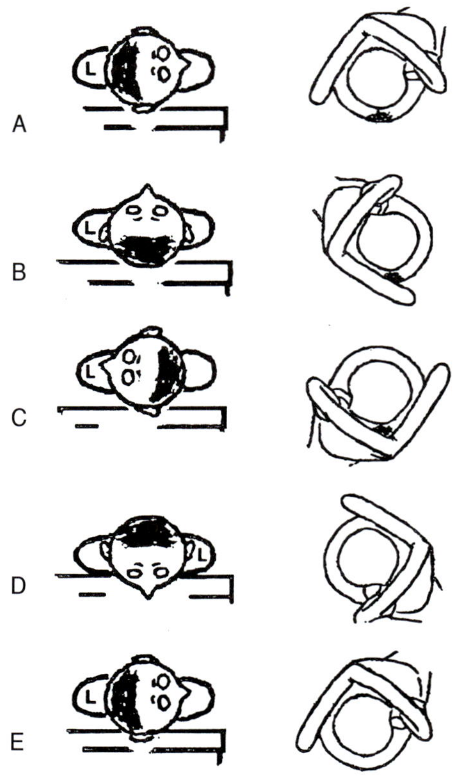

그림 20.10 수평반고리관 BPPV를 위한 바비큐 또는 정복술 치료(CRT). A: 환자는 검사 테이블이나 침대에 영향을 받은측 귀가 아래쪽에 위치하도록 바로 눕는다(여기서는 오른쪽 수평반고리관 BPPV의 예로 보여줌). B: 환자의 머리를 손상측 귀로부터 멀어져 얼굴이 위로 향하게 될 때까지 천천히 굴린다. 이 위치는 약 15초 동안 유지되거나 현훈이 멈출 때까지 유지된다. C: 그 다음에 환자는 손상측 귀가 위로 올 때까지 머리를 계속 굴린다. 이 위치는 또한 15초 동안 또는 현훈이 멈출 때까지 유지된다. D: 그런 다음 환자는 얼굴이 아래로 내려갈 때까지 동일한 방향으로 머리와 몸을 굴리고 15초 동안 그 위치에 머문다. 치료의 이 시점에서, 치료가 효과적이면 환자는 무증상이어야 한다. 환자는 먼저 손과 무릎 위치로 이동한 다음 옆으로 앉거나 머리를 똑바로 유지하면서 한 다리를 바닥으로 밀어 치료 테이블에서 내려갈수 있다. 또는 머리와 몸을 원래의 위치와 똑같은 방향으로 굴려서 귀를 아래쪽으로 굴린 다음, 환자는 천천히 앉고 머리 높이를 유지하거나 30° 굽힌다. 수평반고리관 BPPV에 대한 CRT의 이러한 두 가지 변형을 각각 270° 롤 및 360° 롤이라고 한다. 환자는 가정에서 이 치료를 수행하도록 교육받을 수 있다. 후속 방문은 대개 치료 후 며칠 이내로 예정된다(출처: Tusa and Herdman, 1998).

반고리관이석증에 대한 치료이며, 뒤반고리관 BPPV에 대한 Semont의 '이석유리술'과 같이 반고리마루이석증에 효과적인 치료법은 아니다.

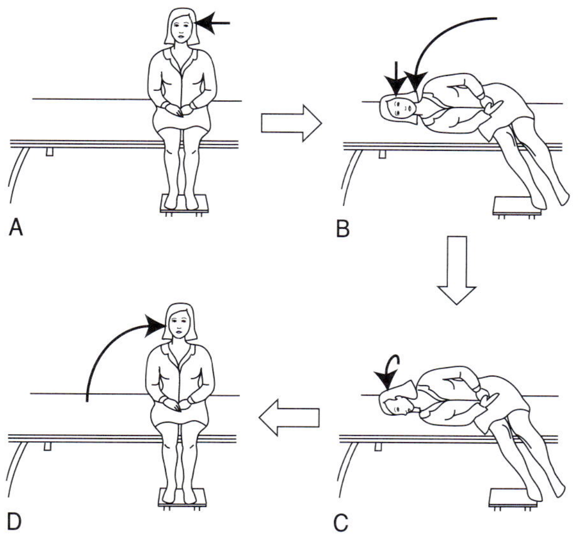

그림 20.11 아피아니 치료(왼쪽 수평반고리관이석증에 대해 표시)에서 환자는 치료 테이블(A)에 앉아 시작한다. 환자는 손상되지 않은 쪽으로 신속하게 누워 2분 동안 자세를 유지한다(B). 환자의 머리를 테이블쪽으로 45° 아래로 빠르게 돌리고 다시 2분간 이 위치를 유지한다(C). 환자는 천천히 앉은 자세로 돌아가고 목뼈는 중립 자세로 돌아간다. 이 치료는 또한 반고리관이석증에 대한 구포니 치료(D)라고도 한다(출처: Appiani GC, et al., 2001;).

수평반고리관이석증을 위한 강제지속자세법

Forced prolonged position (FFP) for horizontal canalithiasis

수평반고리관이석증에 대한 또 다른 치료 옵션은 Vannucchi 등에 의해 기술된 강제지속자세법이다(그림 20.12). 환자는 잠자리에 들 때 먼저 증상이 있는 쪽(증상이 더 심한 쪽)으로 30~60초 동안 누워 있다가 천천히 정상쪽으로 돌아눕게 되는데 건강한 쪽 귀가 아래로 갈 때까지 돌아눕는다. 그리고 건강한 쪽으로 밤새 누워 있어야 한다. 환자로 하여금 강제지속자세법과 회전법을 병행하여 실시할 수 있는데, 먼저 회전법을 실행한 뒤 강제지속자세법을 실시하면 된다. 또한 환자가 밤에 일어나야 하는 경우 이 과정을 반복한다.

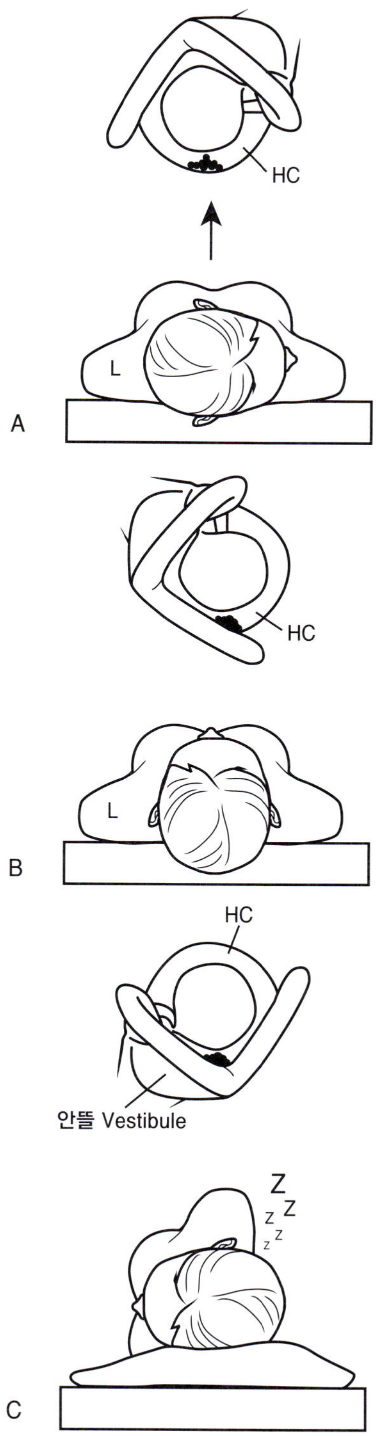

그림 20.12 오른쪽 수평반고리관이석증에 대한 강제지속자세. 환자는 손상측 귀(A)가 아래로 가도록 하고 20초 이상 머무른 다음, 건강한 귀가 아래를 향하도록(B, C) 정상측으로 천천히 구른다. 환자는 밤새도록 이 자세를 유지한다.

수평반고리마루이석증에 대한 치료법

Treatment of horizontal SCC cupulolithiasis

반고리마루이석증에 대한 카사니(Casani; 구포니) 기법은 수정된 시몬트 치료법으로 치료효과의 증거가 있는 수평반고리마루이석증에 대한 치료법이다(그림 20.13). Casani 등(2002)은 한 번의 기법으로 환자의 75%에서 증상 완화가 있었다고 보고했다. 이 치료를 위해 제안된 기전은 수평반고리관의 마루에서 평행모래를 제거하도록 설계된 신속한 움직임이다. 필요하다면 수평반고리관으로부터 유리된 평형모래 부스러기를 옮기기 위해 회전치료를 실시할 수 있다.

수평반고리관 BPPV 치료법의 효능

Treatment efficacy horizontal SCC BPPV

최근까지 수평반고리관 양성발작성체위현훈(BPPV)의 치료 효능에 대한 증거는 서술적 및 사례 연구에 국한되어 왔다(표 20.7~20.9). 어떤 치료법이 가장 효과적인지에 대한 문제를 복잡하게 하는 것은 종종 동일한 치료법이 반고리관이석증과 반고리마루이석증 모두에 적용되기 때문이다. 또 다른 복잡한 문제는 동일한 치료법에 대해 여러 명의 저자 이름이 상호 교환되어 사용된다는 것이다. 최근의 무작위 연구에 따르면 수평반고리관 BPPV의 반고리관이석증을 가진 170명의 연속 환자에서 회전치료와 아피아니(논문에서 구포니라고 불림) 치료법을 위장치료법과 비교하였다. 두 치료법 모두 치료 당일에 위장치료(35.4%)보다 높은 효과(69.1%와 60.9%)를 보였다. 1개월 후 회전치료 또는 아피아니 치료법을 받은 환자는 위장치료를 받은 환자보다 여전히 유의하게 좋은 상태를 나타냈다.

또 다른 연구에서는 아피아니와 카사니 기법(각각 수평반고리관이석증 및 수평반고리마루이석증에 대한 구포니 기법을 의미)을 환자가 재빨리 한 번의 움직임으로 하지 않고 단계별로 옆으로 눕는 위치로 이동하는 회전기법과 비교했다. 땅방향 및 하늘방향 형태의 BPPV를 모두 치료했다. 땅방향 형태의 환자의 경우 환자는 손상되지 않은 쪽으로, 하늘방향 형태의 BPPV 환자의 경우 환자는 손상된 쪽으로 누웠다. 변형된 형태를 사용한 치료는 이러한 기법들 중 원래 형태의 치료(88%)와 비슷한 치료율(93%)을 나타냈다. 그러나 뒤반고리관 BPPV로의 전환율이 원래 기법의 16%인 것에 반해 변형된 형태는 2%에 불과했다.

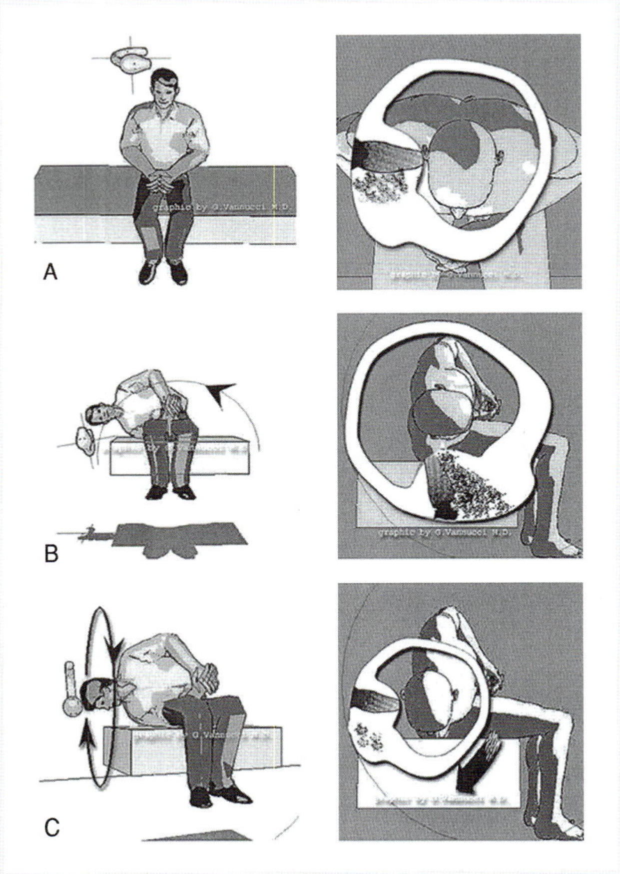

그림 20.13 수평반고리마루이석증의 주요 치료법은 카사니(Casani) 기법. 카사니 기법(구포니 기법이라고도 함)에서 환자는 앉아있는 자세(A)에서 옆으로 눕는 자세(손상측; B)로 빠르게 이동한다. 그런 다음 환자는 머리를 돌려 코가 45°(C) 아래로 내려가도록 하고 다시 앉기 전에 2~3분 동안 그 자세를 유지한 후 다시 일어나 앉는다. 이 치료법은 마루이석증을 위한 구포니 치료법이라고도 한다(출처: Casani et al., 2002).

비특이적 치료법: 브란트-다로프 운동

Brandt와 Daroff는 BPPV 치료를 처음으로 제시하였다. 치료는 연속적으로 머리의 위치를 증상을 유발시키는 위치로 이동했다가 돌아오는 반복적인 움직임으로 구성되었다(그림 20.14).

1980년 Brandt와 Daroff는 BPPV를 가진 67명의 환자에 대한 치료의 효능을 연구했다. 연구자들은 환자들이 3시간마다 연습하도록 감독하였다. 3~14일 사이에 66명의 환자가 증상의 완전한 해소를 경험했다. 이들은 이 치료법을 '습관화 운동'이라고 이름 붙였지만, 회복이 너무 빨라서 습관화 효과가 있을 수 없다고(일부는 24시간 내

표 20.7 수평반고리관이석증에 대한 치료 효과

치료 방법	참고문헌	환자의 수	결과
바로 누운 자세(supine)에서 정상측으로 빠른 속도로 90° 세 번 회전한 다음 일어나 앉는다(램퍼트 기법).	Lempert and Tiel-Wilck(1996)	2	100%
램퍼트(Lempert) 기법: 바로 누운 자세(supine)에서 정상측으로 90°로 빠르게 세 번 굴린 다음 앉는다(*n* = 29). 대조군: 치료하지 않음(*n* = 34, 치료군과는 모두 다른 병원 소속)	Sekine et al. (2006)	63	1주일: 78.6% 치유; 치료되지 않은 대조군 69.1% (유의차 없음)
강제지속자세: 반듯이 누워서 머리와 몸을 영향을 받지 않는 쪽으로 회전한다. 8~12시간 동안 그 자세로 누워 있어야 한다.	Vannucchi et al. (1997)	74	3일 동안 (치료군) 90% 완화 의사무작위(pseudo randomized): 대조군은 편의에 따라 모집하였으며 치료하지 않음
FFP에 따른 바누치(Vanuchi) 기법	Nuti et al.(2005)	18	한 번의 치료로 88.8%의 증상과 눈떨림 제거, 두 번의 치료로 100%
환자는 머리를 똑바로 앞을 향하게 앉고(눈떨림 지속시간 동안) 신속하게 정상쪽으로 누운 뒤 눈떨림 지속시간 + 1분 동안 자세를 유지한다. 그런 다음 머리를 45° 아래로 재빨리 돌리고 2분 후 천천히 일어나 앉는다.	Appiani et al. (2001)	32	한 번의 기법으로 78.12%, 두 번의 기법으로 100%
수평반고리마루이석증을 반고리관이석증으로 변환한 후, 반고리관이석증을 위한 구포니(일명 아피아니)를 사용하여 또는 FPP 형태로 치료한다.	Appiani et al. (2005)	16	반고리관이석증으로부터 100% 완화
구포니(Guponi) 기법: 환자는 머리를 정면으로 향하게 하고 재빨리 정상측으로 누워 2분 동안 자세를 유지한다. 그리고 재빨리 고개를 45° 아래로 돌려 유지한 뒤 2분 동안 천천히 앉는다. 반복한다.	Francesco et al. (2009)	58	1회 치료로 79.3%의 완전한 치료; 뒤반고리관 BPPV로 전환 13.8%; 6.9% 변화 없음
바비큐 롤 실시 후 12시간 FPP 적용 또는 반고리관이석증을 위한 구포니 기법을 무작위로 배정한다.	Casani et al. (2011)	132	바비큐 + FPP: 1회 치료로 61% 완화; 3회 치료 시 79.6 %
치료되지 않은 대조군(치료를 거부했거나 치료할 수 없음)(*n* = 20)			한 번의 구포니(일명 아피아니) 기법으로 86%의 완화; 세 번 치료로 93.1% 감소

표 20.8 수평반고리마루이석증의 치료 효과

치료 방법	참고문헌	환자의 수	결과
반고리마루이석증(*n* = 9) 앉은 상태에서 손상측으로 재빨리 누운 후 머리를 45° 숙이고 그 자세로 2~3분 동안 머무른 뒤 신속히 일어나 앉는다(반고리마루이석증을 위한 카사니 또는 구포니라고 불림).	Casani et al. (2002)	9	효과는 1회 실시에서 44.4%, 2회에서 55.5%, 3회 실시에서 66.6%
FFP: 눈떨림이 약한 쪽으로 누워 12시간 유지한다.	Chiou et al.(2005)	29	FFP로 93.1%가 해결됨
1. 눈떨림이 약한 쪽으로 2주 동안 밤새 누워 있어야 한다(FPP-1). 2. FFP-1로 반고리마루이석증에서 반고리관이석증으로 전환한 경우; 램퍼트 기법을 사용한다. 3. FFP-1에 응답이 없는 경우; 2주 동안 밤새도록 눈떨림이 가장 큰 쪽으로 옆으로 누워있어야 한다. 4. 반고리관이석증으로 전환된 경우, 램퍼트 기법으로 치료한다(*n* = 1)	Boleas-Aguirre et al.(2009)	22	1. 현훈 및 눈떨림이 없는 68%(*n* = 15) 2. 반고리관이석증으로 전환(*n* = 1)하여 램퍼트 또는 에플리로 치료하는 수직반고리관(*n* = 3); 100% 치료 3. FFP-1(*n* = 3)에 대한 반응이 없었고, 66%는 FPP-2로 치료

표 20.9 수평반고리관의 반고리관이석증과 반고리마루이석증 모두를 치료하는 연구

HSCC BPPV의 형태	치료 방법	참고문헌	환자의 수	결과
반고리관이석증 반고리마루이석증 대조군	바비큐 후 강제지속자세 실시 앉은 자세에서 재빨리 손상쪽으로 누워 머리를 45° 아래로 돌리고 2~3분 동안 그 위치에서 유지하다가 재빨리 일어나 앉음; 편의성 표본	Casani et al. (2002)	82	1회 67.4%, 2회 80%, 3회 89.1% 치유 1회 44.4%, 2회 55.5% 3회 66.6% 치유 1주 16.6%, 2주 44.5% 치유
반고리마루이석증 타원주머니 쪽	FFP: 12시간 동안 눈떨림이 약한 쪽 옆으로 누움	Chiou et al. (2005)	29	FFP로 93.1%가 해결됨
반고리관이석증(n = 36)과 반고리마루이석증(n = 10)	바비큐(90° 단위로 360° 회전); 각 위치는 30초 동안 유지됨	Escher et al. (2007)	46	1회 기법 후 74% 치유; 2회 이후 80%; 최대 3회 후 85%; BPPV의 형태는 결과에 영향을 미치지 않음
반고리관이석증(n = 18) 반고리마루이석증(n = 13)	바비큐 수정된 브란트-다로프(설명되지 않음)	Jackson et al. (2007)	31	바비큐: 치료할 치료의 평균 횟수 = 1.34회 수정된 브란트-다로프: 보고되지 않음

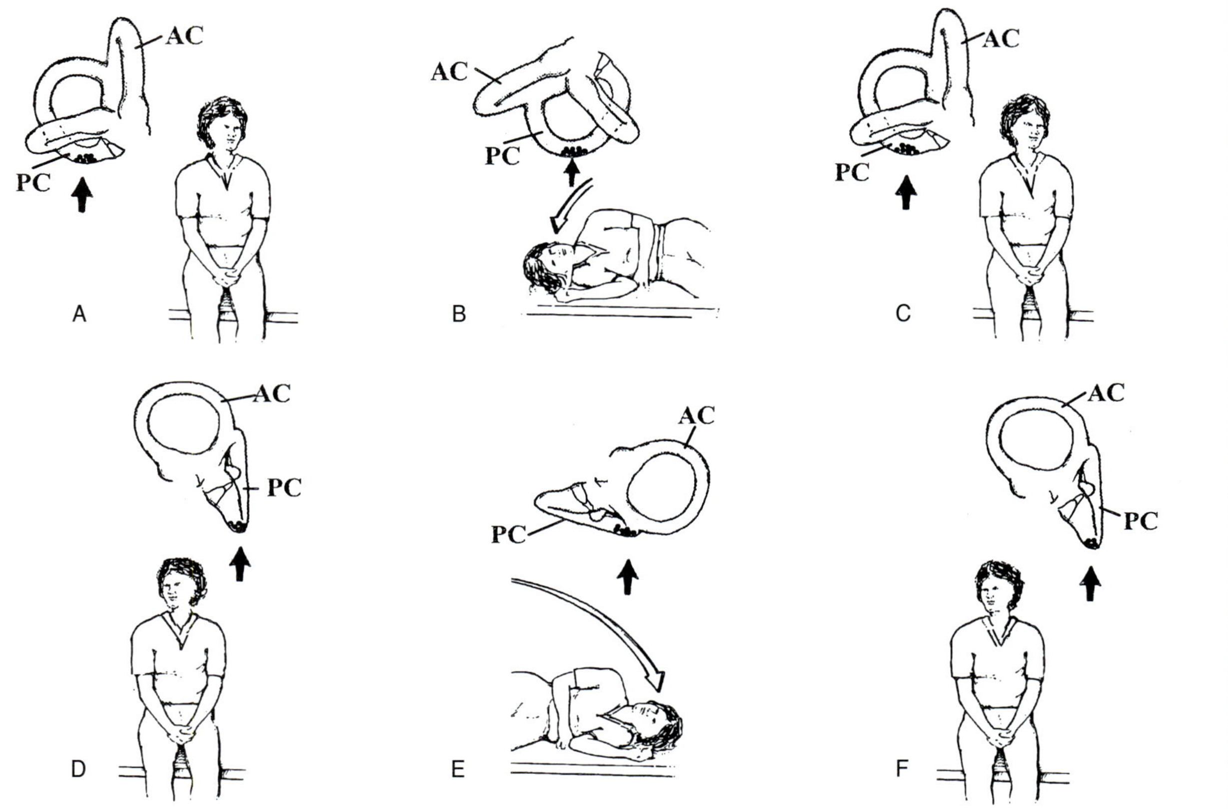

그림 20.14 뒤반고리관 BPPV의 치료를 위한 브란트-다로프 치료.
(A, B) 환자는 영향을 받는 쪽(여기에서는 오른쪽에 표시되어 있음)의 옆으로 눕는 위치로 빠르게 이동하고, 현훈이 멈춘 후 30초가 지날 때까지 그 위치에 머물러 있는다. (C) 환자는 앉아서 현훈이 멈출 때까지 기다린다. 환자는 반대쪽(D)으로 움직임을 반복하고, 현기증이 멈춘 후(E) 30초 동안 그 자리에 머무르다가(F) 일어나 앉는다. 환자가 이틀 연속으로 현훈이 없을 때까지 전체 치료를 하루에 세 번 10~20회 반복한다.
*AC = 앞반고리관; PC = 뒤반고리관. 검은색 화살표는 평형모래의 위치와 움직임을 나타낸다(출처: Tusa and Herdman, 1998).

에 좋아짐)보고했다. 그 대신 Brandt와 Daroff는 이 운동이 마루에서 평형모래 부스러기의 분리와 궁극적인 확산을 촉진하는 역학적 수단이라고 제안했다. 기니피그에 대한 연구에 따르면, 개별적인 평형모래 입자는 100시간 이내에 속림프액으로 용해된다. 따라서 브란트-다로프(Brandt-Daroff) 치료는 평형모래를 분해하여 용해시키는 방법으로 부분적으로 효과가 있을 수 있다. 그러나 Brandt와 Daroff의 초기 연구결과와 대조적으로 이러한 브란트-다로프 운동을 정복술 치료로 비교했을 때 브란트-다로프를 사용하여 치료한 환자들은 치료 후 7일 동안 정복술 치료로 치료한 환자에 비해(80.5% 완화) 효과가 더 나빴다(25% 완화)는 결과가 나왔다.

검사와 치료에 대한 논평

치료사는 종종 검사와 치료 중 목의 회전과 폄이 일부 환자에게 금기일 수 있다는 우려를 표명한다. 그러나 신중한 검사는 이러한 우려를 완화할 수 있다. 또는 치료사가 여전히 검사나 치료 진행에 대해 확신이 없으면 자세를 수정(경사테이블 사용 고려)하여 미로가 목의 회전 또는 폄 없이 올바른 위치에 있도록 할 수 있다. Humphriss 등(2003)은 딕스-홀파이크 검사를 시행하기 전에 모든 환자에서 다음과 같은 매개 변수를 충족할 수 있도록 권고한다.

1. 환자가 앉아 있는 상태에서 머리를 30초 동안 오른쪽으로 45° 회전시킨 다음 통증이 없이 30초 동안 왼쪽으로 돌릴 수 있습니까?
2. 환자가 앉은 상태에서 머리를 양쪽으로 45° 회전시키고 통증 없이 30초 동안 뒤로 젖힐 수 있습니까?

Humphriss 등(2003)은 딕스-홀파이크 검사를 수행하는 것이 절대적인 금기사항이 될 수 있는 여러 질환들이 있다고 보았고 일부 치료법(표 20.10) 또한 금기사항이 될 수 있다고 하였다. 대부분 이러한 질환을 가진 환자는 검사되고 치료될 수 있지만 환자의 안전을 보장하기 위해 특히 환자의 목의 폄과 회전을 피하는 특정 주의사항을 지켜야 한다.

BPPV 환자의 지속적 불균형 관리

Managing persistent imbalance in patients with BPPV

사례: 뒤반고리관 BPPV의 반고리관이석증이 주요한 문제인 76세의 여성 환자가 처음 방문했을 때 정복술 치료로 적절히 치료하였다. 그녀는 7일 후 두 번째 방문을 하였다. 그녀는 첫 번째 치료 이후에 현훈이 없었지만 걷을 때 균형이 맞지 않는다고 느끼며 때때로 비틀거린다고 하였다. 오늘 평가에서 오른쪽 또는 왼쪽 딕스-홀파이크 위치에서 눈떨림이나 현훈이 없으므로 BPPV가 완화되었다고 결론내릴 수 있었다. 그녀는 걷는 동안 그녀의 불균형을 4.1/10으로 평가했다. 활동특이적균형자신감척도(ABC)는 67%이다. 그녀는 눈을 뜨고 감은 채로 30초 동안 롬버그(Romberg) 검사를 수행할 수 있지만 한발서기 자세로는 불과 3초를 버틸 수 있다. 그녀의 동적 보행검사(DGI)는 18/24이며, 보행속도는 나이와 성별에 비해 느리다. 앞으로 2주 동안 그녀의 균형이 향상될 가능성은 있으나 나이, 성별, 한발서기 및 DGI 점수를 바탕으로 평소보다 낙상의 위험이 더 크다는 결론을 내렸다. 따라서 그녀의 균형감각을 향상시키는 데 도움이 되는 운동을 하기로 결정했다.

뒤반고리관 BPPV 환자의 50% 이상이 주관적으로 불균형을 보고한다. 불균형은 같은 연령대의 대조군과 비교하여 정적 및 동적 흔들림 플랫폼 검사로 컴퓨터화하고 정량화되었다. 정복술 치료(CRT)와 이석유리술(liberatory maneuver)은 반복적인 딕스-홀파이크 검사와 반복적인 컴퓨터화된 플랫폼 검사를 기반으로 한 향상된 균형에 근거하여 체위성눈떨림과 현훈을 완전히 해결할 수 있지만 8~14%의 환자는 여전히 잔여 불균형을 호소하였다. BPPV로 야기된 불균형의 기전에 대한 한 가지 가능성은 검사 중 마루의 전위가 충분히 이루어지지 않았다는 것이다. 다른 가능성은 초기 평가 중에 발견되지 않은 안뜰기능저하이다. BPPV와 동시적으로 있는 안뜰기능저하가 이 잔류 불균형의 근본 원인이 아니라는 여러 연구가 있다. Blatt와 Di Girolamo 등은 정복술 치료 전후 컴퓨터화된 역동적인 체위기록법을 이용하여 안뜰기능저하(온도눈떨림검사결과를 바탕으로 함)가 없는 뒤반고리관 BPPV 환자에서 불균형의 정도를 정량화하였다. 환자의 약 66%는 정복술 치료 후 연령에 맞는 정상 수치로 호전되지는 않았지만, 어느 대상자도 BPPV의 징후나 증상을 보이지 않았다.

표 20.10 검사 및 치료에 대한 주의사항

지침	징후	증상
• 목뼈 불안정성(예: 고리중쇠 관절의 불안정성) • 뒤통수고리관절의 불안정성(예: 류마티스관절염, 다운증후군)	걷기 시 불안정	목 통증, 얼굴 통증, 두통, 손, 발, 얼굴 또는 혀의 감각 이상; 머리와 목이 불안정한 느낌. 어지럼과 현훈.
• 방사상 병증이 있는 추간판	제한된 목 움직임. 팔 및/또는 손의 근육	팔, 손 및 손가락의 통증이 심한 심각한 목 통증. 신경을 따라 내려가는 팔, 손, 손가락의 감각마비
• 목뼈 골수증(myelopathy)	발의 불안정성	• 목이나 팔에 통증. 팔, 손, 다리 힘 상실. 손과 발의 감각 마비. 팔다리의 긴장도 증가.
• 아놀드 키아리(Arnold Chiari) 기형	목의 폄으로 인한 하향 눈떨림	• 기침이나 재채기로 인한 후두부 두통; 심한 형태 – 운동실조 보행, 강직, 사지마비로의 진행, 심한 숨뇌 문제 및 호흡곤란
• 혈관 절제 증후군	호너증후군	• 얼굴과 목의 통증, 급성 눈뒤통증
• 이전 목뼈 수술		• 환자는 증상이 없거나 목 및/또는 팔에 통증이 남아있을 수 있음
• 목에 대한 급성 외상(채찍질손상) – 목뼈의 ROM이 불충분한 경우 금기		• 목, 팔, 얼굴, 목의 움직임이 제한된 체간 통증. 현훈증, 현기증 증상. 증상 심각도는 다양함
• 류마티스관절염	관절염 기형, 특히 발/손, 무릎/팔꿈치	• 목 통증 및 제한된 움직임. 목뼈의 불안정성 징후가 있을 수 있음(위 참조)
• 경동맥동성 실신	• 머리를 돌리거나 셔츠를 위로 세우거나 목에 압력을 가하는 중 실신/사색	
• 치아상돌기의 무형성증	목뼈 불안정	• 목 통증, 일과성 신경 증상

출처: Humphriss RL, Baguley DM, Sparkes V, et al. Contraindications to the Dix–Hallpike manoeuvre: a multidisciplinary review. *International J Audiology*. 2003;42:166–173

그렇다면 BPPV가 치료된 환자의 지속적인 불균형의 원인은 무엇일까? 한 가지 가능성은 환자의 나이이다. Blatt 등의 연구에서 정상 범위 내로 개선된 환자는 더 젊었다($p<0.05$). BPPV 발병 시기, 낙상의 과거력 또는 현훈의 강도에 대한 환자의 평가에서 그룹 간 차이는 발견되지 않았지만, 환자의 불균형 강도에 대한 주관적 등급은 유의미한 차이가 있었다. 또 다른 가능성은 정복술 치료 후에 개선되지 않는 불균형이 노인에서 발생하는 균형과 관련하여 별도의 기존에 있던 문제로 인한 것일 수 있는데, 이러한 문제는 정복술 치료로 개선되지 않는다는 것이다. 또는 정복술 치료 이후 귀돌기관이 완전히 회복되는데 시간이 걸리기 때문일 수 있다. 후자의 설명은 Giacomini 등의 연구에 의해 뒷받침되었는데, 정적 플랫폼에서의 균형은 정복술 치료 후 12주까지 BPPV 환자에서 완전히 회복되지 않는다는 것을 발견했다. 이것은 BPPV 환자에 대한 재활이 중요한 의미를 가진다는 뜻이다. BPPV의 치료로 균형이 개선되지 않으면 환자는 안뜰 기능저하 또는 불균형의 다른 원인을 배제하기 위해 재검사를 해야 한다. 필요하다면 환자는 균형을 개선하기 위해 특정 운동을 하게 해야 한다.

복잡한 사례들에 대한 설명

Unraveling complicated cases

불행히도, BPPV를 가진 모든 환자가 명백한 징후와 증상을 가지고 있는 것은 아니며, 반고리관 하나에만 평형모래가 들어간다고도 할 수 없다. 아래의 사례는 좀 더 복잡한 양상을 보인다. 아래의 모든 환자는 프렌젤 또는 적외선(IR) 고글을 사용하여 검사되었다. 또한 그림 20.15는 어려운 경우에 직면했을 때 결정을 내릴 경우에 도움이 되는 알고리즘이다.

요약
Summary

뒤반고리관 BPPV의 치료에서 정복술 치료의 사용은 상당수의 무작위 대조 시험에 의해 증명되었다. 다른 형태의 BPPV는 성공적으로 치료된 것으로 보이지만, 증거가 훨씬 적어 더 많은 대조 시험이 필요하다. 성공적인 치료를 위한 한 가지 열쇠는 어떤 반고리관이 관여하고 있는지, 문제가 어떤 쪽에 있는지 그리고 그것이 BPPV의 반고리관이석증 또는 반고리마루이석증 형태인지 확인한 다음 표 20.11에 요약된 적절한 치료법을 사용하는 것이다. 성공적인 치료의 두 번째 핵심은 치료사가 사용할 절차와 증상(예: 메스꺼움, 불균형 및 불안 수준)에 대한 환자의 이해에 초점을 맞추는 것이다.

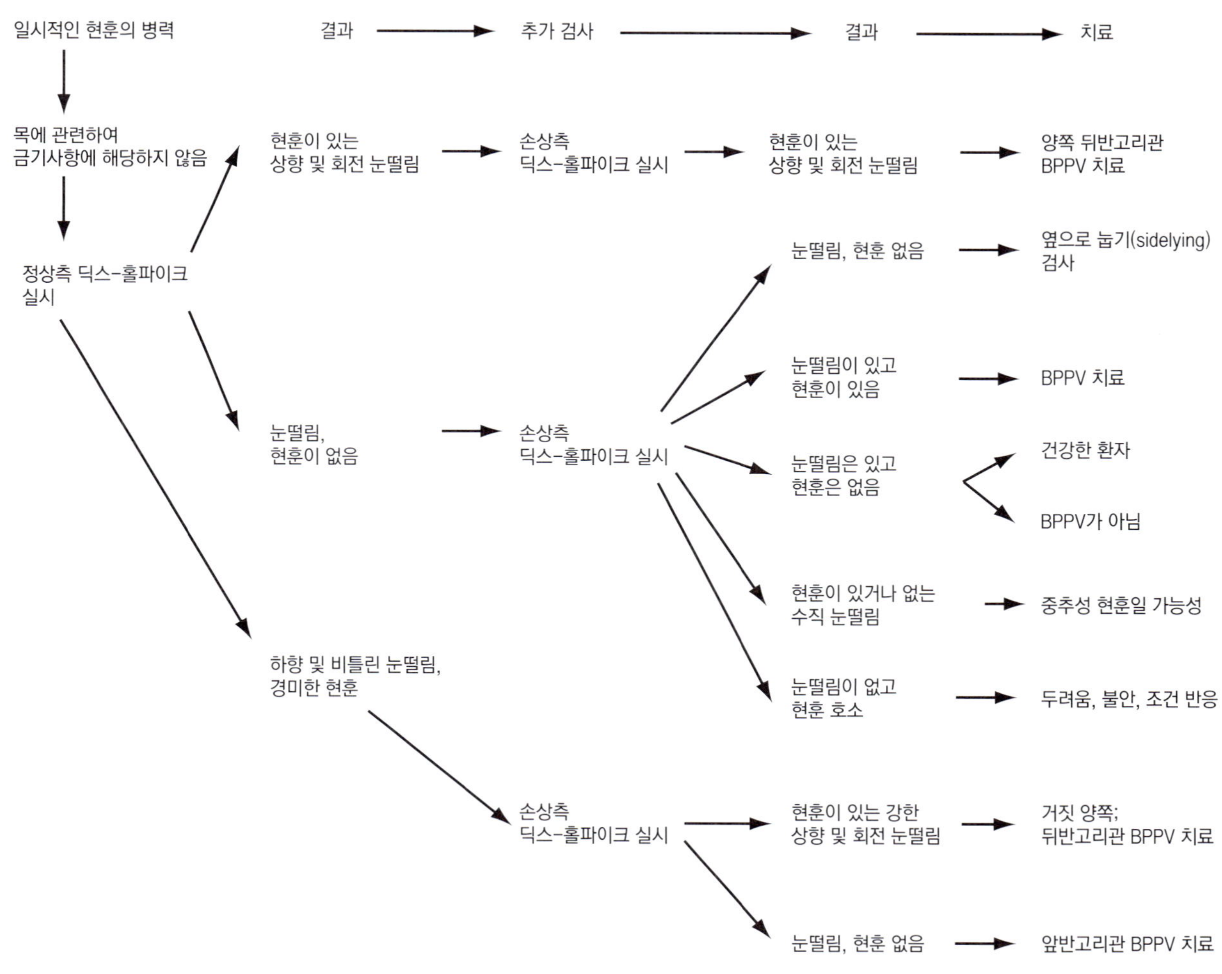

그림 20.15 양성발작성체위현훈의 복잡한 경우를 평가, 해석 및 치료하기 위한 알고리즘

증례연구 20-1

환자는 현훈이 며칠 동안 지속되었던 과거력이 있으며 현재 체위성현훈을 호소한다. 검사에서 환자는 정상적인 원활추종눈운동과 신속눈운동을 보였다. 실내조명에서는 눈떨림은 없었다. 왼쪽으로 머리를 움직일 때 두부충동검사에서 양성반응을 보였다. 적외선 고글을 사용하면 왼쪽 딕스-홀파이크 위치에서 상향 그리고 왼쪽으로 회전하는 눈떨림을 관찰할 수 있으며 동시에 환자는 현훈을 호소했다. 초기 눈떨림은 15초 이내에 해결되었으며, 그 다음에 현훈 없이 지속적인 오른쪽 눈떨림이 관찰됐다. 또한 오른쪽 딕스-홀파이크 위치에서 현훈 없이 오른쪽으로 빠르게 움직이는 지속적인 눈떨림이 나타났다.

설명 Explanation

환자는 왼쪽 수평반고리관 기능저하와 위안뜰신경 손상을 유발하는 왼쪽 안뜰신경염을 가지고 있을 수 있다. 왼쪽 한쪽 안뜰기능저하는 오른쪽과 왼쪽 딕스-홀파이크 위치 모두에서 현훈이 없는 방향 고정성 오른쪽 눈떨림을 설명할 수 있다. 위안뜰신경은 타원주머니와 앞반고리관을 지배하지만 둥근주머니와 뒤반고리관은 지배하지 않는다. 따라서 타원주머니의 퇴화로 평형모래가 떨어져 나와 기능적인 뒤반고리관에 들어가서 뒤반고리관이석증을 유발할 수도 있다. 안뜰신경염을 가진 환자 중 대략 10% 정도는 BPPV가 유발되는 것으로 알려져 있다.

해결책 Resolution

왼쪽 BPPV가 환자의 일차적 현훈의 원인이기 때문에 우선적으로 치료해야 한다. 환자가 BPPV에서 완화되면 모든 증상을 해결되었는지 환자에게 물어본다. 그렇지 않은 경우 머리를 빠르게 움직일 때 불균형이나 현훈이 있다고 보고한다면 하루 이상 지속되는 현훈(안뜰신경염과 일치)이 있었는지 질문한다. 그런 다음 두부충동검사를 시행하여 수평반고리관 기능저하가 있는지 확인하고 온도눈떨림검사를 의뢰한다. 환자가 한쪽 안뜰기능저하가 있으면 필요에 따라 안뜰재활을 시작한다.

증례연구 20-2

환자는 왼쪽 딕스-홀파이크 위치로 이동할 때 현훈을 호소하지 않지만 관찰 시 지속적 하향 눈떨림이 있다. 오른쪽 딕스-홀파이크 위치로 이동할 때 15초가 지나면 상향과 오른쪽 회전 눈떨림(현훈이 동시에 발생함)은 감소하지만 그 후 지속적으로 하향 눈떨림이 나타난다.

설명 Explanation

15초간 지속된 현훈을 동반한 상향 및 회전 눈떨림은 뒤반고리관 BPPV의 반고리관이석증 형태로 볼 수 있다. 상향 및 회전 눈떨림이 사라진 후 관찰되는 하향 눈떨림은 BPPV의 초기 눈떨림의 단순한 전환이 아니다. 그 이유로 첫째, 지속적이다. 그것이 BPPV 눈떨림의 전환이라면 단지 몇 초만 지속될 것이다. 둘째, 환자가 왼쪽과 오른쪽 딕스-홀파이크 위치에 있을 때 모두 관찰되었다. 이 경우 지속되는 하향 눈떨림은 BPPV(부록 20-A) 외에도 중추의 문제를 시사한다.

증례연구 20-3

왼쪽 딕스-홀파이크 위치에서 환자를 검사할 때, 격렬한 상향 및 왼쪽 회전 눈떨림이 25초 동안 지속되면서 극심한 현훈을 호소했다. 오른쪽 딕스-홀파이크 위치에서는 15초간 지속되는 현훈을 경미하게 호소했고, 하향 및 오른쪽 회전 눈떨림이 있다.

설명 Explanation

두 가지 가능성이 있다. 환자는 왼쪽 뒤반고리관 BPPV의 반고리관이석증과 오른쪽 앞반고리관 BPPV의 반고리관이석증을 가지고 있거나 또는 거짓 양측성 BPPV의 예일 수 있다. 후자의 경우, 환자는 실제로 왼쪽 뒤반고리관 BPPV를 가지고 있고 환자가 오른쪽 딕스-홀파이크 위치에 있을 때 발생하는 경미한 현훈과 하향 및 회전 눈떨림은 왼쪽 뒤반고리관 BPPV에 의해 생성된 것이다. 오른쪽 딕스-홀파이크 위치로 있을 때 미로의 방향은 왼쪽 뒤반고리관에 있는 평형모래가 마루를 향해 움직이게 된다. 거짓 양쪽 BPPV는 진성 양쪽 BPPV보다 더 일반적이다.

해결책 Resolution

환자의 왼쪽 뒤반고리관 반고리관이석증 BPPV를 치료한다. 눈떨림과 현훈이 양쪽에서 해결된다면 거짓 양쪽 BPPV이다. 왼쪽 뒤반고리관 BPPV를 치료한 후에 오른쪽 딕스-홀파이크 위치를 취할 때 환자가 여전히 하향 및 오른쪽 회전 눈떨림을 겪고 있다면 앞반고리관이석증 BPPV를 계속해서 치료한다.

증례연구 20-4

환자는 누워서 오른쪽으로 돌아누웠을 때 현훈을 경험하였다. 3주 전 첫 번째 발현 이후 오른쪽으로 눕는 것을 피했다. 검사를 수행하기 전에 BPPV와 그에 대한 검사를 설명했다. 왼쪽 딕스-홀파이크 위치에서 그는 눈떨림이나 현훈이 없지만 약간 땀을 흘리기 시작했다. 오른쪽 딕스-홀파이크 위치에서 그는 눈떨림은 없지만 어지럼을 호소했고 뚜렷한 발한 증상이 있었다. 환자가 앉은 자세로 돌아오면 이러한 증상은 몇 분 후에 사라졌다.

설명 Explanation

환자는 BPPV를 가지고 있었을 수도 있지만 이미 회복되었을 가능성이 높다. 그러나 환자는 두려움에 빠졌고, 환자가 이전에 현훈을 유발한 위치로 이동하면 자율신경계 반응이 나타나게 되었다.

해결책 Resolution

먼저 환자에게 BPPV가 있었을 가능성이 있다는 것을 설명한다. 초기 에피소드를 유발한 위치에 대한 이러한 반응은 일반적이라는 것을 환자에게 확신시킨다. 그러나 환자는 누워 있는 것을 견딜 수 있어야 한다. 습관화 접근법이 적절할 수 있는 상황이다(22장, 30장 참조). 환자는 아주 경미한 증상을 유발하는 반-바로 누운 자세(semi-supine position)를 취하는 걸로 시작할 수 있다. 그리고 점차 누운 자세로 진행하게 되면 편안하게 자세를 취하게 될 것이다(30장 참조).

증례연구 20-5

환자의 BPPV를 3주 동안 치료했지만 징후 및 증상이 호전되지 않았다. 정복술 치료를 첫 주 동안 2번 방문 시 실시했고, 심지어 환자로 하여금 집에서 치료를 실시하게 했다. 환자에게 어떻게 집에서 실시했는지 보여달라고 했을 때 처음 딕스-홀파이크 위치에서 반대쪽으로 머리를 돌릴 때 환자가 머리를 들어 올리는 것을 발견했다. 그 문제를 해결했지만 집에서 정복술 치료를 수행한지 일주일이 지난 후에도 환자는 여전히 좋아지지 않았다. 이후에 이석유리술(liberatory maneuver)을 실시했고 환자의 배우자에게 치료법을 가르쳐 가정에서도 실시하게 했다. 일주일 동안 매일 실시하였지만 효과가 없었다. 배우자는 치료법을 올바르게 시연할 수 있었고, 이는 문제가 아니었다. 그런 다음 브란트-다로프 운동을 집에서 한 주 동안 수행하도록 했지만 역시 효과는 없었다.

설명 Explanation

BPPV에 대한 치료에 반응하지 않으면 다른 것이 환자의 증상 및 증후의 근원일 수 있다는 '붉은 깃발', 즉 경고이다. 문헌에 따르면 BPPV 환자의 90% 이상이 1~2회의 치료에서 완전히 치유되었다고 한다.

해결책 Resolution

위에 보이는 시나리오에서 환자는 중추체위성현훈과 같은 다른 질환에 대해 의사에게 재평가를 받아야 한다.

증례연구 20-6

환자는 6주 전 오토바이 사고를 당한 46세의 남성이다. 환자는 무슨 일이 있었는지 기억하지 못하지만 그의 아내는 그가 뇌진탕, 여러 개의 갈비뼈 절단 그리고 상당히 심각한 찰과상을 입었다고 했다. 환자는 누울 때마다 나타나는 현훈 때문에 내원하게 되었다. 검사에서 오른쪽 딕스-홀파이크 위치에 있을 때 현훈의 호소와 함께 짧은 하향 및 오른쪽 회전 눈떨림이 관찰되는 것을 제외하고 그의 눈돌림 검사는 정상이다. 정복술 치료와 함께 오른쪽 앞반고리관 BPPV의 반고리관이석증 형태에 대해서 그를 치료했다. 1주일 후 재사정에서 BPPV를 암시하는 징후나 증상이 나타나지 않았다. 3주 후 환자는 BPPV의 재발로 다시 내원했다. 두 번 실시해야 했지만 정복술 치료를 사용하여 다시 성공적으로 치료되었다. 5주 후 환자는 다시 체위성현훈을 호소하며 내원하였고, 검사는 오른쪽 앞반고리관의 반고리관이석증 BPPV가 있음을 나타냈다.

설명 Explanation

머리외상은 BPPV의 두 번째로 흔한 원인이다. BPPV의 재발 여부는 원인불명 BPPV와 비교하여 머리외상 후 더 흔한 것인지에 대한 상충되는 증거가 있다. 두 가지 연구에서 재발은 BPPV의 원인불명 형태보다 머리외상에 의한 BPPV에서 더 흔히 발생한다고 보고했다. 재발과 관련된 다른 요인들은 나이와 안뜰신경염이다. 그러나 머리외상으로 인한 BPPV 환자 192명과 원인불명 BPPV 환자 112명에 대한 또 다른 연구에서는 이러한 관계를 찾지 못했다. 원인불명 형태의 BPPV보다 앞반고리관 BPPV가 머리외상 후 더 흔한 것인지에 대해서도 상충되는 증거가 있다. Dlugaiczyk 등은 머리외상에서 앞반고리관과 여러 개의 반고리관이 관여하는 것이 흔하다고 보고하였지만, Suarez 등의 또 다른 연구에서는 반고리관이 관여하는지에 대한 어떠한 차이도 발견하지 못했다.

증례연구 20-7

환자는 현훈과 불균형을 호소하는 56세의 남성이다. 그의 눈돌림 검사는 체위 검사를 제외하고 정상이었다. 오른쪽 딕스-홀파이크 위치에서 현훈과 함께 지속적 왼쪽 눈떨림이 관찰되어 롤검사로 전환했다. 롤검사에서 머리를 오른쪽으로 돌렸을 때 지속적인 왼쪽 눈떨림이, 머리를 왼쪽으로 돌렸을 때는 지속적인 오른쪽 눈떨림이 나타났으며 양쪽에서 현훈을 호소했다. 보우앤린(Bow and Lean)검사를 수행했을 때 왼쪽에 양성이 있는 것으로 나타났다.

설명 Explanation

체위 검사 중에 나타나는 눈떨림은 하늘방향이며, 이 환자는 수평반고리관 BPPV의 반고리마루이석증 형태이다.

해결책 Resolution

하나의 치료 접근은 수평반고리관의 반고리마루이석증을 위한 카사니 기법(또한 반고리마루이석증을 위한 구포니로 알려짐)(그림 20.13)을 수행한 다음, 방문 시 환자를 다시 검사하는 것이다. 다른 접근법은 왼쪽 수평반고리관의 반고리마루이석증에 대해 치료하고 마루에서 제거된 잔해가 이제 수평반고리관의 긴팔에서 자유롭게 떠다니는 것으로 가정할 때, 아피아니 또는 270° 기법과 같은 왼쪽 수평반고리관이석증에 대한 치료를 실시하는 것이다.

증례연구 20-8

환자는 58세의 여성으로 앞으로 숙이거나 침대에 누울 때 그리고 침대에서 일어날 때 현훈을 경험한다고 한다. 검사에서 오른쪽 딕스-홀파이크 위치에서 현훈과 짧은 오른쪽 눈떨림이 나타났고 왼쪽 딕스-홀파이크 위치에서도 현훈과 짧은 왼쪽 눈떨림이 나타났다. 현훈은 오른쪽 딕스-홀파이크 위치에 있을 때 더욱 심했다. 또한 왼쪽 눈떨림이 완화될 때 두 번째 짧은 눈떨림과 현훈을 보였는데 상향 및 왼쪽으로 회전하는 눈떨림이었고, 일어나 앉을 때 눈떨림의 방향은 반대였다.

설명 Explanation

이 환자는 오른쪽 수평반고리관 BPPV의 반고리관이석증 형태(땅방향 눈떨림과 현훈 호소)와 왼쪽 뒤반고리관 BPPV의 반고리관이석증 형태의 조합으로 여러 반고리관에 문제가 있는 것으로 보인다.

해결책 Resolution

이 경우 증상이 더 심한 형태의 BPPV를 먼저 치료한다. 그런 다음 관련된 다른 반고리관을 치료한다.

표 20.11 관리 가이드

반고리관	뒤반고리관	앞반고리관	수평반고리관	알지 못함
검사법	딕스-홀파이크 또는 옆으로 눕기 검사	딕스-홀파이크 또는 옆으로 눕기 검사	롤검사, 보우앤린검사; 딕스-홀파이크에서 발생할 수 있음	모든 검사 결과는 음성이며, 내원 전에 발생했을 수 있음
눈떨림	상향 및 손상측을 향한 회전	하향 및 손상측을 향한 회전	반고리관이석증의 경우 땅방향 및 지속시간 짧음; 반고리마루이석증의 경우 하늘방향 및 지속성	관찰 불가
손상측	손상측을 향한 회전	손상측을 향한 회전	반고리마루이석증-'bow' 동안 손상측으로 눈떨림; 반고리마루이석증-'lean' 동안 손상측으로 눈떨림	결정할 수 없음
최적의 치료	정복술 치료 또는 에플리 기법 치료	정복술 치료	반고리관이석증-270° 굴림 또는 아피아니 기법 반고리마루이석증-카사니 기법	브란트-다로프
주의사항	치료 중 앞반고리관 또는 수평반고리관 BPPV로 전환될 수 있음	중추성 눈떨림과 혼동될 수 있음 (특히 영구적인 경우)	메스꺼움, 구토 및 불균형을 유발	BPPV가 아닐 수도 있음

References

1. Baloh RW, Honrubia V, Jacobson K. Benign positional vertigo. Clinical and oculographic features in 240 cases. *Neurology*. 1987;37:371.
2. Froehling DA, Silverstein MD, Mohr DN, et al. Benign positional vertigo: Incidence and prognosis in a populationbased study in Olmsted county, Minnesota. *Mayo Clin Proc*. 1991;66:596.
3. Adler. Ueber den "einseitigen Drehschwindel. *Dtsch Z Nervenheilkd*. 1897;37:371–378. In: Lanska DJ, Remler B. Benign paroxysmal positioning vertigo: classic descriptions, origins of the provocative positioning technique, and conceptual developments. *Neurology*. 1997;48:1167.
4. Barany R. Diagnose von Krankheitserscheinungen im Bereiche des Otolithenapparaten. Acta Otolaryngol Stockholm. 1921;2:434–437. In: Lanska DJ, Remler B. Benign paroxysmal positioning vertigo: classic descriptions, origins of the provocative positioning technique, and conceptual developments. *Neurology*. 1997;48:1167.
5. Tusa RJ, Herdman SJ (1998). Canalith Repositioning for Benign Positional Vertigo. Education Program Syllabus 3BS.002, *Amer Acad Neuro*, Minnesota.
6. Dix MR, Hallpike CS. The pathology, symptomatology and diagnosis of certain common disorders of the vestibular system. *Proc Soc Med*. 1952;45:341.
7. Schuknecht HF. Positional vertigo: clinical and experimental observations. *Trans Am Acad Ophthalmol Otolaryngol*. 1962;66:319.
8. Moriarty B, Rutka J, Hawke M. The incidence and distribution of cupular deposits in the labyrinth. *Laryngoscope*. 1992;102:56.
9. Naganuma H, Kohut RI, Ryu JH, et al. Basophilic deposits on the cupula: preliminary findings describing the problems involved in studies regarding the incidence of basophilic deposits on the cupula. *Acta Otolaryngol Suppl*. 1996;524:9.
10. Hall SF, Ruby RRF, McClure JA. The mechanisms of benign paroxysmal vertigo. *J Otolaryngol*. 1979;8:151.
11. Herdman SJ, Tusa RJ, Zee DS, et al. Single treatment approaches to benign paroxysmal positional vertigo. *Arch Otolaryngol*. 1993;119:450.
12. Parnes LS, McClure J. Free-floating endolymph particles: A new operative finding during posterior semicircular canal occlusion. *Laryngoscope*. 1992;102:988.
13. Buckingham RA. Anatomical and theoretical observations on otolith repositioning for benign paroxysmal positional vertigo. *Laryngoscope*. 1999; May;109(5):717.
14. Katsarkas A, Kirkham TH. Paroxysmal positional vertigo—a study of 255 cases. *J Otolaryngol*. 1978;7:320.
15. Shigeno K, Ogita H, Funabiki K. Benign paroxysmal positional vertigo and head position during sleep. *J Vestib Res*. 2012; Jan 1;22(4):197.
16. Ross MD, Peacor D, Johnsson LG, Allard LF. Observations on normal and degenerating human otoconia. *Ann Otol Rhinol Laryngol*. 1976;85:310.
17. Erbek SH, Erbek SS, Yilmaz I, et al. Vertigo in childhood: a clinical experience. International *Journal of Pediatric Otorhinolaryngol*. 2006;70(9):1547.
18. Basser L. Benign paroxysmal vertigo of childhood. *Brain*. 1964;87:141.
19. Koehler B. Benign paroxysmal vertigo of childhood: a migraine equivalent. *Eur J Pediatr*. 1980;134:149.
20. Dispenza F, De Stefano A, Mathur N, et al. Benign paroxysmal positional vertigo following whiplash injury: a myth or reality? *Am J Otolaryngol*. 2010; Epub ahead of print.
21. Ahn SK, Jeon SY, Kim JP, et al. Clinical characteristics and treatment of BPPV after traumatic brain injury. *J Trauma*. May 2010; Epub ahead of print.
22. Sheehan S, Bauer RB, Meyer JS. Vertebral artery compression in cervical spondylosis. *Neurology*. 1960;10:968.
23. Humphriss RL, Baguley DM, Sparkes V, et al. Contraindications to the Dix-Hallpike manoeuvre: a multidisciplinary review. *Int J Audiology*. 2003;42:166.
24. Côté P, Kreitz BG, Cassidy JD, Thiel H. The validity of the extension-rotation test as a clinical screening procedure before neck manipulation: a secondary analysis. *J Manipulative Physiol Ther*. Mar-Apr 1996;19(3):159.
25. Haldeman S, Kohlbeck FJ, McGregor M. Risk factors and precipitating neck movements causing vertebrobasilar artery dissection after cervical trauma and spinal manipulation. *Spine*. Apr 1999;15;24(8):785.
26. Fife TD, Iverson DJ, Lempert T, et al. Practice Parameter: Therapies for benign paroxysmal positional vertigo (an evidence-based review). Report of the Quality Standards Subcommittee of the American Academy of Neurology. *Neurology*. 2008;70:2067.
27. Bhattacharyya N, Baugh RF, Orvidas L, et al. Clinical practice guideline: benign paroxysmal positional vertigo. *Otol Head Neck Surg*. 2008;139:S47.

28. Halker RB, Barrs DM, Wellik KE, et al. Establishing a diagnosis of benign paroxysmal positional vertigo through the Dix–Hallpike and side–lying maneuvers: a critically appraised topic. *Neurologist*. May 2008;14(3):201.
29. Cohen HS. Side–lying as an alternative to the Dix–Hallpike test of the posterior canal. *Otol Neurotol*. Mar 2004;25(2):130.
30. Mei XF, Ji SF, Lu XB, Kuang L. An introduction of different positioning tests of benign paroxysmal positional vertigo and there clinical values. *Lin Chung Er Bi Yan Hou Tou Jing Wai Ke Za Zhi*. 2010;24:872–875,879. Abstract only.
31. Yacovino DA, Hain TC, Gualtieri F. (2009). New therapeutic maneuver for anterior canal benign paroxysmal positional vertigo. *J Neurol*. Nov 2009;256(11):1851.
32. Bertholon P, Bronstein AM, Davies RA, et al. Positional down beating nystagmus in 50 patients: cerebellar disorders and possible anterior semicircular canalithiasis. *J Neurol Neurosurg Psychiatry*. 2002;72:366.
33. Lopez–Escamez JA, Molina MI, Gamiz MJ. Anterior semicircular canal benign paroxysmal positional vertigo and positional downbeating nystagmus. *Am J Otolaryngol*. May–Jun 2006;27(3):173.
34. Crevits L. Treatment of anterior canal benign paroxysmal positional vertigo by a prolonged forced position procedure. *J Neurol Neurosurg Psychiatry*. 2004;75:779.
35. Pagnini P, Nuti D, Vanucchi P. Benign paroxysmal vertigo of the horizontal canal. *ORL J Otorhinolaryngol Relat Spec*. 1989;51:161.
36. Baloh RW, Jacobson K, Honrubia V. Horizontal semicircular canal variant of benign positional vertigo. *Neurology*. 1993;43:2542.
37. Baloh RW, Yue Q, Jacobson KM, Honrubia V. Persistent direction–changing positional nystagmus: another variant of benign positional nystagmus? *Neurology*. Jul 1995;45(7):1297.
38. Lee JB, Han DH, Choi SJ, et al. Efficacy of the "bow and lean test" for the management of horizontal canal benign paroxysmal positional vertigo. *Laryngoscope*. 2010;120(11):2339.
39. Choung YH, Shin YR, Kahng H, et al. 'Bow and Lean Test' to determine the affected ear of horizontal canal benign paroxysmal positional vertigo. *Laryngoscope*. 2006;16:1776.
40. Cakir BO, Ercan I, Cakir ZA, et al. What is the true incidence of horizontal semicircular canal benign paroxysmal positional vertigo? *Otol Head Neck Surg*. 2006;134(3):451.
41. Hilton M, Pinder D. The Epley manoeuvre for benign paroxysmal positional vertigo—a systematic review. *Clin Otolaryngol Allied Sci*. 2002;Dec;27(6):440.
42. Hilton M, Pinder D. The Epley (canalith repositioning) manoeuvre for benign paroxysmal positional vertigo. *Cochrane Database Syst Rev*. 2004;2:CD003162.
43. Teixeira LJ, Machado JN. Maneuvers for the treatment of benign positional paroxysmal vertigo: a systematic review. *Braz J Otorhinolaryngol*. 2006;72:130–139.
44. Helminski JO, Zee DS, Janssen I, Hain TC. Effectiveness of particle repositioning maneuvers in the treatment of benign paroxysmal positional vertigo: a systematic review. *Phys Ther*. May 2010;90(5):663.
45. Kim JS, Oh SY, Lee SH, et al. Randomized clinical trial for geotropic horizontal canal benign paroxysmal positional vertigo. *Neurology*. 2010;79:700.
46. Zucca G, Valli S, Valli P, Perin P, Mira E. Why do benign paroxysmal positional vertigo episodes recover spontaneously? *J Vestib Res*. 1988;8(4):325.
47. Lynn S, Pool A, Rose D, et al. Randomized trial of the canalith repositioning procedure. *Otol Head Neck Surg*. 1995;113:712.
48. Brandt T, Daroff RB. Physical therapy for benign paroxysmal positional vertigo. *Arch of Otolaryngol*. 1980;106:484.
49. Imai T, Takeda N, Ito M, Inohara H. Natural course of positional vertigo in patients with apogeotropic variant of horizontal canal benign paroxysmal positional vertigo. *Auris Nasus Larynx*. 2011;30:2.
50. Epley JM. The Canalith Repositioning Procedure. For treatment of benign paroxysmal positional vertigo. *Otol Head Neck Surg*. 1992;107:399.
51. Epley JM. Positional vertigo related to semicircular canalithiasis. *Otol Head Neck Surg*. 1996;122:281.
52. Lynn S, Pool A, Rose D, et al. Randomized trial of the canalith repositioning procedure. *Otol Head Neck Surg*. 1995;113:712.
53. Parnes LS, Price–Jones RG. Particle repositioning maneuver for benign paroxysmal positional vertigo. *Ann Otol Rhinol Laryngol*. 1993;102:325.
54. Radtke A, Heuhauser H, von Brevern M, et al. A modified Epley's procedure for self–treatment of benign paroxysmal positional vertigo. *Neurology*. 1999;53:1358.
55. Wolf JS, et al. Success of the modified Epley maneuver in treating benign paroxysmal positional vertigo. *Laryngoscope*. 1999;109:900.
56. Tirelli G, D'Orlando E, Zarcone O, Giacomarra V. Modified particle repositioning procedure. *Laryngoscope*. 2000;

100:462.

57. Hain TC, et al. Vibration does not improve results of the canalith repositioning procedure. *Arch Otol Head Neck Surg*. 2000;126:617.
58. Sargent EW, Bankaitis AE, Hollenbeak CS, Currens JW. Mastoid oscillation in canalith repositioning for paroxysmal positional vertigo. *Otol Neurotol*. 2001;22:205.
59. Ruckenstein MJ, Shepard NT. The canalith repositioning procedure with and without mastoid oscillation for the treatment of benign paroxysmal positional vertigo. *ORL J Otorhinolaryngol Relat Spec*. 2007;69(5):295–298.
60. Hunt WT, Zimmermann EF, Hilton MP. Modifications of the Epley (canalith repositioning) manoeuvre for posterior canal benign paroxysmal positional vertigo (BPPV). *Cochrane Database Syst Rev*. Apr 18, 2012;4:CD008675. doi:10.1002/14651858.CD008675.pub2.
61. Epley JM. Human experience with canalith repositioning maneuvers. *Ann N Y Acad Sci*. 2001;942:179–191.
62. Massoud EAS, Ireland DJ. Post–treatment instructions in the nonsurgical management of benign paroxysmal positional vertigo. *J Otolaryngol*. 1996;25:121.
63. Nuti D, Nati C, Passali D. Treatment of benign paroxysmal positional vertigo: no need for postmaneuver restrictions. *Otol Head Neck Surg*. 2000;122:440.
64. Gordon CR, Gadoth N. Repeated vs single physical maneuver in benign paroxysmal positional vertigo. *Acta Neurol Scand*. Sep 2004;110(3):166–169.
65. Semont A, Freyss G, Vitte E. Curing the BPPV with a liberatory maneuver. *Adv Otorhinolaryngol*. 1988;42:290.
66. Harvey SA, Hain TC, Adamiec LC. Modified liberatory maneuver: effective treatment for benign paroxysmal positional vertigo. *Laryngoscope*. 1994;104(10):1206.
67. Froehling DA, Bowen JM, Mohr DN, et al. The canalith repositioning procedure for the treatment of benign paroxysmal positional vertigo: a randomized controlled trial. *Mayo Clinic Proceedings*. 2000;75(7):695.
68. Munoz JE, Miklea JT, Howard M, et al. Canalith repositioning maneuver for benign paroxysmal positional vertigo: Randomized controlled trial in family practice. *Can Fam Physician*. 2007;53:1048.
69. von Brevern M, Radtke A, Lezius F, et al. Epidemiology of benign paroxysmal positional vertigo: a population based study. *J Neurol Neurosurg Psychiatry*. 2007;78(7):710.
70. Yimtae K, Srirompotong S, Srirompotong S. A Randomized Trial of the Canalith Repositioning Procedure. *Laryngoscope*. 2003;113(5):828.
71. Ireland D. The Semont maneuver. In: Krecjova H, Jerabek J, eds. Proceedings of the XVIth Bárány Society Meeting, June 2–5, 1992. Prague, Czechoslovakia. 1994:347.
72. Hausler R, Pampurik JC. Die chrirurgische und die physiotherapeutische behandlung des benignen paroxysmalen lagerungsschwindels. *Laryngol Rhinol Otol*. 1989;68:342.
73. Levrat E, van Melle G, Monnier P, Maire R. Efficacy of the Semont maneuver in benign paroxysmal positional vertigo. *Arch Otol Head Neck Surg*. 2003;129:629.
74. Mandala' M, Santoro GP, Asprella Libonati C, et al. Double–blind randomized trial on short–term efficacy of the Semont maneuver for the treatment of posterior canal benign paroxysmal positional vertigo. *J Neurol*. 2012;259:882.
75. Chen Y, Zhuang J, Zhang L, et al. Short–term efficacy of Semont maneuver for benign paroxysmal positional vertigo: a double–blind randomized trials. *Otol Neurotol*. 2012;33:1127.
76. Lopez–Escamez JA, Molina MI, Gamiz M. Anterior semicircular canal benign paroxysmal positional vertigo and positional downbeating nystagmus. *Am J Otolaryngol*. May–Jun 2006;27(3):173.
77. Jackson LE, Morgan B, Fletcher JC Jr, Krueger WW. Anterior canal benign paroxysmal positional vertigo: an underappreciated entity. *Otol Neurotol*. Feb 2007;28(2):218.
78. Korres S, Riga M, Balatsouras D, Sandris V. Benign paroxysmal positional vertigo of the anterior semicircular canal: atypical clinical findings and possible underlying mechanisms. *Int J Audiol*. May 2008;47(5):276.
79. Tevzadze N, Shakarishvili R. Effectiveness of canalith repositioning manoeuvers (CRM) in patients with benign paroxysmal positional vertigo (BPPV). *Georgian Med News*. Jul–Aug 2007;(148–149):40.
80. Zapala DA. Down–beating nystagmus in anterior canal benign paroxysmal positional vertigo. *J Am Acad Audiol*. Mar 2008;19(3):257.
81. Honrubia V, Baloh RW, Harris MR, Jacobson KM. Paroxysmal Positional Vertigo Syndrome. *Am J Otol*. 1999;20(4):465.
82. Rahko T. The test and treatment of benign paroxysmal positional vertigo and an addition to the management of vertigo due to the superior vestibular canal (BPPV–SC). *Clin Otolaryngol*. 2002;27:392.
83. Kim YK, Shin JE, Chung JW. The effect of canalith repositioning for anterior semicircular canal canalithiasis. *ORL J Otorhinolaryngol Relat Spec*. 2005;67(1):56.
84. Korres S, Riga M, Balatsouras D, Sandris V. Benign parox-

ysmal positional vertigo of the anterior semicircular canal: atypical clinical findings and possible underlying mechanisms. *Int J Audiol*. May 2008;47(5):276.

85. Crevits L. Treatment of anterior canal benign paroxysmal ositional vertigo by a prolonged forced position procedure. *J Neurol Neurosurg Psychiatry*. 2004;75:779.
86. Lempert T, Tiel-Wilck K. A positional maneuver for treatment of horizontal-canal benign positional vertigo. *Laryngoscope*. 1996;106:476.
87. Lempert T, Wolsley C, Davies R, et al. Three hundred sixty-degree rotation of the posterior semicircular canal for treatment of benign positional vertigo: a placebocontrolled trial. *Neurology*. 1997;49:729.
88. Appiani GC, Catania G, Gagliardi M. A liberatory maneuver for the treatment of horizontal canal paroxysmal position vertigo. *Otol Neurotol*. 2001;22(1):66.
89. Vannucchi P, Giannoni B, Pagnini P. Treatment of horizontal semicircular canal benign paroxysmal positional vertigo. *J Vestib Res*. 1997;7:1.
90. Casani AP, Vannucci G, Fattori B, Berrettini S. The treatment of horizontal canal positional vertigo: our experience in 66 cases. *Laryngoscope*. 2002;112:172.
91. Appiani GC, Catania G, Gagliardi M, Cuiuli G. Repositioning maneuver for the treatment of the apogeotropic variant of horizontal canal benign paroxysmal positional vertigo. *Otol Neurotol*. Mar 2005;26(2):257.
92. Kim JS, Oh SY, Lee SH, et al. Randomized clinical trial for geotropic horizontal canal benign paroxysmal positional vertigo. *Neurology*. 2010;79(7):700.
93. Testa D, Castaldo G, De Santis C, et al. Treatment of horizontal canal benign paroxysmal positional vertigo: A new rehabilitation technique. *Scientific World Journal*. 2012; Published online 2012 April 19.
94. Amor-Dorado JC, Barreira-Fernández MP, Aran-Gonzalez I, et al. Particle repositioning maneuver versus Brandt-Daroff exercise for treatment of unilateral idiopathic BPPV of the posterior semicircular canal: a randomized prospective clinical trial with short- and long-term outcome. *Otol Neurotol*. Oct 2012;33(8):1401.
95. Humphriss RL, Baguley DM, Sparkes V, et al. Contraindications to the Dix-Hallpike manoeuvre: a multidisciplinary review. *Int J Audiology*. 2003;42:166.
96. Sekine K, Imai T, Sato G, et al. Natural history of benign paroxysmal positional vertigo and efficacy of Epley and Lempert maneuvers. *Otolaryngol Head Neck Surg*. Oct 2006;135(4):529.
97. Nuti D, Vannucchi P, Pagnini P. Lateral Canal BPPV: Which is the affected side? *Audiol Med*. 2005;3(1):16.
98. Francesco R, Francesco D, Salvatore G, et al. Management of benign paroxysmal positional vertigo of lateral semicircular canal by Gufoni's manoeuvre. *Am J Otol - Head Neck Medicine and Surg*, 2009;30:106.
99. Casani AP, Nacci A, Dallan I, et al. Horizontal semicircular canal benign paroxysmal positional vertigo: effectiveness of two different methods of treatment. *Audiol Neurotol*. 2011; 16:175.
100. Chiou W-Y, Lee H-L, Tsai S-C, et al. A Single therapy for all subtypes of horizontal canal positional vertigo. *Laryngoscope*. 2005;115:1432.
101. Boleas-Aquirre MS, Perez N, Batuecas-Caletrio A. Bedside therapeutic experiences with horizontal canal benign paroxysmal positional vertigo (cupulolithiasis). *Acta Otolaryngol*. 2009;129:1217.
102. Escher A, Ruffieux C, Maire R. Efficacy of the barbecue manoeuvre in benign paroxysmal vertigo of the horizontal canal. *Eur Arch Otorhinolaryngol*. Oct 2007;264(10):1239.
103. Tusa RJ, Herdman SJ. Canalith repositioning for benign paroxysmal positional vertigo. Publication 319-American Academy of Neurology, pg 19, 1996.
104. Herdman SJ, Tusa RJ. Diagnosis of benign paroxysmal positional vertigo. ENG Report. Illinois: ICS Medical;1998.
105. Di Girolamo S, Paludetti G, Briglia G, et al. Postural control in benign paroxysmal positional vertigo before and after recovery. *Acta Otolaryngol (Stockh)*. 1998;118:289.
106. Blatt PJ, Georgakakis GA, Herdman SJ, et al. Effect of canalith repositioning maneuver on resolving postural instability in patients with BPPV. *Am J Otol*. 2000;21:356.
107. Black FO, Nashner LM. Postural disturbance in patients with benign paroxysmal positional nystagmus. *Ann Oto Rhino Laryngol*. 1984;93:595.
108. Norré ME, Forrez G, Beckers A. Benign paroxysmal positional vertigo. Clinical observations by vestibular habituation training and by posturography. *J Laryngol Otol*. 1987;101:443.
109. Voorhees RL. The role of dynamic posturography in neurotologic diagnosis. *Laryngoscope*. 1989;99:995.
110. Katsarkas A, Kearney R. Postural disturbances in paroxysmal positional vertigo. *Am J Otol*. 1990;11:444.
111. Giacomini P, Alessandrini M, Magrini A. Long-term postural abnormalities in benign paroxysmal positional vertigo. *ORL*. 2002;64:237.
112. Welling DB, Barnes DE. Particle repositioning maneuver

for benign paroxysmal positional vertigo. *Laryngoscope*. 1994;104:946.

113. Dlugaiczyk J, Siebert S, Hecker DJ, et al. Involvement of the anterior semicircular canal in posttraumatic benign paroxysmal positioning vertigo. *Otol Neurotol*. Oct 2011;32 (8):1285.

114. Beynon GJ. A review of management of benign paroxysmal positional vertigo by exercise therapy and by repositioning manoeuvres. *Br J Audiol*. 1997;31:11.

115. Mandala M, Santoro GP, Awrey J, Nuti D. Vestibular neuritis: recurrence and incidence of secondary benign paroxysmal positional vertigo. *Acta Otolaryngol*. 2010;130(5):565.

116. Prokopakis E, Vlastos IM, Tsagournisakis M, et al. Canalith Repositioning Procedures among 965 Patients with Benign Paroxysmal Positional Vertigo. *Audiol Neurootol*. Nov 6, 2012;18(2):83.

117. Kansu L, Avci S, Yilmaz I, Ozluoglu LN. Long-term follow-up of patients with posterior canal benign paroxysmal positional vertigo. *Acta Otolaryngol*. Sep 2010;130(9):1009.

118. Ahn SK, Jeon SY, Kim JP, et al. Clinical characteristics and treatment of benign paroxysmal positional vertigo after traumatic brain injury. *J Trauma*. Feb 2011;70(2):442.

119. Suarez H, Alonso R, Arocena M, et al. Clinical characteristics of positional vertigo after mild head trauma. *Acta Otolaryngol*. Apr 2011;131(4):377.

부록 20-A

감별진단: BPPV vs. 중추체위성눈떨림과 현훈

Differential Diagnosis: BPPV versus Central Positional Nystagmus and Vertigo

Richard A. Clendaniel, PT, PhD

비록 양성발작성체위현훈(benign paroxysmal positional vertigo, BPPV)은 진단과 치료가 비교적 쉬운 것으로 인식되고 있으나, 중추신경계 이상이나 다른 말초 안뜰질환으로 인해 체위성눈떨림과 체위성현훈이 발생할 수 있다. 이러한 상태는 BPPV에 대한 치료법으로는 치료가 되지 않는다. 이 부록의 목적은 BPPV와 일치하지 않으며 다른 장애를 암시하는 체위성눈떨림 및 체위성현훈의 징후와 증상을 임상의가 파악하도록 돕는 것이다.

중추체위성눈떨림

Central positional nystagmus

두 가지 유형의 중추체위성눈떨림이 확인되었다: 현훈 없는 중추체위성눈떨림(central positional nystagmus without vertigo, CPN)과 현훈 있는 중추체위성눈떨림(central positional nystagmus with vertigo, CPV). 현훈이 없는 중추체위성눈떨림은 머리가 자극될 수 있는 자세를 유지하는 동안 현훈이 지속되는 것이 특징이다. 눈떨림은 일반적으로 뒤반고리관 및 앞반고리관 BPPV에서 볼 수 있는 혼합된 수직 회전 눈떨림과는 달리 한 방향(수직, 수평, 회전)이다. 노인 환자가 바로 누워 있을 때 중추체위성눈떨림이 나타날 수 있다. 눈떨림은 일반적으로 수직적이다. 검사에서 다른 소견이 없다면 CPN은 양성으로 간주된다. 어떤 경우에는 CPN이 환자가 앉아 있는 동안 상향 또는 하향 자발적 눈떨림과 함께 나타날 수 있다. 이 경우 CPN은 앉아 있을 때 관찰되는 자발적 눈떨림보다 크다.

하향 자발적 눈떨림과 CPN은 다양한 중추장애(키라리기형, 다발성경화증, 올리브다리뇌소뇌위축증, 뇌줄기경색)와 관련이 있다. 이 환자들은 원활추종눈운동 장애와 안뜰눈반사 취소 장애와 같은 기타 눈돌림 징후가 있다. 하향 눈떨림을 야기하는 실제 병태생리학은 이러한 관점에서 잘 설명되지 않지만, 하향 눈떨림은 앞과 뒤반고리관 경로 사이의 불균형으로 인한 것으로 생각된다. 반고리관 감각정보는 안뜰핵 수준에서 시상면(pitch), 가로면(yaw), 이마면(roll) 경로로 구분된다. 중추 앞반고리관 경로의 흥분 또는 중추 뒤반고리관 경로의 억제를 일으키는 병변은 하향 눈떨림을 유발할 수 있다.

상향 자발적 눈떨림과 CPN은 종양, 뇌졸중, 위소뇌다리 또는 배쪽뒤판로에 영향을 미치는 다발성경화증과 같은 중추장애와 관련이 있다. 이 환자들 중 다수는 비정상적 원활추종눈운동을 보인다. 상향 눈떨림에 대한 예상되는 병태생리학은 하향 눈떨림과 반대되는 것으로 생각된다. 상향 눈떨림은 중추 앞반고리관 경로보다 중추 뒤반고리관 경로에서 더 높은 수준의 신경 활동에 의해 유발된다.

체위 검사에서의 현훈의 증상이 없거나, 한 방향으로 나타나는 체위성눈떨림, 다른 눈돌림 장애의 결과를 종합하여 CPN과 BPPV를 구별하는 것은 어렵지 않을 것이다.

현훈이 있는 중추체위성눈떨림은 지속적이고 머리 위치에 의해 유발되는 눈떨림 및 현훈과 함께 나타날 수 있다. 이 유형의 CPV에서 눈떨림은 회전 요소 없이 하향이며 눈떨림과 현훈은 머리가 자극위치에 있는 한 지속된다. 눈떨림 및 현훈은 줄어들지 않으며(not fatique), 반복적인 검사에 습관화도 일어나지 않는다. CPV의 이러한 패턴은 소뇌종양 또는 제4뇌실의 등쪽 출혈에 기인한다.

CPN과 달리 CPV는 BPPV와 매우 유사한 방식으로 나타날 수 있다. 현훈을 동반한 중추체위성눈떨림은 흔히 거짓 BPPV라 불리는 짧게 나타나는 체위성현훈과 눈떨림으로 특징지어진다. 임상소견 및 동물실험 연구에 따르면 징후(잠복기, 지속 기간 및 피로도)뿐만 아니라 증상에 있어서도 BPPV 및 CPV가 매우 비슷하게 나타난다. 예를 들어, CPV의 경우 눈떨림 발병 지연은 0~5초 사이이며, 소뇌 결절에서의 실험적인 병변의 경우 최대 50초가 보고되었다. 마찬가지로 유발 눈떨림 및 증상의 기간은 일반적으로 비교적 짧고(5~60초), BPPV 반고리관이석증에서 보이는 것과 유사하다. BPPV 반고리관이석증의 기간과 달리 소결절(nodulus)에 실험적 병터를 가진 동물에서 눈떨림 기간은 BPPV 반고리마루이석증에서 볼 수 있는 것과 비슷하게 3분까지 지속될 수 있다. 매번 임상검사를 하지는 않으나, 짧은 시간 내에 반복적인 검사에 대한 반응의 피로도(fatigability)는 BPPV의 또 다른 특징이며 CPV 환자에게도 나타날 수 있다. 그러나 BPPV를 가진 모든 환자에서 볼 수 없는 것처럼 CPV를 가진 모든 환자에서 반응의 피로도가 나타나는 것은 아니다.

BPPV와 CPV의 잠복기, 지속시간 및 반응 피로도에서 유사점이 있지만 유발된 눈떨림의 유형에 차이가 있다. CPV의 눈떨림의 유형은 다양한 형태로 나타난다. 임상 연구결과로 순수 수직(하향 또는 상향), 순수 회전, 순수 수평(땅방향 또는 하늘방향) 및 혼합 수직과 수평 눈떨림의 유형이 보고되었다. 소뇌 결절에 실험적 병터가 있는 동물에게서 하향, 회전과 하향, 수평 눈떨림의 유형이 관찰되었다. 이러한 눈떨림 대부분의 유형은 BPPV와 맞지 않는다 할지라도 하향 회전 눈떨림은 앞반고리관 BPPV로, 수평 눈떨림은 수평반고리관 BPPV로 인해 발생할 수 있으며 이는 정확한 진단을 어렵게 한다. 또한 BPPV를 가진 환자에게서 뒤 및 앞반고리관 BPPV에서 보이는 혼합된 수직 및 회전 눈떨림이 나오지 않을 수 있다. 예를 들어, 안와에서 눈의 수평 위치는 눈떨림의 수직 또는 회전 구성요소를 강조하여 눈떨림이 순수 수직 또는 순수 회전인지 수직과 회전의 혼합된 것인지 확인하기가 어려울 수 있다. 또한 눈을 감거나 빠르게 깜박이면 눈떨림의 패턴을 평가하기가 어려울 수 있다. 두 경우 모두 정확한 진단을 내리는데 어려움을 증가시키게 된다.

CPV와 BPPV를 구별할 수 있는 또 다른 특징은 BPPV의 경우에는 나타나지 않는 다른 신경학적 소견과 증상이 존재한다는 것이다. 갑작스러운 난청, 이명, 졸도, 점진적인 불균형, 구토 등의 증상이 중추발작성체위현훈(중추체위성눈떨림)이 있는 환자에게서 보고되었다. 비정상적 눈돌림 검사는 종종 CPV 환자에게서 나타난다. 그러나 다른 신경학적 징후와 증상의 존재는 CPV의 요구사항은 아니다. CPV가 있는 많은 환자 중 다른 징후나 증상이 전혀 없었다는 보고가 있다. BPPV, CPV와 CPN 간의 유사점과 차이점은 표 20.A에 요약되어 있다.

소뇌다리뇌각 종양, 소뇌벌레엽 또는 제4뇌실에 영향을 미치는 병터, 소뇌 결절 경색 등 CPV의 다양한 원인이 문헌에서 보고되었다. 더 일반적인 형태의 CPV는 편두통 현훈과 체위성눈떨림이다. 어지럼과 연관된 급성 편두통 동안 자발적, 체위성 또는 자발적, 체위성눈떨림의 조합이 나타날 수 있다. 이러한 경우 눈떨림은 수직, 수평 또는 회전이 될 수 있으며 체위 검사에 따라 바뀔 수 있다. 편두통 현훈의 병력을 가지고 있는 환자를 증상이 없을 때 평가하였는데, 12~28% 환자(검사 시점에 따라 다름)에서 강한 체위성눈떨림을 나타냈다.

체위성눈떨림/현훈의 다른 원인들
Other causes of positional nystagmus/vertigo

척추뇌바닥기능부전(vertebrobasilar insufficiency, VBI)은 일시적이고 발작적인 현훈과 눈떨림을 일으킨다고 보고되었다. 이 증후는 목회전뿐만 아니라 체위 검사에서도 나타난다. VBI와 관련된 증상은 공간에서 머리 위치(체위 검사)보다는 몸통(목 위치)에 대한 머리 위치에 따라 달라질 수 있다. 딕스-홀파이크 검사에서 볼 수 있는 눈떨림과 현훈은 징후와 증상의 원인이 VBI의 결과라면 앉은 상태에서 목 폄과 회전을 하게 되면 재현이 가능해야 한다. VBI의 경우에는 현훈과 같은 증상이 흔하

표 20.A 중추현훈 및 눈떨림의 두 가지 일반적인 형태와 비교한 BPPV의 특성

특징	양성발작성체위현훈	현훈 있는 중추체위성눈떨림	현훈 없는 중추체위성눈떨림
잠복기	1~15	0~5	0
기간	5~60초(수평반고리관 BPPV이거나 반고리마루이석증의 경우 더 길게 나타남)	5~60초	유발자세를 유지하는 동안에는 지속적으로 나타남
눈떨림 방향	손상된 반고리관과 동일한 체위성눈떨림 발생. 대부분 방향과 회전이 혼합된 형태가 일반적이고 하향과 회전 또는 수평으로 나타날 수 있음	순수 수직, 순수 회전 또는 순수 수평	전형적으로 순수 하향, 순수 상향 또는 순수 수평일 수 있음
증상	현훈	현훈	현훈 없음
피로성	전형적으로 나타남	나타날 수 있음	없음
구역과 구토	한 번의 검사로 인해 나타나기보다는 반복된 검사로 유발될 수 있음	검사로 인해 구토와 구역이 자주 나타남	없음
관련된 신경학적 징후와 증상	없음	없음. 소뇌 징후 또는 눈운동 징후	없음. 자발적 눈떨림 또는 비정상 눈운동 검사

지만, VBI에서 현훈만이 유일하게 증상으로 나타나는 것에 대해서는 논란의 여지가 있으며, 이에 대해 서로 상충되는 보고가 있다.

바깥림프샛길과 위반고리관벌어짐은 막미로를 발살바(Valsalva) 기법이나 머리가 수평면 아래에 매달려 있는 딕스-홀파이크 검사와 같은 압력 변화에 민감하게 한다. 이러한 상황은 대개 난청을 동반한다. 눈떨림 및 증상의 발현은 공간에서의 체위에 영향을 받지 않고 발살바 기법으로 주로 직립(앉은) 자세에서 재현될 수 있다.

마지막으로, 한쪽 안뜰상실 후 체위성눈떨림이 보일 수 있다. 눈떨림은 수평적이며(땅방향 또는 하늘방향) 눈떨림의 유형은 각 딕스-홀파이크 또는 롤검사에서 일정하게 유지된다. 따라서 눈떨림은 수평반고리관 BPPV(반고리관이석 또는 반고리마루이석)과 유사하게 보일 수 있다. 수평반고리관 BPPV를 가진 환자는 증상이 매우 뚜렷하지만 한쪽 안뜰상실의 결과로 체위성눈떨림을 가진 사람은 무증상이거나 증상이 가볍게 나타난다.

요약
Summary

BPPV가 아니라 다양한 원인이 체위성현훈과 눈떨림을 야기할 수 있다. 치료사로서 적절한 처치가 시작될 수 있도록 체위성현훈의 원인을 알아내는 것이 매우 중요하다. 체위성현훈의 여러 가지 원인에 대한 임상적 표현에는 차이가 있지만 때로는 체위성현훈이 BPPV 또는 CPV처럼 다른 원인의 결과인지 여부를 판단하기 어려울 수 있다. 잠복기, 지속 기간 및 증상은 BPPV 및 CPV의 경우 매우 유사할 수 있다. BPPV와 CPV에서 유발된 눈떨림의 유형에는 일반적으로 차이가 있다. BPPV와 CPV의 한 가지 일관된 차이점은 BPPV는 정복술 기법 또는 이석유리술 같은 기법에 반응할 것이지만 CPV는 이러한 치료법에 반응하지 않을 것이라는 점이다. BPPV가 이러한 치료법에 반응하지 않는다면, 임상의는 CPV를 의심해야 보아야 한다.

References

1. Harrison MS, Ozsahinoglu C. Positional vertigo: aetiology and clinical significance. *Brain*. 1972;95(2):369–372.
2. Sakata E, Ohtsu K, Shimura H, Sakai S. Positional nystagmus of benign paroxysmal type (BPPN) due to cerebellar vermis lesions. Pseudo-BPPN. *Auris, nasus, larynx*. 1987;14(1):17–21.
3. Baloh RW, Spooner JW. Downbeat nystagmus: a type of central vestibular nystagmus. *Neurology*. 1981;31(3):304–310.
4. Fisher A, Gresty M, Chambers B, Rudge P. Primary position upbeating nystagmus. A variety of central positional nystagmus. *Brain*. 1983;106(Pt 4):949–964.
5. Harrison MS, Ozsahinoglu C. Positional vertigo. *Arch Otolaryngol*. 1975;101(11):675–678.
6. Brandt T. Positional and positioning vertigo and nystagmus. *J Neurol Sci*. 1990;95(1):3–28.
7. Buttner U, Helmchen C, Brandt T. Diagnostic criteria for central versus peripheral positioning nystagmus and vertigo: a review. *Acta Otolaryngol*. 1999;119(1):1–5.
8. Gregorius FK, Crandall PH, Baloh RW. Positional vertigo with cerebellar astrocytoma. *Surgical neurology*. 1976;6(5):283–286.
9. Jacobson GP, Butcher JA, Newman CW, Monsell EM. When paroxysmal positioning vertigo isn't benign. *J Am Acad Audiol*. 1995;6(4):346–349.
10. Watson P, Barber HO, Deck J, Terbrugge K. Positional vertigo and nystagmus of central origin. *The Canadian journal of neurological sciences. Le journal canadien des sciences neurologiques*. 1981;8(2):133–137.
11. Allen G, Fernandez C. Experimental observations in postural nystagmus. I. Extensive lesions in posterior vermis of the cerebellum. *Acta Otolaryngol*. 1960;51:2–14.
12. Fernandez C, Alzate R, Lindsay JR. Experimental observations on postural nystagmus. II. Lesions of the nodulus. *The Annals of otology, rhinology, and laryngology*. 1960;69:94–114.
13. Barber HO. Positional nystagmus. *Otolaryngol Head Neck Surg*. 1984;92(6):649–655.
14. Kattah JC, Kolsky MP, Luessenhop AJ. Positional vertigo and the cerebellar vermis. *Neurology*. 1984;34(4):527–529.
15. Kim HA, Yi HA, Lee H. Apogeotropic central positional nystagmus as a sole sign of nodular infarction. *Neurological sciences:official journal of the Italian Neurological Society and of the Italian Society of Clinical Neurophysiology*. 2012;33(5):1189–1191.
16. Dunniway HM, Welling DB. Intracranial tumors mimicking benign paroxysmal positional vertigo. *Otolaryngol Head Neck Surg*. 1998;118(4):429–436.
17. Shoman N, Longridge N. Cerebellar vermis lesions and tumours of the fourth ventricle in patients with positional and positioning vertigo and nystagmus. *J Laryngol Otol*. 2007;121(2):166–169.
18. von Brevern M, Zeise D, Neuhauser H, et al. Acute migrainous vertigo: clinical and oculographic findings. *Brain*. 2005;128(Pt 2):365–374.
19. Radtke A, von Brevern M, Neuhauser H, et al. Vestibular migraine: long-term follow-up of clinical symptoms and vestibulo-cochlear findings. *Neurology*. 2012;79(15):1607–1614.
20. Strupp M, Planck JH, Arbusow V, et al. Rotational vertebral artery occlusion syndrome with vertigo due to "labyrinthine excitation". *Neurology*. 2000;54(6):1376–1379.
21. Grad A, Baloh RW. Vertigo of vascular origin. Clinical and electronystagmographic features in 84 cases. *Arch Neurol*. 1989;46(3):281–284.
22. Gomez CR, Cruz-Flores S, Malkoff MD, et al. Isolated vertigo as a manifestation of vertebrobasilar ischemia. *Neurology*. 1996;47(1):94–97.
23. Wityk RJ, Chang HM, Rosengart A, et al. Proximal extracranial vertebral artery disease in the New England Medical Center Posterior Circulation Registry. *Arch Neurol*. 1998;55(4):470–478.

21

안뜰기능저하의 물리치료 평가

Physical Therapy Assessment of Vestibular Hypofunction

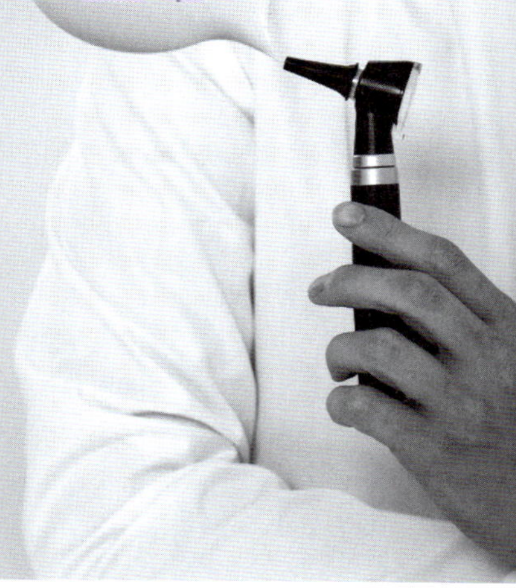

Susan L. Whitney, DPT, PhD, NCS, ATC, FAPTA • Susan J. Herdman, PT, PhD, FAPTA

말초 안뜰기능저하 환자는 안뜰결핍의 유형과 정도에 따라 장애의 발병 및 임상 경과와 최종 회복 수준에 차이를 보이지만 안뜰기능저하 환자는 많은 증상[어지럼, 어찔함(lightheadedness), 현훈(vertigo), 눈떨림, 흐린 시력, 자세 불안정, 움직임의 두려움, 보행장애(gait disturbance), 간헐적 낙상]을 가지고 있다. 또한 이러한 환자들은 불안, 우울증, 장애와 관련된 두려움 등이 있다. 실제로 안뜰기능이상을 가진 사람들은 앞서 나열한 많은 증상으로 인해 심각하게 손상받는다고 보고한다. 이러한 증상 중 하나 이상으로 말미암아 말초 안뜰기능저하 환자는 특정 움직임을 피하고 활동 수준을 감소시킴으로써 장애에 대처한다. 이러한 습관은 치료를 받지 않으면 신체적 악화와 생활습관 변화의 불행한 결과로 이어질 것이다.

이 장의 목적은 환자의 문제 및 임상검진의 핵심 구성요소와 종합적인 검진의 개요를 제공한다. 또한 이 장의 조직을 위해 국제기능장애건강분류(International Classification of Functioning, Disability and Health, ICF)를 사용한다. ICF는 질병의 긍정적인 경험과 부정적인 결과를 모두 포함하는 "건강 관련 상태의 기술"을 위한 틀을 제공하기 위해 세계보건기구(World Health Organization, WHO)에 의해 특별히 개발되었다. ICF는 각기 다른 질환이나 질병이 사람의 건강에 미치는 영향을 설명하는 데 사용할 수 있는 세 가지 영역으로 구성되며, 각 영역에 영향을 미치는 환경적 요인과 개인적 요인이 많이 포함된다(글상자 21.1).

ICF 모델은 개인의 건강 상태를 보다 포괄적으로 묘사한다는 점에서 다른 장애 유형과 다르다. 이 모델은 손상과 장애를 '건강'을 포함하는 보다 균형 잡힌 관점으로 옮긴다. 표 21.1은 ICF가 측정에서 포함되는 부분을 바탕으로 안뜰기능이상이 있는 사람들에게 사용을 위해 자체 보고도구를 어떻게 선택할 수 있는지에 대한 설명을 제공한다(그림 21.1). ICF를 사용하면 문화적으로 유사한 구조를 비교하여 재활 결과를 보다 잘 설명할 수 있다.

정상 구조와 기능 vs. 손상

Normal structure and function versus impairment

안뜰기능저하를 가진 환자는 여러 증상을 나타낼 수 있다. 이러한 증상은 안뜰눈 및 안뜰척수계(vestibulo-ocular and vestibulospinal systems)(글상자 21.2)의 기능적 결핍에서 나오며 감각 불일치 및 신체적 악화의 결과에서 나타난다.

글상자 21.1

건강상태

정상기능 및 구조 vs. 장애(신체적 수준) | 활동 vs. 한계(개인적 수준) | 참여 vs. 제한(사회적 수준)

배경요인

환경요인:
- 자연 환경
- 지원 및 관계
- 가족의 태도
- 사회의 태도
- 서비스, 시스템, 정책
- 제품 및 기술

개인요인:
- 성별, 연령
- 동반질병
- 사회적 배경
- 교육 및 직업
- 과거 경험
- 대처유형 및 성격

표 21.1 국제기능장애건강분류(ICF) 영역에 따라 사용된 측정도구

	ICF 영역		
도구	정상/비정상 구조 및 기능	활동/한계	참여/제한
두부충동검사	×		
딕스-홀파이크 검사	×		
근력	×		
관절가동범위	×		
지구력	×		
밀론 행동 의학 진단	×		
안뜰 대처 설문지(Vestibular Coping Questionnaire)	×		
활동특이적균형자신감척도(ABC 척도)	×	×	
보행 속도		×	
낙상 위험(동적 보행 지수)		×	
동적 시력		×	
노인을 위한 신체 활동척도		×	×
의학적 결과 연구 간이형식 건강조사 36(SF-36)			×
질병영향프로파일			×
어지럼 장애 척도			×
안뜰질환 일상생활활동척도			×
장애 점수			×
안뜰 활동 및 참여척도		×	×

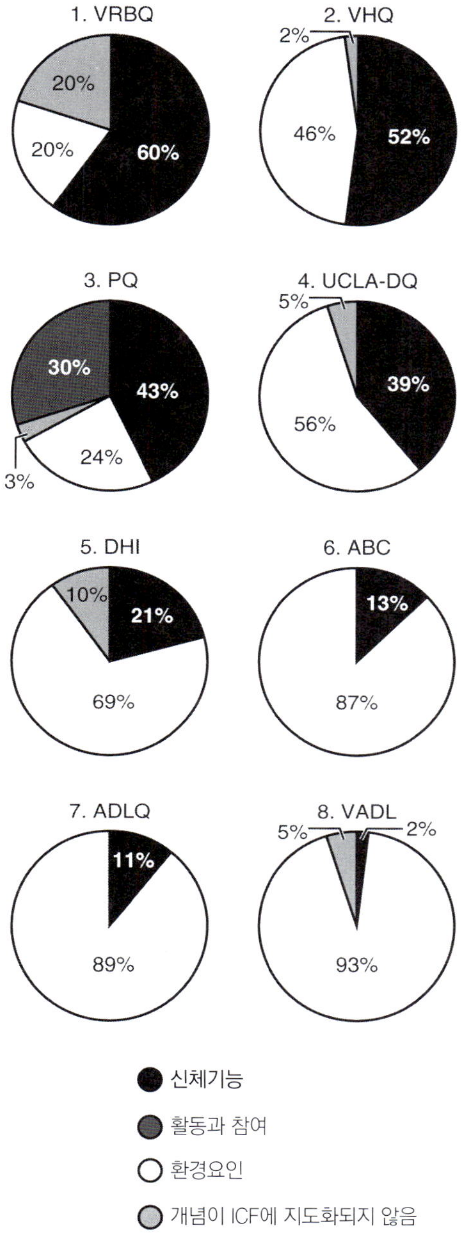

그림 21.1

ICF에 따라 안뜰재활의 변화를 계량화하는 데 사용되는 몇 가지 자기보고식 도구의 세계보건기구(WHO) 분류

1. 안뜰재활효과설문지(VRBQ)
2. 현훈 핸디캡 설문지(VHQ)
3. 원형 설문지(PQ)
4. UCLA 어지럼 질문지(UCLA-DQ)
5. 어지럼 장애 척도(DHI)
6. 활동특이적균형자신감척도(ABC)
7. 일상생활활동 설문지(ADLQ)
8. 안뜰질환 일상생활활동척도(VADL)

(출처: the Journal of Physical Therapy, 2011.)

안뜰눈기능과 기능이상

Vestibulo-ocular function and dysfunction

안뜰눈반사(vestibulo-ocular reflex, VOR)는 머리 움직임 동안 주시안정성을 위한 주요 기전이다. 머리가 움직이는 동안 VOR은 머리 움직임에 대하여 반대 방향으로 머리의 움직임과 같은 속도의 눈 움직임을 만들어 주시(공간에서 눈 위치)를 안정시킨다. 머리 속도에 대한 눈 속도의 비율을 VOR 이득이라고 한다. 정상 대상자에서 이상적인 이득은 1이다. 한쪽미로질환(unilateral labyrinthine lesions) 후 손상쪽을 향한 머리 움직임에 대해 사람에게 VOR 이득은 25%로 감소하는 것으로 나타났다. 급성기 동안 손상되지 않은 쪽을 향한 머리 움직임에 대해 VOR 이득 역시 50%로 감소된다.

신속눈운동(saccades)과 원활추종눈운동(pursuit) 같은 다른 눈운동은 안뜰상실의 영향을 받지 않는다. 신속눈운동(saccadic eye movement)은 고정된 목표물을 망막중심오목에 위치하도록 허용하는 빠른 움직임이다. 눈따라보기(pursuit eye movements)는 보상하는 머리 움직임을 만들지 않고 개인이 시각 영역(원활추종눈운동)을 따라 움직이는 물체를 시각적으로 따라가게 하는 것을 가능하게 한다. 정상적으로 안뜰눈, 원활추종눈운동 및 신속눈운동계는 협조적으로 작용하여 머리 움직임 시 주시를 안정화한다. 손상된 원활추종눈운동 또는 측정과대 신속눈운동이 검진 동안 확인되면 임상의는 그 사람이 중추성 기능이상을 가지고 있다고 강하게 고려해야 한다.

머리 움직임과 위치의 지각

Perception of head movement and position

정상적으로 미로의 신호는 머리 움직임과 위치에 관한 정확한 정보를 제공한다. 이 안뜰신호는 시각 및 몸감각 자극을 일치시키며, 신경계는 신호의 조합을 적절하게 해석할 수 있다. 급성 또는 갑작스런 안뜰기능의 비대칭성이 있을 때마다 뇌는 이 비정상 신호를 지속적인 머리 움직임으로 해석한다. 그 환자는 전혀 움직이지 않을 때에도 회전 감각을 경험하지만 일주일 이내에 이 비대칭이 해소되고 자발적 회전 감각이 멈춘다. 그러나 만성 안뜰기능이상을 가진 환자에서 머리 움직임에 대한 안뜰반응의 상

글상자 21.2

안뜰질환자에게 묻는 질문들

1. 현훈 발작(회전 감각)을 경험합니까? 그렇다면 발작은 얼마나 오래 지속됩니까?
2. 마지막으로 현훈이 언제 나타났습니까?
3. 자발적 현훈, 움직임에 의해 유발된 현훈 또는 체위 변화에 따라 유발된 현훈입니까?
4. 불균형의 느낌이 지속적이고 자발적이며 움직임과 체위 변화에 의해 유발되고 피로, 어두운 곳, 바깥 그리고 고르지 않은 표면에서 더 악화됩니까?
5. 누워 있거나 앉아 있거나 서 있거나 걸을 때 균형을 잃는 느낌이 있습니까?
6. 걸으면서 넘어지거나 엇갈리거나 옆으로 걷습니까?
7. 걸을 때 한쪽으로 치우칩니까? 그렇다면 어느 쪽으로 치우칩니까?
8. 하루 중 몇 시에 가장 좋습니까? ______________
   가장 나쁩니까? ______________
9. 하루에 몇 번 증상을 경험합니까?
10. 청각에 문제가 있습니까?
11. 시각에 문제가 있습니까?
12. 사고가 났습니까(예: 자동차)?
13. 어떤 약을 복용합니까?
14. 혼자 살고 있습니까?
15. 집에 계단이 있습니까?
16. 담배를 핍니까? 그렇다면 하루에 얼마나 피는지 표시하세요.
17. 술을 마십니까? 그렇다면 얼마나 마시는지 표시하세요.

실은 머리의 실제 움직임에 대한 지속적인 문제가 된다.

Norré에 따르면 불안정한 안뜰기능은 정상 상태에서 예상되는 것과는 다른 감각 자극을 생성한다. 이 비정상적인 안뜰신호는 시각 및 몸감각계에 의해 제공되는 정상 신호와 충돌하며 결과적인 "감각 충돌"은 움직임 오인과 관련된 증상을 유발하는 것으로 생각된다. 임상적으로 환자는 특정 머리 또는 몸 움직임과 관련하여 어찔함 또는 어지럼을 호소한다. Norré는 이 상태를 한쪽 안뜰병변을 유발하는 동적 안뜰반응의 비대칭에 기인한 "유발된 현훈"이라고 언급했다.

자세 불안정 Postural instability

독립적이고 안전한 보행은 기저면 및 중력과 관련하여 신체의 적절한 방향을 유지하면서 환경의 관련 특징을 성공적으로 감지할 수 있는 능력에 달려 있다. 자세 조절에 필요한 정보는 시각, 몸감각 및 안뜰계로부터 감각 자극의 통합에서 나온다.

안뜰척수반사(vestibulospinal reflex, VSR) 자체의 기능상실은 말초 안뜰질환자의 자세 교란에 기여한다고 믿어진다. Lacour 등은 한쪽 안뜰신경 절단이 개코원숭이의 같은쪽과 반대쪽 척수반사에서 비대칭 흥분성을 유발한다는 것을 보여주었다. 유사하게, Allum과 Pfaltz는 한쪽 말초 안뜰결핍이 있는 환자의 앞정강 반응이 기저면 회전 동안 병변의 반대쪽으로 증가 그리고 같은쪽으로 감소한다고 보고했다. 이 환자들은 또한 기저면 회전에 대한 반응 동안 목근육 활동이 감소하고 머리 각가속도가 정상보다 더 빨랐다.

목 관절가동범위 Cervical range of motion

목 관절가동범위의 한계는 아마도 머리 움직임 유발 증상과 불안정 때문에 안뜰기능저하 환자에서 흔한 임상소견이 될 수 있다. 사람들은 머리 움직임을 스스로 제한하여 머리 움직임 변화와 머리 위치변화로 발생하는 증상을 최소화한다.

신체상태 악화 Physical deconditioning

환자의 전반적인 신체상태(상태 악화)의 변화는 안뜰기능이상의 잠재적인 장애 결과로 간주될 수 있다. 이 결과는 잠재적으로 증상을 유발시키는 환자의 움직임 제한 경향과 관련이 있을 수 있다.

활동 vs. 한계 Activities versus limitation

안뜰눈반사(VOR)와 안뜰척수기능의 상실 또는 감소는 개인 수준에서 기능 변화로 옮겨진다. 감소된 VOR 이득은 특히 예측할 수 없는 머리 움직임 시 선명하게 보는 데 어려움을 겪을 것을 의미한다. 빈약한 안뜰척수반사는 균형에 대한 자신감의 변화, 보행 속도의 감소 및 낙상위험 증가를 초래한다. 한쪽 말초 안뜰기능저하가 있는 환자는 걷기, 돌기 또는 갑자기 멈추기 위해 머리를 움직여야 하는 상황에서 보행 불안정을 자주 경험한다. 머리를 움직이면서 걷기는 안뜰기능이상을 가진 사람에게는 특히 복잡해 보인다. 한계적 활동이 종종 그 결과이다. 또한 안뜰기능저하를 가진 사람의 보행에 대한 임상관찰은 일반적으로 다음과 같은 수많은 문제들을 드러낸다.

- 왼쪽 또는 오른쪽으로 방향을 바꾸는 것과 같은 편위
- 넓어진 기저면
- 감소된 보행 속도
- 짧아진 보폭
- 감소된 팔 흔들림(arm swing)
- 걷기 중 여러 작업 수행 능력 감소
- 간헐적 머리 또는 몸통 기울기
- 수직 지각장애
- 머리 및 몸통 동작 감소

일부 환자의 경우 지팡이와 같은 보조장비의 사용은 부수적 고유감각신호(proprioceptive cue)로 작용하거나 또는 보행 속도를 늦춤으로써 보행 불안정을 줄인다.

참여 vs. 제한
Participation versus restriction

낙상에 대한 두려움, 걷는 동안 비틀거리는 것에 대한 당혹스러움, 성격 및 머리 움직임으로 유발된 증상에 대한 불안감을 비롯한 많은 요인으로 인하여 안뜰질환 전에 실시할 수 있었던 레크리에이션 활동이나 일상의 움직임을 포기하면서 환자는 더 앉아 있는 생활방식을 채택할 수 있다. 치료를 받지 않으면 그러한 변화는 사회 수준에서의 활동 참여에 상당한 제한으로 심각한 신체적 · 심리사회적 결과를 초래할 수 있다.

물리치료 평가
Physical therapy evaluation

ICF 영역의 정상/비정상 구조 및 기능(기관/신체적 수준), 활동/한계(개인적 수준), 참여/제한(사회적 수준)의 결과를 평가하기 위한 다양한 측정도구의 사용은 환자의 안뜰기능이상에 대한 치료 프로그램을 계획하고 치료가 효과적인지 결정하는 데 중요하다. 표 21.1은 ICF 영역에 따른 다양한 측정 도구를 나열한다. 이러한 도구는 전체 검사의 맥락에서 논의된다.

병력
History

의료 병력 Medical history

의사처방 없이 바로 치료실을 내원한 경우, 임상의는 현재 상태에 대한 환자보고 및 과거 의료 병력 외에 어떤 정보도 얻지 못할 수 있다. 안뜰장애를 가진 환자들의 경우 의사의 처방 없이 바로 치료실을 내원하는 경우가 더 일반화되고 있다. 왜냐하면 치료사에게 치료를 받는 것이 종종 전문의의 진료를 받는 것보다 빠르기 때문이다. 담당 내과 또는 일반 의사로부터의 진료는 '어지럼' 또는 '현훈'에 대한 진단만 제공할 수 있으므로 차별 진단 기술을 개발하는 것이 중요하다. 환자가 전문의에게 진찰을 받은 경우, 안뜰 검사실 검사가 완료되고 의사가 환자의 진단을 결정한 후에 물리치료가 시작된다.

환자의 현재 및 과거의 병력은 물리치료 검사를 시작할 때 치료사가 얻어야 하는 중요한 정보이다. 이러한 정보는 궁극적으로 환자의 재활 예후와 결과에 영향을 미칠 수 있는 문제를 확인하는 데 도움이 될 수 있다. 예를 들어, 말초혈관질환과 말초신경병증과 같은 동시발생 질환

과정은 환자의 기능 회복에 영향을 미치고 회복기간이 길어지게 할 것이다. 당뇨병, 심장질환, 오래된 목과 허리 손상, 신경기능 이상, 정신과 동반질환, 편두통의 병력, 기존 또는 장기간 시각장애(예: 사시)는 안뜰상실을 보상하는 환자 능력에 영향을 미치는 질환의 예이다. 많은 약물들이 어지럼을 유발하거나 악화시킬 수 있기 때문에 환자의 모든 약물치료 기록을 얻는 것이 중요하다(10장, 14장 참조). 어떤 사람들은 안뜰계를 저하시켜 환자의 증상을 줄이기 위해 특정 약을 복용하고 있을 수 있다. 이 약물들은 또한 안뜰적응을 지연시킬 수 있으며 따라서 회복기간을 연장시킬 수 있다. 치료사는 그런 약의 복용량을 줄이거나 완전히 제거할 가능성을 결정하기 위해 의사와 상의해야 한다. 특히 불안과 중추 안뜰기능이상 환자들은 치료를 하기 위해 약을 복용해야 할 수도 있다. 어지럼을 호소하는 중추 안뜰장애 환자는 중추 안뜰 억제제를 사용하여 증상, 특히 심한 구역질이 보다 잘 제어될 수 있다. 환자들은 자신의 증상을 조절할 수 있는 약을 투여하지 않으면 재활에 대해 노력하지 않을 수도 있다.

주관적 병력

환자의 상태에 대한 주관적인 병력(subjective history)은 말초 안뜰 문제가 있는 환자의 평가에 중요하다. 물리치료사가 일반적으로 요구하는 것 이상의 질문을 고려해야 한다(글상자 21.2). 환자가 처음 방문하기 전에 완료할 수 있는 설문지의 사용 또한 도움이 되고 시간을 절약할 수 있다(부록 21-A 참조). 나중에 기능적 경과를 평가할 수 있도록 환자의 증상에 대한 설명이 모두 문서화되어야 한다. 환자가 겪고 있는 증상, 증상의 지속 기간, 증상이 나타나는 상황(예: 자발적 대 체위-특정)을 문서화하는 것에 대해 생각해봐야 한다. 어떤 위치, 움직임(movement) 또는 상황이 환자의 증상을 악화시키는지를 아는 것은 치료계획에 중요하다. 또한 환자는 증상의 종류, 빈도, 기간 및 강도 그리고 증상이 변동성이 있는지 여부에 대해 질문해야 한다. 증상의 시작 및 빈도 유형을 아는 것은 물리치료 진단 및 예후를 결정하는 데 매우 유용하다.

현훈 및 불균형과 같은 증상의 강도는 통증 사정에 사용되는 것과 유사한 시각 또는 언어아날로그척도로 측정할 수 있다. 일부 치료사는 0에서 10 척도를 사용하고 다른 치료사는 0에서 100 척도까지 사용한다. 일반적으로 사용되는 기술 중 하나는 환자에게 시각아날로그척도를 사용하여 증상 강도를 환자에게 등급화하도록 요청하는 것이다. 예를 들어, 불균형은 조용히 앉아 있거나 걸을 때 평가된다. 눈금은 한쪽 끝에 "전혀 불균형이 없음"으로, 다른 한쪽 끝은 "최악"으로 고정되어 있다. 이 척도는 또한 머리 움직임으로 유발되는 어지럼의 강도 측정에 사용될 수 있다. 환자는 조용히 앉은 상태에서 어지럼의 강도를 평가하고 다시 1Hz로 수평 머리 움직임 1분 후에 어지럼의 강도를 평가한다(부록 21-A 참조). 이러한 시각아날로그척도는 중등도의 신뢰도를 가지고 있다. 환자가 증상을 등급화하게 하는 것이 매우 유용하지만 모든 환자가 숫자로 등급화를 할 수 있는 것은 아니다. 혼란스러워하는 사람들은 증상을 평가하는 데 큰 어려움을 겪는다. 가족 구성원은 종종 환자를 '돕는' 시도를 하는데 이는 유용하지 않다. 환자가 수치 등급을 제공하는 것이 불가능할 때 "작은, 중간 또는 많은 어지럼" 등급척도가 중재를 안내할 수 있다. 마지막으로, 환자에게 어지럼이 일상 활동을 방해한 지난주의 시간 비율을 물어볼 수 있다.

환자의 인지된 장애 및 심리사회적 상태와 관련된 질문이 초기 평가에 포함되어야 한다. 지각된 장애를 측정하기 위해 여러 가지 도구가 사용될 수 있으며, 대부분은 활동/한계 및 참여/제한 수준에서 기능을 평가하는 항목을 포함한다. 의학적 결과 연구 간이형식 건강조사 36(Medical Outcomes Study 36-Item Short-Form Health Survey, SF-36) 사용은 환자가 치료 후 가정이나 지역사회에서 더 많은 일을 할 수 있는지 결정하는 데 사용될 수 있는 방법 중 하나이다. 다른 치료사는 질병영향프로파일(sickness impact profile)이나 다른 건강 상태 측정을 사용할 수 있다. 이러한 도구는 치료사가 환자가 기분이 나아졌는지, 더 활동적인지 판단하는 데 도움이 된다. 건강 상태 목록을 사용하는 것은 환자가 실제로 개선되었는지 여부를 판단할 수 있는 훌륭한 방법이다. Shepard 등은 환자의 지각된 장애 수준을 객관적으로 문서화하기 위해 장애척도의 사용을 제안했다(표 21.2). 장애척도(disability scale)는 빠르고 쉽게 사용할 수 있으며 1점의 점수 변화가 중요하다. 검사-재검사 신뢰도는 높다(ICC 1.0). 6점 장애척도는 장애가 없는 것(증상이 없을 수 있음)부터 장기간 장애를 갖는 데 이르는 설명어를 가지고 있다. 장기간 장애는 1년 이상 일할 수 없는 경우를 의미한다. 장애척도는 치료결과를 기록하기 위해 초기와 퇴원 물리치료 평가로 통합될 수 있다. 대안으로 Shepard 등이 개발한 치료 후 증상척도(post-therapy symptoms scale)를 통해 퇴원 시 환자가 장애가 있는지 여부를 판단할 수 있다(표 21.3). 또한 장애척도는 치료결과 예측에 유용하다. Shepard 등은 장애를 4 또는 5로 등급화한 환자의 경우, 재활을 통해 상당한 개선을 보일 가능성이 적다는 것을 발견했다.

많은 환자들은 신체적인 문제가 아니라 심리적인 문제가 있다고 생각된다. 가족이나 친구들이 알지 못할 수도 있다. 종종 이 상태는 잘 이해되지 않으며, 오진되었거나 의료계가 해결하지 못했을 수도 있다. 그러한 환자와 상호작용할 때, 치료사는 다른 사람들 또한 그 장애를 가지고 있다는 사실을 알려줌으로써 안심시켜야 한다. 어떤 경우에는 스트레스나 정서적인 외상으로 증상이 확대되기 때문에 이러한 확신은 필수적이다(18장 참조).

종종 환자와 환자의 가족에게 서면으로 정보를 제공하는 것이 도움이 된다. 안뜰장애를 가지고 생활하는 것에 대한 안내 책자를 안뜰장애협회(Vestibular Disorders Association, VEDA)에서 지원하고 있다. 객관적인 방식으로 어지럼 환자의 주관적 증상을 정의하기 위해 몇 가지 도구가 개발되었다. 어지럼 장애 척도(dizziness handicap inventory, DHI)는 환자의 증상적 불만과 환자의 기능적 능력에 대한 인식을 명확히 할 수 있는 유용한 임상도구이다(부록 21-A, 부록 21-B 참조). 항목은 환자가 가질 수 있는 기능적 · 정서적 · 신체적 문제와 관련되며, 이 항목은 ICF의 활동 및 참여와 신체기능 영역을 주로 반영한다. 이 목록은 초기 및 퇴원 시 환자가 자신이 개선되었다고 생각하는지 여부를 수치화하기 위해 신속하게 적용될 수 있다. 또한 DHI는 치료사가 낙상의 위험이 있을 수 있는 사람을 찾아내는 데 도움을 줄 수 있다. 60보다 높은 점수는 안뜰기능이상을 가진 사람들의 보고된 낙상과 관련이 있다. DHI는 높은 검사-재검사 신뢰도(r=0.97)를 가지므로 치료에 따른 변화를 추적하는 데 사용될 수 있다. 또한 DHI는 안뜰질환이 있는 사람의 활동특이적균형자신감척도(activities-specific balance confidence, ABC)와 상관관계가 있는 것으로 나타났다. ABC 척도는 집안의 이동성에서부터 언 보도 위를 걷는 점진적으로 어려운 상황의 연속에서 균형 신뢰도를 정량화하는 16개 항목의 도구이다. ABC 척도는 높은 검사-재검사 신뢰도(r=0.92)와 수렴 및 기준 타당도를 나타낸다. 총 점수의 범위는 0~100%이며 80% 미만은 비정상으로 간주된다. ABC 점수의 의미 있는 변화는 80% 이상으로 나타나거나 10점 이상의 변화를 보이는 것이다.

표 21.2 장애척도

기준	점수
무시할 수 있는 증상	0
불쾌한 증상	1
평소의 업무를 수행하지만 증상이 외부 활동을 방해함	2
증상이 일상 업무 및 외부 활동의 수행을 방해함	3
현재 의료 휴가 중이거나 증상으로 인해 직장을 옮겨야만 함	4
1년 이상 일할 수 없거나 보상금으로 영구 장애를 확립	5

표 21.3 치료 후 증상척도

기준	점수
치료 종료 시 증상 없음	0
현저한 개선, 남아있는 증상	1
경미한 개선, 명확한 지속적인 증상	2
현저한 개선, 남아있는 증상	3
치료 전 기간에 비해 지속적인 치료 활동으로 증상이 악화됨	4

낙상 병력

안뜰기능이상을 가진 일부 환자들은 낙상을 경험한다. 따라서 환자의 낙상 병력에 대한 인터뷰는 매우 중요하다. 왜냐하면 개인은 종종 "당신은 넘어진 적이 있나요?"라는 질문을 잘못 해석하기 때문에 환자는 "아니오"라고 대답할 수 있지만 검사를 통해 환자가 넘어졌음을 확인할 수 있다. 낙상은 무의식적으로 땅이나 낮은 표면으로 이동하는 것으로 정의된다. 환자의 낙상이 무엇인지 신중하게 정의하는 것은 치료사가 환자의 상태를 해석하기 위해 더 나은 데이터를 제공한다. 지난 6개월 동안 2번 이상 넘어진 사람은 다시 넘어질 위험이 높다. 환자는 "근접 낙상"에 대해서도 질문할 수 있다. 근접 낙상은 (1) 벽, 탁자 또는 의자를 잡고 몇 발자국 걷는 것, (2) 다른 사람이 붙잡거나 지지를 하는 것으로 정의된다. 다른 중요한 문제는 다음과 같다. (1) 낙상 중에 환자가 부상을 당했는지 여부, (2) 낙상이 발생하는 조건, (3) 낙상 또는 낙상 관련 부상 후에 환자가 자신의 생활 방식을 어떻게 수정했는지 여부, (4) 환자가 낙상의 결과로 의료중재를 찾았는지 여부. 설명되지 않는 낙상은 항상 우려된다. 알려진 유발적인 원인 없이 낙상한다면 주치의에게 즉시 알려야 한다. 다행히도 특정 운동 프로그램은 허약한 노인에서도 낙상 위험을 줄일 수 있다. 한쪽 기능저하 환자에서 안뜰재활 후 낙상 위험이 감소한다는 연구결과가 있다.

기능적 병력

기능 상태에 대해 완전히 이해하려면 치료사는 환자에게 이전 및 현재 활동 수준에 대해 질문해야 한다. 환자의 활동 수준에 대한 내력은 종종 환자의 장애 범위를 특징짓는 평가의 중요한 구성요소이다. 안뜰 일상생활활동척도(vestibular activities of daily living scale)는 치료사가 활동과 참여의 한계를 확인하는 데 도움이 되는 도구의 훌륭한 예이다(글상자 21.3).

일부 환자는 가로수 사이로 빛이 반짝이거나 도시의 번화가에서 걷는 등 다양한 질감이 있는 시각적 자극에 노출되면 불균형이 증가하기 때문에 집에서 나가지 않는다. 이 공통된 경험을 "쇼핑 통로 증후군(shopping aisle syndrome)"이라고 한다. 이 환자들은 환경과 상호작용할 수 있는 능력이 제한적일 수 있으며 시간이 지남에 따라 더 앉아 있는 생활방식을 채택하는 경향이 있다. 때때로 환자는 엘리베이터 및 높은 곳에 대한 두려움을 포함하여 증상과 관련된 공포증을 앓게 된다. Whitney 등은 물리치료 클리닉에 내원한 환자들 중 50%에서 항상 높은 곳을 경계하는 것으로 보고했다.

> **글상자 21.3**
>
> **현재 기능 상태**
>
> 당신은 자기관리활동에서 독립적입니까?
>
> 당신은 운전할 수 있습니까?
> - 낮에는?
> - 야간에는?
>
> 당신은 일하고 있습니까? 그렇다면 직업은 무엇입니까?
>
> ---
>
> 당신은 의료 장애가 있습니까?
>
> 당신은 정상 육아 활동을 모두 수행할 수 있습니까?
>
> 당신은 아래와 같은 어려움이 있습니까?
> - TV시청
> - 독서
> - 상점이나 쇼핑몰에 있는 것
> - 교통 체증에 있는 것
>
> 당신은 경사로, 계단, 잔디 위를 걷는 데 어려움이 있습니까?

환자 목표

사정 시작 시 환자는 물리치료 및 기능적 목표에 대한 기대치에 대해 질문을 받는다. 사정이 끝나면 치료사와 환자는 이러한 목표가 현실적이며 달성 가능한지 여부를 논의해야 한다. 환자의 목표는 치료사와 환자가 상호 수정해야 할 수도 있다. 한쪽 안뜰기능저하(unilateral vestibular hypofunction, UVH)를 가진 대부분의 환자는 다른 합병증 없이 회복의 최종 수준은 완전한 일상활동으로 돌아가야 한다. 회복을 더욱 어렵게 만들고 목표 설정에서 인식할 필요가 있는 조건에는 환자의 발병 전 신체상태 및 개인 프로필이 포함된다. 때때로 안뜰기능이상을 가진 환자는 재활이 끝날 때 현저한 기능적 증가를 보이나 여전히 중요한 증상들이 남아있게 된다.

임상검진 Clinical examination

현훈과 불균형을 가진 환자의 임상검진은 보통 포괄적이

며(글상자 21.4) 시간이 오래 걸린다. 따라서 각 환자에 대한 검진의 어느 부분을 수행해야 하는지에 대해 신중해야 한다. 전체 검진이 설명되어 있지만 검진의 구성요소 중 실시하지 않아도 되는 경우도 설명되어 있다. 치료사의 사정 요소 중 많은 부분은 10장을 참조한다. 임상검진의 핵심 요소는 글상자 21.5에 있다.

눈돌림 및 안뜰눈 검사

Oculomotor and vestibulo-ocular testing

눈돌림 검사는 물리치료를 의뢰하기 전에 신경학자 또는 이비인후과의사가 수행했을 수 있는 '어지럼' 환자의 전반적인 사정의 한 부분이다. 그러므로 항상 물리치료 사정에 포함되는 것은 아니다. 환자 본인이 의뢰한다면 그것은 신체검사의 필수적인 부분이 된다.

첫째, 실내조명에서 환자의 자발적 눈떨림의 존재를 관찰한다. 한쪽 말초 안뜰기능저하가 있는 환자에서 자발적 눈떨림은 병터가 발생한 후 급성기에 실내조명에서 관찰될 수 있으며 안뜰신경세포의 긴장성 또는 휴식기 발사율의 불균형의 결과이다. 발병 후 며칠 이내에 환자는 시각 고정으로 눈떨림을 억제해야 한다. 이 급성기에 있는 환자는 종종 텔레비전을 읽고 시청하는 데 어려움을 겪고 있다고 불평한다. 말기 단계에 적외선 고글을 적용하면 치료사는 실내조명이 없는 자발적 눈떨림을 여전히 확인할 수 있다.

다음으로, 환자는 15~20° 정도 편심성으로 바라볼 때 눈을 안정하게 유지할 수 없는 능력인 주시유지눈떨림을 검진받는다. 방향고정 주시유지눈떨림(눈떨림의 방향은 궤도 안구 위치에 관계없이 같음)은 급성 한쪽 안뜰기능

글상자 21.4

어지럼 환자의 임상검진 요약

눈돌림 검진(실내조명에서)

비안뜰 – 눈바깥 움직임, 따라보기, 신속눈운동, 안뜰눈반사 취소(VORc), 복시

안뜰 – 스큐, 자발적 주시유발눈떨림, 느리고 빠른 두부충동에 대한 안뜰눈반사, 머리 고정 및 머리의 부드러운 진동 동안 시력 검사

프렌젤 렌즈 – 자발적 주시유발눈떨림, 두진후유발눈떨림, 귀구슬(tragal) 압력유발눈떨림, 고정유무눈떨림, 과다환기유발눈떨림 및 위치눈떨림

감각

몸감각 – 고유감각, 가벼운 촉각, 진동; 정량화된 검사: 진동 문턱값, 소리굽쇠 검사

시각 – 시력과 시야

협응

시각 실조/과거 지적, 반동, 상반운동반복, 뒤꿈치에서 정강이, 자세고정

관절가동범위(능동과 수동)

팔과 다리, 목(회전, 폄, 굽힘, 가쪽굽힘)

근력(전체)

잡기, 팔, 다리, 몸통

자세 편위

척주옆굽음증, 척주후만증, 척주앞굽음증

위치 검사

딕스–홀파이크(Dix–Hallpike) 검사, 옆으로 누운 자세 검사, 롤검사

동작 민감도

동작 및 위치 유발 어지럼

앉기 균형(능동 또는 수동, 앞-뒤, 가쪽)

체중 이동, 머리 정위, 평형 반응, 팔과 다리, 몸통을 수직으로 회복하는 능력

정적 균형(눈을 뜨고 감은 채로 수행)

롬버그 검사, 수정된 롬버그 검사, 한발서기, 레일에서 서기, 힘판

변경된 감각신호와 함께 균형

눈 뜨기, 눈 감기, 폼 위에 서기

동적 균형(자기주도적 움직임)

서서 뻗기(Duncan), 기능(Gabell과 Simons), 후쿠다 걷기 검사

보행

정상 보행, 일자 걷기, 머리 돌리면서 걷기, 오른쪽과 왼쪽으로 하나씩 일어남, 동적 보행 지수, 일어나 걸어가기(Timed "Up & Go")

기능 보행평가

장애물 코스, 이중 과제 활동, 계단, 경사로, 잔디, 모래

글상자 21.5

임상검진의 핵심 요소

눈돌림

실내조명 – 스큐편위, 자발적 주시유발눈떨림, 안뜰눈반사 두부충동검사, 동적 시력검사

프렌젤 렌즈 – 자발적 눈떨림, 체위성눈떨림, 고정유무눈떨림

관절가동범위

목(돌림, 폄, 굽힘, 가쪽굽힘)

체위성 검사

딕스 – 홀파이크 검사, 옆으로 누운 자세 검사, 롤검사

동작 민감도

동작 및 체위 유발 어지럼(동작 민감도 검사)

정적 균형(눈을 뜨고 감은 채로 수행)

롬버그 검사, 수정된 롬버그 검사, 한발서기

변경된 감각신호와 함께 균형

눈 뜨기, 눈 감기, 폼 위에 서기

보행

정상 보행, 일자 걷기, 머리 돌리면서 걷기, 일어나 걸어가기 (Timed "Up & Go")

기능 보행평가

장애물 코스, 이중 과제 활동, 계단, 경사로, 잔디, 모래

낙상 위험

동적 보행 지수

활동 수준

노인을 위한 신체 활동척도

삶의 질

의학 결과 연구 간이형식 건강조사 36, 어지럼 장애 척도, 안뜰질환 일상생활활동척도, 장애 점수, 안뜰재활효과 설문지, 안뜰활동 및 참여척도

저하와 일치한다. 방향이 바뀌는 주시유발눈떨림은 주로 뒤머리뼈오목(posterior fossa)의 중추질환과 일치한다.

환자는 또한 안구 정렬, 특히 한쪽 안뜰상실(unilateral vestibular loss, UVL)의 급성기에 발생할 수 있는 스큐편위(Skew diviation)에 대해 검사할 수 있다. 병변의 반대쪽에 있는 눈이 올라가는 스큐편위는 한쪽에서 긴장성 귀돌기관 자극의 상실 때문에 발생한다. 일반적으로 긴장성 자극은 궤도 안의 눈높이를 유지한다. 한쪽 안뜰상실이 있을 때 병변쪽의 눈이 아래로 떨어지고 환자는 수직 복시를 호소한다. 한쪽 안뜰상실의 자발적 눈떨림과 마찬가지로, 한쪽 안뜰상실로 인한 스큐편위는 발병 후 3일에서 7일 이내에 해결해야 한다.

원활추종눈운동은 머리는 고정되고 중앙 20° 시야에서 움직이는 물체를 눈으로 추적하도록 요구함으로써 검사된다. 전형적으로 이 검사는 뇌신경 III, IV, VI의 운동 기능 및 원활추종눈운동에 관련된 중추경로를 평가한다. 추적하는 동안 눈 움직임이 신속눈운동에 의해 방해를 받으면 원활추종눈운동은 비정상이다. 기억해야 할 한 가지 중요한 사실은 비정상 원활추종눈운동은 말초 안뜰결핍의 징후는 결코 아니라는 것이다.

눈떨림을 가진 환자의 경우 원활추종눈운동의 질을 결정하는 것이 어려울 수 있다. 또한 주시유발눈떨림을 끝점 눈떨림과 구분하는 데 주의를 기울여야 한다. 끝점 눈떨림은 정상이며 눈이 운동범위 끝부분에 있을 때 발생한다. 초기 환자 병력에서 사시의 병력에 대해 묻는 것을 포함하여 환자가 병전 눈질환이 있는지 평가하는 것도 중요하다. '게으른 눈' 질환을 가진 환자는 부적합 원활추종운동을 가질 수 있어 검사결과를 혼동시킬 수 있다.

신속눈운동은 환자에게 2개의 수평 또는 2개의 수직 표적을 이리저리 쳐다보라고 요청함으로써 검사된다. 건강한 개인의 경우 한 번의 눈 움직임 또는 작은 재교정신속눈운동으로 표적에 도달할 수 있다. 임상의가 일관되게 표적 위치를 초과하는지 확실하게 결정할 수 있도록 관찰할 분리된 표적을 갖는 것이 중요하다(10장, 11장 참조).

머리를 같은 방향으로 움직이는 동안 환자는 움직이는 표적에 자발적으로 고정하도록 지시한다. 이 절차는 안뜰

눈반사를 억제하거나 '취소'하는 능력을 검사하며 이는 마루엽의 기능이다. 결과는 원활추종눈운동 검사 시 관찰된 내용과 일치해야 한다. 안뜰눈반사 취소(vestibulo ocular reflex cancellation, VORc)가 손상되면 중추신경계 장애가 의심된다.

다음으로 안뜰눈반사(VOR) 자체가 검사된다. 두부충동검사는 경험 있는 물리치료사가 안뜰계 자체의 기능을 평가하기 위해 수행할 수 있는 하나의 검사이다. 두부충동검사가 각 반고리관의 평면에서 수행될 수 있지만 이 검사는 전통적으로 수평면에서 예측할 수 없는 높은 가속도의 작은 진폭의 두부충동을 포함시킨다. 환자는(눈궤도의 아래쪽 가장자리에서 바깥귀길까지 상상의 선을 사용하여) 머리를 30° 목 굽힘한 채로 앉는다. 환자는 검사자의 코에 시각적 고정을 유지하도록 한다. 환자의 머리를 부드럽게 쥐고 작은 진폭(5~10°)이지만 높은 가속도(3,000~4,000deg/sec^2)의 돌림을 수평으로 가한다. 두부충동이 멈출 때 눈이 여전히 표적(코)을 향하고 있는지 관찰한다. 만약 안뜰기능이 감소한다면, 표적으로 눈을 되돌리는 빠른 눈 움직임인 명시적 재교정신속눈운동(corrective saccades)이 관찰될 것이다. 근거리에서 두부충동검사가 비정상적이라면(재교정신속눈운동이 존재), 그 검사는 참가자가 2m 이상 떨어진 표적장소를 보면서 반복한다. 멀리 떨어진 표적을 가지고 검사를 반복하면 가까운 표적을 수용할 능력이 떨어져서 일부 노인에게서 나타나는 거짓양성 결과를 줄이는 데 도움이 된다. 때때로 눈을 시각화하기는 어렵지만 검사한 거리에 대해 적절한 시각교정(안경)을 사용하여 검사를 수행해야 한다. 검사의 민감도는 54%, 특이도는 100%로 보고되었다. 급성단계에는 머리가 천천히 회전하는 경우에도 재교정신속눈운동이 발생한다. 만성단계에서 안뜰결핍이 있는 사람들은 종종 원활추종눈운동을 사용하여 느린 머리 움직임 동안 고정을 유지할 수 있지만 빠른 머리 움직임으로 표적을 되찾기 위해 재교정신속눈운동를 만든다. 또한 재교정신속눈운동의 존재는 결핍의 심각성에 좌우되며, 일반적으로 두부충동검사는 결핍이 75% 이상일 때 가장 양성일 수 있다. 검진자에 의해 놓칠 수 있는 검사의 연속적 반복에 의해 '은밀한' 신속눈운동이 생성될 수 있기 때문에 검진자는 첫 번째 두부충동기법 동안 눈을 주의 깊게 살펴보는 것이 필수적이다.

안뜰눈반사 기능의 또 다른 평가는 머리 움직임과 함께 발생하는 시력 저하를 측정하는 것이다. 이 검사의 임상버전을 위해 수정된 ETDRS 차트와 SLOAN 문자(lighthouse distance visual acuity tests, long island city, New York)를 사용한다. 휴대용 스넬렌(Snellen) 카드는 특히 노인 환자가 수용하기 어려운 거리에서 환자의 시력을 측정하기 때문에 적합하지 않다. 또한 스넬렌 카드의 문자는 줄마다 문자 크기가 동일하게 줄지 않는 어려움 때문에 균형 잡혀 있지 않다. 동적 시력(dynamic visual acuity, DVA) 검사에서 환자는 먼저 머리를 고정시키고 차트를 읽으라는 요청을 받는다. 그런 다음 검진자가 환자의 머리를 2Hz로 진동하는 동안 환자는 차트를 읽도록 한다. 메트로놈을 사용하면 검사를 표준화하는데 도움이 된다. 정상인이라면 시력은 젊은 사람의 경우 1줄, 노인의 경우 2줄로 바뀐다. 보상되지 않은 한쪽 안뜰상실 환자에서 시력은 3~4줄 정도 저하된다. 머리 움직임 중에 시력을 측정하기 위한 전산 시스템을 사용할 수 있으며(11장 참조) 오른쪽과 왼쪽 머리 움직임의 동적 시력을 분리해서 결정할 수 있다는 이점이 있다. NIH Toolbox에는 DVA 검사가 포함되어 있으며 검사-재검사 신뢰도를 확립했다.

Brandt 등은 20/50보다 부족한 거리의 시력이 자세의 안정성에 중요한 영향을 미친다고 제안한다. 또한 균형은 시야 상실에 의해 영향을 받을 수 있다. 한눈 시력 환자는 깊이 지각에 어려움을 겪을 수 있으며 계단을 오르내릴 수 있는 능력에 영향을 미칠 수 있다. 특히 시상면에서 점진적 또는 이중초점 렌즈로 검사를 수행하기가 훨씬 더 어려워진다.

눈 움직임은 프렌젤(Frenzel) 렌즈 또는 비디오눈전위도(video oculography, VOG)를 사용하여 관찰할 수 있다. 프렌젤 렌즈는 임상의가 눈 움직임을 관찰하고 시각적 고정으로 환자의 눈을 안정화시키는 능력을 크게 감소시키면서 시각화를 돕기 위해 내부에 빛으로 비춰 눈을 확대시킨다. VOG 시스템은 적외선 카메라가 눈 움직임을 기록하고 이미지를 컴퓨터 또는 텔레비전 모니터로 전송하기 때문에 검진자가 모든 위치에서 눈을 볼 수 있게 된다. 사용된 시스템에 따라 한쪽 또는 양쪽 눈이 보일 수 있다. 프렌젤 렌즈를 이용한 눈돌림(oculomotor) 기능의 임상 평가는 자발적 그리고 주시유발눈떨림, 두진후유발눈떨림, 귀구슬(tragal)압력유발눈떨림, 과다환기유발눈떨림(hyperventilation-induced nystagmus) 및 체위성눈떨림을 포함시켜야 한다(10장 참조). VOG 시스템은 눈 움직임의 재생을 허용하여 환자가 눈 움직임을 시각화하고 임상의가 볼 수 있는 것을 영구적으로 기록할 수 있게 한다. 복합 눈 움직임 및 조건으로 눈 움직임을 기록할 수 있다는 것에 상당한 이점이 있다. 또한 고정으로 눈떨림이 변하는지를 결정하는 능력은 말초 또는 중추에서 발생한 눈떨림을 다루는지를 결정하는 데에도 크게 도움이 될 수 있다.

눈 움직임 기능을 사정하는 동안 환자는 흐려보임(blurred vision) 또는 어지럼의 증상을 호소하도록 한다. 반복적인 머리 움직임(head movement; 안뜰눈반사, 두진후유발눈떨림, 동적 시력 검사)을 포함하는 검사는 환자의 증상을 악화시킬 수 있다. 증상이 현저히 증가하면 환자는 검사를 계속할 수 없거나 계속하는 것을 거부할 수 있다. 검사에서 얻은 정보의 중요성을 설명하고 환자의 증상을 인정하면 환자가 검사로 인한 불편을 받아들이는 데에 도움이 된다. 심각한 증상을 겪고 있거나 환자가 너무 아플 경우, 후속 방문을 하지 않을 수 있으므로 일부 검사가 연기될 수 있다.

감각 평가

사지의 감각은 동시 병리를 배제하고 치료 계획을 돕기 위해 검사될 수 있다. 접촉과 압력 감도에 영향을 미치는 심각한 감각상실이 자세의 안정성에 영향을 미치고 낙상의 위험을 증가시킬지라도, 아마도 가장 중요한 것은 운동감각과 고유감각의 평가이다. 이 검사는 모든 대상자에게 실시할 수는 없지만 노인과 당뇨병 또는 말초신경병증 환자에게 특히 고려되어야 한다.

고유감각은 환자가 눈을 감은 다음 환자의 엄지발가락을 위아래로 움직인 뒤 환자에게 발가락의 위치를 확인하도록 요청함으로써 평가할 수 있다. 이러한 비교적 작은 움직임을 만들 때에는 주의를 기울여야 하며 그렇지 않으면 검사가 너무 쉬워진다. 환자가 대답을 추측하여 답하지 않도록 지시해야 한다. 이 전통적 고유감각 검사는 매우 민감하지 않은 것으로 보이며, 다른 검사가 감각결핍을 나타낼지라도 발가락이 위 또는 아래에 있는지를 환자가 정확하게 인지한다. 운동감각은 발가락을 위나 아래로 천천히 움직인 뒤 환자가 처음으로 움직임을 감지하자마자 환자에게 움직임의 방향을 알려 달라고 요청할 수 있다. 다시 말하지만, 환자가 대답을 추측하여 답하지 않도록 지시해야 한다. 각 임상의는 정상에 대한 내부 표준을 세워야 하지만 발가락이 10°에서 15° 이상 움직이기 전에 움직임 방향에 대한 지각은 발생해야 한다. 소리굽쇠를 뼈융기에 적용하여 진동 검사를 할 수 있다. 한 가지 방법은 진동감각이 중지되는 시기를 환자에게 확인한 다음 소리굽쇠를 예기치 않게 감쇠시키는 것이다. 또 다른 방법은 진동을 자연스럽게 감소시키고 진동을 느끼는 것과 멈추는 시기에 대하여 환자와 임상의의 차이를 보는 것이다. 이 검사 역시 임상의는 자신의 정상적인 감각 기준을 가지고 있어야 한다. 진동 문턱값을 정량화하는 장치도 사용할 수 있다. 이러한 장치를 통해 임상의는 환자를 나이에 맞는 정상 환자와 비교하고 시간 경과에 따른 변화를 추적할 수 있다. 발가락의 감각저하는 자세의 안정성에 영향을 미치지 않을 수 있다. 환자가 발가락에 감각이 없다면 임상의는 발목에 대해 동일한 검사를 수행해야 한다.

시각, 안뜰 및 몸감각계는 연령과 함께 감소를 나타내며 임상의는 병리학적 변화와 구별하기 위해 이러한 정상적인 변화에 익숙해야 한다. 또한 백내장 형성과 같은 지각에 영향을 줄 수 있는 특정 장애가 노인에서 발생할 가능성이 더 크다. 적어도 고주파수에서는 노화와 함께 안뜰눈반사 이득이 감소한다는 증거와 나이가 증가함에 따라 적응 능력이 제한적이라는 증거가 있다.

다중시스템 관여는 환자의 기능적 진행을 방해할 수 있다. 안뜰기능이 감소되고 몸감각신호가 부족한 환자는 시각기전을 사용하여 보상할 가능성이 있다. 이러한 환자가 시각적 정보가 없는 상황에 배치되면 기능적으로 제한된다. 예를 들어, 몸감각신호가 감소하고 말초 안뜰결핍이 많은 환자는 어둠 속에서 걷기가 어렵다. 환자의 감각 상실을 고려하지 않은 치료계획은 효과가 없을 것이며 환자의 기능적 독립성이 저하될 수 있다.

협응

안뜰결핍 자체는 빈약한 협응 또는 팔다리 실조를 초래하지 않는다. 그러나 협응(coordination)의 평가는 소뇌각 종양 환자의 수술 전 및 수술 후 검사의 일부로 특히 중요하다. 손가락 대 코, 발꿈치 대 정강이 움직임과 손가락 또는 발가락의 빠른 교대 움직임을 수행하는 능력은 환자의 협응을 주관적으로 사정하는 데 사용될 수 있는 검사이다. 소뇌 기능의 다른 검사는 몸통(truncal)안정성, 자세 교정 및 반동 현상과 같은 근긴장도 검사를 포함한다. 그러나 안뜰신경집종 수술은 일반적으로 이러한 결핍을 일으키지 않는다.

관절가동범위와 근력

관절가동범위(range of motion)와 근력은 모든 환자에서 평가해야 되는 것은 아니다. 그러나 목통증이 있는 일부 환자의 경우 평가의 중요한 부분이다. 목, 몸통 그리고 팔다리 등이 평가에 포함될 수 있지만, 목의 관절가동범위에 특별한 주의를 기울여야 한다. 머리 움직임이 증상을 악화시키는 환자는 자발적으로 능동 목 동작을 제한할 수 있으며, 결국에는 그 관절가동범위를 상실할 수 있다. 또한 그 검사가 시도되기 전에 다른 많은 평가에서는 목의 수동 움직임(예: 두부충동검사, 두진후유발눈떨림, 동적 시력, 체위 검사)을 포함하며 목 움직임과 관련된 움직임 또는 통증의 제한이 확인되어야 한다. 일부 환자의 경우, 목 관절가동범위가 증가할 때 어지럼 증상이 감소하는 것처럼 보인다. 팔다리의 강도와 관절가동범위에 대한 상세한 검사는 종종 불필요하다. 그러나 빠른 선별은 보다 자세한 검사가 적절한지 여부를 나타낸다. 노인 환자의 경우 먼쪽 팔다리의 약화를 발견하는 것은 일반적이며 이 빠른 선별에서 인식할 수 있고 시스템을 '조정하고' 환자의 낙상 위험을 줄이기 위한 가정 운동 프로그램을 통해 처리된다.

자세 검진

관절가동범위를 평가하는 것 외에도 환자의 자세를 평가해야 한다. 정형외과적 상태 또는 자세 편차를 예측하는 것은 재활 예후를 복잡하게 할 수 있다. 환자의 앉기 및 서 있는 자세의 앞뒤와 안가쪽면이 사정되어야 한다. 일반적으로 자세는 말초 안뜰기능이상이 있는 사람들에게는 영향을 미치지 않는다.

위치와 움직임 검사

환자의 증상을 유발하는 위치와 움직임을 임상적으로 평가하는 것이 중요하다. 평가 시 하루 동안 환자가 겪은 다양한 위치와 움직임을 반복하려고 시도한다(표 21.4). 활동은 환자가 증상이 없거나 경증, 중등도 또는 중증의 증상을 호소하는지 여부를 평가한다. 일부 상황에서는 환

표 21.4 동작 민감도 지수

기준 증상	강도	기간	점수
1 앉기에서 바로 눕기			
2 왼쪽으로 바로 눕기			
3 오른쪽으로 바로 눕기			
4 바로 눕기에서 앉기			
5 왼쪽 딕스-홀파이크 위치			
6 왼쪽 딕스-홀파이크 위치에서 앉기로 되돌림			
7 오른쪽 딕스-홀파이크 위치			
8 오른쪽 딕스-홀파이크 위치에서 앉기로 되돌림			
9 앉아서 머리를 왼쪽 무릎으로 기울임			
10 왼쪽 무릎에서 머리를 들어 올림			
11 앉아서 머리를 오른쪽 무릎으로 기울임			
12 오른쪽 무릎에서 머리를 들어 올림			
13 앉아서 머리를 수평으로 5번 돌림			
14 앉아서 머리를 수직으로 5번(pitch) 움직임			
15 서서 오른쪽으로 180° 돌음			
16 서서 왼쪽으로 180° 돌음			

* 더 자세한 정보는 22장 참조

자가 작업을 수행할 수 없거나 원하지 않을 수 있다. 이러한 꺼림은 특히 평가 초기에 심한 어지럼을 경험하는 환자에게서 나타난다. 또한 환자는 증상을 유발할 것을 두려워해 특정 자세를 취하는 것을 거부할 수 있다.

가장 중요한 체위 검사는 딕스-홀파이크(Dix-Hallpike) 검사와 그 변형이다(그림 21.2). 이 검사는 특정 위치로 옮겨졌을 때만 어지럼을 호소하는 환자에게 가장 일반적으로 사용되지만 어지럼의 증상이 있는 사람들의 거의 모든 평가에 포함되어야 한다. 환자가 딕스-홀파이크 위치로 이동할 때 발생하는 현훈과 눈떨림은 양성발작성체위현훈(benign paroxysmal positional vertigo, BPPV)을 진단하는 데 사용된다(20장 참조). 환자는 검사가 어지럼이나 현훈을 유발할 수 있음을 미리 주의해야

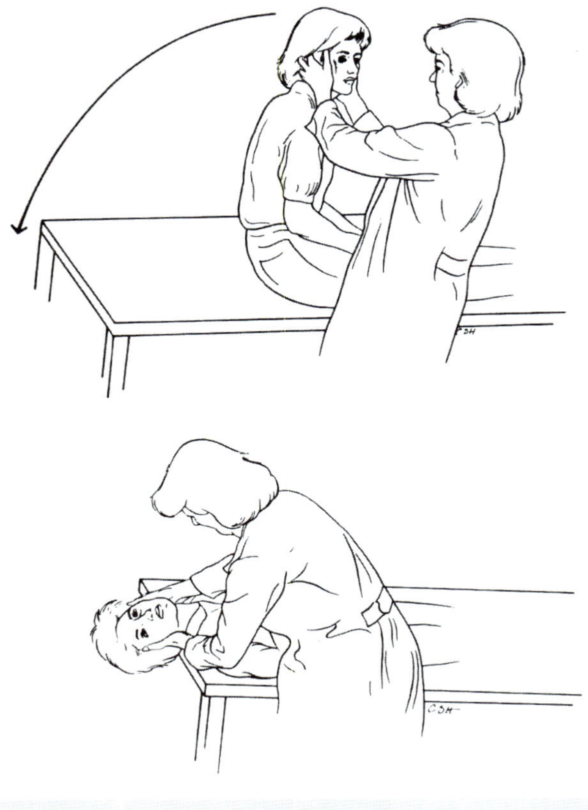

그림 21.2

주로 양성발작성체위현훈의 평가에 사용된 딕스-홀파이크 검사. 머리를 한쪽으로 돌리면서 환자를 앉기에서 바로 눕히고 머리가 테이블 끝에 위치하게 한다. 환자에게 눈떨림이 관찰되고, 현훈의 증상이 나타난다. 환자는 다시 똑바로 세워진다(출처: Herdman, 1990).

하지만 그럼에도 불구하고 시행해야 한다. 딕스-홀파이크 검사의 변형인 옆으로 누운 자세 검사와 수평반고리관을 위한 롤검사의 두 가지 다른 체위 검사를 수행할 수 있다. 딕스-홀파이크 및 다른 체위 검사들을 수행하는 것도 중요하다. 일부 환자는 진단이 아닌 증상인 어지럼이나 현훈의 '진단'으로 치료를 받을 수 있기 때문이다. 딕스-홀파이크 검사를 시행한 후에 이들 환자가 BPPV 또는 샛길과 같은 체위성눈떨림과 현훈을 일으키는 다른 안뜰장애가 있다는 것이 명백해질 수 있다. Haynes 등에 의해 보고된 '주관적인' BPPV를 가진 사람들도 있다. BPPV의 전형적인 증상을 묘사하지만 딕스-홀파이크 검사 중에 전형적인 눈떨림을 보이지는 않는 사람들도 있다. Haynes 등은 '주관적인' BPPV 환자의 86%가 시몬트(Semont) 기법으로 치료한 후 증상이 크게 개선되었다고 보고했다. 즉, BPPV를 인지하고 적절한 중재를 제공하면 환자의 삶의 질을 크게 향상시킬 수 있다(그림 21.2).

BPPV는 현훈의 일반적인 원인이다. 말초 안뜰결핍은 물리치료로 쉽고 효과적으로 치료된다. 대조적으로, 척추동맥 압박은 비교적 드물며, 유감스럽게도 척추동맥 압박에 대한 임상검사는 신뢰할 만하지 않다(31장 참조). 척추동맥 압박은 종종 BPPV와 유사한 증상을 유발한다. 척추동맥의 압박에 의한 혈류의 폐색은 현훈과 눈떨림뿐만 아니라 마비, 약화, 언어 혼란, 정신혼란과 같은 신경 증상을 유발한다. 그러나 BPPV 환자는 언어가 흐트러지거나 정신 착란, 약화 또는 무감각과 같은 신경 증상을 경험하지 않는다. 그 사람이 척추뇌바닥 압박이 있다고 의심되는 수준이라면 혈행검사를 해봐야 한다.

검사될 수 있는 다른 움직임의 예는 구르기, 눕기에서 앉기, 앉아서 바닥을 향해 뻗기, 앉기에서 서기 등이다. 이러한 모든 움직임은 환자가 다양한 속도로 눈을 뜨고 감을 때 검사할 수 있다. 눈을 감은 상태로 서서 환자에게 이러한 기법을 사용할 때 치료사는 주의를 기울여야 한다. 이는 종종 환자에게 매우 힘들며 특히 환자가 심한 현훈을 경험할 경우 균형을 잃을 수 있기 때문이다. 어떤 위치와 움직임이 환자의 증상을 유발하는지에 대한 더 공식적인 평가는 동작 민감도 지수(motion sensitivity quotient, MSQ)이다. MSQ는 일반적으로 어떤 위치에서

증상 강도가 증가하는지 결정하고 환자의 증상 강도 및 기간을 정량화하기 위해 사용된다. 이 검사는 16개의 위치 변화로 이루어지며 결과는 증상 강도를 줄이는 치료 프로그램을 개발하는 데 사용된다(22장 참조).

움직임 속도는 환자의 증상에 영향을 줄 수 있다. 예를 들어, 신속하게 수행되는 움직임은 환자의 증상을 증가시킬 수 있지만, 느린 속도로 수행되는 동일한 움직임은 그렇지 않을 수 있다. 환자가 작업을 수행하는 속도와 조건의 변경은 환자의 기능적 능력에 영향을 미칠 수 있다. 체위 및 움직임 검사의 내용은 치료사의 상상에 의해서만 제한된다. 클리닉에서 본 한 명의 환자의 경우, 증상을 증가시킨 유일한 체위는 침대 아래를 보는 '네발기기' 위치였다(그림 21.3).

머리 움직임 유발 증상이 있는 경우, 여러 신체 부위를 포함하는 체위 및 움직임을 검사하는 것 외에도 환자에게 머리 움직임을 수행하도록 요청한다. 머리 움직임은 일반적으로 앉아 있는 환자와 함께 검사된다. 이러한 움직임은 다양한 속도로 실행되고 눈을 뜬 상태, 감은 상태에서 실시한다. 환자는 이러한 움직임이 증상을 유발하는지, 증상이 경증인지 중등도인지 심각한지 여부를 보고하도록 요청받는다. 환자의 증상 강도를 보다 정확하게 측정하기 위해 언어 및 시각아날로그척도가 사용된다. 환자가 추가 검사를 견딜 수 있는 경우, 동일한 움직임들은 서 있는 자세 또는 보행 중에 검사된다.

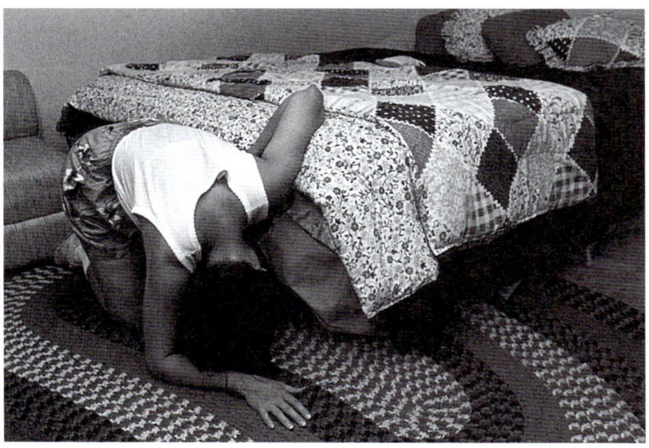

그림 21.3
환자는 정상적으로 검사된 것보다 다른 위치에서 어지럼 또는 현훈을 경험할 수 있다. 여기에서는 머리를 숙이고 돌릴 때만 현훈을 경험한 환자의 유발 자세를 보여준이다.

균형 평가 Balance assessment

앉기 균형

만성 안뜰장애 환자 중 몇 명은 앉기 균형(sitting balance)이 잘 잡히지 않지만 일부 환자의 경우 앉아 있는 상태로 균형을 평가하는 것이 적절할 수 있다. 급성 말초 안뜰상실 후 첫 며칠 동안에 급성으로 사람들은 앉기 균형에서 결핍을 가질 것이다. 환자는 오른쪽과 왼쪽뿐만 아니라 앞쪽과 뒤쪽으로 기울어지는 동안 검사를 받아야 한다. 검사는 능동적이고 수동적으로 둘 다 수행되어야 한다. 이때 환자의 체중 이동 능력, 머리정위(head righting), 팔다리의 평형반응, 몸통을 수직 위치로 회복하는 능력을 관찰할 수 있다. 환자로 하여금 지지 없이 모든 방향으로 앉기에서 뻗게 하는 것은 임상검사에서 얻을 수 있는 중요한 정보이다. 오타와 앉기 척도(Ottawa sitting scale)는 급성기 앉기 능력을 정량화하는 데 도움이 될 수 있다.

정적 균형

정적 균형(static balance) 작업은 객관적으로 균형 기능을 문서화하기 위해 임상적으로 사용되었다. 한발서기(single-leg stance, SLS), 롬버그 그리고 수정된 일자(tandem) 롬버그 검사는 정적 균형 종합검사에 종종 포함되어 있으며 환자의 눈이 떠져있거나 감긴 채로 수행될 수 있다. 전통적으로 이 검사에서 관심 변수는 환자가 자세를 유지하는 시간이었다. 한발서기, 롬버그 및 수정된 롬버그 검사에 대해 여러 연령대에 대한 표준 데이터가 설정되었다. 롬버그 검사는 측정이 5일에 걸쳐 반복될 때 낮은 대상자 내 신뢰도를 가지는 것으로 나타났다.

안뜰결핍을 가진 환자는 이러한 검사들에서 정상적인 수행을 가질 수도 있다. 롬버그와 같은 정적 균형 검사는 매우 쉽다. 환자는 안뜰결핍 발병 후 급성기 동안 또는 말초신경병증이 있는 경우에만 이 검사에 어려움을 겪을 수 있다. 또한 안뜰기능이상 이외의 균형 장애가 있는 환자는 이러한 검사에 어려움이 있을 수 있음을 기억하는 것도 중요하다. 롬버그 검사로 자세를 유지하는 데 어려움이 있다고 해서 반드시 대상자가 안뜰기능이상을 가지고 있다는 것을 의미하지는 않는다. 표 21.5는 급성 및 보상된 한쪽 안뜰상실 환자에서 정적 및 동적 균형검사에 대한 예상 결과를 나열한다.

흔들림의 측정

정적 균형 작업을 수행하는 동안 안-가쪽 또는 앞-뒤쪽 안정성은 힘판, 가속도계와 같은 '높은 기술' 도구를 사용하거나 흔들림 격자와 같은 간단한 도구의 사용으로 객관적으로 문서화될 수 있다. 서 있는 흔들림 측정을 사정하고 복제하려고 할 때 대상자가 안정된 시각표적, 팔 위치, 신발의 유형 또는 부재, 환자의 발 위치에서부터 서 있는 거리가 표준화되어야 한다. Brandt는 롬버그 검사에서 종종 발견되는 변동성에 대한 한 가지 가설은 시각 고정을 위해 사용된 표적과 환자의 위치가 서로 일관성이 없다는 것이라고 하였다. 환자가 서 있는 표적과의 거리는 표준화되어야 하며 1.5m 이내에 있어야 한다. Kirby 등은 다섯 가지 다른 발 위치를 사용하여 발의 위치가 흔들리는 것에 대해 영향을 미치는지를 결정했다. 그들은 양다리 자세로 서 있는 대상자가 25° 발 벌림(toe-out) 위치에서 가장 안정적이라고 결정했다. 또한 그들은 발이 서로 가깝게 접근했을 때 대상자가 가장 큰 안-가쪽 흔들림이 있다는 것을 관찰했다. 표준 롬버그 위치는 발꿈치와 발가락이 붙어 있는 것이다.

자세 흔들림은 어지럼 장애 척도(DHI)의 측정과 관련이 있다. 물론 자세 흔들림과 DHI 설문지에 대한 응답은 모두 '수의 조절'하에 있으며, 측정되는 것은 환자가 전하고자 하는 바에 따라 오류가 발생할 수 있다. 중추장애를 가진 환자들의 흔들림 패턴은 다른 안뜰진단을 가진 환자의 것과 다르다. Yoneda와 Tokumasu는 메니에르병, BPPV 및 안뜰신경염 환자에서 흔들림 패턴이 다른 것으로 보이며 이러한 패턴이 정상 비교 그룹의 패턴과 다르다고 보고했다.

감각신호 변경

수정된 균형감각 상호작용 임상검사(clinical test for sensory interaction in balance, CTSIB)가 재활 사정에 포함되어야 한다. 어떤 면에서 이 검사는 자세안정성에 시각적 신호를 제거하는 효과를 평가하는 롬버그 검사의 연장이다. 이전에 '폼과 돔(foam and dome)' 검사(그림 21.4)로 언급된 균형감각 상호작용 임상검사는 자세 조절에 대한 안뜰, 몸감각 및 시각자극의 영향을 평가한다. 수정된 버전에서는 검사의 '돔' 부분이 더 이상 사용되지 않는다.

수정된 균형감각 상호작용 임상검사(mCTSIB)에서는

표 21.5 한쪽 안뜰상실을 가진 환자에서 예상되는 검사결과

검사	급성 한쪽 안뜰상실	보상된 한쪽 안뜰상실
눈떨림	빛과 어둠에서 자발적 그리고 주시유발눈떨림; 두진후유발눈떨림	어둠에서 자발적 눈떨림; 두진후유발눈떨림을 가질 수 있음
안뜰눈반사	느리고 빠른 두부충동 시 비정상	병변쪽으로 빠른 두부충동 시 비정상
롬버그	종종, 항상 양성은 아님	음성
수정된 롬버그	수행할 수 없음	눈을 뜨면 정상; 눈을 감은 채로 수행할 수 없음
한발서기	수행할 수 없음	정상
균형감각 상호작용 임상검사(CTSIB)-폼, 눈가림	대부분 수행할 수 없음	정상
보행	넓은 기저, 느린 속도, 감소된 회전, 며칠 동안 도움이 필요할 수 있음	정상
걸으면서 머리 회전	균형을 유지할 수 없음	정상; 일부는 속도를 늦출 수 있음

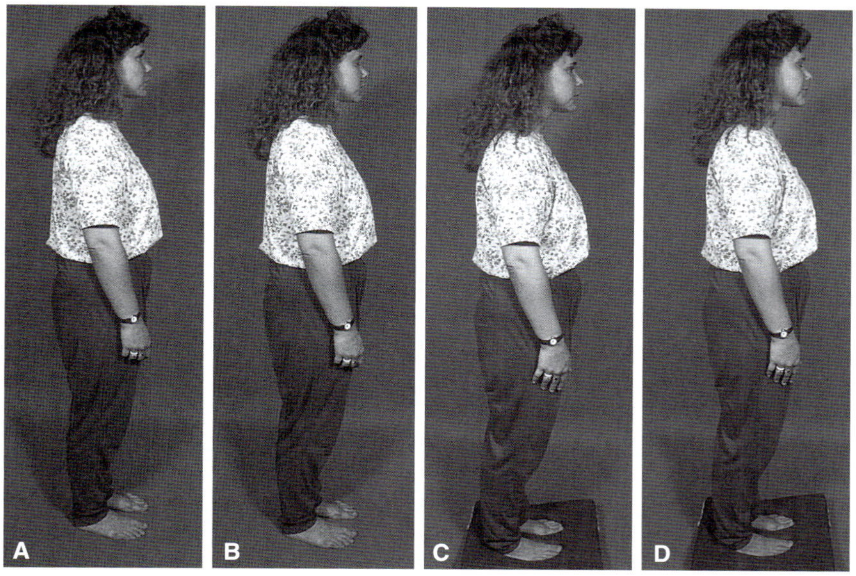

그림 21.4 **수정된 균형감각 상호작용 임상검사:** 대상자가 A: 눈을 뜨고 바닥에, B: 눈을 감고 바닥에, C: 눈을 뜨고 부드러운 면에, D: 눈을 감고 부드러운 면에 서 있다. 환자가 각 과제를 수행하는 데 걸리는 시간이 기록되고, 흔들림의 양과 환자의 움직임 전략이 질적으로 기록된다. 이 검사의 결과는 환자가 특정 감각신호에 의존하는지 여부를 결정하는 것을 도와준다.

폼에 서서 눈을 감으면 몸감각자극을 변경하고 시각자극을 제거한다. 이 상황에서 안뜰자극은 자세안정성에 대한 가장 정확한 정보이다. 보상되지 않은 한쪽 말초 안뜰상실 환자는 시각 및 지지면 정보가 변경된 경우 직립 자세를 유지하는 데 어려움을 겪을 수 있다. 한쪽 말초 안뜰기능이상을 가진 대상자는 눈을 감은 상태에서 폼 위에 서 있을 때(수정된 균형감각 상호작용 임상검사 프로토콜을 사용하여) 균형을 잃는다.

Nashner에 따르면 안뜰정보의 대칭성과 일관성은 상충되는 조건에서 감각의 재구성을 위한 절대적인 기준을 제공하는 데 중요하다. 안뜰계가 정보를 제공할 수 없기 때문에 한쪽 안뜰병변을 가진 환자가 에스컬레이터를 타거나 어두운 조명이 있는 방을 가로 질러 두꺼운 카펫을 밟을 때 자세 불안정성을 보고하는 이유를 설명할 수 있다. 시각 및 몸감각신호 모두가 변할 때 환자가 불안정한 경우 나머지 안뜰계의 기능을 향상시키기 위한 치료 계획을 수립할 수 있다. 환자에 따라 대체 치료 전략은 환자의 환경을 변화시키는 데 초점을 두어 시각 및 몸감각 단서를 극대화하여 안뜰상실을 극복할 수 있다.

자기주도적 움직임

균형 기능의 정적 검사 이외에 자기주도적 움직임 및 균형의 동적 검사가 시행되어야 한다. 서로 다른 방향으로 체중 이동을 능동적으로 실시하는 것은 환자가 자유롭고 대칭으로 움직이는지를 결정하기 위해 사정될 수 있다. 자기주도적 움직임(self-initiated movements)은 기능적으로 관련 있고 풍부한 상황에서 검사해야 한다. 예를 들어, 환자가 바닥에서 물건을 집어 들거나 높은 선반에 물건을 올려놓는 것과 같다. 시각적 산만함이 많아지도록 환경을 변경하면 작업을 더 어렵게 만들 수 있다. 바닥에 있는 많은 물체 중 바닥에 있는 하나의 물체에 손을 뻗는 것은 환자에게 더 어려울 수 있다.

기능적 뻗기 검사는 기저면(base of support) 밖으로 뻗기 위해 대상자의 균형과 의지를 평가하는 방법으로 개발되었다. 이 검사는 자기주도적 작업에서 기능적으로 그리고 신뢰도 있게 실행을 문서화한다. 대상자는 최대한 멀리 앞으로 뻗으라고 요청받는다. 움직임 범위는 단순한 척도로 측정된다(그림 21.5). Duncan 등은 대상자의 안정성 경계를 측정하는 기능적 뻗기가 힘판(force platform)에서 얻은 중심 압력 측정과 관련되어 있다고 보여주었다. 이 검사는 다른 방향에서 뻗기 등이 문서화되도록 수정될 수 있다(그림 21.6). 기능적 뻗기는 노인 남성 퇴역군인의 낙상과 관련이 있는 것으로 나타났다. 일반적으로 6inch 이하의 점수는 낙상 위험이 높다는 것을 나타낸다.

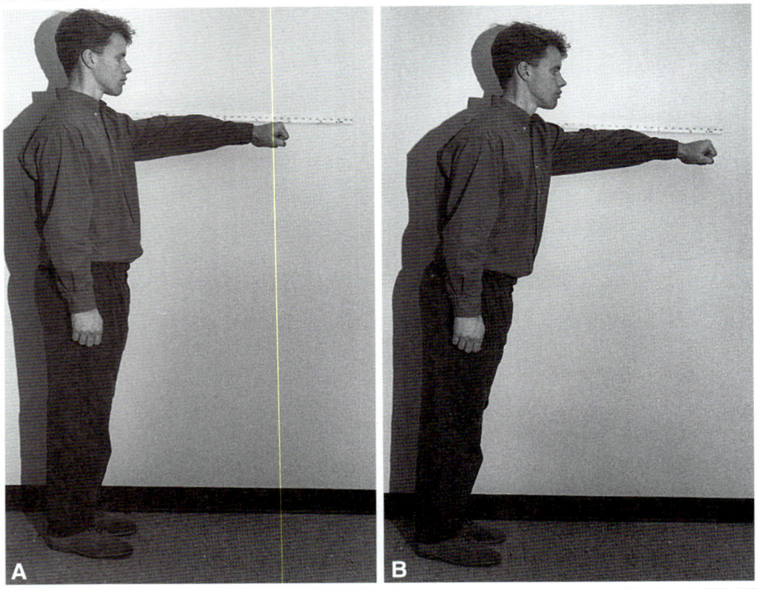

그림 21.5 환자가 뻗을 수 있는 거리는 기능적 균형의 측정에 해당한다. A: 환자의 팔은 벽에 붙은 자와 평행하게 유지되면서 환자의 어깨뼈봉우리는 자와 정렬되어 있다. **B:** 환자는 두 발을 바닥에 평평하게 유지하면서 팔을 최대한 멀리 앞으로 뻗는다.

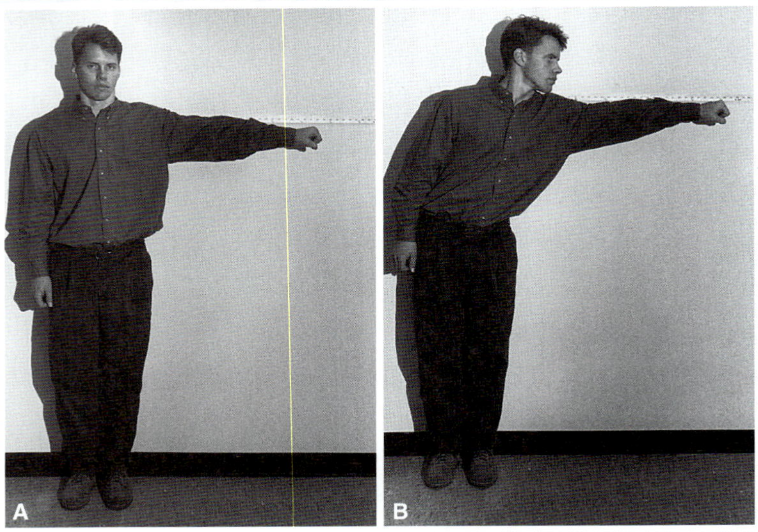

그림 21.6 환자가 옆쪽에 뻗을 수 있는 거리는 또 다른 가능한 균형 기능 측정이다. A: 환자의 어깨뼈봉우리가 자의 끝에 정렬되어 있다. **B:** 환자는 두 발을 바닥에 평평하게 유지하면서 가능한 한 멀리 팔을 옆쪽으로 뻗는다.

이 검사는 기능적 독립 측정(functional independence measure, FIM)의 특정 항목과 동시에 타당성을 보여 주었으며 고령자의 넘어질 위험을 결정하는 데 유용하다. Wernick-Robinson 등은 안뜰기능이상 환자에서 기능적 뻗기 측정값이 적다는 것을 제시하지만, 재활 과정에 대한 변화를 보여주었다.

서서 뻗기 검사는 쉽게 적용되며 장비가 거의 필요하지 않다. 이러한 기능적 균형의 척도는 환자가 물리치료에서 이득을 얻었는지 여부를 문서화하기 위해 병원이나 재택 간호 환경에서 쉽게 사용될 수 있다. Mini-BESTest는 안뜰질환자의 균형을 평가하는 것으로 간주되고 있다(아직 유효성이 입증되지 않았지만).

움직임 전략

균형 평가를 하는 동안 치료사는 환자의 움직임 전략(movement strategy)을 관찰하고 문서화한다. 세 가지 유형의 움직임 전략은 질량 중심의 앞뒤변위를 제어하기 위해 기술되었다. 발목관절 전략은 발목 관절에 대한 신체의 회전을 통해 질량 중심 이동을 만든다. Horak과 Nashner에 따르면 발목관절 전략은 발목, 엉덩이 및 몸통 근육의 먼쪽에서 몸쪽 활성 패턴을 유발한다. 이 활성화 패턴은 보상성 발목 토크를 발휘하며, 이는 작은 자세 흔들림을 교정하는 것으로 알려져 있다. 엉덩관절 전략은 엉덩이를 굽히고 펴서 질량 중심의 움직임을 제어한다. 발목관절 전략과는 달리, 엉덩관절 전략과 관련된 근활성화 순서는 몸쪽에서 먼쪽 방식으로 진행된다. 이 전략은 지지면에 대한 보상 수평 전단력을 생성한다. 엉덩관절 전략은 발목이 균형을 회복하는 데 필요한 적절한 토크를 발휘할 수 없는 상황에서 발생한다. 이 상황은 개인이 작고 좁은 기저면 위에 있을 때와 같이 균형을 유지하는 것이 더 어려울 때 발생한다. 마지막으로 발디딤 전략은 질량 중심이 기저면 바깥으로 변위될 때 사용된다. 이 전략은 빠르고 큰 자세 흔들림에 대한 반응으로 사용된다.

평생 동안 사람은 안전하고 독립적으로 기능하기 위해 자신의 움직임을 통해 다양한 과제 상황과 환경적 맥락에 대응해야 한다. 자세 전략은 과제에 따라 다를 수 있으므로 범주화하는 것이 어려울 수 있다. 또한 개인은 체형, 비율 및 체중에 따라 크게 다르다. 이러한 고려사항은 연령 관련 변화와 함께 자세 전략을 분류하는 작업을 어렵게 만든다. 대신 물리치료사는 환자의 개인 전략이 작업 목표 달성과 관련하여 효율적이고 안전하며 성공적인지 여부를 문서화하는 데 있어 더 성공적일 수 있다. 이 방법을 사용하면 환자의 반응에 대한 임상의의 기대가 편향되지 않는다. 이 개념은 또한 치료에 영향을 미친다. 현재의 운동학습 이론은 교사나 치료사가 아닌 학습자가 적절한 움직임 전략을 선택할 때 과제에서 더 성공적일 것이다.

보행사정 Gait evaluation

환자의 보행에 대한 사정은 환자의 자세 조절 기전에 대한 동적이고 기능적인 사정을 제공한다. 보행사정은 임상관찰, 비디오테이프 분석, 컴퓨터화된 보행매트 또는 컴퓨터화된 동작 분석을 통해 얻을 수 있다(각각에 대한 신뢰성의 증거가 있음). 환자의 보행에 대한 비디오테이프 기록은 임상적으로 쉽게 얻을 수 있으며 문서화 및 환자 교육에 매우 유용할 수 있다.

환자의 보행은 치료사에게 현실적으로 접근할 수 있는 많은 상황에서 사정되어야 한다. 혼잡한 복도 대비 혼잡하지 않은 복도를 걷는 환자에 대한 분석은 환자의 보행기능에 대한 매우 다른 정보를 낳을 수 있다. 유사하게 환자는 정상 속도, 천천히 그리고 빨리 걸으라고 지시를 받게 된다. 일반적인 임상관찰에서 다른 환자와 마찬가지로 안뜰장애가 있는 환자는 비우선 속도로 걷도록 요청받았을 때 더 큰 보행 불안정을 보인다. 또한 걷는 동안 보행속도를 변경하는 데 어려움을 겪는다.

보행사정 중에 물리치료사는 환자의 움직임 전략, 보행편이의 존재 및 환자가 비정상적인 움직임 감각을 보고하는지 여부를 기록한다. 말초 안뜰장애 환자는 일반적으로 머리와 몸통의 움직임을 제한하는 보행을 선택할 수 있다. 임상적으로 이 보행은 뻣뻣하거나 로봇과 같은 것으로 특징지어지며 환자는 걷는 동안 과도한 시각적 고정을 사용할 수 있다. 이 환자들에 의해 입증된 전형적인 보행 편위 중 일부는 오른쪽 또는 왼쪽으로 기울어짐, 일정하지 않은 보폭, 넓어진 기저면, 한쪽으로 쏠린 머리 및/또는 몸통이다. 몸통과 목을 통한 회전 감소(그리고 감소된 팔 흔들림) 그리고 뻣뻣하고 분절되지 않은 움직임과 느린 전환이 있다. 관찰 가능한 보행 편위 이외에, 한쪽 말초 안뜰질환자는 어지럼을 보행 불안정과 연관시킬 수 있다.

환자의 보행기능을 완벽하게 사정하려면 환자가 걷는 동안 다양한 작업을 수행하도록 해야 한다. 이러한 작업 중 많은 부분이 환자의 균형을 잃게 하는 원인이 된다. 따라서 보행사정의 이 부분에서 물리치료사는 환자를 보호해야 하지만 환자의 자세 조절 시스템의 일부가 되지 않아야 한다. 이 사정의 목표는 치료사가 아닌 환자가 자세조절 문제를 해결하는 방법을 배우는 것이다.

환자가 수행하는 보행작업 중 하나는 머리를 왼쪽과 오른쪽으로 움직이거나 위와 아래로 움직이며 걷는 것이다. 위/아래와 오른쪽/왼쪽의 머리 움직임은 동적 보행지수(dynamic gait index, DGI)의 구성요소이다. DGI는 보행기능 이상의 수치화에 사용하는데 매우 유용한 도구이다. 치료사는 환자가 증상(어지럼, 어찔함 등), 균형

상실, 과장된 보행 편위를 보이는지 기록한다. 이러한 상세한 사정은 환자 경과의 기록을 용이하게 한다. 기능 보행평가(functional gait assessment)는 DGI보다는 젊은 사람들을 위해 종종 사용된다. 왜냐하면 그 검사는 DGI의 가능한 천장 효과를 무효화하기 위해 설계되었기 때문이다. HiMat는 보행장애와 안뜰장애를 가진 사람들에게 최적의 검사는 아니지만 상위 수준의 보행장애 환자에게 최근까지도 사용되었다.

한쪽 말초 안뜰상실을 가진 많은 환자들은 운동조절의 예측 모드를 필요로 하는 보행 과제를 수행하도록 요청받았을 때 어려움을 경험한다. 이러한 과제 중 하나는 환자가 빨리 걸어야 하고 치료사의 명령에 따라 즉시 멈추어야 한다는 것이다. 불확실성의 수준을 유지하기 위해 필요한 축의 방향을 미리 환자에게 알리지 말아야 한다. 축의 속도는 고려해야 할 또 다른 요소이다. 환자는 과제 중 불균형을 피하기 위한 전략으로 보행 속도를 늦출 수 있다. 또한 과제의 예상 요구사항을 피하기 위해 보행 속도를 늦출 수도 있다. 그러한 경우 환자는 보다 빠른 속도로 과제를 수행하여 치료사가 환자의 보행기능을 보다 완벽하게 파악할 수 있도록 해야 한다.

환자가 장애물 코스를 협상할 수 있는 능력을 관찰하면 기능 균형(그림 21.7)과 환자의 예상 조절 모드로 기능할 수 있는 능력에 대한 중요한 정보를 얻을 수 있다. 환자의 기능적 균형을 사정하기 위해 환자는 장애 경로를 협상하기 위한 경로를 스스로 선택한다. 또한 환자는 코스에서 물체를 집어 올리거나 넘어갈지 여부를 결정한다. 환자는 또한 코스를 신속하게 또는 천천히 통과할지에 대해 결정한다. 다른 한편으로 환자의 예상 통제가 평가 대상이라면 치료사는 환자가 따라야 하는 경로를 지시한다. 과제 변화와 불확실성은 치료사가 조작한다. 예를 들어, 치료사는 코스의 어떤 지점에서 환자에게 공을 던지기로 결정할 수 있다(그림 21.8). 시간적 제한이 과제에 추가될 수도 있다. 가능한 빨리 경로를 협상하도록 환자에게 요청하여 업무의 어려움을 개선하고 환자의 진전을 주관적으로 기록할 수 있는 수단을 제공한다.

손으로 물건을 조작하면서 보행과제를 수행하는 환자의 능력도 사정되어야 한다. 한쪽 안뜰상실 환자는 종종 계단을 오르거나 식료품 가방을 들고 세탁 바구니를 운반할 때 보행 불안정이 증가한다고 불평한다. 임상적으로, 물건을 조작하면서 자세 조절을 모니터링하는 환자의 능력은 다양한 방법으로 검사될 수 있다. 환자는 걷고, 바닥에서 한 개 이상의 물건을 들고 계속 걷도록 요청받을 수 있다. 이 작업을 수행하기 위해 환자가 사용하는 전략을 기록하는 것이 중요하다. 안뜰상실을 가진 많은 환자는 무릎이나 엉덩이를 구부리고 머리를 숙이는 것을 피한다. 이 전략은 증상의 유발이나 균형상실을 최소화하는

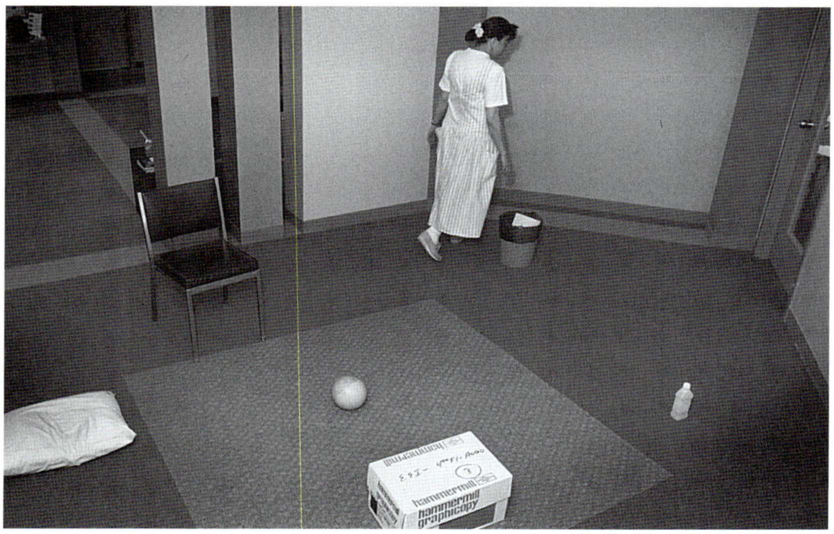

그림 21.7 안뜰질환자는 장애물 코스를 협상하는데 어려움을 가질 수 있다. 환자는 따라야 할 코스의 경로와 물체를 넘거나 물체를 들어올릴지 여부를 선택한다.

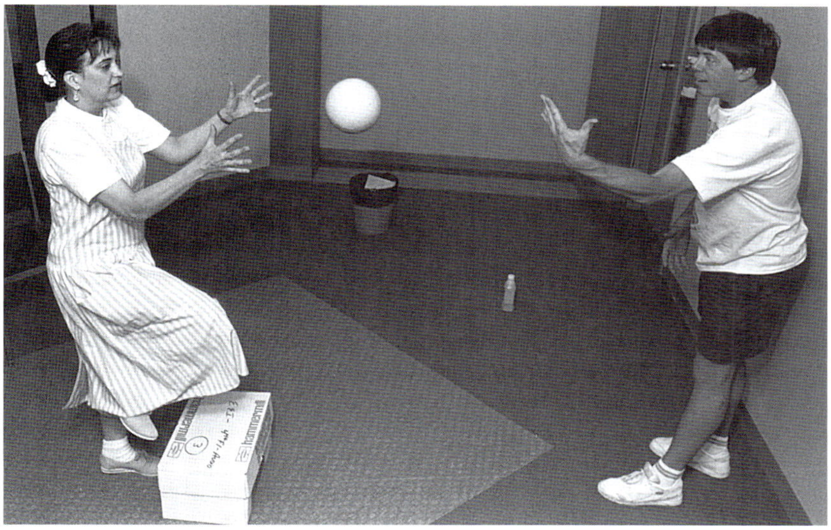

그림 21.8 장애물 코스는 환자가 외부 동요에 얼마나 잘 반응하는지를 결정하기 위해 사용될 수 있다. 이 상황에서 환자는 상자를 넘으면서 동시에 공을 잡으며 자세 조절을 해야 한다.

노력에서 선택될 수 있다. 환자에게 다양한 무게나 크기의 물건을 들고 계단을 오르라고 지시할 수 있다. 이 작업은 보행사정에 포함되는 것이 중요하다. 다른 보행작업에서 거의 어려움을 보이지 않는 환자가 이 작업으로 극단적인 자세 불안정성을 나타낼 수 있기 때문이다.

치료사가 사정할 수 있는 다른 보행작업으로는 옆으로 걷기, 뒤로 걷기, 일자 걷기(tandem gait), 8자 걷기, 행진 및/또는 조깅이 있다. 가능한 경우 환자는 눈을 뜨고 그리고 감은 상태에서 다양한 속도로 이러한 작업을 수행해야 한다.

말초 안뜰기능이상을 가진 대상자의 기능적 균형을 평가하기 위해 추가 검사들이 사용될 수 있다. Shumway–Cook 등이 개발한 DGI는 안뜰질환이 있는 사람들의 보행기능이상을 정량화하는데 매우 유용하다(글상자 21.6). 현재 DGI에 대한 개정이 진행 중이다. 이 8개 항목검사는 수행하는데 10분 이하의 시간이 소요되고 장비가 거의 필요하지 않다(신발 상자, 원뿔형 콘 2개 및 계단). 점수는 8가지 보행 과제를 수행할 때 아니오, 최소, 보통 또는 심각한 보행기능이상의 개념을 기반으로 한다. 이는 균형을 평가하는 도구인 버그 균형 척도(Berg balance scale, BBS)의 점수와 관련이 있다. DGI에서 19점 이하의 점수는 지역 사회에서 생활하는 고령자의 낙상과 관련이 있다. 심한 안뜰장애가 있는 환자의 경우 24점 만점에 3점의 낮은 점수를 보인 경우도 있다. DGI는 안뜰기능이상을 가진 사람들의 보행기능이상을 정량화하는데 매우 유용하며 치료 중재가 효과적인지 여부를 결정하기 위해 쉽게 사용될 수 있다.

환자가 균형기능이상을 가지고 있는 경우에도 버그 균형 척도는 유용한 도구이다. 말초 안뜰질환을 가진 환자 모두가 균형 질환을 갖고 있는 것은 아니다. 이 검사에서 36점 이하의 점수는 고령자에게 100% 낙상 위험이 있음을 나타낸다. 버그 균형 척도는 앉기, 서기 그리고 뻗기 활동을 포함한 총 14개의 항목으로 구성되며 총 56점이다. 그것은 많은 다른 환자 집단과 함께 신뢰도와 타당성 있는 검사로 나타났으며 시간이 지남에 따라 환자의 균형 변화를 평가하는 데 매우 유용하다. 안뜰기능이상을 가진 혼합 환자군에서 BBS와 DGI의 동시 타당도가 입증되었다.

시간 경과에 따른 보행을 사정하는 데 도움이 될 수 있는 또 다른 도구는 일어나 걸어가기(Timed "Up and Go", TUG) 검사이다. 이 검사는 팔걸이가 있는 표준 높이 의자에서 대상자가 일어서서 3m를 걷고, 돌아서, 의자에 앉아 돌아오는 것으로 구성된다. 이것은 보행 속도와 밀접한 관련이 있으며 신체적인 상황에서 시간경과에 따른 보행수행을 평가하는 빠른 방법이다. 안뜰기능이상을 가진 사람들의 경우, 비대칭을 감지하기 위해 대상자

글상자 21.6

동적 보행 지수

1. 보행 평지면

지침: 보통 속도로 여기에서 다음 표시(20ft)까지 걷는다.

등급: 적용되는 가장 낮은 범주에 표시한다.

- 정상: 걷기 20ft, 보조장치 없음, 양호한 속도, 불균형의 증거 없음, 정상 보행 패턴
- 경미한 손상: 걷기 20ft, 보조장치 사용, 느린 속도, 경미한 보행 편위
- 중등도 손상: 걷기 20ft, 느린 속도, 비정상 보행 패턴, 불균형의 증거
- 심한 손상: 보조, 심한 보행 편위 또는 불균형 없이 20ft를 걸을 수 없음

2. 보행 속도의 변화

지침: 정상 속도로 걷기 시작한다(5ft). 환자에게 "출발"이라고 말할 때 할 수 있는 만큼 빨리 걷는다(5ft). "천천히"라고 말하면 할 수 있는 만큼 천천히 걷는다(5ft).

등급: 적용되는 가장 낮은 범주에 표시한다.

- 정상: 균형 또는 보행 편위의 상실 없이 보행 속도를 부드럽게 바꿀 수 있다. 정상, 빠른 및 느린 속도 사이에서 보행 속도의 중요한 차이를 보여준다.
- 경미한 손상: 속도를 변경할 수는 있지만 경미한 보행 편위를 나타낸다. 또는 보행 편위가 없지만 속도의 유의한 변화를 달성할 수 없다. 보조장치를 사용한다.
- 중등도 손상: 보행 속도를 약간만 조정한다. 또는 보행 편위가 큰 속도 변화를 달성한다. 또는 속도를 변경하지만 상당한 보행 편위가 있다. 또는 속도를 변경하지만 균형을 잃는다. 그러나 회복하고 걷기를 계속할 수 있다.
- 심한 손상: 속도를 변경할 수 없다. 또는 균형을 잃고 벽을 짚거나 치료사가 잡아줘야 한다.

3. 수평 머리 회전 보행

지침: 정상 속도로 걷기 시작한다. 환자에게 "오른쪽을 보세요."라고 말하면 똑바로 걷다가 머리는 오른쪽으로 돌린다. 환자에게 "왼쪽을 보세요."라고 말할 때까지 계속 오른쪽을 본다. 계속 걸으면서 머리를 왼쪽으로 돌린다. "똑바로 보세요."라고 말할 때까지 머리를 왼쪽에 유지한다. 똑바로 걸으면서 머리를 중앙으로 돌려놓는다.

등급: 적용되는 가장 낮은 범주에 표시한다.

- 정상: 보행을 변경하지 않고 머리 돌림을 부드럽게 수행한다.
- 경미한 손상: 보행 속도의 약간의 변화(즉 부드러운 보행경로의 경미한 방해 또는 보행 보조장치 사용)로 머리 돌림을 부드럽게 수행한다.
- 중등도 손상: 보행 속도의 적당한 변화와 함께 머리 돌림을 수행하고, 속도를 늦추고, 비틀거리지만 회복하며 계속 걸을 수 있다.
- 심한 손상: 보행의 심한 방해로 과제를 수행한다(즉 15° 경로를 벗어난 비틀거림, 균형 잃음, 멈춤, 벽 도달).

4. 수직 머리 회전 보행

지침: 정상 속도로 걷기 시작한다. 환자에게 "위를 보세요."라고 말하면 똑바로 걸으면서 머리를 기울여 올려다본다. 환자에게 "아래를 보세요."라고 말할 때까지 계속 위를 바라본다. 그리고 똑바로 계속 걸으면서 머리를 아래로 내린다. 환자에게 "앞을 보세요."라고 말할 때까지 계속 내려다본다. 그리고 똑바로 계속 걸으면서 머리를 중앙으로 돌려놓는다.

등급: 적용되는 가장 낮은 범주에 표시한다.

- 정상: 보행을 변경하지 않고 머리 회전을 수행한다.
- 경미한 손상: 보행 속도의 약간의 변화(즉 평탄한 보행경로의 경미한 방해 또는 보행 보조장치 사용)와 함께 과제를 수행한다.
- 중등도 손상: 보행 속도의 적당한 변화와 함께 과제를 수행하고, 속도를 늦추고, 비틀거리지만 회복하며 계속 걸을 수 있다.
- 심한 손상: 보행의 심한 방해로 과제를 수행한다(즉 15° 경로를 벗어난 비틀거림, 균형 잃음, 멈춤, 벽 도달).

5. 보행 및 축(pivot) 회전

지침: 정상 속도로 걷기 시작한다. 환자에게 "돌고 멈추세요."라고 말하면 반대 방향을 향하기 위해 가능한 한 빨리 돌고 멈춘다.

등급: 적용되는 가장 낮은 범주에 표시한다.

- 정상: 축은 3초 이내에 안전하게 돌아가고 균형을 잃지 않고 빠르게 멈춘다.
- 경미한 손상: 3초 이상이 걸리지만 축은 안전하게 돌아가고 균형을 잃지 않고 멈춘다.
- 중등도 손상: 천천히 회전하고, 언어적 신호가 필요하며, 회전과 멈춤 후에 균형을 잡기 위해 몇 가지 작은 단계가 필요하다.
- 심한 손상: 안전하게 돌 수 없고, 돌고 멈추는데 도움이 필요하다.

6. 장애물 넘어서기

지침: 정상 속도로 걷기 시작한다. 신발 상자에 도달했을 때 상자 위를 밟지 말고 넘어서서 계속 걷는다.

등급: 적용되는 가장 낮은 범주에 표시한다.

- 정상: 보행 속도를 변경하지 않고 상자를 넘어설 수 있다. 불균형의 증거는 없다.
- 경미한 손상: 상자를 넘을 수 있지만, 상자를 안전하게 넘기 위해서는 속도를 늦추고 단계를 조정해야 한다.
- 중등도 손상: 상자를 넘을 수는 있지만 반드시 멈추어야 하고 그리고 나서 넘어야 한다. 언어 신호가 필요할 수 있다.
- 심한 장애: 도움 없이는 수행할 수 없다.

7. 장애물 주위 걷기

지침: 정상 속도로 걷기 시작한다. 첫 번째 콘(약 6ft 거리)에 도달했을 때 장애물의 오른쪽 주위로 걷는다. 두 번째 콘(첫 번째 콘에서 6ft)에 도달했을 때 왼쪽 주위로 걷는다.

등급: 적용되는 가장 낮은 범주에 표시한다.

- 정상: 보행 속도를 변경하지 않고 콘 주위를 안전하게 걸을 수 있다. 불균형의 증거는 없다.
- 경미한 손상: 두 개의 콘 주위를 걸을 수 있지만 콘들을 통과하기 위

글상자 21.6 (계속)

해서는 속도를 늦추고 단계를 조정해야 한다.
- 중등도 손상: 콘들을 통과할 수 있지만 과제를 수행하는 데 속도를 현저히 낮추고 언어신호가 필요하다.
- 심한 손상: 콘을 통과할 수 없고 한쪽 또는 양쪽 콘으로 걷거나 신체적 도움이 필요하다.

8. 계단

지침: 집에서와 같이 계단을 올라간다(필요한 경우 난간 손잡이 사용). 다 올라간 뒤 돌아서서 내려온다.

등급: 적용되는 가장 낮은 범주에 표시한다.
- 정상: 교대로 발이 움직이며 난간 손잡이가 필요 없다.
- 경미한 손상: 교대로 발이 움직이며 반드시 난간 손잡이를 사용해야 한다.
- 중등도 손상: 계단으로 2ft, 반드시 난간 손잡이를 사용해야 한다.
- 심한 손상: 안전하게 걸을 수 없다.

출처: Shumway-Cook and Woollacott, 1995.

를 오른쪽과 왼쪽으로 돌도록 하는 것이 종종 도움이 된다. 검사는 1분 이내에 끝나기 때문에 의자와 시계만 있으면 된다. 안뜰장애 환자의 혼합 그룹에서 11.1초 또는 그 이상의 점수가 나타난 경우 지난 6개월 동안 낙상 가능성이 5배 높았다. 11.1초에 이 검사의 민감도는 80%였고 특이도는 56%였으므로 도구가 안뜰기능이상 환자에게 유용할 수 있다. 일어나 걸어가기 검사는 주의력을 할당하는 개인 능력을 평가하는 구성요소를 포함하도록 수정되었다. 수정된 일어나 걸어가기 검사는 안뜰결핍 환자에게 아직 타당성이 검증되지 않았지만 균형검사에 대한 중요한 요소, 즉 인지 손상이 균형에 미치는 효과를 추가한다.

구획 스텝 검사(four-square-step)는 안뜰질환을 가진 사람에게 검증되었다. 직선형 지팡이는 더하기(+) 부호와 유사하게 서로 90° 각도로 정렬된다. 대상자는 4개의 구획을 몸의 방향을 회전하지 않은 채로 앞쪽, 오른쪽, 뒤쪽, 왼쪽으로 양발을 모두 이동하며 다시 반대 순서로 돌아온다. 가능한 빠르게 이동하도록 지시한다. 이 검사는 원래 고령자의 낙상위험을 평가하기 위해 고안되었다. 그것은 방향을 빨리 바꿀 수 있는 능력에 대한 정보를 기능적으로 제공하고 뒤로 물러설 수 있는 능력을 검사한다.

적신호 Red flags

평가가 수행되는 동안 특정 '적신호'가 나타날 수 있다. 중추신경계 병리의 징후와 증상을 인지하고 이를 담당 의사에게 보고해야 한다(글상자 21.7). 진단되지 않은 중추신경계 질환을 가진 채 균형 및 어지럼 센터에 오는 경우도 있다.

다발성경화증, 뇌줄기 일과성 허혈발작(transient ischemic attacks, TIAs), 파킨슨병, 소뇌질환 및 편두통은 어지럼 진단과 함께 클리닉에 오는 환자에서 진단되는 몇 가지 질환들이다. 안뜰기능이상을 가진 사람들을 치료하는 사람들은 환자의 증상과 신체적 결과를 토대로 물리치료 진단을 잘하는 것이 매우 중요하다. 평가 초기에 수집된 환자 병력은 경험 있는 임상의가 환자를 평가하는데 따라야 할 경로를 결정할 때 종종 도움이 된다. 적신호는 환자에게 올바른 질문을 하면 병력에서 종종 확인된다. 예를 들어, '어지럼'을 압박감이 있거나 '어지럼'과 관련된 감각 변화가 있는 '어지럼'으로 묘사한 환자는 실제로 일과성 허혈발작을 경험할 수 있다(글상자 21.7).

평가에서 치료까지의 변화
Transition from assessment to treatment

평가에 근거한 치료 프로그램 개발을 위한 지침으로 다음과 같은 요점이 제공된다.

문서화된 안뜰결핍이 있는가?
Is there a documented vestibular deficit?

공식적 안뜰기능검사의 결과들은 검토되어야 한다. 안뜰 검사가 수행된 경우 치료를 시작하기 전에 결과를 얻

글상자 21.7

더 많은 질문을 제기할 필요가 있음을 나타내는 평가 동안 '적신호'

- 무감각
- 저림
- 쇠약
- 한쪽 난청
- 불분명 발음
- 진행성 난청
- 떨림
- 감소된 협응력
- 위운동신경세포 징후 및 증상:
  - 바빈스키 징후의 존재
  - 경직
  - 경련
- 의식상실
- 경축
- 시야상실
- 기억상실
- 뇌신경 기능이상
- 증상 시작 2주 후에 나타나는 실내조명 아래에서의 자발적 눈떨림
- 실내조명에서 회전 성분이 없는 수직 눈떨림(양성발작성체위현훈이 아님)

는 것이 매우 유용하다. 안뜰기능검사결과가 정상이면 치료사는 안뜰결핍을 치료할 수도 있거나 안 할 수도 있다. 전형적인 안뜰기능검사의 결과는 수평반고리관 결핍의 존재를 확인한다. 물론 환자는 수평반고리관에 문제가 없고 수직반고리관 질환이 있을 수 있지만, 일반적으로 쉽게 인지되는 BPPV에서 발생할 가능성이 가장 높다. 귀돌 및 중추 안뜰질환은 확인하기 더 어렵고 안뜰유발근전위(vestibular evoked myogenic potential, VEMP) 또는 주관적 시각적 수직 검사를 사용할 수 없는 경우, 치료사는 중추신경계 질환을 확인하기 위해서 환자의 병력이나 다른 증상 여부에 의존해야 한다. '양동이 검사'는 정상적인 결과와 안뜰기능이상이 있는 사람(말초 및 중추 모두)을 상당히 잘 구분하기 때문에 주관적 시각적 수직의 임상 검사로 유용할 수 있다. 정상 안뜰 검사결과를 가진 사람도 여전히 안뜰질환을 가질 수 있다. 둥근주머니와 원형주머니 기능 검사가 지금 유효하더라도, 안뜰기관(수평반고리관)의 단지 1/5만 실험실 안뜰기능검사에 의해 전형적으로 검사된다(11장, 12장 참조).

환자는 어떤 유형의 안뜰문제를 가지고 있는가?

What type of vestibular problem does this patient have?

안뜰기능검사결과는 결핍의 심함뿐만 아니라 환자가 말초, 한쪽, 중추나 혼합 질환(말초 및 중추 둘 다) 또는 양쪽 안뜰결핍을 가졌는지 여부를 나타낸다. 안뜰결핍 환자의 운동 중 일부는 남아 있는 안뜰기능을 향상시키거나 중추신경계로부터 보상 반응을 유발하도록 설계되어 완전한 안뜰상실 환자에게는 적합하지 않는다. 마찬가지로, 양성발작성체위현훈(20장 참조)을 위한 운동은 한쪽 안뜰상실 환자에게는 도움이 되지 않을 것이다(22장 참조).

모든 어지럼 환자는 안뜰질환을 가지고 있지는 않음

Not all dizzy patients have a vestibular lesion

눈떨림, 현훈이나 어지럼은 안뜰결핍 환자에서 흔히 발생하지만, 이러한 문제는 다른 비안뜰질환에서도 발생할 수 있다. 눈떨림은 약물이나 뇌줄기 또는 대뇌반구 병터에 의해 원인이 될 수 있거나 선천적일 수 있다. 어지럼은 말초 몸감각 결핍이 있는 환자(말초 안뜰결핍 환자, 서 있을 때 어지럼을 느끼지만 앉아 있을 때는 아님), 중추신경계 병터나 저혈압 또는 약물의 부작용과 같은 다른 의학적 문제가 있는 환자에서 발생할 수 있다. 현훈은 말초 안뜰결핍과 가장 관련이 있으며 중추 병터(종종 중추 병터가 있는 환자는 현훈을 호소하지 않을 수 있음)와 전실신 같은 다른 의학적 문제로 발생할 수 있다. 이러한 환자들은 균형 문제가 있을 수 있으며 개별 운동 프로그램이 필요할 수 있지만 반드시 안뜰기능을 향상시키기 위해 고안된 운동인 것은 아니다. 중추 안뜰기능이상을 가진 사람들에게 재활로 개선하는 어떤 증거가 있다 할지라도 어떤 중재가 최적인지는 아직 알려져 있지 않다.

평가와 재평가 Assess and reassess

초기 평가는 증가된 어지럼 또는 머리 움직임과 함께 감

소된 시력, 환자의 기능적 한계와 같은 안뜰결핍과 관련된 문제를 확인하는 데 있다. 운동 계획은 안뜰 운동을 포함시킬 수 있지만 또한 개별 환자의 특정 문제와 기능 수준을 다루어야 한다. 문제 목록을 작성하면 치료사는 목표를 설정하고 각 목표에 대해 구체적인 운동을 고안할 수 있다. 환자가 운동에 반응하면 치료 프로그램을 수정할 수 있도록 재사정이 필요하다. 환자의 참여는 환자의 생활 방식에 대해 상호 동의하고 실현 가능한 치료계획을 개발하는 데 중요하다.

평가의 정량화 Quantify the assessment

평가의 모든 구성요소가 정량화가 가능한 데이터를 산출하는 것은 아니지만 환자의 주관적인 불평, 동적 시력(DVA), 자세안정성 측정 및 대부분의 보행 및 균형 측정과 같은 많은 검사가 수행된다. 치료사가 환자 중재의 결과를 결정하고, 중재를 수정하고, 추가 중재를 정당화하고, 언제 중재를 중단할지를 결정하는 것은 환자의 성과를 객관적으로 측정하는 시간을 갖는 것이 중요하다.

개선이 있었는지 확인
Determining whether there has been improvement

평가에서 가장 어려운 부분 중 하나는 환자의 문제가 실제로 개선되었는지 여부를 결정하는 데 사용할 기준을 결정하는 것이다. 안뜰 운동의 수행과 함께 환자의 변화를 검사하는 많은 연구는 '개선'을 위한 기준으로 검사 점수에서 통계적으로 중요한 변화를 사용한다. 그러나 통계적으로 유의한 변화는 반드시 환자의 관점에서 임상적으로 의미 있는 변화를 나타내는 것은 아니다. 일부 연구들은 임상적으로 관련성이 있을 수 있는 기준에 따라 변화를 정의하기 시작했으나 그 기준은 연구마다 상당히 다를 수 있다. Brown 등은 어지럼 장애 척도의 임상적으로 유의한 변화를 18점 이상의 변화로 정의했으나 연구자는 이 기준에 어떻게 도달했는지 설명하지 않았다.

개선을 검사하는 두 번째 방법은 환자의 수행 능력이 연령에 따라 정상 값으로 회복되었는지 여부를 확인하는 것이다. 이 정보는 컴퓨터화된 동적 시력 검사 및 보행 속도와 같은 우리가 사용하는 결과 측정 중 일부에만 존재한다. 세 번째 방법은 다른 정보와 비교하여 값을 사용하는 것이다. 예를 들어, 동적 보행 지수(DGI)를 이용한 낙상 위험이 낮은 컷오프 값은 검사 점수와 사람의 낙상 기록을 비교하여 설정되었다. 네 번째 접근법은 몇 가지 검사를 위해 점수를 결합한 다음 전체 또는 가중치를 기준으로 결과를 정의하는 것이다. Whitney 등은 활동특이적균형자신감척도(ABC), 어지럼 장애 척도 및 동적 보행 지수 점수에 따라 종합 점수를 사용했다. 마지막으로 개선의 기준은 측정치의 대상자 내 변이를 넘어서는 점수의 변화를 기반으로 할 수 있다. 분명한 것은 이 중요한 영역에서 더 많은 연구가 요구된다는 것이다.

요약
Summary

물리치료 평가는 환자의 특정 기능적 결핍을 식별하고 다각화하며 목표로 하고, 환자의 안뜰눈과 안뜰척수계와 불균형 및 현훈에 대한 주관적인 불만에 안뜰결핍의 영향을 정량적으로 확립하는 것을 목표로 한다. 사정 결과는 특정 환자 문제를 확인하고 환자의 치료 목표를 개발하는 데 사용된다. 사정 결과는 또한 사용된 중재가 성공했는지 여부를 결정하기 위한 기초를 제공한다. 안뜰질환자의 재활에 있어 운동의 목표는 안뜰보상 및 기능 회복을 촉진하는 것이다.

감사의 말
Acknowledgments

저자들은 안뜰재활의 초판에서 이 장을 함께 쓴 Diane F. Borello-France, PhD, PT의 공헌을 인정하고자 한다. 여기에 기술된 작업 중 일부는 NIH 보조금 DC05384(SLW) 및 NIH 보조금 DC03196(SJH)에 의해 지원되었다.

References

1. Herdman SJ, Blatt P, Schubert MC, Tusa RJ. Falls in patients with vestibular deficits. *Am J Otol.* 2000;21:847.
2. Eagger S, Luxon LM, Davies RA, Coelho A, Ron MA. Psychiatric morbidity in patients with peripheral vestibular disorder: a clinical and neuro-otological study. *J Neurol Neurosurg Psychiatry.* 1992;55:383.
3. Eckhardt-Henn A, Breuer P, Thomalske C, Hoffmann SO, Hopf HC. Anxiety disorders and other psychiatric subgroups in patients complaining of dizziness. *J Anxiety Disord.* 2003;17:369.
4. Tos T, Caye-Thomasen P, Stangerup SE, Tos M, Thomsen J. Long-term socio-economic impact of vestibular schwannoma for patients under observation and after surgery. *J Laryngol Otol.* 2003;117:955.
5. Whitney SL, Hudak MT, Marchetti GF. The activitiesspecific balance confidence scale and the dizziness handicap inventory: a comparison. *J Vestib Res.* 1999;9:253.
6. Yardley L. Contribution of symptoms and beliefs to handicap in people with vertigo - a longitudinal-study. *Br J Clin Psychol.* 1994;33:101.
7. Badke M, Pylke G, Shea T, Miedaner J. Outcomes in vestibular ablative procedures. *Otol Neurotol.* 2002;23:504.
8. Furman JM, Hsu LC, Whitney SL, Redfern MS. Otolithocular responses in patients with surgically confirmed unilateral peripheral vestibular loss. *J Vestib Res.* 2003; 13:143.
9. Whitney S, Wrisley DM, Brown KE, Furman JM. Is Perception of handicap related to functional performance in persons with vestibular dysfunction? *Otol Neurotol.* 2004;25:1.
10. Cohen HS, Kimball KT, Adams AS. Application of the vestibular disorders activities of daily living scale. *Laryngoscope.* 2000;110:1204.
11. Cohen H, Kane-Wineland M, Miller LV, Hatfield CL. Occupation and visual/vestibular interaction in vestibular rehabilitation. *Otolaryngol Head Neck Surg.* 1995;112:526.
12. World Health Organization. 2001; www.cdc.gov.hchs/about/otheract/ic99/icfhome.htm.
13. Shumway-Cook A, Horak FB. Rehabilitation strategies for patients with vestibular deficits. *Neurologic clinics.* 1990;8:441.
14. Allum JH, Yamane M, Pfaltz CR. Long-term modifications of vertical and horizontal vestibulo-ocular reflex dynamics in man. I. After acute unilateral peripheral vestibular paralysis. *Acta Otolaryngol.* 1988;105:328.
15. Paige GD. Nonlinearity and asymmetry in the human vestibulo-ocular reflex. *Acta Oto-laryngol.* 1989;108:1.
16. Baloh RW. *The Essentials of Neurology*. Philadelphia: F.A. Davis; 1984.
17. Norre M. *Treatment of Unilateral Vestibular Hypofunction*. London: John Wiley & Sons; 1984.
18. Shumway-Cook A, Patla A, Stewart A, Ferrucci L, Ciol MA, Guralnik JM. Environmental components of mobility disability in community-living older persons. *Journal of the American Geriatrics Society.* 2003;51:393.
19. Nashner LM. Adaptation of human movement to altered enviroments. *Trends Neurosci.* 1982;5:358.
20. Lacour M, Roll JP, Appaix M. Modifications and development of spinal reflexes in the alert baboon (Papio papio) following an unilateral vestibular neurotomy. *Brain Research.* 1976;113:255.
21. Robertson DD, Ireland DJ. Dizziness Handicap Inventory correlates of computerized dynamic posturography. *J Otolaryngol.* 1995;24:118.
22. Alghwiri AA, Marchetti GF, Whitney SL. Content comparison of self-report measures used in vestibular rehabilitation based on the international classification of functioning, disability and health. *Phys Ther.* 2011;91:346.
23. Allum JH, Pfaltz CR. Influence of bilateral and acute unilateral peripheral vestibular deficits on early sway stabilizing responses in human tibialis anterior muscles. *Acta Otolaryngol. Suppl.* 1984;406:115.
24. Karlberg M, Magnusson M, Malmstrom EM, Melander A, Moritz U. Postural and symptomatic improvement after physiotherapy in patients with dizziness of suspected cervical origin. *Arch Phys Med Rehabil.* 1996;77:874.
25. Wrisley DM, Sparto PJ, Whitney SL, Furman JM. Cervicogenic dizziness: a review of diagnosis and treatment. *J Orthop Sports Phys Ther.* 2000;30:755.
26. Patten C, Horak FB, Krebs DE. Head and body center of gravity control strategies: adaptations following vestibular rehabilitation. *Acta Otolaryngol.* 2003;123:32.
27. Whitney SL, Hudak MT, Marchetti GF. The dynamic gait index relates to self-reported fall history in individuals with vestibular dysfunction. *J Vestib Res.* 2000;10:99.
28. Wrisley DM, Marchetti GF, Kuharsky DK, Whitney SL. Reliability, internal consistency, and validity of data obtained with the functional gait assessment. *Phys Ther.* 2004;84:906.

29. Wrisley DM, Walker ML, Echternach JL, Strasnick B. Reliability of the dynamic gait index in people with vestibular disorders. *Arch Phys Med Rehabil.* 2003;84:1528.

30. Whitney SL, Marchetti GF, Schade A, Wrisley DM. The sensitivity and specificity of the Timed "Up & Go" and the Dynamic Gait Index for self-reported falls in persons with vestibular disorders. *J Vestib Res.* 2004;14:397.

31. Gall RM, Ireland DJ, Robertson DD. Subjective visual vertical in patients with benign paroxysmal positional vertigo. *J Otolaryngol.* 1999;28:162.

32. Gill-Body KM, Krebs DE. Locomotor stability problems associated with Vestibulopathy: assessment and treatment. *Physical Therapy Practice.* 1994;3:232.

33. Krebs DE, Gill-Body KM, Riley PO, Parker SW. Doubleblind, placebo-controlled trial of rehabilitation for bilateral vestibular hypofunction: preliminary report. *Otolaryngol Head Neck Surg.* 1993;109:735.

34. Jeka JJ, Lackner JR. Fingertip contact influences human postural control. *Exp Brain Res.* 1991;100:495.

35. Lackner JR. Some proprioceptive influences on the perceptual representation of body shape and orientation. *Brain.* 1988;111(Pt 2):281.

36. Jeka JJ. Light touch contact as a balance aid. *Phys Ther.* 1997;77:476.

37. Cohen H. Vestibular rehabilitation reduces functional disability. *Otolaryngol Head Neck Surg.* 1992;107:638.

38. Hain TC, Uddin M. Pharmacological treatment of vertigo. *CNS Drugs.* 2003;17:85.

39. Johnson GD. Medical management of migraine-related dizziness and vertigo. *Laryngoscope.* 1998;108:1.

40. Herdman SJ, Schubert MC, Das VE, Tusa RJ. Recovery of dynamic visual acuity in unilateral vestibular hypofunction. *Arch Otolaryngol Head Neck Surg.* 2003;129:819.

41. Wrisley DM, Whitney SL, Furman JM. Vestibular rehabilitation outcomes in patients with a history of migraine. *Otol Neurotol.* 2002;23:483.

42. Hall CD, Herdman SJ. Reliability of clinical measures used to assess patients with peripheral vestibular disorders. *J neurol phys ther.* 2006;30:74.

43. Horak FB, Jones-Rycewicz C, Black FO, Shumway-Cook A. Effects of vestibular rehabilitation on dizziness and imbalance. *Otolaryngol Head Neck Surg.* 1992;106:175.

44. Ware JE, Jr., Sherbourne CD. The MOS 36-item shortform health survey (SF-36), I: conceptual framework and item selection. *Med Care.* 1992;30:473.

45. McHorney CA, Ware JE, Jr., Raczek AE. The MOS 36-Item Short-Form Health Survey (SF-36), II: psychometric and clinical tests of validity in measuring physical and mental health constructs. *Med Care.* 1993;31:247.

46. McHorney CA, Ware JE, Jr., Lu JF, Sherbourne CD. The MOS 36-item Short-Form Health Survey (SF-36), III: tests of data quality, scaling assumptions, and reliability across diverse patient groups. *Med Care.* 1994;32:40.

47. McHorney CA, Kosinski M, Ware JE, Jr. Comparisons of the costs and quality of norms for the SF-36 health survey collected by mail versus telephone interview: results from a national survey. *Med Care.* 1994;32:551.

48. Ware JE, Jr., Kosinski M, Bayliss MS, McHorney CA, Rogers WH, Raczek A. Comparison of methods for the scoring and statistical analysis of SF-36 health profile and summary measures: summary of results from the Medical Outcomes Study. *Med Care.* 1995;33:AS264.

49. Enloe LJ, Shields RK. Evaluation of health-related quality of life in individuals with vestibular disease using diseasespecific and general outcome measures. *Phys Ther.* 1997;77:890.

50. Bergner M, Bobbitt RA, Carter WB, Gilson BS. The Sickness Impact Profile: development and final revision of a health status measure. *Med Care.* 1981;19:787.

51. Patrick DL, Deyo RA. Generic and disease-specific measures in assessing health status and quality of life. *Med Care.* 1989;27:S217.

52. Shepard NT, Telian SA, Smith-Wheelock M. Habituation and balance retraining therapy. A retrospective review. *Neurologic clinics.* 1990;8:459.

53. Reishen S. A career in the balance. *Sports Illustrated.* 1991;36.

54. Polensek SH, Sterk CE, Tusa RJ. Screening for vestibular disorders: a study of clinicians' compliance with recommended practices. *Medical science monitor: international medical journal of experimental and clinical research.* 2008;14:CR238.

55. Jacobson GP, Newman CW. The development of the Dizziness Handicap Inventory. *Arch Otolaryngol Head Neck Surg.* 1990;116:424.

56. Mann GC, Whitney SL, Redfern MS, Borello-France DF, Furman JM. Functional reach and single leg stance in patients with peripheral vestibular disorders. *J Vestib Res.* 1996;6:343.

57. Gill-Body KM, Popat RA, Parker SW, Krebs DE. Rehabilitation of balance in two patients with cerebellar dysfunction. *Phys Ther.* 1997;77:534.

58. Jacobson GP, Newman CW, Hunter L, Balzer GK. Balance function test correlates of the Dizziness Handicap Inventory. *J Am Acad Audiol.* 1991;2:253.
59. Powell LE, Myers AM. The Activities-specific Balance Confidence (ABC) Scale. *J Gerontol A Biol Sci Med Sci.* 1995;50A:M28.
60. Myers AM, Fletcher PC, Myers AH, Sherk W. Discriminative and evaluative properties of the Activities-specific balance confidence (ABC) scale. *J Gerontol Med Sci.* 1998;53A:M287.
61. Whitney SL, Wrisley DM, Brown KE, Furman JM. Physical therapy for migraine-related vestibulopathy and vestibular dysfunction with history of migraine. *Laryngoscope.* 2000;110:1528.
62. Pothula VB, Chew F, Lesser TH, Sharma AK. Falls and vestibular impairment. *Clin Otolaryngol.* 2004;29:179.
63. Agrawal Y, Carey JP, Della Santina CC, Schubert MC, Minor LB. Disorders of balance and vestibular function in US adults: data from the National Health and Nutrition Examination Survey, 2001-2004. *Archives of internal medicine.* 2009;169:938.
64. Studenski S, Duncan PW, Chandler J, et al. Predicting falls: the role of mobility and nonphysical factors. *Journal of the American Geriatrics Society.* 1994;42:297.
65. Sattin RW, Easley KA, Wolf SL, Chen Y, Kutner MH. Reduction in fear of falling through intense tai chi exercise training in older, transitionally frail adults. *Journal of the American Geriatrics Society.* 2005;53:1168.
66. Wolf SL, Sattin RW, O'Grady M, et al. A study design to investigate the effect of intense Tai Chi in reducing falls among older adults transitioning to frailty. *Controlled clinical trials.* 2001;22:689.
67. Summary of the updated American Geriatric Society/British Geriatric Society clinical practice guideline for the prevention of falls in older persons. *JAGS.* 2011;59:148.
68. Hall CD, Schubert MC, Herdman SJ. Prediction of fall risk reduction as measured by dynamic gait index in individuals with unilateral vestibular hypofunction. *Otol Neurotol.* 2004;25:746.
69. Kao CL, Chen LK, Chern CM, Hsu LC, Chen CC, Hwang SJ. Rehabilitation outcome in home-based versus supervised exercise programs for chronically dizzy patients. *Archives of gerontology and geriatrics.* 2010;51:264.
70. Horning E, Gorman S. Vestibular rehabilitation decreases fall risk and improves gaze stability for an older individual with unilateral vestibular hypofunction. *J Geriatr Phys Ther.* 2007;30:121.
71. Macias JD, Massingale S, Gerkin RD. Efficacy of vestibular rehabilitation therapy in reducing falls. *Otolaryngol Head Neck Surg.* 2005;133:323.
72. Cohen HS, Kimball KT. Development of the vestibular disorders activities of daily living scale. *Arch Otolaryngol Head Neck Surg.* 2000;126:881.
73. Bronstein AM. Vision and vertigo: some visual aspects of vestibular disorders. *J Neurol.* 2004;251:381.
74. Sparto PJ, Whitney SL, Hodges LF, Furman JM, Redfern MS. Simulator sickness when performing gaze shifts within a wide field of view optic flow environment: preliminary evidence for using virtual reality in vestibular rehabilitation. *J Neuroengineering Rehabil.* 2004;1:14.
75. Pavlou M, Lingeswaran A, Davies RA, Gresty MA, Bronstein AM. Simulator based rehabilitation in refractory dizziness. *J Neurol.* 2004;251:983.
76. Pavlou M, Quinn C, Murray K, Spyridakou C, Faldon M, Bronstein AM. The effect of repeated visual motion stimuli on visual dependence and postural control in normal subjects. *Gait Posture.* 2011;33:113.
77. Whitney SL, Jacob RG, Sparto PJ, et al. Acrophobia and pathological height vertigo: indications for vestibular physical therapy? *Phys Ther.* 2005;85:443.
78. Sullivan M. The new subjective medicine: taking the patient's point of view on health care and health. *Soc Sci Med.* 2003;56:1595.
79. Morris AE, Lutman ME, Yardley L. Measuring outcome from vestibular rehabilitation, part II: refinement and validation of a new self-report measure. *International journal of audiology.* 2009;48:24.
80. Morris AE, Lutman ME, Yardley L. Measuring outcome from Vestibular Rehabilitation, Part I: Qualitative development of a new self-report measure. *International journal of audiology.* 2008;47:169.
81. Halmagyi GM, Curthoys IS. A clinical sign of canal paresis. *Archives of neurology.* 1988;45:737.
82. Cremer PD, Halmagyi GM, Aw ST, et al. Semicircular canal plane head impulses detect absent function of individual semicircular canals. *Brain.* 1998;121 (Pt 4):699.
83. Migliaccio AA, Schubert MC, Clendaniel RA, et al. Axis of eye rotation changes with head-pitch orientation during head impulses about earth-vertical. *Journal of the Association for Research in Otolaryngology : JARO.* 2006;7:140.
84. Oliva M, Martin Garcia MA, Bartual J, Ariza A, Garcia Teno M. [The head-thrust test (HTT): physiopathological con-

siderations and its clinical use in daily practice]. *Acta Otorrinolaringol Esp*. 1998;49:275.

85. Herdman SJ, Tusa RJ, Blatt P, Suzuki A, Venuto PJ, Roberts D. Computerized dynamic visual acuity test in the assessment of vestibular deficits. *Am J Otol*. 1998;19:790.
86. Dannenbaum E, Paquet N, Chilingaryan G, Fung J. Clinical evaluation of dynamic visual acuity in subjects with unilateral vestibular hypofunction. *Otol Neurotol*. 2009;30:368.
87. Dannenbaum E, Paquet N, Hakim-Zadeh R, Feldman AG. Optimal parameters for the clinical test of dynamic visual acuity in patients with a unilateral vestibular deficit. *J Otolaryngol*. 2005;34:13.
88. Brandt T. Visual acuity, visual field and visual scene characteristics affect postural balance. In: Igarashi M, Black FO, eds. *Vestibular and Visual Control on Posture and Locomotor Equilibrium*. Basel: Karger; 1985.
89. Paulus WM, Straube A, Brandt T. Visual stabilization of posture. Physiological stimulus characteristics and clinical aspects. *Brain*. 1984;107(Pt 4):1143.
90. Hain TC, Fetter M, Zee DS. Head-shaking nystagmus in patients with unilateral peripheral vestibular lesions. *Am J Otolaryngol*. 1987;8:36.
91. Richardson JK, Ashton-Miller JA, Lee SG, Jacobs K. Moderate peripheral neuropathy impairs weight transfer and unipedal balance in the elderly. *Arch Phys Med Rehabil*. 1996;77:1152.
92. Richardson JK, Hurvitz EA. Peripheral neuropathy: a true risk factor for falls. *J Gerontol A Biol Sci Med Sci*. 1995;50:M211.
93. Kenshalo DR. Age changes in touch, vibration, temperature, kinethesis and pain sensitivity. In: Birren JE, Schaie K, eds. *Handbook of Psychology of Aging*. New York: Van Nostrand Reinhold; 1977.
94. Dix MR, Hallpike CS. The pathology, symptomatology and diagnosis of certain common disorders of the vestibular system. *The Annals of otology, rhinology, and laryngology*. 1952;61:987.
95. Herdman SJ. Treatment of benign paroxysmal positional vertigo. *Phys Ther*. 1990;70:381.
96. Haynes DS, Resser JR, Labadie RF, et al. Treatment of benign positional vertigo using the semont maneuver: efficacy in patients presenting without nystagmus. *Laryngoscope*. 2002;112:796.
97. Gamiz MJ, Lopez-Escamez JA. Health-related quality of life in patients over sixty years old with benign paroxysmal positional vertigo. *Gerontology*. 2004;50:82.
98. Furman JM, Cass SP. Benign paroxysmal positional vertigo. *N Engl J Med*. 1999;341:1590.
99. Brandt T, Daroff RB. Physical therapy for benign paroxysmal positional vertigo. *Archives of otolaryngology*. 1980;106:484.
100. Herdman SJ. Advances in the treatment of vestibular disorders. *Phys Ther*. 1997;77:602.
101. Thornton M, Sveistrup H. Intra- and inter-rater reliability and validity of the Ottawa Sitting Scale: a new tool to characterise sitting balance in acute care patients. *Disability and rehabilitation*. 2010;32:1568.
102. Bohannon RW, Larkin PA, Cook AC, Gear J, Singer J. Decrease in timed balance test scores with aging. *Phys Ther*. 1984;64:1067.
103. Fregly AR, Graybiel A, Smith MJ. Walk on floor eyes closed (WOFEC): a new addition to an ataxia test battery. *Aerospace medicine*. 1972;43:395.
104. Fregly AR, Smith MJ, Graybiel A. Revised normative standards of performance of men on a quantitative ataxia test battery. *Acta oto-laryngologica*. 1973;75:10.
105. Fregly AR, Graybiel A. An ataxia test battery not requiring rails. *Aerospace medicine*. 1968;39:277.
106. Ekdahl C, Andersson SI. Standing balance in rheumatoid arthritis. A comparative study with healthy subjects. *Scandinavian journal of rheumatology*. 1989;18:33.
107. Black FO, Wall C, 3rd, Rockette HE, Jr., Kitch R. Normal subject postural sway during the Romberg test. *Am J Otolaryngol*. 1982;3:309.
108. Thyssen HH, Brynskov J, Jansen EC, Munster-Swendsen J. Normal ranges and reproducibility for the quantitative Romberg's test. *Acta neurologica Scandinavica*. 1982;66:100.
109. Horak FB. Clinical measurement of postural control in adults. *Phys Ther*. 1987;67:1881.
110. Whitney SL, Roche JL, Marchetti GF, et al. A comparison of accelerometry and center of pressure measures during computerized dynamic posturography: a measure of balance. *Gait Posture*. 2011;33:594.
111. Mancini M, Salarian A, Carlson-Kuhta P, et al. ISway: a sensitive, valid and reliable measure of postural control. *Journal of neuroengineering and rehabilitation*. 2012;9:59.
112. Nashner LM, Black FO, Wall C, 3rd. Adaptation to altered support and visual conditions during stance: patients with vestibular deficits. *The Journal of neuroscience : the official journal of the Society for Neuroscience*. 1982;2:536.
113. Yoneda S, Tokumasu K. Frequency analysis of body sway

in the upright posture . Statistical study in cases of peripheral vestibular disease. *Acta Otolaryngol.* 1986;102:87.

114. Kirby RL, Price NA, MacLeod DA. The influence of foot position on standing balance. *Journal of biomechanics.* 1987;20:423.

115. Shumway-Cook A, Horak FB. Assessing the influence of sensory interaction of balance. Suggestion from the field. *Phys Ther.* 1986;66:1548.

116. Weber PC, Cass SP. Clinical assessment of postural stability. *Am J Otol.* 1993;14:566.

117. Whitney SL, Wrisley DM. The influence of footwear on timed balance scores of the modified clinical test of sensory interaction and balance. *Arch Phys Med Rehabil.* 2004;85:439.

118. Brown KE, Whitney SL, Wrisley DM, Furman JM. Physical therapy outcomes for persons with bilateral vestibular loss. *Laryngoscope.* 2001;111:1812.

119. Whitney SL, Rossi MM. Efficacy of vestibular rehabilitation. *Otolaryngologic clinics of North America.* 2000;33:659.

120. Whitney SL, Wrisley DM. *Vestibular Rehabilitation.* Boston: MIT Press; 2003.

121. Newton RA. Validity of the multi-directional reach test: a practical measure for limits of stability in older adults. *J Gerontol A Biol Sci Med Sci.* 2001;56:M248.

122. Duncan PW, Chandler J, Studenski S, Hughes M, Prescott B. How do physiological components of balance affect mobility in elderly men? *Arch Phys Med Rehabil.* 1993;74: 1343.

123. Duncan PW, Studenski S, Chandler J, Prescott B. Functional reach: predictive validity in a sample of elderly male veterans. *Journal of gerontology.* 1992;47:M93.

124. Duncan PW, Weiner DK, Chandler J, Studenski S. Functional reach: a new clinical measure of balance. *Journal of gerontology.* 1990;45:M192.

125. Weiner DK, Bongiorni DR, Studenski SA, Duncan PW, Kochersberger GG. Does functional reach improve with rehabilitation? *Arch Phys Med Rehabil.* 1993;74:796.

126. Weiner DK, Duncan PW, Chandler J, Studenski SA. Functional reach: a marker of physical frailty. *Journal of the American Geriatrics Society.* 1992;40:203.

127. Wernick-Robinson M, Krebs DE, Giorgetti MM. Functional reach: does it really measure dynamic balance? *Arch Phys Med Rehabil.* 1999;80:262.

128. King LA, Priest KC, Salarian A, Pierce D, Horak FB. Comparing the Mini-BESTest with the Berg Balance Scale to Evaluate Balance Disorders in Parkinson's Disease. *Parkinson's disease.* 2012;2012:375.

129. Fukuda T. The stepping test: two phases of the labyrinthine reflex. *Acta Otolaryngol.* 1959;50:95.

130. Horak FB, Nashner LM. Central programming of postural movements: adaptation to altered support-surface configurations. *Journal of neurophysiology.* 1986;55:1369.

131. Higgins S. Motor skill acquisition. *Phys Ther.* 1991;71:123.

132. Borel S, Schneider P, Newman CJ. Video analysis software increases the interrater reliability of video gait assessments in children with cerebral palsy. *Gait Posture.* Apr 2011;33(4):727.

133. Leddy AL, Crowner BE, Earhart GM. Functional gait assessment and balance evaluation liability, validity, sensitivity, and specificity for identifying individuals with Parkinson disease who fall. *Phys Ther.* Jan 2011;91(1):102.

134. Krebs DE, Edelstein JE, Fishman S. Reliability of observational kinematic gait analysis. *Phys Ther.* Jul 1985;65(7):1027.

135. Kerber KA, Enrietto JA, Jacobson KM, Baloh RW. Disequilibrium in older people: a prospective study. *Neurology.* 1998;51:574.

136. Shumway-Cook A, Woollacott MH. *Motor Control: Theory and Practical Applications.* Baltimore: Williams & Wilkins; 1995.

137. Williams GP, Morris ME. Tests of static balance do not predict mobility performance following traumatic brain injury. *Physiotherapy Canada. Physiotherapie Canada.* 2011; 63:58.

138. McCulloch KL, Buxton E, Hackney J, Lowers S. Balance, attention, and dual-task performance during walking after brain injury: associations with falls history. *The Journal of head trauma rehabilitation.* 2010;25:155.

139. Williams G, Robertson V, Greenwood K, Goldie P, Morris ME. The high-level mobility assessment tool(HiMAT) for traumatic brain injury, Part 1: item generation. *Brain injury: [BI].* 2005;19:925.

140. Williams GP, Robertson V, Greenwood KM, Goldie PA, Morris ME. The high-level mobility assessment tool (HiMAT) for traumatic brain injury. Part 2: content validity and discriminability. *Brain injury: [BI].* 2005;19:833.

141. Shumway-Cook A, Baldwin M, Polissar NL, Gruber W. Predicting the probability for falls in communitydwelling older adults. *Phys Ther.* 1997;77:812.

142. Shumway-Cook A, Gruber W, Baldwin M, Liao S. The

effect of multidimensional exercises on balance, mobility, and fall risk in community-dwelling older adults. *Phys Ther.* 1997;77:46.

143. Whitney S, Wrisley D, Furman J. Concurrent validity of the Berg Balance Scale and the Dynamic Gait Index in people with vestibular dysfunction. *Physiotherapy research international : the journal for researchers and clinicians in physical therapy.* 2003;8:178.
144. Berg K. Balance and its measure in the elderly: a review. *Physiotherapy Canada.* 1989;41:240.
145. Berg KO, Maki BE, Williams JI, Holliday PJ, Wood-Dauphinee SL. Clinical and laboratory measures of postural balance in an elderly population. *Arch Phys Med Rehabil.* 1992;73:1073.
146. Bogle Thorbahn LD, Newton RA. Use of the Berg Balance Test to predict falls in elderly persons. *Phys Ther.* 1996;76: 576;discussion 584.
147. Lajoie Y, Gallagher SP. Predicting falls within the elderly community: comparison of postural sway, reaction time, the Berg balance scale and the Activities-specific Balance Confidence (ABC) scale for comparing fallers and non-fallers. *Archives of gerontology and geriatrics.* 2004;38:11.
148. Lundin-Olsson L, Nyberg L, Gustafson Y. Attention, frailty, and falls: the effect of a manual task on basic mobility. *Journal of the American Geriatrics Society.* 1998;46:758.
149. Podsiadlo D, Richardson S. The timed "Up & Go": a test of basic functional mobility for frail elderly persons. *Journal of the American Geriatrics Society.* 1991;39:142.
150. Shumway-Cook A, Woollacott M. Attentional demands and postural control: the effect of sensory context. *J Gerontol A Biol Sci Med Sci.* 2000;55:M10.
151. Whitney SL, Marchetti GF, Morris LO, Sparto PJ. The reliability and validity of the Four Square Step Test for people with balance deficits secondary to a vestibular disorder. *Arch Phys Med Rehabil.* 2007;88:99.
152. Dite W, Temple VA. A clinical test of stepping and change of direction to identify multiple falling older adults. *Arch Phys Med Rehabil.* 2002;83:1566.
153. Zwergal A, Rettinger N, Frenzel C, Dieterich M, Brandt T, Strupp M. A bucket of static vestibular function. *Neurology.* 2009;72:1689.
154. Brown KE, Whitney SL, Marchetti GF, Wrisley DM, Furman JM. Physical therapy for central vestibular dysfunction. *Arch Phys Med Rehabil.* 2006;87:76.
155. Herdman SJ, Clendaniel RA, Mattox DE, Holliday MJ, Niparko JK. Vestibular adaptation exercises and recovery: acute stage after acoustic neuroma resection. *Otolaryngol Head Neck Surg.* 1995;113:77.
156. Szturm T, Ireland DJ, Lessing-Turner M. Comparison of different exercise programs in the rehabilitation of patients with chronic peripheral vestibular dysfunction. *J Vestib Res.* 1994;4:461.
157. Topuz O, Topuz B, Ardic FN, Sarhus M, Ogmen G, Ardic F. Efficacy of vestibular rehabilitation on chronic unilateral vestibular dysfunction. *Clinical rehabilitation.* 2004;18:76.

부록 21-A

초기 평가 양식

Initial Evaluation Form

평가

초기: 예 아니오 추적검사: 예 아니오

날짜: ____________

환자: ____________ 의무기록 #:____________

출생날짜: ____________ 나이: ____________

진료의사와 의사에게 보고서를 보낼 주소:

____

당신이 겪고 있는 주요 문제나 이유를 설명하십시오:

____

이 문제가 언제 시작되었습니까? ____________

특히, 당신은 현훈발작을 경험합니까(또는 감각)?

예 아니오

그렇다면 이 발작은 얼마나 오래 지속됩니까? ____________

마지막으로 현훈이 언제 생겼습니까?

현훈은:

- 자발적인가? 예 아니오
- 동작에 의해 유발되는가? 예 아니오
- 체위 변경에 의해 유발되는가? 예 아니오

당신은 비균형(균형장애)의 감각을 경험합니까?

예 아니오

그렇다면 비균형 감각이:

- 일정한가? 예 아니오
- 자발적인가? 예 아니오
- 동작에 의해 유발되는가? 예 아니오
- 위치 변경에 의해 유발되는가? 예 아니오
- 피로감이 심한가? 예 아니오
- 어둠 속에서 더 나빠지는가? 예 아니오
- 바깥에서 더 나빠지는가? 예 아니오
- 고르지 않은 표면에서 더 나빠지는가? 예 아니오

당신이 어떤 때 비균형의 느낌이 발생합니까?

- 누워 있을 때 예 아니오
- 앉아 있을 때 예 아니오
- 서 있을 때 예 아니오
- 걸을 때 예 아니요

당신은 땅에 낙상한 적이 있습니까? 예 아니오

그렇다면 ____________을 설명하십시오.

얼마나 자주 낙상합니까? ____________

부상을 입었습니까? 예 아니오

그렇다면 ____________을 설명하십시오.

당신은 또는 당신을 '근접 낙상'할 뻔한 적이 있습니까?

예 아니오

당신은 걸을 때 넘어지거나 비틀거리거나, 옆으로 걷습니까?

예 아니오

당신이 걸을 때 한쪽으로 이동합니까? 예 아니오

그렇다면 어느 쪽으로 이동합니까? 오른쪽 왼쪽

관련 과거 의료병력

당신이 가지고 있는 것:

- 당뇨병: 예 아니오
- 심장병: 예 아니오
- 고혈압: 예 아니오
- 두통: 예 아니오
- 관절염: 예 아니오
- 편두통: 예 아니오
- 목 문제: 예 아니오
- 허리 문제: 예 아니오
- 폐 문제: 예 아니오
- 약화 또는 마비: 예 아니오
- 청력 문제: 예 아니오

그렇다면 ____________을 기술하세요.

시각 문제: 예 아니오

그렇다면 ____________________을 기술하세요.

사고를 당한 적이 있었습니까? 예 아니오

그렇다면 ____________________을 기술하세요.

언제 발생했습니까? ____________________

어떤 약을 복용합니까?

____

____

____

사회력

당신은 혼자 삽니까? 예 아니오

아니면 누가 당신과 함께 살고 있습니까? __________

집에 계단이 있습니까? 예 아니오

그렇다면 얼마나 많이 있습니까? ______________

담배를 피우십니까? 예 아니오

그렇다면 하루에 얼마나 많이 피웁니까? __________

당신은 술을 마십니까? 예 아니요

그렇다면 얼마나 많이 마십니까? ______________

잠자는 데 어려움이 있습니까? 예 아니오

PANAS(긍정 및 부정적 정서 우울척도)[1]

아래 척도는 다른 감정과 정서들을 기술하는 많은 단어들로 구성됩니다. 각 항목을 읽고 그 단어 옆의 빈칸에 적절한 답을 표시하십시오. 당신이 일반적으로 느끼는 정도를 나타내십시오. 즉 평균적으로 느끼는 방법입니다.

다음 척도를 사용하여 답을 기록하십시오.

1	2	3	4	5
매우약간	조금	적당히	상당히	몹시 또는 전혀

_____ 관심 있는 _____ 과민한 _____ 불안한

_____ 강한 _____ 긴장한 _____ 열정적인

_____ 괴로운 _____ 경계하는 _____ 능동적 _____ 흥분한

_____ 부끄러운 _____ 두려운 _____ 화난

_____ 영감받은 _____ 적대적인 _____ 죄책감 있는

_____ 결심한 _____ 자랑스러운 _____ 무서운

_____ 세심한

이 문제가 발생하기 전에 당신의 기능적 활동 수준을 어떻게 표현하시겠습니까?

____

____

현재 기능 상태

당신은 자가 관리 활동에서 독립적입니까? 예 아니오

당신은 운전을 합니까: 낮에? 예 아니오

밤에? 예 아니오

운전습관을 수정한 적이 있습니까? 그렇다면 어떤 방식으로?

____

당신은 일하고 있습니까? 예 아니오 해당 사항 없음

그렇다면 직업: ______________________________

당신은 의료장애가 있나요? 예 아니오

평범한 육아 활동을 모두 수행할 수 있습니까?

예 아니오 해당 사항 없음

할 수 있나요?

편안하게 TV 시청 예 아니오

독서 예 아니오

쇼핑 예 아니오

교통 체증 겪기 예 아니오

컴퓨터 사용 예 아니오

초기 방문: 장애 척도[2]

다음 목록에서 당신이 어떤 상태인지 가장 잘 나타내는 설명을 하나 선택하십시오.

__________ 증상이 거의 없습니다.

__________ 괴롭히는 증상이 있습니다.

__________ 평소의 업무를 수행하지만 외부 활동을 방해하는 증상이 있습니다.

__________ 증상이 일상 업무 및 외부 활동의 수행을 방해합니다.

__________ 현재 의학적 휴가 중이거나 증상으로 인해 직장을 옮겨야만 합니다.

__________ 1년 이상 일할 수 없었거나 보상금으로 영구 장애를 확립했습니다.

최종 방문

다음 목록에서 당신이 어떤 상태인지 가장 잘 나타내는 설명을 하나 선택하십시오.

_________ 치료 마지막에 잔존하는 증상이 없음

_________ 치료가 끝날 때까지 잔존하는 뚜렷한 개선

_________ 경미한 개선, 치료 종료 시 명확한 지속적인 증상

_________ 치료와 관련하여 증상의 변화 없음

_________ 치료 전 기간과 비교하여 지속적인 치료 활동으로 증상이 악화됨

사정

주관적 불평

PANAS 점수/중요성: ______________________

다음 증상을 0(없음)에서 10(나쁨)으로 평가하십시오.

현훈(0~10) ______________________

균형장애(0~10) ______________________

진동시각(0~10) ______________________

하루 중 가장 좋은 시간: ______________________

가장 나쁜 시간: ______________________

하루에 몇 번이나 증상을 경험합니까? ___________

주요 문제: ___________

장애 점수: ______________________(치료 전)

______________________(치료 후)

동작 민감도 지수[2]:

MSQ={(총 점수)×(증상이 있는 위치 수)}÷20.48

(MSQ가 강도 변화를 기반으로 하므로 기준 강도를 조정하는 것을 잊지 마십시오.)

MSQ: 0~10=경미; 11~30=중등도; 31~100=심함

기준증상	강도(0~5)	시간*	점수(포인트에서 강도+시간)
1. 앉기에서 바로 눕기			
2. 왼쪽으로 바로 눕기			
3. 오른쪽으로 바로 눕기			
4. 바로 눕기에서 앉기			
5. 왼쪽 딕스-홀파이크 위치			
6. 왼쪽 딕스-홀파이크 위치에서 앉기로 되돌림			
7. 오른쪽 딕스-홀파이크 위치			
8. 오른쪽 딕스-홀파이크 위치에서 앉기로 되돌림			
9. 앉아서 머리를 왼쪽 무릎으로 기울임			
10. 왼쪽 무릎에서 머리를 들어 올림			
11. 앉아서 머리를 오른쪽 무릎으로 기울임			
12. 오른쪽 무릎에서 머리를 들어 올림			
13. 앉아서 머리를 수평으로 5번 돌림			
14. 앉아서 머리를 수직으로 5번(pitch) 움직임			
15. 서서 오른쪽으로 180° 돌음			
16. 서서 왼쪽으로 180° 돌음			

*시간: 5~10초=1점; 11~30초=2점; >30초=3점

눈돌림 검진

실내조명:

A. 자발적 눈떨림 Y N

B. 주시유지눈떨림 Y N

C. 원활추종눈운동 ______________________

D. 신속눈운동 ______________________

E. 안뜰눈반사 억제 ______________________

F. 안뜰눈반사(느린 머리 움직임) ______________

G. 안뜰눈반사(빠른 머리 움직임) ______________

H. 정적 시력 ______________________

동적 ______________________

프렌젤/적외선(Y 또는 N 기록):

A. 자발적 눈떨림 Y N

B. 주시유지눈떨림 Y N

C. 수평두진후유발눈떨림 ______________

D. 수직두진후유발눈떨림 ______________

E. 오른쪽 딕스-홀파이크 검사:

눈떨림 __________ 현훈 __________

F. 왼쪽 딕스-홀파이크 검사:

눈떨림 __________ 현훈 __________

G. 바로 누워 머리 오른쪽 회전:

눈떨림 __________ 현훈 __________

H. 바로 누워 머리 왼쪽 회전:

눈떨림 __________ 현훈 __________

I. 압력 검사 ______________________

양적인 동적 시력(DVA):

정적 ________ 오른쪽 ________ 왼쪽 ________

온도눈떨림검사: ______________________

기립 자세 조절

A. 눈을 뜨고 정렬한다: ______________________

(직립, 머리는 그대로, 기저면)

B. 자기주도적 체중이동: ______________________

(전략)

C. 반응성 반응(복장뼈 밀기): ______________________

(전략)

균형 검사

A. 롬버그: eo __________ ec __________

연령에 따라 정상/비정상 ______________________

B. 수정된 롬버그: eo __________ ec __________

연령에 따라 정상/비정상 ______________________

C. 한발서기: eo __________ ec __________

연령에 따라 정상/비정상 ______________________

D. 기능적 뻗기: ______________(정상≥12inch)

보행

보조장치: __________ 보조기? __________

A. 자기주도적 속도:

속도: ________ 연령에 따라 정상? ________

분속수: ________ 기저면: ________

한발짝길이: ______(동일, 각 발이 다른 것을 통과함)

팔 흔들림: ______________

머리 및 몸통 회전: ______________

경로: 직선? Y N 빗나감: R L

비틀거림: Y N 옆걸음: Y N

B. 가능한 한 빨리 수행할 수 있다/수행할 수 없다.

속도: ________ 연령에 따라 정상? ________

분속수: ________ 기저면: ________

한발짝길이: ______(동일, 각 발이 다른 것을 통과함)

팔 흔들림: ______________

머리 및 몸통 회전: ______________

경로: 직선? Y N 이동: R L

비틀거림: Y N 옆걸음: Y N

C. 보행 편위: (20ft 경로, 12inch 넓이)

____

D. 걷기, 머리 회전: 수행할 수 있음/수행할 수 없음
분속수: ________ 기저면: ________
경로: 직선? Y N 이동: R L
비틀거림: Y N 옆걸음: Y N

E. 걷기, 수직으로 머리를 움직인다.
분속수: ________ 기저면: ________
경로: 직선? Y N 이동: R L
비틀거림: Y N 옆걸음: Y N

F. 걷기, 머리를 돌려서 ____________만큼 큰소리로 거꾸로 센다.
분속수: ________ 기저면: ________
경로: 직선? Y N 이동: R L
비틀거림: Y N 옆걸음: Y N

G. 걷기, 빠르게 돌기:
정상: ____________________________
오른쪽으로 도는데 ____________ 왼쪽으로 도는데 ____________ 어려움이 있거나 균형을 잃는다.

H. 낙상 위험(동적 보행 지수 또는 기능적 보행사정):
____

기능적 보행

독립: 최소/중간/최대 보조

의존성: 느리고, 신중한

계단 ______________ 경사 ______________

고르지 않은 표면 __________ 카펫 __________

부가 시스템

A. 관절가동범위:
목 ______________
오른쪽 팔 __________ 왼쪽 팔 __________
오른쪽 다리 __________ 왼쪽 다리 __________

B. 근력: 오른쪽 팔 __________ 왼쪽 팔 __________
오른쪽 다리 __________ 왼쪽 다리 __________

C. 물렁조직 문제: Y N 위치: ______________
종류: (연축?) ______________________

D. 감각: (진동, 고유감각, 운동감각)
다리 ______________________________

E. 근긴장도: 팔 ________ 다리 ________

F. 소뇌: 손가락에서 코까지
오른쪽 ________ 왼쪽 ________
빠른 교대 운동: 오른쪽 ________ 왼쪽 ________
시각 실조: 오른쪽 ________ 왼쪽 ________
떨림: 오른쪽 ________ 왼쪽 ________
뒤꿈치에서 정강이–보기
오른쪽 ________ 왼쪽 ________
뒤꿈치에서 정강이 – 보지 않기
오른쪽 ________ 왼쪽 ________
빠른 교대 운동
오른쪽 ________ 왼쪽 ________

G. 통증: Y N 위치 ______________________

References

1. Watson D, et al. Positive and negative affectivity and their relation to anxiety and depressive disorders. *J Abnorm Psychol*. 1988;97:346.
2. Shepard NT, et al. Habituation and balance retraining therapy: a retrospective review. *Neurol Clin*. 1990;8:459.

부록 21-B

어지럼 장애 척도

Dizziness Handicap Inventory[1]

이름: ______________ 날짜: ______________

이 척도의 목적은 당신의 어지럼이나 불안정 때문에 당신이 겪게 될 수 있는 어려움을 확인하는 것입니다. 각 질문에 대해 예, 아니오 또는 가끔으로 표시하십시오. 당신의 어지럼 또는 불안정과 관련된 각 질문에 대답하십시오.

	예	아니오	가끔
P1. 위를 쳐다보는 것이 문제를 증가시킵니까?	____	____	____
E2. 당신의 문제 때문에 좌절감을 느낍니까?	____	____	____
F3. 당신의 문제로 인해 비즈니스 또는 레크리에이션을 위한 여행을 제한합니까?	____	____	____
P4. 슈퍼마켓 통로를 걸어가는 것이 당신의 문제를 증가시킵니까?	____	____	____
F5. 당신의 문제 때문에 침대에 들어가거나 침대에서 나오는 데 어려움이 있습니까?	____	____	____
F6. 저녁 식사나 영화, 춤추기, 파티 등의 사교 활동에 있어 당신의 문제가 당신의 참여를 크게 제한합니까?	____	____	____
F7. 당신의 문제 때문에 읽는 데 어려움이 있습니까?	____	____	____
P8. 스포츠나 춤추기, 설거지 및 뒷정리와 같은 가사일을 수행하는 것이 당신의 문제를 증가시킵니까?	____	____	____
E9. 당신의 문제 때문에 혼자 집을 떠나기를 두려워합니까?	____	____	____
E10. 당신의 문제 때문에 다른 사람들 앞에서 당황합니까?	____	____	____
P11. 당신 머리의 빠른 움직임은 문제를 증가시킵니까?	____	____	____
F12. 당신의 문제 때문에 당신은 높은 곳을 피합니까?	____	____	____
P13. 침대에서 몸을 뒤집는 것이 문제를 증가시킵니까?	____	____	____
F14. 당신의 문제로 인해 격렬한 집안일이나 정원을 관리하기 어렵습니까?	____	____	____
E15. 당신의 문제 때문에 사람들이 당신이 취했다고 생각할까 두렵습니까?	____	____	____

	예	아니오	가끔
F16. 당신의 문제 때문에 혼자서 걷는 것이 어렵습니까?	______	______	______
P17. 보도를 걸어가는 것이 당신의 문제를 증가시킵니까?	______	______	______
E18. 당신의 문제 때문에 집중하기가 어렵습니까?	______	______	______
F19. 당신의 문제 때문에 어둠 속에서 집안을 돌아다니기가 어렵습니까?	______	______	______
E20. 당신의 문제 때문에 집에 혼자 있기를 두려워합니까?	______	______	______
E21. 당신의 문제 때문에 핸디캡을 느낍니까?	______	______	______
E22. 가족이나 친구와의 관계에 문제가 있습니까?	______	______	______
E23. 당신의 문제 때문에 우울합니까?	______	______	______
F24. 당신의 문제가 직장이나 가정의 책임을 방해합니까?	______	______	______
P25. 몸을 구부리는 것이 문제를 증가시킵니까?	______	______	______
총	______	______	______
	(4)	(0)	(2)

총: ______ F ______ E ______ P ______

(36) (36) (28)

References

1. Jacobson GP, Newman CW. The development of the dizziness handicap inventory. *Arch Otolaryngol Head Neck Surg.* 1990;116:424. Copyright © 1990 The American Medical Association.

22

안뜰기능저하의 물리치료 치료

Physical Therapy Treatment of Vestibular Hypofunction

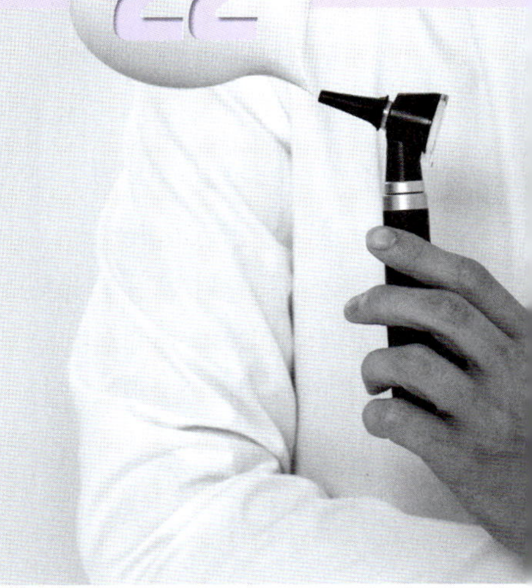

Susan J. Herdman, PT, PhD, FAPTA • Susan L. Whitney, DPT, PhD, NCS, ATC, FAPTA

안뜰재활은 안뜰기능저하 환자에게 적절하고 가치 있는 치료방법으로 간주된다. 이 장에서는 안뜰기능저하 환자를 치료하는 데 필요한 배경 지식을 제공한다. 또한 사용된 운동 접근법의 기초로써 회복 기전과 다양한 치료법 간의 유사점과 차이점 및 운동 진행을 위한 지침을 다룬다. 그리고 이러한 운동의 사용을 지원하는 문헌 고찰을 제공한다. 마지막으로 운동 프로그램을 개발할 때 의사결정 과정을 설명하기 위해 증례연구를 제공한다.

안뜰기능저하의 치료에 사용된 운동을 기술하기 위해 이전에 사용된 명명법은 신체기능 개선의 기본 기전에 대한 최근 연구결과에 비추어 수정될 필요가 있다. 앞서 설명한 '적응' 및 '대체' 운동들은 '주시안정화' 운동이라고 불려진다.

치료의 목표

Goals of treatment

물리치료 중재의 목표는 (1) 환자의 불균형(균형이 깨지는 감각)과 복시(머리 움직임 중 시야흐림)를 감소시키고, (2) 특히 보행 중 환자의 기능적 균형을 개선하고, (3) 머리가 움직이는 동안 환자가 명확하게 볼 수 있는 능력을 향상시키고, (4) 환자의 전반적인 신체 상태를 개선하고, (5) 환자가 사회에서 더 정상적인 수준의 활동과 참여로 돌아갈 수 있게 하고, (6) 환자의 사회적 격리를 줄이는 것이다. 초기 중재는 환자가 병원에 있는 동안 종종 발생하지만 일반적으로 외래 환자도 진료를 받을 수 있다. 미국과 영국의 몇몇 센터의 응급실에서는 안뜰기능이상을 검사하는 물리치료사를 고용한다. 재활 과정의 중요한 부분은 가정 운동 프로그램(home exercise program, HEP)을 수립하는 것이다. 물리치료사는 환자에게 동기를 부여하고 운동을 성실히 하도록 도와야 한다. 이를 위해 물리치료사가 환자 자신의 목표를 확인하고 치료 목표 및 운동의 잠재적 영향을 환자에게 분명히 해야 한다.

회복 기전

Mechanisms of recovery

한쪽 안뜰상실(unilateral vestibular loss, UVL) 후 기능 회복에는 몇 가지 다른 기전들이 관여한다. 이러한 기전들은 세포 회복, 긴장성 발사율의 자발적 회복, 잔류 안뜰기능의 적응, 안뜰상실 대안 전략의 대체, 불쾌한 감각의 습관화를 포함한다. 다음 절에서는 UVL 이후에 나타나는 변경사항을 회복 기전과 관련시킨다.

세포 회복 Cellular recovery

세포 회복은 처음에 기능을 멈춘 수용체 또는 손상을 입은 신경세포가 회복될 수 있음을 시사한다. 이것은 아미노글리코시드(aminoglycoside) 유발 손실 이후 비영장류 포유동물의 안뜰 털세포로 인해 입증되었다. 지속적인 결핍이 있지만 털세포의 해부학적 회복과 관련된 기능적 회복이 있는 것처럼 보인다. 털세포의 회복이 인간의 안뜰기능 회복에 중요한 요소인지 여부는 현재로서는 불분명하다.

기립에서 자발적 눈떨림, 스큐편위, 자세 비대칭성

Spontaneous nystagmus, Skew deviation, and postural asymmetries in stance

기립에서 자발적 눈떨림, 스큐편위 및 자세의 비대칭성은 정적 안뜰기능의 비대칭 교란으로 인해 발생하며 정적 또는 긴장 발사 속도가 재균형을 이루면 자발적으로 회복된다. 이러한 증상과 징후는 긴장 안뜰눈반사와 안뜰척수반사의 붕괴로 인해 발생한다. 반고리관으로부터 한쪽 자극 상실은 자극에 비대칭성이 생겨 머리가 움직이는 것으로 해석된다. 한쪽 반고리관으로부터의 신호 손상은 자발적 눈떨림을 유발한다. 타원주머니 자극의 한쪽 상실은 병터쪽의 눈이 궤도에 떨어지는 스큐편위를 발생시킨다. 스큐편위가 있는 환자는 수직 복시를 호소한다. 환자가 서 있을 때 그리고 임상적으로 발견될 수 있는 자세가 비대칭인 경우, 긴장성 안뜰척수반사의 붕괴는 근전도로 측정하여 하지의 근활동에 비대칭을 일으킨다. 이러한 징후와 증상은 한쪽 안뜰결핍의 발병 후 3~14일 이내에 자발적으로 해결된다. 이러한 증상의 사라짐 시기는 안뜰핵 신경세포의 휴식기 발사율 회복과 유사하며 다른 감각 자극에 의존하지 않는다.

머리 움직임으로 유발된 균형장애, 불균형 및 시야흐림

Head movement-induced disequilibrium, imbalance, and visual blurring

이러한 증상 및 징후는 안뜰계의 동적인 부분인 머리 움직임에 대한 안뜰반사의 붕괴 또는 상실로 인해 발생한다. 초기에 안뜰눈반사(vestibulo-ocular reflex, VOR)의 이득이 머리 움직임 동안 시야흐림을 유발하는 병터쪽을 향한 머리 움직임인 경우에 75%만큼 많이 감소한다. 따라서 아마도 동적 안뜰척수반사의 이득 또한 감소되어 균형장애 및 보행실조를 초래한다.

안뜰기능 동적 교란으로부터의 회복은 시각 자극, 몸통과 머리의 움직임이 모두 필요하다는 많은 증거가 있다. 고양이나 원숭이가 한쪽 미로절제술(labyrinthectomy)에 뒤이어 어둠 속에 있을 때 안뜰눈반사 이득은 회복되지 않는다. 안뜰눈반사 회복은 동물들이 빛이 있는 환경으로 돌아 갈 때 시작된다. 유사하게, 한쪽 안뜰신경 절개 후에 동물이 움직이지 못하게 된다면, 자세안정성 회복의 시작에 지연이 있다. 따라서 회복 기간은 늘어나게 된다(그림 22.1). 다음 절은 안뜰기능저하 환자의 기능 향상에 기여하는 기전에 대한 간략한 개요를 나타낸다. 자세한 내용은 2장과 9장을 참조한다.

초기에는 한쪽 안뜰기능저하 또는 상실과 관련된 징후 및 증상의 회복이 안뜰계의 적응 능력에 전적으로 기인한 것으로 믿어졌다. 즉, 안뜰계가 자극에 대한 신경 반응에서 장기적으로 변화시키는 능력, UVL 후 급성기에 적응이 유도될 수 있다는 몇몇 연구가 있다. Pfaltz은 시운동 자극을 사용하고 치료받지 않은 환자에 비해 UVL 환자의 안뜰눈반사 이득을 증가시켰다. Szturm 등은 안뜰 적응 운동을 한 후에는 환자에서 증가한 VOR 이득을 보였으나 대조군에서는 그렇지 않았다고 보고했다. 안뜰 적응을 유도하기 위한 주된 신호는 망막밀림(retinal slip) 또는 망막을 가로지르는 시각 이미지의 움직임이다. 이러한 밀림은 뇌가 안뜰반응의 이득을 증가시켜 최소화하려고 시도하는 오류 신호를 발생시킨다(2장 참조). 그러나 안뜰기능저하를 가진 환자에게 적응이 회복의 유일한 기전이 아닐 수도 있다. 최근의 연구는 대체가 기능 회복의 기초가 될 수 있다고 제안한다(9장 참조). 예측 가능한 머리 움직임 동안에 주시안정성과 동적 시력의 향상은 중추 예측 프로그램에서 비롯된 것으로 여겨지지만, 수동적 머리 움직임 동안에 적응이 주요 개선 기전이 될 수 있다. 예를 들어, 안뜰기능저하 환자는 두부충동 자체 동안 신속눈운동을 만들 수 있다. 예측 프로그래밍된 신속눈운동은 자발적이거나 반사하기에는 너무 짧은 잠복기에 발생하며 정상 대상자에서는 나타나지 않는다. 두부충동의 진폭

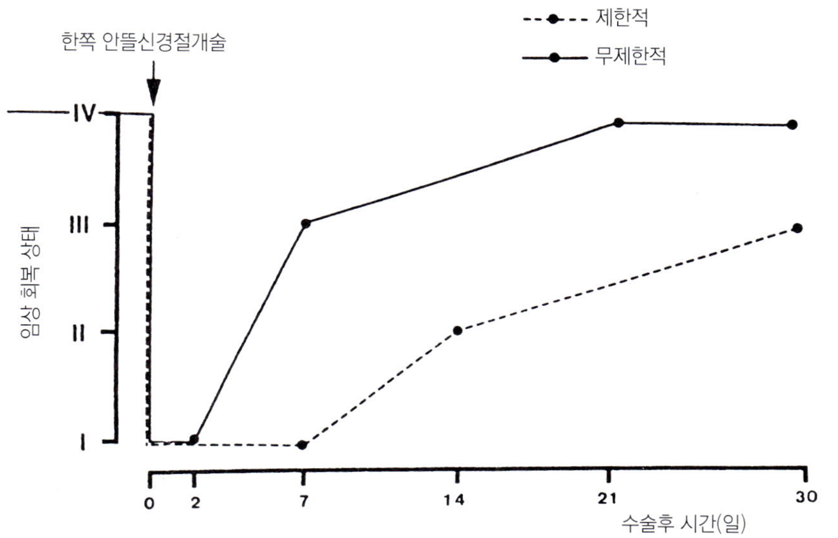

그림 22.1 움직임 제한이 안뜰신경의 한쪽 절개 후 회복속도에 미치는 효과. 한쪽 안뜰신경절개 후 억제된 개코원숭이는 자유롭게 움직일 수 있는 동물들보다 회복이 지연되고 더 오래 지속되었다.
(출처: Lacour M, Roll JP, Appaix M. Modifications and development of spinal reflexes in the alert baboon (papio papio) following an unilateral vestibular neurectomy. From *Brain Res.* 1976; 113: 255, with permission).

을 예측할 수 없게 함으로써 알 수 있는 증거가 있다. 설명된 다른 기전은 예상되는 저속기 눈 움직임이다. 이러한 저속기 눈 움직임은 예측 가능한 두부충동이 시작되기 5ms 이상도 전에 시작되고, 머리 움직임의 적절한 방향에 있으며 중앙에서 시작된다. 다른 저속기 눈 움직임은 아마도 VOR의 범위 내에 있는 눈 움직임의 시작 지연시간(두부충동 후 10ms 미만)에 근거하여 손상받지 않은 안뜰계에 의해 시작된다.

자세안정성의 회복은 남아있는 안뜰신호 대신에 시각 및 몸감각신호의 사용에 의해 원인이 될 수 있다. 전략으로 시각 또는 몸감각신호의 대체가 많은 상황에서 자세안정성을 위한 충분한 정보를 제공할 수 있다 할지라도 어둠 속에서와 같이 신호가 정확하지 않거나 사용할 수 없을 때 환자가 걷게 되면 불리할 것이다. 극단적인 경우, 일부 환자는 야간 외출과 같은 시각 또는 몸감각신호가 저하되는 상황을 피하기 위해 행동을 수정할 수 있다.

이러한 기전은 잃어버린 안뜰눈기능에 대해 적절하게 대체하지 못하고, 예측할 수 없거나 예측 가능한 머리 움직임 동안 걷기, 달리기 그리고 주시안정성과 같은 활동에 대해 8Hz 또는 이상의 주파수에서 기능한다. 미리 프로그램된 신속눈운동과 예상되는 눈 움직임은 예측할 수 없는 머리 움직임 동안 발생하지 않으며 예측할 수 있는 머리 움직임으로 주로 발생한다. 다른 유형의 눈 움직임은 필요한 주파수 범위에서 작동하지 않는다(그림 22.2). 예를 들어, 원활추종눈운동(pursuit eye movements)은 1Hz 미만으로 제한되며 최대 눈 속도는 초당 60°이다. 신속눈운동은 환자가 실제 눈 움직임 동안 명확하게 표적을 볼 수 없기 때문에 열악한 VOR의 경우 특히 유용한 대안이 될 수 없다. 목눈반사는 또한 적절한 주파수 범위에서 작동하지 않으며, 잘 통제된 연구에서도 눈 움직임이 보상 방향에 있는 목눈반사를 확인하지 못했다. 잃어버린 안뜰기능에 대한 몸감각 및 시각신호의 대체에도 비슷한 제한점들이 존재한다(그림 22.3). 다시 말하자면, 안뜰계는 시각 및 몸감각으로 작동하는 것보다 넓은 범위의 주파수와 속도로 작동한다.

환자는 명확하게 보거나 균형을 유지하는 수단으로 또

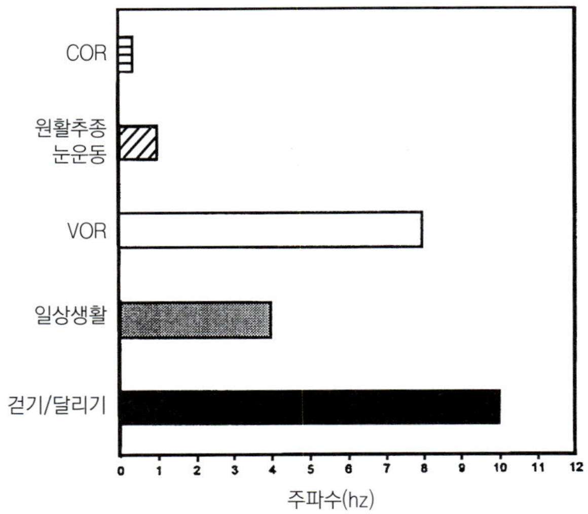

그림 22.2
일상생활, 걷기/달리기에 대한 주파수 및 속도 범위와 비교하여 목눈반사(COR), 원활추종눈운동운동, 안뜰눈반사(VOR)가 주시안정성에 기여할 수 있는 주파수 범위. 정상 VOR만이 정상적인 활동의 주파수 및 속도 범위에서 작동한다.

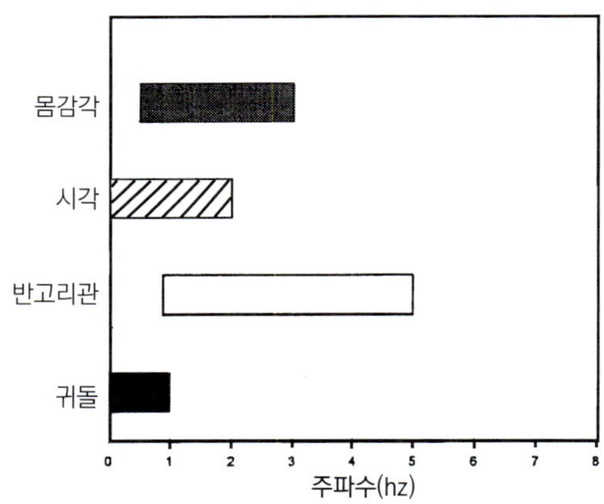

그림 22.3
몸감각, 시각, 반고리관 및 귀돌 자극이 자세안정성에 기여하는 주파수 범위. 이 정보는 정적 기립과 이후 갑작스러운 동요 시 안정성을 위해서만 결정되었다.

한 머리 움직임을 제한시킬 수 있다. 이 전략은 제한된 활동을 초래할 수 있고 머리를 움직이는 동안 균형을 유지하거나 명확하게 볼 수 있는 기전을 제공하지 않기 때문에 특히 바람직하지 않다. 머리 움직임 제한은 근골격계 손상으로 이어질 수 있으며, 이로 인해 안뜰결핍에서 활동 제한을 악화시키는 역할을 한다.

증상 강도의 감소 Reduction of symptom intensity

습관화는 움직임에 대한 반복적인 노출을 통해 생성되는 증상의 감소를 말하며 아마도 중추에서 일어나는 것으로 간주된다. 기전과 신경 회로는 잘 알려져 있지 않다.

치료 접근법
Treatment approaches

안뜰기능저하 환자의 관리에 여러 가지 접근법이 있다. 주시안정화 운동, 증상 완화를 위한 습관화 운동, 자세안정화 운동의 세 가지 접근법이 제시된다. 이러한 서로 다른 운동 방법(표 22.1)의 요약과 비교는 모든 사람에게 공통적인 요소가 있음을 보여준다. 증례연구는 치료에 사용된 특정 운동의 기초와 환자 운동 프로그램의 진전을 보여주기 위해 사용된다.

주시안정화 운동 Gaze stabilization exercises

안뜰기능저하 환자에서 주시안정성을 높이기 위해 세 가지 운동이 사용된다. 결국 머리가 움직이는 동안 눈이 표적에 머무르는 것이 문제이다. 적절한 눈 움직임이 생성되는 기전은 환자마다 다르다. 첫 번째 운동은 환자가 머리를 움직일 동안 표적을 고정하려고 시도하는 것을 기본으로 한다(그림 22.4). 이러한 운동은 원래 소량의 망막밀림을 생성하여 잔류 안뜰기능의 적응을 유도하는 데 기반을 두었다. 가장 좋은 자극은 머리의 움직임과 시각 자극을 합동시키는 자극처럼 보인다. 시운동(optokinetic) 자극(시각만의 움직임)은 아마도 시각 자극과 결합된 머리 움직임만큼 효율적이지 못 할지라도 안뜰계의 이득 또한 증가시킬 수 있다. 그럼에도 불구하고 시운동 자극은 안뜰기능저하 또는 만성 안뜰증상이 있는 환자의 치료에 사용되어 왔다.

이러한 운동이 회복을 향상시킨다는 증거가 있지만, 적응 이외의 기전이 주시안정성을 향상시킬 수 있다. 두

표 22.1 말초 안뜰질환자의 다른 운동 접근법의 비교

움직임	주시안정성	자세안정화	습관화
머리와 목 운동을 치료 접근법에 통합한다.	x	x	x
환자의 증상을 사정하기 위해 기능 평가를 사용한다.	x	x	x
운동 조절 및 학습 원칙을 치료 프로그램 설계에 통합한다.	x	x	x
집중력을 증가시키기 위해 정신 운동을 연습한다.	x	x	x
환자는 다양한 환경과 과제 환경에서 근무한 적이 있는가?	x	x	x

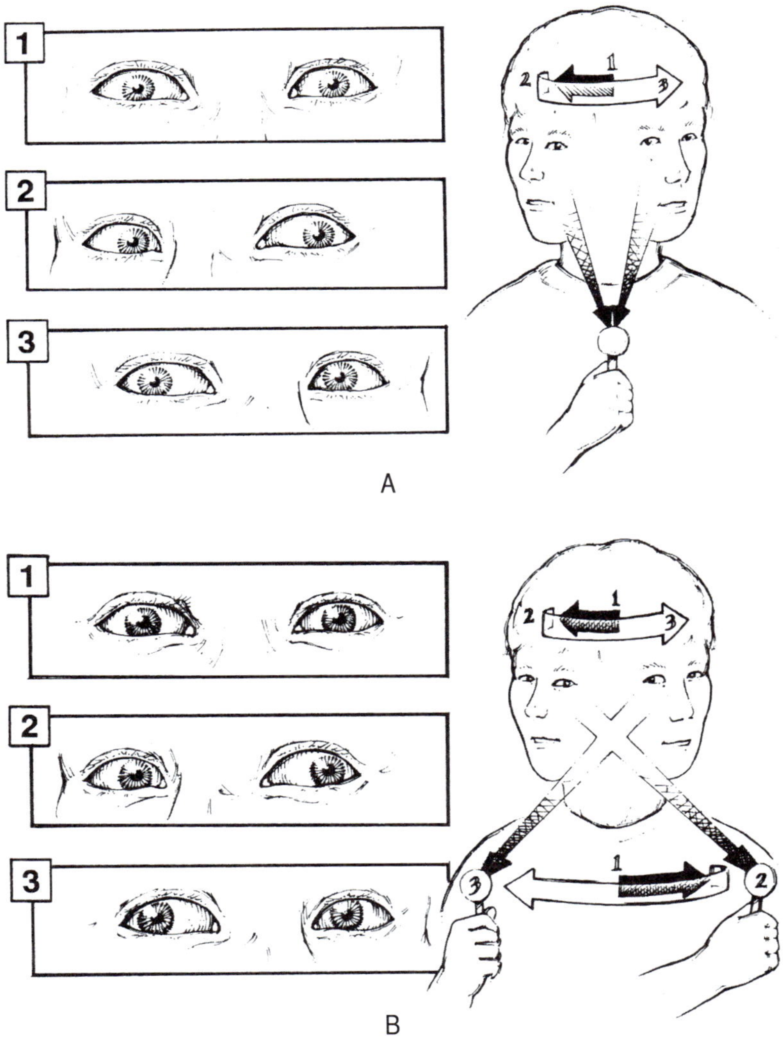

그림 22.4 주시안정화를 위한 운동은 X1보기 패러다임(A)과 X2보기 패러다임(B)을 포함시킬 수 있다.
X1보기 패러다임에서 시각 표적은 고정되어 있으며 대상자는 표적에 시선을 고정하면서 머리를 좌우로 움직인다. X2보기 패러다임에서는 대상자가 표적에 다시 집중하면서 표적과 반대 방향으로 머리를 움직인다. 이러한 운동은 머리가 수평 또는 수직으로 움직이면서 작은 시각 표적(중심와 자극)과 큰 시각 표적(전체 시야 자극)을 사용하여 수행된다.

번째 운동은 머리를 움직이는 동안 표적에 고정을 유지한다는 목표로 두 표적 사이에서 반복적인 눈과 머리 움직임을 포함시킨다. 두 개의 문자(예: X와 Z)가 약 2ft 간격으로 벽에 배치된다(두 표적은 서로 가깝게 배치되어 환자가 하나를 보고 있을 때 시야 끝에서 다른 표적을 볼 수 있음). 환자는 머리가 X에 정렬되어 있는지 확인하면서 X를 보도록 지시받는다(코가 X를 가리킴). 그런 다음 환자는 머리를 움직이지 않고 유지하면서 주시를 다른 표적으로 이동시킨다. 환자는 초점을 맞추기 위해 두 번째 표적을 향해 머리를 돌린다. VOR이 좋지 않거나 VOR이 없는 환자의 경우, 두 눈을 머리 움직임 동안 표적에 유지하려 한다면 다른 기전이 개발되어야 한다. 아마도 이 운동에서 근본 기전은 중추에서 예측 프로그래밍을 하는 것이다.

세 번째 운동은 눈을 감고 머리를 움직이는 동안 고정된 표적에 주시를 고정하는 상상을 포함시킨다. 기억된 표적 운동이라고 하는 이 운동에서 환자는 바로 앞에 놓인 표적을 본다. 그런 다음 환자는 눈을 감고 기억된 표적 위치에 눈을 유지하면서 머리를 돌린다. 환자는 표적을 보고 있는지 보기 위해 눈을 뜬다. 운동은 머리를 중심 위치에 두고 시작하면서 반복하게 된다. 이 운동은 표적에 눈을 고정할 눈 움직임을 일으키기 위해 목 자극의 사용을 향상시킬 수 있거나 머리 움직임과 눈 움직임을 일으키면서 피질 공동 활성화를 증가시킬 수 있다.

습관화 운동 Habituation exercises

이러한 운동은 증상을 유발하는 자극에 대한 반복적인 노출이 해당 치료에 병리학적 반응 감소를 초래할 것이라는 개념에 기반한다. 최초로 습관화에 근거한 운동을 개발한 사람들은 1940년대 Cawthorne과 Cooksey였다. 당시 Cawthorne은 한쪽 안뜰결핍 및 뇌진탕 후 질환이 있는 환자를 치료했다. Cooksey와 함께 Cawthorne은 환자의 현훈과 손상된 균형을 해결하는 일련의 운동을 개발했다. 코손-쿡시(Cawthorne-Cooksey) 운동은 추종 및 신속눈운동, 머리의 움직임, 머리와 눈의 협응을 요구하는 작업, 전체 신체 움직임 및 균형 작업을 포함한다(글상자 22.1). Cawthorne과 Cooksey는 운동은 움직임의 다양한 위치와 속도로 수행되어져야 한다고 권장했다. 또

글상자 22.1

뇌진탕 후 또는 안뜰기능저하 환자의 코손-쿡시 운동의 예

A. 침대에서

1. 눈 움직임 - 처음에는 느린 속도로, 이후에 빠르게 움직이기
   a. 위아래로
   b. 좌우로
   c. 얼굴에서 1m에서 0.3m 떨어져 있는 손가락에 초점을 맞추기
2. 처음에는 천천히 머리를 움직이고, 이후에 빠르게 움직이기. 이후에 눈을 감고 수행하기
   a. 앞뒤로 구부리기
   b. 좌우로 회전

B. 앉기 자세(교실 내)

1. 위와 같음
2. 위와 같음
3. 어깨를 으쓱하고 회전
4. 몸을 앞으로 굽히고 땅에서 물건을 집어 들기

C. 선 자세(교실 내)

1. A1과 A2 및 B3와 같음
2. 눈을 뜨고, 감고 앉은 자세에서 선 자세 운동
3. 작은 공을 손에서 손으로 던지기(눈높이 이상)
4. 무릎 아래에서 손에서 손으로 공을 던지기
5. 앉기에서 서기로 자세를 바꾸고 그 사이에 돌기

D. 이동(교실 내)

1. 원 중간에 사람을 두고 돌면서 공을 주고 받기
2. 눈을 뜨고, 감고 방을 가로 질러 걷기
3. 눈을 뜨고, 감고 경사진 길 걷기
4. 눈을 뜨고, 감고 계단 걷기
5. 구부리기 및 스트레칭과 스키틀, 볼링, 농구와 같은 목표와 관련된 운동하기

근면과 인내가 필요하지만 더 일찍 정기적으로 운동이 수행될수록 더 빠르고 완전하며 정상적인 활동으로 돌아갈 것이다.

출처: Cawthorne-Cooksey exercises for patients with vestibular hypofunction. Reprinted with permission from Dix, MR. The rationale and technique of head exercises in the treatment of vertigo. *Acta Oto-rhino-laryng (Belg)*. 33;370:1979.

한 환자들은 눈을 뜨고 감은 상태에서 운동을 해야 했다. Cawthorne과 Cooksey에 따르면 눈을 감은 채로 운동을 실시하면 시각정보에 대한 환자의 의존도를 감소시키고 안뜰 및 몸감각 기전에 의해 보다 효과적인 보상을 강제할 수 있다. 또한 환자들은 시끄럽고 혼잡한 환경에서 기능하도록 훈련받았다.

적극적인 참여를 장려하기 위해 Cawthorne과 Cooksey는 환자들을 매일 그룹 세션에서 함께 운동하게 했다. Cawthorne과 Cooksey는 집단 운동 형식이 환자들에게 보다 경제적이고 재미있을 것이며 꾀병을 부리는 사람을 쉽게 식별할 수 있을 것이라 믿었다. Hecker 등은 코손-쿡시(Cawthorne-Cooksey) 운동을 사용하여 안뜰질환자 집단을 치료했으며 환자의 84%가 호의적으로 반응했다고 보고했다. 그들은 정기적으로 운동을 수행하는 중요성을 강조했다. 또한 그들은 감정적인 스트레스가 환자의 진전에 영향을 미치는 것으로 보았다.

1980년대 Norre는 한쪽 말초 안뜰상실 환자의 치료에서 안뜰 습관화 훈련을 위한 다른 일련의 운동을 제안했다. 이 연구자들에 따르면, 미로기능의 비대칭성은 '감각불일치'를 초래한다. 방해받는 안뜰신호는 손상되지 않은 시각 및 몸감각계로부터 받은 정보와 충돌하는 뇌에 자극을 생성한다. 이 갈등은 한쪽 말초 안뜰상실 환자에게 경험되는 증상을 유발했다.

보다 최근의 습관화 운동은 초기 문제를 평가하고 결과를 문서화하기 위한 수단으로 동작 민감도 지수(motion sensitivity quotient, MSQ)를 기반으로 한다. Shepard와 Telian이 개발한 MSQ는 만성 한쪽 안뜰기능저하 환자를 위한 개별 운동 프로그램을 수립하기 위한 기초로 일련의 움직임과 위치를 사용한다(표 22.2). 딕스-홀파이크(Dix-Hallpike) 자세는 MSQ의 부분이다. 양성발작성체위현훈(benign paroxysmal positional vertigo, BPPV)이 있는 환자에게는 MSQ가 사용되지 않는다는 것을 기억하는 것이 중요하다. MSQ 점수 계산은 다음과 같다.

- 16개 움직임 각각에 대해 환자는 움직임이 완성된 후 0~5의 척도로 증상의 강도를 평가한다.
- 치료사는 환자의 증상이 기준선으로 돌아갈 때까지 시간(초)을 점수로 계산한다. 5초 미만=0점, 5~10초=1점, 11~30초=2점, 30초 이상=3점이다.
- 모든 16개 움직임에 대한 강도(intensity)+기간(duration) 점수가 합쳐지고(1과 2열에 더해짐) 3열에 기록된다.
- 3열의 숫자가 더해진다. 그 합계를 증상의 증가된 자세의 수와 곱한다.
- 그 곱셈의 결과를 20.48로 나눠서 나온 값이 최종 점수이다.

최종 점수가 0에서 10이면 경미한 동작 민감도, 11에서 30은 중등도 동작 민감도, 31에서 100은 심한 동작 민감도를 나타낸다.

습관화(habituation) 접근법에서는 운동을 위한 기초를 형성하기 위해 MSQ 결과에서 4가지 움직임을 선택할 수 있다. 환자는 하루에 2회, 1회당 두 번 또는 세 번 움직인다. 경미한 증상과 중등도의 증상을 일으키기에 충분한 범위 내에서 환자가 신속하게 운동을 수행하는 것이 중요하다. 습관화가 일어나기 때문에 움직임은 보다 엄격하게 수행될 수 있다. 환자는 증상을 멈추게 하기 위해서 각 움직임 사이에 휴식을 취해야 한다. 증상은 각 운동 후 1분 이내에 또는 모든 운동이 수행된 후 15~30분 이내에 감소해야 한다. 증상이 감소하기 시작하는 데 4주가 걸릴 수 있다. 운동은 수정되기 전 1주~2개월 동안 수행될 수 있다.

습관화 접근법은 모든 환자에게 권장되지는 않는다. 노인들은 특히 빨리 일어나는 움직임을 해서는 안 된다. 주의사항에는 기립성 저혈압과 기립성조절장애(orthostatic intolerance)가 포함된다. 습관화 접근법은 종종 증상을 감소시키는 데 시간이 걸리고 운동으로 악화되는 증상 때문에 환자들이 성실하게 외출하지 않을 수 있으므로 모든 환자에게 효과적이지 않을 수 있다. 치료가 실패하면 활동 변경이나 작업 영역 재구성과 관련하여 상담하는 것이 좋다.

표 22.2 어지럼을 가진 환자를 사정하는 동작 민감도 지수 검사

기준 증상	강도	기간	점수
1. 앉기에서 바로 눕기			
2. 왼쪽으로 바로 눕기			
3. 오른쪽으로 바로 눕기			
4. 바로 눕기에서 앉기			
5. 왼쪽 딕스-홀파이크 자세			
6. 왼쪽 딕스-홀파이크 자세에서 앉기로 되돌림			
7. 오른쪽 딕스-홀파이크 자세			
8. 오른쪽 딕스-홀파이크 자세에서 앉기로 되돌림			
9. 앉아서 머리를 왼쪽 무릎으로 기울임			
10. 왼쪽 무릎에서 머리를 들어 올림			
11. 앉아서 머리를 오른쪽 무릎으로 기울임			
12. 오른쪽 무릎에서 머리를 들어 올림			
13. 앉아서 머리를 수평으로 5번 돌림			
14. 앉아서 머리를 수직으로 5번 움직임(시상)			
15. 서서 오른쪽으로 180° 돌음			
16. 서서 왼쪽으로 180° 돌음			

* 동작 민감도 지수(MSQ) = [(총 점수) × (증상이 있는 자세의 수)] ÷ 20.48. MSQ 점수: 0~10 = 경미; 11~30 = 중등도; 31~100 = 심함. 기간: 5~10초 = 1점; 11~30초 = 2점; >30초 = 3점

자세안정화 운동 Postural stabilization exercises

운동은 자세안정을 향상시키기 위해 중추 예측 프로그래밍의 가능성뿐만 아니라 안뜰신호의 사용과 함께 시각 및 몸감각신호의 사용을 종합해야 한다. 예를 들어, 균형 운동은 시각적 신호가 있거나 없는 상태로 작업하거나 환자가 폼에 서서 몸감각신호를 변경함으로써 시스템에 '스트레스'를 주어야 한다. 신호를 제거하거나 변경하면 환자는 나머지 감각신호를 사용해야 한다. 따라서 환자가 눈을 감고 폼에 서면 안뜰신호의 사용이 촉진된다. 걷는 동안 균형 운동의 강도는 더 좁은 지지 기반으로 걷거나, 머리 움직임을 추가하거나, 걷는 방향에 예측할 수없는 변화를 일으킴으로써 증가될 수 있다. 자세안정성을 향상시키기 위한 운동 프로그램을 개발할 때 가장 큰 관심사는 환자의 낙상 없이 환자의 균형에 도전하는 것이다. 자세 조절 결핍을 가진 환자에게 권할 가장 적절한 운동을 결정하기 전에 낙상 위험이 있는지 알아야 한다.

치료
Treatment

일반 고려사항 General considerations

1. 치료는 일찍 시작해야 한다. 대부분의 증거는 환자가 안뜰기능저하 발병과 운동 개시 사이에 오랜 시간이 걸릴 때에도 여전히 향상할 것이라고 제안한다. 그러나 논리적으로는 낙상 위험이 가능한 한 빨리 줄어드

는 것이 환자에게 더 안전하다. 또한 안뜰 운동 조기 중재는 안뜰신경집종절제 후 환자에게 어떤 운동과도 비교되지 못하게 증상이 호전되고 보행안정성이 향상된다는 증거가 있다. 전향적 무작위 대조 연구($n = 53$)에서, 속귀신경집종절제술 후 노인(50세 이상)의 초기 맞춤형 안뜰재활 프로그램은 일반 지침을 제공받은 사람들과 비교했을 때 3개월째에 자세 조절을 향상시키는 데 더 효과적이었고 1년 동안 유지되었다. 최근 급성 안뜰질환자 40명을 대상으로 실시한 또 다른 무작위 시험에서 Teggi 등은 동적 보행 지수(dynamic gait index)에 의해 사정되어질 때 초기 안뜰 운동은 더 나은 어지럼 장애 척도(dizziness handicap inventory) 점수, 불안감 감소, 시각신호에 대한 의존도 감소, 걷기 개선 등의 결과가 있었다고 보고하였다. 운동 그룹 평균은 운동 프로그램 후 25일에 대조군 그룹 결과가 의미하는 것보다 모두 "더 나음"이었다. 두 연구는 감독된 운동 프로그램의 사용이 안뜰질환자의 결과를 향상시킬 수 있다고 제안한다.

2. 운동은 초기에 짧은 시간 동안 진행될 수 있다. Pfaltz의 연구는 단기간의 자극으로도 회복의 급성 단계에서 환자의 치료에 특히 유용한 VOR 이득 변화를 일으킬 수 있음을 보여주는 데 중요하다.
3. 만성 말초 안뜰결핍이 있는 환자는 어지럼과 균형장애의 증상을 악화시키지 않으려고 자신의 움직임이나 적어도 머리 움직임을 제한했을 수 있다. 이 환자들에서 개선된 기능을 유도하고 움직임에 의해 유발된 증상을 적응시키기 위해 머리 움직임이 권장되어야 한다.
4. 각 주시안정화 운동의 목표는 표적에 고정을 유지하는 것이다. X1 및 X2보기 패러다임에서 환자는 명확하게 볼 수 있는 한도 내에서 최대한 빠른 속도로 머리를 움직이라고 요청받는다(그림 22.4). 실제로 망막밀림이 있음을 나타내는 표적 이미지가 약간 희미해져야 한다. 앞서 언급했듯이, 적응을 유도하는 가장 좋은 자극은 중추신경계가 나머지 안뜰기능의 이득을 수정하여 감소시키려는 오류 신호를 생성하는 것이다. 머리–눈 움직임에서 머리가 표적으로 움직일 때 목표는 명확하게 보는 것임을 환자에게 상기시켜야 한다. 마지막으로 기억된 표적 패러다임에서 환자의 목표는 눈을 뜰 때 표적을 분명하게 보는 것이다.
5. 운동은 환자의 어지럼과 균형장애의 강도를 증가시키는 원인이 될 수 있다. 이는 머리를 움직이면 환자의 어지럼을 유발하기 때문에 환자가 피해야 했던 머리 움직임이 운동에 포함되기 때문이다. 이런 상황은 증상을 경험하는 것이 매우 두려운 환자에게 위협이 될 수 있다. 그럼에도 불구하고 환자는 물리치료 동안 좋아지기 전에 악화될 수 있는 시기가 있을 수 있다는 것을 알아야 한다. 이 기간 동안 물리치료사는 환자를 도와줘야 한다. 예를 들어, 증상이 심각하거나 오래 지속되는 경우 치료사에게 전화하라고 지시해야 한다. 그러한 경우 물리치료사는 환자가 공식적으로 재평가될 때까지 운동이 수정될 수 있는지 또는 운동을 중단해야 하는지 결정한다. 환자의 증상에 대한 지나친 악화는 주의 깊은 운동 처방에 의해서 피할 수 있다. 처음에는 환자에게 몇 가지 중요한 운동만 제공될 수 있다. 환자는 하루에 3번에서 5번 운동을 하라고 지시받는다. 반복 횟수는 환자의 운동 내성에 대한 치료사의 사정을 기반으로 한다. 운동에 대한 반응을 사정하기 위해 환자가 방문하는 동안 모든 운동을 완전히 수행하게 하는 것이 좋다. 어떤 면에서는 증상의 증가가 좋다. 이러한 운동을 하면 몇 주 동안 증상의 강도가 감소한다는 증거가 있기 때문이다. 그러나 강도가 증가하거나 운동이 끝난 후 10~20분 이상 증상이 지속되면 환자는 운동을 수행하는 것을 피하거나 나머지 시간 동안 덜 활동적일 수 있다. 운동을 하는 동안 지나치게 '어지럼'을 느끼는 환자는 재활을 계속하는 것을 거절할 수 있다.
6. 최적의 회복을 위해 운동은 다른 방식의 시스템을 강조해야 한다. 예를 들어, 안뜰계의 적응은 빈도에 의존한다. 시스템이 특정 빈도에서 적응된다면 이득은 그 빈도에서 가장 많이 향상할 것이다. 정상 움직임이 머리 움직임의 광범위한 빈도에 대해 발생하기 때문에 환자는 최적의 효과를 위해 많은 다른 빈도에서 머리 움직임 운동을 수행해야 한다. 다른 머리위치는 운동을 다양하게 하기 위해 사용될 수 있다. 환자는 운동

세션에서 운동 세션으로 또는 세션에서 머리 움직임의 속도를 서서히 증가시키라고 지시를 받을 필요가 있다. 이것은 중추신경계에 대한 도전을 만들고 운동의 효과를 향상시킬 것이다.

7. 운동에 대한 반응은 시간이 걸린다. 안뜰 적응에 대한 초기 연구는 자극이 몇 시간 또는 그 이상 존재한 패러다임을 사용했다. 이 상황은 특히 급성기 동안 환자에게 적절하지 않을 것이다. 우리는 이제 안뜰 적응이 1~2분의 짧은 자극으로 유도될 수 있음을 알고 있다. 뇌가 오류 신호를 줄이기 위해 노력하는 동안 환자는 증상의 증가를 경험할 수 있으며 중단하지 않고 계속 운동을 수행하도록 권장해야 한다. 예를 들어, 그림 22.4의 각 운동은 멈추지 않고 1분 동안 수행되어야 한다. 그런 다음 각 운동 시간을 점차 2분으로 늘릴 수 있다.
8. 환자가 운동 세션에서 운동 세션으로 또는 세션에서 머리 움직임의 속도를 서서히 증가시키도록 지시해야 한다. 이것은 중추신경계에 대한 도전을 만들고 운동의 효과를 향상시킬 수 있다.
9. 환자는 항상 자신의 능력의 최고 한계에서 일해야 한다. 환자의 사기는 상대적으로 쉽게 수행할 수 있는 활동을 통해 올려질 수 있지만 대부분의 운동은 환자의 능력을 향상시켜야 한다. 예를 들어, 눈-머리 운동으로 머리의 움직임 속도는 환자가 시각표적을 집중할 수 있는 한 길게 증가되어야 한다. 또는 눈-머리 운동은 표적을 더 추가하여 수정할 수 있으며(예: 자동차에 거울 배치를 시뮬레이션) 자세안정화 운동에 통합될 수 있다.
10. 정적 균형 운동은 시각 및 몸감각신호를 변경하고, 머리 움직임을 추가하거나 팔 움직임을 추가하여 한발서기와 단계적으로 날카로운 (일자) 롬버그 위치로 자세를 수정하는 것을 포함하면서(그림 22.4, 글상자 22.2) 기저면을 감소시킴으로써 수정될 수 있다. X1 및 X2 보기 패러다임 운동은 환자를 점차적으로 어려운 기저면으로 서게 하고 또는 환자가 단단하거나 폼 표면에 서게 한 채로 수행될 수 있다. 눈-머리 움직임은 걷기로 통합될 수 있다.

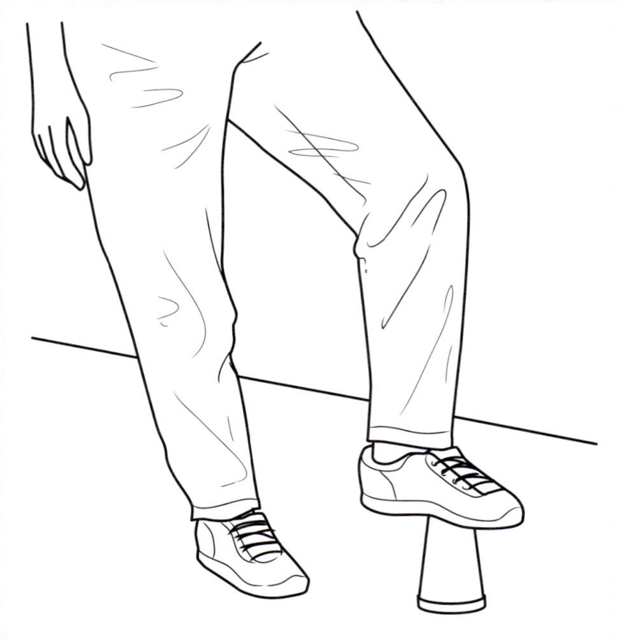

그림 22.5 수정된 한발서기 운동.
환자는 균형을 위해 계산대에 손을 놓는다. 그런 다음 환자는 계산대에 가장 가까운 발을 컵에 놓고 처음에는 간헐적으로 그리고 더 오랜 시간 동안 계산대에서 손을 떼려고 한다. 운동을 반복하며 먼저 반대 방향을 향하여 컵 위에 올려놓은 발이 계산대에 가장 가깝도록 한다.

11. 운동 수행에 순응하는 환자의 경우 6주 이내에 개선된 기능을 기대하는 것은 합리적이다. 증상의 습관화는 더 오래 걸릴 수 있다. 만성 안뜰질환자에서도 운동은 기능과 보행을 향상시킨다.

문제 지향적 접근 Problem-oriented approach

문제 지향적 치료 접근에서 물리치료 프로그램은 (1) 평가 중에 확인된 문제 영역, (2) 환자의 진단, (3) 환자의 의학 병력에 근거한다. 예를 들어, 안뜰기능저하로 진행된 메니에르병 환자의 물리치료 프로그램은 급성 안뜰신경염에서 기능저하가 있는 환자에게 제공되는 프로그램과는 다를 수 있다. 두 환자 모두 현훈을 경험하고 현훈이 자발적으로 해결된다 할지라도(운동이 필요하지 않음), 메니에르병 환자는 현훈 또는 어지럼의 사건에 관련된 불안을 겪었을 가능성이 높다. 이 불안은 안뜰기능저하와 관련된 문제에 대한 운동 프로그램을 방해할 수 있으며, 이는 어지럼을 유발하는 머리 움직임을 포함할 것

글상자 22.2

자세안정성 향상을 위한 운동

사용될 수 있는 많은 균형 운동이 있다. 이러한 운동들은 머리 움직임을 통합하거나 균형을 위해 다른 감각신호의 사용을 촉진하기 위해 고안되었다.

1. 환자는 벽의 표적을 똑바로 쳐다보면서 눈을 뜨고 발을 어깨 너비로 벌리며 단단한 표면에 선다. 발을 벌렸다 모으고, 반 뒤꿈치에서 발끝 위치, 일자(수정된) 롬버그 위치까지 기저면을 점진적으로 좁힌다. 운동은 먼저 팔을 뻗은 상태에서 수행한 다음 팔을 몸에 가깝게 하여 수행한다. 그런 다음 가슴을 가로질러 팔을 접는다. 환자가 다음으로 어려운 운동을 하기 전에 각 위치는 15~30초 동안 유지된다. 환자는 총 2~10분 동안 연습한다. 운동은 눈을 감은 채로 수행될 수 있다. 처음에는 각 위치에 대해 간헐적으로 눈을 감은 다음 더 오랜 시간 동안 감는다. 일자 롬버그 위치는 시도되지 않아야 한다.
2. 환자는 가능한 만큼 발을 서로 붙이고 서 있는다. 그런 다음 멈추지 않고 1분 동안 벽을 똑바로 보면서 머리를 오른쪽과 왼쪽으로 수평으로 돌린다(X1보기 운동). 이 운동은 필요한 경우 벽에 손을 대고 균형을 유지하도록 양손 또는 한 손으로 먼저 수행할 수 있다. 환자는 균형을 유지하면서 오랜 시간 동안 벽에서 손을 뗀다. 진행은 환자가 발을 더 가깝게 움직이도록 하는 것을 포함한다.
3. 전조등 또는 레이저 포인터를 환자의 허리, 어깨 또는 머리에 부착할 수 있으며 환자는 체중 이동을 연습하여 벽에 표시된 표적 위에 조명을 배치할 수 있다. 가정 '바이오피드백' 운동은 다른 위치의 발과 다른 밀도의 표면에 서 있는 환자와 함께 사용할 수 있다.
4. 환자는 쿠션이 있는 표면에 서서 연습한다. 점차 더 어려운 작업은 단단한 바닥(리놀륨, 나무), 얇은 카펫, 털이 있는 카펫, 얇은 베개, 소파 쿠션이 될 수 있다. 등급화된 밀도 폼도 구입할 수 있다. 운동은 눈을 감은 상태에서 수행되지만, 환자는 발을 움직일 때 눈을 떠야 한다.
5. 환자는 준비가 되면 단단한 표면 또는 쿠션이 있는 표면 위에 서서 파트너에게 풍선을 이리저리 두드린다.

걷기

1. 환자는 가능한 한 자주, 필요하다면 그를 도와줄 사람과 함께 걷는다(급성 질환).
2. 환자는 걸으면서 머리를 돌리는 연습을 시작한다. 이렇게 하면 환자의 안정성이 떨어지므로 환자는 걸을 때 벽 가까이에 있어야 한다.
3. 걸을 때 거꾸로 숫자를 세도록 환자에게 요구함으로써 걷기를 더 어렵게 만든다. 이것은 환자가 다른 표면을 걷는 동안 운동을 하도록 함으로써 점점 더 어려워질 수 있다.
4. 환자는 보다 좁은 기저면 걷기를 연습한다. 환자는 먼저 지지를 위해 또는 촉각신호를 위해 벽에 손을 댈 수 있고, 그런 다음 점차 간헐적으로 손을 대며, 이후에는 전혀 접촉하지 않는다.
5. 환자가 걷는 동안 돌아서서 큰 원을 만들지만 점차적으로 점점 더 작은 회전을 한다. 환자는 반드시 양방향으로 회전해야 한다. 이것은 일부 환자가 눈을 감고 시도할 수도 있다.
6. 환자는 단단한 표면이나 쿠션이 더 있는 표면에 서거나 경사로를 걷는 것을 연습할 수 있다.
7. 환자는 걷는 동안 어깨 위로 공을 던지고 잡을 수 있다.
8. 환자는 테니스 공을 벽에 찰 수 있다.
9. 지역사회에서 환자는 쇼핑몰이 열리기 전에 쇼핑몰에서 걷기 연습을 할 수 있으며 조용히 연습할 수도 있다. 또한 쇼핑몰에서 사람들과 같은 방향으로 걷는 동안 걷기 연습을 하거나 사람들과 반대방향으로 걸을 수 있다.
10. 환자는 스웨덴 공에 앉아 있거나 튀는 동안 또는 트램펄린에서 튀는 동안 균형 유지를 연습할 수 있다. 이 운동은 고정된 표적에 대해 시각적 고정을 유지하려는 시도와 함께 통합될 수 있으며, 따라서 귀돌 눈반사의 적응을 촉진할 수 있다.
11. 양쪽 안뜰상실 환자는 걷기와 숫자 세기를 시도될 수 있지만 특히 어려울 수 있다.

이다.

문제 지향적 치료접근은 포괄적이며 주시안정화, 습관화 및 자세안정화 운동을 개인의 필요에 따라 합동시킨다. 또한 운동 프로그램은 운동학습과 운동조절의 기능적 활동과 최근의 이론을 통합시켜야 한다. 일반적인 치료 진전은 다음을 포함시킨다.

1. 운동 속도 증가 및 교대
2. 다양한 위치 및 활동(즉, 앉기, 서기, 걷는 동안 수행되는 머리 움직임)에서 운동 수행
3. 시각 또는 몸감각 자극이 감소하는 상황에서 운동 수행(즉, 눈을 뜨고 눈을 감은 채로 균형 운동, 눈을 감은 채로 걷기)
4. 산만한 상태에서 균형 운동 수행(예: 정신과제)
5. 환자를 다양한 과제 및 환경 상황에 노출(즉, 집에서 걷고 쇼핑몰에서 걷기)

문제점: 시각적 추적 또는 머리안정화를 요구하는 작업을 수행할 때 시야흐림 및 어지럼

머리 움직임 동안 시각적 추적 또는 주시안정화를 요구하는 작업을 수행할 때 시야흐림 및 어지럼은 머리 움직임 동안 시야흐림을 초래하는 VOR 이득 감소와 시각-안뜰 감각 불일치의 결과일 가능성이 크다. 한쪽 안뜰상실 후 급성기 동안 주시안정화 운동이 사용될 때 주의를 기울여야 한다. 이 단계에서 환자는 심한 현훈에 대해 불평할 수 있고 구역과 구토가 나타날 수 있다. 머리 움직임은 이러한 증상을 악화시키고 환자는 보통 어두운 곳이나 눈을 감은 채로 자주 조용히 눕는 것을 선호한다. 이 단계에서 환자는 자율신경계 반응을 억제하기 위해 약물을 복용하며 정맥주사 수액 보충을 받을 수 있다. 누군가를 보기 위해 머리를 돌리는 것과 같이 느리고, 쉬운 머리 움직임이 먼저 권장되어야 한다. 안뜰결핍의 급성 발병 후 첫날 동안 좋은 시각 자극(밝은 방 조명, 커튼 열림, TV 켜기)이 권장되어야 한다. 많은 사람들이 급성 안뜰병발 후 초기에 불안정하기 때문에 침대에서 일어나는 것은 도움과 때때로 보조 장치가 필요할 수 있다.

1~3일 후 구역과 현훈의 증상이 줄어들거나 해결되어야 하며 안뜰신경세포의 휴식 상태가 회복됨에 따라 자발적 눈떨림이 감소되어야 한다. 환자는 부드럽고 능동적인 머리 움직임을 사용하여 안뜰상실이 발병한 후 1~3일 초기에 주시안정성을 촉진시키기 위해 운동을 시작할 수 있다. 수평 머리 움직임으로 X1보기 패러다임 운동은 적절한 시작점이 될 수 있다. 운동은 작고(오목한) 정지된 표적을 1분 동안 주시한 다음 휴식 시간 동안 수행되며 하루 5번 실시한다(그림 22.4, 글상자 22.3).

다음 단계는 수직 머리 움직임을 사용하여 운동 수행을 추가하는 것이다. 환자가 호전됨에 따라 각각 최대 2분 동안 운동을 수행해야 한다. 환자가 머리의 움직임과 함께 어지럼 또는 균형장애가 증가한다고 불평할 수 있지만, 앞서 말했듯이 환자가 운동을 수행할 때마다 증상이 10분에서 20분 또는 그 이상 지속되지 않는 한 운동을 중단할 이유는 없다. 그러나 구토나 심한 구역은 운동을 종료하거나 수정하는 이유가 된다.

한쪽 안뜰상실 후 급성 단계에서 VOR 이득은 낮으며 (0.25~0.5), 환자가 항상 시각적 표적에 초점을 맞출 수 있도록 비교적 느린 머리 속도와 낮은 빈도를 사용해야 한다. 환자가 좋아지면 (며칠에서 1주일 이상) 운동은 자

글상자 22.3

주시안정성 향상 운동

급성기(만성, 비보상 환자에게 사용됨)

1. 명함이나 그 위에 단어가 적힌 다른 표적(중심와 표적)을 환자 앞쪽 벽에 테이프로 붙여서 읽을 수 있다. 환자는 단어에 초점을 맞추면서 1분 동안 머리를 부드럽게 옆으로 움직인다.
   - 머리를 수직으로 1분 동안 움직이면서 반복한다.
   - 환자는 하루에 최소 3회, 바람직하게 4회 또는 5회 각 운동을 반복해야 한다.
   - 각 운동의 지속 시간은 1분에서 2분으로 점진적으로 늘린다.
   - 환자는 운동으로 인해 어지럽거나 구역질을 느낄 수 있지만 운동을 1분에서 2분 동안 지속하고 운동 간에 1분 동안 쉬어야 한다고 주의를 받는다.

아급성 또는 만성기

1. 눈-머리 운동은 처음에는 두 개의 표적만 사용되고 수평 머리 움직임만으로 수행된다. 운동은 최대 2분 동안 수행되지만, 환자는 어느 때에서나 휴식을 취할 수 있다. 진행은 수직으로 수행하거나 더 많은 표적을 추가하는 것이다(예: 자동차의 거울 배치 시뮬레이션).
2. 기억된 표적 운동을 가정 운동 프로그램에 추가할 수 있다. 운동은 최대 2분 동안 수행되지만 환자는 언제든지 휴식을 취할 수 있다.
3. 작은 표적을 가진 X1 운동이 구역질이나 지나친 어지럼을 유발하는지 여부에 따라 X1 운동은 바둑판(전체 시야 자극)과 같은 큰 패턴을 사용하여 반복적으로 머리를 수평으로 움직인다. 진행은 바둑판을 사용하지만 머리를 수직으로 움직인다.
4. 환자는 앞으로 명함을 들고 그것을 읽을 수 있다. 카드와 머리를 반대 방향으로 앞뒤 및 수평으로 움직이면서 멈추지 않고 1분 동안 단어에 집중한다. 이것은 수직 머리 움직임과 커다란 전체 시야 자극으로 반복된다. 지속 시간은 1~2분으로 점차 연장된다. 환자는 매일 3회 이상, 바람직하게는 매일 5회 운동을 반복해야 한다.

만성기

1. 환자는 공을 위아래로 부드럽게 튀기거나 부드러운 표면에 서서 환자의 앞 벽에 배치된 시각 표적에 시선을 고정한다.

신이 사용하고 있던 작은 표적과 함께 전체 시야 자극(서양 장기판)의 사용을 포함하도록 확장될 수 있다. 발병 후 1주 또는 2주 이내에 환자는 머리 움직임과 반대 방향으로 움직이는 시각 표적에 고정을 유지하도록 요구하는 주시안정화 운동을 시작할 수 있다(X2보기; 그림 22.4, 글상자 22.3). 이 운동은 눈의 구석을 보면서 표적에 초점을 맞출 수 없기 때문에 작은 머리 움직임(그리고 비교적 작은 표적 움직임)으로 수행되어야 한다. 환자가 고정을 유지하기 위해서는 머리 움직임이 더 느려야 한다. X1 및 X2보기 패러다임은 환자가 향상됨에 따라 머리 속도를 높이면서 수행되어야 한다. 발병 후 2~3일 내에 환자는 걷는 동안 머리를 돌리기 위한 준비로써 서 있는 동안 주시안정화 운동을 수행하는 것을 시작할 수 있다. 눈-머리 운동과 기억된 표적 운동은 환자가 진행함에 따라 환자의 운동 프로그램에 추가된다.

궁극적으로, 눈-머리 운동은 보행 및 기타 기능적 활동에 통합되어야 한다. 안뜰결핍을 가진 환자는 시각 추적이나 주시고정을 요구하는 기능적 과제 또는 게임을 수행하도록 지시해야 한다. 예를 들어, 레이저 태그는 움직이는 표적에 눈을 집중시키면서 환자가 머리를 움직일 것을 요구한다. 28장에서 논의되는 위(Wii)에는 치료 프로그램에 통합될 수 있는 눈-머리 추적 활동을 통합한 게임이 있다. 어떤 환자에게는 공을 튀게 하고 잡는 것이 적절한 작업이 될 수 있다. 환자는 물체 동작 방향 또는 목 위치를 변경함으로 작업을 변경하려는 노력에서 바닥, 벽 또는 천장까지 공을 튀게 하는 것이 좋다. 대안으로 환자는 벽에 킥볼을 할 수 있으며, 눈과 머리로 공을 따라야 하고 균형이 빠르게 변해야 한다. 움직이는 패턴이나 색 대비가 높으면 환자의 증상이 크게 증가할 수 있기 때문에 다색 또는 고도로 패턴화된 볼을 사용하면 작업이 어려워질 수 있다. 환자의 증상이 개선됨에 따라 서기와 보행 동안 정신활동(3 또는 7로 뒤부터 계산 등)이 통합되어야 한다.

고도로 질감이 있는 시각 환경에 환자를 노출시키는 것은 시각-안뜰 상호작용 결핍의 치료에도 도움이 될 수 있다. 예를 들어, 식료품 쇼핑이나 쇼핑몰을 걷는 것과 같은 작업을 서서히 수행하도록 환자에게 지시할 수 있다. 시운동 자극은 복잡한 시각 환경을 모의실험하기 위해 치료 프로그램에 통합될 수 있다.

문제점: 증상의 악화

환자가 머리 움직임 사정 동안 증상의 악화(exacerbation of symptoms)를 경험하는 경우, 습관화 운동 프로그램에 통합될 수 있다. 그러나 주시안정화 운동이 증상 강도를 감소시킨다는 충분한 증거가 있다. 물리치료 사정 동안 환자의 증상을 유발하는 위치 또는 움직임은 동작 민감도 검사 결과 또는 병력 기록을 기반으로 확인된다(21장 참조). 이러한 위치와 움직임은 환자의 운동 프로그램에 통합된다. 초기에 환자가 중대한 증상을 나타내면 습관화 운동을 수정하여 환자가 바로 눕기 또는 앉기 자세에서 수행될 수 있다. 나중에 환자는 서 있거나 걸으면서 운동할 수 있다.

습관화 운동 동안 환자는 적어도 10초 동안 또는 증상이 소산될 때까지 자세를 유지하도록 지시받는다. 또한 환자는 각 운동을 3~5회 수행하라고 지시받는다. 이러한 운동의 초기 처방은 심각한 증상을 유발하는 움직임 또는 자세를 피해야 하는 것이 특히 중요하다. 많은 치료사들은 너무 공격적인 접근이 환자의 부적합을 초래할 수 있다는 것을 경험하였다. 따라서 치료사는 중간 정도의 증상을 보이는 움직임과 위치를 선택해야 한다.

또한 환자의 일상생활에 습관화 운동을 포함시키려고 시도해야 한다. 예를 들어, 환자는 식기세척기에 식기를 넣거나 빼는 작업에 목 대각선 운동을 포함하도록 지시를 받는다. 이 작업은 환자가 물체에 집중하고 몸, 머리 및 팔을 동시에 움직여 물체를 높은 선반에 들어 올리거나 또는 놓아야 한다.

문제점: 정적 · 동적 자세 불안정

환자에게 처방된 균형 및 보행 훈련은 사정 중에 확인된 문제를 기반으로 하며 환자 병력 및 의학 진단에 따라 상당히 달라질 것이다. 한쪽 안뜰신경염, 미로염 또는 안뜰신경절개와 같은 외과 수술로부터 회복은 일부 환자에서 회복이 6개월까지도 걸릴 수 있지만 전형적으로 6주가 걸린다. 예를 들어, 안뜰신경절개 환자는 종종 3주 이

내에 직장으로 복귀한다. 대부분의 회복은 처음 몇 주 이내에 발생하지만 속귀신경집종절제술로부터 회복은 전형적으로 좀 더 오래 걸린다. 처음 2~3주 후 주요 불만은 피곤함, 빨리 돌 때의 불안정성, 어둠 속에서 걷는 어려움 증가이다. 환자는 고르지 않은 표면 위를 걷거나 빛의 강도가 바뀔 때(외부로 문을 열거나 나무와 같은 간헐적 그림자를 보며 걷는) 불안정성이 더 크다고 불평할 수 있다.

말초 안뜰기능저하를 가진 많은 환자들이 급성기 동안 균형의 정적 검사에서 정상 수치 이하로 수행한다 할지라도, 특히 머리 돌리면서 걷기와 같은 동적인 활동 동안의 불균형이 가장 일반적인 불만이다. 이 환자들이 한쪽 다리로 서거나 눈을 감고 걷는 것이 불가능하다는 보고는 거의 없다. 대신 그들은 오르막길을 오르거나, 혼란스러운 방을 통과하거나, 영화관에 들어가는 데 어려움을 호소할 수 있다. 환자 결핍의 본질 때문에 균형 훈련은 보행의 동적인 면을 다루고 과제지시를 받아야 한다. 균형과 보행 훈련은 분리할 수 없으므로 이 논의에서 함께 고려된다.

평가를 통해 치료사는 환자의 기능적 균형 결핍을 확인한다. 치료적 운동 처방은 환자의 구체적 결핍을 다루어야 한다. 예를 들어, 환자는 균형을 위해 시각 또는 몸감각 자극을 사용할 기회가 최소화될 때(예: 밤에 걷기) 균형장애를 경험할 수 있다. 이 상황에서 환자가 시각 또는 몸감각이 아닌 안뜰에 집중하도록 요구하는 운동과 과제를 강조하는 것이 중요하다. 이러한 운동에는 뒤로 걷기, 측면 밟기 그리고 눈을 감은 채로 수행되는 딸기, 눈을 먼저 뜬 상태에서 폼 위에서 행진하고 나중에 눈을 감은 상태에서 걷기(그림 22.6, 글상자 22.3) 그리고 어둠 속에서 운동 매트 또는 매트리스 위를 걷는 것을 포함할 수 있다.

또 다른 기능 결핍은 걷는 동안 머리의 움직임을 요구하는 상황에 직면했을 때 환자가 경험하는 불안정성이다. 예를 들어, 많은 환자들은 식료품 쇼핑을 하는 데 어려움을 겪는다. 원하는 품목의 식료품 선반을 보기 위해 환자는 머리를 왼쪽, 오른쪽 또는 대각선으로 움직이며 걸어야 한다. 동시에 환자는 다른 구매자와의 충돌을 방지하기 위해 계속 환경을 모니터링해야 한다. 결과적으로 이러한 다소 평범한 작업은 환자의 자세 조절 시스템에 압도적인 도전을 만든다. 이러한 어려움을 극복하기 위해 환자는 우선 머리를 좌우 또는 위아래로 움직이면서 복도를 걸어가도록 지시를 받는다. 나중에 환자는 보행경로에 놓인 물체를 피하면서 동일한 작업을 수행한다. 가장 어려운 조건은 복잡한 시각 환경(사람과 카트가 있는 쇼핑 통로와 유사)이 있는 지역에서 이 운동을 수행하는 것이다.

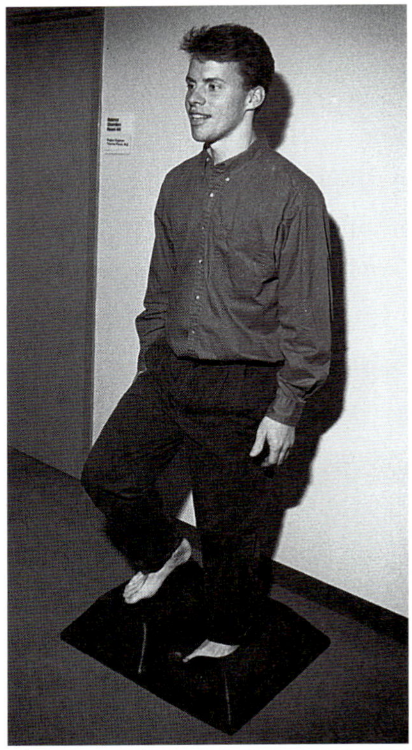

그림 22.6
균형을 위한 안뜰정보 사용을 촉진하는 활동은 환자의 가정 운동 프로그램에 자주 포함된다. 이 예에서, 환자는 눈을 뜨거나 감은 상태로 폼 쿠션 위에 선 뒤 제자리에서 걷는다. 눈을 감으면 안뜰정보의 중요성이 극대화된다.

논의할 마지막 결핍은 보행이 예기치 않게 방해받을 때 안뜰결핍 환자들이 경험하는 어려움이다. 어떤 사람은 다른 사람과의 갑작스러운 마주침을 경험하지 않으려고 번화한 쇼핑몰을 걷지 않는다. 이러한 작업을 위해서는 자세 조절 시스템이 신속하게 대응해야 한다. 어떤 경우에는 환자가 앞으로의 사건을 예측할 수 있는 능력을 향상시켜야 할 수도 있다. 보행사정에 표시된 바와 같이, 장애물 코스는 환자가 작업 환경의 변화를 예상하거나 신속하게 대응할 수 있는 능력을 평가하기 위해 고안될 수 있다. 장애물 코스는 치료에도 사용될 수 있다. 환자는 가능한 한 많은 방법으로 코스를 변경하도록 지시를 받아야 한다. 가족 구성원이 구두로 환자가 따라야 할 길을 지시하는 것은 보행 중 갑작스러운 방향 변화에 대한 구두 신호에 도움이 된다. 환자가 장애물을 만나거나 피해야 하는 순간에 명령이 주어지므로 작업 불확실성의 수준을 유지한다. 환자가 외적으로 부과된 제약 조건에 신속하게 대응해야 하는 또 다른 작업은 걷거나 왼쪽 또는 오른쪽으로 몸을 돌리는 것이다. 다시, 가족 구성원은 환자에게 언제 그리고 어떤 방향으로 돌라고 지시한다. 가족은 또한 '중지'하라는 지시를 빨리 내릴 수도 있다.

안뜰질환자는 다른 균형과 보행 작업에 어려움을 겪을 수 있다. 이 논의는 단지 몇 가지로 간주된다. 철저한 평가를 통해 치료사는 환자의 특정 운동 조절 문제를 확인할 수 있다. 그러한 경우 치료 프로그램은 특정 균형이나 보행운동에 국한되어서는 안 된다. 대신, 치료사는 환자의 자세 조절 시스템에 다양한 환경과 다양한 표면으로 도전하여 환자의 능력에 최대한 도전해야 하는 균형 및 보행 활동을 환자에게 제공해야 한다.

문제점: 균형과 보행운동의 진행

자세안정성의 회복은 주시안정성 회복보다 점차적으로 더 많이 발생한다. 안뜰상실이 급격히 발생하면 환자는 발병 후 1~2일 동안 침대에서 벗어나기 위해 도움이 필요할 때가 있다. 또한 항상은 아니지만 처음 며칠 동안 보행에 도움이 필요하다. 한쪽 안뜰상실 환자는 여전히 증가된 흔들림을 가지고 있다 할지라도 보통 발병 후 4~5일 이내에 눈을 감은 채로 발을 모으고 서 있을 수 있다. 보행은 첫 주 동안 심하게 실조를 일으키지만 환자는 넓은 지지를 가진다 할지라도 1주 이내에 독립적으로 걸어야 한다. 이 회복 초기 단계에서는 몇몇 다른 균형 및 보행운동이 적절하게 사용될 수 있다. 목표는 눈을 뜨고 눈을 감은 상태에서 더 좁은 지지(롬버그 위치)로 서 있거나 걸으며 머리를 돌리기 시작하고 안정성을 향상시키면서 걷는 동안 환자의 지구력을 높이는 것이다. 앉거나 다른 위치에서 균형을 향상시키는 운동은 일반적으로 필요하지 않지만 운동을 해야 한다면 수술 후 환자는 몇 주 동안 굽힘 운동을 피해야 한다.

비록 시작점이 사정 중에 확인된 문제에 달려 있다 할지라도 만성 안뜰질환자에게 보행 운동은 더 어려울 수 있다(글상자 22.2). 환자는 기저면을 점차적으로 줄이거나 시각 및 몸감각신호를 변경하여 균형을 강조하는 일련의 운동을 통해 치료될 수 있다. 그들이 필요한 기간 동안 위치를 성공적으로 유지할 수 없더라도 연습하면 균형이 향상된다. 그러나 한쪽 안뜰이 완전히 상실된 환자는 나이를 불문하고 눈을 감고 수정된 롬버그를 거의 수행하지 못한다. 보다 어려운 동적 균형 운동에는 한 방향에서 다른 방향으로 원의 원주를 점차적으로 줄이면서 갑자기 걷거나 돌거나 원을 걷는 것이 포함될 수 있다. 환자는 쇼핑몰(빈 쇼핑몰에서 걷는 것이 혼잡한 쇼핑몰에서 걷는 것보다 쉽고, 사람들과 함께 걷는 것이 사람들과 마주보고 걷는 것보다 쉬움)이나 잔디와 같은 다양한 환경에서 걷는 연습과 밤에 걷는 연습을 필요로 한다. 환자가 더 이상 필요로 하지 않을 때까지 낙상을 방지하기 위한 예방조치가 항상 취해져야 하지만 환자가 보행 보조장치에 의존하지 않도록 하는 것이 중요하다. 보조장치는 안뜰 문제 발생 후 첫 며칠 동안만 필요할 수 있으며, 이후의 재활 과정에서는 거의 사용되지 않는다.

문제점: 신체상태 악화

활동이 없기 때문에 신체상태 악화(physical deconditioning)는 한쪽 안뜰상실을 가진 많은 환자에게 중요한 문제가 될 수 있다. 많은 환자들이 정기적인 보행 프로그램을 시작하도록 권장된다. 보행 프로그램의 목적은 두 가지이다. 첫째, 환자의 상태 악화를 막기 위해서이다. 둘째, 환자의 중추신경계에 현실적인 균형 문제를 제공한다. 평평하지 않은 지형을 걷거나, 쇼핑몰을 걷거나, 길을 건너는 것과 같은 작업은 치료 운동 프로그램(그림 22.7)으로는 시뮬레이션할 수 없는 방식으로 환자에게 도전하게 한다. 거리를 건널 때 환자는 움직이는 차량에 의해 부가된 시간적 제약을 준수해야 한다. 특히 환자는 차량과 직면하

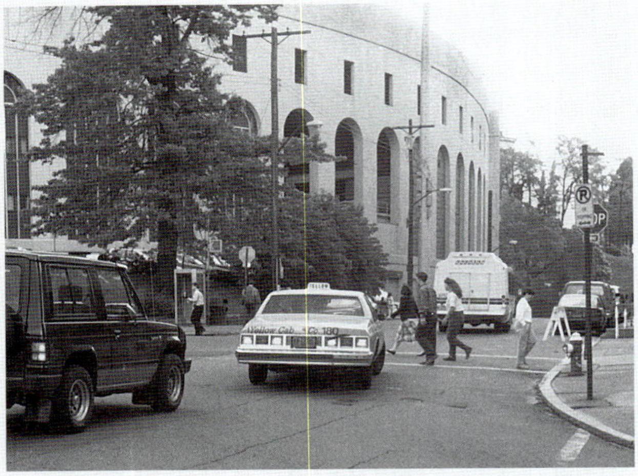

그림 22.7
신호등이 변하기 전에 길을 건널 때와 같이 시간적 제약을 준수해야 할 때 환자가 걷는 데 어려움을 겪을 수 있다.

는 것을 피하기 위해 연석에서 벗어나는 순간을 결정해야 한다. 번잡한 교차로에서 길을 건너면, 이러한 요구사항을 수행하기가 더 어려워진다. 또한 환자의 자세 조절 시스템은 다른 사람의 움직임이나 지형의 변화로 발생하는 동요를 상쇄하기 위해 빠른 적응을 해야 한다.

초기 프로그램에서 환자는 일주일에 4번 이상 15~20분 동안 걸어야 한다. 이후 몇 주 동안 환자는 도보 30분으로 증가하도록 지시받는다. 처음에 환자는 익숙한 환경에서 몇 가지 어려움 없이 걸어 다닐 것을 권고받을 수 있다. 나중에 치료사는 환자에게 걷기 프로그램을 다른 상황과 맥락으로 확장하도록 권장한다. 환자의 증상이 좋아지면 공원과 쇼핑몰을 걷는 것이 자주 권장된다. 이런 상황에서 걸을 때 환자는 가능한 많은 도전을 경험하도록 권고받는다. 예를 들어, 쇼핑몰에서 에스컬레이터를 타는 것은 환자에게 흥미로운 도전 과제를 제공할 수 있다. 환자는 움직이는 기저면 위에 서서 균형을 유지해야 한다. 또한 환자 앞 또는 옆으로 지나가는 다른 사람들의 움직임이 어지럼증이나 불균형을 일으켜 작업의 어려움을 가중시킬 수 있다. 환자가 증상의 악화를 경험하지 않고 다양한 상황에서 안전하게 관리해야 하는 경우에 이러한 과제가 필요하다.

환자는 또한 테니스나 골프와 같은 다른 활동으로 돌아가도록 권할 수 있으며, 이는 전반적인 건강 상태를 향상시키는 데 도움이 된다. 이러한 활동은 점진적으로 추가되어야 한다. 고정식 자전거를 사용하는 것과 같은 활동은 강도 또는 운동 범위를 증가시켜 간접적으로 체력을 향상시키는 데에는 도움이 되지만 자세안정성을 향상시키는 데에는 도움이 되지 않는다. 수영은 한쪽 안뜰상실 환자가 안전하게 수행할 수 있는 좋은 운동이다. 환자가 바다 수영을 하고 싶어 한다면, 처음에는 모래 위를 걷거나 물속에서 모래 위에 서 있는 데 어려움이 있을 수 있다(양쪽 안뜰상실 환자는 시각적 단서가 없으면 물속에 있을 때 '어느 쪽이든' 알기가 어려우므로 주의가 필요하다. 특히 바다 수영은 바람직하지 않을 수 있다. 물안경을 이용하여 수영하는 것이 도움이 되지만 어두운 물속에서는 도움이 되지 않음). 모든 환자는 다음과 같은 주의 사항을 지켜야 한다. "절대 혼자 수영하지 마십시오."

문제점: 운전의 재시작

환자가 가장 많이 묻는 질문 중 하나는 다시 운전을 시작할 수 있는지 여부이다. 미국에서는 법적인 내용은 주마다 다를 수 있지만 본질적으로 환자는 머리 움직임 중에 명확하게 볼 수 없거나 머리 움직임으로 인해 어지럼(또는 방향감각 상실)이 발생하는 경우에는 운전해서는 안 된다. 환자가 급격하고 갑자기 머리를 움직일 때 명확하게 볼 수 있어야 한다는 한 가지 지침은 동적 시력 검사를 사용하여 검사할 수 있다. 환자가 운전을 다시 하기로 결정한 경우 비어 있고 조용한 지역의 거리 또는 주차장에서 시작하도록 권장해야 한다. 밤에 운전하거나 고속도로에서 운전하는 것은 환자가 더 조용한 도로에 편안할 때까지 지연되어야 한다. 운전자의 훈련은 유익할 수도 있지만 보험을 통해 보장될 수도 안 될 수도 있다. 양쪽 안뜰기능저하가 있는 사람이 운전을 할 수 있는지 여부는 다소 논란의 여지가 있다. 최근의 한 보고서에 의하면 양쪽 상실을 가진 사람들은 안전하게 운전할 수 있지만 환자의 지각 능력은 감소된 것으로 보고되었다(7장 참조).

표 22.3 잠재적 문제점과 적절한 측정 도구(21장 참조)

잠재적 문제점	측정 도구
주관적 불평	
불균형-특히 보행 시	시각아날로그척도-보행 시
머리 움직임과 함께 진동시각	시각아날로그척도-보행 시
머리 움직임과 함께 어지럼	시각아날로그척도-1분간의 머리 움직임
균형에서 낮은 자신감	활동특이적균형자신감척도(ABC), 낙상 효능 척도 또는 국제 낙상 효능 척도
불안과 우울	많은 다양한 도구의 사용
제한 사항	
보행 속도 감소	연령 및 성별 기준과 비교하여 원하는 속도로 걷는 시간
낙상 위험 증가	동적 보행 지수 기능적 보행 평가
머리 움직임 동안 감소된 시력	동적 시력
감소된 신체조건	6분 걷기 검사; 심박수, 호흡수
기본 일상생활활동 및 운전 수행	설문지
정상 사회 상호작용의 참여 제한	장애 척도, 어지럼 장애 척도, 신체 활동 척도

물리치료사가 의사에게 보내야 하는 정보
Information the physical therapist should send the physician

물리치료 평가는 안뜰기능저하 환자에게 종종 나타나는 특정 문제를 파악하는 데 목표가 있어야 한다(표 22.3). 문제가 확인되면 실제 치료 계획이 가정 운동 프로그램에 중점을 두고 개발된다. 재평가는 중급 재활 과정과 재활 과정이 끝날 때 다시 해야 한다. 따라서 추천 의사는 증상이 발생했는지 여부를 보여주는 객관적인 평가 결과를 제공받아야 한다. 전자 의료기록을 사용하면 의사에게 보고서를 보내는 것이 더 쉽게 이루어질 수 있다. 지속적인 의사소통, 특히 환자가 약리학적 개입으로 관리되는 경우 의사를 추천하는 데 큰 도움이 된다. 증상 보고서가 의사에게 객관적으로 보고되면 약을 조정하는 것이 더 쉽게 이루어질 수 있다.

물리치료 중재의 목표는 (1) 환자의 균형장애(불균형 감각)와 진동시각(머리 움직임 중 시야흐림) 감소, (2) 특히 보행 중 환자의 기능적 균형 개선, (3) 머리 움직임 중 환자의 명확한 관찰 능력 향상, (4) 환자의 전반적인 신체 상태 및 활동 수준 향상, (5) 환자가 보다 정상적인 수준의 활동과 사회 참여로 돌아갈 수 있게 하고, (6) 환자의 사회적 고립을 줄이는 것이다. 이러한 목표는 치료사가 사용하는 운동 및 결과와 직접 연결되어야 한다.

환자는 일반적으로 물리치료사가 외래 환자로 볼 수 있지만 경우에 따라 환자가 병원에 있을 때 초기 치료가 이루어진다. 재활 과정의 중요한 부분은 가정 운동 프로그램을 수립하는 것이다. 물리치료사는 환자에게 동기를 부여하고 과정 준수 약속을 받아내야 한다. 그렇게 하려면 물리치료사가 환자 자신의 목표를 확인하고 치료 목표 및 운동의 잠재적 영향을 환자에게 분명히 해야 한다.

초기 노트는 다음 내용을 포함시켜야 한다.

1. 환자의 주관적 불평 및 검사결과의 정량화. 최소한 주관적 불평, 보행 속도 및 낙상 위험 측정, 환자의 능력 또는 사회 활동 참여 불능에 대한 측정이 있어야 한다.

환자의 수행과 비교하기 위해 나이(그리고 적절한 경우 성별)에 따른 표준 값을 포함시켜야 한다.

2. 해당 환자의 특정 문제, 환자의 목표 및 그 목표를 달성해야 하는 기간 목록
3. 환자의 목표와 관련하여 환자가 수행할 구체적인 운동
4. 환자가 가정 운동 프로그램을 수행할 것으로 예상되는 징후
5. 주당 임상 방문 횟수와 물리치료가 필요한 주의 횟수
6. 개선할 환자의 기대 능력

치료를 계속하기 위한 요청은 다음과 같아야 한다.

1. 환자가 그 목표에 도달하기 위한 개선을 보인 증거를 보여주거나 환자가 개선되지 않은 이유에 대한 설명. 다시 정량화된 데이터를 제시해야 한다.
2. 주당 임상 방문 횟수와 물리치료가 필요한 주의 횟수

최종 참고 사항:

1. 환자가 달성한 목표를 항목별로 분류한다.
2. 변화를 나타내는 데이터를 제공한다(기준과 수행 측정).
3. 목표가 달성되지 않은 경우, 환자가 물리치료로부터 퇴원하는 이유를 설명한다.

운동이 회복을 촉진시킨다는 증거
Evidence that exercise facilitates recovery

동물연구에 의하면 시각-운동 경험이 회복 속도를 촉진하고 안뜰기능이상에 따른 회복의 최종 수준을 향상시킨다는 첫 번째 증거가 있다. 또한 여러 연구에 의하면 운동은 안뜰 보상 과정을 촉진시켰다. 예를 들어, Igarashi 등은 운동하지 않은 원숭이 그룹에 비해 회전 우리에서 운동하는 원숭이 그룹에서 보행 평형 보상이 더 빨리 일어난다는 것을 발견했다(13.7일에 비해 7.3일). 한쪽미로절제술을 시행한 고양이에서도 비슷한 결과가 관찰되었다.

다행히 사람에게도 특정 운동의 사용이 한쪽 안뜰기능저하 환자의 회복을 촉진시킨다는 많은 증거가 있다.

> 물리치료 및 작업치료가 환자의 건강관리 비용을 늘리기 때문에 지지 증거의 가용성이 중요하다. 현재의 건강관리 제공자(보험회사)는 치료가 증거에 의해 뒷받침되어야 함을 요구하기 시작하고 환자 방문의 지속은 유효한 평가 도구의 사용을 통한 문서로 뒷받침된다. 그러므로 안뜰기능저하 환자의 재활에서 이러한 운동 접근법의 효과를 입증하는 것이 필요하다.

2011년 안뜰재활에 관한 코크란 문헌연구(Cochrane Review)에서 2007년 확인된 21개의 문헌과 6개의 추가 문헌을 확인했다. 검토에 의하면 한쪽 말초 안뜰기능저하 환자를 대상으로 가짜 치료를 받은 집단, 치료를 받지 않은 집단, 안뜰재활을 받은 집단을 비교하였다. 이 문헌에서 사용되는 운동에는 습관화, 적응 및 대체가 포함된다. 모든 연구에 참여한 환자들은 지역사회 거주 또는 수술을 위해 입원한 환자였다. 저자들은 다음과 같이 결론을 내렸다.

1. 안뜰재활은 한쪽 안뜰기능저하 또는 상실을 가진 환자에게 안전하고 효과적인 치료라는 중등도(moderate)에서 강한 증거가 있다.
2. 안뜰재활은 안뜰신경염의 급성기 시작 또는 안뜰신경집종절제술 후 환자의 효과적인 치료라는 적당한 증거가 있다.
3. 어지럼, 보행 및 균형, 머리 움직임 시 시각, 일상생활 활동 및 삶의 질 향상이 보고되었다.
4. 재활 과정이 끝난 후 수개월 동안 이러한 개선이 지속된다는 적당한 증거가 있다.

몇 가지 핵심 연구는 제공된 증거를 나타내는 내용이 요약되어 있다. 많은 연구와 마찬가지로, 이러한 연구는 다음과 같이 제한되어 있다.

1. 많은 연구에서 운동방법은 사용된 운동을 따라 하기에 충분히 자세하게 기술되지 않았다.
2. 연구 설계에 집단 분석이 포함되었지만 대부분의 연구에서 개인 수준(예: 개선하지 못한 그룹의 참가자 수)에 대한 정보는 제공되지 않았다.
3. 몇 가지 예외를 제외하고, 이러한 무작위 대조 연구는 운동 접근, 성별, 발병 시간, 합병증 또는 회복 환경과

같은 특정 요인의 영향을 조사하지 않았다.

I. 특정 안뜰 운동은 만성 한쪽 안뜰기능저하 환자에서 증상의 감소, 자세안정성과 주시안정성의 향상을 가져온다.

전향적 무작위 대조 연구는 안뜰 운동(주시안정성, 습관화 및 균형 운동으로 구성된 맞춤식 운동 프로그램)의 효과를 일반 컨디셔닝 운동과 만성 안뜰기능이상 환자의 안뜰 억제제 사용과 비교했다. 환자들은 무작위로 배정한 집단에 배정되어 6주 동안 추적 관찰되었다. 연구자들은 안뜰재활을 받은 환자군에서만 어지럼이 현저하게 감소함을 발견했다. 마찬가지로, 안뜰 운동집단만 앞뒤 흔들림이 감소하고 한발서기 시간이 길어짐에 따라 자세안정성이 크게 향상되었다. 안뜰 억제제를 투여받은 집단은 개선을 보이지 않았다.

이 무작위 연구는 물리치료사가 감독한 안뜰재활과 감독하지 않은 운동의 효과를 비교했다. 감독받지 않은 운동집단의 환자는 유인물을 제공받고 '집으로 가서 그들이 직접 하도록' 지시받았다. 이 집단의 환자는 맞춤식으로 감독된 안뜰 적응 운동 프로그램을 수행한 환자집단과 비교되었다. 저자들은 안뜰 적응 운동 그룹에서 더 많은 환자가 개선되었음을 발견했다. 유사하게, Topuz 등은 감독된 습관화 운동 프로그램을 가정 운동과 비교하여 감독된 운동집단에서만 주관적 불평과 자가장애평가의 유의한 개선이 있었다고 보고했다.

이 연구는 정상적인 활동으로 돌아가기 위해 할 수 있는 운동 목록을 환자에게 제공하는 것만으로는 왜 충분하지 않은지에 대한 몇 가지 증거를 제공한다. 신경과 전문의의 진료실을 방문하는 대부분의 안뜰기능저하 환자는 스스로 회복하지 못한 환자이다. 일반적으로 이러한 환자들은 머리 움직임과 관련된 활동을 피했다. 머리 움직임이 증상을 증가시키기 때문에 또 다른 현훈을 유발하는 것을 두려워하거나, 습관 또는 본성적으로 앉아 있을 수 있다. 이 환자에게 수행할 운동의 유인물만 제공하면 회복에 대한 이러한 장벽을 극복하지 못할 것이다. Pavlou 등의 연구에서는 운동을 위해 가정 DVD를 제공한 사람들의 그룹에서 탈락률이 55%였고, 감독된 운동 프로그램을 받은 시각 현훈 증상이 있는 사람들에 대해 10%의 탈락률을 보고했다. 환자에게 맞춤식 가정 운동 프로그램의 제공은 감소된 증상을 초래할 수 있으며 일상생활에서의 독립성 향상에 도움이 될 수 있다.

만성 안뜰결핍 환자를 대상으로 한 연구에서 Shepard와 Telian은 맞춤형 안뜰 운동 프로그램의 효능을 일반적인 운동 프로그램과 비교했다. 그들은 지연 치료 패러다임을 사용했다. 대상자는 처음 평가를 하여 기준선을 확립하고 운동을 시작하기 1개월 전에 재평가를 받았다. 이것은 자발적인 회복을 위한 통제 역할을 했다. 자연 회복을 나타내지 않은 대상자는 나이와 장애 수준에 따라 계층화되어 두 그룹이 유사하다는 것을 확인했다. 치료 3개월 후 안뜰재활 집단만 일상적인 활동 중에 어지럼을 현저하게 감소시켰다. 안뜰재활 집단은 또한 정적 · 동적 자세 조절 모두에서 상당한 개선을 나타냈고, 동작 민감도와 안뜰기능의 비대칭 감소를 보여주었다. 일반 운동 집단은 정적 균형검사의 수행 능력만 향상시켰다.

이러한 전향적 이중 맹검 무작위 위약 대조 연구의 목적은 한쪽 안뜰기능저하 환자에서 머리 움직임 시 시력 회복에 대한 안뜰 운동의 효과를 결정하는 것이었다. 이 문제는 안뜰상실 환자가 머리 움직임 중에 시야흐림을 호소하고 움직이는 차에서 명확하게 볼 수 없는 것으로 인한 운전의 어려움을 보고하기 때문에 특히 중요하다. 이 제한은 안전 문제일 뿐만 아니라 환자가 직장으로 복귀할 수 있는 능력에도 영향을 미친다. 한 집단(13명의 환자)은 안뜰눈반사를 향상시키기 위해 고안된 안뜰 운동을, 다른 집단(8명의 환자)은 위약 운동을 수행했다. 예측 가능하고 예측 불가능한 머리 움직임의 시력 측정은 매주 컴퓨터화 검사를 통해 이루어졌다. 안뜰 운동을 한 집단은 예측 가능하고 예측 불가능한 머리 움직임 동안 시력이 크게 향상되었지만 위약 운동을 수행한 집단은 그렇지 않았다. 단계적 회귀 분석에 기초하여, 개선에 기여하는 주요 요인은 안뜰 운동이었다. 검사된 다른 인자에는 나이, 발병 시간, 초기 동적 시력, 진동시각, 치료 기간이 포함되었다. 연구자들은 한쪽 안뜰기능저하가 있는 환자에서 예측 가능한 또는 예측 불가능한 머리 움직임 동안 시력 회복에 있어 안뜰 적응 운동을 사용하는 것이 가장 중요하다고 결론지었다. 양쪽 안뜰결핍이 있는 환자의 동적 시력에서 운동 유발 개선에 대한 비슷한 증거가 있다.

II. 급성 한쪽 안뜰기능저하 환자에서 특정 안뜰 운동으로 증상이 감소하고 자세안정성이 향상된다.

이러한 이중 맹검 무작위 위약 대조 연구는 속귀신경 집종절제술 후 급성 한쪽 안뜰상실 환자가 안뜰재활로 혜택을 볼 수 있는지 조사했다. 이 연구는 안뜰 적응 운동의 효과를 '안뜰 중립'(머리 중립)으로 설계된 운동과 비교했다. 두 집단 모두 안전한 보행을 하도록 매일 지시받았다. 운동은 두 집단 모두에서 수술 후 3일째에 시작되었다. 그들은 연구 과정에서 집단 간의 현훈에 대한 주관적 불평에 차이가 없음을 발견했다. 현훈은 안뜰계의 긴장성 발사율의 비대칭성 결과로 발생하고 자발적으로 회복하기 때문이라고 예상했다. 그러나 수술 후 5~6일까지 균형장애에 대한 불평에서 유의한 차이가 있었다. 집단으로 안뜰 적응 운동을 수행하는 환자는 대조군의 환자보다 유의하게 적은 균형장애를 보였다. 집단 간의 차이점은 보행 패턴, 특히 수평 머리 움직임에서 두드러졌다. 걷는 동안 머리를 돌리게 하였을 때 모든 대조군은 실조가 증가했거나 일부가 실조를 일으켰다. 반대로 안뜰 운동집단은 50%만이 이 보행장애를 보였다. 그 결과 안뜰 운동집단의 환자들은 대조군에 속한 환자보다 퇴원할 때까지 걷는 동안 더 안전해졌다.

이 전향적 무작위 연구는 환자가 어지럼/불균형을 느끼는 것을 줄이기 위해 수술 후 3일부터 시행되는 주시안정화 운동의 효과를 조사했다. 그들은 65명의 환자(운동 환자군 30명, 대조군 환자 27명, 균형운동군 8명)를 대상으로 실시하였다. 주요 소견은 어지럼 장애 척도(dizziness handicap inventory, DHI)의 점수에 근거하여 안뜰 운동을 한 환자들에게 어지럼이 적었다는 것을 의미한다.

이 무작위 대조 임상시험에서 50세 이상의 맞춤형 운동 프로그램을 수행한 사람과 정상적인 활동에 대한 지시만 받은 환자와 비교하였는데, 맞춤형 운동 프로그램을 수행한 환자는 서기 균형, 일어나 걸어가기 검사 및 일자 보행에서 훨씬 더 효과적이었다. 이 효과는 12주까지 지속되었으며 동적 보행 지수에서도 분명하게 나타났다.

III. 운동 vs 운동하지 않음

Yardley 등은 운동을 하지 않은 대조군의 습관화 운동을 바탕으로 맞춤형 가정 운동 프로그램을 비교한 결과를 보고했다. 이 전향적 무작위 연구에서 다양한 원인(비안뜰을 포함하여)의 어지럼이 있는 환자가 두 집단 중 하나에 배정되었다. 결과 측정은 증상의 심각도, 불안, 유발 움직임 그리고 수정된 롬버그 검사의 점수를 포함했다. 전향적 연구의 결과는 운동을 하지 않은 경우보다 안뜰 습관화 운동 프로그램에 있는 환자에서 유의하게 큰 개선이 있음을 보여주었다. 안뜰 운동은 감독을 받지 않아도 유익한 것으로 보인다.

이 전향적 무작위 통제 연구의 목적은 한쪽 안뜰기능저하 환자의 아급성(발병 후 2주) 환자에서 자발적 회복에 대한 가정 기반 운동 프로그램과 결합된 컴퓨터화된 체위기록법 보조 훈련 프로토콜의 역할을 평가하는 것이었다. 10명의 건강한 사람도 연구에 참여했다. 6주간의 치료 후 컴퓨터화된 체위기록법과 코손-쿡시 운동을 수행한 환자는 대부분의 측정(수정된 균형감각 상호작용 임상검사, 안정성 한계 검사)에서 유의하게 향상되었으며, 이 환자들과 건강한 사람 사이에 유의한 차이점은 없었다. 대조적으로 치료되지 않은 집단은 여러 가지 손실 매개 변수에 대해 건강한 대조군과 달랐다.

이러한 연구는 안뜰 운동이 치료를 하지 않은 집단과 비교할 때 개선된 기능을 한다는 증거를 제공하기 때문에 중요하다.

IV. 안뜰기능저하에 대해 다른 치료 접근이 똑같이 효과적인가?

한 연구만이 한쪽 안뜰기능저하 환자의 치료에서 다른 안뜰 운동(습관화 및 주시안정화 운동)을 비교했다. 연구결과가 소수($n=7$)이므로 예비 결과로 간주되어야 한다. 이 연구는 머리 움직임(컴퓨터화된 동적 시력, DVA) 중 장애, 동작 민감도 및 시력을 결과 측정으로 사용했지만 보행 및 균형 측정을 사용하지 않았다. 연구 대상자는 습관화 운동이나 주시안정화 운동(적응 및 대체 운동)으로 치료되었으며, 두 집단 모두 모든 결과 측정에서 향상되었다. 습관화 운동은 증상을 줄이기 위해 고안되었지만 이론적으로는 동적 시력이 개선되어서는 안 되기 때문에 이러한 결과는 예상하지 못했다. 이와 유사하게, 주시안정화 운동은 동적 시력을 향상시킬 것으로 예상되지만 적어도 하나의 이전 연구에서 알 수 있듯이 반드시 증상을 감소시키는 것은 아니다. 저자는 한쪽 안뜰기능저하 환자의 성공적인 결과를 위한 중요한 요소가 운동에 머리 움직임을 포함시킬 수 있다고 제안한다.

치료의 중요한 부분은 가능한 최종 회복 수준에 대한 환자 교육이다. 이것은 환자(그리고 치료사)가 현실적인 목표를 세울 수 있게 해준다. 치료 효과는 환자의 문제에 적합한 운동과 일치하는 것뿐만 아니라 개별 환자의 특성에 따라 달라질 수 있다.

V. 누가 개선을 나타내고 누가 개선을 나타낼 수 없을지와 관련되는 식별할 수 있는 요인들이 있는가?

안뜰기능저하 환자의 치료에 대한 여러 연구에서 일부 환자가 호전되지 않는다는 사실을 분명하게 명시하고 있다. 한쪽 안뜰기능저하 환자의 경우 결과 측정이 사용되는 방식에 따라 12~25%의 대상자가 호전되지 않는다(표 22.4). 양쪽 안뜰기능저하 환자의 경우, 전반적인 결과가 악화되어 환자의 18~72%가 개선되지 못하고 있다(23장 참조). 임상의로서 이러한 환자를 확인하고, 부족한 결과에 대한 이유를 찾으며, 부족한 결과를 역전시킬 수 있는 방법을 개발해야 하기 때문에 이러한 무응답 환자를 확인하고 사정하는 것이 매우 중요하다.

Herdman 등(2012)은 한쪽 안뜰기능저하 환자 209명의 데이터를 검사했는데, 이 환자들은 모두 안뜰 적응, 대체 그리고 균형 및 보행운동의 유사한 과정으로 치료받았다. 다른 연구들과 마찬가지로 대부분의 환자가 안뜰 운동 과정을 통해 개선되지만, 일부 환자는 특정 영역에서만 개선되거나 개선되지 않는다(표 22.5). 이 연구는 환자 특성, 주관적 불평과 신체기능의 치료 전 측정, 치료 결과 간의 관계를 조사했다. 이 연구의 주요 결과는 다음과 같다.

- 나이와 성별은 어느 환자가 호전될 것인지에 영향을 주지 않았다. 그러나 이 연구는 퇴원 시 젊은 환자보다 나이가 많은 환자가 머리 움직임 동안 더 천천히 걷고 시력이 좋지 않음을 보여주었다. 나이에 따라 보행 속도와 동적 시력에서 자연스럽게 발생하는 감소가 있기 때문에 이것은 예상된 것이다. 나이가 많은 환자는 젊은 환자보다 동적 보행 지수 점수에 따라 낙상의 위험에 처할 가능성이 더 컸었다. 이는 단순히 동적 보행 지수 검사의 점수를 매기는 구성요소인 느린 보행 속도를 반영하거나 노인 환자의 회복 정도가 더 적다는 것을 나타낼 수 있다. 다른 여러 연구의 결과에 의하면 안뜰 운동 과정 이후 환자의 주관적 불평의 개선, 머리 움직임 시 시력, 보행 속도 및 낙상 위험에서 개선을 이루는데 연령이 영향을 미치지 않는다는 사실을 확인하였다. 회복에 있어 성별의 역할에 대해서 알려진 바가 적다. 속귀신경집종을 수술적으로 제거한 환자에서 성별은 수술 후 장애에 대한 환자 지각에 중요한 요소였으며, 남성 환자는 수술 후 3개월에 불구에 대한 지각이 높았으나 수술 후 1년째에 성별에 따른 효과는 없었다. 다양한 진단을 받은 환자들에서 남성 환자는 여성 환자보다 장애 점수가 더 나쁜 것으로 보고되었다.
- 발병 시기: 발병 시기는 어떤 결과와도 관련이 없으며, 안뜰기능이상의 만성과 상관없이 환자에서 이러한 운동의 사용을 뒷받침한다. 이 연구의 환자들은 14.5개월의 발병에서(1주에서 12년 사이, 평균 5.0개월) 평균 시간을 나타냈다. 급성 한쪽 안뜰상실 환자에 대한 연구결과는 다르며, 안뜰 운동 시작을 지연시키면 회복 개시가 지연되고 보상이 느려지는 것으로 나타났다. 상대적으로 작은 연구(n=23)에서, 속귀신경집종 절제 후 안뜰기능의 급성 상실을 가진 환자는 수술 후 3일에 안뜰재활 프로그램을 시작했다. 이들은 수술 후 6일까지 위약치료를 시행한 대조군보다 나은 자세안정성을 보였고 균형장애가 적었다. 더 큰 연구(n=65)에서 실시한 다른 무작위 통제 실험에서도 이러한 결과를 확인했다. 이 결과조차도 다소 논란의 여지가 있다. 왜냐하면 세 번째 연구에서 속귀신경집종의 제거 후 급성기 동안 안뜰 운동과 위약치료를 수행한 환자 간에 결과에 차이가 없다는 것을 발견했기 때문이다. 결과 측정법과 사용된 운동에는 차이점이 있었지만 다른 결론을 설명할 수 있으며, 회복개시에 시간의 효과

표 22.4 한쪽 안뜰상실 환자의 재활 전 예상되는 검사결과

검사	급성 한쪽 안뜰상실	보상된 한쪽 안뜰상실
눈떨림 (운동에 영향을 받지 않음)	빛과 어둠 속에서 자발적 그리고 주시유발 눈떨림; 두진후 유발은 눈떨림을 증가시킴; 시각 고정으로 자발적 눈떨림은 감소	어둠 속에서 자발적 눈떨림; 두진후 유발 눈떨림을 보일 수 있음
안뜰눈반사의 두부충동검사	재교정신속눈운동 양성	병터쪽을 향한 은밀한 신속눈운동이 있을 수 있음; 75% 비대칭보다 클 때 명시적 신속눈운동 가능성
불균형 – 특히 보행 시	모든 걷기와 서 있는 동안 초기에 존재: 느리고, 신중한 보행	기본적으로 병변쪽을 향해 빠르게 회전하고 때로는 시상면에서 빠르게 회전
머리 움직임과 함께 진동시각	중요한 불평이 있을 수도 있고 없을 수도 있음	거의 또는 전혀 불평 없음, 우울증에 의해 영향을 받을 수 있음
머리 움직임과 함께 어지럼	주요 불평	거의 또는 전혀 불평 없음. 우울증에 의해 영향을 받을 수 있음
균형자신감	활동특이적균형자신감척도 점수 < 80%	활동특이적균형자신감척도 점수 > 80%
걱정		활동으로 돌아가는 것으로 감소해야 함
우울증		상황에 따라 감소해야 함
보행 속도	연령에 따라 ~50% 느려짐	연령에 따라 14.6%만이 비정상적으로 느림
낙상 위험	낙상 위험을 나타내는 동적 보행 지수 점수 ≤19	67%는 더 이상 위험하지 않음, 22%는 향상되지만 여전히 위험함, 11%는 향상 없음
머리 움직임 동안 시각	연령에 따라 비정상	연령에 따라 정상 안에서 대다수가 78% 크게 개선
정상 사회 상호작용의 참여	장애점수는 귀찮음에서 실직 또는 장기간 장애에 이르기까지 다양함	장애점수는 1년 이상 근무하지 않거나 장기간 장애가 있는 경우를 제외하고 0~2점으로 변경함
기본 일상생활활동의 수행	대부분 독립적 수행	독립적으로 수행 가능
운전	위험함	일부는 운전을 수정하거나 제한할 수 있지만 안전함, 양쪽 안뜰질환자와 관련하여 다소 논란이 있음
롬버그	종종, 하지만 항상 양성은 아님	음성
수정된 롬버그	수행할 수 없음	눈을 뜨고 정상; 눈을 감으면 수행 불가능
한발서기	수행할 수 없음	눈을 뜨고 정상
균형감각 상호작용 임상검사 – 폼, 눈 감고	대부분은 눈을 뜬 채로 폼에서 균형을 유지할 수 없음	눈을 뜨고 정상; 눈을 감았을 때 정상일 수 있음
보행	기저면 넓음, 느린 속도, 감소된 회전, 며칠 동안 도움을 필요로 할 수 있음	병변쪽 또는 시상면을 향한 매우 빠른 회전을 제외하고 정상
걷는 동안 머리 회전	균형을 유지할 수 없음	정상; 일부는 느린 속도 및 방향 전환

표 22.5 만성 한쪽 안뜰기능저하 전(기준선)과 주시 및 자세안정화 운동 과정 후(퇴원)의 환자에 대한 결과측정의 평균(표준편차). 2012년 Herdman 등으로부터 채택되었다. 대상자의 평균 나이는 59.3+14.9세였다.

결과측정	oVAS	dVAS	ABC	증상 방해 시간의 %	장애	동적 시력 (같은쪽손상)	보행 속도 (m/s)	동적 보행 지수
검사된 대상자의 수	182	180	108	79	140	153	132	183
기준선에 비정상 대상자의 수	88	149	82	76	136	70	89	127
사전-사후 비교의 수	65	113	69	20	68	67	59	119
기준선	3.05 (2.66)	3.97 (2.54)	51.5 (16.9)	59 (29.8)	2.9 (0.95)	0.327 (0.134)	0.80 (0.15)	14.2 (4.0)
퇴원	0.79 (1.65)	1.58 (1.91)	78.5 (16.0)	24 (30.1)	1.39 (1.4)	0.210 (0.138)	1.01 (0.17)	19.8 (3.0)
사전-사후 대응 비교: p값	< 0.0001	< 0.0001	< 0.0001	< 0.0001	< 0.0001	< 0.0001	< 0.0001	< 0.0001
95% 신뢰구간	1.58~2.94	0.11~0.15	31.7~-22.3	*	1.1~1.8	0.095~0.139	-0.80~-0.54	-6.15~-4.71
유의한 개선이 있는 대상자의 %	78%	81%	78%	80%	75%	78%	85%	88%

* 작은 수의 비교로 인해 신뢰구간이 계산되지 않음.
oVAS = 주관적 진동시각; dVAS = 주관적 균형장애; ABC = 활동특이적균형자신감척도

에 대한 더 많은 연구가 필요하다.

다른 문제는 운동을 시작해야 하는 중요한 기간이 있는지 여부이다. 만성적인 문제가 있는 환자에게도 안뜰운동이 유익하며 결정적인 시기는 없다는 증거가 있다. 이것은 회복과 관련이 있을 수 있는 요인으로 발병 당시의 분석을 통해 직접적으로 보여졌다.

- 안뜰결핍 그 자체: 비대칭 퍼센트로 정의된 바와 같이 이 연구가 결핍 정도 사이에서 확인된 유일한 관계는 안뜰기능에서 더 작은 비대칭을 가진 환자가 연령에 대해 정상적 동적 시력으로 돌아올 가능성이 더 높았다는 것이다. 결핍의 정도는 다른 결과측정에서 개선과는 관련이 없었다. 문제(예: 갑작스러운 한쪽, 안뜰신경집종의 느린 진행성 상실)의 발달속도 정도가 최종 회복 수준에 미치는 영향은 불분명하다. 결과에 내재된 병인의 중요성을 지적하는 몇 가지 증거가 있다. 예를 들어, 속귀신경집종을 모두 수술적으로 제거한 환자들에서 종양의 크기와 수술 전의 관 마비 정도는 수술 후 불구에 대한 환자의 인식에 중요한 요인이었다. 대조적으로, 수술로 유발된 안뜰상실 환자는 한쪽 안뜰신경염 및 미로염 환자와 유사한 회복 수준을 갖는다.
- 다른 동반 질환의 존재와 수는 개선 발생 여부에 영향을 미치지 않았다. 이것은 편두통이 있는 환자가 종종 신체적으로 호전되지만 안뜰불평으로 인해 장애가 있다는 것을 계속 지각한다는 연구와는 대조적이었다. Herdman 등의 연구에서 결과에 영향을 주는 유일한 동반 질환은 불안 및 우울증의 존재였다. 불안이나 우울증을 앓고 있는 환자는 균형감각이 낮고 퇴원 시 증상이 활동을 방해하는 시간비율이 더 높았다. 모든 만성질환은 아닐지라도 많은 경우에 우울증 및 불안의 존재는 삶의 질에 영향을 미칠 수 있다. 일부 인구에서 우울증은 삶의 질에 가장 영향을 줄 변수이다. 그러나 Grunfeld 등은 안뜰병변의 존재 자체가 우울증과 관련이 없다고 언급했다. 대조적으로 Yardley 등은 실제 우울증이 아닌 부정적인 분위기가 어지럼 환자의 자기지각 핸디캡에 기여하는 요인이라는 것을 발견했다.

안뜰결핍과 우울증 사이에는 직접적인 연관성이 없지만 우울증의 존재는 회복 가능성에 심각한 영향을 줄 수 있다. Krebs 등은 안뜰기능저하를 가진 일부 환자들이 안뜰재활에 참여하지 못하도록 우울증을 유발시켰다고 지적했다. 이러한 관찰은 삶의 질을 저하시키는 것으로 보이는 치료는 환자에 대한 낮은 순응을 갖는 반면, 더 나은 결과 및 개선된 삶의 질은 치료 순응과 연관된다는 것을 언급한 다른 연구들에 의해 지지된다. 어지럼 환자의 장애 또는 불구에 대한 자기 지각에 기여하는 것으로 확인된 요인들은 신체화, 부정적 분위기, 사회적 지원에 대한 만족, 자존감 및 불안이 포함된다. 정신적 · 심리적 요인도 결과 예측에 도움이 된다. 신체적 불안의 증상은 재발성 어지럼을 앓고 있는 사람들에 대한 7개월간의 연구에서 불구의 증가를 예측한다. 다른 요인, 부적절한 대처 전략은 Herdman 등(2012)의 연구에서 검사되지 않았지만 만성적인 의학적 질환과 환자의 삶의 질 저하와 우울증과 관련이 있다고 다른 연구들에 의해 입증되었다.

간헐적 현훈을 가진 환자의 연구는 현훈을 극복하기 위한 4가지 주요 전략, 즉 (1) 문제 중심 정보 검색, (2) 주의산만(distraction), (3) 거부(denial), (4) 책임 포기(relinquishing responsibility)가 있다. 연구자는 '책임을 포기'하는 것이 감정적 고통과 같은 다른 요인을 통제했을 때도 장애를 예측한다는 것을 발견했다. 안뜰기능저하가 있는 환자의 증상이 비간헐적이기 때문에 결과에 대한 대처 전략과 심리적 요인의 관계는 이미 보고된 것보다 다를 수 있다.

다수의 요인이 일부 결과 측정치 회복의 상당한 백분율을 차지하는 몇 가지 패턴이 확인되었다.

1. 퇴원 시 높은 수준(하루 중 더 높은 비율)에서 증상이 일상적인 활동의 수행을 방해한 것으로 나타난 환자는 불안 및 우울증을 앓고 있었고, 높은 백분율의 시간 증상을 나타내는 환자는 기준선 사정 시 활동(5TSI)을 방해했다. 이 두 요인이 결과의 83.7%를 차지했다. 유사하게, 퇴원 시 장애가 높은 것으로 평가한 환자는 기준선 %TSI가 높았고, 기준선 장애 점수가 악화되었으며, 기준선 동적 시력 점수가 낮았다. 이 세 가지 요소는 퇴원 시 장애 점수의 47.8%를 차지했다.
2. 퇴원 시 더 천천히 걷는 환자는 기준선 보행 속도가 느리고 나이가 더 많았다. 퇴원 시 보행 속도의 약 55%가 고령화 및 증상이 발병 시 느린 보행으로 설명되었다.
3. 낙상 경험이 있거나 초기 기준 낙상 위험도가 높고 나이가 더 많을수록 동적 보행 지수 검사에 의해 측정된 바와 같이 환자는 퇴원 시 낙상 위험도가 높은 것으로 나타났다. 이 세 가지 요인은 퇴원 시 동적 보행 지수의 42.5%를 차지한다. 흥미롭게도 초기 동적 시력 점수는 퇴원 시 낙상 위험을 예측하는 것으로 나타났지만 유의한 요인은 아니었다.

이 결과는 치료사와 다른 임상의들이 회복을 기대할 수 있는 몇 가지 지침을 제공한다.

환자의 회복 가능성을 고려할 때는 몇 가지 다른 요인을 고려해야 한다.

- 약물: 디아제팜(diazepam)과 같은 안뜰 억제제가 회복을 지연시키거나 늦출 수 있다고 여러 저자가 제안했지만, 실제로 회복의 수준에서 약물의 영향을 검사한 연구는 거의 없다. 한 무작위 대조 연구에 따르면 메크리진(meclizine)을 복용한 환자는 증상이나 균형이 개선되지 않았지만 안뜰 운동을 하는 환자는 호전되었다. 반면에 안뜰신경염으로 스테로이드 치료를 받은 환자는 스테로이드 치료를 받지 않은 환자보다 치료 후 불구에 대한 인식이 적은 것처럼 보인다. 약물 사용은 운동을 수행함으로 영향받는 것처럼 보인다. 별도의 무작위 시험에서 Venosa와 Bittar는 운동을 빠르게 실시한 사람(연구 시작 5일 전에 시작된 증상)은 안뜰 운동을 제공하지 않은 환자보다 3주째 약물 사용이 유의하게 적었다고 하였다. 또한 안뜰 운동 집단의 사람들은 맹검 검사자에 의해 기록된 정상 후쿠다 걷기 검사와 두진후 검사 결과가 더 좋았다. 대조군과 비교하여 안뜰질환을 가진 급성 환자의 운동 후 3주에 유사한 증상보고가 있었다. 그러나 운동 집단에서 약물을 복용한 사람은 13%뿐이었으며, 한편 대조 집단

에서 대상자의 82%는 매일 약물을 복용했다.

- 환자가 머리 움직임을 제한하거나 시각 자극이 최소화된 경우, 회복이 지연되거나 제한될 수 있다. 안뜰병변이 있는 환자는 종종 눈을 감고 증상을 최소화하기 위해 머리를 유지하는 것을 선호한다. 회복을 지연시키거나 회복의 최종 수준을 제한할 수 있는 또 다른 요인은 안뜰기능을 억제하는 약물 사용일 수 있다.

재활이 중단된 후에도 회복이 지속됩니까? 두 일화적 증거와 체계적인 연구는 안뜰상실 후 회복이 '취약'할 수 있음을 시사한다. 극심한 피로나 스트레스, 장기간의 활동불능, 질병 또는 심지어 약물의 변화에서도 증상이 재발할 수 있다. 환자는 이 가능성을 인식할 필요가 있으며 기본 병리의 악화를 나타내지 않는다는 것을 이해해야 한다. 개선된 기능을 가진 안뜰재활에 반응한 환자가 그 개선을 유지하기 위해 운동을 계속할 필요가 있는지 여부는 거의 알려져 있지 않다. Krebs 등은 안뜰재활 후 1년째에 한쪽 안뜰기능저하와 양쪽 안뜰기능저하를 가진 환자들을 조사했다. 그들은 그 해 동안 가정 운동 프로그램을 수행하는 빈도가 보행 속도의 지속적인 향상과 관련이 있음을 발견했다.

치료결과를 설명할 수 있는 다른 요인을 결정하기 위해서는 더 많은 연구가 필요하다. 많은 요소가 최종 회복 수준에 영향을 줄 수 있으며 환자의 진행 및 예상되는 회복에 관해 이야기할 때 명심해야 한다.

VI. 다른 치료 옵션 탐색

여러 연구에서 힘판을 이용한 균형훈련이 만성 한쪽 안뜰기능저하 환자의 더 전통적인 안뜰 운동에 추가 혜택을 주는지 여부를 조사했다. Nardone 등(2010)은 진동 힘판에서 균형훈련을 수행하는 환자와 코손-쿡시 습관화 운동을 수행하는 만성 안뜰결핍 환자의 자세 조절과 주관적 안정성 점수를 비교했다. 두 가지 형태의 운동 모두 체위기록법 플랫폼에서 측정된 똑같이 향상된 균형과 향상된 주관적 균형장애를 일으켰지만 환자가 두 가지 운동을 모두 받은 후에 최대의 향상이 일어났다.

Winkler와 Esses(2011)는 발 위치와 시각신호와 균형 운동의 변화와 함께 힘판 동요를 통합한 운동의 사용은 만성 한쪽 안뜰기능저하를 가진 환자의 단독 균형 운동보다 더 큰 개선을 가져왔다고 언급했다. 또 다른 연구는 만성 한쪽 안뜰기능저하를 가진 환자에서 눈운동 자극을 이용한 컴퓨터화된 동적 체위기록법과 치료의 효과를 비교했다. 두 군 모두 전반적 동적 체위기록법 점수에서 향상되었지만, 어떤 감각신호가 변경되었는지에 따라 수행에서 차이가 나타났다. 마지막으로 Marioni 등(2012)의 연구에 따르면 바이오피드백을 이용한 주시안정화와 체중 이동 운동은 치료하지 않은 집단과 비교하여 안정성이 향상되었다고 보고되었다.

요약
Summary

한쪽 안뜰결핍이 있는 환자는 처음 경험한 현훈 및 균형장애로부터 회복될 것으로 예상된다. 최종 회복 단계는 모든 활동 또는 대부분의 활동으로 돌아가는 것이다. 다른 신경계 질환은 회복 수준을 지연시키거나 제한할 수 있다. 운동이 회복을 촉진한다고 암시하는 중등도에서 강한 증거가 있다. 또한 조기 중재를 받는 사람들은 약리적 관리가 덜 필요하고 더 나은 결과를 얻을 수 있음을 제안하는 몇 가지 증거가 있다 할지라도 만성 결핍 환자는 여전히 안뜰재활 프로그램을 통해 개선을 나타내기 때문에 조기 중재가 회복 최적화에 중요하지 않을 수 있다.

이 장에서는 한쪽 말초 안뜰기능저하 환자의 물리치료 관리를 위한 치료전략을 제시했다. 한쪽 말초 안뜰기능저하가 있는 환자는 다양한 기능적 결핍을 나타낼 수 있다. 물리치료 프로그램은 모든 환자의 기능적 결핍을 해결해야 한다. 안뜰질환자의 재활 운동 사용은 안뜰상실 보상을 촉진하는 데 그 목표가 있다. 한쪽 말초 안뜰기능저하 환자의 재활 관리를 설명하기 위해 몇 가지 증례연구가 제시된다.

증례연구 22-1

63세 여성이 4개월 전에 메스꺼움 및 구토와 함께 현훈을 나타냈다. 현훈은 며칠 동안 지속되었으며 그 기간 동안 탈수 상태가 되었다. 그녀는 4일 동안 입원하여 그 기간 동안 탈수 치료를 받고 심장문제와 뇌졸중을 치료했다. '현훈(vertigo)'이라는 진단으로 병원에서 퇴원한 그녀는 현훈을 치료하기 위해 신경과의사에게 내원하였고 한쪽 안뜰신경염으로 진단받았다. 그 당시 시행된 온도눈떨림검사에서 오른쪽 반고리관 마비(오른쪽에서 63% 감소)를 나타냈다. 그녀는 안뜰재활 과정을 가졌지만 유익하지는 못했다. 현재는 머리 움직임과 함께 어찔함과 어지럼을 불평한다. 그녀는 현훈이 발병하기 전에 필요하지 않았던 보행을 위한 지팡이를 사용하고 있다. 4개월 전의 기록을 검토한 결과, 그 당시 환자는 보행기로 보행 중이었으며, 그녀의 임상 시력은 머리가 고정된 상태에서 20/25였고 2Hz 수평 머리 진동 동안 20/100으로 증가했다(임상 동적 시력 검사). 또한 그녀는 정상 사회 활동에 참여를 제한했으며, 더 이상 교회를 가지 않았고, 친구들과 저녁을 먹으러 나가지 않았다.

과거병력 및 사회력 Past medical and social history

지난 4개월 동안 상당한 체중 증가, 외상, 독성 약물에 노출, 심장병, 당뇨병, 갑상샘질환, 고혈압, 관절염 또는 정신과의사의 치료 기록이 없었다. 그녀는 난간으로 들어가는 4개의 계단으로 된 1층짜리 집에서 혼자 산다. 가족은 근처에 살고 있지 않다.

논평 Comment

이 환자는 4개월 전(온도눈떨림에 근거) 한쪽 안뜰기능저하가 발생했다. 안뜰신경염은 전형적으로 위 안뜰신경에 영향을 미쳐 수평반고리관과 타원주머니의 기능저하를 일으킨다. 결과적으로 환자가 양성발작성체위현훈(BPPV)으로 발전할 가능성이 있으므로 양성발작성체위현훈 검사를 받아야 한다. 이전의 안뜰재활 과정이 도움이 되지 않는다고 환자가 생각하는 이유는 명확하지 않다. 운동 프로그램이 너무 공격적이라면 과도한 어지럼을 유발할 수 있으므로 환자가 운동을 준수하지 않았을 수 있다. 그녀는 문제가 시작된 이래로 약간의 개선을 보인 것이 분명하다. 그녀는 지금 보행기 대신 지팡이로 걷고 있다.

주관적 불평 *Subjective complaints*

그녀는 자신의 증상이 일과 여가 활동에 영향을 미친다는 것을 나타내기 위해 장애 척도 3/5로 그녀의 장애를 평가한다. 환자는 0(정상)에서 10(가장 최악일 수 있음)까지의 시각아날로그척도에서 자신의 균형장애를 6.6으로 평가한다. 그녀는 보행 중 그녀의 진동시각을 2.4로 평가한다. 그녀의 활동특이적균형자신감척도(ABC)는 56%이다. 그녀의 어지럼은 하루 중 80%의 활동에 영향을 미친다.

신경학적 검진 *Neurological examination*

다음을 제외하고는 정상:

1. 환자는 발가락에서 진동(125Hz)에 대한 반응이 없으며 발가락과 발목에서 감소된 운동 감각을 갖고 있다. 발목 반사(Jerk)반응은 양쪽에 없다.
2. 앞정강근과 장딴지근의 근력은 양쪽으로 4-/5이다.
3. 30초 동안 눈을 뜨거나 감은 채로 롬버그를 수행할 수 없다.
4. 넓은 기저면으로 천천히 걷는다; 무분절 회전.

논평 Comment

말초신경병증은 특히 어둠에서 기능적 회복의 최종 단계뿐만 아니라 자세안정성에 영향을 미칠 수 있다. 롬버그가 비정상적인 경우는 드물다. 이것은 말초신경병증 또는 말초 감각상실과 안뜰기능저하의 조합 때문일 수 있으며, 낙상에 대한 두려움의 요소가 있을 수 있다. 그녀의 보행 패턴은 보상되지 않은 안뜰결핍이 있는 사람에게 전형적이다.

눈돌림 검진 *Oculomotor examination*

실내조명에서 눈돌림 검진은 다음을 나타낸다.

1. 시력은 머리가 고정된 상태에서 20/25-4OU(양쪽 눈이 보이는)이며 머리의 2Hz 수평 진동 시 20/63-3으로 감소한다.
2. 주시안정화는 머리가 느리게 회전하는 동안에는 정상이지만 환자는 오른쪽으로 머리가 충동되면 큰 재교정신속눈운동이 나타난다.
3. 자발적이거나 주시유지 눈떨림이 없다.
4. 컴퓨터 시스템을 이용한 동적 시력 검사를 수행할 수 없었다. 왜냐하면 환자는 단지 20초의 수평 머리 움직임으로 어지럼이 현저하게 증가했기 때문이다.

눈떨림의 고정 억제를 방지하기 위해 적외선 기록 시스템을 이용한 눈돌림 검사는 아래를 나타낸다.

1. 수평 두진후는 왼쪽으로 치는 눈떨림을 야기했다; 수직 두진후 유발 눈떨림은 없었다.
2. 왼쪽으로 딕스-홀파이크(Dix-Hallpike) 위치로의 움직임은 음성이었지만, 오른쪽으로는 환자는 현훈 없이 경미한 왼쪽으로 치는 눈떨림을 발달시켰다.

논평 Comment

머리 움직임 동안 시력 감소는 보상되지 않는 안뜰결핍과 일치한다. 오른쪽 두부충동과 함께 재교정신속눈운동의 존재는 오른쪽 결핍과 일치한다. 느린 머리 움직임과 함께 정상처럼 보이는 주시안정화는 손상되지 않은 왼쪽 기능, 오른쪽 안뜰계의 잔존 기능 또는 주시안정화를 위해 추종눈운동 시스템의 대체결과일 수 있다. 20초 이상 반복되는 머리 움직임을 견디거나 수행할 수 없는 능력은 그녀의 초기 운동 프로그램을 제한할 것이다. 두진후 유발 눈떨림은 한쪽 안뜰결핍 환자에서 항상 존재하는 것은 아니다. 수평 두진후 후 왼쪽으로 치는 눈떨림은 그녀의 오른쪽 병터와 일치한다. 현훈 없이 환자가 오른쪽 딕스-홀파이크 위치로 이동했을 때 왼쪽으로 치는 눈떨림은 그 위치로의 움직임에 의해 생성되는 타원주머니 신호의 비대칭성에서 유래되며 한쪽 안뜰상실 환자에게서는 흔한 것이다.

증례연구 22-1

균형 및 보행 *Balance and gait*

1. 그녀는 눈을 뜨고 감은 채로 비정상 롬버그가 나타난다. 그녀의 한발서기 시간은 눈을 뜨고 2초 미만이다. 그녀는 지팡이가 있거나 없는 상태에서 느린 속도(0.63m/sec, 정상 0.87m/sec)로 걸으며, 기저면을 넓히고 몸통과 목을 통해 감소된 회전으로 걷는다. 걷는 동안 머리를 돌리거나 균형을 유지할 수 없다.
2. 낙상 위험: 그녀의 동적 보행 지수는 낙상 위험을 나타내는 14/24이다. 그녀는 보행속도의 변화, 머리를 수평 및 수직으로 돌리고 걷고, 빠르게 돌아서고, 물건을 넘어서고, 계단을 오르내리는데 어려움을 겪었다.

안뜰재활 계획 Plan for vestibular rehabilitation

문제점

1. 미약한 정적 균형 및 한발서기 시간
2. 머리 움직임으로 유발되는 균형장애와 자세 불안정
3. 어둠 속에서 미약한 균형
4. 머리 움직임으로 시력 감소
5. 머리 움직임에 대한 제한된 내성
6. 지팡이로 보행
7. 느린 보행 속도
8. 낙상의 위험
9. 참여 수준 감소
10. 사회적 격리

계획 Plan

환자는 기능적 활동에 기초한 주시와 자세안정화 운동과 일부 운동에 배치되었다. 운동은 환자가 손에 들고 있는 중심표적을 사용하여 20초 동안 수행한 X1보기 패러다임으로 구성되었다. 처음에는 환자가 앉아서 운동을 하고, 다음 운동을 시작하기 전에 어지럼이 줄어들 때까지 기다릴 것을 지시받았다. 그녀는 수평 및 수직 머리 움직임을 수행했다. 이 운동은 처음에는 매일 3번 실시되었으며, 견딜만한 경우 1주일에 매일 5번씩으로 증가하고 가능하면 서기를 수행하는 것이었다. 환자는 또한 각 운동의 시간을 각각 1분을 목표로 점차적으로 증가시키도록 지시를 받았다. 이 운동의 목표는 주시안정화를 높이고, 머리 움직임에 대한 증상의 반응을 줄이고, 환자가 머리 움직임을 하도록 격려하는 것이었다. 기능적으로 운동은 머리 움직임 동안 시력을 향상시키고 머리 움직임에 의해 유발되는 어지럼을 습관화시켜야 한다. 그녀는 또한 눈을 뜨고 잠시 동안 눈을 감은 상태에서 수행되는 정적 균형 운동에 대해 지시를 받았다. 불행히도, 그녀는 혼자 살았기 때문에 가족 구성원이 운동을 도와줄 수 없었다. 안전을 위해 그녀는 바깥을 향해 있는 모퉁이에서 그녀 집의 안전한 장소에서 균형 운동을 수행하라고 지시받았다(모퉁이에서 바깥을 바라보고, 필요한 경우 잡을 수 있는 무거운 의자를 그녀 앞에 두도록 지시받았음). 그녀는 장애물 넘기(step over) 운동을 배웠고, 그녀는 작은 물건과 턱 위로 안전하게 넘어갈 수 있도록 2분간 매일 두 번씩 수행해야 했다(그림 22.8). 또한 지팡이 없이 그리고 가구나 벽을 잡지 않고 걷는 연습을 하도록 지시받았다. 그녀는 집 복도에서 이 후자의 운동을 하루에 2번 3~5분 동안 수행해야 했다. 이 운동의 목표는 걷는 동안 지팡이와 가능한 가구 또는 벽 '잡기'에 의존도를 낮추는 것이었다.

환자는 또한 걷기를 매일 20분으로 늘리면서 걷기 운동 프로그램을 시작하도록 요청받았다. 환자는 운동을 올바르게 수행하고 운동으로 인해 너무 어지러워 운동을 멈추지 않도록 하기 위해 초기 클리닉 방문 중 적어도 한 번은 모든 운동을 수행하였다. 추적 관찰은 1주일 후에 예정되었고, 환자는 운동을 하는 데 질문이나 어려움이 있었는지를 묻는 질문을 받았다. 초기 추적 방문 후 환자는 일주일에 한 번 병원에 내원하였다.

1개월 후 재평가 One-month reevaluation

주관적 불평 *Subjective complaints*

환자는 0(정상)에서 10(가장 최악일 수 있음)까지 시각아날로그척도 3.0의 균형장애를 평가했다. 그녀는 보행 중에 그녀의 진동시각을 유사척도로 1.9로 평가했다. 이것은 초기 방문보다 현저한 개선이었다. 그녀의 균형자신감은 64%(의미 있는 변화는 10% 이상)였고, 그녀의 증상은 시간의 65%(의미 있는 변화는 4.1%) 동안 활동을 방해했다고 밝혔다.

균형 및 보행 *Balance and gait*

그녀는 30초 동안 눈을 뜨고 롬버그를 수행할 수 있었지만, 몇 초 이상 동안 눈을 감고 롬버그를 수행할 수 없었다. 그녀는 더 이상 지팡이를 사용하지 않았다. 보행 중 속도, 기저면, 보폭, 몸통과 목을 통한 회전은 정상이었다. 보행 속도는 0.79m/sec로 증가했다. 걷는 동안 머리를 좌우로 돌리라는 질문을 받았을 때 속도가 감소했지만, 환자는 직선 경로에서 약간 벗어난 상태에서 작업을 수행할 수 있었다. 그녀는 잔디 위에서 또는 계단 위에서 안전하게 걸을 수 있었지만 잔디에서는 매우 조심스럽고 머리 움직임이 별로 없었다. 또한 낮에는 운전을 재개했지만 밤에는 운전하려 하지 않았다. 그녀는 교회에 갈 수 있었지만 아직 저녁 사회활동을 재개하지 못했다.

논평 Comment

이 환자는 한쪽 안뜰상실 후 회복에 대한 좋은 진전을 보이고 있다. 그녀의 눈을 감고 롬버그를 수행할 수 없는 능력은 대부분의 말초신경병증을 반영한다. 왜냐하면 한쪽 안뜰기능저하를 가진 대부분의 사람들은 롬버그를 눈을 뜨거나 눈을 감고 수행할 수 있기 때문이다. 환자의 회복이 끝날 때까지 가정 운동 프로그램이 계속될 것이다. 그녀의 복합성 말초신경병증 및 안뜰병변 때문에 밤에는 지팡이를 사용하는 것이 좋다.

증례연구 22-1

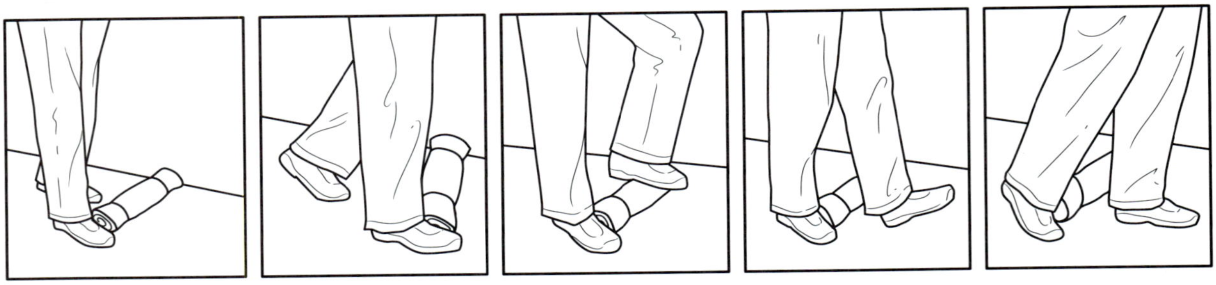
A: 왼발로 앞으로 나아가기

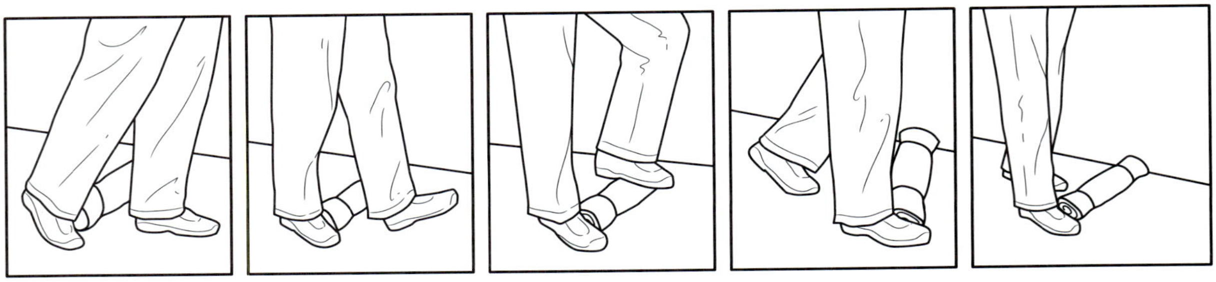
B: 왼발로 뒤로 물러서기

그림 22.8 장애물넘기 운동(step-over exercise). 환자는 (A) 말려 있는 수건을 앞으로 넘고, (B) 뒤로 넘는다. 환자는 먼저 손잡이나 지지대를 잡고 수행한 뒤에 잡지 않고 수행한다.

증례연구 22-2

어지럼과 불균형에 대한 불평을 가진 46세 남성은 다음 주에 왼쪽 안뜰신경집종절제술이 예정되어 있다. 가돌리늄을 사용한 MRI는 뇌줄기 또는 소뇌의 약간의 압박과 함께 왼쪽 소뇌다리뇌각으로 연장된 1.5cm 종양을 나타냈다. 얼굴신경 기능은 대칭적이고 정상인 것처럼 보였다. 어둠 속에서와 계단을 오를 때 균형이 더 나쁜 것으로 보고되었다. 그는 낙상을 부인한다. 환자는 예정된 수술에 대해 상당히 우려하고 있으며, 수술 후 사망하거나 직장으로 복귀할 수 없다는 우려를 나타냈다.

과거병력 및 사회력 Past medical and social history

두통(부비동 또는 편두통), 건초에 알레르기가 있다. 왼쪽 귀에 청각이 없고 어음청취문턱값이 35로 오른쪽 귀의 최소 고주파 상실 그리고 어음명료상실은 없다. 약물치료: 없다. 알레르기: 알려진 약물 알레르기는 없다. 그는 아내와 10살, 14살의 두 자녀와 함께 살고 있다. 그의 집에 있는 침실은 2층에 있으며 계단에 난간이 있다. 정문에서 집으로 들어서려면 4개의 계단이 있고, 차고에는 2개의 계단이 있지만 난간이 없다. 그는 일상생활의 기본 활동에 독립적이며 제한 없이 밤낮으로 운전한다. 그는 법정 변호사로서 바쁜 삶을 살고 있다.

주관적 불평 *Subjective complaints*

그는 무시할만한 증상이 있음을 나타내면서 자신의 장애를 0/5로 평가한다. 그의 PANAS 척도는 불안과 우울증을 모두 나타냈다. 머리 움직임은 어지럼(VAS = 0/10)을 유발하지 않고 진동시각(VAS = 0.1/10)과 균형장애(VAS = 2.0/10)만 약간 증가시켰다. 그의 활동특이적균형자신감척도(ABC)는 82%이다. 어지럼은 그의 활동에 5%의 시간 동안 영향을 미친다.

눈돌림 검진 *Oculomotor examination*

왼쪽으로 양성 두부충동검사가 나타났다. 프렌젤 렌즈를 사용하면 자발적이거나 주시유발 눈떨림 증상은 발생하지 않았다. 두진후 후 왼쪽으로 눈이 한 번 움직였다가 한 번의 재교정신속눈운동이 있었다. 수직 두진후로 눈떨림 증상은 유발되지 않았다. 머리가 고정된 채로 시력이 20/20으로 수정되었다. 초당 120~180° 사이의 능동적인 머리 진동 동안 컴퓨터화된 시력은 오른쪽 및 왼쪽 머리 움직임에 대해 정상이었다.

균형 *Balance*

그의 롬버그는 정상이었고 환자는 30초 동안 눈을 뜨고 수정된 롬버그를 유지할 수 있었다. 그러나 눈을 감고는 수정된 롬버그를 수행할 수

증례연구 22-2

없었다. 환자는 정상 걸음걸이, 기저면, 몸통과 목의 회전 그리고 팔 흔들기로 보행하였다. 그의 보행 속도는 나이에 비해 정상보다 느렸다(정상 1.13m/sec에 비해 1.0m/sec). 그는 정상적으로 천천히 걷는다고 말했다. 그는 보행 중 과도한 시각적 고정을 사용하여 균형을 유지하는 것처럼 보이지 않았다. 낙상 위험의 동적 보행 지수 점수는 22/24이다.

논평 Comment

이 환자는 초기 불평이 청력 감소라는 점에서 안뜰신경집종이 있는 많은 환자의 전형적인 모습이다. 이러한 환자에서 현훈 또는 심지어 균형장애의 부재는 안뜰신경염에서 발생할 수 있는 갑작스런 발병보다는 종양이 성장함에 따라 발생하는 점진적인 안뜰상실 때문이다. 그는 주시유지 눈떨림을 변경시키는 방향과 같은 중추 징후는 없다. 환자는 병변 쪽을 향해 머리 움직임과 함께 재교정신속눈운동이 있었다. 그것은 부적절한 안뜰반응을 나타낸다. 그의 균형을 평가할 때 발견되는 유일한 비정상 소견은 눈을 감은 상태에서 수정된 롬버그를 수행할 수 없다는 것이다. 눈을 감은 상태에서의 수정된 롬버그 검사는 한쪽 안뜰상실에 민감하지만 젊은 사람들의 안뜰결핍에 특이성이 없다는 것을 발견했다. 왜냐하면 지역사회에서 생활하는 많은 나이 든 성인들은 수정된 롬버그 위치를 유지할 수 없기 때문이다. 편두통의 병력은 그의 회복을 복잡하게 만들 수 있다. 또한 수술 후 편두통이 있으면 주시안정화 운동을 수행하기가 어려울 수 있다.

환자가 표현한 주요 관심사는 그가 수술 중 사망하거나 수술 후 다시 일할 수 없다는 것이었다. 이러한 우려는 가능하다면 수술 전에 해결해야 한다.

중재 Intervention

수술 전 전형적인 수술 후 재활 과정이 환자와 그의 아내와 논의되었다. 비록 어지럼을 일으키더라도 수술 후 그의 머리를 움직일 필요성에 중점을 두었다: 그가 수행했을 가능성이 가장 높은 운동과 퇴원 시 활동 수준. 수술에 대한 그의 우려로 인해 신경과의사와 약속이 잡혔다. 신경과의사는 단기간 사용을 위해 항불안제와 항우울제를 처방했다. 환자가 청력이 좋지 않았기 때문에 속귀신경집종의 외과적 절제는 미로경유 접근법을 사용하여 3주 후에 수행되었다(17장 참조). 환자는 수술 후 호전되었다. 수술 후 며칠 동안 현훈에 대해 중간 정도의 불평이 있었지만 복시는 없었다. 그는 완전한 얼굴마비가 있었지만 외과 보고서는 얼굴신경이 손상되지 않았다고 지적했다. 처음에 그가 오른쪽으로 보았을 때 증가한 자발적인 오른쪽으로 치는 눈떨림이 있었다. 그는 수술이 끝났음에 상당히 안심을 표명했다.

수술 후 3일째 그는 더 이상 오른쪽으로 치는 눈떨림을 보이지 않았다. 그의 능동 목 움직임 범위는 수술 부위의 통증으로 인해 50%로 제한되었는데, 그는 이를 당기는 감각으로 설명했다.

주관적 불평 Subjective complaints

그는 자신의 진동시각이 머리가 고정된 상태에서 7/10으로 평가하고, 머리를 움직이는 상태에서 8.2로 평가했다. 시야흐림의 일부는 얼굴마비로 인해 자신의 눈에 사용했던 연고에 의한 것이라고 지적했다. 그는 걷는 동안(욕실활동에 도움이 되는) 6/10으로 그의 균형장애를 평가했다. 목 통증은 3/10으로 평가했다.

보행 및 균형 Gait and balance

그는 음성 롬버그를 나타냈다. 수정된 롬버그 검사는 받지 않았다. 그는 독립적으로 걸어다닐 수 있었지만 넓은 기저면과 몸통을 통한 최소한의 회전을 가졌다. 보행은 느렸고 가끔씩 옆으로 걸었다. 그는 균형을 잡으려고 걷는 동안 지나친 시각 고정을 사용하는 것처럼 보였고, 걷는 동안 머리를 돌렸을 때 자신의 보행을 늦추었다. 보행 속도는 0.54m/sec였다.

치료 Treatment

주시안정화 운동은 수술 후 3일째에 시작되었다. 처음 사용된 운동은 X1보기 패러다임이었다. 환자는 운동을 앉고 서 있을 때 둘 다 수행해야 했다. 서 있는 동안 그는 점차적으로 기저면을 줄이고 발을 가까이 모아야 했다. 운동은 수평 머리 움직임만으로 중심오목 자극을 사용하여 수행되었다. 환자는 1분씩 매일 5번 운동을 수행하도록 지시받았다. 또한 그는 걷는 거리를 점차적으로 늘리면서 걸었다.

논평 Comment

이 환자의 자세 불안정성과 다양한 균형 검사에서의 수행은 안뜰신경집종절제술 이후 급성기 동안 환자의 전형적 형태이다. 종양의 제거와 함께 안뜰기능의 갑작스런 비대칭 때문에 수술 직후 많은 환자들이 현훈을 경험한다. 이것은 또한 이 환자의 자발적 눈떨림을 설명한다. 또한 그의 얼굴마비는 주시안정화 운동을 할 때 문제가 될 수 있다. 왜냐하면 눈을 매끄럽게 하기 위해 깜박거릴 수 없기 때문이다.

조기 수술 후 과정 Early postoperative course

수술 후 6일째인 퇴원일까지 그는 독립적으로 보행을 하고 있었지만 여전히 넓은 기저면과 느린 속도(0.7m/sec)를 보였다. 그의 보행은 덜 실조적이었고 균형을 유지하기 위한 지나친 시각적 고정을 더 이상 사용하지 않았다. 그는 난간을 잡고 계단을 오르내렸다. 그의 운동 프로그램은 X1보기 패러다임으로 구성되어 있는데, 중심오목과 전체 시야 자극을 사용하고 1분 동안 수평으로 머리를 움직인 다음 1분 동안 수직으로 이동하여 하루에 5번 서기를 수행하도록 하였다. 그는 걷는 동안 머리를 돌리는 연습을 시작하도록 지시받았다. 이는 그를 불안정하게 만들 것이기 때문에 조심해야 한다.

매일 총 운동 시간은 약 25분이었다. 이 단계에서 환자는 여전히 5파운드(뇌척수액 누출의 위험) 이상을 잡고 구부리거나 들어올릴 수 없었다. 계단 안전은 환자와 그의 아내와 논의되었다. 논의된 다른 주제는 그가 집에 도착했을 때 매우 피곤할 것이라는 것과 심지어 다음날에도 피곤할 수 있다는 것이었다. 피로에 따라 집에 돌아온 지 1~2일 후에 운동을 재개하며, 규칙적인 수면 및 식사 일정 수립을 시도하며 이러한 활동이 유익하다는 것을 다시 인식시켰다.

증례연구 22-2

논평 Comment

수술 후에도 한쪽 안뜰상실이 있는 환자의 심한 현훈과 불균형으로부터 빠른 회복은 전형적이다. 그러나 안뜰상실의 영향은 여전히 명백하다(예: 여전히 머리를 움직이면서 걷는데 어려움이 있음). 그리고 수술 후 피로는 주요한 문제이다. 한쪽 안뜰상실이 있는 대부분의 환자는 눈을 감고 수정된 롬버그를 수행할 수 없다. 일반적으로 이러한 환자에게 보행 시 사용할 보조기구를 제공하지 않는다. 지팡이로 걸을 때 병원에 있는 동안 2~3일이 일부 환자에게 도움이 될 수 있다. 퇴원 시 지팡이가 필요하지 않기 때문에 이러한 환자를 위해 지팡이를 구입하는 것은 정당화하기 어렵다. 물론 예외가 있을 수 있다.

외래환자 추적검사 Outpatient follow-up

2주간의 수술에서 그의 주요 불평은 (1) 얼굴마비; (2) 머리 움직임과 함께 어지럼; (3) 머리를 돌릴 때 불균형 또는 고르지 않은 표면(잔디) 또는 어둠 속에서 걷기; (4) 피로; (5) 수면장애이다. 그는 낙상을 부인한다. 그는 운동을 준수했으며 매일 10~15분을 걷지만 혼자서는 안 된다고 말한다. 현재는 운전하지 않지만 가능한 한 빨리 다시 시작하기를 원한다. 과거병력은 최근 수술 및 수술에 2차적인 왼쪽 눈의 자극으로 인한 안면마비를 제외하고는 변경되지 않는다. 약물치료로 눈을 위한 것은 퓨라루브(Puralube)가 있다.

주관적 불평: 그는 자신의 장애를 4/5로 평가하며, 병가 중임을 나타내지만 그렇지 않은 경우 자신의 장애를 3/5로 평가한다. 머리 움직임 VAS = 2.1/10; 진동시각 VAS = 3.1/10; 균형장애 VAS = 4.2/10. 활동특이적균형자신감척도(ABC) = 69%.

균형: 낙상 위험: 동적 보행 지수 점수 = 18/24(머리 움직임으로 걸을 때 균형 유지 어려움) 보행 속도 = 1.0m/sec (nl ≥1.13m/sec).

시력: 왼쪽으로 머리 움직임 동안 동적 시력 = 0.236(정상<0.162).

얼굴 움직임: 눈에 띄는 움직임은 없다.

치료 Treatment

눈-머리 운동은 운동 프로그램에 추가되었고, 머리 움직임을 수평 및 수직으로 하고 걸으며, 야외에서 걷는 것은 매일 20~30분으로 시간을 늘렸다. 그가 깜박 반사를 가지고 있지 않기 때문에 눈을 문지르지 말고 먼지나 작은 입자가 눈에 들어가는 것을 막기 위해 끝부분이 휘어져 있는 선글라스(wraparound sunglasses)를 착용하고 눈에 윤활제를 사용하는 것을 강화하는 등 왼쪽 눈 보호에 대해 논의했다. 운전복귀도 환자와 논의되었다. 명확하게 볼 수 있고 머리를 움직일 때 어지럽지 않을 때까지 운전해서는 안 된다고 제안했다. 윤활유로 인한 왼쪽 눈의 시야 흐림은 아직 운전을 재개하지 않는 또 다른 이유였다.

왼쪽 안뜰신경집종의 절제술 후 4주째에, 그는 여전히 어지럼과 불균형에 대한 불평을 가지고 있으며, 어둠 속에서 더 나빠진다. 그는 일상생활의 기본 활동에 독립적이며 낮에는 제한된 운전을 시도했지만 눈에 자극이 가해지는 야간에는 운전을 시도하지 않았다. 그는 피로, 돌림 시 불균형, 얼굴마비로 인해 직장으로 복귀하지 못했다.

주관적 불평: 자신의 증상이 불편함을 나타내면서 장애를 1/5로 평가한다.

머리 움직임 VAS = 0.4/10; 진동시각 VAS = 0.3/10; 균형장애 VAS = 1/10. ABC = 82.5%.

균형: 낙상 위험: 동적 보행 지수 점수 = 22/24(머리를 움직이면서 걷는 경우 균형을 유지하는 데 여전히 어려움이 있음); 보행 속도 = 1/10m/sec

시력: 동적 시력 = 왼쪽으로 머리 움직임 0.136(정상<0.162).

논평 Comment

그는 수술 후 아주 잘 지내고 있었다. 1차 문제는 고르지 않은 표면 위를 걸을 때 머리가 움직이는 채로 걷는 경우와 눈이 자극을 받을 때 어려움이 있는 경우로 제한된다. 그는 주말에 안과의사와 약속을 잡았다. 이 환자의 목표는 아마도 수술 후 6주 이내에 완전한 활동으로 복귀하는 것이다. 다른 환자들은 회복 기간이 더 길어야 하며 3개월 동안 직장 복귀를 하지 못할 수도 있다. 이 수술 후 전체 회복 기간은 1년이며 피로가 주요 문제이다. 6개월 이내에(대개는 더 일찍) 환자는 테니스, 라켓볼, 골프와 같은 스포츠에 참여할 수 있어야 하며, 이는 안뜰 및 균형 운동에도 좋다. 그러나 경기 방식을 바꾸어야 할 수도 있고, 복식 테니스 게임으로 전환해야 할 수도 있다. 환자들은 결핍된 쪽을 향해 빠르게 회전할 때 불균형을 인지하지만 보통 균형을 잃지 않는다. 일부 환자는 고르지 않은 표면에서 어둠 속을 걷거나 갑자기 뒤로 걸을 때와 같이 균형이 강조될 때 어려움이 있다고 불평한다.

건강이 좋지 않은 환자는 시각 변화, 발의 감각 변화 또는 안뜰 적응을 방해하는 중추신경계 병터의 공존과 같이 회복을 어렵게 하는 다른 문제들에 대해서 주의 깊게 검사해야 한다. 또한 심리적 문제를 선별하는 것이 도움이 될 수 있다. 일부 환자는 머리를 움직이는 것을 두려워한다. 이 환자들은 수술 후 몇 달이 지난 후에도 안뜰 운동의 혜택을 누릴 수 있지만 규정 준수를 보장하기 위해 보다 면밀히 감독되는 프로그램을 사용해야 한다.

이 환자는 또한 수술 후 얼굴마비가 있었다. 수술 후 신경이 손상되지 않았기 때문에 회복 가능성이 있다. 환자가 희미한 자발적인 움직임 이상을 가질 때까지 안면 운동을 시작하지 않으며, 힘 있는 움직임보다는 부드러운 얼굴 움직임을 하도록 주의했다. 또 다른 접근 방법은 EMG 바이오피드백을 환자에게 제공하는 것이다. 심각한 협동운동 장애 환자는 얼굴 움직임을 향상시키기 위해 바이오피드백 훈련을 실시해야 한다. 얼굴마비 또는 마비 환자의 주요 관심사는 눈의 보호이다. 눈꺼풀 닫힘이 안 되거나 불량하다면 환자는 눈의 건조 및 각막 손상을 방지하기 위해 셀로판 수분 패치 또는 안구패치를 사용할 수 있다. 패치를 사용하는 환자는 단안 깊이 인식신호(monocular depth perception cues)만 있기 때문에 걷는 데 주의해야 한다. 금 꺼풀 무게(gold lid weight)를 주입하는 것 같은 수술적 중재가 필요할 수도 있다.

증례연구 22-3

18세의 여성은 오른쪽 말초 안뜰병변으로 진단받고 물리치료를 받고 있다. 현재 불평은 특히 머리 움직임과 함께 불균형과 머리가 움직이는 동안 그녀의 눈이 "머리를 따라 가지 못 한다"는 감각을 포함한다. 환자는 더 이상 현훈을 불평하지 않으며 낙상은 없었다. 그녀는 보행을 할 때 때때로 비틀거리며 걸려 넘어지고 옆으로 걷는다고 말한다. 과거 병력은 특별하지 않았다. 현재 투약하는 약에는 프레드니손(prednisone)과 아치클로버(acyclovir)가 포함된다. 그녀는 항생제(페니실린)에 알레르기가 있다. 그녀는 일상생활의 모든 활동에서 독립적이다. 그러나 운전이나 청소부 아르바이트로 돌아가지 않았다. 그녀는 대학 수업으로는 돌아갔다.

신경학적 검진 Neurological examination

안뜰계를 제외한 일반적인 신경학적 검진은 정상이었다. 그녀의 MRI 스캔 및 청력 검사는 특별하지 않았다. 안뜰 검사실 검사에는 눈돌림 종합검진, 정적 위치 검사, 온도눈떨림검사, 회전 검사 및 체위기록법이 포함되었다. 검사결과 왼쪽 주시유발 눈떨림, 체위 검사에서 왼쪽 눈떨림, 온도눈떨림검사에서 오른쪽 안뜰마비, 회전 검사에서 왼쪽 방향 우세, 비정상 체위기록법을 나타냈다(모든 6가지 균형감각 조직성 검사에서 비정상적 반응과 뒤쪽으로 체중이동에 대한 비정상적 적응).

논평 Comment

왼쪽 치기, 주시유발 눈떨림, 체위 검사에서 왼쪽 눈떨림 그리고 방향 우세는 오른쪽 안뜰마비를 반영할 가능성이 크다. 6가지 균형감각 조직성 검사 모두에서 환자가 겪었던 어려움 증가는 한쪽 안뜰결핍 후 만성 단계에서 이례적이지만 들어보지 못한 것은 아니다. 일부 환자에서 이 결과는 환자의 불평에 대한 심리적 요소를 반영할 수 있다. 지지면의 갑작스런 상승에 따른 체중이동으로 인해 균형을 유지하기 어려운 것은 일부 환자에서 후방보행 경향을 나타낼 수 있지만 균형 문제가 있는 많은 환자에서 비특이적인 결과이다. 환자가 고르지 않은 표면을 걷는데 어려움이 있을 수 있다.

물리치료 검진 Physical therapy examination

주관적 불평: 그녀는 증상이 괴롭다는 것을 나타내면서 0~5 척도에서 1로 그녀의 장애를 평가한다. 그녀는 머리 움직임 시 어지럼은 1.4/10, 걸을 때 진동시각은 1.4/10, 걸을 때 균형장애는 1.9/10(모든 점수는 움직임과 관련된 감소를 나타내며 10점은 더 나쁨)으로 평가한다.

시력: 머리 고정: LogMAR 0.018(정상); 왼쪽으로 예측 가능한 머리 움직임: LogMAR = 0.076(연령에 따른 정상 = 0.087); 오른쪽으로 예측 가능한 머리 움직임: LogMAR = 0.125.

정적 균형: 음성 롬버그; SR 눈 떴을 때(SR은 수정된 롬버그) = 정상, 눈 감았을 때 = 4초(정상 = 60초 동안 정상).

보행: 머리 움직임 감소, 가끔 비틀거림.

낙상 위험: 동적 보행 지수 점수 = 23/24.

인상적임: 머리 움직임 유발 어지럼, 진동시각 및 불균형에 대한 주관적 불평; 오른쪽으로 120deg/sec의 머리 움직임으로 비정상 시력; 비정상 보행 패턴(머리 움직임 감소); 아급성 한쪽 안뜰상실과 일치하는 감소된 활동(운전).

치료 목표

1. 6주 안에 머리 움직임 유발 증상의 75% 감소(어지럼, 진동시각 및 균형장애)
2. 6주 안에 머리 움직임 시 정상 시력
3. 수정된 롬버그(SR)를 제외하고 눈을 감은 상태로 정상 정적 균형
4. 6주 안에 모든 정상 활동으로 복귀

논평 Comment

머리 움직임으로 균형장애, 흐린시야 및 보행 장애의 불평과 객관적 소견은 모두 동적 안뜰반응의 장애와 일치한다.

중재 Intervention

환자는 눈을 뜨고 서서 머리를 움직이는 운동, X1 및 X2 운동, 걷기 프로그램으로 구성된 가정 운동 프로그램을 받았다. 그녀는 X1과 X2 운동을 하루에 5번씩 2주 동안 수행하라는 지시를 받았다. 또한 매일 걷기를 권고받았다. 그녀는 매 2주 간격으로 두 번의 방문을 통해 재평가를 받았고 가정 운동 프로그램에서 진전을 보였다. 다음 운동은 시간이 지남에 따라 가정 프로그램에 추가되었다: 머리 움직임을 하며 걷기, 회전하면서 걷기, 뒤로 걷기, 공차기, 원을 그리며 걷기. 그녀는 또한 추가적으로 눈/머리 운동을 받았다(대체 운동 참조).

4주 후 환자는 퇴원 준비를 위해 재검사를 받았다. 환자는 더 이상 머리 움직임과 함께 증상을 불평하지 않았다. 보행은 더 이상 이상을 나타내지 않았다. 그녀는 눈을 뜨고 15걸음 그리고 눈을 감은 채 3걸음 일자 걷기를 할 수 있었다. 또한 그녀는 걷고 머리를 왼쪽과 오른쪽으로 움직이는 데 어려움이 없었다.

퇴원 시 그녀의 활동 수준이 향상되었다. 그녀는 일주일에 4번 45분 동안 걷고 있었다. 그녀는 어려움 없이 집안일을 하고 운전을 할 수 있었다. 퇴원 시, 환자는 머리 움직임, 눈/머리 움직임 및 걷기 프로그램으로 구성된 유지 가정 프로그램의 지시를 받았다.

References

1. Meza G, et al. Recovery of vestibular function in young guinea pigs after streptomycin treatment. Glutamate decarboxylase activity and nystagmus response assessment. *Int J Devel Neurosci*. 1992;10:407.
2. Forge A, et al. Ultrastructure evidence for hair cell regeneration in the mammalian inner ear. *Science*. 1993;259:1616.
3. Jones TA, Nelson RC. Recovery of vestibular function following hair cell destruction by streptomycin. *Hear Res*. 1992;62:181.
4. Precht W. Recovery of some vestibuloocular and vestibulospinal functions following unilateral labyrinthectomy. *Prog Brain Res*. 1986;64:381.
5. Fetter M, et al. Effect of lack of vision and of occipital lobectomy on recovery from unilateral labyrinthectomy in Rhesus monkey. *J Neurophysiol*. 1988;59:394.
6. Halmagyi GM, et al. Diagnosis of unilateral otolith hypofunction. *Diagnostic Neurotology*. 1990;8:313.
7. Allum JHJ, Pfaltz CR. Postural control in man following acute unilateral peripheral vestibular deficit. In: Igarashi M, Black FO, eds. *Vestibular and Visual Control on Posture and Locomotor Equilibrium*. Basel: Karger; 1985:315.
8. Halmagyi GM, et al. Vestibular neurectomy and the management of vertigo. Curr Opinion *Neurol Neurosurg*. 1988;1:879.
9. Yagi T, Markham CH. Neural correlates of compensation after hemilabyrinthectomy. *Exp Neurol*. 1984;84:98.
10. Fetter M, Zee DS. Recovery from unilateral labyrinthectomy in Rhesus monkeys. *J Neurophysiol*. 1988;59:370.
11. Allum JHJ, et al. Long-term modifications of vertical and horizontal vestibulo-ocular reflex dynamics in man. *Acta Otolaryngol (Stockh)*. 1988;105:328.
12. Mathog RH, Peppard SB. Exercise and recovery from vestibular injury. *Am J Otolaryngol*. 1982;3:397.
13. Igarashi M, et al. Further study of physical exercise and locomotor balance compensation after unilateral labyrinthectomy in squirrel monkeys. *Acta Otolaryngol*. 1981;92:101.
14. Courjon JH, et al. The role of vision on compensation of vestibulo ocular reflex after hemilabyrinthectomy in the cat. *Exp Brain Res*. 1977;28:235.
15. Lacour M, et al. Modifications and development of spinal reflexes in the alert baboon (Papio papio) following an unilateral vestibular neurectomy. *Brain Res*. 1976;113:255.
16. Pfaltz CR. Vestibular compensation. *Acta Otolaryngol*. 1983;95:402.
17. Szturm T, et al. Comparison of different exercise programs in the rehabilitation of patients with chronic peripheral vestibular dysfunction. *J Vestib Res*. 1994;4:461.
18. Miles FA, Eighmy BB. Long-term adaptive changes in primate vestibuloocular reflex, I: behavioral observations. *J Neurophysiol*. 1980;43:1406.
19. Schubert MC, Migliacco AA, Clendaniel RA, Allak A, Carey JP. Mechanism of dynamic visual acuity recovery with vestibular rehabilitation. *Arch Phys Med Rehabil*. 2008;89(3):500.
20. Scherer M, Migliaccio AA, Schubert MC. Effect of vesibular rehabilitation of passive dynamic visual acuity. *J Vestib Res*. 2008;18(2-3):147.
21. Schubert MC, Hall CD, Das V, Tusa RJ, Herdman SJ. Oculomotor strategies and their effect of reducing gaze position error. *Otology Neurotology*. Feb 2010;31(2):228.
22. Tian J, Crane BT, Demer JL. Vestibular catch-up saccades in labyrinthine deficiency. *Exp Brain Res*. Apr 2000;131(4):448.
23. Tierstrom F, Nystrom A, Magnuss M. How to uncover the covert saccade during the head impulse test. *Otol Neurotol*. 2012;33(9):1583.
24. Minor, et al. Horizontal vestibuloocular reflex evoked by high-acceleration rotations in the squirrel monkey, I: normal responses. *J Neurophysiol*. Sep 1999;82(3):1254.
25. Grossman GE, et al. Frequency and velocity of rotational head perturbation during locomotion. *Exp Brain Res*. 1988;70:470.
26. Grossman GE, et al. Performance of the human vestibuloocular reflex during locomotion. *J Neurophysiol*. 1989;62:264.
27. Leigh RJ, et al. Supplementation of the vestibulo-ocular reflex by visual fixation and smooth pursuit. *J Vestib Res*. 1994;4:347.
28. Segal BN, Katsarkas A. Long-term deficits of goal-directed vestibulo-ocular function following total unilateral loss of peripheral vestibular function. *Acta Otolaryngol (Stockh)*. 1988;106:102.
29. Schubert MC, Das V, Tusa RJ, Herdman SJ. Cervicoocular reflex in normal subjects and patients with unilateral vestibular hypofunction. *Otology Neurotology*. 2004;25:65.
30. Sawyer RN, et al. The cervico-ocular reflex of normal human subjects in response to transient and sinusoidal trunk rotations. *J Vestib Res*. 1994;4:245.

31. Diener HC, et al. The significance of proprioception on postural stabilization as assessed by ischemia. *Brain Res*. 1984;296:103.
32. Diener HC, et al. Stabilization of human posture during induced oscillations of the body. Exp *Brain Res*. 1982; 45:126.
33. Dichgans J, Brandt T. Visuo–vestibular interaction. Effects on self–motion perception and postural control. In: Held R, et al, eds. *Handbook of Sensory Physiology*. Berlin: Springer; 1978:755.
34. Istl–Lenz Y, et al. Response of the human vestibulo–ocular reflex following long–term 2X magnified visual input. *Exp Brain Res*. 1985;57:448.
35. Davies P, Jones GM. An adaptive neural model compatible with plastic changes induced in the human vestibuloocular reflex by prolonged optical reversal of vision. *Brain Res*. 1976;103:546.
36. Collewijn H, et al. Compensatory eye movements during active and passive head movements: fast adaptation to changes in visual magnification. *J Physiol*. 1983;340:259.
37. Pavlow M, Bronstein AM, Davies RA. Randomized trial of supervised versus unsupervised optokinetic exercise in persons with peripheral vestibular disorders. *Neurorehabil Neural Repair*. 2013;27(3):208.
38. Cawthorne T. The physiological basis for head exercises. *Journal of the Chartered Society of Physiotherapy*. 1944;30: 106.
39. Cooksey FS. Rehabilitation in vestibular injuries. *Proc Royal Soc Med*. 1946;39:273.
40. Hecker HC, et al. Treatment of the vertiginous patient using Cawthorne's vestibular exercises. *Laryngoscope*. 1974; 84:2065.
41. Norre ME, Beckers A. Vestibular habituation training for positional vertigo in elderly patients. *J Am Geriatr Soc*. 1988;36:425.
42. Norre ME, De Weerdt W. Treatment of vertigo based on habituation. I: physio–pathological basis. *J Laryngol Otol*. 1980;94:689.
43. Shepard NT, et al. Habituation and balance retraining therapy. *Neurol Clin*. 1990;5:459.
44. Shepard NT, et al. Vestibular and balance rehabilitation therapy. *Ann Otol Rhinol Laryngol*. 1993;102:198.
45. Shepard NT, Telian SA. Programmatic vestibular rehabilitation. *Otolaryngol Head Neck Surg*. 1995;112:173.
46. Herdman SJ, Schubert MC, Das VE, Tusa RJ. Recovery of dynamic visual acuity in unilateral vestibular hypofunction. *Arch Otolaryngol Head Neck Surg*. 2003;129:819.
47. Herdman SJ, Hall CD, Delaune W. Variables associated with outcome in patients with unilateral vestibular hypofunction. *Neurorehabil Neural Repair*. 2012;26(2):151.
48. Herdman SJ, Clendaniel RA, Mattox DE, Holliday M, Niparko JK. Vestibular adaptation exercises and recovery: acute stage following Acoustic Neuroma Resection. *Otolaryngol–Head and Neck Surg*. 1995;113:71.
49. Vereeck L, Wuyts FL, Truijen S, De Valck C, Van de Heyning PH. The effect of early customized vestibular rehabilitation on balance after acoustic neuroma resection. *Clin Rehabil*. 2008;22(8):698.
50. Teggi R, Caldirola D, Fabiano B, Recanati P, Bussi M. Rehabilitation after acute vestibular disorders. *J Laryngol Otol*. 2009;123(4):397.
51. Telian SA, et al. Habituation therapy for chronic vestibular dysfunction: preliminary results. *Otolaryngol Head Neck Surg*. 1990;103:89.
52. Lisberger SG, et al. Frequency–selective adaptation: evidence for channels in the vestibulo–ocular reflex. *J Neurosci*. 1983;3:1234.
53. Schubert MC, Della Santina CC, Shelhamer M. Incremental angular vestibulo–ocular reflex adaptation to active head rotation. *Exp Brain Res*. Dec 2008;191(4):435.
54. Demer JL, Porter FI, Goldberg J, Jenkins HA, Schmidt K. Adaptation to telescopic spectacles: vestibulo–ocular reflex plasticity. *Invest OphthalmolVisual Sci*. 1989;30:159.
55. Cohen HS, Kimball KT. Changes in a repetitive head movement task after vestibular rehabilitation. *Clin Rehabil*. Mar 2004;18(2):125.
56. Kirby SE, Yardley L. The contribution of symptoms of posttraumatic stress disorder, health anxiety and intolerance of uncertainty to distress in Ménière's disease. *J Nerv Ment Dis*. May 2009;197(5):324.
57. Bessot N, Denise P, Toupet M, Van Nechel C, Chavoix C.Interference between walking and a cognitive task is increased in patients with bilateral vestibular loss. *Gait Posture*. Jun 2012;36(2);319.
58. Bessot N, Denise P, Toupet M, Van Nechel C, Chavoix C. Interference between walking and a cognitive task is increased in patients with bilateral vestibular loss. *Gait Posture*. Jun 2012;36(2):319.
59. MacDougall HG, Moore ST, Black RA, Jolly N, Curthoys IS. On–road assessment of driving performance in bilateral vestibular–deficient patients. *Ann N Y Acad Sci*. May 2009; 1164:413.

60. Cohen HS, Wells J, Kimball KT, Owsley C. Driving disability and dizziness. *J Safety Res*. 2003;34(4):361.
61. Tinetti ME, Richman D, Powell L. Falls efficacy as a measure of fear of falling. *J Gerontol*. Nov 1990;45(6):P239.
62. Yardley L, Beyer N, Hauer K, Kempen G, Piot-Ziegler C, Todd C. Development and initial validation of the Falls Efficacy Scale-International (FES-I). *Age Ageing*. Nov 2005;34(6):614.
63. Washburn RA, Smith KW, Jette AM, Janney CA. The Physical Activity Scale for the Elderly (PASE): development and evaluation. *J Clin Epidemiol*. Feb 1993;46:153.
64. Igarashi M, et al. Effect of physical exercise on nystagmus and locomotor dysequilibrium after labyrinthectomy in experimental primates. *Acta Otolaryngol*. 1975;79:214.
65. Hillier SL, McDonnell M. Vestibular rehabilitation for unilateral peripheral vestibular dysfunction. *Cochrane Database Syst Rev*. Feb 16, 2011;(2):CD005397.
66. Hillier SL, Hollohan. Vestibular rehabilitation for unilaterall peripheral vestibular dysfunction. *Cochrane Database Syst Rev*. 2007;(2):CD05397.
67. Horak FB, et al. Effects of vestibular rehabilitation on dizziness and imbalance. *Otolaryngol Head Neck Surg*. 1992;106:175.
68. Topuz O, Tupuz B, Ardic FN, Sarhus M, Ogmen G, Ardic F. Efficacy of vestibular rehabilitation on chronic unilateral vestibular dysfunction. *Clin Rehabilitation*. 2004;18:76.
69. Pavlou M, Bronstein AM, Davies RA. Randomized trial of supervised versus unsupervised optokinetic exercise in persons with peripheral vestibular disorders. *Neurorehabil Neural Repair*. Mar 2013;27(3):208.
70. Cohen HS, Kimball KT. Increased independence and decreased vertigo after vestibular rehabilitation. *Otolaryngol Head Neck Surg*. 2003;128(1):60.
71. Herdman SJ, Hall CD, Schubert M, Das VE, Tusa RJ. Recovery of dynamic visual acuity in patients with bilateral vestibular hypofunction. *Arch Otolaryngol Head Neck Surg*. Apr 2007;133(4):383.
72. Enticott JC, O'Leary SJ, Briggs RJ. Effects of vestibuloocular reflex exercises on vestibular compensation after vestibular schwannoma surgery. *Otol Neurotol*. 2005;26:265.
73. Yardley L, et al. A randomized controlled trial of exercise therapy for dizziness and vertigo in primary care. *Br J Gen Pract*. 1998;48:1136.
74. Marioni G, Fermo S, Zanon D, Broi N, Staffieri A. Early Rehabilitation for unilateral peripheral vestibular disorders: a prospective, randomized investigation using computerized posturography. *Eur Arch Otorhinolaryngol*. Feb 5, 2012; [Epub ahead of print]
75. Clendaniel RA. The effects of habituation and gaze stability exercises in the treatment of unilateral vestibular hypofunction: preliminary results. *J Neurol Phys Ther*. 2010;34:111.
76. Krebs DE, Gill-Body KM, Parker SW, Ramirez JV. Vestibular rehabilitation: Useful but not universally so. *Otolaryngol Head Neck Surg*. 2003;128:240.
77. Brown KE, Whitney SL, Wrisley DM, Furman JM. Physical Therapy outcome for persons with bilateral vestibular loss. *Laryngoscope*. 2001;111:1812.
78. Bohannon RW. Comfortable and maximum walking speed of adults aged 20-79 years: reference values and determinants. *Age Ageing*. 1997;26:15.
79. Cohen HS, Kimball KT. Changes in repetitive head movement task after vestibular rehabilitation. *Clin Rehabil*. 2004;18(2):125.
80. Humphriss RL, Baguley DM, Moffat DA. Changes in Dizziness Handicap after vestibular schwannoma excision. *Otol Neurotol*. 2003;24:661.
81. Whitney SL, Wrisley DM, Marchetti GF, Furman JM. The effect of age on vestibular rehabilitation outcome. *Laryngoscope*. 2000;112:1785.
82. Cohen HS, Kimball KT, Jenkins HA. Factors affecting recovery after acoustic neuroma resection. *Acta Otolaryngol*. 2002;122:841.
83. Wrisley DM, Whitney SL, Furman JM. Vestibular rehabilitation outcomes in patients with a history of migraine. *Otol Neurotol*. Jul 2002;23(4):483.
84. Jia H, Uphold CR, Wu S, Reid K, Findley K, Duncan PW. Health-related quality of life among men with HIV infection: Effects of social support, coping, and depression. *AIDS Patient Care and STDs*. 2004;18:594.
85. Grunfeld EA, Gresty MA, Bronstein AM, Jahashati M. Screening for depression among neuro-otology patients with and without identifiable vestibular lesions. *INT J Audiology*. 2003;42:161.
86. Yardley L, Masson E, Verschern C, Haacke, Luxon L. Symptoms, anxiety and handicap in dizzy patients: development of the vertigo symptom scale. *J Psychosom Res*. 1992;36(8):731.
87. Fallowfield L. Acceptance of adjuvant therapy and quality of life issues. *Breast*. 2005;14(6):612.
88. Studenski S, Duncan PW, Perea S, Reker D, Lai SM, et al. Daily functioning and quality of life in a randomized controlled trial of therapeutic exercise for subacute stroke sur-

vivors. *Stroke*. 2005;36:1764.

89. Yardley L. Contribution of symptoms and beliefs to handicap in people with vertigo: a longitudinal study. *Br J Clin Psychol*. 1994;33:101.
90. Yardley L. Prediction of handicap and emotional distress in patients with recurrent vertigo: symptoms, coping strategies, control beliefs and reciprocal causation. *Soc Sci Med*. 1994;39:573.
91. Myaskowsky L, et al. Avoidant coping with health problems is related to poorer quality of life among lung transplant candidates. *Prog Transplant*. Sep 2003;13(3):183.
92. Rothrock NE, Lutgendorf SK, Kreder KJ. Coping strategies in patients with interstitial cystitis: relationships with quality of life and depression. *J Urol*. Jan 2003;169(1):233.
93. Hall CD, Schubert MC, Herdman SJ. Prediction of fall risk reduction in individuals with unilateral vestibular hypofunction. *Otol Neurotol*. Sept 2004;25(5):746.
94. Zee DS. The management of patients with vestibular disorders. In: Barber HO, Sharpe JA, eds. *Vestibular Disorders*. Chicago: Year Book;1987:254.
95. Kitahara T, Kondoh K, Morihana T, Okumura S, Horii A, et al. Steroid effects on vestibular compensation in human. *Neurol Res*. 2003;25(3):287.
96. Venosa AR, Bittar RS. Vestibular rehabilitation exercises in acute vertigo. *Laryngoscope*. 2007;117(8):1482.
97. Nardone A, Godi M, Artuso A, Schieppati M. Balance rehabilitation by moving platform and exercises in patients with neuropathy or vestibular deficit. *Arch Phys Med Rehabil*. Dec 2010;91(12):1869.
98. Winkler PA, Esses B. Platform tilt perturbation as an intervention for people with chronic vestibular dysfunction. *J Neurol Phys Ther*. 2011;35(3):105.
99. Rossi-Izquierdo M, Santos-Perez S, Soto-Varela A. What is the most effective vestibular rehabilitation technique in patients with unilateral peripheral vestibular disorders? *Eur Arch Otorhinolaryngol*. 2011;11:1569.
100. Whitney SL, Wrisley DM, Brown KE, Furman JM. Physical therapy for migraine-related vestibulopathy and vestibular dysfunction with a history of migraine. *Laryngoscope*. 2000;110:1528.
101. Wrisley DM, Whitney SL, Furman JM. Vestibular rehabilitation outcome inpatients with a history of migraine. *Otol Neurotol*. 2002;23:483.
102. Wrisley DM, Whitley SL, Furman JM. Measurement of Health Status in patients with dizziness and a history of migraine. *J Neurol Phys Ther*. 2004;28(2):84.
103. VanSwearingen JM, Brach JS. Changes in facial movement and synkinesis with facial neuromuscular reeducation. *Plast Reconstr Surg*. Jun 2003;111(7):2370.

23

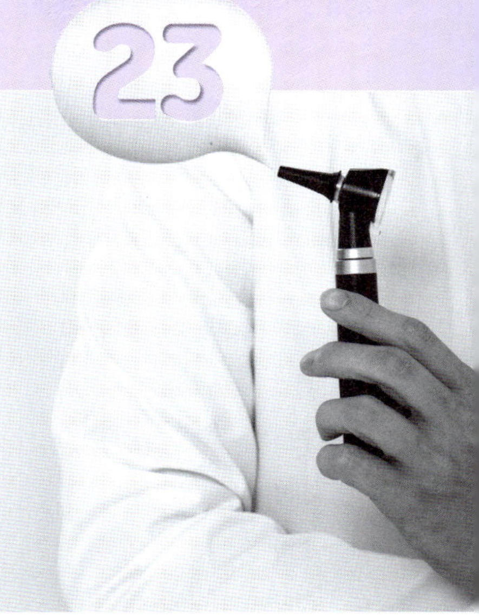

양쪽 안뜰기능저하와 상실의 물리치료 관리

Physical Therapy Management of Bilateral Vestibular Hypofunction and Loss

Susan J. Herdman, PT, PhD, FAPTA • Richard A. Clendaniel, PT, PhD

양쪽 안뜰기능의 감소 또는 상실은 특히 어두운 표면이나 울퉁불퉁한 표면에서 걸을 때 균형을 유지하는데 어려움을 초래하고 머리 움직임 동안 명확히 볼 수 있는 능력의 감소를 초래한다. 또한 양쪽 안뜰기능저하나 상실(BVH 또는 BVL)을 가진 환자들은 머리 움직임과 함께 머릿속을 교란시키는 감각과 균형이 맞지 않고 이상하며 강렬한 느낌을 불평한다. 이러한 문제들로 인해 양쪽 안뜰기능저하(bilateral vestibular hypofunction, BVH) 환자들은 활동이 제한되고 사회적으로 고립될 수 있다.

안뜰재활은 BVH를 가진 사람들이 더 정상적인 삶을 재개할 수 있도록 하면서 자세안정성을 향상시키고, 균형장애 감각을 감소시키며, 머리 움직임 동안 시력을 향상시킨다. 불행히도 대부분의 환자들은 잔존하는 기능적 문제와 주관적인 불평을 가진다. 양쪽 안뜰기능상실(bilateral vestibular loss, BVL) 환자에게 사용된 운동은 상실된 안뜰기능을 보상하기 위한 대체 전략의 대체를 촉진하고, 남아 있는 안뜰기능을 개선하는 데 그 목적이 있다. 이 장에서는 이러한 환자들의 평가와 물리치료에 대해 설명한다. 증례연구는 다른 요점을 설명하기 위해 사용된다.

병인
Etiology

양쪽 안뜰기능저하와 상실은 귀독성(ototoxicity), 수막염, 순차적 안뜰신경염, 진행질환, 자가면역질환, 만성염증성 말초 다발신경병증, 선천성 상실, 신경섬유종증을 포함한 여러 가지 다른 문제들에 대해 2차적으로 발생할 수 있다. 하지만 대부분의 경우, BVH는 근본적인 원인을 규명할 수 없기 때문에 '특발성'으로 간주된다(4장 참조). 다양한 형태의 BVH 발생률은 임상실습 검진 유형에 따라 달라지기 때문에 명확하지 않다(표 23.1).

주요 불평
Primary complaints

균형과 낙상의 위험 Balance and risk for falling

양쪽 안뜰기능상실 환자는 주로 균형과 보행 문제에 대해 걱정한다. 급성기에는 누워 있거나 앉아있을 때에도 균형 감각을 잃을 수 있다. 그러나 일반적으로 균형 문제는 서 있거나 걸을 때에만 두드러진다. 따라서 젠타마이신

표 23.1 양쪽 안뜰기능저하 유형의 보고된 빈도

연구	Herdman et al.[5] (n=69)	Zingler et al. (2007)[6] (n=255)	Rinne et al. (1998)[7] (n=53)	Brown et al. (2001)[8] (n=13)	Gillespie와 Minor (1999)[2] (n=35)
평균 연령(세)	63.2 ± 14.4	62 ± 16	—	61.1 ± 18.2	56
성별: 남성의 %	66.7%	62.0%	—	46%	51%
병인: 알 수 없음	38.4%	51%	21%	38.5%	5.7%
귀독성	20.2%	13%	17%	61.5%	57.1%
진행	20.2%				
순차	23.9%	36%			14.3%
자가면역		7%	9%		5.7%
메니에르병/기타 질병		5%	13%		5.7%
종양			5.7%		
추가 소뇌성	제외		13%		
수막염/기타 신경학적	26%	11.4%			

(gentamicin)과 같은 안뜰독성 약물을 투여한 후에 BVH가 발병한 와상환자는 침대에서 벗어날 때까지 균형에 문제가 있다는 사실을 모르는 경우가 많다. 일반적으로 이 환자들은 심각한 감염으로 인해 귀독성 약물치료를 받아왔다. 그들은 종종 심신이 쇠약해지는데, 이러한 균형 문제는 처음에는 쇠약함에서 기인한다. 점진적인 상실을 가진 다른 환자들은 임계점에 도달하여 떨어지기 시작할 때까지 점차적으로 악화되는 균형을 깨닫지 못할 수도 있다.

완전한 보상을 받더라도 균형 문제는 지속될 것이다. 다른 감각 및 운동계가 안뜰상실을 보상하는 데 도움이 되지만, 감각 및 운동계는 안뜰기능의 상실을 완전히 대체할 수는 없다(6장, 9장 참조). 걷는 동안 정상적인 자세 안정성은 세 가지 감각신호(시각, 안뜰, 몸감각) 중 적어도 두 가지를 결합하여 사용해야 한다. 따라서 안뜰기능이 없는 환자들은 시각 또는 몸감각신호가 현저히 감소할 때(예: 어둠 속에서 걷기) 어려움을 겪을 것이다. 균형이 좋지는 않은 BVL 환자의 실제 낙상 빈도는 알려지지 않았다. 한 연구에 따르면 65세 미만의 BVH 환자 중 70%가 양쪽 기능저하와 관련이 있으며, 65~74세 사이의 환자 중 58%가 BVH와 관련이 있다고 보고하였다. 두 경우 모두 낙상 빈도가 같은 연령의 건강한 사람들의 낙상률보다 높았다. 흥미롭게도 75세 이상의 환자들은 건강한 대상자보다 낮은 낙상률을 보였다. 이는 보조장치를 사용하고 활동 수준이 제한적이었기 때문이다. 대부분의 환자는 때때로 옆으로 걷거나 비틀거리기도 하지만 낙상을 예방할 수 있다. 그러나 안뜰과 균형 재활의 과정을 거쳤음에도 불구하고, BVH 환자의 20~30%는 여전히 퇴원할 때 낙상의 위험이 있다.

진동시각 Oscillopsia

양쪽 안뜰상실 환자의 또 다른 문제는 머리가 움직이는 동안 발생하는 시야흐림(visual blurring) 현상이다. BVH 환자의 약 70%는 주시안정화 운동 후에도 진동시각을 호소한다. 진동시각의 더 큰 강도는 위·아래 안뜰신경 기능이 모두 없는 환자에게서 발생한다. 주관적인 불평 외에도, 환자들에게 머리 움직임 동안 시력감소가 있다는 기록이 있다. 흥미롭게도 여러 연구에 의하면 주관적 진동시각의 불평은 머리 움직임 동안 실제 시력감소와 상관관계가 없다는 것을 입증했다.

초기에 안뜰기능이 상실되면 환자가 정지해 있어도 머리가 지지되지 않으면 시력이 감소한다. 최상의 보상을 받은 후에도 일부 환자들은 멀리 떨어져 있는 물체가 펄쩍 뛰거나 튕기는 것처럼 보인다고 한다. 이러한 시야흐림 또는 진동시각은 걷는 것처럼 불규칙하거나 예측할 수 없는 머리 움직임에 따라 증가한다. 결과적으로 환자는 걸을 때 거리 표지판을 읽지 못하거나 사람의 얼굴을 식별하지 못하고, 움직이는 차 안에서 명확히 보는 데 어려움을 겪을 수 있다. 감소된 시력은 안정을 위해 시각신호를 사용하는 사람의 능력에 영향을 주므로 심한 진동시각은 자세안정성에 영향을 미친다.

균형장애, 불균형과 어지럼 감각
Sense of disequilibrium, imbalance, and dizziness

환자들은 종종 자신의 실제적인 자세 불안정과는 별개로 '비균형(off-balance)'을 느끼고 있다고 불평한다. 이 느낌은 사람이 누워 있거나 머리를 받치고 앉아 있을 때 줄어들거나 사라지지만 사람이 움직일 때 급격히 증가한다. 보상의 결과로 불균형이 감소할 수 있지만, 환자의 80%에서는 심각하고 쇠약하게 만드는 문제로 남아 있다. 또한 신체활동 감소, 사회적 고립 및 우울증을 초래할 수 있다. 환자에 의해 '어지럼'과 '멍함(spaciness)'과 같은 용어처럼 더 모호하게 묘사되는 또 다른 불안감 역시 머리 움직임에 의해 고조되어 전체 환자의 60%에서 지속된다. 이 머리 움직임으로 유발되는 어지럼은 반복된 머리 움직임으로 악화되며 환자는 움직임을 회피할 수 있다.

신체 상태 악화 Physical deconditioning

나쁜 신체 상태는 BVL 환자에게 심각한 문제가 될 수 있다. 이는 낙상에 대한 환자의 두려움이나 움직임에 따라 발생하는 어지럼의 증가로 인한 감소된 활동 수준에 의해 직접적으로 발생할 수 있다. 이는 특히 귀독성 약물에 의해 이차적인 안뜰상실이 발생하는 환자들에게 문제가 된다. 이 환자들은 이미 심한 감염으로 인해 쇠약해져있다. 예를 들어, 복막투석을 하는 많은 환자들은 젠타마이신(gentamicin), 안뜰독성 아미노글리코사이드(aminoglycoside)로 치료되는 감염을 일으킨다.

사정
Assessment

양쪽 안뜰기능상실(BVL) 환자의 사정은 한쪽 안뜰결핍이 있는 환자의 사정과 유사하다. 따라서 여기서는 사정의 특정 측면만 설명될 것이다. BVL 환자의 물리치료 사정은 주관적인 불평, 자세 불안정성 및 진동시각, 환자의 전반적인 신체 상태 및 일상생활활동(activities of daily living, ADLs) 수행능력을 다루어야 한다. 또한 이 사정은 회복에 영향을 미칠 수 있는 다른 요인, 특히 시각과 몸감각 장애를 확인해야 한다. 만성적 양쪽 안뜰기능상실 환자의 사정 요약과 일반적인 결과는 글상자 23.1에 제시되어 있다.

병력 History

대부분의 경우, 회복의 최종 단계에 대한 병인적 관계에 대한 증거는 상충된다. Brown 등(2001)의 데이터를 추출한 결과, 원인을 알 수 없는 40%의 환자가 귀독성을 가진 환자의 50%와 비교하여 균형자신감이 향상되었음을 보여주었다. Gillespie와 Minor(1999)는 귀독성을 가진 환자($n = 20$)의 대다수가 호전되었다고 보고했다. 또 다른 연구에 따르면 특발성 병인이 있는 환자는 다른 모든 병인과 비교했을 때 퇴원 시 더 낮은 장애 점수와 더 높은 균형자신감이 나타났다고 보고하였다. 그러나 BVH의 근본 원인을 아는 것의 한 가지 장점은 환자가 수반할 수 있는 문제를 아는 것이다. 예를 들어, 자발적 또는 순차적 BVH를 가진 환자는 중증 감염을 일으켜 귀독성 약물로 치료받은 환자보다 회복에 영향을 미칠 다른 건강상의 문제를 가질 가능성이 적다.

BVH의 한 가지 흔한 원인은 젠타마이신과 같은 귀독성 약물의 영향이다. 일단 특이한 반응으로 간주되었던 초기 연구에서는 젠타마이신을 투여받은 사람의 3% 미만이 안뜰결핍을 앓게 된다고 하였다. 그러나 후속 연구에 따르면 아미노글리코사이드 귀독성의 발생률은 9~15%

글상자 23.1

양쪽 안뜰기능상실 환자의 검사 결과

눈돌림 검진

- 실내 조명에서 비정상 소견: 느리고 빠른 두부충동에서 감소된 안뜰 눈반사; 고정성 머리와 함께 시력은 일반적으로 정상이지만, 더 급성 상태에서 머리의 완만한 진동 동안 시력이 20/100으로 변하거나 더 나빠진다. 몇몇 환자는 보상된 단계에서 활동적 머리 움직임 동안 정상 동적 시력을 가질 것이다.
- 프렌젤렌즈를 사용하여: 비자발적, 주시유발, 두진후 유발, 귀구슬 압력 유발, 과호흡 유발 또는 체위성눈떨림

감각

- 몸감각정보와 시각정보는 기능회복에 중요하며 주의 깊게 평가되어져야 한다.

협응

- 정상이어야 한다. 예외는 신경계의 다른 부분에 영향을 받을 수 있는 신경섬유종증 2형 환자일 수 있다.

관절운동범위

- 정상적이어야 하지만, 환자는 머리 움직임이 덜 안정적이고 시력이 좋지 않기 때문에 머리 움직임을 자발적으로 제한할 것이다.

근력(전체)

- 정상이어야 한다.

자세 편위

- 정상이어야 한다.

위치 및 움직임 검사

- 현훈의 결과가 나오면 안 된다.

앉기 균형

- 환자들은 급성기에 앉기에서 체중이동 동안 균형을 유지에 어려움을 겪을 수 있지만, 보상 단계에서는 어려움이 없어야 한다.

정적 균형

- 롬버그: 많은 환자들에서 급성기 단계에 비정상, 보상된 환자에서 시간에 근거하여 정상이다.
- 수정된 롬버그: 완전 또는 심한 양쪽상실이 있는 환자는 눈을 뜨고 수행하지 못할 수 있으며, 눈을 감은 상태에서는 이를 수행할 수 없다.
- 한발서기: 눈을 뜨고 보상 단계에서 조차 수행하기 어렵다.
- 레일에서 서기: 보통 검사되지 않는다.
- 균형감각 상호작용 임상검사(CTSIB): 롬버그는 종종 정상일 것이다. 폼 표면 위에 서기: 기저면 변화로 수행하기 어렵다. 많은 환자들에게 시도해서는 안 된다.
- 힘판: 안정된 표면 위에서 보상 단계 동안 눈은 뜨거나 감은 상태에서 앞뒤 흔들림이 정상이거나 정상에 가깝다.

변경된 감각신호를 가진 균형

- 시각 또는 몸감각신호가 변경될 때 증가하는 흔들림, 시각 및 몸감각신호가 변경될 때 균형의 상실.

동적 균형(자기주도적 움직임)

- 후쿠다 걷기 검사: 보상 단계 동안 눈을 뜨면 정상; 눈을 감고 수행할 수 없다(빠른 균형 상실).

기능적 뻗기

- 눈을 감으면 감소할 수 있다.

보행

- 환자의 보행은 보통 보상단계 동안 일반적으로 적어도 다소 넓은 너비를 가진다. 걸을 때 시각 고정을 사용하는 경향이 있고 블록을 도는 경향이 있다. 눈을 감고 일자로 걸을 수 없다.
- 눈을 뜨고도 뒤로 걷기는 어려울 수 있으며 주의해서 수행해야 한다.
- 머리를 돌리면서 걷기: 보행이 느리고, 기저면이 넓어지고, 보폭이 감소하며 실조가 될 수 있다.

에 이르는 것으로 나타났다. 이는 상대적으로 작은 대상자 연구(각 연구에서 150명 이하)와 안뜰독성을 전기눈떨림검사(electronystagmography, ENG)를 사용하여 사정했다는 사실에 근거한 보수적인 추정치일 가능성이 가장 높다. 그러나 65세 이상이고 루프이뇨제를 복용하는 신장 손상 환자나 이전에 안뜰상실을 경험한 환자들에서 유병률이 10~20% 정도로 크다. 이 비율은 젠타마이신을 투여한 신장 투석 환자에서 40%로 증가한다. 게다가 안뜰기능을 상실하고, 그 결과 균형과 시각 문제를 가지고 있으며 이차적인 귀독성 약물을 적용한 환자는 상당한 분노와 우울증을 겪어야 할 수도 있다.

환자의 병력을 조사하는 동안 임상의는 황반변성 및 백내장과 같은 특정 합병증의 존재를 확인해야 한다. 이러한 장애로 인해 사용 가능한 시각적 단서가 점진적으로 감소하고 향후 균형에 악영향을 미칠 것이다. 마찬가지로 당뇨병이나 만성 알코올 남용과 같은 말초신경병증을 야기하는 질환도 주목해야 한다. BVH 환자의 결과에 영향을 주는 기타 합병증은 특정 결과와의 강한 상관관계

를 나타낸다. 특히 두통 병력은 증상이 삶에 지장을 주는 시간의 비율이 더 높고, 진동시각 및 머리 움직임으로 유발되는 어지럼의 강도가 더 크며, 퇴원 시 균형자신감이 낮다는 점에서 관련이 있다. 게다가 합병증의 총 수 또한 결과에 영향을 미친다. Gillespie와 Minor(1999)는 안뜰재활 과정에 따른 나쁜 결과가 부분적으로는 4가지 이상의 합병증과 관련이 있다는 것을 발견했고, Herdman 등은 퇴원 시 장애 점수가 높을수록 불량한 결과가 많은 수의 동반질환과 상관관계가 있다고 보고했다.

주관적 불평

환자의 균형장애, 진동시각, 머리 움직임으로 유발된 어지럼에 대한 불평은 시각아날로그척도(visual analogue scale, VAS)를 사용하여 사정할 수 있다. 어지럼 장애척도(dizziness handicap inventory, DHI)와 안뜰재활효과 설문지(vestibular rehabilitation benefits questionnaire, VRBQ)는 장애와 삶의 질에 대한 환자의 인식을 사정하는 유용한 도구이다. 균형자신감과 일상생활활동의 척도도 사정되어야 한다.

안뜰기능

치료 프로그램을 설계할 때 중요한 고려 사항은 안뜰기능(vestibular function)이 남아 있는지 여부이다. 안뜰기능은 회전의자 및 온도눈떨림검사 같은 방법으로 문서화될 수 있다. 남아 있는 안뜰기능의 존재는 환자의 최종 회복수준을 예측하는 데 도움이 될 수 있다. 불완전한 양쪽 안뜰상실 환자는 야간운전이나 스포츠와 같은 활동을 다시 할 수 있다. 심한 양쪽 안뜰상실 환자는 야간에는 운전을 할 수 없으며, 일부 환자는 주시 불안정으로 인해 전혀 운전을 할 수 없다. 시각 및 균형 문제로 인해 스포츠 및 춤과 같은 활동이 제한될 수 있다.

어떤 경우에는 안뜰기능검사를 사용하여 안뜰상실의 과정과 안뜰기능의 회복을 추적할 수 있다. 특정 아미노글리코사이드 항생제는 안뜰 털세포에 선택적으로 흡수되어 안뜰기능이 점진적으로 상실된다. 일반적으로 약물치료가 중단된 후에도 안뜰기능의 상실이 계속된다. 안뜰기능의 일부 개선은 귀독성 약물에 의해 영향을 받기는 했지만 사멸하지 않은 털세포에서 발생할 수 있다. 잠재적으로 안뜰적응 운동의 사용으로 이득의 증가도 일어날 수 있다. 이는 한쪽 안뜰상실 환자에서 입증되었지만, BVL 환자에서는 그렇지 않았다.

시각계

시각기능의 사정은 자세안정성에 영향을 줄 수 있기 때문에 시력 측정을 포함해야 한다. 특히 머리 움직임 동안 시력을 측정하는 것이 중요하다. 안뜰-눈(vestibulo-ocular) 시스템은 일반적으로 머리 움직임 동안 눈을 안정화시킨다. 머리 움직임 동안 눈을 안정화시키기 위한 안뜰눈반사(vestibulo-ocular reflex, VOR)가 없을 때 소량의 망막밀림(망막을 가로지르는 이미지의 움직임)은 시력을 저하시킨다. 예를 들어, 3deg/sec의 망막밀림은 시력을 20/20에서 20/200으로 변하게 한다. 이처럼 안뜰기능이 떨어지는 환자의 경우, 움직이는 자동차에서 발생하는 머리 움직임은 운전하는 것을 불안전하게 할 수 있는 시력 저하를 야기할 수 있다.

동적 시력

머리 움직임 동안 시력의 사정(동적 시력, DVA)은 임상적으로 또는 컴퓨터화된 시스템을 사용하여 수행할 수 있다. 컴퓨터화된 시스템의 장점은 검사가 표준화되고, 일부 시스템에서는 그 신뢰성이 입증되었다. DVA 점수의 명확한 차이는 정상 피험자, 비안뜰 원인에 의한 어지럼, 안뜰상실로 알려진 환자 사이에서 발생한다(그림 23.1). 그러나 연령을 고려하여 비교해야 한다(표 23.2). 컴퓨터화된 DVA 검사의 결과는 민감성(65세 이상은 90%, 65세 미만은 97%)과 안뜰상실 특발성(97%)이다. 그러나 임상 DVA는 수행하기 쉽고 치료 및 치료효과에 대한 지침으로 유용할 만큼 충분히 신뢰할 만하다. 그러나 검사는 보다 일반적으로 사용되는 Snellen™ 차트 대신 ETDRS™ 시각 차트를 사용하여 수행해야 한다.

몸감각계

발의 진동, 고유감각 및 운동감각을 사정하기 위해 특별한 주의를 기울여야 한다. 발의 감각에 경미한 결핍이 다른 건강한 대상자의 자세안정성에 영향을 미치지 않을지라도, 몸감각 결핍은 기능 회복을 위한 균형과 잠재성에

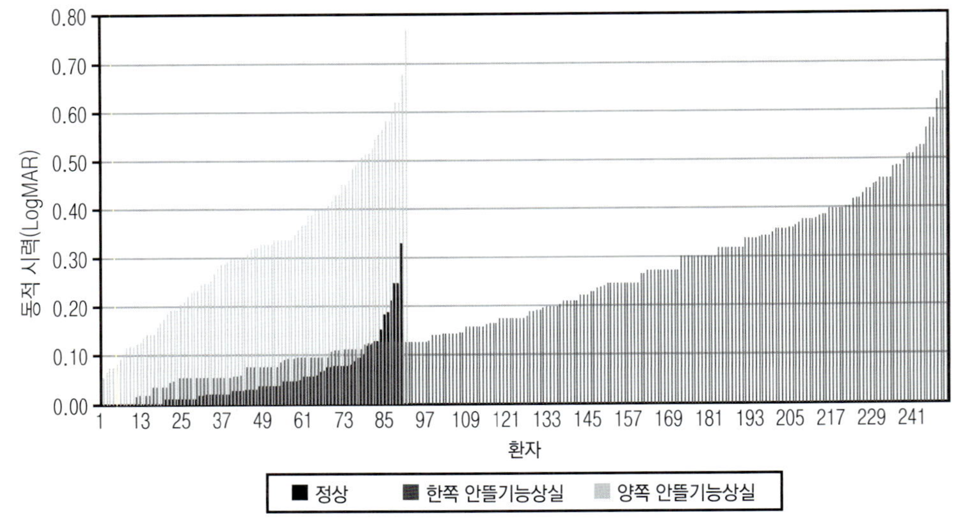

그림 23.1 한쪽 및 양쪽 안뜰기능상실 환자 및 정상인에서 컴퓨터화된 검사를 이용한 동적 시력 점수 분포(LogMAR).
이 값을 결정하는 데 사용된 방법에서 정적 시력(SVA)은 LogMAR 0.000인 최소 점수였으며, 이는 새로운 상업용 버전의 검사와 다르다(사용된 방법에 대한 자세한 내용은 Herdman et al.[31] 참조). 동적 시력(DVA)은 머리 움직임 시 시력 감소를 나타낸다.

표 23.2 나이에 따른 정상 대상자들의 동적 시력 점수 분포

나이(세)	20~29(*n*=23)	30~39(*n*=15)	40~49(*n*=15)	50~59(*n*=13)	60~69(*n*=10)	70~79(*n*=9)
점수(LogMAR)						
평균	0.021	0.024	0.032	0.059	0.078	0.187
1SD	0.024	0.027	0.032	0.037	0.058	0.089
2SD	0.048	0.053	0.064	0.073	0.115	0.178
평균 + 2SD	0.069	0.077	0.095	0.132	0.194	0.365

중대한 영향을 미칠 수 있다. 시각계 질환과 마찬가지로 몸감각 정보에 영향을 줄 수 있는 잠재적 진행성 질환을 인지하는 것이 중요하다.

균형과 보행

BVL 환자는 균형(balance)과 보행(gait)에 대한 상세한 사정을 받아야 하며, 반드시 정적 균형을 먼저 사정해야 한다. 급성기에는 양쪽 안뜰결핍 환자가 롬버그 검사에서 양성반응을 보일 수 있다. 보상 단계에서 롬버그는 환자가 자신의 나이에 대해 정상적인 시간대의 위치를 유지할 수 있다는 점에서 일반적으로 정상이다. 일부 환자들은 눈을 뜬 채 수정된 롬버그(sharpened Romberg)를 할 수 있지만 눈을 감고 수정된 롬버그를 수행할 수는 없다. 양쪽 안뜰결핍 환자는 시각 및 몸감각신호가 변경되는 어려운 검사를 수행해야 한다. 눈을 감고 환자가 제자리를 걷는 후쿠다 걷기 검사(Fukuda's stepping test)가 하나의 예이다. 환자는 눈을 뜬 상태에서는 정상적인 검사를 받을 수 있지만 눈을 감은 채로는 넘어질 수 있다.

환자가 균형을 유지하기 위해 시각 및 몸감각신호를

사용하는지 또는 특정 감각 단서에 의존하는지 여부를 결정하는 것이 중요하다. 이는 환자마다 상당히 다를 수 있으며 회복 과정에 따라 변할 수 있다는 것을 인식하는 것이 중요하다. Bles 등은 BVL 환자가 처음에는 균형을 위해 몸감각신호보다 시각적 신호에 더 의존한다는 것을 발견했다. 시간이 흐를수록 몸감각신호를 사용하는 환자의 능력이 향상되었다. 그러나 이러한 개선은 환자마다 다르며 신중하게 평가할 필요가 있다(그림 23.2). 환자가 균형을 위해 하나의 감각신호(예: 시각)에 의존하는 경우, 이용되지 않은 감각신호를 사용하는 능력을 촉진시키는 운동(예: 몸감각)이 적절하다.

양쪽 안뜰결핍이 있는 환자들의 보행은 넓은 기저면,

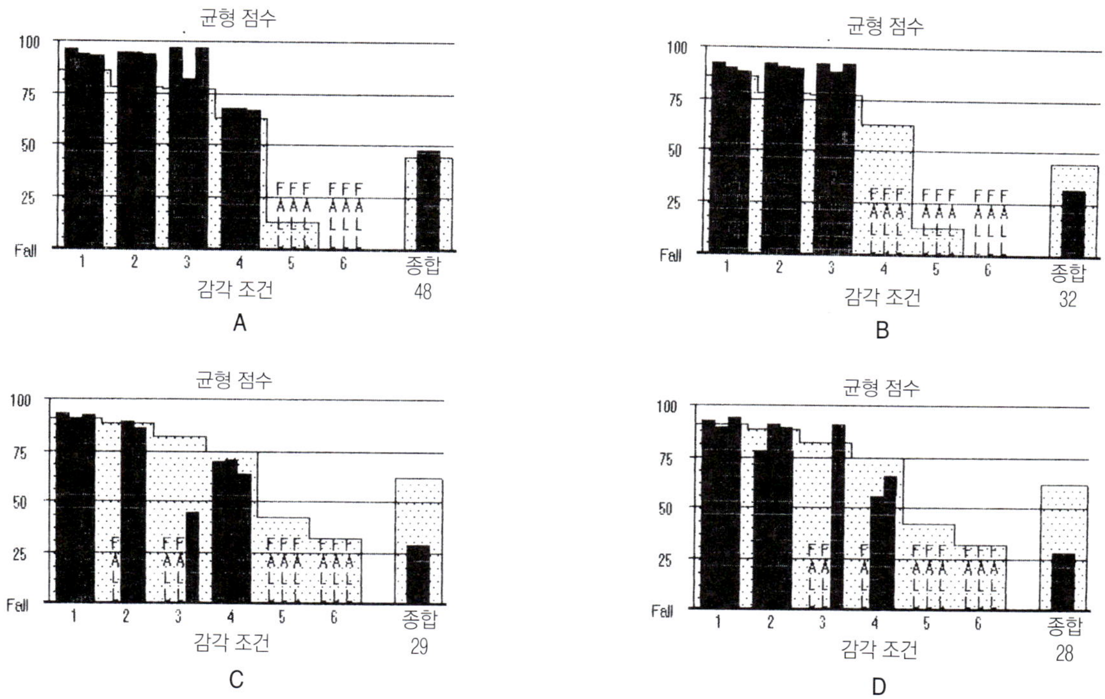

	사용 가능한 신호	사용할 수 없거나 변경된 신호
검사 1	시각, 안뜰, 몸감각	–
검사 2	안뜰, 몸감각	시각 부재
검사 3	안뜰, 몸감각	시각 변경
검사 4	시각, 안뜰	몸감각 변경
검사 5	안뜰	시각 부재, 몸감각 변경
검사 6	안뜰	시각 변경, 몸감각 변경

결과는 시각 및 몸감각신호가 변경되는 경우(A), 몸감각신호만 변경되는 경우(B), 시각신호만 변경되는 경우(C), 시각이나 몸감각신호가 변경되는 경우(D).

그림 23.2

다른 감각신호가 변경되거나 제거될 때, 자세안정성을 유지하는 능력의 차이를 증명하는 양쪽 안뜰상실 환자의 체위기록법 검사 결과. 환자는 6가지 다른 조건을 사용하여 검사한다.

느림, 실조로 묘사될 수 있다. 다른 환자의 경우 예상치 못한 머리나 몸의 움직임을 수행해야 할 필요가 없는 한 보행은 본질적으로 정상인 것처럼 보일 수 있다. 환자들은 머리 움직임을 피함으로써 안정성을 향상시키기 위해 몸통과 목의 회전을 줄인다. 팔 흔들기도 비슷하게 줄어든다. 환자는 지나치게 시각적 고정을 할 수 있으므로 걷는 동안 머리를 올려보거나 돌리라고 요청하면 어려움이 증가한다. 환자는 일반적으로 '뻣뻣하게' 돌고, 돌기 전에 멈출 수도 있다. 걷는 동안 머리를 돌리라고 환자에게 요구하면 실조가 증가하고 종종 균형을 잃는다.

양쪽 안뜰병변 환자의 보행에서 주된 특징 중 하나는 건강한 사람의 보행에 비해 패턴이 갑자기 변하는 것이다. 즉, 환자는 한 순간에 정상적으로 걷다가 다음 순간에 비틀거릴 수 있다.

회복의 기전
Mechanisms of recovery

안뜰 자극이 없을 때 주시를 안정시키기 위해 사용되는 기전은 잘 연구되어 왔다(글상자 23.2). 비록 연구가 그 분야에서 이루어지고 있지만 자세안정성을 유지하는 데 관련된 기전은 여전히 잘 이해되지 않는다.

주시안정성 Gaze stability

안뜰기능이 없는 대상자는 머리 움직임 동안 표적의 이미지를 중심오목에 유지하기 위해 다른 기전을 발달시켜야 한다(글상자 23.2). 중추 예측 프로그래밍(preprogramming)은 주시안정성이 양쪽 안뜰기능저하(BVL) 환자에서 향상되는 주요 기전이다. 능동 및 수동 머리 움직임 동안 보상적 눈 움직임의 이득을 비교함으로서 사정된다. 안뜰기능상실에 대한 대체로 중추 예측 프로그래밍이 어려운 것은 걷는 동안 동요하는 것과 같이 머리 움직임이 예측 불가능한 상황에서는 효과적이지 않을 것이라는 점 때문이다.

> **글상자 23.2**
>
> **주시안정화를 위해 사용된 기전**
>
> - 신속눈운동의 진폭 변경
> - 재교정신속눈운동 사용
> - 추종눈운동 수정
> - 눈 움직임의 중추 예측 프로그래밍(preprogramming)

주시안정성을 향상시키는 데 사용되는 다른 기전으로는 신속눈운동 및 원활추종눈운동의 수정을 포함시킨다. 완전 BVL을 가진 환자들은 시각적 표적을 향해 측정과소증 신속눈운동(hypometric saccade)을 만들 수 있다. 그런 다음 머리가 표적을 향해 움직이면서 눈은 표적과 정렬되도록 수동적으로 움직이게 된다. 그들은 또한 표적을 향해 눈과 머리 움직임을 결합하는 동안 정확한 신속눈운동을 하고, 머리 움직임이 눈을 표적에서 떼어낼 때 다시 재교정신속눈운동을 만들 수 있다. 이 전략을 통해 환자는 머리 움직임에 따라 시각적 표적을 다시 포착할 수 있다. 눈이 시각적 표적에 머물러야 하는 머리 움직임 동안(VOR이 없기 때문에) 눈은 표적에서 떼어 내고 표적으로 되돌아가는 보상적 신속눈운동을 만든다. 결국 보상적 신속눈운동은 머리 움직임 중에 발생할 수 있다. 원활추종눈운동은 눈을 안정화하기 위해 낮은 주파수(및 저속) 머리 움직임 동안 사용될 수 있다. 원활추종눈운동의 한계는 자극의 성격(예측 가능한 vs. 예측 불가능한; 정현파 속도 vs. 일정한 속도)에 달려 있다.

일반적으로 원활추종눈운동은 최대 1Hz 주파수(최대 주파수는 연령에 따라 감소)에서 정현파 자극에 효과적이다. 일정한 속도의 자극을 위해 원활추종눈운동은 100deg/sec의 목표 속도까지 잘 작동할 수 있다. 최근의 증거에 의하면 양쪽 안뜰결핍 환자는 비록 그들의 수행이 여전히 정상 범위 안에 있지만, 정상 대조군보다 더 높은 원활추종눈운동 이득을 가지고 있다. 그들은 또한 머리 움직임 동안 높은 속도, 느린 단계의 눈 움직임을 할 수 있다.

목눈반사(cervico-ocular reflex, COR)의 강화는 초기에 BVL 환자의 주시안정성 회복에 크게 기여하는 것으로 생각되었다. COR에서 목 근육과 돌기사이관절로부터의 감각 자극은 낮은 빈도, 짧은 머리 움직임 동안 머리 움직임의 방향과 반대되는 느린 위상(slow-phase) 눈 움직임을 생성하기 위해 작용한다. 따라서 COR은 정상 대상자에서 종종 부재하고, 존재하는 경우에는 보상적 눈 움직임의 최대 15%에 기여하지만 VOR을 보완한다. 완전 BVL 환자의 경우, COR은 정상 활동 시 머리 움직임의 주파수 범위보다 훨씬 낮은 0.3Hz까지의 머리 움직임 주파수에서 작동한다. Bronstein 등(1995)은 회복 초기에 환자의 COR 이득이 증가했지만, 다른 보상기전이 발달함에 따라 COR 이득이 감소한다고 보고했다. 따라서 BVL 환자에서 COR이 증가할 수도 있지만 실제로는 대부분의 활동 중에 발생할 수 있는 머리 움직임 동안 주시안정성에 크게 기여하는 주파수에서는 작용하지 않는다.

Kasai와 Zee 그리고 Schubert 등은 완전한 BVL을 가진 다른 환자들이 VOR의 상실을 보상하기 위한 다양한 전략을 사용한다는 것을 발견했다. 따라서 주시안정성을 향상시키기 위한 운동은 특정 전략을 강조하도록 고안해서는 안 되며, 대신 환자가 주시안정성을 유지하기 위해 자신의 전략을 개발할 수 있는 상황을 제공해야 한다(글상자 23.2). 주시안정성을 향상시키는 어떠한 기전도 VOR의 상실을 완전히 보상하지는 않으며 환자는 빠른 머리 움직임 동안 보는 데에 계속해서 어려움을 가질 것이다.

자세안정성 Postural stability

양쪽 안뜰결핍이 있는 환자의 회복 과정에 대한 2년에 걸친 연구는 환자가 의존하는 감각신호를 전환하는 것으로 나타났다. 처음에 그들은 안뜰신호의 상실에 대한 대체로 시각적 신호에 의존하지만, 시간이 지남에 따라 균형을 유지하기 위해 몸감각신호에 더 의존한다. 이 연구에서 환자는 움직이는 시각적 환경을 바라볼 때 균형을 유지해야 했다. 2년 동안 그들은 계속 균형을 유지했고 고주파를 제외하고 검사 패러다임에서 정상 한계 내에서도 균형을 유지하는 능력을 회복했다. 안뜰계는 시각 또는 몸감각계보다 높은 주파수에서 작동하며, 시각 또는 몸감각신호가 안뜰신호의 상실을 완전히 대체할 수 없는 이유를 설명할 것이다.

완전 BVL 환자의 자세안정성에 대한 목뼈 부위의 몸감각 자극 기여도는 명확하게 이해되지 않는다. Bles 등은 완전 BVL 환자에서 목 위치의 변화가 자세안정성에 영향을 미치지 않는다는 것을 발견했다. 그들은 목에서 나오는 몸감각신호가 자세안정성에 기여하지 않는다고 결론지었다. 그러나 머리 움직임 동안 발생하는 목의 운동감각신호가 자세안정성에 영향을 미치는지 여부는 알 수 없다. 확실히 양쪽 안뜰기능이상을 가진 환자들은 걷는 동안 머리를 돌리게 될 때 불안정해진다. 또 다른 해석으로는 이러한 환자들이 자세안정성을 유지하기 위해 시각신호에 더 의존하고, 따라서 머리가 움직이고 시각신호가 저하되면 균형이 악화된다는 것이다. BVL 환자에서 하체의 자세안정성에 대한 몸감각신호의 기여도는 잘 알려져 있지 않다. 확실히 일부 환자들은 시각신호보다는 몸감각신호에 의존한다. 아마도 더 중요한 것은 몸감각 상실의 정도가 이들 환자의 자세안정성에 어떤 영향을 미치는지 아직 알지 못한다는 것이다.

안뜰신호가 추가된 시각신호나 몸감각신호의 상실은 자세 조절에 파괴적인 영향을 미친다. Paulus 등은 환자가 완전 양쪽 안뜰상실과 다리 고유감각 상실을 동반한 사례를 보고했다. 이 환자는 균형을 유지하기 위해 시각신호에 의존했다. 시각신호의 효과가 저하되면(즉 1m 이상 떨어진 시각 표적에 눈을 고정시킴으로써), 그들의 자세안정성도 현저하게 저하된다. 시각 및 몸감각신호는 자세안정성에 대한 안뜰상실을 완전히 대체하지 못할 것이다.

보상 전략 Compensatory strategies

환자들은 자신의 균형이 많이 요구되어지는 상황에 있을 때 사용할 전략을 배우고 스스로 발전시킬 수 있다. 예를 들어, 침대에서 일어나야 하는 경우 야간에 조명을 켜는 법을 배울 수 있다. 그들은 또한 침대 가장자리에 앉아서, 어둠 속에서 일어나기 전에 더 완전히 깨어날 수 있도록 그리고 어두운 방에 그들의 눈이 적응할 수 있도록 기다릴 수 있다. 정전이 발생하면 자동으로 켜지는 조명을 사용하고 집 안팎에서 비상 조명을 사용하는 것이 좋다. 환자들은 쇼핑몰이나 식료품점과 같이 바쁜 시각 환경이 있는 곳을 돌아다니며 계획을 세우는 방법을 배워야 할 수도 있다. 일부 환자의 경우 바쁜 환경에서 이동할 때, 장바구니나 지팡이와 같은 보조장치를 사용해야 할 수도 있지만 BVL 환자의 경우 환자가 편안하게 걸을 수 있도록 보조장치가 필요하지는 않다.

운동이 회복을 촉진시키는 근거
Evidence that exercise facilitates recovery

양쪽 안뜰병변 환자의 신체기능을 향상시키기 위한 운동의 사용에 대한 근거는 원래 사람이 아닌 영장류에 대한 연구 결과에 기반을 두었다(Igarashi et al.). 현재 근거는 주관적 불평을 줄이고, 머리 움직임 동안에 시력을 향상시키며, 기능적 활동 중에 자세안정성을 향상시키기 위한 특별한 운동(적응, 대체, 균형과 보행; 22장 참조)의 사용을 지지하는 BVH 환자에서 존재한다. Krebs 등은 이중맹검, 위약-대조 시험에서 맞춤식 안뜰 및 균형 운동을 수행하는 환자가 운동 자전거 사용과 같은 등척성 및 조건화 운동을 수행하는 환자보다 걸을 때와 계단 오르기 동안에 안정성이 더 우수하다는 사실을 발견했다. 또한 안뜰재활을 한 환자는 더 빨리 걸을 수도 있었다. 그들은 균형과 보행훈련뿐만 아니라 안뜰적응과 눈-머리 운동을 사용하였다. 이러한 지속적인 연구에서 Krebs 등은 안뜰재활 운동을 수행하는 사람들이 보행 속도가 증가되었고, 걷는 동안 안정성을 향상시켰으며, 질량중심의 수직 이탈을 감소시켰음을 다시 한 번 입증하였다. 그들은 1년간의 개선된 보행 측정과 이전 년도에 걸친 가정 운동 프로그램의 수행 빈도 사이의 적절한 상관관계에 주목하였다. 양쪽 안뜰기능상실(BVL) 환자(n=51)와 한쪽 안뜰기능상실(UVL) 환자(n=33)를 결합했을 때 61%의 환자에서 보행의 상당한 향상을 보였다. BVH 환자를 대상으로 한 또 다른 연구에서 BVH 환자들의 머리 움직임 동안 시력이 향상되었음을 보여주었다. 이러한 이중맹검 연구에서 환자들은 주시안정화 운동(적응 및 대체) 또는 위약운동(특징 없는 배경에 대해, 머리 움직임 없는, 신속눈운동)을 수행하도록 무작위로 배정되었다. 안뜰 운동을 수행한 집단의 환자는 머리 움직임 동안 시력이 상당히 향상되었던 반면에, 대조군에서는 개선되지 않았다. 또한 운동을 수행한 8명의 환자 중 7명은 대조군 환자 5명 중 1명과 비교하여 개선되었다. 운동 유형만이 DVA 변화와 상당히 관련이 있었다. 연령, 발병 시점과 초기 DVA를 포함하여 조사된 다른 요인들은 DVA의 변화와 크게 상관관계가 없었다.

BVH를 가진 모든 환자가 안뜰재활 과정을 통해 향상되는 것은 아니라는 사실이 여러 연구에 기록되어 있다. Brown 등은 환자(n=13)가 포함된 집단이 다양한 평가[어지럼 장애 척도(dizziness handicap inventory), 활동특이적균형자신감척도(activities specific balance confidence scale), 동적 균형 지수(dynamic gait index), 일어나 걸어가기 검사("Up and Go" test), 동적 체위기록법의 균형감각 조직성 검사(sensory organization test component of dynamic posturography)]에서 상당히 개선되었다고 기록했다. 그러나 모든 환자가 동일한 수준으로 향상된 것은 아니다. Brown 등은 33~55%의 환자가 다른 측정치에서 임상적으로 유의미한 변화가 있는 것으로 나타났다고 지적했다. 또 다른 후향적 연구에서 Gillespie와 Minor는 안뜰재활을 받은 BVL 환자의 63%만이 개선을 나타냈다고 보고했다(증가된 활동수준, 감소된 증상, 정상 보행 속도, 정상 롬버그 검사 또는 정상 동적 시력으로 정의됨). 좀 더 최근에 BVH 환자 69명에서 안뜰재활 결과를 조사한 연구가 있다. 그들은 진동시각 및 장애를 제외한 각 결과 측정에 대해 전체적으로 그룹에 대한 상당한 개선을 발견했다(표 23.3). 그러나 균형자신감, 활동을 방해하는 시간의 비율, 머리 움직임 시의 시력, 보행 속도, 낙상 위험 등 모든 환자가 개선된 것은 아니지만 대다수의 환자가 개선되었다. 개선된 환자의 비율은 머리 움직임으로 유발된 어지러움에 대한 3.9%에서 시간 측정의 비율에 대한 81.3%까지 특별한 측정에 따라 활동을 방해했다(표 23.3). 퇴원 시 악화된 점수를 가진 대상자의 비율은 동적 시력(DVA), 동적 보행 지수(DGI) 및 동적 체위기록법의 경우 0%에서 균형장애 강도의 경우 28.6%까지 다양했다(표 23.3).

모든 운동 방법이 BVL 환자에게 적절한 것은 아니다. Telian 등은 양쪽 안뜰상실 환자에 대한 균형운동, 안뜰습관화 운동 및 일반 조절운동 조합의 효과에 대해 연구

표 23.3 기준 및 퇴원 시 그룹에 대한 결과측정 평균(5D)

결과측정	oVAS	dysVAS	dzVAS	ABC	증상방해 시간의 %	장애 점수	동적시력검사 (LogMAR)	보행 속도 (m/sec)	동적 보행 지수	CDP
전-후 비교의 수	28	35	26	32	16	23	23	31	47	15
기준선	2.7 ± 2.8	4.2 ± 2.2	3.1 ± 2.1	49.4 ± 20.5	72.7 ± 27.0	2.9 ± 1.1	0.323 ± 0.107	0.69 ± 0.22	13.5 ± 3.6	42.1 ± 9.9
퇴원	1.1 ± 1.5	2.1 ± 2.2	1.7 ± 2.5	68.3 ± 18.7	31.4 ± 24.9	2.1 ± 1.4	0.195 ± 0.102	0.84 ± 0.18	18.1 ± 3.0	53.1 ± 8.8
전-후 대응비교: p값	0.006 (NS)	0.00002	0.0004	0.00004	0.0001	0.006 (NS)	0.00001	0.00001	0.00001	0.00003
중요한 향상을 가진 대상자의 %	42.9% (n=12)	45.7% (n=16)	3.9% (n=1)	56.3% (n=18)	81.3% (n=13)	43.5% (n=10)	73.9% (n=17)	54.8% (n=17)	61.7% (n=29)	6.7% (n=1)
정상으로 돌아간 대상자의 %	32.1% (n=9) (점수 < 0.2)	17.1% (n=6) (점수 < 0.2)	34.6% (n=9) (점수 < 0.2)	28.1% (n=9)	6.3% (n=1)	13.0% (n=3)	52.2% (n=12)	25.8% (n=8)	36.2% (n=17)	6.7% (n=1)
향상되었거나 정상으로 돌아간 전체 대상자	53.6% (n=15)	45.7% (n=16)	38.5% (n=10)	62.5% (n=20)	81.3% (n=13)	47.8% (n=11)	78.3% (n=18)	61.3% (n=19)	70.2% (n=33)	6.7% (n=1)
더 악화된 대상자의 %	21.4%	28.6%	19.2%	6.3%	18.8%	8.7%	0%	3.2%	0%	0%

출처: Herdman et al, 2013.[10]

했다. 그들은 치료를 받은 환자들의 기능 활동에 있어 중요한 변화를 보여주지는 못하였다. 따라서 안뜰 습관화 운동은 이러한 환자에게 적절하지 않은 것으로 보인다. 습관화 운동은 주시나 자세안정성을 향상시키기보다는 안뜰신호에 대한 원치 않는 반응을 감소시키기 위한 것이기 때문에 이는 의미가 있다.

치료
Treatment

완전 안뜰기능상실 환자를 위한 치료 접근법은 주시안정화 운동과 자세안정성을 향상시키기 위한 시각과 몸감각 정보의 대체를 촉진하는 운동의 혼합된 사용과 균형이 최대로 강조되는 상황에서 사용될 수 있는 보상 전략의 발달을 포함한다(글상자 23.3, 글상자 23.4). 이 접근법은 한쪽 안뜰기능저하 환자의 치료에도 사용된다(22장 참조).

환자의 특정 문제가 확인되면 운동 프로그램이 설정될 수 있다. 초기 세션 동안 환자의 어지럼에 대한 불평을 증가시키는 운동의 정도에 특히 더 주의를 기울여야 한다. 어지럼에 대한 환자의 인식은 환자가 정상 활동으로 복귀하는 것을 방해하는 주요 장애요인(제한요인)이 될 수 있다. 모든 운동의 구성요소인 머리 움직임은 어지럼을 증가시킬 수 있다. 또한 가정 운동 프로그램은 일반적으로 환자가 매일 여러 번 운동을 수행하도록 요구한다. 환자들은 운동의 각 수행에 따라 어지럼을 느낀다는 것을 알아차릴 수 있다. 어지럼의 증가는 운동을 시작할 때 그리고 운동의 강도가 증가할 때 발생할 수 있다는 것을 환자에게 설명하는 것이 중요하다. 따라야 할 한 가지 지침은 어지럼이 증가하면 10분에서 20분 이내에 운동 전 수준으로 감소시켜야 한다는 것이다. 또한 머리 움직임과 관련된 운동을 처음에는 하나의 운동으로만 제한해야 한다. 다른 운동을 추가할 수 있으며, 증상이 개선됨에 따라 운동의 빈도와 지속시간을 증가시킬 수 있다. 환자가 클리닉에 방문 시 적어도 모든 운동의 전체 세트를 하나 이상 수행하도록 해야 한다. 어지럼이 압도적으로 심할 경우 환자에게 운동을 수정하는 방법도 가르쳐야 한

글상자 23.3

주시안정성 향상을 위한 운동

1. 남아있는 안뜰기능과 중추 예측 프로그램을 향상시키는 것
   - 앞에 있는 벽에 명함을 붙인다(저하는 명함에 있는 글자를 읽을 수 있을 정도).
   - 머리를 좌우로 움직이며 명함에 적힌 글자에 집중한다.
   - 머리를 빨리 움직이지만 글자에 집중한다. 지속적으로 멈추지 않고 1~2분 동안 계속한다.
   - 머리를 위아래로 움직이는 운동을 반복한다.
   - 체커 보드와 같은 큰 패턴을 사용하여 연습을 반복한다(전체 시야 자극).
     - 참고: 이 운동을 수행하도록 환자를 훈련시킬 때, 눈을 가까이서 관찰해야 한다. 환자가 재교정신속눈운동을 하고 있다면, 환자는 머리 움직임을 늦춰야 한다.
2. 신속눈운동 또는 추종 전략 및 중추 예측 프로그램의 사용을 촉진하기 위한 두 표적 사이의 능동적 눈-머리 움직임

   수평 표적:
   - 머리가 표적과 나란히 놓여 있는지 확인하기 위해 한 표적을 본다.
   - 눈으로 다른 표적을 바라본 다음 머리를 표적으로 향하게 한다(신속눈운동은 머리 움직임보다 우선해야 함). 머리가 움직이는 동안 표적에 초점을 맞추어야 한다.
   - 반대 방향으로 반복한다.
   - 머리 움직임의 속도를 변화시키지만 항상 표적에 집중해야 한다.
     - 참고: 하나를 직접 보고 있을 때 다른 하나를 볼 수 있도록 두 표적을 충분히 가깝게 배치한다. 필요한 경우 휴식하면서 5분 동안 연습한다. 이 운동은 두 개의 수직으로 놓인 표적과 함께 수행될 수 있다.
3. 중추 예측 프로그램을 증진하기 위해 기억된 표적의 시각화
   - 바로 앞에 있는 표적을 직접 본다.
   - 눈을 감고 머리를 약간 돌려서 여전히 표적을 직접 보고 있다고 상상한다.
   - 눈을 뜨고 표적을 계속 주시할 수 있는지 확인한다.
   - 반대 방향으로 반복한다. 가능한 한 정확해야 한다.
   - 머리 움직임에 속도를 변화시킨다.
   - 필요한 경우 휴식하면서 최대 5분 동안 연습한다.

글상자 23.4

자세안정성 향상을 위한 운동

이 운동의 목적은 시각, 고유감각 또는 정상적인 안뜰자극이 결여된 경우에도 일상활동을 수행하는 전략을 개발하도록 하는 것이다. 활동은 자신감을 키우고 기능적 한계를 설정하는 데 도움이 될 것이다. 이 모든 운동에서 넘어지지 않도록 추가 예방 조치를 취해야 한다.

_______ 1. 양손으로 벽을 터치함으로써 균형을 유지하면서 가능한 한 발을 가까이 모으고 선다. 균형을 유지하면서 손을 벽에서 더 오래 그리고 더 오랜 시간 동안 떼어낸다. 발을 좀더 가까이 움직인다. 매일 2회 _______분 동안 이것을 반복한다.

_______ 눈을 감고 운동 #1을 반복하고, 처음에는 간헐적으로 그리고 계속해서 반복하면서 정신적으로 주변을 시각화하기 위해 노력한다.

_______ 2. 벽에 있는 표적을 똑바로 바라보면서 눈을 뜨고 발을 어깨너비로 벌리고 선다. 점차 기저면을 좁힌다:

발을 벌리고 선다.

발을 모으고 선다.

발꿈치가 반대 발 새끼발가락 옆에 있도록 선다(반 일자 서기).

참고: 한 번에 2.5cm씩 발의 위치를 변경한다.

운동을 먼저 한다.

_______ 팔을 옆으로 벌리고 뻗은 다음

_______ 팔을 몸 가까이 붙인 다음

_______ 팔짱을 낀 다음

각 자세를 15초 동안 유지한 후 가장 어려운 다음 동작으로 이동한다.

_______ 눈을 감고, 간헐적으로 그리고 연속적으로 눈을 감고 운동을 2번 반복하면서 정신적으로 주변을 시각화하기 위해 특별히 노력한다. 폼베개 위에 서서 위의 #_______ 를 반복한다.

(주의 : BVL 환자에게는 예외적이다).

_______ 3. 벽 가까이에서 걷는다. 이때 손으로 균형을 유지한다. 기저면을 좁혀서 걷는다.

마지막으로 뒤꿈치에서 발끝까지 걷는다.

눈을 _______ (뜨고/감고) 실시한다.

_______ 분 동안 연습한다.

_______ 4. 걷는 동안 벽에 가까이 가서 머리를 오른쪽과 왼쪽으로 돌린다.

걷는 동안 한 물체에 시선을 고정한다.

머리를 점차적으로 빠르게 돌린다.

_______ 분 동안 연습한다.

_______ 5. 100을 거꾸로 세면서 걷고 머리를 오른쪽에서 왼쪽으로 돌린다.

걷는 동안 한 물체에 시선을 고정한다.

점차 머리를 빨리 돌린다.

_______ 분 동안 연습한다.

걸을 때 도는 것을 연습한다. 처음에는 커다란 원으로 돌며 조금씩 더 작게 돈다.

반드시 양쪽 방향으로 돈다.

글상자 23.5

심한 어지럼으로 인한 운동 적응

- 매일 운동하는 횟수를 줄인다.
- 머리를 더 천천히 움직인다.
- 짧은 기간 동안 각 운동을 수행한다.
- 운동할 때마다 더 오래 휴식한다.

다(글상자 23.5). 그들이 계속해서 어려움을 겪는다면 치료사에게 연락하도록 강하게 권장해야 한다. 어지럼이 계속 문제가 되는 환자들에게 어지럼이 환자의 삶에 미치는 영향을 줄이기 위해 약물치료와 걷기 같은 스트레스 완화 기법을 제안해야 한다.

운동의 진행 Progression of exercises

주어진 운동의 지속 시간, 수행 빈도 그리고 얼마나 많은 다른 운동이 주어졌는지의 변화는 주시안정성을 향상시키기 위한 운동 프로그램의 강도를 수정할 수 있다(표 23.4). 앉아 있는 것과 반대로 서서 운동을 해야 한다면 환자들은 운동이 더 어렵다는 것을 알게 될 것이다. 정확히 어떤 운동이 초기에 주어지는지 등 진행 자체가 개별 환자에 달려있다. 물론 주시안정성을 향상시키기 위한 운동과 동시에 자세안정성을 향상시키기 위한 운동을 환자에게 지시해야 한다. 초기 운동 프로그램과 진행 속도는 각 환자마다 맞춤화되어야 한다.

표 23.4 주시안정화 운동을 위한 제안된 진행

운동	기간	빈도	위치
일반 고정 배경에 대한 X1보기 패러다임; 수평 또는 수평 및 수직 머리 움직임	매번 1분 미만	매일 2~3회	앉아서 머리 움직임을 쉽게 수행한 다음 서 있을 때까지
일반 고정 배경에 대한 X1보기 패러다임; 수평 또는 수평 및 수직 머리 움직임	각 운동 시 1분씩 증가	매일 5번 증가	서기[a]
일반 배경에 손에 들고 있는 표적으로 X1; 수평 및 수직 머리 움직임	매 운동 1분씩	매일 최대 5회	서기[a]
눈-머리 움직임을 수평 및 수직으로 추가	특정 기간 없음	매일 2~3회	처음에는 앉아서, 그 다음 서기
손에 들고 있는 표적과 멀리 있는 표적으로 X1	매 운동 1분씩	매일 2~3회	서기[a]
수평 및 수직으로 눈-머리 운동	특정 기간 없음	매일 2~3회	가능하면 서기
손에 들고 있는 표적과 멀리 있는 표적으로 X1	매 운동 1분씩	매일 4회	서기[a]
수평 및 수직으로 눈-머리 운동	특정 기간 없음	매일 4회	서기[a]
상상의 표적 운동 추가	특정 기간 없음	매일 4회	처음에는 앉아서, 그 다음 서기
손에 들고 있는 표적과 멀리 있는 표적으로 X1	매 운동 1분씩	매일 4회	서기[a]
수평 및 수직으로 눈-머리 운동	특정 기간 없음	매일 4회	서기[a]
상상의 표적 운동	특정 기간 없음	매일 4회	서기[a]
일부 환자는 손에 표적을 들고 X2로 진행할 수 있고 멀리 있는 표적으로 X2로 진행할 수 있음	매 운동 1분씩	매일 4회	서기[a]
수평 및 수직으로 눈-머리 운동	특정 기간 없음	매일 4회	서기[a]
상상의 표적 운동	특정 기간 없음	매일 4회	서기[a]
손에 들고 있는 표적과 멀리 있는 표적으로 X1	매 운동 1분씩	매일 4회	서기[a]
수평 및 수직으로 눈-머리 운동	특정 기간 없음	매일 4회	서기[a]
상상의 표적 운동	특정 기간 없음	매일 4회	서기[a]
벽에 놓인 대형(6ft × 5ft) 바둑판 패턴에 무작위로 쓰여진 숫자 찾기 추가	특정 기간 없음	매일 2회	서서 숫자를 만지는 단계

[a] 기저면(예: 떨어진 발에서 모은 발로)을 변경하면 운동이 더 어려워질 수 있다.

결과와 예상 Outcome and expectations

여러 연구에서 BVH 환자의 회복에 영향을 줄 수 있는 요인이 있다고 보고한다. Gillespie와 Minor(1999)는 결과가 좋지 않은 환자가 더 나은 결과를 보인 환자들보다 회전의자 검사에서 더 많은 수의 합병증을 가지며, 낮은 이득과 짧은 시간 상수를 가지고 있다는 것을 발견했다. Krebs 등(2003)은 BVH 환자 중 일부는 우울증이 발생하여 안뜰재활에 참여하지 못한 것이 결과에 영향을 미칠 것이라고 언급했다. Herdman 등(2007)은 발병 후 연령과 시간이 머리 움직임 동안의 시력 회복에 영향을 미치지 않는다는 것을 발견했다.

보다 포괄적인 연구는 환자 특성, 주관적인 불평사항 및 결과에 대한 신체기능의 결과를 조사했다. 다른 연구들의 결과와 함께 환자의 증상 호전이나 회복 정도에 나이는 영향을 미치지 않는다는 사실을 발견했다. 몇몇 특정한 합병증은 어떤 결과 측정과 강한 상관관계를 나타낸다. 예를 들어, 두통의 병력은 활동에 방해되는 시간 동안 증상의 비율이 더 높고, 균형자신감이 낮고 퇴원 시 머리 움직임으로 유발되는 어지럼의 강도가 더 높았다. 다리 감각 결핍 또는 메니에르병(Ménière's disease)이 있는 환자들은 퇴원할 때 더 천천히 걸었다. 결과와 상관관계가 있는 특정 합병증의 존재 외에도 합병증의 수가 많을수록 퇴원 시의 장애가 더 나빠진다. 또 다른 중요한 발견은 발병에서 안뜰재활의 시작까지의 시간이 길수록 퇴원 시 균형자신감이 떨어지는 것이다. 위쪽과 아래쪽 신경기능의 상실은 퇴원 시 진동시각의 불평과 더 관련이 있었다. 초기 균형장애의 강도가 높을수록 균형자신감이 낮고, 장애가 더 심하며, 퇴원 시 활동에 방해되는 시간 증상의 높은 비율과 관련이 있었다. 마찬가지로, 낮은 동적 보행 지수(DGI) 점수는 초기에 균형자신감이 낮고, 장애 점수가 낮으며, 퇴원 시 DGI 점수가 낮았다.

이 정보를 어떻게 사용하는가? 한 가지 방법은 먼저 환자의 주요 목표를 확인하는 것이다. 예를 들어, 환자가 자신의 주된 문제인 증상(머리 움직임, 진동시각, 균형장애를 동반한 어지럼)이 여가 활동과 작업 활동을 방해하며 더 많은 활동을 즐기고 싶다고 말하는 경우, 임상의는 결과에 대해 예상되는 것에 대한 지침으로써 균형장애와 낙상위험(동적 보행 지수; DGI) 점수의 초기 측정값을 볼 수 있다. 처음에 정상과 가까운 값은 환자가 주요 목표를 향상시켜야 함을 시사한다.

만성 한쪽 안뜰기능저하 환자와의 비교

Comparison with patients with chronic unilateral vestibular hypofunction (UVH)

놀라운 결과 중 하나는 양쪽 안뜰기능저하(BVH) 환자와 한쪽 안뜰기능저하(UVH) 환자의 초기 평가결과가 비슷하다는 것이다(표 23.5). 유일한 차이점은 BVH 환자가 더 천천히 걸으며 증상이 활동을 방해할 수 있는 시간이 더 많다는 것이다. 주된 차이점은 두 그룹이 도달한 회복 수준에 있다(표 23.6). 대부분의 주관적인 불평 측정에서 작은 비율의 BVH 환자들이 UVH 환자와 비교하여 유의하게 향상된다.

치료와 예후에 대한 지침

Guidelines to treatment and prognosis

양쪽 안뜰결핍이 있는 환자와 함께 일할 때 기억해야 할 몇 가지 요소가 있다.

표 23.5 한쪽 및 양쪽 안뜰기능저하를 가진 모든 환자의 초기 사정 결과 비교

결과 측정	oVAS	dysVAS	DRS	% TSI	ABC	GS	DGI	DVA
UVH: 기준점수	3.1 ± 2.7	3.97 ± 2.5	2.9 ± 0.95	59 ± 29.8	51.5 ± 16.9	0.80 ± 0.15	14.2 ± 4.0	0.327 ± 0.134
BVH: 기준점수	3.0 ± 2.2	4.2 ± 2.2	2.9 ± 1.1	72.7 ± 27.0	49.4 ± 20.5	0.69 ± 0.22	13.5 ± 3.6	0.323 ± 0.107

출처: Herdman et al, 2013.[10]

표 23.6 한쪽 및 양쪽 안뜰기능저하를 가진 모든 환자의 결과 비교

결과 측정	oVAS	dysVAS	DRS	% TSI	ABC	GS	DGI	DVA
UVH: 퇴원	0.79 ± 1.65	1.58 ± 1.91	1.39 ± 1.4	24 ± 30.1	78.5 ± 16.0	1.01 ± 0.17	19.8 ± 3.0	0.210 ± 0.138
UVH: 유의한 향상 %	78%	81%	75%	80%	78%	85%	88%	78%
BVH: 퇴원	1.1 ± 1.5	2.1 ± 2.2	2.1 ± 1.4	31.4 ± 24.9	68.3 ± 18.7	0.84 ± 0.18	18.1 ± 3.0	0.195 ± 0.102
BVH: 유의한 향상 %	32.1%	17.1%	43.5%	81.3%	81.3%	61.3%	70.2%	78.3%

출처: Herdman et al, 2013.[10]

1. 어지럼에 대한 환자의 지각은 환자가 정상적인 활동으로 복귀하는 데 주요한 장애가 될 수 있다.
2. 양쪽 결핍에 따른 회복은 한쪽 결핍에 비해 느리고 2년 동안 계속 발생할 수 있다.
3. 회복은 감기나 화학적 치료를 받는 것과 같은 다른 의학적 문제에 의해 쉽게 방해를 받을 수 있다.
4. 회복된 기능을 유지하려면 환자는 최소한 간헐적으로 운동을 해야 할 필요가 있다.
5. 자세안정성은 결코 완전히 정상적으로 될 수 없을 것이다. 환자는 음성 롬버그를 가질 수 있으며, 눈을 뜨고 수정된 롬버그 위치를 유지할 수는 있지만 눈을 감은 상태로 유지할 수는 없다.
6. 초기에는 환자가 걷는 동안 지팡이나 보행기를 사용해야 할 수도 있다. 일부 환자, 특히 노인 환자는 최소한 어느 정도는 지팡이를 사용해야 할 필요가 있다. 그러나 대부분의 환자는 궁극적으로 보조장치 없이 걸을 수 있다. 급성기 동안의 보행은 넓은 기저면과 보폭이 짧고 좌우로 옆으로 걷는 실조가 있을 수 있다. 환자는 블록을 돌 것이며 머리를 돌리면 불안정성이 증가할 것이다. 또한 보행은 개선될 수 있지만 다시 정상으로 돌아가지는 않을 것이다.
7. 환자들은 시야가 흐린 상황, 고르지 않은 표면 또는 피로한 상태에서 걸을 때 낙상의 위험이 증가할 것이다.

미래의 치료 Future treatment

청각신호, 몸통에 적용되는 촉각신호 및 혀의 자극과 같은 다양한 장치 및 기술(28장 참조)은 상실된 안뜰기능을 대체하기 위해 사용되었다. 이러한 장치가 잠재적인 이점을 보여주었지만, 이 장치는 머리 움직임 시 주시안정성을 향상시키는 것이 아니라 자세 조절에만 초점을 두고 있다. 달팽이관 이식의 성공으로 여러 실험실에서 안뜰 보철물을 개발하고 있다. 기본 설계는 센서가 회전 방향을 감지하고 측정한 다음 적절한 팽대신경을 전기적으로 자극한다는 것이다. 현재까지 대다수의 연구가 양쪽 안뜰부가 결핍된 친칠라와 원숭이로 수행되었다. Della Santina 등은 겐타마이신(gentamicin)으로 치료한 친칠라에서 안뜰 보철물을 한쪽에 이식한 경우 RALP(오른쪽 앞, 왼쪽 뒤) 및 LARP(왼쪽 앞, 오른쪽 뒤) 회전뿐만 아니라 수평 안뜰눈반사(VOR)의 부분 복원을 입증했다. 각(angular) VOR 개선 외에도 그들은 동물들의 자세안정성이 향상되었음을 언급했다. 안뜰 보철물을 한쪽에 이식한 후에 양쪽 안뜰결핍을 가진 붉은털원숭이에서 각(angular) VOR 반응의 비슷한 향상이 관찰되었다. 반응이 정상이지 않았음에도 불구하고 그 반응은 강하고 정상 동물과 비슷한 역학 관계를 보였으며, 이식된 동물은 안뜰 보철물을 이용한 어떠한 적응 치료도 받지 못했다. 이러한 연구들은 양쪽 안뜰기능저하를 가진 사람에서 안뜰 보철물을 장래에 이식하는데 좋은 징조로써 재활과 함께 기능을 향상시키고 장애의 감소로 이어질 수 있다.

요약
Summary

연구들에 따르면, 더 나쁜 장애는 부분적으로 환자가 가진 합병증의 수가 많고, 균형장애의 초기 강도가 높고, 균형자신감이 낮으며, 낙상 위험 점수가 나쁜 것으로 나타났다. 양쪽 안뜰 문제가 있는 환자는 많은 활동으로 돌아갈 것으로 예상되지만 특정 분야에서는 계속 문제가 있을 것이다. 그들은 적어도 조명이 잘 들어오는 환경에 있을 때는 지팡이나 보행기를 사용하지 않고도 보행할 수 있을 것이다. 환자는 직장에 복귀할 수 있어야 하지만 다른 직업을 찾아야 할 수도 있다. 환자들은 특히 비나 눈, 야간에 고속도로에서 주행에 어려움을 겪는 경우가 많지만 실제 운전 습관과 사고는 정상 안뜰기능을 가진 대상자와 다르지 않다. 치료 접근법은 머리 움직임 동안 주시안정성과 자세안정성을 유지하기 위한 대체 기전의 대치와 안전을 위한 가정과 작업 환경의 수정들을 유도하며 남아있는 안뜰계의 기능을 증가시키는 것을 포함한다.

증례연구 23-1

불균형의 병력이 있는 74세 여성이 치료를 위해 방문하였다. 이 클리닉을 방문하기 4개월 전, 그녀는 다른 항생제에 반응하지 않는 만성 방광염에 걸렸고, 10일 동안 집에서 젠타마이신(gentamicin) 정맥투여를 받았다. 이것은 방광염을 효과적으로 치료했고 정상적인 상태로 돌아왔다. 2개월 전 그녀는 또 다른 방광염을 앓았고, 다시 젠타마이신으로 정맥투여를 받았다. 그녀는 젠타마이신을 마지막으로 투여한지 2일 후에 불균형을 호소하기 시작했다. 신부전의 병력은 없었으며, 당시 그녀는 다른 항생제나 이뇨제를 복용한 적도 없었다. 그녀는 난청, 이명 또는 현훈 등의 불평은 없었으나, 균형은 심각하게 영향을 받았고, 지금은 보행기를 사용 중이다. 그녀는 자신이 독립적으로 걸을 수 없다고 말한다. 서 있고, 걷고, 머리를 움직이는 것은 균형 문제를 악화시킨다.

논평 Comment

그녀의 병력을 보면 젠타마이신에 대한 독성반응임을 알 수 있다. 젠타마이신의 치료대상자 중 15% 미만만이 BVH가 발병했고, 신부전이나 루프이뇨제와 같은 귀독성 반응의 가능성을 높일 수 있는 위험 요인은 없었지만 65세 이상이었다.

관련 병력 Pertinent history

과거병력: 뼈관절염, 고혈압, 갑상샘저하증. 그녀는 우울증과 불안으로 치료를 받아왔다. 현재 투약으로는 리시노프릴(lisinopril), 신스로이드(synthroid), 졸로프트(zoloft), 발륨(valium)이 있다.

신경학적 검진 Neurological examination

2Hz 머리 진동(임상 DVA 검사) 동안 20/80-4로 증가하는 머리 고정식의 20/20-3 OU의 시력; 환자는 양쪽으로 천천히 그리고 신속하게 머리를 충동하여 재교정신속눈운동을 만든다. 이런 것들을 제외하고 정상이다.

논평 Comment

머리 움직임 시 시력의 큰 감소(4줄 초과)는 심한 안뜰결핍과 일치한다. 느린 머리 회전과 빠른 두부충동에서 재교정신속눈운동의 존재는 또한 심각한 결핍을 시사한다. 그녀는 느린 머리 회전 동안 양성 롬버그 검사와 감소된 VOR을 근거로 이 시기에 보상하는 것으로 보이지 않는다. 그녀의 보행 패턴은 안뜰결핍뿐만 아니라 두려움을 반영할 수도 있다. 그녀의 우울증 병력과 동반질병의 수는 최종 회복 수준의 요인이 될 수 있다.

온도눈떨림검사 Caloric test

한쪽 귀의 냉온수 관류에 대해 반응은 없다(그림 23.3). 좌우 양쪽 귀의 냉수 관류는 1초당 4°의 최고 느린 위상 눈 속도를 갖는 눈떨림을 초래했다. 환자가 바로 누운 자세에서 엎드린 자세로 움직일 때 눈떨림의 방향이 뒤바뀌었다.

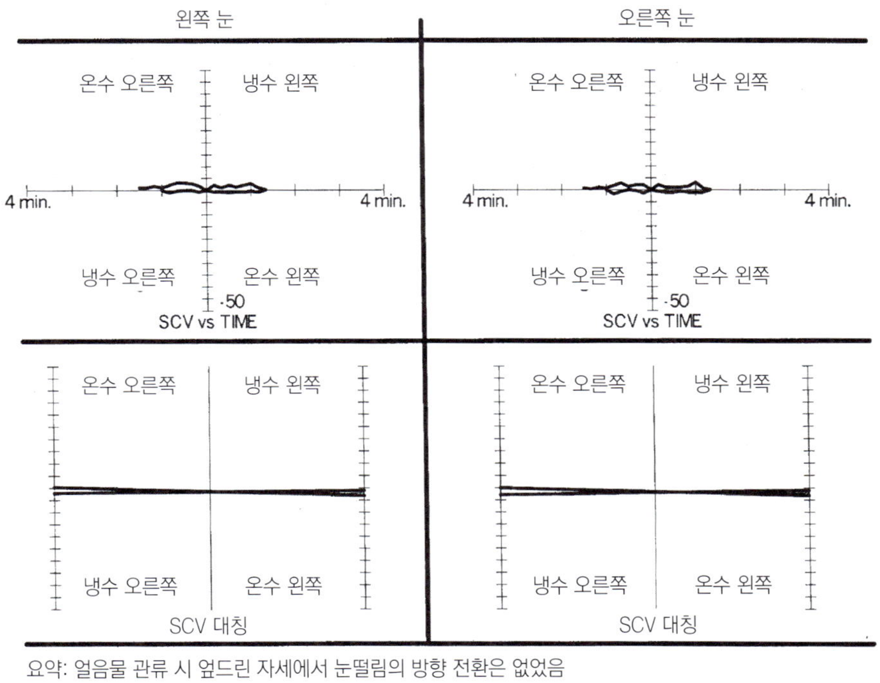

그림 23.3 심각한 양쪽 안뜰기능저하가 있는 환자에서 바깥귀길의 양쪽 온도눈떨림 관류 결과. SCV = 느린 성분 속도.

증례연구 23-1

논평 Comment

얼음물은 시원한 물이나 따뜻한 물보다 강한 자극이다. 얼음물 관류에 의해 발생하는 눈떨림은 말초 안뜰계의 반응 또는 극한의 추위에 대한 경계 반응을 나타낼 수 있다. 눈떨림이 속귀 털세포의 흥분으로 인한 것이라면, 환자가 바로 누운 자세에서 엎드린 자세로 움직일 때 내림프 흐름의 방향이 반대가 되기 때문에 눈떨림의 방향도 뒤바뀔 것이다. 눈떨림이 경계 반응 때문이라면 환자가 바로 누운 자세에서 엎드린 자세로 움직일 때 역전되지 않을 것이다. 이 환자의 검사 결과는 각 귀에 약간의 잔류 기능이 있음을 시사한다.

안뜰재활 Vestibular rehabilitation

환자는 1주일 후에 안뜰재활 프로그램을 시행했다. 그녀는 여전히 보행기를 사용하고 있었다. 그녀는 자신의 불균형이 특히 걷는 동안 움직임과 함께 발생했고 어둠 속에서는 더 심했다고 보고했다. 그녀는 어떤 낙상도 없었다고 했지만 매일 많은 낙상의 위험과 가까이 있다고 했다. 그녀는 또한 비틀거리고 옆걸음질을 한다고 보고했고, 보행기 없이 걸으려고 할 때 오른쪽과 왼쪽 양쪽으로 휘청거리는 경향이 있다.

사회력 Social history

그녀는 남편과 함께 살고 있으며 집에는 계단이 없었다. 담배를 피우거나 술을 마시지 않았다.

기능적 수준 Functional level

그녀는 자기관리 활동에서 독립적이었고 원예, 카드놀이 및 교회 다니기를 즐겼다. 그녀는 더 이상 운전하지 않았다. 이 문제가 발생된 이후로 활동적이지 않게 됐다.

주관적 불평 Subjective complaints

그녀는 자신의 증상이 평상시와 외부 활동 모두에 대한 수행을 방해했다고 말했다(장애 척도에서 3점으로 평가됨). 어지럼은 그녀의 활동 80%를 방해한다. Jacobson의 어지럼 장애 척도(dizziness handicap inventory)에서는 56점을 받았는데 이는 혼자 산책할 수 없고, 어둠 속을 걸을 수 없고, 여행이나 사회 활동에 참여할 수 있는 능력이 제한적이었다고 나타낸다. 그녀는 또한 좌절감을 느끼고, 다른 사람들 앞에서 당황했으며, 장애가 있다고 보고했다. 그녀의 균형자신감척도(ABC)는 67%였다. 그녀는 진동시각을 5.7로, 균형장애를 9.3으로, 아날로그척도에서 머리 움직임으로 유발된 어지럼을 0~10(10 최악)의 7.8로 평가했다.

정량적 동적 시력 Quantitative dynamic visual acuity

120deg/sec의 수평 머리 움직임 동안 그녀의 시력은 좌우로 LogMAR = 0.450이었다(약 20/50-3; 건강한 대상자에 대한 평균 +2 표준편차를 기준으로 LogMAR = 0.258의 정상 동적 시력).

보행 Gait

그녀는 양성 롬버그를 나타낸다. 보행은 보행기가 없으면 매우 느리고 조심스럽다. 그녀는 자주 멈춰 서고 멈추지 않고 돌아설 수 없다. 보행기 없이 걸으라고 요구했을 때 그녀의 속도는 느린 것처럼 보였고 다양한 기저면을 가졌다. 그녀의 보폭은 줄었지만 대칭적이었다. 특히 그녀가 몸을 돌려야 할 때는 팔의 흔듦과 머리와 몸통의 회전이 눈에 띄게 줄어들었다. 그녀는 직선 경로를 걸을 수 없었고, 그녀가 걸어갈 때 복도 벽쪽으로 손을 뻗는 경향이 있었다. 그녀의 보행 패턴은 척추옆굽음증(팔 흔듦 비대칭)에 의해 영향을 받았다. 걷는 동안 머리를 수평으로 돌려보라는 말에 그녀의 속도는 상당히 느려졌고, 가끔 옆으로 걸었다. 그녀는 멈추지 않고는 신발상자를 넘어설 수 없었고, 심지어 그때 균형을 잃었다. 그녀의 동적 보행 지수(DGI) 점수는 14/24이다. 보행 속도는 3.12ft/sec이다(연령과 성별의 정상은 2.79ft/sec).

논평 Comment

그녀는 양성 롬버그 검사와 느린 머리 회전 동안의 미약한 VOR에 근거하여 이 시기에 보상하지 않는 것처럼 보인다. 그녀의 보행 패턴은 안뜰결핍뿐만 아니라 낙상에 대한 두려움을 반영할 수 있다. 환자의 장애 척도 점수와 어지럼 장애 척도(DHI) 점수는 모두 보통 장애/불구 인식을 나타낸다. Shepard 등은 장애 척도에서 5점을 받은 환자가 자신을 3점 또는 이하로 평가하는 환자보다 안뜰재활로 개선을 보일 가능성이 적다는 것을 보여주었다(21장 참조). 그녀는 보행기를 사용해왔지만 보행기가 없어도 걸을 수 있었다. 머리 움직임(머리를 돌리거나 몸을 돌리는 것)은 둘 다 그녀의 불안정성을 증가시켰다. 그녀의 동적 시력은 양쪽 안뜰상실이 있는 다른 환자들과 일치했다.

목표 Goals

이 환자의 단기 목표는 (1) 증상을 현저하게 증가시키지 않고 안뜰 운동을 수행하는 것, (2) 매일 20분씩 걷는 것, (3) 더 이상 보행기를 사용하지 않거나 그녀의 집에서 벽이나 가구를 짚지 않는 것이었다. 장기 목표는 (1) 운전을 제외한 모든 정상적인 활동으로 돌아가는 것, (2) 주관적 불평을 30%로 줄이는 것, (3) 그녀의 균형자신감을 65%로 향상시키는 것, (4) 보행 속도를 2.9ft/sec로 향상시키는 것, (5) 18/24의 DGI 점수로 표시된 낙상위험을 줄이는 것, (6) 정량적 DVA 검사에서 한 줄(LogMAR 0.100 기준)과 임상 DVA 검사에서 20/50까지 머리 움직임 동안 시력을 향상시키는 것이었다.

계획 Plan

환자는 가정 운동 프로그램에 배치되었고 여기에는 하루 4번, 각 1분씩 수평과 수직으로 머리 움직임으로 수행되는 X1보기 패러다임이 포함되었다. 표적은 평평한 벽에 놓여졌다. 처음에 그녀는 앉아서 이 운동을 수행하고, 이후에 발을 벌리고 서서 운동을 하도록 하였다. 그녀는 또한 매일 적어도 두 번은 벽을 짚지 않고 5분 동안 복도에서 걷는 연습을 하

증례연구 23-1

도록 지시받았다. 마침내 그녀는 매일 밖에서 남편과 함께 20분 동안 걸으라는 말을 들었다. 그녀는 준수를 보장하기 위해 작성해야 할 달력을 받았다. 이 시점에서의 그녀의 총 운동 시간은 36분이었다. 이 프로그램은 환자의 반응이 결정될 수 있을 때까지 제한되었다. 환자는 1주일 간격으로 관찰되었다.

첫 번째 추적 검사에서 환자는 운동을 잘하고 있었고 더 이상 보행기를 사용하지 않았다. 그녀의 운동 프로그램은 수직 및 수평 둘 다 눈-머리 운동을 포함하도록 변경되었으며 손에 든 근접한 표적을 사용하는 X1 패러다임이 그녀의 프로그램에 추가되었다. 그녀는 걷기 연습과 수평으로 머리를 돌리는 연습을 하루 두 번씩 5분 동안 했고, 머리가 움직이면 더 어지러워질 것 같았기 때문에 필요한 만큼 휴식을 취했다. 그녀는 기저면을 점차적으로 줄이는 정적 균형 운동을 하도록 지시받았다. 이것은 눈을 뜨고 나서 눈을 감고 수행해야 했다. 그녀는 매일 20분 동안 계속 걷기로 했다. 운동 시간이 총 45분으로 늘어났다.

다음 추적 검사에서 환자는 처음에 머리 움직임과 관련된 운동에 어려움을 겪었으며, 이 모든 것이 그녀의 어지럼을 증가시켰다. 그러나 그녀는 2일 동안 운동을 한 후에 어지럼이 크게 증가하지 않으면서 운동을 수행할 수 있다고 보고했다. 운동을 검토한 결과 그녀의 머리 움직임은 느렸지만 그녀는 X1보기 패러다임에서 고정을 유지하고 있었고 모든 동작을 올바르게 수행했다고 나타났다. 그녀의 운동 프로그램은 체커보드(checkerboard)의 표적을 사용하여 X1 패러다임을 수행하는 것을 포함하도록 수정되었고, "기억된 표적" 운동이 추가되었다. 이러한 운동을 위해 그녀는 표적에 집중하면서 머리를 더 빠르게 움직이도록 지시받았다. 그녀는 또한 걷기와 머리를 수직으로 움직이도록 지시받았다. 벽에 배치된 표적을 이용한 X1보기 패러다임은 중단되었다. 결국 그녀는 프로그램에서 X2보기 패러다임을 하도록 지시를 받았다.

운동 프로그램을 시작한지 한 달 후 환자는 증가된 속도와 더 좁은 기저면으로 걸었다. 그녀는 여전히 직선을 걷는 데 어려움이 있었지만, 걷는 동안 머리를 돌리고 멈추지 않고 돌아설 수 있었다. 그녀는 더 이상 보행기를 사용하지 않았다. 균형장애에 대한 주관적 불평 평가는 0.6점(9.3점에서 떨어짐)이었고, 진동시각은 1.5점(5.7점에서 떨어짐)이었다. 그녀의 양적 DVA 점수는 LogMAR 0.330(초기 DVA는 LogMAR 0.450)으로 한 줄 개선되었다. 이 계획은 환자가 보행을 더 개선하고 정상적인 활동으로 돌아갈 수 있도록 재활 과정을 계속 진행하는 것이었다. 6개월간의 추적 검사 일정이 예정되었다.

증례연구 23-2

당뇨병과 신부전증의 병력을 가진 34세 여성이 1년 반 동안 복막투석을 받았다. 그녀는 흉막염으로 9개월과 6개월 전에 젠타마이신(gentamicin)으로 치료를 받았다. 그녀는 그 약물치료 과정 중 어느 하나 후에도 균형장애에 대한 불평이 없었다. 2개월 후 그녀는 다시 복막염을 앓게 됐고 다시 정맥 내 젠타마이신(IV gentamicin)을 투약받았다. 며칠 후 그녀는 현훈과 이명을 호소했고, 균형장애가 생겼으며, 도움 없이 걷지 못했다. 그녀는 또한 머리가 움직일 때 명확하게 볼 수 없다고 불평했다. 그녀는 현훈과 균형장애의 치료를 위해 병원에 입원했다.

임상검진 Clinical examination

임상검진에서 중요한 소견은 왼쪽에 빠른 구성요소를 가진 자발적 눈떨림, 양쪽으로 느린 머리 움직임을 하는 감소된 VOR, 왼쪽보다 오른쪽으로 머리 움직임으로 더 악화되는 양쪽으로 빠른 머리 움직임과 함께 큰 재교정신속눈운동을 포함시켰다. 환자가 완만한 머리 움직임으로 인해 심한 구역질을 호소하고 구토를 했기 때문에 두진후 눈떨림 검사는 시행하지 않았다. 그녀는 또한 양성 롬버그 검사를 받았다. 수정된 롬버그와 후쿠다 걷기 검사는 수행되지 않았다. 환자는 두 사람의 도움 없이는 보행할 수 없었다.

논평 Comment

이 환자의 징후와 증상(현훈, 균형장애, 진동시각, 자발적 눈떨림 그리고 감소된 VOR)은 확실히 안뜰질환을 암시하였다. 또한 그녀의 과거병력은 귀독성 약물인 젠타마이신을 여러 번 치료에 포함하였다. 귀독성 약물 치료로 인한 양쪽 기능장애로, 진동시각 및 균형장애의 증상이 시간이 지남에 따라 나타나며, 약물치료가 끝날 때까지 나타나지 않을 수도 있다. 일단 증상이 나타나면 몇 주 동안 계속 악화될 수도 있다. 일부 환자의 경우, 시간이 지남에 따라 증상이 부분적으로 역전된다. 아미노글리코사이드(aminoglycoside) 사용에 따라 안뜰 증상은 난청을 동반할 수 있다. 젠타마이신은 주로 안뜰 독성 효과가 있다. 젠타마이신은 보통 비대칭성 안뜰기능을 나타내기 때문에 현훈과 눈떨림을 일으키는 것은 드문 일이다. 젠타마이신은 보통 BVL을 유발하지만 안뜰 및 청각계에 대한 비대칭성 효과의 증상이 보고되었다. 머리 움직임을 늦추는 그녀의 감소된 VOR과 양쪽으로 머리를 빠르게 충동하는 동안의 재교정신속눈운동의 존재는 회전검사 결과에 의해 확인된 양쪽 안뜰결핍임을 암시했다. 이 환자의 보행장애는 유난히 심해보였고, 추가 검사결과 그녀의 발에는 고유감각 및 운동감각의 중등도 상실감을 나타내어 그녀의 문제에 크게 기여할 수 있을 것으로 나타났다. 아마도 이러한 감각

증례연구 23-2

상실은 당뇨병에 의한 것이었으며, 이 결과는 그녀의 운동 프로그램을 개발하고 그녀의 최종 회복수준을 예측하는 데 특히 중요했다.

온도눈떨림검사는 왼쪽 귀의 얼음물이 약하지만 적절한 반응을 일으키기는 했지만 따뜻한 물이나 차가운 물에 대한 반응은 좋지 않은 것으로 나타났다. 또한 오른쪽으로 방향우세가 나타났다. 회전의자 검사에서는 심한 양쪽 안뜰결핍을 보였다. 눈떨림 후 눈운동이 거의 없었고 VOR Tc는 60deg/sec 단계 회전에서 2.4초였다. 240deg/sec 단계 회전에서 약간의 안뜰 반응이 분명하게 나타났다. 응답의 이득은 0.15이었고, Tc는 2.4초였다(그림 23.4).

치료 Treatment

이 시점에서 환자는 안뜰재활 프로그램을 시작했다. 그녀는 처음에 1분 동안 수평 머리 움직임을 수행하고 이후에 1분 동안 수직 머리 움직임을 X1보기 패러다임 운동(글상자 23.3)으로 수행했다. 머리의 움직임이 메스꺼움을 악화시켰기 때문에 그녀는 이 운동들 사이에 10분 이상 휴식을 취했다. 처음에 그녀는 앉아 있는 동안 이 운동을 하루에 최대 5번 수행했다. 또한 처음에는 발을 벌리고 눈을 뜬 채 서 있다가 이후에는 함께 발을 움직이며 잠시 눈을 감고 눈을 깜박거리다가 점차 오랫동안 눈을 감은 채로 지지하지 않고 서기 연습을 했다. 그녀는 보행기 사용법에 대한 교육을 받았으며, 지구력을 높이는 데 중점을 두었다. 처음에는 보행기를 사용하는 동안 접촉 보호가 필요했고, 특히 회전을 시도하거나 머리를 너무 빨리 움직이면 때때로 균형을 잃기도 했다. 4일 후 그녀는 보행기를 사용해 독립적으로 걸을 수 있었고 병원에서 퇴원했다. 그때 그녀는 부드러운 머리 움직임으로 더 이상 구역을 하지 않았다.

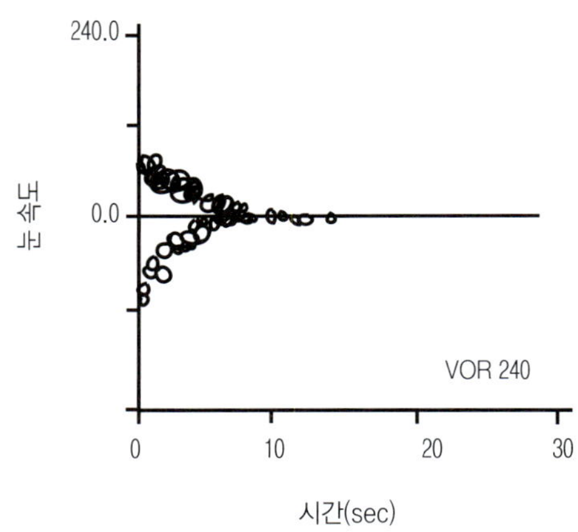

그림 23.4 눈떨림 이후 VOR 동안 시간에 따른 느린위상 눈 속도의 감쇠. 환자는 처음 2분 동안 완전한 어둠 속에서 의자에 앉은 뒤 의자를 회전시킨 다음 멈춘다. 발생하는 느린위상 눈 움직임은 속도저장 시스템의 방전으로 인해 발생하며 안뜰계의 기능을 나타낸다. 이 결과는 양쪽 안뜰상실 환자에서 불량한 최고 느린위상 눈 속도(35deg/sec)와 짧은 시간 상수(2초 미만)를 보여준다. 240deg/sec의 단계 회전이 사용되었다. 눈 움직임은 눈전위도검사를 사용하여 기록되었다.

논평 Comment

이 환자는 양쪽 안뜰결핍이 있었지만 온도눈떨림 및 회전의자 검사에서 안뜰기능이 남아 있는 것으로 나타났다(왼쪽에서 얼음물에 반응, 60deg/sec 및 240deg/sec 단계 회전에서 반응). 그녀의 초기 운동 프로그램은 안뜰적응 운동과 보행 훈련으로 구성되었다. 그녀의 균형 운동은 기저면을 천천히 줄이고, 팔 위치(팔을 밖으로, 옆으로, 가슴을 가로질러)를 바꾼 다음 시각신호의 사용을 변경함으로써 균형을 유지하는 데 어려움을 점차적으로 증가시키도록 고안되었다. 비록 그녀는 발에서 감각이 줄었음에도 불구하고, 시각적 신호를 빼는 것은 남아 있는 몸감각 및 안뜰신호를 사용하는 능력을 촉진시키는 치료접근법으로 사용되었다.

추적검사 Follow-up

환자는 계속해서 외래 환자로 추적되었다. 그녀의 정적 및 동적 균형을 향상시키고 주시안정성을 유지하기 위한 대체 전략의 대체를 용이하도록 고안된 운동이 그녀의 프로그램에 추가되었다. 환자는 더 이상 보행기를 사용할 필요가 없었지만, 넓은 기저 보행을 가졌으며, 복도를 따라 직선 길을 걷기 위해 운동량을 사용했다. 그녀는 돌아서기 전에 걷기를 멈춰야 했다. 그렇지 않으면 그녀는 균형을 잃게 될 것이었다. 그녀는 음성 롬버그를 가졌으나 수정된 롬버그를 수행할 수 없었다. 그녀의 시력은 좋아졌고 조용히 앉아 있을 때는 읽을 수 있었지만, 차 안에서는 명확하게 볼 수 없었고 운전을 재개하지 못하였다. 약 2개월 후 왼쪽 눈에 망막 출혈이 있었다. 그녀는 이미 당뇨로 오른쪽 눈에 망막 손상이 있었고, 이는 근본적으로 그녀가 균형에 대한 부분적인 시각, 안뜰, 몸감각신호만을 가지고 있다는 것을 의미했으며, 그 결과 그녀는 더 이상 빛이 잘 들어오는 조건에서도 균형을 유지할 수 없게 되었다. 1주일 동안 그녀는 휠체어를 사용하거나 집에서 보행기를 사용했다. 다행히도 시력은 회복되었고, 그녀는 다시 독립적으로 걸을 수 있었다. 마지막 방문에서 그녀는 운전을 제외한 대부분의 활동으로 돌아갔다고 보고했다. 걷는 동안 그녀의 기저면은 좁아졌고, 돌아서는 동안 안정성은 향상되었다. 그녀의 롬버그는 임상적으로 정상이었지만 눈을 뜬 채 수정된 롬버그를 수행할 수는 없었다. 그녀는 아르바이트를 구하고 있었고 신장 이식을 기다리고 있었다.

증례연구 23-3

환자는 73세의 남자로 지난 5년 동안 악화된 균형 문제로 인해 신경과 의사에게 진료받았다. 과거병력은 주로 무릎과 등에 영향을 주면서 고콜레스테롤, 경미한 양쪽 감각신경난청(그림 23.5) 그리고 경미한 뼈관절염에 대해 양성이었다. 병력인 귀독성 약물, 현훈, 머리 외상에 대해서는 음성이었다. 현재 약물로는 리시노프릴(lisinopril), 셀리콕시드(celecoxid), 듀로셋(dulocet)이 있다. 그의 신경학적 검사는 양성 양쪽 두부충동검사(HIT), 넓은 기저면의 비정상 보행, 눈을 감은 채 발을 맞대고 서 있을 수 없는 자세를 제외하고는 그의 나이에 비해 정상이었다. 안뜰기능검사: 양쪽의 얼음물 관류에 대한 반응은 없었다. VOR 이득은 오른쪽으로 회전하는 경우 0.05 이하, 왼쪽으로 회전하는 경우 0.09 이하, Tc는 양쪽으로 60deg/sec 단계 회전으로 1초 이하였다. 정현파 회전의자 검사에서 모든 주파수에서 낮은 이득과 높은 위상이 있고, 양쪽으로 목안뜰유발근전위는 없다. 그의 진단은 진행성 양쪽 안뜰상실이었다.

논평 Comment

환자는 잔류 기능의 증거가 거의 없이 안뜰신경의 양쪽 위아래 지점의 분포에 침범한다.

재활 Rehabilitation

첫 번째 치료를 받으러 온 그는 아내와 장애인인 그녀의 남동생이 함께 살고 있다고 했다. 그들은 난간 없이 집으로 들어가는 네 개의 계단이 있는 단층 주택에 산다. 세탁실은 지하실에 있다. 그는 은퇴했지만 운전을 필요로 하는 아르바이트를 하고 있다. 그는 일상생활에서 독립적이며 밤낮으로 운전하지만 가능한 경우 야간 운전을 피한다. 그가 중단한 유일한 활동은 사교댄스이다. 환자는 걸을 때 비틀거리고, 사람들이 그가 술에 취했다고 생각할까봐 걱정한다. 따라서 그의 주요 목표는 비틀거리지 않고 걷는 것이다.

주관적 불평 Subjective complaints

PANAS는 우울증과 불안에 대해서는 정상이다. 그는 앉아 있는 동안 시야흐림을 0.4/10으로 평가하고, 걸을 때 2.2/10로 평가한다. 앉은 상태에서 그의 균형장애는 0.4/10이고 걸을 때는 4.6/10이다. 균형자신감은 72%이다. 증상은 10%의 활동에 지장을 준다. 장애 점수는 3/5이다.

균형과 보행 Balance and gait

눈을 뜨고 롬버그를 30초간, 눈을 감은 채 3초 동안 유지할 수 있으며 눈을 뜨고 한발서기(single leg stance) 3초, 눈을 감고 균형을 유지할 수 없었다; 보행 속도는 3.79ft/sec(연령과 성별 대비 정상은 3.08ft/sec)이고 동적 보행 지수 점수는 14/24이다. 그는 머리를 수평 또는 수직으로 움직일 때 보행을 늦추고 비틀거린다. 그는 180°를 돌다가 걷기를 멈추면 균형을 회복하기 위해 몇 걸음씩 걸어야 한다. 균형을 잃지 않고 신발 상자를 넘을 수 없으며, 두 발을 계단에 올려놓고 오르내린다.

머리 움직임 동안의 시력은 오른쪽으로 움직이는 경우 LogMAR 0.458이고, 왼쪽으로 움직일 때 0.420이다(연령에 대한 정상은 건강한 사람의 평균 +2 표준편차를 기준으로 LogMAR 0.258임).

치료 Treatment

이 환자의 목표는 4주 안에 적어도 10% 정도 진동시각과 균형장애에 대한 지각을 감소; 한발서기 시간과 그의 동적 보행 지수(DGI) 점수를 토대로 낙상위험 감소; 걷는 동안 균형을 잃거나 비틀거리지 않고 머리를

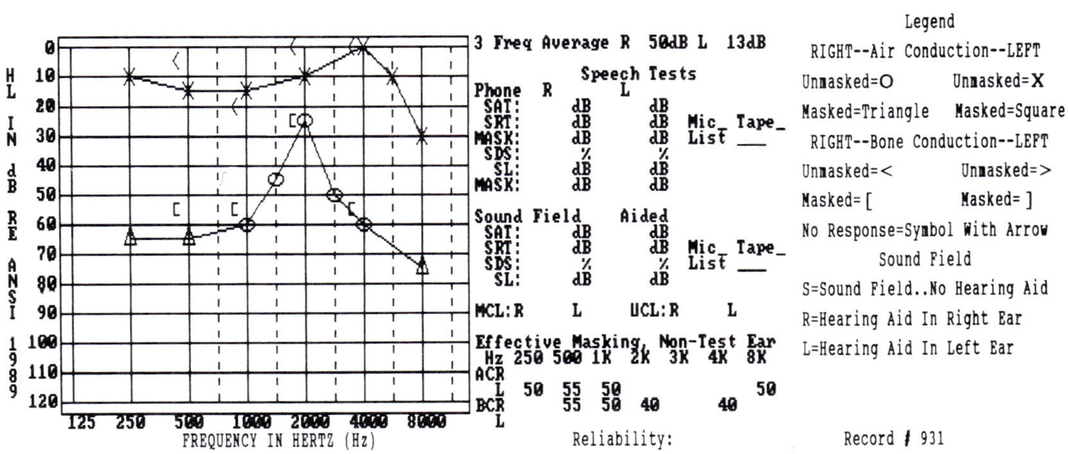

그림 23.5 젠타마이신 귀독성을 가진 환자의 청력검사 결과. 원과 삼각형은 오른쪽 귀를 나타내고, Xs와 사각형은 각각 왼쪽 귀를 나타낸다. 이 환자의 청력 손실이 비대칭임을 확인한다.

증례연구 23-1

움직이는 것을 포함; 낮은 물체를 안전하게 넘을 수 있음; 머리 움직임 중에 시력을 향상시키는 것이다. 운동은 머리 움직임으로 유발된 증상을 감소시키고, 주시안정성을 개선하며 특히 걷는 동안 균형을 향상시키는 것을 목표로 했다. 그는 서 있는 동안 X1보기 운동을 수행할 수 있으므로, 운동은 하루에 다섯 번씩 X1보기 수준에서 시작한다. 그는 또한 눈을 뜨고, 눈을 감고 서서 균형을 잡는 운동을 시작하고, 하루 두 번 더 좁은 기저면에서 걷고, 매일 20분간 바깥에서 걷는다. 또한 정전 시 자동으로 켜지는 비상조명, 모든 계단의 난간 및 욕실의 안전바를 포함하여 안전을 보장하기 위해 환자의 집을 개조하는 것과 관련하여 환자에게 몇 가지 제안이 있었다.

진행 Progress

첫 주에 그의 진동시각 및 균형장애 강도 점수(VASs)가 더 나빠졌다. 이것은 단순히 운동으로 머리 움직임이 증가했기 때문일 수 있으며 첫 주가 지나자 지속되지 않았다. 그의 운동 진행에 대한 일부 수정이 필요했다. 예를 들어, 발을 모으고 서서 X1보기 운동을 할 때 허리에 통증이 있었기 때문에 발을 벌려서 수행했다. 따라서 눈-머리와 기억된 표적 운동을 추가할 수 있었고, 머리를 움직이며 걸을 때 균형을 잡을 수 있었으며, 거꾸로 세면서 머리 움직임을 도전할 수 있었다. 그는 지터버그는 어렵지만 왈츠는 괜찮다는 점에 주목하면서 아내와 함께 즐겼던 사교댄스의 일부로 돌아갈 수 있었다. 그는 일어서서 옷을 입다가 어느 한 순간에 쓰러졌기 때문에 반바지를 벗는 것은 앉아서 수행하라는 권고를 받았다. 그는 주관적 불평, 보행 속도 및 낙상위험 점수에서 개선을 나타냈다. 6주 후 처남의 증상이 갑자기 심해져서 그는 처남을 돕고 있었다. 그 시간 동안 그의 모든 검사결과는 더욱 악화되었다. 이후 그의 처남을 더 이상 도와줄 필요가 없어지자, 그는 기분이 좋아졌고 점수는 다시 정상으로 돌아왔다. 그는 야간에 사용하기 위해서 빛이 나오는 직립 지팡이(Pathlight®)를 착용했으며, 영화를 보러 갔을 때 유용했다고 보고했다.

References

1. Krebs DE, et al. Double-blind, placebo-controlled trial of rehabilitation for bilateral vestibular hypofunction: Preliminary report. *Otolaryngol Head Neck Surg*. 1993;109:735.
2. Gillespie MB, Minor LB. Prognosis in bilateral vestibular hypofunction. *Laryngoscope*. 1999;109:35.
3. Brown KE, Whitney SL, Wrisley DM, Furman JM. Physical therapy outcomes for persons with bilateral vestibular loss. *Laryngoscope*. 2001;111:1812.
4. Krebs DE, Gill-Body KM, Parker SW, et al. Vestibular rehabilitation: Useful but not universally so. *Otolaryngo Head Neck Surg*. 2003;128:240.
5. Herdman SJ, Hall CD, Schubert M, Das VE, Tusa RJ. Recovery of dynamic visual acuity in patients with bilateral vestibular hypofunction. *Arch Otolaryngol Head Neck Surg*. Apr 2007;133(4):383.
6. Zingler VC, Cnyrim C, Jahn K, Weintz E, Fernbacher J, Frenzel C, et al. Causative factors and epidemiology of bilateral vestibulopathy in 255 patients. *Ann Neurol*. Jun 2007;61(6):524.
7. Rinne T, Bronstein AM, Rudge P, Gresty MA, Luxon LM. Bilateral loss of vestibular function: clinical findings in 53 patients. *J Neurol*. Jun-Jul 1998;245(6-7):314.
8. Rinne T, Bronstein AM, Rudge P, Gresty MA, Luxon LM. Bilateral loss of vestibular function. *Acta Otolaryngol Suppl*. 1995;520 Part 2:247.
9. Herdman SJ, Blatt PJ, Schubert MC, Tusa RJ. Falls in patients with vestibular deficits. *Am J Otology*. 2000;21:847.
10. Herdman SJ, Hall, et al. 2013 (submitted for publication).
11. Schubert MC, Herdman SJ, Tusa RJ. Vertical dynamic visual acuity in normal subjects and subjects with vestibular hypofunction. *Otology Neurotology*. 2002;23:372-377.
12. Guinand N, Pijnenburg M, Janssen M, Kingma H. Visual acuity while walking and oscillopsia severity in healthy subjects and patients with unilateral and bilateral vestibular function loss. *Arch Otolaryngol Head Neck Surg*. Mar 2012;138(3):301.
13. Crawford J. Living without a balance mechanism. *New Engl J Med*. 1952;246:458.
14. Brandt T, et al. Visual acuity, visual field and visual scene characteristics affect postural balance. In: Igarashi M, Black FO, eds. *Vestibular and Visual Control on Posture and Locomotor Equilibrium*. Karger: Basel; 1985:93.
15. Hewitt WL. Gentamicin toxicity in perspective. *Postgrad Med J*. 1974;50(suppl 7):55.
16. Fee WE. Aminoglycoside otoxicity in the human. *Laryngoscope*. 1980;90:1.
17. Lerner SA, Schmitt BA, Seligsohn R, Matz GJ. Comparative study of ototoxicity and nephrotoxicity in patients randomly assigned to treatment with amikacin or gentamicin. *Am J Med*. 1986;30:98.
18. Schacht J. Aminoglycoside ototoxicity: Prevention in sight? *Otolaryngol Head Neck Surg*. 1998;118:674.
19. Hall CD, Herdman SJ. Reliability of clinical measures used to assess patients with peripheral vestibular disorders. *J Neurol Phys Ther*. 2006;30:74.
20. Jacobson GP, Newman CW. The development of the dizziness handicap inventory. *Arch Otolaryngol Head Neck Surg*. 1990;116:424.
21. Morris AE, Lutman ME, Yardley L. Measuring outcome from vestibular rehabilitation, part II: refinement and validation of a new self-report measure. *Int J Audiol*. Jan 2009;48(1):24.
22. Myers AM, Powell LE, Maki BE, Holliday PJ, Brawley LR, Sherk W. Psychological indicators of balance confidence: relationship to actual and perceived abilities. *J Gerontol*. 1996; 51A(1):M37.
23. Myers AM, Fletcher PC, Myers AH, Sherk W. Discriminative and evaluative properties of the Activities-specific balance confidence (ABC) scale. *J Gerontol Med Sci*. 1998;53A:M287.
24. Cohen HS, Kimball KT, Adams AS. Application of the vestibular disorders activities of daily living scale. *Laryngoscope*. Jul 2000;110(7):1204.
25. Alghwiri AA, Whitney SL, Baker CE, Sparto PJ, Marchetti GF, et al. The development and validation of the vestibular activities and participation measure. *Arch Phys Med Rehabil*. Oct 2012;93(10):1822.
26. Black FO, et al. Vestibular reflex changes following aminoglycoside induced ototoxicity. *Laryngoscope*. 1987;97:582.
27. Esterhai JL, et al. Gentamicin-induced ototoxicity complicating treatment of chronic osteomyelitis. *Clin Orth Related Res*. 1986;209:185,.
28. Szturm T, et al. Comparison of different exercise programs in the rehabilitation of patients with chronic peripheral vestibular dysfunction. *J Vestib Res*. 1994;4:4614.
29. Scherer M, Schubert MC. High-velocity angular vestibuloocular reflex adaptation to position error signals. *J Neurol Phys Ther*. Jun 2010;34(2):82.

30. Westheimer G, and McKee SP. Visual acuity in the presence of retinal-image motion. *J Optical Soc Am*. 1975;65:847.
31. Herdman SJ, et al. Computerized dynamic visual acuity test in the assessment of vestibular deficits. *Am J Otol*. 1998;19:790.
32. Venuto PJ, et al. Interrater reliability of the clinical dynamic visual acuity test. Scientific Meeting and Exposition of the American Physical Therapy Association. Orlando, FL, June 6, 1998.
33. Herdman SJ. Computerized Dynamic Visual Acuity Test in the assessment of vestibular deficits. In: Eggers S, Zee DS, (eds). *Vertigo and Imbalance: Clinical Neurophysiology of the Vestibular System*. Amsterdam: Elsevier;2009:181.
34. Bles W, et al. Compensation for labyrinthine defects examined by use of a tilting room. *Acta Otolaryngol*. 1983; 95:576.
35. Cavanaugh JT, Goldvasser D, McGibbon CA, Krebs DE. Comparison of head- and body-velocity trajectories during locomotion among healthy and vestibulopathic subjects *J Rehab Res and Development*. 2005;42:2, March/April 2005:191.
36. Kasai T, Zee DS. Eye-head coordination in labyrinthinedefective human beings. *Brain Res*. 1978;144:123.
37. Barnes GR. Visual-vestibular interaction in the control of head and eye movement: The role of visual feedback and predictive mechanisms. *Prog Neurobiol*. 1993;41:435.
38. Tian J, Crane BT, Demer JL. Vestibular catch-up saccades in labyrinthine deficiency. *Exp Brain Res*. 2000;131:448.
39. Tian J, Jr, Shubayev I, Demer JL. Dynamic visual acuity during passive and self-generated transient head rotation in normal and unilaterally vestibulopathic humans. *Exp Brain Res*. 2002;142:486.
40. Schubert MC, Hall CD, Das V, Tusa RJ, Herdman SJ. Oculomotor strategies and their effect of reducing gaze position error. *Otology Neurotology*. Feb 2010;31(2):228-231.
41. Weber KP, Aw ST, Todd MJ, McGarvie LA, Curthoys IS, Halmagyi GM. Head impulse test in unilateral vestibular loss: vestibulo-ocular reflex and catch-up saccades. *Neurology*. Feb 5 2008;70(6):454.
42. Macdougall HG, Curthoys IS. Plasticity during vestibular compensation: the role of saccades. *Front Neurol*. 2012; 3:21.
43. Bockisch CJ, Straumann D, Hess K, Haslwanter T. Enhanced smooth pursuit eye movements in patients with bilateral vestibular deficits. *Neuroreport*. 2004;15:2617.
44. Bronstein AM, Hood JD. The cervico-ocular reflex in normal subjects and patients with absent vestibular function. *Brain Res*. 1986;373:399.
45. Chambers BR, et al. Bilateral vestibular loss, oscillopsia, and the cervico-ocular reflex. *Otolaryngol Head Neck Surg*. 1985;93:403.
46. Bronstein AM, Morland AB, Ruddock KH, Gresty MA. Recovery from bilateral vestibular failure: implications for visual and cervico-ocular function. *Acta Otolaryngol Suppl*. 1995;520 Pt 2:405.
47. Bles W, et al. Postural and oculomotor signs in labyrinthine-defective subjects. *Acta Otolaryngol (Stockh)*. 1984; 406:101.
48. Paulus WM, et al. Visual stabilization of posture. *Brain*. 1984;107:1143.
49. Diener HC, et al. The significance of proprioception on postural stabilization as assessed by ischemia. *Brain Res*. 1984;296:103.
50. Diener HC, et al. Stabilization of human posture during induced oscillations of the body. *Exp Brain Res*. 1982;45: 126.
51. Dichgans J, Brandt T. Visuo-vestibular interactions. Effects on self-motion perception and postural control. In: Held R, et al, eds. *Handbook of Sensory Physiology*. Berlin: Springer; 1978:755.
52. Igarashi M, et al. Physical exercise and balance compensation after total ablation of vestibular organs. In: Pompeiano O, Allum JHJ, eds. *Progress in Brain Research*. Amsterdam: Elsevier; 1988:395.
53. Telian SA, et al. Bilateral vestibular paresis: Diagnosis and treatment. *Otolaryngol Head Neck Surg*. 1991;104:67.
54. Herdman SJ, Hall CD, Delaune W. Variables associated with outcome in patients with unilateral vestibular hypofunction. *Neurorehabil Neural Repair*. 2012;26(2):151.
55. Della Santina CC, Migliaccio AA, Hayden R, et al. Current and future management of bilateral loss of vestibular sensation - an update on the Johns Hopkins Multichannel Vestibular Prosthesis Project. *Cochlear Implants Int*. 2010; 11(Suppl 2):2.
56. Dai C, Fridman GY, Davidovics NS. Restoration of 3D vestibular sensation in rhesus monkeys using a multichannel vestibular prosthesis. *Hear Res*. 2011;281(1-2):74.
57. Bohannon RW. Comfortable and maximum walking speed of adults aged 20-79 years: reference values and determinants. *Age Aging*. 1997;26(1):15.
58. Shepard NT, et al. Vestibular and balance rehabilitation therapy. *Ann Otol Rhinol Laryngol*. 1993;102:198.

59. McCall AA, Yates BJ. Compensation following bilateral vestibular damage. *Front Neurol*. 2011;2:88.
60. Cohen HS, Wells J, Kimball KT, Owsley C. Driving disability and dizziness. *J Safety Res*. 2003;34(4):361.
61. MacDougall HG, Moore ST, Black RA, Jolly N, Curthoys IS. On-road assessment of driving performance in bilateral vestibular-deficient patients. *Ann N Y Acad Sci*. 2009 May;1164:413.

24

안뜰장애 아동의 물리치료 관리

Physical Therapy Management of Children with Vestibular Dysfunction

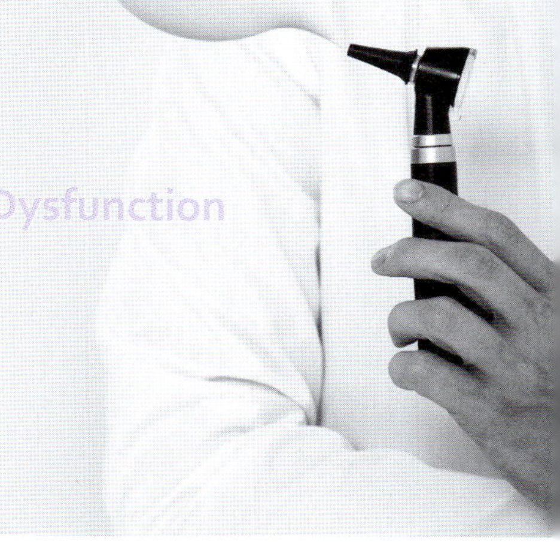

Rose Marie Rine, PT, PhD · Jennifer Braswell Christy, PT, PhD

안뜰기관은 임신 초기부터 발달한다. 안뜰기관은 안뜰-눈, 안뜰-척수의 하위계통으로 구성되어 있으며, 이들은 별개의 기능을 수행하고 있으므로 서로 다른 평가방법이 필요하다. 안뜰-척수계통에 의해 매개되는 미로반사는 초기 운동 발달의 중요한 단계(예: 뒤집기, 앉기, 서기) 출현에 필요하다. 시각적 안정화, 시력, 시공간과 지각능력의 발달에 대한 안뜰-눈계통의 역할은 잘 알려져 있다. 따라서 출생 이후 또는 아주 어릴 때 안뜰계의 결핍이 있는 사람들은 일반적으로 운동 능력이나 시공간 능력의 문제를 나타낸다.

어린 아이들에게 나타나는 초기 안뜰계의 문제는 거의 적절한 검사가 이루어지지 않아 손상 감지 및 적절한 치료가 이루어지지 않는 경우가 많다. 아이들은 '정상'이 아님을 경험하더라도 증상을 설명하기 어려울 수 있기 때문에 더욱 그러하다. 아동의 안뜰기관 기능장애를 확인하는데 있어 가장 큰 어려움 중 하나는 최근에 개발된 안뜰기관 기능 검사를 사용하지 못하거나 생략되어 온 것이다. 이 장에서는 아동의 안뜰기관 손상의 유형, 발병률과 이로 인한 자세 조절 및 눈 운동기능의 발달 그리고 아동에 대한 적절한 검사 및 중재를 살펴볼 것이다.

소아 안뜰상실의 유병률 및 관련 기능 손상

Incidence of vestibular deficits in children and related functional impairment

소아의 일반적 안뜰기능부전과 현훈의 원인

Common diagnoses of vestibular dysfunction and the etiology of vertigo in children

지난 10년간 아동의 안뜰장애나 현훈에 대한 다양한 원인과 이로 인한 기능장애에 관한 문헌들이 많아지고 있다(표 24.1). 안뜰계 병변은 말초성(한쪽 또는 양쪽) 또는 중추성일 수 있다. 각각의 증상과 징후는 다르며 급성에서 만성으로 변화될 수 있다.

현훈

현훈(vertigo)은 전형적인 급성 한쪽 말초성 안뜰기능저하이며 양쪽 손상은 흔하지 않다. 또한 증상은 급성, 진행성 또는 만성일 수 있다. 현훈의 다양한 병인과 관련하여 현재까지 완료된 가장 포괄적인 연구는 Wiener-Vacher에 의해 수행되었으며, 이들은 이비인후과에서 2,000명 이상의 아동을 통해 현훈의 원인 기전을 조사했다. 다른 보고서와 마찬가지로 Wiener-Vacher는 현훈 및/또는 불균형의 가장 흔한 원인은 편두통과 관련된 어지럼(25%)과 아동기 양성발작성현훈(benign paroxysmal vertigo of childhood, BPVC)(20%)이라고 보고하였다.

표 24.1 아동에 있어 보고된 현훈의 원인

	저자				
	Choung et al.[16]	Erbek et al.[17]	Wiener-Vacher[15]	Riina et al.[25]	Gruber et al.[26]
현훈의 원인					
중이염	—	—	4.0%	10%	—
편두통	30.9%	34.0%	25%	14.0%	32%
BPVC†	25.5%	12.0%	20%	19.0%	7.0%
BPPV††	<1.0%	12.0%	2.0%	<1.0%	—
몬디니 기형	—	—	8.0%	—	—
메니에르병	<1.0%	2.0%	1.0%	2.0%	2.0%
바깥림프샛길	—	2.0%	—	—	—
내림프수종	<1.0%	—	—	—	—
안뜰신경염/안뜰미로염	<1.0%	4.0%	10.0%	12.0%	22.0%
외상	<1.0%	—	10.0%	5.0%	2.0%
대사증후군	—	6.0%	—	—	—
뇌전증	<1.0%	6.0%	1.0%	2.0%	—
심인성 질환	—	10.0%	4.0%	5.0%	22.0%
종양	<1.0%	—	<1.0%	—	—
말이집탈락	—	—	—	—	5.0%
약시/시력 장애	—	2.0%	10.0%	—	<1.0%
미분류	18.2%	10.0%	—	5.0%	5.0%

† 아동기 양성발작성현훈
†† 양성발작성체위현훈

그러나 이 모든 연구에는 이비인후과로 내원한 아동들만 포함되었다는 점에 유의해야 한다. 많은 아동 또는 부모(들)가 현훈과 불균형을 식별하지 못할 수 있어 문제가 과소평가되었을 수도 있다.

아동기 양성발작성현훈, 양성발작성체위현훈, 편두통

아동기 양성발작성현훈(BPVC)은 아동한테서 나타나는 현훈의 일반적인 원인으로 확인되었다. 그러므로 BPVC는 양성발작성체위현훈(benign paroxysmal positional vertigo, BPPV)과는 같지 않다는 점에 유의해야 한다. BPVC는 전형적으로 7세 미만의 아동에게 나타나며, 현훈은 10분 미만이고 두통은 나타나지 않는다. 귀와 안뜰기관 검사는 일반적으로 정상으로 나타난다. 아동은 어지럼을 호소하지 않을 수도 있지만 자율신경계 징후(창백, 메스꺼움)가 나타날 수 있다. 아동들은 나중에 편두통이 나타날 수도 있다. BPPV 또한 소아에서도 보고되고 있지만, 소아에서의 발생 빈도는 성인보다 훨씬 낮다. 안뜰기관 관련 편두통은 아동의 현훈 중 흔한 원인이다. 현훈은 몇 시간 또는 며칠 동안 지속될 수 있으며 두통과는 별개로 나타날 수도 있다. 이중맹검법으로 용량 비교 시험을 실시한 결과 토피라메이트(topiramate)를 사용한 예방적 치료는 아동의 뇌바닥동맥 편두통(basilar migraine) 발병 빈도를 50%, 발병 지속 시간을 8분까지 단축시켰다.

중이염

삼출성 중이염(otitis media, OME)은 일반적으로 소아의 전도성 난청 및 언어발달 지연과 관련이 있다. 또한 삼출성 중이염이 균형 감각과 어지럼을 일으킬 수 있다는 근거가 있다. 이러한 장애의 기전은 분명하지 않다. 삼출성 중이염이 있는 아동들의 균형장애는 종종 고막절개관을 삽입한 후에 역전된다. 특발성과 체위성눈떨림을 포함하여 전기눈떨림검사(electronystagmography, ENG)에서 비정상인 급성 삼출성 중이염 아동 또한 고막절개관 삽입 후 증상이 해결되었다. 그러나 Casselbrandt 등은 삼출성 중이염의 병력이 있는 아동들은 병력이 없는 대조군에 비해 0.1Hz 수준의 회전 자극에 대해 지속적인 감소를 보였다고 보고했다. 이는 삼출성 중이염을 고막절개관으로 치료하더라도 안뜰계의 변화는 오랫동안 지속될 수 있음을 보여준다.

감각신경성 난청

심각한 감각신경성 난청(sensorineural hearing loss, SNHL)을 앓고 있는 아동은 양쪽 안뜰기관 기능저하를 동반한다. Tribukait 등은 출생 후 감각신경성 난청 아동의 70%가 말초 안뜰기능장애, 전형적인 기능저하를 보인 것으로 보고했다(회전의자 검사, 온도눈떨림검사 및 안뜰유발근전위 검사 등을 통해 확인되었다. 불행히도 이 연구자들은 관련 기능장애는 보고하지 않았다. 다른 연구자들은 SNHL이 있는 어린 소아에서 운동 및 균형 결핍, 회전, 온도눈떨림 및/또는 안뜰유발근전위 검사로 측정한 안뜰기관 기능저하의 근거를 통해 운동과 균형 결핍에 대해 보고하였다). 감각신경성 청력장애(sensorineural hearing impairment, SNHI) 아동은 전형적으로 양쪽 안뜰기능저하를 갖기 때문에 눈떨림이나 현훈은 나타나지 않는다. 이러한 보고에도 불구하고 SNHI 아동은 일반적으로 안뜰기관 기능 검사를 받지 못한다. 검사의 중요성은 특히 달팽이관 이식을 받은 SNHI 아동에게 의미가 있다. Jacot 등은 달팽이관 이식을 받은 200명의 아동을 추적조사하였다. 50%가 수술 전 안뜰기능이 정상이었다. 달팽이관 이식은 안뜰기능이 정상이었던 아동 71%의 안뜰기능을 변화시켰다(10%는 무반사가 있음). 달팽이관삽입술은 수술 전 안뜰기관 기능 유무에 관계없이 아동 전체 코호트의 51%에서 안뜰기능을 변화시켰다. 기능장애를 해결하기 위해 인공달팽이관삽입술 전후에 안뜰기관 기능 검사를 시행하는 것은 필수적이다.

발달장애 및 조산아동

최근의 보고서는 학습장애와 안뜰기관의 문제가 연관성이 있다고 보고되고 있다. Franco와 Panboca는 학교에서 학습 성과가 저조한 아동들의 안뜰기관 기능을 조사한 결과, 67.4%가 한쪽 또는 양쪽 말초 안뜰기관 장애를 갖고 있음을 발견했다. 학습장애가 없는 아동들과 비교했을 때 이 아동들은 저온 자극과 눈운동 검사에서 비정상적인 반응을 나타냈다. 또 다른 연구에서 학습장애와 말초 안뜰장애가 있는 아동은 도약, 사방치기, 자전거 타는 것을 어려워하는 행동 이상을 나타냈다. 안뜰기관의 과흥분성(hyperexcitability)에 대한 정확한 신경기전은 연구되지 않았지만, 이 아동들이 보여주는 행동은 발달협응장애(developmental coordination disorder, DCD) 아동들과 유사하였다. 발달협응장애 아동들은 균형이 좋지 않고 협응이 잘 이루어지지 않으며 움직임을 조직하는데 어려움이 있다. 영상 연구에 의하면 DCD 아동들은 겉질척수로, 후방시상로, 마루엽이 손상된 것으로 나타났다. 그러나 이 집단에서 말초 안뜰기관 기능은 검사되지 않았다. Eviatar와 Eviatar는 만삭아와 미숙아에서 안뜰기관 기능을 검사하기 위해 회전 및 온도 자극을 사용했다. 그들은 조산, 저체중아에서 표준 집단에 비해 긴 잠복기, 적은 빈도와 진폭 그리고 눈운동의 느린 위상 요소에서 지연을 보였고 이는 안뜰기관 기능의 성숙 지연이 있음을 나타낸다고 보고하였다. 12개월까지 모든 영아에서 완전한 성숙이 이루어졌다.

기타 현훈 및 안뜰기관 손상 관련 원인

아미노글리코사이드 항생제의 위험 중 하나는 말초 안뜰기관 기능저하이다. 한 연구에서 토브라마이신을 처방받은 낭포성 섬유증을 앓는 젊은 성인(평균 연령 23세)의

30.4%가 온도눈떨림검사로 측정한 ENG 검사에서 말초 기능장애를 보고하였다. 출생 시 젠타마이신(gentamicin)을 투여받은 신생아에 대한 또 다른 연구에서는 생후 12개월에 회전의자로 측정한 안뜰반응이 대조군과 비교하여 유의한 차이가 없다고 보고했다. 결론은 출생 시 조절된 젠타마이신 복용량에 대한 안뜰독성(vestibulotoxic) 효과는 청소년이나 성인보다 효과가 적음을 의미한다.

유아기 양성발작성사경(benign paroxysmal torticollis of infancy, BPTI)은 몇 시간 또는 며칠 내에 가라앉는 구토, 창백, 불안 및 운동 장애가 있는 머리 기울임과 같은 재발성 문제를 나타낸다. 5세 이후 BPTI는 전형적으로 아동기 양성발작성현훈(benign paroxysmal vertigo of childhood, BPVC)과 같은 편두통 증후군으로 발전한다. 이들에게 기존의 안뜰기관 기능 검사는 아직 시행되지 않았다.

아동에게 안뜰기능부전이 있더라도, 진단할 만한 안뜰 검사가 없거나 양성 검사결과가 없기 때문에 일부 보고서의 결과에 의문을 제기하기도 한다. 또한 안뜰기능부전을 확인하는 것은 손상에 대한 반응으로 인한 신경계의 가소성으로 인해 혼란스러울 수 있다.

안뜰기능부전 진단을 혼란케 하는 신경계의 가소성

가소성과 기능 회복에 대한 연구는 손상 시 나이와 검사 당시의 나이가 기능 검사결과에 영향을 미친다는 생각을 뒷받침한다. 말초 구조물이 재생 및 회복되지 않는다는 사실에도 불구하고, 말초성 안뜰기관에 한쪽 병변이 있는 성인의 안뜰기관 검사를 통해 기능의 회복에 대해서는 문서화되어 있으며 근거가 있다. 출생 시 또는 어린 시절에 신경계 손상이 있는 경우, 신경에 변화가 생긴다는 근거에 의해 노년기에 손상을 입는 사람들과 비교할 때 안뜰기능장애를 가진 어린 아동에서도 신경 기질의 변화가 일어날 것이라고 가정하는 것이 합리적이다. 또한 이러한 변화는 전통적인 검사 방법을 통해 일반적으로 발견할 수 있는 결핍이 나타나지 않게 할 수 있다. 따라서 장애를 명확하게 문서화하는 것이 중요하다.

소아의 안뜰 – 관련 손상

Vestibular-related impairments in children

말초 안뜰기능부전의 장애

Tsuzuku와 Kaga 등은 온도눈떨림검사 및 회전의자 검사로 측정한 말초 안뜰기능저하가 있는 아동의 학습장애와 보행 및 균형 능력 발달의 지연을 보고하였다. Rine 등은 회전의자 검사를 통해 SNHI와 안뜰기능저하가 있는 소아는 체위기록 검사에서 안뜰과 시력 비율의 지연 성숙을 보였다고 보고했다(그림 24.1). 이 아동들은 또한 피바디 운동발달 검사(peabody developmental motor scales test)에서 대운동 발달에 점진적인 지연이 있었다. Inoue 등은 인공달팽이관수술을 받은 심각한 SNHI 아동 89명을 대상으로 후향적 차트 검토를 실시했다. 아동들은 회전의자 검사, 온도눈떨림검사 및 목안뜰유발근전위(cervical vestibular evoked myogenic potential, cVEMP) 검사를 받았다. 20%는 회전의자 검사에서 비정상, 41%는 온도눈떨림검사에서 비정상, 42%는 VEMP 검사에서 비정상 소견을 보였다. 안뜰기능 검사의 비정상 소견을 보인 아동은 일반적으로 발달 중인 아동보다 머리 조절과

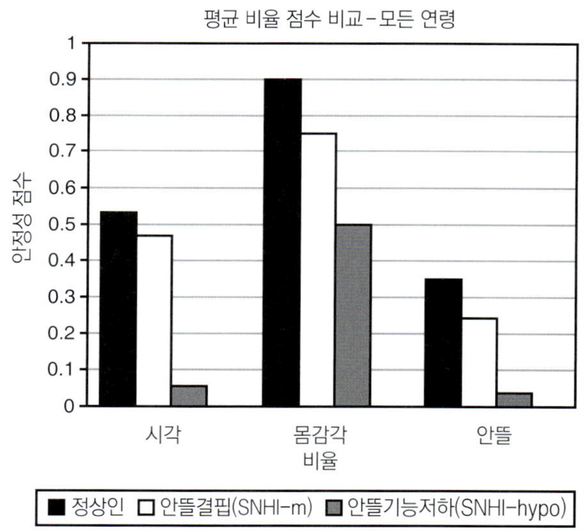

그림 24.1
감각신경성 청력장애와 동시에 안뜰기능저하(SNHI–hypo)를 가진 소아는 정상인군(Norm)에 비해 몸감각, 안뜰 및 시력 효율성이 현저하게 낮았다. 이것은 자세 제어를 위한 감각 조직화가 부족하다는 것을 나타낸다.

독립적인 보행발달이 상당히 느렸다. Shall은 출생 시 난청과 VEMP 검사에서 결핍이 나타난 아동들이 난청이 있으면서 VEMP 검사에서 정상적인 둥근주머니(구형낭) 기능이 있는 아동에 비해 운동 발달검사에서 점수가 낮았다고 보고하였다. 이 연구결과는 보행 능력의 획득이 반고리관 기능이 아닌 귀돌기관의 측정과 관련이 있다고 보고한 Weiner-Vacher의 보고서와 일치한다.

Horak 등은 태어날 때부터 양쪽 말초 안뜰기능저하가 있으면 성인이 된 후 양쪽 안뜰기관 손상을 받은 사람에 비해 신체교란에 대한 다리 근육 반응의 결핍이 보이지 않는다는 것을 발견했다. 그러나 기능저하가 없는 사람들 또는 성인이 된 후 발병한 사람들과 비교하여 조기 발병한 그룹에서 몸통 근육 활성이 지연되고 진폭이 적게 나타났다. 이러한 결과는 조기 발병한 경우 목과 상위 몸통에서의 몸감각자극이 안뜰기능상실을 보상하지만, 성인이 된 후 발병한 그룹에서는 보상하지 않았음을 시사한다. 대조적으로 Rine 등은 출생 시부터 양쪽 안뜰기관 기능저하가 있는 어린 소아의 동적 균형 검사 중 다리의 근육 반응 지연과 체위기록 검사에서 감각신호를 주었을 때 체중 재부하를 하는 것이 손상되었다고 기록하였다(그림 24.1).

운동 및 균형장애 이외에도 Braswell과 Rine은 안뜰기능저하가 확인된(회전의자 검사) 아동이 동적 시야 추적 검사를 통과하지 못하고 읽기 시력이 손상되었다고 보고하였다. 이러한 주시안정성의 손상은 학업 수행과 관련된 문제를 일으킬 수 있다. 시각과 안뜰기관의 기능적 관계와 안뜰기능결핍이 주시안정성 및 눈운동 제어에 미치는 영향에도 불구하고 교육적 또는 발달 검사 시 시각운동 장애아동은 안뜰기능 또는 주시안정성 장애에 대해 거의 검사하지 않는다. 그러나 검사결과는 적응 또는 가소성에 의해 야기된 변화와 복합된 것으로 해석이 복잡할 수 있다.

성인에 비해 생후 초기에 말초 안뜰기능장애를 나타낸 경우, 임상증상의 다양성은 중추성 안뜰기능결핍이 있는 소아에서도 뚜렷하게 나타날 수 있다.

중추성 안뜰기관 손상

중추신경계가 손상된 성인에서는 안뜰기능 및 자세 조절 결핍이 보고되었지만, 소아에 대한 연구는 거의 없다(5장 참조). 외상성 뇌손상 또는 기타 중추신경계 질환이 있는 아동은 성인과 유사한 안뜰기능의 손상을 나타낼 것이라고 본다. 그러나 자세 조절의 발달에 따른 성숙 문제, 특히 자세 조절에서의 안뜰기관 기능의 효과와 관련하여 운동 기능회복에 대한 결과는 다를 수 있으며 다양한 보상기전과 적응기전이 안뜰기능의 결핍을 대신할 수 있다.

Liao 등은 경직성 뇌성마비 아동이 다양한 감각 환경에서 정적 자세 조절을 수행하지 못했다고 하였다. 아동들은 정상적인 시력과 몸감각을 가지고 있었다. 비록 근육의 근긴장도 손상이 크게 영향을 미쳤을 것으로 예상되지만, 흔들리는 지면(swayed surface, SS), 눈을 감고-흔들리는 지면(eyes closed-swayed surface, ECSS), 흔들리는 시야-흔들리는 지면(swayed vision-swayed surface conditions, SVSS) 그리고 유사한 모든 상황에서 장애가 있는 아동과 그렇지 않은 아동 간에 자세 흔들림이 유의하게 다르다는 사실은 중추성으로 감각조직화 손상이 있을 것이라는 것을 암시한다. Nashner, Shumway-Cook 및 Marin 등의 연구에서도 뇌성마비 아동의 근활성도 패턴이 정상 아동과는 다른 패턴을 나타낸다고 보고하였다. 그러나 이들 연구 중 어디에도 안뜰기능에 대한 연구는 진행되지 않았다.

아동기 양성발작성현훈(BPVC)은 2~6세 사이의 아동에게서 가장 흔하게 나타나는 편두통 관련 현훈이다. 그것은 눈떨림, 자세 불균형, 메스꺼움 및 구토증상과 함께 현훈이 수 초에서 수분 동안 지속된다. 발작 사이에 안뜰기능상실이 있는지는 분명하지 않다. 그러나 Zhang 등의 연구에 따르면 BPVC 소아 56명 중 14.3%가 온도눈떨림 검사에서 비정상이었고 32.1%는 목안뜰유발근전위 검사에서 비정상을 나타내었다. 높은 자극 청각 뇌줄기 반응과 경두개 도플러 초음파 검사에서는 48.2%에서 비정상을 나타내었다. 이러한 결과는 BPVC가 혈관 질환이며 편두통 증후군과 관련이 있음을 시사한다. 또한 저자는 아래안뜰신경로가 위안뜰신경로보다 손상되었다고 제안한다.

안뜰상실의 확인은 적절한 중재의 발전과 예후 목적에 중요하다. 특히 회복에 영향을 미칠 수 있는 중요한 시기를 조기에 확인하고 중재하는 것이 중요하기 때문에 이 분야에 대한 더 많은 연구가 필요하다.

요약하면 성인과 마찬가지로 아동은 중추 및 말초 안뜰기능장애가 있을 수 있다. 연구에 따르면 말초 및 중추 안뜰기능부전을 가진 소아에게서 학습장애 및 운동기술 습득에 지연이 있음이 분명하다. 어릴 때 안뜰기관 장애가 있을 경우의 영향에 대해 이해하고, 검사를 선택하고 해석하고 아동을 위한 적절한 중재의 개발을 가능하게 하기 위해 안뜰기능과 관련된 자세 및 눈운동 조절의 발달에 대한 검토가 필요하다.

안뜰계의 기능과 관련된 자세와 눈운동 조절의 발달

Development of postural and oculomotor control as they relate to vestibular system function

자세 조절을 위한 안뜰기관 및 시각계의 기능적 성숙은 15세까지 계속된다. (1) 비록 자세 조절에서 시각계의 영향은 7.5세 이전에는 몸감각계보다 덜 성숙하지만, 선 자세에서 자세 조절에 가장 중요한 요인이다. (2) 안뜰-눈 기전은 1세가 되면 온전하게 성숙한다. (3) 주시안정화를 위한 안뜰계의 영향은 3세에 성숙된다. (4) 안뜰척수기전 또는 자세 조절에서 안뜰계의 영향은 15세 이상에서도 계속해서 발전한다. (5) 자세 조절에 필요한 감각통합능력은 7~15세 사이에서 발전한다.

자세 조절의 발달에 관한 수많은 보고서에 의하면 자세 반응에 대한 시너지 효과와 자세 조절을 위해 각 감각 구성요소를 사용할 수 있는 능력이 어린 유아들게서 뚜렷하게 나타난다. 하지만 청소년기까지의 앉고 걷는 것을 학습하는 것과 근육의 반응, 다양한 감각정보의 가중치, 자세 조절의 통합 능력은 성인의 능력과 다르다. Forssberg, Nashner 등은 성인에서 나타나는 자세동요에 대한 반응이 어린 아동에게도 존재하고 기능적이지만, 반응 잠복기(예: 단기, 중간 및 긴 잠복기)는 유의하게 길었으며 다른 속도로 성숙되었다고 하였다. Haas 등은 성인 수준의 단기 잠복 반응이 5세에 나타나는 것은 신경전달 속도의 발달을 반영한다고 하였다. 안뜰척수기능 성숙의 지표인 잠복기 반응은 길게 나타나며, 이러한 긴 잠복기 반응은 15세가 되기 전에는 성인 수준으로 감소되지 않는다. 저자들은 중추성 다중연접전달 및 말이집 형성의 가속 때문이라고 하였다. 또한 Shumway-Cook과 Woollacott는 7세 및 성인에서 보이는 반응의 감쇠가 더 어린 소아에서는 관찰되지 않았으며 4~6세 사이 아동은 반응 변화가 증가했다고 했다. 추가적인 연구는 자세 내에서의 감각통합 능력 및 경험의 발달이 이러한 근육 반응의 성숙에 영향을 미친다는 것을 입증했다.

Forssberg와 Nashner의 조사결과에 따르면 3~10세 사이의 아동은 모든 자세기록법 검사의 조건에서 균형을 유지할 수는 있지만, 7.5세 미만의 아동은 안뜰기능에 의존하는 조건(눈을 감고 흔들리는 지면, 시각적 동요 및 지지면 모두 흔들림이 있는 조건)에서 나이가 많은 아동 및 성인보다 유의하게 흔들렸다. 또한 Rine 등은 4~6세 사이 소아의 경우, 자세기록 검사에서 반응의 다양성이 증가한다고 보고했다. 이 연구자들과 다른 연구자들은 몸감각 효율성이 4세부터 성인과 같다고 지적했다(그림 24.2).

자세 조절의 발달에 관한 보고서에서 몇 가지 결론을 얻을 수 있다. (1) 자세 내에서의 경험은 자세 조절 능

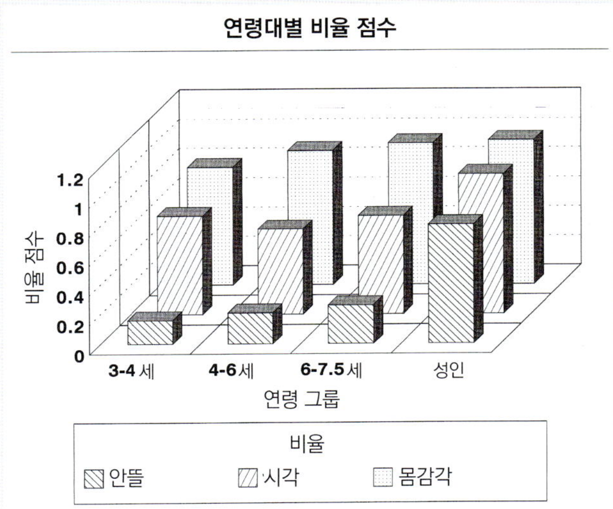

그림 24.2 연령대별 비율.
손상이 없는 다양한 연령의 사람들에게서 얻어진 비율 점수의 중앙값.

력 발달에 중요하다. (2) 3세까지는 자세 조절에서 몸감각 효율성이 나타나지만 7.5세 미만의 소아에서는 자세 조절에서의 시각 및 안뜰기관 효율성은 미성숙하다(그림 24.2). (3) 자세 반응의 성숙은 단계적인 패턴으로 발생한다. (4) 4~6세 사이의 기간은 성숙한 패턴으로 넘어가는 과도기이다. 연구자들은 이러한 변화가 자세 조절과 관련된 감각구조와 감각통합 기전의 효율성이 성숙한 결과라고 제안했다.

자세 조절의 발달은 한 자세에서의 연습과 경험뿐만 아니라 관련된 모든 계통의 통합에 의해 영향을 받는다. 이는 어느 한 계통, 중추의 처리 능력 또는 다양한 직립 자세를 경험할 수 있는 능력이 결핍되면 발달을 저해할 것이라는 것을 뜻한다. 또한 눈운동 기능에서의 안뜰기관의 효율성은 동적 시력 검사에서 3세가 되면 성인과 비슷한 결과를 보였지만, 자세 조절에서의 안뜰기관 효율성은 청소년기까지 성인만큼 발달하지 않았다. 이는 두 개의 안뜰기관이 다른 속도로 성숙하고 별도로 기능한다는 것을 나타낸다. 따라서 소아의 안뜰기관 기능에 대한 포괄적인 평가에는 안뜰-눈(VO) 기능과 안뜰-척수(Vsp) 기능 검사가 모두 포함되어야 한다. VO 및 Vsp 기능 검사 모두 표준화된 데이터를 활용할 수 있다. 이것은 (1) 결핍의 확인, (2) 안뜰기능장애에 이차적으로 발생하는 운동, 눈운동 또는 자세 조절 장애가 있는 아동을 위한 적절한 조기 중재의 발전을 위해 중요하다.

현훈 및 불균형의 원인은 중추성 · 말초성 병변 또는 안뜰기관과 관련이 있을 수도, 그렇지 않을 수도 있다는 것이 중요하다. 불균형이나 현훈 증상의 원인이 안뜰기관 병리인지 확인하려면 팀의 노력과 포괄적인 검사가 필요하다.

안뜰기능부전 아동의 평가

Evaluation of children with vestibular

안뜰기능의 포괄적인 검사에는 안뜰-눈(VO) 및 안뜰-척수(Vsp) 기능의 기능적인 진단검사가 포함된다. 진단 절차는 비용이 발생하며, 특히 어린 아동에게는 불편할 수 있으므로 심층 검사를 위해서는 적절한 의뢰가 필요하다. 문헌에 따르면, 다음 아동들은 운동 및 균형 발달, 눈운동 조절과 관련하여 검사를 받아야 한다.

- SNHI
- Vsp 또는 VO 기능과 관련된 기능의 장애가 뚜렷한 학습장애로 확인될 경우
- 협응, 읽기 어려움 또는 발달지연이 있는 재발성 · 만성 속귀 감염
- 어지럼 또는 시각적 안정화 장애 호소

치료사는 운동 및 자세 조절 능력, 지각 및 눈운동 능력, VO 및 Vsp 기능의 발달에 대한 기능 검사를 할 수 있다. 이 검사의 목적은 다음과 같다.

1. 기능적 균형 및 눈운동 장애가 존재함을 입증하고
2. 자세 조절 및 주시안정화 구조의 다양한 구성요소의 기여도를 분리하여 어떤 구성요소가 문제가 있는지 결정하고
3. 추가 진단 검사 및 치료 프로그램 개발 추천을 위한 기초가 된다.

연령에 적합한 수준 이하의 점수를 얻은 아동과 VO 또는 Vsp 기능장애를 나타내는 아동은 포괄적인 검사를 의뢰해야 한다(예: 눈검사, 회전검사, 온도눈떨림검사, VEMP).

균형과 주시안정성 검사

Testing balance and gaze stability

균형을 위한 정상적인 자세 조절은 손상되지 않은 안뜰척수 기능과 통합 미로반사가 필요하다. 표준 데이터가 있고 아동을 위해 표준화된 균형의 임상 기능 측정에는 다음이 포함된다.

- 기능적 뻗기 검사(functional reach test)
- 피바디 운동발달 척도(peabody developmental motor scales) 2판(PDMS-2)의 이동 하위 척도
- 브린크스-오스레츠키(Bruininks-Oseretsky) 운동 숙련도 검사 2판(BOT-2)의 균형 하위 척도
- 소아균형척도(pediatric balance scale)
- 동적 보행 지수(dynamic gait index)

표 24.2 소아의 안뜰기능장애와 관련된 문제의 평가

평가도구	검사 종류	VFx	연령대	항목/행동 검사
피바디 운동발달 척도 2판	운동발달 균형 능력/개발 시각적 운동 반사, 고정, 이동, 물체, 조작, 쥐기, 시각적 운동 통합 하위 검사	Vsp VO	출생 후 71개월까지	발달 반사 눈 뜬 상태로 한발서기 자세 점핑, 호핑, 건너 뛰기 일자(tandem)서기와 걷기 시각적 추적, 인지, 추적 목표물 잡기, 던지기, 공을 발로 차기
브린크스-오스레츠키 운동숙련도 검사 2판	균형과 대운동 능력 도수 기민성, 팔의 협응, 양측 협응, 균형, 빠르고 민첩하게 달리기, 근력 하위 검사	Vsp VO	4~21세	균형대 위에서 일자서기와 한발서기 눈을 뜨고 감은 상태에서 한발서기 공 드리블하기, 손가락 코검사, 양측 협응 과제
감각통합의 드간지-벅 검사	감각통합과 운동계획 자세 조절, 양측 운동 및 반사 통합 하위 검사	Vsp VO	3~5세	엎드린 상태에서 팔을 쭉 펴고 있는 자세와 바로 누운 자세에서 굽힘 자세 자세 긴장도 상반운동 반복장애 두드리기, 뛰기, 양측 과제 ATNR과 STNR 검사(그림 24.3, 그림 24.4)
유아의 감각기능 검사	유아의 감각처리와 반응성	VO Vsp	4~18개월	촉각, 안뜰 및 시각, 눈돌림 조절에 대한 반응
감각통합과 실행 검사	감각통합 및 운동계획능력 시각적 지각	Vsp VO	4~8세	형태와 공간 인식 실행 촉각 감별 안뜰 통합 엎드려 팔을 뻗친 자세 검사
남부 캘리포니아 회전후 눈떨림검사	시각-안뜰계통		5~11세	회전 후 눈떨림 시간 실내 조명에서 전체 검사 완료
에모리 임상 안뜰 의자 검사(ECVCT)	안뜰눈계통 검사	VO	성인	회전 후 눈떨림 시간 고정이 제거된 상태로 전체 검사 완료
기능적 뻗기	선 자세 균형능력	Vsp	5~15세	앞으로 뻗기, 서기
소아균형척도	균형	Vsp	2~15세	14개 항목(예: 눈을 감고 서기, 일자서기, 360° 회전, 발판에 교대로 발 올리기, 앞으로 뻗기)
소아용 균형을 위한 감각통합 검사	다양한 감각 상태에서의 균형	Vsp	4~9세	폼, 바닥에 선 자세, 돔을 쓴 상태 등에서 눈을 감고 뜬 상태로 양발 지지 자세의 흔들림 측정
동적 체위기록 검사	균형의 기능적 검사 안뜰, 시각, 몸감각계를 활용하는 능력	Vsp	SOT는 3세부터 성인까지의 평균 자료 DPT 구성: 1.5세부터 성인까지	SOT-컴퓨터로 흔들림 측정 DPT-동요와 선 자세에 대한 EMG 반응 측정
동적 시력 검사	주시안정화	VO	3세~성인	머리가 안정되고 2Hz로 움직이는 시력
캐나다 작업수행 측정(COPM)	목표 설정	n/a	모든 연령	반 구조적 인터뷰 형식 부모와 자녀는 중요한 문제를 확인하고 성과/만족도를 평가

약어: VFx = 안뜰기능검사; Vsp = 안뜰척수계통; VO = 안뜰눈계통; ATNR = 비대칭성 긴장성 목반사; STNR = 대칭성 긴장성 목반사; SOT = 균형감각 조직성 검사; DPT = 동적 교란 검사(즉, 발끝 찍기 검사)

- 소아용 균형을 위한 감각통합 검사(pediatric clinical test of sensory interaction for balance)

모든 연령대에 적합한 것은 아니기 때문에 검사 선택에 주의를 기울여야 한다(표 24.2). BOT-2 및 PDMS-2는 일반적인 대운동 및 소운동 발달 상태를 문서화하고 균형 및 시각 운동 발달에 대한 보다 구체적인 측정을 제공하는 데 유용하다. 감각통합 장애 검사(즉 유아의 감각기능 검사 및 감각통합의 드간지-벅 검사)는 경미한 운동 지연만 있는 아동에게 적합하다. 특히 이 검사는 긴장성 미로반사와 비대칭성 긴장성 목반사(그림 24.3, 그림 24.4)와 같은 원시반사의 지속성을 검사한다. 이러한 반응이 지속되는 것은 안뜰기관의 손상을 암시한다. 그러나 이러한 검사로 측정한 말초 및 중추성 안뜰기능과 감각통합 기능장애 사이의 관계에 대해서는 아직까지 명확하지 않다. 그러므로 감각통합 기능장애의 검사와 운동 계획, 통합운동장애, 감각통합 기능장애에 대한 중재의 사용은 이 장에서 더 이상 다루지 않을 것이다.

균형장애와 상관없이 아동은 주시안정성을 검사해야 한다. 주시안정성에 대한 기능 척도, 특히 주시안정성에 대한 안뜰정보의 기여도를 알아보는 것은 동적 시력(dynamic visual acuity, DVA) 검사이다. 아동의 경우 동적 시력 검사를 완료하기 위해 기호(그림 24.5)로 시력 차트를 사용할 수 있으며, 소아에서 안뜰기능저하를 확인하는 데 뛰어난 민감도와 특이도를 가지고 있다. 또한 최근 컴퓨터화된 DVA 검사가 개발되었다. 아동에 대한 정규적

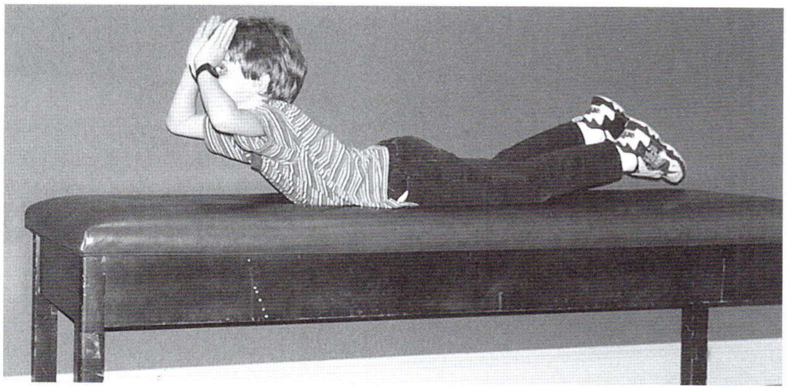

그림 24.3 엎드린 자세에서 몸을 뒤로 젖히는 검사는 엎드린 상태에서 팔을 쭉 펴고 있는 자세(pivot prone extension)를 취하고 유지할 수 있는 아이의 능력을 검사한다. 그렇게 하지 못하는 것은 긴장성 미로반사의 지속성을 나타낸다.

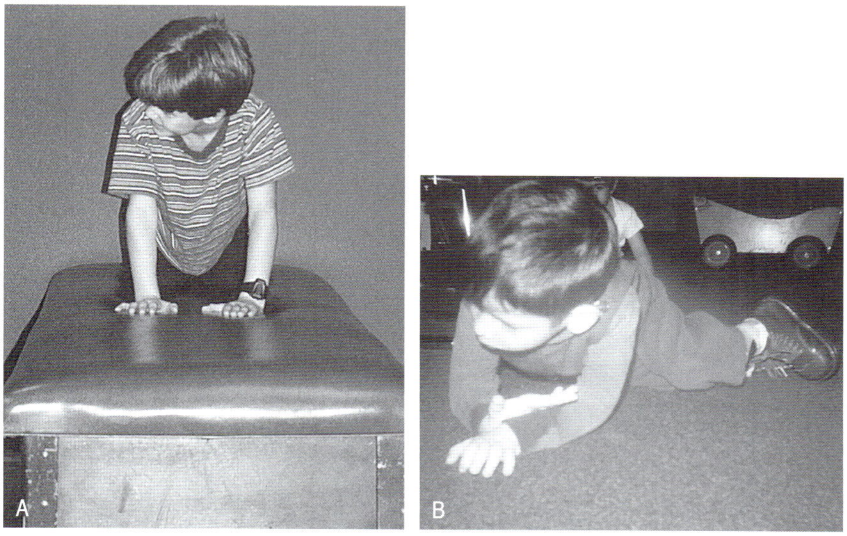

그림 24.4 비대칭 긴장성 목 반사가 기능에 방해가 되는지 여부를 시험하는 한 가지 방법은 왼쪽 또는 오른쪽으로 볼 때 팔꿈치를 편 상태에서 아이가 네발기기 자세를 유지하도록 요청하는 것이다. A: 결핍이 없는 아이는 어려움 없이 실행할 수 있다. B: 아이가 오른쪽으로 보려고 할 때 팔이 접힌다.

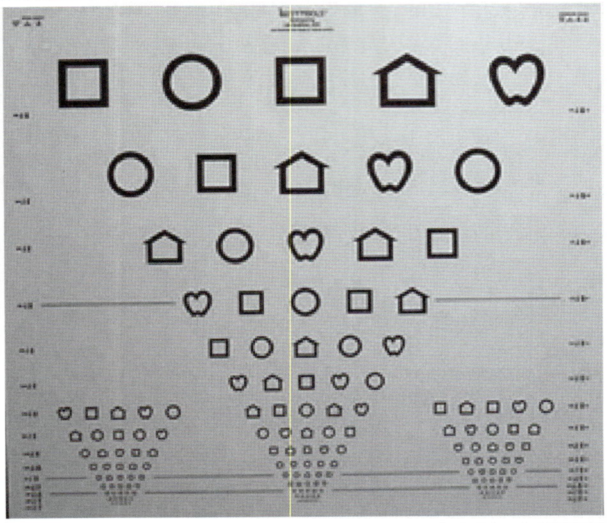

그림 24.5 글자를 모르는 소아의 경우, 기호가 있는 비젼 차트를 사용할 수 있다(Good-lite Co. 1155 Jansen Farm Drive Elgin, IL 60123; www.good-lite.com/).

인 자료가 수집되었고, 검사는 신뢰할 만하고 유효하다.

위에서 언급한 검사 중 균형 또는 주시안정성의 결핍이 있는 아동, 구체적으로는 균형, 반사 또는 시각운동장애 또는 동적 시력 검사에서 결함이 있는 경우, 신경학적, 눈운동, 근골격계 검사를 포함하여 추가적인 감각검사(예: 시각, 몸감각 및 안뜰) 및 자세 조절 시스템의 유효성 검사를 실시해야 한다.

운동 및 감각계통의 선별검사
Screening motor and sensor systems

가동범위의 제한, 통증, 근력의 감소 또는 지구력의 제한이 있다면, 근골격계를 검사해야 한다. 왜냐하면 이것들은 자세의 정렬이나 평형을 유지하기 위한 운동 전략의 유효성에 영향을 줄 수 있기 때문이다. 또한 이러한 측정은 비정상적인 근육뼈대계에 대한 정상 중추신경계 반응인지, 정상적인 근육뼈대계에 대한 비정상적인 중추신경계 반응인지 감별진단에 도움이 될 수 있다. PDMS-2, BOT-2 및 감각통합 검사의 하위 검사는 신경학적 상태를 선별할 수 있다(예: 눈을 뜨고 감은 상태에서의 롬버그 검사, 눈을 뜨고 감은 상태에서 손가락과 코 닿기 검사, 발달적 긴장성 반사 신경 통합). 감각검사는 시각, 몸감각 및 안뜰기관에 대한 검사를 포함해야 한다.

운동 및 감각 선별

- 팔다리 근력
  - 도수 근력 검사
  - BOT-2 근력 하위 검사
- 협응
  - 뒤꿈치-정강이 검사와 발가락 교대로 빨리 두드리기 검사
  - 눈을 감고 뜬 상태로 손가락-코 닿기 검사
  - BOT-2 협응 검사
- 깊은힘줄반사
- 평형 반응
  - 기울이기
  - 자세 고정
  - 보호 신전
- 다리의 몸감각 선별검사
  - 가벼운 촉각
  - 고유감각(즉 위치감각)
  - 겉질감각(예: 피부그림감각)
- 시각 검사
  - 시야 기능
  - 눈운동 검사
- 신속눈운동, 원활추종눈운동
- 임상 안뜰눈반사 검사(표 24.2)

임상적으로, 안뜰기관 검사는 주시유발 또는 자세유발 눈떨림, 두부충동검사 시 재교정신속눈운동 등에서의 비정상 반응의 존재를 통해 선별 가능하다. 안뜰반고리관 기능(vestibular canal functions)을 위한 다른 선별도구로는 DVA와 에모리 임상 안뜰 의자 검사(Emory clinical vestibular chair test, ECVCT)(글상자 24.1)가 있다. 남부 캘리포니아 회전후 눈떨림 검사(southern california post rotary nystagmus test, SC-PRNT)와 달리, ECVCT는 고정을 제거한 상태로 측정되며 순수 안뜰기관 기능 저하에 대한 임상적 측정으로 제안되었다. 안뜰 귀돌기관 기능의 선별은 전형적으로 수직에 대한 인식을 시험함으로써 이루어진다. 버킷검사(Bucket test)는 주관적 시각적 수직(subjective visual vertical, SVV) 검사의 신뢰할 수 있고 유효하며 저렴한 버전의 성인용으로 최근에 개발되었다. 균형이나 시각장애가 분명하면 VO 또는 Vsp 결핍과 함께 안뜰기능의 추가 진단검사가 필요하다.

글상자 24.1

요점 및 반대점:
말초 안뜰기능저하를 식별하기 위해 남부 캘리포니아 회전후 눈떨림 검사(SCPRNT)를 사용해야 하는가?

SCPRNT는 안뜰수용기(vestibular receptors)와 중추 안뜰구조체(central vestibular structures)를 포함한 안뜰계 검사로써 Jean Ayres에 의해 설계되었다. 이는 학습장애 및 기타 감각처리 장애가 있는 아동의 평가에 사용하기 위한 것이지 말초 안뜰기능저하를 확인하기 위한 것이 아니었다. 검사는 실내 조명에서 눈을 뜨고 실시한다. 아동은 회전판에 다리를 꼬고 앉아 검사자가 0.5Hz에서 왼쪽으로 10회 돌린다. 회전을 한 후 검사자는 아이가 하얀 시트를 볼 때의 눈떨림 지속 시간을 센다. 1분 동안 휴식을 취한 후 오른쪽으로 검사를 반복한다. 시험관은 또한 검사 중 행동(예: 호기심 또는 스트레스)과 머리와 몸의 자세 유지를 기록한다. 말초 안뜰기능의 표준 시험은 온도눈떨림검사 및 ENG 또는 VNG를 사용한 회전의자 검사를 계속한다. 이러한 검사는 종종 임상의가 사용할 수 없으며 온도눈떨림검사는 어린이에게 불편할 수 있다. 표준 검사에서 측정한 안뜰기능저하를 감지하기 위한 SCPRNT의 민감도 또는 특이성을 결정하기 위한 연구는 수행되지 않았다. 그러나 일부 연구자들은 SCPRNT를 사용하여 순수 안뜰기능저하 또는 과활동성 안뜰반응을 알아보기도 했다. 이것의 문제점은 실내 조명하에 눈을 뜬 상태에서 회전에 대한 반응의 증가가 안뜰계뿐만 아니라 시운동계의 공헌을 포함한다는 것이다. 실내 조명에서 회전한 후 시각계를 통해 눈떨림을 억제할 수 있다. 따라서 회전에 대한 순수한 안뜰반응은 어둠 속에서 시험해야 한다.

임상의는 Hell 등이 개발한 에모리 임상 안뜰 의자 검사(ECVCT)를 사용하여 말초 안뜰기능저하를 검사할 수 있다. 이 검사는 어린이를 위해 수정된대로 사무실 의자가 필요하며, 머리는 앞으로 30° 기울어져 있고, 회전 속도를 적정하게 유지할 수 있는 메트로놈, 적외선 고글이 필요하다. 어린이는 눈을 감고 0.5Hz에 30초 동안 회전한다. 의자가 멈추었을 때, 고글을 쓰고 눈을 뜬 뒤 의자가 멈추는 시간부터 관찰할 수 있는 눈떨림이 없어질 때까지 시간을 측정한다. 환자는 눈떨림 시간의 두 배 동안 휴식을 취하고, 검사는 반대쪽에도 반복한다. 기능저하 아동에게 최적의 민감도와 특수성을 제공하는 컷오프는 어두운 곳에서 사후 회전 눈떨림이 총 29.2초 미만(왼쪽과 오른쪽)이었다.

진단을 위한 자세 조절 검사
Diagnostic postural control testing

자세 조절을 검사하기 위해 동적 자세 검사가 사용된다. 동적 자세 검사에는 균형감각 조직성 검사(sensory organization test, SOT)와 동적 교란 검사(dynamic perturbation test, DPT)가 모두 포함된다. 전통적인 임상시험에서 제공하는 정보를 보완하고 확장하며 자세 조절의 객관적이고 기능적인 척도를 제공한다. 감각 및 운동 검사를 통해 임상의가 자세 조절의 여러 구성요소를 분리하여 검사할 수 있지만, SOT가 제공하는 자세 조절에 필요한 통합 기능인 각 감각정보의 기능적 사용과 효과를 측정하지 않는다(11장 참조). 또한 SOT에서 얻은 결과로부터 계산된 감각계 비율은 자세 조절에서 감각계 작용의 성숙과 조절을 모니터하는 데 사용될 수 있다. SOT 측정의 표준값은 3~15세 사이의 아동들에서 보고되었다(표 24.3). 임상적이면서 덜 정교한 형태의 균형감각 조직성 검사가 비싸지 않은 재료로 휴대하기 쉽게 개발되었다. 소아용 균형을 위한 감각통합 검사(pediatric clinical test of sensory interaction for balance, P-CTSIB)는 감각 조건 점수와 함께 사용될 때 좋은 신뢰성을 보여준다. P-CTSIB 검사는 중간 밀도의 폼(foam)과 돔(dome)을 이용하여 6가지 SOT 조건에서 균형 지속 시간(최대 30초)과 자세의 흔들림을 기록한다. 최근 미국 국립보건원(National Institutes of Health, NIH)은 NIH 도구상자를 개발했으며, 여기에는 BAM (balance accelerometry measure)이라는 신뢰도와 타당도 있는 균형 검사가 포함된다. BAM은 가속도계와 중간 밀도의 폼을 사용하여 흔들림을 객관적으로 측정한다. 아동을 위한 표준 데이터가 수집되었다.

자세검사의 DPT 요소는 신경학적 장애가 분명한지, 어떤 수준인지를 결정하는 데 사용될 수 있으며 Vsp 기능의 간접적인 척도를 제공한다. 또한 자세 조절의 신경운동 구성요소의 성숙에 따른 변화를 측정하고 모니터링할 수 있다. Muller 등 그리고 Dichigans 등은 서고 걷는 것을 배우는 초기 단계에서 분명히 나타나는 최소한의 성숙 변화로 반응이 분명하다는 것을 보고했다. Harcourt는 자세 검사가 말초성 안뜰병변을 확인하기에는 온도눈떨림검사만큼 민감하지 않을 수도 있지만, 추가적인 정보를 제공할 수 있으며, 중추성 이상이 있는 환자를 확인하는 데 있어 가장 중요하다고 하였다.

표 24.3 균형감각 조직성 검사를 위한 규범 자료

나이(세)	*SOT 1	*SOT 2	*SOT 3	*SOT 4	*SOT 5	*SOT 6	*COMP
4 (n = 51)[109]	79(7)	74(11)	74(9)	52(13)	38(15)	40(15)	56(8)
5 (n = 76)[109]	84(7)	77(8)	76(13)	55(15)	40(16)	42(16)	60(9)
6 (n = 74)[109]	85(6)	80(8)	78(8)	62(14)	43(15)	46(16)	64(8)
7 (n = 69)[109]	86(7)	81(9)	82(7)	62(14)	47(15)	48(16)	66(9)
8 (n = 38)[109]	87(7)	84(6)	80(7)	64(17)	44(13)	40(19)	66(8)
9 (n = 18)[109]	90(7)	86(5)	85(7)	61(19)	57(14)	54(18)	69(11)
9~10 (n = 58)[103]	90.3(4.6)	88.7(6.7)	87.5(9.8)	65.8(19.3)	46.3(22.4)	42.3(25.1)	67.6(16.0)
11~12 (n = 72)[103]	93.4(2.5)	91.9(2.8)	90.7(5.4)	75.7(10.5)	51.8(20.5)	48.8(20.8)	73.7(11.0)
14~15 (n = 19)[70]	91.8(2.8)	90.4(2.2)	88.2(3.0)	78.0(6.4)	49.4(12.6)	49.4(11.9)	70.0(5.0)
20~59 (n = 26)[70]	93.2(1.7)	91.0(3.6)	87.7(4.7)	83.2(11.1)	63.5(10.6)	59.0(14.7)	75.7(7.2)

평형점수: 괄호 안은 표준편차.

안뜰기능의 진단검사
Diagnostic testing of vestibular function

안뜰기능의 진단검사에는 온도눈떨림검사 및 회전의자 검사가 포함된다. 1세의 어린 아동들을 위한 기준치도 나와 있다. 안뜰유발근전위(vestibular evoked myogenic potentials, VEMP), 탈수직 축 회전(off-vertical axis rotation) 및 주관적 시각적 수직을 포함하여 아동의 귀돌기관 검사도 보고되었다.

일단 적절한 검사가 안뜰기관 기능장애와 관련된 기능장애를 확인하면 적절한 중재를 개발하고 관리할 수 있다.

안뜰기능장애의 치료
Treatment of vestibular dysfunction

말초성 장애 Peripheral disorders

말초 기능장애가 있는 성인과 마찬가지로 일단 진단이 완료되면 의료 관리와 재활이 시작된다. 여기에는 약물 치료, 수술 또는 주시안정성과 균형 훈련 활동이 포함될 수 있다(17장, 21장, 22장, 23장 참조).

치료 효과의 근거 Evidence of treatment efficacy

말초 안뜰기관의 기능저하

Rine 등은 양쪽 안뜰기관 기능저하를 가진 소아에서 운동발달 및 자세 조절의 개선을 위한 운동 중재의 효능을 결정하기 위해 무작위 이중 맹검 연구를 완료하였다. 아동들은 물리치료사의 지시에 따라 매주 3번 30분간 3주 동안 대체 운동에 중점을 두어 치료하였다(표 24.4). 이전에 기록된 진행성 운동발달 지연이 중지되었고 이전에는 결핍되었던 시각과 몸감각의 유효성 비율이 표준 범위 내로 향상되었다. Braswell과 Rine은 안뜰기능저하 아동에서 운동 중재 후 동적 시력 검사에서 향상된 점수를 보고하였으며, 주시안정성에 대한 주관적인 보고가 개선되었다고 보고하였다. Medeiros 등은 또한 안뜰재활을 받은 말초성 안뜰기능장애 아동에게서 SOT 조건 5와 6의 증상과 균형의 개선을 보여주었다.

양성발작성체위현훈

양성발작성체위현훈(benign paroxysmal positional vertigo, BPPV) 소아에서 치료 효능에 대한 증거는 사례 연구로 제한된다. D'Agostino, Melagrana 및 Taborelli

표 24.4 운동 진행 과정 설명

세션은 30분이다; 3X/주; 12주. 각 세션에 대해 3가지 범주에서 1가지 운동을 선택하고 10분 동안 운동에 참여한다. 성취와 과정을 기록한다.

범주	특정 운동의 예시	진행(시도 성공 80%)
눈과 손의 협응	풍선이 움직일 때 작은 그림을 두드리기; 배드민턴 라켓으로 풍선 치기, 콩주머니를 표적에 던지기, 테니스 공으로 벨크로 사진 집어들기(바닥에 튀기기), 공 잡기	풍선: 풍선을 가만히 둔 상태로 시작한 다음 속도와 방향이 증가하면서 풍선을 움직인다. 배드민턴: 풍선으로 시작하여 버디로 진행한다. 콩주머니 표적 및 벨크로 공: 대상 가까이에서 시작하여 더 멀리 서서 진행한다. 공 잡기: 큰 공부터 시작하여 작은 고무 공으로 진행한다.
일반 조정	옆으로 걷기; 엇갈려 걷기(braiding); 춤추기; 달리기, 뛰어다니기, 질주, 깡충뛰기; 기기가 포함된 장애물 코스, 등반, 점프 등	옆으로 걷기, 쉬운 댄스 스텝, 질주부터 시작하여 더 진보된 스텝(예: 엇갈려 걷기, 건너뛰기)으로 진행한다. 장애물 코스와 경기 시간을 정하고 이전 시간보다 길게 한다. 멀리뛰기의 거리를 측정하고 그것을 늘리려고 시도한다.
시각-운동 훈련	그림, 문자 및 숫자를 식별하는 동안: (1) 네트 스윙에서 스윙; (2) 트렘펠린에서 점프하는 것; (3) 앉아서 회전; (4) 빨리 걷기	시각표의 크기를 줄인다; 머리 움직임의 속도를 증가시킨다.
균형 훈련	좁은 길을 걷는 것, 보행 또는 균형 빔에 서는 것; 한발서기, 다양한 표면 위를 걷는 것(예: 두꺼운 매트); T자형 의자(즉 한쪽 다리가 있는 의자)에 앉아있는 것; 스쿠터 보드에 자세를 취하고 방 주위를 이리저리 끌려 다니는 동안 자세를 유지하는 것	일자 걷기의 경로 크기를 줄인다. 다양한 조명 조건에서(예: 희미한 빛, 바셀린 고글, 눈을 감은 상태, 다양한 표면 깊이 변화) 균형을 맞춘다. T자형 의자: 큰 공을 잡는 동안 발이 떨어져 있는 상태에서 시작하고 작은 공을 잡으면서 함께 발로 나아간다.

는 10세 아동에서 수평반고리관 BPPV의 사례를 보고하였으며, 단기간의 입원과 바로 누운 자세에서 반복적인 가동(예: 옆으로 구르기) 후에 '자발적인' 회복이 있다고 하였다. Saka 등은 2건의 BPPV 사례를 발표했다. 11세 소년이 구르기 검사에서 하늘방향(apogeotropic) 눈떨림을 보여서 수평반고리마루이석증(cupulolithiasis)으로 예상되었다. 3세 여자 아동은 구르기 검사 후 땅방향(geotropic) 눈떨림을 보였으며, 이는 수평반고리관이석증(canalithiasis)으로 예상되었다. 두 경우 모두 치료를 완료하지 못했으며 1주일 후의 방문 시 체위성눈떨림은 사라졌다. Shetye 등은 놀이기구를 탄 후 BPPV가 발생한 13세 소녀에 대해 보고했다. 그녀는 2년 전에 달팽이관 이식 수술을 받았다. 이 사례는 에플리(Epley) 기법과 브란트-다로프(Brandt-Daroff) 운동을 사용하여 성공적으로 치료되었다. 후향적 차트 리뷰에서 Song 등은 확장된 안뜰수도관 증후군이 있는 3명의 소아를 포함한 5명의 환자가 반복적인 BPPV 재발과 다중 반고리관 침범을 보였다고 보고했다. 그들은 에플리 기법으로 성공적으로 치료되었다.

소아 환자의 치료에 대한 고려사항

균형 및 보상 교육활동은 보호자에 대한 특별한 고려와 함께 아동의 인지 성숙 수준 및 관심 수준에 맞게 수정되어야 한다. 자신의 운동 규칙에 대한 책임을 지는 성인과 달리 아동은 프로그램을 수행하고 준수를 보장하기 위해 보호자와 치료사에게 의존한다. 성인과 비슷한 기능적 회복을 극대화하기 위해 하루종일 여러 번 짧고 강렬한 프로그램을 완성해야 한다. 장난감, 책, 게임 및 기타 항목을 사용하여 시각적 추적을 촉진시키고, 그네(swing)를 사용하여 움직이는 동안 시각적 안정화를 활성화시키는 것은 협응(cooperation)에 중요하다. 동기 부여나 재미가 없는 문자 대신 기호나 문자가 있는 공이나 장난감을 움직이는 것 또는 대화형 컴퓨터 또는 비디오게임을 사용할 수 있다. 아동이 머리를 움직이는 동안 특정 문자나 기호를 파악하거나 가리킬 수 있다면, 안뜰눈반사 운동은 게임이 되고 재미있고 노력과 협력을 극대화할 수 있다. 이러한 협력과 노력은 운동 치료의 효과에 중요하다. 전형적으로 급성 증상이 가라앉았을 때, 적절한 치료[예: 샛길(fistula)을 개선하기 위한 수술]가 이루어지면, 아동들은 놀이 및 다른 연령에 적합한 활동을 재개하려고 열망한다. 양쪽 기능장애로 태어난 아동들을 위한 운동 프로그램은 한쪽 안뜰기능상실이 있는 아동의 운동 프로그램보다 길어야 한다. 진행 상황을 모니터링하고, 가정에서 매일 보호자와 함께 수행되는 단기 훈련(예: 시각적 추적 훈련, 시각적 안정화 체계, 균형 및 운동 활동을 연령에 맞는 수준으로 재개하기 위한 운동)을 제공하는 것이 중요하다.

중추성 안뜰장애와 자세 조절 결핍
Central vestibular and postural control deficits

중추신경계 장애가 있는 아동의 안뜰기능을 검사하는 연구는 거의 없다. 그러나 문헌의 보고에 따르면 자폐 스펙트럼과 난독증이 있는 아동은 감각 조직화와 균형 손상이 있으며, 뇌성마비 아동은 자세 조절 손상이 뚜렷하다. 그리고 중추신경계 손상, 자폐, 저체중 미숙아동은 안뜰자극으로는 운동과 시각 능력을 향상시키지 못한다. 중추성 손상의 특정 임상증상과 징후는 이 책의 다른 곳에 상세하게 기술되어 있다. 보고된 바에 따르면 자세 조절 결핍은 가장 일관적인 소견이다. 따라서 균형감각, 자세 조절 능력, 시각운동 기능장애가 있는 아동은 VO 및 Vsp 기능과 관련된 여러 요인의 감별 진단을 위해 평가되어야 한다. 그런 다음 정상이지만 사용하지 않던 기관을 사용하고 통합하는 것을 촉진하거나, 보상기전을 촉진하는 치료를 개발해야 한다. 예를 들어, 근긴장저하증 및 발달지연 아동뿐만 아니라 VO 및 Vsp 기능장애가 있는 아동은 반드시 주시안정화 능력의 촉진 및 향상, 시각적 안정화를 하는 동안의 움직임 내성 및 균형 잡기, 다양한 감각 환경에서의 균형 훈련을 포함하는 프로그램에 참여하여 손상되지 않은 시스템의 사용을 장려하고 정보의 통합을 촉진하게 한다.

요약
Summary

현훈, 운동발달 및 자세 조절 지연, 학습장애 및 주시 안정성이 손상된 아동은 안뜰기능장애가 있을 수 있다. 안뜰기능장애가 의심되는 아동은 눈운동, 운동 및 감각장애를 검사해야 한다. 말초성 안뜰계통은 두부충동검사(head thrust test), 에모리 임상 안뜰 의자 검사, 버킷 검사를 사용하여 검사해야 한다. 시각적 안정성과 균형은 임상 동적 시력 검사(clinical dynamic visual acuity test), 수정된 균형감각 상호작용 임상검사, BOT-2 또는 PDMS-II의 균형 하위 검사를 사용하여 검사해야 한다. 비정상 검사결과를 받은 아동은 진단검사를 받기 위해 의뢰되어야 한다. 주시안정성, 균형 및 운동장애는 아동을 위해 수정된 적응 및 보상운동을 사용하여 치료할 수 있다.

증례연구 24-1

이 7.5세 여자아이는 어지럼, 눈떨림, 핑 도는 감각, 앉아 있거나 서 있지 못하는 것을 호소하여 병원에 입원했다. 아동은 안뜰신경염 진단을 받고 입원하여 3일 동안 치료를 받았다. 퇴원할 때까지 아동은 증상의 평가와 치료를 위해 물리치료를 받았다. 평가결과는 다음과 같이 나타났다.

- 평형 반응: 정상; 눈을 뜨고(EO) 한발서기 자세 2초, 눈을 감고(EC) 1초(이 연령의 표준은 EO 또는 EC의 경우 10초임); 3.5inch 평균대를 앞으로 또는 옆으로 걷지 못한다[균형감각을 잃지 않으면서 평균대에서 발을 일자(tandem)로 걸을 수 있어야 함]; 3초 동안 발을 앞뒤로 붙여 설 수 있지만 옆으로 걷지 못한다(10m를 일자로 보행할 수 있어야 함).
- 신경학적 선별검사(중추성 요소를 배제하기 위해): 깊은힘줄반사 정상; 손가락-코검사 음성; 빠른 교대 팔과 다리 운동은 정상이었다.
- 시야 및 VO 검사: 검사 시, 시운동(optokinetic) 눈떨림 정상; 주시유발 눈떨림이 기록되고(비정상), 머리를 오른쪽으로 기울여 유지하는 경향이 있다. 동적 시력 검사에서 왼쪽 눈을 주로 사용하였는데(오른쪽 눈은 반쯤 감음), 이를 제외하고는 정상이었다.
- 자세 검사: 조건 5 및 6에 명시된 균형 손실; 정상 범위의 시야 비율; 안뜰비율은 연령에 대한 표준 값보다 훨씬 낮았다(평균보다 2 표준편차 이상).

부모는 자녀가 친숙해하는 단어와 즐겨하던 플래시 카드를 사용하여 시각적 안정화 훈련을 하였다. (1) 머리가 1Hz의 속도로 왼쪽 및 오른쪽으로 회전할 때 1Hz의 속도로 오른쪽과 왼쪽으로 움직이는 카드(원활추종눈운동)를 정중선에 카드가 고정된 상태에서 읽도록 함(VOR 및 원활추종눈운동); 한 번 아동이 어려움 없이 수행할 수 있게 되면, 주파수를 2Hz로 증가시킬 수 있다(연습은 하루 2회, 2분씩). (2) 4개의 "단어" 카드를 벽에 붙여 두고, 아이를 6ft 거리에 앉게 하여 머리를 오른쪽에서 왼쪽으로 회전하면서 카드를 읽게 한다(각 눈의 사용을 강화하기 위해 양안과 단안으로). (3) 앞에서와 같이 놀이를 장려하고, 균형을 훈련한다[발바닥에서 4inch 간격의 테이프 줄 사이를 걷고, 점차적으로 3inch로 줄이며, 발뒤꿈치에서 발끝까지 걷기(매일 2분 연습)], (4) 깡충뛰기(예: 홉 스카치, 엄마가 점프 로프를 천천히 앞뒤로 움직여 아이가 뛰어넘음).

교통수단의 문제로 인해 매주의 진행 상황 모니터링과 운동의 조정은 전화 연락을 통해 이루어졌다. 2개월 후 모든 증상이 완화되었다. 아동은 눈을 뜨거나 감은 상태에서 10초 동안 한발서기 자세를 완료할 수 있었고, 발끝 붙여 서기(tandem stand) 및 5ft 발끝 붙여 걷기를 할 수 있었다. 자세 검사 조건에서 표준 값 내에서 수행할 수 있었다. 또한 카드나 머리를 움직일 때 시력을 고정하는 것이나 읽기 등에 문제가 없었다.

증례연구 24-2

최근 어지럼, 현훈, 시력장애 등을 호소하는 7세 남자아이가 의뢰되어 평가를 받았다. 아동은 저체중(1.5lb) 미숙아로 태어났다. 감각신경성 청력손상이 18개월에 진단되었다. 그러나 보청기를 사용할 때 청력검사는 정상 범위 내에 있었고 아동은 말을 이해하고 분명히 말하였다. 또한 귀의 감염으로 인해 배액관이 두 번(양쪽으로) 삽입된 병력이 있었다. 이 아동은 책을 읽지 못해(학년 수준 이하로 떨어짐) 최근 학습장애를 위한 특수 교육 프로그램에 배치되었다. 또한 안뜰기능장애의 상태를 확인하고 추가 검사 또는 치료가 필요한지 여부를 결정하기 위해 검사를 받았다. 부모는 최근까지 T-ball과 농구를 친구들과 함께 하는 등(교내 스포츠) 아이의 일반적인 활동 수준을 보고하였다. 기록을 검토한 결과 지난 몇 년간 젠타마이신(gentamicin)과 아목시실린(amoxicillin)으로 치료를 받았다(아목시실린은 안뜰기관에 영향을 미치지 않지만 젠타마이신은 성인에게 나타나는 것과 유사하게 소아에게서 독성을 나타내는 것으로 알려져 있음).

- 시각 및 VO 검사: 움직이는 시각적 자극(예: 하늘을 바라보며 구름을 보거나 TV 시청, 교실에서 시각적 방향 변경)과 함께 어지럼을 주관적으로 보고하였다. 아동과 부모는 "눈이 이상하게 움직인다."고 보고했다. 이것을 보여달라고 요청받았을 때 아동은 눈떨림을 나타내기 위해 왼쪽에서 오른쪽으로 눈을 움직였다. 원활추종눈운동을 시도할 때 신속눈운동 침입(saccadic intrusion)이 나타나 원활추종눈운동이 어려운 것이 뚜렷하였고, 움직이는 표적에 시선을 유지하기 위해 머리 회전을 시도하였다. 동적 시력은 정상이었다. 두부충동검사에서 눈떨림은 나타나지 않았지만, 어지럼이 증가한 것으로 보고되었다; SC-PRNT의 수정된 버전을 시행하였다(즉 회전할 때 눈을 감고 회전 후에 실내조명에서 눈을 뜸). 이 검사에 대한 과민 반응이 나타났다. 눈떨림은 의자 회전을 멈춘 후 35초 동안 지속되었고, 아동은 심각한 현훈이 나타났다. 이것은 어느 방향으로든 회전할 때 나타났다. 이 결과는 힘들게 하는 병변을 시사한다. 이렇게 힘들게 하는 병변(예: 샛길)은 과도한 안뜰기관 반응을 유발하는 병변이다.
- 운동 능력과 균형 능력: 눈을 뜬 자세로 6초 동안, 눈을 감은 상태에서 3초 동안 한발서기 자세를 할 수 있었다. 3.5inch 평균대를 걸을 수 있었지만, 두발 또는 한발서기 자세로 평균대 위에 서서 균형을 잡고 서는 것은 불가능하였다. BOTMP의 균형 하위 검사에서 4년 11개월 연령 상당의 점수를 달성; 시각-운동협응 하위 검사에서 7년 8개월의 연령과 동등한 점수가 나타났다. 또한 평형 능력의 현저한 발달지연이 뚜렷하였다.

증례연구 24-2

- 신경학적 선별검사(교란 요인을 배제하고 적절한 치료접근법 결정): 깊은힘줄반사는 정상범위 내, 신속 교대 운동, 미로 반사 통합 및 손가락 코 검사도 같다.
- 자세 검사(SOT) 결과: 아동은 발디딤 전략에 의존하여 5번과 6번 조건에서 기립자세를 유지하였다. 조건 4에서 팔과 다리의 경직된 자세; 시야 비율(vision ratio)은 0.29(평균 나이 표준보다 2 표준편차 이상) 및 안뜰 비율이 0.45(표준보다 2 표준편차 이하)였다.

아동은 샛길에 대한 가능성으로 인해 추가적인 의학 진단검사를 의뢰받았으며, 이는 나중에 입증되었다. 샛길의 원인은 알 수 없었다. 이어서 수술적 교정이 수행되었다. 물리치료는 수술 1개월 후에 재개되었다. 재평가는 수술 전 평가와 비슷한 결과를 나타냈다. 시각적 안정화, 적응 및 균형 재훈련에 중점을 둔 물리치료가 제공되었다. 2개월 이내에 모든 어지럼과 현훈이 사라졌다. 아동은 학습장애 프로그램에서 제외되었고 영재 프로그램에 배치되어 읽기 능력이 향상되었다. 6개월 이내에 아동은 농구를 하는 것을 포함하여 모든 활동을 재개하였다.

증례연구 24-3

이 환자는 이후 경직성 편마비의 진단을 받은 9세 여자아이로, 보행과 균형 편위를 보이고 대운동기능이 지연되었다. IQ 검사는 정상 범위 내에 있었기 때문에 물리치료와 작업치료가 각각 매주 2회 1:1로 제공되는 완전히 통합된 교실에 배치되었다.

- 신경 발달 상태: 과긴장성이 오른쪽 팔과 다리에서 뚜렷하게 나타났다. 오른쪽 발가락 뒤꿈치 접촉(toe-heel contact), 오른쪽의 중간 입각기 동안 무릎굽힘, 팔 스윙의 부재 및 넓은 지지면 등의 보행 편위; EO 또는 EC로 오른쪽 다리의 한발서기 자세에서 균형을 잡거나 달리기를 할 수 없었다. 평형 반응은 손상되지 않았지만 지연되었다; 네발 자세와 무릎서기 자세에서 기울임 반응에 의존하고, 기립 자세에서 보호성 신전(발디딤)에 의존하였다; 모든 자세에서의 균형은 머리 회전을 하게 되면 유지하기 어려웠다. 대운동기능 수준은 30개월이었다. 긴장성 목반사는 쉽게 유발되어 정렬에 영향을 미쳤다. ATNR과 STNR은 네발기기 자세에서 머리를 돌리는 방향으로 팔 굽힘이 증가되며 뚜렷하게 나타났고, 앞을 보기 위해 머리를 젖히면 엉덩이가 120° 미만으로 굽힘을 할 수 없어서 앞으로 몸을 기울일 수가 없었다. 엎드린 상태에서 팔을 쭉 펴고 있는 자세(pivot prone extension)를 할 수 없을 만큼 긴장성 미로반사가 뚜렷했고, 오른쪽 다리의 1inch 짧은 다리길이 불일치가 기록되었다.
- 시야와 안뜰검사: 그네에서 움직이는 것을 견디지 못하고 두려움과 어지럼 호소; PRNT에서 과활동성 눈떨림 반응(어느 방향으로든 실내조명에서 90초 지속); 주관적으로 환자는 PRNT 이후 눈떨림 동안 "거꾸로 뒤집힌다"고 느껴진다고 보고했다. 아동은 두발 지지 자세로 눈을 뜨거나 감은 상태에서 약간의 흔들림이 있을 때 균형을 잡을 수 있었고, 머리에 돔을 씌웠을 때에는 균형을 잡지 못했으며, 눈을 뜨거나 감은 상태에서 폼(foam) 위에 서게 하거나 돔을 사용할 때에는 비틀거렸다(자세검사 4~6까지의 조건에서 실패함을 뜻함); 동적 시력 검사에서 두 줄의 차이로 모든 방향의 시각적 추적능력은 정상이었다(음성 검사).
- 자극이 없을 때는 어지럼이나 현훈의 호소가 없었고, DVA 검사 음성, 움직임에 과민반응(연장된 눈떨림)이 있었으므로 중추성 안뜰 결핍이 확인되었으며, 추가적인 진단검사는 수행하지 않았다.

예전과 마찬가지로 물리치료를 실시하고 스쿠터보드 위에서 안뜰 자극을 사용하여 긴장성 반응의 통합을 촉진하고, 시야고정을 하거나 하지 않은 채로 그네를 통해 안뜰자극을 주었다. 점차적으로 움직임의 속도와 방향을 증가시켰다. 물렁한 바닥(고밀도 폼)에서 무릎서기와 기립 자세에서 균형 잡기, 기립 자세에서 Romper Stomper의 사용, 'Tee' 위에서 공에 야구방망이를 휘두르기(공에 시야를 고정하고 회전) 등의 균형 훈련 활동을 추가하였다. 또한 오른쪽 신발에 3/4inch 높이의 깔창을 두었다.

처음에는 그네가 1Hz 이하로 흔들릴 때 시각적으로 복잡한 포스터에서 물건을 찾기가 어려웠다. 이는 점차적으로 향상되어, 엎드린 자세에서 그네가 흔들리는 동안 포스터에서 아주 작은(직경 0.5~1inch) 물건을 찾는 것도 가능해졌다. 6개월 안에 앉은 자세에서도 가능하였다. 균형능력은 엄청나게 향상되어 9개월 만에 환자는 눈을 감거나 뜬 상태에서 단단한 폼 위를 걷는 것도 가능해졌다. 보행에서는 6개월 만에 뒤꿈치-발바닥 진행이 가능하였다. 대운동 수행능력은 9개월만에 24개월이 증가되었다. 15개월이 끝나갈 때쯤 아이는 롤러스케이트를 타고 친구들과 모든 신체활동이 가능하였다. 보행 편위는 보통 사람들이 볼 때에는 알아채지 못하였다. 그녀는 학교의 물리치료서비스로부터 퇴원하였다.

증례연구 24-4

환자는 원인 불명의 선천성 양쪽 감각신경성 난청이 있는 8세 남자아이이다. 아동은 보청기를 사용하고 의사소통을 위해 수화를 사용한다. 청각장애 아동을 위한 초등학교에 다니고 있다. 아동의 엄마는 아이가 항상 "서투르고" 학교생활을 잘 하지 못한다고 호소하였다. 아이는 대운동발달 장애가 있어 5개월에 머리 조절, 9개월에 독립적인 앉기, 21개월에 걸었다. 일반적으로 발달 중인 아동은 3개월에 머리 조절, 6개월에 독립적으로 앉으며, 15개월이면 첫발을 내딛는다. 아이는 읽기 능력이 수준 이하였다. 아이는 축구를 하면서 친구들과 잘 지내고 싶다고 하였다.

- 치료사는 캐나다 작업수행 측정(COPM)을 실시했다. 이 검사는 아동과 부모에게 가장 중요한 '문제'를 식별하는 어느 정도 체계화된 인터뷰이다. 인터뷰 후 그들은 세 가지 중요한 문제를 확인했다.
  - 축구 및 킥볼 경기 중 자주 넘어진다.
  - 학교에서 칠판을 읽는 데 어려움이 있다.
  - 도로경계석이나 평균대 위에서 걷지 못한다.
- 아동의 어머니는 각 문제마다 점수를 매겼다; "성과"에 대해서(작업을 얼마나 잘 수행합니까? "0 = 불가능하고, 10 = 매우 잘함")와 "만족"에 대해(작업을 수행하는 아동의 현재 수준에 얼마나 만족하십니까? "0 = 만족하지 않음, 10 = 매우 만족"). 성과와 만족의 점수는 각각 모두 더한 다음 문항의 수만큼 나누어(n = 3), 0(최악)과 10(최고) 사이의 점수를 산출하였다. 성과 점수는 4/10이었고 만족 점수는 3/10이었다.
- 신경학적 선별검사: 협응(신속 교대 운동, 발뒤꿈치-정강이 검사, 손가락-코 검사), 근력, 가동범위는 모두 정상이었다. 감각의 문제는 발견되지 않았다. 근긴장은 전반적으로 감소하였다. 눈운동검사는 정상적이었다(원활추종눈운동, 신속눈운동). 실내조명이나 고정이 차단된 상태에서 안정 또는 주시유발 눈떨림은 관찰되지 않았다.
- VOR 선별검사: 두부충동검사 시 양쪽에서 양성이었다. ECVCT에서 양쪽으로 저활동성 반응(몇 번의 눈떨림만)이 나타났다(즉 눈을 감고 0.5Hz로 30초 동안 회전하여 고정을 제거한 후 회전성 눈떨림을 관찰). 임상 DVA에서 정적 시력(즉 SVA: 머리를 고정한 상태의 시력)과 동적 시력(DVA: 머리가 2Hz로 움직이는 시력) 간의 차이는 5.5줄이었다. 아동 나이의 평균은 3줄 차이 이하이다. 버킷 검사(Bucket test)에서 아동은 1~2° 이내로 수직선을 나타낼 수 있어서 수직선 지각은 정상이었다.
- 운동발달 검사: 브린크스-오스레츠키 운동 숙련도 검사 2판(BOT-2)에서, 아동은 양쪽 협응 및 균형 척도에 대해 <10%를 기록하였다.
- 균형검사: 소아용 균형을 위한 감각통합 검사(pediatric clinical test of sensory interaction for balance, CTSIB)에서 아동은 폼 위에서 눈을 감은 상태에서는 설 수 없었고, 뜬 상태에서는 15초간 견딜 수 있었다. 소아 균형 검사(pediatric balance test)에서 아이는 발을 일자로 붙이고 서거나, 한발서기, 발을 교대로 발판 위로 밟기, 앞으로 닿기 등의 항목에 어려움이 있었다(총점: 50/56). 일반적으로 7세 또는 그 이상의 아동들은 55.2점(SD = 1.74)을 기록한다(SD = 1.74). 한발서기 자세에서는 눈을 뜨고 8초, 눈을 감았을 때는 2초를 기록했다. 일반적으로 8세 아동은 10초간 서 있을 수 있다. 아이는 기능적 뻗기 검사에서 5inch를 기록했다. 일반적으로 8세 아동은 9.5inch(SD = 4.5)이다. SOT 검사에서 발을 딛거나 넘어지지 않고는 조건 5와 6을 성공할 수 없었다. 발끝 찍기 검사(toes up tip test)에서 근전도의 앞정강근 잠복기가 비정상적으로 길게 나타났다. 이러한 결과를 토대로, 아이는 이비인후과로 의뢰되어 회전의자 검사와 VEMP 검사를 통해 양쪽 안뜰기능저하의 진단을 확인하였다.

중재: 중재는 16주 프로그램으로 구성하였다. 아동은 주 1회 클리닉에서 30분간의 세션으로 치료받았고 매일의 가정 프로그램이 주어졌다. 운동과 진행은 부모가 집에서 특정 운동을 수행하도록 지시되었다는 점을 제외하면 표 24.4에 설명된 것과 유사하다. 가정 프로그램은 하루에 두 번씩 10분간 수행하였다. 이 운동은 균형운동(예: 두꺼운 폼 위에 서기, 한발서기, 일자로 서기)뿐만 아니라 시상면과 수평면에서 1~2분간 머리를 움직이면서 읽는 것에 중점을 두었다. 아이와 부모는 매일 운동 완성을 기록하도록 지도받았다. 필요에 따라 각 세션에서의 운동이 진행되었다.

결과: 최종 결과에 대해서는 표 24.5를 참조한다. 아동은 운동 발달과 균형능력에 상당한 향상을 얻었다. 비록 표준 데이터에 비해 낮은 점수를 유지하였지만, SOT의 조건 5와 6 또는 발끝 찍기 검사에서 넘어지거나 발을 딛지 않았다. 또한 아이는 기능적 뻗기검사에서 3inch만큼 향상되었다. 아이의 주시안정성(DVA)은 약간의 향상만 있었다. 그러나 아이는 학교에서 읽기가 더 잘된다고 보고하였다. 또한 아이와 엄마는 스포츠를 할 때나 균형을 잡기 어려운 상황에서 넘어짐이 덜하다고 보고하였다.

표 24.5 증례연구 24-4 사전 및 사후 중재 결과

검사명	결과 사전 개입	결과 사후 개입	게시된 표준 데이터
작업 수행능력 측정 실적과 만족도	실적 : 4/10 만족도 : 3/10	실적 : 6/10 만족도 : 8/10	n/a
임상 동적 시력 검사	5.5줄의 차이	4.5줄의 차이	SVA와 DVA 간 3줄의 차이
BOT-2	균형 및 상호 조정 하부 조직에 대한 <10번째 백분위 수	균형 및 상호 조정 하부 조직에 대한 50번째 백분위 수	표준화된 검정
P-CTSIB(수정된)	폼 EO(15초); 다른 모든 조건 30초 동안 폼 EC(불가능)	폼 EO(30초); 폼 EC(25초)	모든 조건에 대해 30초
PBS	50/56	54/60(스툴에 발을 올려놓은 한발서기 자세)	아동 나이 8 : 55.2(SD=1.74)
한발서기	EO(8초); EC(2초)	EO(10초); EC(6초)	EO와 EC 10초
기능적 뻗기 검사	5"	8"	9.5(SD = 4.5)inches
SOT	조건 5, 6에서 스텝 또는 하강	스텝이나 하강은 없지만 일반적으로 평점을 얻는 동료와 나이가 맞는 점수보다 낮은 점수를 유지	표 24.3
발끝으로 서기	정강이뼈 전방 반응에 대한 대기 시간 증가; 단계적	정강이뼈 전방 지연시간 비정상적으로 증가; 스텝 없음	스텝 없음; 성인용 EMG 반응

References

1. Kodama A, Sando I. Postnatal development of the vestibular aqueduct and endolymphatic sac. *Annals of Otolaryngology Rhinology and Laryngology*. 1982;91(Suppl 96):3–12.
2. Muller K, Homberg V, Coppenrath P, Lenard HG. Maturation of set–modulation of lower extremity EMG responses to postural perturbations. *Neuropediatrics*. 1992;23:82–91.
3. Nadol JB, Hsu W. Histopathologic correlation of spiral ganglion cell count and new bone formation in the cochlea following meningogenic labyrinthitis and deafness. *Ann Otol Rhinol Laryngol*. 1991;100:712–716.
4. Wiener–Vacher SR, Toupet F, Narcy P. Canal and otolith vestibulo–ocular reflexes to vertical and off vertical axis rotations in children learning to walk. *Acta Otolaryngol*. 1996;116:657–665.
5. Ayres J. *Sensory Integration and Learning Disorders*. Los Angeles, CA: Western Psychological Services; 1983.
6. Montgomery P. Assessment of vestibular function in children. *Physical & Occupational Therapy in Pediatrics*. 1985;5(2/3):33–56.
7. Wiener–Vacher SR, Ledebt A, Bril B. Changes in otolith VOR to off vertical axis rotation in infants learning to walk. *Annals of New York Academy of Sciences*. 1996;19(781):709–712.
8. Cioni G, Favilla M, Ghelarducci B, La Noce A. Development of the dynamic characteristics of the horizontal vestibulo–ocular reflex in infancy. *Neuropediatrics*. 1984;15(3): 125–130.
9. Slavik BA, Kitsuwa–Lowe J, Danner PT, Green J, Ayres AJ. Vestibular stimulation and eye contact in autistic children. *Neuropediatrics*. 1984;15:33–36.
10. Von Hofsten C, Rosander K. The development of gaze control and predictive tracking in young infants. *Vision Research*. 1996;36(1):81–96.
11. Braswell J, Rine RM. Evidence that vestibular hypofunction affects reading acuity in children. *International Journal of Pediatric Otorhinolaryngology*. 2006;70:1957–1965.
12. Rine RM, Cornwall G, Gan K et al. Evidence of progressive delay of motor development in children with sensorineural hearing loss and concurrent vestibular dysfunction. *Perceptual and Motor Skills*. 2000;90:1101–1112.
13. Shall MS. The importance of saccular function to motor development in children with hearing impairments. *International Journal of Otolaryngology*. 2009;2009:1–5.
14. Rine RM, Braswell J. A clinical test of dynamic visual acuity for children. *Int J Pediatr Otorhinolaryngol*. 2003;69(11):1195–1201.
15. Wiener–Vacher SR. Vestibular disorders in children. *International Journal of Audiology*. 2008;47:578–583.
16. Choung Y–H, Park K, Moon S–K, Kim C–H, Ryu SJ. Various causes and clinical characteristics in vertigo in children with normal eardrums. *Int J Pediatr Otorhinolaryngol*. 2003;67:889–894.
17. Erbek SH, et al. Vertigo in childhood: a clinical experience. *Int J Pediatr Otorhinolaryngol*. 2006;70:1547–1554.
18. McCaslin DL, Jacobson G, Gruenwald JM. The predominant forms of vertigo in children and their associated findings on balance function testing. *Otolayngology Clinics of North America*. 2011;44:291–307.
19. Rine RM. Growing evidence for balance and vestibular problems in children. *Audiological Medicine*. 2009;99999:1.
20. Weiss AH, Phillips JO. Congenital and compensated vestibular dysfunction in childhood: an overlooked entity. *Journal of Child Neurol*. 2006;21:572–579.
21. D'Agostino R, Melagrana A, Taborelli G. Benign positional paroxysmal vertigo of horizontal semicircular canal in the child: case report. *Int J Pediatr Otorhinolaryngol*. 2003;67:549–551.
22. Tribukait A, Brantberg K, Bergenius J. Function of semicircular canals, utricles and saccules in deaf children. *Acta Otolaryngol*. 2004;124:41–48.
23. Cushing SL, Gordon KA, Rutka JA, James AL, Papsin BC. Vestibular end–organ dysfunction in children with sensorineural hearing loss and cochlear implants: an expanded cohort and etiologic assessment. *Otol Neurotol*. 2013;34(3):422–428.
24. Cushing SL, Papsin BC, Rutka JA, James AL, Gordon KA. Evidence of vestibular and balance dysfunction in children with profound sensorineural hearing loss using cochlear implants. *Laryngoscope*. 2008;118(10):1814–1823.
25. Riina N, Ilmari P, Kentala E. Vertigo and imbalance in children. *Arch Otolaryngol Head Neck Surg*. 2005;131:996–1000.
26. Gruber M, Cohen–Kerem R, Kaminer K, Shupak A. Vertigo in children and adolescents: Characteristics and outcome. *The Scientific World Journal*. 2012;10:1–6.
27. Balatsouras DG, Kaberos A, Assimakopoulos D, Katoto-

michelakis M, Economou NC, Korres SG. Etiology of vertigo in children. *Int J Pediatr Otorhinolaryngol*. 2007;71(3):487–494.

28. Batson G. Benign paroxysmal vertigo of childhood: a review of the literature. *Paediatric Child Health*. 2004;9(1):31–34.
29. Uneri A, Turkdogan D. Evaluation of vestibular function in children with vertigo attacks. *Arch of Dis Child*. 2003;88:510–511.
30. Zhang D, Fan Z, Han Y, et al. Benign paroxysmal vertigo of childhood: diagnostic value of vestibular test and high stimulus rate auditory brainstem response test. *Int J Pediatr Otorhinolaryngol*. 2012;76(1):107–110.
31. Bisdorff AR. Management of vestibular migraine. *Therapeutic Advances in Neurological Disorders*. 2011;4(3):183–191.
32. Lewis D, Paradiso E. A double–blind, dose comparison study of topiramate for prophylaxis of basilar–type migraine in children: a pilot study. *Headache*. 2007;47(10):1409–1417.
33. Golz A, Netzer A, Angel–Yeger B, Westerman ST, Gilbert LM, Joachims HZ. Effects of middle ear effusion on the vestibular system in children. *Otolaryngol Head Neck Surg*. 1998;119(6):695–699.
34. Engel–Yeger B, Golz A, Parush S. Impact of middle ear effusion on balance performance in children. *Disabil Rehabil*. 2004;26(2):97–102.
35. Golz A, Westerman T, Gilbert LM, Joachims HZ, Netzer A. Effects of middle ear effusion on the vestibular labyrinth. *J Laryng and Otol*. 1991;105:987–989.
36. Casselbrant ML, Furman JM, Rubinstein E, Mandel EM. Effect of otitis media on the vestibular system in children. *Annals of Otology Rhinology Laryngology*. 1995;104:620–624.
37. Jones NS, Radomskij P, Prichard AJN, Snashall SE. Imbalance and chronic secretory otitis media in children: effect of myringotomy and insertion of ventilation tubes on body sway. *Ann Otolaryngology Laryngology*. 1990;99:477–481.
38. Koyuncu M, Saka MM, Tanyeri Y, et al. Effects of otitis media with effusion on the vestibular system in children. *Otolaryngol Head Neck Surg*. 1999;120(1):117–121.
39. Casselbrant ML, Furman JM, Mandel EM, Fall PA, Kurs–Lasky M, Rockette HE. Past history of otitis media and balance in four–year–old children. *Laryngoscope*. 2000;110:773–778.
40. Kaga K. Vestibular compensation in infants and children with congenital and acquired vestibular loss in both ears. *Otorhinolaryngology*. 1999;49:215–224.
41. Rine RM, Spielholz NI, Buchman C. Postural control in children with sensorineural hearing loss and vestibular hypofunction: deficits in sensory system effectiveness and vestibulospinal function. In: Duysens J, Smits–Engelsman BCM, Kingma H, eds. *Control of Posture and Gait*. Amsterdam: Springer–Verlag; 2001:40–45.
42. Rajendran V, Roy FG, Jeevanantham D. Postural control, motor skills, and health–related quality of life in children with hearing impairment: a systematic review. *Eur Arch Otorhinolaryngol*. 2012;269(4):1063–1071.
43. Inoue A, Iwasaki S, Ushio M, et al. Effect of vestibular dysfunction on the development of gross motor function in children with profound hearing loss. *Audiol Neurootol*. 2013;18(3):143–151.
44. Jacot E, Van Den AT, Debre HR, Wiener–Vacher SR. Vestibular impairments pre– and post–cochlear implant in children. *Int J Pediatr Otorhinolaryngol*. 2009;73(2):209–217.
45. Franco ES, Panboca I. Vestibular function in children underperforming at school. *Brazilian Journal of Otorhinolaryngology*. 2008;74(6):815–825.
46. Franco ES, Panhoca I. Otoneurologic evaluation in children with school difficulties: vestibular function investigation. *Braz J Otorhinolaryngol*. 2007;73(6):803–815.
47. Zwicker JG, Missiuna C, Harris SR, Boyd LA. Developmental coordination disorder: a pilot diffusion tensor imaging study. *Pediatr Neurol*. 2012;46(3):162–167.
48. Kashiwagi M, Iwaki S, Narumi Y, Tamai H, Suzuki S. Parietal dysfunction in developmental coordination disorder: a functional MRI study. *Neuroreport*. 2009;20(15):1319–1324.
49. Eviatar L, Eviatar A. The normal nystagmic response of infants to caloric and perrotatory stimulation. *Laryngoscope*. 1979;89:1036–1045.
50. Ariano RE, Zelenitsky SA, Kassum DA. Aminoglycosideinduced vestibular injury: maintaining a sense of balance. *Ann Pharmacother*. 2008;42(9):1282–1289.
51. Scheenstra RJ, Rijntjes E, Tavy DL, Kingma H, Heijerman HG. Vestibulotoxicity as a consequence of systemically administered tobramycin in cystic fibrosis patients. *Acta Otolaryngol*. 2009;129(1):4–7.
52. Aust G. Vestibulotoxicity and ototoxicity of gentamicin in newborns at risk. *Int Tinnitus J*. 2001;7(1):27–29.
53. Giffin NJ, Benton S, Goadsby PJ. Benign paroxysmal torti-

collis of infancy: four new cases and linkage to CACNA1A mutation. *Dev Med Child Neurol.* 2002;44(7):490–493.
54. Drigo P, Carli G, Laverda AM. Benign paroxysmal torticollis of infancy. *Brain Dev.* 2000;22(3):169–172.
55. Villablanca JR, Hovda DA, Jackson GF, Infante C. Neurological and behavioral effects of a unilateral frontal cortical lesion in fetal kittens, II: visual system tests, and proposing an "optimal developmental period" for lesion effects. *Behavioral Brain Research.* 1993;57:79–92.
56. Tsuzuku T, Kaga K. Delayed motor function and results of vestibular function tests in children with inner ear anomalies. *Int J Pediatr Otorhinolaryngol.* 1992;23:261–268.
57. Horak FB, Shumway-Cook A, Crowe TK, Black FO. Vestibular function and motor proficiency of children with impaired hearing or with learning disability and motor impairments. *Developmental Medicine Child Neurology.* 1988;30:64–79.
58. Rine RM, Braswell J, Fisher D, Joyce K, Kalar K, Shaffer M. Improvement of motor development and postural control following intervention in children with sensorineural hearing loss and vestibular impairment. *Int J Pediatr Otorhinolaryngol.* 2004;68(9):1141–1148.
59. Horak FB, Shupert CL, Dietz V, Horstmann G. Vestibular and somatosensory contributions to responses to head and body displacements in stance. *Experimental Brain Research.* 1994;100:93–106.
60. Barron S, Irvine J. Effects of neonatal cocaine exposure on two measures of balance and coordination. *Neurotoxicology and Teratology.* 1994;16(1):89–94.
61. Brogen E, Hadders-Algra M, Forssberg H. Postural control in children with spastic diplegia: muscle activity during perturbations in sitting. *Developmental Medicine and Child Neurology.* 1996;38:379–388.
62. Bundy AC, Fisher AG, Freeman M. Concurrent validity of equilibrium tests in boys with learning disabilities with and without vestibular dysfunction. *Am J Occup Ther.* 1987;41:28–34.
63. Liao HF, Jeng SF, Lai JS, Cheng CK, Hu MH. The relation between standing balance and walking function in children with spastic diplegic cerebral palsy. *Developmental Medicine & Child Neurology.* 1997;39:106–112.
64. Nashner LM, Shumway-Cook A, Marin O. Stance posture control in select groups of children with cerebral palsy: deficits in sensory organization and muscular coordination. *Exp Brain Res.* 1983;49:393–409.
65. Reid DT, Sochaniwskyj A, Milner M. An investigation of postural sway in sitting of normal children and children with neurological disorders. *Physical & Occupational Therapy in Pediatrics.* 1991;11(1):19–35.
66. Jahn K. Vertigo and balance in children—diagnostic approach and insights from imaging. *Eur J Paediatr Neurol.* 2011;15(4):289–294.
67. Kimball JG. Normative comparison of the Southern California Postrotary Nystagmus Test: Los Angeles vs. Syracuse data. *American Journal of Occupational Therapy.* 1981;35(1):21–25.
68. Dichigans J, Diener HC. The contribution of vestibulospinal mechanisms to the maintenance of human upright posture. *Acta Otolaryngology.* 1989;107:338–345.
69. Foudriat BA, DiFabio RP, Anderson JH. Sensory organization of balance responses in children 3–6 years of age: a normative study with diagnostic implications. *Internat J Ped Otorhinolaryng.* 1993;27:225–271.
70. Hirabayashi S, Iwasaki Y. Developmental perspective of sensory organization on postural control. *Brain and Development.* 1995;17:111–113.
71. Rine RM, Rubish K, Feeney C. Measurement of sensory system effectiveness and maturational changes in postural control in young children. *Pediatric Physical Therapy.* 1998;10:16–22.
72. Nandi R, Luxon LM. Development and assessment of the vestibular system. *Int J Audiol.* 2008;47(9):566–577.
73. Ferber-Viart C, Ionescu E, Morlet T, Froehlich P, Dubreuil C. Balance in healthy individuals assessed with Equitest: maturation and normative data for children and young adults. *International Journal of Pediatric Otorhinolaryngology.* 2007;71(7):1041–1046.
74. Shumway-Cook A, Woollacott MI. The growth of stability: postural control from a developmental perspective. *Journal of Motor Behavior.* 1985;17:131–147.
75. Woollacott MH, Debu B, Mowatt M. Neuromuscular control of posture in the infant and child: is vision dominant? *Journal of Motor Behavior.* 1987;19:167–168.
76. Haas G, Diener HC, Bacher M, Dichigans J. Development of postural control in children: short-, medium-, and longlatency EMG responses of leg muscles after perturbation of stance. *Exp Brain Res.* 1986;64:127–132.
77. Woollacott MH, Shumway-Cook A. Changes in postural control across the life span—a systems approach. *Physical Therapy.* 1990;70(12):799–807.
78. Forssberg H, Nashner LM. Ontogenetic development of postural control in man: adaptation to altered support and

visual condition during stance. *Journal of Neuroscience.* 1982;2:545–552.

79. Dichigans J, Deiner HC. The use of short– and long–latency reflex testing in leg muscles of neurological patients. In: Struppler A, Weindl A, eds. *Clinical Aspects of Sensory Motor Integration*. Berlin: Springer–Verlag; 1987:165–175.
80. Riach CL, Starkes JL. Visual fixation and postural sway. *Journal of Motor Behavior.* 1989;21:265–276.
81. Riach CL, Hayes KC. Maturation of postural sway in young children. *Developmental Medicine and Child Neurology.* 1987;29:650–658.
82. Phillips JO, Backous DD. *Otolaryngol Clin North Am.* 2002;35(4):765–790.
83. Valente LM. Assessment techniques for vestibular evaluation in pediatric patients. *Otolaryngol Clin North Am.* 2011;44(2):273–290.
84. Westcott SL, Burtner PA. Postural control in children: implications for pediatric practice. *Phys Occup Ther Pediatr.* 2004;24(1–2):5–55.
85. Donahoe B, Turner D, Worrell T. The use of functional reach as a measurement of balance in boys and girls without disabilities ages 5 to 15 years. *Pediatric Physical Therapy.* 1994;6:189–193.
86. Norris RA, Wilder E, Norton J. The functional reach test in 3– to 5–year–old children without disabilities. *Pediatr Phys Ther.* 2008;20(1):47–52.
87. Folio MR and Fewell RR. *Peabody Developmental Motor Scales–2*. 2nd ed. Austin: pro–ed, Inc.; 2000.
88. Bruininks RH, Bruininks BD. *Bruininks–Oseretsky Test of Motor Proficiency.* 2nd ed. Minneapolis: NCS Pearson, Inc; 2005.
89. Franjoine M, Gunther J, Taylor M. Pediatric balance scale: a modified version of the Berg Balance Scale for the school–age child with mild to moderate motor impairment. *Pediatric Physical Therapy.* 2003;15:114–128.
90. Franjoine MR, Darr N, Held SL, ott K, oung BL. The perfor–mance of children developing typically on the pediatric balance scale. *Pediatric Physical Therapy.* 2010;22(4):350–359.
91. Lubetzky–Vilnai A, Jirikowic TL, McCoy SW. Investigation of the Dynamic Gait Index in children: a pilot study. *Pediatr Phys Ther.* 2011;23(3):268–273.
92. Deitz JC, Richardson P, Crowe TK, Westcott SL. Perfor–mance of children with learning disabilities and motor delays on the Pediatric Clinical Test of Sensory Interaction for Balance (P–CTSIB). *Physical & Occupational Therapy in Pediatrics.* 1996;16(3):1–21.
93. Deitz JC, Richardson P, Atwater SW, Crowe T, Odiorne. Performance of normal children on the pediatric clinical test of sensory integration for balance. *The Occupational Therapy Journal of Research.* 1991;11(6):337–357.
94. DeGangi GA, Greenspan SI. *Test of Sensory Function in Infants.* Los Angeles: Western Psychological Services; 1989.
95. Berk RA, DeGangi GA. *DeGangi–Berk Test of Sensory Integration*. Los Angeles: Western Psychological Services; 1983.
96. Rine RM, Roberts D, Corbin BA, et al. A new portable tool to screen vestibular and visual function: National Institutes of Health Toolbox Initiative. *Journal of Rehabilitation Research and Development.* 2012;49(2):209–220.
97. Rine RM, Schubert MC, Whitney SL, et al. Vestibular function assessment using the NIH Toolbox. *Neurology.* 2013;80(Suppl 3):S25–S31.
98. Ayres AJ. *Sensory Integration and Praxis Test*. Los Angeles: Western Psychological Services; 1996.
99. Ayres AJ. *Southern California Postrotary Nystagmus Test.* Los Angeles, Ca: Western Psychological Services;1989.
100. Hall CD, Abbott KN, Lane EC, et al. Measurement of vestibular hypofunction: validity of the Emory clinical vestibular chair test (ECVCT). *Journal of Neurologic Physical Therapy.* 2007;31(4):210–211.
101. Hall CD, Hoover J, Jacobs M, et al. A new measurement tool for vestibular hypofunction: validity of the Emory Clinical Vestibular Chair Test. *Journal of Neurologic Physical Therapy.* 2009;33(4):232.
102. Westcott SL, Crowe TK, Dietz JC, Richardson P. Testretest reliability of the Pediatric Clinical Test of Sensory Interaction for Balance (P–CTSIB). *Physical and Occupational Therapy in Pediatrics.* 1994;14(1):1–22.
103. Charpiot A, Tringali S, Iionescu E, Vital–Durand F, Ferber–Viart C. Vestibulo–ocular reflex and balance maturation in healthy children aged from six to twelve years. *Audiolo Neurootol.* 2010;15(4):203–210.
104. Furman JM. Role of posturography in the management of vestibular patients. *Otolaryngology–Head and Neck Surgery.* 1995;112(1):8–15.
105. Carswell A, McColl MA, Baptiste S, Law M, Polatajko H, Pollock N. The Canadian Occupational Performance Measure: a research and clinical literature review. *Canadian Journal of Occupational Therapy.* 2004;71(4):210–222.
106. Westcott SL, Lowes L, Richardson PK. Evaluation of postural stability in children: current theories and assessment

tools. *Physical Therapy*. 1997;77(6):629–645.

107. Schubert MC, Tusa RJ, Grine LE, Herdman SJ. Optimizing the sensitivity of the head thrust test for identifying vestibular hypofunction. *Physical Therapy*. 2004;84(2):151–158.
108. Zwergal A, Rettinger N, Frenzel C, Dieterich M, Brandt T, Strupp M. A bucket of static vestibular function. *Neurology*. 2009;72(19):1689–1692.
109. Casselbrant ML, Mandel EM, Sparto PJ, et al. Longitudinal posturography and rotational testing in children three to nine years of age: normative data. *Otolaryngol Head Neck Surg*. 2010;142(5):708–714.
110. Valente M. Maturational effects of the vestibular system: a study of rotary chair, computerized dynamic posturography, and vestibular evoked myogenic potentials with children. *J Am Acad Audiol*. 2007;18(6):461–481.
111. Shumway-Cook A, Horak FB. Assessing the influence of sensory interaction on balance. *Physical Therapy*. 1986;66:1548–1550.
112. Reuben DB, Magasi S, McCreath HE, et al. Motor assessment using the NIH Toolbox. *Neurology*. 2013;80(Suppl 3):S65–S75.
113. Shepard NT. The clinical use of dynamic posturography in the elderly. *Ear Nose and Throat*. 1989;68:940–957.
114. Harcourt JP. Posturography—applications and limitations in the management of the dizzy patient. *Clin Otolaryngol*. 1995;20:299–302.
115. Cohen H. Testing vestibular function: problems with the Southern California Postrotary Nystagmus Test. *Am J Occup Ther*. 1989;43(7):475–477.
116. Wiss T, Clark F. Validity of the Southern California Postrotary Nystagmus Test: misconceptions lead to incorrect conclusions. *American Journal of Occupational Therapy*. 1990;44(7):658–660.
117. Rine RM, Lindblad S, Donovan P, Vergara K, Gostin J, Mattson K. Balance and motor skills in young children with sensorineural hearing impairment: a preliminary study. *Pediatric Physical Therapy*. 1996;8:55–61.
118. Christy JB, Payne J, Azuero A, Formby C. Reliability and diagnostic accuracy of clinical tests of vestibular function for children. *Pediatr Phys Ther*. 2014;26:180–190.
119. Staller SJ, Goin DW, Hildebrandt M. Pediatric vestibular evaluation with harmonic acceleration. *Otolaryngology-Head and Neck Surgery*. 1986;95(4):471–476.
120. Kelsch TA, Schaefer LA, Esquivel CR. Vestibular evoked myogenic potentials in young children: Test parameters and normative data. *Laryngoscope*. 2006;116:895–900.
121. Cakrt O, Slaby K, Viktorinova L, Kolar P, Jerabek J. Subjective visual vertical in patients with idiopathic scoliosis. *Journal of Vestibular Research*. 2011;21(3):161–165.
122. Braswell J, Rine RM. Preliminary evidence of improved gaze stability following exercise in two children with vestibular hypofunction. *International Journal of Pediatric Otorhinolaryngology*. 2006;70:1967–1973.
123. Medeiros I, Bittar R, Pedalini M, Lorenzi M, Kii M, Formigoni L. Evaluation of the treatment of vestibular disorders in children with computerized dynamic posturography: preliminary results. *Jornal de Pediatria*. 2003;79(4):337–342.
124. Saka N, Imai T, Seo T, et al. Analysis of benign paroxysmal positional nystagmus in children. *Int J Pediatr Otorhinolaryngol*. 2013;77(2):233–236.
125. Shetye A. Benign paroxysmal positional vertigo in a child: an infrequent complication following a fairground ride and post-cochlear implant surgery. *Cochlear Implants Int*. 2012;13(3):177–180.
126. Song JJ, Hong SK, Kim JS, Koo JW. Enlarged vestibular aqueduct may precipitate benign paroxysmal positional vertigo in children. *Acta Otolaryngol*. 2012;132(Suppl 1):S109–S117.
127. Barela JA, Dias JL, Godoi D, Viana AR, de Freitas PB. Postural control and automaticity in dyslexic children: the relationship between visual information and body sway. *Res Dev Disabil*. 2011;32(5):1814–1821.
128. Bhat AN, Lands RJ, Galloway JC. Current perspectives on motor functioning in infants, children, and adults with autism spectrum disorders. *Phys Ther*. 2011;91(7):1116–1129.
129. Gregg CL, Haffner ME, Korner AF. The relative efficacy of vestibular-proprioceptive stimulation and the upright position in enhancing visual pursuit in neonates. *Child Development*. 1997;309–314.
130. Barela JA, Focks GM, Hilgeholt T, Barela AM, Carvalho RP. Perception-action and adaptation in postural control of children and adolescents with cerebral palsy. *Res Dev Disabil*. 2011;32(6):2075–2083.
131. Nelson MN, White-Traut RC, Vasan U, et al. One-year outcome of auditory-tactile-visual-vestibular intervention in the neonatal intensive care unit: effects of severe prematurity and central nervous system injury. *Journal of Child Neurol*. 2001;16(7):493–498.

25

안뜰기능이상 노인의 물리치료적 관리

Physical Therapy Management of the Older Person with Vestibular Dysfunction

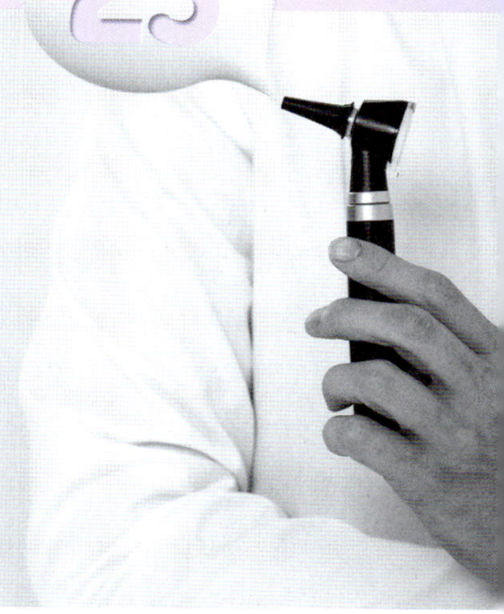

Susan L. Whitney, DPT, PhD, NCS, ATC, FAPTA • Gregory F. Marchetti, PT, PhD

어지럼에 대한 문제는 노인이 클리닉을 방문하는 가장 일반적인 이유 중 하나이다. 어지럼의 발병률은 나이와 함께 증가하며, 내과의사에게 내원하는 사람들 중 45~64세 그룹은 전체 방문의 1.3%, 65세 이상은 2.9%, 75세 이상의 사람들은 3.8%를 차지한다. 어지럼은 많은 다른 의학적 상태로 인해 발생할 수 있지만, 45%의 환자가 안뜰장애의 결과라고 추정된다. Aktas 등은 엉덩관절 골절 환자의 31%에서 안뜰질환이 동반 질병이라고 보고했다. 원인 불명 낙상 환자의 80%에서 Pothula 등은 안뜰의 기능이상 증상들을 발견했다. 어지럼을 호소하는 40세 이상의 성인 5,086명을 대상으로 한 연구에서 작년 한 해 동안 낙상 확률이 12배 증가했다. 안뜰상실이나 부상은 젊은 사람과 같을 수 있지만, 동반 질병을 가진 사람의 건강상태 때문에 기능상의 결과는 매우 다를 수 있다. 안뜰장애가 있는 고령자는 가끔 장애가 있는 젊은 층의 사람들과 매우 다른 문제가 있다. 이 장에서는 안뜰, 시각 그리고 몸감각계에서 발생할 수 있는 병리학적 변화뿐만 아니라 노화에 따른 정상적인 변화에 대한 정보를 제공한다. 고령자가 나이 때문에 어떻게 다르게 치료받을 수 있는지에 대한 실질적인 제안들이 있다.

노화의 일반적인 변화들
Normal changes of aging

안뜰기능 Vestibular function

안뜰질환에서 노화가 미치는 영향과 회복 가능성을 이해하려면, 안뜰기관의 정상적인 해부학 및 생리학을 이해해야 한다(1~4장 참조). 몇 가지 개념들이 특히 중요하며 여기에서 강조될 것이다.

반고리관 기능 Semicircular canal function

반고리관들에서 수용기들로부터의 자극은 보상성 눈운동 반응들(안뜰눈반사)과 보상적 자세 반응들(안뜰척수반사)을 생성한다. 이상적인 상황에서 머리 움직임에 의해 생성된 눈운동은 머리 움직임과 동일하지만(반대쪽이지만), 안뜰눈반사(vestibuloocular reflex, VOR)는 1과 같은 이득(gain)(눈 속도÷머리 속도)을 갖는다고 한다. 노화와 함께 털세포와 안뜰신경세포의 수는 감소한다. 기능적으로 안뜰눈반사 획득이 감소하여 머리 움직임에 대한 반응에서 시각적 보상이 감소한다. 그러나 이러한 변화는 주파수 및 속도에 따라 의존된다. Baloh 등은 나이가 많은 피험자가 젊은 피험자보다 속도가 증가할 때 시각적 안뜰눈반사 획득이 낮다는 것을 발견했다. 만약 시각적 안뜰눈반사 획득이 나이에 따라(특히 더 빠른 속도에서) 감소한다면, 망막밀림(retinal slip)이 더 커지므로 머리가 움직이는 동안 시력이 더 나빠진다. 안뜰기능의 변화들은 진행성 양쪽 안뜰결핍과 비교되어 왔으며, 현훈이 없으면서도 균형장애(off-balance 감각)와 보행 실조와 같이 많은 노인들에게 나타나는 문제의 원인으로 여겨져 왔다. Paige는 점진적이고 가벼운 양쪽 안뜰상실이 시각 및 안뜰기전들의 불일치를 초래한다고 말했다. 흥미롭게도 Nadol과 Schuknecht는 퇴행성 변화는 한 개의 미로에서만 발생할 수도 있고, 이는 갑작스럽고 심한 현훈을 유발하거나 만성 현훈과 균형장애로 이어질 수 있다고 말했다.

노화와 관련된 또 다른 변화는 안뜰계 이득을 적응시키는 능력의 감소이다. 이것은 기능의 상실 혹은 시스템의 다른 스트레스들을 조절하는 시스템 능력에 영향을 끼칠 수 있다.

기존의 안뜰질환들은 고령자 개개인에게 약간 다르게 나타나는 균형 문제를 일으킬 수 있다. 어렸을 때 무증상 안뜰기능이상이 진행되었을 수 있다. 나이가 들어가면서 털세포와 안뜰신경세포의 수가 감소하고, 안뜰 및 다른 시스템의 보상 능력 변화와 함께 환자는 안뜰기능이상의 증상을 경험한다. 따라서 문제들은 새로운 안뜰장애가 아닌 보상기전 상실에 의해 야기된다.

양쪽 안뜰장애들은 귀독성(ototoxicity), 자가면역, 귀질환 및 귀독성에 더해진 종양과 관련이 있다. 양쪽 안뜰장애와 관련된 이전의 상태들은 젊은 성인보다 나이가 많을 때 더 흔하다. 양쪽 안뜰상실의 가장 흔한 원인은 감염 후 항생제 치료이다(4장, 23장 참조). 노화에 따른 시각 및 몸감각 변화의 존재는 양쪽 안뜰상실 환자의 기능 회복을 복잡하게 만든다. 걸음걸이 및 움직임 기능이 떨어지는 노인 환자는 젊은 환자보다 보행기 혹은 지팡이 사용을 요구할 가능성이 높으며, 어두운 곳에서 보행이 어려울 것이다. 이러한 기능 결핍은 노인의 낙상과 상해를 예방하기 위해 환경적 · 행동적 적응들이 필요할 수 있다. 실용적인 제안 중 하나는 노인이 집의 조명을 밝게 하고, 특히 야간 조명을 밝게 하고 어둠 속에서는 되도록 걷지 않도록 교육하며 보행 시에는 반드시 손전등을 사용할 것을 권고한다. 욕실, 특히 욕조 또는 샤워실에서 잡을 수 있는 손잡이를 설치하면 노인들의 낙상을 줄이는데 도움이 될 것이다. 양쪽 안뜰상실을 가진 고령 환자는 양쪽 안뜰상실을 가진 많은 사람들이 운전을 하지 않거나 법에 따라 운전 능력이 제한되기 때문에 종종 활동과 참여에 제한을 받는다. 다른 사람들은 양쪽 안뜰기능저하를 가진 사람들이 운전을 포기하지 않아도 된다고 하기도 한다. 장기간 양쪽 상실을 가진 세 명의 사람들에게서 도로에서 운전하는 능력이 손상된 것처럼 보이지는 않았다(양쪽 상실의 범위가 7~20년 이상인 범위에서).

타원주머니와 둥근주머니의 기능

Utricular and saccular function

타원주머니와 둥근주머니의 평형반에서 평형모래(otoconia)의 존재는 중력의 당김과 선형 가속에 대해 이러한 구조물들을 민감하게 만든다. 이 결정체는 접착제 같은 물질로 고정되어 있으며, 퇴화와 재생은 정상적으로 발생된다. 또한 타원주머니와 둥근주머니 평형모래의 퇴행성 변화는 노화와 함께 증가하고, 고령자에서 더 적은 평형모래가 나타난다. 이 과정은 노인의 양성발작성체위현훈(benign paroxysmal positional vertigo, BPPV)(20장 참조)의 비교적 높은 발병률에 기여할 수 있다. 특발 양성발작성체위현훈 발병률은 60~70대 동안 최고조에 달하는 것으로 보고되었다. Baloh 등은 '어지럼'의 호소 증상을 가진 것으로 보이는 70세 이상 116명의 환자 중 25%가 양성발작성체위현훈을 보였다고 보고했다. Whitney 등은 안뜰 클리닉에 의뢰된 환자의 23%가 양성발작성체위현훈 진단을 받았고 평균 나이가 61세라는 것을 발견했다.

Oghalai 등은 양성발작성체위현훈을 진단받은 노인의 경우 더 많은 낙상에 관한 보고를 받았는데, 과거의 우울증을 지금까지 앓을 확률이 높았고 일상생활활동(activities of daily living, ADLs)의 제한을 나타내는 경우가 많았다. 일반적인 의료시설에 입소한 노인들의 9%는 딕스-홀파이크(Dix-Hallpike) 검사결과 양성을 보였으며, 고령자들 중 어느 누구도 균형장애나 안뜰장애는 보이지 않았다. Gamiz와 Lopez-Escamez는 양성발작성체위현훈 치료를 받은 60세 이상 성인의 82%가 30일간의 검진에서 딕스-홀파이크 검사결과가 음성인 것으로 나타났으므로 이는 노인이 성공적으로 이석증정복술(canalith repositioning maneuver)을 받았음을 나타낸다. 그들은 또한 양성발작성체위현훈을 가진 노인들이 이석증정복술을 받고 30일이 지난 후에 의학 결과 간이 의학 조사(medical outcomes short-form medical survey)와 약식 어지럼 장애 척도(dizziness handicap inventory, DHI) 값이 크게 바뀌었다고 보고했고, 증상이 개선되었음을 나타냈다. 딕스-홀파이크 검사는 나이 든 성인이 체위성어지럼이나 현훈을 호소하는 경우조차 종종 수행되지 않기 때문에 양성발작성체위현훈에 대한 진단이 이루어지지 않는 경우가 있다.

고령자가 젊은 사람보다 양성발작성체위현훈의 발병률이 더 높은 것으로 나타나는 이유와 관련하여 몇 개의 이론이 제안되었다. 양성발작성체위현훈은 경미한 머리외상과 당뇨병, 골다공증 및 골감소증, 평형모래에 갈라진 틈, 거대세포동맥염과 관련이 있다. 이러한 모든 상태들은 노년층에서 더 흔하다. 노화는 많은 시스템에 영향을 미치기 때문에 고령자에서 양성발작성체위현훈과의 인과관계를 결정하기가 매우 어렵고, 많은 노인에서 양성발작성체위현훈이 진행되는 경향이 있다. Gizzi 등은 심지어 과거에 양성발작성체위현훈을 경험한 사람과 혈연관계를 가진 사람들에게서 BPPV가 5배 더 존재하는 것을 알아냈고, 이는 유전자 연관과 관련될 수 있음을 나타낸다.

새롭게 개발된 어지럼 장애 척도(DHI)의 양성발작성체위현훈 하위분류는 균형 클리닉에 있는 노인들에게서 양성발작성체위현훈을 확인하는데 유용할 수 있다. 바로 누운 자세에서 앉은 자세로 움직이거나 구르기를 할 때, 나이가 든 환자가 어지럽거나 현훈을 겪는지의 여부를 결정하는 것은 새로운 하위척도에 포함된 주요 질문들 중 두 가지이다. 환자가 "예"라고 대답하면 양성발작성체위현훈을 가지고 있을 가능성이 상당히 높아진다.

환자가 양성발작성체위현훈 진단이나 양성발작성체위현훈과 일치하는 호소를 나타내지 않더라도, 유병률 때문에 노인의 경우 임상검진 중에 양성발작성체위현훈에 대해 항상 평가받는 것을 추천한다. 일부 환자의 경우 딕스-홀파이크 검사결과가 거짓 음성일 수 있으므로, Viirre 등은 임상의가 딕스-홀파이크 검사, 회전(roll) 검사를 수행한 뒤 처음 두 검사결과가 음성일 경우 딕스-홀파이크 검사를 반복할 것을 제안한다. Whitney 등은 또한 딕스-홀파이크를 반복할 뿐만 아니라 고령자와 다른 속도로 시험을 수행하여 평형모래를 이동시킬 것을 제안한다. 또한 검사자는 아침 일찍 양성발작성체위현훈의 증거를 발견할 가능성이 더 높다.

그러나 노인에서 양성발작성체위현훈에 대한 평가 또는 치료를 수행할 때 환자가 목뼈질환, 허리뼈질환 및 심폐질환을 가지고 있을 가능성을 고려해야 한다. 목뼈관절 운동범위는 위치검사 전에 평가되어야 한다. 관절염 혹은 목뼈질환으로 인한 가능한 구조적 변화 때문에 노인의 머리를 펌하고 돌릴 때 세심한 주의를 기울여야 하고, 미로가 수평 아래에 있지만 목은 펌되지 않도록 사용되는 위치는 치료 테이블을 기울여서 수정된다. 대안으로, 옆으로 누워서 하는 검사가 사용될 수 있다. 또한 척추-뇌바닥 부전이 의심되는 환자는 양성발작성체위현훈을 검사하고 치료하는 위치에 대한 방법을 결정할 때 세심한 주의가 필요하므로 척추뇌바닥동맥 손상에 대해 질문을 해야 한다. 환자가 오래된 병력의 목뼈질환(예: 류마티스관절염 또는 파제트병)을 앓고 있는 경우, 기립경사대(tilt table)는 검사 및 정복술을 실행하기에 유용하다. 정상압물뇌증 환자의 경우, 환자의 머리를 아래 방향에 두는 것과 관련된 가능한 문제점에 대해 신경외과의사의 조언을 들어야 한다. 또한 Bhattacharyya 등은 다운증후군, 목뼈신경뿌리병, 강직성 척추염, 허리통증을 가진 환자 그리고 노인의 병적인 비만에 대해 주의를 기울여야 한다고 제안했다.

여러 의학적 문제를 가지고 있는 노인과 80세 이상 노인의 경우에는 정복술 시행 시 더 천천히 움직이는 것이 중요하다. 노인에서의 정복술의 궁극적인 성공률은 젊은 사람들과 비슷하지만 한 번 이상의 내원이 필요할 수도 있다. 그 차이의 이유는 노인 환자들에서 효과적인 치료를 위한 충분한 목 펌 및 돌림 둘 다를 얻기가 어렵기 때문이라고 생각된다. 병적 골절을 피하기 위해 전이성 암이 있거나 혈관 기능부전을 예방하기 위해 뇌혈관 사고가 있었던 사람도 주의를 기울여야 한다. 환자가 움직이는 것이 힘이 들고 여러 질환이 있는 경우 환자의 위치 변경을 돕기 위해 두 명의 임상의가 있는 상태에서 정복술을 수행한다.

또 다른 특수 그룹은 정신적 · 신체적 장애가 있는 노인이다. 가족 구성원이 참석하는 것은 노인에게 정복술이 해롭지 않다고 확신을 주는 데 도움이 된다. 정신적 장애를 겪고 있는 노인들은 이석정복술을 겪는 것을 매우 무서워한다. 예방 차원에서 비정상적으로 높거나 낮은 혈압을 가진 75세 이상 사람들의 혈압을 일상적으로 모니터링해야 한다.

안뜰기능 검사들

정교한 검사 없이는 안뜰결핍이 진짜 어지럼의 원인인지 여부를 판단하는 것은 어렵다(10장, 11장 참조). 노인에 대한 이 검사의 결과는 주의 깊게 해석되어야 하며 연령과 관련된 정상 수치에 기반을 두어야 한다. 예를 들어, 90대인 경우 온도눈떨림검사는 양쪽 안뜰상실을 기록할 수 있지만, 실제로는 양쪽 안뜰결핍이 없을 수 있다.

시야 결핍 Visual deficits

시력, 시조절(accommodation)할 수 있는 능력, 원활추종눈운동은 나이가 들면서 감소한다. 노화와 관련된 이러한 정상적인 변화는 안뜰신경 손상이 더 심해진 후 재활을 할 수 있다.

어두운 곳에 적응할 수 없다는 사실은 문헌에서 노인이 낙상하는 이유 중 하나인 것으로 나타났다. 어둠의 적응 문제와 안뜰기능장애가 함께 존재한다면 노인들이 충분한 빛이 있는 곳에서 어두운 곳으로 또는 그 반대로 이동할 때 위험할 수 있다. 이러한 빛의 변화는 노인들에게 1분 이상 일시적인 실명을 유발하는 것으로 나타났다.

어둠적응(암순응) 외에도, 시력과 대조 민감도는 노인의 낙상과 관련이 있으며 안뜰질환 후 불균형 장애와 연관이 있을 수 있다. 고령자는 백내장, 녹내장, 시력을 손상시키는 평형반 퇴행과 같은 다른 눈질환을 가지고 있을 수 있다. 백내장은 일반적으로 렌즈를 흐리게 하고 흐린 시력을 유발할 수 있다. 평형반 퇴행 환자의 경우 반대로 주변시력에 악영향을 미치지 않으면서 근시 및 원시에 영향을 준다. 녹내장 환자는 주변시력에 어려움을 겪는다. 한쪽 눈의 백내장과 같은 거리인지(depth perception) 장애와 복시는 직립 자세를 유지하는 것을 더욱 어렵게 만든다. 또한 다초점 렌즈는 노인들의 낙상과 관련이 있다. Lord 등은 다초점 또는 삼중초점 렌즈를 꾸준히 착용한 사람들이 낙상할 가능성이 더 높았으며, 집밖에서 넘어지거나 휘청거리는 경우가 더 많을 뿐 아니라 특히 계단을 내려갈 때 더 위험한 것으로 보고했다.

집을 검사하는 것은 시각질환이 있는 사람이 집에 위험이 없음을 확인하는 데 매우 도움이 된다. 미국 안전보장이사회에서 개발한 주택 안전 점검표는 가정의 낙상위험을 식별할 수 있는 훌륭한 도구이다(글상자 25.1). 기술된 시각질환은 잠재적으로 낙상의 위험을 높이고 환자의 재활 과정을 복잡하게 한다. 위험을 줄이기 위해 물리치료사나 작업치료사(저시력 전문가)가 집을 방문하는 것은 시각손상이 있는 사람들에게 매우 유용한 중재가 될 수 있다.

몸감각 변화들 Somatosensory changes

고령자는 몸감각 기능이 감소될 가능성이 더 크다. 말초신경계의 연령과 관련된 전기생리학적 및 기능 감소는 건강한 대상자 및 신경병리학적 질환이 있는 환자군으로 설명되었다. 이러한 나이와 관련된 몸감각 변화는 진동 및 수동운동 감각을 감소시키고 하지 반응 시간을 증가시킬 수 있다. 신경병증으로 인한 축삭 퇴행과 같은 병리학적 변화는 먼쪽 몸감각 이상을 초래한다. 이러한 몸감각 변화는 기능적 영향을 지닌다. Ducic 등, Reid 등은 정적 기립 균형(동요 단면도; sway profile)에 변화가 있다고 보고했다. 왜냐하면 말초신경병증에서 먼쪽에 대한 감각이 감소되기 때문이다.

고령자는 먼쪽 팔다리의 진동을 감지하는 데 어려움이 있고 작은 단일 미세섬유를 감지할 때는 민감하지 못하다. 노인들에게서 당뇨병은 먼쪽 몸감각과 시야의 변화를 일으키는 가장 흔한 증상 중 하나이다.

글상자 25.1

낙상 위험 감지를 위한 가정 안전 점검표

집안 돌보기

1. 흘리면 바로 청소합니까?	YES	NO
2. 바닥과 계단을 깨끗하고 어수선하지 않게 유지합니까?	YES	NO
3. 책, 잡지, 바느질 용품 및 기타 물건들을 다 쓰자마자 치우고 바닥이나 계단에 절대 두지 않습니까?	YES	NO
4. 자주 사용하는 품목을 쉽게 찾아볼 수 있는 선반에 보관합니까?	YES	NO

바닥

5. 새로 닦은 바닥이 모두 마르기 전에 걷지 못하게 합니까?	YES	NO
6. 바닥에 왁스를 칠하는 경우, 두 번 얇게 바르고 각각 철저히 버프닝하거나 그 밖의 자가 광택제, 미끄러지지 않는 왁스를 사용합니까?	YES	NO
7. 모든 작은 양탄자에는 미끄러지지 않는 뒷면이 있습니까?	YES	NO
8. 계단의 꼭대기와 바닥에 있는 작은 양탄자를 치웠습니까?	YES	NO
9. 카펫의 모든 가장자리가 압정으로 고정되었습니까?	YES	NO
10. 깔개와 양탄자는 가장자리가 닳지 않고 닳은 부분이 없으며 찢어진 곳이 없습니까?	YES	NO
11. 짧고 빽빽한 털이 있는 양탄자와 카펫를 선택했습니까?	YES	NO
12. 양탄자와 카펫이 양질의 중간 두께 패드 위에 설치되어 있습니까?	YES	NO

욕실

13. 고무 매트 또는 미끄럼 방지 스티커를 욕조 또는 샤워실에서 사용합니까?	YES	NO
14. 욕조 또는 샤워 벽에 단단히 고정시켜 놓은 손잡이가 있습니까?	YES	NO
15. 욕실 바닥에 미끄럼 방지를 한 양탄자가 있습니까?	YES	NO
16. 손이 닿기 쉬운 용기에 비누를 보관합니까?	YES	NO

이동 경로

17. 가구를 우회하는 일 없이 집안의 모든 방, 한 방에서 다른 방으로 걸어다닐 수 있습니까?	YES	NO
18. 침실에서 욕실까지 가는 길목에 장애물이 없습니까?	YES	NO
19. 전화기 및 전기 장치 코드는 사람들이 걸어 다니는 곳과 멀리 떨어져 있습니까?	YES	NO

조명

20. 모든 출입구 근처에 조명 스위치가 있습니까?	YES	NO
21. 그늘진 곳을 없애기에 충분한 조명이 있습니까?	YES	NO
22. 침대에서 쉽게 닿을 수 있는 램프 또는 조명 스위치가 있습니까?	YES	NO
23. 욕실과 침실에서 욕실로 연결되는 복도에 야간 조명이 있습니까?	YES	NO
24. 모든 계단에 불이 잘 들어옵니까?	YES	NO
25. 계단의 상단과 하단 모두에 조명 스위치가 있습니까?	YES	NO

계단

26. 단단히 고정된 난간은 계단의 양쪽에 계단의 전체 길이만큼 설치되어 있습니까?	YES	NO
27. 잘 잡을 수 있도록 벽에서 난간이 눈에 띕니까?	YES	NO
28. 계단 끝에 닿으면 경각심을 느낄 수 있도록 난간의 모양이 뚜렷합니까?	YES	NO
29. 모든 계단이 부서지거나 처지거나 경사진 계단 없이 양호한 상태입니까?	YES	NO
30. 모든 계단 카펫 및 금속 가장자리가 단단히 고정되어 있으며 양호한 상태입니까?	YES	NO
31. 계단을 오를 때마다 켜지는 조명으로 교체했거나 조명이 잘 들어옵니까?	YES	NO

글상자 25.1(계속)

낙상 위험 감지를 위한 가정 안전 점검표

사다리 및 계단식 의자

32. 높은 찬장 선반과 옷장 선반에 닿을 때 사용하는 튼튼한 계단식 의자가 있습니까?	YES	NO
33. 사다리와 계단식 의자는 양호한 상태입니까?	YES	NO
34. 항상 작업에 충분한 높이의 계단식 의자나 사다리를 사용합니까?	YES	NO
35. 항상 사다리나 계단식 의자를 잡동사니가 없는 단단하고 평평한 바닥에 놓습니까?	YES	NO
36. 사다리나 계단식 의자를 오르기 전에 항상 완전히 열려 있는지, 사다리 스프레더가 잠겨 있는지 확인합니까?	YES	NO
37. 사다리 또는 계단식 의자를 사용할 때 계단을 마주보고 몸을 측면 레일 사이에 유지합니까?	YES	NO
38. 계단식 의자 꼭대기에 서 있거나, 계단의 꼭대기에서 두 번째 단계 이상으로 올라가는 것을 피합니까?	YES	NO

아웃도어 영역

39. 마당과 다른 지역의 산책로와 진입로에서 휴식을 취하고 있습니까?	YES	NO
40. 잔디밭과 정원에 구멍이 있습니까?	YES	NO
41. 사용하지 않을 때 정원 도구와 호스를 치웁니까?	YES	NO
42. 옥외에는 바위, 느슨한 보드 및 기타 걸려 넘어질 위험이 있습니까?	YES	NO
43. 야외 산책로, 계단 및 현관을 젖은 나뭇잎과 눈이 없는 상태로 유지합니까?	YES	NO
44. 눈이 내리거나 얼어 붙은 후에 가능한 한 빨리 제설제를 언 곳이 많은 야외에 뿌립니까?	YES	NO
45. 출입구에 사람들이 발을 닦을 매트가 있습니까?	YES	NO
46. 미끄러운 표면 위를 걷는 것을 피할 수 없을 때 걷는 가장 안전한 방법을 알고 있습니까?	YES	NO
47. 신발 밑창과 발꿈치가 잘 붙습니까?	YES	NO
48. 잘 맞고 발에서 잘 떨어지지 않는 집 슬리퍼를 착용합니까?	YES	NO
49. 스타킹을 신고 걷는 것을 피합니까?	YES	NO
50. 집이나 마당에서 일할 때 낮은 굽의 옥스포드, 로퍼 또는 양질의 운동화를 착용합니까?	YES	NO
51. 부츠나 덧신장화의 신발 밑창이나 발꿈치가 너무 매끈하게 닳아서 젖은 노면이나 얼음판에서 미끄러지는 것을 방지할 수 있을 때 교체합니까?	YES	NO

개인 주의사항

52. 외부 가구와 같은 예기치 않은 위험에 항상 주의합니까?	YES	NO
53. 어린 손자들이 방문하면, 바닥에서 놀고 있는 어린이들과 바닥에 남아 있는 장난감들을 경계합니까?	YES	NO
54. 반려동물이 있는 경우 경로를 따라 갑작스러운 움직임이 있는지, 반려동물이 발 밑으로 들어가는지에 대한 경각심을 가지고 있습니까?	YES	NO
55. 부피가 큰 짐을 운반할 때 시야를 방해하지 않는지 확인합니까?	YES	NO
56. 큰 짐을 가능한 한 작은 짐으로 나눕니까?	YES	NO
57. 손을 뻗거나 구부릴 때, 머리를 뒤로 젖히거나 너무 많이 돌리지 않도록 단단히 받쳐줍니까?	YES	NO
58. 높은 곳에 닿기 위해 항상 사다리 또는 계단을 사용하며 의자는 절대 사용하지 않습니까?	YES	NO
59. 항상 신중하게 움직이고 전화 또는 초인종에 대답하기 위해 서두르지 않습니까?	YES	NO
60. 누운 자세에서 앉은 자세로, 앉은 자세에서 선 자세로 바꿀 때 균형을 잡는데 시간이 걸립니까?	YES	NO
61. 욕조 또는 샤워기에서 위치를 바꿀 때 손잡이를 잡습니까?	YES	NO
62. 적당한 운동, 좋은 식단, 적절한 휴식, 정기적인 건강검진을 통해 컨디션을 유지합니까?	YES	NO
63. 안경을 쓴다면 시력검사를 정기적으로 하여 현재 시력에 맞는 안경을 사용하고 있습니까?	YES	NO
64. 가을에 부상을 줄이는 방법을 알고 있습니까?	YES	NO
65. 혼자 사는 경우 친구나 이웃과 매일 만납니까?	YES	NO

낙상 위험을 확인한 후에는 위험을 제거하거나 줄여야 합니다.
무응답마다 1점이 추가됩니다. 우수: 1~7점; 양호: 8~14점; 위험: 15점 이상

근육뼈대계 결핍 Musculoskeletal deficits

안뜰질환을 가지고 있는 노인의 재활에 있어서 또 다른 잠재적인 어려움은 근육뼈대계를 포함한다. 악력강도 평가는 고령자의 근력에 대한 전반적인 관념을 얻는 가장 효과적인 방법 중 하나이다. 체계적인 검토는 사망률, 장애 발병 및 질병 후 부정적인 결과들이 낮은 악력과의 관련을 나타냈다. 고령자는 쇠약이 있거나 심지어 병인들 중 근육마비가 있을 수 있다. 소아마비 및 뇌성마비와 같은 기저 질환을 가진 노인들의 경우 후에 발병한 안뜰질환을 치료하기가 더 어렵다.

쇠약은 노인에서 다리, 특히 발목에서 매우 흔하다. 발목 근력에 주의를 기울이는 것이 환자의 재활에서 매우 중요하다. 자세 조절 역진자 모델(inverted pendulum model)은 발목이 자세 조절의 유지에 중요한 역할을 한다는 것을 보여준다. 발 및 발목 근육은 많은 노인 환자에서 매우 약하게 나타나며 근력 훈련이 필요할 수 있다. 발가락 굽힘 근력과 발가락 변형은 최근 전향적 연구에서 낙상 증가와 관련이 있다. Waddington 등은 워블보드(wobble board)를 이용한 훈련이 발목에서의 움직임을 구별할 수 있는 노년층의 능력을 향상시킨다는 것을 발견했다.

기립성 저혈압 Postural hypotension

안뜰질환이 있는 환자는 종종 어지럼이나 불균형을 호소한다. 이 어지럼은 자세 변화와 관련된 기립성 저혈압 때문에 머리가 어지러운 것과 구별되어야 한다. 기립성 저혈압과 안뜰성 어지럼은 주의 깊게 검사하지 않으면 쉽게 혼동할 수 있다. 일반적으로 기립성 저혈압 환자는 서려고 할 때 어찔하거나 어지럼이 생기면서 증상이 몇 초 동안 지속된다. 환자는 10분 동안 바로 누운 자세로 있어야 하며, 그 다음 일어서서 사지를 커프로 감싸고 혈압을 측정해야 한다. 일어선 직후, 즉시 혈압을 측정한다면 바로 누운 자세에서 서 있는 상태로 이동 시 수축기 압력이 20mmHg 이상 떨어지게 되며 기립성 저혈압을 나타낸다. 고령자가 흔히 복용하는 이뇨제와 항고혈압제를 포함한 많은 약물은 기립성 저혈압을 일으킬 수 있다. 기립성 저혈압만으로도 위치를 신속하게 바꿀 때 환자가 겪는 큰 어지럼 때문에 낙상 위험에 처할 수 있다. 기립성 저혈압에서 발생할 수 있는 실신은 결코 안뜰질환의 결과로 단독으로 발생하지 않는다. 자세 전환이 어려운 또 다른 형태는 바로 누운 자세에서 기립 자세로 움직일 때 나타나는 기립자세빠른맥증후군(postural orthostatic tachycardia syndrome, POTS)으로 불린다.

소뇌위축증 Cerebellar atrophy

고령자는 협응이 어렵고, 천천히 움직이는 경향이 있다. 소뇌질환자는 균형 치료로 호전되는 것으로 보인다(29장, 30장 참조). 소뇌위축증 노인이 비정상적인 노화의 징후인 것은 드문 일이 아니다. 소뇌위축증 환자는 대부분 현훈, 어지럼 또는 난청에 대해 호소하지 않는다. 그들의 주 호소는 종종 균형이 몇 년에 걸쳐 점점 악화되고 있는 것이다. 보행 리듬을 연습하는 것은 이러한 환자에게 매우 도움이 된다. 왜냐하면 보폭이 다양할 수 있고, 보행 중에 불안정하게 만들 수 있기 때문이다.

백질 질환

연구에 따르면 백질 질환(white matter disease)을 앓고 있는 고령자는 낙상의 위험이 더 높다고 제시했다. 이것은 노년층에서 백질 질환이 낙상 가능성을 높이는 인자가 될 수 있는 것과 관련된 새로운 연구 분야이다. 이러한 높은 수준의 보행 장애는 이마엽의 질병 및 바닥핵, 뇌줄기 및 소뇌 연결과 관련이 있다. 저자들은 백질 질환이 노인의 보행 어려움을 20~30% 차지할 수 있다고 제시했다. 높은 수준의 보행 질환은 다음과 같은 특징이 설명되었다. 넓은 걸음, 발을 끄는 걸음(작은), 느린 보행 속도, 보행과 함께 이차적 과제 수행의 어려움, 뻣뻣한 다리 걷기, 보행 주기 시작의 어려움 그리고 자석걸음으로 설명된 것이 해당된다. 앞이마엽위축과 소뇌위축을 가진 노인에서 지연된 보행 속도와 반-일자 걸음이 보고되었다. 백질의 감소는 T2 강조 영상에서 자주 나타나는 인지 척도의 변화와 관련이 있다. 영상이 발달함에 따라 백질 질환이 있는 노인에서는 보행 및 인지기능과 관련하여 더 큰 증거가 축적될 것이다.

낙상의 두려움 Fear of falling

안뜰질환이 있는 노인이 겪는 또 다른 공통적인 문제는 낙상에 대한 두려움이다(29장, 30장 참조). 균형 수행과 자신감은 지역사회에서 살고 있는 노인들과 관련이 있다. 안뜰상실을 가진 고령의 노인들은 종종 낙상에 대한 두려움을 느끼고, 그 결과로 활동 수준을 감소시킬 수 있다. 낙상에 대한 두려움은 고령자를 매우 무능하게 하고 실제로 최적의 기능을 방해할 수 있다. Tinetti 등은 치료사가 환자와 함께 낙상에 대한 두려움을 줄이고 기능을 향상시킬 것을 제시했다. 또한 낙상에 대한 두려움을 표현한 안뜰질환을 가진 노인들은 우울병의 병력도 보고했다.

환자에게 낙상에 관해 질문할 때 치료사는 환자와 같은 '낙상'의 정의를 사용해야 한다. 최근의 체계적인 문헌고찰에서는 손상을 야기하는 낙상과 관련하여 정의, 측정 또는 기록을 위한 표준화된 방법이 없었다. 치료사는 환자가 실제로는 아니지만 바닥에 부딪히는 것에 근접한 '낙상에 가까운' 것들이 많은지 알아내야 한다. 원인불명의 낙상은 치료사와 상관이 있으므로 원인을 확인하기 위해 더 조사해야 한다. 환자가 낙상 중 부상을 입었거나 의학적 주의가 필요한지 알아보는 것은 또한 낙상 보고서의 심각성을 더 잘 이해하는 데 매우 중요하다.

주의력 Attention

노인의 자세 조절에서 주의력의 역할은 중요하다. Shumway-Cook 등은 고령자가 서 있는 동안의 자세 조절을 연구하면서 나이 든 사람이 젊은 성인과 다른 방식으로 요인들을 배분한다는 사실을 발견했다. 이 연구자들은 균형 과제와 간단한 인지 작업을 동시에 수행하는 경우 노인들의 균형이 젊은 사람들보다 더 큰 영향을 받는다는 것을 발견했다. 낙상 병력을 가진 노인들은 압력 중심을 측정한 검사에서 균형이 크게 변했다. Ludin-Olssen 등은 요양원에서 보행 보조장치를 가지고 걸으면서 말을 하는 노인이 걷는 동안 말을 하지 않은 사람들보다 넘어질 가능성이 높은 것을 알아냈다.

'주의력자원'의 개념은 흥미로우며, 이는 임상에 통합될 수 있다. 따라서 클리닉에서 걷는 데 큰 어려움을 가진 나이 많은 환자들에게 걷는 것과 말하는 것을 동시에 하지 않도록 지도해야 한다. 환자들은 Ludin-Olssen 기사의 제목을 의역한 "말하는 동안 걷는 것을 멈추라"는 지도를 받았다. 최근의 근거는 양쪽 안뜰이 상실된 사람이 보행과 대화 동안 연령별 대조군에 비해 보행 수행력이 더 나쁜 것을 보고했다.

우울증 Depression

안뜰질환이 있는 노인은 우울증을 앓고 있을 수 있다. 따라서 노인우울척도(geriatric depression screening scale)가 노인 우울증 선별척도에 수행될 수 있다. 이 척도는 환자가 지난 한 주 동안 어떻게 느꼈는지에 대해 묻는 30개의 "예" 또는 "아니오" 질문으로 구성된다. 이 검사는 사용이 간편하며 치료사가 정신 건강 협진 여부를 결정하는 데 도움이 될 수 있다.

인지와 우울증은 환자가 운동 프로그램을 수행하는 능력에 영향을 준다. 우울증을 앓고 있거나 집에서 거의 지원받지 못하는 노인은 클리닉에서 더 자주 보아야 할 수도 있으며, 치료사가 보다 면밀히 모니터링해야 할 것이다. 치료 중재에 대해 무관심하거나 부정적인 태도를 보이는 환자는 단순히 '동기 부족'으로 처리되어서는 안 된다. 공존하는 우울증은 무관심의 원인일 수 있다. 불안은 안뜰질환자의 우울증보다 더 흔히 보고되었다. Jacob, Clark 등은 불안이 안뜰기능이상과 크게 관련되어 있다고 제시했다. 어지럼 장애 척도(DHI)는 백 우울척도(Beck depression inventory)와 관련이 있으며 우울증을 경험할 수 있는 안뜰질환이 있는 사람을 검사하는 데 도움이 될 수 있다.

안뜰질환을 가진 노인의 낙상 위험
Risk of falling in older adults with vestibular disorders

안뜰 클리닉에 내원하는 노인에게서 낙상의 실질적인 위험은 알려져 있지 않다. 안뜰 클리닉에 내원하는 평균 나이가 62세인 247명 중 36.8%가 지난 6개월간 한 번 혹은 그 이상의 낙상을 겪은 것으로 보고되었다. 다양한 연구가 물리치료 중재 후 낙상률의 감소를 보고했다.

노인에 대한 낙상의 위험도를 파악하는 데 사용할 수 있는 표준화된 수단이 있다. 균형을 평가하는 데 사용할 수 있는 특정 수단은 버그 균형 척도(Berg balance scale, BBS), 동적 보행 지수(dynamic gait index) 및 기능적 뻗기 검사(functional reach test)가 있다. 버그 균형 척도는 파킨슨 질환이나 뇌졸중을 앓거나 노쇠한 노인의 균형을 평가하는 데 광범위하게 사용되었다(글상자 25.2). 또한 안뜰기능이상을 가진 사람에게 사용하는 데 유효하다. 이 14개 문항의 검진은 점점 더 어려운 자세에서 환자의 균형을 평가하며 최대 점수는 56점이다. 56점에서 36점으로 점수가 낮아짐에 따라 낙상위험이 증가한다. Shumway-Cook 등은 버그 균형 척도에서 36점 이하의 지역사회에 거주하는 고령자의 낙상 위험률은 100%라고 결정했다.

글상자 25.2

버그 균형 척도

1. 앉은 자세에서 서기

설명: 일어서 주세요. 지지하기 위해 손을 사용하지 마세요.

채점: 적용되는 가장 낮은 범주에 표시하십시오.

(4)	(3)	(2)	(1)	(0)
손을 사용하지 않고 서서 독립적으로 안정될 수 있다.	손을 사용하여 독립적으로 설 수 있다.	여러 번 시도한 후에 손을 사용하여 설 수 있다.	서거나 안정되기 위해 최소한의 도움이 필요하다.	안정화를 위해 중간 또는 최대 보조가 필요하다.

2. 지지 없이 서기

설명: 붙잡지 않고 2분 동안 서 있으세요.

채점: 적용되는 가장 낮은 범주에 표시하십시오.

(4)	(3)	(2)	(1)	(0)
안전하게 2분을 서 있을 수 있다.	감독과 함께 2분간 서 있을 수 있다.	지지받지 않고 서 있을 수 있다.	30초 동안 서 있으려면 몇 번을 시도해야 한다.	보조 없이 30초 동안 서 있을 수 없다.

피험자가 안전하게 2분 동안 서 있을 경우, 지지하지 않은 앉은 자세에 대해 전체 점수를 기록하십시오. 위치 변경은 선 자세에서 앉은 자세로 진행하십시오.

3. 발을 바닥에 지지하지 않은 앉은 자세

설명: 팔짱을 끼고 2분 동안 앉아 있으세요.

채점: 적용되는 가장 낮은 범주에 표시하십시오.

(4)	(3)	(2)	(1)	(0)
2분 동안 안전하게 앉아있을 수 있다.	감독하에 2분 동안 앉아 있을 수 있다.	30초 동안 앉아있을 수 있다.	10초 동안 앉아있을 수 있다.	10초도 지지 없이 앉아있을 수 없다.

4. 선 자세에서 앉기

설명: 앉으세요.

채점: 적용되는 가장 낮은 범주에 표시하십시오.

(4)	(3)	(2)	(1)	(0)
최소한의 손 사용으로 안전하게 앉는다.	손으로 하강을 제어한다.	하강을 제어하기 위해 의자의 다리 뒤를 기대어 사용한다.	통제되지 않은 하강을 사용하여 독립적으로 앉는다.	앉으려면 도움이 필요하다.

글상자 25.2(계속)

버그 균형 척도

5. 이동

설명: 의자에서 침대로 옮겨갔다가 다시 돌아오세요(팔걸이가 있는 의자로 이동하는 것과 팔걸이가 없는 의자로 이동하는 것).

채점: 적용되는 가장 낮은 범주에 표시하십시오.

(4)	(3)	(2)	(1)	(0)
약간의 손 사용으로 안전하게 이동할 수 있다.	확실히 손이 필요하지만 안전하게 이동할 수 있다.	언어적 지시로 이동이 가능하고 확실히 손이 필요하다.	도움을 줄 사람이 한 명 필요하다.	안전을 도모하거나 감독하는 데 두 사람이 필요하다.

6. 눈을 감은 채 지지 없는 선 자세

설명: 눈을 감고 10초 동안 가만히 있으세요.

채점: 적용되는 가장 낮은 범주에 표시하십시오.

(4)	(3)	(2)	(1)	(0)
안전하게 10초 동안 버틸 수 있다.	감독과 함께 10초간 버틸 수 있다.	3초간 버틸 수 있다.	3초 동안 눈을 감을 수 없지만 안정적이다.	넘어짐을 막기 위해 도움이 필요하다.

7. 양발을 붙이고 지지없는 선 자세

설명: 발을 붙이고 서서 움직이지 마세요.

채점: 적용되는 가장 낮은 범주에 표시하십시오.

(4)	(3)	(2)	(1)	(0)
발을 독립적으로 배치하고 안전하게 1분을 서 있을 수 있다.	독립적으로 발을 배치할 수 있고 감독과 함께 1분 동안 서 있을 수 있다.	독립적으로 발을 놓을 수는 있지만 30초 동안 서 있을 수는 없다.	자세를 유지하는 데 도움이 필요하지만 15초간 발을 붙이고 서 있을 수 있다.	자세를 유지하는 데 도움이 필요하고 15초 동안 서 있을 수 없다.

다음 항목은 지지 없이 서 있는 상태에서 수행합니다.

8. 팔을 뻗은 채 앞으로 도달하기

설명: 팔을 90°로 들어 올리세요. 가능한 한 손가락을 쭉 펴고 할 수 있는 한 최대한 멀리 앞쪽으로 뻗으세요(시험관은 팔이 90°에 있을 때 손가락 끝 부분에 눈금자를 놓는다. 손가락이 앞으로 도달하는 동안 눈금자를 만져서는 안 되며, 기록된 측정값은 시험자가 가장 앞쪽으로 기울어진 위치에 있을 때 손가락이 앞으로 도달하는 거리이다).

채점: 적용되는 가장 낮은 범주에 표시하십시오.

(4)	(3)	(2)	(1)	(0)
10inch 이상 자신감 있게 앞으로 나아갈 수 있다.	앞으로 5inch 이상 안전하게 도달할 수 있다.	앞으로 2inch 이상 안전하게 도달할 수 있다.	앞으로 나아가지만 감독이 필요하다.	넘어짐을 막기 위해 도움이 필요하다.

9. 바닥에서 물건 집기

설명: 발 앞에 놓인 신발/슬리퍼를 집으세요.

채점: 적용되는 가장 낮은 범주에 표시하십시오.

(4)	(3)	(2)	(1)	(0)
슬리퍼를 안전하고 쉽게 집어 들 수 있다.	슬리퍼를 집어 들 수 있지만 감독이 필요하다.	집어 들 수는 없지만 슬리퍼에서 1~2inch에 이르며 독립적으로 균형을 유지한다.	집어 들 수 없고, 시도 도중 감독을 필요로 한다.	시도할 수 없거나 넘어지지 않게 유지하는 데 도움이 필요하다.

글상자 25.2(계속)

버그 균형 척도

10. 뒤돌아 왼쪽 및 오른쪽 어깨 너머로 보기

설명: 왼쪽 어깨 너머로 또는 뒤쪽으로 돌아보세요. 오른쪽으로 반복하세요.

채점: 적용되는 가장 낮은 범주에 표시하십시오.

(4)	(3)	(2)	(1)	(0)
양쪽에서 뒤돌아 보고 체중 이동이 잘 된다.	한쪽 면만 뒤돌아 보고, 다른 쪽의 체중 이동이 적다.	옆으로만 회전하지만 균형을 유지한다.	회전 시 감독이 필요하다.	넘어짐을 방지하는데 도움이 필요하다.

11. 360° 회전

설명: 완전히 원을 그리며 돌아보세요. 멈춘 다음 다른 방향으로 원을 그리며 돌아보세요.

채점: 적용되는 가장 낮은 범주에 표시하십시오.

(4)	(3)	(2)	(1)	(0)
각 측면에서 4초 미만으로 360°를 안전하게 돌 수 있다.	4초 이내에 360°를 안전하게 한쪽만 돌 수 있다.	안전하게 360° 회전할 수 있지만 천천히 돈다.	면밀한 감독이나 언어적 지시가 필요하다.	회전하는 동안 도움이 필요하다.

지지없이 서 있는 동안 동적 체중 이동

12. 스텝 터치 측정 스툴 카운트

설명: 각 발을 스툴 위에 번갈아 놓습니다. 각 발이 의자에 4번 닿을 때까지 계속하세요.

채점: 적용되는 가장 낮은 범주에 표시하십시오.

(4)	(3)	(2)	(1)	(0)
독립적으로 안전하게 서 있을 수 있고 20초 안에 8단계를 완료한다.	독립적으로 서서 8단계 이상에서 20초 이상 소요된다.	도움 없이 4단계를 완료할 수 있지만 감독이 있어야 한다.	2단계 이상을 완료할 수 있으며, 최소한의 도움이 필요하다.	넘어지거나 실패하지 않기 위해 도움이 필요하다.

13. 지지되지 않은 한 발을 다른 발 앞에 놓고 서기

설명: 한 발을 다른 발 앞에 최대한 가깝게 놓으세요.

채점: 적용되는 가장 낮은 범주에 표시하십시오.

(4)	(3)	(2)	(1)	(0)
발을 나란히 놓을 수 있고 30초간 유지할 수 있다.	한 발 앞서서 30초간 유지할 수 있다.	독립적으로 작은 발걸음을 내딛고, 30초간 유지한다.	단계를 수행하는 데 도움이 필요하며 15초간 유지한다.	발을 앞으로 놓을 때 또는 서 있는 동안 균형을 잃는다.

14. 한 발로 서기

설명: (무릎을 구부리면 안 됨) 아무것도 잡지 않고 가능한 한 오랫동안 한 발로 서 주세요.

채점: 적용되는 가장 낮은 범주에 표시하십시오.

(4)	(3)	(2)	(1)	(0)
다리를 독립적으로 들 수 있다. 10초 이상 버틸 수 있다.	다리를 독립적으로 들 수 있다. 또는 도움이 필요한 경우 5~10초 서 있을 수 있다.	다리를 들어 올리려고 시도한다. 3초간 유지할 수 없다.	적절한 조치가 필요하다. 15초간 유지한다.	할 수 없다; 시도하거나 넘어지는 것을 방지하기 위해 도움이 필요하다.

총 점수 ____________________

최고 점수 ____________________

다른 사람들은 45점을 넘는 고령자가 준거 점수(cut-off) 이하의 사람들보다 낙상할 가능성이 적다고 보고했다. 버그 균형 척도와 간이-균형평가계통검사(mini-BESTest)는 최근에 비교되었으며 어떤 검사도 평균 66세의 참가자 그룹에서 천장 혹은 바닥 효과를 보이지 않았다.

동적 보행 지수(DGI)는 보행 중 머리를 움직이거나, 물체 주변을 걷고, 넘고, 급하게 멈추거나, 속도를 바꾸거나, 계단을 오르내리는 등 8개의 보행 과제로 구성된다. 이것은 낙상 위험을 확인하는 데 매우 유용하며, 신뢰할 수 있는 것으로 나타났다.

노인 개개인의 낙상 위험을 평가하는데 유용한 또 다른 수단은 기능적 뻗기 검사(FRT)이다. 검사는 노인 남성 재향군인들에게서 개발되었다. 이 검사는 걸음을 내딛지 않고 앞으로 뻗을 수 있는 환자의 의지 점수 차를 산출한다. 검사를 수행하기 위해 편평한 상태 또는 신발을 신지 않은 상태에서 지지 없이 30초 동안 서 있을 수 있어야 하며 어깨 굽힘 각도가 최소 90° 이상이어야만 한다. 환자들은 일반적으로 팔을 들어 올리고, 주먹을 쥐고, 그다음 벽이나 막대 자(yardstick)를 건드리지 않고 앞으로 뻗어야 한다. 검사를 완료하기 위해 어떤 전략이든 사용할 수 있다. Duncan 등은 기능적 뻗기 검사에서 6inch 또는 그 이하 점수의 노인들은 낙상 위험이 현저히 증가하는 것으로 나타났다. 6~10inch 사이의 사람은 중등도의 낙상 위험군이다. 그러나 이 검사에는 몇 가지 문제점이 있다. 기능적 뻗기는 키와 관련이 있다. 키가 큰 환자는 키가 작은 환자보다 더 긴 기능적 뻗기 점수를 갖는 것이다. 기능적 뻗기 점수는 재활과정 동안 변화하는 것으로 나타났다. Wernick-Robinson 등은 안뜰기능이상을 가진 사람에게는 이 검사가 가치가 거의 없다고 말했지만 어지럼이 있는 환자에게 기능적 뻗기를 때때로 적용하기도 한다. 기능적 뻗기 검사는 균형 문제를 호소하는 고령자에게 도움이 되는 것처럼 보이지만 안뜰질환자에게는 적은 분별적 가치를 가질 수도 있다.

균형 평가를 위한 설문지
Questionnaires for balance assessment

활동특이적균형자신감척도(activities-specific balance confidence scale, ABC)는 환자가 수행할 수 있거나 간병인이 관리할 수 있는 16개 항목의 설문지이다(글상자 25.3). 집 안팎에서 수행되는 16가지 활동 수행에 대한 환자의 인지된 자신감은 환자가 0(자신감 없음)에서 100(자신감 100%)의 범위에서 평가된다. 100에 가까운 점수는 좋은 점수를 의미한다. 활동특이적균형자신감척도와 어지럼 장애 척도(DHI)는 중간 정도의 음의 상관($r = 2.64$)를 보였으므로, 활동특이적균형자신감척도가 안뜰기능장애를 가진 사람에게 사용하기에 유용한 도구임을 나타낸다. 활동특이적균형자신감척도는 재활 과정의 변화에 민감한 것으로 보인다.

활동특이적균형자신감척도는 수정된 낙상 효능 척도(modified falls efficacy scale, MFES)와 비교되었다. 두 가지 척도는 지역사회 기반 노년층에서 사용할 수 있는 민감한 도구이며, 두 척도는 고-기능적인 사람들과 저-기능적인 사람들을 판별한다. Lajoie와 Gallagher는 활동특이적균형자신감척도에서 66% 이하 점수를 받은 노인들이 낙상위험이 높다고 보고했다. Myers 등은 이전에 활동특이적균형자신감척도에서 80% 이하 점수를 받은 사람은 약간 손상되었고, 50% 이하 점수를 받은 사람은 종종 집에서만 있어야 하는 사람(외출할 수 없는, home-bound)이라고 보고했다. 고령자는 활동특이적균형자신감척도 활동 16가지의 대부분을 큰 자신감을 갖고 수행할 수 있어야 한다.

안뜰 일상생활활동(vestibular activities of daily living, VADL) 척도는 안뜰기능이상이 있는 사람들의 생활에서 기능적 가능성을 결정하는 데 유용한 또 다른 설문지이다. 안뜰 일상생활활동 척도는 장애에 관한 Cohen 챕터에서 더 논의된다(7장 참조).

이동성, 균형 및 두려움 기준 설문지의 수정된 빠른 평가(modified fast evaluation of mobility, balance, and fear baseline, MFEMBAF) 설문지는 낙상 위험요소를 결정하는 데 매우 유용하다(글상자 25.4). 치료사는 위험

글상자 25.3

활동특이적균형자신감척도(ABC)

각 활동에 대해 다음 등급에서 해당 번호를 선택하여 신뢰 수준을 나타내십시오:

0%	10	20	30	40	50	60	70	80	90	100%
자신감 없음										자신감 있음

"__________ 할 때 당신이 균형을 잃거나 불안정해지지 않을 것이라고 얼마나 확신합니까?

1. 집 주변을 산책할 때 __________ %

2. 계단을 오르내릴 때 __________ %

3. 몸을 굽혀 옷장 바닥에서 슬리퍼를 집어 올릴 때 __________ %

4. 눈높이 선반에 있는 작은 통을 향해 손을 뻗을 때 __________ %

5. 발 끝으로 서서 머리 위로 손을 뻗을 때 __________ %

6. 의자에 서서 손을 뻗고 무언가를 찾을 때 __________ %

7. 바닥을 닦을 때 __________ %

8. 집 밖으로 나가서 차도에 주차된 차까지 걸어갈 때 __________ %

9. 차에 타거나 내릴 때 __________ %

10. 주차장을 가로질러 쇼핑몰까지 걸어갈 때 __________ %

11. 경사로를 오르거나 내려갈 때 __________ %

12. 사람들이 빠른 속도로 지나치는 붐비는 쇼핑몰에서 걸을 때 __________ %

13. 쇼핑몰을 걷다가 사람들과 부딪혔을 때 __________ %

14. 난간을 붙잡고 있는 동안 에스컬레이터에 올라타거나 내릴 때 __________ %

15. 난간을 붙잡을 수 없도록 꾸러미를 들고 에스컬레이터를 오르거나 내릴 때 __________ %

16. 얼어있는 보도 위를 걸을 때 __________ %

참가자 지침

다음 각각에 대해 0~100%까지 척도에서 백분율 점수 중 하나를 선택하여 균형을 잃거나 불안정해지지 않고 활동을 하는 데에 대한 자신감의 수준을 나타내십시오. 현재 해당 활동을 수행하지 않는다면 얼마나 자신감을 가질 수 있는지 상상해 보십시오. 일반적으로 보행 보조도구를 사용하여 활동을 수행하거나 누군가를 붙잡는 경우 이러한 지원을 사용하는 것처럼 자신감을 평가하십시오. 이러한 항목에 대한 답변에 질문이 있으면 관리자에게 문의하십시오.

채점 방법

ABC는 16점 척도이며 등급은 각 항목에 대해 정수(0~100)로 구성되어야 한다. 점수(가능한 범위 = 0~1,600)를 더하고 16으로 나누어 각 질문의 ABC 점수를 얻으십시오.

피험자가 #2, #9, #11, #14 또는 #15 질문에 대한 응답을 분리해서 할 때(위로 올라갈 때 vs 내려올 때 또는 오를 때 vs 내려올 때 등), 각각 구별하여 점수를 주게 하고(예를 들어, 계단 사용의 가능성과 같은 전체 활동을 제한할 것이기 때문에) 그 중 낮은 점수를 채택하십시오.

출처: Powell and Myers, 1995. Reprinted with permission of the Gerontological Society of America, 1030 15th Street, NW, Suite 250, Washington, DC 20005, via Copyright Clearance Center, Inc.

글상자 25.4

이동성, 균형 및 두려움 기준 설문지의 수정된 빠른 평가

이름 ______________________ 나이 ______/______/______ 성별 _________ 키 _________ 체중 _________

혈압 _________

혼자 집에서 살고 있음 _________ 타인과 살고 있음 _________ 기관에서 살고 있음 _________

위험요인	예	아니오
1. 일상생활의 두 가지(또는 그 이상) 기본 활동(세탁, 요리, 옷 입기, 보행, 절제, 음식 섭취)에 대한 지원 필요	______	______
2. 일상생활의 두 가지(또는 그 이상) 도구적 활동(금전 관리, 쇼핑, 전화, 의약품)에 대한 지원 필요	______	______
3. 엉덩이, 무릎, 발목, 발 골절이나 관절에 문제가 있음	______	______
4. 언급된 관절에서 볼 수 있는 관절 후유증이 있음	______	______
5. 걷는 장치(예: 지팡이, 보행기)를 사용함	______	______
6. 신체 활동을 가정에서의 일상생활 기본 활동으로 제한함	______	______
7. 불안하다고 스스로 정의함	______	______
8. 현기증을 호소함	______	______
9. 불균형을 호소함	______	______
10. 기존의 자세성 저혈압을 시사하는 불만을 제기함	______	______
11. 당해 년도에 한두 번 넘어짐	______	______
12. 당해 년도에 두 번 이상 넘어짐	______	______
13. 낙상 후 필수간호가 필요함	______	______
14. 낙상 후 골절상을 입었음	______	______
15. 일반적으로 넘어지는 것을 두려워함	______	______
16. 실내(예: 욕조, 부엌)에서 넘어지는 것을 두려워함	______	______
17. 야외(예: 버스, 계단, 거리)에서 넘어지는 것을 두려워함	______	______
18. 넘어지는 것이 두려워 밖에 나가는 것을 피함	______	______
19. 정기적인 의료 감독이 필요한 세 가지 이상의 신체적 병리 현상을 제시함	______	______
20. 병리학은 가내 의료 사회 감독을 필요로 함	______	______
21. 낙상을 유발할 수 있는 특정 병리를 보여줌 • 신경학(예: 암, 말초신경병증, 다발성 경화증, 루푸스) • 심혈관계(예: 자세성 저혈압) • 근골격계(예: 총관절치환술, 관절염) • 감각(예: 시각 장애) • 기타(절단, 파킨슨병, 알츠하이머병)	______	______
22. 낙상과 관련하여 잠재적으로 위험할 수 있는 약물 복용 • 저혈압제 • 신경이완제 • 최면제/항불안제 • 항부정맥제 • 항파킨슨 • 진통제/항염증제 • 다양한 혈관 조절기	______	______

위험요인 (= "예" 답변 총 수) : ____________________

글상자 25.4 (계속)

이동성, 균형 및 두려움 기준 설문지의 수정된 빠른 평가

과제 완료
점수는 다음 각 요소에 대한 두려움, 통증, 이동성 어려움 및 힘의 결핍으로 결정된다.

과제	점수 (3, 2, 1)
1. 팔짱을 끼고 의자에 앉아 두 다리를 수평으로 들어 올림	________
2. 팔걸이가 있는 의자에 앉아서 도움 없이, 난간을 사용하지 않고 일어섬	________
3. 의자에 앉아 도움 없이 일어나서 5걸음 걷고 돌아서서 뒤로 가서 앉음	________
4. 한 발로 서기(왼발): 최소 5초 동안 도움 없이 왼발로 서 있음	________
5. 한 발로 서서 반복함(오른발)	________
6. 롬버그 검사: 발꿈치를 함께 잡고 눈을 감고 서 있으며 10초 동안 안정 상태를 유지함	________
7. 쪼그려 앉기: 도움 없이, 엉덩이가 무릎 수준에 도달할 때까지 쪼그리고 앉아서 일어남	________
8. 도움이나 지지 없이 땅에서 연필을 줍기	________
9. 자신의 발과 같은 거리를 두고 균형을 잃지 않고 서서 점프하는 자세	________
10. 장애물(폼 또는 골판지, 폭 10cm × 높이 15cm)을 건드리지 않고 넘어가는 발; 다리는 자신의 크기와 같은 거리에 장애물을 지나서 도착함(왼쪽)	________
11. 오른쪽으로 다리를 벌려 넓은 걸음으로 반복해서 걸음	________
12. 몸통 앞으로 밀기; 검사자가 팔을 뻗어 어깨뼈 사이를 갑자기 밀었을 때 환자는 자세를 안정되게 유지함. 이 때 환자의 팔이나 몸통이 앞으로 밀릴 수 있음	________
13. 몸통 뒤로 밀기(흉골에 대고 누름)	________
14. 균형을 잃지 않고, 도움 없이 또는 난간을 사용하지 않고 계단 오르기(최소 5단계)	________
15. 계단 내려오기(최소 5단계)	________
16. 무릎을 꿇고 선 자세에서 일어서기; 일어설 때 도움 없이 안정적으로 일어서기	________
17. '눈 감고 앞으로 넘어지기' 관리; 피검자가 눈을 감은 채 50cm 떨어진 곳에 서 있는 검사자를 향해 넘어짐	________
18. 눈을 감고 뒤로 넘어지기	________

FEMBAF 전체 과제 완료 점수: ________

FEMBAF 총 주관적 불만 점수:
두려움 ________ 고통 ________ 이동 장애 ________ 힘이 부족함 ________

3 = 불균형 없이 성공적으로 완료됨
2 = 작업이 시작되었지만 비정상적으로 또는 부분적으로 완료됨
1 = 작업을 수행하거나 시작할 수 없음

출처: DiFabio and Seavy, 1997. With permission of the American Physical Therapy Association.

요소 질문에 대하여 환자의 면담 또는 환자의 의료 차트에서 정보를 얻은 후 "예" 또는 "아니오"로 답변을 기입한다. 이 설문지에는 낙상위험 질문들과 중재 안내를 돕는 응답의 포괄적인 목록이 있다.

안뜰 활동과 참여(vestibular activities and participation, VAP) 척도는 국제기능장애건강분류(ICF)의 활동 및 참여 항목만 사용하여 개발되었다. 안뜰 활동과 참여는 55개 항목으로 구성되어 있지만 현재 척도를 간소화할 수 있는지 판단하기 위해 분석을 진행 중이다. 현훈, 어지럼 및 균형 질환에 대한 ICF 핵심 세트는 2012년에 합의에 이르러 개발되었으며, 핵심 세트는 향후 연구설계에서 가치를 가질 것이고 세계가 기능에 대해 같은 용어를 사용하도록 할 것이다. 선택된 항목의 가장 많은 항목은 활동과 참여 영역(40), 환경(29), 신체기능(25), 신체

구조(6) 순이다.

어지럼 평가 Dizziness assessment

어지럼 장애 척도(dizziness handicap inventory, DHI)는 안뜰기능이상 환자에게 어떤 종류의 중재가 가장 도움이 되는지를 결정하는 데 매우 유용하다. 이 도구는 양식을 작성하는 개인의 자기 인식 불구(handicap)를 결정하는 데 도움이 된다. 환자는 어지럼 또는 불구와 관련된 25가지 질문에 응답해야 한다. 이 검사는 3개로 세분화되며, 하위 점수를 계산할 수 있다. 검사는 정서적 · 신체적 · 기능적 하위 집합으로 나뉘어져 있다. 이 도구의 정보는 환자의 치료에 직접적인 영향을 미친다. 환자의 신체적 증상만을 확인한다면, 환자의 어지럼 또는 낙상을 조장하거나 증가시키는 자세와 특정한 움직임을 평가하여야 한다.

어지럼 때문에 이동성을 소실한 고령자는 종종 어지럼 장애 척도에 대한 정서적 질문의 상당수에 "그렇다"라고 표시할 것이다. 그런 경우 개인의 실제 활동 수준을 평가해야 한다. 어지럼 장애 척도 점수는 또한 안뜰질환자의 낙상과 관련이 있다. 또한 60점 이상의 점수는 안뜰질환자 낙상의 증가와 관련이 있다. SF-36 양식을 사용하면 환자의 활동 수준을 평가하는 데 도움이 될 수 있다. 그러나 어지럼 장애 척도는 6~8주간의 안뜰재활 과정 후에 변화에 더 잘 반응한다.

전형적인 균형 검사
Typical balance tests

보행 속도는 균형을 평가할 수 있는 가장 중요한 측정요소이며 균형 클리닉에 오는 모든 고령자들의 보행 속도는 기록되어야 한다. 최근 65세 이상의 34,000명을 대상으로 한 전향 연구에 따르면 보행 속도, 나이 및 성별에 따라 얼마나 오래 살 것인가를 예측할 수 있다고 나왔는데 더 빠른 보행 속도가 더 나은 건강과 관련이 있다고 한다. 다른 연구에서는 8년간의 추적 조사에서 보다 빠른 보행 속도가 생존율을 향상시킬 것이라고 나타났다. 일반적으로 보행 속도는 스톱워치로 3~5m 거리에서 기록된다.

환자가 균형 문제를 호소하는 경우 한발서기(single-leg stance, SLS), 롬버그 및 일자 롬버그 검사도 수행된다. Bohannon 등은 사람들이 나이가 들면서 한발 서기 시간이 크게 감소함을 발견했다. 한발서기, 롬버그 그리고 일자 롬버그 검사는 치료사가 어떤 종류의 기능적 움직임이 환자에게 어려울지를 결정하는 데 도움이 된다. 일반적으로 한발서기를 할 수 없는 환자는 보통 난간을 잡지 않고 계단을 오르내리는 것에 큰 어려움을 가진다. 한발서기를 유지할 수 없다면 그러한 환자는 또한 힘이 모자랄 수도 있다. 근력 결핍은 추가 검사를 통해 결정될 수 있다. 롬버그 및 일자 롬버그 검사에 어려움이 있는 환자는 좁은 공간을 걷는 동안 종종 어려움을 겪는다. 발을 가까이 모으고 서 있는 것은 그러한 환자에게 매우 불안정할 수 있다. 몇몇의 고령자는 좁은 복도 또는 정돈되지 않은 방이 있는 집에 거주할 수 있으며 치료사는 치료 프로그램을 설계할 때 환자의 환경을 고려해야 한다.

신체기능지수(short physical performance battery, SPPB)는 고령자의 낙상 위험을 평가하기 위해 개발되었다. 신체기능지수는 세 가지 구성요소를 갖추고 있다; (1) 롬버그, 반-일자 롬버그, 일자 롬버그, (2) 반복된 앉은 자세에서 서기 그리고 (3) 보행 속도. 점수는 0~12까지이며, 1만 명 이상의 노인을 기준으로 표준화되었다(점수가 높을수록 기능이 좋음). 신체기능지수는 완료하기 쉽고 전반적인 건강, 균형 및 근력에 대한 중요한 정보를 제공한다.

가정 평가
Home assessment

환자가 자신의 집에서 독립적으로 생활할 수 있도록 준비하는 것은 매우 중요하다. 때때로 치료사가 그들의 안전에 대해 고려한다면 안뜰기능이상을 가진 노인들의 가정 방문이 필요하다. 환자가 얼마나 많은 계단을 오르내려야 하는지 결정하는 것이 중요하다. 일부 외인성 환경위험은 침침한 조명, 울퉁불퉁하거나 미끄러운 표면, 느슨한

깔개, 경사진 계단, 통로의 물건, 긴 목욕 가운, 부적절한 가구 및 특히 화장실에서의 손잡이 부족과 같은 항목 등이 확인되었다.

일상생활활동을 수행하기 위해 환자가 과도하게 위 또는 아래로 뻗을 필요가 없도록 가정환경을 변화하는 것은 유용하다. 토론토의 고령화 연구센터(Center for Studies in Aging in Toronto)에서는 욕실이나 주방에서 매우 불안정한 사람들을 돕기 위한 장치를 개발했다. 쥐기 쉬운 금속 재료로 만들어진 이 장치는 벽을 손상시키지 않고 쉽게 고정되어 있다. 붙잡지 않고 뻗기를 하기 곤란한 사람은 가정에 있는 이 유형의 기구를 사용하면 큰 혜택을 받을 수도 있다. 의사는 특히 관리 의료 상황에서 이러한 도구들이 환자에게 유용할 수 있음을 인식하고 있어야 한다.

클리닉에서 어지럼과 균형기능이상을 호소하는 노인 중 상당수는 특별한 진단을 받지 못했다. 그러한 환자들의 종합 안뜰 정밀검사 및 신경학적 평가는 유용하며 물리치료사가 어떤 치료가 가장 효과적인지 알 수 있도록 수행되어야 한다.

노인의 운전 기능
Driving function in older adults

국제 고속도로 교통안전 관리국(NHTSA)에 따르면 미국의 65세 이상 운전자 비율은 2000~2009년 사이에 13% 증가했다. 노인 운전자는 전국에서 치명적인 교통사고의 12%, 모든 부상자의 8%를 차지한다. mile당 치명적인 교통사고율은 75세부터 증가하기 시작하여 80세 이후 크게 증가한다.

연령 관련 쟁점 중 상당수는 시력, 인지, 신체기능 그리고 의학적 요소들과 같이 불균형과 낙상을 증가시키는 원인이 될 수 있고, 운전 기술의 감소에 일조를 할 것이다. 운전은 노년층을 이동 가능하고 독립적으로 유지하는 데 도움이 되므로, 운전 안전과 관련된 문제들은 종종 고령자 환자, 그 가족 및 임상의에게 어려운 결정을 하게 할 수 있다. 이러한 문제는 운전자 안전을 위한 정밀하고 쉽게 관리할 수 있으면서 유효한 임상적 선별검사 도구의 부족, 도로주행 평가에 대한 비용의 부족과 불충분한 자원 그리고 주마다 다른 위험한 운전자 보고에 대한 지침을 임상가들이 잘 이해하지 못하고 있다는 것 때문에 더욱 복잡하다.

임상적인 불확실성의 배경에 대해 미국의학연합(American Medical Association)과 국제 고속도로 교통안전 관리국은 운전 안전을 제한할 수 있는 손상을 확인하기 위해 의사와 다른 임상의를 보조할 수 있는 지침을 공동으로 발표했다. 이 지침에는 운전 관련 기술의 평가(assessment of driving related skills, ADReS)가 포함되었다. 운전 관련 기술의 평가는 시각(시력 및 주변시야), 인지(시계 그리기 및 따라 그리기; trail-making) 및 운동/몸감각 기능(보행 속도, 근력, 관절운동범위 및 고유감각)을 선별검사할 수 있으며 쉽게 관리되는 종합검사이다. 운전 관련 기술의 평가에 대한 채점 표준뿐만 아니라 표준 이하 환자의 수행에 대한 추가 평가의 권장사항이 제공된다. 운전 관련 기술의 평가 선별검사 결과가 교통사고 발생에 대해 구체적으로 유효하지 않았다는 점에 유의해야 한다. 따라서 결과는 추후의 교통사고 위험을 구체적으로 추론하는 데 사용될 수 없지만 잠재적으로 교통사고 위험을 증가시킬 수 있는 한계를 확인한다. 주별 불안전한 운전자 보고 표준의 설명이 포함된 지침 문서는 http://www.amaassn.org/go/olderdrivers에서 얻을 수 있다. Cohen 등은 안뜰질환을 가진 일부 사람들은 운전에 어려움을 겪었지만, 60세 이상의 양쪽 안뜰상실 환자 3명에 대한 최근 보고서에 따르면 양쪽 상실을 가진 사람들은 추가 위험 없이 운전할 수 있다고 한다. 운전 능력에 대해 확신이 서지 않으면 운전자 검사(examination)를 실시하는 것이 정당하다.

치료기간
Duration of treatment

고령자는 젊은 환자보다 더 오래 치료해야 하는 경우가 많다. 더 긴 치료기간은 환자들과 그들이 두려워하는 위험요소의 수와 관련이 있다. 여러 가지 의학적 문제와 집에서 감독하지 않을 때의 낙상 위험 때문에 환자들은 일반적으로 주에 1~3번 진료를 받을 수 있다. 노인 환자의 상당수는 교통수단의 문제로 치료를 받으러 오는데 어려움이 있을 수 있다. 이 사실은 재활을 복잡하게 할 수 있다. 고령자의 취소율은 종종 더 잦다. 교통 시스템이 고장나거나 날씨가 나쁠 경우, 많은 노인들이 어쩔 수 없이 약속을 취소할 것이다. 환자가 신뢰할 수 있는 운송 수단을 얻을 수 있도록 노인과 관련된 지역 기관에 의뢰할 수 있다. 노인의 치료결과에 대한 증거들은 동일한 안뜰질환이 있는 젊은 환자의 치료결과와 비슷하게 나타난다는 것을 증명하고 있다.

노인에게 확인된 위험요인에 대해 해야 하는 것
What to do once the risk factor has been identified in an older adult

안뜰기능이상이 있는 노인이 평가된 후에 평가결과를 통해 문제점을 결정하고, 필요하다면 다른 임상가에게 의뢰를 해야 한다. 시각적인 문제가 있는 환자는 추가 시력검사를 위해 적절한 의사에게 의뢰되어야만 한다. 진단되지 않은 안뜰질환이 있는 사람은 신경과의사 또는 이비인후과의사에게 의뢰해야 한다. 신경병증이 의심되는 경우에는 신경과의사, 근전도를 전문으로 하는 물리치료사 또는 재활의학전문의에게 의뢰하도록 권고된다.

물리치료사 또는 작업치료사는 또한 환경요소 평가를 할 수 있는데, 특정 권장사항을 첨가하고, 보조장치가 필요한지 여부를 결정하고, 낙상의 위험을 줄이기 위해 안전과 착용할 옷에 대해 환자에게 교육할 수 있다. 또한 신발 종류와 신는 것을 결정할 수 있으며 환자에게 권장사항을 알려줄 수 있다. 부적절한 신발을 신은 노인 환자에게는 신발을 바꾸도록 권장하는 것이 필요하다.

환경요소 평가 중 환자의 집에서 조명이 주요 위험요인으로 확인될 수 있다. 많은 노인들이 낮은 전력의 전구를 사용하거나 돈을 절약하기 위해 대부분의 시간 동안 조명을 끄고 있다. 그러나 특히 욕실에서는 야간 조명을 사용하는 것이 좋다. 감지기의 평면을 통과할 때 자동으로 활성화되는 움직임 감지 센서등 또한 유용할 것이다. 일부 환자는 집에서의 가구 등의 배치로 인해 빛의 밝기 대조가 크게 발생할 수 있으며, 이것이 낙상의 원인으로 밝혀졌다. 집 주변에 정전된 장소가 있을 때에는 배터리로 작동되는 조명을 켜는 것이 권고된다. 따라서 환자와 가족에게 적절한 조명을 알려줘야 한다.

근력 약화는 도수근력검사 또는 힘 측정계 사용을 통해 가장 자주 평가된다. 나이 든 환자는 근력을 향상시킬 수 있는 잠재성을 가지고 있기 때문에 근력 결핍이 다루어질 수 있지만 근력 향상이 분명해지려면 6~10주가 소요될 수 있다. 관절운동범위는 재활을 통해 개선될 수 있는 주된 요소이다. 발의 먼 쪽에 적절한 관절운동범위가 부족하다면 환자의 낙상 위험이 높을 수 있다. 발바닥쪽굽힘과 발등굽힘이 정상적인 경우, 낙상을 예방하고 정상 보행을 달성하는 데 매우 유용하다. 왜냐하면 발은 사람이 걷고 있을 때 땅에 닿는 신체의 유일한 부분이기 때문이다. 발가락 및 발 근육의 유연성을 평가하는 것이 추가적인 이점일 수 있다. 발에 강한 동적 안정성을 가지고 있으면 환자가 더 안정적으로 될 수 있다. 환자가 움직임이 심하게 적은 발을 가지고 있는 경우 정상적인 균형 반응을 수행하는 것이 어려울 수 있다.

요약
Summary

안뜰질환이 있는 노인들은 젊은 성인들과는 몇 가지 독특한 차이가 있다. 안뜰기관, 시각 및 몸감각의 노화와 관련된 정상적인 생리적 변화는 안뜰질환이 있는 노인의 재활을 복잡하게 할 수 있다. 고령자는 안뜰재활로 개선할 수 있지만, 특별한 관리가 필요할 수도 있다. 안뜰질환이 있는 노년층에서 볼 수 있는 동반된 의학적 문제로 물리치료사가 중재 프로그램을 시작하기 전에 신중하게 생각해야 한다. 환자의 안전과 적극적인 참여가 필수적이다. 환자의 기능적 제한을 주의 깊게 확인하는 것은 치료 프로그램을 통해 고령자의 기능을 안전하게 복원하기 위해 필요한 과정이다.

증례연구 25-1

H씨는 양쪽 양성발작성체위현훈(BPPV)을 진단받고 물리치료를 받는 91세의 여성이다. 신경과전문의는 정복술을 위해 물리치료사와 함께 환자를 보길 원했다.

환자는 지남력이 좋고 매우 유쾌한 노인이다. 그녀의 주 호소는 3주 전에 그녀가 집에서 시계를 올려다 봤을 때, 일어나 앉을 때 또는 앉아 있다가 누울 때 매우 어지러웠다는 것이다. 그녀의 딸은 어머니를 걱정하고 염려하고 있으며, 검사 중 몇 번이나 환자가 자신과 함께 살아야 한다고 말했다. H씨는 작은 원룸 아파트에 홀로 살고 있다. 그녀는 보통 아파트 단지에서 매일 식료품점에 가는 밴을 타고 가며, 쇼핑을 좋아한다. H씨는 스스로 집을 청소하지만 다른 사람이 한 달에 한 번씩 청소를 해준다고 한다. 그녀는 휠체어에 앉아 일자 지팡이를 들고 외래환자 클리닉에 도착했다. 환자는 자신의 집에서는 지팡이를 사용하지 않았지만 지난 4년 동안 집 외의 장소에서는 지팡이를 사용했다고 보고했다. 그녀는 가구를 잡으며 집안을 돌아다니고, 휠체어는 장거리 이동 시에 사용하는 경우 외에는 거의 사용하지 않았다. 그녀는 쇼핑할 때 바퀴달린 보행기와 같은 쇼핑 카트를 사용한다고 보고했다.

H씨는 비타민을 제외한 어떠한 약도 복용하지는 않지만 파제트병의 39년 병력이 있다. 그녀의 실험실 연구결과는 다음과 같다.

온도눈떨림검사: 얼음물 반응이 없으며 양쪽 반응이 심각하게 감소했다. 눈돌림 선별검사는 정상이다. 회전의자 반응은 비정상적으로 감소한 이득과 경도 방향성 우세, 자세검사는 정상이다. 실조 및 진동시각은 없다.

환자의 '일어서서 걷기' 점수는 30초이다. 그녀는 일자 지팡이를 들고 천천히 움직인다. 환자는 매우 등굽음(kyphotic) 자세를 취한다. 목과 어깨의 관절운동범위가 감소했으며 전체적인 근력은 F+에서 G-이다.

환자는 이미 양쪽 양성발작성체위현훈을 진단받았다. 그녀는 오른쪽보다 왼쪽 딕스-홀파이크 위치에서 더 증상과 관련이 있으므로 왼쪽 귀가 먼저 치료됐다. 환자의 나이와 파제트병 때문에 의사를 포함하여 정복술을 위해 4명이 참석했다. 파제트병은 과도한 뼈를 생성하기 때문에 척추뼈구멍이 좁아질 수 있다. 2개의 나누어 움직일 수 있는 자동치료 테이블을 사용하기로 결정했다. 그녀의 몸통과 머리는 하나의 단위로써 아래에 위치하게 하고 동시에 그녀의 발은 트렌델렌버그 위치로 올려지게 됐다. 환자는 처음에는 왼쪽으로 내려갔다가 왼쪽에서 오른쪽으로 돌려졌다. 이러한 이동은 돕는 사람들 사이에 잘 협응되어 이루어졌다. 그녀의 발은 수평 위치로 되돌아가면서 머리는 천천히 들려졌다. 이 방법은 정복술 동안 과도한 목 폄 및 허리에 과도한 압박이 가해지는 것을 방지한다. 환자는 모든 과정 동안 적외선 고글을 쓰고 있었다. 환자는 전형적인 회전성 상향 눈떨림이 있었고 20초 이내에 사라졌다. 두 번째 동일한 정복술을 했을 때는 증상이 없었다. 그녀는 1시간 동안 바로 앉아 있고, 머리를 위아래로 움직이지 말라는 지시를 받았다.

환자는 다른 쪽 정복술을 위해 1주일 후에 내원하도록 일정이 잡혔다. 그녀는 딸의 일정으로 인해 더 빨리 내원할 수 없었다. 환자가 재방문할 때 어느 쪽 귀에도 양성발작성체위현훈의 증거는 없었다. 그녀는 집에서 시계를 보고 증상 없이 누울 수 있었다. 또한 다시 정상적인 쇼핑 여행을 할 수 있게 되어 기분이 좋다고 말했다.

그녀의 딸은 어머니가 얼마나 활동적인지에 대해 매우 염려하며 그녀가 많은 활동을 멈추기를 바란다. 하지만 어머니가 활동을 유지하고 집에서 움직이는 것이 환자에게 좋은 것임을 알려 주었다.

그녀의 마지막 방문 동안 H씨는 하체의 근력 유지를 위해 다리 근력 운동을 교육받았다. 환자는 2차례의 물리치료 방문 치료를 마쳤다. 그녀는 더 이상 어지럼이 없고, 보행 능력에 만족한다.

증례연구 25-2

M씨는 다감각 결핍을 진단받고 물리치료를 받은 68세의 여성이다. M씨는 지남력이 좋고 매우 협조적이다. 그녀는 걷는 데 어려움을 겪었으며 지난 몇 주 동안 두 번이나 낙상을 했다고 말했다. 그녀는 낙상 때문에 이비인후과의사에게 진료를 받았다. 빠른 머리 움직임과 굽힘은 그녀를 불안정하게 만들었다.

그녀의 과거 병력에는 무증상 심장마비, 고혈압, 알코올 중독의 병력이 없는 간경화, 꼭지돌기염, 비만, 폐쇄공포증, 자궁암, 이명 및 위궤양이 있었다. 또한 환자는 무릎관절염으로 인해 약물복용 중이었다. 과거의 수술기록에는 자궁절제술과 암에 대한 두 가지 수술이 포함되었다.

M씨는 다음과 같은 약을 복용 중이다: 염화칼륨, 파모티딘, 아스피린, 종합 비타민제(센트룸실버), 푸로세미드.

안뜰 검사결과는 정상적인 눈돌림 종합검사, 정상적인 정적 위치 검사, 얼음물 온도눈떨림검사에서 심한 양쪽 안뜰반응 감소, 회전의자 검사에서 감소된 이득을 보여줬다. 환자는 IV 항생제를 필요로 하는 이전의 두 가지 감염이 있었다. 그녀는 10년 전과 2년 전에 IV 항생제 치료를 받은 발가락의 골수염을 경험했다. 푸로세미드는 귀독성이 있을 수 있으며, 환자는 다른 약이 같은 부작용 없이 다리의 부기를 조절할 수 있는지 의사와 상담할 것을 권고받았다.

환자는 가끔 위치가 바뀌면 어지럽다고 말했다. 그녀의 어지럼 장애척도(DHI) 점수는 12/100이다.

그녀는 자신의 보행 불안정성 발병이 점진적이며 점점 악화되었다고 말했다. 환자는 엘리베이터가 있는 건물의 아파트 1층에서 혼자 살

증례연구 25-2

고 있다. 그녀는 이전에 지역의 교육감으로 일을 했었다. M씨는 젊었을 때 일찍 남편을 잃어 두 명의 자녀를 홀로 키웠다.

걸으면서 머리를 돌리는 것과 빠른 머리 움직임은 증상을 증가시켰다. 그녀의 활동특이적균형자신감척도(ABC) 점수는 51%였다. 그녀는 보조장치를 사용하지 않았고, 지난 몇 주 동안 두 번이나 넘어졌다. 처음에는 상자에 걸려 넘어졌고, 두 번째로는 의자 덮개에 꼬여서 균형을 잃었다. 또한 낙상에 가까운 경우가 많다고 말했다. 그녀는 물리치료실을 방문한 그날 아침에 변기 겸용 의자에 앉아 있던 중 거의 넘어질 뻔했다고 말했다. M씨는 바닥에서 일어나는 것이 어렵다고 보고했다.

환자의 근력과 관절운동범위는 일반적으로 환자의 나이대에서 정상 범위 이내였다. 그녀는 진동감각이 감소됐지만 발목에 정상 고유수용성 감각을 가졌다. 그녀는 기능적 활동과 보행 중 호흡이 짧아지고 힘들어졌다.

M씨의 '일어서서 걷기' 점수는 12.5초이다. 그녀는 앉았다가 서기 검사를 5번 반복했고 점수는 16.2초이다. 이퀴테스트(Equitest)에서 그녀의 감각기관 검사 종합점수는 77점이다. 버그균형 점수는 55/56이었고, 동적 보행 지수의 점수는 19/24였다. 환자는 한발서기에서 오른쪽 15초, 왼쪽 10초 동안 서 있을 수 있다.

전반적으로, 동적 보행활동을 제외하고는 검사 중 환자의 균형이 상당히 양호한 것으로 나타났다. 그녀는 또한 지난 4주 동안 낙상을 2번 한 것으로 보고했으며, 이것은 다시 낙상할 위험이 높다는 것을 나타낸다.

M씨의 목표는 동적 보행 지수(DGI)를 19/24에서 22/24로, 이퀴테스트 종합점수를 77에서 85로, 어지럼 장애 척도(DHI) 점수를 12에서 5로, 활동특이적균형자신감척도 점수를 51%에서 70%의 개선으로 정해졌다.

계획은 그녀의 동적 균형을 개선하고, 활력을 높이며, 낙상에 대한 두려움을 줄이기 위해 앞으로 2~3달 동안 3~4회 더 방문해서 재활을 진행하는 것이었다. 그녀는 명시된 목표에 동의했다. 계획은 더 강한 활동 수준과 관련된 무릎 통증의 악화를 피하기 위해 그녀가 즐길 수 있는 비-체중 부하 운동 프로그램에서 그녀의 근력과 이동성을 증가시키기 위해 시도하는 수중운동 프로그램에 대해 논의해야 했다.

M씨는 다음 운동을 처방받았다. 머리를 좌, 우로 돌리며 걷기, 의자 위로 올라가거나 내려가지 않고 의자 위에 발 올리기, 앉은 자세에서 바닥으로 굽히기, 걷기 프로그램, 걷다가 180° 회전하기 등 하루에 두 번 운동을 하도록 지시받았다.

환자는 물리치료실에 4번 방문했다. 그녀의 두 번째 방문 동안에 의사가 이뇨제를 바꾸었다고 보고했다. 그녀는 물리치료실에 마지막으로 방문한 이후로 낙상한 적이 없었다. 그녀의 두 번째 물리치료 방문 도중 의자에서 5번 반복해서 일어나는데 20초가 소요되었고, 이것은 처음 방문했을 때보다 좋지 않았다. 그녀의 활동특이적균형자신감척도 점수는 11%에서 65%로 증가했으며, 어지럼 장애 척도 점수는 12에서 2로 감소했다. 그녀의 동적 보행 지수 점수는 19에서 21/24로 증가했다. 이퀴테스트에서 복합 감각기관 검사값은 82였고 5만큼 증가했다. 환자는 부엌 싱크대 옆에 서서 발바닥굽힘을 하고, 발로 알파벳 추적 운동을 하며, 걷는 것과 180° 돌기, 머리 회전이 동반된 보행, 걷고 360° 돌기를 처방받았다. 그녀는 하루에 두 번 연습을 하도록 지시받았다.

그녀의 세 번째 물리치료 방문 중 M씨는 운동을 할 시간을 내기가 어렵다고 말했다. 그녀는 주방 싱크대를 잡지 않고 알파벳 운동을 할 수 있었다. 걷는 것과 위를 쳐다보는 것이 그녀에게는 문제였지만, 뒤로 걷기는 더 쉬웠다. M씨는 발이 붓는 것을 호소했다. 그녀는 발을 올리도록 지시받았지만 발목 펌프와 발목 등척성 운동방법도 보여줬다. 한발서기 시간은 왼쪽에서 21초, 오른쪽에서 20초로 개선되었다. 앉아 있다가 5번 반복해서 선 자세를 하는데 17.3초가 소요되었고 복합 감각기관 검사 점수는 77/100, 활동특이적균형자신감척도 점수는 64%였다.

M씨는 발목 운동, 한발서기 운동, 앉아서 하는 운동과 발 아래에서 밀대 굴리기, 체중 이동 운동 그리고 머리 움직임을 동반한 걷기가 쓰여진 설명서를 받았다.

환자의 네 번째이자 마지막 방문 동안 그녀는 서서 체중 이동과 균형을 잡으며 체중을 뒤꿈치로 이동하는 것이 어렵다고 말했다. 알파벳 운동과 뒤로 걷는 것은 그녀에게 어렵지 않았다. 지속된 한발서기는 그녀의 균형을 위한 시도였다. 환자는 치료사가 요구한대로 걷지 않는다고 보고했다. 그녀의 동적 보행 지수 점수는 23/24로 증가했다. 그녀의 어지럼 장애 척도 점수는 2로 유지되고 있다. 그녀의 감각기관 검사 점수는 76점으로 유지되고 있고, 활동특이적균형자신감척도 점수는 61%였다. 그녀의 5회 반복된 앉기에서 서기 검사 시간은 12초로 개선되었고, 그녀의 '일어서서 걷기' 검사 시간은 현재 11초이다. 한발서기 시간은 왼쪽에서 28초, 오른쪽에서 30초로 개선되었다.

4번째 물리치료 방문에서 그녀의 가정 운동은 한발서기에서 서서 머리를 약간 오른쪽과 왼쪽으로 움직이고, 발바닥 굽힘에서 발가락으로 걷고, 베개 위에서 한발서기로 서 있는 것으로 구성되었다.

M씨는 네 번째 클리닉 방문을 끝으로 치료를 마쳤다. 그녀는 걸을 때 보폭이 아주 좋아졌으며 더 이상 낙상을 보고 하지 않았다. 4회 방문은 3개월이 넘게 3주 간격으로 진행되었다. 그녀는 자신의 목표 중 하나를 달성했고 초기에 관리 계획에서 개발된 다른 네 가지 목표 중 세 가지를 부분적으로 달성했다. 그녀는 자신의 진척에 만족했으며 그녀가 무증상 심근경색을 가진 후에 그녀가 속했던 심장 운동 그룹에 다시 합류할 것을 지시받았다. 그녀는 홀로 운동하는 것을 싫어했다. 그녀의 아파트에서 이웃 중 한 명이 심장 그룹 프로그램에도 참석 중이었기 때문에 이웃과 함께 참석하여 출석률을 높일 수 있도록 조언하였다. 그녀는 활동량이 적은 것과 읽는 것을 선호했다.

물리치료사는 퇴원 6주 후 M씨의 며느리와 만났다. M씨는 여전히 운동 그룹에 재가입하지 않았지만 낙상한 적이 없다고 보고했다. 그녀의 며느리는 M씨의 숨가쁨 증상 때문에 심장 운동 프로그램을 다시 시작하도록 M씨에게 '상기'시킬 것을 권장받았다.

References

1. Kroenke K, Mangelsdorff AD. Common symptoms in ambulatory care: incidence, evaluation, therapy, and outcome. *Am J Med*. 1989;86:262.
2. Collard M, Chevalier Y. Vertigo. *Curr Opin Neurol*. 1994;7:88.
3. Aktas S, Celik Y. An evaluation of the underlying causes of fall-induced hip fractures in elderly persons. *Ulus Travma Derg*. 2004;10:250.
4. Pothula VB, et al. Falls and vestibular impairment. *Clin Otolaryngol*. 2004;29:179.
5. Rinne T, et al. Bilateral loss of vestibular function: clinical findings in 53 patients. *Journal of Neurology*. 1998;245:314.
6. Bergstrom B. Morphology of the vestibular nerve, II: the number of myelinated vestibular nerve fibers in man at various ages. *Acta Otolaryngol*. 1973;76:173.
7. Richter E. Quantitative study of human Scarpa's ganglion and vestibular sensory epithelia. *Acta Otolaryngol*. 1980;90: 199.
8. Rosenhall U. Degenerative patterns in the aging human vestibular neuro-epithelia. *Acta Otolaryngol*. 1973;76:208.
9. Wall C, 3rd, Black FO, Hunt AE. Effects of age, sex and stimulus parameters upon vestibulo-ocular responses to sinusoidal rotation. *Acta Otolaryngol*. 1984;98:270.
10. Paige GD. Vestibular-ocular reflex (VOR) and adaptive plasticity with aging. *Soc Neurosci Abstr*. 1989.
11. Baloh RW, Sloane PD, Honrubia V. Quantitative vestibular function testing in elderly patients with dizziness. *Ear Nose Throat J*. 1989;68:935.
12. Paige GD. Senescence of human visual-vestibular interactions, 1.: vestibulo-ocular reflex and adaptive plasticity with aging. *J Vestib Res*. 1992;2:133.
13. Nadol JB, Jr, Schuknecht HF. The pathology of peripheral vestibular disorders in the elderly. *Ear Nose Throat J*. 1989;68:930.
14. Brown KE, et al. Physical therapy outcomes for persons with bilateral vestibular loss. *Laryngoscope*. 2001;111:1812.
15. Herdman SJ, et al. Falls in patients with vestibular deficits. *Am J Otol*. 2000;21:847.
16. Cohen HS. Disability and rehabilitation in the dizzy patient. *Curr Opin Neurol*. 2006;19:49.
17. Guerraz M, et al. Visual vertigo: symptom assessment, spatial orientation and postural control. *Brain*. 2001;124:1646.
18. Page NG, Gresty MA. Motorist's vestibular disorientation syndrome. *J Neurol Neurosurg Psychiatry*. 1985;48:729.
19. MacDougall HG, et al. On-road assessment of driving performance in bilateral vestibular-deficient patients. *Ann N Y Acad Sci*. 2009;1164:413.
20. Ross MD, et al. Observations on normal and degenerating human otoconia. *Ann Otol Rhinol Laryngol*. 1976;85:310.
21. Jang YS, et al. Age-related changes on the morphology of the otoconia. *Laryngoscope*. 2006;116:996.
22. Igarashi M, et al. Otoconia in young and elderly persons: a temporal bone study. *Acta Otolaryngol Suppl*. 1993;504:26.
23. Baloh RW, Honrubia V, Jacobson K. Benign positional vertigo: clinical and oculographic features in 240 cases. *Neurology*. 1987;37:371.
24. Whitney SL, Marchetti GF, Morris LO. Usefulness of the dizziness handicap inventory in the screening for benign paroxysmal positional vertigo. *Otol Neurotol*. 2005;26:1027.
25. Oghalai JS, et al. Unrecognized benign paroxysmal positional vertigo in elderly patients. *Otolaryngol Head Neck Surg*. 2000;122:630.
26. Gamiz MJ, Lopez-Escamez JA. Health-related quality of life in patients over sixty years old with benign paroxysmal positional vertigo. *Gerontology*. 2004;50:82.
27. Ekvall Hansson E, Mansson NO, Hakansson A. Benign paroxysmal positional vertigo among elderly patients in primary health care. *Gerontology*. 2005;51:386.
28. Polensek SH, Sterk CE, Tusa RJ. Screening for vestibular disorders: a study of clinicians' compliance with recommended practices. *Med Sci Monit*. 2008;14:CR238.
29. Cohen HS, Kimball KT, Stewart MG. Benign paroxysmal positional vertigo and comorbid conditions. *ORL J Otorhinolaryngol Relat Spec*. 2004;66:11.
30. Vibert D, Kompis M, Hausler R. Benign paroxysmal positional vertigo in older women may be related to osteoporosis and osteopenia. *Ann Otol Rhinol Laryngol*. 2003;112:885.
31. Amor-Dorado JC, et al. Giant cell arteritis: a new association with benign paroxysmal positional vertigo. *Laryngoscope*. 2004;114:1420.
32. Gizzi M, Ayyagari S, Khattar V. The familial incidence of benign paroxysmal positional vertigo. *Acta Otolaryngol*. 1998;118:774.
33. Viirre E, Purcell I, Baloh RW. The Dix-Hallpike test and the canalith repositioning maneuver. *Laryngoscope*. 2005;115:184.

34. Bhattacharyya N, et al. Clinical practice guideline: benign paroxysmal positional vertigo. *Otolaryngol Head Neck Surg*. 2008;139:S47.
35. Epley JM. The canalith repositioning procedure: for treatment of benign paroxysmal positional vertigo. *Otolaryngol Head Neck Surg*. 1992;107:399.
36. Furman JM, Cass SP. A practical work-up for vertigo. *Contemp Intern Med*. 1995;7:24.
37. Spooner JW, Sakala SM, Baloh RW. Effect of aging on eye tracking. *Arch Neurol*. 1980;37:575.
38. Sharpe JA, Sylvester TO. Effect of aging on horizontal smooth pursuit. *Invest Ophthalmol Vis Sci*. 1978;17:465.
39. McMurdo ME, Gaskell A. Dark adaptation and falls in the elderly. *Gerontology*. 1991;37:221.
40. Duncan PW, et al. How do physiological components of balance affect mobility in elderly men? *Arch Phys Med Rehabil*. 1993;74:1343.
41. Lord SR, Dayhew J. Visual risk factors for falls in older people. *J Am Geriatr Soc*. 2001;49:508.
42. Arend O, et al. Contrast sensitivity loss is coupled with capillary dropout in patients with diabetes. *Invest Ophthalmol Vis Sci*. 1997;38:1819.
43. Hirvela H, Koskela P, Laatikainen L. Visual acuity and contrast sensitivity in the elderly. *Acta Ophthalmol Scand*. 1995;73:111.
44. Lord SR, Dayhew J, Howland A. Multifocal glasses impair edge-contrast sensitivity and depth perception and increase the risk of falls in older people. *J Am Geriatr Soc*. 2002;50:1760.
45. McNulty L. Low vision impact on rehabilitation. *Geriatr Notes*. 1998;5:5.
46. Council USNS. U.S. National Safety Council, Home Checklist: For detection of Hazards, Itaska, IL. 1982.
47. Brockelhurst Jea. Clinical correlation of sway in old age-sensory modalities. *Age Aging*. 1982;11:1.
48. Stelmach GE, Worringham CJ. Sensorimotor deficits related to postural stability. Implications for falling in the elderly. *Clin Geriatr Med*. 1985;1:679.
49. Richardson JK, Ashton-Miller JA. Peripheral neuropathy: an often-overlooked cause of falls in the elderly. *Postgrad Med*. 1996;99:161.
50. Richardson JK, et al. Moderate peripheral neuropathy impairs weight transfer and unipedal balance in the elderly. *Arch Phys Med Rehabil*. 1996;77:1152.
51. Ducic I, Short KW, Dellon AL. Relationship between loss of pedal sensibility, balance, and falls in patients with peripheral neuropathy. *Ann Plast Surg*. 2004;52:535.
52. Reid VA, et al. Using posturography to detect unsteadiness in 13 patients with peripheral neuropathy: a pilot study. *Neurol Clin Neurophysiol*. 2002;2002:2.
53. Braun E, et al. Balance abilities of older adults with and without diabetes. *Issues Aging*. 1996;19:19.
54. Rossiter-Fornoff JE, et al. A cross-sectional validation study of the FICSIT common data base static balance measures. Frailty and Injuries: Cooperative Studies of Intervention Techniques. *J Gerontol A Biol Sci Med Sci*. 1995;50:M291.
55. Bohannon RW. Hand-grip dynamometry predicts future outcomes in aging adults. *J Geriatr Phys Ther*. 2008;31:3.
56. Horak FB, Nashner LM. Central programming of postural movements: adaptation to altered support-surface configurations. *J Neurophysiol*. 1986;55:1369.
57. Mickle KJ, et al. ISB Clinical Biomechanics Award 2009: toe weakness and deformity increase the risk of falls in older people. *Clin Biomech (Bristol, Avon)*. 2009;24:787.
58. Waddington GS, Adams RD. The effect of a 5-week wobble-board exercise intervention on ability to discriminate different degrees of ankle inversion, barefoot and wearing shoes: a study in healthy elderly. *J Am Geriatr Soc*. 2004;52:573.
59. Mathias CJ. Orthostatic hypotension: causes, mechanisms, and influencing factors. *Neurology*. 1995;45:S6.
60. Mosnaim AD, et al. Etiology and risk factors for developing orthostatic hypotension. *Am J Ther*. 2010;17:86.
61. Gill-Body KM, et al. Rehabilitation of balance in two patients with cerebellar dysfunction. *Phys Ther*. 1997;77:534.
62. Brown KE, et al. Physical therapy for central vestibular dysfunction. *Arch Phys Med Rehabil*. 2006;87:76.
63. Syrjala P, et al. Neurological diseases and accidental falls of the aged. *J Neurol*. 2003;250:1063.
64. Whitman GT, et al. A prospective study of cerebral white matter abnormalities in older people with gait dysfunction. *Neurology*. 2001;57:990.
65. Kerber KA, et al. Disequilibrium in older people: a prospective study. *Neurology*. 1998;51:574.
66. Nutt JG, Marsden CD, Thompson PD. Human walking and higher-level gait disorders, particularly in the elderly. *Neurology*. 1993;43:268.
67. Sudarsky L, Ronthal M. Gait disorders among elderly patients. A survey study of 50 patients. *Arch Neurol*. 1983;40:740.
68. Rosano C, et al. A regions-of-interest volumetric analysis

of mobility limitations in community-dwelling older adults. *J Gerontol A Biol Sci Med Sci*. 2007;62:1048.

69. Peters A, Sethares C. Aging and the myelinated fibers in prefrontal cortex and corpus callosum of the monkey. *J Comp Neurol*. 2002;442:277.
70. Legters K. Fear of falling. *Phys Ther*. 2002;82:264. 71. Hatch J, Gill-Body KM, Portney LG. Determinants of balance confidence in community-dwelling elderly people. *Phys Ther*. 2003;83:1072.
72. Jacobson GP, Newman CW. The development of the Dizziness Handicap Inventory. *Arch Otolaryngol Head Neck Surg*. 1990;116:424.
73. Tinetti ME, Richman D, Powell L. Falls efficacy as a measure of fear of falling. *J Gerontol*. 1990;45:P239.
74. Tinetti ME, Williams CS. Falls, injuries due to falls, and the risk of admission to a nursing home. *N Engl J Med*. 1997;337:1279.
75. Hill KD, et al. Fear of falling revisited. *Arch Phys Med Rehabil*. 1996;77:1025.
76. Marchetti GF, et al. Factors associated with balance confidence in older adults with health conditions affecting the balance and vestibular system. *Arch Phys Med Rehabil*. 2011;92:1884.
77. Schwenk M, et al. Definitions and methods of measuring and reporting on injurious falls in randomised controlled fall prevention trials: a systematic review. *BMC Med Res Methodol*. 2012;12:50.
78. Shumway-Cook A, et al. The effects of two types of cognitive tasks on postural stability in older adults with and without a history of falls. *J Gerontol A Biol Sci Med Sci*. 1997;52:M232.
79. Lundin-Olsson L, Nyberg L, Gustafson Y. "Stops walking when talking" as a predictor of falls in elderly people. *Lancet*. 1997;349:617.
80. Lajoie Y, et al. Upright standing and gait: are there changes in attentional requirements related to normal aging? *Exp Aging Res*. 1996;22:185.
81. Maki BE, McIlroy WE. Influence of arousal and attention on the control of postural sway. *J Vestib Res*. 1996;6:53.
82. Lundin-Olsson L, Nyberg L, Gustafson Y. Attention, frailty, and falls: the effect of a manual task on basic mobility. *J Am Geriatr Soc*. 1998;46:758.
83. Lundin-Olsson L, Nyberg L, Gustafson Y. The Mobility Interaction Fall chart. *Physiother Res Int*. 2000;5:190.
84. Bessot N, et al. Interference between walking and a cognitive task is increased in patients with bilateral vestibular loss. *Gait Posture*. 2012;36:319.
85. Yesavage J. Development and validation of a geriatric depression screening scale: a preliminary report. *J Psychiatr Res*. 1983;17:37.
86. Grunfeld EA, et al. Screening for depression among neuro-otology patients with and without identifiable vestibular lesions. *Int J Audiol*. 2003;42:161.
87. Jacob RG. Panic disorder and the vestibular system. *Psychiatr Clin North Am*. 1988;11:361.
88. Clark DB, et al. Panic in otolaryngology patients presenting with dizziness or hearing loss. *Am J Psychiatry*. 1994;151:1223.
89. Hong SM, et al. Influence of Vestibular Disease on Psychological Distress: A Multicenter Study. *Otolaryngol Head Neck Surg*. 2013.
90. Whitney SL, Hudak MT, Marchetti GF. The dynamic gait index relates to self-reported fall history in individuals with vestibular dysfunction. *J Vestib Res*. 2000;10:99.
91. Hall CD, Schubert MC, Herdman SJ. Prediction of fall risk reduction as measured by dynamic gait index in individuals with unilateral vestibular hypofunction. *Otol Neurotol*. 2004;25:746.
92. Whitney SL, et al. Physical therapy for migraine-related vestibulopathy and vestibular dysfunction with history of migraine. *Laryngoscope*. 2000;110:1528.
93. Gananca FF, et al. Elderly falls associated with benign paroxysmal positional vertigo. *Braz J Otorhinolaryngol*. 2010;76:113.
94. Berg K, Norman KE. Functional assessment of balance and gait. *Clin Geriatr Med*. 1996;12:705.
95. Berg K, et al. Measuring balance in the elderly: Preliminary development of an instrument. *Physiother Canada*. 1989;41:304.
96. Berg K, Wood-Dauphinee S, Williams JI. The Balance Scale: reliability assessment with elderly residents and patients with an acute stroke. *Scand J Rehabil Med*. 1995;27:27.
97. Berg Kea. Clinical and laboratory measures of postural balance in an elderly population. *Arch Phys Med Rehabil*. 1992;73:1073.
98. Wood-Dauphinee Sea. The balance scale: responsiveness to clinically meaningful change. *Canadian J Rehab*. 1997;10:35.
99. Bogle Thorbahn LD, Newton RA. Use of the Berg Balance Test to predict falls in elderly persons. *Phys Ther*. 1996;76:576.

100. Shumway-Cook A, et al. Predicting the probability for falls in community-dwelling older adults. *Phys Ther*. 1997;77:812.
101. Whitney S, Wrisley D, Furman J. Concurrent validity of the Berg Balance Scale and the Dynamic Gait Index in people with vestibular dysfunction. *Physiother Res Int*. 2003; 8:178.
102. Shumway-Cook A, Woollacott M. *Motor Control. Theory and Practical Applications*, 1st ed. Baltimore: Williams and Wilkins; 1995.
103. Duncan PW, et al. Functional reach: a new clinical mea - sure of balance. *J Gerontol*. 1990;45:M192.
104. Duncan PW, et al. Functional reach: predictive validity in a sample of elderly male veterans. *J Gerontol*. 1992; 47:M93.
105. Mann GC, et al. Functional reach and single leg stance in patients with peripheral vestibular disorders. *J Vestib Res*. 1996;6:343.
106. Studenski S, et al. Predicting falls: the role of mobility and nonphysical factors. *J Am Geriatr Soc*. 1994;42:297.
107. Weiner DK, et al. Functional reach: a marker of physical frailty. *J Am Geriatr Soc*. 1992;40:203.
108. Weiner DK, et al. Does functional reach improve with rehabilitation? *Arch Phys Med Rehabil*. 1993;74:796.
109. Thorbahn LD, Newton RA. Use of the Berg Balance Test to predict falls in elderly persons. 1996;76:576.
110. Godi M, et al. Comparison of reliability, validity, and responsiveness of the Mini-BESTest and Berg Balance Scale in patients with balance disorders. *Phys Ther*. 2013;93:158.
111. Hall CD, Herdman SJ. Reliability of clinical measures used to assess patients with peripheral vestibular disorders. *J Neurol Phys Ther*. 2006;30:74.
112. Wrisley DM, et al. Reliability of the dynamic gait index in people with vestibular disorders. *Arch Phys Med Rehabil*. 2003;84:1528.
113. Wernick-Robinson M, Krebs DE, Giorgetti MM. Functional reach: does it really measure dynamic balance? *Arch Phys Med Rehabil*. 1999;80:262.
114. Myers AM, et al. Psychological indicators of balance confidence: relationship to actual and perceived abilities. *J Gerontol A Biol Sci Med Sci*. 1996;51:M37.
115. Powell LE, Myers AM. The Activities-specific Balance Confidence (ABC) Scale. *J Gerontol A Biol Sci Med Sci*. 1995;50A:M28.
116. Whitney SL, Hudak MT, Marchetti GF. The activitiesspecific balance confidence scale and the dizziness handicap inventory: a comparison. *J Vestib Res*. 1999;9:253.
117. Whitney SL, et al. The effect of age on vestibular rehabilitation outcomes. *Laryngoscope*. 2002;112:1785.
118. Whitney SL, et al. Is perception of handicap related to functional performance in persons with vestibular dysfunction? *Otol Neurotol*. 2004;25:139.
119. Lajoie Y, Gallagher SP. Predicting falls within the elderly community: comparison of postural sway, reaction time, the Berg Balance Scale and the Activities-specific Balance Confidence (ABC) scale for comparing fallers and non-fallers. *Arch Gerontol Geriatr*. 2004;38:11.
120. Cohen HS, Kimball KT, Adams AS. Application of the vestibular disorders activities of daily living scale. *Laryngoscope*. 2000;110:1204.
121. Cohen HS, Kimball KT. Development of the vestibular disorders activities of daily living scale. *Arch Otolaryngol Head Neck Surg*. 2000;126:881.
122. Arroyo Jea. Fast evaluation test for mobility, balance, and fear: a new strategy for the screening of elderly fallers. *Arthritis Rheum*. 1994;3:S416.
123. Di Fabio RP, Seay R. Use of the "fast evaluation of mobility, balance, and fear" in elderly community dwellers: validity and reliability. *Phys Ther*. 1997;77:904.
124. Alghwiri AA, et al. The development and validation of the vestibular activities and participation measure. *Arch Phys Med Rehabil*. 2012;93:1822.
125. Grill E, et al. International Classification of Functioning, Disability and Health (ICF) Core Set for patients with vertigo, dizziness and balance disorders. *J Vestib Res*. 2012;22:261.
126. Ware JE, Jr, Sherbourne CD. The MOS 36-item short-form health survey (SF-36), I: conceptual framework and item selection. *Med Care*. 1992;30:473.
127. Enloe LJ, Shields RK. Evaluation of health-related quality of life in individuals with vestibular disease using disease-specific and general outcome measures. *Phys Ther*. 1997;77:890.
128. Studenski S, et al. Gait speed and survival in older adults. *Jama*. 2011;305:50.
129. Hardy SE, et al. Improvement in usual gait speed predicts better survival in older adults. *J Am Geriatr Soc*. 2007;55: 1727.
130. Bohannon RW, et al. Decrease in timed balance test scores with aging. *Phys Ther*. 1984;64:1067.
131. O'Loughlin JL, et al. Incidence of and risk factors for falls

and injurious falls among the community-dwelling elderly. *Am J Epidemiol*. 1993;137:342.
132. Vellas BJ, et al. One-leg balance is an important predictor of injurious falls in older persons. *J Am Geriatr Soc*. 1997;45:735.
133. Black FO, et al. Normal subject postural sway during the Romberg test. *Am J Otolaryngol*. 1982;3:309.
134. Newton R. Review of tests of standing balance abilities. *Brain Inj*. 1989;3:335.
135. Quadri P, et al. Lower limb function as predictor of falls and loss of mobility with social repercussions one year after discharge among elderly inpatients. *Aging Clin Exp Res*. 2005;17:82.
136. Guralnik JM, et al. A short physical performance battery assessing lower extremity function: association with self-reported disability and prediction of mortality and nursing home admission. *J Gerontol*. 1994;49:M85.
137. Baraff LJ, et al. Practice guideline for the ED management of falls in community-dwelling elderly persons. Kaiser Permanente Medical Group. *Ann Emerg Med*. 1997;30:480.
138. United Stated Department of Transportation NHTSA. Traffic Safety Facts. 2010 [cited 2013 Feb 21]: http://www-nrd.nhtsa.dot.gov/Pubs/811391.PDF.
139. Insurance Institute for Highway Safety (IIHS). Fatality facts 2009. Older people. 2010 [cited 2013 Feb 21]: http://www.iihs.org/research/fatality_facts_2009/olderpeople.html.
140. Owsley C. Driver Capabilities in Transportation in an Aging Society: A Decade of Experience. Technical Papers and Reports from a Conference. 2004. Washington, DC Transportation Research Board.
141. Carr DB, et al. *Physician's Guide to Assessing and Counseling Older Drivers*. NHTSA, Editor 2010.
142. Cohen HS, et al. Driving disability and dizziness. *J Safety Res*. 2003;34:361.
143. Province MA, et al. The effects of exercise on falls in elderly patients. A preplanned meta-analysis of the FICSIT Trials. Frailty and Injuries: Cooperative Studies of Intervention Techniques. *Jama*. 1995;273:1341.
144. Lichtenstein MJ, et al. Exercise and balance in aged women: a pilot controlled clinical trial. *Arch Phys Med Rehabil*. 1989;70:138.
145. Lord SR, Castell S. Physical activity program for older persons: effect on balance, strength, neuromuscular control, and reaction time. *Arch Phys Med Rehabil*. 1994;75:648.
146. Kemoun G, et al. Ankle dorsiflexion delay can predict falls in the elderly. *J Rehabil Med*. 2002;34:278.

26

머리 외상 후 안뜰기능손상 환자의 물리치료 관리

Physical Therapy Management of the Patient with Vestibular Dysfunction from Head Trauma

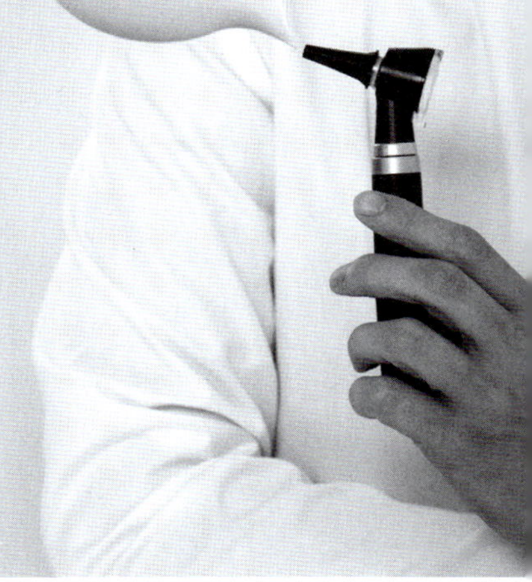

Laura Morris, PT • Kim Gottshall, PT, PhD

외상성 뇌손상(traumatic brain injury, TBI)은 충격, 총포류로부터의 총상, 급격한 가속이나 감속의 힘을 가진 폭발적인 외부 충격으로 인한 뇌손상으로 정의된다. 뇌기능은 일시적으로 또는 영구적으로 중단될 수 있으며, 구조적 손상은 현재 뇌 촬영 기술을 사용하여 식별되거나 식별되지 않을 수 있다. 머리의 외상과 안뜰 말단의 위치를 감안할 때 외상성 뇌손상은 안뜰상실을 초래할 수 있다. 손상은 안뜰의 말초 손상, 소뇌 또는 대뇌겉질 수준의 중추 손상 또는 이 둘의 조합에 의해 유발될 수 있다. 이 장에서는 안뜰장애 및 외상성 뇌손상을 가진 사람들의 관리에 대한 고유한 고려사항에 대해 설명한다.

외상성 뇌손상은 경미한 손상에서 심각한 손상의 범위 내에서 초래된다. 외상성 뇌손상의 중증도 분류는 글래스고 혼수척도(Glasgow coma scale), 의식 상실(loss of consciousness)의 정도 또는 외상후기억상실(post traumatic amnesia, PTA)에 근거하여 경증, 중등도 또는 중증으로 분류할 수 있다. 가장 일반적으로 설명되는 분류 구조는 표 26.1을 참조하기 바란다. 병변의 위치나 손상의 특성도 분류요인에 포함되지 않았다.

경미한 외상성 뇌손상(mild traumatic brain injury, mTBI)과 동일한 용어로 사용될 수 있는 뇌진탕은 뇌에 영향을 미치는 복잡한 병태생리 과정을 설명한다. 이 과정은 외부의 역학적 힘에 의해 유도되지만 머리에 직접 접촉할 필요가 없다. 예를 들어, 폭발로 인해 뇌진탕이 발생할 수 있다. 이는 뇌의 급격한 가속과 감속을 초래하지만 머리와 지면 사이의 직접적인 접촉을 유발하지 않는다. 일반적으로 뇌진탕은 자발적으로 해결되는 신경기능의 단기손상이다. 의식 상실은 뇌진탕에서 나타날 수도 있고 나타나지 않을 수도 있다.

뇌진탕후증후군(post-concussion syndrome, PCS)에 대한 진단기준은 세계보건기구의 ICD-10 질병분류체계와 DSM-IV의 미국정신의학협회 분류를 포함한 여러 기관에 의해 정의되었다. 이들의 기준은 서로 다르며(글상자 26.1) 결함이 있는 것으로 판명되었다. 미국의 질병관리센터(CDC)는 뇌진탕후증후군을 장기간 회복되는 것으로 정의하고 있으며, 일반적으로 3개월의 기간을 기준으로 급성 뇌진탕을 뇌진탕후증후군과 분리한다. 경미한 외상성 뇌손상 또는 뇌진탕과 뇌진탕후증후군 사이의 명확한 기준을 기술한 문헌은 거의 없다.

2차충격증후군(second impact syndrome, SIS)은 개인이 첫 번째 머리 손상이 회복되기 전에 두 번째 머리 손상을 입는 흔치 않은 치명적인 현상이다. 첫 번째 뇌진탕은 몇 분, 며칠 또는 몇 주 동안 지속될 수 있다. 두 번째는 머리에 직접 타격을 가하는 경미한 것일 수 있고 또는 두뇌에 가속력을 가하는 간접적인 손상일 수도 있다. 환자는 상해 후 처음 몇 초에서 몇 분 안에 갑자기 쓰러지고

표 26.1 외상성 뇌손상에 대한 중등도 분류

	경증	중등도	중증
글래스고 혼수척도	13~15	9~12	3~8
의식 상실	0~30분	<30분~<24시	>24시
외상후기억상실	<1일	>1일, <7일	>7일

외상성 뇌손상의 중등도 분류는 글래스고 혼수척도, 의식 상실 또는 외상후기억상실에 근거하여 경증, 중등도 또는 중증으로 분류할 수 있다.

글상자 26.1

세계보건기구(ICD-10)와 미국정신의학협회(DSM-IV)의 뇌진탕후증후군(PCS)의 현재 정의

ICD-10 정의: 뇌진탕후증후군

아래는 ICD-10의 PCS에 대한 진단 기준이다.

주의: 이 증후군의 질병분류학적 상태는 불확실하며, 이 지시문 소개의 기준 A는 항상 확인 가능한 것은 아니다. 그러나 이 조건에 대한 연구를 수행하는 사람들은 다음 기준을 권장한다.

A. F07의 일반적인 기준을 충족해야 한다. 뇌질환, 손상 및 기능장애로 인한 인격 및 행동장애의 일반적인 기준인 F07은 다음과 같다.
  G1. 뇌질환, 손상 또는 기능장애의 객관적 증거(신체적 · 신경학적 검사 및 실험실 검사) 및/또는 과거력
  G2. 의식의 흐려짐과 뜻밖의 기억력 결핍이 없음
  G3. 인격 또는 행동장애의 대체 원인에 대한 충분하거나 암시적인 증거가 없으면 F6(뇌손상 및 기능장애로 인한 기타 정신질환 및 신체질환)에 배치될 수 있음

B. 최대 4주까지의 기간 동안 증상이 시작되기 전에 의식을 상실한 머리 외상의 이력(뇌파에 대한 객관적 뇌파, 뇌영상 또는 안구정맥조영술 증거가 부족할 수 있음)

C. 다음 중 적어도 세 가지
  1. 두통, 어지럼(보통 사실적 현훈의 특징이 결여됨), 전신 권태와 과도한 피로 또는 소음 과민증과 같은 불쾌한 감각과 통증에 대한 불만
  2. 감정적인 흥분이나 스트레스에 의해 쉽게 자극되거나 악화되는 자극 감수성, 정서적 불안감, 어느 정도의 우울 및/또는 걱정의 정도와 같은 정서적 변화
  3. 명백한 객관적 증거(예: 심리검사) 없이 집중력과 정신적 업무 수행 및 기억력 불만사항에 대한 주관적인 불만사항
  4. 불면증
  5. 알코올에 대한 내성 감소
  6. 위의 증세와 영구적인 뇌손상에 대한 두려움에 시달리고, 심기증의 과대평가된 사고와 병적인 역할의 채택 정도

DSM-IV 정의: 뇌진탕후장애

A. 심각한 뇌진탕을 유발한 머리 외상의 병력
  주의: 뇌진탕의 증상은 의식 상실, 외상후기억상실, 흔하지 않지만 외상후발작을 포함한다. 이 기준을 정의하는 구체적인 접근방식은 추가 연구를 통해 개선되어야 한다.

B. 주의력(집중, 주의집중, 동시 인지 작업수행) 또는 기억력의 난이도에 대한 신경심리학적 검사 또는 정량화된 인지 평가의 증거

C 다음 중 세 가지(또는 그 이상)는 외상 직후에 발생하며 최소 3개월 이상 지속된다.
  1. 쉽게 피로해짐
  2. 수면장애
  3. 두통
  4. 현훈 또는 어지럼
  5. 거의 없는 또는 전혀 도발하지 않는 자극과민성 또는 공격성
  6. 불안, 우울증 또는 정서적 책임
  7. 성격의 변화(예: 사회적 또는 성적 부적응)
  8. 무관심 또는 자발적인 결여

D. 기준 B 또는 C의 증상은 머리 외상 후 발생하거나 다른 기존 증상의 현저한 악화를 나타낸다.

E. 장애는 사회적 또는 직업적 기능에 중대한 손상을 초래하며 이전 기능 수준보다 현저한 감소를 나타낸다. 학령기 아동의 경우, 그 손상은 외상으로 인한 학교 또는 학업 성취도의 현저한 악화로 나타날 수 있다.

F. 증상은 머리 외상으로 인한 치매 기준을 충족하지 못하고 또 다른 정신장애(예: 머리 외상으로 인한 기억장애, 머리 외상으로 인한 성격 변화)로 인해 더 잘 설명되지 않는다.

급격한 신경학적 쇠퇴 및 호흡부전을 겪게 된다. 2차충격증후군은 사망 또는 중대한 신경장애를 초래한다. 2차충격증후군의 병태생리학은 경막하출혈 또는 대뇌 혈관계의 자동조절 이상에 의해 야기되는 것으로 생각되며, 이는 광범위한 충혈성 뇌부종(hyperemic brain swelling)과 증가된 뇌내압을 일으킨다. 청소년과 젊은 성인들이 주로 영향을 받는다.

경미한 외상성 뇌손상의 병태생리학
Pathophysiology of mild TBI

경미한 외상성 뇌손상에 따른 뇌손상은 지난 10년 동안 광범위하게 연구되어 왔다. 경미한 외상성 뇌손상의 병태생리학에 대한 현재의 이해는 Giza 등(2001)(그림 26.1)의 연구에 기초하고 있다. 이는 국소혈관이나 축삭 병변을 일으키는 중등도 이상의 중증 상해와는 달리 가벼운 손상은 뇌의 처리 능력에 손상을 주는 신경대사 장애의 결과로 이어진다는 것이다. 생체역학적인 손상이 시작되면, 글루탄산염과 같은 흥분성 신경전달물질은 신경세포부터 칼륨이 유출되고 칼슘이 유입되는 신경탈분극을 유발하게 된다. 세포막의 나트륨-칼륨 이온(Na^+-K^+) 펌프가 작동함으로써 세포 내에서 적절한 이온 균형을 회복하기 위해 많은 양의 아데노신-3인산기(adenosine triphosphate, ATP)를 필요로 한다. ATP에 대한 수요 증가는 포도당(glucose)에 대한 많은 대사 요구를 야기한다. 이 갑작스러운 신진대사 요구는 대뇌 혈류량의 일반적인 감소를 동반한다. 결과적으로 포도당 형태의 에너지 공급이 감소하고 Na^+-K^+ 펌프의 수요가 증가하여 세포의 대사성 위기가 초래된다.

일단 초기의 에너지 위기 기간이 지나면, 뇌는 저하된 신진대사 기간에 접어든다. 세포 내 칼슘 농도가 지속적으로 높으면 독성을 나타내어 세포 내 부종 및 다발성 축삭 손상을 유발한다. 또한 칼슘 농도가 높아지면 외상 후 신경 연결이 방해받는 현상이 나타난다.

손상기전: 폭발외상 vs. 무딘 머리 외상
Mechanism of injury: blast injury versus blunt head trauma

폭발사고는 산업 재해 및 군사 작전을 포함한 모든 유형의 폭발로 인해 발생한다. 폭발사고로 인한 손상은 최근

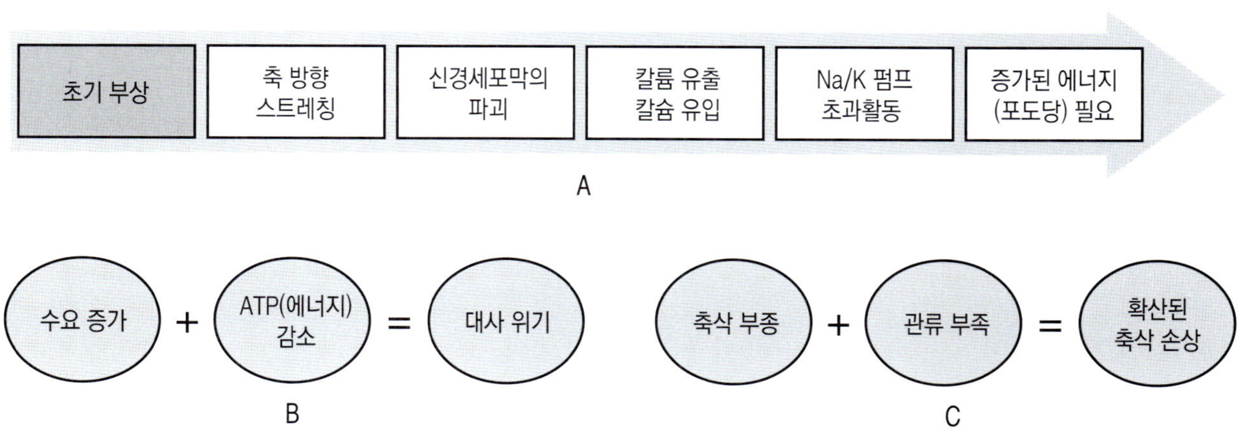

그림 26.1 mTBI의 병태생리학.
A: 신경세포막의 파괴로 인한 경미한 외상성 뇌손상의 급성 영향, B: 대사장애는 가용한 아데노신-3인산기(ATP)의 감소와 함께 에너지 수요의 급격한 증가로 인해 발생한다, C: 일단 에너지 위기의 초기 기간이 지나면 신진대사가 저하된다. 세포 내에서 지속적으로 높은 수준의 칼슘이 독성을 나타내어 세포 내 부종과 축삭의 확산을 유발한다.

의 전투 작전에서 머리 외상의 주요 원인으로 인식되어 전장 손상의 80% 이상을 차지한다. 폭발 노출은 소리가 들리기 전에 개인이 압력파에 닿거나 노출되는 사건으로 정의된다. 압력 파형은 폭발 후 나타나는 뇌손상의 주요 원인으로 간주될 수 있다. 이러한 유형의 상해를 경험한 사람들은 둔기에 의한 머리 외상을 가진 사람들과 다른 증상 및 손상 패턴을 경험한다.

폭발사고 생존자의 손상 패턴은 다중 시스템 관련과 상해의 심각성으로 인해 복잡할 수 있다. 이들 중 상당수는 사지 절단, 정형외과적 외상, 화상, 위장관 장애, 시력 손상 및 외상후스트레스장애 등을 겪고 있다. 폭발로 인한 압력 파형은 심각한 가운데귀 및 속귀 손상을 일으켜 안뜰병리학을 유발할 수 있다. Shupak은 폭파에 노출된 이스라엘 군인들을 대상으로 한 연구에서 난청, 이명 및 고막 천공이 피실험자의 80%에서 발생했으며 60%에서 어지럼이 지속됨을 발견하였다. Hoffer 등은 폭발사고 경험이 있는 사람들 중 98%가 어지럼을 보고했으며, 80%의 사람들이 아급성 및 만성 단계에서 어지럼을 앓고 있다고 밝혔다. 또한 Hoffer 등은 폭발 머리 외상이 있는 사람들은 둔각 머리 외상을 가진 사람들보다 두통의 발병률이 높고 불균형의 증상이 더 컸다고 보고했다. 폭발 손상을 입은 사람들은 증상이 지속적으로 나타난다고 보고했으며 둔기 머리 외상 환자의 경우 간헐적으로 증상이 나타나는 경향이 있는 것으로 보고되었다. 즉, 두 외상 사이에는 본질적 차이가 있는 것으로 보인다. 폭발 머리 외상을 가진 사람은 둔기 머리 외상 환자와 비교하여 난청 발생률, 외상 후 공간감각 장애 및 인지기능 장애가 더 많이 나타났다.

머리 외상의 증상학
Symptomatology in head trauma

중등도에서부터 중증까지의 뇌손상에서 발생하는 국소적인 신경학적 변화와는 달리, 대사장애 및 축삭 사멸을 일으키는 확산성 손상은 경증 뇌손상이지만 광범위한 증상을 유발한다. 그림 26.2는 일반적인 증상을 기술하고, 광범위한 범주의 손상을 강조한다. 어지럼은 외상성 뇌손상 후 매우 흔한 증상으로 손상 후 23~81%에서 처음 며칠 동안에 존재한다. 운동선수 중 55%가 뇌진탕 후 어지럼을 앓고 있다. 군인들의 폭발 관련 경미한 외상성 뇌손상에서 어지럼은 가장 흔한 손상 후 증상이다.

머리 외상 후 발생한 어지럼의 원인은 다양하다. 머리 외상에서 발견된 안뜰병리학은 관자뼈 골절, 미로(labyrinthine) 뇌진탕, 양성발작성체위현훈(benign paroxysmal positional vertigo, BPPV), 혈관 병변, 중추 병변 및 바깥림프샛길에서 찾아볼 수 있다. Gottshall은 손상의 유형과 회복 가능성을 설명하기 위해 군인들을 대상으로 연구하였다. Gottshall은 머리가 움직이는 동안 주시 안정성의 손상과 불균형이 운동성 어지럼과 마찬가지로 일반적이라는 것을 발견했다. Scherer 등은 어지럼의 원인을 규명하고자 군인들에서의 폭파 노출을 연구했다. 급속한 머리 회전 동안 눈운동을 연구하기 위해 공막탐지코일법을 사용하였고, 연구자들은 회전 안뜰눈반사(angular vestibulo-ocular reflex, aVOR)의 손상을 발견했으

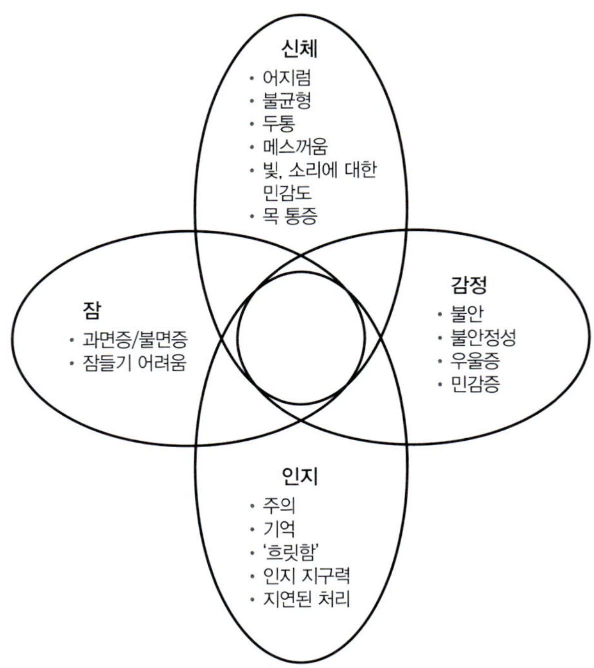

그림 26.2
mTBI와 연관된 장애의 분류 및 전형적인 증상

며, 이러한 손상은 I형 털세포의 차별적인 파괴 또는 불규칙 들심성 안뜰눈반사 경로 손상이 원인일 수 있다는 가설을 세웠다. 이것은 II형 세포에 의해 감지될 수 있는 저속 운동에 대한 정상 안뜰기능을 설명할 수 있으며, 고속 운동으로 정상적인 각 안뜰눈반사 이득보다 낮을 것이다. 또한 운동 중 증상의 중증도가 현저하게 높아졌다는 것을 발견하였으며, 이 결과는 Gottshall과 Hoffer의 연구와 일치하였다. Scherer 등은 시상면의 회전 안뜰눈반사의 감쇄를 발견했으며, 이는 달리기를 하는 동안 어지럼이 더 증가된다는 것을 의미한다. 왜냐하면 달리기는 걷기와 비교할 때 시상면에서 더 큰 머리 움직임을 유발하여 시상면에서 회전 안뜰눈반사에 더 많은 요구를 부과하기 때문이다.

말초 안뜰상실과 직접 관련이 없는 외상성 뇌손상 어지럼의 다른 원인이 있다. 외상 후 양성발작성체위현훈(benign paroxysmal positional vertigo, BPPV), 불안 관련 어지럼, 편두통 관련 어지럼, 자율신경 조절 장애, 목 어지럼(cervicogenic dizziness) 등이 모두 경미한 외상성 뇌손상의 후유증으로 밝혀졌다. 머리 손상과 관련된 정형외과 손상은 목뼈와 관련되기 때문에 어지럼에 대한 목의 원인을 평가해야 한다. 목 어지럼의 평가와 관리는 31장에서 논의된다.

양성발작성체위현훈은 머리 외상 후 흔히 발생한다. 어지럼 증상을 보이는 외상성 뇌손상 환자에서 양성발작성체위현훈의 발생률은 5% 미만에서 28%로 다양하다. 보고된 발병률의 차이는 외상성 뇌손상의 특성과 정도(뇌진탕 대 폭발 노출)와 마찬가지로 머리 외상 시점과 환자가 처음 평가된 시간 사이의 경과 기간의 결과일 수 있다. 양성발작성체위현훈은 저절로 호전될 수 있는데, 따라서 일부 연구에서 양성발작성체위현훈 발병률이 낮다고 보고할 수도 있다. 양쪽 양성발작성체위현훈의 빈도는 특발성 양성발작성체위현훈과 비교하여 머리 외상 후에 발생률이 높다.

불안 관련 어지럼이 경미한 외상성 뇌손상 이후 군인 및 일반인 모두에게 존재하는 것으로 밝혀졌다. 경미한 외상성 뇌손상을 지닌 일반인에서 41%는 외상 후 5년 동안 불안을 보고했다. 군인에 대한 연구에서 이라크 전쟁 중 머리 손상으로 의식 상실을 겪은 군인 중 44%가 외상후스트레스장애 기준을 충족했으며 불안 증상을 호소했다. 불안과 관련된 어지럼의 병태생리는 잘 설명되어 있으며 어지럼과 현훈을 인지하고 불안을 조절하는 뇌줄기의 공통 중추 경로로 인해 발생한다고 믿어지고 있다. 편두통과 관련된 불안증 또한 경미한 외상성 뇌손상의 후유증으로 볼 수 있는 별개의 실체로 제안되었다. 환자를 면밀히 인터뷰하고 다른 팀 구성원들과 협력하면 안뜰재활(vestibular rehabilitation)을 받는 환자에게서 불안 유무를 확인하는 데 도움이 될 수 있다. 불안의 존재는 재활 과정에 영향을 미친다.

외상 후 편두통과 두통은 경미한 외상성 뇌손상의 일반적인 후유증이다. 눈부심, 소리공포증, 메스꺼움, 시각적 변화 외에 어지럼과 현훈은 편두통의 일반적인 증상이며 편두통 환자의 25~30%에서 발생한다. 이러한 증상은 두통 없이도 발생할 수 있다. Hoffer 등은 군인 집단에서 경미한 외상성 뇌손상 군인의 41%가 편두통 관련 어지럼 기준에 부합함을 발견했다. 편측성 어지럼의 병태생리학은 잘 알려져 있지 않지만, 삼차신경과 안뜰핵 사이의 신경해부학적 연결의 결과일 수 있다. 편두통이 있는 경미한 외상성 뇌손상을 가진 운동선수에서 비편두통이나 두통이 없는 환자에 비해 인지신경 기능이 유의하게 감소된 것으로 나타났다. 의료팀에 의한 편두통 관리는 재활 과정에서 전반적으로 긍정적 결과를 도출하는데 중요하다. 잘 관리되는 편두통은 환자가 재활과정에 보다 잘 참여할 수 있게 해준다.

어지럼은 경미한 외상성 뇌손상 환자들에게 자율신경 조절장애로 인하여 발생할 수 있다. 자율신경 조절장애가 있는 환자는 일반적으로 앉기, 앞으로 구부릴 때 계단 오르기 등과 같은 위치 변화로 어지럼을 나타내며 어떤 형태의 운동이라도 어지럼을 유발할 수 있음을 보고하였다. 자율신경의 변화로 인한 증상은 양성발작성체위현훈 또는 운동 못견딤증(intolerance)을 모방할 수 있으므로 증상을 면밀하게 평가해야 한다. 때때로 기립성 저혈압의 명백한 증거가 있지만, 그 변화는 일시적이며 혈압 모니터링으로는 감지되지 않을 수 있다. 나중에 회복 과정에서 환자는 자세에 대해 더 나은 내성을 가질 수 있으나, 운동 중에나 심박수를 증가시키는 활동에서 어지럼이 발생할 수 있다.

자세 불안정 및 균형장애 반응은 감각통합 장애 또는 안뜰신경반사 장애로 인해 발생할 수 있다. 감각기관 손상은 말초기관으로부터의 자극에 대해 비정상적인 중앙처리 또는 말초 안뜰병변의 경우 말단 기관 자체의 손상으로 인한 결과일 수 있다. Guskiewicz 등은 자동화된 임상 평가도구를 개발하여 뇌진탕을 겪은 운동선수들에게서 감각통합 손상을 발견했다.

신체적인 증상 이외에 인지적인 증상은 경미한 뇌손상의 특징적인 표시이다. 전형적인 인지 손상은 주의력의 제한, 정신적 '흐릿함'의 느낌, 지연된 즉각적 회상(recall) 장애, 인지능력 감소 및 인지 과정의 지연을 포함한다. 다중 작업 및 대체 작업 기능도 손상된다. 또한 신진대사가 감소하고 에너지 수요가 증가하기 때문에 새로운 학습을 어려워한다.

수면장애는 많은 다른 기능을 더욱 복잡하게 하며, 경미한 외상성 뇌손상 환자에게는 종종 수면 손상이 나타난다. 수면장애는 수면의 시작과 유지를 어렵게 하거나, 너무 많이 자는(수면) 것일 수 있다. 수면 부족은 과민성 및 불안, 우울증, 집중력 감소 및 반응 시간 지연, 에너지 수준 감소 및 피로를 포함하여 초기 뇌손상으로 나타나는 많은 증상을 악화시킨다.

뇌진탕에서는 정서적 증상도 광범위하게 설명된다. 이러한 증상에는 과민성, 불안, 우울증, 정서적 불안정성이 포함된다. 건강한 청소년은 감정을 조절하는 데 어려움을 겪는 경향이 있으며, 이는 종종 뇌진탕으로 악화된다. 불안과 어지럼이 강한 동반질환이기 때문에 치료사는 환자에게 불안이 있는지, 불안이 지속되고 있는지 세심한 주의를 기울여야 한다.

뇌손상 환자를 관리하는 치료사라면 환자가 안뜰상실로부터 회복할 수 있는 능력에 영향을 줄 수 있는 다른 증상들을 고려해야 한다. 전반적으로 환자를 평가하면 치료 효과가 향상되고 궁극적으로 재활 과정에서 더 나은 결과와 실패를 경험할 수 있다. 환자의 모든 측면을 관리하는 것은 실제 직무 범위가 아니지만 환자의 증상과 어려움을 잘 알고 있게 되면 환자를 적절하게 다른 전문가에게 의뢰하고 환자에게 보다 현실적인 기대감을 줄 수 있다. 다방면의 전문가들과 한 팀으로 함께 작업하면 이 광범위한 회복 범위를 보다 효과적으로 관리할 수 있다.

검진
Examination

진단적 영상 Diagnostic imaging

중등도에서부터 중증의 뇌손상을 확인하는 과정은 영상검사 및 임상 신경 검사를 사용하여 비교적 간단하게 할 수 있다. 안뜰기능저하의 존재 여부는 덜 명확할 수 있으며 중증의 눈운동장애 또는 눈떨림의 중추성 유형의 경우는 판단하기 어려울 수 있다. 가벼운 뇌손상의 진단과정은 명확하지 않으며 지난 20년간 평가의 표준화가 발전해 왔다.

수많은 영상기술은 진단도구 및 회복을 측정하는 도구로써 유용하다. 표준화된 컴퓨터단층촬영 또는 자기공명영상을 사용하는 영상 진단은 대부분의 경우 경미한 외상성 뇌손상/뇌진탕을 나타낼 정도로 민감하지 않다. 손상은 본질적으로 신진대사이며 기능장애는 국소적이기보다는 광범위하기 때문에 비정상을 확인할 수 없다. 경미한 외상성 뇌손상과 관련된 변화를 표시하는 데 사용할 수 있는 몇 가지 영상기법이 있다. 단일광자단층촬영(single-photon emission CT, SPECT)의 개발로 연구원들은 혈류 변화와 대뇌겉질 조직의 관류를 확인할 수 있었다. Abu-Judeh 등은 경도에서 중등도 외상성 뇌손상의 병태생리학적 변화의 일부로 비정상적인 관류를 확인할 수 있었다. 양전자방출단층촬영(positron emission tomography, PET)은 뇌의 대사 변화를 측정한다. 따라서 양전자방출단층촬영은 특히 경미한 외상성 뇌손상에서 발생하는 변화를 확인하는 데 유용하다. Chen 등의 연구에서 경미한 외상성 뇌손상을 가진 대상자는 평상시와 같이 정상적으로 보였다. 인지적으로 어려운 작업을 수행한 후 양전자방출단층촬영으로 측정한 결과, 대조군과 경미한 외상성 뇌손상 환자의 영상에 유의한 차이가 있었다. 국소 혈류량과 대사 변화를 실시간으로 보여주는 기능적 자기공명영상(fMRI)의 이용도 같은 결과를 얻었다. 고등학생 운동선수에 대한 연구에서 기능적 자기공명영상에서 발견된 비정상적인 뇌기능 항진증 정도와 인지 회복 검사에서 측정한 임상증상의 회복 기간 사이에 양의 상관관계가 있었다는 결과가 보고되었다. 앞으로 기능적 자기공명영상을 사용하여 선수의 경기 복귀 또는 경기에서 제외를 결정하기 위한 보다 객관적인 데이터를 제공할 수 있을 것이다.

양성자 자기공명 분광법(proton magnetic resonance spectroscopy)은 뇌의 대사물을 측정하며, 이는 뇌조직에서 대사 불균형의 존재를 확인하는 객관적인 근거를 제공한다. Vagnozzi 등은 양성자 자기공명 분광법을 통해 운동선수들을 연구하였으며, N-아세틸아스파타이트(N-acetylaspartate, NAA)와 크레아티닌(Cr)의 비율은 첫 번째 경미한 뇌손상 후 30일 동안 그리고 두 번째 손상 후 45일 동안 감소한 것으로 나타났다. 확산텐서영상(diffusion tensor imaging, DTI)은 뇌백질 변화를 측정하는 영상 기술이다. Mayer 등의 최근 전향적 연구에서 경미한 외상성 뇌손상을 가진 사람들은 시간 경과에 따른 변화에 민감한 비정상적인 확산텐서영상을 발견했으며, 이는 향후 회복의 잠재적이고 객관적인 지표가 될 수 있다.

대부분의 환자는 이러한 향상된 영상기술을 받지 못하지만, 기술이 향상되고 미래에 이러한 영상기술의 진단 유용성에 대해 더 많이 학습됨으로써 더 많이 보편화될 수 있다.

급성기 검사 Acute testing

경미한 외상성 뇌손상의 정확하고 객관적인 임상평가는 이 집단에서 흔히 볼 수 있는 광범위한 기능장애에 민감하기 위해 여러 가지 요인을 포함해야 한다. 평가도구 개발에서의 많은 부분은 스포츠 손상에 중점을 두고 있으며, 그 목적은 (1) 운동선수가 경미한 외상성 뇌손상을 입었는지 결정할 수 있는 현장 검사를 만들고, (2) 운동선수가 경미한 외상성 뇌손상의 정도에 따라 경기에 복귀해야 하는지 여부를 결정하는 검사를 만들기 위함이다. 국제 임상가 그룹은 스포츠에서 뇌진탕 관리를 요약하는 동의서를 작성하였다. 동의서의 일부로 스포츠 뇌진탕 평가도구와 SCAT3가 보조적인 평가가 권장되었다.

그것은 7개의 하위 검사로 구성되었다. (1) 글래스고 혼수척도(Glasgow coma scale, GCS), (2) 머독(Maddocks) 점수로 일컫는 경기에 대한 지남력, (3) 구조화된 증상 척도, (4) 인지평가, (5) 목 검사, (6) 수정된 균형오차점수계통(balance error scoring system, BESS) 검사 또는 일자 보행(tandem walking) 검사를 포함하는 균형검사, (7) 협응 검사 등이다. 인지평가인 뇌진탕의 보조평가(sideline assessment of concussion), SAC가 SCAT3에 포함되었다. 이는 기본적인 지남력, 즉각적인 기억, 집중력 및 지연된 회상 검사로 구성된다. Child SCAT3라고 불리는 소아용 검사도 개발되었다. 7가지 평가 영역은 유사하며, 5~12세 사이의 아동을 적절히 평가할 수 있도록 수정이 이루어졌다.

현재 사용되는 평가의 한 가지 한계는 정적 균형과 달리 동적 균형 과제의 부족과 이중과제 평가의 부족이다. Catena 등은 이중과제를 통한 균형 검사가 뇌진탕 운동선수의 장애를 확인하기 위한 더 나은 검사도구가 될 수 있다고 제안했다. 이 연구는 걷는 동안이나 장애물 건너기 중에 질문에 대답하는 것과 같은 이중 과제에 중점을 두었다. 이 연구에서 손상 후 6일 이내에 평가를 받는다면 걷는 동안 질문에 대답하는 것이 뇌진탕 손상을 평가하는데 충분히 민감한 것으로 판명되었다.

경미한 뇌손상/뇌진탕 검사를 위한 주관적 증상 척도

Subjective symptom scales for assessment of mTBI/concussion

이전에 언급한 주관적 척도 이외에도 외상성 뇌손상의 급성 및 아급성 평가에 사용되는 몇 가지 주관적 증상 척도가 있다. 이 척도는 전후 전체적인 증상을 측정하며 안뜰 증상에 초점을 맞추지 않았다. 그들은 모두 어지럼과 균형 문제에 대한 언급을 포함하고 있지만, 어지럼 장애척도 혹은 활동특이적균형자신감척도처럼 구체적이지는 않다. 리버미드 뇌진탕증상설문지(Rivermead post concussion symptom questionnaire), 뇌진탕후증상척도(post concussion symptom scale, PCSS), 다단계증상설문지(graded symptom checklist) 그리고 뇌진탕증상목록(concussion symptom inventory)은 모두 증상의 심각도를 측정하는 데 사용된다. 이 평가도구는 12~22점까지 다양하며 5점 또는 7점 리케르트 척도(Likert scales)를 사용한다. 환자의 증상에 따라 관리에 대한 결정을 내릴 때는 주의가 필요하다. 환자의 상황에 따라 증상이 과소 또는 과장될 수 있기 때문이다.

신경인지 검사 Neurocognitive testing

신경인지 기능의 평가는 뇌진탕 후 환자의 관리에 없어서는 안 될 부분이며, 평가 배터리(battery)의 일부로 현장의 지도자들로부터 인증을 받았다. 컴퓨터화된 검사와 종이 및 연필 검사의 여러 형태의 평가가 있다. 실제 검사와 관계없이 검사 항목은 동일하며 글상자 26.2에 나열되어 있다. 이 검사는 순차적으로 수행할 경우 인지기능의 변화에 대한 정보를 제공할 수 있다. 일부 연습 모델은 정기적인 검사를 승인하여 시간 경과에 따른 기능 향상을 결정하게 된다. 그러나 통증, 정서적 고통 및 우울증이 신경인지 평가의 결과에 영향을 줄 수 있는지에 대한 논란이 있다. 손상 전후의 비교를 위해서 기본(초기) 검사를 수행하는 경향이 있다. 이를 통한 데이터는 환자의 장애 수준과 관리 수준을 결정하는 데 도움이 될 수 있다.

기본 데이터와 단계별 신경인지적인 손상 후 데이터가 경기 복귀 결정을 내릴 때 항상 효과적으로 사용되는 것은 아니며 객관적인 데이터가 아닌 증상 보고가 결정을 내리는 데 중요하다는 제안이 있었다. 뇌진탕 관리 분야가 성장하고 교육이 향상됨에 따라 객관적인 데이터의 사용은 증가할 것이다. 뇌진탕 진단 및 관리에 사용되는 모든 평가도구와 마찬가지로 신경인지 검사는 단일 척도로 사용되어서는 안 되며 종합적인 환자 평가의 일부로 사용되어야 한다.

글상자 26.2

표준화된 신경인지 검사에서 평가되는 대표적인 인지 기능

- 주의 집중 기간
- 작업기억
- 지속적인 관심
- 선택적 주의
- 비언어적 문제 해결
- 반응 시간
- 시각 기억 및 언어 기억력
- 반응 변동성

임상검진 clinical examination

경증에서 중증의 외상성 뇌손상으로 인한 안뜰상실이 의심되는 환자의 물리치료 평가는 외상성 뇌손상이 없는 환자의 경우와 유사한 방식으로 시행되지만, 가능한 합병증에 주의를 기울여야 한다. 증상의 주관적 평가를 위해 안뜰기관 장애가 개인의 기능적 능력에 미치는 영향을 평가하는 데 사용할 수 있는 다양한 도구가 있다. 일반적으로 사용되는 도구로는 어지럼이 특정 과제에 미치는 영향을 측정하는 데 사용할 수 있는 어지럼 장애 척도(dizziness handicap inventory, DHI)와 다양한 조건에 균형 신뢰도를 평가하는 활동특이적균형자신감척도(activities-specific balance confidence scale)가 있다. 안뜰재활균형설문지(vestibular rehabilitation balance questionnaire, VRBQ)는 주관적 어지럼을 알아보고 삶의 질 변화를 측정하는 데 사용할 수 있다. 안뜰 평가를 위한 일상생활활동척도(vestibular activities of daily living scale)는 다양한 과제로 기능적 어려움을 측정하며 참여 문제를 다루는 몇 안 되는 척도 중 하나이다. 시력에 의해 유발되는 증상은 상황별 현훈 설문지(situational vertigo questionnaire) 또는 시각적 현훈 설문지(visual vertigo analog questionnaire)를 사용하여 계량화할 수 있다.

젊은 선수에서부터 낙상으로 인한 외상성 뇌손상 노인에 이르기까지 다양한 사람들에게 외상성 뇌손상을 가지고 있기 때문에 이러한 환자 집단을 충족시키는 보편적이고 객관적인 측정도구는 없다. 적절한 평가도구를 선택하려면 개별 환자의 필요와 목표를 고려해야 한다. 운동선수의 경우, 복귀를 결정해야 하기 때문에 충분히 검사가 이루어져야 한다. 비선수일 경우 검사는 낙상위험과 이전 활동 수준으로 돌아갈 수 있는 능력을 결정해야 한다. 자세 조절을 위해 다른 감각 신호를 사용할 수 있는 능력은 동적 자세검사기(computerized dynamic posturography, CDP) 검사 또는 수정된 균형감각 상호작용 임상 검사(modified clinical test of sensory interaction in balance, mCTSIB)를 사용하여 측정할 수 있다. 기능적 보행평가(functional gait assessment, FGA)는 머리 움직임, 좁은 지지면 및 속도 변화를 포함하는 보행 과제를 측정한다. 기능적 보행평가는 동적 보행 지수(dynamic gait index, DGI)와 유사한 검사로, 이는 기능이 더 높은 환자를 검사할 때 동적 보행 지수에서 발견되는 천장 효과를 피하기 위해 더 까다로운 과제를 포함하고 있다. 기능적 보행평가는 또한 22/30의 식별된 낙상위험에 대해 컷오프를 가지며, 이는 낮은 수준의 외상성 뇌손상 환자를 평가하는 데 도움이 된다. Mini-BESTest는 이러한 다양한 구성요소들을 전반적인 균형 평가도구에 포함한 것이다.

이 환자 집단을 위해 특별히 두 가지 균형 검사가 설계되었다. 뇌진탕 및 경미한 외상성 뇌손상 환자의 평가에 대해서는 균형오차점수척도(balance error scoring scale, BESS)가 권장되며 회복 과정의 후반부에도 사용할 수 있다. 높은 수준 이동성 평가도구(high-level mobility assessment tool, HiMAT) 검사는 특히 외상성 뇌손상 환자를 평가하기 위해 개발되었다. 이것은 동적 보행 과제, 계단 오르기, 달리기, 두발 뛰기(skipping), 한발 뛰기(hopping) 및 도약(bounding)과 같은 높은 수준의 이동성을 측정한다. 이 측정은 스포츠 복귀나 신체적으로 어려운 직업에 대한 현역 복귀를 결정하는데 도움이 될 수 있다.

외상성 뇌손상 환자의 눈돌림

Oculomotor findings in TBI

다양한 눈돌림 이상이 외상성 뇌손상의 결과로 관찰될 수 있다. 이러한 결과 중 일부는 안뜰기능상실과 관련될 수 있다. 다른 결과는 눈돌림 중추로의 손상 혹은 바깥눈근육의 손상과 관련이 있을 수 있다. 환자의 증상 중 일부는 이러한 눈돌림 장애로 인한 것일 수 있다. 머리 움직임 중에 정확한 시력을 확인할 수 있는 동적 시력(dynamic visual acuity, DVA) 검사는 안뜰눈반사(vestibulo-ocular reflex, VOR) 기능을 평가하는 기능적 척도이다. 동적 시력 검사는 임상검사나 컴퓨터 시스템으로 측정할 수 있다. 두 가지 방법 모두 주시안정성에 대한 세밀한 평가를 제공하지만 컴퓨터화된 동적 시력 검사는 임상 동적 시력 검사보다 민감하다. 컴퓨터화된 검사에는 지각 시간(PT), 목표 획득(TA), 목표 추적(TF), 주시안정성(GST) 및 동적 시력을 측정하는 일련의 검사가 포함될 수 있다. 동적 시력은 정적 시력과 동적 시력 사이의 차이로 측정되며 일반적으로 로그의 최소 각도 점(logMAR 점수)으로 보고된다. 컴퓨터화된 검사는 경미한 외상성 뇌손상 환자의 주시안정성 손상을 확인하고 회복되는 동안 변화를 추적하는 데 사용되었다. 컴퓨터화된 동적 시력 검사는 안뜰상실을 식별하기 위해 민감하고 신뢰할 수 있는 것으로 밝혀졌다. 이러한 유형의 검사는 엘리트 운동선수 또는 젊고 높은 기능 수준 환자의 미세한 손상을 확인하는 데 도움이 될 수 있다.

주시안정성 평가 이외에도 철저한 눈운동 평가가 중요하다. 중추신경계 손상에 의해 야기된 외상성 뇌손상에 의한 신속눈운동과 원활추종눈운동이 손상된 근거가 있다. 이러한 장애는 진단도구로서 민감하지 않지만 재활 및 회복에 영향을 미칠 수 있다. 원활추종눈운동에 손상이 있는 사람은 자신의 환경에서 사람이나 물건을 추적하거나 시각적으로 어려움을 겪을 수 있다. 눈운동 훈련 프로그램(고정, 신속눈운동, 원활추종눈운동 및 모의 독서)이 외상성 뇌손상 및 뇌졸중 환자들의 읽기 기능 향상으로 이어질 수 있다고 제안하는 매우 제한된 증거(대조군이 없는 소규모 사례 연구만 있음)가 있다.

눈의 수렴운동(vergence)과 순응(accommodation)이상도 외상성 뇌손상에서의 눈돌림 장애로 확인되었다. 외상성 뇌손상에서 수렴 부전 또는 가까운 목표물을 명확하게 보기 위한 단일 양안 시(single binocular vision)를 위해 눈의 조절 능력을 적절하게 발생시키지 못하는 것이 확인되었지만 손상의 구체적인 병인은 알 수 없다. 수렴을 조절하는 신경세포는 중뇌 그물체에 있는 눈돌림신경핵 근처에 위치하고 있으며, 외상성 뇌손상 동안 뇌줄기 수준의 손상 때문에 연결될 수 있다. 외상성 뇌손상에 따라 수렴운동 장애를 가진 일부 사람들은 어지럼의 증상이 확인되기도 하는데, 이는 시각 운동 유발성 눈떨림(visual motion-provoked nystagmus)이다. 이 경우 개인의 증상이 수렴 부전(시야 흐림 또는 복시로 인한 어지럼)의 결과이거나 외상성 뇌손상 결과로 인한 기타 기본적 결핍의 결과인 경우이며 명확하지 않다. 수렴 부전을 위한 선별검사는 물리치료 과정에서 정확한 평가와 효율적인 관리에 중요하다. 두통, 피로감 및 집중력 상실은 안뜰눈운동 결핍이 없는 경우에도 보고되고 있다. 수렴을 위한 근점 수렴을 개선하기 위해 고안된 시각 치료가 효과적일 수 있다고 제안하는 몇 가지 증거가 있다. 시각 치료는 종종 신경 검안의와 가정 방문 프로그램을 통한 임상 방문으로 구성된다. 눈돌림 장애 검사 중에 수렴 부전이 확인되고 환자가 수렴 과제로 어지럼이 증가한다고 보고하면, 일부 수렴 과제를 중재 계획에 통합하는 것이 유익할 수 있다. 증상이나 눈돌림 장애가 지속되면 의사(신경안과 또는 신경시각)에게 추천하는 것이 적절하다.

수렴 경련은 부적절하거나 과도한 수렴으로 정의되고, 동공 수축(pupillary miosis)이 동반되며, 수 초에서 수분간 지속되고 때로는 더 오래 지속된다. 이 손상은 처음에는 정신 신체 현상으로 묘사되었으며, 종종 불안이나 공포가 수반된다. 수렴 경련에 대한 유기적인 병인은 외상성 뇌손상과 관련이 있으며, 아마도 뇌줄기 침범으로 인한 것으로 생각된다. 경련은 수직 눈 움직임에 의해 가장 많이 유발된다. 수렴 경련을 겪은 환자는 모호한 불쾌감, 불균형 또는 특히 책을 읽거나 내려 볼 때 어지럼을 호소한다. 최근까지의 표준 치료법으로는 동공을 팽창시키고 경련 패턴, 교정 렌즈 또는 교합을 깨뜨리는 아트로핀이 있다. 수렴 경련은 다른 근긴장이상(dystonia)과 유사하며 보툴리늄 독소 치료가 효과적일 수 있다는 제안이 있었다. 어떤 눈운동이 수렴 경련에서 회복하는 데 도움이 된다는 증거는 없다.

머리 외상과 관련이 없는 어지럼 증상이 있는 환자처럼, 중추신경계 침범이 의심되기 때문에 검사 중 눈운동 장애의 발견은 의사나 의학팀과 상의해야 한다.

중재의 고려사항
Intervention considerations

문제 지향적 접근법 Problem-oriented approach

물리치료를 받은 환자들은 외상성 뇌손상 진행에 따라 다른 속도로 진행될 필요가 있다. 문제 지향적 접근법을 따르고 신중하게 환자를 평가하면 가장 효율적인 방식으

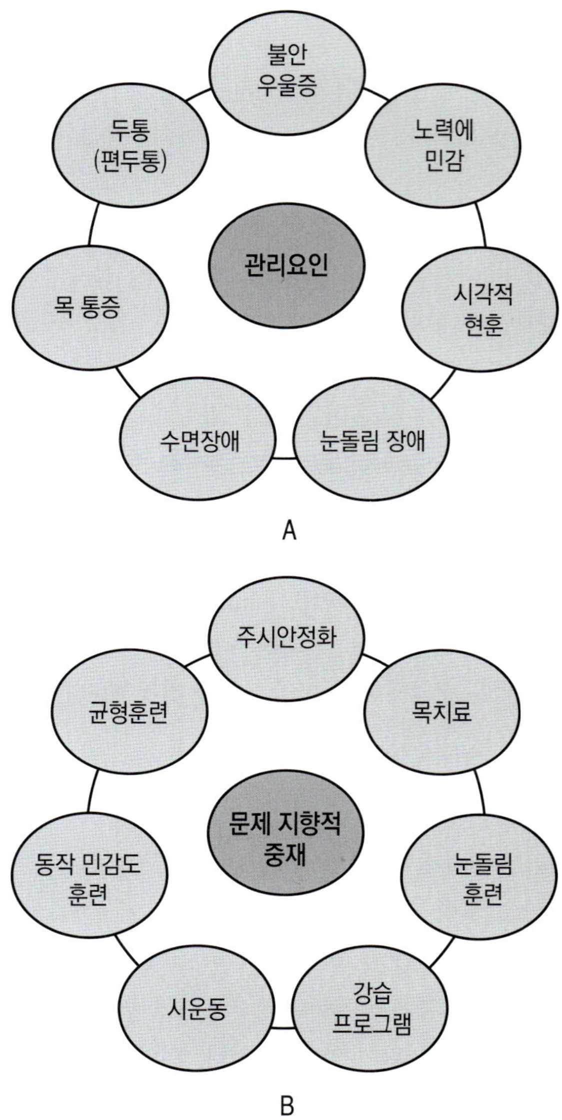

그림 26.3
A: 관리 요인, B: mTBI를 위한 문제 지향적 중재 기술

로 회복을 극대화할 수 있다. 치료계획을 수립할 때 치료사는 장애의 우선순위를 정할 필요가 있으며, 이는 외상성 뇌손상과 관련된 다양성과 장애의 수(그림 26.3) 때문이다. 또한 치료사는 유연성을 유지하고 환자에게 최적 수준의 도전을 유지하기 위해 중재를 수정할 수 있어야 한다.

회복은 전형적으로 점진적인 방식으로 이루어지며, 재활 과정도 비슷한 점진적인 방식으로 진행된다(그림 26.4). 일반적인 과정은 근육뼈대계 중재 및 안뜰재활 기술을 포함하여 의료 관리 및 물리치료 중재에서 적절하게 시작된다. 이 과정의 다음 단계는 유산소 컨디셔닝과 근력/지구력 훈련을 적절히 추가하는 것이다. 일단 환자가 자신의 증상을 악화시키지 않고 유산소 훈련 및 근력/지구력 운동을 견딜 수 있게 되면 운동 복귀 또는 기능 복귀를 위한 기능 훈련을 시작할 수 있다. 이것은 고속 볼 과제, 한발 뛰기, 점프, 달리기, 사다리 오르기 또는 빠른 동작이 필요한 반복적인 과제의 형태를 취할 수 있다. 환자 맞춤형과 창의성은 환자의 특정 기능적 요구에 대한 중재를 개별화하는 데 필요하다. 대부분 이것이 환자와 관련이 있는 물리치료의 마지막 단계이다.

회복 과정은 선수, 군인 또는 기타 개인의 직업적 요구사항에 따라 이 시점에서 반드시 끝나는 것은 아니다. 운동선수는 스포츠 관련 훈련을 해야 할 가능성이 높다. 증상이 없는 경우, 팀과의 연습으로 돌아오는 것이 적절할 수 있다. 증상이 완전히 해결되고 신경학 및 인지 검사가 정상이 될 때까지 경기에 복귀해서는 안 된다. 군인의 경우, 전투 상황을 시뮬레이션하기 위해 움직이는 지면을 가상현실로 통합하여 전투 관련 교육을 하는 것이 필요하다. 전기 작업자, 철근 근로자 또는 소방관처럼 높은 곳에서 일하는 사람들은 일하기 전에 특정 장비로 계속 훈련해야 할 수 있다.

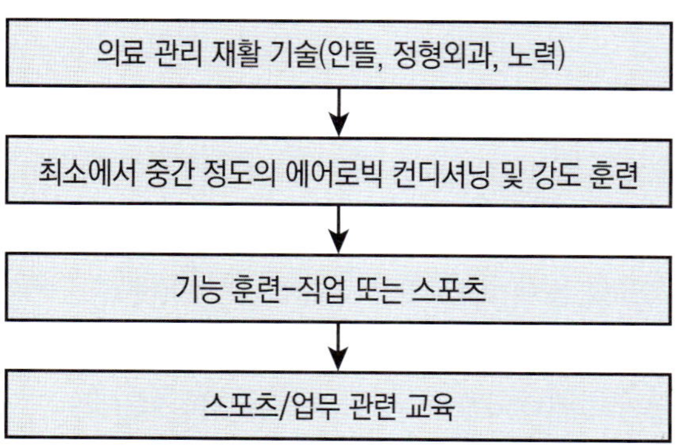

그림 26.4
mTBI에 대한 개입의 단계별 진보

주시안정성 결핍 Gaze stability deficits

머리 운동 중 주시안정성의 손상은 말초 안뜰상실, 국소 중추 병변, 중추 및 말초 안뜰기관의 결핍이 혼합되어 발생한다. 동적 시력 검사를 받거나 외상성 뇌손상 후 주시안정성 손상을 경험한 환자의 경우, 시각 안정 및 눈-머리 협응의 개선에 중점을 둔 운동이 환자의 내성 범위 내에서 권장되며, 머리의 움직임이 환자의 증상을 악화시킬 수 있다는 점을 고려해야 한다. 운동이 완료된 후 운동 유발성 증상을 적당한 시간 안에 해결하여야 한다. 이 해결 시간(time-to-resolution)은 임상 실습이나 과학 문헌에서 명확하게 정의되거나 잘 정의되어 있지 않다. 대부분의 전문의는 15~30분을 일반적인 지침으로 사용하면서 환자의 요구를 고려한다.

시각 동작의 못견딤증 Visual motion intolerance

안뜰장애가 있는 사람들은 복잡한 시각 환경과 시각 운동의 내성 감소가 공통적인 문제이다. 경미한 외상성 뇌손상이 있는 사람들은 모두 과제를 수행하거나 주의력을 이동시키는 능력이 손상받는다. 주의력 운동을 통한 시각적인 움직임의 조심스럽고 점진적인 재도입은 압도적인 지역사회 환경으로의 전환을 도울 것이다. 정적인 복잡한 배경으로 훈련을 시작한 다음 컴퓨터 화면에서 시각적인 동작을 관찰하고 마지막으로 밝고 움직이는 전구(disco balls)가 있는 공간에서 훈련하도록 할 수 있다. 시각 운동에 대한 내성이 향상되면 환자는 보다 까다로운 지역사회 환경에 노출되기 시작할 수 있다. 노출 기간을 환자의 허용 오차 이내로 설정하여 매일 여러 번 노출될 것을 권장한다.

동작 민감도 Motion sensitivity

습관화의 원리에 기초한 운동, 일반적으로 큰 진폭, 빠른 움직임 등이 동작 민감도 치료에 이용될 수 있다. 시각 운동 민감도 치료를 위한 운동 접근법과 마찬가지로, 주의 깊고 점진적으로 머리 움직임 훈련을 다시 도입하는 것이 동작 민감도를 감소시키는 데 도움이 된다. 운동은 착석한 위치에서 시작할 수 있고 간단한 머리 움직임을 포함할 수 있다. 머리 움직임의 속도, 머리 움직임의 수는 위에서 논의된 것과 같은 적절한 해결시간 안에 훈련으로 유발된 증상이 사라질 수 있는 정도로 해야 한다. 머리 움직임에 대한 수용성(tolerance)이 증가하면 운동의 속도, 반복횟수 그리고 복잡성을 증가시킬 수 있다. 운동은 서서 수행할 수 있으며 몸통과 몸 전체의 움직임을 포함할 수 있다. 외상성 뇌손상 환자의 동작 민감도를 치료할 때의 과제 중 하나는 운동노력 수준(exertion level)이 종종 속도가 빨라지고 신체 움직임이 커짐에 따라 증가한다는 것이다. 운동노력은 증상을 유발할 수 있기 때문에 이 두 가지 문제가 서로를 방해할 수 있다. 목의 기능장애 및 편두통은 동작 민감도 치료를 복잡하게 할 수 있으며 때로는 습관화 운동을 연기해야 한다.

자세 불안정 Postural instability

자세 조절은 개인마다 다르며 나이, 생활습관, 개인적 필요 및 활동 수준에 따라 다르다. 활동적인 사람은 앉아있는 생활방식을 가진 사람보다 자세안정성이 더 필요하다. 외상성 뇌손상을 가진 사람의 경우, 손상이 확산되는 특성 때문에 자세안정성의 회복은 복잡한 문제가 될 수 있다. 말초 안뜰장애가 있는 사람들은 일반적으로 균형유지를 위한 다른 감각 단서의 적절한 사용에 어려움이 있지만, 외상성 뇌손상을 가진 사람이나 중추신경계 손상이 있는 사람은 또한 자동적인 자세 반응과 예상되는 자세 조정의 혼란을 경험할 수 있다. 이러한 경우의 자세안정성 장애 치료는 균형을 위해 안뜰신호의 활용을 촉진하는 데 사용되는 일반적인 운동을 넘어서기 위해 예상되는 또는 예상치 못한 교란에 대한 균형 반응을 위해 연습을 통합해야 한다. 이중 과제 패러다임을 사용하는 정적 · 동적 균형 연습은 종종 유익하다. 자세 불안정성을 치료하기 위한 중재를 개발함에 있어 치료사는 과제의 자세 요구와 정상적인 활동 수준 측면에서 환자의 필요를 염두에 두어야 한다.

운동 못견딤증 Exertion intolerance

운동 못견딤증은 외상성 뇌손상의 독특한 문제이다. 보고된 어지럼이 시상면에서의 운동 결과인지 또는 운동 자체에 기인한 것인지 명확하지 않다. Scherer 등은 폭파 노출에 따른 경미하거나 중등도의 외상성 뇌손상 군인들 중 어지럼을 호소하는 경우, 어지럼 증상이 없는 대상자들에 비해 운동유발증상과 시상면 두부충동검사에서 더 많은 각도 VOR 이득의 감소가 있는 것으로 보고했다. Leddy 등은 운동 못견딤증의 증상을 일으키는 진행 중인 중추 및 전신 생리적 조절기능 장애의 존재를 이론화했다.

Leddy 등은 뇌진탕 후 1개월이 넘은 운동선수와 비선수를 모두 연구하였다. 운동 내성 평가 시 환자에게서 확인된 증상은 두통, 어지럼/균형, 슬픔/우울증, 과민 반응, 피로감, 집중력/기억력 장애였다. 연구자들은 이러한 증상이 개인화되고 통제된 유산소 운동 프로그램(증상 유발 문턱값 이하로 조절됨)에 의해 감소되거나 완화될 수 있음을 발견했다. 피험자들은 트레드밀에서 운동 내성 평가(exertion assessment)를 받았는데, 증상(증상의 문턱값)을 유발하는 운동 수준(심박수로 측정)이 확인되었다. 운동은 일주일에 5~6일 동안 증상 문턱값의 80%에서 시작되었으며, 증상이 통제하에 있는 한 운동 수준은 점차적으로 증가했다. 환자의 운동 내성에서 지속 시간도 증가했다. Leddy 등은 이 중재 계획을 사용하여 72%의 환자가 완전한 일상생활 기능으로 돌아갔음을 발견하였다.

이와 같은 훈련 프로그램을 시행함에 있어 많은 개인이 스포츠 또는 정상 활동 수준으로 복귀하고 싶어서 증상 정도를 작게 보고할 수 있으므로 환자가 증상의 보고에 정직하게 대처할 수 있도록 하는 것이 중요하다. 환자가 유산소 운동 훈련 전에 어떤 종류의 지속적인 기준선 증상을 나타내면, 이러한 증상은 훈련 프로그램의 강도 또는 지속 시간을 올리기 전에 여러 치료 세션에서 악화 없이 안정을 유지해야 한다.

급성기 관리 Acute management issues

손상 직후와 처음 며칠 동안 뇌진탕 환자에게서 증상이 나타나면 가까이에서 관찰하고 휴식을 취하도록 해야 한다. 휴식에는 신체적 · 인지적 휴식이 모두 포함되며, 여기에는 사회적 상호작용을 피하고 전화 및 TV를 사용하지 않는 것이 포함된다. 또한 인지 게임과 시각적인 자극 때문에 비디오 게임을 피해야 한다. 감각 처리의 장애와 복잡한 환경을 관리하기 위한 제한된 인지 자원으로 인해 바쁜 공동체 또는 사교 모임은 공간 및 동작의 불편함 또는 시각적인 못견딤증을 유발할 수 있다. 이러한 환경은 압도적이며 증상이 증가할 수 있으므로 이러한 경험은 초기 단계에서 피해야 한다. 증상이 호전되면 복잡한 감각 환경에 대한 단계적 노출이 권장된다. Majerske 등은 일터로 돌아와서 높은 수준의 운동을 경험한 개인에게서 증상과 인지장애가 증가되었다는 것을 발견했다. 뇌진탕 후 단기간 활동을 제한하면 증상은 빨리 호전되고 기존의 기능 상태로 더 빨리 돌아갈 수 있는 것으로 보인다.

교육은 급성기 단계에서 성공적인 회복을 위한 핵심 구성요소이다. 발병 시 환자에게 뇌진탕에 대한 서면 정보(written information)가 제공되었을 때 피험자는 손상 3개월 후 유의하게 적은 스트레스를 보고했다. 반복적인 뇌진탕의 위험성과 적절한 수준의 생리적 원리에 대한 명확한 이해는 장기간 또는 불완전한 회복을 피하는 데 도움이 될 것이다. 교육 과정에서 부모, 코치 및 트레이너 등이 포함되어 회복을 위해 활동 제한을 일관성 있게 해야 한다. 인지적 문제와 절차적 결핍 때문에 정보 보존을 향상시키기 위해서는 서면 및 구두로 의사소통을 해야 한다. 임상 환경에서 환자는 치료사의 구두 권고사항을 이해하고 동화하는 것처럼 보일 수 있으나, 지연된 회상은 치료실을 떠날 때 권고사항을 기억하는 능력을 여전히 손상시킬 수 있다. 환자 대상으로 운동을 처방할 때 서면 지침과 운동 기록은 운동 프로그램 준수를 향상시키는 데 도움이 될 수 있다.

급성기에는 개인이 증상을 보고할 경우 활동 수준(학교 복귀, 운동 또는 사회적 상호작용 등)을 제한해야 한다. 개인의 활동 진행은 현재 활동 수준에서 증상이 없을 때에만 이루어져야 한다. 증상의 악화가 나타나면 운동을 제한해야 하지만 모든 유형의 활동은 증상 수준에 따라 조절해야 한다. 예를 들어, 활발한 보행으로 증상이 증가하지만 정적 자세 제어 활동이 증가하지 않으면 정적 자세 제어 활동 과제를 권장해야 한다. 두통, 정신적 '멍함', 어지럼, 흐린시력, 피로 또는 메스꺼움을 포함한 모든 주관적 증상을 고려해야 한다.

급성기 및 아급성기에서는 기능이 근육뼈대계의 통증으로 인해 이차적으로 제한될 수 있다. 때로는 환자가 치료를 통해 더 많이 움직이기 시작할 때까지 허리 및 목통증이 확인되지 않는다. 상부 목 불안정은 머리 손상의 결과일 수 있으므로 목의 신중한 평가가 중요하다. 목에 침범이 있다면 증상에 대한 목 관련 증상이 있을 수 있다(31장 참조). 안뜰 운동이 지시된다면, 목의 제한으로 자유 운동이 가능해질 때까지는 유보 또는 수정을 해야 할 수도 있다. 개개인의 통증이 없는 범위 내에서 유지되는 작은 크기의 목 운동이 수행될 수 있으며 이는 여전히 안뜰의 적절한 자극을 허용한다.

머리 외상은 양성발작성체위현훈(BPPV)의 일반적인 원인이기 때문에 양성발작성체위현훈은 머리 외상 후의 모든 환자를 의심해 보아야 한다. 환자는 외상성 뇌손상 후에 천천히 그리고 조심스럽게 움직이기 때문에 그들의 자세 증상을 즉시 알지 못할 수 있으므로 자세 변화로 어지럼을 나타내지 않을 수 있다. 머리 외상 후 어지럼 증상이 있는 개인의 경우 임상시설 조건에 따라 현 시점에서 안뜰기능 검사를 받을 수 있다. 일부 시설은 어지럼에 대한 보고와 함께 자동적으로 안뜰기능 검사를 시행하지만 안뜰증상과 비안뜰 어지럼이 분명하게 구분될 때까지 기다리는 환자도 있다. 물리치료 평가 중에 안뜰징후가 있다면 의뢰하는 것이 적절할 수 있다. 환자가 안뜰과 관련된 어지럼이 있는 경우 중재가 환자의 내성범위 내에서 이루어지는 것처럼, 그 시점에서 물리치료 중재를 시작하는 것이 적절하다. 처음에는 환자의 증상이 현저하고 심하게 악화되지 않도록 보수적인 접근이 현명할 수 있다. 환자가 동작 민감도와 자세안정성이 손상되었다는 것이 확인되면, 균형과제를 시작하게 하는 것이 중재하기에 좋다. 환자가 잘 견디면 눈과 머리의 협응 과제를 권장할 수 있다. 운동은 증상을 유발할 가능성이 높으므로 어지럼은 수치 등급 척도(10점 만점) 혹은 시각아날로그척도(visual analog scale)를 사용하여 3~4점 이상에서 적용되어야 하며, 증상은 과제 완료 후 몇 분 이내에 해결되어야 한다.

만성 외상성 뇌손상 환자의 관리 고려사항

Management considerations with chronic TBI

급성 또는 만성 외상성 뇌손상 회복 단계에 대한 명확한 구분은 없다. 의학 문헌들은 일반적으로 만성 단계를 1~3개월 이상으로 분류한다. 신진대사 과정은 여전히 느려질 수 있지만, 손상으로 진정한 신진대사 위기는 약 3개월 만에 해결된다. 그 결과로 나타나는 증상과 기능장애는 축삭돌기 또는 신경 연결 상태의 변화에 의해 유발될 수 있다.

재활 과정은 문제 지향적 접근법에 따라 계속된다. 물리치료사는 외상성 뇌손상을 가진 사람이 한쪽 또는 양쪽 안뜰결핍이 있는 전형적인 환자에서 볼 수 있는 것 이상의 문제를 종종 가지고 있음을 알아야 한다. 편두통은 흔하다. 현재 편두통이 있는 경우 운동 관리 및 활동 내성을 방해하는 두통의 해결을 위해 의료 관리가 중요하다. 근육뼈대계 손상, 특히 목의 손상이 있는 경우에는 물리치료 또는 의료 관리를 통해 근력 손상을 다루어야 한다. 회복하는데 오랜 시간이 필요한 사람들은 오랜 기간 활동이 없거나 생산성이 떨어지기 때문에 이 시점에 정서적 고통이 분명해지는 경향이 있다. 불안 문제가 있는 경우에 의료 또는 심리적 관리가 고려될 수 있다.

최근 손상으로 인해 상황에 따라 달라지지만, 사전 상해 요인의 결과일 수 있는 스트레스 관리가 회복에 필수 요소가 될 수 있다. Hanna-Plady 등은 손상을 입지 않은 사람에 비해 스트레스가 심하고 스트레스 조건이 낮은 경미한 외상성 뇌손상 및 뇌진탕 후 증상을 가진 사람들을 관찰했다. 연구자들은 높은 스트레스 상태에서 증상이 나타나고 정보 처리 속도가 떨어지며 미세한 기억력 결핍이 있는 것을 발견하였다. 비손상 사람들과 비교했을 때 경미한 외상성 뇌손상을 가진 사람에서 더 컸다. 이완 훈련과 스트레스 관리 훈련은 물리치료사의 전형적인 업무가 아니지만 환자가 이러한 문제를 관리하는 데 도움이 되는 자료가 있다. 팟케스트 및 CD 형식으로 무수한 이완 훈련 자료를 이용할 수 있다. 반복적인 주문 외우기, 즉 명상의 일부로 짧은 단어나 구를 사용하는 것은 명상 교육에 통합될 수 있고, 환자가 스트레스를 받거나 증상을 유발하는 상황에 처했을 때 사용할 수 있다.

외상성 뇌손상 환자의 안뜰재활 효능에 대한 근거

Evidence for efficacy of vestibular rehabilitation with TBI

경미한 외상성 뇌손상과 관련된 문헌은 계속 증가하고 있지만 주로 스포츠 관련 손상 및 군대에서의 외상에 초점을 맞추고 있다. 어지럼의 병인학, 회복 측정, 의료 관리의 효능, 의료 표준 및 재활 분야와 진단 영상, 병인학 분야에서 많은 것을 배워야 한다. 외상성 뇌손상 환자의 안뜰재활에 관한 연구는 대조군이 없는 후향적 연구이거나 대조군이 없는 기술 연구가 있다.

경미한 외상성 뇌손상 군인에게 초점을 맞춘 두 연구에서, Hoffer 등은 어지럼의 병인에 의해 환자들을 특성화한 다음 안뜰재활(vestibular rehabilitation)에 따른 회복을 연구하였다. 첫 번째 연구에서는 손상 환자 58명을 어지럼의 원인인 양성발작성체위현훈, 편두통 관련 어지럼, 공간방향감각 상실의 3가지 범주로 분류했다. 대상자의 28%가 양성발작성체위현훈을 가지고 있었는데, 이는 이석정복술을 통해 1주일 내에 제거되어 결과적으로 증상이 호전되었다. 대상자의 41%는 편두통 관련 어지럼으로 분류되었고, 19%의 사람들은 공간방향감각 상실로 진단받았다. 이 두 그룹은 안뜰재활 기술을 이용한 맞춤식 중재 프로그램을 통해 물리치료를 받았다. 편두통 관련 어지럼 군은 8주 이내에 증상이 호전되었다. 공간방향감각 상실 그룹은 증상을 해결하기 위해 최대 39주까지 걸렸다. 이 연구에서는 9%의 환자를 분류할 수 없었다. 두 번째 연구에서는 네 번째 원인이 밝혀졌다. 운동 유발성 어지럼은 대상자의 7%를 차지하였다. 이 그룹 또한 맞춤식 물리치료 중재로 치료를 받았으며 증상의 호전을 위해 약 4주가 소요되었다. 전향적 연구에서 Gottshall과 Hoffer는 폭발 사고로 인한 경미한 외상성 뇌손상으로 전투에서 돌아온 병사들을 연구하였다. 대상자는 주시안정화 훈련, 균형 훈련, 동작 민감도를 위한 습관화 운동을 위해 안뜰재활 기술을 이용한 물리치료를 받았다. 연구자는 12주 후에 주시안정성, 보행 및 균형에서 뚜렷한 개선을 발표하였다.

지금까지 단 하나의 연구만이 운동선수 또는 군인이 아닌 일반인들을 대상으로 하였다. Alsalaheen 등은 경미한 외상성 뇌손상 후 안뜰재활을 받은 환자 84명을 후향적으로 검토하였다. 환자들은 안뜰재활 기술을 사용하여 맞춤식 물리치료 중재를 받았다. 예를 들어, 눈-머리 협응 운동, 치료적 운동, 정적 및 동적 자세 조절 훈련, 머리 회전 및 방향 변경을 포함한 걷기처럼 동적 보행과 같은 과제를 포함하였다. 5주 이내에 주관적인 어지럼, 보행 및 균형의 영역에서 환자가 유의하게 향상되었다.

외상성 뇌손상 환자의 안뜰재활 분야에 대한 지속적인 연구가 필요하다. 치료 효과를 결정하기 위해서는 적절한 대조군에 대한 연구가 필요하다. 또한 운동량, 운동의 시기 등과 관련된 연구, 재활 프로그램의 진행이 필요하다.

관리와 팀 접근의 협조
Coordination of care and the team approach

외상성 뇌손상에서 발생할 수 있는 다양한 장애의 특성을 감안할 때 회복의 모든 측면을 다루어야 한다. 다방면전문가팀 접근법은 외상성 뇌손상을 가진 개인의 관리와 재활에서 중요한 측면이다. 다방면전문가팀에서 신경학자와 물리치료사는 두통을 조절하고 통증과 정형외과적 합병증을 관리할 수 있다. 정신과의사는 기존의 정신 건강 요구를 관리하거나 불안감을 관리할 수 있다. 신경심리학자는 인지적 결핍을 관찰하고 다루며, 상담심리학자는 불안 관리, 이완 훈련 및 조정과 관련된 문제에 대해 환자와 협력할 수 있다. 직업치료사와 언어치료사는 실행 수준의 기술을 다루고 인지 및 의사소통 장애를 해결할 수 있다. 물리치료사는 어지럼, 균형, 운동 및 재활의 정형외과적 구성요소를 다룬다. 사례 관리자는 정기적인 공동 과제나 회의를 위해 팀 구성원을 모으는 데 도움을 주며 외부 사례 관리, 고용주, 팀 트레이너, 교사 및 학교 관계자를 위한 연락원으로도 활동한다.

최근의 무력 충돌로 인해 군인들 중 외상성 뇌손상 발병률이 증가함에 따라 군대는 포괄적인 치료의 모델이 될 수 있는 통합된 다방면전문가팀 접근법을 개발하였다. 경미한 외상성 뇌손상 및 어지럼의 증상이 있는 군용 안뜰 클리닉에 참석한 환자는 신경내과의사와 물리치료사로 구성된 팀에 의해 상세한 내역과 표준화된 이학적 검사를 받았다. 신체검사 외에도 회전의자 검사, 온도눈떨림검사를 포함한 VNG 배터리, 안뜰유발근전위(vestibular-evoked myogenic potentials, VEMP), 청력도(audiogram) 및 달팽이전기도검사(electrocochleography, ECOG)와 같은 청각 및 안뜰 배터리 검사를 사용한다. MRI는 환자의 신체검사 및 검사 결과에 따라 표시된다. 군사 센터에서는 POWER: Program of Wellness Education and Recovery라는 프로그램을 제정하였으며 프로그램은 생리학, 신경심리학, 1차 진료, 물리치료, 작업치료, 언어치료, 정신건강 및 사례 관리를 할 수 있는 의료 제공자를 사용한다. 프로그램을 통한 많은 목표가 있지만 체계적인 서비스와 구조화된 프로그램을 통해 이 프로그램의 최우선 목표인 회복과 근무 복귀에 대한 긍정적인 기대와 함께 건강과 교육에 초점을 맞추는 것이다. 교육 프로그램의 일환으로 안뜰 균형 인식과 안정성 교육(vestibular balance awareness and safety course)은 안뜰기관 해부학 및 기능, 균형에 기여하는 요인, 어지럼 및 불안정성 감소를 위한 전략, 약물이 멀미에 어떻게 영향을 미치는지 그리고 알코올이 어떻게 어지럼에 영향을 미치는지에 대해 설명한다. 신체 프로그램에는 개인의 장애 및 이완 전략, 내성을 높이고 피로를 줄이는 활동, 핵심 근력 강화, 전반적인 근력과 유연성 및 민첩성 증진을 위한 운동 및 활동과 관련된 운동이 포함된다.

예후: 결과에 영향을 미치는 요인
Prognosis: factors that contribute to outcome

스포츠 뇌진탕에 대한 여러 연구에 따르면 경미한 외상성 뇌손상은 대부분 2주 이내에 해결된다. 손상 당시의 어지럼은 장기간의 회복(20일 이상으로 정의됨)과 관련된 유일한 징후 혹은 증상이다. 뇌진탕으로 진단된 사람의 10~15%는 회복기간이 길었다(7일 이상). 회복시간이 길어지고 장애가 더 커지는 데에는 다음과 같은 여러 가지 요인이 관련되어 있다.

- 연령: 청소년은 경미한 외상성 뇌손상 후 더 많은 시간과 재활 서비스를 필요로 한다.
- 기억상실: 의식상실이 회복의 예측 인자가 아니라는 암시가 있다. 그러나 기억상실(후향 또는 전향)은 회복의 지연과 신경인지 장애에 대한 예측 인자가 될 수 있다.
- 운동: 상해 후 높은 수준의 운동 또는 활동 수준은 신경인지 점수의 더 큰 손상 및 뇌진탕 후 1개월의 더 심한 증상과 관련이 있다.
- 두통: 뇌진탕 후 두통이나 편두통이 있는 운동선수는 기억상실률이 높고 신경인지 점수가 낮으며 증상이 더 많이 나타난다.
- 증상: 뇌진탕 후 증상으로 '흐려짐'을 앓는 사람은 다른 증상의 점수가 높고 신경인지 검사의 점수가 낮다.
- 병력: 여러 번의 뇌진탕(3번 이상)을 가진 아마추어 운동선수는 더 심한 기본적 증상이 있고, 후속 뇌진탕으로 기억력이 크게 떨어지며, 다른 뇌진탕을 겪을 가능성이 더 높고 회복기간이 길어진다.
- 성별: 여성 운동선수는 남성 운동선수에 비해 뇌진탕 후 증상이 더 많이 보고되고 컴퓨터 신경인지 검사에서 더 많은 장애가 있음을 보여준다.

요약
Summary

결과적으로 외상성 뇌손상은 복잡한 증상과 이환율의 양상을 보이고 있다. 어지럼의 원인은 안뜰 혹은 비안뜰일 수 있다. 경미한 외상성 뇌손상의 재활 분야는 초기에 달려 있으며, 경미한 외상성 뇌손상으로 인한 안뜰기능부전의 회복에 대해 더 많이 배우게 된다. 환자의 전인격적인 관리를 위해서는 팀 접근방법이 사용되었고, 이는 효과적인 재활을 위한 가장 효과적인 방법이다.

증례연구 26-1

환자는 미 해군에서 현역으로 일하는 24세의 백인 남성이다. 40~60ft에서 떨어져 손상 기전으로 왼쪽 귀연골주머니 보존 관자뼈 골절을 포함한 다발성 골절, 혈액 고실, 귓속뼈 탈구가 발생하였다. 그는 또한 꼭지돌기, 오른쪽 위턱뼈(뒤통수뼈 아랫부분), 4개의 왼쪽 갈비뼈 골절 및 오른쪽 폐의 타박상을 입었다. 환자는 의식상실을 부인했지만 낙상 직후 기절하였다. 손상 5일 후 환자는 얼굴 왼쪽에서 근력 약화와 감각 상실을 경험하기 시작했으며, 7번 뇌신경의 3분절 모든 부위의 축삭신경병증으로 진단받았다. 눈을 감는 것과 관련이 있는 왼쪽 눈꺼풀에 금 중량을 이식하였다. 환자는 왼쪽 귀에 청각반사가 없는 상태에서 250~8,000Hz의 심한 혼성 난청을 겪었다. 이 난청은 고실 내 스테로이드 주사로 해결되지 않았다. 환자는 정확한 해부학적 자세를 회복하고 작은뼈사슬(ossicular chain)의 정상적인 움직임을 얻기 위해 작은뼈사슬성형술(ossicular chain reconstruction surgery)을 받았다.

환자는 손상 후 19일에 이학적 검사를 받았다. 환자의 주호소는 자세 변화와 머리 운동에 따른 어지럼, 보행 불안정 그리고 어둠 속에서 더 심한 공간방향감각 장애였다. 그는 또한 왼쪽의 이명과 왼쪽 청력의 영구 상실에 대해 호소했다. 그는 컵으로 물을 마실 때도 침을 흘린다고 보고했다. 그는 약을 복용하지 않았다.

환자는 다음 활동들이 어지럼이나 불안정성을 악화시켰다고 보고했다. 위를 보거나 아래를 볼 때, 앉은 자세에서 일어설 때, 걷는 동안 머리를 움직이거나, 어둠 속을 걷거나, 앉지 않은 상태에서 유산소 운동을 할 때, 빠르게 머리를 움직이거나, 시끄러운 소리가 들리거나, 차에 타고 있을 때, 차량이 많이 흔들릴 때 등이다. 환자의 물리치료 목적은 활동 중 어지럼과 불안정을 해결하여 해군으로서 복직할 수 있게 하는 것이었다.

임상 눈돌림 검사에서 오른쪽 눈떨림, 수렴 부전, 신속눈운동 감속, 원활추종눈운동 이상, 왼쪽으로의 머리 회전에서 두부충동검사 머리 흔들림이 양성으로 나타났다. 임상 시험에서 웨버 검사 진폭은 오른쪽으로 나타났다. 온도눈떨림검사결과 왼쪽 눈의 반응이 감소하여 58%의 비대칭이 나타났다. 회전의자 검사결과 왼쪽으로 회전하면서 감소된 이득이 나타났다. 주관적 시각적 수직(subjective visual vertical, SVV) 검사는 비정상적이었고 타원주머니 기능부전과 일치하였다.

환자는 어지럼 장애 척도(dizziness handicap inventory, DHI) 및 활동특이적균형자신감척도(activity-specific balance confidence scale, ABC)를 완료하였다. 균형감각 조직성 검사(sensory organization test, SOT), 머리 흔들기에 따른 균형감각 조직성 검사(SOT head shake test), 운동조절검사(motor control test, MCT) 및 적응 검사(adaptation test)를 포함한 컴퓨터 동적 자세검사(posturography)가 수행되었다. 기능적 보행평가(FGA) 및 높은 수준 이동성 평가도구(HiMAT)는 동적 균형의 임상적 측정으로 수행되었다. 안뜰눈반사(VOR)의 기능 평가는 동적 시력 검사(dynamic visual acuity test, DVA)와 주시안정화 검사(gaze stabilization test, GST)를 사용하여 수행되었다.

환자의 검사결과는 안뜰눈반사 기능이상, 몸감각 통합 결핍, 걸음걸이 장애 및 동작 민감도 등을 나타냈다.

관리 계획 Plan of care

초기 평가 및 검사결과를 바탕으로 단기 및 장기 목표가 수립되었다. 단기 목표(3주)는 머리를 돌리면서 경로의 이탈 없이 20ft를 걷는 것이었으며, 이는 기능적 보행평가로 측정하였다. 장기 목표는 환자가 6주 동안 DVA TLogMAR 상실을 0.20 이하로 감소시키는 것이었다. 환자의 장기 목표는 군대에 복귀하는 것이다.

중재 Intervention

환자는 1주일에 4번 안뜰 물리치료를 받았다. 6주 동안 치료는 각 분야별로 1시간 동안 지속되었다. 환자는 3, 6, 9주 시점에서 재검사를 받았다. 9주 후 GST 결핍이 지속되었다. 물리치료는 GST 결핍을 해결하기 전에 3주 더 지속되었다. 머리 움직임 동안 주시안정화를 향상시키기 위한 물리치료 중재는 다음과 같다.

- X1 및 X2 보기 운동: 주시안정화 운동은 앉기 자세에서 선 자세, 걷기로 진행되었다. 치료가 진행됨에 따라 환자의 머리 운동 속도가 빨라지고 시각적으로 어려운 목표물이 더 많이 사용되었다. 마지막 단계는 높은 건물들 사이의 통로 위에서 운동을 하는 것으로 마쳤다.
- 기억된 목표물 운동: 처음에는 운동을 앉은 자세, 선 자세, 걷는 것으로 수행하였다.

수렴 개선 운동:

- 환자는 벽 앞에서 벽에 있는 목표물을 바라보면서 벽에 팔을 대고 선 자세로 팔굽혀펴기를 하는 동안 목표물에 초점을 맞추는 것이다.
- 능동적인 느린 수렴: 환자는 팔 길이만큼의 손가락 끝을 보고 시작하였다. 그는 천천히 손가락을 그의 코에 가깝게 가져가 초점을 맞추려고 하였다. 이것을 1분 동안 앉아서 처음 연습한 다음 서 있는 자세로 나아갔다.
- 능동적인 빠른 수렴: 다양한 크기의 목표물을 멀리서부터 가까운 곳까지 바라본다.
- 브록 문자열 운동(Brock string exercise)

선 자세에서 균형을 향상시키기 위한 운동:

- 선 자세에서 균형 운동은 팔짱을 끼고, 눈을 감고, 지지면을 줄이는 것이다. 운동 시작 처음에는 머리를 제자리에 두고 점차 머리를 뒤로 기울여 수행한다.
- 선 자세에서 균형 운동은 팔짱을 끼고, 눈을 감고, 지지면을 줄이는 것이다(균형을 잃지 않고). 앞뒤 및 좌우로 능동적인 체중 이동을 수행하고 자세를 변화시키기 위해 이전 자세를 잠깐 동안 유지한다.
- 선 자세에서 균형 운동은 팔짱을 끼고, 눈을 감고, 지지면을 줄이는 것이다. 그 자세에서 무릎을 약간 구부리는 운동을 실시한다.
- 이 균형 운동은 딱딱한 지지면을 부드러운 지지면으로 변경하면서 진행한다.

동적 균형을 향상시키기 위한 운동:

- 걷는 동안 머리를 수평, 수직, 대각선으로 돌린다.
- 걷는 동안 모퉁이 돌기와 축 회전
- 두발 뛰기, 한발 뛰기, 런지운동

증례연구 26-1

- 계단 오르고 내려오기

동작 민감도를 감소시키는 운동:

- 시각적 따라보기: 시각적인 동작 민감도를 줄이기 위해 환자는 팔 길이만큼 거리의 시각적인 목표물을 잡고 목표물을 옆, 위, 아래, 대각선 방향으로 이동하면서 눈으로 목표물을 따라 볼 때 머리는 움직이지 않도록 유지한다. 이 운동은 처음에는 앉아서 수행하지만 나중에는 선 자세, 걷기로 진행되었다.
- 신속하고 큰 진폭의 머리 움직임: 머리 움직임과 자세 변화로 발생하는 어지럼의 증상을 줄이기 위해 환자는 다음 운동을 수행하였다. 앉은 자세에서 바로 눕기, 앉은 자세에서 앞으로 구부리기, 앉은 자세에서 머리를 돌리면서 일어서기, 선 자세에서 대각선으로 움직이기, 선 자세에서 축회전하기 등이다.

운동 유발성 증상을 줄이고 유산소 능력을 개선:

- 유산소 운동: 환자는 먼저 고정 자전거에서 운동을 하고, 타원형 운동기계를 사용하며, 마지막으로 수영을 통해 꾸준히 유산소 요구를 증가시켰다. 환자가 수행할 수 있는 능력에 기초한 활동으로부터 어지럼을 유발하지 않고 수행할 수 있는 활동으로 진행한다.
- 직업 활동: 환자의 직업에 따른 요구 사항을 고려할 때 수영은 장거리 수영에서부터 낮 그리고 어둠 속에서 플립 턴을 통한 스프린트 수영으로 진행되었다. 또한 환자는 서핑 클리닉에 참석하여 서핑 카약, 스탠드 업 패들 보드 및 서핑 보드를 사용하였다.

환자는 또한 청력검사를 받았고, 보청기가 잘 맞았으며 이명 적응 전략을 배웠다.

결과 Outcomes

안뜰 물리치료 9주 후, 환자는 단기 목표를 달성하고 장기 목표를 부분적으로 충족시켰다. 표 26.2는 초기 방문과 9주 시점 사이의 결과 척도 변화를 요약한 것이다.

논의 Discussion

이 환자의 치료 성공은 치료 전반에 걸쳐 대부분의 결과 척도의 정상화에서 볼 수 있다. 그는 GST 모든 방향에서 초당 180° 달성이라는 장기 목표를 달성하지 못했으며 왼쪽으로 머리 회전을 위한 동적 시력(DVA)도 정상 수준으로 돌아가지 않았다. 선 자세와 동적 걷기, 유산소 기능은 6주 만에 향상되었다. 환자는 부상을 당한지 7개월 후 자신의 부대에 현역으로 복귀할 수 있었다.

표 26.2 증례연구 26-1에 대한 주관적 · 객관적 결과 측정

검사	초기 평가	9주 후
DHI	44/100	12/100(CSI)
ABC	54%	93%(CSI)
FGA	24/30	30/30(WNL)
SOT 종합 점수	65(비정상)	83(WNL)
DVA – 왼쪽	0.4LogMAR 상실(부전)	0.38LogMAR 상실(부전)
DVA – 오른쪽	0.4LogMAR 상실(부전)	0.1LogMAR 상실(WNL)

* 측정 및 약어
DHI – 어지럼 장애 척도(0~100, 100=나쁨)
ABC – 활동특이적균형자신감척도(0~100%, 100%=나쁨)
FGA – 기능적 보행평가(0~30, 30=최고 점수; <22=노인의 낙상 위험)
SOT – 균형감각 조직성 검사(종합 점수 <70=비정상)
DVA – 동적 시력 검사(정상≤0.2LogMAR 차이)
VRBQ – 안뜰재활균형설문지(0~100%, 100%=나쁨)
VVAS – 시각 현기증 아날로그 척도(0~10, 10=나쁨)
HiMAT – 높은 수준 이동성 평가도구(0~54, 54=최고 점수)
CSI – 임상적으로 유의미한 개선
WNL – 정상범위 내

증례연구 26-2

환자는 52세의 남성 경찰관으로, 일할 때 자동차 사고를 당했다. 그의 차는 조수석 쪽을 강하게 부딪혔으며, 차는 도로에서 밀려나와 제방에 떨어졌다. 그는 의식을 잃지 않았지만 사고 후 약 30분 동안의 기억이 없다. 그는 차량에서 구출되어 가장 가까운 응급실로 이송되었다. 초기 손상 보고서는 목 채찍 증후군, 어지럼, 두통, 메스꺼움, 구토 및 과민 반응을 확인하였다. 그는 1주일 후 신경과 전문의와 만나기로 하고 집으로 돌아왔다.

초기 물리치료를 받기 전에 그는 신경학과와 신경정신과에서 평가를 받았다. 그의 두통은 편두통에 대한 기준에 충족되었고, 신경과의사는 두통 관리를 위해 아미트리프틸린(amitriptyline)과 졸미트립탄(zolmitriptan)을 처방하였다. 신경심리학적 평가는 지속적 주의력, 선택적 주의력, 반응 시간 및 언어 기억 장애가 있음을 나타내었다. 이러한 소견을 바탕으로 환자에게 주어진 모든 정보와 지침은 문서로 작성하여 주는 것이 좋다. 안뜰기능 검사나 청력 검사는 수행되지 않았다. 적절한 경우 운전자 평가가 권장되었다.

환자는 부상 35일 후에 평가를 위해 물리치료에 의뢰되었다. 환자의 주호소는 두통, 눈부심, 소리공포증(phonophobia), 머리 운동 유발성 어지럼, 흐린시력 및 불균형이었다. 그의 공간방향 혼란은 어둠 속에서 또는 눈을 감은 상태에서 증가했다. 그는 집 이외의 환경에서 시각적인 못견딤증을 보고하였다. 그는 딸의 라크로스 시합에 참석하려고 했을 때 증상이 현저히 악화되었다고 지적했다. 또한 그는 수면 시작에 어려움을 호소했다. 교통사고 이전에는 밤에도 일을 했으며, 수면주기를 조정하는 데 어려움을 겪고 있었다. 환자는 또한 과민성과 불안뿐만 아니라 운동을 할 수 없다는 불만이 증가했다고 보고했다.

환자는 결혼했으며, 부인과 3명의 10대 딸과 함께 살았으며, 교통사고 전에는 하루 4~6mile을 운전하며 종일 지역사회에서 활동하였다. 처음으로 물리치료를 받았을 때 그는 운전도 일도 하지 않았다. 그는 운동을 할 수 없었고 주로 앉아서 지냈다.

환자는 머리를 움직이면서 걷거나, 어두운 곳에 서 있거나 혹은 걷거나, 유산소 운동, 머리를 빠르게 움직이거나, 시끄러운 소리, 독서/컴퓨터 작업 등의 시각적 움직임 등과 같은 활동이 어지럼이나 불안정성을 악화시키는 것으로 나타났다. 그는 휴대전화를 읽을 수 없었다. 그는 어지럼의 증상을 다음과 같이 평가했다. 휴식 시: 0/10, 전형적인 활동: 4/10, 최악의 경우: 7/10.

임상적 눈운동 검사는 방향 변화, 시각 유발 눈떨림, 임상적 동적 시력(DVA) 검사 4줄 차이(4line degradation), 검사 중 어지럼의 증상이 있는 20cm 근접 수렴의 이상을 나타냈다. 다른 모든 눈운동 검사는 정상이었다.

주관적인 검사 및 균형검사의 결과는 표 26.3에 요약되어 있다. 먼쪽이나 몸통의 관절운동범위, 근력, 협응 또는 감각에는 제한이 없었다. 목통증이나 제한이 확인되지 않았다. 초기 목 손상과 관련된 증상이 해결되었다.

환자의 보고 및 임상 검사를 토대로 다음과 같은 문제점이 확인되었다.

- 시각 동작 못견딤증
- 균형을 위한 시각적 의존성
- 머리 움직임 중 주시안정화 결핍
- 수렴 부족
- 머리 동작 민감도
- 운동 내성 부족(exertion-provoked symptoms)

환자의 어지럼과 눈운동 검사의 비정상적인 결과로 인해 환자는 안뜰기능 검사에 의뢰되었다. 검사결과는 다음과 같다. 이비인후과(ENG) 검사에서 온도눈떨림검사 결과 오른쪽 귀의 반응이 감소되는 38%의 비대칭성; 지속적 방향 전환, 시각유발성 눈떨림 등이 나타났으며, 회전의자 검사에서는 오른쪽으로 회전할 때 낮은 안뜰-눈반사 이득과 오른쪽 방향의 우세 곡선이 나타났다.

관리 계획 Plan of care

환자는 어지럼과 불안정 해소, 운동 회복, 딸의 스포츠 활동에 참여할 수 있는 기능, 전임 경찰관으로 복귀할 수 있는 목표를 구두로 표현하였다. 이에 따라 다음과 같은 단기 및 장기 목표가 설정되었다.

단기 목표(4주)

- 기능적보행평가(FGA)가 27/30로 향상
- 30초 동안 눈을 감고 반일자(semi tandem) 서기
- 어지럼이 4/10 이하에서 60초의 시각안정화 작업을 할 수 있음
- 증상의 문턱값 수준 80% 정도의 강도로 15분 동안 고정 자전거에서 운동할 수 있음

장기 목표(12주)

- FGA가 30/30으로 향상
- 임상 동적 시력(DVA) 검사에서 정적 및 동적 시력의 차이가 2줄 이하
- 46보다 큰 높은 수준 이동성 평가도구(HiMAT) 점수
- 어지럼이나 두통이 증가하지 않으면서 조깅을 30분 동안 실시
- 어지럼과 두통이 증가하지 않으면서 소음과 시각적인 움직임이 포함된 복잡한 시각 환경 속에서 30분을 견딜 수 있음
- 모든 업무에 복귀

중재 Intervention

환자는 3주 동안은 주 2회, 5주 동안은 주 1회, 4주 동안은 매 2주에 1회 안뜰 물리치료를 받을 예정이었다. 물리치료는 1시간 지속되었다. 환자는 4주, 8주, 12주에 재검사를 받았다. 그러나 편두통 때문에 환자가 두 번의 예약을 취소하였다. 치료는 일주일 이내에 일정이 조정되었다. 그는 총 13회의 치료에 참석했다.

처음 4번의 방문 중 일부는 편두통 관리, 안뜰재활(vestibular rehabilitation)에 대한 이론적 근거, 진행 속도(pacing), 이전에 권장된 이완 기술 보강에 관한 환자 교육에 할애되었다. 모든 정보는 서면상의 유인물 형태로 제공되었다.

어지럼과 두통을 평가할 수 있는 10점 증상 척도가 각 치료의 시작과 끝에 사용되었다. 척도는 증상이 악화되는 과제에 대한 환자의 내성을 모니터링하기 위해 치료 중 주기적으로 사용되었다. 구체적인 물리치료 중재가 아래에 나열되어 있다.

수렴을 개선:

- 브록 문자열 운동
- 연필 푸시 업
- 참고: 근접 수렴은 2주 이내에 증상 없이 10cm로 해결되었다.
  환자는 여전히 컴퓨터 스크롤을 할 때 어지럼을 보고했지만 종이나 스마트폰을 읽는 것이 향상되었음을 발견하였다. 수렴에 대한 정상적인 기능을 기준으로 이 조건에 대한 추가 추천은 권장되지 않았다.

머리 움직임 동안 주시안정화를 개선:

- X1과 X2 보기 운동: 주시안정화 운동은 두 발을 약간 벌리고 선 자세에서 시작한다. 환자가 운동을 진행함에 따라 선 자세를 유지하거나 걸을 때의

증례연구 26-2

지지면을 점차 줄인다. 복잡한 환경에서 머리의 움직임 속도를 증가시키게 되면, 이는 시각 및 청각의 복합적인 환경에서 복잡한 운동을 수행하는 결과를 가져와 내성을 증가시키는 운동 프로그램이 될 수 있다.

서 있는 균형을 개선:

- 견고한 표면 및 유연한 표면에서 눈을 감은 상태에서의 균형 잡기: 지지면의 감소, 눈을 감고 체중 이동, 로커 보드와 보스 볼 사용 등의 운동으로 진행되었다.

동작 민감도 감소:

- 시각 동작 운동: 환자는 4주에 시각 동작 운동을 시작하였다. 초기 운동은 바쁜 도시 환경을 사람들이 걷는 모습을 찍은 비디오를 보는 것으로 구성되었다. 초기 노출 시간은 5분으로 시작하여 15분으로 진행되었다. 환자가 이 시각 동작 운동을 견딜 수 있을 때 그는 식료품 가게, 딸의 라크로스 시합 관람, 혼잡한 식당 등의 지역사회 환경에 노출되었다.
- 머리 동작 운동: 습관화 운동은 점차 복잡하고 도전적인 움직임으로 구성됐다. 걷는 동안 머리 회전과 몸 전체 회전, 서서 눈과 머리의 눈 따라보기 등의 훈련, 걷는 동안 공을 던지고 받기 등이다. 운동이 진행됨에 따라 높고 낮은 표면을 사용하는 반복 운동 과제, 민첩성 훈련 및 빠른 움직임의 방향 전환이 보행 활동에 추가되었다.

운동 유발성 증상을 줄이고 유산소 능력을 개선:

- 고정 자전거: 10분 동안 훈련. 환자가 어지럼을 3/10 이하로 호소하면 훈련 기간을 증가시키지만 전체 고정 자전거 훈련은 10분을 넘지 않는다.
- 트레드밀 조깅: 이 훈련은 고정 자전거 운동에 관해 설명한 것과 동일한 지침을 사용하여 운동 속도와 지속 시간을 늘리면서 진행되었다. 야외 조깅: 환자가 좋은 내성을 가지고 트레드밀에서 15분을 조깅할 수 있게 되면, 야외에서 조깅하기 시작한다.
- 두발 뛰기, 점프, 장애물 넘기(낮은 벽) 및 최대 50lb 운반과 같은 높은 순발력 과제는 최종 6주 동안 추가되었다.
- 참고: 환자가 편두통을 앓고 있다면 환자는 이러한 운동을 피하도록 지시받았다.

결과 Outcomes

회복 과정에서 환자의 두통은 퇴원 후 1개월에 1~2건의 두통으로 점차 호전되어 졸미트립탄으로 조절할 수 있었다. 그는 심각한 과민반응, 가족에 대한 인내심 부족, 상황 불안(재정, 삶의 역할 변화)을 보고했다. 이러한 증상은 이완요법과 유산소운동을 사용하여 의학적 개입 없이 점차적으로 해결되었다. 그의 수면은 이완요법의 팟캐스트(relaxation podcast) 사용으로 향상되었고 그는 야간 수면으로 돌아갔다.

안뜰 물리치료 12주 후, 환자는 모든 목표를 충족시켰다(표 26.3). 그는 이전의 체력 수준으로 돌아가지 못했지만 운전자 평가를 통과하고 정기적인 운동 강도로 돌아왔다. 어지럼 증상도 해결되었다. 환자는 여전히 어둠 속을 다니는 데 어려움을 겪었지만 보상기술을 포함시켰다. 그는 행정관의 위치로 일하러 돌아갔지만 안전 위험 때문에 이전 직책으로 돌아가지 않기로 결정하였다.

표 26.3 증례연구 26-2에 대한 주관적 · 객관적 결과 측정

검사	초기 평가	12주 후
DHI	56/100	22/100(CSI)
ABC	65%	95%(CSI)
VRBQ	38%	12%(CSI)
VVAS	7.2/10	2.4/10
어지럼 심각도(0~10, 10=나쁨)	0~7/10	0~2/10
FGA	22/30	30/30(WNL)
HiMAT	참을 수 없음	50/54
임상 DVA	4줄 차이(손상됨)	2줄 차이(WNL)
롬버그 눈 감음/준수 표면	5초, 흔들림 증가와 함께 비정상	30초, 정상 안정성

* 측정 및 약어
DHI – 어지럼 장애 척도(0~100, 100=나쁨)
ABC – 활동특이적균형자신감척도(0~100%, 100%=나쁨)
VRBQ – 안뜰재활균형설문지(0~100%, 100%=나쁨)
VVAS – 시각 현기증 아날로그 척도(0~10, 10=나쁨)
FGA – 기능적 보행평가(0~30, 30=최고 점수; <22=노인의 낙상 위험)
HiMAT – 높은 수준 이동성 평가도구(0~54, 54=최고 점수)
DVA – 동적 시력 검사(정상≤0.2LogMAR 차이)
CSI – 임상적으로 유의미한 개선
WNL – 정상범위 내

증례연구 26-3

환자는 21세의 여성이며 대학 농구선수 및 의과대 예비학생으로 3학년이다. 농구 경기 중에 그녀는 팔꿈치로 머리를 맞았으며 충격을 받으면서 머리 뒤쪽을 바닥에 부딪쳤다. 그러나 의식을 잃지 않았으며 기억 상실을 보고하지 않았다. 그녀는 경기에서 나와 얼음과 이부프로펜을 처방받았고 트레이너가 상태를 모니터링하였다. 보조검사는 시행되었지만 물리치료 평가를 할 수는 없었다. 그녀는 초기 증상이 두통, 어지럼, 의식의 흐림, 시야흐림이라고 보고하였다. 환자는 집으로 돌아가서 다음날 학생 보건서비스를 통해 의료 혜택을 받았다. 환자는 CT 스캔을 받고 신경학 상담을 받았다. CT 스캔은 2일 후 수행되었고 정상으로 판독되었다. 신경학 상담은 안뜰재활을 권고하였고 뒤통수쪽 신경통을 확인하였다. 환자는 두통을 해결하는 뒤통수 주사로 치료받았다.

초기 신경심리학적 사정은 주의집중 기간, 선택적 주의력, 시각 기억 및 과제 기억에 경미한 장애를 나타냈다. 환자는 또한 수면 과다와 피로를 겪고 있었다. 안뜰기능 검사나 청력 검사가 수행되지 않았다.

환자는 손상 후 15일에 평가를 위해 안뜰재활을 위한 물리치료를 받았다. 그 당시 그녀의 주호소는 빠른 머리 움직임으로 어지럼이 나타났다. 흐린 시야; 불균형; 어둠 속에서나 눈을 감았을 때 공간방향감각 상실; 그녀의 어지럼을 자극하지 않고 5분 이상 트레드밀에서 운동할 수 없다는 사실을 알게 되었다.

환자는 학생 주거 시설에서 살았고 주당 6일 동안 농구를 하거나 연습했으며 3.8GPA의 정규 학생이었다. 그녀의 과거 병력에는 지금은 완전히 해결된 10세 때의 왼발 발목 골절이 포함되었다. 그녀의 머리 손상은 시즌 말에 발생하였다. 그녀는 손상 전 주 마지막 시험을 마쳤으며 새 학기가 시작될 때까지 6주를 보냈다.

환자는 다음과 같은 일이 그녀의 어지럼이나 비정상을 악화시켰다고 보고했다: 머리 움직임, 어두운 곳에서 서 있거나 걷기, 5분 이상 유산소 운동, 빠른 머리 움직임, 독서나 컴퓨터 작업 및 시각적 움직임으로 걷기. 그녀는 어지럼의 증상을 다음과 같이 평가하였다. 휴식 시: 0/10, 전형적인 활동: 4/10, 최악의 경우: 5/10.

임상 눈운동 검사결과 동적 시력(DVA) 검사에서 정적 및 동적 시력 사이에 3줄의 차이가 있었으며 어지럼이 4/10으로 나타났다. 그녀의 임상 눈운동 검사의 나머지는 정상이었지만, 안뜰눈반사(VOR) 억제 검사 또한 4/10의 어지럼을 재현하였다. 두 경우 모두 어지럼이 2분 이내에 해결되었다.

주관적인 검사와 균형 검사의 결과는 표 26.4에 요약되어 있다. 먼쪽이나 몸통의 관절운동범위 제한, 근력, 협응 또는 감각에 제한이 없었다. 목 통증이나 제한 사항은 확인되지 않았다. 환자는 일반화된 강직성을 보였으며, 그렇지 않은 경우가 많았다.

환자의 보고 및 임상시험을 토대로 다음과 같은 문제점이 확인되었다.

- 시각 동작의 못견딤증
- 균형을 위한 시각 의존성
- 머리 움직임 중 주시안정성 결핍
- 머리 동작 민감도
- 심한 운동 유발 증상

관리 계획 Plan of care

환자는 어지럼 완화, 학교 복귀, 스포츠 복귀 등의 목표를 구두로 표현하였다. 다음과 같은 단기 및 장기 목표가 수립되었다.

단기 목표(2주)

- 기능적보행평가(FGA)가 27/30로 향상
- 4/10 미만의 어지럼 증상을 보이는 복잡한 배경의 X1 주시안정성 운동 시 30초를 견딜 수 있다.
- 4/10 미만의 어지럼을 유발하는 도시 보행 비디오 시청 시 10분을 견딜 수 있다.
- 증상의 문턱값 80% 정도의 강도로 15분 동안 고정 자전거에서 운동할 수 있다.

장기 목표(4주)

- FGA가 30/30으로 향상
- 임상 동적 시력(DVA) 검사에서 정적 및 동적 시력의 차이가 2줄 이하
- 52보다 큰 높은 수준 이동성 평가도구(HiMAT) 점수
- 어지럼 없이 30분 동안 조깅 운동
- 어지럼의 증가 없이 소음과 시각적 동작을 포함하는 복잡한 시각 환경에서 30분을 견딜 수 있음
- 팀과의 연수로 돌아가고, 경기 복귀를 향한 진전

중재 Intervention

환자는 4주 동안 일주일에 두 번 안뜰 물리치료를 받을 예정이었다. 치료는 1시간 지속되었다. 그녀는 총 7번의 치료에 참석하였다.

초기 방문에는 과도한 노력을 피하기 위해 안뜰재활 권장사항의 근거에 관한 환자 교육이 포함되었다. 환자는 일반적인 스트레칭과 20분간의 일상 걷기 프로그램을 시작하였다. 모든 정보와 지침은 서면 자료로도 제공되었다.

어지럼을 평가할 수 있는 10점 증상 척도가 각 치료의 시작과 끝에 사용되었다. 이 척도는 증상이 악화되는 과제에 대한 내성을 모니터링하기 위해 치료 중 주기적으로 사용되었다. 구체적인 물리치료 중재가 아래에 나열되어 있다.

머리 움직임 동안 주시안정성을 향상:

- X1 및 X2 보기 운동: 주시안정성 운동은 두 발로 서서 시작되었다. 환자는 훈련이 진행됨에 따라 좁은 지지면에서 수행된 다음 걷는 동안 수행되었다. 머리 움직임의 속도를 높이고, 복잡한 배경을 사용하고 복잡한 시각 및 청각 환경에서 운동을 수행하도록 허용되는 운동 프로그램에 추가되었다.

선 자세 균형을 개선:

- 딱딱한 지면 및 유연한 지면에서 눈 감고 균형 잡기 운동: 눈을 감고 선 자세를 유지하고 체중 이동 운동을 진행하였다.

동작 민감도 감소:

- 시각 동작 운동: 초기 운동은 사람들이 바쁜 도시 환경을 걸을 때 찍은

증례연구 26-3

비디오를 보는 것으로 구성되었다. 초기 노출 시간은 5~15분으로 진행되었다. 환자가 이 시각적 동작 노출을 견딜 수 있게 되면서 식료품점을 다녀오거나, 농구 경기에 참석한 다음 지하철을 사용하는 등 지역 사회 환경에 적용하기 시작하였다.

- 머리 동작 운동: 습관화 운동은 점차 복잡하고 도전적인 움직임-머리 회전과 몸 전체 회전, 걷는 동안 서서 공을 던지고, 걷는 동안 눈과 머리가 결합된 운동으로 이루어져 있다. 환자가 진행됨에 따라 높고 낮은 지면을 이용하는 반복적인 동작 과제, 민첩성 훈련 및 빠른 속도의 임의 방향 전환이 보행 활동에 추가되었다. 마지막으로, 그녀는 급속한 회전과 두 발 뛰기 및 점프로 농구의 던지는 동작을 포함한 스포츠 관련 훈련을 시작하였다.

운동 유발성 증상을 줄이고 유산소 능력을 개선:

- 고정 자전거: 10분간. 환자가 고정 자전거 운동은 10분 미만으로 시작하고 어지럼을 3/10 이하로 평가하면 지속적으로 길어졌다.
- 트레드밀 조깅하기: 고정 자전거를 사용하여 2주 후에 추가되었으며 고정식 자전거 운동에 대해 설명한 것과 동일한 지침을 사용하여 운동 속도와 지속 시간을 늘려서 진행되었다.
- 야외에서 조깅하기: 환자가 좋은 내성을 가지고 트레드밀에서 15분을 조깅할 수 있게 되었고, 그녀는 밖에서 조깅하기 시작하였다.

결과 Outcomes

안뜰 물리치료 4주 후, 환자는 모든 목표를 충족시켰다(표 26.4). 어지럼의 증상은 거의 완전히 해결되었다. 환자는 여전히 신속한 민첩성 운동에 가끔 어려움을 겪었다. 독서와 컴퓨터 작업으로 더 이상 증상이 나타나지 않았고, 학교에 다시 출석하였다. 그녀는 팀과 함께 훈련으로 복귀했지만, 직접 연락/경기 복귀에 대해 아직 허가받지 못했다. 그녀의 회복 과정은 복잡하지 않았다. 그녀의 수면 과다 및 인지 증상은 4주 내에 해결되었다. 그녀는 신경심리학자에 의해 재평가되었고 기준 점수로 돌아왔다.

표 26.4 주관적 · 객관적 결과 측정

검사	초기 평가	4주 후
*DHI	28/100	2/100(CSI)
*VRBQ	76%	94%(CSI)
*VVAS	4.5/10	2.1/10
어지럼 심각도(0~10)	0~5/10(자주 일반적인 작업)	0~3/10(때때로 빠른 움직임)
*FGA	25/30	30/30(WNL)
*HiMAT	42/54	53/54
*임상 DVA	3줄 차이(손상됨)	1줄 차이(WNL)

* 측정 및 약어
DHI – 어지럼 장애 척도(0~100, 100=나쁨)
VRBQ – 안뜰재활균형설문지(0~100%, 100%=나쁨)
VVAS – 시각 현기증 아날로그 척도(0~10, 10=나쁨)
FGA – 기능적 보행평가(0~30, 30=최고 점수; <22=노인의 낙상 위험)
HiMAT – 높은 수준 이동성 평가도구(0~54, 54=최고 점수)
DVA – 동적 시력 검사(정상≤0.2LogMAR 차이)
CSI – 임상적으로 유의미한 개선
WNL – 정상범위 내

References

1. Decuypere M, Klimo P, Jr. Spectrum of traumatic brain injury from mild to severe. *The Surgical clinics of North America*. 2012;92(4):939–957.
2. McCrory P, Meeuwisse W, Johnston K, Dvorak J, Aubry M, Molloy M, et al. Consensus statement on concussion in sport—the Third International Conference on Concussion in Sport held in Zurich, November 2008. *The Physician and Sportsmedicine*. 2009;37(2):141–159.
3. Centers for Disease Control and Prevention (CDC), National Center for Injury Prevention and Control. Report to Congress on mild traumatic brain injury in the United States: steps to prevent a serious public health problem. Atlanta (GA): *Centers for Disease Control and Prevention*; 2003.
4. Boake C, McCauley SR, Levin HS, Pedroza C, Contant CF, Song JX, et al. Diagnostic criteria for postconcussional syndrome after mild to moderate traumatic brain injury. *The Journal of Neuropsychiatry and Clinical Neurosciences*. 2005;17(3):350–356.
5. Kashluba S, Casey JE, Paniak C. Evaluating the utility of ICD–10 diagnostic criteria for postconcussion syndrome following mild traumatic brain injury. *J Int Neuropsychol Soc*. 2006;12(1):111–118.
6. Moore EL, Terryberry–Spohr L, Hope DA. Mild traumatic brain injury and anxiety sequelae: a review of the literature. *Brain Inj*. 2006;20(2):117–132.
7. Byard RW, Vink R. The second impact syndrome. Forensic science, medicine, and pathology. *Sci Med Pathol*. 2009;5(1):36–38.
8. Cantu RC, Gean AD. Second–impact syndrome and a small subdural hematoma: an uncommon catastrophic result of repetitive head injury with a characteristic imaging appearance. *Journal of Neurotrauma*. 2010;27(9):1557–1564.
9. Wetjen NM, Pichelmann MA, Atkinson JL. Second impact syndrome: concussion and second injury brain complications. *Journal of the American College of Surgeons*. 2010;211(4):553–557.
10. McCrory P, Davis G, Makdissi M. Second impact syndrome or cerebral swelling after sporting head injury. *Current Sports Medicine Reports*. 2012;11(1):21–23.
11. Giza CC, Hovda DA. The Neurometabolic Cascade of Concussion. *J Athl Train*. 2001;36(3):228–235.
12. Giza CC, Difiori JP. Pathophysiology of sports–related concussion: an update on basic science and translational research. *Sports Health*. 2011;3(1):46–51.
13. Hoffer ME, Balaban C, Gottshall K, Balough BJ, Maddox MR, Penta JR. Blast exposure: vestibular consequences and associated characteristics. *Otol Neurotol*. 2010;31(2):232–236.
14. Gottshall KR, Hoffer ME. Tracking recovery of vestibular function in individuals with blast–induced head trauma using vestibular–visual–cognitive interaction tests. *J Neurol Phys Ther*. 2010;34(2):94–97.
15. Hoffer ME, Gottshall KR, Moore R, Balough BJ, Wester D. Characterizing and treating dizziness after mild head trauma. *Otol Neurotol*. 2004;25(2):135–138.
16. Scherer MR, Schubert MC. Traumatic brain injury and vestibular pathology as a comorbidity after blast exposure. *Physical Therapy*. 2009;89(9):980–992.
17. Shupak A, Doweck I, Nachtigal D, Spitzer O, Gordon CR. Vestibular and audiometric consequences of blast injury to the ear. *Arch Otolaryngol Head Neck Surg*. 1993;119(12):1362–1367.
18. McCrory P, et al. Consensus statement on concussion in sport: the 4th International Conference on Concussion in Sport held in Zurich, November 2012, published 2013.
19. Kisilevski V, Podoshin L, Ben–David J, Soustiel JF, Teszler CB, Hafner H, et al. Results of otovestibular tests in mild head injuries. *The International Tinnitus Journal*. 2001;7(2):118–121.
20. Maskell F, Chiarelli P, Isles R. Dizziness after traumatic brain injury: overview and measurement in the clinical setting. *Brain Inj*. 2006;20(3):293–305.
21. Maskell F, Chiarelli P, Isles R. Dizziness after traumatic brain injury: results from an interview study. *Brain Inj*. 2007;21(7):741–752.
22. Terrio H, Brenner LA, Ivins BJ, Cho JM, Helmick K, Schwab K, et al. Traumatic brain injury screening: preliminary findings in a US Army Brigade Combat Team. *The Journal of Head Trauma Rehabilitation*. 2009;24(1):14–23.
23. Lovell M, Collins M, Bradley J. Return to play following sports–related concussion. *Clin Sports Med*. 2004;23(3):421–441, ix.
24. Herdman SJ. Treatment of vestibular disorders in traumatically brain–injured patients. *Journal of Head Trauma Rehabilitation*. 1990;5(4):63–76.
25. Furman JM Whitney SL. Central causes of dizziness. Physical therapy. 2000;80(2):179–187.
26. Scherer MR, Shelhamer MJ, Schubert MC. Characterizing

high-velocity angular vestibulo-ocular reflex function in service members post-blast exposure. *Experimental Brain Research*. 2011;208(3):399-410.

27. Malmstrom EM, Karlberg M, Melander A, Magnusson M, Moritz U. Cervicogenic dizziness - musculoskeletal findings before and after treatment and long-term outcome. *Disability and Rehabilitation*. 2007;29(15):1193-1205.
28. Wrisley DM, Sparto PJ, Whitney SL, Furman JM. Cervicogenic dizziness: a review of diagnosis and treatment. *J Orthop Sports Phys Ther*. 2000;30(12):755-766.
29. Karlberg M, Johansson R, Magnusson M, Fransson PA. Dizziness of suspected cervical origin distinguished by posturographic assessment of human postural dynamics. *J Vestib Res*. 1996;6(1):37-47.
30. Alsalaheen BA, Mucha A, Morris LO, Whitney SL, Furman JM, Camiolo-Reddy CE, et al. Vestibular rehabilitation for dizziness and balance disorders after concussion. *J Neurol Phys Ther*. 2010;34(2):87-93.
31. Katsarkas A. Benign paroxysmal positional vertigo (BPPV): idiopathic versus post-traumatic. *Acta Otolaryngol*. 1999;119(7):745-749.
32. Masson F, Maurette P, Salmi LR, Dartigues JF, Vecsey J, Destaillats JM, et al. Prevalence of impairments 5 years after a head injury, and their relationship with disabilities and outcome. *Brain Inj*. 1996;10(7):487-497.
33. Hoge CW, McGurk D, Thomas JL, Cox AL, Engel CC, Castro CA. Mild traumatic brain injury in U.S. Soldiers returning from Iraq. *N Engl J Med*. 2008;358(5):453-463.
34. Balaban CD. Neural substrates linking balance control and anxiety. *Physiol Behav*. 2002;77(4-5):469-475.
35. Balaban C, Jacob, R. Background and history of the interface between anxiety and vertigo. *Journal of Anxiety Disorders*. 2001;15:27-51.
36. Balaban CD, Jacob RG, Furman JM. Neurologic bases for comorbidity of balance disorders, anxiety disorders and migraine: neurotherapeutic implications. *Expert Review of Neurotherapeutics*. 2011;11(3):379-394.
37. Furman JM, Balaban CD, Jacob RG, Marcus DA. Migraineanxiety related dizziness (MARD): a new disorder? *J Neurol Neurosurg Psychiatry*. 2005;76(1):1-8.
38. Mihalik JP, Stump JE, Collins MW, Lovell MR, Field M, Maroon JC. Posttraumatic migraine characteristics in athletes following sports-related concussion. *J Neurosurg*. 2005;102(5):850-855.
39. Leddy JJ, Kozlowski K, Donnelly JP, Pendergast DR, Epstein LH, Willer B. A preliminary study of subsymptom threshold exercise training for refractory post-concussion syndrome. *Clin J Sport Med*. 2010;20(1):21-27.
40. Guskiewicz KM. Assessment of postural stability following sport-related concussion. *Current Sports Medicine Reports*. 2003;2(1):24-30.
41. Guskiewicz KM. Balance assessment in the management of sport-related concussion. *Clin Sports Med*. 2011;30(1):89-102,ix.
42. Lau B, Lovell MR, Collins MW, Pardini J. Neurocognitive and symptom predictors of recovery in high school athletes. *Clin J Sport Med*. 2009;19(3):216-221.
43. Leddy JJ, Kozlowski K, Fung M, Pendergast DR, Willer B. Regulatory and autoregulatory physiological dysfunction as a primary characteristic of post concussion syndrome: implications for treatment. *NeuroRehabilitation*. 2007;22(3):199-205.
44. Alhola P, Polo-Kantola P. Sleep deprivation: impact on cognitive performance. *Neuropsychiatric Disease and Treatment*. 2007;3(5):553-567.
45. Zeman J, Cassano M, Perry-Parrish C, Stegall S. Emotion regulation in children and adolescents. *J Dev Behav Pediatr*. 2006;27(2):155-168.
46. Jacob RG, Furman JM. Psychiatric consequences of vestibular dysfunction. *Curr Opin Neurol*. 2001;14(1):41-46.
47. Abu-Judeh HH, Parker R, Aleksic S, Singh ML, Naddaf S, Atay S, et al. SPECT brain perfusion findings in mild or moderate traumatic brain injury. *Nuclear Medicine Review*. 2000;3(1):5-11.
48. Chen SH, Kareken DA, Fastenau PS, Trexler LE, Hutchins GD. A study of persistent post-concussion symptoms in mild head trauma using positron emission tomography. *J Neurol Neurosurg Psychiatry*. 2003;74(3):326-332.
49. McAllister TW, Saykin AJ, Flashman LA, Sparling MB, Johnson SC, Guerin SJ, et al. Brain activation during working memory 1 month after mild traumatic brain injury, a functional MRI study. *Neurology*. 1999;53:1300-1308.
50. Lovell MR, Pardini JE, Welling J, Collins MW, Bakal J, Lazar N, et al. Functional brain abnormalities are related to clinical recovery and time to return-to-play in athletes. *Neurosurgery*. 2007;61(2):352-359;discussion 9-60.
51. Vagnozzi R, Signoretti S, Tavazzi B, Floris R, Ludovici A, Marziali S, et al. Temporal window of metabolic brain vulnerability to concussion: a pilot 1H-magnetic resonance spectroscopic study in concussed athletes—part III. *Neurosurgery*. 2008;62(6):1286-1295;discussion 95-96.
52. Vagnozzi R, Signoretti S, Cristofori L, Alessandrini F, Floris

R, Isgro E, et al. Assessment of metabolic brain damage and recovery following mild traumatic brain injury: a multicentre, proton magnetic resonance spectroscopic study in concussed patients. *Brain*. 2010;133(11):3232–3242.

53. Mayer AR, Ling J, Mannell MV, Gasparovic C, Phillips JP, Doezema D, et al. A prospective diffusion tensor imaging study in mild traumatic brain injury. *Neurology*. 2010;74(8):643–650.
54. McCrea M. Standardized mental status assessment of sports concussion. *Clin J Sport Med*. 2001;11(3):176–181.
55. Maddocks DL, Dicker GD, Saling MM. The assessment of orientation following concussion in athletes. *Clin J Sport Med*. 1995;5(1):32–35.
56. McCrea M, Kelly JP, Randolph C, Kluge J, Bartolic E, Finn G, et al. Standardized assessment of concussion (SAC): on-site mental status evaluation of the athlete. *The Journal of Head Trauma Rehabilitation*. 1998;13(2):27–35.
57. Guskiewicz KM, Register-Mihalik J, McCrory P, et al. Evidence-based approach to revising the SCAT2: introducing the SCAT3. *British Journal of Sports Medicine*. 2013;47(5):289–293.
58. Lovell MR, Iverson GL, Collins MW, Podell K, Johnston KM, Pardini D, et al. Measurement of symptoms following sports-related concussion: reliability and normative data for the post-concussion scale. *Applied Neuropsychology*. 2006;13(3):166–174.
59. Catena RD, van Donkelaar P, Chou LS. Altered balance control following concussion is better detected with an attention test during gait. *Gait Posture*. 2007;25(3):406–411.
60. Catena RD, van Donkelaar P, Chou LS. Cognitive task effects on gait stability following concussion. *Experimental Brain Research*. 2007;176(1):23–31.
61. Catena RD, van Donkelaar P, Halterman CI, Chou LS. Spatial orientation of attention and obstacle avoidance following concussion. *Experimental Brain Research*. 2009;194(1):67–77.
62. Jacobson GP Newman CW. The development of the Dizziness Handicap Inventory. *Arch Otolaryngol Head Neck Surg*. 1990;116(4):424–427.
63. Powell L, Myers A. The Activities-Specific Balance Confidence Scale. *Journal of Gerontology*. 1995;50A(1):M28–M34.
64. King NS, Crawford S, Wenden FJ, Moss NE, Wade DT. The Rivermead Post Concussion Symptoms Questionnaire: a measure of symptoms commonly experienced after head injury and its reliability. *J Neurol*. 1995;242(9):587–592.
65. Randolph C, Millis S, Barr WB, McCrea M, Guskiewicz KM, Hammeke TA, et al. Concussion symptom inventory: an empirically derived scale for monitoring resolution of symptoms following sport-related concussion. *Arch Clin Neuropsychol*. 2009;24(3):219–229.
66. Williamson IJ, Goodman D. Converging evidence for the under-reporting of concussions in youth ice hockey. *British Journal of Sports Medicine*. 2006;40(2):128–132;discussion 128–132.
67. McCrea M, Hammeke T, Olsen G, Leo P, Guskiewicz K. Unreported concussion in high school football players: implications for prevention. *Clin J Sport Med*. 2004;14(1):13–17.
68. Guskiewicz KM, Bruce SL, Cantu RC, Ferrara MS, Kelly JP, McCrea M, et al. National Athletic Trainers' Association Position Statement: Management of Sport-Related Concussion. *J Athl Train*. 2004;39(3):280–297.
69. Grossman I, Kaufman AS, Mednitsky S, Scharff L, Dennis B. Neurocognitive abilities for a clinically depressed sample versus a matched control group of normal individuals. *Psychiatry Research*. 1994;51(3):231–244.
70. Rohling ML, Green P, Allen LM, 3rd, Iverson GL. Depressive symptoms and neurocognitive test scores in patients passing symptom validity tests. *Arch Clin Neuropsychol*. 2002;17(3):205–222.
71. Austin MP, Mitchell P, Goodwin GM. Cognitive deficits in depression: possible implications for functional neuropathology. *Br J Psychiatry*. 2001;178:200–206.
72. Iezzi T, Archibald Y, Barnett P, Klinck A, Duckworth M. Neurocognitive performance and emotional status in chronic pain patients. *Journal of Behavioral Medicine*. 1999;22(3):205–216.
73. Schatz P, Pardini JE, Lovell MR, Collins MW, Podell K. Sensitivity and specificity of the ImPACT Test Battery for concussion in athletes. *Arch Clin Neuropsychol*. 2006;21(1):91–99.
74. Covassin T, Elbin RJ, 3rd, Stiller-Ostrowski JL, Kontos AP. Immediate post-concussion assessment and cognitive testing (ImPACT) practices of sports medicine professionals. *J Athl Train*. 2009;44(6):639–644.
75. Morris AE, Lutman ME, Yardley L. Measuring outcome from vestibular rehabilitation, part II: refinement and validation of a new self-report measure. *International Journal of Audiology*. 2009;48(1):24–37.
76. Cohen HS Kimball KT, Adams AS. Application of the vestibular disorders activities of daily living scale. *Laryngo-*

scope. 2000;110(7):1204-1209.

77. Guerraz M, Yardley L, Bertholon P, Pollak L, Rudge P, Gresty MA, et al. Visual vertigo: symptom assessment, spatial orientation and postural control. *Brain*. 2001;124(Pt 8):1646-1656.

78. Dannenbaum E, Chilingaryan G, Fung J. Visual vertigo analogue scale: an assessment questionnaire for visual vertigo. *J Vestib Res*. 2011;21(3):153-159.

79. Pickett TC, Radfar-Baublitz LS, McDonald SD, Walker WC, Cifu DX. Objectively assessing balance deficits after TBI: Role of computerized posturography. *J Rehabil Res Dev*. 2007;44(7):983-990.

80. Guskiewicz KM. Postural stability assessment following concussion: one piece of the puzzle. *Clin J Sport Med*. 2001;11(3):182-189.

81. Wrisley DM, Marchetti GF, Kuharsky DK, Whitney SL. Reliability, internal consistency, and validity of data obtained with the functional gait assessment. *Physical Therapy*. 2004;84(10):906-918.

82. Wrisley DM, Kumar NA. Functional gait assessment: concurrent, discriminative, and predictive validity in community-dwelling older adults. *Physical Therapy*. 2010;90(5): 761-773.

83. Franchignoni F, Horak F, Godi M, Nardone A, Giordano A. Using psychometric techniques to improve the Balance Evaluation Systems Test: the mini-BESTest. *J Rehabil Med*. 2010;42(4):323-331.

84. Riemann BL, Guskiewicz KM. Effects of mild head injury on postural stability as measured through clinical balance testing. *J Athl Train* 2000;35(1):19-25.

85. Williams GP, Greenwood KM, Robertson VJ, Goldie PA, Morris ME. High-Level Mobility Assessment Tool (HiMAT): interrater reliability, retest reliability, and internal consistency. *Physical Therapy*. 2006;86(3):395-400.

86. Williams G, Robertson V, Greenwood K, Goldie P, Morris ME. The concurrent validity and responsiveness of the high-level mobility assessment tool for measuring the mobility limitations of people with traumatic brain injury. *Arch Phys Med Rehabil*. 2006;87(3):437-442.

87. Herdman SJ, Tusa RJ, Blatt P, Suzuki A, Venuto PJ, Roberts D. Computerized dynamic visual acuity test in the assessment of vestibular deficits. *Am J Otol*. 1998;19(6):790-796.

88. Heitger MH, Jones RD, Macleod AD, Snell DL, Frampton CM, Anderson TJ. Impaired eye movements in postconcussion syndrome indicate suboptimal brain function beyond the influence of depression, malingering or intellectual ability. *Brain*. 2009;132(10):2850-2870.

89. Ciuffreda KJ, Han Y, Kapoor N, Ficarra AP. Oculomotor rehabilitation for reading in acquired brain injury. *NeuroRehabilitation*. 2006;21(1):9-21.

90. Kapoor N, Ciuffreda KJ. Vision Disturbances Following Traumatic Brain Injury. *Current Treatment Options in Neurology*. 2002;4(4):271-280.

91. Lepore FE. Disorders of ocular motility following head trauma. *Arch Neurol*. 1995;52(9):924-926.

92. Adler P. Efficacy of treatment for convergence insufficiency using vision therapy. *Ophthalmic Physiol Opt*. 2002;22(6):565-571.

93. Jainta S, Bucci MP, Wiener-Vacher S, Kapoula Z. Changes in vergence dynamics due to repetition. *Vision Research*. 2011;51(16):1845-1852.

94. Dagi LR, Chrousos GA, Cogan DC. Spasm of the near reflex associated with organic disease. *American Journal of Ophthalmology*. 1987;103(4):582-585.

95. Chan RV, Trobe JD. Spasm of accommodation associated with closed head trauma. *J Neuroophthalmol*. 2002; 22(1):15-17.

96. Knapp C, Sachdev A, Gottlob I. Spasm of the near reflex associated with head injury. *Strabismus*. 2002;10(1):1-4.

97. Kaczmarek BB, Dawson E, Lee JP. Convergence spasm treated with botulinum toxin. *Strabismus*. 2009;17(1):49-51.

98. Pavlou M. The use of optokinetic stimulation in vestibular rehabilitation. *J Neurol Phys Ther*. 2010;34(2):105-110.

99. Baker JG, Freitas MS, Leddy JJ, Kozlowski KF, Willer BS. Return to full functioning after graded exercise assessment and progressive exercise treatment of postconcussion syndrome. *Rehabilitation Research and Practice*. 2012;2012:705309.

100. Majerske CW, Mihalik JP, Ren D, Collins MW, Reddy CC, Lovell MR, et al. Concussion in sports: postconcussive activity levels, symptoms, and neurocognitive performance. *J Athl Train*. 2008;43(3):265-274.

101. Ponsford J, Willmott C, Rothwell A, Cameron P, Kelly AM, Nelms R, et al. Impact of early intervention on outcome following mild head injury in adults. *J Neurol Neurosurg Psychiatry*. 2002;73(3):330-332.

102. Mathers KS, Schneider M, Timko M. Occult hypermobility of the craniocervical junction: a case report and review. *J Orthop Sports Phys Ther*. 2011;41(6):444-457.

103. Hanna-Pladdy B, Berry ZM, Bennett T, Phillips HL,

Gouvier WD. Stress as a diagnostic challenge for postconcussive symptoms: sequelae of mild traumatic brain injury or physiological stress response. *Clin Neuropsychol*. 2001;15(3):289–304.

104. Hoffer ME, Balough BJ, Gottshall KR. Posttraumatic balance disorders. *The International Tinnitus Journal*. 2007;13(1):69–72.

105. McCrea M, Barr WB, Guskiewicz K, Randolph C, Marshall SW, Cantu R, et al. Standard regression-based methods for measuring recovery after sport-related concussion. *J Int Neuropsychol Soc*. 2005;11(1):58–69.

106. Pellman EJ, Viano DC, Casson IR, Arfken C, Powell J. Concussion in professional football: injuries involving 7 or more days out—Part 5. *Neurosurgery*. 2004;55(5):1100–1119.

107. Lau BC, Kontos AP, Collins MW, Mucha A, Lovell MR. Which on-field signs/symptoms predict protracted recovery from sport-related concussion among high school football players? *The American Journal of Sports Medicine*. 2011;39(11):2311–2318.

108. McCrea M, Guskiewicz K, Randolph C, et al. Incidence, clinical course, and predictors of prolonged recovery time following sport-related concussion in high school and college athletes. *J Int Neuropsychol Soc*. 2013;19(1):22–33.

109. Makdissi M, Cantu RC, Johnston KM, McCrory P, Meeuwisse WH. The difficult concussion patient: what is the best approach to investigation and management of persistent (〉10 days) postconcussive symptoms? *British Journal of Sports Medicine*. 2013;47(5):308–313.

110. Iverson GL, Brooks BL, Collins MW, Lovell MR. Tracking neuropsychological recovery following concussion in sport. *Brain Inj*. 2006;20(3):245–252.

111. Field M, Collins MW, Lovell MR, Maroon J. Does age play a role in recovery from sports-related concussion? A comparison of high school and collegiate athletes. *J Pediatr*. 2003;142(5):546–553.

112. Collins MW, Iverson GL, Lovell MR, McKeag DB, Norwig J, Maroon J. On-field predictors of neuropsychological and symptom deficit following sports-related concussion. *Clin J Sport Med*. 2003;13(4):222–229.

113. Collins MW, Field M, Lovell MR, Iverson G, Johnston KM, Maroon J, et al. Relationship between postconcussion headache and neuropsychological test performance in high school athletes. *The American Journal of Sports Medicine*. 2003;31(2):168–173.

114. Iverson GL, Gaetz M, Lovell MR, Collins MW. Relation between subjective fogginess and neuropsychological testing following concussion. *J Int Neuropsychol Soc*. 2004;10(6):904–906.

115. Iverson GL, Gaetz M, Lovell MR, Collins MW. Cumulative effects of concussion in amateur athletes. *Brain Inj*. 2004;18(5):433–443.

116. Guskiewicz KM, McCrea M, Marshall SW, Cantu RC, Randolph C, Barr W, et al. Cumulative effects associated with recurrent concussion in collegiate football players: the NCAA Concussion Study. *JAMA*. 2003;290(19):2549–2555.

117. Broshek DK, Kaushik T, Freeman JR, Erlanger D, Webbe F, Barth JT. Sex differences in outcome following sports-related concussion. *J Neurosurg*. 2005;(5):856–863.

118. Colvin AC, Mullen J, Lovell MR, West RV, Collins MW, Groh M. The role of concussion history and gender in recovery from soccer-related concussion. *The American Journal of Sports Medicine*. 2009;37(9):1699–1704.

27

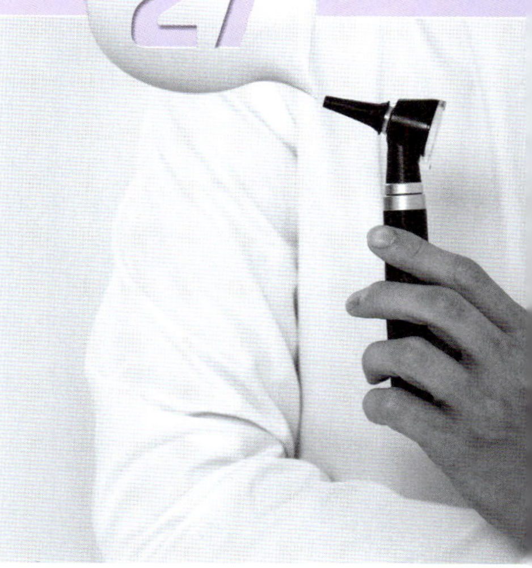

물리치료 진단: 안뜰질환에 대한 임상의사결정

Physical Therapy Diagnosis: Clinical Decision-Making for Vestibular Disorders

Susan J. Herdman, PT, PhD, FAPTA

의사의 처방 없이 직접 물리치료사와 작업치료사가 진단하고 치료할 수 있으려면 수많은 문제를 찾아내어 확인하고 치료 및 의뢰에 대한 결정을 내릴 수 있어야 한다. 치료 전문가는 적어도 환자를 적절한 치료사나 의사에게 언제 의뢰해야 하는지를 알고 있어야 한다. 때로는 환자의 문제가 치료사의 영역이 아닌 경우(예: 두통 또는 난청)와 같이 다른 의료인에게 의뢰 결정이 쉽게 이루어지는 경우도 있다. 다른 상황에서는 환자의 문제가 물리치료 또는 작업치료에 적합한 것일 수도 아닐 수도 있지만 근본적인 원인은 의사의 관리가 필요하게 된다. '어지럼'은 그러한 환자의 문제 중 하나이다. '어지럼'은 사람들이 의학적 도움을 구하는 가장 보편적인 불만 중 하나이며, 어지럼을 경험한 적이 있는 16세 이상의 미국인은 약 9천만 명에 달한다. 환자의 33%가 어지럼이 직업 활동에 영향을 주고 14%가 직업을 바꾸거나 포기를 하는 등 개인에게 심각한 결과를 낳을 수 있다. 어지럼은 여러 가지 건강 상태로 인해 발생할 수 있지만, 45%는 안뜰질환으로 인한 것이다.

이 장에서는 치료사가 안뜰질환에 대한 적절한 물리치료 또는 작업치료 진단이나 환자를 의사에게 의뢰하기로 결정하는 것을 돕기 위한 최신의 패러다임에 대해 논의할 것이다. 여기에 제시된 진단 도식은 '진행 중인 작업'이며 치료사만을 위한 안내서이다. 안뜰 문제가 있는 환자에 대한 물리치료 진단을 내리기 위한 체계를 제공한다. 물리치료 진단을 위해 제시된 요소들은 그 진단을 가진 모든 사람들에게서 공통적으로 나타나야 한다. 물리치료(PT) 진단에는 두 단계가 있다. 첫 번째는 환자의 문제(complaint)를 알아내는 것이고, 두 번째는 안뜰눈계통(vestibulo-ocular system)의 간단한 임상검사로 구성되어 있다.

진단은 '한 질병을 다른 질병과 구별하는 기술'이라고 정의할 수 있다. 의학에서 특정 질환의 확인은 특정한 의학적 · 외과적 치료를 처방하게 한다. 물리치료 또는 작업치료 진단은 특정한 질병을 확인하기보다는 물리치료 및 작업치료를 실시할 증상 및 징후들을 확인한다는 점에서 의학적 진단과 다르다. 일단 물리치료 진단이 처방되면, 안뜰 운동 접근법을 지정할 수 있다(표 27.1). 물론, 예를 들어 양성발작성체위현훈(benign paroxysmal positional vertigo, BPPV)처럼 의료 진단과 물리치료 진단이 동일할 때가 있을 수 있다. 그러나 진단이 다른 경우도 있다. 예를 들어, 안뜰신경염은 의학적 진단이다. 그러나 물리치료사는 안뜰신경염의 염증 과정을 치료하지 않는다. 적절한 물리치료 진단은 한쪽 안뜰기능저하이다.

표 27.1 진단 중심 치료

진단	치료 옵션
양성발작성체위현훈	정복술, 이석유리술, 아피아니, 구포니, 브란트-다로프
한쪽 안뜰기능저하	주시안정화 및 자세안정화 운동
운동 감도	습관화 운동
양쪽 안뜰상실	주시안정화 및 자세안정화 운동
중심 안뜰기관	습관화

안뜰질환에 대한 임상의사결정 패러다임
Clinical decision-making paradigm for vestibular disorders

안뜰재활(vestibular rehabilitation) 2판에서 처음 도입된 이래로 이 패러다임(paradigm)은 여러 번 수정되었다. 이 최신 버전은 이전 버전과 관련된 몇 가지 문제점을 확인한 연구결과를 반영하였다. 이 연구는 2003년과 2007년 사이 치료를 받은 어지럼 환자 400건의 의료 기록을 살펴보았다. 400건의 기록 중에서 진단에 이르기까지 필요한 증상, 병력, 임상검사 및 안뜰기능 검사의 포함 기준을 충족하는 107개가 선정되었다. 의료기록은 치료 의사(한쪽 안뜰기능저하, 양쪽 안뜰기능저하, 양성발작성체위현훈, 편두통, 메니에르병 및 중추 안뜰질환)에 의한 6가지 진단에 따라 분류되었다. 이것은 임상의사결정 패러다임이 비교되는 '황금 표준'이 되었다. 의사 진단이 제거된 각 차트는 임상의사결정 패러다임 질문을 사용하여 검토되었다.

결과적으로는 임상의사결정 패러다임에서 두 가지 문제점이 확인되었다. 첫째, 모든 환자들이 양성발작성체위현훈(BPPV)이나 갑작스러운 한쪽 안뜰기능저하(unilateral vestibular hypofunction, UVH) 발병이 있었을 때조차 증상을 설명하기 위해 '현훈'이라는 용어를 사용하지 않는다는 것이다. 둘째, 초기 일시적 기간 동안 환자의 증상 지속 기간이 모호하여 가짜 양성 및 가짜 음성 진단이 이루어졌다. 이러한 문제로 양성발작성체위현훈과 한쪽 안뜰기능저하의 올바른 진단을 이끌어 내기 위한 패러다임의 민감도가 떨어졌다. 결과적으로 현재의 임상의사결정 패러다임은 새로운 증상 호소(일시적 어지럼), 양성발작성체위현훈(1~2시간과 1분 미만) 및 임상검사(예: 두부충동검사)가 첨가되었다. 의사결정 패러다임에서 이러한 변화의 유용성을 확인하기 위해서는 더 많은 연구가 필요하다.

물리치료 진단과 국제기능장애건강분류
Physical therapy diagnosis and the international classification of functioning, disability and health (ICF) model of disablement

국제기능장애건강분류(international classification of functioning, disability and health, ICF)는 세계보건기구(WHO)에 의해 건강 관련 상태 묘사를 위한 패러다임을 제공하기 위해 특별히 개발되었다. 이는 사람의 건강에 영향을 미치는 질병이나 질환을 설명하는 데 사용되는 세 가지 영역으로 구성된다(그림 27.1).

3가지 영역은 환경적 요인과 개인적 요인의 영향을 받는다(표 27.2).

이 장에서 제시된 의사결정 패러다임에서의 물리치료 진단은 신체구조와 기능 수준에서 얻은 정보에 의해 결정된다.

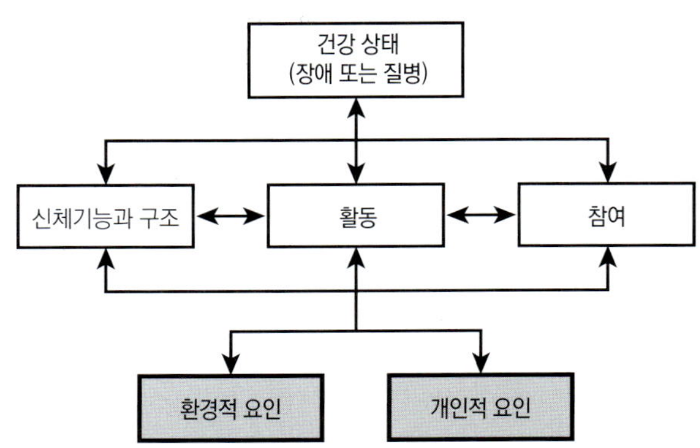

그림 27.1
기능 및 장애의 ICF 모델은 건강 상태와 구조 및 삶의 질이 간접적으로 환경적 요인 및 개인적 요인에 의해 수정될 때의 그 영향에 대한 관계를 보여주는 기능 및 장애 모델이다.

표 27.2 ICF 모델의 영역에 영향을 미치는 환경적 · 개인적 요인

	환경적 요인		개인적 요인
예	자연 환경	예	성별, 나이
	지원 및 관계		공존질환
	가족의 태도		사회적 배경
	사회의 태도		교육 및 직업
	서비스, 시스템, 정책		과거의 경험
	제품 및 기술		대처 및 성격 유형

치료 수정요소(modifiers)는 개인(활동)의 수준과 환경적 요인 및 개인적 요인에 의해 결정이 된다. 치료결과는 개인 및 참여 수준에서 측정된다. 패러다임은 의사결정 과정에서 증상, 템포, 상황 및 징후의 네 가지 기준을 사용한다. 환자의 병력에 있어 특히 중요한 것은 환자의 증상의 본질과 문제가 처음 발생했을 때 증상의 시간적 특징(템포)들이다. 증상의 본질은 환자가 현훈[움직임 환상, 일반적으로 현훈 또는 빙빙 도는(spinning) 느낌, 어지럼(현훈이나 어찔함을 포함할 수 있는 모호한 용어)], 불균형(균형을 잃은 것 같은 감각), 동작 민감도(시각 환경 또는 자기 자신의 움직임에 민감함) 및 통증, 특히 목 통증과 연관된다.

증상의 시간적 특징은 그 증상이 일시적인지 연속적인지를 의미한다. 만약 증상이 일시적이라면 증상 지속시간을 알아내는 것이 중요하다. 예를 들어, 현훈이 몇 초 또는 1분 미만인 경우 양성발작성체위현훈을 의심할 수 있다. 증상이 처음 나타나는 상황(자세 또는 압력 유발, 자발적 또는 움직임 유발)은 진단에 도움이 된다. 징후는 관찰과 기본적인 임상검사를 통해서 볼 수 있다. 첫 번째는 자세 검사이다. 자세 검사에서 양성반응을 보인다는 것은 환자의 머리가 특정 위치에 있을 때 현훈과 눈떨림이 유발된다는 것이다. 눈떨림의 지속시간 및 방향은 말초성 자세유발 눈떨림인지(예: BPPV; 20장 참조), 중추성인지 진단할 때 중요하다. 두 번째 임상검사는 빠른(높은 가속도) 머리 움직임(두부충동검사; 8장과 10장 참조)을 사용하여 안뜰눈반사(vestibulo-ocular reflex, VOR)의 이득(gain)을 평가하는 것이다. 재교정신속눈운동(corrective saccade)이 관찰된다면(두부충동검사 양성반응) 안뜰계의 이득이 정상보다 낮다는 것이다. 환자가 오른쪽으로 머리를 빠르게 움직일 때 재교정신속눈운동이 관찰되면 오른쪽 안뜰기능상실을 나타낸다. 만약 오른쪽과 왼쪽 두부충동검사 모두에서 재교정신속눈운동을 보인다면 양쪽에 안뜰질환이 있음을 의미한다. 한쪽 안뜰상실 환자를 확인하기 위한 두부충동검사 민감도는 실제로 낮은 편이지만(35%), 그 특이도는 매우 높다(95%). 즉 한쪽 안뜰상실을 가진 많은 환자들은 양성반응을 보이지 않을 수 있지만 환자가 양성 반응을 보일 경우 안뜰결핍이 있을 가능성이 높다는 것이다. 세 번째 임상검사는 실내조명과 어둠 속(프렌젤 렌즈 또는 적외선 고글)에서 자발적 눈떨림을 관찰하고 눈떨림 방향이 고정(한쪽 말초 안뜰기능저하를 의미)되어 있는지 또는 방향이 바뀌는지(중추 질환을 의미)를 보는 것이다. 이때 다양한 원인으로 유발될 수 있는 눈 기울임 반응(ocular tilt reaction)과 가쪽 쏠림(lateropulsion)이 있는지도 확인해 보아야 한다(5장, 12장 참조). 마지막 임상검사는 목유발 어지럼(cervicogenic dizziness)처럼 머리는 고정된 상태에서 몸을 움직였을 때 증상을 유발하는지를 보는 것이다(31장 참조).

진단 흐름도
Diagnostic flowchart

첫 번째 질문은 현훈이 있는지 없는지 알아본다(그림 27.2). 현훈이 있다면 다음 단계는 현훈 지속시간을 물어보아야 한다. 현훈이 짧은 기간 동안 지속되면(1분 미만) 가장 흔한 말초 안뜰문제인 양성발작성체위현훈을 의심할 수 있다(20장 참조). 눈떨림의 양상이 양성발작성체위현훈에서 볼 수 있는 전형적인 눈떨림(회전과 수직성 또는 회전과 수평성이 합해진 눈떨림)인지, 전형적인 중추 병변으로 인한 것(순수 수직성이나 순수 수평성)인지 또는 병력에서 바깥림프샛길(외림프누공)과 같은 다른 문제를 의심할 수 있는지 구별하는 것이 매우 중요하다. 자

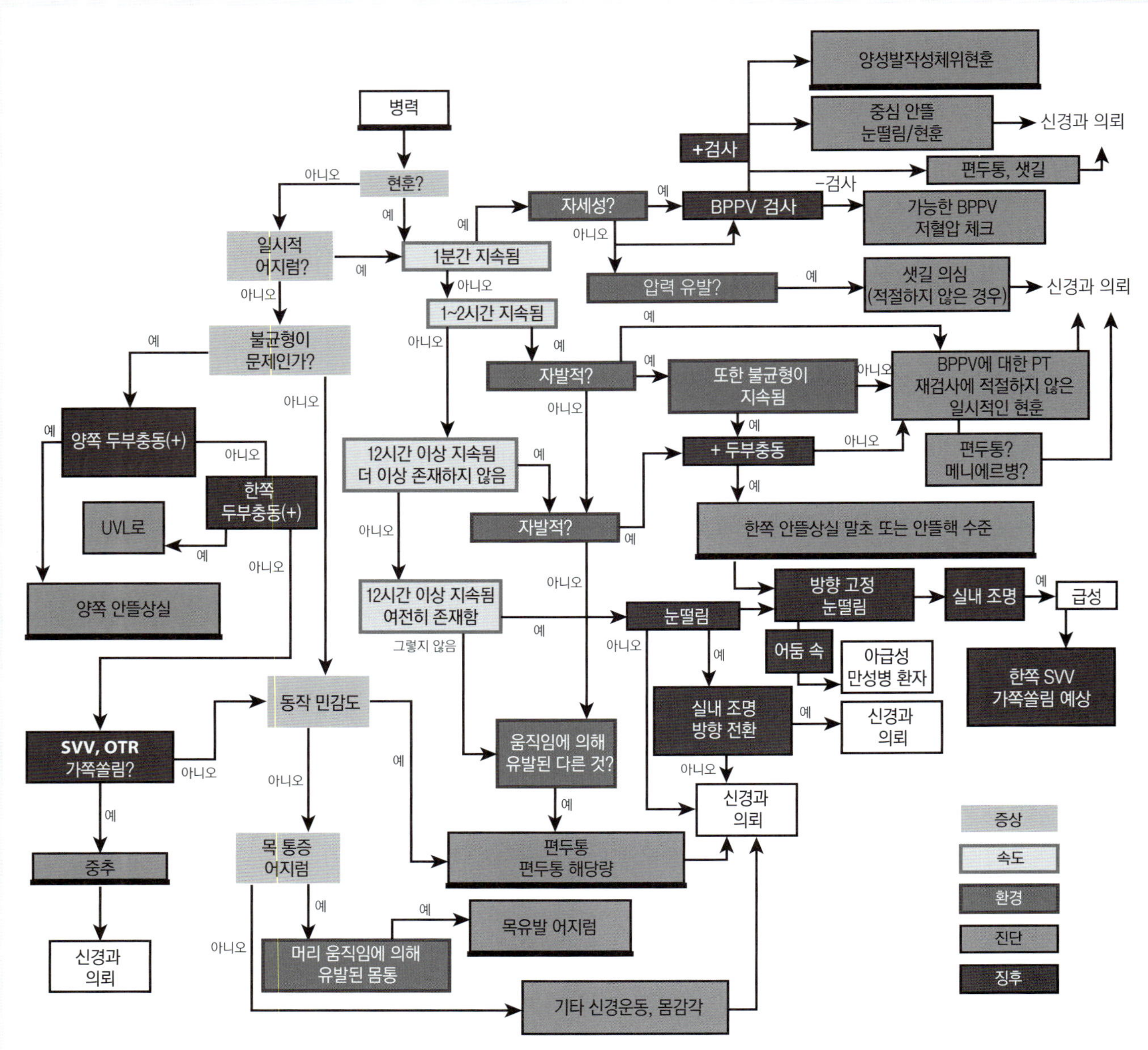

그림 27.2 이 흐름도는 병력(중앙)에서 시작된다. 환자에게 현훈(회전 감각)을 경험했는지 물어봐야 한다. 만약 대답이 "예"인 경우, 다음 일련의 질문들은 현훈의 시간적 성격을 다루고 있다(오른쪽 열: >1분, 1~2시간, >2시간, 연속). 그러면 현훈의 시간적 품질은 BPPV, 일시적인 현훈, 한쪽 안뜰상실, 지속적인 현훈 및 동작 민감도의 진단으로 이어진다. 이 진단 중 일부는 PT 치료에 적절하며, 다른 진단은 적절하지 않다. 환자가 현훈을 경험하지 않고 불균형에 대한 불만을 나타내면 임상검사에 따라 구별되어야 하는 진단으로 이어진다. 한쪽 및 양쪽 안뜰상실을 확인하기 위해 빠른 두부충동에 대한 재교정 신속눈운동의 유무가 어떻게 사용되는지 주목한다(UVL = 한쪽 안뜰상실, SVV = 주관적 시각적 수직, OTR = 눈기울임반응).

세 검사에서 현훈이나 눈떨림이 관찰되지 않을 수도 있다. 하지만 그렇다고 환자가 양성발작성체위현훈을 가지고 있지 않다는 것을 의미하지는 않는다. 검사 중 현훈과 눈떨림이 언제나 유발되지는 않는다. 양성발작성체위현훈의 진단은 병력 조사만으로도 어느 정도 내릴 수 있다. 또한 환자의 현훈 지속 시간에 대한 설명과 상관없이 양성발작성체위현훈을 진단내리는 것이 가능하다는 것을 유의해야 한다. 환자의 기억이 명확하지 않는 경우 실제로 빙빙 도는(spinning) 것이 멈췄더라도 기분 나쁜 느낌이 계속되어 오랜 시간 동안 현훈이 지속되었다고 생각할 수 있다. 실제로 모든 환자는 현훈을 호소하지 않더라도 양성발작성체위현훈 검사를 받아야 한다. 양성발작성체위현훈은 매우 보편적이며 한쪽 안뜰기능저하(UVH) 또는 양측 안뜰기능저하(bilateral vestibular hypofunction, BVH)가 있는 환자에게서도 진단될 수 있다(22장, 23장 참조).

몇 시간 동안 지속되는 현훈은 메니에르병이나 편두통성일 확률이 높다(4장, 15장 참조). 이러한 질환은 안뜰재활을 사용한 치료는 적합하지 않으며 의학적으로 관리되어야 한다. 예외의 경우는 반복적으로 발현되는 메니에르병과 함께 한쪽 안뜰기능저하가 있을 가능성이 있는 환자가 현훈이 발생하는 주기 사이에 지속적으로 불균형을 경험할 때이다. 전반적인 안뜰기능 검사가 필요할 수도 있으나 두부충동검사로도 이러한 문제를 확인할 수 있을 것이다.

12시간에서 며칠에 걸쳐 지속되는 현훈은 갑자기 한쪽 안뜰기능저하가 발병했음을 의미한다(4장 참조). 발병 후 급성기 동안 밝은 곳에서 자발 눈떨림이나 스큐편위(skew deviation)가 나타날 수 있고 1~2주 내에 사라지게 된다. 자발 눈떨림이나 스큐편위가 없어지지 않는다면 보상작용을 담당하는 중추성 문제를 강하게 의심할 수 있다. 따라서 밝은 곳에서 자발 눈떨림이 나타나는 것이 중추성 문제인지 결정하기 위해서는 발병 후 경과된 시간을 확인해야 한다. 지속적인 현훈은 여러 가지로 설명할 수 있다. 첫째, 한쪽 기능장애 발병 후 급성기에 나타날 수 있다. 언제 현훈이 시작되었는지를 알면 쉽게 판별할 수 있다. 또한 급성기라면 환자는 여전히 알렉산더의 법칙(10장 참조)을 따르는 자발 눈떨림을 보일 것이다. 둘째, 환자가 현훈을 호소하지만 시야고정을 차단하였을 때(프렌젤 렌즈나 적외선 고글 사용) 눈떨림이 나타나지 않는다면 운동으로 치료 가능한 안뜰결핍이 없을 가능성이 있다. 이런 경우 신경과 전문의에게 환자를 의뢰해야 한다. 불행히도 환자가 목표물에 시야를 고정하여 눈떨림을 억제할 수 없다는 것을 증명할 수 없다면, Ganzfeld(구조화되지 않은 균일한 시각적 배경)를 보게 하여 눈떨림을 찾는 것으로는 충분하지 않을 수 있다. 셋째, 환자는 실제로 현훈을 지속적으로 경험하지 않거나 현훈이라는 단어를 오용하는 것일 수 있다. 예를 들어, 환자가 움직임으로 유발된 증상 또는 동작 민감도를 경험하고 있을 수 있다. 이것은 개인의 움직임이나 환경의 움직임이 머리가 어찔함, 구역질, 심지어 움직임의 환상을 포함하는 증상을 유발한다는 것을 의미한다. 이것은 한쪽 또는 양쪽 안뜰상실 후 발생할 수 있지만, 편두통과 같은 안뜰 문제가 없는 환자에서도 발생할 수 있다. 마지막으로, 장기간의 지속성 현훈을 호소한다면 신경과 전문의에게 의뢰를 해야 하는 문제임을 암시한다.

환자는 현훈은 없지만 일시적 어지럼을 호소할 수 있다. 일시적 어지럼은 시간에 대한 것으로 1분 이내로 지속되는 것을 말한다. 또한 환자는 불균형을 호소할 수 있다. 많은 안뜰계 또는 비안뜰계 원인이 불균형을 유발하는 원인일 수 있다. 두부충동검사는 환자가 만성 한쪽 안뜰기능저하(한쪽에만 양성) 또는 양쪽 안뜰상실(양쪽에서 양성)인지 여부를 확인할 수 있다. 또한 재빠른 머리 움직임에 대한 안뜰눈반사가 정상인 환자가 여전히 안뜰결핍을 가지고 있을 수 있으므로 진단을 위해서 추가검사(안뜰기능 검사)가 필요할 수 있다.

불균형에 대한 호소 또한 동작 민감도의 한 측면일 수 있다. 불균형을 가진 환자가 특히 가쪽쏠림(또한 비정상적인 눈기울임 반응과 비정상적인 주관적 수직시각을 가지고 있는 경우)을 많이 호소한다면 안뜰핵 이상 수준의 중추성 문제를 가지고 있을 것이다(5장, 10장, 12장 참조). 동작 민감도에 의한 불균형을 호소한다면 이러한 증상이 편두통이나 편두통과 유사한 증상들이 있는지를 물어봐야 한다. 마지막으로, 불균형은 다른 신경근 문제와 관련이 있을 수 있다.

수정요소 파악하기

Identification of modifiers

병력 청취와 임상검진을 통해 물리치료 진단이 이루어지면 각 환자에 대한 운동 프로그램은 수정이 필요한 다른

글상자 27.1

치료의 수정요소

활동 수준
- 기본 ADL–목욕, 옷입기, 식사, 청소
- 균형–보행 속도, 낙상 위험, 지구력
- 낙상 이력–환경, 빈도, 상해
- 운전–주간, 야간
- 작업–더 어려운 작업, 직업 변경, 작업 안 함

개인적 요인
- 시각–백내장, 황반변성, 시야
- 몸감각–말초신경병증
- 근골격계–목, 등, 관절염, 힘, 운동 범위
- 중추신경계–뇌졸중(예: 뇌줄기), 소뇌 질환
- 성별

심리적
- 대응 전략
- 불안, 우울증
- 장애 인식
- 신체형, 전환
- 주관적 불만의 심각성
- 2차 이득 문제

환경적 요인
- 가족 지원
- 교통수단 이용 가능 여부
- 계단, 침실, 욕실 위치

요소들을 확인하기 위한 평가들로 수행해야 한다. 이러한 수정요소에는 합병증, 주관적인 호소, 심리적 요인 및 환자의 병전 활동 수준이 포함된다(글상자 27.1). 마지막으로, 치료 후 상태의 변화를 평가할 수 있도록 환자의 기준선을 확립하기 위해 수행해야 하는 특정 평가가 있으며, 이러한 평가에서의 변화를 통해 사회 수준에서 정상적인 참여와 향상을 가늠할 수 있게 된다(표 27.3).

표 27.3 기능 사정

문제	검사
주관적 불만사항	시각아날로그척도 증상 척도 균형 자신감 어지럼 장애 척도 불안과 우울증 척도
머리 움직임 동안 시력	컴퓨터화된 동적 시력 검사 임상 동적 시력 검사
자세의 균형	롬버그 수정된 롬버그 한발서기
보행 중 균형	질적인 보행 서술 보행 속도 동적 보행 지수 보행 편차 머리 회전이 있는 보행
삶의 질	안뜰재활 이득 척도 어지럼 장애 척도 장애 척도 안뜰장애–일상생활 척도 MOS 간이형식 건강조사 36

요약
Summary

이 패러다임(paradigm)을 사용하여 치료사가 모든 환자에게 적절한 치료법을 정할 수 있는 일반적인 증상 및 징후가 있는 진단에 도달할 수 있어야 한다. 또한 운동을 적용할 때 개별적 수정이 필요한지에 대한 평가를 포함한 모든 검사를 수행함으로써 치료사가 환자의 문제 목록, 목표 및 치료계획을 개발할 수 있어야 한다.

References

1. Horak FB, Jones–Rycewicz C, Black FO, Shumway–Cook A. Effects of vestibular rehabilitation on dizziness and imbalance. *Otolaryngol Head Neck Surg*. 1992;106:175–180.
2. *A Report of the Task Force on the National Strategic Research Plan*. Bethesda, Maryland: National Institute on Deafness and Other Communication Disorders, National Institutes of Health, April 1989. p. 12.
3. *Dorland's Illustrated Medical Dictionary*, 24th ed. London: WB Saunders Company;1965:411.
4. *Vestibular Rehabilitation*, 2nd ed. Philadelphia: FA Davis Publishing Inc; 2000.
5. Hoder JM, DeWitt RE, Moore BM, Sager JA, Goodrich JH, Herdman S. CSM 2010 Platform and Poster Abstract Titles: Differential Diagnosis in Vestibular Rehabilitation Using the Vestibular Diagnostic Matrix. *J Neurol Phys Ther*. 2009;33(4):232.
6. World Health Organization, 2001. www.who.int/classifications/icf/training/icfbeginnersguide.pdf.
7. Harvey SA, et al. Relationship of the head impulse test and head–shake nystagmus in reference to caloric testing. *Am J Otol*. 1997;18:207.

28

안뜰재활에서 새로운 기술의 역할

Role of Emerging Technologies in Vestibular Rehabilitation

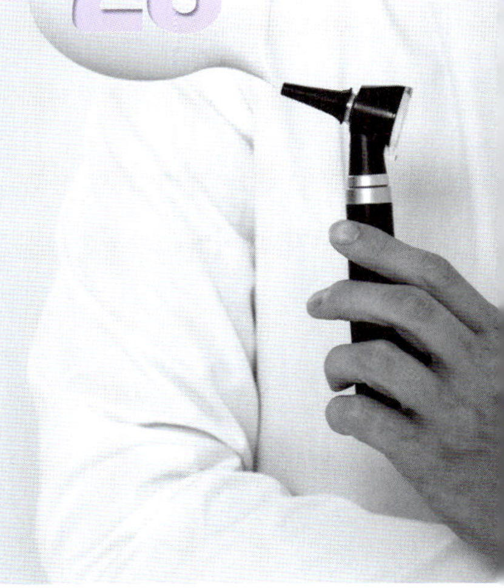

Courtney D. Hall, PT, PhD • Dara Meldrum, PT, MSc, PhD • Susan L. Whitney, PT, PhD, NCS, ATC, FAPTA

지금은 재활에서 흥미로운 시기이다. 지난 10년 동안 재활 결과를 향상시키기 위해 고안된 새로운 기술이 급증하였다. 가상현실은 의학 교육 및 훈련, 1차 치료, 정신의학, 수술, 방사선과 그리고 최근에는 재활을 포함한 다양한 의료 목적에 적용된 새로운 기술 중 하나이다. 신체적 · 심리적 · 인지적 · 사회적 재활 목적을 위해 새로운 기술을 개발하고 있는 과학자와 임상가의 종합적인 그룹 전반에 걸쳐 가상현실을 둘러싼 상당히 고무적인 분위기에 있다. 원격 의료는 원거리 건강관리 서비스를 제공하며, 고속, 고대역폭(high-bandwidth) 통신 네트워크의 출현으로 건강관리 전달 시스템의 중요한 구성 요소로 부상했다. 가상현실과 원격재활의 결합은 멀리 떨어져 있는 환자와 일하기 위한 능력을 향상시키는데 전도 유망한 역할을 하며, 농촌의 환자를 치료하는데 더 많은 것들을 제공할 것이다. 뇌졸중 환자의 균형 훈련을 위해 가상현실을 통합한 원격재활이 최근에 좋은 결과를 갖는 것으로 나타났지만, 안뜰질환자를 위한 원격재활의 적용이 유효하다는 자료는 현재 거의 없다.

현재 세계 인구의 90%가 모바일 네트워크에 접속할 수 있는 것으로 추산된다. 이 접속은 환자 치료 개선을 위해 이전에 없었던 기회를 만들어낸다. 또한 정교한 센서가 내장된 스마트폰의 사용(예: 가속도계, 자이로스코프, GPS 그리고 나침반)은 피드백을 제공할 수 있고, 정확한 재활 프로그램을 제공하고 조기 달성할 수 있게 한다. 최근에는 스마트폰과 태블릿 PC를 통해 보행속도를 기록하고, 미로와 안뜰눈반사(vestibulo-ocular reflex, VOR)가 작동하는 방식을 어플리케이션(일반적으로 알려진 앱)에서 보여주기도 하며, 심지어 사정(예: 동적 시력)과 치료 중에 사용하기 위한 메트로놈이 개발되었다. 눈 움직임 및 안뜰치료 데모를 위한 추가 앱도 개발 중이다. 유튜브를 사용하면 환자에게 안뜰 운동 및 정복술 치료를 어떻게 수행해야 하는지 보여줄 수 있다. 무엇보다도 항상 가르치거나 시연되는 것에 대한 정확성을 확실히 해야만 한다. 미래에는 우리의 직업 중 일부가 환자에게 특정 상태에 관한 교육을 최적화할 수 있는 적절한 기술을 환자에게 찾아보게 하는 것이 될 수도 있다.

이 장에서의 목적은 가상현실에 초점을 맞춘 새로운 기술을 강조하는 것이지만 현재 검사 중이거나 임상가에게 새롭게 사용할 수 있는 관련 앱과 강화된 감각 생체되먹임을 포함한다. 이러한 앱은 결과를 개선하거나 클리닉 접근이 제한된 환자를 포함하도록 범위 확장을 위한 안뜰재활을 보조하는데 매우 유용하다. 이것은 기술 비용이 감소하고 연구 용량이 증가함에 따라 기하급수적으로 확장되며 급성장하는 연구 분야이다.

가상현실과 관련된 핵심 개념
Key concepts related to virtual reality

치료사가 직면한 과제 중 하나는 매력 있고 의미 있으며 동기 부여가 되는 활동을 파악하는 것이고, 그래서 환자가 장기간 보상이 만들어질 수 있는 지속기간이 있으며 충분한 강도의 수준에서 이러한 활동에 참여하게 하는 것이다. 일부 환자는 안뜰 운동이 지루하다고 말한다. 재활을 위한 가상현실 기술의 사용은 매력적이고 흥미로우며, 재활 결과를 향상시킬 수 있는 잠재력을 가진다. 가상현실은 실시간으로 발생하고 컴퓨터 인터페이스에 의해 생성되는 몰입적이고 상호적인 경험이다. 재활과 관련된 가상현실의 특정 자산에는 도전적이지만 안전한 환경에서의 체험학습 기회와 자극 전달 및 측정에 대한 제어를 유지하면서 행동을 객관적으로 측정할 수 있는 능력이 포함된다. Nazareth 등은 만성 어지럼을 예측하는 세 가지 요소를 확인했다; 기절 병력(아마도 공황의 증상), 현훈 그리고 어지럼을 유발하는 상황의 회피. 가상현실은 어지럼을 유발하는 상황에 대해 환자가 조심스럽게 노출 수준을 조절할 수 있게 함으로써, 어지럼을 유발시키는 상황에 대한 조기 훈련을 장려할 수 있으며, 이로 인해 결과가 개선될 수 있다.

안뜰재활에 특화된 가상현실 시스템은 세 가지 일차적 목표를 달성하기 위해 개발되었다. (1) 증상(현훈, 어지럼, 공간 및 동작 불편/시각적 현훈)의 감소, (2) 안뜰눈반사 및 눈운동 반응의 적응, (3) 자세안정성의 재훈련. 이러한 목표를 달성하기 위해 가상현실 사용에 대한 예비 연구가 있다. 또한 연구 참가자들이 가상환경에서 상호작용하는 것을 즐기며, 중요하게도 반복 횟수를 높이는 것을 달성했고, 특히 가상환경을 가정에서 사용할 수 있는 경우 더 많은 운동을 하도록 더 큰 동기를 부여할 수 있다고 보고했다.

안뜰재활에서 흔히 사용되는 접근법 중 하나인 습관화는 가상현실 플랫폼에 매우 적합하다. 습관화는 증상을 유발하는 상황에 환자를 반복적이고 점진적으로 노출시킴으로써 증상을 감소시키는 데 사용된다. 치료사는 환자의 증상을 유발하는 자세 혹은 상황을 통해 지도하고, 환자가 중등도이지만 중증이 아닌 증상을 유발하기 위해 단계적 방식으로 이러한 상황을 반복하는 것을 포함한 가정 기반 프로그램을 처방한다. 처음에 환자들은 이전에 피해왔던 상황을 경험함으로써 악화됐다고 여겨질 수도 있다. 습관화 기전에 대해서는 거의 알려진 바 없다. 한 가지 가설은 능동적 움직임이 뇌에 감각 불일치를 전달하고 이것이 안뜰질환에 대한 보상과 적응을 촉진한다는 것이다.

식료품 가게와 같이 시각적으로 복잡한 환경은 종종 안뜰결핍 환자에게 증상을 유발시킨다. 치료사의 어려움은 비교적 단순한 것에서 복잡한 것까지 시각 환경의 단계적 차이를 만드는 것이다. 환경의 가상현실은 미세하게 조절될 수 있으므로, 환자의 회복 단계와 일치하도록 '투여'된다. 숙달이 성취되면서 가상환경의 복잡성이 체계적으로 증가한다. 예를 들어, 가상 식료품 가게의 경우 초기에는 선반에 제품을 드문드문하게 배치하고, 그런 다음 환자가 복잡한 시각 환경으로 진행함에 따라 가상 선반에 많은 식료품을 진열시킨다.

신경손상이 있는 개인이나 노인의 자세안정성을 개선하기 위한 동적 균형 훈련을 하기 위해 가상현실, 특히 게임-기반 플렛폼을 사용하는 것에 대한 수많은 보고가 있다. 최근에는 시각적 목표물에 초점을 맞추면서 머리 움직임을 포함한 안뜰적응 운동을 명확하게 구체화하기 위해 가상현실 애플리케이션이 특별히 개발되었다.

가상현실 시스템은 큰 잠재력을 지니지만, 대부분은 상업적으로 이용할 수 없으며, 광범위한 공간을 필요로 하거나 특별하게 숙련된 직원이 필요하며, 엄청나게 비싸다. 따라서 가상현실은 안뜰재활 및 환자와 관련된 대다수의 임상의가 접근하기 어렵다. 최근의 게임 산업은 닌텐도 위 핏®(닌텐도, 교토, 일본)과 마이크로소프트 엑스박스 360 키넥트® 시스템(마이크로소프트, 레드먼드, 워싱턴)과 같은 휴대 가능하고, 저비용인 상호적인 게임 시스템을 개발했다. 재활 보조장치로써 이러한 비디오 게임의 사용은 지난 몇 년 동안 물리치료사들에게 많은 관심을 불러일으켰다. 또한 고령자가 비디오 게임 경험으로부터 높은 수준의 즐거움을 경험한다는 증거가 늘어나고 있다. 최근 연구에 따르면 65세 이상 노년층의 20%가 비디오 게임을 했으며, 실제로 그들은 젊은 층보다 더 자주 하는 것으로 보고되었다.

가상현실-기반 안뜰재활
Virtual reality-based vestibular rehabilitation

지난 10년간 안뜰재활에서 가상현실의 사용을 탐구하는 연구가 크게 증가했고, 이는 가상현실이 재활에 적합하다는 일반적으로 용인되는 부분과 일치한다. 지금까지 이 연구는 기술적으로 요구되는 공정에 필요한 고비용 장비와 여러 분야 전문가가 필요하기(임상가, 컴퓨터 과학자, 엔지니어) 때문에 주로 실험실 기반으로 이루어졌다. 효능 연구는 소규모의 비통제, 비무작위 연구에 국한되었지만, 지금까지의 가상현실에 대한 조사에는 생리학적 반응, 환자에 대한 가상현실의 수용성 및 치료의 효능이 포함된다.

가상현실은 시각 및 안뜰계통에 큰 영향을 미치며 건강한 대상에서 원치 않는 것과 원하는 눈돌림 및 자세 효과를 유도할 수 있다. 예를 들어, 가상현실은 멀미를 유발할 수 있고 일시적으로 눈돌림 변화를 유발시켰다. 자세 동요와 보행 편위의 악화가 가상현실에서 관찰되었다. 주로 임상 사용을 위한 가상현실의 권고 이전에 이 효과들을 정량화하고 어떻게 그것들이 안뜰계 문제를 가진 환자에게 치료적으로 적용되는지에 대한 추가연구가 필요하다.

안뜰 병리 환자에게서 주요 유형 두 종류의 가상현실 시스템이 조사되었다. 최고급 시스템은 헤드 마운트 디스플레이와 넓은 시야(wide field of view) 및 닌텐도 위®, 마이크로소프트 키넥트® 및 혼성 시스템을 포함한 기성(off-the-shelf) 시스템(표 28.1)으로 구성되었다. 혼성 시스템은 저렴한 비용의 시스템(예: 닌텐도 위® 리모콘 또는 마이크로소프트 키넥트®)에서 구성요소의 다양한

표 28.1 특정 가상현실 시스템에서 현재 안뜰재활 요약

	최고급 시스템	기성 시스템
예시	헤드 장착 디스플레이 시스템 • 밸런스 재활 유닛(BRU) 넓은 시야 • 컴퓨터 보조 재활 환경(CAREN) • 자동 가상 환경에 가까운 균형(BNAVE) • 가상 환경 및 자세 오리엔테이션(VEPO) 실험실	• 닌텐도 위(Nintendo Wii) • 마이크로소프트 키넥트(Microsoft Kinect) • 하이브리드 시스템(저비용 시스템 및 특별히 개발된 소프트웨어 요소 사용)
장점	• 운동 및 자세안정성 매개 변수의 정확한 측정 • 매우 몰입형 • 프론트 엔드 유연성	• 저렴한 비용 • 쉽게 사용할 수 있음 • 높은 사용성 • 임상/가정 환경에 쉽게 통합 할 수 있음
단점	• 고비용 • 쉽게 구할 수 없음 • 가정용이 아님 • 기술적으로 요구 • 사용에 필요한 여러 분야	• 별로 몰입되지 않음 • 최소한의 프런트 엔드 유연성 • 정확하지 않은 측정 • 좁은 시야(시력 자극/시각적 흐름 없음)
증거의 수준	• 준 실험적*(BNAVE, BRU) • 소형 RCT**(CAREN)	• 준 실험적(Wii, Kinect, Hybrid) • RCT (Wii)

*준 실험적 디자인: 피험자는 무작위로 분류된 것이 아니라 사전 및 사후 개입/노출 측정
**RCT: 무작위 통제 시험

조합을 사용하여 특징적으로 안뜰 관련 운동을 만들어낸다. 이러한 시스템은 몰입 수준, 기술 명세서, 전단부 유연성, 가용성, 비용 및 재활을 지원하는 증거에 의해 구별된다.

최고급 시스템 High-end systems

최고급 시스템은 몰입도가 높으며 전단부 유연성이 있다(즉, 치료사는 눈운동 자극의 속도 및 방향과 같은 자극의 전달을 조절하고 개조할 수 있음). 또한 이러한 시스템은 동작 및 자세안정성의 정확한 측정을 허용한다. 이러한 시스템의 단점은 시스템의 고비용, 시스템의 기술적 요구 및 장비를 작동하고 데이터를 해석하는 데 여러 분야의 전문가들이 필요하다는 것이다. 최고급 시스템의 두 가지 기본 유형인 헤드 마운트 디스플레이와 넓은 시야는 아래에 설명되어 있다.

헤드 마운트 디스플레이

헤드 마운트 디스플레이(head-mounted displays, HMDs)는 완전 몰입형으로 분류된다. 헤드 마운트 디스플레이를 착용하면 외부 세계는 더 이상 보이지 않고 헤드 마운트 디스플레이에 있는 두 개의 내부 액정 디스플레이 스크린(liquid crystal display screens, LCD)에 투영된 가상세계로 대체된다(그림 28.1). 머리 위치가 추적되고 화면의 영상이 실시간으로 업데이트된다(즉, 환자가 머리를 왼쪽으로 돌리면, 가상 장면이 그에 따라 움직임). 헤드 마운트 디스플레이는 무겁고 일반적으로 좁은 시야(30~60°)가 보인다. 주변시야의 부족은 '사이버 멀미' 또는 '시뮬레이터 멀미'와 관련되어 있다. 시뮬레이터 멀미에는 구역, 어지럼, 실신, 두통, 복시 및 피로 증상이 포함될 수 있으며 감각 충돌의 결과로 생각될 수 있다. 또한 머리 움직임과 시각적 디스플레이 업데이트간의 시차는 시뮬레이터 멀미를 일으키는 것으로 알려져 있다.

Viirre와 Kramer 등은 처음으로 가상현실을 안뜰질환 환자에게 적용하는 것에 대해 언급하였는데 사람에 맞추어 가상현실의 시각적 장면을 적용할 수 있으며, 따라서 보다 빠른 적응을 촉진할 수 있다고 제시하였다. Viirre와 Sitarz는 안뜰질환자에서 치료적으로 머리 움직임과 영상 업데이트 사이의 시차를 사용했다. 사용자가 머리, 즉 헤드 마운트 디스플레이를 움직이면, 가상 장면은 새로운 관점에 대응하여 업데이트된다. 가상 장면 동작은 환자의 안뜰눈반사 이득보다 약간 빠른 속도로 시각 장면을 느리게 함으로써(즉, 가상 장면이 머리 움직임보다 비례해서

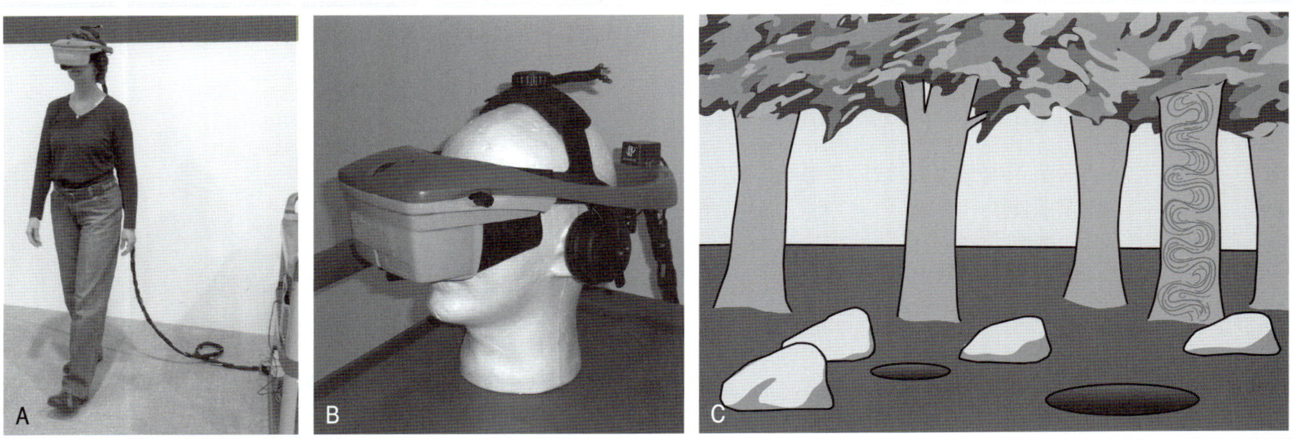

그림 28.1

A: 헤드 마운트 디스플레이는 사람이 외부 세계를 볼 수 없도록 차단하고 내부 디스플레이 스크린에 투영되는 가상 세계로 교체한다. 머리 위치가 추적되고 스크린상의 이미지가 실시간으로 업데이트된다(즉, 환자가 머리를 왼쪽으로 돌리면 그에 따라 가상 장면이 움직임). B: 헤드 마운트 디스플레이는 케이블을 통해 컴퓨터 시스템에 연결되어 가상 이미지가 렌즈 내부에 표시되고 실시간으로 업데이트된다. C: 이 응용 프로그램에서는 환자가 바위, 구멍 및 다른 나무와 같은 장애물을 피하면서 가상 숲을 통과하여 목표물 나무(몸통의 소용돌이 모양)에 도달하고 있다.
출처: Forest Virtual Environment developed by Kathleen Turano, Johns Hopkins University, and Ronald Schuchard, Stanford University/VAPAHCS.

느리게 이동되면서) 대체되고, 안뜰눈반사 이득이 개선됨에 따라 가상 장면의 속도가 점차 빨라진다. 9명의 피실험자는 5일 동안 하루에 2번씩 30분 동안 가상현실 운동을 수행했고, 6명의 대조군은 동일한 연습을 마쳤지만 장면 속도 변경은 없었다. 운동 프로그램은 능동적인 머리 움직임을 필요로 하는 것과 능동적인 탐색 과제를 수반했다. 가상현실 그룹의 안뜰눈반사 이득은 중재 직후 대조군에 비해 상당히 증가했는데, 이는 1주 후에도 부분적으로 유지되었다. 대조적으로, Di Girolamo 등은 헤드 마운트 디스플레이로 가상 게임을 하는 건강한 피험자에게서 안뜰눈반사 이득의 일시적인 감소를 발견했다. 그들은 컴퓨터가 시각적 장면을 업데이트하고 반고리관의 작업을 수행함에 따라 안뜰눈반사 이득이 적응하여 감소했다고 가정했다. 따라서 안뜰눈반사 이득은 헤드 마운트 디스플레이를 사용하여, 적어도 일시적으로 적응될 수 있는 것으로 보인다.

헤드 마운트 디스플레이 기술의 새로운 애플리케이션에서, Pothier 등은 디지털 비디오카메라와 주시안정화를 개선하기 위한 맞춤화된 영상-안정화 소프트웨어와 혼합된 몰입형 가상현실 안경을 사용했다. 이 영상 안정화 기술을 사용하여, 머리동작 중에 양쪽 안뜰상실(bilateral vestibular loss, BVL)이 있는 피험자의 시력검사지에서 시력이 즉시 3줄 이상 개선되었다. 이것은 흥미로운 결과이며, 양쪽 안뜰상실 환자가 낙상의 위험이 더 높고 안뜰재활은 수 개월의 치료가 필요하다는 점을 감안하면 환자 안전을 개선시킬 수 있는 잠재적 방법이라 할 수 있다.

Mora 등은 헤드 마운트 디스플레이 안뜰재활 시스템을 개발했다. 이 시스템을 이용한 재활은 수동적인 단계(시운동 자극이 나타남)와 능동적인 단계(가상의 방에서 조준점 운동, 즉 적응 훈련)를 포함한다. 그들은 혼합 안뜰병리가 있는 752명 환자의 통제되지 않은 표본에서 피험자의 증상이 93%, 자세안정성이 73% 개선되었다고 보고했다. 부작용은 드물었고(3%) 두통만 보고되었다. 그러나 이 시스템은 상업적으로 사용할 수 없다. 힘판(균형 재활 단위, balance rehabilitation unit, BRU)을 포함한 헤드 마운트 디스플레이-기반 컴퓨터화된 시스템이 최근 개발되어 한시적 상용화되었지만, 이후 시장에서 철수되

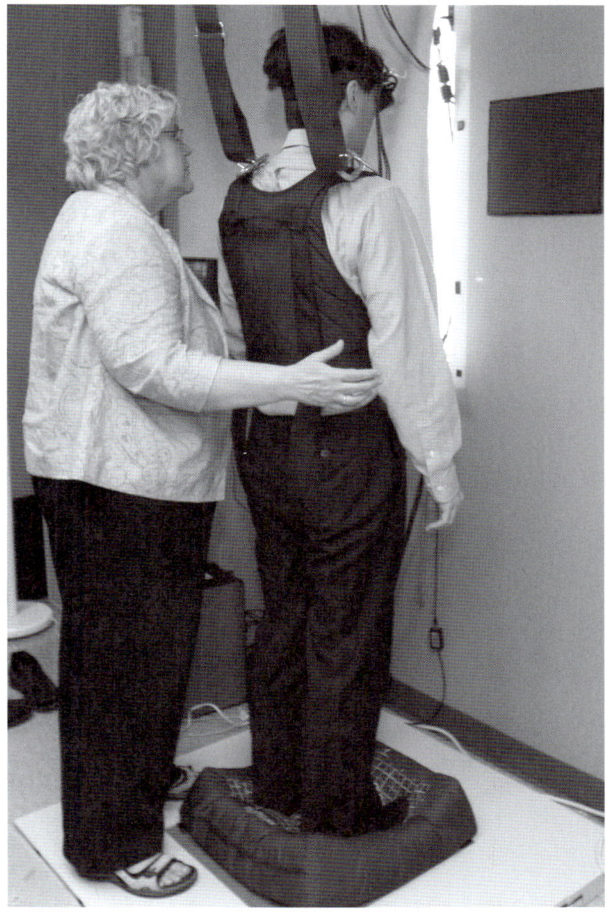

그림 28.2
균형 재활 단위(BRU)는 평가 소프트웨어, 강제 플랫폼, 가상 현실 고글 및 가속도계가 있는 컴퓨터로 구성된다. 헤드 마운트 디스플레이는 실생활 상황(예: 아파트 탐색) 또는 시운동 자극을 재창조하는 가상현실 자극을 제공한다.

었다(그림 28.2). 이 애플리케이션에서 집의 방과 같은 가상환경은 시운동(optokinetic) 자극의 유무에 관계없이 다루어질 수 있다. 이 시스템을 사용하여 주시안정성 운동을 수행할 수도 있다. 이 시스템은 전단부 유연성을 보여준다. 통제되지 않은 한 연구에서 시스템을 사용하여 맞춤화된 균형 재활을 매일 6주간 실시한 26명의 노인 낙상자 그룹에서 자세 조절이 개선된 것을 증명했다. 이 시스템을 균형 측정에 사용한 것도 조사되었다. 이 연구는 메니에르병 및 양성발작성체위현훈 환자를 포함하며 자세 조절 이상을 확인하는데 민감하다는 것을 발견했다. 비디오 눈떨림 분석기를 사용하는 일부 평가 시스템과 시

운동 자극을 통합했음에도 불구하고 임상실습에서는 이 시스템의 사용이 거의 없다(예: 가상환경 안경, www.micromedical.com)

넓은 시야

넓은 시야(wide field of view) 시스템은 일반적으로 가상환경이 영사되는 공간을 형성하도록 배치된 대형 스크린으로 구성된 최고급 시스템이다. 최초의 넓은 시야 시스템(컴퓨터 자동 가상환경, cave automatic virtual environment, CAVE)은 시카고 일리노이 대학의 전자 시각화 연구소에서 제작되어, 1992년에 공개적으로 시연되었다. 가상현실 균형훈련(balance near automatic virtual environment, BNAVE)은 피츠버그 대학과 조지아 공대에서 개발하였으며, 이미지가 네트워크 서버에 의해 동기화와 제어가 되고 30Hz로 업데이트되는 3개의 배경 영사 스크린으로 구성된다. 넓은 시야는 일반적인 시야(180° 수평 및 95° 수직)를 포함하고, 높은 수준의 몰입을 만든다. 넓은 시야 시스템이 헤드 마운트 디스플레이를 넘어서는 한 가지 이점은 주변 시야를 허용하고 결과적으로 자세 조절에 중요한 주변 시각적 신호를 조절하는 것이다(그림 28.3). 두 번째 이점은 사용자가 가상환경과 관련하여 그들의 신체 부위를 볼 수 있다는 것이다.

넓은 시야 시스템은 헤드 마운트 디스플레이에 공통적인 시뮬레이터 멀미를 피하고자 하는 연구자에게 적합한 시스템이다. 건강한 피실험자는 가상현실 균형훈련의 다양한 조합에서 8가지 주시 과제를 수행한 후 시뮬레이터 멀미를 평가하도록 요구받았다. 피실험자들은 6회의 세션에 참석하여 구역, 눈돌림 스트레스 및 지남력장애의 강도를 평가했다. 전반적인 시뮬레이터 멀미는 매우 적었으며 가장 흔히 보고된 증상은 눈돌림 스트레스였다. 그러나 증상은 더 잦은 시험에서 증가하는 경향이 있었다.

이 최고급 시스템에는 자세 조절을 연구하는데 유용한 여러 가지 추가 기능이 있다. 가상현실 균형훈련은 근전도 검사 및 머리 동작을 측정하고 수집할 수 있다. 가상 식료품점은 가상현실 균형훈련을 위해 개발된 환경 중 하나이다(그림 28.4). 식료품점에 있는 가상 통로의 길이와 넓이 및 그 내용(일반적인 식료품점의 물품)은 시각 환경의 복잡성을 조정하기 위해 조작될 수 있다. 상점을 통해 네비게이션은 조이스틱(피사체가 고정된)을 사용하거나 트레드밀(피사체가 움직이는)에서 걷는 동안 힘에 민감한 식료품 카트를 밀어서 수행될 수 있다. 카트에 내장된 압력 센서로 가상 식료품점의 카트를 밀면 피사체에 더

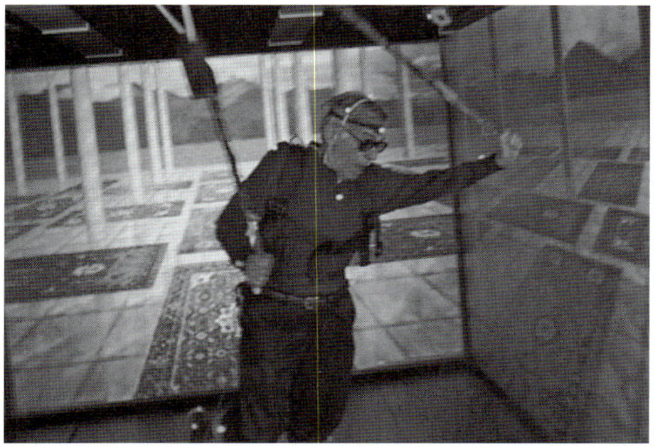

그림 28.3

건강한 노인(74세)은 템플대학교(Temple University)의 가상 환경 및 자세 중심 실험실에서 가상 환경의 움직임에 대한 반응을 보여준다.
출처: Photo used with permission of Max Buten.

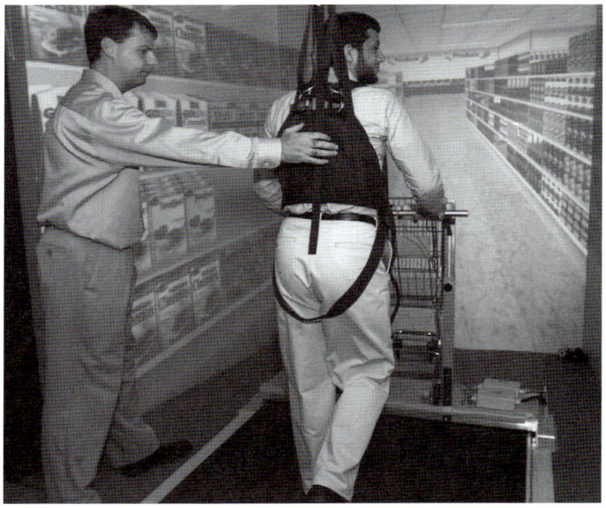

그림 28.4

가상현실 균형훈련(BNAVE)은 피츠버그대학교(University of Pittsburgh)와 조지아 기술(Georgia Tech)이 공동으로 개발했다. 가상 식료품점은 자동 가상 환경에 가까운 균형을 위해 개발된 환경 중 하나이다. 상점 탐색은 조이스틱(피험자가 고정)을 사용하거나 트레드밀에서 걷는 동안 힘에 민감한 식료품 카트를 밀어(피험자가 움직임) 이루어질 수 있다.

많은 몰입을 만들 수 있다. 또 다른 시스템인 CAREN(컴퓨터 보조 재활 환경; Motek 기술)은 신체 부위의 3차원 운동을 추적할 수 있는 기능을 갖추고 있으며 6° 자유도의 트레드밀을 가상현실 환경에 포함할 수 있으므로, 걷거나 달리는 중에 움직임의 운동학을 정확하게 측정할 수 있도록 해준다. 가상환경에는 자극 대조, 방향, 속도 및 공간 주파수와 관련하여 조절할 수 있는 줄무늬 또는 사각형과 같은 시운동 자극(그림 28.5)을 포함할 수 있다.

가상현실 균형훈련 시스템의 초기 시험은 안전성을 수립하기 위해 건강한 피실험자와 안뜰질환이 있는 소수의 반응에 중점을 두었다. 연구결과에 따르면 넓은 시야 시스템의 사용은 시스템에 의해 면밀히 제어된 예상 결과가 나온다. 즉 자세의 흔들림은 시스템에서 서 있는 사람이 시운동 자극에 노출되었을 때 증가했다. Gottshall 등은 안뜰재활을 받는 경도 외상성 뇌손상을 가진 피험자에서 넓은 시야의 사용을 보고했다. 그들의 연구결과는 전통적 재활보다 우위는 아니지만, 유망한 것으로 나타났다. 이와 같은 시스템은 값이 비싸며 현재 실험실 연구 시설에만 국한되어 있다. 이 시점에서 이러한 시스템은 비용 때문에 치료사에게 폭넓게 이용 가능하지 않으며, 실험적인 것으로 유지될 것이다.

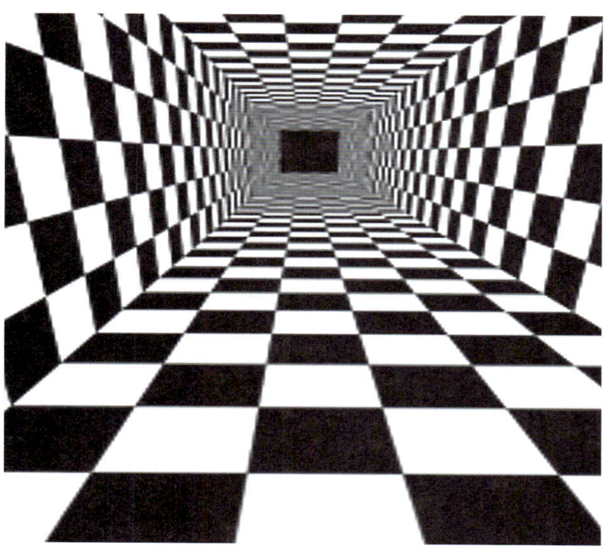

그림 28.5

시운동(optokinetic) 디스플레이는 가상현실을 사용하여 넓은 시야로 재활을 위해 사용될 수 있다. 이 장면은 안뜰장애가 있는 사람의 운동에 일반적으로 사용되는 바둑판 무늬와 유사하다.

출처: Balance Near Automatic Virtual Environment, University of Pittsburgh.

기성 시스템 Off-the-shelf systems

컴퓨터 게임 업계는 우연히 일부 최고급 가상현실 장치에 있는 첨단기술을 임상의가 저비용으로 이용할 수 있도록 만들었다. 아래에 설명된 게임 시스템에는 3차원 움직임 또는 압력중심(center of pressure, COP)을 추적할 수 있는 능력이 있다. 비몰입형(TV 또는 컴퓨터 모니터에 연결하기 위해 개발된)임에도 청각적 · 시각적 피드백을 실시간으로 제공하고, 정교한 가상환경을 만들 수 있다. 또한 상업적으로 이용 가능한 게임 시스템은 게임 및 운동의 넓은 레퍼토리를 갖는다. 게임 시스템의 잠재력은 재활 단체에 의해 인식되고, 많은 단체들은 이러한 시스템을 기성(off-the-shelf)(즉, 현재상태)으로 사용하는 방법을 연구하고 재활 환자의 특정 요구사항(혼성 시스템)을 충족시키기 위해 채택되고 있다. 이러한 시스템의 한 가지 주요한 단점은 더 작은 시야각을 가지기 때문에 자세조절과 재활에서 중요한 시각적 흐름과 시운동 자극을 생성할 능력이 부족하다는 것이다. 재활 분야에 사용할 때 또 다른 주요 단점은 게임 시스템이 건강한 구성원을 위해 설계되었으며 전단부 유연성이 부족하다는 것이다. 따라서 개발된 많은 게임이 임상적 사용에 적합하지 않다.

닌텐도 위®

닌텐도는 2006년에 위(Wii)를 출시했으며, 항상 가장 많이 팔리는 게임 콘솔이다. 위는 컴퓨터 인터페이스로 구성되어 있다. 가속도계를 수용하는 콘트롤러(위모트), 자이로스코프 및 적외선 카메라 그리고 3개의 면에서 동작을 감지하는 센서 등이다. 2007년에 닌텐도는 밸런스 보드를 통합한 위 핏 플러스(Wii Fit Plus) 시스템을 출시했다. 밸런스 보드는 안가쪽 및 앞뒤쪽 방향에서 압력중심 변위를 계산하는 4개의 힘 변환기를 혼합시킨 힘판이다. 위 플러스는 균형 시도를 취지로 하고 압력중심의 시각 및 청각 되먹임을 제공하는 많은 운동 및 균형 게임을 가지고 있다. 압력중심을 감지하기 위한 위 밸런스 보드(Wii balance board, WBB)의 정확성은 실험실 힘판과 비슷하다.

최근 연구에서는 균형 손상이 있는 환자에게서 위(Wii) 시스템의 유용성을 검사했다. 이 연구에서는 신경학적 질환으로 인한 균형 손상이 있는 26명의 피험자가 선택된 운동 및 균형 게임(증례연구 28-1)을 사용하는 위(Wii)에서 30분 세션을 한 번 수행한 뒤 유용성에 대해 시스템 점수를 매겼다. 점수는 높은 유용성을 나타냈지만 고령 환자가 시스템을 덜 사용되는 경향이 있었다. 거의 환자의 90%가 향후 치료에 위(Wii)의 사용을 선호했으며, 70%는 위가 전통적 균형 재교육보다 즐겁고 동기부여를 한다고 보고했다. 되먹임과 동기 같은 요소는 위(Wii)의 인지된 이점으로 자주 인용되었다. 경한 부작용(구역, 두통, 증가된 어지럼)이 소수의 환자에게서 보고되었다. 이러한 환자의 대다수는 위(Wii)를 사용할 때 지지를 위해 근처에 의자를 필요로 했다. 광범위한 연령층(62~90세)의 노인들이 밸런스 보드를 안전하게 장착할 수 있고 위(Wii) 게임을 빨리 배울 수 있다는 것이 보고되었다.

균형 훈련의 핵심 구성요소 중 하나는 다양한 움직임 중에 중력중심을 조절하는 방법을 학습하는 것이다. 위 밸런스 보드는 보드에 적용된 수직력을 감지한 다음 압력중심과 중력중심의 대리 측정을 계산한다. 위 밸런스 보드는 서있는 동안 눈 움직임 과제 중에 발생하는 압력중심의 작은 변화까지 감지할 만큼 민감하다. 압력중심을 이동하고 움직임으로써 참가자는 게임 환경에서 아바타를 조절하고 실시간으로 모니터에 표시한다. 예를 들어, 스키 활강 게임은 스키 슬로프를 타고 산을 활강하는 것과 가능한 많은 통과지점을 통과하는 것을 목표로 속도를 낮추기 위해 아바타를 가쪽으로 혹은 앞뒤로 움직이도록 플레이어의 체중을 양옆으로 이동시키는 것을 포함한다.

압력중심의 조절과 관련된 균형 게임을 통해 위(Wii)의 사용은 치료에 유용한 보조물이 될 수 있다(그림 28.6A, B). 그러나 Duclos 등은 축구 게임과 스키 활강 게임을 사용하여 위 50/50 균형 도전을 수행하는 것이 건강한 노인 피험자의 소표본에서 빠른 속도로 걷는 것만큼 균형(압력중심 사이의 거리와 더 좁은 거리에서 덜 안정적인 기저면의 제한에 의해 결정된)을 변화시킬 수 없다는 사실을 발견했다. 균형 게임의 정적인 자연스러운 상태(제자리에 있는 발)는 동적 균형을 재훈련하는 데 최적이 아닐 수 있다. 균형 재활의 또 다른 중요한 요소는 균형에 대한 감각자극을 통합하는 능력을 개선시키는 다중감각 훈련이다. 불안정한 표면의 통합과 시각의 결여(눈을 감은 상태)는 균형 훈련 훈련에서 중요한 부분으로 생각된다. 위 밸런스 보드의 견고하고 움직이지 않는 표면의 한계는 위 밸런스 보드를 다방향 불안정 표면(Swiit Game Gear) 또는 위 리얼 밸런스 보드(CTA Digital; 그림 28.6D)로 변환시킨 흔들 바닥 장치(Frii Board; 그림 28.6C)의 통합으로 극복될 수 있다. 닌텐도 위의 게임과 균형 훈련은 압력중심의 청각 되먹임이 내장되어 있고 자세의 흔들림에 대한 되먹임을 제공할 수 있지만, 눈을 감고 운동을 수행해야 하는 요구사항을 고려하지 않았다. 일부 운동/게임은 결과 되먹임의 지식을 제공하는 압력중심 운동의 시각적 이미지를 제공한다. 아직까지 이러한 확장 보드 또는 청각 되먹임이 재활에 미치는 영향에 대한 연구는 없다.

한 무작위 대조시험은 무-운동 대조군과 비교하여 급성 안뜰신경염 후 균형 재활을 위한 비-수정 위 밸런스 보드를 사용한 긍정적 결과를 입증하였다. 실험군은 10회의 훈련 세션 동안 요가, 근력 강화 및 균형 게임을 포함하여 다양한 운동을 수행했으며 그 중 한 가지는 특정 머리 움직임 혹은 주시안정 활동이 포함되었다. 실험군(n=34)의 감각기관 검사와 어지럼 장애 척도 점수는 대조군(n=33)에 비해 크게 개선되었다. 안뜰재활에서 수정되지 않은 위를 사용하는 또 다른 무작위 대조군 시험이 진행 중이다.

닌텐도 위는 현재 다양한 재활 애플리케이션을 통해 클리닉에서 사용되고 있다. 위(Wii)-기반 프로그램의 동기 부여 및 즐거운 측면에서 기존의 재활보다 고강도를 만드는 운동에 대한 더 나은 이행을 만들 수 있다. 이러한 측면에서, 닌텐도 위의 저비용 및 사용 편의성은 위(Wii)의 유효도를 지지하는 증거는 제한적이지만, 위(Wii)가 안뜰재활 분야에서 성장할 가능성이 높다.

마이크로 키넥트®

Sony Xbox용 마이크로 키넥트®(Microsoft Kinect®)는

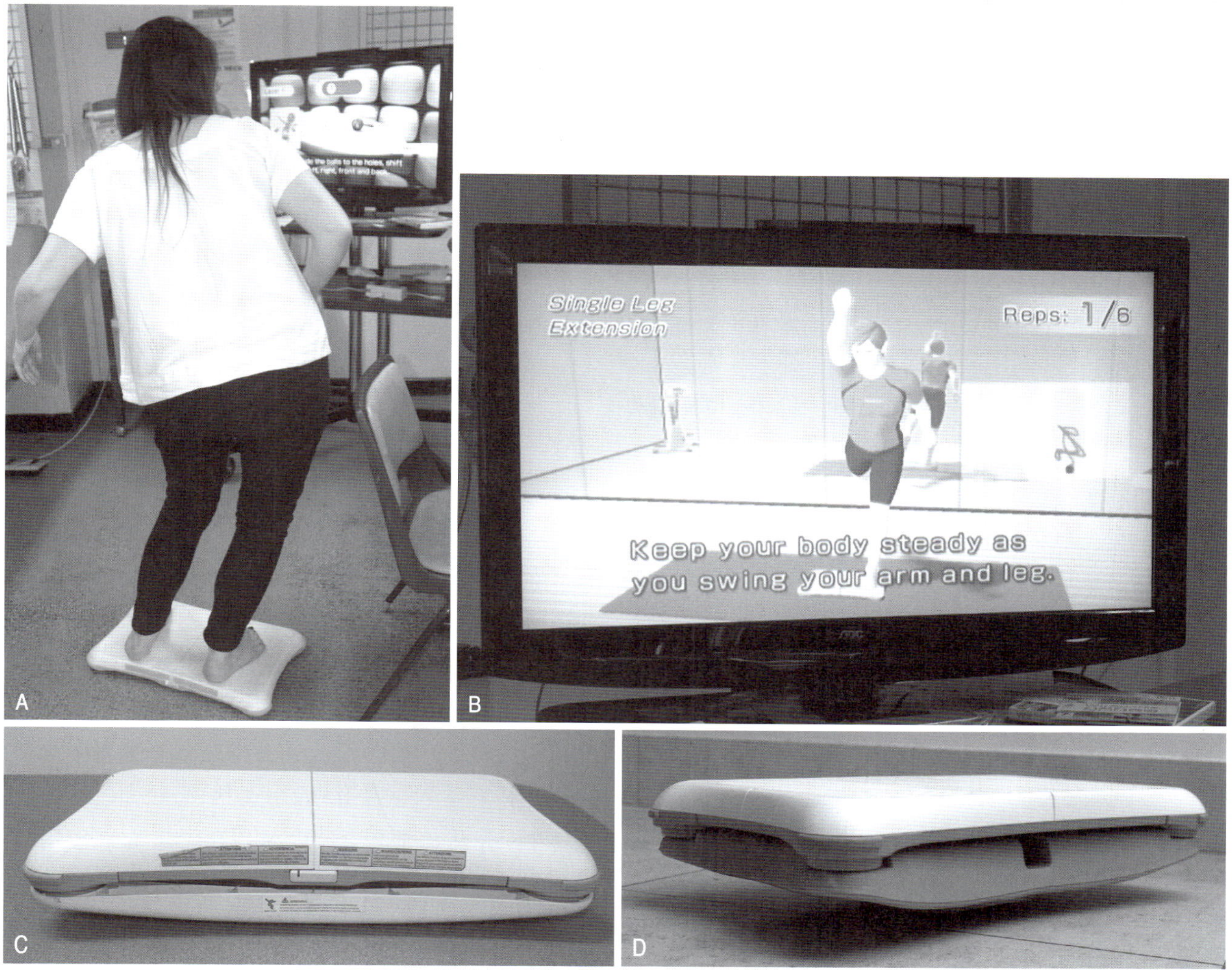
Single Leg
Extension
Reps: 1/6
Keep your body steady as
you swing your arm and leg.

그림 28.6

A: 테이블 경사 게임을 하는 닌텐도 위 핏 플러스®에서 양쪽 안뜰상실 운동을 하는 환자. 환자는 위 밸런스 보드(WBB)에 서서 중심을 움직여 가상 볼을 가상 테이블 경사의 가상 구멍으로 굴린다. **B:** 사용자에게 시각적 피드백을 제공하는 압력중심이 표시된다. **C:** Frii Board가 WBB 아래 배치되어 불안정한 보드로 변형시키는 운동의 진행이다. **D:** 위 리얼 밸런스 보드(Wii Real Balance Board)는 WBB를 불안정한 표면으로 변형시키는 또 다른 방법이다.

2010년 컴퓨터 게임 시스템으로 출시되었다. 내장형 웹캠과 적외선 시스템을 사용하여 동작을 감지하므로, 손에 쥐고 쓰는 조정장치가 필요 없다. 인체 동작을 감지하는 마이크로 키넥트 시스템의 정확성은 실험실 동작 분석 시스템과 비슷하다. 시스템에서 재생할 수 있는 게임에는 스포츠, 댄스, 모터스포츠, 모험, 운동이 있다. 현재까지 문헌상 재활에 사용한 보고서는 단 몇 개뿐이다. 안뜰재활을 위한 혼성 시스템은 최근 키넥트가 닌텐도 위 밸런스 보드와 입체시를 위한 셔터 글라스가 있는 3D 레디 프로젝터가 연결된 형태로 개발되었다. 수정된 코손–쿡시(Cawthorne–Cooksey) 운동을 기반으로 한 5가지 운동 과제가 개발되었다. 이 예비 연구에서 5명의 안뜰기능 이상 환자가 5주간 20세션 프로그램 시스템을 사용했다. 중재 후 환자들은 자세의 흔들림이 감소하고 균형 기능이 개선되었음을 보여주었다. 키넥트에 대한 추가 조사가 내년에 나타날 것이다.

혼성 시스템

몇몇 연구 그룹은 위 밸런스 보드(WBB)를 맞춤화하여 재훈련 균형에 맞는 게임을 개발하고, 건강한 노인, 54명의 신경계질환자, 12명의 안뜰질환자를 대상으로 이 게임을 시범했다. Che 등은 머리에 장착된 적외선 장치에 결합시키고 넓은 시야를 만들기 위해 3개의 모니터에 인터랙티브 가상 게임과 환경(3D 거리 풍경, 흔들리는 바구니 게임, 야구 투수 포함)을 투영하는 소프트웨어를 개발했다. 맞춤화된 게임은 기존의 주시안정화 운동과 유사하게 머리 움직임과 주시안정화를 결합했다. 가상현실 시스템은 머리 속도를 측정하고 점수를 얻는데 필요한 머리 속도를 점차적으로 증가시키는 이점이 있다. Gascuel 등은 위 밸런스 보드(WBB)를 시운동 자극이 증가하는 흐름의 속도로 투사되는 대형 후면 투사 스크린에 결합시켰다. 안뜰상실인 16명의 환자는 시스템을 사용하여 8세션을 받았고, 결과적으로 시간이 지날수록 자세의 흔들림이 감소하여, 자세 조절이 개선되었다.

안뜰재활에서 가상현실의 이해와 통합

안뜰재활에서 광범위하게 사용하는 가상현실을 추천하기 전에 훨씬 더 많은 연구와 개발이 요구된다. 효능이 명확해짐에 따라 치료사는 안뜰에 문제가 있는 환자에게 어떤 시스템이 가장 유익한지 평가할 수 있어야 할 것이다. 특정 시스템을 선택하기로 결정하는 요소에는 비용, 증거 및 유용성이 포함된다(글상자 28.1).

글상자 28.1

가상현실 시스템 선정에 영향을 미치는 요인들

- 안전
- 효능(우월성, 비열등성)
- 윤리
- 비용 효율성
- 유용성
  - 치료사
  - 환자
  - 간병인

다른 요인

- 프론트 엔드 유연성(front-end flexibility)
- 공간 요구 사항
- 청구 문제

가상현실-기반 평가
Virtual reality-based assessment

균형을 평가할 수 있는 일차적 수단으로 저비용, 상호작용형 게임 기술의 검진은 아직까지도 진화하고 있다. 위 시스템은 컴퓨터 인터페이스, 모니터 그리고 위 밸런스 보드, 플레이 중 플레이어가 서 있는 작은 힘판으로 구성된다. Clark 등은 맞춤형 소프트웨어와 비수정된 위 밸런스 보드를 시험하였고, 위 밸런스 보드가 정보를 수집하기 위한 매우 좋은 시험 재시험 신뢰도와 유효성을 가지고 있다고 결정했다.

최근의 두 연구에서는 위를 사용하여 혼합된 결과가 있는 균형과 이동성을 평가했다. Hall 등은 스키 활강 게임에서 위(Wii) 점수(시간과 벌칙)가 기능 측정과 관련이 있으며, 관련 기능 측정으로는 보행 속도, 일어서서 걷기 그리고 동적 보행 지수이고, 이것들은 모두 낙상 위험과 크게 관련되어 있다고 하였다. 또한 위 점수 중 일부는 컴퓨터화된 동적 자세 검사와 특히 감각기관 검사 종합점수 및 안정성 검사의 한계에서 몇 가지 측정과 밀접하게 관련이 있다. 대조적으로, Yamada 등은 스키 활강 게임이 낙상위험을 식별하는 데 실용성을 가지고 있다는 것을 발견하지 못했다. 두 연구의 방법론에서의 중요한 차이점은 Yamada의 연구에서 게임을 앉아서 수행되도록 수정되었다는 것이다. Hall의 연구에서 두 게임은 서서 수행되었다. Yamada 등은 위(Wii)를 수정하여 인지된 안전성을 향상시켰다. 그러나 앉아 있는 동안 체중 이동을 수행하는 것은 서 있는데 필요한 균형을 적절히 평가하지 못할 수도 있다.

또 다른 시스템은 최근에 평가되어 유효성 및 신뢰성이 우수하다고 확정되었다. 마이크로 키넥트 시스템은 골드 스탠다드 3D 동작 분석 시스템과 비교하여 공인타당도가 있으며 균형검사 중 움직임의 운동형상학을 평가할 수 있는 신뢰도가 높은 것으로 나타났다. 그러나 우수한 공인타당도가 3가지 자세 조절 검사(앞으로 기울이기, 옆으로 기울이기, 눈감고 한발서기)를 입증하였지만, 더 큰 규모의 움직임에서 오류가 발생하는 경향이 있다.

간단하고 저렴한 게임 시스템을 사용하면 다른 자원을 사용할 수 없을 때 공동 사회 거주 노인의 균형 검사를 대체할 수 있는 방법을 제공할 수 있다. 위 밸런스 보드 및 키넥트 센서의 구성요소는 실험실 힘판 및 동작 분석 시스템과 비교할 때 힘 및 동작 데이터를 수집하는데 유효하고 신뢰할 수 있으며, 따라서 자세 조절 측정에 유효성을 가지고 있다. 또한 기성(off-the-shelf) 게임은 균형 및 보행의 표준 신체 수행 측정치 및 골드 스탠다드 컴퓨터화된 동적 자세 검사와 유사한 정보를 가지는 것으로 나타났다. 또한 현재 위 밸런스 보드를 힘판 구성요소로 통합하고 균형감각 상호작용의 수정된 임상검사와 안정성 제한의 검사를 수행하는 동적 자세 검사를 대체할 저렴하고 상업적으로 이용 가능한 제품이 나왔다(CSMI solution). 게임 시스템의 이점으로는 가용성, 최소 비용, 비임상 출현, 공동 사회 거주 노인의 낙상위험 검사 가능성이 있다.

증강된 감각 생체되먹임에 대한 기술
Technology for augmented sensory biofeedback

균형에 대한 대표적인 감각 대체 시스템은 3부분을 구성하고 있다. 몸의 동작을 측정하는 관성의 측정 유닛, 이 동작을 분석하는 프로세서 및 인체 동작에 관한 정보를 사용자에게 나타내기 위한 되먹임 디스플레이(예: 진동촉각, 전기 촉각, 시각, 청각)이다. 감각 대체 장치는 실험실 환경에서 실시간 작동 중 몸통 흔들림을 감소시켜주는 것으로 보이며, 예비 결과는 얼마 안 되는 훈련 세션을 거친 후 몇 분에서 몇 시간 동안 균형 수행이 지속적으로 개선된다는 것을 나타냈다. 이러한 혁신은 양쪽 안뜰상실(BVL)과 중추 안뜰기능이상을 가진 사람들과 같이 물리치료 중재에 잘 반응하지 않는 사람들을 돕기 위해 주로 고안되었다. 양쪽 안뜰상실 환자는 낙상 유병률이 매우 높기 때문에 매우 위험한 상황에 처한 사람들에게 '신호' 장치가 유익할 수 있다.

개선을 위한 가설적인 기전은 감각 가중치(sensory reweighting)이다. 인체 동작의 되먹임은 뇌에게 손상되지 않은 감각자극과의 연관성을 제공하므로 증강된 감각 되먹임을 받는 피실험자는 이러한 손상되지 않은 감각계(예: 시력, 고유감각)에 점점 더 의존하는 것을 배운다. 다양한 형태의 증강된 감각 생체되먹임은 안뜰 전기자극, 전기 촉각 되먹임, 청각 되먹임 및 진동촉각 되먹임을 포함해 논의될 것이다.

안뜰 전기 자극 Vestibular electrical stimulation

최근의 연구는 '안뜰 전기 자극(vestibular electrical stimulation, VES)'이 급성 말초 안뜰질환자의 시운동을 이용한 재활만큼 효과적이라고 나타냈다. 안뜰 전기 자극은 척추옆 목덜미 근육에 적용된 전기 자극으로 구성되었으며, 교차된 안뜰척수 경로를 통해 영향 받은 안뜰핵을 자극하는 것으로 알려져 있다. 전기 자극군(n=14)의 참가자들은 보행하는 동안 안뜰 전기 자극이 적용되었으며 총 10일 동안 40분 적용되었다. 전기 자극군과 동일한 시간 동안 서 있는 눈운동군(n=14)은 목표물에 대한 신속눈운동, 원활추종눈운동, 움직이는 종이 읽기 및 시운동 자극(초당 30°의 속도로 이동하는 다른 색상들의 줄무늬)을 수행했다. 두 그룹 모두 두 차이 없이 개선된 것을 발견한 Barozzi 등은 두 종류의 중재 사이의 차이 없이 정적 자세검사의 측정과 어지럼 장애 척도 점수가 개선된 것을 발견했다. 안뜰 전기 자극은 미래에 옵션이 될 수 있지만 이 기술은 현재 클리닉에서 쉽게 사용할 수 없다.

혀 전기 촉각 자극
Tongue electrotactile stimulation

최초의 감각 대체 시스템은 선천적으로 맹인인 사람들을 위해 Bach-y-Rita가 개발했다. 혀 전기 촉각 시스템은 사람이 착용한 카메라의 시각 이미지를 전극 배열을 통해 혀에 투사된 촉각 이미지로 바뀐다. 혀 전기 촉각 장치는 최근에 일종의 뇌-컴퓨터 인터페이스 기술로 설명되었으며 안뜰정보를 대체하기 위해 뇌에 직접 비침습적 자극을 직접 제공하도록 고안되었다. 전기 촉각 장치는 혀를 통해 각 머리 움직임에 관한 정보를 뇌에 전달하며, 따라서 감각정보를 증강하여 균형을 이룰 수 있다.

구강 내 장치는 머리의 각(상하와 좌우) 움직임을 감지하는 가속도계와 혀를 자극하기 위한 전극 배열로 구성된다(그림 28.7). 머리에 대한 정보는 머리 동작에 해당하는 전극을 통해 혀로 전달된다. 예를 들어, 머리가 오른쪽으로 기울면 혀의 오른쪽에 있는 전극이 자극을 받는다. 머리가 수평일 때 혀의 중심에 있는 전극이 자극받는다. Vuillerme 등은 장치가 고유감각자극을 증강시키기 위해 발에서 혀로 정보를 제공하도록 수정했다. 발바닥 표면에서 혀 전기 촉각 되먹임을 사용하여 건강한 젊은 사람들에게 눈을 감고 머리를 폄시킨 선 자세에서 자세가 흔들리는 것을 감소시켰고, 이 장치가 목 또는 안뜰병리를 가진 사람들에게 도움이 될 수 있음을 나타냈다. 혀 전기 촉각 되먹임 장치의 제안된 용도는 욕창 예방, 노인의 낙상위험 감소 및 안뜰질환자에게 균형 개선 및 뇌졸중 또는 외상성 뇌손상으로 인한 중추성 불균형을 포함한다.

혀 전기 촉각 장치를 사용한 지금까지의 모든 연구는 작은 표본 크기를 가졌으며, 아무도 대조군을 포함하지 않았다. Barros 등은 양쪽 안뜰기능저하 환자 7명에게 장치를 12세션 이상 훈련시켰다. 그들의 연구결과에 따르면 감각기관검사에서 측정한 균형이 개선되었다. 그러나 혀 전기 촉각 장치(BrainPort® balance device)의 유일한 상용 생산회사(Wicab)는 더 이상 미국에서 사용할 장치를 마케팅하거나 제조하지 않는다. 또한 미국에서는 균형 강화를 위한 혀 전기 촉각 장치에 대한 FDA 승인을 추진할 계획이 없다.

청각 생체되먹임 Auditory biofeedback

자세 조절을 강화시키는 청각 되먹임은 가속도계를 사용하고 건강한 대조군과 양쪽 안뜰기능저하가 있는 사람에게 균형을 개선시키는 것으로 입증된 저비용 기술이다. 피험자는 헤드폰을 착용하고 힘판의 폼 패드에서 눈을 감은 상태로 서 있다. 피험자가 어느 방향으로든 수직(±1° 흔들림 문턱값 이상)에서 벗어났을 때 청각신호의 음 높이와 볼륨이 증가한다. 양쪽 안뜰기능저하가 있는 피험자

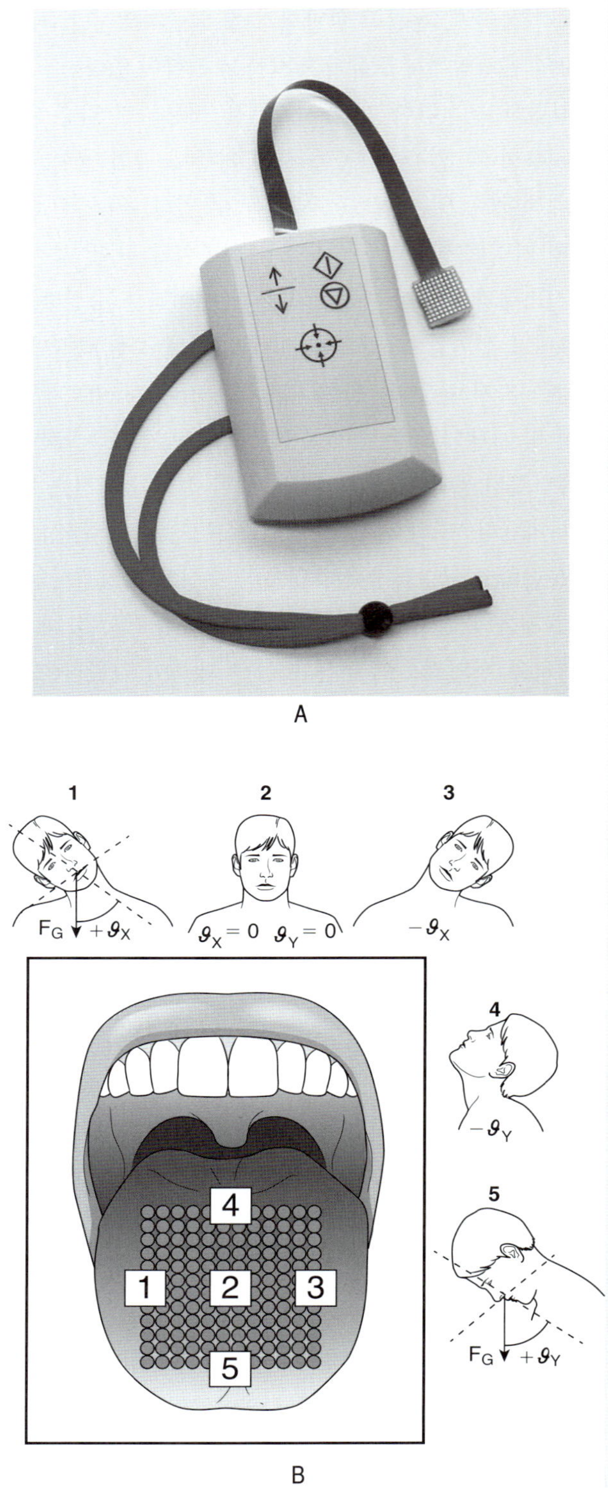

그림 28.7
A: 혀 전기 촉각 장치 및 구강 내 장치, **B:** 자극 위치 및 머리 각운동의 기능으로서의 움직임
출처: Danilov et al, 2007. Used with permission.

는 장치의 훈련(그림 28.8) 후 몸통 가속이 덜하고, 흔들림 면적이 작으며, ±1°의 흔들림 문턱값 내에서 더 긴 시간을 보냈다고 설명했다. Hegeman 등은 청각 생체되먹임이 양쪽 안뜰기능저하를 가진 사람들에게서 눈을 감고 폼 패드 위에서의 흔들림을 개선시키지 못했지만 한발서기 시간이 청각 되먹임으로 개선되었다고 보고했다. 이 접근법은 독립된 귀돌기능이상이 있는 개인에게 성공적으로 적용되었다.

진동촉각 생체되먹임 Vibrotactile biofeedback

진동촉각 되먹임은 말하기, 듣기 혹은 보기와 관련된 과제를 직접적으로 다루지 않는다는 점에서 언어, 청각 및 시각 되먹임을 뛰어넘는 이점이 있다. 진동촉각 되먹임은 주머니에 있는 핸드폰에서 느낄 수 있는 진동과 비슷하며, 보통 허리 부위 주변에 제공된다. 진동촉각 되먹임이 처음 개발되었을 때 진동촉각 장치는 꽤 크고 무거웠으며, 사용자 친화적이지 않았다. 이 연구 장치는 피험자가 착용하는 조끼에 내장된 64개 촉각기관을 사용했다. 최적의 설계 및 신호를 결정하기 위해 대체 배열 설계를 시험한 결과, 더 적은 촉각기관으로 더 효율적인 제품을 생산할 수 있었다.

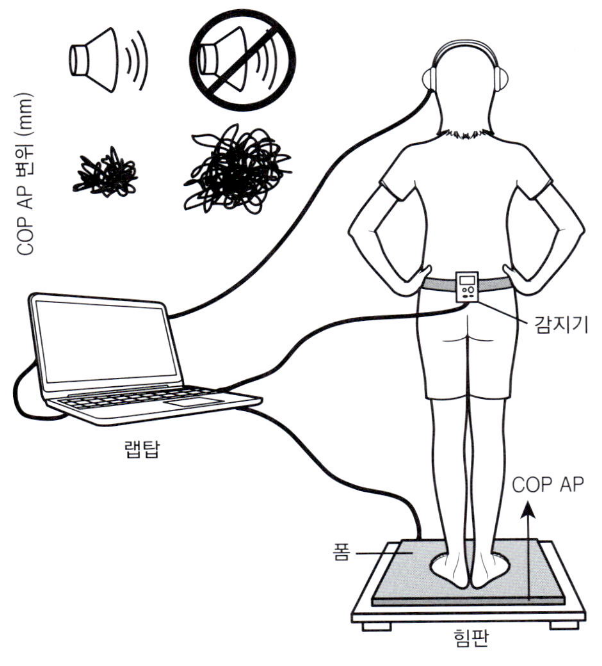

그림 28.8
양쪽 안뜰기능저하 환자는 폼 패드 위에 서 있는 동안 청각적 신호음이 없는 것보다 청각적 신호를 처리하는 동안 덜 흔들렸다.
출처: Dozza M, Chiari L, Horak FB. Audio-biofeedback improves balance in patients with bilateral vestibular loss. *Arch Phys Med Rehabil*. 2005; 86:1401-1403.

진동촉각 되먹임 감지 피드백은 초기 동작 감지기 시스템 또는 공간에서 신체에 대한 추가 자극을 뇌에게 제공하고 사람의 안정성 제한에 대한 되먹임을 향상시키는 '신체 경보'로 생각할 수 있다. 시스템에 의해 '허용되는' 흔들림의 양은 환자의 능력과 치료의 목표에 따라 각 환자별로 미리 조정할 수 있다. 지금까지 진동촉각 되먹임 장치로 수행된 대부분의 연구는 정적 자세로 피험자를 검사했다. 이 장치로 인해 사람이 경직된 상태로 선 자세가 된다는 우려가 있었다. 따라서 장치가 임상적 유용성을 갖기 위해서는 또한 걷는 동안이나 서 있는 상태에서 걷기까지 효과적이어야만 한다. 보행 중 진동촉각 되먹임의 유용성을 뒷받침하는 몇 가지 증거가 있다.

유럽에서 환자에게 사용하기 위해 개발된 최소 2개의 상용 장치가 있다(VertiGuard®와 SwayStarTM). 무작위 대조시험은 허리 주변에 착용하고 몸통의 각편위와 각속도가 기록되는 Vertiguard® 장치를 착용하는 동안 자세 조절이 향상되었다. 미래의 진동촉각 장치가 가정에서 또는 자세 조절을 위해 클리닉에서만 사용될지는 확실하지 않다. 낙상 위험에 대한 조기 감지 시스템으로 도움을 줄 수 있다면, 특히 낙상 관련 부상의 위험이 가장 큰 허약한 노인에게 큰 가치가 있을 것이다.

다른 기술들
Other technologies

플랫폼 동요 Platform perturbations

안뜰질환자의 전형적인 재활은 다양한 환경에서 자세안정성을 개선시키기 위해 바뀐 시각 및/또는 몸감각 정보, 균형 훈련을 포함한다. 이 훈련은 일반적으로 폼 쿠션 및 로커 보드에서 수행된다. 그러나 컴퓨터 구동식, 전동 힘판의 사용은 자세안정성을 개선하고 증상 감소에 효과적이라는 새로운 증거가 있다. 이론적 근거는 플랫폼이 움직이기 때문에 피험자가 몸감각자극에 의존할 수 없다는 것이고, 그래서 균형을 유지하기 위해 안뜰자극에 의존하도록 강조된다는 것이다. 이것은 감각자극의 가중치(reweighting)를 강조하여 잔존하는 안뜰기능이 공간의 위치를 결정하고 균형 소실에 반응하도록 사용된다.

하나의 패러다임은 앞-뒤 또는 안쪽-가쪽 방향으로 평행 이동하고, 지속적으로 움직이는 플랫폼을 사용하여 피험자가 균형을 유지하려고 시도한다. 이 연구는 플랫폼 훈련이 견고한 표면에서 눈을 뜨고 감았을 때의 자세안정성 그리고 안정에 대한 주관적 증상과 어지럼 장애 척도 점수의 측면에서 코손-쿡시(Cawthorne-Cooksey) 운동의 수행만큼 효과적이라는 것을 입증했다. 또 다른 동요 패러다임은 플랫폼의 기울기 동요를 포함한다. 동요를 방향의 범위, 속도 및 기울기의 양에서 플랫폼의 별개의 각 움직임을 포함한다. Winkler와 Esses는 소규모 무작위 대조시험에서 속도와 경사각을 증가시키는 임의의 기울기 동요를 사용했다. 이 연구에서 만성 안뜰기능이상을 가진 피험자는 세 그룹 중 하나로 할당되었다. (1) 오직 동요만, (2) 동요+안뜰재활의 가정 프로그램(주시와 자세안정성 운동 포함) 그리고 (3) 오직 안뜰재활만. 동요 및 동요+안뜰재활 그룹은 주관적 증상과 인지된 기능뿐만 아니라 동적 보행 지수에 의해 측정된 낙상 위험 감소에서 가장 큰 개선을 보였다. 동요 훈련의 다른 유형들과의 직접비교가 없으므로, 최적의 훈련 지표가 무엇인지 명확하지 않다. 안뜰재활에서 동요 훈련의 역할을 명확히 하기 위해서는 추가 연구가 필요하다. Equitest (NeuroCom®, Natus® 부서) 또는 Proprio® Reactive Balance Systems (Perry Dynamics) 장비는 상업용으로 사용할 수 있다.

스마트폰과 태블릿 애플리케이션
Smart phones and tablet applications

일상생활에서 스마트폰, 태블릿 및 모바일 컴퓨터의 보급률이 높아지면 미래에 건강관리에 대변혁이 일어날 것이다. 이러한 시스템은, 과거에는 사용하거나 휴대할 수 없었던 방식으로 정보를 저장하고 생리학적 신호를 측정할 수 있다. 그것들은 환자와 전문가가 정보에 쉽게 접촉할 수 있는 기회를 제공하여, 안뜰질환의 진단과 관리를 개선시킬 잠재력을 가지고 있다. 또한 그것은 여러 유형의 환자 데이터(예: 환자 데이터베이스와 보고된 결과 비디오, 사진, 생리학적 신호)를 캡처, 저장 및 공유할 수 있다. 대부분의 스마트폰 및 태블릿에는 안뜰재활에서 다양한 용도로 사용될 수 있는 가속도계, GPS 및 자이로스코프와 같은 센서를 가지고 있다. 지금까지 안뜰재활에 한정된 적은 수의 앱만 개발되었다. 앱 관련 관리는 없다. 따라서 의료 종사자들은 환자에게 사용하기 전에 각자의 장점과 적용 가능성을 평가해야 한다.

현재의 안뜰재활과 관련된 앱은 측정이나 교육으로 분류할 수 있다. 측정 카테고리에서 아이폰 애플리케이션인 "Visual Vertical"은 버킷 검사를 기반으로 주관적 시각적 수직(www.clearhealthmedia.com)을 측정하기 위해 상업적으로 이용 가능하다. 아이폰은 양동이 바닥 안쪽에 고정되어 있다. 폰은 피사체가 수직으로 조정해야 하는 검정색 배경에 빨간색 선을 표시하고 수직에서 기울어진 각도를 제공한다. 두 개의 다른 아이폰 앱들인 "Eye Chart Pro"와 "OptOK"는 동적 시력 측정에 사용될 수 있는 시력 차트를 제공한다. "OptOK"는 또한 시운동 자극(즉 움직이는 줄무늬)의 시각적 디스플레이를 제공한다. 안드로이드 시스템에서 사용할 수 있는 앱은 더 적지만, 개발자는 스마트폰에서 가속도계를 사용하여 균형 평가 시스템을 창안했다. 폰은 (정강이와 같은) 신체분절에 고정되어 있으며 움직임의 진폭은 일정 시간 동안 기록된다. 이러한 균형 검사에는 앉은 자세 균형, 한쪽다리서기 그리고 불안정한 표면에 서기가 포함된다. 그러나 이 앱의 유효성이나 신뢰성에 대한 자세한 내용은 아직 없다.

시드니 대학교는 리버티 테크놀로지와 프린스 알프레드 병원 시드니의 신경학과와 제휴하여 최근에 아이튠즈에서 다운로드할 수 있는 의학 교육용 무료 앱 "aVOR"(각 VOR)을 개발했다. 그것은 3차원에서 머리에 반고리관을 보여주는 가상 환자를 보여준다. 폰을 움직이거나 터치스크린을 사용하여 가상의 머리를 3차원에서 상호적으로 병진, 돌림, 확대, 경첩식 회전을 허용한다. 관의 밀기-당기기 반응은 머리 움직임에 반응하여 설명된다. 반고리관 또는 소뇌기능이상의 다양한 조합이 있는 상태에서 머리를 움직이는 것에 대한 결과인 눈 반응이 양성발작성체위현훈과 귀돌 재배치 치료를 포함하여 표시된다. 퀴즈를 통해 지식을 검사할 수 있다. 이 애플리케이션은 안뜰계에 대해 더 배우고자하는 전문가에게 매우 유용하다.

요약
Summary

안뜰재활에서 가상현실과 기타 보완기술을 사용하는 것은 기하급수적으로 진화하는 분야이다. 현재 이 분야는 고도의 실험 단계에 있지만, 지금까지의 발견은 고무적이다. 추후 연구는 안뜰재활에서 기술의 역할과 유효성을 더 자세히 설명할 가능성이 높다. 그리 멀지 않은 미래에 저비용, 휴대용, 안뜰재활 분야의 시스템이 폭넓게 이용가능해질 것이다.

증례연구 28-1

안뜰재활의 대체제로서의 닌텐도 위 플러스

이 증례연구는 물리치료에 의뢰된 58세 남성의 안뜰재활을 보고했다. 그는 33년 전에 한쪽 메니에르병 진단을 받았다. 현훈의 발작은 간헐적이었지만, 일상적인 증상이 지속되고 시각통증척도(VAS)에서 현훈이 6/10, 어지럼이 9/10으로 나타났다. 다른 주관적 증상으로는 진동시각과 지속적인 구역을 포함했다. 그는 특히 걸을 때 균형장애가 있고, 걸어 다닐 때 "사람들이 그가 술에 취해 있다고 생각한다"는 느낌을 받았다고 보고했다. 주관적이고 객관적인 측정들은 표 28.2에 요약되어 있다. 종합점수는 정상 범위(72점; 정상 연령≥70.2) 내에 있지만, 그는 Equitest 균형감각 조직성 검사(SOT)의 5와 6번 상태에서 비정상적인 점수를 가졌다.

그의 활동특이적균형자신감척도는 74%였고 그의 동적 보행 지수(DGI)는 20/24이다. 보행속도는 1.28m/sec(정상은 0.94m/sec 이상)였다. 불안 하위척도에서 그의 병원 불안과 우울증 점수는 비정상(10/21)이었다. 동적 시력은 2줄(정상) 감소했다. 그는 증상 때문에 일할 수 없었으며, 구역 때문에 아침에 외출을 준비하는데 4시간이 소요되었다고 보고했다. 이 증상으로 삶의 질이 크게 떨어졌고, 재활 목표는 아침에 일어나서 곧바로 밖으로 나가며, 나중에 골프를 하러 가는 것이다.

그는 6주간의 안뜰재활 프로그램을 받았다. 두 번째 치료에서 그는 닌텐도 위를 6주간 대여받았으며 사용 및 안전 예방조치에 대해 지도받았다(표 28.3). 위(Wii) 프로그램은 각 세션에서 집에 가져가도록 받은 6권의 소책자에 상세하게 설명되어 있다. 이 프로그램은 점차적으로 도전하는 것이었고 일주일에 5일씩 하루에 15분간 진행하도록 고안되었다. 4주에서 6주 동안 그는 위 밸런스 보드(WBB) 아래에 불안정한 표면을 만들기 위해 흔들 바닥 장치(Frii Board)를 제공받았다. 또한 그는 주시안정화 운동과 점진적인 보행 프로그램을 받았다.

치료 후 그는 현훈과 어지럼을 모두 2/10으로 평가하며, 훨씬 나아졌다고 느꼈다. 동적 시력은 변화가 없었다. 그의 보행속도는 1.48m/sec로 증가했으며 DGI는 24/24(표 28.2)였다.

6개월간의 추적조사에서, 그는 2주 동안 해결되었던 현훈에 대한 한 번의 추가 발작을 보고했으며, 개를 산책하고, 골프를 치러 갈 수 있다고 느꼈다. 이 세션에서의 그의 보행 속도는 1.35m/sec였고, 그의 SOT는 그가 개선을 유지했다는 것을 나타내는 80이었다.

증례연구 28-1

표 28.2 증례연구 28-1의 결과 측정

측정	치료 이전	치료 이후	결과
보행 속도(m/s)	1.28	1.43	유의차 향상
동적 보행 지수(/24)	20	24	유의차 향상
안뜰재활효과설문지			
증상 점수(/100)	39.5	13.7	향상
생활점수의 질	36.5	0	향상
총 점수(/100)	38	6.8	향상
병원 불안과 우울증 점수(점수가 낮을수록 불안/우울증이 줄어듦)			
불안(/21)	10	5	향상
우울증(/21)	6	1	향상
총(/42)	16	6	향상
활동특이적균형자신감척도(%)	74	74	변화 없음
균형감각 조직성 검사(SOT) 종합점수(/100)	72	85	향상

표 28.3 증례연구 28-1에 제공된 닌텐도 Wii 운동™ 프로그램 진행 사례

Wii 운동	수정*
요가 심호흡	추가: 체중 이동, 표시된 한계(노란색 원)를 중심으로 원을 그림 눈을 감음 공중에 공을 던짐 가로면 및 시상면의 머리 움직임 눈을 뜨고/감은 상태에서의 frill board 통합
무릎서기	처음에는 한발서기를 시도
싱글 레그 익스텐션	처음에는 팔이 움직이지 않음
사이드 웨이 레그 리프트	처음에는 팔이 움직이지 않음
축구 헤딩	없음
테이블 틸트	테이블 틸트 + frii board 통합으로 진행
펭귄 슬라이드	Frii board 통합 진행
프리 스텝핑	스텝 기초에 도달한 다음 스텝을 더하고 가로면 및 시상면의 머리 움직임을 통합
스노우볼 파이트	없음
요가 트리	전체 포즈가 불가능한 경우 올린 발을 다른 발에 가볍게 둠
스케이트보드	Frii Board 통합 진행
밸런스 플러스	Frii Board 통합 진행
밸런스 버블	Frii Board 통합 진행
스노우볼 파이트	없음

* 햅틱 지원을 제공하기 위해 운동할 때 안쪽에 등받이가 높은 의자를 두라는 지시가 주어졌다.

References

1. Cikajlo I, Rudolf M, Goljar N, et al. Telerehabilitation using virtual reality task can improve balance in patients with stroke. *Disabil Rehabil*. 2012;34:13.
2. Weiss PL, Rand D, Katz N, Kizony R. Video capture virtual reality as a flexible and effective rehabilitation tool. *J Neuroeng Rehabil*. 2004;1:12.
3. Nazareth I, Yardley L, Owen N, Luxon L. Outcome of symptoms of dizziness in a general practice community sample. *Fam Pract*. 1999;16:616.
4. Sparto PJ, Furman JM, Whitney SL, et al. Vestibular rehabilitation using a wide field of view virtual environment. *Conf Proc IEEE Eng Med Biol Soc*. 2004;7:4836.
5. Viirre E, Sitarz R. Vestibular rehabilitation using visual displays: preliminary study. *Laryngoscope*. 2002;112:500.
6. Whitney SL, Sparto PJ, Hodges LF, et al. Responses to a virtual reality grocery store in persons with and without vestibular dysfunction. *Cyberpsychol Behav*. 2006;9:152.
7. Meldrum D, Glennon A, Herdman S, et al. Virtual reality rehabilitation of balance: assessment of the usability of the Nintendo Wii(R) Fit Plus. *Disabil Rehabil Assist Technol*. 2012;7:205.
8. Deutsch JE, Merians A, Adamovich S, et al. Development and application of virtual reality technology to improve hand use and gait of individuals post-stroke. *Restor Neurol Neurosci*. 2004;22:371.
9. Norre ME, De Weerdt W. Treatment of vertigo based on habituation. 2. Technique and results of habituation training. *J Laryngol Otol*. 1980;94:971.
10. Norre ME, Beckers A. Vestibular habituation training: exercise treatment for vertigo based upon the habituation effect. *Otolaryngol Head Neck Surg*. 1989;101:14.
11. Lange B, Flynn S, Proffitt R, et al. Development of an interactive game-based rehabilitation tool for dynamic balance training. *Top Stroke Rehabil*. 2010;17:345.
12. Lange BS, Requejo P, Flynn SM, et al. The potential of virtual reality and gaming to assist successful aging with disability. *Phys Med Rehabil Clin N Am*. 2010;21:339.
13. Che PY, Hsieh WL, Wei SH, Kao CL. Interactive wiimote gaze stabilization exercise training system for patients with vestibular hypofunction. *J Neuroeng Rehabil*. 2012;9:77.
14. Lenhart A. Adults and Video Games. www.pewinternet.org/~/media//Files/Reports/2008/PIP_Adult_gaming_memo.pdf. Accessed January 19, 2012.
15. Keshner E, Kenyon R. Using immersive technology for postural research and rehabilitation. *Assist Technol*. 2004;16:54.
16. Whitney SL, Sparto PJ, Alahmari K, et al. The use of virtual reality for people with balance and vestibular disorders: the Pittsburgh experience. *Phys Ther Rev*. 2009;14:299.
17. Rizzo A, Kim GJ. A SWOT analysis of the field of virtual reality rehabilitation and therapy. Presence: *Teleoper Virtual Environ*. 2005;14:119.
18. Schulteis M, Rizzo A. The application of virtual reality technology in rehabilitation. *Rehabil Psychol*. 2001;46:296.
19. Kenyon RV, Leigh J, Keshner EA. Considerations for the future development of virtual technology as a rehabilitation tool. *J Neuroeng Rehabil*. 2004;1:13.
20. Ohyama S, Nishiike S, Watanabe H, et al. Autonomic responses during motion sickness induced by virtual reality. *Auris Nasus Larynx*. 2007;34:303.
21. Ohyama S, Nishiike S, Watanabe H, et al. Effects of optokinetic stimulation induced by virtual reality on locomotion: a preliminary study. *Acta Oto-Laryngologica*. 2008;128:1211.
22. Stanney KM, Kennedy RS, Drexler JM, Harm DL. Motion sickness and proprioceptive aftereffects following virtual environment exposure. *Appl Ergon*. 1999;30:27.
23. Howarth PA. Oculomotor changes within virtual environments. *Appl Ergon*. 1999;30:59.
24. Cobb SV. Measurement of postural stability before and after immersion in a virtual environment. *Appl Ergon*. 1999;30:47.
25. Moss JD, Muth ER. Characteristics of head-mounted displays and their effects on simulator sickness. *Hum Factors*. 2011;53:308.
26. Viirre E. In: Sieburgh H, Weghorst S, Morgan K, eds. *Health Care in the Information Age. Studies in Health Technology Informatics*. Vol 29. Vestibular telemedicine and rehabilitation applications for virtual reality. 1996.
27. Viirre E. Virtual reality and the vestibular apparatus. *IEEE Eng Med Biol*. 1996;2:41.
28. Kramer PD, Roberts DC, Shelhamer M, Zee DS. A versatile stereoscopic visual display system for vestibular and oculomotor research. *J Vestib Res*. 1998;8:363.
29. Di Girolamo S, Picciotti P, Sergi B, et al. Vestibulo-ocular reflex modification after virtual environment exposure. *Acta Oto-Laryngologica*. 2001;121:211.
30. Pothier DD, Hughes C, Dillon W, et al. The use of real-

time image stabilization and augmented reality eyewear in the treatment of oscillopsia. *Otolaryngol Head Neck Surg*. 2012;146:966.

31. Herdman SJ, Hall CD, Schubert MC, et al. Recovery of dynamic visual acuity in bilateral vestibular hypofunction. *Arch Otolaryngol Head Neck Surg*. 2007;133:383.
32. Mora R, Mora F, Crippa B, et al. Virtual Reality and vestibular rehabilitation. *Arch Sensol Neurootol Sci Prac*. 2003 (Proceedings XXX Congress of the GNA-NES- Oporto, Portugal).
33. Suárez H, Suárez A, Lavinsky L. Postural adaptation in elderly patients with instability and risk of falling after balance training using a virtual-reality system. *Int Tinnitus J*. 2006;12:41.
34. Cusin FS, Gananca MM, Gananca FF, et al. Balance Rehabilitation Unit (BRU) posturography in Meniere's disease. *Braz J Otorhinolaryngol*. 2010;76:611.
35. Kasse CA, Santana GG, Scharlach RC, et al. Results from the balance rehabilitation unit in benign paroxysmal positional vertigo. *Braz J Otorhinolaryngol*. 2010;76:623.
36. Jacobson J, Redfern MS, Furman JM, et al. Balance NAVE: a virtual reality facility for research and rehabilitation of balance disorders. Conf Proc ACM symposium Virtual Reality Software Tech. Alberta, Canada. 2001:103.
37. Whitney SL, Sparto PJ, Brown KE, et al. The potential use of virtual reality in vestibular rehabilitation: preliminary findings with the BNAVE. *J Neurol Phys Ther*. 2002;26:72.
38. Sparto PJ, Whitney SL, Hodges LF, et al. Simulator sickness when performing gaze shifts within a wide field of view optic flow environment: preliminary evidence for using virtual reality in vestibular rehabilitation. *J Neuroengineering Rehabil*. 2004;1:14.
39. Whitney SL, Sparto PJ, Brown KE, et al. The potential use of virtual reality in vestibular rehabilitation: preliminary findings with the BNAVE. *Neurol Report*. 2002;26:72.
40. Gottshall KR, Bartlett J, Sessoms P. Vestibular physical therapy comparing the CAREN: Computer Assisted Rehabilitation Environment with clinical vestibular physical therapy rehabilitation. Conf Proc 27th Barany Society Meeting. Uppsala, 2012.
41. Vitte E, Sémont A, Berthoz A. Repeated optokinetic stimulation in conditions of active standing facilitates recovery from vestibular deficits. *Exp Br Res*. 1994; 102:141.
42. Pavlou M, Quinn C, Murray K, et al. The effect of repeated visual motion stimuli on visual dependence and postural control in normal subjects. *Gait Posture*. 2011;33:113.
43. Clark R, Bryant A, Pua Y, et al. Validity and reliability of the Nintendo Wii Balance Board for assessment of standing balance. *Gait Posture*. 2010;31:307.
44. Hubbard B, Pothier D, Hughes C, Rutka J. A portable, low-cost system for posturography: a platform for longitudinal balance telemetry. *J Otolaryngol Head Neck Surg*. 2012;41(Suppl 1):S31.
45. Hall CD, Clevenger CK, Wolf RA, et al. Feasibility of a Low-cost, Interactive Gaming System to Assess Balance in Older Adults. Combined Sections Meeting of the APTA. Chicago, IL, February 8-11, 2012. *Phys Ther Abstract*. 2128.
46. Koslucher F, Wade MG, Nelson B, et al. Nintendo Wii Balance Board is sensitive to effects of visual tasks on standing sway in healthy elderly adults. *Gait Posture*. 2012;36:605.
47. Duclos C, Miéville C, Gagnon D, Leclerc C. Dynamic stability requirements during gait and standing exergames on the Wii Fit® system in the elderly. *J Neuroeng Rehabil*. 2012;9:28.
48. Horak FB. Postural compensation for vestibular loss. *Ann N Y Acad Sci*. 2009;1164:76-81.
49. Sparrer I, Duong Dinh TA, Ilgner J, Westhofen M. Vestibular rehabilitation using the Nintendo® Wii Balance Board—a user-friendly alternative for central nervous compensation. *Acta Otolaryngol*. 2013;133:239.
50. Meldrum D, Herdman S, Moloney R, et al. Effectiveness of conventional versus virtual reality based vestibular rehabilitation in the treatment of dizziness, gait and balance impairment in adults with unilateral peripheral vestibular loss: a randomised controlled trial. *BMC Ear Nose Throat Disord*. 2012;12:3.
51. Fitzpatrick M, Harding L. Using the Wii for Vestibular Rehabilitation. http://www.vestibular.org. Accessed 10/18/2012.
52. Clark RA, Pua YH, Fortin K, et al. Validity of the Microsoft Kinect for assessment of postural control. *Gait Posture*. 2012;36:372-377.
53. Wang PC, Chang CH, Su MC, et al. Virtual reality rehabilitation for vestibular dysfunction. *Otolaryngol Head Neck Surg*. 2011;145 (2 suppl):P158-P159.
54. Young W, Ferguson S, Brault S, Craig C. Assessing and training standing balance in older adults: a novel approach using the 'Nintendo Wii' Balance Board. *Gait Posture*. 2011;33:303-305.
55. Albiol-Pérez S, Gil-Gómez JA, Alcañiz M,et al. Use of the Wii balance board system in vestibular rehabilitation. Proc

13th Int Conf Interacción Persona-Ordenador: 2012: ACM.

56. Gascuel JD, Payno H, Schmerber S, Martin O. Immersive virtual environment for visuo-vestibular therapy: preliminary results. *Stud Health Technol Inform*. 2012;181:187-191.

57. Yamada M, Aoyama T, Nakamura M, et al. The reliability and preliminary validity of game-based fall risk assessment in community-dwelling older adults. *Geriatr Nurs*. 2011;32:188.

58. Barozzi S, Di Berardino F, Arisi E, Cesarani A. A comparison between oculomotor rehabilitation and vestibular electrical stimulation in unilateral peripheral vestibular deficit. *Int Tinnitus J*. 2006;12:45.

59. Bach-y-Rita P, Kaczmarek KA, Tyler ME, Garcia-Lara J. Form perception with a 49-point electrotactile stimulus array on the tongue: a technical note. *J Rehabil Res Dev*. 1998;35:427.

60. Danilov Y, Tyler M. Brainport: an alternative input to the brain. *J Integr Neurosci*. 2005;4:537.

61. Vuillerme N, Chenu O, Pinsault N, et al. Pressure sensor-based tongue-placed electrotactile biofeedback for balance improvement—biomedical application to prevent pressure sores formation and falls. *Conf Proc IEEE Eng Med Biol Soc*. 2007;6114.

62. Danilov YP, Tyler ME, Skinner KL, Hogle RA, Bach-YRita O. *J Vestib Res*. 2007;17:119-130 used with permission.

63. Barros CG, Bittar RS, Danilov Y. Effects of electrotactile vestibular substitution on rehabilitation of patients with bilateral vestibular loss. *Neurosci Lett*. 2010;476:123.

64. Bittar RS, Barros CG. Vestibular rehabilitation with biofeedback in patients with central imbalance. *Braz J Otorhinolaryngol*. 2011;77:356.

65. www.wicab.com₩balance.html. Accessed October 21, 2012.

66. Chiari L, Dozza M, Cappello A, et al. Audio-biofeedback for balance improvement: an accelerometry-based system. *IEEE Trans Biomed Eng*. 2005;52:2108-2111.

67. Dozza M, Chiari L, Horak FB. Audio-biofeedback improves balance in patients with bilateral vestibular loss. *Arch Phys Med Rehabil*. 2005;86:1401-1403.

68. Hegeman J, Honegger F, Kupper M, Allum JH. The balance control of bilateral peripheral vestibular loss subjects and its improvement with auditory prosthetic feedback. *J Vestib Res*. 2005;15:109-117.

69. Basta D, Singbartl F, Todt I, et al. Vestibular rehabilitation by auditory feedback in otolith disorders. *Gait Posture*. 2008;28:397-404.

70. Ernst A, Singbartl F, Basta D, et al. Short-term rehabilitation of patients with posttraumatic otolith disorders by auditory feedback training: a pilot study. *J Vestib Res*. 2007;17:137-144.

71. Wall C, 3rd, Weinberg MS. Balance prostheses for postural control. *IEEE Eng Med Biol Mag*. 2003;22:84.

72. Wall C, 3rd, Weinberg MS, Schmidt PB, Krebs DE. Balance prosthesis based on micromechanical sensors using vibrotactile feedback of tilt. *IEEE Trans Biomed Eng*. 2001;48:1153.

73. Sienko KH, Balkwill MD, Wall C, 3rd. Biofeedback improves postural control recovery from multi-axis discrete perturbations. *J Neuroeng Rehab*. 2012;9:53.

74. Wall C, 3rd, Kentala E. Effect of displacement, velocity, and combined vibrotactile tilt feedback on postural control of vestibulopathic subjects. *J Vestib Res*. 2010;20:61.

75. Wall C, 3rd, Wrisley DM, Statler KD. Vibrotactile tilt feedback improves dynamic gait index: a fall risk indicator in older adults. *Gait Posture*. 2009;30:16.

76. Allum JHJ, Zamani F, Adkin AL, Ernst A. Differences between trunk sway characteristics on a foam support surface and on the Equitest ankle-sway-referenced support surface. *Gait Posture*. 2002;16:264-270.

77. Basta D, Rossi-Izquierdo M, Soto-Varela A, et al. Efficacy of a vibrotactile neurofeedback training in stance and gait conditions for the treatment of balance deficits: a doubleblind, placebo-controlled multicenter study. *Otol Neurotol*. 2011; 32:1492-1499.

78. Corna S, Nardone A, Prestinari A, et al. Comparison of Cawthorne-Cooksey exercises and sinusoidal support surface translations to improve balance in patients with unilateral vestibular deficit. *Arch Phys Med Rehabil*. 2003;84:1173.

79. Nardone A, Godi M, Artuso A, Schieppati M. Balance rehabilitation by moving platform and exercises in patients with neuropathy or vestibular deficit. *Arch Phys Med Rehabil*. 2010;91:1869.

80. Winkler PA, Esses B. Platform tilt perturbation as an intervention for people with chronic vestibular dysfunction. *J Neurol Phys Ther*. 2011;35:105.

81. Zwergal A, Rettinger N, Frenzel C, et al. A bucket of static vestibular function. *Neurology*. 2009;72:1689.

section 6

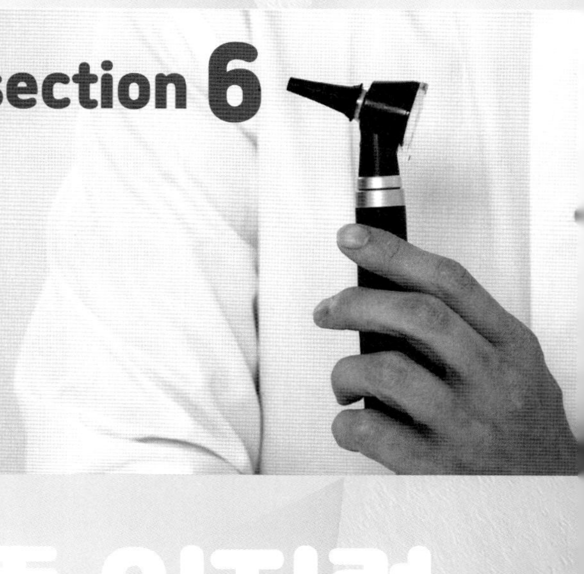

비안뜰 어지럼

Non-vestibular Dizziness

29

비안뜰 어지럼과 불균형

Non-vestibular Dizziness and Imbalance

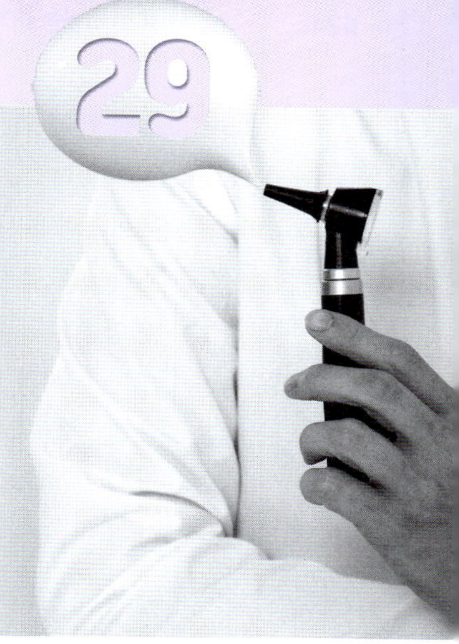

Ronald J. Tusa, MD, PhD

비안뜰 어지럼과 불균형은 증상이 대체로 모호하고, 안뜰검사결과에서는 정상으로 나타나 의사들도 매우 답답해한다. 이 장에서는 이러한 장애의 더 일반적인 원인에 대해 논의할 것이다. 불균형의 가장 일반적인 원인인 낙상에 대한 두려움이 내재된 비사용 평형장애(disuse disequilibrium)는 보행과 균형 치료에 쉽게 반응한다. 불균형(imbalance)을 유발하는 다른 질환으로는 뇌백질변성, 정상압물뇌증(normal-pressure hydrocephalus, NPH), 진행성 핵상마비(progressive supranuclear palsy), 파킨슨병, 큰섬유 말초신경병증 및 소뇌운동실조증이 있다. 이러한 장애의 많은 부분은 비사용 평형장애(또는 탈컨디셔닝)와 관련되어 있으며, 따라서 어느 정도까지는 물리치료에 반응한다. 이러한 장애가 있는 일부 사람들은 매우 활동적이거나 물리치료를 수행하기에 너무 무기력해서 비사용 평형장애가 나타나지 않는다. 이런 사람들에게는 보조도구 및 교육을 통해 낙상 위험을 줄이는 데 집중해야 한다. 마지막으로, 심각한 불균형 없이 주로 특정 상황에 의해 유발되는 머리의 어지럼으로 가장 잘 묘사되는 질환에 대해 논의할 것이다.

만성 어지럼이 있는 환자는 의사가 진단을 내리도록 먼저 평가하는 것이 가장 좋다. 이 평가 후에 당일 또는 가능한 한 빨리 물리치료를 시작할 수 있다. 물리치료 중에는 환자의 특정 문제를 파악하기 위한 초기 평가를 한다. 그런 다음 환자는 매일 가정 보행 및 균형 프로그램을 시작하여 매주 물리치료사에 의해 검토 및 수정을 받는다. 방문할 때마다 결과 점수를 재평가한다. 물리치료사는 환자를 재평가하고, 결과 점수에 따라 재활을 계속할지 아니면 6개월이나 12개월 후에 다시 방문하도록 할지 결정한다. 후자는 진행성 문제(척수 소뇌변성, 진행성 말초신경병증 및 진행성 핵병증)를 가지고 있는 환자에게 특히 중요하다.

비사용 평형장애(또는 불능화) 그리고 낙상에 대한 두려움

Disuse disequilibrium (or deconditioning) and fear of fall

기술 Description

매년 노인 인구의 약 1/3이 낙상을 경험한다. 노인은 근육의 크기, 관절운동범위 및 반사시간이 점진적으로 감소한다. 운동의 증가는 이러한 쇠퇴율을 감소시킬 수 있다. 많은 노인들이 최근의 수술, 피로, 만성질환, 넘어지거나 낙상에 가까운 사고로 인해 걷기와 운동을 멈추게 된다. 노인의 운동부족은 비사용 평형장애의 원인이 된다. 낙상에 대한 두려움은 비사용 평형장애를 야기하며 환자의 가정 운동 프로그램 참여 의지를 줄임으로써 비사용 평형장애를 악화시킬 수 있다.

그림 29.1은 어지럼과 균형 클리닉에서 환자의 낙상에 대한 두려움과 비사용 평형장애에 대한 연령 분포를 보여주고 있다. 다이아몬드 표시는 클리닉에 방문한 모든 환자를(왼쪽 축) 10년 단위의 나이로 표시한 것이다. 사각형 표시는 각 세대별 낙상에 대한 두려움(fear of fall, FOF)과 비사용 평형장애(disuse disequilibrium, DD)(오른쪽 축)가 있는 백분위비율을 나타낸다.

유용한 결과 검사 Useful outcome tests

193건의 관련 인용 문헌으로부터 낙상 위험 평가도구에 대한 근거 기반의 보고서가 2008년에 발표되었다. 그들의 결론은 다음과 같다. (1) 최근의 낙상 경험(history)은 미래 낙상의 예측 인자이다(Level A; 5 Class I 및 10 Class II 연구). (2) 비정상적인 Get-Up-and-Go, timed Up-and-Go 및 티네티 움직임 척도는 낙상에 가장 적합한 평가(screen)이다(Level B; Class II 및 III 연구). 근거 기반 가이드라인들의 설명은 글상자 15.4를 참조한다.

불균형 환자에게 에모리(Emory)에서 사용하는 결과 측정은 다음과 같다.

- 낙상 위험 평가: 티네티 낙상 위험 사정(Tinetti fall risk assessment), 동적 보행 지수(dynamic gait index, DGI)
- 보행시간 검사(timed gait tests): 8-ft "Get Up & Go" 검사, 보행 속도, 수정된 일어나 걸어가기(timed up and go) 검사
- 기립 균형 검사: 기립 균형 흔들림 정도를 정량화하기 위한 컴퓨터화된 동적 자세 또는 유사한 힘판 검사
- 보행과 균형의 주관적 검사: 활동특이적균형자신감척도(activities specific balance confidence, ABC)
- 균형과 평형장애 신뢰척도: 시각아날로그척도(visual analogue scale, VAS)
- 기타: 일상생활활동(ADLs)

이러한 결과 측정에 대한 전체적인 설명은 21장, 안뜰기능저하의 물리치료 평가에서 찾을 수 있다. 자세 검사법 균형감각 조직성 검사(sensory organization test, SOT)에 대한 설명은 11장의 안뜰기능 검사에서 찾을 수 있다.

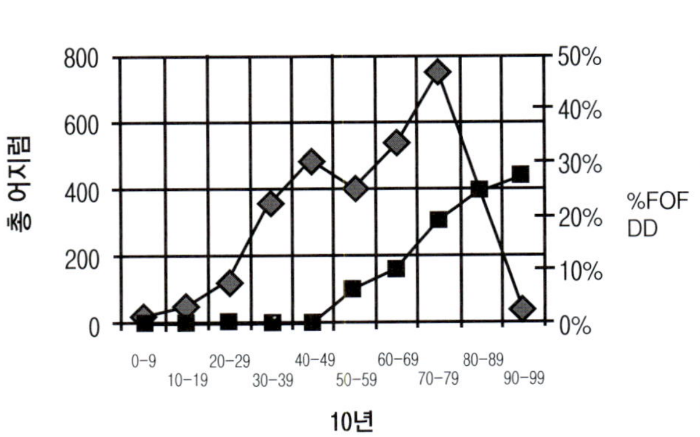

그림 29.1
어지럼 및 균형 클리닉에서 비사용 평형장애 및 낙상에 대한 두려움이 있는 환자의 연령분포. 설명은 본문을 참조한다.

관리 Management

비사용 평형장애의 관리에 대한 대규모 대조군 연구는 많지 않지만 경험에서 비춰볼 때 비사용 평형장애와 낙상에 대한 두려움을 가진 사람의 불균형은 보행과 균형 물리치료에 쉽게 반응한다. 낙상 예방을 위한 최근의 코크란(Cochrane) 보고서에서 어떤 한 가지 운동을 중재하는 것을 뒷받침하는 근거는 제한적이었다. 이 리뷰에는 60,345명의 참가자를 대상으로 하는 60개의 무작위 대조군 시험이 포함되었으며 이 중 절반은 노인복지시설에 있었고 나머지 절반은 병원에 있었다. 그럼에도 불구하고 훨씬 더 작은 연구에 따르면 지구력, 균형 및 팔다리의 근력을 증가시키는 일상적인 가정 운동 프로그램이 종종 문제를 해결한다고 제안한다. 문제해결에 대한 성공은 환자의 중재에 대한 준수와 가족이나 친구들의 지원에 달려 있다. 이것은 우리의 경험이기도 하다. 증례연구 29-1에서는 비사용 평형장애와 낙상의 두려움이 있는 환자에 대해 설명하고 있다.

뇌백질 변성과 정상압물뇌증

Leukoaraiosis and normal-pressure hydrocephalus

기술 Description

뇌백질 변성과 정상압물뇌증 두 질환 모두 인지 장애, 불균형, 방광기능장애의 증상을 나타내기 때문에 함께 논의된다. 심한 경우 이 질환을 앓고 있는 환자는 보행 실행증, 보행 개시 결함 및 심한 후퇴(retropulsion)가 있다.

유럽에 기반을 둔 뇌백질 변성과 장애(lukoaraiosis and disability, LADIS) 연구그룹은 최근 지난 10년간의 결과를 발표하였다. 이러한 연구에 근거하여 뇌백질 변성(leukoaraiosis; 허혈성 백질 질환)의 병인은 확연하게 작은 혈관 질환으로 여겨진다. 나이, 고혈압 그리고 열공성 뇌졸중(lacunar strokes)이 이러한 병인의 주요 결정 요인이며, 흡연과 고콜레스테롤혈증은 추가적인 위험을 야기한다. T2-강조 자기공명영상(MRI)에서 대뇌부채살 또는 다리뇌의 광범위한 백질의 높은 신호강도가 나타난다. 또한 이들은 중증의 백질 변화가 있는 환자는 3년 후에 악화될 위험이 두 배가 된다는 것을 발견했다.

정상압물뇌증은 치매, 불균형, 요실금의 3가지 증상이 있으며, 컴퓨터화된 단층촬영술(CT) 또는 머리의 자기공명영상(MRI)을 통해 발견되는 교통물뇌증이 있다. 정상압물뇌증을 앓고 있는 많은 환자들은 무표정과 톱니바퀴 강직을 포함한 파킨슨병의 특징을 가지고 있으나 떨림은 없다. 요추천자 또는 요추 배출을 통한 뇌척수액 검사는 낮에는 정상이지만 밤에는 수면 무호흡 기간 동안 뇌척수압이 상승한다.

유용한 결과 점수 Useful outcome scores

뇌백질 변성 또는 정상압물뇌증(NPH)으로 인한 불균형 및 인지저하 환자는 이번 장의 비사용 평형장애 부분에서 설명된 보행 및 균형 결과 측정을 받아야 한다. 또한 다중과제를 수행하는 동안 균형과 보행 검사와 함께 인지기능 평가를 해야 한다. 치매 환자는 단순 보행 작업보다 다중과제를 수행하는 동안 보행과 균형에 대한 문제가 더

표 29.1 불균형과 치매 환자에게 사용되는 결과측정들

	배액 전(pre-drain) 날짜	배액 후(post-drain) 2시간
간이정신상태검사(<24 인지적 손상)		
일어나 걸어가기 검사(<11.8초 = M + 2 SD 비낙상자들)		
일어나 걸어가기 검사 인지(<14.3초 = M + 2 SD 비낙상자들)		
일어나 걸어가기 검사 매뉴얼(<12.9초= M + 2 SD)		
차이 일어나 걸어가기 검사(일어나 걸어가기 매뉴얼-TUG) (차이 일어나 걸어가기 검사 낙상 위험 ≥4.5초)		
평균 보행 속도(ft/sec)(정상 나이/ 성별 =__________)		
말하면서 걷기 검사(낙상 위험 ≥ 18초)		
말하면서 걷기 검사-단순(낙상 위험 ≥ 20초)		
말하면서 걷기 검사-복합(낙상 위험 ≥ 33초)		
낙상 위험: (동적보행지수 ≤ 19 = 낙상 위험; 버그 균형 척도 ≤ 49= 낙상 위험; < 36 = 95% 낙상 위험)		
자세 검사: 균형감각 조직성 검사 조합 점수(나이에 비해 정상 = __________)		
트레일B - 트레일A(나이에 비해 정상 = __________)		
후퇴 검사		

욱 나타난다. 에모리 대학교에 있는 어지럼과 균형센터에서는 이러한 환자 집단에서 나타나는 결과점수를 문서화하였고, 이를 표 29.1에 나타내었다.

다음과 같다:

- 인지 검사: 간이정신상태검사(mini-mental state examination, MMSE), 트레일 검사(trails test)
- 다양한 수준의 다중과제가 포함된 보행 시간 과제: 평균 보행 속도, 일어나 걸어가기 검사(TUG), 말하면서 걷기 검사(walk while talk test, WWT test)
- 낙상 위험 평가: 동적 보행 지수(dynamic gait index, DGI)
- 선 자세 균형 검사: 서 있는 자세에서의 흔들림을 정량화하기 위한 컴퓨터화된 동적자세 검사 또는 힘 플랫폼
- 후퇴(retropulsion) 검사(엉덩관절이 부드럽게 뒤로 밀릴 때 뒤쪽으로 넘어지는 경향)

균형검사를 하면서 주의를 분산시킬 수 있는 능력을 검사할 수 있는 두 가지 검사는 수정된 일어나 걸어가기 검사와 말하면서 걷기검사이다. 여러 연구에 따르면 이중과제 상황에서 균형을 잡으면서 주의를 분산시키는 능력이 손상되면 노인들의 낙상에 크게 영향을 끼친다고 하였다. 보조를 받으면서 생활하는 거주자에 대한 연구에 따르면, 말하면서 걸을 수 없는 것은 향후 낙상을 예측하는 것으로 나타났다. 말을 할 때 걷는 것을 멈추는 사람들의 8.3%는 낙상을 경험했다. 치매가 없는 지역사회 거주 노인들에게도 같은 예측을 적용할 수 있다. 이 연구는 걷기만 한 경우의 42%에 비해 알파벳을 말하면서 걷는(말하면서 걷기) 검사에서는 71%의 양성 예측도가 나타났다. 수정된 일어나 걸어가기 검사에서 환자는 먼저 의자에 앉은 자세에서 시작하며 지시에 따라 일어서서 가능한 신속하고 안전하게 3m를 걸어가고, 돌아서, 의자로 걸어 돌아온 다음 앉는다. 그 다음 환자는 20~100 사이에서 무작위로 선택된 숫자에서 시작하여 3씩 뒤에서부터 세면서 검사를 수행하라는 지시를 받게 된다(TUG-인지). 마지막으로 환자는 물을 가득 채운 컵을 들고 과제를 수행한다(TUG 매뉴얼). TUG 매뉴얼과 TUG 사이 검사 결과 차이(TUG 매뉴얼-TUG)가 4.5초 이상이면 낙상 위험을 의미한다.

말하면서 걷기 검사(WWT)에서 피험자는 스스로 선택한 속도로 20ft를 걷고 돌아오는 시간을 측정한다(총 왕복 40ft). 두 번째 시도(말하면서 걷기 단순검사)에서 피험자는 알파벳의 문자를 말하면서 같은 코스를 걷는다. 세 번째 시도(말하면서 걷기 복합검사)에서는 다른 알파벳 문자(예: “a-c-e”)를 말하면서 같은 코스를 걷는다. 각각의 검사에서 나타난 보행 속도는 아래와 같은 낙상 위험을 나타낼 수 있다.

WWT(40ft): 18초 이상이면 낙상 위험
WWT-단순: 20초 이상이면 낙상 위험
WWT-복합: 33초 이상이면 낙상 위험

표 29.1에는 데이터를 삽입할 수 있는 세 개의 열이 나열되어 있다. 정상압물뇌증 환자에게 이 표를 그대로 사용하고 있다. 제목의 “배액(drain)”은 앞에서 설명한 바와 같이 대용량 뇌척수액 배액 절차의 수행을 의미한다. 뇌백질 변성 환자의 경우 “치료 전(Pre-PT)”, “치료 1주차/치료 4주차(“1week of PT”, “4week of PT”)” 등으로 제목을 대체할 수 있다.

관리 Management

비대조군 연구결과에 따르면 물뇌증의 배출을 위한 영구적인 단락장치(shunt system) 삽입 후 정상압물뇌증 환자의 인지능력과 균형능력이 65%에서 77%로 개선되었다. 저자의 센터에서는 대용량 뇌척수액 배액 시술 후에 인지 및 보행검사가 기준과 비교하여 긍정적인 결과가 나타났을 때만 단락장치를 삽입한다.

아쉽게도 무작위 전향적 임상시험은 부족하다. 2002년에 발표되고 2009년에 업데이트된 코크란 보고서에서도 정상압물뇌증의 관리에 있어서 뇌척수액을 제거하기 위한 단락장치의 삽입이 효과적인지에 대한 근거는 없었다.

현재의 근거에 따르면 뇌백질 변성을 가지고 있는 환자의 심혈관 질환 위험인자에 대한 적극적인 치료는 과정의 진행뿐만 아니라 관련 인지 및 균형 저하를 예방할 수 있다고 한다. 따라서 이러한 환자들은 고혈압, 콜레스테롤 상승, 당뇨병, 흡연을 반드시 조절해야 한다. 불행히도 혈류를 개선하는 것이 뇌의 기능을 개선하거나 안정화시키는지를 알아보기 위한 전향적인 임상시험은 없다.

정상압물뇌증 및 뇌백질 변성을 가지고 있는 모든 환

자들은 물리치료를 받아야 한다. 이 환자들은 일반적으로 특히 뒤로 걸을 때 낙상 위험이 높게 나타난다. 뇌백질 변성 환자의 경우 물리치료를 통해 약간의 균형 개선이 나타날 수 있지만, 많은 환자들은 집 안팎에서 이동할 때 보조기구(지팡이, 보행기, 바퀴달린 보행기)를 사용해야 한다. 가정에서 낙상 위험을 줄이려면 가정 건강 평가가 필요할 수도 있다. 이는 단락장치가 균형을 개선하지 못한다면 정상압물뇌증 환자에게도 마찬가지이다. 증례연구 29-2는 정상압물뇌증 환자, 증례연구 29-3은 뇌백질 변성 환자를 설명하고 있다.

진행성 핵상마비, 파킨슨병, 큰 섬유 말초신경병증, 척수소뇌실조

Progressive supranuclear palsy, parkinson's disease, large-fiber peripheral neuropathy, and spinocerebellar ataxia

기술 Description

신경계 질환인 진행성 핵상마비, 파킨슨병, 큰 섬유 말초신경병증 및 척수소뇌실조는 일반적으로 진행성이며 불균형 및 낙상과 관련되어 있다.

진행성 핵상마비(progressive supranuclear palsy, PSP)와 파킨슨병은 바닥핵과 앞뇌의 특정 부위가 퇴행한 결과이다. 둘 다 강직(rigidity)과 무표정 얼굴(masked facies)이 특징적으로 나타난다. 파킨슨병에서의 후퇴(retropulsion)는 경미하지만 진행성 핵상마비에서는 심각하게 나타난다. 후퇴 검사를 수행하기 위해 환자의 발을 약간 벌린 상태로 서 있게 하고 검사자가 가벼운 힘을 사용하여 환자의 엉덩이를 갑작스럽게 뒤로 당길 때 환자에게 한 걸음 이상 뒤로 물러나지 않도록 지시한다. 만약 환자가 세 발짝 이상 뒤로 걷거나 마치 '통나무처럼' 뒤로 넘어지면 검사에서 양성반응이다. 파킨슨병에서는 안정 및 때로는 활동 떨림이 나타나지만 진행성 핵상마비에서는 나타나지 않는다. 두 질환 모두 어느 정도의 상방 주시 결함이 있지만 진행성 핵상마비 환자는 더욱 심하다. 진행성 핵상마비 환자는 평균 여명이 7년이기 때문에 치명적일 수 있으며, 사망원인은 흡인(aspiration) 또는 낙상으로 인한 합병증이다.

큰 섬유 말초신경병증은 진동감각 및 고유수용성감각 상실을 초래한다. 특히 발목에서의 심각한 고유수용성감각 상실은 심한 불균형을 초래한다. 이러한 장애가 있는 사람은 균형을 유지하기 위해 시각에 크게 의존하게 된다. 그들은 보통 임상검진에서 양성 롬버그 검사결과를 나타낸다. 큰 섬유 신경병증의 일반적인 원인은 당뇨병, 알코올 남용, 염증성 신경병증 및 유전성 신경병증이다.

척수소뇌실조(spinocerebellar ataxia, SCA)는 소뇌의 여러 부분과 말초신경 및 뇌줄기의 구조를 포함하여 소뇌 외부 구조의 퇴행을 유발하는 유전성 질환이다. 이로 인해 불균형, 보행장애 그리고 눈, 팔, 다리의 협응장애가 초래된다. 최대 60가지 유형의 척수소뇌실조증이 있으며, 최소 29가지 이상이 유전자 돌연변이다. 척수소뇌실조 유형 3 환자의 일부는 양쪽 안뜰기능저하도 가지고 있다. 척수소뇌실조를 가진 다른 환자들은 정상적인 안뜰기능을 갖고 있지만 소뇌벌레의 결함으로 인해 안뜰눈반사(vestibulo-ocular reflex, VOR)를 억제할 수 없다. 이로 인해 머리를 움직이는 동안 더 큰 동작 민감도가 유발될 수 있다.

유용한 결과 점수 Useful outcome scores

진행성 핵상마비 환자 및 일부 파킨슨병 환자는 질환이 진행됨에 따라 인지 저하가 나타난다. 결과 측정은 표 29.1과 관련이 있다.

관리 Management

이러한 퇴행성 장애를 가진 환자는 종종 비사용 평형장애 환자보다 더 긴 치료과정을 필요로 한다. 또한 가정 운동 프로그램을 준수하는 것이 종종 문제가 된다.

파킨슨병 치료에는 카르비도파-레보도파(Sinemet)를 포함한 여러 가지 훌륭한 약물이 사용되며 이는 운동성과 균형에도 도움이 된다. 하지만 결국 많은 환자들이 더 이상 약물에 반응하지 않게 되어 깊은 뇌자극(deep brain stimulation)을 필요로 한다. 깊은 뇌자극이 균형을 개선시키는지는 확실하지 않다. 일부 환자들은 비사용 평형장애를 경험하게 되고 물리치료를 필요로 한다.

최근의 코크란 보고서에 따르면 파킨슨병 환자 1,518명으로 구성된 33개의 대조 임상시험에서 무작위로 물리치료[일반적인 물리치료, 운동, 트레이드밀 훈련, 신호 주기(cueing), 댄스 또는 무술]를 하거나 물리치료를 하지 않은 경우를 평가하였다. 2분 및 6분 걷기 검사와 버그 균형 척도 및 일어나 걸어가기 검사에서 보행 속도와 보폭길이가 크게 향상되었다. 두 그룹 사이에서 낙상률에는 차이가 없었다.

진행성 핵상마비 환자의 치료에 대한 성공적인 대조군 임상시험은 없었다. 미국 오리건주에서 진행성 핵상마비 환자의 낙상에 대한 이유를 더 잘 이해하기 위한 임상시험(NCT01563276)이 진행 중이다. 이 정보를 바탕으로 더 나은 치료전략을 개발하기를 희망하고 있다. 현재의 치료기준에는 약물이 보행과 균형을 향상시키는지를 알아보기 위해 저용량 Sinemet의 4주 임상시험이 포함된다. 이 질환에 대한 외과적인 치료는 없다. 보행 및 균형 물리치료는 낙상 방지 및 비사용으로 인한 문제를 줄이기 위해 처방되어야 한다. 물리치료를 받는 환자는 뒤쪽으로 넘어지는 것을 막기 위해 롤레이터(rollator)가 필요하다.

2009년에 업데이트된 1966년부터 2004년까지의 문헌에 대한 코크란 보고서에서 신경병증 환자의 기능을 향상시키기 위한 운동치료의 효과에 대한 무작위 대조연구는 3건뿐이었다. 이 연구에 따르면 근력은 향상되었지만 장애는 감소하지 않았다. 현재 말초신경병증 또는 척수뒤뿌리/등쪽기둥(column) 질환에 의해 유발된 고유수용성감각 결함 환자를 위한 치료기준은 서 있거나 걷는 동안 시각적 신호를 사용하도록 권장하는 것이다.

순수한 소뇌변성이 있는 42명의 환자에 대한 무작위 임상시험에 따르면 물리치료 및 작업치료를 통한 재활은 운동실조증, 보행 및 일상생활활동의 기능적 이득을 크게 향상시킬 수 있다는 것이 밝혀졌다. 이 연구에서는 환자를 즉시치료군과 지연치료군 2개로 무작위로 나누었다. 치료가 중단된 이후 24주 동안 일정 수준의 개선이 유지되는 것으로 나타났다. 증례연구 29-4는 재활을 통해 개선된 척수소뇌실조 환자를 설명하고 있다.

만성 상황 연관 어지럼
Chronic, situation-related dizziness

다수의 만성 상황 연관 어지럼 증후군이 문헌에서 설명되고 있으며, 만성적이거나 상황에 의해 유발된 어지럼은 모든 병리 검사에서 정상이며 검사에서 임상적 비정상이 일관성 없게 나타난다(표 29.2). 이러한 증후군은 정신과적 어지럼과 겹칠 수도 있고 유기적 기초를 이해할 수 없는 독특한 증후군일 수도 있다(글상자 29.1).

공간공포증 Space phobia

이 용어는 열린 공간과 시공간적 지원이 없을 때 강한 두려움을 느끼는 4명의 환자를 설명하는 데 처음 사용되었

표 29.2 만성 상황 연관 어지럼의 형태

명명법	영어로 사용 및 설명되는 연도	설명	참고문헌
공간공포증	1976	"지지되지 않는 공간에 대한 지각이 낙상에 대한 두려움과 부적절한 구조 반응을 초래"	21
운전자 지남력장애 증후군	1985	특정 상황에서 주행할 때, 운전자가 차 옆으로 떨어지는 듯한 착각을 하거나 차가 옆으로 도는 듯한 환상을 가짐	24
공포성 체위성현훈	1986, 1994	균형 결핍이 없는 강박 관념이 있는 개인의 주관적 불균형	26
상륙증후군	1987	사람이 가만히 있는데도 보트에 탄 것처럼 흔들리는 느낌. 이 감각은 움직이는 (가령, 차 안에서) 경우 사라짐. 보통 수 일간의 지속적인 수동 수송(유람선) 후에 유도됨	28
시각성현훈	1995	지각과 자세 조절을 위한 시각적 단서에 대한 지나친 신뢰	30
만성 주관적 어지럼	2007	불안정함 또는 어지럼이 수 일에서 3개월 이상 지속됨. 증상은 걷거나 서 있을 때 심각하며 시각적 배경 또는 자기 동작에서 물체의 움직임에 의해 악화됨	32 19장 참조

글상자 29.1

요점과 반대점

문헌에서 인용된 수많은 어지럼 증후군들은 과거력(history)에 의해 엄격하게 진단되며 진단을 확인하는 데 사용된 비정상적인 검사가 없었다(표 29.2). 일부 환자는 임상 검사에서 안뜰기능저하나 중추성 징후가 있을 수도 있지만 같은 증후군이 있는 다른 환자는 그렇지 않을 수도 있으며 만성 증상으로 보이지 않을 수도 있다. 이러한 다른 증후군을 진단하기 위해 신뢰할 수 있는 객관적인 검사가 발견될 때까지 이러한 증후군이 아직 병태생리학적 원인을 찾지 못한 유기적 질환인지, 아니면 안뜰자극에 의해 유발된 안뜰의 문제인지는 확실하지 않다. 현재로서는 대부분의 경우 동일한 방식으로 치료를 하는데 제한적으로 효과를 보고 있다.

다. 1981년에 9명의 환자가 추가로 설명되었고, 15명 중 11명은 가까이 있는 시각지원 시스템(예: 벽)을 필요로 할 정도로 심각한 보행장애가 있었다. 그들은 일반적으로 바닥을 기어 다니면서 방을 건너가거나 벽 가까이에서 걸었다. 이러한 상태는 공공장소에 대한 추가적인 두려움을 가지고 있는 광장공포증과는 구별된다. 필자의 생각으로는 공간공포증은 낙상에 대한 심각한 두려움이라고 부르는 것과 어느 정도 중복된다. 이것은 인지 행동 상담에 반응할 수도 있다.

운전자 지남력장애 증후군 Motorist disorientation syndrome

이 용어는 처음에는 특정 상황에서 자동차를 운전할 때 잘못된 움직임과 방향감각장애가 있는 사람들을 설명하는데 처음 사용되었다. 이것은 운전자가 한쪽으로 떨어지고 있거나 차가 한쪽으로 돌고 있다는 착각을 불러일으킨다. 이러한 상황에는 고속도로, 고속, 언덕 꼭대기 또는 내리막길에서의 주행이 포함된다. 어떤 사람들은 이를 공간공포증이나 시각적 현훈의 한 형태라고 생각한다.

공포성 체위성현훈 Phobic postural vertigo

이 용어는 1986년 독일 신경외과 의사 Thomas Brandt와 Marianne Dieterich에 의해 처음 사용되었고 1994년 영어로 명명되었다. 신경-귀 클리닉에서 이 증후군의 발생률은 17%로 높아질 수 있다. 개인의 불균형에 대한 주관적인 감각이며, 강박장애성격이 있지만 균형문제는 없다. 이러한 환자들에서 보행장애의 정신과적 징후는 나타나지 않는다. 치료에는 안심, 기전에 대한 설명, 규칙적인 운동 반복 등의 과정이 포함된다. 2.5년의 추적조사에서 어지럼 증상은 감소되었지만 전체적으로 정신요법 중재를 필요로 하는 정신과적 문제는 여전히 남아 있었다.

상륙증후군 Mal de débarquement

상륙증후군(mal de débarquement syndrome, MdDS)이라는 용어는 1987년 영문학에서 처음 사용되고 기술되었다. 이는 마치 배에 있는 것처럼 흔들리는 감각이며, 가만히 있을 때 가장 두드러진다. 이 감각은 움직일 때(예: 차 안에서) 사라진다. 일반적으로 수 일간의 지속적인 수동 수송(유람선) 후에 발생한다. 시각 움직임과 관련된 특정 둘레영역(limbic area)에서의 강화된 활성이 MdDS 환자의 기능적 MRI에서 발견되었다.

시각성현훈 Visual vertigo

Bronstein은 말초성 안뜰, 뒤오목(posterior fossa) 안에 중추성 병변 또는 전체 시야 움직임에 비정상적으로 높은 의존성이 있는 사시(strabismus)를 가진 환자를 설명하기 위해 사용하였다. 결과적으로 특정 시각적 상황에 노출되었을 때 어지럼과 불균형증상이 나타난다. 그 이후, 이 명명법은 "지각과 자세 조절을 위한 시각 신호에 과도한 의존"을 보이는 편두통이나 불안을 가진 사람들을 포함하여 사용되었다. 증례연구 29-5는 시각적 현훈을 진단받은 환자를 설명하고 있다.

만성 주관적 어지럼 Chronic subjective dizziness

이 용어는 2007년에 Staab과 Ruckenstein에 의해 미국에서 공포성 체위성현훈과 유사한 미국의 환자에 대한 일련의 연구에 기초하여 처음 사용되었다. 3개월 이상 주로 낮 동안 존재하는 불안정함 또는 어지럼으로 구성된다. 증상은 걷거나 서 있을 때 가장 심각하며 시각적인 배경에서 물체의 움직임에 의해 악화된다. 유발요인은 (1) 말초 안뜰기능장애, (2) 의학적 문제, (3) 정신장애를 포함한 어지럼 또는 불안정을 일으키는 급성 또는 재발성 문제일 수 있다. 검사는 정상적이거나 또는 증상을 설명하지 못하는 상태로 나타날 수도 있다. 이러한 환자들은 일반적으로 불안이나 우울증 등 정신질환의 발병이 증가하지만, 이러한 특징이 나타나지 않을 수도 있다. 증례연구 29-6은 만성 주관적 어지럼으로 진단된 환자에 대한 설명이다. 19장을 참조하라.

관리 Management

이러한 만성 상황 연관 어지럼 질환에 대한 믿을 만한 치료법은 아직 없다.

일반적으로 제안되는 것은 안심, 활동증가 및 건강서비스제공자와 문제를 논의하는 것이다. 또한 인지행동 치료, 탈민감화(desensitization) 및 저용량 세로토닌 선택적 재흡수 억제제 및 장기간 작용하는 벤조디아제핀 등의 약물을 추가할 수 있다. 물리치료의 역할은 19장에서 논의되었다.

증례연구 29-1

73세의 T씨는 9개월 전 3ft의 사다리에서 떨어졌다. 심각한 부상을 입지는 않았지만 그 후 만성 어지럼이 나타났다. 그녀는 때때로 균형을 잃지만 넘어지지는 않았다. 사다리에서 떨어지기 전에는 하루에 3mile을 걸었지만 지금은 걷는 것을 두려워한다. 병리 검사에서는 심각한 정형외과적 또는 신경학적 문제가 없었다. 안뜰 소견은 정상이다. 그녀는 일자로 나란히 걸을 수 없으며(tandem) 눈을 감은 채로 서 있을 때 넘어지려는 두려움을 보인다. 클리닉에서 걷는 동안 벽을 잡고 걸었다. 티네티 낙상 위험 사정 점수는 27점이었고, 이 환자의 낙상 위험은 중간인 것으로 확인되었다(그림 29.2). 이 평가도구는 낙상 위험이 있는 환자에게 탁월하다.

논평 Comment

병력과 검사결과는 비사용 균형장애와 낙상에 대한 두려움과 일치한다. T씨는 노인 전문 물리치료사가 만든 가정 운동 프로그램을 하루에 한번 시작하였다. 그녀는 4주 동안 일주일에 한 번 클리닉에서 치료사를 만났다. 클리닉을 방문할 때마다 균형능력을 평가하고 더 힘든 운동을 하도록 하였다. 이 운동에는 눈을 뜨거나 감은 상태에서 점진적 정적 균형, 머리 움직임이 있거나 없는 상태에서의 점진적인 보행 운동 그리고 마지막에는 하루에 1~3mile로 증가하는 걷기 프로그램이 포함되어 있었다. 4번째 주가 끝날 무렵 T씨의 티네티 낙상 위험 사정 점수는 정상 범위(점수=35/37)로 향상되었다. 그녀는 정상적인 활동으로 돌아갔고 치료를 마쳤다.

티네티 낙상 위험 사정

환자 MT 64-57-08 **날짜 03/26/99**

앉은 자세 균형	(2) 꾸준히, 안정적 (1) 바로 서기 위해 의자를 붙잡음 (0) 구부리거나 의자에서 미끄러짐
의자에서 일어서기	(2) 붙잡지 않고 가능함 (1) 의자의 팔을 사용함 (0) 도움 또는 여러 번 시도 없이는 불가능
즉각적 서기 균형	(2) 지지 없이 안정적 (1) 지지와 함께 안정적 (0) 불안정(발을 움직임)
서기	(2) 발이 붙어있는 상태에서 안정적 (1) 안정적, 발이 떨어짐 (0) 불안정 또는 붙잡음
눈 감을 때 균형	(2) 안정적, 발이 붙어있음 (1) 안정적, 발이 떨어짐 (0) 불안정; 붙잡음
가벼운 압력으로 흉골 밀기 3번	(2) 안정적 (1) 발을 움직이나 균형 유지 (0) 넘어지려고 함

증례연구 29-1

돌기(360)	(2) 잡거나 비틀거리지 않는 연속 단계 (1) 불연속, 다른 발을 올리기 전에 발을 완전히 내려놓음 (0) 불안정 또는 붙잡음
목돌림	(2) 수평과 수직(천장에서), 안정적 (1) 감소된 능력이지만 불안정성, 통증, 어지럼은 없음 (0) 불안정 또는 증상이 있음
눈뜨고 한 다리로 서기	(1) 붙잡지 않고 5초 가능 (0) 불가능
허리펴이 뒤로 기울어지도록 요청	(2) 붙잡거나 비틀거리지 않고 좋은 폄 (1) 시도하지만 감소된 가동범위 또는 붙잡음 (0) 시도할 수 없거나 비틀거림
손을 높게 뻗기	(2) 물체를 잡거나 흔들지 않고 내릴 수 있음 (1) 닿을 수 있지만 붙잡을 필요가 있음 (0) 불가능 또는 불안정
허리 굽히기	(2) 가능, 한 번 시도, 붙잡지 않음 (1) 가능, 한 번 시도, 붙잡음 (0) 불가능 또는 여러 번 시도
앉기	(2) 가능, 한 번의 부드러운 동작 (1) 팔을 사용할 필요가 있음, 부드럽지 않음 (0) 의자에 주저앉음, 거리를 잘못 판단함
보행	
보행 시작	(1) 즉시 시작, 한 번의 부드러운 동작 (0) 망설임, 여러 번 시도, 부드럽지 않음
걸음 높이	(1) 완전히 닿지 않는다, 1~2inch, 오른쪽 (1) 완전히 닿지 않는다, 1~2inch, 왼쪽 (0) 닿는다, 오른쪽 (0) 닿는다, 왼쪽
걸음 길이	(1) 발길이로 오른발은 왼발을 통과 (0) 전체 발길이로 오른발은 왼발을 통과하지 않음 (1) 발길이로 왼발은 오른발을 통과 (0) 전체 발길이로 왼발은 오른발을 통과하지 않음
걸음 대칭	(1) 같거나 양쪽 거의 같음 (0) 다양함, 매 걸음마다 같은 발로 전진
걸음 연속성	(1) 쉬지않거나 보폭에서 멈춤 (0) 걸음 간 멈춤, 걸음 길이 다양함
경로 편차	(1) 발은 직선을 따름 (0) 발은 좌우 또는 한 방향으로 치우침
몸통 안정성	(2) 정상 (1) 무릎 또는 허리가 굽혀짐, 도움을 주기 위해 팔들이 벌려지지 않음 (0) 현저한 흔들림
걷기 자세	(1) 정상 지지면 (0) 넓어진 지지면
걸으면서 돌기	(1) 정상, 연속적 (0) 비틀거리거나 도는데 멈춤

총 균형 (25) = **20**　　총 보행 (12) = **7**
총합 = **27** (37) (〉 31 정상; 26-31 = 중등도의 위험; 〈 25 높은 위험)

그림 29.2
티네티 낙상 위험 사정 사용의 예

증례연구 29-2

G씨는 2년 전부터 인지기능 저하, 바닥으로 넘어지는 불균형 그리고 요실금이 있는 85세 남성이다. 그는 머리의 MR 이미지를 가져왔다(그림 29.3). 뇌실에서 뇌척수액 흐름의 폐쇄는 없었으며 교통물뇌증의 진단과 일치하였다. 대용량 뇌척수액 배액 절차 전후 결과점수는 표 29.3에 있다. 뇌척수액 압력을 포함한 요추천자의 결과는 정상이었다.

논평 Comment

과거력, 허리천자 그리고 머리 MRI 결과를 기초로, 이 환자는 정상압물뇌증(NPH)이 있었다. 배액 절차 전의 결과점수는 치매, 균형 및 보행 장애, 낙상 위험이 있었다. 처음(배액 전), 평균 보행 속도, 일어나 걸어가기 검사 및 말하면서 걷기검사 점수는 약간의 손상이었지만, 다중과제(TUG인지 및 WWT-복합) 동안 보행 속도는 현저하게 손상되어 있었다.

대량의 허리천자 후 G씨는 인지, 보행 또는 균형에서 큰 개선을 보이지 않았다. 그와 그의 가족은 션트를 계속하지 않기로 결정했다. 대신 그는 4주간 보행과 균형 물리치료를 받았다. 약간의 개선이 있었지만 여전히 낙상 위험이 있었다. 따라서 보행 보조기구인 워커가 처방되었다. 환자는 운동을 계속할 것을 지시받았으며 6개월 동안 지켜보기로 하였다.

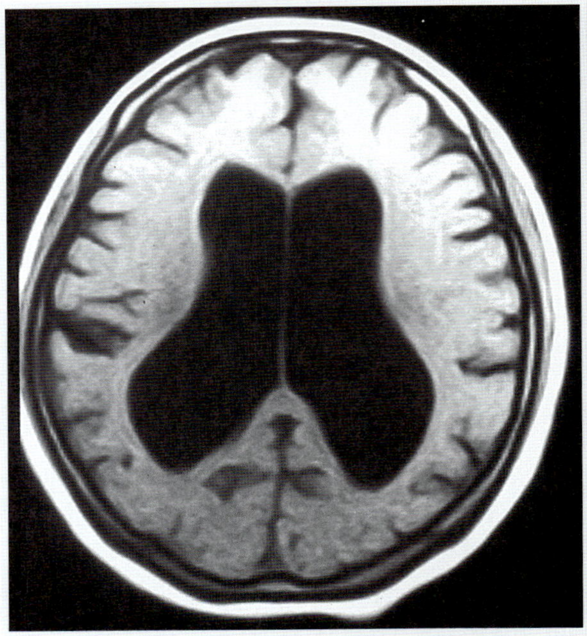

그림 29.3
물뇌증의 보여주는 수평면 머리의 자기공명영상

표 29.3 대량 CSF 배액 시술 후 정상압물뇌증 환자에 대한 결과점수(증례연구 29-2)

환자 이름: G	배액 전	배액 후 2시간
진단: 정상압물뇌증	날짜: 03/31/06	03/31/06
간이정신상태검사(<24 = 인지적 손상)	19	21
일어나 걸어가기 검사(<11.8초 = M +2 SD 비낙상자)	13.21	11.77
일어나 걸어가기 검사 인지(<14.3초 = M + 2 SD 비낙상자)	25.15	22.75
일어나 걸어가기 검사 매뉴얼(<12.9초 = M + 2 SD)	17.83	17.30
차이 일어나 걸어가기 검사(TUG 매뉴얼-TUG) (차이 일어나 걸어가기 검사 ≥ 4.5초 = 낙상 위험)	4.62	5.53
평균 보행 속도(ft/sec)(정상)(나이/성별 = 3.08)	2.32ft/sec	2.20ft/sec
말하면서 걷기검사(40ft)(≥ 18초 = 낙상 위험)	18.24	21.64
말하면서 걷기검사-단순(≥ 20초 = 낙상 위험)	26.62	28.53
말하면서 걷기검사-복합(≥ 33초 = 낙상 위험)	41.08	32.53
낙상 위험: (동적 보행 지수 ≤ 19 = 낙상 위험)	15	16
자세 검사(나이에 비해 정상 = 63.8)	32	36
트레일B - 트레일A	472sec	482sec

증례연구 29-3

60세의 S씨는 만성 균형장애를 호소하였다. 환자는 다리가 '납처럼' 무겁게 느껴졌고, 여러 차례 뒤로 넘어져 다친 적이 있다. 환자는 당뇨, 고혈압, 콜레스테롤 수치가 높다. 검사에서 그녀는 무표정, 가벼운 강직 그리고 보행실조증이 있었다. 뒤로 한발 떼기를 할 때 '통나무처럼' 뒤로 넘어지며 잘못된 바로잡기 반사가 나타났다. 떨림이나 톱니바퀴 강직은 없다. 환자는 시네메트(Sinemet) 시도에서 개선이 나타나지 않았다. 머리 MRI에서는 뇌백질 변성이 보여진다(그림 29.4). 환자는 보행과 균형운동을 위해 물리치료가 처방되었다.

논평 Comment

이 환자는 뇌의 작은 혈관 질환으로 인해 심각한 위험 요소를 가지고 있다. 파킨슨병의 양상을 나타내지만 파킨슨병은 아니다(떨림이 없고 시네메트에 반응 없음). 그녀는 매일 가정 운동 프로그램을 시작하였으며 4주 동안 주 1회씩 물리치료를 받았다. 낙상 위험 또는 자세검사 점수는 크게 개선되지 않아 독립성을 향상시키기 위한 의자, 바구니, 핸드브레이크가 있는 롤러에이터(rollator) 보행보조기가 처방되었다. 또한 그녀의 안전을 향상시키기 위해 집의 구조를 바꾸는 것을 추천받았다.

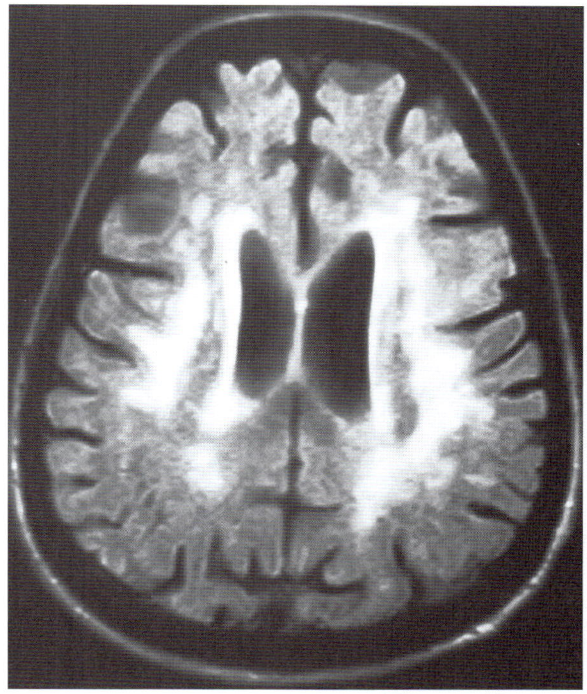

그림 29.4
뇌백질변성(leukoaraiosis), 즉 광범위한 백질의 허혈성 변화 문제를 보여주는 수평면에서의 머리 자기공명영상

증례연구 29-4

50세의 P씨는 3년 동안 점진적인 균형장애를 겪었으며, 걷는 도중 몇 초 동안 지속되는 자발적 현훈 발작이 여러 차례 있었다. 환자는 세 번 넘어졌고, 계단을 내려오면서 왼쪽 발목이 골절되었다. 그래서 그녀는 1년 동안 지팡이를 사용했다. 그녀의 아버지, 두 자매 그리고 형제 모두 똑같은 문제가 있다. 검사결과 두부충동(thrust)검사에서 양쪽 안뜰기능 저하가 있었으며, 하향 눈떨림, 구음장애 그리고 하지의 소뇌실조증이 있었다. 머리 MRI로는 소뇌 및 다리뇌의 위축이 있었다(그림 29.5). 유전자 선별검사는 척수소뇌위축증(spinocerebellar atrophy, SCA) 우세형인 SCA 유형 3과 일치하였다.

논평 Comment

이 환자와 동일한 SCA 유형 3의 일부 환자는 양쪽 안뜰상실의 원인이 중추에 있다. 물리치료사는 초기 평가를 수행하였고 여러 가지의 문제를 확인하였다. 여기에는 머리 움직임 시 감소된 주시안정성, 선 자세에서 시각적 단서가 사라졌을 때와 편평하지 않은 지면에서의 균형장애,

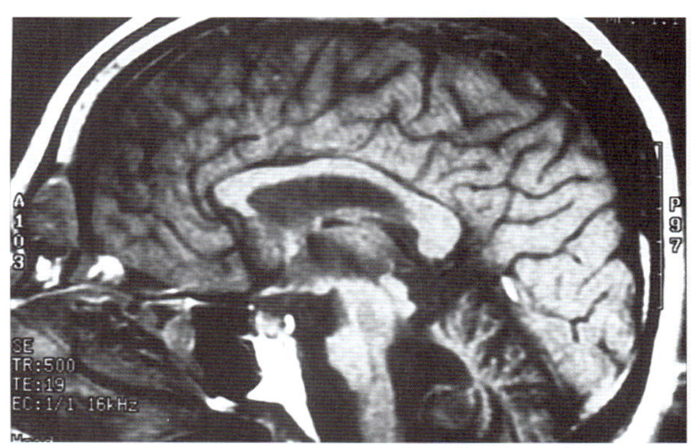

그림 29.5
척수소뇌위축증 유형 3 환자의 시상면에서 머리의 자기공명영상

증례연구 29-4

딱딱한 지면이 아닌 곳을 걸을 때 균형을 유지하기 어려운 증상 등이 있었다. 또한 환자는 장애물을 넘어 걷는 것과 길을 건널 때 충분히 빨리 걷는 등의 과제를 성공적으로 수행할 수 없었다. 물리치료사는 주시안정성, 균형, 근력 및 보행 훈련을 P씨에게 지시하고 매주 업데이트하였다. 균형 재훈련은 다양한 감각 조건(예: 눈을 뜨고 감은 상태에서 정적 균형)으로 수행하였다. 환자는 감독하에 눈을 뜨고/감은 상태로 폼 위에서 균형 훈련을 하고 수정된 한발서기 동작을 훈련하였다. P씨를 위한 걷기 프로그램은 평지에서 지팡이를 가지고 시작하였다(앞으로 걷기, 뒤로 걷기, 옆으로 걷기). 마지막에는 머리를 천천히 좌우로 돌리면서 걷는 것과 작은 장애물, 잔디, 약간의 경사가 있는 곳에서 걷도록 하였다. 엉덩관절 조절을 위해 상지의 보조 없이 앉았다 일어서는 것과 엉덩관절 벌림/모음이 추가된 브릿지 자세 수행을 통한 근력운동을 포함하였다. 안뜰적응 운동은 앉은 자세에서 X1보기(20장 참조)와 함께 머리를 양쪽 수평으로 그리고 수직으로 움직이는 것과 근거리 및 원거리를 보는 것을 모두 사용하였다. 환자는 이런 운동을 하루 3~5회를 수행하였지만 1~2일 후 시야가 흐려지는 현상이 증가하여 머리 움직임의 범위를 줄이고 운동은 하루에 3번으로 변경하였다. 선 자세로 진행하면서 하루에 3번 1분간 운동을 실시하였다. 환자는 한 주에 한 번 9회 방문하였다. 그 후 3주 후에 방문하며 치료의 빈도를 줄여갔다. 표 29.4는 P씨에 대한 물리치료를 받은 후의 결과 점수 향상을 보여주고 있다.

표 29.4 소뇌실조증 환자의 결과점수(증례연구 29-4)

결과 검사	초기 평가 점수	물리치료로부터 퇴원하는 날의 점수
8ft 일어나 걸어가기 검사	지팡이로 22.4초	지팡이 없이 11.4초
컴퓨터화된 동적 자세검사의 균형감각 조직성 검사(SOT) 조합 점수	36/72; 6/6 낙상	70/72; 1/6 낙상
동적 보행 지수	3/24	17/24
활동특이적균형자신감척도 점수	11.2%	71%
시각아날로그척도(균형장애)	9.5/10	3.1/10

증례연구 29-5

시각성현훈 Visual vertigo

41세의 T씨는 '시각흐림이 있는 현훈/어지럼'이 2분 또는 그 이하로 나타나고 있다. 그는 이를 다양한 시각적 환경에 의해 유발되는 어려움, 흔들림 및 불균형으로 표현하였다. 시야에서 초점을 변화시켰을 때 그리고 누군가 그와 대화를 하기 위해 가까이 다가올 때 나타났다. "때때로 무엇인가에 초점을 맞추려고 노력할 때 핑 돌거나 어지럼을 느낀다." 메스꺼움은 없었으나 바닥에 쓰러졌다. 이러한 증상은 군인으로써 이라크에 배치된 이후 5년 동안 지속되어 왔다. 2009년 초기 전기눈떨림검사(ENG)는 가벼운 L UVL이었지만 2011년 5월 23일에는 정상이었다. 머리 MRI에서 신경학적 검사는 모두 정상이었다. 이 환자는 에모리 신경안과(Emory neuroophthalmology)에서 문제가 발견되지 않아 나에게 의뢰되었다. 내가 실시한 신경학적 그리고 안뜰검사 또한 정상이었다. 회전의자 검사도 정상이었다.

논평 Comment

나는 이 환자를 특정한 시각적 상황(운전, 슈퍼마켓 또는 사물의 움직임)에 의해 유발되거나 악화되는 어지럼 증상에 기초하여 "시각성현훈"이라고 진단하였다. 이 용어는 환자가 실제 현훈이 없고 객관적인 원인이 없기 때문에 불분명하였다. 그러나 이 증후군은 Bronstein 박사에 의해 잘 설명되었다. 나는 아침에 저용량 파록세틴(Paxil)과 밤에는 저용량 클로노핀(Klonopin)과 같은 약물을 포함하는 치료에 대해 논의하였다. 또한 행동상담에 대해도 논의하였다. 마지막으로 Pavlou 등에 의한 시각성현훈이 있는 26명의 소규모 연구–무작위로 중재가 없는 대조군과 한 번에 최대 2분간 움직이는 시각적 자극(전체 시야 OKN 또는 회전 디스크)을 주당 4시간으로 하여 몇 주 동안 실시한 연구에 대해 논의하였다. 대조군은 같은 시간 동안 자전거 타기, 달리기, 수영을 하였다. 그 후 피험자는 시각적 의존성을 평가하기 위해 주관적 시각성현훈, 자세 흔들림을 평가하였다. 결과는 대조군보다 실험군에서 유의하게 향상되었다(P=0.04).

증례연구 29-6

62세 여성 M씨의 주호소는 "11개월 전 심장수술을 한 이후로 항상 어지럽다"이다. 그녀는 시각적인 움직임이 극도로 힘들고 걷기, 어찔함(lightheadedness), 이중시(double vision) 및 기절에 대한 두려움에 시달리고 있었다. 증상은 걷고 있을 때 더욱 심해졌다. 그녀는 A형(Type A) 성격을 인정하였다. 그녀는 어지럼 때문에 한 시간 동안 진행하는 주 4회의 운동(트레드밀과 짐웨이트)을 중단하였다. 이로 인해 신경안과, 심장, 가정의학, 내분비 등의 수많은 의사를 만나보았지만 증상의 원인은 발견하지 못했다. 신경학적 검사에서 정상이었으며, 온도눈떨림검사 반응에서 정상적인 ENG를 보였다. 컴퓨터화된 동적 자세 검사에서는 연령에 따른 대조군(68)에 비해 정상 복합 점수(84)로 높게 나타났으며, 운동결함은 발견되지 않았다. 비생리학적 양상 또한 발견되지 않았다. 환자의 티네티 낙상 위험은 36/37로 정상이었다. 불안과 우울증에 대한 PANAS 척도 또한 정상이었다. 머리 MRI도 정상이었다.

논평 Comment

그녀의 평가는 만성 주관적 어지럼에 대한 기준을 충족시켰다. 증상이 적어도 3개월 동안 매일 발생하고, 걷거나 서 있을 때 가장 심하며, 시각적 움직임에 의해 악화된다는 점이다. 이러한 증상은 심장 승모판 교체 수술 후 발생하였다. 그녀는 500mile 이상 떨어진 곳에 살았기 때문에 비행기를 타고 와서 내원하였다. 물리치료사와 나를 방문하게 하였고, 전기눈떨림검사(ENG)와 자세검사를 지시하였다. 검사결과는 정상이었다. 물리치료를 통해 동작민감도지수(MSQ)가 1보다 작았으며, 1분 동안 머리 움직임을 한 후 어지럼 VAS 점수는 7/10으로 나타나, 가만히 앉아 있을 때 5/10과 비교되었다. 환자는 물리치료사에 의해 가정에서 실시할 습관화 운동과 저용량 파록세틴(Paxill)이 처방되었다. 진단에 대해 환자와 논의하였고, 가정에서 더 많이 숙지하도록 격려받았다. 환자는 다시 운동을 시작하고, 1개월 후에도 도움이 되지 않으면 인지행동 상담을 고려하도록 하였다.

References

1. Akyol AD. Falls in the elderly: what can be done? *Int Nurs Rev*. 2007;54:191–196.
2. Bloem BR, Boers I, Cramer M, et al. Fall in the elderly, I: identification of risk factors. *Wien Klin Wochenschr*. 2001;113:352–362.
3. Bortz WM, II. Disuse and aging. *JAMA*. 1982;248: 1203–1208.
4. Tinetti ME, Mendes de Leon CF, Doucette JT, Baker DI. Fear of falling and fall-related efficacy in relationship to functioning among community-living elders. *J Gerontol Med Sci*. 1994;49:M140–M147.
5. Thurman DJ, Stevens JA, Rao JK. Practice parameter: Assessing patients in a neurology practice for risk of falls (an evidence-based review). *Neurology*. 2008;70:473–479.
6. Cameron ID, Gillespie LD, Robertson MC, Murray GR, Hill KD, Cumming RG, Kerse N. Interventions for preventing falls in older people in care facilities and hospitals. Cochrane Database of Systematic Reviews 2012, Issue 12. Art. No.: CD005465. DOI: 0.1002/14651858. CD005465.pub3
7. Campbell AJ, Robertson MC, Gardner MM, et al. Randomized controlled trial of a general practice program of home based exercise to prevent falls in elderly women. *BMJ*. 1997;315:1065–1069.
8. Sakakibara R, Hattori T, Uchiyama T, Yamanishi T. Urinary function in elderly people with and without leukoaraiosis: relation to cognitive and gait function. *J Neurol Neurosurg Psychiatry*. 1999;67:658–660.
9. Relkin N, Marmarou A, Klinge P, et al. Diagnosing idiopathic normal-pressure hydrocephalus. *Neurosurgery*. 2005;57(Suppl):S4–S16.
10. LADIS Study Group 2001–2011. A decade of the LADIS (Leukoaraiosis And DISability) *Stroke*. 2006 37:836–840; *Cerebrovasc Dis*. 2006;21:315–322; *Cerebrovasc Dis*. 2011;32(6):577–588.
11. Lundin-Olsson, et al. "Stops walking when talking" as a predictor of falls in elderly people. *Lancet*. Mar 1 1997;349(9052):617.
12. Verghese, et al. Validity of divided attention tasks in predicting falls in older individuals: a preliminary study. *J Am Geriatr Soc*. Sep 2002;50(9):1572–1576.
13. Bergsneider M, Black PM, Klinge P, et al. Surgical management of idiopathic normal-pressure hydrocephalus. *Neurosurgery*. 2005;57(Suppl):S29–S39.
14. Klinge P, Marmarou A, Bergsneider M, et al. Outcome of shunting in idiopathic normal-pressure hydrocephalus and the value of outcome assessment in shunted patients. *Neurosurgery*. 2005;57(Suppl):S40–S52.
15. Esmonde T, Cooke S. Shunting for normal pressure hydrocephalus (NPH). Cochrane Database of Systematic Reviews 2002, Issue 3. Art. No.: CD003157. DOI: 10.1002/14651858.CD003157
16. Schwartz GL, Fornage M, Mosley T, Turner ST. Treatment of leukoaraiosis. *Curr Treat Options Cardiovasc Med*. 2005;7:173–177.
17. Whaley NR, Fujioka S, Wszolek ZW. Autosomal dominant cerebellar ataxia type I: a review of the phenotypic and genotypic characteristics. *Orphanet J of Rare Disease*. 2011;6:33–46
18. Tomlinson CL, Patel S, Meek C, Clarke CE, Stowe R, Shah L, et al. Physiotherapy versus placebo or no intervention in Parkinson's disease. Cochrane Database of Systematic Reviews 2012, Issue 8. Art. No.: CD002817. DOI: 10.1002/14651858.CD002817.pub3
19. White CM, Pritchard J, Turner-Stokes L. Exercise for people with peripheral neuropathy. Cochrane Database of Systematic Reviews 2004, Issue 4. Art. No.: CD003904. DOI: 10.1002/14651858.CD003904.pub2
20. Miyai I., et al. Cerebellar Ataxia Rehabilitation Trial in Degenerative Cerebellar Diseases *Neurorehabil Neural Repair*. 2012;26:515–522.
21. Marks I, Bebbington P. Space phobia: syndrome or agoraphobic variant? *Br Med J*. 1976;2:345–347.
22. Marks IM. Space "phobia": a pseudo-agoraphobic syndrome. *J Neurol Neurosurg Psychiatry*. 1981;44:387–391.
23. Jeans V, Orrell MW. Behavioural treatment of space phobia: a case report. *Behav Psychotherapy*. 1991;19:285–288.
24. Page NGR, Gresty MA. Motorist's vestibular disorientation syndrome. *J Neurol Neurosurg and Psych*. 1985;48:729–735.
25. Guerraz M, et al. Visual vertigo: symptom assessment, spatial orientation and postural control. *Brain*. 2001;124:1646–1656.
26. Brandt T, Huppert D, Dieterich M. Phobic postural vertigo: a first follow-up. *J Neurol*. 1994;241:191–195.
27. Kapfhammer HP, et al. Course of illness in phobic postural vertigo. *Acta Neurol Scand*. 1997;95:23–28.
28. Brown JJ, Baloh RW. Persistent mal de debarquement syn-

drome: A motion-induced subjective disorder of balance. *Am J Otolaryngology*. 1987;4:219-222.
29. Cha Y-H, et al. Metabolic and functional connectivity changes in mal de debarquement syndrome. 2012; PLoS ONE 7(11): e49560. doi:10.1371/journal.pone.0049560
30. Bronstein AM. Visual vertigo syndrome: clinical and posturography findings. *J Neurol Neursurg Psychiatry*. 1995;59:472-476.
31. Pavlou M, Quinn C, Murray K, Spyridakou C, et al. The effect of repeated visual motion stimuli on visual dep-en-dence and postural control in normal subjects. *Gait Posture*. 2011;33:113-118.
32. Staab JP, Ruckenstein MJ. Expanding the differential diagnosis of dizziness. *Arch Otolaryngol Head Neck Surg*. 2007;133:170-176.
33. Tinetti ME, Speechley M, Ginter SF. Risk factors for falls among elderly persons living in the community. *N Engl J Med*. 1988;319:1701-1707.

30

비안뜰 어지럼에 대한 물리치료 관리

Physical Therapy Management of People with Non-vestibular Dizziness

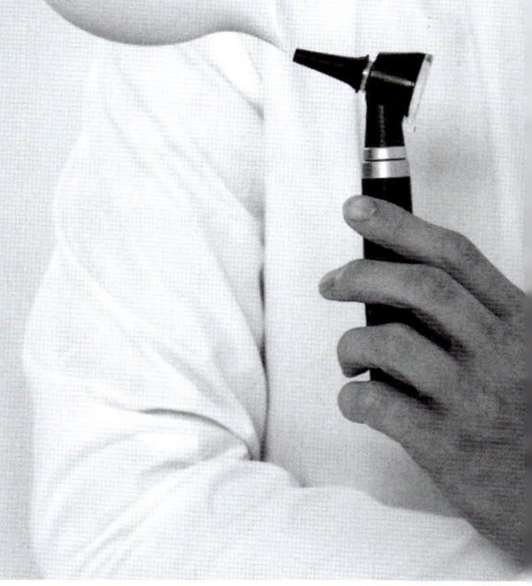

Lisa Heusel-Gillig, PT, DPT, NCS • Courtney D. Hall, PT, PhD

어지럼은 사람들이 의학적 도움을 얻고자 하는 가장 일반적인 불만 중 하나이며, 나이가 들수록 발병률이 증가한다. 어지럼은 다양한 증상(불안정 또는 불균형, 회전이상, 움직임 감각, 어찔함)을 나타내며 많은 잠재적인 요인을 가지고 있는 주관적 감각이기 때문에 진단 및 치료에 어려움이 있다. 어지럼이 있는 사람의 45% 정도가 말초 안뜰질환으로 진단된다. 그러므로 대다수의 사람들은 어지럼과 불균형에 대해 안뜰이 아닌 다른 원인을 가지고 있다. 이 환자들은 속귀의 기능이상이 있는 환자들과 비슷한 징후와 증상을 가지고 있지만, 안뜰기능 검사에서 안뜰병리가 나타나지는 않는다. 최적의 결과를 얻기 위해서 비안뜰 어지럼과 불균형 환자는 안뜰재활전문가에게 의뢰하는 것이 중요하다. 철저한 눈돌림 검진을 포함하여 추천하는 많은 사정들은 밝은 곳에서 시야를 고정하지 못하게 한 상태에서 진행하며, 안뜰질환자 평가와 동일하다. 이는 입원 또는 외래 환자 환경에서 일반적으로 수행되지는 않지만, 임상의에게 중요한 정보를 제공한다. 안뜰 운동이 안뜰병리 환자의 재활에 중요하다는 많은 근거가 있다. 또한 안뜰재활이 비안뜰 어지럼 환자에게 유익하다는 근거도 있다.

심혈관의 병리나 약물 부작용에 의한 어지럼이 있는 환자를 제외하고, 비안뜰 어지럼 환자는 신경병리가 있는 사람과 없는 사람의 두 가지 주요 범주로 나눌 수 있다. 신경학적 관련 환자는 발과 발목의 고유감각장애 또는 운동감각장애가 있는 큰 섬유의 말초신경병증, 소뇌/뇌줄기 장애(예: 척수소뇌실조증, 다발성경화증, 뇌졸중), 허혈성 뇌백질 질환(leukoaraiosis) 그리고 경미한 머리손상, 뇌진탕 등이 있다(머리손상과 뇌진탕 환자의 사정과 관리에 대해서는 26장 참조, 비안뜰 어지럼 환자의 의료관리에 대해서는 29장 참조). 신경학적 손상이 없는 비안뜰 어지럼을 가진 환자는 비사용 평형장애 및 낙상에 대한 두려움이 있는 노인과 편두통 및 불안으로 인해 운동민감성이 있는 환자이다.

이 장에서는 먼저 적절한 결과 측정뿐만 아니라 가장 중요한 물리치료 사정의 구성요소에 대해서 알아본다. 두 번째는 비안뜰 어지럼 환자를 위한 치료 중재인 보행, 균형 훈련, 습관화 및 주시안정화 운동을 포함한 안뜰재활, 이중과제 활동 등에 대해 논의한다. 또한 물리치료를 통해 얻은 이익을 유지하기 위해 퇴원 후 환자가 계속해서 즐겁게 도전할 수 있는 레크리에이션 활동을 제안한다. 각 세션에는 균형과 운동성 및 어지럼을 개선하는 데 도움이 된 구체적인 치료법이 나와 있다. 마지막으로 예상되는 회복 시간과 기능적 진행을 제한할 수 있는 요소에 대해 논의한다.

사정
Assessment

비안뜰 어지럼을 가진 환자에 대한 근본적인 손상과 기능적 결핍을 파악하고 최선의 치료 접근법을 결정하기 위해서는 종합적인 평가가 필수적이다. 어지럼과 균형 클리닉에서는 6페이지 분량의 설문지(첫 번째 예약 전에 각 환자에게 우편으로 발송)를 사용한다. 이를 통해 환자는 관련 이력을 기록하고 임상의가 평가에 우선순위를 부여하는 데 도움이 되는 증상을 기술할 적절한 시간을 갖게 된다. 설문지에는 발병 날짜, 증상의 특징(예: 급성인지 또는 만성인지, 일회성인지 또는 상시인지), 과거 병력, 약물 및 불안과 우울을 평가하는 척도가 포함되어야 한다. 의사의 메모와 이전에 수행한 검사를 검토하는 것 또한 치료사가 어떤 특정 사정을 수행할지 결정하는 데 도움이 된다.

병력을 잘 청취하는 것은 사정에 있어서 가장 중요한 부분이다. 환자는 "어지러운"이라는 단어가 의미하는 바를 정확히 파악할 필요가 있다. 많은 사람들이 "균형을 잃었다"고 말하기도 하며, 어떤 사람들은 움직이면 머리가 "어찔어찔한, 몽롱한, 안개 낀, 흐릿한, 꽉 막힌, 멍한, 탁한" 듯이 느끼거나 "솜뭉치가 머릿속에 있다"고 표현할 수도 있다. 치료사는 "증상을 악화시키는 것이 있는가?", "더 나은가?", "하루 중에 증상이 없는 때도 있는가?"와 같은 질문을 해야 한다. 또한 치료사는 환자가 물리치료의 일차적 목표를 확인하도록 해야 한다.

설문지와 병력을 환자와 논의한 후 증상과 움직일 때의 균형에 대해 모두 사정할 수 있는 신뢰할 수 있고 유효한 결과 측정을 해야 하며 가동성에 대해서도 반드시 수행해야 한다(표 30.1). 근력, 감각 및 협응에 대해서도 평가할 필요가 있지만 이 장에서는 논의하지 않겠다.

표 30.1 비안뜰 어지럼 환자의 사정을 위해 제안된 결과 측정(ICF모델에 대한 세부내용은 21장 참조)

	ICF 영역에 따른 결과 측정		
도구	신체 구조/기능(손상)	활동(제한)	참여(제한)
활동특이적균형자신감척도(ABC)		×	×
어지럼 장애 척도(DHI)		×	×
어지럼 시각아날로그척도	×		
동작 민감도 지수		×	
상황별 현훈 설문지(SVQ)			×
시각현기증아날로그척도(VVAS)			×
선행 보행 속도	×		
동적 보행 지수		×	
수정된 일어나 걸어가기(mTUG)		×	
말하면서 걷기검사(WWT)		×	
티네티 낙상 위험 사정 점수(Tinetti Performance Oriented Movement Assessment)		×	
5회 앉기에서 일어서기(FTSTS)		×	
컴퓨터화된 동적 자세 검사(CDP)	×		
수정된 균형감각 상호작용 임상검사(mCTSIB)	×		
기능적 뻗기	×		

치료 중재
Therapeutic interventions

보행과 균형 훈련, 습관화와 주시안정화 운동이 포함된 안뜰재활, 이중과제 활동 등이 비안뜰 어지럼 환자의 기능, 자세안정, 증상 등을 개선하는 것으로 나타났다. 연구에 따르면 이러한 치료 접근법을 포함하는 것이 이 집단에게 유익하며 아래의 각 절에서 논의될 것이다.

보행훈련 Gait training

외래 물리치료로 방문하는 비안뜰 어지럼을 가진 많은 환자는 보조장치를 사용하거나, 없이 보행하거나, 보행하지 못하는 상태로 오게 된다. 걷기가 어려우면 기능저하, 독립성 상실, 노인의 낙상으로 이어지기 때문에 보행훈련은 재활의 필수적인 요소이다. 보행훈련은 평지에서 보행 보조도구를 가지고 시작하여 고르지 않은 지면으로 이어진다. 또한 이동에는 고개 돌리기, 장애물을 넘어가기, 다양한 속도, 출발과 정지, 후진 보행, 눈 감고 걷기 등 다양한 과제 변화가 포함되어야 한다. 손상된 보행주기의 특정 구성요소를 연습하면 보다 안전하고 효율적인 기능적 보행 패턴으로 변환할 수 있다. 가정 운동 프로그램의 일환으로, 환자들은 지구력, 근력, 전반적인 자신감을 향상시키기 위해 특정한 시간 동안 매일 걸어야 한다.

느린 혹은 끌림 보행

느린 또는 발을 질질 끄는 보행은 낙상/비사용 균형장애에 대한 두려움이 있는 노인과 허혈성 뇌백질 질환과 같은 신경학적 장애가 있는 사람에게서 흔하게 나타난다. 뇌백질 질환은 노인들에게서 흔히 발생하며 종종 진단이 되지 않는다. 뇌백질의 변화는 보행장애와 밀접한 관련이 있어 보행 속도 감소, 발끝떼기 감소, 뒤꿈치 닿기 최소화 등이 나타나 위험을 초래한다. 말아 올린 수건 위로 앞뒤로 한 발짝씩 내딛는 연습인 '장애물넘기(step-overs)'는 보폭길이, 발 떼기 및 발뒤꿈치 닿기를 증가시킨다(그림 30.1). 물건 건너기, 사다리 지나기, 작은 보도(curb)에 올라서는 등의 장애물 코스도 이러한 문제에 도

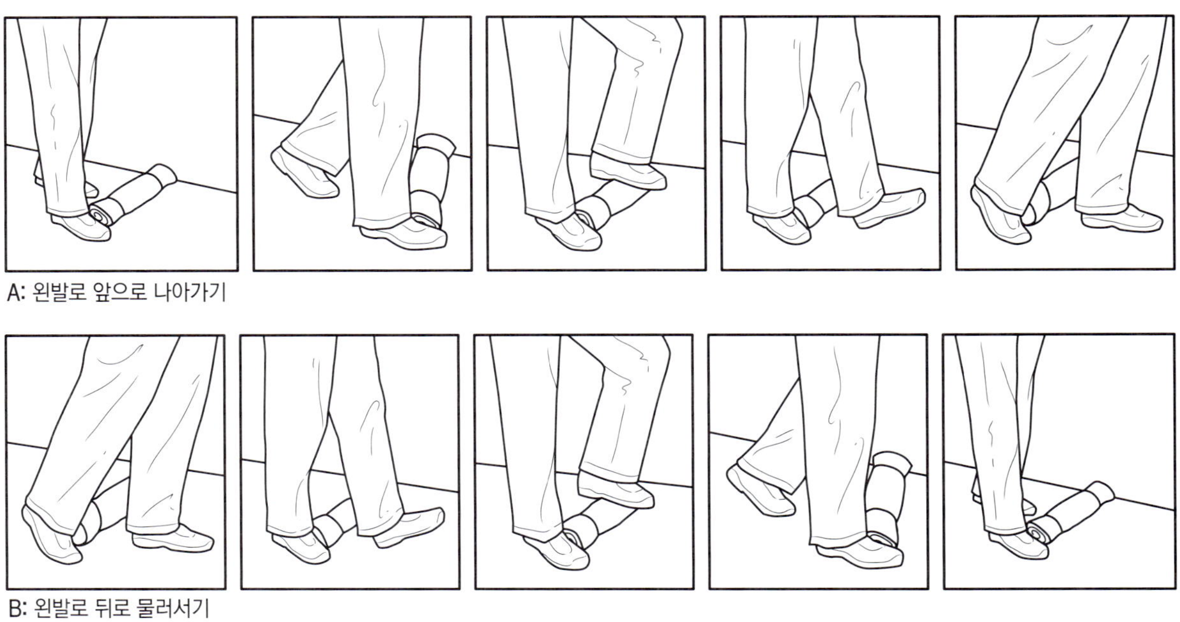

그림 30.1 낙상에 대한 두려움이 있는 많은 환자들은 발을 드는 것과 발뒤꿈치 닿기가 감소한다.
'장애물넘기(step-over)' 운동에서 환자는 A: 물체(돌돌 말은 수건) 위로 발을 내딛고 다음 걸음을 준비하듯이 체중을 앞으로 옮긴다. B: 각 다리마다 같은쪽 다리로 10~15회 반복한다.

움이 된다. 계단 오르기, 회전 및 뒤로 앉는 것은 앞으로 걷기보다 더 넘어질 위험이 크기 때문에 이러한 활동들도 중재에 포함되어야 한다.

실조보행

실조보행(ataxic gait)은 소뇌변성, 경색 또는 종양을 가진 환자에게서 흔히 나타난다. 이 환자들은 보폭의 길이는 다양하나 다리를 벌린 보행을 하고 있다. 실조보행을 하는 사람들은 한 발로 균형을 잡을 수 없어 빠른 속도로 걸으며, 속도를 늦추거나 빠르게 멈추기가 어렵다. 환자는 가능한 한 천천히 물건을 밟고 오르거나 한 발로 서는 훈련을 하여 이러한 장애를 개선시켜야 한다. 또한 실조보행을 하는 사람들은 좁은 공간에서 걷는 경우 부드럽고 정확하게 방향을 바꿀 수 없다. 이러한 장애에 초점을 맞춘 장애물 코스가 유용할 수 있다.

소뇌/뇌줄기 장애의 치료 - 보충증거

소뇌/뇌줄기 장애 환자에 대한 후향적 연구에 따르면 균형 및 보행 훈련, 감각통합 및 안뜰 적응 운동을 포함한 개별화된 프로그램의 평균 5회의 방문치료로 균형 관련 자신감과 기능적 강도가 개선되고 동적 보행 지수로 측정한 증상 및 낙상 위험과 관련된 장애도 감소시켰다. 환자들은 중추성 안뜰장애(n=11), 소뇌 결핍(변성 및 뇌졸중, n=11), 비소뇌성 뇌졸중(n=10), 혼합된 중추 및 말초성 안뜰 상실(n=9), 외상 후 중추성 장애(n=5) 환자들이었다. 모든 환자의 하위 그룹은 현저하게 개선되었지만, 소뇌 변성이 있는 환자군은 가장 덜 개선되었다. 또한 맞춤형 안뜰재활을 받은 말초성 또는 중추성 안뜰기능장애가 있는 152명의 환자에 대한 전향적 관찰연구에서는 동작 민감도 지수(MSQ) 및 균형감각 조직성 검사(SOT)에 의해 측정된 바와 같이 동작 민감도 및 감각통합의 현저한 향상을 보여주었다.

신중한 걸음

Nutt 등에 따르면 '신중한 걸음'은 느리고, 보폭 길이가 짧아지고, '통나무처럼' 회전하고, 다리를 벌린 걸음걸이이며 편두통, 가벼운 머리 부상, 뇌진탕 환자에게서 발생한다. 저자의 경험으로 보아 이러한 패턴은 또한 어지럼 증상이 유발되는 것을 두려워하는 양성발작성체위현훈(benign paroxysmal positional vertigo, BPPV)의 최근 이력이 있는 환자들과 머리의 움직임으로 인해 유발되는 어지럼을 가진 환자들에게서 흔하다. 이러한 사람들은 걸음걸이를 빨리하고 팔을 흔드는 연습뿐만 아니라 고개를 돌리며 걷는 것과 고르지 못한 지형에서 걷는 연습을 해야 역동적인 균형이 좋아지고 지구력을 향상시킬 수 있다.

균형 훈련 Balance training

나이가 들수록 낙상의 발생률이 증가한다는 것은 잘 입증되어 있다. 65세 이상인 지역사회 거주자의 경우, 보고된 낙상의 발생률은 28~35%까지 다양하다. 75세 이상에서 낙상의 발생률은 42%에서 49%로 증가한다. 측정결과에 의하면 대부분의 비안뜰 어지럼 환자는 낙상 위험이 있거나, 지난 1년 동안 적어도 한 번 이상 넘어졌거나, 점차 더 조심스러워지고 주로 앉아서 지내게 된다. 많은 사람들이 집 안의 벽이나 가구를 붙잡고 다닌다고 보고한다. 지역사회에서 노인들은 지팡이에 더해서 배우자나 다른 가족에게 의지하거나 바퀴 달린 워커를 사용하기 시작한다. 느린 운동 반응, 손상된 감각자극 그리고 감소된 근력은 노인들의 낙상의 원인이 된다.

감각통합이 제대로 되지 않아 생기는 균형 결핍은 경미한 인지저하증, 소뇌실조증, 말초신경증 환자에게서 흔히 나타난다. 자세안정성을 유지하기 위해 뇌는 시각, 몸감각, 안뜰감각의 자극을 신속하게 처리해야 한다. 이러한 감각계 중 하나 이상이 고장 나면, 불균형과 낙상의 발생률이 증가한다. 따라서 비안뜰 어지럼 환자의 중재에는 세 가지 감각계의 통합을 개선하기 위해 고안된 균형 재교육이 포함되어야 한다. 흔히 초기 평가에서는 수정된 균형감각 상호작용 임상검사(modified clinical test for sensory interaction of balance, mCTSIB)에서 눈을 감은 상태로 폼 위에 선 자세(조건 4)나 컴퓨터화된 동적 자세검사(computerized dynamic posturography, CDP)를 이용한 균형감각 조직성 검사(sensory organization test, SOT)의 조건 5와 6에서 비정상 소견을 보이는 경우가 많다.

이들을 위한 균형 훈련은 시각적 자극을 강화하거나, 감소 또는 제거(예: 움직이는 물체에 초점을 맞추거나, 희미한 조명을 사용하거나, 눈을 감음)하거나, 몸감각자극을 감소(예: 폼 표면)하여 안뜰계통의 사용을 증가하는 데 중점을 두어야 한다. 감각결핍이 있는 사람이 눈을 감은 상태에서 롬버그 자세(mCTSIB의 조건 2)가 어려운 경우, 환자에게 "발의 볼에 체중을 느끼라"라고 지시하고 눈을 뜨고 감은 채로 발을 벌리고 연습하도록 한 다음 점차 지지면을 좁혀 주도록 한다. 이 중재방법은 나머지 몸감각자극의 사용뿐만 아니라 환자의 안뜰 및 시각적 자극을 보다 효과적으로 사용하도록 도와준다.

낙상예방을 위한 운동

9,000명 이상의 노인을 대상으로 한 낙상예방 운동 프로그램에 대한 메타 분석은 지지면 감소, 질량 중심이 조절된 움직임 및 상지 지지의 최소화와 운동 시간 증가(최소 50시간)를 포함한 중등도에서 높은 수준의 도전적 균형 운동을 결합한 프로그램이 낙상예방에 가장 큰 영향을 미쳤음을 입증했다. 수정된 한발서기 자세(그림 30.2)는 환자가 한쪽 발을 책이나 쿠션 위에 가볍게 올리고 똑바로 선 자세로 집중하는 운동으로, 머리 회전이나 눈을 감은 상태로 발전시켜 지지 없이 보도 턱이나 장애물 위로 발을 내딛는 환자의 능력을 향상시킨다. 낙상을 예방하기 위해서는 동적 자세 반응을 촉진하는 운동도 중요하다. 활동은 안전해야 하지만 환자가 발목, 엉덩이, 내딛기 전략을 포함한 적절한 자동적인 균형 반응을 사용하도록 할 수 있을 정도로 충분히 도전적이어야 한다. 이러한 전략이 효과적일 만큼 자동적이거나 빠르지 않다면, 환자가 예측할 수 없는 상황에서 이를 수행할 수 있을 때까지 처음에는 자발적인 활동으로 연습하고 무의식적인(또는 반응적인) 방향으로 진행되어야 한다.

낙상에 대한 두려움이 있는 환자들은 기능적 뻗기 검사나 컴퓨터화된 동적 자세검사 상에서의 안정성 한계의 가까이로 자발적으로 이동하는 것을 두려워한다. 경험으로 볼 때 이러한 환자들은 공 패스, 풍선 두드리기, 시각적 피드백을 이용한 체중 변화 수행(예: Equitest 또는 Wii System)을 포함한 자동적인 동작 훈련에 잘 반응한다(그림 30.3).

실조, 낙상, 낙상에 대한 두려움

실조증이 있는 환자에게는 낙상이 주요 문제인데, 한 후향적 연구에서 93%가 지난 한 해 동안 낙상을 경험했다고 보고하였다. 또 실조증 환자는 건강한 대조군보다 낙상에 대한 두려움이 더 높다(2% 대비 43%)고 보고한다. 다행히도, 몸통 및 팔다리실조증 환자들은 균형 훈련으로 나아질 수 있다. 무작위 대조군 실험에서 균형에 초점을 맞춘 집중적인 협응 훈련 프로그램을 받은 퇴행성 소뇌실조증 환자는 정적 및 동적 균형이 향상되었으며, 처방된 가정 프로그램을 통해 8주 후의 사후지도(follow up) 검사에서도 향상을 유지했다. 정적 및 동적 균형운동에는 한발서기, 여러 방향으로 주어지는 치료사에 의한 예측할 수 없는 동요 그리고 몸통과 사지 협응을 위한 전신 운동이 포함되었다. 연구 결과에 따르면 단단한 지면과 그렇지 않은 지면 둘 다에서 정적 균형이 모두 개선되었다. 많은 실조증 환자들은 한 발로 설 수 없다. 따라서 점진적으로 안정성을 향상시키기 위해 수정된 한발서기 자세(mod SLS) 운동이 처방된다(그림 30.2).

동작 민감도가 있는 편두통(migraineurs with motion sensitivity)은 시각 의존적이며 시각적으로 자극적인 환경에 노출되었을 때 정상보다 더 많이 흔들린다. 이러한 환자들은 안뜰 및 몸감각자극을 사용하도록 눈을 감은 채 단단하지 않은 지면에서 정적 균형을 연습해야 한다. Pavlou 등은 맞춤형 안뜰재활(주시안정성과 동적 균형 활동)과 모의 실험장치 훈련[시운동자극(optokinetic

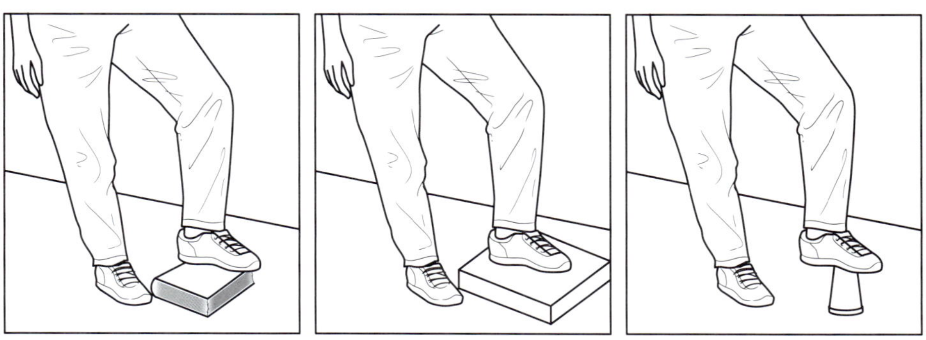

그림 30.2 보행 중 특정 활동은 환자가 균형을 잃지 않고 짧은 시간 동안 한 발로 서 있어야 할 수 있다.
"수정된 한발서기" 운동에서 환자는 책이나 폼 또는 컵 위에 한 발을 가볍게 올려 놓고 일정 시간 동안 균형을 유지한다. 변형으로는 눈을 뜬 채 천천히 머리를 돌리거나, 머리를 움직이지 않고 눈을 감는 것뿐만 아니라 인지 작업을 수행하는 것도 포함된다.

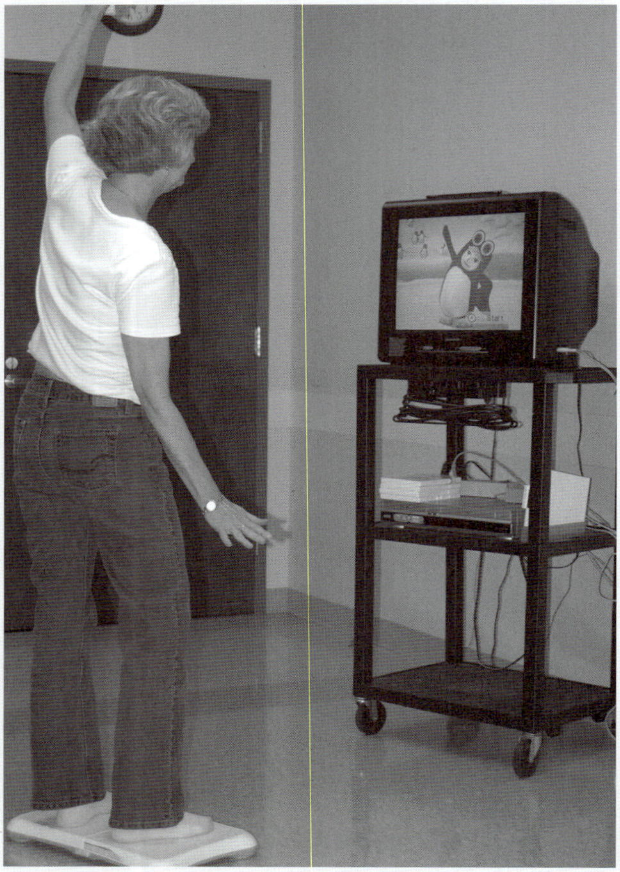

그림 30.3 위(Wii) 연습.
체중 이동에 어려움이 있거나 낙상을 두려워하는 환자는 균형을 개선하는 데 도움이 되는 시각적 피드백에 집중하고 즐겁게 할 수 있는 활동에 참여함으로써 도움을 얻을 수 있다.

stimulation)의 유도 영상]을 수행한 동작 민감도를 가진 피험자 그룹이 모의 실험장치 훈련 없이 맞춤형 안뜰 훈련을 수행한 그룹보다 상황별 현훈 설문지(situational vertigo questionnaire, SVQ; 부록 30-1)와 SOT 검사를 통해 자세안정성과 시각적 현훈 모두에서 훨씬 개선되었음을 보여주었다. 이러한 연구결과는 동작 민감도를 가진 이 환자 그룹에게 시각운동자극의 사용이 유익하다는 것을 암시한다.

습관화 운동 Habituation exercises

많은 사람들이 자기 운동(self-movement)으로 어지럼과 불균형을 겪게 되고, 일부는 자극적인(시각적) 환경에서 불편함, 불균형 그리고 방향감각 상실을 경험하며, 흔히 시각-안뜰 부조화, 시각적 현훈 또는 공간과 동작의 불편함으로 묘사한다. 자기 자극 또는 환경 자극으로 동작 민감도가 새로 시작되거나 악화되는 환자는 습관화 운동에 잘 반응한다. 자극적인 자극에 반복적으로 노출되면 중추신경계가 습관화하여 동작에 대한 내성이 향상된다. 처음에 증상의 강도가 이러한 운동에 의해 증가할 수도 있지만 반복하게 되면 시간이 지남에 따라 감소한다. 신경학적 문제와 편두통으로 인한 눈돌림 결핍을 가진 사람은 흔히 동작 민감도를 경험한다.

동작-유발 어지럼은 타당하고 신뢰할만한 방법으로 평가해야 한다(표 30.1). 권장 척도에는 동작 민감도 지수(motion sensitivity quotient, MSQ), 어지럼 장애 척도(dizziness handicap inventory, DHI), 상황별 현훈 설문지(situational vertigo questionnaire, SVQ) 및 시각 현훈 상사 척도(visual vertigo analog scale, VVAS)가 포함된다.

이러한 평가는 가정 운동 프로그램에 적합한 운동을 결정하는 데 도움이 된다. MSQ는 증상을 증가시키는 구체적인 움직임을 결정한다. 이 16항목의 척도에는 구르기, 좌우 무릎 굽힘, 수평 및 수직 머리 회전, 선 자세에서 180° 회전 등의 움직임이 포함된다(21장 참조). SVQ와 VVAS는 치료사가 증상을 유발하는 환경과 상황을 정확히 찾아내어 시각적 현훈의 증상을 줄이도록 돕는 치료 및 가정 운동 프로그램(home exercise program, HEP)에서 활용할 수 있다(부록 30-1, 부록 30-2). SVQ와 VVAS에는 슈퍼마켓 안에서 걷고, 영화나 액션 TV 프로그램을 보고, 무늬가 있는 바닥을 걷고, 에스컬레이터를 타는 것과 같은 항목들을 포함한다. 환자가 MSQ에 근거한 자가 움직임에 민감할 경우 증상의 심각도에 따라 최대 4개의 움직임을 선택한다(표 30.2).

운동은 반복이나 세트마다 가벼운 강도에서 중간 정도 강도 이상의 증상을 유발해서는 안 된다. 환자마다 증상에 따라 특정한 횟수의 반복과 세트를 처방한다. 반응 시간은 세트당 30초 미만으로 지속되어야 하며 환자는 세션에서 모든 운동을 한 후 15~20분 이내에 처음으로 돌아가야 한다. 습관화 운동은 환자 개개인의 특정한 자극적인 자극에 대처하기 위해 맞춤형으로 이루어지며, 환자

표 30.2 동작 민감도 설문지(SMITH-WHEELOCK et al., 1991)

기준선 증상	강도	지속 시간	점수
1. 앉은 자세에서 눕기			
2. 왼쪽으로 눕기			
3. 오른쪽으로 눕기			
4. 누운 자세에서 앉기			
5. 왼쪽 딕스-홀파이크			
6. 왼쪽 딕스-홀파이크에서 앉기			
7. 오른쪽 딕스-홀파이크			
8. 오른쪽 딕스-홀파이크에서 앉기			
9. 앉고, 머리를 왼쪽 무릎으로 기울이기			
10. 왼쪽 무릎에서 머리 위로 올리기			
11. 앉아서 머리를 오른쪽 무릎으로 기울이기			
12. 오른쪽 무릎에서 머리를 위로 올리기			
13. 앉고, 머리를 수평으로 5번 돌리기			
14. 앉고, 머리를 세로로 5번 움직이기			
15. 서서 오른쪽으로 180° 돌리기			
16. 서서 왼쪽으로 180° 돌리기			

*MSQ = {(총점) × (증상이 있는 위치의 수)} + 20.48
MSQ 점수 0~10 = 경증; 11~30 = 보통; 31~100 = 심함. 지속 시간: 5~10초 = 1점; 11~30초 = 2점; 30초 초과 = 3점.

는 증상을 자극할 수 있을 만큼 움직임이 빨리 수행되어야 궁극적으로 어지럼을 줄일 수 있다는 교육을 받는다. 치료사는 환자가 일상적인 활동을 수행할 수 있도록 보수적으로 시작해야 한다. 운동은 눈을 뜨고 가벼운 증상에서 중간 정도의 증상을 유발하는 속도로 해야 한다. 각 세트 사이의 휴식 시간은 증상을 기준선으로 되돌릴 수 있도록 하며, 이상적으로는 후속 세트 이후의 증상이 첫 세트보다 적게 일어나야 한다. 두통이나 메스꺼움이 발생

시각 현훈과 습관화 운동

시각 현훈은 자기 움직임의 습관화와 유사한 패러다임을 이용하는 습관화 운동에 반응하는 것으로 나타났다. 시각 현훈의 습관화에는 짧은 기간 동안의 시각적 자극, 가벼운 증상에서 중간 정도의 증상(예: 액션 비디오 1분)을 유발하기 위해 특정 시간 동안 잠깐의 시각적 자극이 수반되며, 그 후 또 다른 시각적 자극의 변화를 주기 전에 개인의 기준선으로 복귀할 수 있도록 하는 휴식 기간이 수반된다. 환자들은 또한 작은 화면을 보기 시작해서 더 큰 화면으로 진행할 수 있다. Pavlou는 시각운동성 자극이 유익하지만 단계적이고 점진적이며 구조화되어야 한다고 제안했다. 중재에 대한 제안은 첨단 기술과 하위 기술의 선택을 포함한다. 치료실에 CDP가 있는 경우, 치료사는 배경화면 움직임의 매개변수를 점진적으로 변경하여 CDP를 훈련에 사용할 수 있다(그림 30.4). 다른 첨단 시스템으로는 '식료품점'과 균형재활장치(balance recover unit, BRU) 시스템과 같은 가상현실 시스템이 있다. 식료품점 모델은 슈퍼마켓의 통로를 지나가면서 특정 품목을 찾는 시뮬레이션으로 구성된다. BRU 시스템을 통해 평가와 중재를 하는 동안 환자는 고글을 착용하고 움직이는 물체, 터널, 파노라마 뷰가 있는 가상 장면을 시청하면서 환자의 자세 흔들림을 플랫폼에서 측정한다. 지금까지 사용해 온 하위 기술의 방법으로는 디스코 볼, 우산 회전시키기, 움직이는 줄무늬나 벽에 붙어 있는 식탁보(그림 30.5), 액션 비디오 등이 있다. 치료사들은 유튜브(부록 30-4)의 적절한 비디오 목록을 제공하거나, 적절한 난이도의 비디오에 대한 맞춤형 프로그램을 설계할 수 있다.

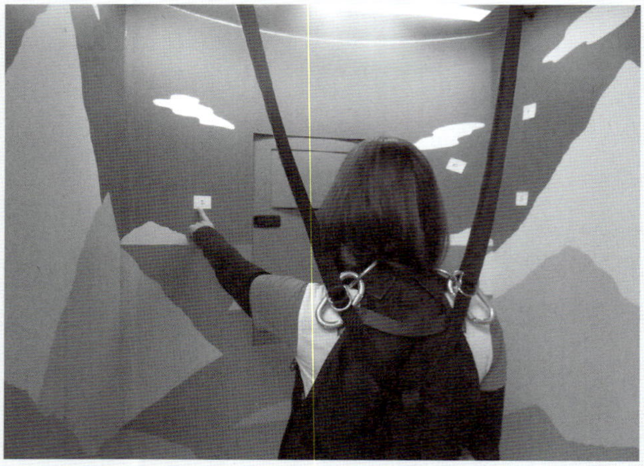

그림 30.4 평험검사(Equitest) 환자.
변화가 많은 환경에서 걷는 것이 힘든 환자들은 CDP에 서서 바닥과 주변이 무작위로 다양한 속도로 움직이는 동안 배경의 숫자를 찾는 훈련이 도움이 된다.

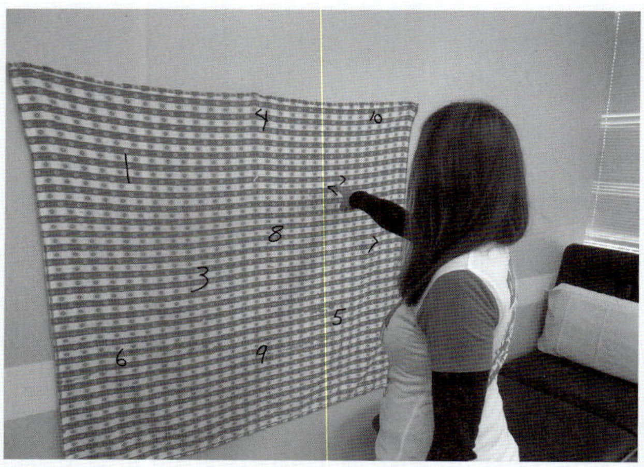

그림 30.5
치료사는 치료실이나 가정 프로그램의 일부로서 숫자가 표시된 테이블보 등을 이용하여 복잡한 환경을 모방하는 낮은 기술적인 방법을 사용할 수 있다. 환자는 6ft 떨어진 곳에서 앞으로 걸어와 숫자를 가리키고 다시 뒤로 돌아가서 다음 것을 찾는 것으로, 경미한 상태에서 중간 정도의 증상을 호소할 때까지 계속한다.

할 경우 운동을 수정해야 한다(부록 30-3).

환자가 DHI, SVQ 또는 VVAS에 의해 결정되는 자극적인 환경에 민감하다면 치료사는 증상을 유발하는 상황을 체계적으로 소개할 수 있다.

편두통이 있는 환자들은 자가 움직임과 환경에서의 움직임 모두에 민감할 수 있다. 이들은 움직임이 두통이나 메스꺼움을 유발하지 않도록 느린 속도로 HEP를 시작할 필요가 있다. 야외에서 짧은 거리를 걷거나 머리를 천천히 움직이며 균형 훈련을 하는 것이 초기에 허용될 수 있다. 편두통 환자는 편두통 주기에는 습관화 운동을 해서는 안 된다는 교육을 받아야 한다. 편두통 및 스트레스 감소를 위한 의료적 관리에 더해 습관화 운동은 최적의 결과를 얻기 위해 필수적이다(15장 참조).

소뇌 퇴행이 있는 많은 환자들은 비정상적인 원활추종, 안뜰눈반사(vestibulo-ocular reflex, VOR) 억제 결핍, 주시유발 눈떨림 등의 눈돌림 장애의 결과로 어지럼을 경험한다. 이런 환자들은 머리를 회전할 때 환경이 왜곡되어 현훈, 불균형 및 불안정 보행을 유발할 수 있다. 환경을 스캐닝하면서 머리를 회전하는 것을 포함한 습관화 운동은 동작 민감도를 감소시킬 수 있다. 이 환자들은 눈떨림이 가장 적게 일어날 수 있도록 눈의 '영점' 위치를 찾기 위해 그리고 주시유발 눈떨림을 방지하면서 머리와 눈을 동시에 회전하여 먼 곳을 바라보도록 하는 훈련을 받을 수 있다. 초점을 일정하게 유지하는 속도로 머리와 눈을 동시에 수평으로 회전(VOR 억제 자극)하는 것은 현훈을 줄이기 위한 주시 운동으로 사용할 수 있다. Cohen은 어지럼을 줄이기 위해 균형 운동과 습관화 운동에 중점을 두어 환자의 걸음걸이가 개선되었음을 보여주었다.

저자의 경험을 바탕으로 습관화 운동은 비사용 균형장애가 있는 노인, 백질병 혹은 현훈을 유발할 것을 우려하여 위를 바라보거나 몸을 구부리는 것을 주저하는 BPPV의 병력이 있는 노인들에게도 도움을 줄 수 있다. 초기 평가에서 이러한 행동이 관찰되면 치료사는 가정 운동 프로그램에 머리와 몸의 움직임이 있는 습관화 운동을 포함시켜야 한다.

동작 민감도가 있는 환자들에게 그들이 지금까지 피해왔던 움직임을 하기 때문에 첫 주에는 HEP로 인해 더 많은 증상을 경험할 수 있다고 알려주어야 한다. Smith-Wheelock은 보상 체계의 과부하를 피하고 증상을 악화시키지 않도록 초기에는 습관화 운동을 하루에 2회만 수행해야 한다고 제안했다. 동작 민감도는 습관화 운동 시작 후 4~6주 이내에 유의하게 호전되기 때문에 주관적이고 객관적인 결과 측정은 1개월 후에 반복되어야 한다.

Smith-Wheelock은 증상과 지속기간, 민감도의 감소가 2주 정도부터 발생할 수도 있지만 6개월이 걸릴 수도 있다고 제안했다. 경험에 따르면 습관화 운동에 반응하지 않는 환자는 자기 또는 환경의 움직임이 변하지 않는 지속적이고 모호한 어지럼 증상을 경험하는 사람들을 포함한다. 처방된 HEP를 준수하지 않거나 어지럼을 유발할 심리적 원인이 있는 사람들도 개선되지 않을 수 있다. 습관화 운동이 가장 효과적이기 위해서는 치료사가 철저한 평가를 수행하고, 결과를 토대로 개별화된 치료계획을 수립하고, 환자에게 중재의 목적을 교육해야 한다. 수정하여 진행을 해도 증상이 호전되지 않거나 악화될 때 환자는 운동을 중단하고 담당 의사에게 돌아가야 한다.

주시안정화 운동 Gaze stabilization exercises

신경학적 (소뇌)질환이 있는 환자의 안뜰 주시안정화 운동을 평가한 두 연구에서 동적 시력(dynamic visual acuity, DVA) 및 기능적 움직임이 개선된 것으로 나타났다. 그러나 신경병리학적 병변이 없는 환자를 대상으로 주시안정화 운동을 사용하는 연구는 없었다.

주시안정화 그리고 비안뜰 어지럼-보충근거

비안뜰 어지럼이 있는 노인(예: 임상시험 및 온도눈떨림검사에서 안뜰기능 정상)을 대상으로 한 무작위 대조군 선행 연구에서 주시안정화 그룹(n=20)의 대상자는 안뜰 주시안정화 운동을 수행했으며 위약 그룹(n=17)은 위약 눈운동(깨끗한 배경에 대한 신속눈운동)을 수행했다. 두 그룹 모두 초기 평가에서 식별된 손상에 근거하여 보행 및 균형 운동을 수행했다. 두 그룹 모두 증상, 균형자신감, 보행 속도 및 감각 통합의 개선이 있었다. 유일하게 유의한 상호작용($p=0.026$)은 동적 보행지수(DGI)에 의해 측정된 낙상 위험에 대한 것으로, 위약군의 50%에 비해 주시안정성 그룹 90%의 DGI 점수가 임상적으로 유의한 향상을 나타냈다. 이 연구는 비안뜰 어지럼 환자의 재활에 안뜰 주시안정성 운동을 통합하는 것이 유익하다는 것을 시사한다.

이중과제 훈련 Dual-task training

비안뜰 어지럼이 있는 많은 환자, 특히 노년층은 이차 과제를 수행하는 동안 걷기에 어려움을 겪는 경우가 많다. Woollacott과 Shumway-Cook은 노인들의 이중과제 능력에 대한 문제점이 집중력 분산 불가, 주의 집중력의 저하, 주의력 감소, 자세 조절 시스템의 장애 또는 이러한 요인들의 조합으로 인해 발생할 수 있다고 했다. 사실 이중과제 상황에서 균형을 잡기 위해 주의력을 할당하는 능력이 손상된 것은 낙상의 강력한 예측변수이다. 수정된 일어나 걸어가기(modified Timed Up and Go, mTUG) 또는 말하며 걷기검사(walk while talk, WWT)와 같은 결과 측정은 걷기와 주의력 분산이 어려움에 대해 알아보기 위해 사용할 수 있다(표 30.1).

단일과제, 이중과제 균형 훈련-보충근거

단일과제와 이중과제 균형 훈련을 비교한 연구는 거의 없다. 그러한 연구 중 하나는 이중과제 조건하에서 훈련된 참가자만이 이중과제 조건하에서 측정된 보행 속도에 대한 향상을 보여주었다. 이와는 대조적으로 한 후향적 연구에서는 특정 이중과제 훈련이 없는 표준 균형재활이 이중과제 조건하에서의 보행을 향상시켰음을 보여주었다. 이 후향적 연구에서는 안뜰 또는 신경학적 결핍이 없는 49명의 노인들이 균형재활을 위해 평균 3.7회의 물리치료를 받았다. 환자들은 TUG-인지 조건으로 측정된 바와 같이 이중과제 능력의 현저한 향상과 더불어 몇 가지 결과 측정에서 상당한 향상을 보였다. 이 자료는 근본적인 균형과 보행장애의 향상이 자동성을 증가시켜 인지과제에 더 많은 주의력 자원을 할당할 수 있음을 시사한다.

균형재활에서 이중과제 훈련의 역할을 명확히 하기 위해서는 추가적인 연구가 필요하다. 그러나 임상환경에서 낙상 위험에 처한 비안뜰 환자를 위한 특정 균형 및 보행 훈련에 인지이중과제를 추가로 진행하고 있다. 일반적으로는 보행과제에 인지활동을 포함한다. 예를 들어, 환자가 최소한의 불안정성으로 수평 또는 수직 머리 회전을 하면서 걸을 때 정신적인 과제를 추가한다. 이러한 과제는 하나씩 거꾸로 세는 것과 같이 아주 간단하게 시작할 수 있고, 3씩 거꾸로 세는 것, 꽃 이름 말하기 또는 소년이나 소녀의 이름 나열하기 같은 더 어려운 작업으로 진행될 수 있다.

일상활동에서 운동의 통합 Integration of exercise into daily activities

치료중재의 주된 목적은 환자가 즐기던 신체활동으로 돌아가는 것을 돕기 위한 것이므로 치료계획에 이러한 특정 관심사를 통합하는 것이 필수적이다. 초기 평가에서 골프 선수가 머리 회전이나 체중이동으로 인한 불균형으로 어지럼을 겪는 경우, 골프 클럽 스윙을 연습하는 것은 균형을 잃지 않고 골프를 칠 수 있도록 준비하고 동기부여를 할 수 있는 치료 활동이다. 춤(dancing), 수중운동(water exercise), 위 핏5(Wii Fit5), 태극권(Tai Chi), 요가 및 필라테스 또한 균형과 근력을 향상시킬 뿐만 아니라 운동을 하도록 동기를 부여하는 데 도움이 된다.

저자의 경험에 비추어 볼 때 신체적으로 활동적인 환자는 주로 앉아서 지내는 사람들보다 재활을 통해 성취한 것을 유지한다. 환자는 물리치료에서 퇴원한 후 가정 프로그램과 걷기를 계속하도록 지시받을 뿐만 아니라 과거에 즐기던 활동으로 돌아가거나 균형을 위한 새로운 활동을 배우도록 하는 것이 정형화된 치료에서 성취한 것들을 유지하는 데 도움이 된다. 저자의 클리닉에서는 환자가 1년에 한 번씩 추적조사를 위해 방문할 예정이지만 자세안정성이나 기능이 저하되면 더 빨리 내원하도록 한다.

근거에 따르면 환자들은 종종 재활에서 퇴원한 후 처방된 운동을 계속하지 않는다. 따라서 환자가 장기간에 걸쳐 즐길 수 있는 여가 활동을 선택하도록 돕는 것이 중요하다. 후속 인터뷰에서 Cass 등은 시간제한, 지루함, 건강 상태의 변화 등의 이유로 실험자 대상자 중 10% 미만이 집에서 정해진 운동을 하고 있다고 보고했다.

회복을 위한 시간
Time course for recovery

비안뜰 어지럼이 있는 환자를 위해 정해진 치료 방문 횟수는 없다. 저자의 클리닉에서 비안뜰 어지럼 환자는 첫 방문 시 맞춤식 가정 운동 프로그램을 처방해주고 주 1회씩 총 4회 방문하도록 한다. 4차 방문 시 재평가가 이루어지며, 목표가 달성되고 낙상 위험이 낮으면 환자는 걷기 프로그램이나 환자가 선택한 신체 활동을 포함한 수정된 가정 프로그램을 처방받아 퇴원하게 된다. 환자가 자신의 목표를 향해 진행 중이지만 여전히 낙상 위험이 있다면 더 많은 방문이 추가된다. 상태가 예기치 않게 정체되거나 악화되면 환자는 심리적 또는 진단되지 않은 의학적 원인이 향상을 저해하는지 여부를 결정하기 위해 의사에게 추가 방문을 해야 한다. 환자가 결과 측정을 통해 볼 때 독립적인 수준으로 돌아가지 않거나 낙상 위험이 있는 경우 적절한 보조기구를 사용하여 낙상 예방 훈련을 수행한다. 이러한 모든 상황에서 환자는 6개월 후에 물리치료실을 재방문하여 상태 변화를 확인한다.

환자가 전문적으로 수행된 물리치료(PT)에서 퇴원할 수 있고 처방된 가정 운동 프로그램을 계속 수행하며 발병 전의 활동으로 돌아갈 수 있는 수준까지 회복하는데 걸리는 시간에 영향을 미치는 많은 요인이 있다.

복귀를 최적화할 수 있는 요인은 다음과 같다.

1. 걷기를 포함하여 쇼핑, 집안일, 취미 등의 다른 신체 활동으로 돌아가기 위해 처방된 가정 프로그램 준수: 환자는 각 운동의 목적에 따라 교육받고 운동일지와 이해하기 쉬운 유인물을 주 1회 제공받은 후 일지를 매주 반납한다. Mohler는 달력 사용을 통해 규정준수를 크게 향상시켰음을 보여주었다. Hall 등은 운동을 준수하는 것과 인지 상태가 비안뜰 어지럼이 있는 노인들의 재활 결과를 예측함을 보여주었다.
2. 전용지원시스템의 가용성 헌신적인 지원체계의 활용(availability of a dedicated support system): 가정 프로그램을 보조하고 환자에게 동기를 부여할 수 있는 배우자 또는 가족은 중요하다. 저자의 경험에 따르면 홀로 사는 환자는 도전적인 균형 운동을 안전하게 할 수 없거나, 홀로 운동하는 것을 두려워하거나, 혼자서 운동할 만큼 충분히 엄격하지 못할 수도 있다. 또한 배우자 또는 부모를 위해 스스로 간병을 하는 경우, 처방된 가정 프로그램을 수행하는 데 필요한 시간을 내지 못하는 경우도 있다.
3. 신경병리학의 부재(absence of neurological pathology): 신경병리학적 문제 없이 비사용 균형장애나 낙상에 대한 두려움을 가진 노인 환자는 일반적으로 주 1회의 방문(평균 3.7회 방문)으로 1개월 이내에 낙상 위험을 줄이고 목표를 달성할 수 있다. 소뇌실조증과 중추성 안뜰 환자는 목표를 달성하기 위해 더 많은 방문(범위: 5~12회 방문)이 필요하다.

요약
Summary

비안뜰 어지럼 환자는 환자가 가진 광범위한 손상과 증상 때문에 임상의에게 어려운 과제이다. 이 환자들은 철저한 병력, 낙상 위험을 결정하는 결과 측정, 균형자신감과 어지럼 설문지 등을 포함한 여러 가지 평가와 물리치료를 통해 현저한 향상을 가져올 수 있다. 치료 계획에는 문제를 다루기 위한 안전하지만 도전적인 일상 가정 운동 프로그램이 포함되어야 한다. 또한 임상의들은 숙련된 물리치료에서 퇴원한 후 여가 활동에 참여함으로써 활동적으로 지낼 수 있도록 환자를 격려해 줄 필요가 있다.

증례연구 30-1

환자는 편두통의 병력이 있는 56세의 여성으로 클리닉에 의뢰하기 2년 전에 공황발작을 일으킨 뒤 심한 어지럼 발작을 앓고 있다. 의사들은 어지럼 발작에 대한 원인을 찾을 수 없었고, 환자는 진단을 받은 적이 없었다. 이 2년 동안 그녀는 또 다른 발작을 일으킬까봐 머리를 움직이거나 운동을 위해 걷는 것을 피했다. 그녀는 클리닉의 신경과의사로부터 비활동과 동작 민감도, 불안할 때 악화되는 증상 등에 대해 만성적인 불균형을 진단받았다. 그녀는 편두통 식이요법(15장 참조)과 저용량의 항불안제를 처방받았으며 보행 및 균형을 위한 물리치료를 받았다. 그녀는 주 1회로 4회의 물리치료에 참여했고 보행 및 습관화 운동을 위한 가정 운동 프로그램(HEP)을 제공받았다. HEP의 일부에는 컨디셔닝과 이중과제 훈련(주변을 둘러보고 친구와 대화하기)을 위해 친구와 함께 집 주변을 걷는 것이 포함되었다. 습관화 운동은 초기 MSQ 평가에 따라 처방되었다. 그녀는 3회 반복의 2세트로 시작하여 수직 및 수평으로 머리 회전을 연습하고 세트당 5번의 반복으로 진행하였다. 그녀는 컴퓨터화된 동적 자세검사(CDP)의 움직이는 시각적 배경을 힘들어 했고 환경 변화를 피한다는 보고도 있었기 때문에 시각적 현훈을 악화시키는 짧은 시간 동안 시각적 자극에 노출시키도록 하였다. 처음에는 벽에 붙여진 체크무늬 식탁보에서 숫자 찾기를 연습하였고, 플랫폼과 배경화면이 움직이는 동안 CDP의 배경에 테이프로 붙여진 숫자를 찾는 식으로 진행했다. 그녀가 180° 회전하는 동안 목을 돌리는 것을 피하고 있어('통나무처럼' 회전), 머리와 몸의 움직임을 분리하기 위한 특정한 회전 운동과 고개를 돌리면서 걷는 보행도 병행했다. 그녀의 치료 전 평가와 치료 후 평가를 비교한 결과, 주관적인 호소와 신체 기능에 뚜렷한 개선이 나타났다(표 30.3).

논평 Comment

이 환자는 클리닉으로 올 때까지 심각한 어지럼 발작에도 의학적 진단을 받지 못했다. 첫 발작 후 2년 동안 그녀는 생활 방식을 바꾸었고 주로 앉아서 지내게 되었다. 진단을 받고, 편두통과 동등한 발작과 불안의 진단을 이해하고, 의학적 관리 그리고 재활을 함으로써 그녀가 최적의 회복을 달성하고 이전의 생활방식으로 돌아오는 데 도움이 되었다.

표 30.3 치료 전후 사정의 비교

결과 측정	초기 평가	퇴원 평가
활동특이적균형자신감척도(%)	54	90
동작 민감도 점수	21.1/100(보통)	1.4/100(경증)
어지럼 장애 척도	70/100(심각)	24/100(경증)
보행 속도(m/sec)	0.72m/sec(비정상 ≤ 1.09m/sec)	1.25m/sec
동적 보행 지수	18/24(≤19/24는 낙상 위험을 나타냄)	22/24

증례연구 30-2

환자는 75세의 남성으로 특발성 · 만발성 소뇌실조증(ILOCA)을 최근에 진단받았으며 지난 6년간 보행 안정성이 점차 떨어지고 낙상률이 증가했다. 신경학적 검사에서는 말초신경병증과 함께 주시유발 눈떨림, 비정상 원활추종 및 눈안뜰반사(VOR) 억제가 나타났다. 비디오눈떨림검사(videonystagmography, VNG)에서는 정상적인 안뜰기능을 보였다. 그는 걸음걸이와 균형 물리치료를 위해 5회 방문을 했고 가정 운동 프로그램(HEP)이 주어졌다. 균형 훈련에는 기저면의 변화, 넘어가기, 다리근력 강화를 위한 일어서기 훈련, 엉덩관절 전략 개선을 위한 벽에 기댄 자세, 지팡이 사용을 포함한 보행훈련 등을 눈을 뜨고 감은 상태에서 단단한 표면과 푹신한 표면에서 실행되었다. 연속된 방문을 통해 그는 눈안뜰반사(VOR) 억제 운동, 5inch 플랫폼에서 오르내리기, 보행하면서 머리 회전, 책을 사용한 수정된 한발서기(SLS)를 처방받았다.

논평 Comment

여전히 동적 보행 지수(DGI)를 기준으로 낙상 위험에 처해 있지만, 환자는 DGI에서 임상적으로 의미있는 변화를 보였다(≥3점 이상). 티네티에서는 낙상 위험이 낮았으며 활동특이적균형자신감척도(ABC)는 여전히 낮지만 임상적으로 의미 있는 변화가 있었다(표 30.4). 그는 DGI를 기반으로 한 낙상의 위험에 처해 있었고 균형의 신뢰도가 낮았기 때문에 지속적인 물리치료가 권장되었다. 그는 퇴원하기로 결정했지만 HEP를 계속하고 기능이 떨어지면 다시 내원하도록 동의하였다. 환자는 퇴행성 질환을 앓고 있기 때문에 질병의 자연적 진행을 늦추기 위해 적극적으로 처방된 HEP를 수행하도록 지시를 받았다.

표 30.4 중재 전후 사정

결과 측정	초기 평가	퇴원 평가
활동특이적균형자신감척도(%)	32	58
수정된 균형감각 상호작용 임상검사	단단한 표면 눈 뜬 상태 = 30sec* 단단한 표면 눈 감은 상태 = 22sec 푹신한 표면 눈 뜬 상태 = 0sec 푹신한 표면 눈 감은 상태 = 0sec	단단한 표면 눈 뜬 상태 = 30sec 단단한 표면 눈 감은 상태 = 30sec 푹신한 표면 눈 뜬 상태 = 23sec 푹신한 표면 눈 감은 상태 = 4sec
티네티	22/37(높은 낙상 위험)	35/37(낮은 낙상 위험)
보행 속도(m/sec)	0.80(비정상 ≤ 0.94m/sec)	0.96m/sec
동적 보행 지수	10/24 ≤19/24는 낙상 위험을 나타냄	19/24

*30초 정상 – 3번 시도의 평균

증례연구 30-3

환자는 74세 여성으로서 10개월 전에 구역질과 구토를 동반한 어지럼이 나타났다. 그녀는 초기의 어지러움을 "머리가 균형을 벗어났다."라고 설명했지만 현재는 "균형이 맞지 않는다."라고 한다. 2개월 전 밖을 걷는 동안 낙상이 있었다. 그녀는 2000년도에 뇌졸중을 앓았으며 그 후 현훈, 우울증/불안, 간헐적 이중시(신경안과의사에 의해 일시적이고 보상작용 없는 안구사시로 진단됨) 등의 병력이 있었다. 그녀의 임상 검진에서 정상 눈돌림 검진, 양쪽 방향의 두부충동 검진 음성, 딕스-홀파이크 검진 음성 그리고 정상적인 신경학적 검진을 보였다. VNG 검사에서도 정상적인 안뜰기능을 보였다. 신경과 전문의는 그녀에게 비사용 평형장애/낙상에 대한 두려움으로 진단했다.

치료는 (1) 머리 움직임으로 인한 어지럼을 습관화하고 낙상 위험을 줄이기 위한 안뜰적응 및 대체 운동, (2) 다양한 시각입력과 함께 다양한 지면 위에서 균형 재훈련, (3) 머리 회전, 속도의 변화, 장애물 넘기를 동반한 다양한 지면에서의 보행 훈련, (4) 가정 프로그램, 안전 문제 및 신체활동의 역할에 관한 환자 교육. 환자가 진전을 보이면 안뜰 운동이 더 빠르게 수행하고, 균형 훈련은 기저면을 줄이고 머리 움직임과 함께 수행하고, 보행훈련에는 인지적 이중과제를 추가하였다(하나씩 거꾸로 세기).

논평 Comment

비록 이 환자는 안뜰기능 검사에서 정상이었지만, 안뜰 주시안정화 운동이 치료의 한 요소로 포함되었다. 비안뜰 어지럼이 있는 노인에게 이러한 접근법을 뒷받침하는 근거가 있다. 퇴원 시 환자의 목표를 달성했으며 낙상 위험이 낮은 상태가 되었다(표 30.5). 그녀는 여전히 머리 움직임으로 인한 어지럼이 있었고 이런 이유로 그녀는 주시안정화 운동을 포함한 HEP를 계속하고 6개월 후에 추적관찰하도록 권장받았다.

표 30.5 중재 전후 사정

결과 측정	초기 평가	퇴원 평가
장애	3/5(증상이 일상 및 외부 활동을 모두 방해함)	1/5(증상이 귀찮음)
활동특이적균형자신감척도(%)	56	92
어지럼 VAS	기준: 1.1/10 1분 후 머리 회전: 6.6/10	기준: 0.4/10 1분 후 머리 회전: 3.2/10
균형감각 조직성 검사(/100)	종합 점수 = 34(정상 ≥ 63.8) • 흔들림 조건 증가 4~6 • 6번 낙상 조건 5, 6	종합 점수 = 64 • 2번 낙상 조건 5, 6
보행 속도(m/sec)	0.74m/sec(비정상 ≤ 0.85m/sec)	0.83m/sec
동적 보행 지수	15/24(≤19/24는 낙상 위험을 나타냄)	21/24

References

1. Tinetti ME, Williams CS, Gill TM. Dizziness among older adults: a possible geriatric syndrome. *Ann Intern Med*. 2000;132:337.
2. Collard M, Chevelier Y. Vertigo. *Curr Opin Neurol*. 1994;7:88.
3. Hillier SL, McDonnell M. Vestibular rehabilitation for unilateral peripheral vestibular dysfunction. *Cochrane Database Syst Rev*. 2011;16:CD005397.
4. Perlman SL. Symptomatic and disease-modifying therapy for the progressive ataxias. *Neurologist*. 2004;10:275.
5. Badke MB, Shea TA, Miedaner JA, Grove CR. Outcomes after rehabilitation for adults with balance dysfunction. *Arch Phys Med Rehabil*. 2004;85:227.
6. Brown KE, Whitney SL, Marchetti GF, Wrisley DM, Furman JM. Physical therapy for central vestibular dysfunction. *Arch Phys Med Rehabil*. 2006;87:76.
7. Hall CD, Heusel-Gillig L, Tusa RJ, Herdman SJ. Efficacy of gaze stability exercises in older adults with dizziness. *J Neurol Phys Ther*. 2010;34:64
8. Ilg W, Synofzik M, Brötz D, Burkard S, Giese MA, et al. Intensive coordinative training improves motor perfor - mance in degenerative cerebellar disease. *Neurology*. 2009;73:1823.
9. Smith-Wheelock M, Shepard NT, Telian SA. Physical therapy program for vestibular rehabilitation. *Am J Otology*. 1991;12:218.
10. Martin CL. Effectiveness of physiotherapy for adults with cerebellar dysfunction: a systematic review *Clin Rehabil*. 2009;23:15.
11. Gill-Body KM, Popat RA, Parker SW, Krebs DE. Rehabilitation of balance in two patients with cerebellar dysfunction. *Phys Ther*. 1997;77:534.
12. Powell LE, Myers AM. The Activities-Specific Balance Confidence (ABC) scale. *J Gerontology: Medical Science*. 1995;50:M28.
13. Jacobson GP, Newman CW. The development of the Dizziness Handicap Index. *Arch Otolaryngol Head Neck Surg*. 1990;16:424.
14. Hall CD, Herdman SJ. Reliability of clinical measures used to assess patients with peripheral vestibular disorders. *J Neurol Phys Ther*. 2006;30:74.
15. Pavlou M, Lingeswaran A, Davies R, Gresty MA, Bronstein AM. Simulator based rehabilitation in refractory dizziness. *J Neurol*. 2004;251:983
16. Dannenbaum E, Chilingaryana G, Fung J. Visual Vertigo Analogue Scale: an assessment questionnaire for visual vertigo. *J Vestib Res*. 2011;21:153.
17. Bohannon RW. Comfortable and maximum walking speed of adults aged 20-79 years: reference values and determinants. *Age Ageing*. 1997;26:15.
18. Shumway-Cook A, Baldwin M, Polissar NL, Gruber W. Predicting the probability for falls in community-dwelling older adults. *Phys Ther*. 1997;77:812.
19. Shumway-Cook, A, Brauer S, Woollacott, M. Predicting the probability for falls in community-dwelling older adults using the timed up and go test. *Phys Ther*. 2000;80:896
20. Verghese J, Buschke H, Viola L, Katz M, Hall C, et al. Validity of divided attention tasks in predicting falls in older individuals: a preliminary study. *J Am Geriatr Soc*. 2002;50:1572.
21. Tinetti ME. Performance oriented assessment of mobility problems in elderly patients. *J Am Geriatr Soc*. 1986;34:119.
22. Lord SR, Murray SM, Chapman K, Munro B, Tiedemann A. Sit-to-stand performance depends on sensation, speed, balance, and psychological status in addition to strength in older people. *J Gerontol A Biol Sci Med Sci*. 2002;57:M539.
23. Ford-Smith CD, Wyman JF, Elswick RK, Fernandez T, Newton RA. Test-retest reliability of the sensory organization test in noninstitutionalized older adults. *Arch Phys Med Rehab*. 1995;76:77.
24. Anacker SL, Di Fabio RP. Influence of sensory inputs on standing balance in community-dwelling elders with a recent history of falling. *Phys Ther*. 1992;72:575.
25. Duncan PW, Weiner DK, Chandler J, Studenski S. Functional reach: a new clinical measure of balance. *J Gerontol*. 1990;45:M192.
26. Bootsma-van der Wiel A, Gussekloo J, De Craen AJ, Van Exel E, Bloem BR, et al. Common chronic diseases and general impairments as determinants of walking disability in the oldest-old population. *J Am Geriatr Soc*. 2002;50:1405.
27. Baloh RW Yue Q, Socotch TM, Jacobson KM. White matter lesions and disequilibrium in older people. Case control comparison. *Arch Neurol*. 1995;52:970.
28. Kerber KA, Enrietto JA, Jacobson KM, Baloh RW. Disequilibrium in older people: a prospective study. *Neurology*.

1998;51;574.
29. Baezner H, Blahak C, Poggesi A, Pantoni L, Inzitari D, et al. Association of gait and balance disorders with age related white matter changes. The LADIS study. *Neurology*. 2008;70:935.
30. Norton R, Campbell AJ, Lee-Joe T, Robinson E, Butler M. Circumstances of falls resulting in hip fractures among older people. *J Am Geriatr Soc*. 1997;45:1108.
31. Gilan S, Bloedel JR, Lechtenberg R. In: *Disorders of the Cerebellum*. Philadelphia, Pa: FA Davis; 1981:189-215,243.
32. Leigh RJ, Zee DS. In: *The Neurology of Eye Movements*. 3rd ed. New York NY: Oxford University Press; 1981:189.
33. Shepard NT, Smith-Wheelock M, Telian SA, Raj A. Vestibular and balance rehabilitation therapy. *Ann Otol Rhinol Laryngol*. 1993;102:198.
34. Nutt JG, Marsden CD, Thompson PD. Human walking and higher level gait disorders, particularly in the elderly. *Neurology*. 1993;43:268.
35. Hornbrook MC, Stevens VJ, Wingfield DJ, Hollis JF, Greenlick MR, et al. Preventing falls among communitydwelling older persons: Results from a randomized trial. *Gerontologist*. 1994;34:16.
36. O'Loughlin JL, Robitaille Y, Boivin J, Suissa S. Incidence of and risk factors for falls and injurious falls among the community-dwelling elderly. *Am J Epidem*. 1993;137:342.
37. Downton JH, Andrews K. Prevalence, characteristics and factors associated with falls among the elderly living at home. *Aging (Milano)*. 1991;3:219.
38. Hausdorff JM, Rios DA, Edelber HK. Gait variability and fall risk in community-living older adults: a 1-year prospective study. *Arch Phys Med Rehab*. 2001;82:1050.
39. Baloh RW, Jenkins HA, Honrubia V, Yee RD, Lau CG. Visual-vestibular interaction and cerebellar atrophy. *Neurology*. 1979;29:116.
40. Sherrington C, Whitney JC, Lord SR, Herbert RD, Cumming RG. Effective exercise for the prevention of falls: a systematic review and meta-analysis. *J Am Geriatri Soc*. 2008;56:2234.
41. Van de Warrenburg BPC, Steijns JA, Munneke M, Kremer BP, Bloem BR. Falls in degenerative cerebellar ataxias. *Mov Disord*. 2005;20:497.
42. Suarez H, Suarez A, Lavinsky L. Postural adaptation in elderly patients with instability and risk of falling using a virtual-reality system. *Int Tinnitus J*. 2006;12:41.
43. Longridge NS, Mallinson AI, Denton A. Visual Vestibular mismatch in patients treated with intratympanic gentamicin for Meniere's disease. *J Otolaryngol*. 2002;31:58.
44. Bronstein AM. Visual Vertigo syndrome: clinical and posturography findings. *J Neurol Neurosurg Psychiatry*. 1995;59:472.
45. Guerraz M, Yardley L, Bertholon P, Pollak L, Rudge P, et al. Visual vertigo: symptom assessment, spatial orientation and postural control. *Brain*. 2001;124:1646.
46. Jacob RG, Redfern MS, Furman JM. Space and motion discomfort and abnormal balance control in patients with anxiety disorders. *J Neurol Neurosurg Psychiatry*. 2009;80:74.
47. Whitney SL, Wrisley DM, Brown KE, Furman JM. Physical therapy for migraine-related vestibulopathy and vestibular dysfunction with a history of migraine. *Laryngoscope*. 2000;110:1528.
48. Waterston J. Chronic migrainous vertigo. *J Clin Neurosci*. 2004;11:384.
49. Sparto PJ, Whitney SL, Hodges LF, Furman JM, Redfern MS. Simulator sickness when performing gaze shifts within a wide field of view optic flow environment: preliminary evidence for using virtual reality in vestibular rehabilitation. *J Neuroeng Rehabil*. 2004;1:14.
50. Kheradmand A, Zee DS. Cerebellum and ocular motor control. *Front Neurol*. 2011;2:1.
51. Telian SA, Shepard NT. Update on vestibular rehabilitation therapy. *Otolaryngol Clin North Am*. 1996;29:359.
52. Cohen H, Kimball KT. Decreased ataxia and improved balance after vestibular rehabilitation. *Otolaryngol Head Neck Surg*. 2004;130:418.
53. Woollacott M, Shumway-Cook A. Attention and the control of posture and gait: a review of an emerging area of research. *Gait Posture*. 2002;16:1.
54. Silsupadol P, Ka-Chun Siu, Shumway-Cook A, Woollacott M. Training of balance under single and dual-task conditions in older adults with balance impairment. *Phys Ther*. 2006;86:269.
55. Hall CD, Heusel-Gillig L. Balance rehabilitation and dual-task ability in older adults. *J Clin Geriatr Gerontol*. 2010;1:22.
56. Earhart GM. Dance as therapy for individuals with Parkinson's disease. *Eur J Phys Med Rehab*. 2009;45:231.
57. Simmons V, Hanson PD. Effectiveness of water exercise on postural mobility in the well elderly: an experimental study on balance enhancement. *J Gerontol*. 1996;51A:M233.
58. Young W, Ferguson S, Brault S, Craig C. Assessing and training standing balance in older adults: A novel approach

using the 'Nintendo Wii' Balance Board. *Gait Posture*. 2011;33:303.

59. Wolfson L, Whipple R, Derby C, Judge J, King M, et al. Balance and strength training in older adults: intervention gains and tai chi maintenance. *J Am Geriatr Soc*. 1996;44:498.
60. Gatts SK, Woollacott M. How tai chi improves balance: biomechanics of recovery to a walking slip in impaired seniors. *Gait Posture*. 2007;25:205.
61. Lin M, Hwang H, Wang Y, Chang S, Wolf SL. Communitybased Tai Chi and its effect on injurious falls, balance, gait, and fear of falling in older people. *Phys Ther*. 2006;86:1189.
62. Oken BS, Zajdel D, Kishiyama S, Flegal K, Dehen C, et al. Randomized, controlled, six- month trial of yoga in healthy seniors: effects on cognition and quality of life. *Altern Ther Health Med*. 2006;12:40.
63. Smith K, Smith E. Integrating Pilates-based core strengthening into older adult fitness programs: implications for practice. *Topics Geriatr Rehabil*. 2005;21:57.
64. Cass SP, Borello-France D, Furman JM. Functional outcomes of vestibular rehabilitation in patients with abnormal sensory-organization testing. *Am J Otol*. 1996;17:581.
65. Mohler PJ. Enhancing compliance with screening mammography recommendations: a clinical trial in a primary care office. *Fam Med*. 1995;27:117.

부록 30-A

상황별 현훈 설문지

Situational Vertigo Questionnaires

현훈은 환자들이 비정상적 방향감각, 어지럼, 현기증, 어찔함 또는 불안정의 느낌으로 종종 묘사하는 증상에 사용되는 의학 용어이다. 아래 나열된 각 상황이 현훈을 유발하거나 현훈을 악화시키는 정도를 나타내는 숫자에 동그라미를 친다. 만약 당신이 그런 상황에 처한 적이 없다면, "N.T."에 표시하며, 이는 'Not Tried'를 뜻한다.

분류는 다음과 같다:						
	0	1	2	3	4	N.T
	전혀	아주 조금	다소 많이	상당히	매우	시도된 적 없음
곧고 평평한 도로를 달리는 차 안의 승객으로 탑승하기						
	0	1	2	3	4	N.T
	전혀	아주 조금	다소 많이	상당히	매우	시도된 적 없음
꼬불꼬불한 도로를 달리는 차 안의 승객으로 탑승하기						
	0	1	2	3	4	N.T
	전혀	아주 조금	다소 많이	상당히	매우	시도된 적 없음
슈퍼마켓 복도를 걸어가기						
	0	1	2	3	4	N.T
	전혀	아주 조금	다소 많이	상당히	매우	시도된 적 없음
정지하는 동안 리프트 안에 서기						
	0	1	2	3	4	N.T
	전혀	아주 조금	다소 많이	상당히	매우	시도된 적 없음
일정한 속도로 움직이는 동안 리프트* 안에 서기						
	0	1	2	3	4	N.T
	전혀	아주 조금	다소 많이	상당히	매우	시도된 적 없음
일정한 속도의 차에 타기						
	0	1	2	3	4	N.T
	전혀	아주 조금	다소 많이	상당히	매우	시도된 적 없음
차 안에서 출발 또는 멈춤						
	0	1	2	3	4	N.T
	전혀	아주 조금	다소 많이	상당히	매우	시도된 적 없음

넓은 공터 한가운데 서기(예: 큰 필드 또는 정사각형)						
	0	1	2	3	4	N.T
	전혀	아주 조금	다소 많이	상당히	매우	시도된 적 없음
버스에 앉기						
	0	1	2	3	4	N.T
	전혀	아주 조금	다소 많이	상당히	매우	시도된 적 없음
버스에 서기						
	0	1	2	3	4	N.T
	전혀	아주 조금	다소 많이	상당히	매우	시도된 적 없음
높이						
	0	1	2	3	4	N.T
	전혀	아주 조금	다소 많이	상당히	매우	시도된 적 없음
TV나 영화관에서 움직이는 장면 보기						
	0	1	2	3	4	N.T
	전혀	아주 조금	다소 많이	상당히	매우	시도된 적 없음
에스컬레이터로 이동						
	0	1	2	3	4	N.T
	전혀	아주 조금	다소 많이	상당히	매우	시도된 적 없음
줄무늬 또는 움직이는 표면 보기(예: 커튼, 베네시안 블라인드, 흐르는 물)						
	0	1	2	3	4	N.T
	전혀	아주 조금	다소 많이	상당히	매우	시도된 적 없음
스크롤되는 컴퓨터 화면 보기						
	0	1	2	3	4	N.T
	전혀	아주 조금	다소 많이	상당히	매우	시도된 적 없음

출처: Pavlou, 2004
*리프트는 엘리베이터

부록 30-B

시각현훈아날로그척도

Visual Vertigo Analog Scale

다음과 같은 상황에서 경험하는 어지럼의 양을 아래의 척도로 표시한다. 0은 어지럼이 없고 10은 가장 어지럼을 나타낸다.

슈퍼마켓 복도를 걸음

0 ———————————————— 10

차 안의 승객이 됨

0 ———————————————— 10

형광등 아래에 있기

0 ———————————————— 10

혼잡한 교차로에서 교통 지켜보기

0 ———————————————— 10

쇼핑몰 걷기

0 ———————————————— 10

에스컬레이터를 타고 내려가기

0 ———————————————— 10

영화관에서 영화 보기

0 ———————————————— 10

무늬 있는 바닥 위를 걷기

0 ———————————————— 10

액션 TV 프로그램 시청

0 ———————————————— 10

출처: Longridge et al, 2002

부록 30-C

표본 가정 운동 프로그램

Sample Home Exercise Program

이러한 표본 가정 프로그램은 동작 민감도를 가진 환자에게 적용된다.

습관화 운동　　매일 _____ 하기

1. 앉기 자세에서:

_______허리를 굽히고 앉기 ___________회 연속

_______증상이 완화될 때까지 기다렸다가 ____세트를 더 반복

2. 앉기 자세에서:

_______머리를 좌우로 돌리기 __________회 연속

_______증상이 완화될 때까지 기다렸다가 ______ 세트를 더 반복

3. 앉기 자세에서:

_______머리를 위아래로 움직이기 ________회 연속

_______증상이 완화될 때까지 기다렸다가 ______ 세트를 더 반복

4. 구석에 서기:

_______ 완전 1/2 바퀴를 오른쪽으로 ____회,

돌리며 매번 증상이 해결되기를 기다림

_______완전 1/2 바퀴를 왼쪽으로 ____회,

돌리며 매번 증상이 해결되기를 기다림

5. 복도에서 걷기 연습 _____ 회

_____매번 벽을 중심으로 머리를 좌우로 천천히 움직임

_____매번 천장과 바닥을 중심으로 머리를 천천히 위아래로 움직임

_____매번 중앙을 교차하면서 머리를 대각선으로 천천히 움직임

6. 머리와 눈으로 따라가면서 손으로 공을 던지는 연습하기 __________

7. 걸으면서 좌우로 뒤에 있는 사람에게 공을 건네는 연습하기

머리와 몸을 회전시키고 눈으로 공을 보는 것을 확실히 한다.

8. 침대에서 구르는 연습하기

_____오른쪽으로___회 구른다, 증상이 해결될 때까지 기다림

_____왼쪽으로___회 구른다, 증상이 해결될 때까지 기다림

9. 기타____

부록 30-D

클리닉 및 가정 프로그램에서 사용할 권장 비디오

Suggested Videos to Use in Clinic and Home Program

이 표본 프로그램은 VVAS 또는 SVQ를 기반으로 하며 시각 현훈이 있는 환자를 위한 것이다. 이 비디오는 당신을 어지럽고 불편하게 만들 것이다. 이 비디오를 볼 때 증상이 가벼운지 확인한다. 30초 혹은 그 이하 동안만 먼저 자극이 덜한 비디오로 시작하며, 또 다른 30초 또는 그 이하를 보기 전에 증상이 기준선으로 돌아오도록 한다.

이런 강도로 훈련을 시작을 한다. 환자마다 반응 정도가 다르기 때문에 반응의 정도를 보고 훈련시간을 정해야 한다. 오래하는 것이 오히려 좋지 않을 수도 있다. 물리치료사가 처방한 대로만 해야 한다. 세션은 중지 후 20분 이내에 증상이 해결되고 10분 이내로 지속되어야 한다. 유발된 증상이 중등도에서 심각할 경우 계속하지 말아야 한다.

쉬움

오토바이로 이리 호수를 돌아다니기: 3:06
http://www.youtube.com/watch?v=h2Jz6IdS-iM&feature=related
파리 오페라 극장에서 저녁 산책: 22:33
http://www.youtube.com/watch?v=i6bDAWqf2RY&feature=related
하이시에라에서 아이스 스케이팅: 6:11
http://www.youtube.com/watch?v=-EG7kLjpzsM
생 세베랭 거리와 하프의 거리: 4:50
http://www.youtube.com/watch?v=PD_RikPVmyY&feature=related

중간

라틴 지역의 오후 산책: 14:54
http://www.youtube.com/watch?v=csJupEA1lCI
일본 아키하바라 거리 걷기: 4:40
http://www.youtube.com/watch?v=5tl-mo2Ob0o
해리 포터 월드 걷기: 3:11
http://www.youtube.com/watch?v=-434p3l-2EA
트레일 달리기(1:00 표시에서 시작; 일부 지정에서 중지): 7:16
http://www.youtube.com/watch?v=ENj2yXDMGng
이탈리아에서 산 아래로 스키타기: 12:58
http://www.youtube.com/watch?v=fPZNahPtUD4
운전하기: I-95 뉴저지와 헨리 허드슨 파크웨이 뉴욕시티: 5:31
http://www.youtube.com/watch?v=-eQHl9T0W8U&feature=related
운전하기: 포트 피트 터널 피츠버그 필라델피아: 1:40
http://www.youtube.com/watch?v=C-Ui0gxYVCg&feature=related
라스베이거스 몬테카를로 호텔의 카지노를 거닐기: 4:33
http://www.youtube.com/watch?v=AHt_iTuzQNY
여자 하키 연습: 3:53
http://www.youtube.com/watch?v=ZXXwIiHdrQs
헬멧에 카메라가 달린 남자 하키: 7:40
http://www.youtube.com/watch?v=DqjNyy-ONCU&feature=related

어려움

윈 딕시의 식품점 거닐기: 6:53
http://www.youtube.com/watch?v=2ojMWHCJKhc
걷기: 라스베이거스 뉴 코스모폴리탄 카지노 호텔: 7:24
http://www.youtube.com/watch?v=NsI0vSPKBxs&feature=related

31

목유발 어지럼의 물리치료 관리

Physical Therapy Management of Cervicogenic Dizziness

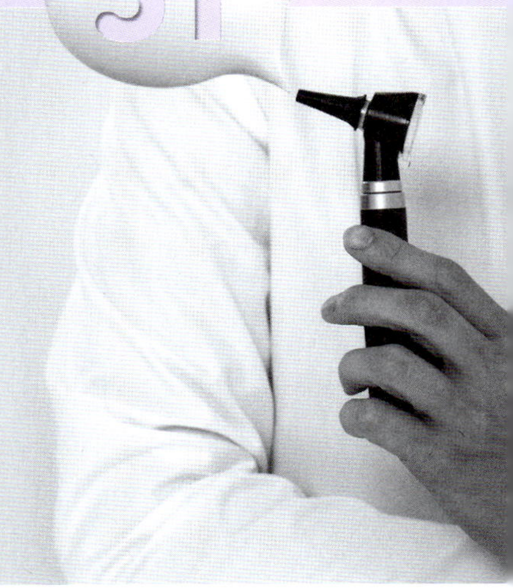

Richard A. Clendaniel, PT, PhD • Rob Landel, PT, DPT, OCS, CSCS, FAPTA

목유발 어지럼(cervicogenic dizziness)은 논란의 여지가 있는 주제이다. 이 용어는 여러 가지 손상들의 본질을 묘사하는 데 사용되는 경향이 있으며 그 중 목 운동실조, 목 눈떨림 및 목 현훈 등과 같이 다른 용어보다 설명이 더 잘 이루어지는 용어이다. 현훈은 움직임(회전, 기울기 또는 선형 전위)의 환영으로 정의되고 있으므로 제한적이기 때문에 이 장에서는 "목 현훈(cervical vertigo)"이라는 용어보다는 목유발 어지럼(cervicogenic dizziness)이라는 용어를 목뼈에서 발생한 어지럼(현훈, 평형장애 그리고 어찔함을 포함)의 증상을 나타내기 위해 사용한다.

몇 가지 다른 기전들이 목유발 어지럼의 원인으로 가정되었다. 이러한 병태생리학적 기전은 교감신경 척추신경다발의 자극, 척추뇌바닥동맥순환부전(vertebrobasilar insufficiency, VBI) 및 위 목뼈로부터의 고유감각 들신경 신호의 변화 등이 있다. 후자의 경우 어지럼의 잠재적 원인으로 채찍질손상(whiplash injuries)이나 목통증이 포함되기에 특히 물리치료사에게 흥미롭다. 어지럼의 이러한 특별한 원인에 대해서도 많은 논란의 여지가 있다.

목유발 어지럼 환자를 확인하는데 주요한 문제 중 하나는 이것의 실체를 민감하고 구체적으로 잡아낼 수 있는 명확한 검사가 부족하다는 것이다. 그러나 치료적 관점에서 목유발 어지럼을 둘러싼 논란은 학문적일 수 있다. 환자가 목의 증상과 현훈을 나타내면 전인적 접근법은 목의 문제뿐만 아니라 현훈도 함께 치료하는 것이다. 이 장의 목적은 목유발 어지럼을 위한 해부학적 · 생리학적 기초를 검토하고, 목유발 어지럼과 관련된 과학적 발견을 요약하며, 목유발 어지럼을 평가하는 임상적 방법을 다루고, 이 상태에 대한 가능한 관리 전략을 논의하는 것이다.

제안된 병인
Proposed etiologies

뒤목 교감신경 증후군 Posterior cervical sympathetic syndrome

Barré는 목의 문제가 교감 척추신경 다발을 자극하여 이것이 안쪽 미로동맥(internal auditory artery)의 수축과 미로의 관류 감소를 유도하여 현훈을 유발할 수 있다고 제안했다. 그러나 이 가설을 뒷받침하는 객관적인 증거는 거의 없다. 또한 뇌내 순환은 목의 교감신경계와는 독립적으로 조절된다. 그러므로 목 손상으로 인해 속귀에 혈액 흐름이 제한될 수 있음을 알기는 어렵다.

척추뇌바닥동맥순환부전 Vertebrobasilar insufficiency

목뼈로부터 발생하는 어지럼의 또 다른 원인은 골관절염성 뼈돌기 또는 뒤통수-고리뼈 불안정성에 의한 척추동맥 폐쇄이다. 척추뇌바닥동맥순환부전(VBI)과 척추뇌바닥동맥 허혈은 색전증, 큰 동맥의 죽상경화증, 작은 동맥 질환 및 동맥 해리 등 다양한 원인에서 발생할 수 있으며 척추 및 뇌바닥동맥의 여러 부위에서 발생할 수 있다. 척추동맥의 물리적 폐쇄 또는 극단적인 분리가 발생할 수 있는 두 부위가 있다. 하나는 위 목뼈에 있으며, 척추동맥이 가로구멍을 빠져나간 후에 움직이는 위 목뼈 주위를 따라 지나가는 부위이다. 폐쇄가 일어나는 또 다른 잠재적인 위치는 척추동맥이 가로구멍에 들어가기 전 척추동맥의 초기 부위이다. 이론적으로 척추동맥은 목뼈 회전이나 폄할 때 압박될 수 있다. 즉, 머리 위 선반의 물건에 손을 뻗거나, 차가 오는지 보려고 머리를 돌리거나, 목뼈 치료를 받는 경우에 발생한다. 정상인의 경우, 증상을 예방할 수 있도록 목동맥에서 충분한 부수적 순환이 이루어진다. 죽상동맥경화성 혈관질환이 있는 환자는 뇌혈관순환이 손상되어 척추동맥의 압박이 VBI로 이어질 가능성이 있다.

목유발 어지럼과 VBI를 연결시킬 수 있는 해부학적인 근거가 있지만, VBI의 증상이 목유발 어지럼의 증상과 일치하는지는 명확하지 않다. VBI와 관련된 증상은 매우 다양할 수 있다. VBI로 진단된 65명의 환자에 대한 연구에서 Williams와 Wilson은 48%에서 현훈(vertigo)이 초기 증상임을 발견했다. VBI로 인한 현훈은 일반적으로 발병이 갑작스럽고 짧은 기간(수분)이며 메스꺼움 및 구토와 관련 있다. 이러한 증상은 안뜰결핍이 있는 사람의 증상과 유사하지만 VBI 환자의 현훈은 일반적으로 뒤쪽 순환에 의해 공급되는 부위의 허혈과 관련된 증상이 있다. 증상은 일반적으로 시각적인 환각, 시각상실, 실조, 쓰러짐 발작(drop attack), 신체 양쪽에 나타나는 마비 또는 약화, 내장 감각, 시야 결함, 이중시 및 두통 등이다.

현훈은 초기에 나타나는 유일한 증상일 수 있지만 일반적으로 VBI의 다른 증상과 혼합되어 있다. 뉴잉글랜드 메디컬 센터 – 뒤쪽순환환자 데이터(New England Medical Center–Posterior Circulation Registry)에 저장되어 있는 척추뇌바닥동백 허혈 환자 400명의 기록 중에서 1% 미만이 단 하나의 징후 또는 증상을 나타내었으며 초기 증상은 반드시 현훈이나 어지럼이 있는 것은 아니었다. 척추동맥의 협착이나 폐색에 이차적으로 척추뇌바닥동맥 허혈이 있는 환자는 일반적으로 어지럼, 시력장애 및 균형상실 등의 증상이 있는 일과성 허혈성 발작(transient ischemic attacks, TIAs)을 경험하며, 이는 안뜰소뇌(vestibulocerebellum)와 숨뇌(medulla)에서의 허혈과 일치한다. 척추동맥 분리의 경우, 일차 증상은 어깨 부위로 방사될 수 있는 뒤 목통증이다. 또한 이러한 환자들은 전형적으로 뒤통수 두통, 어지럼, 이중시를 경험하며, 불안정성과 실조 같은 가쪽 숨뇌 및 소뇌성 증상을 경험한다.

VBI의 전형적인 혼합된 증상과 징후를 감안할 때 3주 이상 관련 증상 없이 일시적 현훈만이 나타나는 것은 VBI가 척추뇌바닥동맥 질환으로 인해 발생하지 않는 것으로 생각된다. 또한 뉴잉글랜드 메디컬 센터-뒤쪽순환환자 데이터 사례에서 뒤쪽순환의 순간적 허혈에 기인한 쓰러짐 발작이 독립적으로 발견되지 않았다. 요약하면 척추뇌바닥동맥 허혈의 유일한 증상으로 현훈이 발생하지는 않지만, 환자의 병력과 증상에 따라 VBI의 가능성에 대해 염두할 필요가 있다. VBI에 대한 임상검사 그리고 그 유용성에 대해서는 이 장의 뒷부분에서 자세히 설명한다.

고유수용성 감각 신호의 변화
Altered proprioceptive signals

어지럼을 유발할 수 있는 목통증이나 기능장애의 기전은 밝혀지지 않았다. 하나의 가설은 목척수의 뿌리 또는 후관절(facet joint)의 염증이나 자극이 안뜰, 시각 및 목자극 간의 불일치를 초래할 것이라는 것이다. 이 다중 감각 불일치는 목유발 어지럼에 기여하는 증상을 유발할 수 있으며, 증상은 머리 움직임 시 가장 분명하게 나타난다(그림 31.1). 이론적으로 일단 중추신경계(CNS)가 변경된 몸감각자극에 적응하면(시스템이 변경된 안뜰자극에 적응할 수 있는 것처럼), 근원 기능 장애가 남아 있음에도 불구하고 목유발 어지럼의 증상이 완화된다. 목유발 어지럼에 기

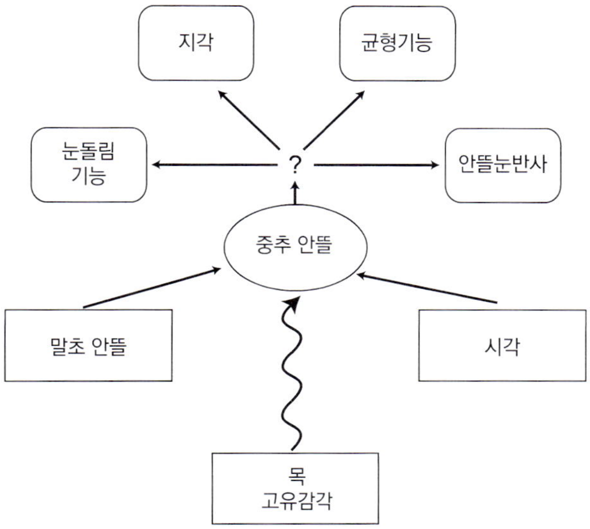

그림 31.1 다중 감각 불일치 가설의 구성도.
말초자극(안뜰, 목 및 시각)은 중추 안뜰 구조에 수렴하고 눈돌림기능, 균형기능, 안뜰눈반사(VOR) 및 어지럼증 지각에 영향을 준다. 목기능 장애(곡선으로 표시)는 안뜰, 시각 및 목자극 간의 불일치를 초래한다. 이 다중 감각 불일치는 목 유발 어지러움에 기인한 증상으로 이어질 것이다.

인한 증상이 장시간에 걸쳐 계속될 수 있기 때문에 이 설명은 설득력은 있으나 논쟁이 남아 있다. 다음 부분에서는 목의 고유감각성 신호의 변화가 어지럼의 징후와 증상의 발생에 대한 역할을 다루는 문헌을 검토할 것이다.

해부학과 생리학

척수, 숨뇌, 대뇌겉질 및 소뇌를 통해 목의 고유감각 정보와 안뜰정보가 수렴된다. 해부학적 근거에 대한 자세한 검토는 이 장의 범위를 벗어난다. 그러나 목에서의 자극이 어지럼에 중요한 역할을 한다는 것을 시사하는 적절한 생리학적 근거에 대한 간략한 검토는 필요하다. 자세상의 목반사에 중요한 목의 고유감각 신호는 위 목뼈의 심부 구조에 있는 관절과 힘줄 수용체에서 발생한다. McCouch 등은 고양이에서의 긴장성 목반사가 목근육 조직보다는 관절수용체를 통해 중재된다는 것을 입증했다. 이 부위의 척추주위 깊은(deep paravertebral) 근육 수용체들의 역할은 명확하지 않고 종에 따라 다를 수 있다.

자세에 따른 목반사에 미치는 영향 외에도 위 목뼈 고유감각은 목눈반사(cervico-ocular reflex, COR)의 생성을 담당하는 것으로 생각되며, 안뜰눈반사(vestibulo-ocular reflex, VOR)를 보완한다. Rubin 등은 안뜰자극(전신 회전)과 머리를 고정한 채 몸통이 움직일 때에 반응하는 고양이의 안뜰핵(vestibular nucleus) 신경세포에 대해 설명하였다. 목의 고유감각이 안뜰기능에 영향을 미칠 수 있다는 이들의 가설은 Hikosaka와 Maeda의 연구를 통해 지지되었다. 이 연구자들은 고양이에서 목의 뒤뿌리 또는 후관절의 전기자극에 의해 갓돌림신경의 안뜰흥분이 반대쪽에서는 억제되고 같은쪽에서는 촉진되었다고 보고하였다. 또한 C2와 C3에서의 전기자극에서는 이러한 효과가 나타나지만 C5 이하에서는 나타나지 않는다고 보고하였다.

이러한 연구들은 목, 특히 위 목뼈로부터의 고유감각이 자세 조절에서 중요한 역할을 할 수 있으며 안뜰기능에 영향을 미칠 수 있음을 나타낸다. 이 연구는 마취되거나 대뇌를 제거한 동물실험에서 수행되었으며 깨어 있는 정상적인 기능을 하는 사람의 반응은 완전히 다를 수 있음을 기억하는 것이 중요하다. 생리학적 발견과 목과 안뜰자극의 해부학적 수렴을 참고로 하여, 다음 섹션에서는 목의 고유감각 신호가 현훈이나 균형장애의 증상에 기여할 수 있는지, 안뜰기능이나 자세안정성에 영향을 미치는지 알아볼 것이다.

목뼈 병변의 결과

동물과 인간을 대상으로 한 여러 연구에서 실험적으로 유도한 위 목뼈 병변 또는 목의 손상 후 눈돌림 및 균형 변화를 연구했다. 목 외상에 관해서 일차적인 연구 초점은 채찍질손상 관련 질환(whiplash associated disorders, WADs)이었으며, 이는 굽힘-폄 목 손상 후 다양한 증상(두통, 현훈, 감각 이상, 마비 그리고 목뼈, 등뼈, 허리뼈 및 팔 통증 포함)을 유발한다. 대부분의 사람들이 WAD로부터 회복되지만, 상당히 많은 환자들에게 심해진 증상이 나타날 수 있다. 여러 연구결과에 의하면 목뼈의 손상은 눈돌림 및 안뜰계통에 거의 영향을 주지 않는 것으로 보이지만 자세 조절에 장애를 일으킬 수 있는 것으로 보인다.

눈돌림 결과 Oculomotor findings

목 고유감각 절제술은 뒤뿌리 절단과 국소마취제 주입에

의해 수행되었다. Igarashi 등은 국소마취 주사 후 다람쥐 원숭이의 C1과 C2 뒤뿌리 한쪽 절제 또는 국소마취 주입 후 보여지는 눈돌림의 영향에 대해 설명하였다. 에피네프린을 함유하지 않은 리도카인(Xylocaine)(1% 용액 1mL)을 실험동물의 깊은 목 부위 한쪽에 주사하였고, 대조 동물들에는 뒷목 표면 부분 또는 복벽에 주사하였다. 동물을 어두운 곳에 두고 눈동자의 움직임을 기록했다. 주사 후 실험군 또는 대조군 모두에서 자발적 눈떨림은 없었다. 이 연구에서는 시운동 눈떨림이 안뜰기능의 척도로 사용되었다. 움직이는 전체영역 시각자극에 대한 반사적 눈 움직임 반응인 시운동 눈떨림은 피질하 신경 경로인 부속 시신경계를 통해 안뜰핵으로 이동하는 시각적 매개 반응이다. 여기서 신호는 보상성 눈운동을 생성하기 위해 안뜰들신경 자극과 함께 처리된다. 시운동 눈떨림은 회전하는 시운동 자극(1deg/sec 가속도 200deg/sec)을 사용하여 10마리의 동물에서 주사 전과 주사 후에 측정되었다. Igarashi 등은 실험대상에서 시운동 눈떨림의 느린 위상과 빠른 위상의 눈 속도 모두 양쪽 방향으로 감소했다고 보고했다. 대조군 또한 주사 후 느린 위상의 눈 속도 감소를 보였다. 연구자들은 실험군과 대조군 간에 느린 위상의 눈 속도 변화에 통계적으로 유의한 차이가 있다고 밝혔으며, 목의 고유감각은 눈돌림 행동에 영향을 준다는 것을 발견했다.

두 가지 문제가 그들의 결론에 대해 질문을 제기한다. 첫째, 연구자들은 *P*값을 0.066으로 사용하여 통계적으로 유의한 차이를 나타냈는데, 이는 통계적 유의성을 위해 일반적으로 받아들여지는 확률 수준을 초과한다. 대부분의 조사자는 이 *P*값으로 그룹 간에 차이가 없다는 귀무가설을 기각하지 않을 것이다. 두 번째로, 실험군에서의 눈떨림 빠른 위상 감소와 대조군에서의 눈떨림 느린 위상 속도의 감소는 논쟁의 여지가 있다. 국소마취제가 안뜰이나 시운동계통에 국소적으로 영향을 미치기보다는 확산되어 신경계통에 전체에 영향을 주기 때문이다. 국소마취제가 목의 고유감각 경로를 통해 중계되는 안뜰기능에 국소적으로 영향을 미친다면, 안뜰기관에 의해 조절되지 않는 눈떨림의 빠른 위상 변화를 기대하지 않을 것이다. 또한 심부의 목 구조물과 떨어진 장소에 마취제를 투여한 대조군의 변화를 기대하지는 않았다.

동일한 연구집단이 원숭이 5마리의 왼쪽 C1과 C2 뒤뿌리절제 후 유사한 측정을 기록했다. 그들은 자발적 눈떨림은 보이지 않았지만 대칭적이었던 수술 전 반응과 비교하여 비대칭 시운동 반응을 보고했다. 시계 방향의 시운동 자극 동안 느린 위상의 눈 속도는 감소했다(*P*값은 0.03에서 0.09까지). 수술 전과 왼쪽 C1과 C2 뒤뿌리절제 후 4마리의 원숭이에서 회전 후 눈떨림(회전 속도 200deg/sec)을 측정하였다. 수술 후 첫 2일 동안 원숭이는 반시계 방향으로 회전 후에 최대 느린 위상 눈 속도가 감소하였다. 연구자들은 이것이 통계적으로 유의한 감소라고 보고하였고 목척수에서 안뜰핵으로의 고유감각자극 상실의 결과라고 하였다. 그러나 이전 실험에서와 마찬가지로 유의 수준으로 0.06의 *P*값을 사용했다. 이 반응의 차이는 오래 가지 못했다. 뒤뿌리절제 후 5일째 느린 위상 요소의 눈 속도 반응은 대조군 값보다 컸고, 반응에 명백한 비대칭이 나타나지 않았다.

의문의 여지가 있는 통계적 유의성 이외에도, 연구자들이 기록한 시운동 자극과 회전 자극에 대한 반응은 일치하지 않았다. 시계 방향의 시운동 자극은 오른쪽으로 느린 위상과 왼쪽으로는 빠른 위상이 있는 눈떨림(왼쪽으로 치는 눈떨림)을 유도한다. 사람에게서도, 이 자극은 반시계 방향으로 회전 감각을 유도한다. 시계 반대 방향으로 회전 후 눈떨림은 오른쪽 방향(왼쪽으로는 느린 구성 요소의 눈 속도, 오른쪽으로는 빠른 구성 요소의 눈 속도)이며, 사람에게서는 시계 방향으로 회전하는 느낌을 동반한다. 뒤뿌리절제가 안뜰기능에 대한 비대칭 효과를 나타낸다면, 시계 방향으로 회전하는 동안 시운동 자극에 대한 반응이 감소하고, 의자에서 시계 방향으로 회전 후 눈떨림은 줄어들 것이라고 예상할 수 있다. 이 두 가지 조건 모두 왼쪽 방향 눈떨림을 유발할 뿐만 아니라 사람에게서는 왼쪽으로 회전하는 감각을 유도한다. Ishigara 등은 정상적인 눈돌림과 안뜰기능에 대한 목의 고유감각 역할을 지지한다는 결론을 내렸지만, 그들의 해석은 자료에 비추어 조심스럽게 취해져야 한다.

종에 특정한 차이가 있기 때문에 여기에 인용된 동물 연구를 사람에게 확대하는 것은 주의를 기울여야 한다.

동물과 사람의 뒤쪽 위 목의 근육에 국소마취제를 주입하면 눈돌림 반응이 달라진다. De Jong 등은 고양이, 원숭이, 토끼에서 국소마취제를 주사할 때 눈떨림을 유발한다고 보고했다. 고양이와 토끼의 유도된 눈떨림은 수분에서 1시간 이상 지속되었다. 원숭이의 눈떨림은 몇 분 동안 지속되어 시각에 의해 억제되었다. 양쪽 미로절제술을 실시한 토끼에서 국소마취제 주입은 눈떨림을 유발하지 않아, 눈떨림이 안뜰기관을 통해 생성되었음을 의미한다. 원숭이에서는 국소마취제가 시운동 눈떨림, 시운동 후 눈떨림, 온도눈떨림검사에서 나타나는 눈떨림에 영향을 미치지 않았다. 이 연구자들은 또한 두 명의 사람 대상자에게 국소마취제를 주사하였고 두 대상자 모두 눈떨림은 관찰되지 않았다. 따라서 목에 의해 유발되는 눈떨림증의 특성은 종 특유의 것으로 보인다.

안뜰핵의 2형 뉴런에 의해 안뜰, 목 고유감각 및 시각 신호가 보조시각계에서 해부학적 통합이 일어난다는 사실에 기초하여 Karlberg와 Magnusson은 비대칭한 목의 고유감각이 시운동 후 눈떨림(optokinetic after-nystagmus, OKAN)에 영향을 줄 수 있으며 눈떨림은 시운동 자극을 중지한 후에도 어두운 곳에서 나타난다고 제안했다. 이 연구자들은 건강한 사람의 머리를 중립 위치에서 수동적으로 한쪽으로 70° 돌리고, 능동적으로 반대쪽으로 60~70° 회전한 다음 OKAN을 측정하였다. 머리를 중립으로 두었을 때와 비교하여 수동적으로 머리를 회전하였을 때 OKAN의 초기 속도, 지속 시간, 누적 눈 위치가 유의하게 감소한다는 것을 발견했다. 시운동 자극이 머리 회전과 반대로 주어질 때 OKAN 반응의 감소는 없었다. 능동적인 머리 회전 동안에도 OKAN 지속 시간과 누적 눈 위치의 감소가 비슷하게 발생했다. 연구자들은 OKAN에 대한 목의 영향이 목통증과 장애가 있는 사람들의 현훈 증상 유발에 영향을 줄 수 있다고 제안했다.

Karlberg와 Magnusson은 정상적인 사람에서 연구를 수행한 것이지만, Igarasi 등의 연구결과인 다람쥐원숭이의 한쪽 C1 및 C2 뒤뿌리절제 이후의 결과를 뒷받침할 수 있다. 후자의 연구자들이 느린 위상이 뒤뿌리를 절제한 쪽으로 향할 때 회전-후 눈떨림의 느린 위상 눈 속도가 감소한다고 했던 것을 기억해 보라. Karlberg와 Magnusson은 시운동 눈떨림이 머리 회전과 같은 방향에 있을 때 느린 구성의 속도 감소를 보고했다. 왼쪽으로의 머리 회전이 목 고유감각으로부터의 비대칭 자극을 유도한다고 가정하면(근육 수용기들의 스트레칭으로 인해 왼쪽보다 오른쪽이 더 큼) 두 연구의 결과는 질적으로 유사하다. 두 경우 모두 느린 위상의 눈 속도는 목 고유감각자극이 감소하는 쪽으로 감소했다. 이 비대칭 OKAN 검사가 목의 현훈을 가진 사람을 확인하는 데 사용될 수 있는지 여부는 아직 밝혀지지 않았다.

다른 여러 연구에서 사람을 대상으로 목의 굽힘-폄 손상 후 눈돌림 및 안뜰기능을 평가했다. Oosterveld 등은 목뼈에 대한 가속손상 후 목 또는 팔통증의 증상이 있는 262명의 환자에서 전기눈떨림검사(electronystagmographic, ENG) 연구를 실시했다. 이 환자들의 85%는 어찔함 또는 둥둥 떠 있는 감각 증상을 나타냈다. 연구자들은 이들 중 회전성 현훈 증상은 없다고 보고했다. 자발성 눈떨림은 165명(63%)에서 보고되었고 그 중 110명(67%)은 체위성눈떨림까지 있었다. 이 165명의 환자에서 자발적 및 체위성눈떨림 패턴을 기초로 눈떨림은 159건(96%)에서 중추성으로 생각되었다. 방향 변화 눈떨림, 신속원활추종, 안뜰눈반사의 시각 억제 손상을 포함한 중추 눈돌림 소견들이 자주 발견되었다. 중추성 징후의 유병률은 26~43%였다. 연구자들은 또한 168명의 환자에게 목눈떨림이 존재한다고 보고했는데, 이는 단순히 목눈반사의 정상적인 발현일 수 있다. 정상인에게는 목눈떨림이 발생하지 않았기 때문에 이 발견이 비정상인지 여부를 확인할 수는 없다. 연구자들은 눈돌림 연구의 결과에 근거하여 목 채찍질손상이 CNS 내의 국소적인 병변이기보다는 광범위한 병변을 유발한다고 주장했다.

Toglia는 목뼈에 굽힘-폄 가속 손상 후 어지럼의 일차 증상이 있는 309명의 환자에서 ENG 및 회전의자 결과를 보고했다. 이 환자들 중 57%는 온도눈떨림검사에서 비정상으로 나타났고(40%는 심각한 반고리관 마비, 22.5%는 상당한 방향 우세를 나타냄), 51%는 회전검사에서 비정상으로 나타났다. 이 자료는 채찍질손상을 경험한 환자에게 말초성 안뜰기능장애가 빈번히 나타난다는 것을 지지한다. 온도눈떨림검사의 약화와 회전검사의 비대칭은 말초성 안뜰기능장애가 아니라 안뜰핵으로의 목의 감각자극이 손상되었기 때문이라는 논쟁이 있을 수도 있다. 그러나 그 가능성은 낮은데, 목뼈로부터의 감각자극은 안뜰미로에서의 감각자극에 비해 상대적으로 낮기 때문이다. 게다가 온도눈떨림검사나 회전의자 검사에서는 목의 움직임이 없었으므로 비대칭적인 반응이 목뼈에서 발생했음을 예상할 생리학적 근거는 없다.

원활추종목회전검사(smooth pursuit neck torsion test, SPNT)는 목유발 어지럼의 사례를 확인하기 위해 제안되었다. 이 병리검사는 원활추종눈운동 시스템을 평가하며 목을 중립 위치에서 시작하여 왼쪽에서 오른쪽으로 45° 회전하여 수행한다. 원활추종눈운동이 각 위치에 따라 기록된다. 반응에 의해 측정값(목표물의 속도에 대한 눈 속도의 비율)이 각 목의 위치에 대해 결정되고, 중립 위치에서의 값과 회전한 위치에서의 값의 차이를 계산한다(SPNT 차이). 몇몇 연구에서 WAD 환자가 정상인에 비해 SPNT 차이 값이 유의하게 증가한 것으로 나타났으며, WAD 환자와 메니에르병(Ménière's disease) 또는 중추성 현훈(central vertigo)을 가진 환자들 사이에서도 그렇다. 또한 이 연구들은 어지럼이 동시에 나타나는 WAD 환자가 어지럼이 없는 WAD 환자와 비교하여 SPNT 차이가 현저하게 증가한 것으로 나타나 어지럼이 중요한 구성요소임을 시사한다.

목통증의 중증도가 SPNT 차이 값에서 중요한 요소일 수 있다. Thell, Rosenhall과 Treleaven은 WAD와 어지럼이 있는 환자는 어지럼 없이 WAD를 가진 환자보다 통증이 심하다고 하였다. Treleaven 등은 SPNT 분석에서 통증 수준의 역할을 평가했다. 그들은 혼합된 결과를 발견했다. WAD를 가진 모든 환자의 데이터를 그룹화한 경우, 통증 수준과 SPNT 차이 사이에 약하지만 통계적으로 유의한 상관관계[스피어만 순위 상관관계(p)=0.27]가 나타나 통증 수준이 증가하면 SPNT 차이가 증가한다. 반면에 어지럼이 없는 WAD 환자에서는 SPNT 차이와 보고된 통증/장애 수준 간에는 유의한 음의 상관관계가 나타나, 통증이 클수록 PNT 차이가 적게 나타나는 경향이 있다. 비록 WAD 환자의 SPNT 차이값이 가장 컸지만, 경추증(cervical spondylosis)과 섬유근육통 같은 다른 원인의 목통증 환자는 정상인과 비교할 때 유의한 SPNT 차이값이 나타났다. 통증수용기이든 고유감각수용기이든 SPNT 변화의 정확한 병인에 관계없이, 결과는 목통증, 목 고유수용감각과 CNS 눈운동 조절 사이의 관계를 암시한다.

SPNT의 민감도와 특이성을 결정하기 위한 시도가 있어왔다. Tjell과 Rosenhall은 건강한 대조군에서 발견된 SPNT 차이값의 평균치와 2표준 편차를 사용하여 SPNT의 민감도와 특이도를 정상/비정상 검사결과를 결정하기 위한 한계점으로 결정했다. 대조군의 경우 건강한 대조군, 메니에르병 환자 및 중추성 현훈을 조합한 결과, 이들 그룹 간의 결과에는 차이가 없었다. 어지럼이 있는 WAD 환자들을 '정상' 그룹과 비교하면 SPNT의 민감도는 90%, 특이도는 91%이다. 어지럼이 없는 WAD 환자를 '정상' 그룹과 비교하면 SPNT의 민감도는 56%, 특이도는 91%이다. 이러한 결과를 바탕으로 저자들은 SPNT 검사가 목유발 어지럼이 있는 WAD 환자를 진단하는데 유용하다고 결론지었다. 그러나 그들은 WAD, 목유발 어지럼을 앓고 있는 사람들과 WAD 그리고 안뜰기관 문제와 같은 또 다른 원인으로 인해 어지럼을 앓고 있는 사람들 사이를 감별하는 주제는 언급하지 않았다. 보고된 민감도와 특이도 값을 사용하여 어지럼이 있는 WAD와 어지럼이 없는 WAD를 비교한 SPNT 검사의 양성 및 음성 예측치를 결정할 수 있다. 양성 예측치(positive predictive value, PPV)는 62%이고, 음성 예측치(negative predictive value, NPV)는 81%이다. 이 값을 사용하면 유의한 SPNT의 차이값이 없는 경우에는 증상의 원인에서 목유발 어지럼을 제거하는데 상당히 유리하다. 그러나 현저한 SPNT의 차이가 있으면, 목유발 어지럼이 있는 WAD와 다른 원인의 어지럼 및 WAD가 있는 경우를 구별하기는 어렵다.

두 번째 연구에서, Tjell 등은 WAD 환자를 경추증(cervical spondylosis), 목 현훈 또는 섬유근육통 환자와 비교했다. 그들은 WAD 환자와 다른 환자들 사이의 SPNT 차이값에서 유의한 차이를 발견했으며, 이는 SPNT 검사가 목유발 어지럼보다 WAD를 위한 검사로서 더 적절할 수 있음을 시사한다.

명심해야 할 또 다른 점은 SPNT는 설명된 바와 같이 눈 움직임 분석이 오프라인에서 수행되는 병리 검사이며,

원활추종눈운동검사에서 신속눈운동을 식별하는 것은 눈 움직임의 육안 검사에 의해 이루어진다는 것이다. 이 검사가 안뜰기능 검사 임상실험실에서 사용되는 일반적인 눈 움직임 기록 시스템으로도 동일한 결과를 볼 수 있는지는 분명하지 않다. Kongsted 등은 임상 안뜰연구에서 사용된 것과 유사한 컴퓨터화된 눈운동 분석을 사용하여 WAD 환자의 유의한 SPNT 차이를 확인할 수 없었다. 두 그룹에 의해 수행된 연구들 사이에는 다른 방법론적 차이가 있었다. Kongsted 등이 수행한 연구에서는 턱받침을 사용하여 머리를 안정화시켰는데, 이는 검사 중에 발생하는 머리 움직임에 영향을 미치고 잠재적으로 목의 들신경 자극을 변경했을 수 있다. 원활추종눈운동 자극의 매개 변수에도 차이가 있었다. SPNT 검사는 가능성을 보여주지만 목유발 어지럼이 있는 환자를 확인하는 데는 적절하지 않다. 또한 일부는 SPNT가 임상에서 침상 검사로도 수행될 수 있다고 밝혔지만 현재까지 이 주장을 뒷받침할 자료는 아직 없다.

요약하면 목의 감각 안뜰핵으로 자극되고 중추신경계통에서 목, 시각 및 안뜰자극이 수렴되더라도 목병변을 치료하는 것이 인간의 눈돌림 또는 안뜰계에 중대한 영향을 미치지 않는 것으로 보인다. 목 장애는 원활추종눈운동의 변화를 유도하는 것으로 밝혀졌지만, 지금까지의 연구에서는 목통증만을 가진 사람과 목통증과 어지럼이 있는 사람들을 구별할 수 없었다.

자세 조절 결과 *Postural control findings*

목유발 어지럼이 의심되는 환자의 다양한 눈돌림 검사의 결론적이지 않은 결과와 달리 균형 및 목 운동감각 검사가 이 질환의 진단에 더 도움이 될 수 있다. De Jong 등은 모든 종에서 목 부위의 국소마취 주사 후 운동실조에 대해 기술하였다. 고양이는 주사 후 같은쪽의 운동실조와 근긴장 저하를 보였으며 그쪽으로 넘어지는 경향이 있었다. 토끼는 또한 한쪽 주사 후에 복잡한 행동을 보였는데, 처음에는 주사를 맞은쪽으로 넘어지고 굴렀으며 그 후에는 가쪽쏠림보행을 보이고 그 다음에 같은쪽 근긴장 저하가 나타났다. 이와 유사하게 이전에 한쪽 미로절제술을 받은 토끼에서 한쪽 목신경뿌리절제를 수행하였을 때 토끼는 미로절제술을 실시한 쪽으로 넘어지고 몸의 긴 축을 따라 굴러갔다. 구르기의 방향은 미로절제술을 한 쪽에 따라 달랐으며 목의 신경근뿌리를 절제한 쪽과는 관계가 없었다. 원숭이의 국소마취에 의한 눈떨림은 고양이의 눈떨림에 비해 작았지만 운동실조가 더 컸다. 원숭이는 병변 쪽을 향해 약 10°의 머리와 몸통의 기울기를 보였고, 같은쪽 팔다리의 현저한 운동실조가 나타났다. 사람 피험자에서 국소마취제를 주입하면 어찔함과 가쪽쏠림보행의 감각이 나타났다. 주사를 맞은 쪽으로 기울어져 서는 것과 같은쪽 페스트 포인팅(past-pointing)을 보였다. 사람 피험자가 누워 있을 때 주사를 하면 주사를 맞은 쪽으로 침대가 굴러가는 느낌을 일으켰다. 국소마취제 주입은 의심할 여지없이 드물게 강한 자극이었지만, 목 고유감각자극이 변경된 경우 보여질 것이라 예상되었던 자세 및 지각 결과가 모두 나타났다.

여러 연구에서 어지럼 호소가 동반되거나 그렇지 않은 목의 증상이 있는 환자의 균형 조절을 검사하였다. 이들 연구는 목통증이 선 자세의 균형을 이루는 역할을 결정하고 목유발 어지럼에 대한 검사를 확립하기 위해 다양한 처리(manipulation) 및 측정 모드를 사용했다. 대부분의 경우 이 연구들은 목통증이 기립 균형의 붕괴를 가져오고, 이는 고유수용성 자극이 붕괴된 결과라고 하였다.

Alund 등은 만성적인 목통증과 현훈이나 불균형과 관련된 증상이 있는 환자들의 선 자세 균형을 측정하였고, 비슷한 나이의 건강한 대조군과 만성 목통증이 있으나 현훈 또는 불균형이 없는 환자들과 비교하였다. 컴퓨터화된 동적 자세검사법으로 자세 흔들림을 측정하였다. 피험자들은 눈을 뜬 상태에서 안정된 발판과 움직이는 발판의 조건(균형감각 조직성 검사 1 및 4)에서 검사하였다. 피험자는 목뼈를 중립, 굽힘, 폄, 좌우 굽힘, 좌우 회전한 상태에서 검사를 수행하였다. 목통증을 앓고 있는 피험자들도 목뼈의 통증이 가장 큰 위치에서 검사를 수행했다. 피실험자가 안정된 플랫폼에서 검사를 수행했을 때 그룹 간 차이나 검사 자세 간에 차이는 없었다. 그러나 움직이는 플랫폼에서 검사를 수행했을 때 그룹 간 차이 및 목 위치에 따른 차이를 발견했다. 33개의 피험자 그룹은 모두 일반적으로 목뼈가 해부학적으로 중립 위치에 있지 않을 때 증가된 흔들림을 보였다. 목의 통증과 어지럼이 있는 환자는 목뼈가 중립인 경우 건강한 대조군보다 유의하게 큰 흔들림을 나타냈다. 목의 통증이 가장 큰 자세에서 목 통증과 어지럼이 있는 피험자는 어지럼 없이 목통증이 있는 피험자에 비해 흔들림이 크게 나타났다. 이러한 발견을 토대로 연구자들은 동적 자세검사법이 목유발 어지럼을 판별하는 적절한 방법일 수 있다고 결론지었다. 그들은 임상적으로 활용하기 위해 사전에 검사해야 하는 검사의 특이도와 민감도를 측정하지 않았다.

Karlberg 등은 목유발 어지럼이 의심되는 환자와 목과 팔다리의 방사통을 가진 환자의 자세조절 변화를 설명했다. 그들은 위 사분위(upper quarter pain) 통증이 있는 사람들이 현훈이나 불균형에 대해 호소하는지는 언급하지 않았다. 이 연구에서 자세 제어는 힘판을 사용하여 압력중심의 움직임(흔들림 속도 및 흔들림 변화)을 측정하여 평가했다. 연구자들은 가자미근 또는 뒷목 근육에 부착된 진동기로 몸의 흔들림을 유발했다. 나이와 성별에 따른 대조군과 비교할 때, 위 사분위 통증이 있는 사람들은 두 지점이 진동할 때 눈의 움직임이 더 빨라지고 흔들림의 속도가 증가했다.

후속 연구에서 Karlberg 등은 세 그룹에 대한 자세역학[자세 조절의 거꾸로 된 진자 모델에서 결정된 신속함(swiftness), 뻣뻣함(stiffness), 감폭(damping)]을 평가했다. 앞에서 설명한 진동으로 유발한 신체의 흔들림을 이용하여, 목유발 어지럼이 의심되는 환자, 최근 안뜰신경염을 앓은 사람, 정상적인 건강한 대상자의 자세 제어 매개변수를 측정했다. 어지럼의 원인이 목으로 의심되는 집단은 정상 또는 안뜰신경염 그룹보다 낮은 뻣뻣함 값을 보였다. 또한 목유발 어지럼 그룹은 정상 그룹보다 감폭에 대해 높은 값이 나왔다. 피셔 선형 판별 분석과 신속함, 뻣뻣함 및 감폭 값을 사용하여 연구자는 목유발 어지럼이 있는 피험자를 정상 피험자 및 안뜰신경염 환자와 감별할 수 있었다. 그들은 또한 정상 피험자와 안뜰신경염이 있는 피험자를 감별할 수 있었다.

이 두 연구의 결과는 일반적으로 목 장애가 자세 제어의 장애를 일으키고, 이것은 고유감각 정보의 왜곡이 원인일 수 있다는 가설을 뒷받침한다. Karlberg 등은 처음으로 이 방법을 사용하는 검사자도 목유발 어지럼이 있는 환자의 78%를 정확하게 분류할 수 있다고 보고했으므로 자세 조절 평가로 목유발 어지럼을 진단할 수도 있을 것이다. 그러나 조사자가 지적한 것처럼 검사의 특이도는 아직 결정되지 않았다. 이 시험과 관련하여 두 가지 포인트가 제기되어야 한다. 첫째, 이 검사의 민감도는 진단명을 알지 못하는 여러 집단이 아닌, 이전에 목유발 어지럼으로 진단된 개인의 데이터를 사용하여 계산되어야 한다. 둘째, 이 검사가 진단도구로써의 가능성을 지니고 있지만, 현재 상업적으로 이용 가능한 균형 평가도구의 일부는 아니다.

마지막으로 Treleaven 등은 정상인과 WAD 환자를 대상으로 균형감각 상호작용 임상검사(clinical test for sensory interaction in balance)를 사용하여 선 자세 균형을 평가하였으며, 이들 중 절반이 불균형과 어지럼을 호소하였다. 자세 동요량은 힘 플랫폼(force platform)을 이용하여 기록하고 웨이블릿 분석으로 분석했다. WAD 환자를 하나의 집단으로 비교하였을 때 비슷한 나이의 정상인에 비해 흔들림이 크게 나타났다. 그리고 어지럼을 호소하는 WAD 환자는 어지럼이 없는 WAD 환자에 비해 흔들림이 컸다. 이 연구자들에 의해 이전에 언급된 바와 같이, 어지럼을 호소하는 WAD 환자는 어지럼이 없는 WAD 환자에 비해 더 큰 통증을 호소하였다. 연구팀은 다양한 조건의 검사에서 WAD(현훈이 있는 환자와 현훈이 없는 환자를 더한 집단) 환자의 통증 수준과 흔들림 에너지 사이의 통계적으로 유의한 중등도의 상관관계(Spearmans ρ 상관계수 0.32~0.41, $P<0.01$)를 보였다. 이 검사의 민감도나 특이도를 알아보려는 시도는 없었다. 이 연구의 결과는 변경된 목의 고유감각자극 또는 목통증은 불안정한 균형 반응으로 이어질 수 있다는 제안을 뒷받침한다. 그러나 안뜰상실 병력이 있는 대상자가 대상에서 배제되지 않았기 때문에 이 결과의 해석에 주의를 기울여야 한다.

WAD가 불균형과 자세 흔들림에 기여할 수 있다고 제안하는 다른 근거도 있지만, 이 연구에서는 WAD 환자가 어지럼의 증상을 나타냈는지는 언급하지 않았다는 점에 유의해야 한다. Stapley 등은 채찍질손상 후 일부 환자

(13명 중 7명)가 목폄 근육조직의 피로에 더 취약하다는 것을 발견했다. 이 7명의 피험자는 목폄 근육을 피로하게 하기 위해 설계된 등척성 수축 후 자세 동요의 증가를 보였다. 피로에 민감하지 않은 피험자는 동일한 등척성 수축에 따른 자세 변화를 보이지 않았다. 목통증 감소, 운동범위 개선 및 근육 내 지구력 향상을 목표로 한 중재는 피로를 줄일 뿐만 아니라 피로유발 등척성 수축 후의 자세 흔들림을 개선하였다. 이러한 결과는 목폄 근육 피로가 증가된 자세 흔들림에 영향을 미칠 수 있으며 목 근육 피로 검사 및 치료가 WAD 환자의 치료에 중요한 요소일 수 있음을 시사한다. 이 시점에서 목폄 근육 피로가 목유발 어지럼에 어떤 역할을 하는지는 명확하지 않다.

목의 운동감각 결과 *Cervical kinesthesia findings*

또 다른 조사에서도 목의 문제, 특히 WAD가 목 운동감각의 변화로 이어질 수 있다는 가설을 지원한다. 여러 연구에서 목의 통증을 호소하는 사람의 목 운동감각이 감소한 것으로 나타났다. Revel 등은 정상적인 피험자와 비교하여 만성적 목통증을 가진 피험자는 능동적인 머리 회전 후에(시각적 단서가 없는 경우) 머리를 다시 재위치하는 능력이 감소했다고 보고했다. 이 연구자들은 문턱값을 4.5°로 사용하여 이 검사의 민감도가 86%이고 특이도가 93%임을 확인했다. 후속 연구에서 Revel 등은 만성 목통증과 운동감각장애 환자를 대상으로 운동감각 재훈련 프로그램과 의학적 진통제 치료를 함께 적용하였을 때 의학적 진통제 치료만 받은 환자에 비해 운동감각, 목의 회전 운동범위가 증가하였으며, 통증이 감소한다는 것을 발견하였다. 이 연구에 사용된 훈련 프로그램은 이 장의 뒷부분에서 설명할 것이다.

후속 연구에서는 어지럼이 있는 WAD 환자의 목 운동감각을 평가했다. Revel 등이 보고한 결과와 마찬가지로 Heikkilä와 Wenngren은 WAD 환자의 경우 정상인보다 목의 재위치 오류가 큰 것을 발견했다. 그들은 또한 어지럼을 호소하는 WAD 환자가 어지럼이 없는 WAD 환자보다 현저한 목의 재위치 오류를 나타낸다고 지적했다. 특히 어지럼이 있는 WAD 환자에게서 발견된 것처럼 이 큰 오류가 어지럼(안뜰계통에 영향을 주는 것으로 추정) 때문인지, 증가된 목의 통증으로 인한 것인지는 분명하지 않다. Heikkilä와 Wenngren은 WAD의 두 하위 집단의 통증 수준을 보고하지 않았다. 그러나 그들은 WAD와 방사통(radicular symptoms) 증상이 있는 사람들은 방사통이 없는 WAD 환자보다 목 재위치 오류가 더 큰 것으로 관찰했다. 이는 손상의 정도 및 통증 수준이 목의 재위치 오류 정도를 결정하는 중요한 요소가 될 수 있는 것을 뜻한다.

Treleaven 등은 또한 정상인에 비해 WAD 환자의 회전과 폄에 대한 목의 재위치 오류가 더 컸다고 지적했다. 이 연구자들이 어지럼이 있는 WAD 환자와 어지럼이 없는 WAD 환자의 결과를 비교했을 때 어지럼이 있는 사람들은 한 방향으로 회전할 때 목 재위치 오류가 유의하게 더 컸다(4.5° vs. 2.9°)고 지적했다. 이 두 그룹 간의 목 재위치 오류의 차이는 반대 방향으로 회전할 때에도 통계적으로 유의미했다(3.9° vs. 2.8°). 목폄 운동에 대한 재위치 오류에서 두 WAD 그룹 간에 차이가 없었다. 이 연구자들은 어지럼이 있는 WAD 환자는 목통증 지수에서 더 높은 점수를 나타냈지만 통증의 정도와 목 재위치 오류의 정도를 상관시키려는 시도는 하지 않았다고 보고했다.

이 연구의 결과는 목뼈 손상 후 목의 운동감각에 이상이 나타남을 시사한다. 발목, 무릎, 어깨와 같은 다른 관절에 통증이나 손상이 있을 때 비슷한 운동감각 손상이 있음이 보고되었다. 목의 운동감각 이상은 목유발 어지럼의 기전을 위한 그럴듯한 설명으로 사용되었다. 비록 목유발 어지럼을 위한 그럴듯한 기전이지만, 목의 운동감각 손상과 WAD가 있는 모든 환자가 어지럼을 호소하지는 않는다는 사실은 이러한 논쟁을 저해한다. 물론 부상의 정도와 목의 운동감각 장애의 정도가 어지럼을 경험할 수 있는 요인이 될 수 있다.

가능한 기전 *Possible mechanisms*

병변으로 유발된(lesion-induced) 운동실조, 목통증이 있는 사람의 자세 조절에서 나타나는 변화 및 목 질환과 관련된 목의 재위치 오류는 목의 고유수용체가 균형 조절에 중요한 역할을 하며 목유발 어지럼의 원인이 될 수도 있다는 가설을 뒷받침한다. 자세의 교란 기전은 아직까지 풀리지 않고 있다. 관찰된 균형/고유감각 결핍에 대한 몇 가지 가능한 설명이 있다. 첫째, 목뼈 질환 또는 목 디스크 질환이 있는 환자는 척수를 압박하고 다리에서 오는 고유감각 정보를 전달하는 척수신경로를 압박하여 관찰된 자세의 교란을 일으킬 수 있다. 그러나 목통증이나 어지럼이 있는 많은 사람들은 방사선 검사나 임상검사에서 척수압박이 발견되지 않아 이것이 자세 결핍의 원인이 되지는 않을 것으로 보고 있다.

둘째, 관절주머니 또는 목근육 감각수용체로부터의 정확하지 않은 고유감각자극이 안뜰과 고유감각자극 사이의 감각 불일치를 일으켜 어지럼과 자세 조절의 변화를 초래할 수 있다.

셋째, 감각 불일치를 만드는 것보다 목뼈 운동감각의 변화가 몸통에 대한 부정확한 머리 위치를 만들 수 있다. 안뜰계통은 신체적으로 머리에 위치하기 때문에 안뜰계의 출력은 균형을 적절히 제어하기 위해 몸통에 대한 머리 위치와 관련하여 조절되어야 한다. CNS가 몸통에 대한 머리 위치에 대해 부정확한 정보를 받으면, 안뜰반응의 조절이 부적절해지고, 관찰된 불균형을 초래할 수 있다. 이 두 가지 경우 모두 안뜰과 목의 고유감각자극이 바뀌는 머리가 움직이는 동안 증상이 가장 커진다.

마지막으로, 목의 운동감각 수용체의 혼란이 아닌 목의 실제 통증이 관찰된 균형과 고유감각의 결핍을 이끌 수 있다. Rossi 등에 따르면 화학적으로 유도된 긴장근 통증은 근육이나 관절수용체에 실제 손상이 없는 경우에 영향을 받는 팔다리의 위치감각을 바꿀 수 있다는 것을 보여주었다. 이 연구는 또한 화학적인 근육 통증 유발 후 척수가 아닌 겉질 수준에서 몸감각 유발전위의 변화를 입증하였다. 사용된 자극의 본질과 측정된 효과에 기초하여, 이 연구자들은 몸감각 유발전위의 변화가 고유감각 경로의 변화를 반영한다고 결론지었다. 세 번째 연구는 화학적으로 유도된 근육의 통증으로 인해 겉질과 척수의 운동성 흥분성을 억제한다는 것을 보여주었다.

이런 연구의 결과를 통해 목의 통증이 목의 고유감각을 변화시켜 몸통에 대한 머리의 조절을 부적절하게 만든다고 가정할 수 있다. 이전에 논의된 임상연구에서 자세조절 장애와 목 재위치 오류는 목통증의 정도가 올라감에 따라 증가했다는 것을 기억해야 한다. 관련된 실제 기전과 관계없이 목 장애는 현훈의 증상과 관련이 있을 수 있는 균형과 목 위치감각의 변화로 이어질 수 있다. 그러나 목유발 어지럼을 확인하기 위해 이들 검사를 사용할 수 있는지 여부는 아직까지 밝혀지지 않았다.

검진
Examination

목유발 어지럼에 대한 확정적인 검사의 부족으로, 진단은 개인의 징후와 증상이 있고, 증상에 대한 이학 또는 신경학적 원인이 없는 경우에 이루어지게 된다. 목유발 어지럼이 의심되는 환자는 전형적으로 평형장애 또는 어찔함, 목통증, 실조 또는 불안정성, 제한된 목 운동 등이 나타난다. 머리의 움직임은 일반적으로 증상을 악화시킨다. 소뇌 및 척수운동실조, 양쪽 안뜰상실, 양성발작성체위현훈(benign paroxysmal positioning vertigo, BPPV) 및 만성 한쪽 안뜰상실과 같은 다른 질병도 유사한 징후 및 증상을 나타낼 수 있다. 이러한 어지럼의 이학적(otologic) · 신경학적 원인 또한 제한된 목 운동 및 목통증을 유발할 수 있다. 결과적으로, 평형장애 또는 어찔함, 목통증, 운동실조 또는 불안정성, 제한된 목 운동이 있다고 해서 어지럼의 원인이 목에 있다고 할 수 없다. 그리고 임상의사 결정과정은 우선적으로 증상의 이학적 · 신경학적 원인을 결정하거나 배제해야 한다. 증상이 이학적 또는 신경학적 원인 때문에 발생하는 경우, 이 사실은 포괄적인 임상검사, 안뜰기능 검사 또는 방사선학적 평가로 분명해져야 한다.

증상에 대한 명백한 신경학적 또는 이학적 원인이 없는 경우, 위 사분위(upper quarter)에 대한 보다 자세한 평가를 수행해야 한다. Malmstrom 등은 근골격계 장애에 대한 목유발 어지럼이 의심되는 환자를 검사했다. 대상자는 중추신경계 질환, 머리–목 외상, 다리의 중대한 부상, 뇌혈관 질환, 귀 질환, 정신과적 질환, 임신 또는 갑상샘항진증의 병력이 있는 경우 제외되었다. 어지럼의 안뜰 원인은 임상검사, 전기눈떨림검사 및 순음 청력 검사를 통해 제외되었다. 전체적으로 목의 가동성은 좋았지만 목-가슴뼈의 가동성은 감소되어 있었다. 자세의 정렬 편차와 자세 불균형의 근거가 있었다. 뒷목근육의 압통과 뻣뻣함이 대다수의 피험자에서 분명하게 나타났으며, 여러 후관절에서 국소적인 압통이 있었다. 목유발 어지럼이 의심되는 환자에 대한 적절한 평가에는 자세 정렬 및 조절, 능동 및 수동 목과 목-가슴뼈 운동 범위, 위 목뼈의 불안정성 검사, 팔의 신경학적 검사(근력, 감각, 반사), 목뼈 근육과 후관절(facet joint)의 촉진, 목뼈의 분절별 가동성 검사가 있다. 이 검사 절차에 대한 자세한 설명은 이 장의 범위를 벗어나지만 세 가지 구체적인 검사기법을 여기서 다루었다.

첫 번째 검사는 척추뇌바닥동맥순환부전(VBI) 검사이다. 일부 나라는 목뼈 치료를 시작하기 전에 목 선별 검사를 하는 동안 VBI 검사를 권장한다. VBI 검사와 관련하여 한 가지를 강조해야 한다. 현재까지의 연구에 따르면 척추동맥 압박에 대한 임상검사가 장애를 배제하기 위한 적절한 민감성이 없다는 것을 보여주었다(Richter and Reinking and Childs and colleagues 참조). 따라서 검사결과가 음성이 나오더라도 척추동맥 손상의 가능성을 배제하지는 않아야 한다.

선별검사로서의 유용성이 부족하더라도 법규나 임상적으로 VBI 검사를 의무적으로 실행해야 할 수 있다. VBI 검사는 대개 척추동맥 압박 검사(목폄 및 회전)로 이루어지며 일반적으로 누워 있는 자세로 시행된다. 이 자세는 BPPV를 평가하기 위해 사용하는 딕스-홀파이크(Dix-Hallpike) 검사의 최종 위치와 유사하다는 점에 유의해야 한다. 정상적인 목뼈 운동범위를 가진 환자의 경우 이 두 가지 검사에서 차이가 있다. VBI 검사는 목을 완전 폄 및 회전하는 반면, 딕스-홀파이크 검사는 목을 45° 회전하고 10~20° 폄한 위치이다. 그러나 목 범위가 제한적인 환자의 경우, 딕스-홀파이크 검사는 폄 및 회전이 제한된 상태에서 실시될 수 있다.

목통증 및 어지럼을 호소하는 환자가 딕스-홀파이크 검사와 척추동맥 압박 검사 둘 다에서 어지럼을 경험한다면, BPPV와 VBI를 구별하는 것이 문제가 될 수 있다. 앞서 논의한 바와 같이 VBI가 BPPV 환자에서 보이는 것처럼 어지럼의 증상이 하나만 나타나거나, 눈떨림의 특징적인 패턴을 유발하지는 않다. 그러나 VBI로 인해 발생할 수 있는 손상의 특성과 심각성을 고려할 때 이 두 개체를 구별할 수 있기를 바란다. 이러한 차별화는 다음 두 가지 사실을 기억하면 가능하다. (1) BPPV는 목뼈의 위치에 관계없이 중력에 대한 머리 위치의 변화에 의해 야기되고, (2) 목 운동에 의해 발생하는 VBI는 중력에 대한 머리의 위치에 관계없이 목뼈의 위치에 의해 유발된다.

따라서 수정된 트렌델렌버그 자세인 테이블(머리에 비해 발의 위치가 높은) 위에 바로 누운 자세에서 환자의 목을 펴하지 않고 딕스-홀파이크 검사를 하는 것과 동일하게 환자의 머리를(중력에 상대적으로) 위치하여 BPPV를 검사할 수 있다. BPPV 검사를 옆으로 누운 자세에서 수행하는 또 다른 방법도 있다. 환자가 목의 회전도 피해야만 하는 경우 살짝 옆으로 누운 자세로도 진행할 수 있다. 이러한 수정된 검사에서 목은 중립 위치에 유지되므로 이때의 검사와 관련된 증상은 VBI에 기인하지 않는다. 유사한 방식으로 중력에 대한 머리의 방향을 바꾸지 않고 딕스-홀파이크 위치와 동일한 위치에 개인의 목뼈를 위치시킬 수 있다. 환자는 앉아서 엉덩관절을 앞으로 굽히면서, 동시에 목을 펴면서 회전시킨다. 이 순서대로 움직이면 딕스-홀파이크와 척추동맥 압박 검사에서 얻은 것과 동일한 위치로 목을 위치시키지만 환자의 머리 위치는 중력에 비해 변함이 없다. 환자 머리의 수직 방향을 유지하면 BPPV의 징후 및 증상(중력에 대한 머리 위치의 변화로 유발됨)의 발생을 방지한다. 따라서 이 자세에서의 위치 변화와 관련된 증상은 척추동맥 압박과 VBI로 인한 것일 수 있다.

호주 물리치료협회(Australian Physiotherapy Association)에서 권장하는 VBI 검사의 또 다른 방법은 환자가 적극적으로 다음과 같은 위치를 순서대로 취하도록 하는 것이다: 폄, 회전 및 사분면 위치(quadrant position, 회전과 폄). 검사자가 환자의 상태를 모니터하는 동안 각 위치를 10초 동안 유지한다. 이 위치의 결과가 음성인 경우(현훈, 메스꺼움, 이명, 두통, 흐린시력, 흐린 말투, 느린 반응 또는 얼굴이나 혀 감각 이상이 없는 경우), 검사자는 압력을 주면서 수동적으로 움직여 자세를 반복한다.

이 검사 방법은 앉은 자세에서 실시하며, 중력에 비해 머리의 심한 위치 변화를 피하고 BPPV와 VBI를 구별하는 데 도움이 될 수 있다. 특히 이 검사를 먼저 수행하고 증상이나 징후가 발견되지 않은 경우 그 후의 딕스-홀파이크 검사결과에서 증상이 있으면 BPPV 때문일 수 있다.

두 번째 검사는 목-유발 및 안뜰-유발 증상을 구별하는 검사이다. 환자가 몸통을 고정한 채로 머리의 움직임과 관련된 어지럼을 호소할 때 앞서 기술한 한 가지 검사로는 그 증상이 안뜰질환, 목유발 어지럼 또는 이 두 가지의 조합에 의한 것인지를 구별할 수 없다. 어지럼의 원인이 목인지 안뜰인지 구별하려면 두 시스템을 구분해야 한다. 한 가지 방법은 목회전 눈떨림검사의 임상적 변형인 머리-목 감별 검사(head-neck differentiation test)이다. 목 장애가 없는 사람은 이 검사에서 눈떨림이 나타날 수 있으므로 눈떨림이 아닌 다른 증상이 유발되는 것을 찾아야 한다. 목뼈만 독립적으로 검사하려면 환자의 몸을 안정된 머리 아래에서 움직여야 한다. 예를 들어, 환자가 몸통을 한 방향으로 회전시킬 때 검사자는 머리를 고정시킨다(그림 31.2A, B). 이 검사로 증상이 유발(어지럼)되면 목의 장애를 나타낸다. 안뜰계통만 독립적으로 검사하려면 머리와 몸이 함께 움직여야 한다(통나무처럼). 예를 들어, 수평 회전을 검사하기 위해 머리와 몸통은 하나의 단위로 선 자세에서 축으로 또는 의자에 앉은 자세에서 회전한다(그림 31.2C). 검사자는 이 검사를 할 때 몸통에 대해 머리를 고정시켜야 한다. 이 검사로 증상이 유발되면 안뜰의 요소에 장애가 있음을 알 수 있다. 이 검사 순서를 사용하여 증상이 목뼈, 안뜰계통 또는 양쪽 모두에서 유래한 것인지를 결정하기 위해 전체 순서를 수행하는 것이 중요하다. 수직적 머리 움직임(목 굽힘-폄)으로 유발되는 어지럼의 원인을 안뜰과 목에서 구분하기 위해 유사한 접근법을 사용할 수 있다.

증상이 목에서 유래한 것인지 여부를 평가하는 또 다른 방법은 도수 목뼈 당김이다. 이 검사 기술의 학설은 목뼈의 부하를 제거하는 것이 중추신경계로 들어가는 목의 몸감각자극을 변화시킬 수 있다는 것이다. 목뼈의 부하를 제거하는 것은 다양한 방법으로 수행될 수 있지만 환자가 앉아 있는 동안 당김력을 가하면 안뜰계가 최소한으로 방해받게 된다. 당김 동안 증상의 감소는 목의 구성

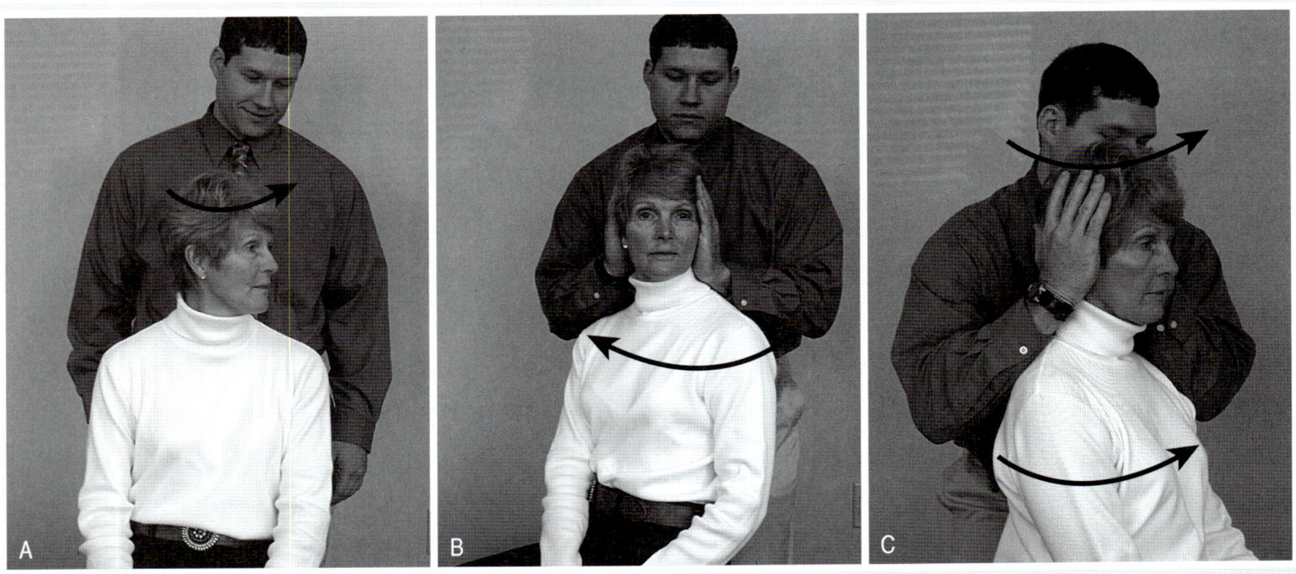

그림 31.2
A: 환자는 왼쪽으로 머리를 돌릴 때 어지럼의 증상을 호소한다. **B:** 증상에 대한 목의 영향을 평가하기 위해, 환자의 머리는 고정하고, 몸을 오른쪽으로 돌린다. **C:** 증상에 대한 안뜰의 영향을 평가하기 위해, 머리와 몸을 통나무처럼 왼쪽으로 회전한다. 이 예에서, 환자는 회전하는 의자에 앉는다. 환자가 서 있는 상태에서 동일한 검사 절차를 수행할 수 있다.

요소의 장애를 시사한다. 증상의 완화 여부를 검사하기 위해 수동 당김을 적용하기 전에 환자를 증상 유발 요인으로 배치하여 검사를 수정할 수 있다. 이 검사기술은 아직 문헌에서 검증되지 않았지만, 임상적으로 유용하다고 판명되었다.

세 번째 검사는 목 운동감각 검사이다. 이 검사는 실험실 환경에서 수행되었지만 임상적으로도 수행할 수 있다. 환자는 등받이가 있는 의자에 중립적인 휴식 자세로 목이 중립 자세인 앉은 자세로 시작한다. 환자는 눈을 감고 오른쪽 또는 왼쪽으로 목을 완전히 회전한다. 전 범위 회전 후에 환자는 눈을 감은 채로 머리를 처음 시작 위치로 재위치하려고 시도한다. 이 움직임의 정확성을 평가하고(실제 과정은 다음 단락에서 설명함), 눈을 뜬 뒤 초기 시작 위치로 돌아간다. 이 과정은 다른 방향으로의 목 회전뿐만 아니라 목의 폄과 굽힘에도 반복한다.

재위치 과제의 정확성을 평가하는 데 사용할 수 있는 세 가지 임상적인 방법이 있다. 한 가지 방법은 머리띠 또는 야구 모자의 가장자리에 부착된 레이저 포인터를 사용하는 것이다. 레이저 포인터는 '점'이 환자 앞 눈높이에 나타나도록 배치된다. 또 다른 방법은 주변의 시각적 자극을 가리고 작은(1mm square) 구경을 통해서만 시야를 허용하는 안경인 중심오목 안경(fovea foveal glasses)을 사용하는 것이다. 이 안경은 먼저 한쪽 렌즈를 완전히 불투명한 테이프로 덮어서 만든다. 그런 다음 환자가 안경을 착용하고 바로 앞에 있는 작은 물체를 보는데, 한쪽 렌즈의 주변 부분이 불투명한 테이프로 가려져 환자는 여전히 작은 구멍으로만 물체를 볼 수 있다. 레이저 포인터로 검사를 수행하려면 레이저 포인터가 타겟의 중앙을 가리키도록 적절하게 크기가 큰 타겟이 환자 앞에 배치된다. 환자는 위에서 설명한 목의 재위치 과제를 수행한다. 재위치 과제의 정확성을 평가하기 위해 검사자는 환자가 눈을 뜨기 전에 레이저 지점의 위치를 측정한다. 중심오목 안경으로 검사를 수행하기 위해, 환자가 표적의 중심을 볼 수 있도록 적절한 크기의 표적을 환자 앞에 놓는다. 환자는 위에서 설명한 목 재위치 과제를 수행한다. 재배치 작업의 정확성을 평가하기 위해 검사자는 환자의 머리를 고정시키고, 환자에게 눈을 뜨고 안경을 통해 보이는 것을 검사자에게 말해주도록 한다. 세 번째 방법은 목뼈 각도측정기(CROM; Performance Attainment Associates)를 환자의 머리에 부착하고 환자가 재위치 과제를 마치면 굽힘/폄/회전 위치를 측정하는 것이다.

사용되는 표적의 크기는 환자와 표적 사이의 거리에 따라 달라진다. 정상적인 목 재위치 오류 컷오프로 4.5°와 삼각법을 사용하여 적절한 거리와 목표 크기를 결정할 수 있다. 목표 크기와 거리 사이의 관계는 다음 공식으로 표현된다.

$$\text{탄젠트}(4.5\text{degrees}) = (0.5W)/D$$

여기서 W는 표적의 폭, D는 회전축(머리 상단)에서 표적까지의 거리이다. 표적 중심에서의 어느 쪽에서든 표적 넓이의 절반만큼을 오차로 사용한다. 4.5°의 탄젠트가 0.0787이므로 대상의 너비를 측정할 수 있기 때문에 환자에서 표적까지 필요한 거리를 결정하기 위해 방정식을 다시 정렬할 수 있다.

$$D = (0.5W)/0.0787$$

예를 들어, 3inch^{2}의 표준 '스티커노트'를 사용하면 환자와 목표물과의 거리는 다음처럼 유지해야 한다.

$$D = (0.5 \times 3)/0.0787$$
$$D = 19\text{inches}$$

레이저 포인터가 스티커노트 안에 있도록 환자가 목의 재위치 검사를 수행할 수 있거나 환자가 중심오목 안경을 통해 스티커노트를 볼 수 있다면 검사결과는 정상범위인 것이다. 중심오목 안경의 경우 환자와 표적 사이의 거리가 멀어질수록 시야가 증가한다. 따라서 환자와 가까이에 위치한 곳에 작은 표적(예: 스티커노트)을 사용해야 한다. 이것은 레이저 포인터를 사용할 때는 문제가 되지 않는다.

관리
Management

목유발 어지럼이 있는 경우의 치료는 임상 소견과 환자의 증상을 대상으로 한다. 목의 치료는 제한된 가동성(관절

제한 또는 근육 뻣뻣함 때문에)과 운동성, 근육 긴장, 통증유발점, 나쁜 목의 자세 및 손상된 목의 운동감각 등을 다루어야 한다. 위 사분위 기능 장애의 치료접근법에 대한 자세한 설명은 이 장의 범위를 벗어난다. 치료는 목뼈 가동술, 운동범위 운동, 목 근력강화 운동, 목 고유감각 운동, 연부조직가동술 및 치료약물 등을 포함할 수 있다.

목유발 어지럼의 발생에 있어 위 목뼈의 역할이 명백하기 때문에 치료는 이 부위에 집중해야 할 수도 있다. 위 목뼈의 관절 운동성을 높이기 위해 다양한 기술을 이용할 수 있다. 여기에 설명된 치료기술은 환자가 잘 견뎌내고, 수행하기가 비교적 쉽고, 목의 가동성을 개선하고 통증을 감소시키는데 효과적인 것으로 보이는 치료의 예이다. 또한 환자는 어지럼이 줄어들 수도 있다. 첫 번째 기술은 뒤통수-고리뼈 떼어당김(occipito-atlas distraction)이며 다양한 방식으로 수행할 수 있다. 한 가지 기술에서 환자는 누워 있고 환자의 머리는 치료사가 지지한다. 치료사는 손끝에 환자의 머리뼈가 편안하게 위치하도록 손을 위목덜미선(superior nuchal line)에 놓이도록 배치한다(그림 31.3A). 치료사는 환자의 머리를 손끝에 편안하게 얹어만 두거나, 손허리손가락관절을 구부리거나 환자로부터 멀리 기울여 목뼈에 부드러운 당김힘을 적용할 수 있다. 당김을 수행하는 또 다른 방법은 치료사가 손바닥과 손가락으로 환자의 뒤통수를 컵 모양으로 감싸는 것이다(그림 31.3B). 치료사는 환자로부터 몸을 멀리 기울여 당김힘을 적용한다.

두 번째 기술은 C1과 C2 사이의 회전을 증가시키도록 설계되었다(그림 31.4). 환자는 바로 누운 자세이다. 치료사는 환자의 아래 목뼈를 굽힘으로 미리 위치시킨다. 이 위치는 수평 굽힘과 결합될 수 있다(표시되지 않음). 목 굽힘을 유지하면서 치료사는 환자의 머리를 제한된 가동 방향으로 통증 없는 운동의 끝까지 수동으로 회전시킨다. 아래 목뼈의 사전 위치가 유지되면, 목 회전은 위 목뼈에서만 발생한다. 끝 범위에서 환자는 반대 방향으로 부드럽게 회전하려고 시도한다. 이 운동은 치료사의 손에 의해 차단된다. 10초에서 15초가 지나면 환자가 이완되고 치료사는 환자의 목을 제한된 운동 방향으로 부드럽게 회전시킨다. 이 치료기술은 팔다리 근육을 신장하는데 종

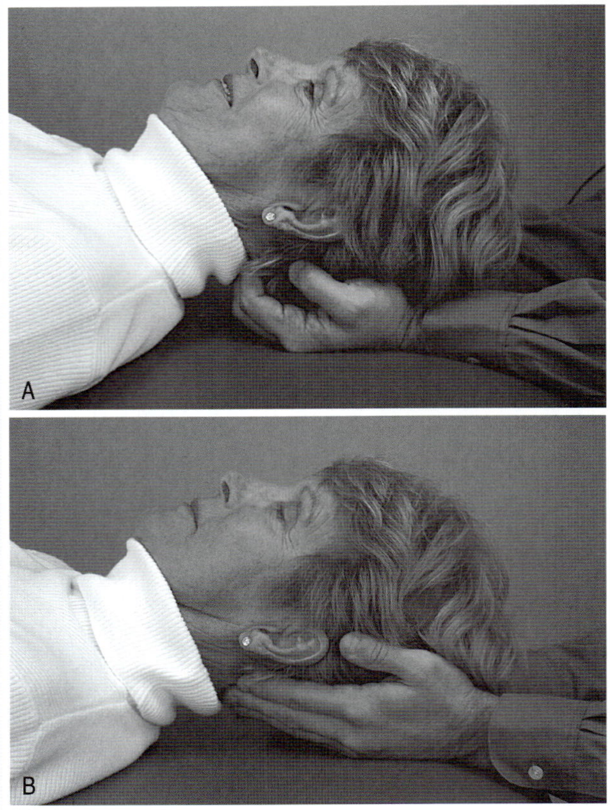

A

B

그림 31.3 목 견인 방법.
A: 환자는 치료사의 손끝에 머리를 편안하게 올려 놓고 치료사는 견인력을 제공하여 환자로부터 기대어 기울일 수 있다. B: 이 기법의 변형은 치료사가 환자의 뒤통수를 손바닥과 손가락으로 지지하도록 한다. 환자로부터 멀리 기울여 치료사는 위 목뼈에 견인력을 적용할 수 있다.

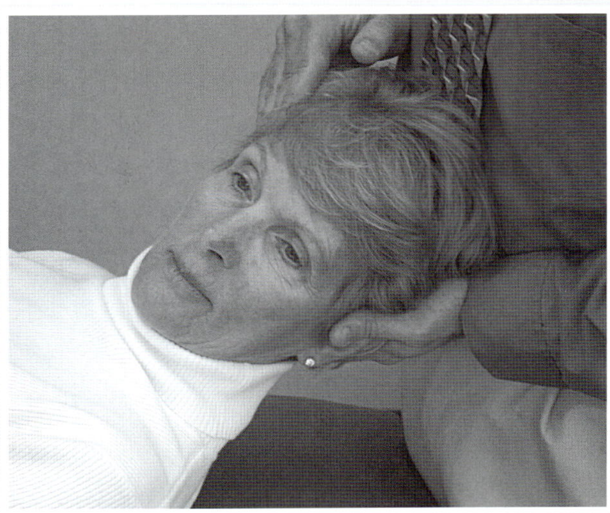

그림 31.4 목의 회전을 왼쪽으로 증가시키는 C1-C2의 가동술

종 사용되는 유지-이완 뻗침기법과 유사하다. 이 기법에서 능동, 저항운동을 하는 동안 환자가 생성하는 힘은 미미하다. 환자에게 회전 방향을 보도록 알리는 것만으로도 적절한 수준의 힘을 발생시키는 데 충분하다.

대부분의 가동술과 마찬가지로, 증가된 범위를 유지하기 위해 적극적인 운동으로 후속 조치하는 것이 중요하다. 불균형이나 운동 민감도의 소견은 머리 움직임 운동, 위치 또는 습관화 운동 그리고 이 책의 다른 곳에서 설명한 균형 운동으로 치료할 수 있다. 또한 목 운동감각의 재교육이 시작되어야 한다. Revel 등에 의해 기술된 것과 같은 운동은 효과가 있는 것으로 나타났다. 이 운동방법의 기본 구성요소는 다음과 같다.

1. 눈은 목표물에 고정한 상태에서 수동적으로 천천히 바로 눕힘
2. 눈과 머리의 움직임이 자유롭도록 하여 느린 원활추종눈운동과 신속눈운동을 교대로 사용해 움직이는 표적을 따라가도록 함
3. 주변 시야를 제한한 채로 앉고 서 있는 연습
   - 느리게 움직이는 표적을 따라 능동적인 머리 움직임
   - 몸통이 수동적으로 움직이는 동안 고정된 표적에서 시선을 유지하며 능동적인 머리 움직임
   - 목표물에 눈을 고정하고 머리 위치를 기억한 다음, 눈을 감고 최대로 회전한 뒤, 시작 위치로 돌아와 눈을 뜸(각도 재현)

주변 시야가 제한되어 있는 동안 수행되는 운동은 중심오목을 제외한 모든 것이 차단된 안경을 사용한다(그림 31.5A). 환자가 이 안경을 착용하는 동안 눈이 움직이면 시야가 차단되기 때문에 환자가 움직이는 표적을 육안으로 따라갈 수 있는 유일한 방법은 머리를 움직이는 것이다. 따라서 머리 위치는 시각적인 자극에 의해 유도되며 작업을 수행하기 위해 환자는 신중하게 제어해야 한다. 몸통이 회전하는 동안 고정된 표적에 시선을 유지하려면 머리 움직임을 몸통 움직임으로부터 분리해야 한다(그림 31.5B).

마지막으로 환자는 중심오목 안경을 사용하면서 각도 재위치를 연습할 수 있다(그림 31.6). 환자는 시각적 단서 없이 시작 위치를 재현해야 한다. 머리 두기에 오류가 발생하면 환자는 눈을 떴을 때 표적이 보이지 않을 것이다. 중심오목 안경을 쓰고 있으면 환자가 표적을 다시 보기 위해서는 머리 위치를 움직여야 하므로 수행에서 오류가 있으면 관찰자가 분명히 알 수 있다. 오류의 폭 및 방향에 대한 운동감각 피드백을 받아 다음 시도에 통합할 수 있으므로 수행능력이 향상된다. 운동 민감도와 습관화 운동의 진행과 마찬가지로 운동에서 변화할 수 있는 변수에

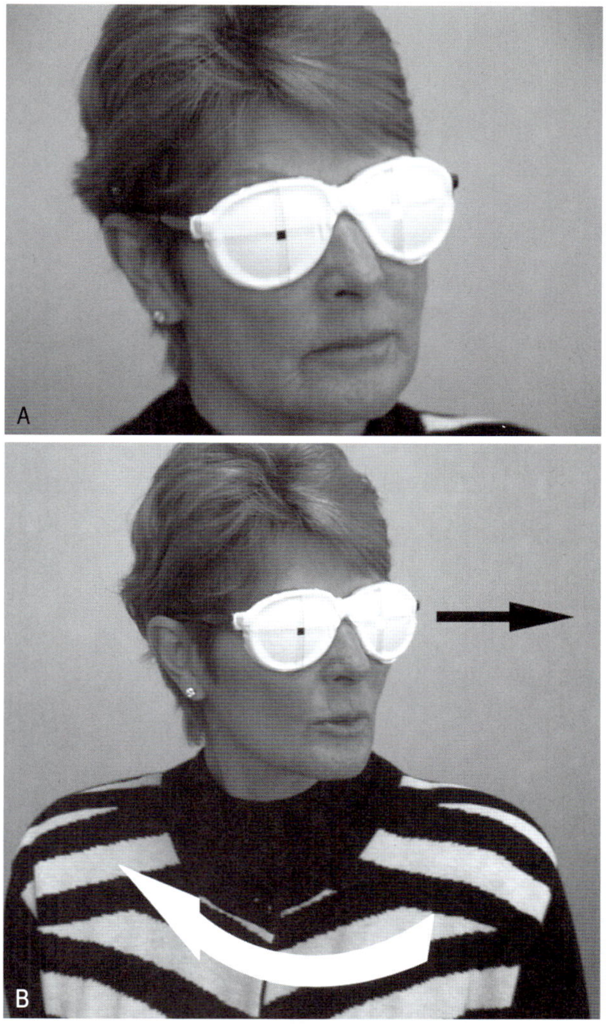

그림 31.5 목 운동감각 훈련 운동.
A: 중심오목 안경, B: 눈은 고정된 표적(직선 화살표로 표시)에 시선을 유지하고 몸은 오른쪽으로 회전한다. 중심오목 안경은 머리와 몸통의 움직임을 분리시킨다. 앉은 자세에서 엉덩이와 몸통의 굽힘과 폄을 통해 비슷한 운동을 할 수 있다.

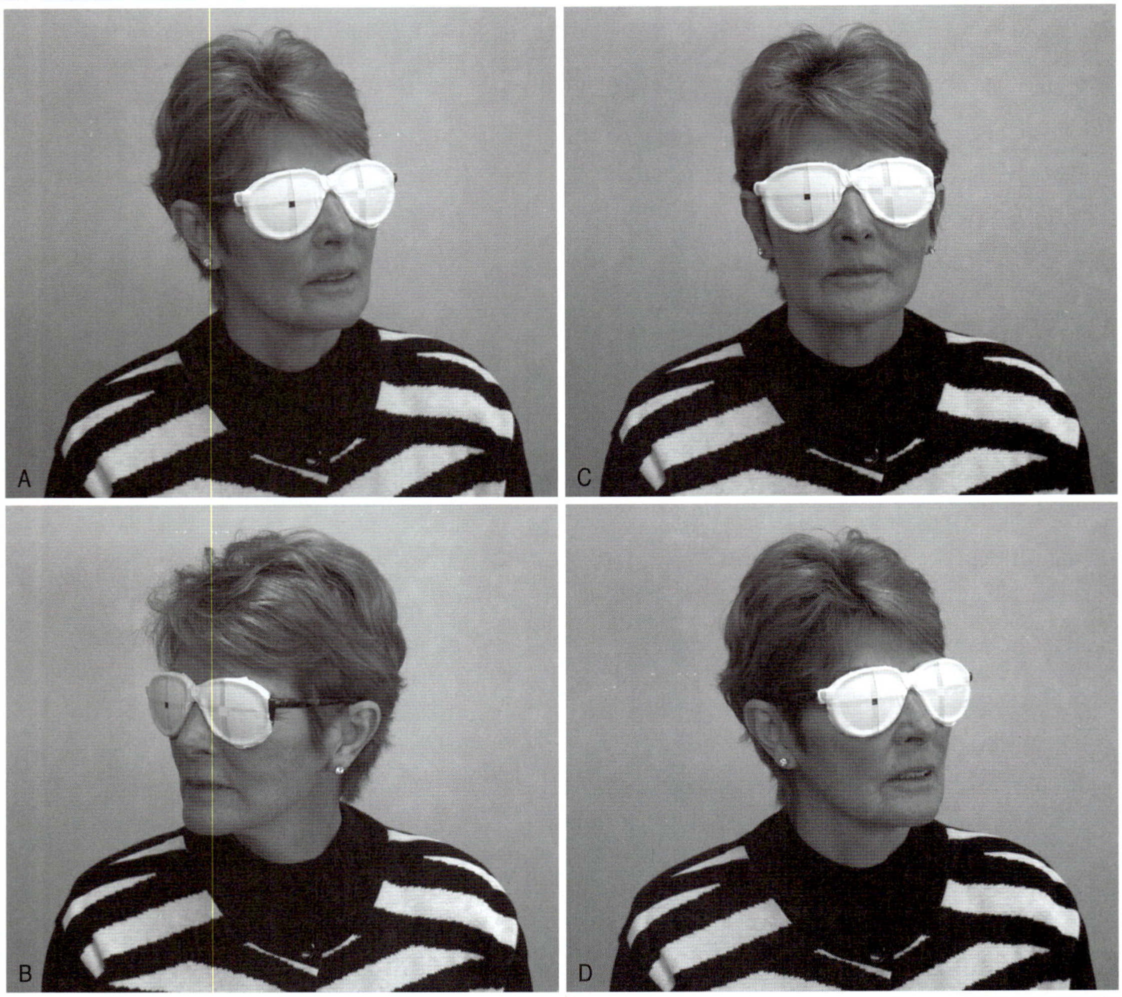

그림 31.6 중심오목 안경을 사용하는 목의 재위치.
A: 시선을 표적에 고정하고 머리 위치를 기억한다. B: 눈을 감은 상태에서 환자는 완전히 목을 한쪽 방향으로 회전시킨다. C: 환자는 눈을 감은 채로 머리를 시작 위치로 돌아오는 시도를 한다. D: 환자는 눈을 뜨고, 필요하다면 머리를 더 움직여 표적을 다시 찾는다. 중심오목 안경 때문에 환자가 볼 수 있는 유일한 방법은 머리를 움직이는 것이다. 환자는 오류의 방향과 진폭에 대해 운동감각 피드백을 받으며, 이는 후속 임상시험에 통합된다.

는 속도, 진폭 및 이동 방향뿐만 아니라 반복 및 세트가 포함된다.

목유발 어지럼이 의심되는 환자에서 확인된 목 기능장애의 치료가 목의 징후와 증상뿐만 아니라 어지럼을 해결할 수 있다고 하는 문헌이 늘어나고 있다. 예를 들어, 어지럼과 목통증을 호소하는 환자의 근골격계 소견 치료에 대한 효용성이 나타났다. 철저한 검사를 통해 임상적 추론과 결과를 토대로 개별화된 치료가 제공되었다. 사용된 주요 치료기술은 근육민감성(tenderness)과 긴장을 위한 연부조직 치료, 저가동성을 위한 도수치료, 불균형과 불량한 안정성을 위한 목, 몸통, 어깨의 안정화 기술 그리고 자세 교육이었다. 이러한 중재에는 가정 훈련 프로그램이 보충되었다. 치료 기간은 5~20주, 기간 중위수는 13주, 치료 횟수는 5~23회, 횟수 중위수는 13회였다. 치료를 통해 증상이 감소하고 목–가슴의 가동성이 증가했다. 또한 자세 정렬이 개선되어 몸통, 목, 어깨의 동적 안정성이 개선되었다. 6개월 후 17명의 환자 중 13명은 목통증이 없거나 줄어들었고 14명은 어지럼이 없었거나 감소했다. 2년 추적 관찰에서 7명은 목통증이 없거나 감소하였고 11명은 어지럼이 없거나 감소했다.

두 가지의 체계적 문헌고찰에서는 목유발 어지럼에 대한 도수치료, 특히 척추가동술의 사용을 뒷받침하는 증거가 증가하고 있음을 시사한다. Lystad 등에 의한 최근의 검토는 제한된 수준(수준 3)에서 중간 수준(수준 2)으로 근거 수준을 등급화하였다. 이 체계적인 검토에는 5건의 무작위 대조군 연구(randomized controlled trials, RCT)와 8건의 전향적, 비대조군, 코호트 연구가 포함되었다. 2개의 RCT를 포함한 6개 연구는 척추 도수치료 또는 가동술 또는 둘 모두를 중재로써 사용했다. 나머지 7가지 연구는 여러 가지 중재로 구성된 복합적인 접근 방식을 사용했다. 여기에는 척추 도수치료 및 가동술, 연부조직 치료, 전기 치료, 약물 및 가정 운동 프로그램이 포함된다. 하나를 제외하고 모두(13건의 독창적 조사에서 발견한 15건의 연구) 어지럼이 호전된 것으로 보고되었다. 일부 연구에서 자세안정성, 관절 위치, 운동범위, 근육 압통, 목통증 및 척추바닥동맥의 혈류 속도가 개선되었다고 보고되었다.

목 기능장애의 치료가 어지럼의 증상 감소 및 자세안정성의 개선을 가져올 수 있다는 근거가 있다. Karlberg 등은 목통증과 어지럼에 대한 물리치료를 받은 환자에 대한 대조군-연구에서 자세 조절뿐만 아니라 목통증 및 가동성 향상에 관해 보고했다. 이 연구에서 목 장애의 치료 유형은 다양한 증상과 신체적 소견 때문에 통제되지 않았다. 치료 전 환자는 가자미근 또는 뒷목 근육에 진동을 주었을 때 건강한 대조군보다 유의하게 높은 신체 동요 속도를 보였다. 치료 후 목 기능장애 치료에 국한되어 있었지만, 진동으로 인한 흔들림 속도의 현저한 개선이 있었다. 연구자는 치료 후 가자미근 근육 진동의 동요 속도가 정상 수준으로 돌아왔다고 보고했다. 그러나 환자들은 뒷목 근육에 진동이 가해지는 검사에서는 계속 동요 속도 증가가 나타났다.

도수치료와 안뜰재활을 병행한 연구는 없다는 점은 흥미롭다. 이 두 가지를 결합하는 데 합리적인 논쟁이 있을 수 있다. 앞에서 언급했듯이, 채찍질손상 후 비정상적인 전기눈떨림검사 소견이 보이는 경우가 드물지 않다. 따라서 목에 통증을 호소하는 환자는 안뜰결핍이 공존할 가능성이 있다. 더욱이 Lystad 등은 안뜰재활을 통해 달성된 잘 통합된 시스템은 안뜰기능장애가 있는 목유발 어지럼이 있는 경우 변경된 목감각자극을 더 잘 보상할 수 있다고 주장했다. 이 분야에 대한 더 많은 연구가 필요하다는 것이 분명하다.

요약
Summary

어지럼의 원인이 목에 있다는 것은 논쟁의 주제가 되고 있다. 목 증상을 가진 사람들이 불균형과 어찔함을 호소할 수 있지만, 증상의 원인으로 목뼈를 명확하게 식별할 수 있는 명확한 임상검사는 사용할 수 없다. 목뼈가 균형과 안정성의 지각에 영향을 미칠 수 있다고 제안하는 해부학적 · 생리학적 근거가 있지만, 이러한 영향이 실제로 어지럼의 증상을 어떻게 유발할 수 있는지는 분명하지 않다. 서론에서 언급했듯이 어지럼의 원인인 목에 대한 논쟁은 물리치료의 관점에서 학문적일 수 있다. 환자가 목 기능장애와 불균형을 나타낸다면 우리는 두 가지 상태 모두에 대해 치료해야 한다.

증례연구 31-1

과거력 History

JB는 63세의 남성으로 주치의로부터 안뜰 클리닉의 신경과 전문의에게 진료를 의뢰받았다. JB는 신경의에 의해 평가되었고 목유발 어지럼의 치료를 위해 물리치료로 의뢰되었다. JB는 1996년 11월 18일에 처음 물리치료를 받았다.

JB는 약 1년 전부터 시작된 일시적 어지럼에 시달리고 있다고 하였다. 그는 증상이 나타나기 전날 오후에 픽업트럭에서 합판 시트를 들어 올렸다고 말했다. 다음날 아침 그는 가벼운 불편감과 목이 뻣뻣해지고, 불균형이 심해져 왼쪽으로 균형을 잃는 경향이 있었다. 그는 이러한 증상의 발병과 관련하여 현훈이나 청각 증상은 없다고 하였다. 첫 사건 이후로 그는 어찔함과 균형장애에 대한 만성적인 감각에 시달려왔다. 그는 자신의 증상이 머리 움직임, 운동 그리고 오랜 기간 동안 한 위치에 앉아 있은 후(예: 운전 또는 독서)에 더욱 악화된다고 말한다. 목과 어깨의 증상은 균형장애의 증상 증가와 관련이 있었다. 그는 목뼈와 위등세모근에서 경도에서 중등도의 통증과 뻣뻣한 증상이 있다고 하였다. 그는 어두운 곳이나 고르지 않은 지면에서 걸을 때 어려움이 있었다. 또한 진동시각(oscillopsia), 체위성현훈, 편두통, 혼잡한 시각적 환경에서 증상 증가, 팔다리 마비 또는 약화, 협응장애 등은 없다고 하였다.

JB는 과거에 자기공명영상과 목동맥 초음파 검사를 받았으며 그 결과는 정상이었다고 하였다. 전기눈떨림검사와 온도눈떨림검사에서 한쪽 기능저하 또는 눈돌림 장애의 근거는 발견되지 않았다. 청력 검사에서는 양쪽에서 가벼운 고주파 감각신경성 난청이 나타났다. 병력은 눈에 띄지 않았다. 그는 약을 먹지 않고 있으며 은퇴한 엔지니어이다.

임상 검진 Clinical examination

눈돌림 검진 Oculomotor examination

JB의 눈돌림 소견은 정상이다. 실내 조명이나 프렌젤(Frenzel) 렌즈를 사용할 때 자발적 또는 주시유발 눈떨림은 없다. 바깥눈 움직임과 신속 눈운동 및 원활추종눈운동은 정상이다. VOR 억제와 느린 및 빠른 머리 회전에 대한 VOR 이득도 정상이다. 프렌젤 렌즈를 사용할 때 머리 흔들기-유발 눈떨림이 발생하지 않았다. 딕스-홀파이크 검사결과는 양쪽에서 음성이다. 귀압박(tragal compression), 발살바법(Valsalva maneuver), 과호흡(hyperventilation)은 눈떨림과 현훈을 유발하지 않는다. 정적 · 동적 시력 점수 간에는 한 줄(one-line)의 차이가 있다.

균형 검진 Balance examination

눈을 뜬 상태에서 JB의 롬버그 검사결과는 정상이다. 눈을 감았을 때 30초 동안 검사를 수행할 수 있었지만 과도한 흔들림을 나타냈다. 눈을 뜨고 4inch 두께의 폼(foam) 위에서의 롬버그 검사결과도 정상이다. 눈을 감았을 때 다시 흔들림이 증가한 상태로 수행하였다. 눈을 뜬 상태로 수정된 롬버그 검사결과는 정상이다. 눈을 감은 상태에서 JB는 최대 20초만 수행하였기 때문에 수정된 롬버그 검사결과는 비정상이다. 구속받지 않는(unrestricted) 보행의 평가는 정상 속도와 운동실조를 보이지 않지만 JB는 최소한의 머리 또는 몸통 회전을 보였다. 걷는 동안 머리를 회전시키라고 요청받았을 때 그는 약간의 운동실조(12inch 폭, 10yad 길이 경로에서 4편차)가 나타났고, 균형장애와 목의 불편함이 생겼다.

위 사분위 평가 Upper quarter examination

JB의 자세는 전방 머리가 특징적이다. 목굽힘과 폄은 약간 제한적이지만 끝범위에서 통증이나 증상의 발현은 없다. 목 회전은 오른쪽으로 75°, 왼쪽으로 60°이다. JB는 왼쪽으로 목을 회전할 때 끝범위에서 목 증상과 평형장애가 유발되었다. 머리를 안정시킨 상태에서 오른쪽으로 몸통을 돌리면 증상이 재현되지만 통나무처럼 회전할 때는 그렇지 않았다. 목뼈의 촉진을 통해 왼쪽 뒤통수밑 근육, 왼쪽 위등세모근의 근 긴장도와 압통이 증가되어 있었고, 왼쪽 목빗근의 통증유발점이 증가되어 있었다. 분절 평가에서는 C1~C2에서 왼쪽 회전이 제한되어 있었다. 다른 분절의 제한은 없었다. 팔의 도수근력 검사는 정상적이고 근력은 대칭적이다. 팔의 가벼운 촉각은 정상이다. 깊은힘줄반사도 정상이다. 앉은 자세에서 목의 도수 당김은 증상을 감소시켰다.

특징 Impressions

검사에서 한쪽 또는 양쪽 안뜰기능저하의 근거는 없다. 또한 BPPV를 암시하는 징후나 병력은 없다. 운동에 의해 유발된 증상의 과거력은 바깥림프샛길을 암시하는 것일 수 있다. 그러나 이것과 일치하는 신체적 소견은 없다. 특히 귀압박이나 발살바법으로 눈떨림이나 현훈의 유도는 없었다. JB의 균형검사에서는 정적 자세안정성(눈을 감은 상태의 롬버그 검사에서 증가된 동요 및 눈을 감은 상태의 수정된 롬버그 검사의 양성 결과)에서 경미한 동요가 보였다. 그는 기립 자세를 유지하기 위해 안뜰신호를 사용할 수 있는 능력이 있었다. 그는 보행 중에 머리가 회전할 때 경미한 동적 자세 불안정성이 있다. JB의 위 사분위 검사의 결과는 위 목뼈의 근골격 기능장애와 일치한다. 머리 아래에서 몸통이 회전할 때 양성반응이, 통나무처럼 회전할 때 음성반응이 목유발 어지럼과 일치한다. 목 당김 동안 감소되는 증상 또한 목의 현훈을 암시한다. "목유발 어지럼"이 논쟁적인 실체이지만, 이 환자는 불균형과 관련이 있을 수 있는 목의 증상과 징후를 호소한다(특히 평형장애와 목의 증상 사이의 시간적 상관).

치료(11/18/96) Treatment (11/18/96)

JB의 증상은 본질적으로 목으로 판단되기 때문에 초기 치료는 목의 문제에 초점을 맞춘다. 치료는 뒤통수밑 근육 조직, 왼쪽 위등세모근, 왼쪽 목빗근의 연부조직 가동술로 구성되었다. 그 후에는 JB의 왼쪽 끝 범위에서 능동 저항성 등척성 목 회전의 근육 에너지 기법(수축-이완)을 C1~C2의 가동술로 적용하였다. 치료 후에 JB의 목 회전은 대칭으로 되었고 증상이 없어졌다. 그는 전방머리자세(엎드린 자세에서 머리의 뒤쪽 활주)의 '교정'을 위해, 엎드린 자세에서 능동적인 목 회전 및 능동 저항성 목 회전, 뒤통수밑 근육의 셀프 마사지를 하도록 가정 프로그램을 지시받았다.

증례연구 31-1

클리닉 재방문(12/1/96) Return clinic visit (12/1/96)

클리닉에 재방문했을 때 JB는 자신의 평형장애와 목의 불편함 증상의 경미한 감소를 보였다. 검사에서 단단한 지면과 4inch 두께의 폼 모두에서 눈을 감은 상태에서의 롬버그(Romberg) 검사결과는 정상이다. 눈을 감은 상태에서 수정된 롬버그와 머리를 회전시키면서 보행하는 것에 대한 결과는 변하지 않았다. 목 회전 가동 범위는 왼쪽으로 70°, 오른쪽으로 75°이다. 촉진으로는 왼쪽 뒤통수근육과 왼쪽 목빗근에서 증가된 근긴장도가 있었으며 C1~C2에서 왼쪽으로 회전하는데 약간의 제한이 있다.

치료는 뒤통수 근육조직과 왼쪽 목빗근의 연부조직 가동술, 왼쪽 목빗근의 신장, C1~C2의 가동술로 구성되었다. 치료 후 JB는 대칭적이고 통증 없는 목 회전이 가능했다. 환자는 가정 운동 프로그램을 계속하도록 지시받았다.

클리닉 재방문(12/8/96) Return clinic visit (12/8/96)

JB는 재평가와 추가 치료를 위해 진료소로 돌아왔다. 그는 지난주에 평형장애나 목 불편함의 증상이 없었다. 균형 검사에서는 정상적인 정적 균형을 보였다(눈을 감은 상태에서 수정된 롬버그). 걷는 동안 머리 회전에 의한 증상이나 운동장애는 없었다. 그는 여전히 목 회전이 왼쪽으로 5° 제한되어 있다. C1~C2의 관절가동술로 치료하였다: 목의 왼쪽 회전범위를 증가시키기 위해 떼어당김, 근육 에너지 기법 및 3등급 진동. 그는 4~6주 동안 가정 운동 프로그램을 계속하도록 지시받았다. 그에게 1주일 동안 증상이 없었으므로 이 시점에서 외래 물리치료가 더 이상 필요하지 않는다고 생각했다. 그는 개선 또는 증상이 다시 나타나는지를 알리기 위해 1개월 내에 전화를 하도록 지시받았다.

전화 통화(2/2/97) Telephone call (2/2/97)

JB는 통화에서 잘하고 있다고 말하였다(평형장애 또는 목 증상 없음). 그는 3주 전에 가정 운동을 중단했고, 운동을 멈춘 후 나쁜 영향은 없었다. 그는 필요하게 되면 다시 방문하기로 했다.

References

1. Barré MJA. Sur un syndrome sympathique cervical posterieur et sa cause frequente: L'arthrite cervicale. *Rev Neurol*. 1926;45:1246.
2. Hardin CA, Williamson WP, Steegman AT. Vertebral artery insufficiency produced by cervical osteoarthritis spurs. *Neurology*. 1960;10:855.
3. Coria F. Occipitoatlantal instability and vertebrobasilar ischemia: case report. *Neurology*. 1982;32:305.
4. Caplan LR, Wityk RJ, Glass TA, et al. New England Medical Center Posterior Circulation registry. *Ann Neurol*. 2004;56:389.
5. Schievink WI. Spontaneous dissection of the carotid and vertebral arteries. *N Engl J Med*. 2001;344:898.
6. Fields WS. Arteriography in the differential diagnosis of vertigo. *Arch Otolaryngol*. 1967;85:111.
7. Williams D, Wilson TG. The diagnosis of the major and minor syndromes of basilar insufficiency. *Brain*. 1962;85:741.
8. Fisher CM. Vertigo in cerebrovascular disease. *Arch Otolaryngol*. 1967;85:855.
9. Savitz SI, Caplan LR. Vertebrobasilar disease. *N Engl J Med*. 2005;352:2618.
10. Grad A, Baloh RW. Vertigo of vascular origin: clinical and ENG features in 84 cases. *Arch Neurol*. 1989;46:281.
11. Caplan L. Posterior circulation ischemia: then, now, and tomorrow. The Thomas Willis Lecture - 2000. *Stroke*. 2000;31:2011.
12. Wityk RJ, Chang HM, Rosengart A, et al. Proximal extracranial vertebral artery disease in the New England Medical Center Posterior Circulation Registry. *Arch Neurol*. 1998;55:470.
13. Mokri B, Houser OW, Sandok BA, Piepgras DG. Spontaneous dissections of the vertebral arteries. *Neurology*. 1988;38:880.
14. Thomas LC, Rivett DA, Attia JR, Parsons M, Levi C. Risk factors and clinical features of craniocervical arterial dissection. *Man Ther*. 2011;16(4):351.
15. Mergner T, Anastasopoulos D, Becker W, Deecke L. Comparison of the modes of interaction of labyrinthine and neck afferents in the suprasylvian cortex and vestibular nuclei in the cat. In: Fuchs AF, Becker W, eds. *Progress in Oculomotor Research*. Amsterdam: Elsevier/North-Holland; 198:343.
16. McCouch GP, Deering ID, Ling TH. Location of receptors for tonic neck reflexes. *J Neurophysiol*. 1951;14:191.
17. Bakker DA, Richmond FJR. Muscle spindle complexes in muscles around upper cervical vertebrae in the cat. *J Neurophysiol*. 1982;48:62.
18. Richmond FJR, Abrahams VC. Morphology and distribution of muscle spindles in dorsal muscles of the cat neck. *J Neurophysiol*. 1975;38:1322.
19. Richmond FJR, Abrahams VC. Physiological properties of muscle spindles in dorsal neck muscles of the cat. *J Neurophysiol*. 1979;42:601.
20. Richmond FJR, Bakker DA. Anatomical organization and sensory receptor content of soft tissues surrounding the upper cervical vertebrae in the cat. *J Neurophysiol*. 1982;48:49.
21. Richmond FJR, Anstee GCB, Sherwin EA, Abrahams VC. Motor and sensory fibers of neck muscle nerves in the cat. *Can J Physiol Pharmacol*. 1976;54:294.
22. Richmond FJR, Abrahams VC. What are the proprioceptors of the neck? In: Granit R, Pompeiano O, eds. *Reflex Control of Posture*. Amsterdam: Elsevier/North-Holland; 1979:245.
23. Barnes GR, Forbat LN. Cervical and vestibular afferent control of oculomotor response in man. *Acta Otolaryngol*. 1979;88:79.
24. Rubin AM, Young JH, Milne AC, et al. Vestibular-neck integration in the vestibular nuclei. *Brain Research*. 1975;96:99.
25. Hikosaka O, Maeda M. Cervical effects on abducens motoneurons and their interaction with vestibulo-ocular reflex. *Exp Brain Res*. 1973;18:512.
26. Sterling M. A proposed new classification system for whiplash associated disorders: implications for assessment and management. *Man Ther*. 2004;9:60.
27. Igarashi M, Miyata H, Alford BR, Wright WK. Nystagmus after experimental cervical lesions. *Laryngoscope*. 1972;82:1609.
28. de Jong PTVM, de Jong JMBV, Cohen B, Jongkees BW. Ataxia and nystagmus induced by injection of local anesthetics in the neck. *Ann Neurol*. 1977;1:240.
29. Biemond A, de Jong JMBV. On cervical nystagmus and related disorders. *Brain*. 1969;92:437.
30. Fredrickson JM, Schwarz D, Kornhuber HH. Convergence and interaction of vestibular and deep somatic afferents upon neurons in the vestibular nuclei of the cat. *Acta Otolaryngol (Stockh)*. 1966;61:168.

31. Waespe W, Henn V. Neuronal activity in the vestibular nuclei of the alert monkey during vestibular and optokinetic stimulation. *Exp Brain Res*. 1977;27:523.
32. Karlberg M, Magnusson M. Asymmetric optokinetic after-nystagmus induced by active or passive sustained head rotations. *Acta Otolaryngol*. 1996;116:647.
33. Oosterveld WJ, Kortschot HW, Kingma GG, et al. Electronystagmographic findings following cervical whiplash injuries. *Acta Otolaryngol*. 1991;111:201.
34. Toglia JU. Acute flexion-extension injury of the neck. *Neurology*. 1976;26:808.
35. Tjell C, Rosenhall U. Smooth pursuit neck torsion test: a specific test for cervical dizziness. *Am J Otol*. 1998;19:76.
36. Treleaven J, Jull G, Lowchoy N. Smooth pursuit neck torsion test in whiplash-associated disorders: relationship to self-reports of neck pain and disability, dizziness and anxiety. *J Rehabil Med*. 2005;37:219.
37. Tjell C, Tenenbaum A, Sandstrom S. Smooth pursuit neck torsion test: a specific test for whiplash associated disorders? *J Whiplash Relat Disord*. 2002;1:9.
38. Kongsted A, Jørgensen LV, Bendix T, Korsholm L, Leboeuf-Yde C. Are smooth pursuit eye movements altered in chronic whiplash-associated disorders? A cross-sectional study.*Clin Rehabil*. 2007;21:1038.
39. Kongsted A, Jorgensen LV, Leboeuf-Yde C, Qerama E, Korsholm L, Bendix T. Are altered smooth pursuit eye movements related to chronic pain and disability following whiplash injuries? A prospective trial with one-year follow-up. *Clin Rehabil*. 2008;22:469.
40. Treleaven J. Sensorimotor disturbances in neck disorders affecting postural stability, head and eye movement control. *Man Ther*. 2008;13:2.
41. Alund M, Ledin T, Odkvist L, Larsson SE. Dynamic posturography among patients with common neck disorders: a study of 15 cases with suspected cervical vertigo. *J Vestib Res*. 1993;3:383.
42. Karlberg M, Persson L, Magnusson M. Impaired postural control in patients with cervico-brachial pain. *Acta Otolaryngol Suppl (Stockh)*. 1995;520(Pt 2):440.
43. Karlberg M, Johansson R, Magnusson M, Fransson PA. Dizziness of suspected cervical origin distinguished by posturographic assessment of human postural dynamics. *J Vestib Res*. 1996;6:37.
44. Treleaven J, Jull G, Lowchoy N. Standing balance in persistent whiplash: a comparison between subjects with and without dizziness. *J Rehabil Med*. 2005;37:224.
45. Stapley PJ, Beretta MV, Dalla Toffola E, Schieppati M. Neck muscle fatigue and postural control in patients with whiplash injury. *Clinical Neurophysiology*. 2006;117:610.
46. Revel M, Andre-Deshays C, Minguet M. Cervicocephalic kinesthetic sensibility in patients with cervical pain. *Arch Phys Med Rehabil*. 1991;72:288.
47. Revel M, Minguet M, Gregoy P, et al. Changes in cervicocephalic kinesthesia after a proprioceptive rehabilitation program in patients with neck pain: a randomized controlled study. *Arch Phys Med Rehabil*. 1994;75:895.
48. Heikkilä HV, Wenngren BI. Cervicocephalic kinesthetic sensibility, active range of cervical motion, and oculomotor function in patients with whiplash injury. *Arch Phys Med Rehabil*. 1998;79:1089.
49. Treleaven J, Jull G, Sterling M. Dizziness and unsteadiness following whiplash injury: characteristic features and relationship with cervical joint position error. *J Rehabil Med*. 2003;35:36.
50. Bullock-Saxton JE. Local sensation changes and altered hip muscle function following severe ankle sprain. *Phys Ther*. 1994;74:17.
51. Barrack RL, Skinner HB, Buckley SL. Proprioception in the anterior cruciate deficient knee. *Am J Sports Med*. 1989;17:1.
52. Barrack RL, Skinner HB, Cook SD, Haddad RJ, Jr. Effect of articular disease and total knee arthroplasty on knee joint-position sense. *J Neurophysiol*. 1983;50:684.
53. Smith RL, Brunolli J. Shoulder kinesthesia after anterior glenohumeral joint dislocation. *Phys Ther*. 1989;69:106.
54. de Jong JMBV, Bles W. Cervical dizziness and ataxia. In: Bles W, Brandt T, eds. *Disorders of Posture and Gait*. Amsterdam: Elsevier; 1986:185.
55. Brandt T, Bronstein AM. Cervical vertigo. *J Neurol Neurosurg Psychiatry*. 2001;71:8.
56. Rossi A, Decchi B. Changes in Ib heteronymous inhibition to soleus motoneurones during cutaneous and muscle nociceptive stimulation in humans. *Brain Res*. 1997;774:55.
57. Rossi S, della Volpe R, Ginanneschi F, et al. Early somatosensory processing during tonic muscle pain in humans: relation to loss of proprioception and motor 'defensive' strategies. *Clin Neurophysiol*. 2003;114:1351.
58. Le Pera D, Graven-Nielsen T, Valeriani M, et al. Inhibition of motor system excitability at cortical and spinal level by tonic muscle pain. *Clin Neurophysiol*. 2001;112:1633.
59. Malmstrom E-M, Karlberg M, Melander A, Magnusson M, Moritz U. Cervicogenic dizziness—musculoskeletal findings

before and after treatment and long-term outcome. *Disability & Rehabilitation*. 2007;29:1193.

60. Richter RR, Reinking MF. Evidence in practice: how does evidence on the diagnostic accuracy of the vertebral artery test influence teaching of the test in a professional physical therapist education program? *Phys Ther*. 2005;85:589.
61. Childs JD, Flynn TW, Fritz JM, et al. Screening for vertebrobasilar insufficiency in patients with neck pain: manual therapy decision-making in the presence of uncertainty. *J Orthop Sports Phys Ther*. 2005;35:300.
62. Dix M, Hallpike C. The pathology, symptomatology and diagnosis of certain common disorders of the vestibular systems. *Ann Otol Rhinol Laryngol*. 1952;61:987.
63. Cohen HS. Side-lying as an alternative to the Dix-Hallpike test of the posterior canal. *Otol Neurotol*. 2004;25:130.
64. Grant R. Vertebral artery testing—the Australian Physiotherapy Association Protocol after 6 years. *Man Ther*. 1996;1:149.
65. Philipszoon AJ, Bos JH. Neck torsion nystagmus. *Pract Otorhinolaryngol (Basel)*. 1963;25:339.
66. Fitz-Ritson D. Assessment of cervicogenic vertigo. *J Manip Physiol Ther*. 1991;14:193.
67. Norré ME. Cervical vertigo: diagnostic and semiological problem with special emphasis upon "cervical nystagmus." *Acta Otorhinolaryngol Belg*. 1987;41:436.
68. Rix GD, Bagust J. Cervicocephalic kinesthetic sensibility in patients with chronic, nontraumatic cervical spine pain. *Arch Phys Med Rehabil*. 2001;82:911.
69. Reid SA, Rivett DA. Manual therapy treatment of cervicogenic dizziness: a systematic review. *Man Ther*. 2005;10:4.
70. Lystad RP, Bell G, Bonnevie-Svendsen M, Carter CV. Manual therapy with and without vestibular rehabilitation for cervicogenic dizziness: a systematic review. *Chiropractic & Manual Therapies*. 2011;19:21.
71. Karlberg M, Magnusson M, Malmstrom EM, et al. Postural and symptomatic improvement after physiotherapy in patients with dizziness of suspected cervical origin. *Arch Phys Med Rehabil*. 1996;77:874.

APPENDIX A

병력조사와 평가

Questionnaire for History and Examination

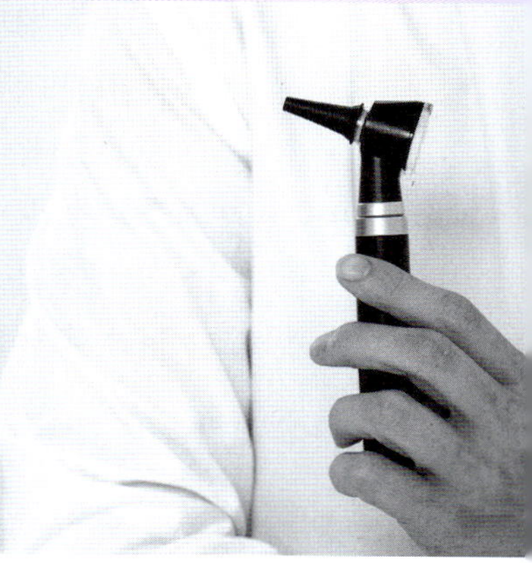

주요 증상 또는 내원하신 이유를 말씀해 주세요.

문제가 시작된 상황과 날짜, 초기 증상과 문제점은 무엇인지 자세히 설명해주세요. 문제 발생 시점의 스트레스나 불안감이 있었습니까?

심한 어지럼이나 현훈을 경험하셨다면 그것에 대한 자세를 설명해 주시고 얼마나 자주 경험하는지 그리고 얼마나 지속이 되는지 말씀해 주세요.

지속 시간(가장 비슷한 것을 고르세요.):
________ 2분 이내; ________ 20~30분; ________ 2~4시간; ________ 12~24시간;
________ 1~3일; ________ 항상; ________ 기타(지속 시간을 적어주세요.)

개인적으로 왜 이런 문제가 발생했다고 생각하시나요?

1. 겪고 계시는 문제의 증상에 해당하는 것을 선택하시고 증상의 심각 정도를 2(심함), 1(중간), 0(없음)에서 선택하여 괄호 안에 쓰세요. 해당 증상이 없을 때는 0을 쓰세요.

a. 불균형

( ) 걷는데 어려움. 보행 시 지팡이, 보행기나 휠체어를 사용하거나 벽이나 가구를 짚거나 넘어질까 봐 다른 사람의 도움을 받습니까?(만약 그러하다면 해당하는 것에 동그라미를 하세요.)

( ) 불균형

( ) 낙상. 지난 6개월 동안 몇 번의 낙상(균형을 잃어 바닥이나 땅에 넘어진 것)을 경험하셨습니까? ( ), 해당하는 것에 동그라미를 하세요: 실내, 실외, 어두운 곳, 피곤할 때, 방향을 바꿀 때, 일어서거나 앉으려고 할 때. *어지러워 낙상을 하셨습니까? ( )

b. 주위가 움직이거나 자신이 움직인다고 느낌

( ) 회전(빙빙 돔, 위아래로 돌거나 옆으로 돔)

( ) 기울어짐

c. 주의가 도는 느낌과는 다른 느낌들
( ) 아찔함 또는 기절할 것 같은 느낌
( ) 붕 뜬 느낌
( ) 물속에 있는 느낌
( ) 흔들리는 느낌
( ) 여러 사람이 있는 곳을 피하게 되거나 그런 상황에 대한 두려움

d. 관련 증상들
( ) 땀
( ) 속이 울렁거림(멀미)
( ) 구토
( ) 메스꺼움

e. 시각변화
( ) 복시(이중시각);
( ) 흐린 시야;
( ) 걷거나 차를 탔을 때 울렁거리는 시야

2. 아래와 같은 움직임이 유발하는 어지럼이나 불균형의 정도를 표시하세요.

각 질문에 맞는 것을 하나만 체크하세요.	괜찮음	조금	심함
오른쪽으로 일어나 앉을 때 ___________ 왼쪽으로 일어나 앉을 때 ___________			
침대에서 돌아누울 때, 앞으로 숙이거나 위를 쳐다볼 때			
일어서기			
빠르게 머리 움직이기			
어두운 실내에서 걷기			
울퉁불퉁한 표면 걷기			
시끄러운 소리			
기침, 재채기, 안간힘 쓰기, 웃기, 풍선불기			
주위에 있는 사물들의 움직임			
머리는 가만히 있고 눈동자만 움직이기			
확 트인 공간			
터널, 다리, 슈퍼마켓			
월경 기간			

3. 어지럼과 관련된 그 외 질문들

	예	아니오
중등도 이상의 멀미(차멀미나 뱃멀미)를 경험했거나 현재 경험하고 있습니까? 만약 그렇다면 언제부터 멀미가 시작되었나요?		
빙빙 돌거나 팡팡 튀는 놀이공원 기구를 타는 것을 피하나요? 그렇다면 언제 그런 현상이 시작되었나요?		
차 뒷좌석에 앉아서 어려움(멀미 등) 없이 책을 읽을 수 있습니까?		

4. 통증이 있습니까? ________예 ________아니오

통증이 있다면 어느 부위에 있습니까? ____________________

지난 한주동안 경험한 통증의 심각도를 0(통증 없음)~10(가장 심함) 중에서 고르세요: ________

5. 두통을 경험한 적이 있다면 아래의 물음에 답하세요.

a) 두통이 시작된 나이(정확하지 않아도 됨) ________;

b) 횟수: ______회/월; 통증정도(1~10 중에서 가장 심할 때의 정도) ______

c) 두통과 함께 번쩍거림, 후광 또는 물체가 구부러지는 현상을 경험한 적이 있습니까? ______예 ;______아니오

d) 두통이 시작된 후 아래와 같은 두통을 최소 5번 이상 경험하였습니까?

	예	아니오
최소 4시간 이상 지속됨		
머리 한쪽에서 시작이 된다면 어느 쪽 머리가 아픈가요?		
지끈거리거나 맥박 뛰듯이 머리가 아픈가요?		
계획된 일을 할 수 없을 정도로 아픈가요?		
일상적인 활동을 하면 더 심해지나요?		
구역감이나 구토를 유발하나요?		
밝은 빛이나 시끄러운 소리로 인해 더 심해지나요?		

6. 경험이 있습니까?

	예	결과	검사 시기
청력검사			
신경과의사에 의한 평가			
이빈후과의사에 의한 평가			
안과의사에 의한 평가			
온도눈떨림검사			
MRI(약물주사 후 실시했나요?)			

7. 알레르기 반응을 유발하는 약물과 붉은 반점이나 숨쉬기를 어렵게 만드는 약물이 있으면 적으세요.

8. 약물

현재 복용하고 있는 약물은 무엇입니까?(호르몬제, 피임약, 음식조절 등 복용하는 약의 이름과 섭취용량을 적으세요.)

9. 여성분만 답변하세요:

가장 최근 월경 날짜: ____

해당한다면 마지막 출산 시기: ________________________________

	예	아니오
월경주기가 불규칙한 적이 있나요? 만약 그렇다면 주기는 얼마입니까? ______________		
현재 호르몬제를 복용하고 있습니까[예를 들어 프로베라(Provera), 에스트레테스트(Estratest), 피임약]? 만약 그렇다면 얼마나 오랫동안 복용하습니까? ______________		
어지럼이 있기 전에 호르몬제 복용을 멈추었나요? 만약 그렇다면 어떤 호르몬제를 복용하고 있었나요? ______________		
자궁절제술을 받은 적이 있나요? 만약 그렇다면 언제 받았나요? ______________		
난소제거를 한 적이 있나요? 그렇다면 언제 받았나요? 한쪽을 제거했나요, 아니면 양쪽 모두 제거했나요? ______________		
피부 홍조(전신 열감)를 경험하고 있나요? 만약 그렇다면 언제 시작되었나요? ______________		
현재 폐경기를 거치고 있다고 생각하나요? ______________		

개인 정보

생년월일 _____-_____-_____ 나이: __________

인종 ❑ 백인 ❑ 흑인 ❑ 아시안 ❑ 히스패닉 ❑ 기타

손잡이 ❑ 오른손잡이 ❑ 왼손잡이 언어:

집 전화 ____-____-____ 가족연락처 이름: __________ 전화 ____-____-____

직장 전화 ____-____-____ 보호자 이름: __________ 전화 ____-____-____

휴대전화 ____-____-____ 비상연락처 이름: __________ 전화 ____-____-____

약국 전화 ____-____-____ 이메일 __________

담당의사

이름: ____________________

주소: ____________________

상세 주소: ____________________

전화: ________________________

팩스: ________________________

검사 및 치료결과에 대해 이 의사에게 전달하길 원한다면 체크하세요. ❑

누가 이 병원을 추천해 주었나요?

이름: ________________________

주소: ________________________

상세 주소: ____________________

전화: ________________________

팩스: ________________________

검사 및 치료결과에 대해 이 의사에게 전달하길 원한다면 체크하세요. ❑

지난 2개월 동안 병원에 입원한 적이 있나요? ❑ 예 ❑ 아니오

환자에게 의료조정동의서(medical reconciliation form)를 주었나요?: ❑ 예 ❑ 아니오(의사만 해당)

지난 1년 동안 몇 번 낙상을 하였습니까?______

낙상으로 다쳤나요? ❑ 예 ❑ 아니오

사회적 배경

교육: ❑ 고등학교 ❑ 대학교 ❑ 대학원

결혼:
❑ 미혼 ❑ 기혼

현재 고용 여부:
❑ 예 ❑ 아니오

현재 직업: ____________________________ 장애 여부 : ❑ 예 ❑ 아니오

가족력	생존(나이)	사망(나이)	사망 원인	질환/질병
아버지				
어머니				
남자형제				
여자자매				
자녀				
기타:				
기타:				

직계가족 중 몇 명이 65세 이상 살았나요? ___________

기타 의학 정보들: 해당되는 사항에 체크하세요.

신경계

- ❑ 뇌졸중 또는 일과성허혈발작
- ❑ 파킨슨병
- ❑ 떨림(tremor)
- ❑ 근긴장이상증(dystonia)
- ❑ 실조(ataxia)
- ❑ 물뇌증(hydrocephalus)
- ❑ 치매(dementia)
- ❑ 근육위축가쪽경화증/루게릭병(ALS/Lou Gehrig's)
- ❑ 중증근무력증(myasthenia gravis)
- ❑ 신경병증
- ❑ 근육질환
- ❑ 척수질환
- ❑ 하지불안증후군(restless legs)
- ❑ 수면무호흡(sleep apnea)
- ❑ 발작수면(narcolepsy)
- ❑ 다발성경화증(multiple sclerosis)
- ❑ 편두통
- ❑ 눈신경염(optic neuritis)
- ❑ 간질(epilepsy)

심혈관계

- ❑ 고혈압
- ❑ 고콜레스테롤
- ❑ 협심증/심근경색
- ❑ 부정맥
- ❑ 실신(syncope)
- ❑ 말초혈관질환
- ❑ 심부전

내분비계

- ❑ 갑상샘질환
- ❑ 골다공증
- ❑ 당뇨

소화기계

- ❑ 역류성식도염
- ❑ 궤양성 소화기계 질환
- ❑ 크론병
- ❑ 궤양성 결장염(ulcerative colitis)
- ❑ 쓸개 질환

암

- ❑ 폐
- ❑ 유방
- ❑ 뇌
- ❑ 전립선
- ❑ 피부
- ❑ 대장/직장
- ❑ 림프종
- ❑ 기타

류마티스학

- ❑ 류마티스 관절염
- ❑ 전신홍반루푸스(lupus)
- ❑ 혈관염
- ❑ 척수관협착증
- ❑ 경추증(cervical spondylosis)

혈액

- ❑ 철분 부족
- ❑ 낫적혈구병 (sickle cell disease)
- ❑ 빈혈

정신과

- ❑ 우울
- ❑ 양극성장애
- ❑ 불안
- ❑ 공황장애(panic attacks)
- ❑ 정신분열

호흡기계

- ❑ 천식
- ❑ 폐기종/만성폐쇄폐질환
- ❑ 결핵
- ❑ 사르코이드증(sarcoidosis)

비뇨생식기계

- ❑ 신부전
- ❑ 신장결석
- ❑ 전립선비대증
- ❑ 성병
- ❑ 요로감염

과거	수술종류	수술날짜	장소
1.			
2.			
3.			
4.			

계통 검사: 지난 1개월 동안 경험했던 증상에 체크하세요.

신경계

- ❑ 어지럼
- ❑ 두통
- ❑ 근육통/근육에 쥐가 남
- ❑ 복시(double vision)
- ❑ 눈 처짐
- ❑ 근경련
- ❑ 허약
- ❑ 무감각(numbness)
- ❑ 저림(tingling)
- ❑ 기억력/집중력 저하
- ❑ 일시적 기억상실/발작
- ❑ 불안정(unsteadiness)
- ❑ 뇌손상
- ❑ 분명치 않은 발성
- ❑ 삼킴장애
- ❑ 코골기
- ❑ 낮 동안 졸음
- ❑ 불면증
- ❑ 하지불안증후군(restless legs)
- ❑ 수면 중 다리 움직임(leg movements during sleep)

눈

- ❑ 안경
- ❑ 충혈
- ❑ 건조
- ❑ 눈물
- ❑ 통증
- ❑ 감염

귀, 코, 목

- ❑ 통증 또는 쓰림(soreness)
- ❑ 분비물(discharges)
- ❑ 청력상실
- ❑ 잇몸 출혈
- ❑ 쉰 목소리
- ❑ 이명

호흡기계

- ❑ 기침
- ❑ 피 섞인 기침
- ❑ 쌕쌕거림(wheezing)
- ❑ 폐렴
- ❑ 기관지염

소화기계

- ❑ 위장관 출혈
- ❑ 구역/구토
- ❑ 간염
- ❑ 틈새탈장
- ❑ 역류성식도염
- ❑ 설사
- ❑ 변비
- ❑ 씹을 때 어려움

❑ 복부 통증
❑ 배변에 밝은 색 혈액

류머티스학
❑ 관절 통증
❑ 관절 부종

피부
❑ 발진
❑ 피부색 변화
❑ 머리털 상실
❑ 피부궤양

체질
❑ 허약
❑ 피로
❑ 식욕부진
❑ 식욕증가
❑ 체중감소
❑ 체중증가
❑ 오한
❑ 열
❑ 식은땀

정신과
❑ 정신이상
❑ 중독
❑ 불안
❑ 환각
❑ 심한 스트레스
❑ 우울
❑ 정신질환
❑ 정서장애(mood swing)
❑ 병적공포(phobias)

심혈관계
❑ 심장마비
❑ 가슴통증/협심증
❑ 어지럼
❑ 기절
❑ 동맥류
❑ 두근거림
❑ 종아리/다리 통증(휴식 중)
❑ 종아리/ 다리 통증(보행 중)
❑ 발목 부종
❑ 손/발의 변색
❑ 순환장애
❑ 심장 잡음
❑ 심부전

혈액학
❑ 쉽게 멍듦
❑ 출혈성 질환

림프계
❑ 잦은 감염
❑ 림프절 확대

다차원적 어지럼 조사(Multidimensional Dizziness Inventory)

지난 6개월 동안 어지럼으로 인해 당신의 생활이 몇 퍼센트나 방해를 받았나요?

표시선: 0% 20% 40% 60% 80% 100%

설명: 어지럼과 현훈이 당신의 삶에 어떤 영향을 미치는지에 대한 다음 질문들에 대답하세요. 각 질문을 읽은 다음 해당 질문 아래에 있는 척도의 숫자에 동그라미를 쳐서 해당되는 사항을 표시하세요.

1. 현재 당신의 어지럼의 정도를 평가하세요.

1	2	3	4	5
없음	조금	보통	상당함	극도로 심함

2. 어지럼이 시작된 이후로, 어지럼이 당신의 업무 능력을 얼마나 변화시켰나요?(___어지럼 이외의 사유로 퇴직하신 분은 여기에 표시하세요.)

1	2	3	4	5
전혀	조금	보통	상당히	심각하게

3. 어지럼 때문에 집안일을 하는 능력이 얼마나 달라졌나요?

1	2	3	4	5
전혀	조금	보통	상당히	아주 많이

4. 어지럼이 저녁식사를 하러 나가거나, 영화를 보러 가거나, 춤을 추거나, 파티에 가는 것과 같은 사회적 활동에 당신의 참여를 얼마나 제한하나요?

1	2	3	4	5
전혀	조금	보통	상당히	아주 많이

5. 어지럼은 어느 정도까지 차를 운전하는 것을 방해합니까?

1	2	3	4	5
전혀	조금	보통	상당히	아주 많이

MDI Section B

이 척도는 다양한 감정과 감정을 묘사하는 많은 단어들로 구성되어 있습니다. 각 항목을 읽은 자신에게 해당되는 적절한 답을 표시합니다. 일반적으로 어느 정도까지 이런 식으로 느끼는지, 즉 평균적으로 어떻게 느끼는지를 표시하세요.

1	2	3	4	5
아주 조금 또는 전혀	조금	보통	상당히	심하게

______ 흥미로운	______ 화를 잘 내는	______ 신경과민
______ 괴로운	______ 경계하는	______ 활동적인
______ 활발한	______ 부끄러운	______ 걱정하는
______ 속상한	______ 의기양양 고무된	______ 적대적인
______ 강한	______ 불안한	______ 의욕적인
______ 죄책감	______ 단호한	______ 자랑스러운
______ 겁이 많은	______ 조심스러운	

찾아보기

O

P

R

S

T

U

V